國醫年鑒

主管单位：国家中医药管理局机关服务局
承办单位：中和亚健康服务中心
中华中医药学会亚健康分会
富智中和（北京）健康科技有限公司

图书在版编目（CIP）数据

国医年鉴. 2012 年卷/孙涛等主编. --北京：中医古籍出版社，2012. 5

ISBN 978-7-5152-0215-0

Ⅰ. ①国… Ⅱ. ①孙… Ⅲ. ①中国医药学-2012-年鉴 Ⅳ. ①R2-54

中国版本图书馆 CIP 数据核字（2012）第 088271 号

《国医年鉴》2012 卷

主　　编：孙　涛　李俊德　朱　嵘

责任编辑：杜杰慧

封面设计：张东东

出版发行：中医古籍出版社

社　　址：北京东直门内南小街 16 号（100700）

印　　刷：廊坊市安次区团结印刷有限公司

开　　本：889 ㎜×1194 ㎜　1/16

印　　张：57.5 印张

字　　数：1200 千字

版　　次：2012 年 5 月第 1 版　　2012 年 5 月第 1 次印刷

定　　价：365.00 元

标准书号：ISBN 978-7-5152-0215-0

《国医年鉴》编撰委员会

序

以救死扶伤祛疾保健的目标而言，中医、西医本质是相同的。但从实现这个目标的手段和方法来看，二者又有根本的差异。西医学以生理、生化数据为评析依据，用客观的外证试验方法构建学说，如细胞计数、血压升降、体温高低，是具有实用意义的应用科学。中医学以整体生态为考量，用自身修为的内证实验来解读人体，如经络循行、穴位反射、五行生克，是具有实用意义的思维体系。自《黄帝内经》以降，中医学的发展，可以说是将《内经》已然建立的内证体系不断实现外化的过程，换言之，是对《内经》的阐释和应用。在中医学术的数千年延绵中，始终有一个无可替代的用词——传承。一个人要入行中医，不论你掌握了多少现代科学知识和技术，必须首先实现与《内经》及其所代表的思维体系的对接。非常有趣的是，很多现代学科一旦以接纳的认知方式来看待中医学，往往能以自身学科的方式再现中医理论，如远红外热成像技术与中医气滞血瘀说。以上隐含了一种启示：中医学说有一种无法割裂的历史文化底蕴；古老的中医学说可以在现代科学得到再现。由此，传承、传播中医药文化，就成为一件非常有意义的事情；由此，我构想在国家中医药管理局办公大楼有一个直观展示中医药文化历史脉络的窗口；由此，“岐黄之光”浮雕开始浮现。

“岐黄之光”取材从中医药源头之伏羲、神农、黄帝、岐伯，一路撷英取萃，直到清代叶天士论治温病，并兼顾藏医、蒙医和中医药对外交流，既有史实之隽永，也有史传之灵动。成就“岐黄之光”大型浮雕深厚底蕴的，是璀璨的中医药发展史。有如我在《国医年鉴》第二卷出版时所说：树增年轮而成材，时增岁月而成史。是历朝历代不辞辛劳留下史料的中医药先贤前辈，为今天的大型浮雕提供了集萃的基质。在人类文明史上，有很多成果都是延时展现价值的。如哥白尼的“日心说”；贝多芬的“交响曲”。这更凸显了不以门户为取舍，客观记录当下的久远意义。我由衷地希望，《国医年鉴》既是今人的中医药事业形态剪影，也是后人追溯一种文化脉络的史料基质。很高兴看到《国医年鉴》第四卷在这个层面有所体现，上至政府法规，下至社区医疗，纵横境内海外，旁及百家学说；既有医疗、中药研究成果，也有教育、文化动态；既有名家名方，也有民间独识；尤其是给一些平时社会关注度不高的偏远地区个体行医者纸墨篇幅，这是一个很容易流失于史传的区域，但他们是今天的现实印照，也是历史的真实存在。一个人要从头接纳新知识只需要虚心，一个人要超越公认的知识体系包容另类见解，这需要境界。窃以为，《国医年鉴》第四卷传达出一种可贵的信息：这是一个开放的平台，欢迎所有专注、关注中医药事业和文化的人广泛参与并从中获益。

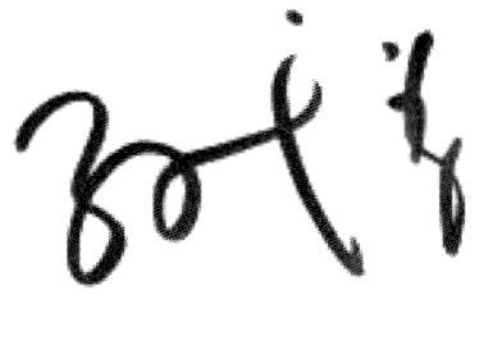

2012 年 5 月 3 日

编辑说明

1. 编辑主体

《国医年鉴》编辑工作在国家中医药管理局指导下，由国家中医药管理局机关服务局组织，中和亚健康服务中心，富智中和（北京）健康科技有限公司和中华中医药学会亚健康分会负责承办。

2. 编辑主旨

实录中医药行业年度法规、重大事件；记录中医药学术科研成果、教育文化和民间特色经验；编录中医药世家方药技艺传承发展脉络；中医药名人成长经历、医学感悟；辑录中医药年度人物重大影响，学术成就；选录国内外中医药文化史实、趣文。搭建一切有志、有成就中医药事业者的展示平台。

3. 编辑原则

以传承、传播中医药文化为目标、摈弃门户之见，力求客观、真实、多元。

4. 篇章结构

《国医年鉴》2012 卷设 15 个栏目：

一、政策法规选编

二、重大事件

三、年度人物

四、世家传承

五、中医药名人榜

六、中医药传人

七、中医药教育与文化

八、年度成果

九、特色医案

十、数字中医药

十一、治未病与亚健康

十二、百家学说

十三、海外中医药

十四、杏林故事

十五、警示台

5．组稿途径

之一：国中医药机服[2011]24号文件——关于组织编纂《国医年鉴》2012卷通知，下发各行政单位征稿

之二：政府信息网站正式发布的资讯

之三：行业主要媒体公开刊发的资讯

之四：国家中医药管理局、各级中医药行政机构、一级学会、科研机构、医疗机构等评选出来的优秀人员征稿。

《国医年鉴》编辑委员会

生命与疾病

中医秉承了中华民族认识自然的天人合一思想，形成了对生命认识的整体观，运用阴阳平衡和五行生克制化的观念阐释生命的机理，采用比类取象、由表及里的方法把握生命与疾病的变化规律，创造了以藏象、经络、精气神等为核心的生命观。产生于两千年前的《黄帝内经》奠定了中医理论的基础，经过世代传承、创造和发展，相继产生了《伤寒杂病论》、《脉经》等经典文献。

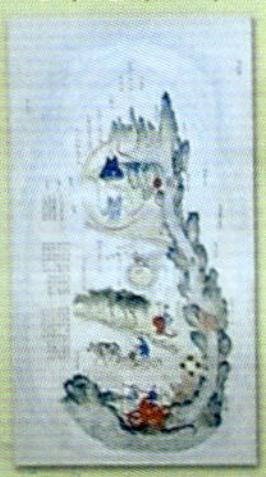

内景图

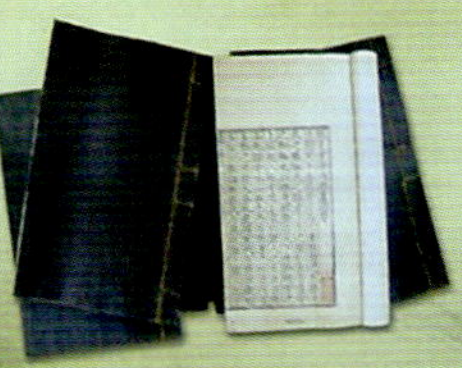

书影《黄帝内经》

目　录

一、政策法规选编

一、行政法规

1．国家中医药管理局、国家知识产权局关于加强中医药知识产权工作的指导意见 3
2．国家中医药管理局办公室关于印发《中医临床路径管理试点工作方案》的通知 5
3．医疗机构药事管理规定 6
4．关于完善保健食品审评审批机制的意见 10
5．2011 年公立医院改革试点工作安排 12
6．文化部关于进一步加强古籍保护工作的通知 17
7．公共场所卫生管理条例实施细则 20
8．卫生部决定废止《全国城乡孕产期保健质量标准和要求》等 7 件部门规章 24
9．国家中医药管理局关于确定 2011 年全国名老中医传承工作室建设项目专家名单的通知 25
10．已上市中药变更研究技术指导原则（一） 29

二、地方法规

1．辽宁省人民政府关于扶持和促进中医药事业发展的实施意见 36
2．湖南省加快中医药发展五年行动计划（2011-2015 年） 40

二、重大事件

1．2011 年全国卫生工作会议召开，陈竺部长强调重点抓好七项中医药工作 47
2．陈竺在全国中医药工作会议上强调——把扶持政策贯彻到“十二五”卫生规划 48
3．“十二五”中医药发展目标明确 基本实现“六位一体”全面发展 49
4．王国强在 2011 年全国中医药工作会议上提出今年重点做好十方面工作 51
5．卫生部印发 2011 年卫生工作要点，专项指出要“发挥中医药特色优势，提高中医药服务水平” 54
6．中医医院管理年活动首次为两类医院发布检查评估细则 55
7．国家科技支撑计划“片仔癀二次开发”取得积极成果 56
8．五个中医药项目获国家科技进步奖 57
9．国家中医药管理局开展中医临床路径管理试点工作 58
10．中医药系统 6 集体 7 个人获科技部表彰 83
11．106 名中医获选“中华中医药学会科技之星” 83
12．“十一五”国家科技支撑计划部分中医项目课题验收启动 84

13. 全国药品流通行业发展规划纲要（2011——2015）......84
14. 中华中医药学会补肾活血法分会成立......89
15. 国家中医药管理局出台《关于支持西藏自治区藏医药事业发展的意见》提出：实施发展藏医药九项重点任务......89
16. 国家食品药品监督管理局食品监管司局调整职责......90
17.《国家“十二五”科学和技术发展规划》发布，中医药发展受重视......90
18. 国家中医药管理局成立中医药伦理专家委员会......90
19. 两岸携手话杏林——首届海峡两岸中医药、亚健康暨抗衰老医学论坛成功召开......91
20. 第二届中国卫生论坛举办......92
21. 中医药标准化战略研讨会召开......92
22. 国家中医药管理局首次发布中医基本现状调查报告......93
23. 中医医疗技术将分三级管理......94
24. 保健食品新功能产品征求意见，命名禁用七类词......94
25. 世界中医药学会联合会亚健康专业委员会换届选举会议暨第三届中医药与亚健康国际学术大会在京开幕......95
26. 中药资源普查试点成立领导小组......95
27. 联合国亚太亚健康干预技术联盟将落户国家中医药管理局亚健康干预技术实验室......96
28. 世界中医药学会联合会成立伦理审查专委会......96
29. 中华中医药学会成立肺系病分会......97
30. 中国中药协会理事会换届......97
31.“热成像技术图像采集规范研究——医用摄像环境标准化研究”通过结题验收......97

三、年度人物（按姓氏拼音字母排序）

陈昌平......101
陈坚鹰......106
强巴赤列......113
屠呦呦......118
张伯礼......122
张亭栋......126

四、世家传承（按省份拼音字母排序）

安徽　周氏世家......133
北京　陈氏世家......136
贵州　丁氏世家......139
河北　姚氏世家......143
河南　石氏世家......150

河南　周氏世家……152
湖南　彭氏世家……154
湖南　石氏世家……156
辽宁　王氏世家……159
辽宁　吕氏世家……161
山东　郝氏世家……165

五、中医药名人榜（按姓氏拼音字母排序）

蔡　斌……169
陈　涛……171
陈建杰……173
程　泾……174
顾树祥……176
顾树华……178
何光远……181
胡文龙……182
黄　辉……184
黄克勤……185
林昭庚……188
龙德昭……193
吕光荣……195
罗金殿……199
彭　泉……200
彭路嘉……202
任开益……203
施　慧……208
史建林……210
唐维礼……212
王泰升……213
肖顺宽……215
谢锡安……217
徐荣祥……218
杨国祥……229
尹亚君……230
张良英……232
张振辉……235

六、中医药传人（按姓氏拼音字母排序）

陈　奇......239
党继光......240
杜香梅......242
冯宝兰......243
高天津......244
郭恩奇......245
韩　礼......246
胡世刚......246
黄焕章......248
金国文......249
李枝华......250
林宝栋......252
刘　玮......253
刘国印......253
刘华新......254
刘明孔......255
刘药石......256
龙国日......257
罗先义......258
麦时任......258
施菊红......260
石喜武......261
司徒植......262
苏木乾......263
孙志华......266
索绍桢......268
汤淑兰......270
王景安......270
韦祖祥......271
吴　慎......272
吴登清......273
吴扬华......274
伍贤超......275
易继明......276
臧平立......278
张盛国......278

张天伦……279
张英杰……279
朱继国……280
左中丕……281

七、中医药教育与文化

一、教育

1. 南京中医药大学创新办学模式……285
2. 王国强在路志正从医七十周年学术思想研讨会上强调——做好中医药师承教育四项工作……286
3. 中央单位2010年全国名老中医药专家传承工作室名单公布……286
4. 深圳实施人才培训打造中医药强市……287
5. 山西中医学院规划“十二五”建设路线图……288
6. 上海中医药大学——以“教师发展中心”促中医教师专业化……289
7. 第六届著名中医药学家学术传承高层论坛举行……290
8. 山东创办社区中草药科普馆……290
9. 甘肃编发中医药文化启蒙教育少儿读本……291
10. 河北培训七千余名基层中医药人才……291
11. 北京中医药大学——探索适合中医药人才成长的培养模式……292
12. 中华中医药学会今年开展85个国家级中医药继续教育项目……295
13. 北京中医药大学探索人才培养模式……295
14. 中国药科大学培养香港中药人才……295
15. 北京中医药大学入选“优势学科创新平台”高校……296
16. 山西中医学院成立中医药文化研究所……296
17. 中医临床基地首期科研培训启动……296
18. 浙江杭州拱墅区和睦街道社区卫生服务中心 创新社区中医健康教育模式……297
19. 全国医学教育改革工作会议召开，全面部署推进医学教育综合改革……297
20. 成都中医药大学与海南合作培养医药人才……298

二、文化

1. 历代领导人与中医……299
2. 中医药文化浮雕——岐黄之光……300
3. 北京首批中医药文化宣传教育示范基地出炉……304
4. 国家中医药管理局文化科普巡讲团走进沂蒙……305
5. 天一阁所藏元代古籍《针灸四书》……305
6. 北京中医药大学举办文化创意作品展……305
7. 湖南临湘市中医院文化墙营造中医氛围……306

八、年度成果

一、规范

1．云南省已颁布39个中药材标准……309

2．国际疾病分类单设传统医学　明确以中医药标准为基础建国际标准……309

3．浙江新版中医院评审标准公布……309

4．山东起草中药材新增品种标准……310

5．世界中医药学会联合会通过中药配方颗粒国际标准……310

6．国家中医药管理局评估验收中西医结合和民族医医院建设项目……310

7．贵州大方天麻质量标准通过省级立项评审……311

8．中药材及饮片将订二氧化硫残留限量标准……311

9．国家中医药局印发中医药临床研究基地建设四项规范……311

10．道地药材国际贸易联盟成立……313

11．首家省级中医标准化技术委员会在广东成立……313

12．人参种子种苗国际标准将定……313

13．新版《四川省中药材标准》施行……314

14．亚健康服务规范制定工作取得巨大进展……314

15．亚健康"型态-证-体质"三位一体分型课题研究取得世界卫生组织认可……316

二、政策

1．香港将全面实施中药商领牌制度……316

2．攻坚克难　把医改向纵深推进……316

3．江苏提出"十二五"中医药强省建设战略……317

4．国家中医药局重点专科专病建设项目评审细则征求意见……318

5．10个中药品种在欧盟申请注册……318

6．2011年医师资格考试设朝医傣医……318

7．云南简化中药民族药制剂注册申请程序……318

8．国家历期五年规划有关中医药内容……319

9．陕西抓实中医药10件大事……320

10．海口市出台意见加快发展中医药……320

11．贵州德江天麻列入全国标准化示范区项目建设……321

12．中医药纳入基本公卫服务项目……321

13．《中药资源分类与代码》国家标准研制完成……321

14．我国提前实现基本药物制度基层全覆盖……322

15．基本公卫中医药项目成立协作组……322

16．延安出台意见推县级中医院改革……322

三、科研

1．三项肌萎缩研究通过专家鉴定……323
2．河北中医药治疗艾滋病取得实效……324
3．973 中医基础理论专项获进展……325
4．中药炮制共性技术研究取得进展……326
5．北京中医药大学科研工作硕果累累……328
6．浙江老年关怀医院中风病中医诊疗规范获省科技进步二等奖……328
7．13 项成果获中国针灸学会科学技术奖……329
8．针灸理论研究创新有成绩……329
9．我国天然冰片呈规模化生产……330
10．冬虫夏草人工培植工程通过验收……330
11．山东中医药大学附属医院研究发现六味地黄软胶囊可改善精子质量……330
12．中药制药共性技术国家重点实验室落户鲁南制药……331
13．新版流感诊断与治疗指南中医治法明确……331
14．辽宁中医药大学两科技计划通过验收……333
15．麦冬类中药系统研究获教育部优秀成果奖……333
16．急性心梗中西医结合临床路径课题通过鉴定……333
17．教育部确定 2011 年科研重点项目——14 个中医药课题立项……334
18．广州中医药大学科研成果获省科技一等奖……334
19．中药冰片研究项目获教育部科技进步一等奖……334
20．中药注射剂用于心肺复苏获国际期刊认可……335
21．香港浸会大学研究发现中药钩藤可舒缓帕金森症……335
22．针药复合麻醉研究获国际同行认可……336
23．中药治“甲流”效果获国际认可……336
24．“十一五”针灸标准化获重要进展……337
25．两项中医药国际标准提案获 ISO 立项……337
26．第三批国家非物质文化遗产名录项目颁牌，4 项传统医药项目入选……337
27．中药痹祺胶囊药代动力学研究通过验收……338
28．成都中医药大学“十一五”发明专利增四倍……338
29．消渴丸 863 项目循证医学研究成果发布……339
30．“常用中药注射剂不良反应文献分析与防治措施规范化研究”通过鉴定……339

四、著作·论著

1．《走近国医大师》出版发行……339
2．《世界中医药》杂志新一届编委产生……340
3．大型纪录片《国医大师》开拍……340
4．《中西医结合实用内科学》修订版首发式举行……340
5．多种中医药书刊获中国出版政府奖……341

6.《精诚大医》国际家庭电影节获奖......341
7.《山东中医药大学报》出版 500 期......341
8.《国之瑰宝——中国国医大师录》首发......342
9.《宕昌县羌藏中医验方集》首发......343
10.《皇甫谧研究集成》首发......343
11.《中华中医昆仑》丛书亮相......343
12.《原发性骨质疏松症中医循证临床实践指南》出版......343
13.《中医效验方荟萃》出版......344

五、交流合作

1. 广东省中医院亚运医疗服务获韩国表彰......344
2.《海峡两岸医药卫生合作协议》签署，两岸中药产业合作有望进一步拓展......344
3. 海峡两岸将开展中药材战略合作......346
4. 中日韩传统医学学术交流会在京召开......346
5. 黑龙江中医药大学远赴欧洲传播中国式健康体验......347
6. 全国中医药对外交流与合作工作会议在南京召开......347
7. 王国强会见伊朗代表团......349
8. 天津中医药大学与越泰两国院校开展合作......349
9. 安徽中医学院与智利共建孔子中医药大学......350
10. 世界中医药学会联合会举行中医脉象国际学术会......350
11. 江苏省中医院与法国比提耶医院签署合作协议......350
12. 王国强会见奥地利医学代表团......351
13. 王国强会见世界卫生组织代表团......351
14. 第十届中药全球化联盟会议召开......351
15. 第八届世界中医药大会在伦敦开幕......352
16. 中越将加强传统医药合作......352
17. 中朝合作研究朝鲜槐抗癌活性成分有新进展......352

九、特色医案

1. 关幼波健脾补气治肝病......357
2. 李振华治急性脑出血医案......358
3. 王永炎星蒌承气汤钩玄......360
4. 彭坚教授特色医案举例......362
5. 刘亚娴教授特色医案选介......366
6. 周天寒先生特色医案......368
7. 王彦刚治疗胃凉验案......370
8. 张波主任特色医案......371

9. 张英栋牛皮癣特色医案......375
10. 难治性静脉曲张性小腿溃疡案......377
11. 中西医结合治疗超级细菌感染案......379
12. 清肝泻火治疗精神分裂症案......381
13. 经方辨治呃逆 5 则......382
14. 熊大经从少阳论治耳鼻喉病......384
15. 辨治干燥综合征心得......386
16. 治慢性肾脏病心法......388
17. 经方真武汤临床妙用......390
18. 麻黄连翘赤小豆汤治疗荨麻疹案......392
19. 五联法治股骨头缺血性坏死......394
20. 单纯疱疹病毒性角膜炎辨治......396
21. 安眠汤加减治失眠......398
22. 一贯煎治疗痤疮体会......400
23. 清热凉血法治冻疮......401
24. 延年半夏汤治冷哮录验......402
25. 四君子汤治热病案......403

十、数字中医药

一、数字化技术在中医药领域的应用

1. 医院信息化管理系统......407
2. 远程医疗系统......407
3. 数字医学影像......407

二、网络优秀中医药文化资源

1. 中医药电子书......408
2. 中医药个性博客......409
3. “2011 年度十佳中医药信息服务网站”名单（排名不分先后）......410

三、中医药数字化成果

1. 中医专业查询数据库......412
2. 计算机中医检索系统......413
3. 计算机中医诊疗系统......415
4. 中医处方智能分析系统......417

十一、治未病与亚健康

一、“治未病”健康工程进展

1. 国家中医药管理局《中医养生保健机构标准》讨论会召开......421
2. 北京中医药工作会议召开，着力建设中医“治未病”......421
3. “全国治未病行业发展合作论坛暨首届治未病网络联盟大会”在京召开......422
4. 第五届国学国医岳麓论坛在长沙举办......422
5. 首届中日传统医药与亚健康学术论坛在厦门召开......423
6. 中华健康养生文化工程启动......424
7. 陕西确定首批治未病服务试点......425
8. 保定规范管理养生保健行业......425
9. 全国第二届中医“冬病夏治”高峰论坛在北京怀柔召开......426
10. 河北石家庄将治未病纳入基本公共卫生服务......427
11. 第二届亚健康芳香调理养生高峰论坛成功闭幕......427
12. 山西开展中医药治未病试点......429
13. “煲汤与中医养生研讨会”在北京中医药大学举行......429
14. 马建中副局长巡视盲人医疗按摩考试工作......430
15. 第一期保健护理师培训班开班......430
16. 河北举办“治未病”暨膏方应用学习班......430
17. 深圳不断完善中医药“治未病”预防保健体系......431
18. 烟台首届“中医膏方节”启动仪式在市中医医院举行......431
19. 第三次全国亚健康经络调理学术交流会在京召开......432
20. 首届韩国亚健康咨询师培训班顺利举办......432
21. 河北省中医药文化及“治未病”专业委员会召开2011年年会......433
22. 开封举行第三届“膏方养生文化节”......433
23. 成都举办治未病专家培训会......434
24. 全国“治未病、保健康”（西安站）大型公益讲座举行......434
25. 百项亚健康中医调理技术项目名单公布......434
26. 第六届中华养生健康国际论坛在成都市蒲江县隆重举行......435
27. 国际养生大会在京举行......435
28. 全国治未病健康管理示范单位在苏州隆重开业......436
29. 中华中医药学会亚健康分会第三届年会在海南省海口市举行......436
30. 第12次全国推拿学术年会暨推拿手法调治亚健康临床应用及研究进展学习班在南宁召开......437
31. 亚健康调理师申报国家新职业专家研讨会胜利召开......437

二、“治未病”健康工程书籍

1. 《百姓自疗特效十八穴·逆针灸治未病》......438

2.《扶阳调理与扶阳罐》……438
3.《亚健康养生与保健》……438
4.《亚健康音乐调理基础》……438
5.《走出亚健康》……439
6.《亚健康刮痧调理》……439
7.《气血养生防未病》……439
8.《亚健康调理术》……439
9.《湖南省中医养生保健手册》发行……440
10.《中华养生学》出版……440
11.《中医药与亚健康》创刊……440

三、治未病健康技术展示
1.“金柄谷养生酒”亚健康调理技术……442
2. 赵氏雷火灸亚健康调理技术……442
3. 玉玄拨筋术亚健康调理技术……446
4. 中和亚健康音乐调理技术……447
5. 多功能艾灸仪亚健康调理技术……450
6. 经络灸导亚健康调理技术……452
7. 中药药罐亚健康调理技术……455
8. 热罐仪亚健康调理技术……456
9. 宇泉多功能罐疗诊治仪亚健康调理技术……458
10. 吸闻康制剂亚健康调理技术……459
11. 诗艾芳香调经通络亚健康调理技术……460
12. 梵缇玫瑰密语生殖养护亚健康调理技术……461
13. 五步养生法亚健康调理技术……462
14. 中和亚健康中医导引调理技术……465
15. 四季康贝少儿亚健康增肺卫、增体质推拿调理技术……466
16. 四季康贝少儿亚健康健脾胃、增食欲推拿调理技术……467
17. 扶阳罐对失眠多梦亚健康状态的调理技术……468
18. 兴凯金元四家复合体质养生技术……469
19. 和合能量球亚健康调理技术……473
20. 和合治疗仪亚健康调理技术……473
21. 岐伯堂血糖异常中医经络技术……474
22. 孙云汉牌虫草软胶囊调理亚健康技术……475
23. 贝乐元生机食疗亚健康调理技术……476
24. 中医平衡疗法亚健康调理技术……476
25. 四季康贝少儿亚健康养生保健推拿调理技术……479
26. 诗艾芳香性腺滋养亚健康调理技术……480

27. 四季康贝少儿亚健康补肾益智推拿调理技术......482
28. 润物生物御养堂亚健康调理技术......483
29. 四季康贝少儿亚健康养心安神推拿调理技术......484
30. 碳能（生物电）亚健康调理技术......485
31. 诗艾芳香体质净化亚健康调理技术......485
32. 苏克天然苏打水亚健康调理技术......487
33. 四季康贝少儿亚健康肥胖推拿调理技术......487
34. 四季康贝少儿亚健康增高推拿调理技术......488
35. 本草拓灸亚健康中医调理技术......489
36. 郎槌郭原生态正骨亚健康调理技术......491
37. 四季康美能量床垫亚健康调理技术......492
38. 四季康美贴心眠睡眠健康检测技术......494
39. 四季康美能量亚健康调理技术......495

四、“治未病”健康工程论文

1. 亚健康人群易发疾病体质基因检测标准化研究设想与展望......孙涛 497
2. 671 例体检者中医体质分类与亚健康相关性研究
......王国玮，高飞，李健，尚菊菊，高新爽，刘红旭 500
3. 马王堆养生思想浅谈......何清湖，周兴 504
4. 亚健康音乐调理概念及解读......魏育林 507
5. 中医“治未病”及亚健康中医干预研究进展......何丽云 509
6.“消疲怡神”配方颗粒干预肝郁脾虚型疲劳性亚健康状态的前瞻性随机双盲安慰剂对照试验
王天芳，薛晓琳，张雅静，韩萍，李真，王文萍，邢建民，王庆波，汤宇，李力，王佳佳，李冠儒，季绍良，武留信，赵燕，吴秀艳，赵润栓......510
7. 日本亚健康研究及其进展......柯彬 522
8. 中药膏方对体质的改善研究......张晓天，缪佳 526
9. 躯体亚健康流行病学调查及相关因素分析......杨志敏，原嘉民，黄鹂 528
10. 中西医会师在“亚健康的阵地上”......曹东义 533
11.“治未病”研究及将其循证医学证据化浅识......肖燕 537
12. 少儿推拿简便显效......孙德仁 543
13. 亚健康状态的中西医评价及干预研究......郭婕，甘可，张前德 545
14. 亚健康状态中医基本证候调查分析......胡文忠，朱宏勋，李文泉，范春琦 549
15. 亚健康学若干问题思考......吴良 554
16.“治未病”的意义与医改困境的破解......陈少宗 556
17. 治未病的临床几点思考......钱彦方，腰向颖 559
18.“治未病”的内涵......武月萍 561
19. 中医导引术在慢性病康复及亚健康保健方面的价值概述......谢青云 563

20．中医医院预防保健服务工作实践
……孙伯青，王秋文，曹瑛，沈小虹，盛新勤，张伟 564
21．推拿对亚健康的保健作用循证分析……张冲，万军，罗建，周志彬 566

五、“治未病”健康工程试点单位

1．上海莱香企业为国民健康护航……571
2．扶阳罐——株洲创造、世界同享……575

十二、百家学说

1．三法合一治疗肿瘤的诊治方案……陈奇 579
2．三峡大学中西医结合高等教育教学体系探索与实践项目实施综合报告……陈涛 580
3．“1+X” 模式防治疑难病……陈厚霖 584
4．谈治疗顽固性颈肩腰腿疼的“整筋疗法”……陈建国 588
5．植物复方 DC-M3P 改善身体机能动物实验报告……陈进成 589
6．碳能（生物电）自然疗法……陈康福 596
7．靳瑞教授和他的神奇“靳三针”……崔伟亮 599
8．人体辉光与经络健身……邓华岳 601
9．扶阳罐走罐加温灸治疗女性更年期失眠 48 例临床观察……冯高基，王德燕 603
10．用最环保的医疗方法医病……冯锦满 606
11．热疗背心提升体温御病强身……高汉卿 607
12．用于泌尿生殖系疾病的远红外热疗裤……高汉卿 610
13．肿瘤中草药热疗……高汉卿 612
14．慢性胆囊炎的辨证论治……关大良 616
15．中西医各有长短，患者就医当就长避短……郭春玉 617
16．循经刮痧——人类健康之宝……郭恩奇 618
17．中医补法治疗肿瘤的临床经验……韩礼 621
18．中医药治疗腰椎间盘突出症……贺柳桃 623
19．纯中药治愈乙型肝炎、早期肝硬化的临床经验……胡康有 624
20．小针刀对颈部阿是穴治疗抑郁症、焦虑症的临床研究……黄丹民 626
21．圆通经络自然疗法……黄瑞明 629
22．杨麟富和他从事的灵气疗法……黄祝明 631
23．腰椎骨质增生治疗心得……赖建夫 631
24．提高从业综合素养 拓展社区卫生服务……李梦军 632
25．浅谈民间中草药治疗腰椎间盘突出症疗效……李维忠 634
26．《中华胜天阴阳五行气理疗系统》非药物治疗多种疾病……李秀实 635
27．热脊疗法——中医补阳新探索……梁俊 637
28．运用气机升降理论治疗疑难病之思考……廖明发 640

29. 养生保健的台湾翁梅汁……林琮源 642
30. 基于修复胃粘膜的新型胃药研究报告……林志光 644
31. 古代人应用草药于免割除疗法治疗浅谈一二……刘伯俊 646
32. 现代基因信息工程干细胞原理、技术与临床……刘祖海 648
33. 宇宙与人生……卢戈 649
34. 国家级非物质文化遗产传统医药类保护项目——中医正骨疗法•罗氏正骨法……罗金殿 657
35. 体质与养生……潘才豪 660
36. 葛根应用于多种疑难病的临床研究……彭耀诗 662
37. 刘华为教授谈胃肠病的临床辨治……屈小元，马战平，刘华为 665
38. 超级健康计划“ABC＋－×÷”养生论……宋鑫博等 670
39. 激活胸腺强化细胞防病与延生的研究……宋鑫博等 671
40. 无谈保健及降低病痛力……苏耀南 679
41. 论述两则……孙八十 681
42. 安全排毒 健康无忧……王玲 683
43. 养生保健歌……王森 687
44. 家传宫廷秘方玉容膏的开发研究与应用……王泰升 688
45. 一种治疗癌症的专利药物……翁敬周 690
46. 腰痛的辨证论治……奚定一 691
47. 中医治疗糖尿病新思维……杨永荣 692
48. 我对“中药免疫治疗法”的探索和认识……姚丰安 694
49. 经络脉气调理在美容皮肤病领域的应用……叶灯辉 697
50. 生命的“保护神”——神奇的 SOD……游全贵 702
51. 中医对尿床症的研究和治疗……余培恒 704
52. 真菌多糖与人类健康……张景元，张志光，施枝军 705
53. 静态养生疗法……张文博 712
54. 中医药在肿瘤恢复期治疗中的应用……张永发 713
55. 大中医概论……张永鹏 714
56. “吴氏经筋疗法”技术要点……赵中华 716
57. 一种预防根治高压病的中草药……周婉豫 717

十三、杏林故事

1. 文化建设助推中医药发展……725
2. 王国强重视中医流派传承工作……726
3. 李振吉谈中医药标准化问题……728
4. 中药在欧盟遭遇退市风险……731
5. 铁杆中医局长的情怀……732
6. 百年骨科挺坚强……736

7．基层中医鲁有强事迹感人......738
8．“王授现象”引起大家关注......740
9．酷爱中医药文物收藏的刘在群......743
10．加拿大成立中药资讯委员会......746
11．香港中医药发展概况......748
12．《国医大师》隆重面世......751
13．怀念国医大师李玉奇......752
14．国医大师强巴赤列逝世......755
15．怀念老领导田景福先生......756
16．“真气运行”发明人李少波仙逝......757
17．安徽打造新安医药文博园......760
18．军营见证平衡针神奇疗效......760
19．甘肃构建中西医并重公卫体系......762
20．“疏堵”结合规范中医养生......763
21．加快中医药立法迫在眉睫......766
22．为乡村定向培养千名中医......768
23．河北省加快振兴中医步伐......770
24．重庆多项措施助推中医药发展......773
25．治末病理念焕发时代活力......774
26．岭南医学研究不断深化......776
27．中药材市场面临现代转变......779
28．李佃贵论中医发展九个重点......781
29．张伯礼院士改判肺癌冤案......783
30．杏林慈颜......784
31．医壇老友：海外谱就杏林佳话......785
32．妙“指”回春续写中医传奇......786

十四、海外中医药

1．海外中医药机构......791
2．中医药国际考试介绍......794
3．中国向马耳他捐赠中医医疗设备......795
4．旧金山中医药界将办义诊活动推广中医药在美发展......795
5．中药欧盟退市因为门槛太高吗......796
6．国家中医药管理局：中医药文化巡讲走近驻华大使......797
7．墨西哥政府承认中医针灸治疗的合法地位......797
8．中药治“甲流”效果获国际认可......797
9．世界针灸学会联合会巴西国际针灸学术研讨会召开......798

10．法国掀起“中医药热” 经典中医被推崇......798
11．闯入西方世界的中医药......799
12．中药材在韩国即将提高检测标准......801
13．香港特区中成药注册申请成效性评估的探讨......801
14．加拿大中医教育及行业监管掠影......803
15．马、新两地中医药史海钩沉......805

十五、警示台

1．国家食品药品监督管理局销毁假劣药品 60 余吨......811
2．新闻出版总署规范养生保健图书......811
3．河北：中药掺杂使假一律吊销批号......813
4．未注册、假研制单位 6 种假药被查处......813
5．杭州首推中药材“硫残留”限量标准......814
6．7 个药品保健品违法广告曝光......814
7．四种保健食品违法广告被查处......814
8．2011 年全国部分报纸中医医疗广告信息监测（第一批）一览表......815
9．国家食品药品监督管理局通知禁用台湾问题食品和添加剂......817
10．国家食品药品监督管理局曝光 15 家违法网站......817
11．国家食品药品监督管理局要求查处 12 种假药......818
12．24 种编校质量不合格图书名单......818
13．国家中医药管理局曝光一批虚假违法中医广告......819
14．国家医疗器械质量抽验无菌注射器不合格产品涉 9 企业......819
15．国家基本药物品种抽验 3 个中药制剂全部合格 5 批次益母草制剂不合格......819
16．2011 年部分机构发布虚假违法中医医疗广告（杂志第二批）信息监测一览表......820
17．国家食品药品监督管理局曝光四种违法医疗器械......823
18．2011 年部队机构发布虚假违法中医医疗广告（报纸第三批）监测情况统计表及其违规广告样件......823
19．国家中医药管理局通告......824
20．缴 5800 元可获中医“荣誉院士”？......826
21．北京市药品监督管理局曝光 23 种药品广告违规......826
22．三广告违法药品被国家药监局点名......826
23．北京市药品监督管理局曝光 9 批次不合格药品......827
24．国家食品药品监督管理局要求查处生津胰康肽胶囊等两种假药......827
25．河南查获 6 种假药......827
26．国家食品药品监督管理局曝光 10 家违法网站......828
27．两中药饮片企业涉嫌产销假药被查处......828
28．保健品市场乱象丛生 盲目消费纵容造假行为......828

2012

國醫年鑒

一　政策法规选编

一 行政法规

1

【法规名称】国家中医药管理局、国家知识产权局关于加强中医药知识产权工作的指导意见

【发文字号】国中医药科技发〔2011〕2号

【颁布时间】2011年1月19日

【实施时间】2011年1月19日

【效力属性】有效

国家中医药管理局、国家知识产权局关于加强中医药知识产权工作的指导意见

各省、自治区、直辖市卫生厅局、中医药管理局、知识产权局，新疆生产建设兵团卫生局，中国中医科学院：

中医药知识产权是我国知识产权战略的重要领域，中医药知识产权工作是中医药行业在新形势下的一项新的重要任务。中医药知识产权既包括利用现行知识产权制度可获得的权利，也包括无法直接利用现行知识产权制度实现保护的中医药传统知识相关权益。

根据党的“十七大”关于“实施知识产权战略”和《国务院关于扶持和促进中医药事业发展的若干意见》中“加强中医药法制建设和知识产权保护”的精神，为贯彻落实《国家知识产权战略纲要》，提高中医药行业对知识产权的创造、运用、管理和保护能力，制定本意见。

一、指导思想

（一）以科学发展观为指导，以维护国家利益和充分发挥中医药优势特色为核心，以贯彻实施国家知识产权战略纲要为重点，按照激励创造、有效运用、依法保护、科学管理的方针，通过政府引导，多方协调，促进中医药知识产权保护和利用，建立、健全符合中医药发展规律和自身特点的知识产权法制和管理体系，使中医药的独特优势转化为现实价值，促进中医药事业可持续发展。

二、总体目标

（二）进一步完善现行知识产权制度，逐步建立符合中医药自身特点的中医药传统知识和中药资源等专门保护制度，形成中医药知识产权综合保护与利用体系，提高中医药行业知识产权创造、运用、保护和管理能力。

三、基本原则

（三）现行制度运用与专门制度建设相结合。充分运用现行知识产权制度对中医药创新成果进行保护，并在实践中不断探索、研究建立中医药传统知识专门保护制度。加强中医药知识的源头保护，实现两种制度的有效衔接和对传统知识的完整保护。

（四）加强保护与合理利用相结合。协调中医药知识产权保护与继承创新、中医药传统知识保护与鼓励利用、中药资源保护与产业发展的关系，推动中医药知识的运用和发展。

（五）国际合作与权益保护并重。推动中医药国际交流与合作要注重加强权益保护，建立和

完善中医药知识产权预警和维权援助机制，维护国家和民族利益。

四、主要任务

（六）加强中医药知识产权法制建设。中医药和知识产权行政管理部门要加强与有关部门的沟通与协调，推动中医药知识产权相关法律法规的立法进程。制定并落实中医药知识产权相关政策与措施，促进中医药产业、科技、教育、贸易等政策与中医药知识产权政策相衔接。

（七）加强中医药知识产权工作指导与服务。知识产权行政管理部门要加强对中医药行业知识产权工作指导，中医药管理部门要完善与中医药知识产权相关的公共服务。

（八）加强中医药知识产权创造和运用。有关部门要在相关政策、项目资金和创新成果知识产权化等方面，引导和支持市场主体创造和运用中医药知识产权。强化中医药科技创新活动中知识产权政策的导向作用，完善中医药科技成果权利归属和利益分享机制。

（九）加强中医药传统知识的保护。支持中医药传统知识的整理和传承，研究建立中医药传统知识管理、保护和利用机制。加强对传统制药、民间医药、道地药材以及民族医药等传统知识富集领域的有效保护，实现中医药传统知识可持续发展。

五、工作措施

（十）建立健全中医药知识产权保护制度。推动中医药立法进程，建立中医药传统知识专门保护制度，促进地方出台地方性中医药传统知识管理规定。进一步推动中医药知识产权在政府定价、药品招标、金融支持、税收优惠、贸易促进等方面相关政策的落实。

（十一）开展中医药知识产权保护理论、政策与法制研究。开展中医药知识特点与知识产权保护的适应性研究和中医药传统知识保护专门制度的理论研究。完善中药发明专利审查标准并尽快纳入我国的专利审查实践。

（十二）完善中医药知识产权管理机制。中医药管理部门以及中医药企、事业单位应有专门部门或专人负责知识产权工作；建立健全中医药知识产权管理规章制度，设立专项资金支持知识产权工作。

（十三）培养中医药知识产权人才队伍。鼓励中医药院校开设知识产权相关课程。支持有条件的院校逐步设立相应专业，有计划、有步骤地培养中医药知识产权复合型、国际化人才。

（十四）培育中医药知识产权服务机构。引导知识产权代理机构、科技中介机构以及信息服务机构开展中医药知识产权服务，促进中医药知识产权的获得与转化，满足经济社会发展需求。加强中医药知识产权学术研究和交流，支持成立全国性中医药知识产权学术团体或行业协会。

（十五）强化中医药科研全过程的知识产权管理。中医药科技项目申请立项、过程实施和验收考核评价要将中医药知识产权作为重要指标纳入。中医临床研究基地、重点研究室（实验室）和重点学科等认定、考核要将知识产权创造、运用、保护和管理能力作为重要内容。

（十六）开展中医药传统知识保护技术研究。逐步建立中医药传统知识保护名录、中医药特有标志和符号名录，进一步开展中医药老字号等中医药特殊领域的保护研究。

（十七）加强道地药材的保护、开发与利用。充分发挥相关制度在道地药材保护中的重要作用，促进具有地方特色的、与中医药有关的自然、人文优势资源转化为地方现实生产力。逐步建立道地药材认证制度。

（十八）加强中医药国际合作与贸易中的知识产权管理。建立健全国际合作和贸易中的知识产权保护部门协作机制，不断完善中医药领域的外商投资和特定技术出口政策。建立健全中医药国际合作中的知识产权审核、监督制度，防止中医药传统知识和创新成果的不当公开和流失。

（十九）推动中医药知识产权保护的国际进程。鼓励企业和科研机构深入研究并充分运用主要贸易和合作国家或者地区的知识产权制度，在对外贸易合作中有效保护中医药传统知识和创新成果。加强国际交流与合作，积极探索建立中医药国际合作中利益双赢机制，积极参与制定与中医药知识产权保护有关的国际规则和标准，推动中医药知识产权保护的国际化进程。

（二十）开展中医药知识产权相关知识的宣传普及工作。各地要通过举办培训班、研讨会、继续教育和相关试点等方式，大力宣传普及知识产权基本知识，提高中医药行业的知识产权创造、运用、保护和管理能力。

二〇一一年一月十九日

2

【法规名称】国家中医药管理局办公室关于印发《中医临床路径管理试点工作方案》的通知

【发文字号】国中医药办医政发〔2011〕8号

【颁布时间】2011年1月25日

【实施时间】2011年1月25日

【效力属性】有效

国家中医药管理局办公室
关于印发《中医临床路径管理试点工作方案》的通知

各省、自治区、直辖市卫生厅局、中医药管理局，新疆生产建设兵团卫生局，中国中医科学院：

为贯彻落实《中共中央 国务院关于深化医药卫生体制改革的意见》和《国务院关于扶持和促进中医药事业发展的若干意见》，根据《国务院关于印发医药卫生体制改革近期重点实施方案（2009—2011年）》有关要求，我局将在国家中医药管理局“十一五”重点专科建设单位开展中医临床路径管理试点工作。现将《中医临床路径管理试点工作方案》印发给你们，并就有关事项通知如下：

一、统一思想，提高认识

中医临床路径管理试点工作是公立中医医院改革的重要内容之一，是统筹兼顾医疗质量管理和效率管理、促进医院改革的具体探索。各省中医药管理部门、重点专科协作组、病种协作组牵头单位和试点医院、试点科室要充分认识开展试点工作的重要意义，切实加强组织领导，以高度负责的态度组织实施，确保试点工作的顺利开展。

二、落实责任，务求实效

各试点医院要紧密结合本单位实际，认真进行调查研究，选择有代表性的专业和病种，按照我局下发的各病种中医临床路径、中医诊疗方案，制定详细的试点方案，确定具体工作目标和实施步骤，切实落实工作责任，做到责任到人、指标到人。同时要认真组织开展对相关临床科室试点工作开展情况和效果的检查、监督和考核工作，保证试点工作顺利开展，务求试点工作取得实效。各省中医药管理部门、重点专科协作组、病种协作组牵头单位要积极指导、帮助试点医院开展试点工作，定期对各试点医院试点工作开展情况进行督导检查和评估分析，我局医政司将适时组织对各试点医院试点工作开展情况进行督导检查。

三、积极探索，总结提高

中医临床路径管理工作是一项全新的工作任务，各试点医院要在试点工作中认真学习，深入研究，加强交流，大胆探索，勇于创新，不断总结，及时研究解决试点工作中遇到的困难和问题，为研究建立我国中医医院临床路径管理的制度和工作长效机制积累宝贵经验。

在试点工作开展过程中，有何意见和建议请及时反馈我局医政司。

联系人：国家中医药管理局医政司　董云龙　崔咏梅

联系电话：010—59957688　59957797

二〇一一年一月二十五日

3

【法规名称】医疗机构药事管理规定
【颁布部门】中华人民共和国卫生部
【发文字号】卫医政发〔2011〕11号
【颁布时间】2011年1月30日
【实施时间】2011年3月1日
【效力属性】有效

卫生部国家中医药管理局总后勤部卫生部关于印发《医疗机构药事管理规定》的通知

卫医政发〔2011〕11号

各省、自治区、直辖市卫生厅局、中医药管理局，新疆生产建设兵团卫生局，各军区联勤部、各军兵种后勤部卫生部，总参三部后勤部卫生处，总参管理保障部、总政直工部、总装后勤部卫生局，军事科学院、国防大学、国防科技大学院（校）务部卫生部（处）、武警部队、后勤部卫生部，总后直属单位卫生部门：

2002年，卫生部会同国家中医药管理局共同制定了《医疗机构药事管理暂行规定》（以下简称《暂行规定》）。《暂行规定》实施8年来，在各级卫生、中医药行政部门和医疗机构的共同努力下，我国医疗机构药事管理和合理用药水平有了很大提高。在总结各地《暂行规定》实施情况的基础上，结合当前国家药物政策以及医疗机构药事管理工作的新形势和新任务，卫生部、国家中医药管理局和总后勤部卫生部共同对《暂行规定》进行了修订，制定了《医疗机构药事管理规定》。现印发给你们，请遵照执行。执行中有关情况请及时报卫生部医政司、国家中医药管理局医政司和总后卫生部药品器材局。

附件：医疗机构药事管理规定

卫生部　　国家中医药管理局　　总后勤部卫生部

二〇一一年一月三十日

医疗机构药事管理规定

第一章　总则

第一条　为加强医疗机构药事管理，促进药物合理应用，保障公众身体健康，根据《中华人民共和国药品管理法》、《医疗机构管理条例》和《麻醉药品和精神药品管理条例》等有关法律、法规，制定本规定。

第二条　本规定所称医疗机构药事管理，是指医疗机构以病人为中心，以临床药学为基础，对临床用药全过程进行有效的组织实施与管理，促进临床科学、合理用药的药学技术服务和相关的药品管理工作。

第三条　卫生部、国家中医药管理局负责全国医疗机构药事管理工作的监督管理。

县级以上地方卫生行政部门、中医药行政部门负责本行政区域内医疗机构药事管理工作的监督管理。

军队卫生行政部门负责军队医疗机构药事管理工作的监督管理。

第四条 医疗机构药事管理和药学工作是医疗工作的重要组成部分。医疗机构应当根据本规定设置药事管理组织和药学部门。

第五条 依法取得相应资格的药学专业技术人员方可从事药学专业技术工作。

第六条 医疗机构不得将药品购销、使用情况作为医务人员或者部门、科室经济分配的依据。医疗机构及医务人员不得在药品购销、使用中牟取不正当经济利益。

第二章 组织机构

第七条 二级以上医院应当设立药事管理与药物治疗学委员会；其他医疗机构应当成立药事管理与药物治疗学组。

二级以上医院药事管理与药物治疗学委员会委员由具有高级技术职务任职资格的药学、临床医学、护理和医院感染管理、医疗行政管理等人员组成。

成立医疗机构药事管理与药物治疗学组的医疗机构由药学、医务、护理、医院感染、临床科室等部门负责人和具有药师、医师以上专业技术职务任职资格人员组成。

医疗机构负责人任药事管理与药物治疗学委员会（组）主任委员，药学和医务部门负责人任药事管理与药物治疗学委员会（组）副主任委员。

第八条 药事管理与药物治疗学委员会（组）应当建立健全相应工作制度，日常工作由药学部门负责。

第九条 药事管理与药物治疗学委员会（组）的职责：

（一）贯彻执行医疗卫生及药事管理等有关法律、法规、规章。审核制定本机构药事管理和药学工作规章制度，并监督实施；

（二）制定本机构药品处方集和基本用药供应目录；

（三）推动药物治疗相关临床诊疗指南和药物临床应用指导原则的制定与实施，监测、评估本机构药物使用情况，提出干预和改进措施，指导临床合理用药；

（四）分析、评估用药风险和药品不良反应、药品损害事件，并提供咨询与指导；

（五）建立药品遴选制度，审核本机构临床科室申请的新购入药品、调整药品品种或者供应企业和申报医院制剂等事宜；

（六）监督、指导麻醉药品、精神药品、医疗用毒性药品及放射性药品的临床使用与规范化管理；

（七）对医务人员进行有关药事管理法律法规、规章制度和合理用药知识教育培训；向公众宣传安全用药知识。

第十条 医疗机构医务部门应当指定专人，负责与医疗机构药物治疗相关的行政事务管理工作。

第十一条 医疗机构应当根据本机构功能、任务、规模设置相应的药学部门，配备和提供与药学部门工作任务相适应的专业技术人员、设备和设施。

三级医院设置药学部，并可根据实际情况设置二级科室；二级医院设置药剂科；其他医疗机构设置药房。

第十二条 药学部门具体负责药品管理、药学专业技术服务和药事管理工作，开展以病人为中心，以合理用药为核心的临床药学工作，组织药师参与临床药物治疗，提供药学专业技术服务。

第十三条 药学部门应当建立健全相应的工作制度、操作规程和工作记录，并组织实施。

第十四条 二级以上医院药学部门负责人应当具有高等学校药学专业或者临床药学专业本科以上学历，及本专业高级技术职务任职资格；除诊所、卫生所、医务室、卫生保健所、卫生站以外的其他医疗机构药学部门负责人应当具有高等学校药学专业专科以上或者中等学校药学专业毕业学历，及药师以上专业技术职务任职资格。

第三章 药物临床应用管理

第十五条 药物临床应用管理是对医疗机构临床诊断、预防和治疗疾病用药全过程实施监督管理。医疗机构应当遵循安全、有效、经济的合理用药原则，尊重患者对药品使用的知情权和隐私权。

第十六条 医疗机构应当依据国家基本药物制

度，抗菌药物临床应用指导原则和中成药临床应用指导原则，制定本机构基本药物临床应用管理办法，建立并落实抗菌药物临床应用分级管理制度。

第十七条　医疗机构应当建立由医师、临床药师和护士组成的临床治疗团队，开展临床合理用药工作。

第十八条　医疗机构应当遵循有关药物临床应用指导原则、临床路径、临床诊疗指南和药品说明书等合理使用药物；对医师处方、用药医嘱的适宜性进行审核。

第十九条　医疗机构应当配备临床药师。临床药师应当全职参与临床药物治疗工作，对患者进行用药教育，指导患者安全用药。

第二十条　医疗机构应当建立临床用药监测、评价和超常预警制度，对药物临床使用安全性、有效性和经济性进行监测、分析、评估，实施处方和用药医嘱点评与干预。

第二十一条　医疗机构应当建立药品不良反应、用药错误和药品损害事件监测报告制度。医疗机构临床科室发现药品不良反应、用药错误和药品损害事件后，应当积极救治患者，立即向药学部门报告，并做好观察与记录。医疗机构应当按照国家有关规定向相关部门报告药品不良反应，用药错误和药品损害事件应当立即向所在地县级卫生行政部门报告。

第二十二条　医疗机构应当结合临床和药物治疗，开展临床药学和药学研究工作，并提供必要的工作条件，制订相应管理制度，加强领导与管理。

第四章　药剂管理

第二十三条　医疗机构应当根据《国家基本药物目录》、《处方管理办法》、《国家处方集》、《药品采购供应质量管理规范》等制订本机构《药品处方集》和《基本用药供应目录》，编制药品采购计划，按规定购入药品。

第二十四条　医疗机构应当制订本机构药品采购工作流程；建立健全药品成本核算和账务管理制度；严格执行药品购入检查、验收制度；不得购入和使用不符合规定的药品。

第二十五条　医疗机构临床使用的药品应当由药学部门统一采购供应。经药事管理与药物治疗学委员会（组）审核同意，核医学科可以购用、调剂本专业所需的放射性药品。其他科室或者部门不得从事药品的采购、调剂活动，不得在临床使用非药学部门采购供应的药品。

第二十六条　医疗机构应当制订和执行药品保管制度，定期对库存药品进行养护与质量检查。药品库的仓储条件和管理应当符合药品采购供应质量管理规范的有关规定。

第二十七条　化学药品、生物制品、中成药和中药饮片应当分别储存，分类定位存放。易燃、易爆、强腐蚀性等危险性药品应当另设仓库单独储存，并设置必要的安全设施，制订相关的工作制度和应急预案。

麻醉药品、精神药品、医疗用毒性药品、放射性药品等特殊管理的药品，应当按照有关法律、法规、规章的相关规定进行管理和监督使用。

第二十八条　药学专业技术人员应当严格按照《药品管理法》、《处方管理办法》、药品调剂质量管理规范等法律、法规、规章制度和技术操作规程，认真审核处方或者用药医嘱，经适宜性审核后调剂配发药品。发出药品时应当告知患者用法用量和注意事项，指导患者合理用药。

为保障患者用药安全，除药品质量原因外，药品一经发出，不得退换。

第二十九条　医疗机构门急诊药品调剂室应当实行大窗口或者柜台式发药。住院（病房）药品调剂室对注射剂按日剂量配发，对口服制剂药品实行单剂量调剂配发。

肠外营养液、危害药品静脉用药应当实行集中调配供应。

第三十条　医疗机构根据临床需要建立静脉用药调配中心（室），实行集中调配供应。静脉用药调配中心（室）应当符合静脉用药集中调配质量管理规范，由所在地设区的市级以上卫生行政部门组织技术审核、验收，合格后方可集中调配静脉用药。在静脉用药调配中心（室）以外调配静脉用药，参照静脉用药集中调配质量管理规范执行。

医疗机构建立的静脉用药调配中心（室）应当报省级卫生行政部门备案。

第三十一条 医疗机构制剂管理按照《药品管理法》及其实施条例等有关法律、行政法规规定执行。

第五章 药学专业技术人员配置与管理

第三十二条 医疗机构药学专业技术人员按照有关规定取得相应的药学专业技术职务任职资格。

医疗机构直接接触药品的药学人员，应当每年进行健康检查。患有传染病或者其他可能污染药品的疾病的，不得从事直接接触药品的工作。

第三十三条 医疗机构药学专业技术人员不得少于本机构卫生专业技术人员的8%。建立静脉用药调配中心（室）的，医疗机构应当根据实际需要另行增加药学专业技术人员数量。

第三十四条 医疗机构应当根据本机构性质、任务、规模配备适当数量临床药师，三级医院临床药师不少于5名，二级医院临床药师不少于3名。

临床药师应当具有高等学校临床药学专业或者药学专业本科毕业以上学历，并应当经过规范化培训。

第三十五条 医疗机构应当加强对药学专业技术人员的培养、考核和管理，制订培训计划，组织药学专业技术人员参加毕业后规范化培训和继续医学教育，将完成培训及取得继续医学教育学分情况，作为药学专业技术人员考核、晋升专业技术职务任职资格和专业岗位聘任的条件之一。

第三十六条 医疗机构药师工作职责：

（一）负责药品采购供应、处方或者用药医嘱审核、药品调剂、静脉用药集中调配和医院制剂配制，指导病房(区)护士请领、使用与管理药品；

（二）参与临床药物治疗，进行个体化药物治疗方案的设计与实施，开展药学查房，为患者提供药学专业技术服务；

（三）参加查房、会诊、病例讨论和疑难、危重患者的医疗救治，协同医师做好药物使用遴选，对临床药物治疗提出意见或调整建议，与医师共同对药物治疗负责；

（四）开展抗菌药物临床应用监测，实施处方点评与超常预警，促进药物合理使用；

（五）开展药品质量监测，药品严重不良反应和药品损害的收集、整理、报告等工作；

（六）掌握与临床用药相关的药物信息，提供用药信息与药学咨询服务，向公众宣传合理用药知识；

（七）结合临床药物治疗实践，进行药学临床应用研究；开展药物利用评价和药物临床应用研究；参与新药临床试验和新药上市后安全性与有效性监测；

（八）其他与医院药学相关的专业技术工作。

第六章 监督管理

第三十七条 县级以上地方卫生、中医药行政部门应当加强对医疗机构药事管理工作的监督与管理。

第三十八条 医疗机构不得使用非药学专业技术人员从事药学专业技术工作或者聘其为药学部门主任。

第三十九条 医疗机构出现下列情形之一的，由县级以上地方卫生、中医药行政部门责令改正、通报批评、给予警告；对于直接负责的主管人员和其他直接责任人员，依法给予降级、撤职、开除等处分：

（一）未建立药事管理组织机构，药事管理工作和药学专业技术工作混乱，造成医疗安全隐患和严重不良后果的；

（二）未按照本规定配备药学专业技术人员、建立临床药师制，不合理用药问题严重，并造成不良影响的；

（三）未执行有关的药品质量管理规范和规章制度，导致药品质量问题或用药错误，造成医疗安全隐患和严重不良后果的；

（四）非药学部门从事药品购用、调剂或制剂活动的；

（五）将药品购销、使用情况作为个人或者部门、科室经济分配的依据，或者在药品购销、使用中牟取不正当利益的；

（六）违反本规定的其他规定并造成严重后果的。

第四十条 医疗机构违反药品管理有关法律、法规、规章的，依据其情节由县级以上地方卫生行政部门依法予以处理。

第四十一条 县级以上地方卫生、中医药行政部门应当定期对医疗机构药事管理工作进行监督检查。

第四十二条 卫生、中医药行政部门的工作人员依法对医疗机构药事管理工作进行监督检查时，应当出示证件。被检查的医疗机构应当予以配合，如实反映情况，提供必要的资料，不得拒绝、阻碍、隐瞒。

第七章 附则

第四十三条 本规定中下列用语的含义：

临床药学：是指药学与临床相结合，直接面向患者，以病人为中心，研究与实践临床药物治疗，提高药物治疗水平的综合性应用学科。

临床药师：是指以系统药学专业知识为基础，并具有一定医学和相关专业基础知识与技能，直接参与临床用药，促进药物合理应用和保护患者用药安全的药学专业技术人员。

危害药品：是指能产生职业暴露危险或者危害的药品，即具有遗传毒性、致癌性、致畸性，或者对生育有损害作用以及在低剂量下可产生严重的器官或其他方面毒性的药品，包括肿瘤化疗药物和细胞毒药物。

药品损害：是指由于药品质量不符合国家药品标准造成的对患者的损害。

用药错误：是指合格药品在临床使用全过程中出现的、任何可以防范的用药不当。

第四十四条 医疗机构中药饮片的管理，按照《医院中药饮片管理规范》执行。

第四十五条 诊所、卫生所、医务室、卫生保健所和卫生站可不设药事管理组织机构和药学部门，由机构负责人指定医务人员负责药事工作。

中医诊所、民族医诊所可不设药事管理组织机构和药学部门，由中医药和民族医药专业技术人员负责药事工作。

第四十六条 本规定自2011年3月1日起施行。《医疗机构药事管理暂行规定》（卫医发〔2002〕24号）同时废止。

4

【法规名称】关于完善保健食品审评审批机制的意见

【颁布部门】国家食品药品监督管理局

【发文字号】国食药监许[2011]93号

【颁布时间】2011年02月12日

【实施时间】2011年02月12日

【效力属性】有效

关于印发完善保健食品审评审批机制意见的通知

各省、自治区、直辖市食品药品监督管理局（药品监督管理局），国家食品药品监督管理局保健食品审评中心：

为加强保健食品审评审批管理，完善审评审批机制，规范审评审批行为，落实审评审批责任，国家食品药品监督管理局组织制定了《关于完善保健食品审评审批机制的意见》，现予印发。

国家食品药品监督管理局

二〇一一年二月十二日

关于完善保健食品审评审批机制的意见

为贯彻落实《食品安全法》及其实施条例对保健食品实行严格监管的要求，加强审评审批管理，完善审评审批机制，规范审评审批行为，落实审评审批责任，制定本意见。

一、指导思想

以邓小平理论和“三个代表”重要思想为指导，深入贯彻落实科学发展观，大力践行科学监管理念，根据审评审批工作实际，科学合理划定审评审批事权，严格工作程序和制度，大力推进政务公开，确保审评审批工作公开透明，不断提高许可管理水平。

二、工作目标

通过建立以国家食品药品监督管理局保健食品审评中心（以下称保健食品审评中心）人员审评和审评专家委员会审评相结合的审评模式，明确工作责任，完善工作规程，提高工作效率，有效形成科学、合理、公开、高效和相互制约的审评审批机制和制度。

三、主要内容

（一）明确审评审批职责分工

国家食品药品监督管理局食品许可司（以下称食品许可司）负责组织拟定有关政策规范、程序制度，开展保健食品行政审批工作。

保健食品审评中心负责组织保健食品技术审评，开展产品名称、公司名称地址变更以及产品技术转让等不涉及安全性、功能性和质量可控性方面申报资料和审评意见为补充资料建议批准的补充申报资料的审查工作，并根据保健食品相关法规、政策、程序等提出技术审评审核结论。

审评专家委员会承担产品配方、安全性毒理学、功能学、生产工艺、质量标准等涉及产品安全性、功能性和质量可控性方面申报资料的审查工作，并逐步过渡到由审评专家委员会独立开展技术审评工作。审评专家对上会材料进行审评、提出技术审评意见，各专业组汇总本组审评意见，再由审评专家担任的审评专家委员会秘书对各专业组的审评意见进行汇总，经审评专家委员会讨论后形成最终审评意见。

（二）完善审评专家委员会表决机制

审评专家委员会独立开展保健食品技术审评的表决工作。技术审评意见以审评专家投票的形式进行，超过三分之二（含）的审评专家同意则通过。若专业组审评专家对审评产品在本专业领域有异议的，应另行组织专业组审评专家委员会在规定时间内进行审评，如有必要，可以邀请上次审评专家委员会主任委员或有关专家参加，一般专业组审评专家委员会为7-9名，专业组审评专家委员会表决按超过五分之四（含）同意则通过。

（三）落实技术审评结论责任主体

保健食品审评中心负责上会申报材料整理、审评专家委员会技术审评意见的审核以及不涉及安全性、功能性、质量可控性方面申报资料和审评意见为补充资料建议批准的补充申报资料的审查工作。对审评专家委员会提出的技术审评意见有异议的，保健食品审评中心应当提出书面审核意见，并提交下一次审评专家委员会再次审评。

（四）建立技术审评情况反馈机制

审评专家委员会在审评工作结束后，应当将审评工作情况向保健食品审评中心提交书面报告。同时，保健食品审评中心应当及时召开专门会议，认真听取审评专家委员会在技术审评工作过程中的有关情况。遇有重要问题，及时向国家食品药品监督管理局报告。

（五）建立申请人答辩制度

对于技术审评意见为“建议不批准”的产品，保健食品审评中心应当将拟不批准意见书面通知申请人。申请人如有异议，应当在收到审评意见后的20日内提出，并书面说明理由。收到申请人意见后，保健食品审评中心应当组织审评专家对申请人意见和原产品技术审评意见进行审核，必要时，可以根据申请人的申请，允许申请人在审评会议上答辩。

（六）严格审评审批管理

保健食品审评审批工作应当严格遵守现行相关法律法规、规范和标准。要完善审评审批工作程序，严格工作时限，提高工作效率，确保工作质量。要加强审评审批人员管理，细化技术审评要点，统一审评审批尺度，开展审评审批培训，减少自由裁量权。

（七）建立健全责任制和责任追究制

要进一步明确审评审批工作分工，细化各岗位审评审批权限，落实岗位责任。审评专家对本人提出的技术审评意见负责，审评专家委员会主任委员对产品技术审评意见负责；保健食品审评中心对技术审评审核结论负责，食品许可司对行政审批意见负责。对于审评审批工作中出现的差错事故，造成严重影响的，依法追究相关责任人的责任。

5

【法规名称】2011年公立医院改革试点工作安排
【颁布部门】国务院办公厅
【发文字号】国办发〔2011〕10号
【颁布时间】2011年2月28日
【实施时间】2011年2月28日
【效力属性】 有效

国务院办公厅
关于印发2011年公立医院改革试点工作安排的通知

各省、自治区、直辖市人民政府，国务院有关部门：

《2011年公立医院改革试点工作安排》已经国务院同意，现印发给你们，请结合实际，认真组织实施。

公立医院改革试点涉及多方面利益的调整，是医药卫生体制改革的重点和难点。2011年是完成医药卫生体制五项重点改革三年任务的攻坚之年，也是公立医院改革试点的关键一年。做好今年公立医院改革工作，力争在体制机制综合改革等难点问题上取得突破，将为下一步改革打下坚实基础。各地区、各有关部门要切实加强领导，密切配合，精心组织，周密部署，确保公立医院改革试点取得预期成效。

国务院办公厅

二○一一年二月二十八日

2011年公立医院改革试点工作安排

根据《中共中央国务院关于深化医药卫生体制改革的意见》（中发〔2009〕6号）、《国务院关于印发医药卫生体制改革近期重点实施方案（2009-2011年）的通知》（国发〔2009〕12号）、《国务院办公厅关于印发医药卫生体制五项重点改革2011年度主要工作安排的通知》（国办发〔2011〕8号）和卫生部等部门《关于公立医院改革试点的指导意见》（卫医管发〔2010〕20号），为加快公立医院改革步伐，提出2011年公立医院改革试点工作安排。

一、工作思路

按照上下联动、内增活力、外加推力的原则，坚持点面结合、远近兼顾、突出重点、边试边推，紧紧围绕缓解群众看病难、看病贵问题，在全国实施一批看得准、见效快的公立医院改革政策措施，争取在人民群众得实惠和医务人员受鼓舞方面取得突破性进展。同时，大力推动试点城市在“管办分开、政事分开、医药分开、营利性和非营利性分开”等重大体制机制综合改革方面积极探索，并加强指导，力争形成公立医院改革的基本路子。要把实施惠民便民措施和推进体制机制综合改革、建立长效机制紧密结合起来，使之相互配合、相互促进。

二、开展重大体制机制综合改革试点

（一）推进管办分开，深化公立医院管理体制改革。

1. 加强卫生行政部门全行业管理职责。所有医疗卫生机构均由卫生行政部门实行统一规划、统一准入、统一监管。强化卫生行政部门医疗服务监管职能，加强医疗服务监管能力建设。完善机构、人员、技术、设备的准入和退出机制，健全医疗服务标准、规范和质量评价体系，加强医疗服务行为、质量安全和医疗卫生机构运行监测监管。各级卫生行政部门负责人不得兼任公立医院领导职务。

2. 建立统一、高效、权责一致的政府办医体制。采取设立专门管理机构等多种形式确定政府办医机构，由其履行政府举办公立医院的职能，负责公立医院的资产管理、财务监管、绩效考核和医院主要负责人的任用。

（二）推进政事分开，完善公立医院法人治理机制。

1. 探索建立理事会等多种形式的公立医院法人治理结构。明确理事会、院长及医院管理层、职工代表大会等的职责，构建决策、执行、监督相互分工、相互制衡的权力运行机制。公立医院理事会成员应包括政府有关部门代表、政府办医机构代表、医院职工代表、服务对象代表、专家学者等。

2. 理顺公立医院所有者和管理者责权。公立医院的功能定位、发展规划、重大投资、院长及医院管理层薪酬制定等权力由政府办医机构或理事会行使。落实公立医院独立法人地位和经营管理自主权，强化经营管理责任，按照国家有关规定管理人员聘用和内部收入分配。推行院务公开，推进民主管理。

3. 完善公立医院院长任用制度，探索公开招聘院长，在任用或招聘中突出专业化管理能力。加强院长管理能力培训，推进院长职业化、专业化建设。按照国家政策指导建立院长收入分配激励机制和约束机制。

4. 合理确定公立医院绩效考核制度。研究建立以公益性为核心的公立医院绩效考核体系，逐步扩大考核结果公开范围，并将考核结果与院长任免、奖惩和医院财政补助、工作人员平均收入水平等挂钩。

5. 加强对公立医院履行功能定位和发展建设、投融资行为的监管，强化预算、收支、资产、成本核算与控制等财务管理的监管。探索建立医院总会计师制度，建立健全内部控制制度，实施内部和外部审计制度。

（三）推进医药分开，完善公立医院补偿机制。

1. 改革以药补医机制。探索医药分开的多种具体途径，逐步取消药品加成政策，对公立医院由此减少的合理收入，采取增设药事服务费、调整部分技术服务收费标准等措施，通过医疗保障基金支付和增加政府投入等途径予以补偿。药事服务费纳入基本医疗保障支付范围。鼓励以收付费制度改革为切入点解决以药补医问题。

2. 研究合理调整医疗服务价格。按照总量控制、结构调整的原则，合理调整体现医务人员技术劳务价值的医疗服务价格；政府出资购置的公立医院大型设备按扣除折旧后的成本制定检查价格；植（介）入类医用耗材实行集中招标采购，以省（区、市）为单位逐步推开；加强医用耗材的价格管理。所有医疗机构都要采取适当方式公示药品、医用耗材价格和医疗服务收费标准。研究制定改革医疗服务收费方式的指导意见，开展按病种等收费方式改革试点，探索有利于控制费用、公开透明、方便操作的医疗服务收费方式。

3. 落实对公立医院基本建设和大型设备购置、重点学科发展、符合国家规定的离退休人员费用和政策性亏损补贴等政府投入政策。

（四）推进营利性与非营利性分开，完善医疗机构分类管理制度。

建立健全不同经营性质医疗机构管理制度，完善非营利性医疗机构的资产管理制度、财务与会计制度、治理机制和监督管理制度。规范不同性质医疗机构的转换程序。严格界定社会资本举办医疗机构的经营性质，按照经营性质规范管理。政府不得举办营利性医疗机构。

三、推进公立医院服务体系建设发展

（一）优化公立医院布局结构。

1. 研究制定强化区域卫生规划的指导意见，完善区域医疗机构设置规划指导原则，研究制定全国不同类型地区医疗资源配置的指导标准，制定公立医院布局结构调整的指导意见。各地区要在区域卫生规划、区域医疗机构设置规划的框架下，制定公立医院设置与发展规划，确定公立医院的功能、种类、数量、规模和布局。

2. 按照总量控制、结构调整、规模适度的原则，严格控制公立医院建设规模、标准和贷款行为，采取新建、改扩建、迁建、整合、转型等方式，优化配置公立医院资源。重点加强新区、郊区、卫星城区等区域和儿科、妇产、精神卫生、传染病防控、老年护理、康复等领域的医疗服务能力建设。

3. 推进公立中医（含民族医药）医院改革发展。完善公立中医医院服务体系，促进中医药进社区、进基层、进农村，充分发挥中医药特色优势。加强国家中医重点专科建设，提高中医临床疗效。落实政府对公立中医医院投入倾斜政策，研究制订有利于公立中医医院发挥中医药特色优势的经济政策。

（二）优先建设发展县级医院。

1. 政府在每个县重点办好1所县级医院。在前两年工作基础上，中央今年再支持300所以上县级医院（含中医医院，下同）标准化建设。人口数超过30万的县（市）2011年底前基本建成1所二级甲等以上的公立医院，使常见病、多发病、危急重症和部分疑难复杂疾病的诊治能够在县域内基本解决。

2. 深化城市三级医院对口支援县级医院工作。继续实施“万名医师支援农村卫生工程”，采取合作、托管、选派院长、团队支援等方式，提高县级医院的管理和服务能力。在全国推行城市三级医院向县级医院轮换派驻医生制度，每个县不少于1所医院，每所医院不少于5名医生。妥善解决城市医院派驻人员涉及的人员编制和补助问题。

3. 加强县级医院骨干人才培养。严格县级医院人员准入，新进入县级医院医务人员须具备相应执业资格。组织未经过住院医师规范化培训的新进临床医学本科毕业生进行3年规范化培训。鼓励经过规范化培训的医师到县级医院就业，并为其长期在县级医院工作创造条件。健全继续教育制度，鼓励县级医院卫生专业技术人员通过多种形式提高业务能力和综合素质。遴选6000名左右县级医院骨干医师或其他卫生专业技术人才到对口的三级医院进修学习。完善县级卫生人才职称评价标准，突出临床技能考核，淡化论文和外语要求。

4. 逐步推进县级医院综合改革。制定县级医院综合改革方案，在全国选择300所服务人口较多、基础较好的县级医院进行以人事管理和收入分配、绩效考核、优质护理服务、支付方式、调整医疗服务价格、实施临床路径、推进信息化建设等为重点的综合改革试点。鼓励有条件的地区扩大试点范围，加大试点力度。

（三）建立公立医院与基层医疗卫生机构的分工协作机制。

1. 总结各地医院与基层医疗卫生机构分工协作工作经验，研究制定指导性文件。

2. 加强县级医院对乡镇卫生院的支持。在全国20%的县（市）探索推进县乡纵向技术合作，提高农村医疗卫生服务体系的整体效率。在国家扶贫工作重点县和部分省定扶贫工作重点县实施二级以上医疗卫生机构对口支援乡镇卫生院项目。

3. 在城市公立医院与社区卫生服务机构之间建立长期稳定的分工协作机制。采取签订长期合作协议等多种形式，综合运用医保支付、医药服务价格调整、财政投入等政策，鼓励大医院医生到基层出诊，逐步形成基层首诊、分级医疗、双向转诊的格局。

4. 组建医疗小分队，为边远地区提供巡回医疗服务。

（四）加快推进医院信息化建设。

1. 研究建立全国统一的医院信息化建设标准体系，为实现跨机构、跨区域、跨领域的医疗信息资源互联互通、共享利用奠定基础。

2. 统一规划，整合资源，逐步完善与区域卫生信息系统衔接、以电子病历建设和医院管理为重点的医院信息化网络，支持医院和医务人员以病人为中心提供协调、连贯、便捷的服务。同时，为公立医院与基层医疗卫生机构建立上下联动的分工协作机制、建立高效医疗服务监管制度提供技术支持。

3. 推动县级医院与城市三级医院开展远程医学活动，实现远程会诊、远程诊断、远程检查、远程教育和信息共享，充分发挥优质医疗资源的辐射作用。2011年完成边远地区500所县级医院与城市三级医院的远程会诊系统建设。

四、在全国推行惠民便民措施

（一）改进群众就医服务。

1. 普遍开展预约诊疗服务。全国所有三级甲等综合医院实行多种方式预约诊疗，社区转诊预约的优先诊治，到2011年底，社区转诊预约占门诊就诊量的比例达到20%，本地病人复诊预约率达到50%，其中口腔科、产前检查、术后病人复查等复诊预约率达到60%。

2. 优化医院门急诊环境和流程。按照“填平补齐”的原则，改善三级医院急诊设施和条件。开展错峰服务和分时段诊疗，简化就医手续，缩短群众等候时间。完善门诊信息管理平台，公开医疗服务信息，提供预约挂号、叫号、报告单打印等服务。

3. 广泛开展便民门诊服务。全国三级医院普遍开展双休日及节假日门诊，充实门诊力量，延长门诊时间。通过购买服务等措施，鼓励、支持三级医院医务人员到基层医疗卫生机构开展执业活动。

4. 推广优质护理服务。全国三级医院全部开展优质护理服务，50%的三级甲等医院优质护理服务覆盖50%以上的病房，40%的地（市）级二级医院和20%的县级二级医院开展优质护理服务。完善并落实专业护理人员编制、医疗服务价格和内部收入分配等支持政策。

（二）实施控制医药费用的惠民措施。

1. 探索多种基本医疗保障付费方式改革，大力推行按人头付费、按病种付费、总额预付等多种支付方式。探索由基本医疗保障经办机构与公立医院通过谈判方式确定服务范围、支付方式、支付标准和服务质量要求。严格考核基本医疗保障药品目录备药率、使用率及自费药品控制率等指标。

2. 实现基本医疗保障费用直接结算。做好医院信息系统与基本医疗保障信息系统的对接，公立医院对统筹区域内的参保者只收取住院医药费用个人自付部分，其余部分与基本医疗保障经办机构直接结算。明显降低参保病人预交金金额，医疗保障经办机构向医院拨付一定数额的周转金，并及时足额结算医疗保障费用。

3. 促进公立医院优先配备、使用基本药物，广泛使用适宜技术。逐步实行同级医疗机构检查结果互认。

4. 完善药品集中招标采购办法，推进一般医用耗材集中招标采购，在保证质量的情况下降低采购成本和采购价格。

5. 加强医院财务管理，实施成本核算与控制，提高资源利用效率。

6. 加强医药费用的监管控制。各地要根据经济社会发展水平、基本医保基金保障能力、医药服务成本变化、医疗技术发展等情况综合确定本地区门诊和住院均次费用增长率、人次增长率、住院率、药品费用增长率和药占比等控制管理目标，纳入公立医院目标管理责任制和绩效考核范围。加强对医药费用增长速度较快疾病的诊疗行为监管。

（三）加强医疗安全质量监管。

1. 研究制定适应基本医疗需求的临床路径，不断扩大实施医院和病种范围。到2011年底，制定下发的临床路径数量增加到300个，50%的三级甲等综合医院和20%的二级甲等综合医院实行临床路径管理的病种数分别不少于每家医院10个和5个。

2.督促指导医院加强学科建设和人才队伍建设，严格依法执业，加强对重点环节和重点部位的管理，保障医疗安全质量。

3.开展医疗安全质量控制评价工作，推进医院管理评价评审工作，组织开展医疗安全质量专项检查治理活动。建立患者投诉处理机制，及时受理、认真解决患者投诉，提高群众满意度。

五、充分调动医务人员积极性

（一）完善公立医院人事和收入分配制度。

全面推行聘用制度，基本完成岗位设置管理实施工作，实行公开招聘和竞聘上岗，建立能进能出、能上能下的用人机制。完善人员绩效考核制度，实行岗位绩效工资制度，将医务人员的工资收入与医疗服务的数量、质量、技术难度、成本控制、群众满意度等挂钩，做到多劳多得、优绩优酬，提高临床一线护士和医师工资待遇水平。

（二）合理确定公立医院人员编制。

根据医院的功能定位、工作量和现有编制使用等因素，合理确定医务人员编制，研究解决护士不足和支援农村、基层人员编制问题。

（三）营造良好的医疗执业环境。

深入开展"平安医院"创建活动，严厉打击"医闹"行为，维护医院正常秩序。建立医疗纠纷第三方调解机制，大力发展医疗责任保险和医疗意外保险，加强医患沟通，构建和谐医患关系。加强正面宣传引导，在全社会形成尊重医学科学、尊重医务人员的社会氛围。组织或支持制作一批反映医疗战线典型人物和先进事迹的优秀影视文艺作品。

（四）创造良好的职业发展条件。

建立并贯彻落实全科医生和专科医生规范化培训制度，完善培训模式和政策措施。建立100个规范化培训基地，招录1万人开展规范化培训。加强政策指导，支持医院以提高临床实践技能为核心开展医务人员岗位培训。加强三级医院临床重点专科建设，明显提高医务人员医疗服务水平和能力。

（五）促进医务人员合理流动。

完善执业医师多点执业试点，制订规范性文件，将试点范围扩大到所有公立医院改革试点城市和其他有条件的地区，将适用人员条件放宽到主治医师，增加多点执业的地点数量。鼓励公立医院执业医师到基层医疗卫生机构开展执业活动。

（六）弘扬崇高的职业操守。

加强医德医风建设和思想政治工作，重视医务人员人文素质培养和职业素质教育，大力弘扬救死扶伤的人道主义精神。

六、推进形成多元化办医格局

（一）细化鼓励和引导社会资本举办医疗机构的政策措施。

贯彻落实《国务院办公厅转发发展改革委卫生部等部门关于进一步鼓励和引导社会资本举办医疗机构意见的通知》（国办发〔2010〕58号），抓紧清理和修订相关规章和办法，制定和完善实施细则和配套文件，落实鼓励和引导社会资本举办医疗机构的政策，促进非公立医疗机构持续健康发展，加快形成多元化办医格局，满足群众的多层次医疗服务需求。

（二）给非公立医疗机构留出合理发展空间。

1.各地在制定和调整本地区区域卫生规划、医疗机构设置规划和其他医疗卫生资源配置规划时，要给非公立医疗机构留出合理空间，明确非公立医疗机构卫生人员、床位和资产总量的比例等发展指标。需要调整和新增医疗卫生资源时，在符合准入标准的条件下，优先考虑由社会资本举办医疗机构。

2.控制公立医院特需服务规模，公立医院提供特需服务的比例不得超过本院医疗服务资源的10%。

（三）改善社会资本举办医疗机构的执业环境。

1.非公立医疗机构凡执行政府规定的医疗服务和药品价格政策，符合医保定点相关规定，应按程序将其纳入城镇基本医疗保险、新型农村合作医疗、医疗救助、工伤保险、生育保险等社会保障的定点服务范围，签订服务协议进行管理，并执行与公立医疗机构相同的报销政策。鼓励采取招标采购等办法，选择符合条件的非公立医疗机构承担公共卫生服务以及政府下达的医疗卫生支农、支边、对口支援等任务。

2. 支持非公立医疗机构按照批准的执业范围、医院等级、服务人口数量等，合理配备大型医用设备。鼓励医务人员在公立和非公立医疗机构间合理流动，有关单位和部门应当按照有关规定办理执业变更、人事劳动关系衔接、社会保险关系转移、档案转接等手续。

（四）促进非公立医疗机构健康发展。

1. 引导非公立医疗机构依法规范执业。严禁超诊疗范围服务，依法严厉打击非法行医活动和医疗欺诈行为。规范医疗机构医疗广告发布行为。加强医疗安全质量的监督检查、审核和评估。

2. 促进非公立医疗机构按经营性质开展经营活动。非公立医疗机构要执行国家规定的财务会计制度。非营利性医疗机构所得收入除规定的合理支出外，只能用于医疗机构的继续发展。

七、有关要求

（一）加强组织领导。各地区、各有关部门要充分认识公立医院改革的重要性、复杂性和紧迫性，增强政治责任感，把这项改革摆上重要议事日程，加强领导，精心组织，周密部署。地方政府主要负责同志要亲自抓，制定工作计划，分解目标任务，层层落实责任，加强督促检查。卫生部、国务院医改办是公立医院改革试点的牵头单位，要加强全国改革试点工作的统筹协调、组织实施和检查指导，卫生部要整合内部力量，研究设立专门的临时性公立医院改革工作机构。中央编办、发展改革委、财政部、人力资源社会保障部、中医药局等部门要按职责分工密切配合，加强对各地工作的指导和督促检查。

（二）强化支持保障。各级政府要加大投入，认真落实公立医院财政补助政策，积极支持建立公立医院与基层医疗卫生机构分工协作机制、公立医院体制机制综合改革、住院医师规范化培训和医院信息化建设。要加强财政资金使用的管理，提高资金使用效益。各有关部门要深入开展调查研究，密切跟踪工作进展，积极制定完善有关配套政策。

（三）积极宣传引导。加强对医务人员的宣传动员工作，使广大医务人员拥护改革，积极参与改革，发挥改革主力军作用。要广泛宣传公立医院改革试点的政策措施和取得的成效，加强政策解读，使全社会理解、配合和支持改革，为公立医院改革试点营造良好环境。

6

【法规名称】文化部关于进一步加强古籍保护工作的通知

【颁布部门】中华人民共和国文化部

【发文字号】文社文发[2011]12号

【颁布时间】2011年3月8日

【实施时间】2011年3月8日

【效力属性】有效

文化部关于进一步加强古籍保护工作的通知

文社文发[2011]12号

各省、自治区、直辖市文化厅（局）、新疆生产建设兵团文化广播电视局，国家图书馆（国家古籍保护中心）：

自2007年中华古籍保护计划启动以来，在党中央、国务院的高度重视和领导下，在全国古籍保护工作者的共同努力下，全国古籍保护工作进展顺利，古籍普查、《国家珍贵古籍名录》和全国古籍重点保护单位的申报评审、古籍修复、人才培养等各项工作有序推进，古籍保护工作机制初步形成。今年是"十二五"开局之年，为使古籍保护工作在"十二五"期间更加深入、扎实地开展，现就进一步加强古籍保护工作通知如下：

一、推进古籍普查，建立适时申报、分批评审《国家珍贵古籍名录》的工作机制

（一）推进古籍普查工作。古籍普查工作是中华古籍保护计划的主要内容，各级文化行政部门要高度重视古籍普查工作，加强对古籍普查工作的组织领导、资金投入和队伍建设，全面推进古籍普查工作的开展。国家古籍保护中心应充分发挥组织协调作用，为相关单位提供人员培训、普查登记咨询等支持，做好普查数据的审核，加快研制少数民族语言古籍普查软件平台、珍贵古籍保护修复监测系统，完善"全国古籍普查平台"系统。各地要进一步加快古籍普查进度，及时申报普查数据。国家古籍保护中心和各省级古籍保护中心要以普查数据为基础，分工协作，开展"中华古籍数字资源库"建设。

（二）建立适时申报、分批评审《国家珍贵古籍名录》及全国古籍重点保护单位的工作机制。今后，《国家珍贵古籍名录》及全国古籍重点保护单位的评审将成为常态工作，全年开展，文化部不再就评审工作印发通知，各地可由省级古籍保护中心随时申报，国家古籍保护中心将根据申报情况适时组织专家评审。各省级文化行政部门和省级古籍保护中心要精心安排，认真做好申报的组织工作。

（三）加快《中华古籍总目》分省卷编纂。成立《中华古籍总目》编纂委员会，负责指导、协调各分卷的编辑工作。已经与国家古籍保护中心签署任务书的省（区、市）和收藏单位，要制定具体工作计划，积极推进《中华古籍总目》分省卷的编纂。尚未签署任务书的省份，要创造条件，尽早启动该项工作。文化部将根据各分卷的工作进展情况，在经费上给予支持。各省在编纂《中华古籍总目》分省卷时，可以根据古籍普查进度，分卷编辑出版，尽早形成阶段性成果。

二、加强少数民族文字古籍保护工作，开展特色古籍的专项保护

（四）加强少数民族文字古籍保护工作。针对少数民族地区古籍收藏分散、保护条件相对薄弱，人才资金缺乏的状况，有针对性地制定专项保护方案，从政策、资金、人才、技术等方面给予倾斜和支持。要继续按照《关于支持西藏古籍保护工作的通知》的要求，加快西藏古籍普查等各项工作的进度。新疆古籍保护专项工作将全面启动，要重点做好新疆公藏单位少数民族文字古籍的保护，开展部分重要文献的整理出版工作，积极征集散落民间的文献典籍。积极开展满文文献的普查、保护工作。对其他少数民族地区少数民族文字古籍的保护，要结合实际，适时设立保护工作专项，及时开展有关工作，促进我国少数民族文字古籍的全面保护。

（五）开展特色古籍的保护。要设立专题保护项目，积极开展中华医药典籍、清代昇平署戏曲文献等特色古籍及民国文献的保护工作，编纂《中华医藏》、《民国文献总目》。

三、多途径开展古籍专业人才队伍建设，提高工作队伍的整体素质

（六）进一步发挥古籍保护专家的作用。建立国家古籍保护专家制度，充分发挥古籍编目、版本鉴定、修复等领域的高端人才在古籍保护工作中的学术带头和技艺传承作用，使古籍保护工作后继有人，实现可持续发展。

（七）建立古籍保护工作专业人员的资格认证制度。组织开展文献修复师资格认证工作，实行持证上岗，提高古籍修复工作的专业化水平。

（八）加强工作队伍的业务培训。加强与教育、科研部门的合作，在有条件的高校及科研机构挂牌成立"中华古籍保护教学培训基地"，在有条件的古籍收藏单位挂牌成立"中华古籍保护实践基地"，联合开展人才培养。国家古籍保护中心要研究制定计划，继续办好各类古籍专业人员在职培训，进一步提高培训工作质量。各地要针对本地区实际工作需求，积极开展古籍保护工作队伍

的培训，要特别注重提高专业人员的实际操作技能。

四、加强对全国古籍重点保护单位和国家级古籍修复中心的管理，做好珍贵古籍的保护与修复工作

（九）加强对全国古籍重点保护单位的管理。全国古籍重点保护单位要切实采取措施，加强对古籍的保护，确保古籍安全。文化部将研究制定《全国古籍重点保护单位管理办法》，对已公布的全国古籍重点保护单位，将不定期地开展督导检查，对管理不善、存在安全隐患的单位将提出批评，限期整改，对整改不力的，将给予摘牌处理。

（十）充分发挥国家级古籍修复中心的作用。文化部将研究制定《国家级古籍修复中心管理办法》，促进古籍修复工作的科学化、规范化。入选《国家珍贵古籍名录》古籍的修复工作，原则上只能由国家级古籍修复中心组织开展。鼓励各国家级古籍修复中心根据地域特色和修复传统，逐步形成特色专长，充分发挥其行业引领和示范作用。

五、加大法规建设与科研力度，促进古籍保护的制度化、规范化、科学化

（十一）推进古籍保护工作的有关标准规范的建设。文化部将研究制定《古籍保护条例》。加强对古籍保护各项标准、规范的研制，促进古籍保护各项工作的规范化。国家古籍保护中心要组织开展对古籍版本鉴定、编目、保护修复技术的研究，为相关标准的制定提供参考。

（十二）加强古籍保护关键技术的研究和推广。充分发挥国家级古籍保护实验室的作用，确定重点课题，开展实验研究，为古籍修复、古籍鉴定提供科学依据。积极开展民国文献脱酸加固技术成果的推广利用，为民国文献的保护提供技术支持。

六、加快海外古籍调查，加强国际交流与合作

（十三）加强海外古籍普查。要继续积极开展国际合作，调查中华古籍在世界各地的存藏状况，促进海外中华古籍以数字化形式回归。加强对现存我国的外文古籍的普查和保护，可聘请国外专家参与外文古籍的鉴定、保护和研究。

（十四）加强与非物质文化遗产保护工作、"世界记忆"申报等工作的结合。国家古籍保护中心要加强与"世界记忆"管理机构的联系，积极开展申报工作。

（十五）扩大国际学术交流活动。通过出国考察、举办国际学术会议、派出及引进访问学者、交换图书馆员等多种形式，学习借鉴世界各国开展古籍保护工作的先进经验，着力提高古籍修复和保护技术的水平。同时，可派出专业人员参与海外中华古籍的鉴定、修复，传授中国古籍保护技术的最新发展成果，宣传古籍保护工作取得的各项成就。

七、推进古籍的开发利用，提高全社会的古籍保护意识

（十六）加强古籍出版、缩微复制等再生性保护。继续推进《中华再造善本续编》、《中华医藏》等工作的开展，在做好原生性保护的同时，加大古籍再生性保护的力度。加强民国文献保护的研究、抢救和整理出版。

（十七）加快古籍的数字化建设。在普查的基础上，国家古籍保护中心要协调各省级古籍保护中心及有关收藏单位，加快古籍数字化步伐，开展古籍基本丛书（电子版）的编纂工作，努力建成"中华古籍数字资源库"，通过互联网或局域网为公众提供服务，使古籍保护工作的成果为全社会共享。

（十八）开展古籍保护的宣传工作。积极开展媒体宣传，举办有影响的展览、讲座等活动，宣传中华古籍的宝贵价值，普及古籍保护知识，促进全社会关心、支持、参与古籍保护工作。

特此通知。

二〇一一年三月八日

7

【法规名称】公共场所卫生管理条例实施细则
【颁布部门】中华人民共和国卫生部
【发文字号】中华人民共和国卫生部令第80号
【颁布时间】2011年3月10日
【实施时间】2011年5月1日
【效力属性】有效

公共场所卫生管理条例实施细则

中华人民共和国卫生部令第80号

《公共场所卫生管理条例实施细则》已于2011年2月14日经卫生部部务会议审议通过，现予以发布，自2011年5月1日起施行。

部　长：陈　竺
二〇一一年三月十日

公共场所卫生管理条例实施细则

第一章　总　　则

第一条　根据《公共场所卫生管理条例》的规定，制定本细则。

第二条　公共场所经营者在经营活动中，应当遵守有关卫生法律、行政法规和部门规章以及相关的卫生标准、规范，开展公共场所卫生知识宣传，预防传染病和保障公众健康，为顾客提供良好的卫生环境。

第三条　卫生部主管全国公共场所卫生监督管理工作。

县级以上地方各级人民政府卫生行政部门负责本行政区域的公共场所卫生监督管理工作。

国境口岸及出入境交通工具的卫生监督管理工作由出入境检验检疫机构按照有关法律法规的规定执行。

铁路部门所属的卫生主管部门负责对管辖范围内的车站、等候室、铁路客车以及主要为本系统职工服务的公共场所的卫生监督管理工作。

第四条　县级以上地方各级人民政府卫生行政部门应当根据公共场所卫生监督管理需要，建立健全公共场所卫生监督队伍和公共场所卫生监测体系，制定公共场所卫生监督计划并组织实施。

第五条　鼓励和支持公共场所行业组织开展行业自律教育，引导公共场所经营者依法经营，推动行业诚信建设，宣传、普及公共场所卫生知识。

第六条　任何单位或者个人对违反本细则的行为，有权举报。接到举报的卫生行政部门应当及时调查处理，并按照规定予以答复。

第二章　卫生管理

第七条　公共场所的法定代表人或者负责人是其经营场所卫生安全的第一责任人。

公共场所经营者应当设立卫生管理部门或者配备专（兼）职卫生管理人员，具体负责本公共场所的卫生工作，建立健全卫生管理制度和卫生管理档案。

第八条　公共场所卫生管理档案应当主要包括下列内容：

（一）卫生管理部门、人员设置情况及卫生

管理制度；

（二）空气、微小气候（湿度、温度、风速）、水质、采光、照明、噪声的检测情况；

（三）顾客用品用具的清洗、消毒、更换及检测情况；

（四）卫生设施的使用、维护、检查情况；

（五）集中空调通风系统的清洗、消毒情况；

（六）安排从业人员健康检查情况和培训考核情况；

（七）公共卫生用品进货索证管理情况；

（八）公共场所危害健康事故应急预案或者方案；

（九）省、自治区、直辖市卫生行政部门要求记录的其他情况。

公共场所卫生管理档案应当有专人管理，分类记录，至少保存两年。

第九条　公共场所经营者应当建立卫生培训制度，组织从业人员学习相关卫生法律知识和公共场所卫生知识，并进行考核。对考核不合格的，不得安排上岗。

第十条　公共场所经营者应当组织从业人员每年进行健康检查，从业人员在取得有效健康合格证明后方可上岗。

患有痢疾、伤寒、甲型病毒性肝炎、戊型病毒性肝炎等消化道传染病的人员，以及患有活动性肺结核、化脓性或者渗出性皮肤病等疾病的人员，治愈前不得从事直接为顾客服务的工作。

第十一条　公共场所经营者应当保持公共场所空气流通，室内空气质量应当符合国家卫生标准和要求。

公共场所采用集中空调通风系统的，应当符合公共场所集中空调通风系统相关卫生规范和规定的要求。

第十二条　公共场所经营者提供给顾客使用的生活饮用水应当符合国家生活饮用水卫生标准要求。游泳场（馆）和公共浴室水质应当符合国家卫生标准和要求。

第十三条　公共场所的采光照明、噪声应当符合国家卫生标准和要求。

公共场所应当尽量采用自然光。自然采光不足的，公共场所经营者应当配置与其经营场所规模相适应的照明设施。

公共场所经营者应当采取措施降低噪声。

第十四条　公共场所经营者提供给顾客使用的用品用具应当保证卫生安全，可以反复使用的用品用具应当一客一换，按照有关卫生标准和要求清洗、消毒、保洁。禁止重复使用一次性用品用具。

第十五条　公共场所经营者应当根据经营规模、项目设置清洗、消毒、保洁、盥洗等设施设备和公共卫生间。

公共场所经营者应当建立卫生设施设备维护制度，定期检查卫生设施设备，确保其正常运行，不得擅自拆除、改造或者挪作他用。公共场所设置的卫生间，应当有单独通风排气设施，保持清洁无异味。

第十六条　公共场所经营者应当配备安全、有效的预防控制蚊、蝇、蟑螂、鼠和其他病媒生物的设施设备及废弃物存放专用设施设备，并保证相关设施设备的正常使用，及时清运废弃物。

第十七条　公共场所的选址、设计、装修应当符合国家相关标准和规范的要求。

公共场所室内装饰装修期间不得营业。进行局部装饰装修的，经营者应当采取有效措施，保证营业的非装饰装修区域室内空气质量合格。

第十八条　室内公共场所禁止吸烟。公共场所经营者应当设置醒目的禁止吸烟警语和标志。

室外公共场所设置的吸烟区不得位于行人必经的通道上。

公共场所不得设置自动售烟机。

公共场所经营者应当开展吸烟危害健康的宣传，并配备专（兼）职人员对吸烟者进行劝阻。

第十九条　公共场所经营者应当按照卫生标准、规范的要求对公共场所的空气、微小气候、水质、采光、照明、噪声、顾客用品用具等进行卫生检测，检测每年不得少于一次；检测结果不符合卫生标准、规范要求的应当及时整改。

公共场所经营者不具备检测能力的，可以委托检测。

公共场所经营者应当在醒目位置如实公示检测结果。

第二十条　公共场所经营者应当制定公共场所危害健康事故应急预案或者方案，定期检查公共场所各项卫生制度、措施的落实情况，及时消除危害公众健康的隐患。

第二十一条　公共场所发生危害健康事故的，经营者应当立即处置，防止危害扩大，并及时向县级人民政府卫生行政部门报告。

任何单位或者个人对危害健康事故不得隐瞒、缓报、谎报或者授意他人隐瞒、缓报、谎报。

第三章　卫生监督

第二十二条　国家对公共场所实行卫生许可证管理。

公共场所经营者应当按照规定向县级以上地方人民政府卫生行政部门申请卫生许可证。未取得卫生许可证的，不得营业。

公共场所卫生监督的具体范围由省、自治区、直辖市人民政府卫生行政部门公布。

第二十三条　公共场所经营者申请卫生许可证的，应当提交下列资料：

（一）卫生许可证申请表；

（二）法定代表人或者负责人身份证明；

（三）公共场所地址方位示意图、平面图和卫生设施平面布局图；

（四）公共场所卫生检测或者评价报告；

（五）公共场所卫生管理制度；

（六）省、自治区、直辖市卫生行政部门要求提供的其他材料。

使用集中空调通风系统的，还应当提供集中空调通风系统卫生检测或者评价报告。

第二十四条　县级以上地方人民政府卫生行政部门应当自受理公共场所卫生许可申请之日起20日内，对申报资料进行审查，对现场进行审核，符合规定条件的，作出准予公共场所卫生许可的决定；对不符合规定条件的，作出不予行政许可的决定并书面说明理由。

第二十五条　公共场所卫生许可证应当载明编号、单位名称、法定代表人或者负责人、经营项目、经营场所地址、发证机关、发证时间、有效期限。

公共场所卫生许可证有效期限为四年，每两年复核一次。

公共场所卫生许可证应当在经营场所醒目位置公示。

第二十六条　公共场所进行新建、改建、扩建的，应当符合有关卫生标准和要求，经营者应当按照有关规定办理预防性卫生审查手续。

预防性卫生审查程序和具体要求由省、自治区、直辖市人民政府卫生行政部门制定。

第二十七条　公共场所经营者变更单位名称、法定代表人或者负责人的，应当向原发证卫生行政部门办理变更手续。

公共场所经营者变更经营项目、经营场所地址的，应当向县级以上地方人民政府卫生行政部门重新申请卫生许可证。

公共场所经营者需要延续卫生许可证的，应当在卫生许可证有效期届满30日前，向原发证卫生行政部门提出申请。

第二十八条　县级以上人民政府卫生行政部门应当组织对公共场所的健康危害因素进行监测、分析，为制定法律法规、卫生标准和实施监督管理提供科学依据。

县级以上疾病预防控制机构应当承担卫生行政部门下达的公共场所健康危害因素监测任务。

第二十九条　县级以上地方人民政府卫生行政部门应当对公共场所卫生监督实施量化分级管理，促进公共场所自身卫生管理，增强卫生监督信息透明度。

第三十条　县级以上地方人民政府卫生行政部门应当根据卫生监督量化评价的结果确定公共场所的卫生信誉度等级和日常监督频次。

公共场所卫生信誉度等级应当在公共场所醒目位置公示。

第三十一条　县级以上地方人民政府卫生行政部门对公共场所进行监督检查，应当依据有关卫生标准和要求，采取现场卫生监测、采样、查阅和复制文件、询问等方法，有关单位和个人不得拒绝或者隐瞒。

第三十二条　县级以上人民政府卫生行政部门应当加强公共场所卫生监督抽检，并将抽检结果向社会公布。

第三十三条　县级以上地方人民政府卫生行政部门对发生危害健康事故的公共场所，可以依法采取封闭场所、封存相关物品等临时控制措施。

经检验，属于被污染的场所、物品，应当进行消毒或者销毁；对未被污染的场所、物品或者经消毒后可以使用的物品，应当解除控制措施。

第三十四条　开展公共场所卫生检验、检测、评价等业务的技术服务机构，应当具有相应专业技术能力，按照有关卫生标准、规范的要求开展工作，不得出具虚假检验、检测、评价等报告。

技术服务机构的专业技术能力由省、自治区、直辖市人民政府卫生行政部门组织考核。

第四章　法律责任

第三十五条　对未依法取得公共场所卫生许可证擅自营业的，由县级以上地方人民政府卫生行政部门责令限期改正，给予警告，并处以五百元以上五千元以下罚款；有下列情形之一的，处以五千元以上三万元以下罚款：

（一）擅自营业曾受过卫生行政部门处罚的；

（二）擅自营业时间在三个月以上的；

（三）以涂改、转让、倒卖、伪造的卫生许可证擅自营业的。

对涂改、转让、倒卖有效卫生许可证的，由原发证的卫生行政部门予以注销。

第三十六条　公共场所经营者有下列情形之一的，由县级以上地方人民政府卫生行政部门责令限期改正，给予警告，并可处以二千元以下罚款；逾期不改正，造成公共场所卫生质量不符合卫生标准和要求的，处以二千元以上二万元以下罚款；情节严重的，可以依法责令停业整顿，直至吊销卫生许可证：

（一）未按照规定对公共场所的空气、微小气候、水质、采光、照明、噪声、顾客用品用具等进行卫生检测的；

（二）未按照规定对顾客用品用具进行清洗、消毒、保洁，或者重复使用一次性用品用具的。

第三十七条　公共场所经营者有下列情形之一的，由县级以上地方人民政府卫生行政部门责令限期改正；逾期不改的，给予警告，并处以一千元以上一万元以下罚款；对拒绝监督的，处以一万元以上三万元以下罚款；情节严重的，可以依法责令停业整顿，直至吊销卫生许可证：

（一）未按照规定建立卫生管理制度、设立卫生管理部门或者配备专（兼）职卫生管理人员，或者未建立卫生管理档案的；

（二）未按照规定组织从业人员进行相关卫生法律知识和公共场所卫生知识培训，或者安排未经相关卫生法律知识和公共场所卫生知识培训考核的从业人员上岗的；

（三）未按照规定设置与其经营规模、项目相适应的清洗、消毒、保洁、盥洗等设施设备和公共卫生间，或者擅自停止使用、拆除上述设施设备，或者挪作他用的；

（四）未按照规定配备预防控制鼠、蚊、蝇、蟑螂和其他病媒生物的设施设备以及废弃物存放专用设施设备，或者擅自停止使用、拆除预防控制鼠、蚊、蝇、蟑螂和其他病媒生物的设施设备以及废弃物存放专用设施设备的；

（五）未按照规定索取公共卫生用品检验合格证明和其他相关资料的；

（六）未按照规定对公共场所新建、改建、扩建项目办理预防性卫生审查手续的；

（七）公共场所集中空调通风系统未经卫生检测或者评价不合格而投入使用的；

（八）未按照规定公示公共场所卫生许可证、卫生检测结果和卫生信誉度等级的；

（九）未按照规定办理公共场所卫生许可证复核手续的。

第三十八条　公共场所经营者安排未获得有效健康合格证明的从业人员从事直接为顾客服务工作的，由县级以上地方人民政府卫生行政部门责令限期改正，给予警告，并处以五百元以上五千元以下罚款；逾期不改正的，处以五千元以上一万五千元以下罚款。

第三十九条　公共场所经营者对发生的危害健康事故未立即采取处置措施，导致危害扩大，或者隐瞒、缓报、谎报的，由县级以上地方人民政府卫生行政部门处以五千元以上三万元以下罚款；情节严重的，可以依法责令停业整顿，直至吊销卫生许可证。构成犯罪的，依法追究刑事责任。

第四十条　公共场所经营者违反其他卫生法律、行政法规规定，应当给予行政处罚的，按照有关卫生法律、行政法规规定进行处罚。

第四十一条　县级以上人民政府卫生行政部门及其工作人员玩忽职守、滥用职权、收取贿赂的，由有关部门对单位负责人、直接负责的主管人员和其他责任人员依法给予行政处分。构成犯罪的，依法追究刑事责任。

第五章　附　　则

第四十二条　本细则下列用语的含义：

集中空调通风系统，指为使房间或者封闭空间空气温度、湿度、洁净度和气流速度等参数达到设定的要求，而对空气进行集中处理、输送、分配的所有设备、管道及附件、仪器仪表的总和。

公共场所危害健康事故，指公共场所内发生的传染病疫情或者因空气质量、水质不符合卫生标准、用品用具或者设施受到污染导致的危害公众健康事故。

第四十三条　本细则自2011年5月1日起实施。卫生部1991年3月11日发布的《公共场所卫生管理条例实施细则》同时废止。

8

【法规名称】卫生部决定废止《全国城乡孕产期保健质量标准和要求》等7件部门规章
【颁布部门】中华人民共和国卫生部
【发文字号】卫生部令第83号
【颁布时间】2011-07-20
【实施时间】2011-07-20
【效力属性】有效

卫生部决定废止《全国城乡孕产期保健质量标准和要求》等7件部门规章

为了适应经济社会和卫生事业发展，健全我国社会主义法律体系，维护法制统一，推进依法行政，经2011年4月11日卫生部部务会议审议通过，决定废止《全国城乡孕产期保健质量标准和要求》等7件部门规章（见附件）。

本决定自发布之日起施行。

附件：卫生部决定废止的部门规章目录（7件）

部　长　　陈　竺

二○一一年六月二十三日

卫生部决定废止的部门规章目录（7件）

序号	规章名称	公布机关	公布日期
1	全国城乡孕产期保健质量标准和要求	卫生部	1985.6.1
2	卫生部部属医学科学研究机构人员编制原则（试行）	卫生部	1985.6.30
3	妇产科专科医院组织编制原则（试行）	卫生部	1986.6.30
4	全国城市围产保健管理办法（试行）	卫生部	1987.4.20
5	农村孕产妇系统保健管理办法（试行）	卫生部	1989.2.10
6	家庭接生常规（试行）	卫生部	1989.2.10
7	学生集体用餐卫生监督办法	卫生部	1996.8.27

9

【法规名称】国家中医药管理局关于确定2011年全国名老中医传承工作室建设项目专家名单的通知

【颁布部门】国家中医药管理局人事教育司师承继教处

【发文字号】国中医药人教发〔2011〕41号

【颁布时间】2011年8月22日

【实施时间】2011年8月22日

【效力属性】有效

国家中医药管理局关于确定2011年全国名老中医传承工作室建设项目专家名单的通知

（国中医药人教发〔2011〕41号）

各省、自治区、直辖市卫生厅局、中医药管理局：

为深入贯彻落实《医药卫生中长期人才发展规划（2011-2020年）》，切实做好名老中医专家学术思想传承工作，探索建立中医药学术传承和推广应用的有效方法和创新模式，根据《财政部国家中医药管理局关于下达2011年中医药部门公共卫生专项资金的通知》（财社〔2011〕76号）要求，我局确定了200名2011年全国名老中医传承工作室建设项目（以下简称建设项目）专家（具体名单见附件1）。现将有关事项通知如下：

一、各省、自治区、直辖市中医药管理部门要切实做好建设项目的组织领导，并会同财政部门加强项目经费管理，及时开展评估、考核和指导工作。

二、各建设项目依托单位要根据《全国名老中医传承工作室建设项目管理方案》的要求，认真组织实施，为工作室的建设提供便利条件和必要支持，保证建设项目的顺利完成。

三、各项目省、自治区、直辖市中医药管理部门和各建设项目依托单位需按要求填报《全国名老中医传承工作室建设项目任务书》（附件2）

一式5份（A4纸打印、普通装订），并加盖公章，于2011年9月9日前寄送至我局人教司师承继教处，同时将任务书电子版文档发送至受理电子邮箱。此通知、项目任务书格式已在国家中医药管理局政府网站（http：//www.satcm.gov.cn）上发布。

四、联系方式

国家中医药管理局人事教育司师承继教处

通信地址：北京市东城区工体西路1号

邮政编码：100027

电子邮箱：scjjc@satcm.gov.cn

联 系 人：吴厚新　张欣霞

联系电话：010-59957647

二〇一一年八月二十二日

附件1

2011年全国名老中医传承工作室建设项目专家名单

北京市

温振英 首都医科大学附属北京中医医院

许心如 首都医科大学附属北京中医医院

危北海 首都医科大学附属北京中医医院

陈文伯 北京市鼓楼中医医院

许彭龄 北京中医药大学附属护国寺中医医院

张炳厚 首都医科大学附属北京中医医院

李乾构 首都医科大学附属北京中医医院

李　贵 首都医科大学附属北京友谊医院

陈昭定 首都医科大学附属北京儿童医院

周德安 首都医科大学附属北京中医医院

天津市

张伯礼 天津中医药大学第一附属医院

韩　冰 天津中医药大学第二附属医院

高金亮 天津市中医药研究院附属医院

阮士怡 天津中医药大学第一附属医院

董国立 天津中医药大学第二附属医院

刘文峰 天津中医药大学第二附属医院

张柏林 天津市第一医院

陈宝贵 天津中医药大学附属武清中医院

韩景献 天津中医药大学第一附属医院

栗锦迁 天津市中医药研究院附属医院

河北省

杨牧祥 河北省中医院

薛　芳 石家庄市中医院

李延芳 邯郸市中医院

任琢珊 保定市第一中医院

范振域 秦皇岛市中医医院

山西省

肖汉玺 山西省中医院

张玉芬 山西省中医院

吕景山 山西中医学院第三中医院

白兆芝 山西中医学院中西医结合医院

畅　达 山西省运城市中医医院

内蒙古自治区

阿古拉　内蒙古自治区国际蒙医医院

明根巴雅尔　内蒙古自治区国际蒙医医院

牛兴东 内蒙古自治区中蒙医医院

宋一亭 内蒙古自治区中蒙医医院

包金山 内蒙古民族大学附属医院

辽宁省

郭恩绵 辽宁中医药大学附属医院

张静生 辽宁中医药大学附属医院

李德新 辽宁中医药大学附属医院

郭振武 辽宁中医药大学附属第二医院

田振国 辽宁中医药大学附属第三医院

吉林省

阎洪臣 长春中医药大学附属医院

王　烈 长春中医药大学附属医院

南　征 长春中医药大学附属医院

于作盈 吉林省中医药科学院

全炳烈 延边中医医院（延吉市中医医院）

黑龙江省

董清平 黑龙江中医药大学附属第一医院

马宝璋 黑龙江中医药大学附属第一医院

李令根 黑龙江中医药大学附属第一医院

孙伟正 黑龙江中医药大学附属第一医院

郭文勤 黑龙江省中医研究院

上海市

施　杞　上海中医药大学附属龙华医院
陆德铭　上海中医药大学附属龙华医院
刘嘉湘　上海中医药大学附属龙华医院
陈湘君　上海中医药大学附属龙华医院
马绍尧　上海中医药大学附属龙华医院
严世芸　上海中医药大学附属曙光医院
石印玉　上海中医药大学附属曙光医院
蔡　淦　上海中医药大学附属曙光医院
柏连松　上海中医药大学附属曙光医院
黄振翘　上海中医药大学附属岳阳中西医结合医院
彭培初　上海中医药大学附属岳阳中西医结合医院
王霞芳　上海市中医医院
沈自尹　复旦大学附属华山医院
夏　翔　上海交通大学医学院附属瑞金医院
叶景华　上海市第七人民医院

江苏省

许芝银　江苏省中医院
单兆伟　江苏省中医院
诸方受　江苏省中医院
邹燕勤　江苏省中医院
刘沈林　江苏省中医院
盛灿若　江苏省中医院
徐福松　江苏省中医院
王德明　江苏省中西医结合医院
李柏年　南京市中医院
刘永年　南京市中医院
吴新欲　无锡市中医医院
周玉祥　常州市中医医院
任光荣　苏州市中医医院
龚正丰　苏州市中医医院
邵荣世　南通市中医院

浙江省

徐志瑛　浙江省中医院
陈　意　浙江省中医院
何嘉琳　杭州市中医院
王　晖　宁波市中医院
范永升　浙江省新华医院

安徽省

梁文珍　安徽中医学院第一附属医院
韩明向　安徽中医学院第一附属医院
张道宗　安徽中医学院附属针灸医院
张炳秀　六安市中医院
郑梅生　芜湖市中医医院

福建省

陈民藩　福建中医药大学附属人民医院
曾章超　福建中医药大学附属人民医院
吕绍光　福建省立医院
戴舜珍　漳州市中医院
卢太坤　厦门市中医院

江西省

喻文球　江西中医学院附属医院
谢　强　江西中医学院附属医院
傅淑清　江西中医药高等专科学校附属医院
欧阳枝磊　新余市中医院
丁德秭　九江市中医医院

山东省

程益春　山东中医药大学附属医院
姜兆俊　山东中医药大学附属医院
周翠英　山东中医药大学附属医院
尹常健　山东中医药大学附属医院
单秋华　山东中医药大学附属医院
林慧娟　山东中医药大学附属医院
浦家祚　济南市中医医院
周兆山　青岛市中医医院
王法德　潍坊市中医院
刘启廷　临沂市中医医院
谷越涛　聊城市中医医院

河南省

唐祖宣　邓州市中医院
刘学勤　开封市中医院
闻善乐　河南省洛阳正骨医院
郑启仲　河南中医学院第一附属医院
侯士良　河南中医学院第三附属医院

湖北省

王伯祥　湖北省中医院
李今庸　湖北中医药大学国医堂
刘云鹏　荆州市中医医院
张介眉　武汉市中西医结合医院
叶世登　武汉市中医医院

湖南省

王行宽 湖南中医药大学第一附属医院

杨秉秀 湖南中医药大学第一附属医院

潘敏求 湖南省中医药研究院附属医院

袁长津 湖南省中医药大学第二附属医院

李四文 衡阳市中医医院

广东省

李丽芸 广东省中医院

黄春林 广东省中医院

邱志楠 广东省中西医结合医院

陈镜合 广州中医药大学第一附属医院

劳绍贤 广州中医药大学第一附属医院

陈纪藩 广州中医药大学第一附属医院

刘庆思 广州中医药大学附属骨伤科医院

陈宝田 南方医科大学中西医结合医院

骆继杰 深圳市中医院

沈英森 江门市五邑中医院

广西壮族自治区

黄瑾明 广西中医学院第一附属医院

李锡光 广西中医学院第一附属医院

韦贵康 广西中医学院附属瑞康医院

荣远明 广西中医学院附属瑞康医院

韦立富 南宁市中西医结合医院

海南省

辜孔进 海南医学院附属医院

杨世忠 海南医学院附属医院

张永杰 海南省中医院

李成光 琼海市中医院

刘德喜 三亚市中医院

重庆市

张西俭 重庆市中医院

郭剑华 重庆市中医骨科医院

周天寒 重庆市江津区中医院

付灿鋆 重庆市北碚区中医院

王辉武 重庆市永川区中医院

四川省

陈绍宏 成都中医药大学附属医院

熊大经 成都中医药大学附属医院

郭志雄 四川省中西医结合医院

陈学忠 四川省第二中医医院

张世明 四川省骨科医院

王晓东 成都市中西医结合医院

冯志荣 自贡市中医医院

李　培 绵阳市中医医院

汤一新 乐山市中医医院

旦　科 四川省若尔盖县藏医院

贵州省

傅汝林 贵阳中医学院第一附属医院

路绍祖 贵阳中医学院第一附属医院

何成瑶 贵阳中医学院第二附属医院

李声岳 贵阳中医学院第二附属医院

凌湘力 贵阳中医学院第二附属医院

云南省

吴生元 云南省中医医院

张　震 云南省中医中药研究院

管遵惠 昆明市中医医院

张良英 云南省中医医院

林艳芳 西双版纳傣族自治州傣医医院

陕西省

刘云山 宝鸡市中医医院

高上林 西安市中医医院

雷忠义 陕西省中医医院

殷克敬 陕西中医学院第二附属医院

杨　震 西安市中医医院

甘肃省

张士卿 甘肃中医学院附属医院

刘宝厚 甘肃中医学院附属医院

宋贵杰 甘肃中医学院附属医院

赵健雄 甘肃中医学院附属医院

何天有 甘肃中医学院附属医院

裴正学 甘肃省肿瘤医院

刘国安 甘肃省中医院

廖志峰 甘肃省中医院

慈智木 甘南藏族自治州藏医药研究院附属藏医院

刘东汉 甘肃中医学院附属医院

青海省

尼　玛 青海省藏医院

桑　杰 青海省藏医院

邓尔禄 青海省中医院

朋　毛 黄南藏族自治州藏医院

久　美 河南蒙古族自治县蒙藏医院

宁夏回族自治区

陈卫川 宁夏回族自治区中医研究院

贾占清 宁夏回族自治区中医研究院

马浩亮 银川市中医医院

杨学信 银川市中医医院

李淑英 宁夏医科大学总医院

新疆维吾尔自治区

阿西热江•斯迪克　喀什地区维吾尔医医院

买买提艾力•阿吉　喀什地区维吾尔医医院

巴克•玉素甫　新疆维吾尔自治区自治区维吾尔医医院

买买提哈斯木•斯地克　新疆维吾尔自治区维吾尔医医院

肉孜巴克•阿布都瓦依提　墨玉县维吾尔医医院

附件2（略）

10

【法规名称】已上市中药变更研究技术指导原则（一）

【颁布部门】国家食品药品监督管理局

【发文字号】国食药监注[2011]472号

【颁布时间】2011年11月16日

【实施时间】2011年11月16日

【效力属性】有效

关于印发已上市中药变更研究技术指导原则（一）的通知

国食药监注[2011]472号

各省、自治区、直辖市食品药品监督管理局（药品监督管理局）：

为科学规范和指导已上市中药变更研究工作，保证研究质量，国家局组织制定了《已上市中药变更研究技术指导原则（一）》，现予印发，请参照执行。

附件：已上市中药变更研究技术指导原则（一）

国家食品药品监督管理局

二○一一年十一月十六日

附件：

已上市中药变更研究技术指导原则（一）

目　录

一、概述

二、基本原则及要求

三、变更药品规格或包装规格

四、变更药品处方中已有药用要求的辅料

五、变更生产工艺

六、变更药品有效期或贮藏条件

七、变更药品的包装材料和容器

八、参考文献

九、著者

一、概述

本指导原则主要用于指导申请人开展已上市中药制剂在生产、质量控制、使用等方面的变更研究。申请人应当根据其变更对药品安全性、有效性和质量可控性的影响，进行相应的技术研究工作，在完成相关工作后，向药品监督管理部门提出补充申请。需要进行临床试验研究的变更申请，其临床试验研究应经过批准后实施。

本指导原则目前主要涉及以下项目：变更药品规格或包装规格、变更药品处方中已有药用要求的辅料、变更生产工艺、变更药品有效期或贮藏条件、变更药品的包装材料和容器、变更药品生产场地等。对于其他变更，应根据其具体情况，按照本指导原则的基本原则进行相应工作。

本指导原则根据变更对药用物质基础或药物吸收、利用的影响程度，将所述及的变更划分为三类：I类变更属于微小变更，其变更不会引起药用物质基础的改变，对药物的吸收、利用不会产生明显影响，不会引起安全性、有效性的明显改变；II类变更属于中度变更，其变更对药用物质基础或对药物的吸收、利用有影响，但变化不大；III类变更属于重大变更，其变更会引起药用物质基础的明显改变，或对药物的吸收、利用可能产生明显影响。类别划分的目的是帮助申请人便于确定变更研究的内容，有效地开展变更研究，进行评估和申报。但在具体研究中，类别界限可能不是很明显，则需根据具体情况及其研究结果确定类别。

由于变更情况的复杂性，申请人作为变更研究的责任主体，需根据本指导原则的基本要求，以及药品注册管理的相关规定，根据产品的特性开展研究验证工作。本指导原则仅从技术评价角度阐述对已上市中药进行变更时应考虑进行的相关研究验证工作。本指导原则中提及的各项研究工作的具体要求可参见相应的指导原则。申请人可根据品种的具体特点和基础研究情况，采用其他适宜的方法，但应对采用的方法及其可靠性进行说明。

由于中药注射剂的特殊性，已上市中药注射剂的变更研究指导原则另行制定。

二、基本原则及要求

（一）“必要、科学、合理”原则

已上市中药变更应体现变更的必要性、科学性、合理性。变更的提出与研究是基于对拟变更药品的了解，是以既往药品注册阶段以及实际生产过程中的研究和数据积累为基础的。注册阶段及其前期的研究工作越系统、深入，生产过程中积累的数据越充分，对上市后的变更研究越有帮助。因此，变更申请的研究结果应是基于对拟变更产品的了解，并与变更内容相比较而作出的科学合理判断。由于变更研究工作的主体是申请人，申请人对其产品的研发和生产、产品的性质等有着全面和准确的了解，对变更的原因、程度、必要性应当明确，并对变更前后产品质量、稳定性、生物学性质等方面进行全面的研究，对研究结果进行全面的分析，针对变更对药品安全性、有效性及其质量可控性的影响进行全面评估，通过提供的研究资料说明变更的必要性、科学性和合理性。

（二）“安全、有效及质量可控”原则

已上市中药变更应保证其安全、有效及质量可控。申请人需要通过一定的研究工作考察和评估变更对药品安全性、有效性及质量可控性的影响，具体研究工作宜根据变更的具体情况确定。

如果质量标准对于药品质量的可控性低，难以评估变更的影响，应开展质量及质量标准研究工作，提高质量标准对药品质量的可控性。

对已上市中药的变更要充分考虑可能带来的风险，任一环节的疏漏或缺失，均可能对药品的安全、有效及质量控制产生不良影响，应加强系统研究和评估。

（三）研究用样品要求

已上市中药变更的研究验证应采用中试以上规模样品。工艺有重大改变等的变更研究应采用生产规模样品。变更前后药品质量比较研究，一般采用变更前3批生产规模样品和变更后3批样品进行。变更后样品稳定性试验，一般采用3批样品进行3～6个月加速实验和长期稳定性考察，并与变更前3批生产规模样品稳定性数据进行比较。

（四）关联变更的要求

变更申请可能只涉及某一种情况的变更，也可能涉及多种情况的变更。如，药品规格的变更可能伴随辅料的变更，或同时伴随药品包装材料的变更等。为了叙述的方便，本指导原则将一项变更伴随或引发的其他变更称之为关联变更。

对于关联变更，研究工作应按照本指导原则中各项变更研究工作的基本思路综合考虑，并进行相关研究。由于这些变更对药品质量、安全性、有效性影响程度可能不同，故总体上需按照技术要求较高的变更类别进行研究。

（五）含毒性药材制剂的要求

对于处方中含有毒性药材制剂的变更，应关注变更对药品安全性的影响，尤其应关注以下几类制剂变更的安全性，开展相关研究。（1）含大毒（剧毒）药材的制剂；（2）含有现代研究发现有严重毒性的药材的制剂；（3）含有分类为有毒药材，且为儿科用药、妊娠期和哺乳期妇女用药的制剂；（4）含有孕妇禁用或慎用的药材，且功能主治为妊娠期和哺乳期妇女用药的制剂。大毒药材是指国务院《医疗用毒性药品管理办法》（1988年）公布的28种毒性药材和各版《中国药典》、部颁标准、进口药材标准、地方药材标准中标注为大毒（或剧毒）的药材。有毒药材是指各版《中国药典》、部颁标准、进口药材标准、地方药材标准中标注为有毒的药材。各省(区、市)标准中药材的毒性大小分类不一致的，以毒性高的分类标准为依据。

三、变更药品规格或包装规格

规格是指单位制剂中或单一包装容器中药物的重量、体积或浓度等。一般地，对片剂、胶囊剂、栓剂、丸剂等的规格分别以每片、每粒、每丸的重量表示；而对颗粒剂、软膏剂、糖浆剂等的规格以单一包装容器中药物重量或体积表示。变更药品规格除上述不同剂型药品规格变更外，还可能涉及药品包装中多剂量包装、单剂量包装等包装规格的变更。涉及辅料变更的应参照辅料变更的相关要求进行。

变更规格应有科学、合理、必要的依据，应遵循方便临床用药的原则，其规格需根据药品用法用量合理确定，一般应在其临床使用的用法用量范围内。研究工作需关注变更后药品规格与原规格药品处方、工艺、日服/用药量等方面的一致性。

（一）Ⅰ 类变更

此类变更不会引起药用物质基础的改变，对药物的吸收、利用不会产生明显影响，主要包括以下情形：只涉及药品包装中最小包装药品装量的改变，如颗粒剂、煎膏剂、糖浆剂、丸剂等包装规格的变更；改变片剂的片重大小，胶囊剂的装量规格等。

研究工作主要依据变更后规格与原规格药品制剂处方、工艺、日服/用药量等的一致性情况进行。宜重点根据剂型特性和药物性质，选择适当的项目对变更规格后药品与原规格药品进行比较性研究。

一般需要提供以下资料：

1.变更的原因，说明变更的具体情况、变更的必要性和合理性。

2.如有必要，提供变更前后质量对比试验研究资料，质量研究工作的试验资料及文献资料，质量标准。

3.变更后连续3批样品的检验报告书。

4.稳定性研究资料，包括与变更前产品稳定性情况的比较。第一种情形，如不涉及包装材质等的改变，一般可不提供；但如涉及包装容器空间大小等影响药品稳定性的因素，应提供稳定性研究资料。

（二）Ⅲ类变更

此类变更会引起药用物质基础的明显改变，或对药物的吸收、利用可能产生明显影响，对于缓释/控释制剂，应提供药代动力学研究资料，并根据研究情况进行临床试验研究。此类药品规格变更需要进行较全面的研究工作：

1.变更的原因，说明变更的具体情况、变更的必要性和合理性。

2.必要时，提供制剂处方研究资料。

3.变更前后质量对比试验研究资料，质量研究工作的试验资料及文献资料，质量标准。

4.变更后连续3批样品的检验报告书。

5.稳定性研究资料，包括与变更前产品稳定性情况的比较。

6. 必要时，提供相关的药理毒理研究资料。

7. Ⅱ、Ⅲ期临床试验或生物等效性研究比较资料。

四、变更药品处方中已有药用要求的辅料

变更药品处方中已有药用要求的辅料一般包括变更辅料种类、用量、来源、型号或级别等。

此类变更应结合变更的具体情况，变更对药品的影响程度，制剂的特性等进行相应的研究工作，重点考察以下方面：第一，辅料的性质。变更涉及的辅料是否会影响制剂药物溶出或释放行为，或为影响制剂体内药物吸收速度和程度的关键性辅料。第二，制剂的特性。对于不同特性制剂，辅料变更可能对药品质量、疗效和安全性造成不同的影响。

对于使用新辅料的，应按新辅料相关要求提供研究资料，并按照Ⅲ类变更要求。

（一）Ⅰ类变更

此类变更不会引起药用物质基础的改变，对药物的吸收、利用不会产生明显影响，不会引起安全性、有效性的明显改变。如变更辅料来源、型号或级别；普通制剂增加或减少辅料的用量，或增加或减少对药物的吸收、利用不产生明显影响的辅料；固体制剂增加胃溶型薄膜包衣材料或增加制剂外观抛光材料；删除、增加或变更着色剂、芳香剂、矫味剂的种类；采用增加挥发性成分稳定性的包合材料，如β-环糊精；或使用同样功能特性的辅料替代另一种辅料，包括用玉米淀粉替代小麦淀粉，也包括用一种型号辅料替代另一种型号的相同辅料，如用微晶纤维素PH200 替代微晶纤维素PH101；起局部作用且用于完整皮肤的外用制剂中对药物的吸收、利用不会产生明显影响的辅料种类或用量改变，如蜂蜡替代石蜡。但特性及功能显著不同的辅料替代，不属于此类范畴。

此类变更一般应符合以下要求：不属于缓控释等特殊制剂；变更的辅料为常用辅料，具有法定标准，符合辅料管理要求，且辅料变更幅度应符合各辅料允许使用范围，应尽量减少辅料用量，筛选最佳辅料用量；变更辅料来源、型号或级别，其质量控制要求不应低于原质量控制要求。

此类变更情况较为复杂，无论何种变更，如果对药物的吸收、利用可能产生明显影响，应按照Ⅱ类或Ⅲ类变更要求。

一般应进行以下研究验证工作或提供相关资料：

1. 变更的原因，说明变更的具体情况、变更的必要性和合理性。

2. 变更前后辅料相关情况及其质量标准。

3. 制剂处方研究资料。

4. 变更所涉及的生产工艺研究与验证资料。

5. 变更前后质量对比试验研究资料，质量研究工作的试验资料及文献资料，质量标准。

6. 变更后连续3批样品的检验报告书。

7. 稳定性研究资料，包括与变更前产品稳定性情况的比较。

（二）Ⅱ类变更

此类变更对药用物质基础或对药物的吸收、利用有影响，但变化不大，如口服制剂中特性及功能显著不同的辅料替代；增加或减少可能影响药物溶解、释放或吸收、利用的辅料种类；起局部作用且用于完整皮肤的外用制剂中渗透促进剂的种类或用量改变；起局部作用且用于破损或溃烂皮肤、起全身作用的外用制剂中对药物的吸收、利用不会产生明显影响的辅料种类或用量改变等。此类变更，除上述Ⅰ类变更相关工作外，应进行以下研究工作：

1. 根据需要，提供药理毒理试验资料。外用制剂需要提供制剂非临床安全性研究资料。

2. 临床试验或生物等效性研究比较资料。其中临床试验研究进行病例数不少于100对的临床试验，用于多个病证的，每一个主要病证病例数不少于60对。

（三）Ⅲ类变更

此类变更对药物的吸收、利用可能产生明显影响，如缓释/控释制剂中缓释材料种类或用量变更；外用制剂中增加或删除对药物吸收利用有明显影响的辅料；起局部作用且用于破损或溃烂皮肤、起全身作用的外用制剂中渗透促进剂种类或用量的改变等。对于缓释/控释制剂，应提供药代动力学研究资料，并根据其结果，进行临床试验研究。这些变更需要进行全面的研究和验证工作，包括通过药学、生物学等系列研究工作证明变更对药品质量不会产生负面影响。除上述Ⅰ类变更相关工作外，一般还应进行以下研究验证工作或提供相关资料：

1. 相关的药理毒理试验研究资料。外用制剂需要提供制剂非临床安全性研究资料。

2. Ⅱ、Ⅲ期临床试验或生物等效性研究比较资料。

五、变更生产工艺

变更生产工艺包括变更生产工艺路线、方法、参数等，及由于变更关键生产设备所引起的以上变更。

生产工艺的变更可能涉及中药生产中前处理、提取、分离纯化、浓缩、干燥或制剂工艺的变更。其变更可能只涉及上述某一环节，也可能涉及多个环节，应注意对相关的变更进行相应研究。

生产工艺发生变更后，应说明具体的变更情况（包括完整的生产工艺及过程控制情况），通过分析产品特性，如处方组成、适应症、临床使用等情况，既往药品注册阶段以及实际生产过程中的研究和积累的数据，全面分析和评估变更对药用物质基础、质量及稳定性等方面的变化，以及此种变化对药物有效性、安全性方面的影响，并按照本指导原则中要求较高的变更类别进行相关工作。无菌产品生产工艺变更不应降低产品的无菌保证水平。

生产设备的变更，主要通过设备变更前后的比较，评估设备变更是否导致生产工艺路线、方法或参数等的变更，是否会导致药物物质基础的变化或影响药物的吸收、利用。

由于中药成分的复杂性，以及生产过程中影响因素众多，如影响中药材提取过程的因素较多，各因素之间还存在一定的交互影响(这种影响一定条件下还很大)，使得变更对药物的影响难以通过分析阐明，难以判断其相关研究工作应按哪类变更进行，从保证药物稳定均一、安全有效出发，在变更提取溶剂用量等工艺参数时，一般应按照Ⅲ类变更进行研究。若提供充分的研究数据证明其变化不大，可按Ⅱ类变更进行。

（一）Ⅰ类变更

此类变更不会引起药用物质基础的改变，对药物的吸收、利用不会产生明显影响，不会引起安全性、有效性的明显改变。如变更不含挥发性成分、热敏性成分药物的粉碎工艺（其粉碎粒度基本相同）、浓缩干燥工艺或制粒工艺（缩短受热时间或降低受热温度）等，但变更为特殊的浓缩干燥方法，如微波干燥等方法，不属于此类变更。

此类变更一般需进行以下研究验证工作或提供相关资料：

1. 变更的原因，说明变更的具体情况、变更的必要性和合理性。

2. 变更所涉及的生产工艺研究与验证资料，包括变更所涉及的生产工序质量控制指标的比较研究资料；拟变更工艺样品（3批）与原生产工艺样品（10批）质量标准中质量控制指标的比较研究，以及其他指标成分含量等的比较研究资料。

3. 涉及质量标准改变的，提供变更前后质量标准及其相关研究资料。

4. 变更后连续3批样品的检验报告书。

5. 稳定性研究资料，包括与变更前产品稳定性情况的比较。

（二）Ⅱ类变更

此类变更对其药用物质基础或对药物的吸收、利用有影响，但变化不大，包括工艺过程中一些工艺参数及工艺方法的改变，如变更含挥发性成分、热敏性成分药物的涉及受热温度、受热时间的工艺操作，应进行对比研究，如药用物质变化不大，属于Ⅱ类变更。

此类变更可根据变更的具体情况，按照如上所述的基本思路和方法，对变更前后产品进行比较研究，一般应进行以下研究验证工作或提供相关资料：

1. 变更的原因，说明变更的具体情况、变更的必要性和合理性。

2. 变更所涉及的生产工艺研究与验证资料。

3. 变更前后质量对比试验研究资料，质量研究工作的试验资料及文献资料，质量标准。

4. 变更后连续3批样品的检验报告书。

5. 稳定性研究资料，包括与变更前产品稳定性情况的比较。

6. 临床试验或生物等效性研究比较资料。其中临床试验研究进行病例数不少于100对的临床试验，用于多个病证的，每一个主要病证病例数不少于60对。

（三）III类变更

此类变更会引起药用物质基础的明显改变，或对药物的吸收、利用可能产生明显影响，如工艺路线改变，包括药材合并提取与分开提取的改变、提取溶媒种类的改变；工艺方法改变，包括纯化方法由醇沉改为澄清剂处理，减压干燥改为微波干燥等特殊干燥方法，对药物吸收利用有明显影响的成型工艺方法改变等；工艺参数改变，包括醇沉工艺中醇沉含醇量的改变，提取次数的改变等。

此类变更一般需进行全面的研究和验证工作，研究工作可按照本要求总体考虑中阐述的基本思路和方法进行，除上述II类变更相关工作外，尚需根据需要进行相关的药理毒理试验研究，及II、III期临床试验或生物等效性研究。

六、变更药品有效期或贮藏条件

变更药品有效期或贮藏条件可能包含以下几种情况：（1）延长有效期；（2）缩短有效期；（3）严格贮藏条件；（4）放宽贮藏条件。变更可能只涉及上述某一种情况的变更，也可能涉及上述多种情况的变更。此种情况下，需注意进行各自相应的研究工作。

申报的药品有效期应不超过所进行的长期稳定性试验考察时间。

变更药品有效期或贮藏条件一般属于I类变更。如果稳定性试验方案与原产品上市注册时不一致，质量控制项目和实验方法发生改变，或者生产工艺或制剂处方发生变更等，需根据变更情况进行相应的研究工作。

（一）延长药品有效期或放宽贮藏条件

这种变更是指产品生产工艺及生产质控方法、处方、质量标准、直接接触药品的包装材料和容器、贮藏条件等药学方面情况没有发生任何变化，且稳定性试验是按照产品上市注册时批准的稳定性试验方案进行的。对于因产品生产工艺或处方发生变更而延长药品有效期不属于此类变更的范围；对于因质量标准中质量控制项目或方法发生变更，使药品上市注册时批准的稳定性试验方案发生变化的有效期改变也不属于此类变更的范围。

（二）缩短药品有效期或严格产品贮藏条件

这种变更不包括因生产中的意外事件或稳定性试验中出现问题而要求缩短产品有效期或严格产品贮藏条件。一般而言，通过缩短药品有效期和严格药品贮藏条件，可以更好地保证产品质量。

此类变更主要依据稳定性考察结果，一般需进行以下研究验证工作或提供相关资料：

1. 变更的原因，说明变更的具体情况、变更的必要性和合理性。

2. 稳定性研究资料，包括与变更前条件的稳定性情况的比较。

七、变更药品的包装材料和容器

药品的包装材料和容器是药品的组成部分，分为直接接触药品的包装材料和容器，外包装及附属物（如给药器具，药棉、干燥剂等）。变更药品的包装材料和容器一般有以下情况，即变更包装材料和容器的生产厂或供货商，变更直接接触药品的包装材料和容器（包括包材的类型、容器的大小和形状），变更包装系统中的附属物，变更外包装。此类变更一般属于I类变更。

变更药品的包装材料和容器应能对保证药品质量和稳定性起到有益的作用，或至少不降低其保护作用，药物和包装材料与容器之间不得发生不良相互作用。变更药品的包装材料和容器需注意使用符合药用要求，并已获得药品包装材料和容器注册证的材料。

变更药品的包装材料和容器对药品的质量、安全性及有效性的影响一般与下述因素有关，即药品的给药途径，药品包装容器系统的特性，以及包装材料与药品发生相互作用的可能性等。某些情况下，变更药品的包装材料和容器后，药品可能仍符合质量标准的各项要求，但实际上对药品内在质量可能产生了一定的影响，因此，变更药品的包装材料和容器与变更药品处方、生产工艺等所进行的研究验证工作的侧重点不完全一致。

研究工作需根据药品包装材料的适用范围、包装容器系统的特性、剂型的特点、药品的给药途径等综合进行。研究工作中重点关注变更前后产品的稳定性是否受到影响，药物和包装材料、容器之间是否发生相互作用。对于以下（一）～（四）类情形，如果符合其前提条件的限制（如半固体和液体制剂中不得含有机溶剂等），一般药物和包装材料、容器之间发生相互作用的可能性不大，稳定性研究中可以不再考察药物和包装材料、容器之间的相容性问题。而（五）类情形一般可能对药品产生较显著的影响，稳定性研究中尚需关注药物和包装材料、容器之间的相互作用。

（一）变更非无菌包装容器或包装材料的生产厂或供应商、变更非无菌固体制剂/原料药包装容器的大小或形状

变更非无菌包装容器或包装材料的生产厂或供应商、变更非无菌固体制剂/原料药包装容器的大小或形状，其前提条件是包装材料的类型和质量标准未发生改变或更严格。

此类变更需要说明变更原因，变更的具体情况，说明变更的必要性和合理性。

（二）变更直接接触药品的包装材料和容器

这类变更只涉及非无菌固体制剂（如片剂、胶囊、栓剂等），非无菌半固体制剂及液体制剂（如软膏、乳膏、洗剂、口服溶液等）。其他制剂变更不属于此类变更的范畴。

此类变更应不降低产品的质量和稳定性，不改变原包装系统的特性（例如原包装系统具有防止儿童误打开的作用）。

此类变更需要根据变更的具体情况，进行相应的研究验证工作，需重点关注变更后包装材料与变更前包装材料相比，是否具有一致或更好的防水/氧气渗透能力，或者具有较好的避光功能。

（三）变更非无菌液体或半固体制剂包装容器的大小或形状

由于此项变更可能引起包装容器上部空间或表面积/体积比例的变化，可能影响产品的稳定性，研究验证工作需注意对变更前后产品稳定性进行比较。

以上三类情形，一般应进行以下研究验证工作或提供相关资料：

1. 变更的原因，说明变更的具体情况、变更的必要性和合理性。

2. 变更前后包装材料的质量标准，以及在已上市的同给药途径、同剂型产品中已有使用的依据。变更前后包装材料相关特性的对比数据，如对水蒸气的渗透能力、包装容器情况等。

3. 变更后连续3批样品的检验报告书。

4. 稳定性研究资料，包括与原包装药品稳定性情况的比较。

（四）变更固体制剂包装系统中的干燥剂和惰性填充物

此类变更包括在包装瓶中增加干燥剂，但不是由于原药品包装系统中产品稳定性存在问题所致。需注意所用的干燥剂应和产品可以明显区分，以避免误服用，并在包装标签中明确注明。

此类变更还包括在包装容器中增加或去除药棉等惰性填充物，但需注意变更后产品在运输和贮藏期间，其脆碎度以及其他相关物理性质不受影响。

此类变更需说明变更的原因、变更的具体情况，说明变更的必要性、合理性。说明所用干燥剂的组成。说明产品在贮藏和运输期间，脆碎度及相关物理性质是否发生变化。在包装标签中明确注明产品使用了干燥剂。

（五）对药品可能产生较显著影响的变更

1. 除（二）中提及的直接接触药品的包装材料改变。

2. 对于无菌制剂，任何可能影响到产品无菌性能的改变及其他质控指标的改变，例如：从其他包装系统变更为预填充系统；从单剂量包装变更为多剂量包装；包装容器的大小和形状发生改变。

3. 去除具有遮光、防潮等作用的功能性外包装。

4. 包装系统中附带的给药装置或者给药系统中可能影响到产品给药剂量准确性的装置部分发生变化，例如吸入剂、气雾剂中的阀门系统。

5. 变更后包装材料在已上市的同剂型、同给药途径产品中未曾使用过，如新批准的包装材料，以及外用软膏制剂已批准的聚合物材料，在眼用软膏制剂中未曾使用过等。

对药品可能产生较显著影响的变更需进行较系统的研究验证工作：

1. 变更的原因，说明变更的具体情况、变更的必要性和合理性。对于给药系统装置发生变更，需根据给药装置的特点进行相应的研究工作，证明变更前后给药剂量准确性保持一致。

2. 变更前后包装材料的质量标准，以及该容器或材料在已上市的同给药途径、同剂型产品中的使用情况。

3. 变更后连续3批样品的检验报告书。

4. 稳定性研究资料，包括与原包装药品稳定性情况的比较。稳定性研究中，除根据药品特点进行的各项检查外，还需关注药物和包装材料、容器之间是否可能存在相互作用，如包材中是否有成分渗出或迁移至产品内，或者产品是否存在重量减少的情况等，并有针对性地开展相应的研究工作证明这种相互作用对药品质量、安全性的影响。

八、参考文献

1.《中药注册管理补充规定》，国食药监注（2008）3号

2.《关于印发中药工艺相关问题的处理原则等5个药品审评技术标准的通知》，国食药监注（2008）287号

3.《已上市化学药品变更研究的技术指导原则（一）》，国食药监注（2008）242号

九、著者

《已上市中药变更研究技术指导原则》课题研究组

二 地方法规

1

【法规名称】辽宁省人民政府关于扶持和促进中医药事业发展的实施意见
【颁布部门】辽宁省人民政府
【发文字号】辽政发〔2011〕9号
【颁布时间】2011年3月11日
【实施时间】2011年3月11日
【效力属性】有效

辽宁省人民政府关于扶持和促进中医药事业发展的实施意见

各市人民政府，省政府各厅委、各直属机构：

为贯彻落实《国务院关于扶持和促进中医药事业发展的若干意见》（国发［2009］22号）精神，扶持和促进全省中医药事业发展，充分发挥中医药在全省医疗卫生服务中的独特优势和作用，推动全省医药卫生体制改革，结合我省实

际，现提出如下实施意见：

一、扶持和促进全省中医药事业发展的指导思想、基本原则和主要目标

（一）指导思想。坚持以邓小平理论和“三个代表”重要思想为指导，全面贯彻落实科学发展观，把满足人民群众对中医药服务的需求作为中医药工作的出发点。遵循中医药发展规律，保持和发扬中医药特色优势，推动继承与创新，丰富和发展中医药理论与实践，促进中医中药协调发展，为提高全省人民健康水平服务。

（二）基本原则。坚持中西医并重，把中医药与西医药摆在同等重要的位置；坚持继承与创新的辩证统一，既要保持特色优势又要积极利用现代科技；坚持中医与西医相互取长补短，发挥各自优势，促进中西医结合；坚持统筹兼顾，推进中医药医疗、保健、科研、教育、产业、文化全面发展；坚持发挥政府扶持和主导作用，动员各方面力量共同促进中医药事业发展。

（三）主要目标。到2015年，建立起覆盖全省、中医药特色突出、医疗服务能力强、硬件条件完备的中医药服务网络。中医药应对突发公共卫生事件能力和防治重大疾病、疑难病水平有明显提高，中医药在新型农村合作医疗和社区卫生服务中发挥更加重要作用。中医、中西医结合和民族医全面协调发展。中医药科研工作和中医药创新平台建设取得显著成果。中医药人才培养体系更加完善，中医药专业人才素质明显提升。中医药管理体制、政策措施更加健全。国际合作研究和学术交流进一步扩大，中医药国际科技合作平台初步形成。

二、完善中医药服务体系，提高服务能力

（一）加强中医药服务网络建设。各地要在区域卫生规划中合理规划和设立中医医疗机构。原则上每个市、县（市、区）要办好一所相应级别的能够承担本区域中医药基本医疗服务、代表本区域中医医疗水平的中医医疗机构（含民族医、中西医结合），对已设立的公立中医医疗机构（含民族医、中西医结合）不撤销、不合并、不改变中医医院性质；乡镇中心卫生院要设有中医科、中药房，65%以上的一般乡镇卫生院和社区卫生服务中心要设有中医科，配齐中医药专业技术人员、基本中医诊疗设备和必备中药；所有村卫生室和社区卫生服务站都能够提供中医药服务。探索和推动“全省中医药工作先进市”活动。

积极促进非公立中医医疗机构发展，鼓励和支持社会资本开办中医医疗机构，按国家规定享受相应的优惠政策或与公立中医医疗机构同等待遇，在服务准入、监督管理等方面一视同仁。鼓励有资质的中医专业技术人员特别是名老中医开办中医诊所或从事个体行医，允许符合条件的药品零售企业举办中医坐堂医诊所。

（二）实施名院、名科、名医“三名”战略。加强已经确定的全国中医临床研究基地和重点中医医院项目建设，重点支持20所尚未改建的市、县中医医院基本设施改造，形成以中医临床研究基地为龙头，地市级以上中医医院为骨干的中医药事业发展框架。5年内，建成10所中医主体地位突出、综合实力较强、在全国有一定影响的省级以上示范中医院，新增加2至3所三级甲等中医医院，60%的县级中医医院达到二级甲等中医医院水平。

加大对重点中医专科（专病）建设力度，“十一五”期间的国家中医重点专科（专病）、农村医疗机构特色专科（专病）和农村医疗机构针灸理疗康复特色专科全部达到国家建设标准；省级重点专科（专病）达60个。形成一批中医特色突出、临床疗效显著、技术优势明显、创新能力较强的中医专科（专病）群体。

适时开展“全省名中医”评选活动，始终保持100名理论功底深厚、学术造诣较高、实践经验丰富、临床和科研能力较强、在国内和省内中医界有一定学术地位和影响的知名中医专家和顶尖人才。积极推荐我省名中医参加全国“国医大师”评选活动。

（三）强化综合性医院中医药和中西医结合工作。二级以上综合性医院要设立中医科或中西医结合科，并设置一定比例的中医病床，满足患者对中医药服务的需求。具备一定规模的医院，可根据实际需要设立独立病区。5年内，努力建成一批综合性医院中医药工作示范单位。加强对国家重点中西医结合医院、中西医结合传染病临床

基地的建设。利用中西医结合临床优势，重点组织开展对慢性疑难病症和老年性疾病的中西医结合防治研究，提高临床疗效。

（四）加强中医医院信息化建设。加强以医院管理信息系统和电子病历为重点的中医医院信息化建设。2年内，重点扶持省、市、县级中医医院各1所实施信息化建设试点工作，建成1个全国中医药信息化建设示范单位。5年内，重点扶持建成1个区域内中医医疗卫生信息共享平台，50%的中医医疗机构基本达到信息化建设标准并能实现资源共享。

三、发挥中医药特色优势，推进中医药进农村、进社区、进家庭“三进”工程

（一）发挥中医药在农村医疗卫生中的作用。发挥中医药“简、便、验、廉”的优势，积极向农村推广中医药适宜技术，把中医药技术与服务贯穿到预防、治疗、康复保健的全过程，不断增强中医药服务可及性。积极开展全国农村中医工作先进单位和辽宁省中医工作达标县创建活动。5年内，再创建全国农村中医工作先进单位3个、省农村中医工作达标县5个。

（二）强化社区卫生服务机构的中医药服务功能。鼓励中医医院与社区卫生服务机构开展多种形式的联合，支持社会力量开办具有中医药特色的社区卫生服务机构。加强社区卫生服务人员中医药知识培训和中医药人才队伍建设。开展全国和省中医药特色社区卫生服务先进单位创建活动。5年内，新创建全国中医药特色社区卫生服务先进单位3个、辽宁省中医药特色社区卫生服务示范区5个。

（三）发展基层中医药预防保健服务。在基层医疗卫生服务机构中建立中医药健康指导室，为城乡居民建立中医健康档案，针对不同人群特点提供个性化的中医药服务。继续实施“治未病”健康工程，在全国试点基础上，按照《国家中医药管理局关于印发中医预防保健服务提供平台建设基本规范（试行）的通知》（国中医药函〔2009〕138号）要求，合理设置和建设“治未病”服务平台，建成一批省“治未病”健康工程试点单位，推进中医药预防保健服务的开展和服务水平的提高。

四、大力推进中医药继承与创新，提高我省中医药科研能力和水平

（一）做好中医药继承工作。对中医药古籍进行保护性整理研究，建立中药复方筛选、古今证候对比、名家医案及民间医药知识技术整理、传统中药制药技术规范的数据库和科学研究平台。设立一批名老中医药专家传承工作室，系统总结名老中医临床经验和学术思想。

（二）加快中医药理论与技术的创新。加强中医基础理论、针灸经络理论及中医病证标准规范研究，在中医药理论研究优势领域取得突破。积极开展常见疾病中医药诊疗方案、非药物疗法及名老中医经验方、民间单方验方的研究与推广，努力提高中医药临床疗效。加强对中药饮片、中成药剂型改革和中药创新药物研制等中药现代化关键技术的研究。加强蒙医药的发掘、整理与开发研究，促进民族医药理论发展和技术推广。

（三）建设高水平的科技创新平台。整合中医药科技资源，加大投入，吸引人才，加强国家中医临床研究基地建设，加强国家、省级中医药重点研究室（实验室）、中药“药物临床试验关键技术平台（GCP）”、“药物临床前实验平台（GLP）”和中医药工程研究中心等研发中心的建设，努力构建一批开放共享、技术先进、功能完善的中医药科技创新技术平台。

（四）推动中医药科技成果转化工作。鼓励有条件的高等院校、科研院所、医疗机构和企业采取多种合作形式设立中医药研究机构，促进医、产、学、研紧密结合。各级政府要支持并帮助中医药科技成果向生产力的转化，努力构建生产企业与科研单位的合作平台。

五、全面加强中医药人才队伍建设，夯实中医药事业发展基础

（一）加强中医药院校教育。辽宁中医药大学要以建设国内一流的教学研究型中医药大学为目标，加大中医药教育体系的改革力度，打造行业领先的重点学科和特色专业，拓宽高层次人才培养渠道，增强学生的实践和创新能力。充分发挥其他医学院校的作用，鼓励其立足自身优势，探索、实践中西医结合教学途径及模式。

（二）加强中医药高层次人才培养。在做好全国老中医药专家学术经验继承和全国优秀中医临床人才研修项目工作基础上，开展省级老中医药专家学术经验继承工作和省级优秀中医临床人才研修项目。遴选培养100名名老中医学术经验继承人（含中药、民族医）和50名优秀中医临床人才。以国家和省级重点学科建设为依托，培养一批高层次中医药专门人才和优秀学科带头人。在全省构建一支年龄结构完善、专业配置合理、学术梯队健全的富有创新能力和协作精神的中医药高端人才队伍。

（三）完善中医药继续教育制度，加强基层技术人员培训。健全培训网络，建成一批国家级中医药优势学科继续教育基地，做好国家级城市社区中医药知识与技能培训基地和农村中医药知识与技能培训基地建设，建成20个中医药继续教育培训基地和中医住院医师规范化培训基地。在各层次中医药专业技术人员中推行中医经典、临床中医药知识与技能培训等中医药教育必修项目。开展中医药人员毕业后教育，实施中医住院医师规范化培训。

开展面向基层医生的中医药基本知识、基础理论和适宜技术培训，着力培养为农村和社区居民提供中医服务的适用型人才。实施中医专业成人学历教育和中医类别全科医师培训。开展县以下医疗机构中的中医临床技术骨干培训。鼓励西医师学习中医，培养一批中西医结合人才。

六、支持中药产业发展，构建现代中医药产业体系

（一）加快道地药材和创新药物研究开发。加强我省道地药材、大宗药材、名贵特色药材和重点中成药品种所需中药材的规范化种植，创建优质药材品牌，全面提高中药材的质量和产量。重视和支持中药材深加工，鼓励中药生产企业与高等院校、科研院所、医疗机构之间的合作，发掘整理名老中医、民族医等民间验方，针对重大疑难疾病处方进行筛选和安全性评价研究，研制出具有自主知识产权、疗效明显、安全有效、质量可控的中药制剂产品。

（二）加强现代中药科技产业基地建设。加大中药产业结构调整力度，优化资源配置，以国家辽宁（本溪）生物医药科技产业基地建设为着力点，加快产业集聚步伐，提升产业竞争力，形成规范种植、饮片加工、提取物生产、新药研制和相关保健产品开发齐头并进的中药产业链。扶持符合条件的中医药企业的设立与发展，鼓励中医名方以知识产权入股等方式实现产业化。吸引国内外中医技术成果到辽宁落户。

七、加强中医药文化建设与国际交流，提升我省中医药事业的影响力

（一）促进中医药文化传承与普及。深入挖掘我省中医药文化积淀，加强对中医药文物、古迹等文化资源的保护、开发和利用，开展中医药非物质文化遗产申报与保护传承工作。推进中医医院中医药文化建设，体现中医药文化特征，弘扬传统职业道德，使之成为传承发展中医药文化的重要阵地。开展中医药文化宣传普及工作，各级政府要设立中医药科普宣传专项经费，采用适当方式传播、普及、弘扬中医药文化。力争在5年内，每个地级市建成1个中医药文化宣传教育基地，基层中医药文化宣传普及率达100%。

（二）推进中医药的国际传播与交流。促进我省高等院校、研究机构、医院等与其他国家大学、医院、企业在发展中医药事业方面的合作。扩大中医药大学中医英语班、外向型研究生的招生规模，加大外语、中医基础知识、临床技能的综合培训力度，积极创造对外交流及学习的机会。吸引海外人员到我省学习中医技术，鼓励有条件的中医药机构、人员走出去。发挥社会组织在对外交流与合作中的作用。

八、切实加强对中医药工作的领导，为中医药事业发展创造良好环境与条件

（一）加强对中医药工作的组织领导。各级政府要把中医药发展纳入国民经济与社会发展整体规划、区域卫生规划和公共卫生体系建设规划，促进中医药事业与经济社会协调发展。要把中医药工作纳入政府工作的议事日程，充分发挥中医药工作协调机制作用，研究制定促进中医药事业发展的政策措施，解决中医药事业发展存在的重大问题，形成政府主导、部门参与、全社会共同扶持中医药发展的良好局面。

（二）建立健全中医药发展管理体系。各市卫生行政部门要加强中医药管理机构建设，调整充实管理人员，尽快形成机构健全、人员配套、职责明确的中医药管理体系。各级中医药管理部门要强化行业管理职能，严格中医医疗机构、人员和技术准入，规范中医药服务秩序和服务行为，切实加强中医药行业监管。加强对中医行政管理人员的培训，不断提高中医管理人员的管理能力和业务水平。

（三）加大对中医药事业投入。各级政府要建立稳定的中医药财政投入保障机制，重点支持开展中医药特色服务、公立中医医院基础设施建设、重点学科和重点专科建设以及中医药人才培养。加大对中医药事业的投入，提高中医药事业费占同级医疗卫生事业费的比重。落实政府对公立中医医院投入倾斜政策，鼓励各地制定有利于公立中医医院发挥中医药特色的具体补助办法。完善相关财政补助政策，鼓励基层医疗卫生机构提供中医药适宜技术与服务。落实国家政策，鼓励企事业单位、社会团体和个人捐资支持中医药事业。

（四）完善鼓励中医药服务的医疗保障政策。将符合条件的中医医疗机构纳入城镇职工基本医疗保险、城镇居民基本医疗保险和新型农村合作医疗的定点机构范围，并在基本医疗保险报销目录中逐步增加中医诊疗项目和中药（含医疗机构中药制剂）品种，并适当提高报销比例，引导群众享受中医药特色医疗服务。

在新型农村合作医疗中要充分发挥中医药的优势，在报销范围和比例上向中医药服务倾斜，使用中医药报销比例最低提高10个百分点，提高中医药使用率，切实减轻农民的医药费负担。

探索中医执业医师多点执业的办法和形式，沈阳市、大连市做好先行试点工作（限定省级以上名中医），总结可行的经验和做法，为全省制定相关政策奠定基础。

对中医药科研课题立项、科研机构的评估、中医药专业技术职务的评审、中医药科技成果鉴定、中医药相关产品的评审鉴定及中医医疗事故的技术鉴定等要实行同行评议。

（五）加大监督管理力度。严格中医药机构、人员、技术、设备等要素的准入制度，清理和取缔各种形式的非法中医医疗活动，进一步加强中医医疗广告管理。各地要建立中医工作督查制度，定期开展督导检查，规范中医药服务秩序，确保群众医疗安全。

二〇一一年三月十一日

2

【法规名称】湖南省加快中医药发展五年行动计划（2011-2015年）
【颁布部门】湖南省人民政府办公厅
【颁布时间】2011年4月28日
【实施时间】2011年4月28日
【效力属性】有效

湖南省加快中医药发展五年行动计划（2011—2015年）

为进一步落实《中共中央国务院关于深化医药卫生体制改革的意见》（中发〔2009〕6号）、《国务院关于扶持和促进中医药事业发展的若干意见》（国发〔2009〕22号）、《中共湖南省委湖南省人民政府关于加快中医药发展的决定》（湘发〔2007〕5号）等文件精神，加快我省中医药发展，特制定本行动计划（2011—2015年）。

一、指导思想、基本原则和总体目标

（一）指导思想

1、坚持以邓小平理论和“三个代表”重要

思想为指导，全面贯彻落实科学发展观，以深化医药卫生体制改革为契机，把满足人民群众对中医药服务的需求作为中医药工作的出发点，遵循中医药发展规律，推进中医药继承和创新，完善中医药服务体系和产业体系，提高中医药队伍素质和服务能力，健全中医药管理体制和运行机制，改善中医药发展政策环境，加强中医药文化建设，加快我省中医药发展，为全省人民健康服务。

（二）基本原则

2、中西医并重原则。把中医药与西医药摆在同等重要的位置，促进中西医药协调发展。进一步完善各级中医药服务网络，扩大中医药服务范围，提高中医药服务能力，满足人民群众对中医药服务的需求。

3、继承创新原则。遵循中医药发展规律，在继承中医药科学内涵、保持中医药特色优势基础上，充分吸收借鉴现代科学知识和方法手段，创新发展中医药理论与实践，推进中医药学术全面科学发展。

4、突出重点原则。发挥我省中医药资源、人才与技术优势，重点扶持中医名院、名科建设和名医培养，着力打造中药名厂、名店、名药品牌，以品牌优势提升中医药服务能力和产业发展水平。

5、政府扶持原则。进一步完善扶持中医药发展的政策措施，加大对中医药的宣传力度，提高民众对中医药的认知度，营造中医药发展的良好社会氛围，动员社会各方面力量共同促进中医药发展。

（三）总体目标

6、到2015年，适应中医药发展的管理体制和运行机制基本完善，中医药继承创新体系基本建立，覆盖城乡、布局合理、功能明确、层次清晰的中医药服务体系初步形成，队伍素质明显提高，中医药产业效益大幅提升，中医药文化得到充分继承与弘扬，国际交流与合作更加广泛，成为中医药强省。

二、重点任务

（一）完善中医药服务体系

7、健全中医医疗服务体系。全省县市行政区要按要求在区域卫生规划中合理规划和配置中医医疗机构（包括中西医结合和民族医医疗机构）。加强综合医院、乡镇卫生院、社区卫生服务中心的中医药科室标准化建设和村卫生室、社区卫生服务站的中医药服务能力建设。70%以上市州级中医医院达到三级甲等标准，80%以上县级中医医院达到二级甲等标准。全省综合医院、乡镇卫生院都要设置中医科和中药房，社区卫生服务中心都要开设中医诊室，村卫生室和社区卫生服务站能够提供中医药服务。鼓励和引导社会资本举办中医医疗机构，鼓励有资质人员依法开办个体中医诊所，支持符合条件的药品零售企业举办中医坐堂医诊所。

8、构建中医预防保健服务体系。充分发挥中医药在公共卫生服务中的作用，将中医药在慢性非传染性疾病防治、妇女儿童保健、精神卫生干预、老年保健等方面的特色服务，纳入基本公共卫生服务项目。有条件的县以上公立中医医院设立中医预防保健科室，大部分综合医院、基层医疗卫生机构配备中医预防保健服务人员和设施，开展中医预防保健服务。重点扶持并建设标准化中医“治未病”中心50个。鼓励社会力量投资兴办中医预防保健服务机构。

（二）提升中医药服务能力

9、加强中医药特色优势建设。继续组织实施中医重点专科、特色专科、中药房、中药制剂和中药加工炮制能力建设项目，全省新增国家级、省级中医重点专科和特色专科150个，全省县以上中医医院均有标准的中药房，70%有标准的中药制剂室，50%有规范的中药饮片加工炮制室。建设省级基层常见病多发病中医药适宜技术推广基地和市、县两级中医药适宜技术培训基地，建立中医药适宜技术推广长效机制。

10、提升中医药应急和重大疾病防治能力。将中医药纳入卫生应急体系总体规划，进一步完善突发公共事件中医药应急网络，建立中医药参与突发公共事件卫生应急工作协调机制，全省县以上中医医院均要具备运用中医药参与突发公共事件的卫生应急能力。加强各级中医医院急诊急救能力建设，继续实施一批县级中医医院急诊急救能力建设项目。加强重大疾病中医药防治能力建设。政府举办的传染病专科医院要建立中医药科室，建设一批中医、中西医结合防治传染病临床研究基地，研究制定中医药干预相关传染病的诊疗规范或方案。

11、加快中医药信息化、标准化建设。加强中医药基础数据库建设，支持中医医院信息化建设，推行中医电子病历，逐步实现中医药信息互联互通、资源共享。开展中医基础标准、临床诊疗技术、管理标准等制订、修订工作，支持中医药标准化研究与推广。

（三）推进中医药传承和创新

12、加强中医药继承创新平台建设。鼓励和支持有条件的省内高等院校、医疗机构和医药企业建立中医药研究机构。重点建设好湖南中医药大学第一附属医院国家中医临床研究基地。加强已有的中药粉体技术研究室、经穴脏腑相关研究室、中医肝藏象研究室等国家级和省级重点研究室，针灸生物信息实验室、中药药性与药效实验室等中医药三级科研实验室以及中药提取、中药超微、中药谱效、中药固体制剂、中药液体制剂等工程技术研究中心建设。在现有基础上，再建设一批国家和省级重点研究室、实验室、工程技术研究中心及产学研联盟。

13、推进中医药理论与技术创新。加强中医诊断、病证实质等基础理论研究以及新型中药饮片关键技术研究。筛选推广10种民族医药适宜技术，完成我省民间单验方和独特疗法收集整理工作。开展中医病证诊治标准和疗效评价标准等研究，组织实施一批中医药防治重大疾病研究专项，力争在病毒性肝炎、恶性肿瘤、艾滋病、糖尿病、心脑血管病等中医药防治研究方面取得重大突破。

（四）促进中药产业发展

14、构建现代中药产业体系。启动并初步完成国家中药现代化科技产业（湖南）基地建设。充分利用资源优势，建立以雪峰山区、武陵山区为主产区的现代中药原料产业带，加快浏阳生物医药园建设，完善以邵东廉桥、长沙高桥为主集散地的现代医药商贸流通体系。研究制定中医药产业扶持政策，重点支持一批高水平的中药研发项目，研究开发一批有自主知识产权的中药新药，扶持发展一批中药企业，加快完善中药产业链，发展壮大中药产业，使中药成为我省特色优势产业。

15、促进中药资源可持续发展。采取设立保护区、建立繁育基地和种质资源库等措施，保护药用野生动植物资源，培育形成天然中药材基地和中药材种苗繁育推广基地。大力推广道地药材、大宗药材、名贵特色药材和重点中成药品种所需中药材的规范化种植，推进中药材种植的GAP管理。有效利用现有资源，开发相应中药材下游中成药品种，合理调控、依法监管中药原材料出口，提高中药出口产品附加值。推广使用小包装饮片、超微饮片、配方颗粒，最大限度发挥中药材资源效益。

（五）加强中医药人才队伍建设

16、改革中医药院校教育。调整我省中医药院校教育结构和规模，着力打造行业领先的重点学科和知名专业。改进中医药人才培养模式，强化中医药基础理论教学和临床实践能力培养。建设30个国家级和省级重点学科，发挥中医药高等院校培养中医药人才的主渠道作用。

17、实施名中医培养工程。建设好湖南中医药研修院（国医馆），建设60个国家和省级名老中医药专家传承工作室，组织实施国家和省级中医药优秀临床人才培养项目，培养200名名老中医学术继承人和一批高层次中医药优秀临床人才、中医临床技术骨干。

18、实施中医药人员培训和继续教育计划。依托省内各医学类大专院校和市州级以上中医医院，建设好国家和省级中医药继续教育基地。全面开展中医专科技术骨干、中医住院医师、中医类别全科医师培训。组织实施乡村医生和乡镇卫生院中医人员中医药（含民族医药）专业大专学历教育项目，对乡村医生进行中医药基本知识和基本技能培训。

19、完善中医药人才评价激励机制。在执业资格考试、职业技能鉴定和技术职务考评中，突出实践能力的评价，制定符合中医药人才特点和成长规律的考评制度和激励政策。组织开展名中医评选和表彰活动，对名中医实行适当延长退休年龄和给予特殊津贴等政策。鼓励具备资格的中医药人员开展师承教育。将农村中医药一技之长人员纳入乡村医生管理并完善培养、考核机制。

（六）繁荣中医药文化

20、继承弘扬湖湘中医药文化。加强传统中医药文化挖掘、整理、传承、保护、发展工作，推动中医药非物质文化遗产保护与发展体系建设。组织开展中医药文化遗产认定、记录、建档等工作。组织申报一批中医药非物质文化遗产项目和代表性传承人，加大具有历史、文化、科学价值的中医药文化和非物质文化遗产保护力度。加强中医药文化资源开发与研究，收集整理现存湖湘中医药文献资料，重点做好长沙马王堆汉墓出土医书资料、湖湘名医著作及民间中医药资料的搜集、整理、研究、出版工作。推进中医药机构文化建设，弘扬行业传统美德。

21、加强中医药文化宣传普及。建设中医药文化教育基地，编辑出版湖湘中医药文化系列丛书，在中小学开设中医药知识普及课程，开展中医药知识进万家科普活动，积极创作中医药有关影视、文学、艺术和科普作品，促进中医药科学文化知识普及。加强舆论引导，营造全社会尊重、关心、支持中医药发展的氛围。

22、加强中医药国际交流与合作。鼓励和支持有条件的中医医疗机构、中医药高等院校、科研院所和中医药企业，开展中医药国际交流、合作与贸易，特别是要加强与日本、韩国以及东南亚国家在中医药领域的学术交流与合作。招收并培养中医药类留学生500名。争取在国外建立有一定规模的中医药诊疗机构。支持中医药知名企业的产品进入国际市场。

三、保障措施

（一）建立健全中医药管理体制和工作机制

23、各级政府要切实加强对中医药工作的领导，进一步理顺中医药管理体制，健全中医药管理机构，充实中医药管理人员，及时研究解决中医药发展中的重大问题。要建立健全促进中医药发展的长效机制，完善考核评价制度，加强考核评价。

（二）完善政策措施

24、制定扶持中医药发展的医疗保障政策，鼓励提供和使用中医药服务。将符合国家医疗保障政策规定的中医诊疗项目、中药饮片（包括中药超微饮片、中药配方颗粒）、中成药和医疗机构中药制剂纳入城镇基本医疗保险和新型农村合作医疗基金支付范围，并适当提高报销比例。将中医药服务纳入门诊统筹支付范围，鼓励和引导患者充分利用基层中医医疗机构服务。对国家和省中医药管理部门批准的重点中医专科和特色中医专科，在确定省内转诊、异地就医集中定点医疗服务机构时优先考虑。通过实施费用总额预付、单病种结算和服务打包制度，鼓励医疗机构提供费用低廉的中医药服务。合理确定中医医疗服务价格，充分体现服务成本和技术劳务价值。

（三）加大财政投入

25、各级政府要全面落实有关投入政策，积极调整财政支出结构，设立中医专项经费，逐步加大对中医药事业的投入。要按照国家深化医药卫生体制改革的要求，落实对公立中医医院的投入政策，重点支持公立中医医院基础设施建设、重点学科发展和中医药人才培养，并对中医医院承担的公共卫生任务给予专项补助。财政部门要会同卫生、中医药管理部门研究制定鼓励医疗卫生机构提供方便、价廉的中医药服务的政策。教育、科技部门要大力支持中医药人才培养和科技创新，在经费安排上给予倾斜。

（四）制定行动计划实施办法

26、省中医药管理部门要会同有关部门，根据行动计划确定的中医药发展总体目标和重点任务，研究制定重点项目实施办法，加强对重点项目实施情况的督促检查，确保重点项目顺利实施。

抄送：省委各部门，省军区司令部。

省人大常委会办公厅，省政协办公厅，省高级人民法院，省人民检察院。

各民主党派省委。

湖南省人民政府办公厅

2011年4月28日

2012

國醫年鑑

GUOYI NIANJIAN

二　重大事件

1 2011年全国卫生工作会议召开,陈竺部长强调重点抓好七项中医药工作

2011年1月6日，2011年全国卫生工作会议在京召开。卫生部部长陈竺在作题为《奋发努力继往开来 开创卫生事业科学发展新局面》工作报告时强调：新的一年，要做好中医药工作，全面贯彻落实《国务院关于扶持和促进中医药事业发展的若干意见》，建立健全有利于发挥中医药特色的体制、机制和投入政策。会议由卫生部党组书记张茅主持。卫生部副部长黄洁夫、王国强、马晓伟、陈啸宏、邵明立、刘谦、尹力，中央纪委驻卫生部纪检组组长李熙等出席会议。

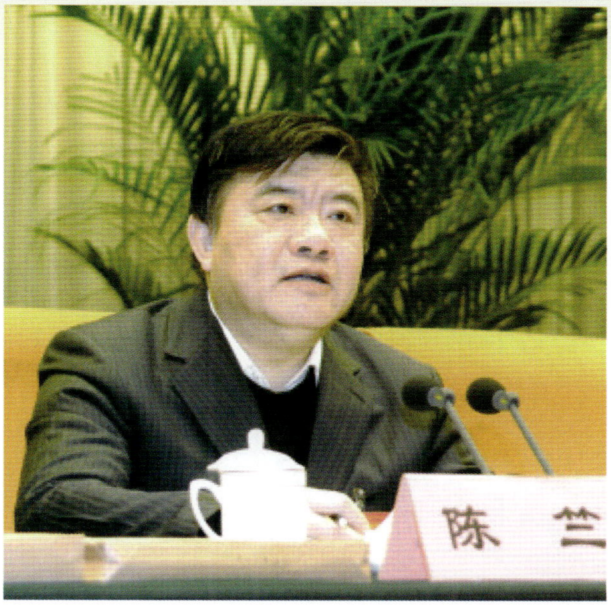

2011年全国卫生工作会议的主题是：深入贯彻党的十七大，十七届三中、四中、五中全会和中央经济工作会议精神，以邓小平理论和“三个代表”重要思想为指导，深入学习实践科学发展观，总结“十一五”卫生发展成就和2010年卫生工作，分析卫生改革发展面临的形势和任务，围绕深化医药卫生体制改革这个中心，部署“十二五”卫生发展任务和2011年卫生工作，统一思想，团结奋斗，为全面完成深化医药卫生体制改革三年重点任务，进而实现“十二五”期间卫生事业科学发展奠定基础。

陈竺指出，2011年是实施近期医改重点工作的最后一年，是“十二五”规划的开局之年，做好今年卫生工作，对于实现医改阶段性目标，为“十二五”卫生发展开好局具有十分重要的意义。医改是2011年卫生工作的重中之重，医药卫生部门要全面完成五项医改任务，突出抓好国家基本药物制度建设和公立医院改革试点。

陈竺在报告中部署了2011年的九项重点卫生工作，其中第五项关于中医药工作。他指出：一是全面贯彻落实《国务院关于扶持和促进中医药事业发展的若干意见》，建立健全有利于发挥中医药特色的体制、机制和投入政策。二是组织开展中医优势病种临床协作中心建设，加快推进中医医疗机构卫生应急能力建设和中医药防治新发传染病应急体系建设，提高中医药应急救治和重大疾病防治能力。三是继续推进“治未病”健康工程，探索实施慢性病“治未病”菜单式服务，推动各级各类中医机构预防保健能力建设。四是完善中医药继承创新科技体系建设，加快基层中医药人才和技术骨干培养。五是深入开展“中医中药中国行·文化科普宣传周”活动，推进中医药服务“进乡村、进社区、进家庭”。加大中医药文化宣传教育基地建设和中医药知识宣传普及力度。六是推进中医药立法进程和中医药标准化建设。七是加快推进中医药走向世界进程和发展中医药服务贸易。

在谈到加快公立医院改革试点时，陈竺强调，要推进公立中医医院改革发展。在试点城市和地区按照“政事分开、管办分开、医药分开、营利性与非营利性分开”的原则，深入探索公立医院改革和鼓励社会办医的重大体制机制问题，及时总结经验。

陈竺回顾了“十一五”期间卫生发展成就及2010年的卫生工作。他指出，“十一五”时期是我国卫生发展进程中极不平凡的五年，是开创卫生工作崭新局面的五年。在此期间，中医药国际影响日益扩大，在中国特色医疗卫生服务体系中的作用更加突出。

他说，过去的一年中医药工作取得新进展。各部门积极贯彻落实《国务院关于扶持和促进中医药事业发展的若干意见》，充分发挥了中医药作用。通过基本医疗保障制度的引导作用，促进中医药服务利用。加快基层中医药服务网络建设和公立中医院改革。中医“治未病”健康工程取得新进展，中医药在重大传染病防治和突发公共卫生事件应急救治中的作用不断增强。中医临床研究基地、重点实验室、重点临床专科建设、中医药人才培养以及中医药古籍保护和利用等项目加快推进。中医中药中国行活动有力推动中医药“进乡村、进社区、进家庭”。“中医针灸”成功列入联合国非物质文化遗产代表名录，中医药得到更广泛国际认可。

中央和国家机关有关部门相关司局负责人，全国人大、全国政协相关委员会有关司局负责人，总后勤部卫生部、武警总部后勤部卫生部有关负责人，各省、自治区、直辖市、新疆生产建设兵团及副省级城市卫生厅局长出席了会议。

2 陈竺在全国中医药工作会议上强调——把扶持政策贯彻到“十二五”卫生规划

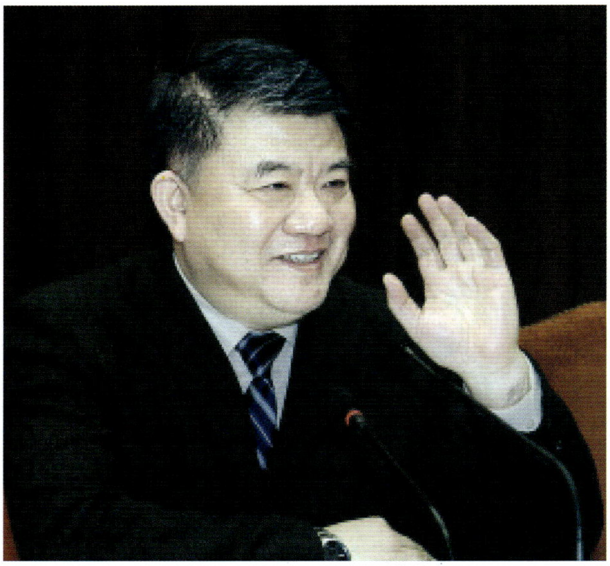

卫生部部长陈竺

●各级卫生行政部门要更好地贯彻落实中西医并重方针，不是在口头上而是在行动上，推动建立扶持和促进中医药事业发展的领导机制和中医药工作协调机制，将《若干意见》细化和实化并抓好落实。

●各级卫生行政部门在研究编制“十二五”卫生事业发展规划和各项卫生规划时，要制定扶持和促进中医药事业发展的具体目标要求和政策措施，突出中医药特色，充分发挥中医药作用。

1月14日下午，卫生部部长陈竺在2011年全国中医药工作会议上强调，各级卫生行政部门要更好地贯彻落实中西医并重方针，进一步贯彻落实《国务院关于扶持和促进中医药事业发展的若干意见》，把扶持和促进政策进一步细化和实化，列入“十二五”卫生事业发展规划和各项卫生规划，在深化医药卫生体制改革中充分发挥中医药的作用。

陈竺指出，“十一五”时期，在国家中医药局党组的坚强领导下，各项工作取得了显著成效。特别是近两年来，中医药参与深化医改，发挥了独特作用，中医药在中国特色卫生发展道路中的作用更加突出。

陈竺指出，李克强同志对会议的召开很重视，并作了重要批示，充分肯定了过去中医药改革发展所取得的成绩，对新一年中医药工作提出了殷切希望和明确要求。对批示精神要认真领会，切实贯彻落实。

陈竺要求，一是紧紧围绕深化医改，落实好《若干意见》。深化医改，要立足于我国既有西医药又包括民族医药在内的中医药国情，坚持中西医并重方针，发挥中西医各自优势，取长补短，共同担负起维护和增进人民健康的重要使命。《若干意见》系统提出了中医药事业发展的指导思想、原则和主要任务，对充分发挥中医药在医改中的重要作用提出了更具体明确的要求和政策措施。在新的历史时期，各级卫生行政部门要更好地贯彻落实中西医并重的方针，实实在在，不是在口头上而是在行动上，推动建立扶持和促进中医药事业发展的领导机制和中医药工作协调机制。中医药系统也要按照李克强的批示精神，参与医改，发挥中医药作用，各地卫生和中医药部门要将《若干意见》中的相关政策要求结合实际，细化和实化并抓好落实。

二是突出中医药特色，做好“十二五”规划编制和实施工作。党的十七届五中全会提出“十二五”规划的指导思想、发展目标和主要任务，明确了“十二五”时期加快卫生事业改革发展的重点和任务，强调“坚持中西医并重，支持中医药事业发展”。中医药系统要在全面总结“十一五”规划时期经验的基础上，突出科学发展主题，全面落实《若干意见》，根据实际确定“十二五”时期的基本思路、总体目标和主要任务，结合中医药特点，提出一批可评估、可测量的目标、指标体系，确立一批重大项目和行动计划。各级卫生行政部门在研究编制“十二五”卫生事业发展规划和各项卫生规划时，制定扶持和促进中医药事业发展的具体目标要求、政策措施，要突出中医药特色，发挥中医药作用，满足群众对中医药服务的需求。

三是重视继承与创新两方面作用，推动中医药学术发展和科技进步。要完善中医药科技机制，建立中医药继承创新体系，在坚持中医药学原创思维的前提下，以临床实践为基础，利用现代科学技术并运用中医药的传统研究方法。通过多学科的联合攻关，力争在中医药学科学内涵的诠释、中医药理论和中医药技术创新及提高中医优势病种研究水平和临床疗效等方面有新的突破，建立起适合中医药学术发展的方法学和标准规范体系，发挥科技对中医药临床和产业发展的支撑和推动作用。

四是加强中医药人才培养和队伍建设，提高中医药服务能力。要将中医药人才培养纳入卫生人才培养规划，重视基层中医药人员的培养，加强高层次人才队伍建设，探索符合中医药特点的人才培养、使用、激励机制；改进中医药院校教育，强化中医药基本理论、知识和技能的培养，注重临床实践和中医药文化素养的训练；重视毕业后教育机制和体系建设，建立健全中医住院医师规范化培训制度；切实加强师承教育，将国医大师等名老中医的学术思想、经验、技能等传承下来。

3 “十二五”中医药发展目标明确 基本实现“六位一体”全面发展

2011年1月13日，2011年全国中医药工作会在京召开。卫生部副部长、国家中医药管理局局长王国强在会上作了题为《贯彻主题，落实主线，全面推进“十二五”中医药事业又好又快发展》的主题报告。会议由国家中医药管理局副局长吴刚主持，国家中医药管理局副局长于文明、李大宁、马建中，局党组成员王志勇出席。

王国强指出，“十一五”时期是中医药发展史上具有重要意义的五年，在许多方面有突破性进展，取得了显著成绩。“十二五”时期是实现

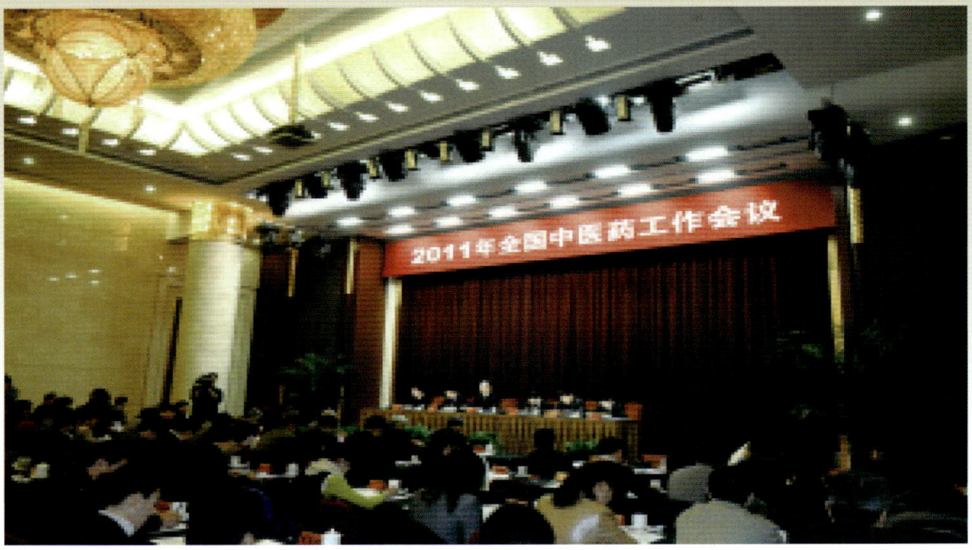

2011年全国中医药会议现场

中医药全面协调发展的关键时期，必须科学判断、把握形势和发展趋势，制定好“十二五”中医药发展规划。

“十二五”中医药事业发展的总体目标是：到2015年，中医药管理体制和运行机制更科学合理，中医医疗服务和应急体系更完善，中医预防保健服务体系初步构建，服务能力显著提高；中医药人才素质明显改善，结构更趋合理；继承创新体系基本建立，传承研究成效显著；中药产业发展水平进一步提升，现代中药工业体系建设和产业创新能力得到加强；中医药文化业态更丰富，文化资源得以有效开发利用；实现中医药立法，标准规范体系进一步健全，信息化水平进一步提升；国际交流与合作成效更显著，在国际传统医药领域优势地位得到巩固和加强，基本实现中医药医疗、保健、科研、教育、产业、文化全面协调发展。

“十二五”中医药事业发展的基本思路：以科学发展观统领中医药工作，以推动和实现中医药事业科学发展为主题，以在深化医改中全面贯彻落实国务院《若干意见》为主线，完善体制机制，遵循中医药发展规律，保持和发扬中医药特色优势，把加快推进中医药继承与创新、完善和提高基层中医药服务体系和能力作为突出重点，加快发展中医预防保健服务和中医药人才培养，加强中医药法制和标准化、信息化建设，强化监督管理。加强协调，争取支持，推进中医药事业全面协调可持续发展。

王国强指出，“十二五”中医药事业发展主要有9项任务。

一是加强中医医疗预防保健服务体系建设。重点推进县中医医院达标建设，完成乡镇卫生院和社区卫生服务中心中医科和中药房标准化建设，提高村卫生室和社区卫生服务站中医药服务能力。推动中医医疗机构和基层医疗卫生机构开展中医预防保健服务，完善服务规范。鼓励和引导社会资本举办中医医疗和预防保健服务机构，形成多元化办医格局。

二是加强中医药应急救治能力和重大疾病防治网络建设。完善中医药参与的工作机制和应急网络，建设一批中医药防治传染病临床基地，推进传染病医院中医药科室建设，基本形成传染病中医药防治网络。加强重点专科（病）和特色专科建设，形成中医药防治重大疾病的协作网络。促进中西医结合。

三是推进中医药继承与创新。建设名老中医传承工作室及中医学术流派传承工作室，系统整理中医古籍文献。加强中医临床研究基地建设和中医药防治传染病、慢性非传染性疾病的临床科研体系建设，基本建立中医药继承创新体系。

四是加强中医药人才队伍建设。推动中医药院校教育改革，加强重点学科建设。实行毕业后教育，强化中医住院医师规范化培训。推进中医药师承教育，完善继续教育网络。加强临床高层次人才培养，加快基层中医药人才培养和培训。开展中医药行业特有工种技能培训和鉴定工作。建立健全中医药人才激励机制。

五是提升中药产业发展水平。建立全国中药资源普查、监测制度。加强中药生产关键技术研究与应用。加强道地药材的保护和利用。发展中医药相关健康产业。

六是加快民族医药事业发展。加强民族医院基础设施和民族地区基层医疗卫生机构民族医科建设。发展民族医药高等教育。加强民族医药挖掘继承工作，扶持民族药开发与使用。

七是繁荣发展中医药文化。建立中医药知识及文化传播网络，建设一批宣传教育基地。建设国家中医药博物馆。做好中医药非物质文化遗产的保护传承。

八是加强中医药法制化、标准化与信息化建设。推进中医药法规体系建设。基本建立中医药标准体系，建立一批标准化研究中心、实施推广基地，完善标准化工作支撑体系。完善中医药电子政务公共服务体系，基本实现中医药信息与医药卫生信息互联互通、资源共享。

九是推动中医药走向世界。巩固和拓展与外国政府及国际组织间的合作，发展民间交流与合作。加强中医药文化海外传播，促进服务和产品贸易。推进中医药标准国际化进程。深化与港澳台地区的合作，发挥其在中医药走向世界中的独特作用。

全国各省（区、市）主管中医药工作的卫生厅（局）长、国家中医药管理局各司办及局直属单位负责人以及中央和国家机关有关部门代表共240多人参加了会议。与会代表讨论了大会报告和中医药事业发展“十一五”规划执行情况总结及“十二五”规划（草案）。北京、吉林等9个省市在会上做了书面经验交流。

4 王国强在2011年全国中医药工作会议上提出今年重点做好十方面工作

在2011年1月13日全国中医药工作会议上，卫生部副部长、国家中医药管理局局长王国强从十个方面就今年中医药工作进行了总体部署。他指出，今年是第十二个五年规划的开局之年，也是全面贯彻落实《国务院关于扶持和促进中医药事业发展的若干意见》的关键之年。做好2011年中医药工作，意义十分重大。

深化医改，推进《若干意见》全面贯彻落实

一、在实施基本药物制度中，以完善中药基本药物使用政策为重点，加强对中药基本药物的宣传，巩固和扩大实施范围，加强配备和使用管理；做好《国家基本药物目录（其他医疗卫生机构部分）》中药品种遴选；开展中药饮片质量标准和价格、生产供应保障、配备使用管理等专题研究。

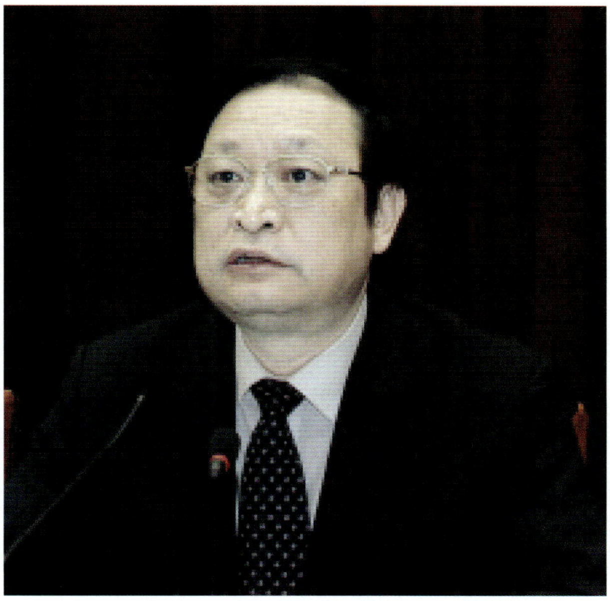

卫生部副部长、国家中医药管理局局长王国强

二、在推进公立中医医院改革试点中，以建立有利于中医药特色优势发挥的体制机制为重点，开展中医药服务财政补偿试点；推进中医临床路径的实施，探索按病种收费等中医药服务收费方式改革。

三、在推进基本医疗保障制度建设中，重点抓好新农合统筹补偿方案中提高使用中医药有关费用补偿比例、城镇医保中提高中医药服务项目报销比例政策的落实。

四、在促进基本公共卫生服务逐步均等化方面，重点抓好中医药服务内容的落实，做好基本公共卫生服务绩效考核中的中医药服务考核，推进中医药基本公共卫生服务综合配套试点工作。

五、在基层卫生服务体系建设中，开展中医医疗资源配置及基层医疗卫生机构中医药人员建设规划研究，抓好县级公立中医医院改造建设和乡镇卫生院、社区卫生服务中心的中医科、中药房建设。

提高城乡基层中医药服务能力

一、加强对农村、社区中医药工作的指导和管理，组织开展农村、社区中医药工作评价，实施基层医疗卫生机构中医药综合服务区建设试点，开展县（市）卫生局局长中医药工作培训。

二、加大中医药适宜技术推广力度，抓好培训基地建设，加强师资培训，实施分层分类推广，强化工作督导和效果评估，探索鼓励运用适宜技术的激励机制，提高推广应用效果。

三、加强基层人才队伍建设，抓好乡村医生中医专业学历教育，继续推进农村具有中医药一技之长人员纳入乡村医生管理。

四、抓好重点专科（病）与农村特色专科建设，开展中医优势病种临床协作中心建设，制定并推广中医临床诊疗方案和临床路径。

五、强化中医医院管理，深入开展中医医院管理年活动；修订中医医疗机构基本标准和评审标准，完善评价、监测、预警和警示制度；加强中医护理工作，继续开展优质护理服务示范工程。

六、进一步加强综合医院中医药工作，重点促进中医药科室规范化建设，落实中医药服务基本要求。

七、重视民间医药的挖掘整理、总结提高、推广利用，制定完善掌握民间医药技能人员发挥作用的相关政策措施。

提高中医药科研能力

一、推进中医药传承研究。做好第三批400本中医古籍整理出版，建立信息数据库和珍贵古籍名录，适时开展古籍普查登记；继续加强名老中医研究型传承，提炼并推广成果；继续加强基础理论研究；抓紧做好民族医药文献整理，完成一批重要文献的校勘、注释和出版，筛选并推广民族医药适宜技术。

二、加强中医药临床科研体系建设。以国家中医临床研究基地建设为重点，加强科技能力和平台建设，建立开放协作机制。完善传染病、慢病非传染性疾病防治科研体系组织模式和运行机制，促进临床科研紧密结合；深化重点研究室内涵建设，在具有优势资源和特色技术的重点单位特别是中药企业建设一批重点研究室。

三、促进成果转化和推广。发挥技术转移机构作用，总结推广在重大疑难疾病、常见病及针灸、中药等方面的研究成果。继续会同发改委实施好现代中药高技术产业发展专项，促进中药产业提高技术水平。

四、推进中药资源普查，完善实施方案并开展试点，加强中药种质资源库建设。

五、做好重大研究项目规划与论证，积极争取“十二五”科技支撑，开展面向社区基层的集成性研究；继续组织实施973中医专题，着力研究重大基础理论问题；启动行业专项，深化防治慢病非传染性疾病的研究。

六、完善科技组织管理模式和机制，强化科研质量管理，建设科技信息服务、临床研究伦理审查等公共平台，建立健全专家咨询体系。

提升中医药人才队伍素质

一、强化高层次人才培养和师承教育，重点抓好第四批老中医药专家学术经验继承、优秀中医临床人才研修项目、学科带头人培养、名老中医药专家传承工作室和中医学术流派传承工作室建设。

二、推进中医类别全科医师转岗培训和规范化培训，抓好中医住院医师规范化培训试点工作。

三、加强重点学科建设，制定实施《中医药重点学科建设中长期规划》，抓好新一轮重点学科建设项目实施，推动重点学科共享管理平台建设。

四、促进中医药职业教育发展，研究制定中等中医药院校和中医药高职高专转型、开展职业教育的政策措施；规范中医药特有工种职业技能培训，做好职业技能鉴定。

五、强化中医药继续教育，发挥中医药优势学科继续教育基地、城市社区和农村中医药知识与技能培训示范基地作用，提高继续教育质量和覆盖率。

提高中医药防治重大传染病和应急救治能力

一、在进一步完善中医药参与卫生应急工作机制的基础上，加强中医药应急救治体系建设，建立一支中医药基本功扎实、临床实践经验丰富、掌握传染病防控和应急救治知识和技能的中医药专业技术队伍。

二、抓好中医药防治传染病临床基地建设，提高中医医院传染病防控和应急救治能力。

三、完善中医药防治重大传染病和突发公共事件应急救治技术方案，做好传染病国家科技重大专项，加强中医药应对新发、突发传染病防治临床科研体系建设，健全中医药参与重大传染病防治应急网络和科研响应机制。

四、继续做好流感、手足口病等传染病的中医药防治，抓好扩大中医药治疗艾滋病项目规模的任务落实。

发展中医预防保健服务

全面总结“治未病”健康工程实施情况，做好服务效果评价，扎实推进工程的实施。

一、以构建中医预防保健服务提供体系为立足点，扩大试点范围，重点推进区域性试点工作。

二、以完善中医预防保健服务技术体系为着眼点，进一步加强服务技术方法及相关产品研究开发，形成服务项目，建立服务规范，探索实施慢性病“治未病”菜单式服务。

三、以完善相关政策措施为着力点，制定中医预防保健服务机构、人员的管理制度，探索将中医预防保健服务与公共卫生服务有机结合的途径与措施，研究服务项目设立、收费标准、医保政策等鼓励措施。

四、加强宣传和知识普及，促进广大群众进一步了解中医“治未病”理念和中医预防保健知识。

推动中医药文化传播

一、进一步打造“中医中药中国行”这一品牌，深入开展“中医中药中国行·进乡村、进社区、进家庭”活动，推进中医药服务深入基层、惠及千家万户。

二、加强中医药知识及文化传播网络建设，抓好中医药文化宣传教育基地建设。组织中医药文化科普专家巡讲，推动中医药文化科普创意产品的开发。

三、推进中医药机构文化建设，做好中医医院中医药文化建设试点工作。

四、完善新闻发布制度，及时发布中医药行业重大新闻。加强与主流媒体合作，做好正面引导，扩大社会影响。

五、做好中医药非物质文化遗产保护传承工作，加大对列入非物质文化遗产名录项目的保护力度。

推进中医药规范化建设

一、加快推进《中医药法》立法进程，深化立法中的重大问题、关键问题研究，积极配合卫生部做好草拟稿修改完善，争取尽快经卫生部审议后报国务院。

二、加快中医药标准化建设，编制实施“十二五”中医药标准化发展规划，研究确定中医药标准体系框架，加强对中华中医药学会等相关团体组织研究制定标准的组织指导，完善中医药标准化管理体制和工作机制，推进中医药标准研究推广基地（试点）建设，完善支撑体系。

三、加快推进中医药信息化建设，组织制定

并实施信息化发展规划。参与医药卫生信息化建设，加强信息标准规范制订，加大信息技术培训与推广，推进公共卫生信息资源的共享。

四、进一步加强监督工作，以规范中医医疗服务市场为重点，完善监督机制，改进监督方法，提高监督水平。

推进高层次中医药国际交流合作

一、开展中医药国际发展战略研究，明确新时期发展思路、目标任务和工作重点。

二、充分认识标准化在推进中医药走向世界中的战略地位，夯实推进中医药标准国际化进程的基础，加强与世界卫生组织（WHO）、国际标准化组织（ISO）等的合作，积极参与WHO国际疾病分类传统医学部分的制定，积极支持ISO中医药技术委员会秘书处工作。

三、加强与联合国教科文组织合作，争取中医古籍列入世界记忆遗产代表作名录；落实“南宁宣言”，推进中国-东盟传统医学合作；加强与欧盟协调，推动中医药进入欧盟市场。

四、加强双边合作，落实政府间协议，深化与美国、法国、新加坡等国家的合作。同时，加强和指导民间交流与合作。

五、推进中医药科研国际合作，围绕国家中医临床研究基地重点病种和中药标准建设，在新技术引进、方法学研究、中药标准等方面加强交流合作。

六、继续开展中医药文化海外传播，探索中医药文化国际交流形式和方法。在贸易谈判中推动中医药服务贸易。

七、加强中医药对外合作基地和外向型专家队伍建设。

八、深化与港澳台地区交流合作，落实内地与港澳中医药合作协议，推动港澳地区中医药服务发展；落实海峡两岸合作协议，促进实质性合作。

深入扎实地开展创先争优活动

加强党建、创先争优，是全面推进中医药事业又好又快发展的政治动力和组织保障。要紧紧围绕深化医改和全面贯彻落实《若干意见》，深入开展创先争优活动。

一、要继续深入学习、提高认识，进一步把思想认识统一到中央和党组的工作部署和要求上来，为深入持续地开展创先争优活动奠定坚实的思想基础。

二、要结合医改任务和《若干意见》的贯彻落实，开展公开承诺、领导点评、群众评议等活动，激发调动广大党员干部的积极性，履职尽责，把受人民群众欢迎的中医药工作干得让人民群众更加满意。

三、通过各种宣传方式，大力宣传和弘扬中医药系统先进典型和先进事迹，营造比学习、比工作、比奉献和学先进、赶先进、当先进的良好氛围。

四、要结合学习型党组织建设和“三项建设”，着力提高各级领导班子和党员领导干部的能力，确保中医药事业科学发展。

5 卫生部印发2011年卫生工作要点，专项列出要“发挥中医药特色优势，提高中医药服务水平”

2011年1月，卫生部发布2011年卫生工作要点，提出以健全国家基本药物制度和加快公立医院改革试点工作为重点，全面完成2009年至2011年五项重点改革任务，做好重大疾病防控和医疗卫生服务工作，加强食品药品安全监管，促进中医药发展，统筹推进各项卫生工作。其中第八项专门针对中医药提出“发挥中医药特色和优势，不断提高中医药服务水平”。

第八项要求：积极推进中医药事业发展。贯彻落实《国务院关于扶持和促进中医药事业发展的若干意见》，进一步细化实化中医药事业发展相关政策措施。以县级中医医院达标建设和扩大城乡基层中医药服务覆盖面为重点，加强中医服务体系建设及能力建设。继续推进“治未病”健康工程，推动区域中医预防保健服务体系建设。继续做好民族医药工作。加强基层中医药人才和技术骨干培养，继续开展乡村医生中医专业学历教育和中医类别全科医师培训，实施基层老中医药专家临床经验继承项目，探索建立中医住院医师规范化培训制度，推进中医药重点学科建设。加快推进公立中医医院改革，继续推广中医临床路径，开展付费改革试点。加强对中药基本药物临床应用的指导。研究制定鼓励提供和使用中医药服务的优惠政策。加快落实国家基本公共卫生服务有关中医药任务。

其他九项分别是初步建立国家基本药物制度，降低群众用药负担；加快公立医院改革试点，使人民群众切实受惠；提高新型农村合作医疗制度保障水平，健全基层医疗卫生服务体系；促进基本公共卫生服务逐步均等化，扎实做好卫生应急、重大疾病防控和妇幼卫生工作；强化食品安全综合协调，加大卫生监督力度；加强医疗服务管理，提高医疗服务质量；强化药品质量安全监管，确保药品质量安全；加大卫生人才培养力度，推动卫生科技创新与发展；统筹推进各项卫生工作。

6 中医医院管理年活动首次为两类医院发布检查评估细则

国家中医药管理局2011年1月发布2010年中医医院管理年活动的中西医结合医院和民族医医院检查评估细则，其中要求中西医结合医院和民族医医院在发展规划措施、人员配备、临床科室建设、重点专科建设、药事管理、特色护理、文化建设等方面要突出中西医结合和民族医的特色优势。这是中医医院管理年活动开展以来，首次为中西医结合医院和民族医医院单独列出检查评估细则，并分别制定了三级医院和二级医院的细则。

中西医结合医院和民族医医院检查评估细则均包含发挥特色优势的措施、人员配备与培训、临床科室建设、重点专科建设、中药（民族药）药事管理、中医（民族医）特色护理、中医药（民族医药）文化建设等7个方面检查内容，三级中西医结合医院还有中医预防保健服务内容。各项检查满分1000，其中临床科室建设所占比重最大。

细则明确提出，医院中长期发展规划要体现以中西医结合（民族医药）为主的发展方向，要有发挥中西医结合（民族医药）特色优势的鼓励措施和考核制度。

在人员配备和培训方面，医院中医或民族医医师和中西医结合人员占比≥60%，可获得该项满分，比例每降低1%，则扣除1分；药剂人员中西医结合医院标准为中药人员不低于40%，而民族医医院民族药人员不低于60%。中医药、中西医结合、民族医药相关专业知识培训时长和培训措施等也是检查重要内容。

临床科室建设中，科室名称的规范与否、科室建设与管理是否体现特色优势、有没有制定并实施常见病及优势病种中西医结合（民族医）诊疗方案、病历和处方书写是否规范、中医（民族医）诊疗设备的使用、非药物中医（民族医）技术的应用等均是检查评估的重点项目，也将决定医院评估得分的高低。

药事管理部分，则按照《医院中药房基本标准》，对不符合人员配备要求、面积不达标、制度不健全的中西医结合（民族医）医院，扣除一定分数。对于护理人员，细则提出，护士应掌握本科常见病的中医护理常规和中医护理基本操作，能够提供具有中医药特色的康复和健康指导。

文化建设方面，细则明确，医院要在建筑风格、内部装饰、医院标识、庭院等医院环境形象体系建设体现中医药（民族医药）文化，建立并不断完善行为规范体系，形成富含中医药（民族医药）文化特色的服务文化和管理文化。

国家中医药管理局有关负责人表示，该细则的发布，有助于推动中西医结合（民族医）医院开展好2010年管理年活动，促进中西医结合（民族医）医院进一步加强内涵建设。

7 国家科技支撑计划“片仔癀二次开发”取得积极成果

2011年1月，国家科技支撑计划“片仔癀二次开发”学术交流会议在北京隆重举行。国家中医药管理局副局长于文明、国家药典委员会副秘书长周福成、中国中药协会会长房书亭、中国民族医药学会原会长诸国本和中国科学院院士陈可冀、首都国医名师金世元、北京军区总医院主任药师许景峰、北京地坛医院主任医师王融冰、北京同仁堂大药房医药连锁总经理李国盛、北京金象大药房医药连锁总经理邓劲光等共40多位领导、专家和医药企业家出席了此次会议，对片仔癀的二次开发给予了充分肯定，并提出片仔癀未来研究发展的方向。

源于明朝宫廷秘方的传统名贵中成药片仔癀是国家一级中药保护品种，其处方和工艺属国家绝密级秘密，并多年位居中国中成药单项出口创汇首位。在“片仔癀二次开发”的学术交流会上，记者了解到片仔癀的濒危中药材麝香的GAP基地建设、片仔癀质量标准提高、片仔癀作为肿瘤辅助用药研究及片仔癀作为治疗缺血性脑中风用药研究等二次开发项目已取得积极成果。

党的十七届五中全会通过的《中共中央关于制定国民经济和社会发展第十二个五年规划的建议》，在“加快医疗卫生事业改革发展”部分，明确提出坚持中西医并重，支持中医药事业发展。国家科技支撑计划“片仔癀二次开发”符合国家产业政策和社会发展的方向，是国家“十一五”科技计划体系重要项目之一。“片仔癀二次开发”以重大公益技术及中成药产业共性技术研究开发与应用示范为重点，着力攻克一批关键技术，突破瓶颈制约，提升产业竞争力，为我国经济社会协调发展提供支撑。中华老字号、上市公司片仔癀药业注重科技创新，是国家高新技术企业，并拥有博士后科研工作站、院士专家工作站等。片仔癀作为国宝名药，其功效得到了海内外广大患者的肯定和推崇，先后被列为中国中药名牌产品、国家首批原产地标记认证产品等。在长期的临床应用中，片仔癀已不仅仅被应用于清热解毒、消肿止痛等方面，在保护肝脏、治疗肿瘤、调节免疫以及更多的临床领域中正被广泛地应用着。

“十一五”国家科技支撑计划项目“片仔癀二次开发”课题研究起止：2007.7-2010.12，课题编号：2007BAI36B01。课题从片仔癀的深入开发及原料来源的可持续利用两方面着手进行立项，在专家的指导和支持下，课题研究按计划有条不紊开展，目前各项目研究已基本完成，并取得积极成果。项目研究主要包括以下方面：①珍稀濒危中药材麝香的GAP基地建设；②片仔癀质量标准研究；③片仔癀作为治疗缺血性脑中风用药的研究开发。

珍稀濒危中药材麝香的GAP基地建设

2007年投资组建四川片仔癀麝业有限公司，2008年取得《野生动物驯养繁殖许可证》，成为全国人工养麝单位中首批取得驯养许可的两家单位之一。

2009年投资组建陕西片仔癀麝业有限公司并取得《野生动物驯养繁殖许可证》，建设驯养繁殖中心，开展林麝规范化养殖。

同期，联合四川大学、陕西省动物研究所等科研机构及大学，合作开展养麝课题研究：林麝遗传管理研究、圈养林麝行为学研究、圈养林麝饲料配方研究、圈养林麝常见疾病防控研究、林麝泌香机理研究等。目前已完成林麝行为谱研究及其与性别、年龄、季节和活动昼夜节律的关系研究，圈养林麝对人为抓捕的应激反应研究、林麝繁殖行为研究；完成圈养种群胃肠道寄生虫感染情况普查，建立林麝生理生化指标，对林麝γ-干扰素和IL-2基因进行克隆和表达，为其在林麝免疫学研究中的应用奠定了基础；完成林麝喜食植物研究，开展成体麝标准饲料配方优化研究、幼麝饲料配方研究、雌麝哺乳期饲料配方优化、饲料蛋白水平对雄麝泌香影响研究等。

片仔癀质量标准研究

主要与中国药科大学、福建省药检所合作进行片仔癀质量标准研究，在建立三七药材液相色谱指纹图谱的基础上，通过建立片仔癀液相色谱指纹图谱，采用液相色谱-质谱联用技术进行片仔癀的已知活性组分及未知组分研究。

目前片仔癀新的质量标准已被收载于《中华人民共和国药典》2010年版一部第573-575页，且已进行了质量标准专利的申请。

片仔癀作为治疗缺血性脑中风用药的研究开发

主要是进行药效学研究，一方面与北京中医药大学东直门医院合作，由北京东直门医院副院长高颖教授牵头负责，由国家重点实验室中医脑病研究室进行片仔癀治疗缺血性脑中风药效学实验研究，从现有研究结果来看，片仔癀对缺血性中风具有较好的效果。

另一方面与香港中文大学合作，这部分课题由英国皇家卫生院院士、香港中文大学脑病研究所所长姚大卫教授所在实验室负责，主要从分子水平进行缺血性脑中风的预防和神经保护作用研究，结果表明，片仔癀能有效保护线粒体的电子传递链，预防大鼠的海马和小脑缺血引起的氧化应激反应所造成的细胞死亡，特别是对两种大鼠和细胞培养中细胞凋亡具有保护作用，延缓卒中后大鼠的死亡时间和降低卒中的严重程度。

8 五个中医药项目获国家科技进步奖

2011年1月14日，国家科学技术奖励大会在京召开，五个中医药研究项目获得2010年度国家科技进步二等奖。此次获得国家科技进步奖项目全国共214项。

五个项目分别是：北京中医药大学、北京大学精神卫生研究所和中国中医科学院广安门医院合作完成的“抑郁症中医证候学规律的研究”；复旦大学附属华山医院等联合完成的“肾阳虚证的神经内分泌学基础与临床应用”；中国人民解放军第二军医大学完成的“基于中医药特点的中药样品库的建立与新药研究”；北京中医药大学，广州中医药大学合作完成的“经方现代应用的临床与基础研究”；上海中医药大学、上海中药标准化研究中心合作完成的“中药质量控制综合评价技术创新及其应用”。

9 国家中医药管理局开展中医临床路径管理试点工作

为贯彻落实《中共中央 国务院关于深化医药卫生体制改革的意见》、《国务院关于扶持和促进中医药事业发展的若干意见》等文件精神，我局自2009年启动开展了中医临床路径制定工作。根据2011年中医药工作有关安排，我局将在全国选择部分中医医院的部分科室开展中医临床路径管理试点工作。为保障中医临床路径管理试点工作顺利实施，制定本方案。

一、指导思想

以病人为中心，以保持发挥中医药特色优势、提高临床疗效为根本出发点，进一步规范中医临床诊疗行为，不断提高中医医疗服务质量临床疗效，为人民群众提供安全、有效、方便、价廉的中医药服务。

二、工作目标

利用1年左右的时间，通过在国家中医药管理局重点专科协作组成员单位范围内开展中医临床路径管理试点工作，探索建立适合中医药的临床路径管理制度、工作模式、运行机制以及质量评估和持续改进体系，为在全国范围内推广中医临床路径管理积累经验并提供实践依据，对已颁布实施的中医临床路径的科学性、规范性、先进性和可操作性进行论证和进一步完善，使之能够更好地推广并为临床工作服务。

三、工作任务

（一）国家中医药管理局医政司

国家中医药管理局医政司负责中医临床路径管理试点工作的组织和管理，包括确定试点方案并组织实施，组织制定试点病种中医临床路径，确定试点单位和试点病种，并组织对试点工作开展情况进行监督、指导和评估。

成立国家中医药管理局中医临床路径技术审核专家委员会具体负责审定各试点病种中医临床路径，对各试点医院工作进行专业指导。

（二）省级中医药管理部门

各省级中医药管理部门成立本省中医临床路径管理试点工作领导小组和专家工作组，负责组织本辖区试点医院开展试点工作，对各试点医院试点工作开展情况进行监督和指导，并开展中医临床路径管理相关研究工作，分别于2011年6月底、9月底之前向国家中医药管理局医政司报送本辖区试点工作情况。

（三）国家中医药管理局重点专科协作组、病种协作组

国家中医药管理局重点专科协作组、病种协作组负责组织各病种临床路径制定参与单位开展试点工作。按照国家中医药管理局医政司要求制定各病种中医临床路径试点工作实施方案，组织对各试点单位进行培训，指导各试点单位开展试点工作，定期组织各试点单位进行中医临床路径实施效果的评估与分析，分别于2011年4月底、7月底、9月底之前向国家中医药管理局医政司报送试点工作开展情况相关信息等。

（四）试点医院、试点科室

各试点医院应成立中医临床路径管理试点工作领导小组，由院长任组长，分管院长任副组长，各试点专业科室、医务管理、护理管理、药学管理、信息统计、病案管理、经济管理等部门负责人任成员。领导小组负责制订本院具体试点工作目标和实施方案并组织实施，研究制定试点工作相关管理制度，完善试点工作机制，组织对相关试点科室医务人员进行培训，指导并监督各试点科室开展工作。

各试点医院试点科室成立中医临床路径管理

试点工作实施小组，由科室主任任组长，医疗、护理、临床药学人员和相关科室的负责人任成员。实施小组具体负责本专业相关病种中医临床路径的实施和临床路径相关资料的收集和整理工作，根据本科实际情况，在试点病种中医临床路径和诊疗方案的基础上，制定本科相关试点病种中医临床路径和诊疗方案，组织中医临床路径实施效果评估与分析，并根据中医临床路径管理试点工作的实际需要对科室医疗资源进行合理调整，定期向各省级中医药管理部门和重点专科协作组、病种协作组、牵头单位报送试点工作进展情况。

四、试点范围

（一）试点医院、试点科室

国家中医药管理局“十一五”重点专科协作组建设单位成员单位329家医院的765个临床科室（见附件1）。

（二）试点专业、试点病种

1．首批22个专业95个病种的中医临床路径（见附件2）。

2．每个科室至少参加一个病种中医临床路径的试点工作，专科协作组、病种协作组牵头单位可根据情况参加2个以上病种的试点工作，各医院和科室可根据实际情况增加试点病种。

五、实施步骤

试点工作自2011年1月至2012年2月。

（一）试点启动阶段（2011年1月—2011年2月）。

1．印发试点工作方案。

2．国家中医药管理局组织召开中医临床路径管理试点工作视频会议。

3．各省级中医药管理部门、重点专科协作组、病种协作组、和试点医院和试点科室制订具体试点实施方案。

（二）组织实施阶段（2011年2月—2011年11月）。

1．国家中医药管理局组织各重点专科协作组、病种协作组和各试点医院对召开各病种中医临床路径进行培训。

2．各省级中医药管理部门、重点专科协作组、病种协作组、各试点医院和试点科室组织实施试点工作。

3．各试点科室每月组织对本科中医临床路径管理试点工作开展情况进行分析评估。

4．各重点专科协作组、病种协作组每2个月组织对中医临床路径试点工作开展情况进行分析评估，定期召开本协作组中医临床路径管理试点工作会议，就试点工作开展情况进行研讨，交流经验。

5．各省级中医药管理部门定期每3个月召开辖区内各试点医院试点工作会议，对试点进展情况进行监督、指导。

6．国家中医药管理局不定期对各地试点工作开展情况进行抽查，组织对试点工作开展情况进行分析评估。

（三）实施工作评估总结（2011年11月—2012年2月）。

1.各试点科室对本科中医临床路径管理试点工作开展情况进行总结，并于2011年11月中旬前将总结材料报送各省级中医药管理部门和重点专科各协作组、病种协作组牵头单位。

2.各省级中医药管理部门、重点专科各协作组召开试点工作总结会，对各试点科室试点工作情况进行分析、评估、总结，形成总结评估报告，于2011年12月底前报送国家中医药管理局医政司。

3.国家中医药管理局对各试点单位中医临床路径工作开展情况进行综合分析评估和总结。组织召开中医临床路径管理试点工作经验交流会，宣传、推广好的经验和做法，研究部署下一步中医临床路径管理相关工作。

附件：1.首批中医临床路径各省试点医院和科室名单

2．首批中医临床路径试点专业和病种目录

附件1

首批中医临床路径各省试点医院和科室名单

省份	单位	专科	病种
北京市	北京按摩医院	骨伤科	项痹病（神经根型颈椎病）
	北京长青肛肠医院	肛肠科	脱肛病（直肠脱垂）
	北京大兴区中医院	糖尿病科	瘿病眼病（甲状腺相关性眼病）
	北京地坛医院	传染科	手足口病
			时行感冒（甲型H1N1流感）
			急性病毒性肝炎
		肝病科	慢性乙型肝炎
	北京市怀柔区中医医院	心血管科	心悸（心律失常-室性早搏）
	北京市通州区中医医院	脑病科	中风病（脑梗死）
	北京市宣武区中医医院	脾胃科	久痢（溃疡性结肠炎）
			泄泻病（腹泻型肠易激综合征）
	北京佑安医院	传染科	手足口病
		肝病科	慢性乙型肝炎
	北京中医药大学第三附属医院	骨伤科	踇外翻
		脑病科	痴呆（血管性痴呆）
	北京中医药大学东方医院	耳鼻喉科	慢喉痹（慢性咽炎）
		妇科	盆腔炎
		精神科	不寐（失眠）
			郁病（抑郁症）
		脑病科	痴呆（血管性痴呆）
		肾病科	劳淋（再发性尿路感染）
		外科	脱疽（闭塞性动脉硬化）
			脱疽（糖尿病性足病）
		心血管科	心悸（心律失常-室性早搏）
		眼科	青风内障（原发性开角型青光眼）
			青盲（视神经萎缩）
		心血管科	心悸（心律失常-室性早搏）
	北京中医药大学东直门医院	肛肠科	脱肛病（直肠脱垂）
		急诊科	外感发热（上呼吸道感染）
		脑病科	头痛（偏头痛）
			中风病（脑梗死）
		脾胃科	鼓胀病（肝硬化腹水）
		肾病科	消渴病肾病（糖尿病肾病）

北京市		外科	脱疽（糖尿病性足病）
			脱疽（闭塞性动脉硬化）
	北京中医药大学附属护国寺中医医院	骨伤科	膝痹病（膝关节骨性关节炎）
	解放军总医院第二附属医院结核病研究所	肝病科	非酒精性脂肪性肝炎
	首都医科大学附属北京儿童医院	儿科	小儿泄泻（小儿腹泻病）
	首都医科大学附属北京中医医院	皮肤科	白疕（寻常型银屑病）
			蛇串疮（带状疱疹）
		脾胃科	胃痞病（功能性消化不良）
		肾病科	劳淋（再发性尿路感染）
		针灸科	肩凝症（肩关节周围炎）
		肿瘤科	肺癌
		心血管科	心悸（心律失常-室性早搏）
	卫生部北京医院	糖尿病科	消渴病（2型糖尿病）
	卫生部中日友好医院	风湿科	骨痹（骨关节病）
			大偻（强直性脊柱炎）
		肿瘤科	肺癌
	中国中医科学院广安门医院	风湿科	大偻（强直性脊柱炎）
			尪痹（类风湿性关节炎）
		肛肠科	脱肛病（直肠脱垂）
			痔病（混合痔）
		急诊科	外感发热（上呼吸道感染）
		皮肤科	粉刺（痤疮）
			蛇串疮（带状疱疹）
		糖尿病科	瘿病眼病（甲状腺相关性眼病）
			消渴病（2型糖尿病）
		心血管科	心悸（心律失常-室性早搏）
		肿瘤科	肺癌
		精神科	不寐（失眠）
	中国中医科学院望京医院	风湿科	尪痹（类风湿性关节炎）
		骨伤科	项痹病（神经根型颈椎病）
		肾病科	消渴病肾病（糖尿病肾病）
	中国中医科学院西苑医院	肺病科	哮病（支气管哮喘）
		脾胃科	吐酸病（胃食管反流病）
			胃脘痛（慢性胃炎）
		血液病科	慢性髓劳病（慢性再生障碍性贫血）
			急性非淋巴细胞白血病
		肿瘤科	肺癌

北京市		心血管科	心悸（心律失常-室性早搏）
	中国医学科学院北京协和医院	糖尿病科	消渴病痹症（糖尿病周围神经病变）
	中国中医科学院眼科医院	眼科	青风内障（原发性开角型青光眼）
			视瞻昏渺（年龄相关性黄斑变性）
	首都医科大学附属北京友谊医院	急诊科	外感发热（上呼吸道感染）
	北京皇城股骨头坏死专科医院	骨伤科	骨蚀（股骨头坏死）
天津市	天津市长征医院	皮肤科	蛇串疮（带状疱疹）
	天津市传染病医院	传染科	时行感冒（甲型H1N1流感）
			手足口病
			急性病毒性肝炎
		肝病科	慢性乙型肝炎
	天津市红桥中医医院	精神科	不寐（失眠）
			郁病（抑郁症）
	天津市南开医院	急诊科	外感发热（上呼吸道感染）
		脑病科	痴呆（血管性痴呆）
		脾胃科	胃疡（消化性溃疡）
	天津市中医研究院附属医院	脾胃科	胃疡（消化性溃疡）
	天津市中医医院	肾病科	肾风（IgA肾病）
		针灸科	面瘫病（面神经炎）
	天津中医药大学第二附属医院	肺病科	咳嗽（感冒后咳嗽或感染后咳嗽）
		妇科	盆腔炎
			痛经
		脑病科	痴呆（血管性痴呆）
		外科	股肿（下肢深静脉血栓形成）
	天津中医药大学第一附属医院	儿科	小儿反复呼吸道感染
		风湿科	燥痹（干燥综合征）
		骨伤科	项痹病（神经根型颈椎病）
		急诊科	外感发热（上呼吸道感染）
		肾病科	肾风（IgA肾病）
		血液病科	急性非淋巴细胞白血病
		针灸科	面瘫病（面神经炎）
		肿瘤科	肺癌
河北省	河北承德市中医院	脑病科	中风病（脑梗死）
	河北省保定市第一中医院	心血管科	心悸（心律失常-室性早搏）
		肾病科	消渴病肾病（糖尿病肾病）
		糖尿病科	消渴病（2型糖尿病）
		外科	脱疽（闭塞性动脉硬化）

河北省			脱疽（糖尿病性足病）
	河北省沧州市中西医结合医院	肾病科	消渴病肾病（糖尿病肾病）
		糖尿病科	消渴病痹症（糖尿病周围神经病变）
	河北省承德医学院附属医院	妇科	盆腔炎
	河北省邯郸市中医院	脑病科	中风病（脑梗死）
	河北省京东中美医院	肾病科	肾衰病（慢性肾功能衰竭）
	河北省廊坊市中医院	血液病科	紫癜病（免疫性血小板减少性紫癜）
	河北省秦皇岛市中医医院	肾病科	消渴病肾病（糖尿病肾病）
		糖尿病科	消渴病痹症（糖尿病周围神经病变）
		外科	脱疽（闭塞性动脉硬化）
			脱疽（糖尿病性足病）
	河北省石家庄平安医院	血液病科	急性非淋巴细胞白血病
	河北省石家庄市第五医院	传染科	流行性出血热
	河北省石家庄市中医院	皮肤科	蛇串疮（带状疱疹）
	河北省唐山市中医医院	心血管科	心悸（心律失常-室性早搏）
		肛肠科	肛裂病（肛裂）
	河北省邢台市人民医院	脑病科	中风病（脑梗死）
	河北省邢台市眼科医院	眼科	青盲（视神经萎缩）
	河北省中医院	脾胃科	吐酸病（胃食管反流病）
		针灸科	面瘫病（面神经炎）
	河北医科大学第三医院	肿瘤科	肺癌
		肝病科	非酒精性脂肪性肝炎
	河北中医肝病医院	肝病科	慢性乙型肝炎
山西省	山西省太原市类风湿病医院	风湿科	尪痹（类风湿性关节炎）
	山西省中医药研究院	脾胃科	鼓胀病（肝硬化腹水）
		肝病科	慢性乙型肝炎
	山西省中医院	传染科	急性病毒性肝炎
		妇科	盆腔炎
		肝病科	慢性乙型肝炎
		肾病科	肾衰病（慢性肾功能衰竭）
		肿瘤科	肺癌
	山西中医学院第二中医院	肛肠科	肛漏病（肛瘘）
	山西中医学院第三中医院	脑病科	中风病（脑梗死）
内蒙古自治区	内蒙古自治区巴彦淖尔市中医院	肝病科	慢性乙型肝炎
		皮肤科	粉刺（痤疮）
	内蒙古自治区包头市蒙医中医医院	脾胃科	胃痞病（功能性消化不良）
	内蒙古自治区赤峰市中蒙医医院	肾病科	劳淋（再发性尿路感染）

内蒙古自治区	内蒙古自治区中蒙医医院	肛肠科	痔病（混合痔）
		心血管科	心悸（心律失常-室性早搏）
辽宁省	大连市中西医结合医院	骨伤科	膝痹病（膝关节骨性关节炎）
	辽宁省鞍山市铁东区中医院	脑病科	中风病（脑梗死）
			眩晕病
		糖尿病科	消渴病（2型糖尿病）
	辽宁省大连市皮肤病医院	皮肤科	湿疮（湿疹）
	辽宁省大连市中西医结合医院	脑病科	中风病（脑梗死）
	辽宁省大连市中医医院	脑病科	中风病（脑梗死）
	辽宁省大连医科大学附属第一医院	外科	股肿（下肢深静脉血栓形成）
			臁疮（下肢皮肤溃疡）
			乳痈（急性乳腺炎）
			脱疽（闭塞性动脉硬化）
	辽宁省丹东市中医院	骨伤科	项痹病（神经根型颈椎病）
	辽宁省抚顺市中医院	骨伤科	踇外翻
	辽宁省肛肠医院	肛肠科	肛裂病（肛裂）
			肛痈（肛管直肠周围脓肿）
	辽宁省海城市正骨医院	骨伤科	桡骨远端骨折
	辽宁省沈阳市传染病院	肝病科	慢性乙型肝炎
		肿瘤科	肺癌
	辽宁省沈阳市精神卫生中心	精神科	不寐（失眠）
			郁病（抑郁症）
	辽宁省沈阳市中西医结合医院	皮肤科	白疕（寻常型银屑病）
	辽宁省中国医科大学附属第一医院	肛肠科	肛裂病（肛裂）
	辽宁省中国医科大学附属盛京医院	脾胃科	胃痞病（功能性消化不良）
	辽宁血栓病中西医结合医疗中心	脑病科	中风病（脑梗死）
			眩晕病
	辽宁中医药大学附属第二医院	肺病科	哮病（支气管哮喘）
			中风病（脑梗死）
			中风病（脑梗死）
	辽宁中医药大学附属医院	儿科	肺炎喘嗽（肺炎）
			小儿紫癜（过敏性紫癜）
			五迟、五软、五硬（脑性瘫痪）
			斜颈
		耳鼻喉科	暴聋（突发性聋）
		急诊科	外感发热（上呼吸道感染）
		脾胃科	胃脘痛（慢性胃炎）

辽宁省			胃疡（消化性溃疡）
		糖尿病科	消渴病（2型糖尿病）
		外科	臁疮（下肢皮肤溃疡）
			脱疽（糖尿病性足病）
		心血管科	心悸（心律失常-室性早搏）
吉林省	吉林省白城市中医院	糖尿病科	消渴病（2型糖尿病）
	吉林省白山市中医院	骨伤科	项痹病（神经根型颈椎病）
	吉林省长春市中医院	骨伤科	单纯胸腰椎骨折
	吉林省长春中医药大学附属医院	儿科	小儿泄泻（小儿腹泻病）
			小儿紫癜（过敏性紫癜）
		肛肠科	肛裂病（肛裂）
		骨伤科	膝痹病（膝关节骨性关节炎）
			项痹病（神经根型颈椎病）
		急诊科	外感发热（上呼吸道感染）
		脑病科	中风病（脑梗死）
		眼科	瞳神紧小（虹膜睫状体炎）
		心血管科	心悸（心律失常-室性早搏）
	吉林省吉林市中西医结合肛肠医院	肛肠科	肛痈（肛管直肠周围脓肿）
	吉林省吉林中西医结合医院	肺病科	咳嗽（感冒后咳嗽或感染后咳嗽）
	吉林省辽源市中医院	骨伤科	项痹病（神经根型颈椎病）
	吉林省四平市中医医院	针灸科	面瘫病（面神经炎）
	吉林省松原市中医院	骨伤科	桡骨远端骨折
	吉林省延吉市中医医院	脑病科	中风病（脑梗死）
	吉林省中医药科学院	儿科	小儿哮喘（支气管哮喘）
		脑病科	眩晕病
	吉林省肿瘤医院	肿瘤科	肺癌
黑龙江省	黑龙江神志医院	精神科	不寐（失眠）
			郁病（抑郁症）
	黑龙江省大庆市中医医院	儿科	小儿紫癜（过敏性紫癜）
	黑龙江省大庆中医骨伤病医院	骨伤科	骨蚀（股骨头坏死）
	黑龙江省哈尔滨市骨伤科医院	骨伤科	桡骨远端骨折
	哈尔滨市中医院	儿科	斜颈
		肛肠科	肛漏病（肛瘘）
		脑病科	眩晕病
	黑龙江省佳木斯市中医院	糖尿病科	消渴病（2型糖尿病）
	黑龙江省牡丹江市中医医院	传染科	流行性出血热
		儿科	肺炎喘嗽（肺炎）

黑龙江省		肝病科	慢性乙型肝炎
	黑龙江省齐齐哈尔市中医医院	儿科	小儿哮喘（支气管哮喘）
		肛肠科	痔病（混合痔）
		急诊科	外感发热（上呼吸道感染）
	黑龙江省伊春市中医院	骨伤科	桡骨远端骨折
	黑龙江省中医研究院	皮肤科	白疕（寻常型银屑病）
		肾病科	劳淋（再发性尿路感染）
		心血管科	病毒性心肌炎
	黑龙江省中医医院	针灸科	面瘫病（面神经炎）
	黑龙江中医药大学附属第二医院	脑病科	中风病（脑梗死）
			假性延髓麻痹
			中风病（脑梗死）
	黑龙江中医药大学附属第一医院	妇科	盆腔炎
		外科	股肿（下肢深静脉血栓形成）
			脱疽（糖尿病性足病）
		心血管科	心悸（心律失常-室性早搏）
		血液病科	慢性髓劳病（慢性再生障碍性贫血）
			紫癜风（过敏性紫癜）
上海市	上海复旦大学附属华山医院	肺病科	哮病（支气管哮喘）
	上海复旦大学附属肿瘤医院	肿瘤科	肺癌
	上海光华中西医结合医院	风湿科	痛风
	上海交大医学院第九人民医院	耳鼻喉科	慢喉喑病（慢性喉炎）
	上海浦东新区传染病医院	肝病科	慢性乙型肝炎
	上海市第六人民医院	骨伤科	项痹病（神经根型颈椎病）
	上海市复旦大学附属中山医院	脑病科	中风病（脑梗死）
	上海市黄浦区中心医院	骨伤科	项痹病（神经根型颈椎病）
	上海市普陀区中医医院	脑病科	中风病（脑梗死）
	上海市中西医结合医院	外科	脱疽（闭塞性动脉硬化）
			脱疽（糖尿病性足病）
	上海中西医结合医院奚九一医院	外科	股肿（下肢深静脉血栓形成）
	上海中医药大学附属龙华医院	风湿科	阴阳毒（系统性红斑狼疮）
		骨伤科	项痹病（神经根型颈椎病）
		急诊科	外感发热（上呼吸道感染）
		肾病科	肾风（IgA肾病）
		外科	蝮蛇咬伤
			乳痈（急性乳腺炎）
			臁疮（下肢皮肤溃疡）

上海市		眼科	青风内障（原发性开角型青光眼）
		肿瘤科	肺癌
	上海中医药大学附属普陀医院	肿瘤科	肺癌
	上海中医药大学附属上海市中医院	儿科	小儿反复呼吸道感染
			小儿哮喘（支气管哮喘）
		外科	臁疮（下肢皮肤溃疡）
	上海中医药大学附属曙光医院	传染科	急性病毒性肝炎
		肝病科	非酒精性脂肪性肝炎
			慢性乙型肝炎
		骨伤科	膝痹病（膝关节骨性关节炎）
		急诊科	外感发热（上呼吸道感染）
		脑病科	中风病（脑梗死）
		脾胃科	胃脘痛（慢性胃炎）
		肾病科	肾衰病（慢性肾功能衰竭）
		糖尿病科	消渴病痹症（糖尿病周围神经病变）
		外科	脱疽（闭塞性动脉硬化）
			脱疽（糖尿病性足病）
		针灸科	肩凝症（肩关节周围炎）
			面瘫病（面神经炎）
	上海中医药大学附属岳阳中西医结合医院	儿科	小儿泄泻（小儿腹泻病）
		风湿科	痛风
		妇科	绝经前后诸证（更年期综合征）
			痛经
		骨伤科	项痹病（神经根型颈椎病）
		脑病科	中风病（脑梗死）
		脾胃科	吐酸病（胃食管反流病）
		血液病科	慢性髓劳病（慢性再生障碍性贫血）
			紫癜病（免疫性血小板减少性紫癜）
		针灸科	面瘫病（面神经炎）
江苏省	江苏省常州市中医医院	骨伤科	项痹病（神经根型颈椎病）
		心血管科	心悸（心律失常-室性早搏）
	江苏省昆山市中医院	妇科	绝经前后诸证（更年期综合征）
	江苏省连云港市中医院	脑病科	中风病（脑梗死）
			眩晕病
	江苏省南京市中医院	妇科	绝经前后诸证（更年期综合征）
		肛肠科	肛裂病（肛裂）
		脑病科	中风病（脑梗死）

江苏省			眩晕病
		肛肠科	肛裂病（肛裂）
			肛痈（肛管直肠周围脓肿）
	江苏省南通市良春风湿病医院	风湿科	痛风
			大偻（强直性脊柱炎）
	江苏省南通市中医院	外科	蝮蛇咬伤
	江苏省苏州市中医医院	骨伤科	单纯胸腰椎骨折
		脾胃科	胃疡（消化性溃疡）
	江苏省泰州市中医院	骨伤科	桡骨远端骨折
	江苏省无锡市中西医结合医院	外科	烧伤
	江苏省无锡市中医医院	骨伤科	膝痹病（膝关节骨性关节炎）
		心血管科	心悸（心律失常-室性早搏）
	江苏省徐州市中医院	心血管科	心悸（心律失常-室性早搏）
	江苏省盐城市中医院	肿瘤科	肺癌
	江苏省扬州市中医院	肿瘤科	肺癌
	江苏省中西医结合医院	骨伤科	膝痹病（膝关节骨性关节炎）
		心血管科	心悸（心律失常-室性早搏）
	江苏省中医院	耳鼻喉科	鼻鼽病（变应性鼻炎）
			暴聋（突发性聋）
		妇科	绝经前后诸证（更年期综合征）
			痛经
		急诊科	外感发热（上呼吸道感染）
		脾胃科	胃脘痛（慢性胃炎）
			久痢（溃疡性结肠炎）
		肾病科	劳淋（再发性尿路感染）
		外科	蝮蛇咬伤
		眼科	白涩症（干眼病）
		心血管科	心悸（心律失常-室性早搏）
浙江省	杭州市第三人民医院	皮肤科	粉刺（痤疮）
	浙江老年关怀医院	脑病科	中风病（脑梗死）
	浙江省富阳市中医骨伤医院	骨伤科	桡骨远端骨折
	浙江省杭州市萧山区中医院	骨伤科	附骨疽（慢性骨髓炎）
	浙江省杭州市中医院	妇科	胎动不安（早期先兆流产）
		骨伤科	单纯胸腰椎骨折
		肾病科	肾风（IgA肾病）
		心血管科	心悸（心律失常-室性早搏）
	浙江省湖州市中医院	外科	蝮蛇咬伤

浙江省	浙江省立同德医院	精神科	不寐（失眠）
			郁病（抑郁症）
		针灸科	肩凝症（肩关节周围炎）
	浙江省宁波市中医院	糖尿病科	消渴病（2型糖尿病）
		外科	脱疽（闭塞性动脉硬化）
			脱疽（糖尿病性足病）
	浙江省温州市中医院	妇科	胎动不安（早期先兆流产）
	浙江省义乌市中医院	脑病科	中风病（脑梗死）
		风湿科	阴阳毒（系统性红斑狼疮）
		妇科	盆腔炎
		肝病科	慢性乙型肝炎
			慢性乙型肝炎
	浙江省中医院	儿科	小儿哮喘（支气管哮喘）
		肺病科	咳嗽（感冒后咳嗽或感染后咳嗽）
		骨伤科	骨蚀（股骨头坏死）
		急诊科	外感发热（上呼吸道感染）
		脑病科	中风病（脑梗死）
		外科	乳痈（急性乳腺炎）
		血液病科	紫癜病（免疫性血小板减少性紫癜）
			慢性髓劳病（慢性再生障碍性贫血）
		肿瘤科	肺癌
	浙江省舟山市中医骨伤联合医院	骨伤科	膝痹病（膝关节骨性关节炎）
	浙江中医药大学附属第二医院	风湿科	大偻（强直性脊柱炎）
			阴阳毒（系统性红斑狼疮）
		肝病科	积聚（肝硬化代偿期）
		骨伤科	项痹病（神经根型颈椎病）
	浙江中医药大学附属第三医院	儿科	小儿泄泻（小儿腹泻病）
		骨伤科	项痹病（神经根型颈椎病）
			膝痹病（膝关节骨性关节炎）
		针灸科	肩凝症（肩关节周围炎）
	浙江中医药大学附属嘉兴中医院	眼科	暴盲（视网膜静脉阻塞）
			青盲（视神经萎缩）
安徽省	安徽省安庆市中医医院	妇科	盆腔炎
	安徽省滁州市中西医结合医院	脑病科	痴呆（血管性痴呆）
	安徽省六安市中医院	肾病科	肾风（IgA肾病）
	安徽省宿州市中医医院	肝病科	慢性乙型肝炎
	安徽省铜陵市中医院	骨伤科	项痹病（神经根型颈椎病）

安徽省	安徽省芜湖市中医医院	心血管科	心悸（心律失常-室性早搏）
	安徽中医学院第一附属医院	传染科	手足口病
		耳鼻喉科	暴聋（突发性聋）
		骨伤科	项痹病（神经根型颈椎病）
		脑病科	痴呆（血管性痴呆）
			肝豆状核变性
		肾病科	肾风（IgA肾病）
		心血管科	心悸（心律失常-室性早搏）
		针灸科	面瘫病（面神经炎）
	安徽中医学院附属针灸医院	脑病科	痴呆（血管性痴呆）
		针灸科	面瘫病（面神经炎）
福建省	福建省福州市传染病医院	传染科	急性病毒性肝炎
		肝病科	慢性乙型肝炎
			慢性乙型肝炎
	福建省福州中西医结合医院	骨伤科	附骨疽（慢性骨髓炎）
	福建省龙岩市中医院	骨伤科	桡骨远端骨折
			项痹病（神经根型颈椎病）
	福建省厦门市中医院	传染科	急性病毒性肝炎
			急性病毒性肝炎
		儿科	小儿反复呼吸道感染
		肝病科	慢性乙型肝炎
			慢性乙型肝炎
		肛肠科	肛漏病（肛瘘）
		脾胃科	胃脘痛（慢性胃炎）
	福建省漳州市中医院	骨伤科	项痹病（神经根型颈椎病）
	福建中医学院附属第二人民医院	骨伤科	膝痹病（膝关节骨性关节炎）
			项痹病（神经根型颈椎病）
		脑病科	中风病（脑梗死）
		脾胃科	久痢（溃疡性结肠炎）
	福建中医学院附属人民医院	肾病科	肾风（IgA肾病）
		外科	蝮蛇咬伤
		眼科	青风内障（原发性开角型青光眼）
江西省	江西省赣州市中医院	骨伤科	附骨疽（慢性骨髓炎）
	江西省景德镇市中医院	针灸科	面瘫病（面神经炎）
	江西省九江市中医院	骨伤科	项痹病（神经根型颈椎病）
		肾病科	肾衰病（慢性肾功能衰竭）
	江西省南昌市洪都中医院	骨伤科	踇外翻

江西省	江西省南昌市中西医结合医院	骨伤科	膝痹病（膝关节骨性关节炎）
		脑病科	中风病（脑梗死）
	江西省萍乡市中医院	糖尿病科	消渴病（2型糖尿病）
	江西省新余市中医院	妇科	胎动不安（早期先兆流产）
	江西省宜春市中医院	外科	蝮蛇咬伤
	江西省鹰潭市中医院	骨伤科	项痹病（神经根型颈椎病）
	江西中医学院附属医院	肺病科	咳嗽（感冒后咳嗽或感染后咳嗽）
		风湿科	尪痹（类风湿性关节炎）
		妇科	胎动不安（早期先兆流产）
			痛经
		骨伤科	项痹病（神经根型颈椎病）
		急诊科	外感发热（上呼吸道感染）
		外科	臁疮（下肢皮肤溃疡）
			脱疽（糖尿病性足病）
			蝮蛇咬伤
		针灸科	面瘫病（面神经炎）
山东省	山东济南市中医院	针灸科	面瘫病（面神经炎）
	山东省莱芜市中医医院	肿瘤科	肺癌
	山东省临沂市人民医院	针灸科	肩凝症（肩关节周围炎）
	山东省临沂市中医院	肛肠科	肛漏病（肛瘘）
	山东省千佛山医院	风湿科	大偻（强直性脊柱炎）
		骨伤科	膝痹病（膝关节骨性关节炎）
			项痹病（神经根型颈椎病）
		脑病科	痴呆（血管性痴呆）
		针灸科	面瘫病（面神经炎）
	山东省青岛市中医医院	脑病科	中风病（脑梗死）
		针灸科	面瘫病（面神经炎）
		肺病科	哮病（支气管哮喘）
	山东省青岛中西医结合医院	外科	脱疽（糖尿病性足病）
	山东省日照市中医医院	脑病科	中风病（脑梗死）
	山东省泰安市中心医院	针灸科	面瘫病（面神经炎）
	山东省泰安市中医院	肝病科	慢性乙型肝炎
		脑病科	中风病（脑梗死）
			头痛（偏头痛）
	山东省威海市中医院	肾病科	肾风（IgA肾病）
	山东省潍坊市中医院	骨伤科	踇外翻
		脑病科	中风病（脑梗死）

山东省	山东省烟台市中医医院	肿瘤科	肺癌
	山东省枣庄市中医医院	肝病科	慢性乙型肝炎
	山东中医药大学第二附属医院	针灸科	面瘫病（面神经炎）
			肩凝症（肩关节周围炎）
	山东省淄博市中医医院	心血管科	心悸（心律失常-室性早搏）
	山东文登整骨医院	骨伤科	单纯胸腰椎骨折
	山东中医药大学第二附属医院	脑病科	痴呆（血管性痴呆）
			中风病（脑梗死）
		眼科	白涩症（干眼病）
			瞳神紧小（虹膜睫状体炎）
	山东中医药大学附属医院	肛肠科	痔病（混合痔）
		骨伤科	项痹病（神经根型颈椎病）
		急诊科	外感发热（上呼吸道感染）
		外科	乳痈（急性乳腺炎）
			股肿（下肢深静脉血栓形成）
		心血管科	心悸（心律失常-室性早搏）
		肿瘤科	肺癌
		针灸科	面瘫病（面神经炎）
河南省	河南洛阳正骨医院	骨伤科	附骨疽（慢性骨髓炎）
	河南省安阳市中医院	儿科	小儿泄泻（小儿腹泻病）
			五迟、五软、五硬（脑性瘫痪）
	河南省开封市中医院	糖尿病科	消渴病痹症（糖尿病周围神经病变）
		外科	脱疽（糖尿病性足病）
	河南省洛阳市第二中医院	脑病科	眩晕病
	河南省洛阳市第一中医院	外科	股肿（下肢深静脉血栓形成）
	河南省漯河市中医院	肛肠科	痔病（混合痔）
	河南省南阳市中医院	儿科	小儿泄泻（小儿腹泻病）
			五迟、五软、五硬（脑性瘫痪）
	河南省平顶山市妇幼保健院	儿科	五迟、五软、五硬（脑性瘫痪）
	河南省平顶山市中医院	儿科	肺炎喘嗽（肺炎）
			五迟、五软、五硬（脑性瘫痪）
	河南省濮阳市中医院	骨伤科	桡骨远端骨折
	河南省三门峡市中医院	骨伤科	桡骨远端骨折
	河南省郑州市大肠肛门病医院	肛肠科	痔病（混合痔）
	河南省郑州市颈肩腰腿痛医院	骨伤科	膝痹病（膝关节骨性关节炎）
			项痹病（神经根型颈椎病）
	河南省郑州市中医院	脑病科	中风病（脑梗死）

河南省			眩晕病
	河南省中医药研究院附属医院	心血管科	心悸（心律失常-室性早搏）
	河南省中医院	骨伤科	项痹病（神经根型颈椎病）
		急诊科	外感发热（上呼吸道感染）
		精神科	不寐（失眠）
		脑病科	痴呆（血管性痴呆）
		心血管科	病毒性心肌炎
		肿瘤科	肺癌
	河南省周口市中医院	肝病科	慢性乙型肝炎
		传染科	急性病毒性肝炎
	河南省驻马店市中医院	脑病科	眩晕病
	河南中医学院第三附属医院	针灸科	面瘫病（面神经炎）
			肩凝症（肩关节周围炎）
	河南中医学院第一附属医院	儿科	五迟、五软、五硬（脑性瘫痪）
			小儿紫癜（过敏性紫癜）
		肺病科	风温肺热病（非重症社区获得性肺炎）
		肝病科	非酒精性脂肪性肝炎
		肛肠科	肛裂病（肛裂）
		脑病科	痴呆（血管性痴呆）
			眩晕病
		外科	臁疮（下肢皮肤溃疡）
			脱疽（糖尿病性足病）
		心血管科	心悸（心律失常-室性早搏）
湖北省	湖北省鄂州市中医医院	肝病科	非酒精性脂肪性肝炎
		脑病科	中风病（脑梗死）
	湖北省洪湖市中医院	风湿科	尪痹（类风湿性关节炎）
	湖北省黄石市中医医院	儿科	小儿泄泻（小儿腹泻病）
		骨伤科	项痹病（神经根型颈椎病）
	湖北省荆门市中医院	妇科	盆腔炎
	湖北省荆州市中医医院	妇科	胎动不安（早期先兆流产）
		脾胃科	久痢（溃疡性结肠炎）
	湖北省十堰市中医医院	肝病科	非酒精性脂肪性肝炎
		精神科	不寐（失眠）
			郁病（抑郁症）
	湖北省随州市中医医院	传染科	急性病毒性肝炎
		脑病科	头痛（偏头痛）
	湖北省武汉市中西医结合医院	脑病科	中风病（脑梗死）

湖北省		皮肤科	蛇串疮（带状疱疹）
			粉刺（痤疮）
		脾胃科	胃痞病（功能性消化不良）
		肾病科	肾衰病（慢性肾功能衰竭）
		针灸科	面瘫病（面神经炎）
	湖北省武汉市中医医院	骨伤科	骨蚀（股骨头坏死）
		急诊科	外感发热（上呼吸道感染）
		脑病科	中风病（脑梗死）
	湖北省咸宁市中医医院	肝病科	非酒精性脂肪性肝炎
	湖北省襄樊市中医医院	骨伤科	桡骨远端骨折
		脑病科	中风病（脑梗死）
	湖北省宜昌市中医院	外科	烧伤
		心血管科	心悸（心律失常-室性早搏）
	湖北省中医院	传染科	急性病毒性肝炎
		肝病科	慢性乙型肝炎
			非酒精性脂肪性肝炎
		脑病科	中风病（脑梗死）
		肾病科	肾风（IgA肾病）
		针灸科	面瘫病（面神经炎）
	湖北中医学院附属医院	传染科	急性病毒性肝炎
			急性病毒性肝炎
		肝病科	慢性乙型肝炎
湖南省	湖南省长沙市中医医院	骨伤科	膝痹病（膝关节骨性关节炎）
	湖南省常德市第一中医院	骨伤科	桡骨远端骨折
	湖南省郴州市中医院	骨伤科	桡骨远端骨折
	湖南省妇幼保健院	妇科	胎动不安（早期先兆流产）
	湖南省邵阳市中医医院	肿瘤科	肺癌
	湖南省湘潭市中医院	骨伤科	踇外翻
	湖南省永州市中医院	针灸科	面瘫病（面神经炎）
	湖南省岳阳市中医院	骨伤科	项痹病（神经根型颈椎病）
	湖南省中南大学湘雅医院	脑病科	中风病（脑梗死）
	湖南省中医药研究院附属医院	脑病科	中风病（脑梗死）
		肿瘤科	肺癌
	湖南中医药大学第二附属医院	妇科	胎动不安（早期先兆流产）
		肛肠科	脱肛病（直肠脱垂）
		骨伤科	膝痹病（膝关节骨性关节炎）
		皮肤科	湿疮（湿疹）

湖南省	湖南中医药大学第一附属医院	传染科	急性病毒性肝炎
		儿科	肺炎喘嗽（肺炎）
		肝病科	慢性乙型肝炎
		骨伤科	项痹病（神经根型颈椎病）
		眼科	消渴目病（糖尿病视网膜病变）
		心血管科	心悸（心律失常-室性早搏）
	湖南中医药高等专科学校附属第一医院	传染科	急性病毒性肝炎
		肝病科	慢性乙型肝炎
		针灸科	面瘫病（面神经炎）
			肩凝症（肩关节周围炎）
广东省	广东省第二中医院	脑病科	中风病（脑梗死）
	广东省东莞市中医院	脾胃科	胃痞病（功能性消化不良）
	广东省佛山市中医院	骨伤科	单纯胸腰椎骨折
		脑病科	中风病（脑梗死）
			头痛（偏头痛）
			眩晕病
		糖尿病科	消渴病痹症（糖尿病周围神经病变）
		外科	脱疽（闭塞性动脉硬化）
			脱疽（糖尿病性足病）
	广东省广州市第八人民医院	传染科	急性病毒性肝炎
			时行感冒（甲型H1N1流感）
		肝病科	慢性乙型肝炎
	广东省广州市中医医院	脾胃科	鼓胀病（肝硬化腹水）
		肿瘤科	肺癌
	广东省江门市五邑中医院	肝病科	慢性乙型肝炎
		脑病科	中风病（脑梗死）
		传染科	急性病毒性肝炎
	广东省南方医科大学附属南方医院	风湿科	骨痹（骨关节病）
		脑病科	头痛（偏头痛）
	广东省深圳平乐骨伤科医院	骨伤科	桡骨远端骨折
	广东省深圳市中医院	肝病科	积聚（肝硬化代偿期）
		肾病科	肾风（IgA肾病）
		针灸科	面瘫病（面神经炎）
		肿瘤科	肺癌
	广东省肇庆市中医院	肾病科	肾衰病（慢性肾功能衰竭）
	广东省中西医结合医院	针灸科	面瘫病（面神经炎）
	广东省中医院	耳鼻喉科	暴聋（突发性聋）

广东省			慢喉喑病（慢性喉炎）
		肺病科	咳嗽（感冒后咳嗽或感染后咳嗽）
		妇科	痛经
			绝经前后诸证（更年期综合征）
		急诊科	外感发热（上呼吸道感染）
		脾胃科	鼓胀病（肝硬化腹水）
		肾病科	消渴病肾病（糖尿病肾病）
			肾衰病（慢性肾功能衰竭）
		外科	乳痈（急性乳腺炎）
		肿瘤科	肺癌
	广东省中医院大学城医院	肝病科	积聚（肝硬化代偿期）
	广东省中医院芳村医院	肺病科	风温肺热病（非重症社区获得性肺炎）
	广东省中医院珠海医院	骨伤科	项痹病（神经根型颈椎病）
		心血管科	心悸（心律失常-室性早搏）
	广州荔湾区中医医院	妇科	胎动不安（早期先兆流产）
	广州医学院第一附属医院	肺病科	咳嗽（感冒后咳嗽或感染后咳嗽）
			风温肺热病（非重症社区获得性肺炎）
	广州中医药大学第一附属医院	耳鼻喉科	鼻鼽病（变应性鼻炎）
			耳鸣
		妇科	胎动不安（早期先兆流产）
		骨伤科	骨蚀（股骨头坏死）
			骨蚀（儿童股骨头坏死）
		急诊科	外感发热（上呼吸道感染）
		糖尿病科	消渴病痹症（糖尿病周围神经病变）
		肿瘤科	肺癌
		心血管科	心悸（心律失常-室性早搏）
	广州中医药大学附属骨伤科医院	骨伤科	膝痹病（膝关节骨性关节炎）
	广州中医药大学附属中山市中医院	脑病科	中风病（脑梗死）
广西壮族自治区	广西骨伤医院	骨伤科	附骨疽（慢性骨髓炎）
			锁骨骨折
	广西省南宁市中医院	脑病科	中风病（脑梗死）
	广西中医学院第一附属医院	传染科	急性病毒性肝炎
		儿科	小儿反复呼吸道感染
		肝病科	积聚（肝硬化代偿期）
			慢性乙型肝炎
		脑病科	中风病（脑梗死）
			眩晕病

广西壮族自治区		针灸科	面瘫病（面神经炎）
		心血管科	心悸（心律失常-室性早搏）
		儿科	肺炎喘嗽（肺炎）
	广西中医学院附属瑞康医院	骨伤科	骨蚀（股骨头坏死）
		脑病科	中风病（脑梗死）
		脾胃科	泄泻病（腹泻型肠易激综合征）
		肿瘤科	肺癌
	广西壮族自治区桂林市中医医院	外科	乳痈（急性乳腺炎）
		脑病科	中风病（脑梗死）
		肿瘤科	肺癌
	广西医科大学第一附属医院	脑病科	中风病（脑梗死）
	广西壮族自治区柳州市中医院	骨伤科	单纯胸腰椎骨折
		脾胃科	吐酸病（胃食管反流病）
	广西壮族自治区南宁市中西医结合医院	针灸科	面瘫病（面神经炎）
	广西壮族自治区人民医院	骨伤科	项痹病（神经根型颈椎病）
	广西壮族自治区玉林市骨科医院	骨伤科	单纯胸腰椎骨折
	广西壮族自治区玉林市中医医院	脑病科	中风病（脑梗死）
海南省	海南省海口市中医院	肺病科	哮病（支气管哮喘）
	海南省三亚市中医院	骨伤科	项痹病（神经根型颈椎病）
	海南省中医院	骨伤科	踇外翻
		糖尿病科	消渴病痹症（糖尿病周围神经病变）
重庆市	重庆市北碚区中医院	脑病科	中风病（脑梗死）
	重庆市涪陵区中医院	脑病科	中风病（脑梗死）
	重庆市九龙坡区第一中医院	骨伤科	附骨疽（慢性骨髓炎）
	重庆市铜梁县中医医院	骨伤科	桡骨远端骨折
	重庆市万州区中医院	骨伤科	桡骨远端骨折
	重庆市中西医结合医院	脑病科	中风病（脑梗死）
		皮肤科	湿疮（湿疹）
	重庆市中医院	妇科	盆腔炎
			痛经
		肾病科	肾风（IgA肾病）
		针灸科	面瘫病（面神经炎）
		肿瘤科	肺癌
	重庆医科大学附属第一医院	风湿科	尪痹（类风湿性关节炎）
	重庆中医骨科医院	骨伤科	项痹病（神经根型颈椎病）
四川省	四川大学华西医院	外科	蝮蛇咬伤

四川省	四川省成都中医药大学附属医院	传染科	急性病毒性肝炎
		耳鼻喉科	鼻鼽病（变应性鼻炎）
		妇科	痛经
			盆腔炎
		肝病科	慢性乙型肝炎
		骨伤科	项痹病（神经根型颈椎病）
		急诊科	外感发热（上呼吸道感染）
		脑病科	中风病（脑梗死）
		肾病科	肾衰病（慢性肾功能衰竭）
		眼科	暴盲（视网膜静脉阻塞）
			消渴目病（糖尿病视网膜病变）
	四川省川北医学院附属医院	肛肠科	肛漏病（肛瘘）
	四川省骨科医院	骨伤科	桡骨远端骨折
			膝痹病（膝关节骨性关节炎）
	四川省乐山市中医院	肝病科	积聚（肝硬化代偿期）
		肿瘤科	肺癌
	四川省泸州市中医医院	骨伤科	桡骨远端骨折
	四川省泸州医学院附属中医医院	耳鼻喉科	鼻鼽病（变应性鼻炎）
	四川省绵阳市中医院	针灸科	面瘫病（面神经炎）
			肩凝症（肩关节周围炎）
	四川省内江市中医院	骨伤科	桡骨远端骨折
	四川省攀枝花市中西医结合医院	眼科	白涩症（干眼病）
	四川省中西医结合医院	肺病科	哮病（支气管哮喘）
		肿瘤科	肺癌
		心血管科	心悸（心律失常-室性早搏）
	四川省中医药科学院中医研究所	脑病科	眩晕病
贵州省	贵州省毕节地区中医院	传染科	急性病毒性肝炎
		肝病科	积聚（肝硬化代偿期）
	贵州省贵阳中医学院第二附属医院	耳鼻喉科	慢喉喑病（慢性喉炎）
		肺病科	风温肺热病（非重症社区获得性肺炎）
		糖尿病科	消渴病（2型糖尿病）
		外科	脱疽（闭塞性动脉硬化）
			脱疽（糖尿病性足病）
	贵州省贵阳中医学院第一附属医院	脑病科	中风病（脑梗死）
			头痛（偏头痛）
		糖尿病科	瘿病眼病（甲状腺相关性眼病）
		外科	脱疽（闭塞性动脉硬化）

贵州省			脱疽（糖尿病性足病）
		眼科	视瞻昏渺（年龄相关性黄斑变性）
云南省	云南省保山市中医医院	肛肠科	痔病（混合痔）
	云南省昆明市中医医院	骨伤科	单纯胸腰椎骨折
	云南省曲靖市中医医院	针灸科	面瘫病（面神经炎）
			肩凝症（肩关节周围炎）
	云南省玉溪市中医院	骨伤科	桡骨远端骨折
	云南省中医医院	传染科	急性病毒性肝炎
		风湿科	阴阳毒（系统性红斑狼疮）
			骨痹（骨关节病）
		肝病科	慢性乙型肝炎
		骨伤科	项痹病（神经根型颈椎病）
		急诊科	外感发热（上呼吸道感染）
		肿瘤科	肺癌
	云南省中医中药研究所	传染科	急性病毒性肝炎
陕西省	陕西省安康市中医医院	骨伤科	膝痹病（膝关节骨性关节炎）
	陕西省宝鸡市中医医院	针灸科	面瘫病（面神经炎）
	陕西省商洛市中医医院	肿瘤科	肺癌
			肺癌
	陕西省西安市第五医院	风湿科	骨痹（骨关节病）
	陕西省西安市中医医院	肛肠科	脱肛病（直肠脱垂）
			肛漏病（肛瘘）
		脑病科	中风病（脑梗死）
	陕西省西安中医脑病医院	儿科	五迟、五软、五硬（脑性瘫痪）
	陕西省榆林市中医医院	妇科	盆腔炎
	陕西省中医院	肝病科	非酒精性脂肪性肝炎
		脑病科	中风病（脑梗死）
		肾病科	劳淋（再发性尿路感染）
		针灸科	面瘫病（面神经炎）
	陕西中医学院附属医院	传染科	流行性出血热
		肝病科	慢性乙型肝炎
		骨伤科	膝痹病（膝关节骨性关节炎）
		脑病科	中风病（脑梗死）
		肿瘤科	肺癌
甘肃省	甘肃省白银市中医医院	针灸科	面瘫病（面神经炎）
	甘肃省陇南市武都区中医院	眼科	青盲（视神经萎缩）
	甘肃省庆阳市中医医院	血液病科	急性非淋巴细胞白血病

甘肃省	甘肃省天水市中西医结合医院	针灸科	肩凝症（肩关节周围炎）
	甘肃省天水市中医医院	脑病科	中风病（脑梗死）
			眩晕病
		糖尿病科	消渴病痹症（糖尿病周围神经病变）
	甘肃省武威市中医院	肛肠科	肛漏病（肛瘘）
	甘肃省中医院	骨伤科	项痹病（神经根型颈椎病）
		脑病科	中风病（脑梗死）
		脾胃科	鼓胀病（肝硬化腹水）
	甘肃中医学院附属医院	儿科	小儿紫癜（过敏性紫癜）
青海省	青海省中医院	肝病科	非酒精性脂肪性肝炎
		肛肠科	痔病（混合痔）
		糖尿病科	消渴病（2型糖尿病）
		外科	脱疽（闭塞性动脉硬化）
			脱疽（糖尿病性足病）
宁夏回族自治区	宁夏回族自治区石嘴山市中医医院	骨伤科	膝痹病（膝关节骨性关节炎）
	宁夏回族自治区银川市中医医院	肛肠科	肛漏病（肛瘘）
	宁夏自治区中医医院	骨伤科	项痹病（神经根型颈椎病）
		肾病科	肾风（IgA肾病）
新疆维吾尔族自治区	新疆昌吉自治州中医院	脑病科	中风病（脑梗死）
		针灸科	面瘫病（面神经炎）
	新疆维吾尔自治区中医医院	骨伤科	膝痹病（膝关节骨性关节炎）
		急诊科	外感发热（上呼吸道感染）
		皮肤科	白疕（寻常型银屑病）
		糖尿病科	瘿病眼病（甲状腺相关性眼病）
		心血管科	心悸（心律失常-室性早搏）
	新疆乌鲁木齐市中医医院	糖尿病科	消渴病（2型糖尿病）
		外科	脱疽（闭塞性动脉硬化）
			脱疽（糖尿病性足病）
	新疆伊犁哈萨克自治州中医医院	眼科	白涩症（干眼病）

附件2

首批中医临床路径试点专业和病种目录

专　业	路　径　名　称
脑病科	痴呆（血管性痴呆）
	肝豆状核变性
	假性延髓麻痹

	头痛（偏头痛）
	眩晕病
	中风病（脑梗死）
急诊科	外感发热（上呼吸道感染）
心血管科	病毒性心肌炎
	心悸（心律失常-室性早搏）
精神科	不寐（失眠）
	郁病（抑郁症）
肺病科	风温肺热病(非重症社区获得性肺炎)
	咳嗽（感冒后咳嗽或感染后咳嗽）
	哮病（支气管哮喘）
骨伤科	单纯胸腰椎骨折
	附骨疽（慢性骨髓炎）
	骨蚀（儿童股骨头坏死）
	骨蚀（股骨头坏死）
	踇外翻
	桡骨远端骨折
	锁骨骨折
	膝痹病（膝关节骨性关节炎）
	项痹病（神经根型颈椎病）
针灸科	肩凝证（肩关节周围炎）
	面瘫（面神经炎）
糖尿病科	消渴病（2型糖尿病）
	消渴病痹症（糖尿病周围神经病变）
	瘿病眼病（甲状腺相关性眼病）
肾病科	劳淋（再发性尿路感染）
	肾风（IgA肾病）
	肾衰病（慢性肾功能衰竭）
	消渴病肾病（糖尿病肾病）
外科	蝮蛇咬伤
	股肿（下肢深静脉血栓形成）
	臁疮（下肢皮肤溃疡）
	乳痈（急性乳腺炎）
	烧伤
	脱疽（闭塞性动脉硬化，糖尿病性足病）
风湿科	大偻（强直性脊柱炎）
	骨痹（骨关节病）

	痛风
	尪痹（类风湿性关节炎）
	阴阳毒（系统性红斑狼疮）
	燥痹（干燥综合征）
皮肤科	白疕（寻常型银屑病）
	粉刺（痤疮）
	蛇串疮（带状疱疹）
	湿疮（湿疹）
肿瘤科	肺癌
血液科	急性非淋巴细胞白血病
	慢性髓劳病（慢性再生障碍性贫血）
	紫癜病（免疫性血小板减少性紫癜）
	紫癜风（过敏性紫癜）
眼科	白涩症（干眼病）
	暴盲（视网膜静脉阻塞）
	青风内障（原发性开角型青光眼）
	青盲(视神经萎缩)
	视瞻昏渺（年龄相关性黄斑变性）
	瞳神紧小（虹膜睫状体炎）
	消渴目病（糖尿病视网膜病变）
肝病科	非酒精性脂肪性肝炎
	积聚（肝硬化代偿期）
	慢性乙型肝炎
传染科	急性病毒性肝炎
	流行性出血热
	时行感冒（甲型H1N1流感）
	手足口病
肛肠科	肛裂病（肛裂）
	肛漏病（肛瘘）
	肛痈（肛管直肠周围脓肿）
	脱肛病（直肠脱垂）
	痔病（混合痔）
脾胃科	鼓胀病（肝硬化腹水）
	久痢（溃疡性结肠炎）
	吐酸病（胃食管反流病）
	胃痞病（功能性消化不良）
	胃脘痛（慢性胃炎）

	胃疡（消化性溃疡）
	泄泻病(腹泻型肠易激综合征)
儿科	肺炎喘嗽（肺炎）
	五迟、五软、五硬（脑性瘫痪）
	小儿反复呼吸道感染
	小儿哮喘（支气管哮喘）
	小儿泄泻（小儿腹泻病）
	小儿紫癜（过敏性紫癜）
	斜颈
耳鼻喉科	暴聋（突发性聋）
	鼻鼽（变应性鼻炎）
	耳鸣
	慢喉痹(慢性咽炎)
	慢喉瘖（慢性喉炎）
妇科	绝经前后诸证（更年期综合征）
	盆腔炎
	胎动不安(早期先兆流产)
	痛经

10 中医药系统6集体7个人获科技部表彰

2011年2月，科技部做出《关于表彰十一五国家科技计划工作先进集体和个人的决定》，中医药系统6个集体和7个个人获得表彰。

国家中医药管理局科技司获得“十一五”国家科技计划组织管理优秀组织奖；长春中医药大学、广东省中医院、成都中医药大学、西藏奇正藏药股份有限公司、中国中医科学院广安门医院获得“十一五”国家科技计划执行优秀团队奖；国家中医药管理局科技司苏钢强、天津中医药大学张伯礼获得“十一五”国家科技计划组织管理突出贡献奖；中国中医科学院刘保延、辽宁中医药大学贾天柱、贵州同济堂制药有限公司王晓春、国家成都中药安全性评价中心王莉、黑龙江中医药大学王喜军获得“十一五”国家科技计划执行突出贡献奖。

11 106名中医获选“中华中医药学会科技之星”

2011年2月26日举办的第六届著名中医药学家学术传承高层论坛上，中国中医科学院望京医院朱立国等106名中青年中医药工作者获得“中华中医药学会科技之星”称号。

为鼓励中医药科技进步及创新，经过各省、区、市和有关方面的层层选拔及推荐，中华中医药学会组织专家从115位推荐候选人中选取106名进行表彰。

科技之星名单如下：（按姓氏笔画排序）

马文辉　巴元明　巴卓玛　方勇飞　方朝晖　王化猛　王　平　王伟明　王拥军　王彦刚　王战朝　王　健　王振国　王　舒　冯兴中　卢传坚　田国庆　刘凤斌　刘华一　刘清泉　刘菊妍　刘喜明　孙忠人　孙增涛　朱立国　朱晓玲　许学猛　吴红金　吴效科　吴焕林　吴景东　张　军　张文风　张永华　张永康　张军平　张孟仁　张春和　张　艳　李　平　李宇航　李志刚　李灿东　李秀玉　李　芹　李国信　李绍旦　李贵海　李　浩　李盛华　李隆云　李　斌　李　琦　李　锋　李　颖　李澎涛　李燕梅　杨仁轩　杨传华　沈　洪　花宝金　陆　茵　陈卫国　陈卫衡　陈立典　陈家旭　陈　堃　周永明　周学平　林一帆　林　江　武　智　罗晓健　郑　健　金芷君　胡义扬　胡晓灵　赵建平　倪　青　徐　浩　徐雅娟　殷惠军　秦国政　贾立群　贾晓斌　郭兰萍　郭　姣　顾　宁　高秀梅　高彦彬　崔云符　文　彬　黄宏兴　黄建梅　黄　燕　彭清华　温武兵　童培建　覃洁萍　窦永起　詹红生　鄢　丹　雷　燕　樊志敏　潘　文　魏玉锁

12 “十一五”国家科技支撑计划部分中医项目课题验收启动

2011年4月14日，在国家中医药管理局科技司召开的“十一五”国家科技支撑计划部分中医项目课题验收暨成果梳理会上，各课题组汇报了研究成果。会上得出的验收结论将作为“十二五”科技工作的重要依据。

“十一五”国家科技支撑计划的“重大疑难疾病中医防治研究”、“针灸诊疗方案和评价研究”、“中医‘治未病’及亚健康中医干预研究”、“中医药技术标准示范研究”项目共141个课题，分为心脑血管病、脑病、内分泌呼吸病、消化血液肿瘤肾病、外伤骨伤科病、妇科儿科病以及标准质控亚健康7个小组，分别进行技术验收，其中4个项目的41个总课题进行财务验收。此外，对“中医治疗常见病研究”项目各分课题进行预验收。验收工作采取课题材料书面审查与课题组汇报答辩和专家提问相结合的方式进行。

13 全国药品流通行业发展规划纲要（2011－2015年）

药品是关系人民生命健康的特殊商品，药品流通行业是关系国计民生的重要行业。党中央、国务院高度重视人民群众生命健康和医药卫生事业的发展，提出了关于深化医药卫生体制改革的意见，并对药品流通行业改革和发展提出要求。为适应医药卫生事业改革发展的新形势，促进药品流通行业科学发展，保障人民群众用药安全合理方便，根据有关法律法规和《中华人民共和国国民经济和社会发展第十二个五年规划纲要》，制定本规划纲要，规划期为2011-2015年。

一、现状与形势

（一）发展现状

改革开放以来，我国药品流通从计划分配体制转向市场化经营体制，行业获得了长足发展，药品流通领域的法律框架和监管体制基本建立，药品供应保障能力明显提升，多种所有制并存、多种经营方式互补、覆盖城乡的药品流通体系初步形成。

市场规模持续扩大。截至2009年底，全国共有药品批发企业1.3万多家；药品零售连锁企业2149家，下辖门店13.5万多家，零售单体药店25.3万多家，零售药店门店总数达38.8万多家。2009年，全国药品批发企业销售总额达到5684亿元，2000年至2009年，年均增长15%；零售企业销售总额1487亿元，年均增长20%；城市社区和农村基层药品市场规模明显扩大。

发展水平逐步提升。药品流通企业兼并重组步伐加快，行业集中度开始提高。2009年，药品百强批发企业销售额占全国药品批发销售总额的70%。连锁经营发展较快，连锁企业门店数已占零售门店总数的1/3，百强连锁企业销售额占零售企业销售总额的39%；现代医药物流、网上药店以及第三方医药物流等新型药品流通方式逐步发展，扁平化、少环节、可追踪、高效率的现代流通模式比重开始提高。

社会作用不断增强。2009年，全国药品流通行业从业人员约400万人，占城乡商业服务业就业人数的5%；各类药店提供销售及服务约130亿人次，较2005年增长33%，在方便群众购药、平抑药品价格等方面发挥了重要作用。药品流通骨干企业成为药品储备和应急配送主体，不仅确保了2008年北京奥运会和2010年上海世博会等重大活动的药品需求，而且有效保证了“非典”、“禽流感”等重大疫情和“5·12”汶川特大地震等自然灾害中的药品供应。药品流通行业对相关产业发展的带动性增强，在国民经济中的地位日益显现，为维护国家安全、社会稳定和人民群众利益作出了重大贡献。

但是，由于长期实行的以药补医体制等体制性弊端，以及药品定价、采购和医保支付机制不完善等问题，加上准入门槛较低、行业规划管理欠缺、市场竞争不充分、执法监督工作不到位等因素，导致药品流通行业存在以下突出问题：一是流通组织化现代化水平较低。药品流通行业集中度低，发展水平不高，跨区域扩展缓慢。现代医药物流发展相对滞后，管理水平、流通效率和物流成本与发达国家存在很大差距。二是行业发展布局不够合理。药品流通城乡发展不够平衡，发达地区和城市药品流通企业过度集中，农村和“老、少、边、岛、渔、牧”等偏远地区药品配送网络未能全面有效覆盖，药品可及性有待提高。三是流通秩序有待规范。药品购销领域各类违规经营现象比较突出。部分零售药店出售假劣、过期等不合格药品。部分中药材市场存在药材交易混乱、质量缺乏保障、市场管理缺位等问题。

（二）面临形势

医药卫生体制改革对行业提出新要求。2011-2015年，是实现深化医药卫生体制改革目标的关键时期，也是药品流通行业结构调整和转变发展方式的关键时期。中央提出加快建立药品供应保障体系，发展药品现代物流和连锁经营，规范药品生产流通秩序，建立便民惠民的农村药品供应网等任务，迫切要求行业必须加快结构调整，转变发展方式，实现科学发展。

加快发展面临较好机遇。未来5年，全球药品市场将维持快速扩张态势，市场规模预计将从2009年的7730亿美元，增加到2015年的1.2万亿美元以上，年均增长8%左右，全球药品流通行业集中度和流通效率将继续提高。在药品市场增长空间方面，中国将是潜力最大的市场。随着我国开始向中高收入国家迈进以及人口老龄化的加快，人民生活需求和消费结构将发生重大变化，对医疗卫生服务和自我保健的需求将大幅度增加，药品市场增长潜力巨大。中央提出“政事分开、管办分开、医药分开、营利性和非营利性分开”的医改方向，以及“保基本、强基层、建机制”的医药卫生体制改革任务，要求建设覆盖城乡的公共卫生服务体系、医疗服务体系、医疗保障体系和药品供应保障体系，必将在推动医药卫生事业发展的同时，带动药品市场规模的增加，为药品流通行业带来新的机遇。

抓住机遇仍需面对诸多挑战。药品流通行业改革发展与国家医药卫生体制改革相辅相成，与用药制度设计密切相关，而医药卫生体制改革是一个复杂和渐进的过程。从外部环境看，改革与药品流通有关的体制机制，涉及行业管理体制的完善和重大利益格局调整，其进展状况在本规划期内存在一定程度的不确定性，全国统一市场的形成仍需克服地方保护等多种因素的影响。从内部看，药品流通行业基础薄弱，总体发展程度较低，管理水平、设备设施相对落后，人才匮乏，行业结构调整和实现转型发展仍有一定难度。

二、指导思想与总体目标

（一）指导思想

按照国民经济和社会发展“十二五”规划的总体要求，以科学发展观为指导，坚持以人为本，贯彻落实中央医药卫生体制改革精神，以加强政府政策引导、发挥市场机制基础性作用、强化现代科学技术和新型管理方式应用为基本原则，以深化体制机制改革、加快转变发展方式、形成全国统一市场为主线，充分发挥药品流通行业在服务医疗卫生事业发展、维护人民群众健康权益和促进经济社会和谐发展等方面的作用。

（二）总体目标

到2015年，全国药品流通行业的发展适应经济社会发展的总体目标和人民群众不断增长的健康需求，形成网络布局合理，组织化程度显著提升，流通效率不断提高，营销模式不断创新，骨干企业竞争力增强，市场秩序明显好转，城乡居民用药安全便利，以及满足公共卫生需要的药品流通体系。

具体发展目标：形成1-3家年销售额过千亿元的全国性大型医药商业集团，20家年销售额过百亿元的区域性药品流通企业;药品批发百强企业年销售额占药品批发总额85%以上，药品零售连锁百强企业年销售额占药品零售企业销售总额60%以上;连锁药店占全部零售门店的比重提高到2/3以上。县以下基层流通网络更加健全。骨干企业综合实力接近国际分销企业先进水平。

三、主要任务

（一）加强行业布局规划，健全准入退出制度

制订行业布局规划。各地商务主管部门要会同相关部门，结合本地经济社会发展水平、医药卫生事业发展和体制改革进展、城乡建设规划、人口增长与密度和年龄结构变化、药品供应能力等实际，制订药品批发零售网点合理设置和布局的具体规划，保证药品供应。

完善准入退出机制。提高行业准入标准，将是否符合行业规划作为行业准入的重要依据，严格控制药品经营企业数量。加强日常监管和考核，建立退出制度，对违法违规和不遵守各项管理制度的企业要限期整改，严重的取消经营资格。

（二）调整行业结构，完善药品流通体系

提高行业集中度。鼓励药品流通企业通过收购、合并、托管、参股和控股等多种方式做强做大，实现规模化、集约化和国际化经营。推动实力强、管理规范、信誉度高的药品流通企业跨区域发展，形成以全国性、区域性骨干企业为主体的遍及城乡的药品流通体系。整合现有药品流通资源，引导一般中小药品流通企业通过市场化途径并入大型药品流通企业。在兼并重组过程中要做好人员安置等工作，保证平稳过渡。

发展特色经营。支持老字号药店在保持传统优势的基础上创新发展，发挥品牌效应，拓展特色服务，增强核心竞争力。支持专业化和有特色的中小药品流通企业做精做专，满足多层次市场需求。引导中小药品流通企业采用联购分销、共同配送等方式，降低经营成本，提高组织化程度。

完善药品流通网络。配合医药卫生体制改革和基本药物制度实施，积极参加药品招标采购，做好药品配送。健全药品供应保障体系，鼓励建设一批全国性和区域性的药品物流园区和配送中心，加快形成若干具有较强辐射带动作用的药品流通枢纽。实施“放心药”服务体系建设工程，鼓励大中型骨干药品流通企业向居民社区和村镇延伸销售与配送网络，实现药品流通对基层的有效覆盖，提高农村和偏远地区药品供应的安全性、便利性。建立西药、中成药、中药材重点品种的市场运行信息监测、预警体系；鼓励市场中介组织开展药品销售渠道、消费结构和区域分布情况等信息服务，发挥政府信息和市场机制在完善流通网络中的引导作用。

保障药品应急供应。建立中药材重点品种储

备制度。按照国家应急和战略储备的统一规划和部署，做好流通环节实物和资金的储备。根据各类突发事件的特点，建立相应的应急保障机制。

（三）发展现代医药物流，提高药品流通效率

以信息化带动现代医药物流发展。广泛使用先进信息技术，运用企业资源计划管理系统（ERP）、供应链管理等新型管理方法，优化业务流程，提高管理水平。发展基于信息化的新型电子支付和电子结算方式，降低交易成本。构建全国药品市场数据、电子监管等信息平台，引导产业发展，实现药品从生产、流通到使用全过程的信息共享和反馈追溯机制。

用现代科技手段改造传统的医药物流方式。鼓励积极探索使用无线射频（RFID）、全球卫星定位（GPS）、无线通讯、温度传感等物联网技术，不断提高流通效率，降低流通成本。促进使用自动分拣、冷链物流等先进设备，加快传统仓储、配送设施改造升级。完善医疗用毒性药品、麻醉药品、精神药品、放射性药品和生物制品等特殊药品物流技术保障措施，确保质量安全。

推动医药物流服务专业化发展。鼓励药品流通企业的物流功能社会化，实施医药物流服务延伸示范工程，引导有实力的企业向医疗机构和生产企业延伸现代医药物流服务。在满足医药物流标准的前提下，有效利用邮政、仓储等社会物流资源，发展第三方医药物流。

（四）促进连锁经营发展，创新药品营销方式

加快发展药品连锁经营。鼓励药品连锁企业采用统一采购、统一配送、统一质量管理、统一服务规范、统一联网信息系统管理、统一品牌标识等方式，发展规范化连锁，树立品牌形象，拓展跨区域和全国性连锁网络，发挥规模效益。随着医药卫生体制改革深入和医药分开的逐步实施，鼓励连锁药店积极承接医疗机构药房服务和其他专业服务。

创新药品经营模式。鼓励批零一体化经营。鼓励药品零售企业开展药妆、保健品、医疗器械销售和健康服务等多元化经营，满足群众自我药疗等多方面需求。支持连锁经营、物流配送与电子商务相结合，提高药品流通领域的电子商务应用水平。鼓励经营规范的零售连锁企业发展网上药店。

（五）健全行业管理制度，规范药品流通秩序

制定完善与流通秩序有关的行业规范。会同有关部门研究制定药品批发企业营销人员、药品生产企业和代理企业医药代表的资质管理办法和行为规范，实行持证上岗和公示制度，保证依法依规销售药品和推广新药。完善药品购销管理制度，依法索取税票，保证经合法渠道经营药品。逐步实施药品流通企业分类分级管理制度，根据不同类别和等级，采取不同的管理措施，激励企业在规范经营的基础上改善服务设施，提升管理和服务水平。

打击违法违规行为。配合有关部门严厉打击经营假劣药品、商业贿赂、倒买倒卖税票、挂靠经营、非法经营网上药店、发布虚假药品和保健品广告等违法违规行为；整顿规范中药材市场，加强有害物质残留和质量检验。充分发挥12312商务行政执法投诉举报热线的作用，完善投诉举报的受理、处理、移送和反馈机制。发动各方面力量，加强对药品流通行业的社会监督。

（六）加强行业信用建设，推动企业诚信自律

推进全行业信用建设。加强全行业诚信和职业道德教育，广泛开展“诚信经营示范创建”活动，树立一批遵纪守法、诚实守信、管理规范、服务到位，能够积极履行社会责任，自觉接受监督的诚信经营典型。建立违法违规企业信息披露制度，在“商务领域信用信息系统”中归集企业信用信息，建立信用档案。推动部门间监管信息的公开和共享，实行信用分类监管。

建立行业自律机制。指导和鼓励行业协会制定和执行行规行约；维护正常价格秩序，防止垄断行为；探索建立对职业经理人、执业药师等人员从业行为信息的采集、记录、公开、共享等制度，对有违规失信行为的个人实行行业禁入；加强信用知识培训，帮助企业建立信用风险管理制度，开展行

业信用评价，提高行业自律和信用水平。

（七）统筹内外两个市场，形成开放竞争的市场格局

搭建多功能服务平台。发挥政府部门和行业协会作用，建立药品交易、投融资合作、信息交流、政策发布等多层次、多功能平台，服务企业发展。发展医药会展经济，促进内外贸、中西药、产供销协调发展，加快国内外市场融合。

提高利用外资的质量和水平。优化投资结构，吸引境外药品流通企业按照有关政策扩大在境内投资，参与药品流通企业兼并重组，拓展分销业务；引导外资到中西部地区和中小城市发展。保护投资者的合法权益。学习借鉴国外先进管理经验和营销方式。

鼓励药品流通企业“走出去”。鼓励有条件的药品流通企业“走出去”，通过新建、收购、境外上市等多种方式，到境外开展业务，参与国际药品采购和营销网络建设，参与国际竞争。

（八）加强行业基础建设，提升行业服务能力

建立行业标准体系。结合行业特点和市场需求，借鉴国际先进经验，建立药品流通业态分类分级、药品统一编码及现代流通设施与信息化、中药材商品等级、职业经理人与从业人员资质和岗位规范、企业经营服务、信用建设和社会责任等相关标准体系。

建立行业统计制度。合理确定行业统计指标，建立直报企业和行业主管部门及有关方面共同参与的全国药品流通行业统计制度与网上报送平台，及时掌握行业运行和发展的全面信息，辅助政府决策，引导行业发展。

加强企业内部管理。药品流通企业是药品流通过程中质量安全的第一责任人，要完善法人治理结构，建立现代企业制度；健全药品购销索证索票、出入库及运输安全管理责任制；加强税票管理，积极与税务管理机关联网；落实各项财务会计管理规范和员工“三险一金”等各项规定和政策，保障员工教育经费。

提升经营服务水平。药品批发企业要提升药品品种保障能力，建立对客户需求的快速反应机制，保证药品及时、安全、足额供应。零售企业要按规定配备执业药师或相关药学技术人员，提高药品质量管理和药学服务水平，零售药店应当提供24小时服务；建立以消费者为中心的服务理念，指导消费者正确、安全、有效、合理用药。对药品流通企业设备设施、营业场所环境、售后服务等经营服务内容，以及各类从业人员专业能力、岗位责任、仪容仪表等，进行全面规范。

四、保障措施

（一）完善法律法规和政策体系

推动修改完善与药品流通有关的法律法规和部门规章，清理、废止阻碍药品流通行业改革发展和妨碍公平竞争的政策规定，健全市场机制。研究制定鼓励性政策措施，支持企业技术改造、科技创新，完善相关基础设施。在搞活流通，扩大消费的各项政策中，积极支持药品流通行业结构调整和药品供应保障体系建设。改善融资环境，鼓励企业利用产业基金、融资担保、信用保险、上市融资、应收账款和仓单质押等金融工具，多渠道筹集资金，加快改革发展步伐。有条件的地方应争取财政、土地、金融、专项资金等优惠政策，支持药品流通行业发展。避免重复建设大型药品物流设施。

（二）改善药品流通行业发展环境

会同相关部门积极推动改革以药补医体制，完善药品定价、采购和医保支付机制，破除地方保护、地区封锁。保障药品批发企业平等参与招标采购及配送业务，促进医疗机构依合同规定按期向流通企业支付货款。在公立医院改革和基本药物制度实施等医改措施中，积极探索实现医药分开的具体途径，在已实施基本药物制度、取消以药补医的基层医疗机构，特别是周边药品零售配套设施比较完善的城市社区医疗服务机构，可率先探索医生负责门诊诊断，患者凭处方到零售药店购药的模式。加快赋予所有符合条件的药店处方药销售资格。支持零售连锁企业和其他具备条件的零售药店申请医保定点资格，扩大基本医疗保险定点药店覆盖范围，逐步提高社会零售药店在药品终端市场上的销售比重。密切跟踪医药卫生体制改革各项政策实施对行业的影响，研究提出解决对策和措施。

（三）加强药品流通理论研究和人才队伍建设

鼓励大专院校、研究院所、大型药品流通企业集团加强现代药品流通理论研究与创新。建立国内药品流通人才培训机制，支持和鼓励药品流通职业培训和继续教育，形成层次多元、市场需要、企业欢迎的人才培养与职业教育体系；建立全国药品流通职业经理人和其他从业人员的资格认证制度；建立药品流通领域人才激励与约束机制。实施从业人员培训工程，“十二五”期间培训高级职业经理人2000人，中级职业经理人5000人，执业药师继续教育5000人，药学技术服务人员10000人，其他重点岗位20000人。

（四）形成促进药品流通行业健康发展的合力

将药品流通行业管理切实纳入商贸流通工作体系进行统筹规划，与深化医药卫生体制改革领导小组其他成员单位进行工作对接，建立沟通协调和合作机制。大力支持药品流通行业协会等中介组织的发展，加强协会的组织建设，增强服务意识，提高为企业服务的能力。充分发挥协会在行业统计、行业培训、行业自律、国际交流合作、维护企业合法权益等方面的作用。

（五）建立规划纲要的实施机制

各地商务主管部门应根据本规划纲要制订2011-2015年本地药品流通行业发展的具体规划。建立年度跟踪监督、中期评估和终期检查制度，加强对规划实施的监督检查，确保年度工作计划与规划协调一致。各项扶持政策的实施应符合规划确定的发展目标和重点领域。

14 中华中医药学会补肾活血法分会成立

2011年5月28日，中华中医药学会补肾活血法分会成立大会暨首届学术论坛在津举行。天津市公安医院肾内科主任张勉之教授任主任委员。200余中医肾病专家、学者就“补肾活血法”的临床与基础研究成果进行交流。

“补肾活血法”由中医肾病学家张大宁于上世纪80年代初首先提出，目前已在100余种疾病中应用，总有效率超过80%，受到医患赞誉。近年来，以张勉之为首的一批专家用现代科学方法深入研究，证实了临床疗效的可靠性。

15 国家中医药管理局出台《关于支持西藏自治区藏医药事业发展的意见》提出：实施发展藏医药九项重点任务

《国家中医药管理局关于支持西藏自治区藏医药事业发展的意见》2011年正式出台，提出建立健全西藏藏医药服务体系、开展藏药资源保护与利用和藏医药知识产权保护研究、加强藏医药法规和标准化建设等九项发展藏医药重点任务。

《意见》提出的九项重点任务包括建立健全西藏藏医药服务体系、提升藏医药服务能力和水平、加强藏医药人才队伍建设、推动藏医药科技继承与创新、开展藏药资源保护与利用和藏医药知识产权保护研究、加强藏医药法规和标准化建设、加强藏医药文化建设、扩大藏医药对外交流与合作以及制定藏医药事业发展“十二五”规划。

据西藏自治区藏医药管理局负责人巴桑介绍， 这九项内容是西藏“十二五”期间藏医药事业发展的重点任务，它的实施将对保护、传承和发展民族传统医药起到巨大作用。

藏医药是我国目前最为完整、最有影响的民族医药之一，是藏族人民在艰苦的自然环境中，通过长期丰富的生产和生活实践，博采中医学、古印度医学和古阿拉伯医学之长，逐步积累、完善而形成的独具特色、具有完整理论体系和丰富临床实践经验的传统医学体系。在雪域高原上传承了2000多年的藏医药，至今仍在西藏广大农牧区备受人们的青睐。

作为西藏特色支柱产业之一的藏医药，藏药生产已从手工作坊发展到工业化生产，藏医药产业体系基本形成。目前，全区藏药生产企业发展到18家，均通过国家GMP认证，能够生产360多个藏药品种，其中获得国药准字号的有298个品种。（德吉　边巴次仁）

16 国家食品药品监督管理局食品监管司局调整职责

国家食品药品监督管理局2011年7月对食品监管有关司局名称、主要职责及内设机构等进行调整，以进一步明确职责，理清职能，强化监管。

原食品许可司更名为保健食品化妆品监管司，内设综合处、许可一处、许可二处、生产经营监督处。其主要职责为：承担保健食品许可和化妆品卫生许可管理工作；承担保健食品审批工作；拟订保健食品许可技术规范并监督实施；拟订保健食品生产经营管理规范并监督实施；拟订化妆品卫生许可规范；拟订化妆品卫生标准和技术规范；承担化妆品新原料使用、国产特殊用途化妆品生产和化妆品首次进口等的审批工作；依法承担有关化妆品安全性评审工作；承担化妆品卫生监督管理工作等。

另外，食品安全监管司设综合处、食品监督处、监测评价处、食品稽查处，其主要职责也作了调整。稽查局不再承担有关拟订餐饮服务食品安全监督管理稽查制度并组织实施的职责。

17 《国家“十二五”科学和技术发展规划》发布，中医药发展受重视

《国家“十二五”科学和技术发展规划》2011年7月正式发布。中医药成为未来5年国家科技发展的重要内容。

《规划》明确指出，要加强中医药和民族医药传承、治未病、优势诊疗技术等研究，促进中医药优势特色的发挥和推进中西医融合发展；完善新药创制和中药现代化技术平台；继续实施“中医药国际科技合作计划”。

“十二五”期间，国家将重点突破中药材规范化种植、中药配方颗粒治疗标准、中药药效物质研究及中药质量评价等关键技术；建立有区域特色的中药研发共性技术平台；重点支持100余个常用中药材品种开展中药规范化种植研究和10余个中药材大品种的深度开发，开展8～10个新药品种的研发、30个传统中药大品种的二次开发，促进3～5个中药品种进入国际市场。

18 国家中医药管理局成立中医药伦理专家委员会

为规范医学科技行为，保护受试者和研究者的合法权益，日前，根据《中医药临床研究伦理审查管理规范》要求，国家中医药管理局决定成立国家中医药管理局中医药伦理专家委员会。

中医药伦理专家委员会由南京中医药大学附属医院熊宁宁担任主任委员，钱英、张金钟、贺兴东担任副主任委员，他们将与其他来自临床和科研一线的14名成员一起，针对中医药科研领域

重大伦理问题进行研究讨论并提出政策咨询意见，起草中医药科研伦理相关规范和指导文件，对重大科研项目和科技成果进行伦理审查，对开展中医药临床研究伦理审查的伦理委员会工作进行指导、监督，开展科研伦理培训和学术交流。

委员会的办事机构设在国家中医药管理局科技司，由汪秀琴担任专家组秘书。

19 两岸携手话杏林
——首届海峡两岸中医药、亚健康暨抗衰老医学论坛成功召开

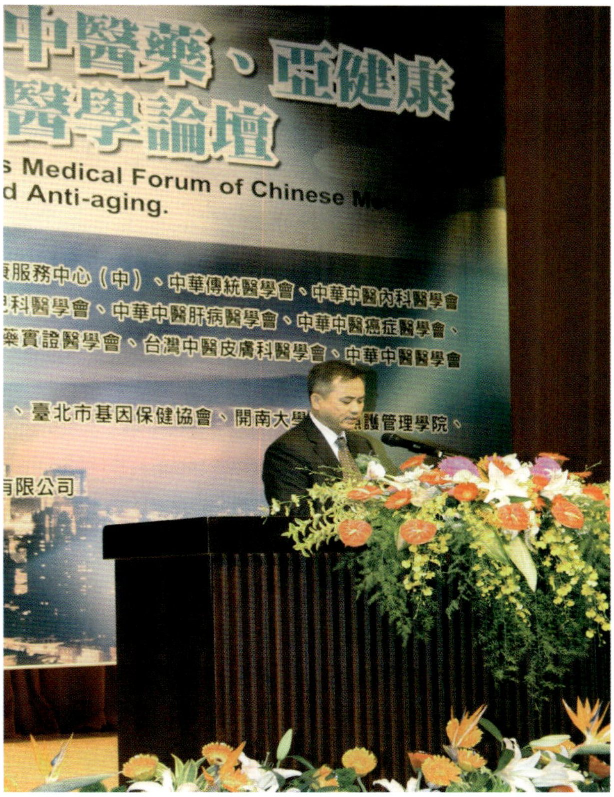

2011年8月6日，由中和亚健康服务中心和中华中医药学会、中华中医抗衰老医学会共同举办、由广州四季康美集团承办的“首届海峡两岸中医药、亚健康暨抗衰老医学论坛”在台北市成功召开。本次论坛的主题是：学科与标准、科研与技术、服务与产业，有来自海峡两岸的医学、亚健康学及相关从业人员三百余人参加了此次盛会。

中华中医药学会亚健康分会主任委员、中和亚健康服务中心主任孙涛教授；湖南中医药大学副校长何清湖教授；南京中医药大学原校长、世界中医药学会联合会亚健康专业委员会会长项平教授；中和亚健康服务中心副主任朱嵘研究员；中华中医药学会推广部主任郭宇博；中华中医药学会亚健康分会副秘书长樊新荣博士；世界中医药学会联合会亚健康专业委员会秘书长魏育林教授以及来自世界中医药学会联合会亚健康专业委员会、中华中医药学会亚健康分会、中和亚健康服务中心、中国中医科学院等单位的多位专家学者，在会上做了精彩的学术报告，并与台湾当地的与会专家进行了深入的沟通探讨。

同时，台湾中华中医抗衰老医学会理事长王剀锵；中华海峡两岸医疗暨健康产业发展协会理事长廖国栋；中华中医癌症医学会理事长郑岁宗；中华中医肝病医学会理事长黄碧松；中华中医药实证医学会理事长、台湾海峡两岸医事交流协会指导顾问顾明津；中华中医儿科医学会理事长、中华中医药实证医学会常务理事林姿里；中

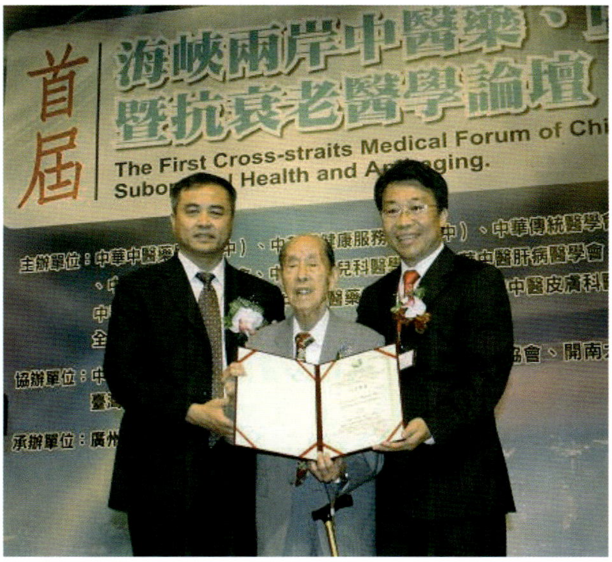

华传统医学会理事长彭文俊；台湾中医临床医学会理事长曹永昌等出席会议，来自当地的中华中医抗衰老医学会、中华传统医学会和台湾大学医学院等的专家和学者对台湾的中医药学与亚健康现状做了深度剖析。

中医药是中华民族传统文化中最优秀的组成部分，是中华民族的瑰宝，正日益受到瞩目。加强两岸中医药交流合作，促进两岸中医药的繁荣发展是海峡两岸共同的心愿。据悉，为了在中医药与亚健康发展方面进行积极有效的探索，发掘在防病、治未病、养生保健方面各自独特的优势和巨大的潜力，今后活动主办方会继续举办此类会议，为促进海峡两岸在中医药与亚健康方面的沟通与合作作出贡献。

20 第二届中国卫生论坛举办

2011年8月18日，由卫生部、国家中医药管理局、国家食品药品监督管理局共同主办的第二届中国卫生论坛在京举办。论坛以“可持续的健康发展”为主题研讨卫生改革与发展。全国人大常委会副委员长韩启德，卫生部部长、论坛主席陈竺，国家发展和改革委员会副主任孙志刚等出席。论坛由卫生部副部长、国家中医药管理局局长王国强主持。

陈竺在《“十二五”期间中国的卫生改革与发展》演讲中指出，“十二五”是中国卫生改革发展的关键时期，卫生部确立了以下医改重点工作任务：健全医疗保障体系；以县级医院改革为突破口，深化公立医院改革；建立健全药品供应保障体系；加强公共卫生和医疗服务体系建设；促进基本公共卫生服务逐步均等化；积极发展中医药作用；加快健康产业发展。

王国强在《中医药在卫生改革与发展中的作用》演讲中指出，中医药是中国卫生改革和发展的特色和优势，是建设中国特色医药卫生制度的必然选择，在中国卫生改革与发展中发挥着不可替代的作用。目前，中医药担负着相当数量人群的医疗服务保健任务。中医药不仅对许多常见病、多发病有显著的疗效，而且在重大疑难疾病和新发传染病等的防治方面也发挥着重要作用。中国政府高度重视中医药在卫生改革与发展中的作用。

王国强强调，中医药事业站在新的历史起点上，要牢牢把握推动和实现中医药事业科学发展这个主题，抓住机遇，发奋图强，推进中医药医疗、保健、科研、教育、产业、文化“六位一体”全面发展，在中国的卫生改革中发挥更大的作用。

21 中医药标准化战略研讨会召开

2011年8月24日，由国家中医药管理局和国家标准化管理委员会共同主办的中医药标准化战略研讨会在河北省北戴河召开。卫生部副部长、国家中医药管理局局长王国强在会上指出，要充分认识中医药标准化工作的重要性、必要性和紧迫性，用标准推动中医药科学发展，把握好六项基本原则，推进中医药标准化工作。国家标准化管理委员会副主任石保权、国家中医药管理局副局长于文明、中国工程院院士王永炎等出席。

王国强指出，要充分认识中医药标准化工作的重要性、必要性和紧迫性。随着人民群众对中医药需求不断增长和中医药学术水平不断提升，以科技为支撑，把实践中具有确切疗效的临床经验，以及对于中医药学术发展的共识，通过标准的形式固定下来，能够推动中医药事业科学有序发展。同时，在已形成倒逼态势的国际大背景下，作为中医药的发源地，要抓住中医药国际需求不断扩大的历史机遇，趁势而上。

对于如何看待中医个性化治疗和标准化的关系，王国强表示，中医辨证论治的个性化治疗与标准化并不矛盾，标准是对多个个体的总结形成的普遍规律。要处理好二者的关系，不能因个性化而不做规范化，也不能因为标准化而丧失中医个性化治疗的特点，必须把握好度。

王国强强调，要把服从服务于人民群众的健康需求作为中医药标准化工作的根本出发点和落脚点。中医药标准化一定要遵循整体思维、系统运行、三观互动，尤其是围绕服务百姓做好顶层设计。此外，中医药标准化还要服从服务于卫生和中医药事业发展，服从服务于科技原创和创新，服从服务于国家教育战略、文化战略、贸易战略和国际标准战略。

对于今后的中医药标准化工作，王国强提出六项基本原则：一是“先易后难，先简后繁”，要先从容易的、简单的标准建起，树立信心，探索标准化之路；二是“先内后外，以内促外”，要先把国内标准化工作做好，加大中医药国家标准和行业标准的推广应用，并将其转化为国际标准；三是“先文后标”，辨证论治不仅是看病，还体现了中华文化对于宇宙天体、自然环境、人的健康认识的哲学思想，推动中医药标准一定要跟中华文化结合起来，先文后标，或者文标并进；四是“先药后医，医药结合”，目前中药标准在国际的需求更大，影响更深远，从中药标准入手，逐步实现中医中药标准结合，同步推进；五是“先点后面”，不要急于求成，先选择好几个突破点，做深、做细、做透，探索国际化的路径，通过“点”的示范性达到共识，扩大至“面”；六是“先行业后国家”，先着力在行业内研究制定标准并实施，通过不断完善成熟，再形成国家标准推广应用。

会上，国家中医药管理局各司、国家标准化管理委员会，以及中华中医药学会等单位和部门负责人就中医药标准化工作的国内国际形势、战略研究、工作进展做了汇报。来自部分省（区、市）主管中医药工作的厅局长、中医药高等院校负责人与中医药标准化方面专家共100多人参加了讨论。

22 国家中医药管理局首次发布中医基本现状调查报告

经过两年时间的调查、汇总、分析，国家中医药管理局9月14日在京举行新闻发布会，公布了2009中医基本现状调查报告。报告显示，全国医疗机构中，能够提供中医医疗服务的占59.6%；每万人口有中医师3.06人；全国中医门急诊年总服务量9.07亿人次。这是新中国成立以来首次在全国范围内涉及各级各类医疗机构的全面调查。国家中医药管理局副局长于文明发布报告。

此次调查内容包括中医医疗服务资源状况、中医药服务提供情况、中医医疗机构运营情况、中医药特色优势发挥情况、医疗机构中医药从业人员基本情况、医疗机构中医药科研基本情况、中医药发展有关政策落实情况等方面。

从中医医疗服务资源看，全国73.96万家医疗机构中，44.07万家能够提供中医医疗服务，占59.6%。其中，中医类别医疗机构（含中医、中西医结合、民族医）37268家，包括3299家医院、1228家门诊部和32741家诊所，占提供中医医疗服务医疗机构的8.5%；乡镇卫生院和村卫生室占82.6%；综合医院、社区卫生服务中心和服务站及其他医疗机构占8.9%。

调查显示，全国中医药人员共51.74万人，其中中医类别执业医师40.86万人，占执业医师总数的20.8%。平均每万人口中医类别执业医师数为3.06人。各类医院中，中医床位总数52.06万张，占总床位数的16.8%。平均每万人口中医床位3.94张。

据统计，调查的各类医疗机构（不含村卫生室）2009年中医门急诊服务总量为6.71亿人次，占医疗机构门急诊总量的19.2%。而62.4%的中医门诊服务来自中医类别医疗机构。此外，村卫生室中医诊疗服务为2.36亿人次。当年中医出院总人次为1357万，占各类医院出院总数的16.1%，其中89%的中医住院服务来自中医类别医院。

报告显示，各类医疗机构中药饮片处方占总处方的9.5%，中成药处方占17.4%。其中中医类别医疗机构的中药类处方占机构处方总数均在50%以上，中医、民族医门诊部的中药类处方则达到80%以上。院内中药制剂品种数，中医院平均21.83种，中西医结合医院28.9种，民族医医院63.06种，综合医院35.92种，专科医院11.04种。针灸、推拿等中医疗法在基层医疗机构普及应用较广，81.7%的社区卫生服务中心和65.6%的乡镇卫生院都能使用。

从科研投入来看，2006-2009年中医类别医院的中医药科研到位经费累计达61.32亿元，综合医院及专科医院的中医药科研到位经费累计25.77亿元。而未来五年，各医疗机构对中医药人员的意向需求达51.76万人。

对于中医药行政管理和政策落实情况，调查显示，全国地市卫生局17.8%加挂了中医药管理局名称，69.9%设有中医处（科）；然而78.4%的县级卫生局没有中医科（股）。在制定中医药倾斜政策方面，26.7%和24.5%的地市提高了城镇职工医保的中医诊疗项目和中成药报销比例，44.6%和42.4%的县（市、区）提高了新农合中医诊疗项目和中成药报销比例，29.1%和23.3%的地市提高了城镇居民医保的中医诊疗项目和中成药报销比例。

于文明表示，通过此次调查，显示出中医药发展存在的一些困难和问题。一是中医药事业的发展水平在地区间和省际间不均衡；二是城乡基层中医医疗服务网络还不够健全；三是中医类别医院的基本条件与中医特色服务能力参差不齐；四是各地扶持中医药措施差别大，补偿机制尚未建立和完善，特色优势难以发挥；五是中医医疗资源配置、服务提供与行政管理体系不匹配。

23 中医医疗技术将分三级管理

国家中医药管理局2011年9月20日公布《中医医疗技术临床应用管理办法》（征求意见稿），广泛征求意见。根据该《办法》，国家将建立中医医疗技术临床应用和管理制度，对中医医疗技术实行分级管理。

根据中医医疗技术的风险高低、操作难易程度，以及临床使用等情况，该《办法》对中医医疗技术分为三级。第一级是安全性、有效性确切，操作简单、技术难度低的普通技术。第二级是安全性、有效性确切，但操作较复杂，有一定技术难度，或涉及一定伦理问题，或风险较高的中医医疗技术。具有以下四种情形之一的即为第三级中医医疗技术：涉及重大伦理问题；高风险、操作过程复杂、技术难度大；安全性、有效性尚需经规范的临床试验研究进一步验证；国家中医药管理局规定的其他需要特殊管理的中医医疗技术。

国家中医药管理局和各省级中医药管理部门分别负责第三级中医医疗技术和本辖区内第二级中医医疗技术的准入管理。第一级中医医疗技术临床应用由医疗机构根据功能、任务、技术能力实施严格管理。

第二级和第三级中医医疗技术临床应用前要由第三方技术审核。医疗机构可自行组织对医务人员开展第一级中医医疗技术临床应用的能力技术审核。技术审核机构专家库成员应当由中医学、法学、伦理学、管理学等方面的人员组成。国家中医药管理局和省级中医药管理部门分别负责审定第三级和第二级中医医疗技术的临床应用。医疗机构在审定后30日内到核发其《医疗机构执业许可证》的中医药管理部门办理诊疗科目项下的中医医疗技术登记，经登记后医疗机构方可在临床应用相应的中医医疗技术。

24 保健食品新功能产品征求意见，命名禁用七类词

由国家食品药品监督管理局组织拟订的《保健食品新功能产品申报与审评规定（征求意见稿）》及修订的《保健食品命名规定（修订稿）》、《保健食品命名指南（征求意见稿）》

于2011年10月8日前在网上公开征求意见。

《保健食品新功能产品申报与审评规定（征求意见稿）》鼓励以传统养生保健理论为指导的新功能产品的研发和申报。保健食品新功能产品所使用的原料和辅料应当为国家规定的可以作为保健食品原料和辅料的物品。保健食品新功能不得作为已批准保健食品的增补功能。

新保健食品命名规定禁止使用七类词语，包括虚假、夸大或绝对化的词语；明示或暗示治疗作用的词语；人名、地名、外文字母（维生素除外）、汉语拼音、数字、符号等（注册商标除外）；消费者不易理解的词语及地方方言；庸俗或带有封建迷信色彩的词语；人体组织器官等词语（批准的功能名称除外）；其他误导消费者的词语（含注册商标）。

25 世界中医药学会联合会亚健康专业委员会换届选举会议暨第三届中医药与亚健康国际学术大会在京开幕

2011年11月4-6日，世界中医药学会联合会亚健康专业委员会换届选举会议在京举行，同时召开了第三届国际中医药与亚健康学术大会。国家中医药管理局吴刚副局长，世界中医药学会联合会徐春波副秘书长、中和亚健康服务中心孙涛主任、中和亚健康服务中心朱嵘副主任等领导出席了本次会议。

本次大会以主题报告、互动交流与成果展示形式相结合，邀请了世界多国的亚健康专家、各地亚健康学会和治未病中心的著名专家、产业代表近500多人参会。会议围绕中医药与亚健康在学科与标准、科研与技术、服务与产业等方面最新的热点、重点问题进行全面探讨，深入的交流。通过会议交流，促使更多亚健康领域技术成果的转化和应用，促进亚健康产业的不断推进和发展。

会议总结了第一届亚健康专业委员会的工作，选举产生了第二届亚健康专业委员会和新的领导层，新一届会长由孙涛教授担任，秘书长由魏育林研究员担任，上一届会长项平教授担任本届的名誉会长。第二届亚健康专业委员会将广泛联系国内外亚健康工作者，以开展学术交流、吸纳最新科技成果、制订相关专业技术标准、研究市场需求、组织亚健康产品开发研究和推动亚健康产业发展为主要任务，让中医药为人民健康作出更大的贡献。

26 中药资源普查试点成立领导小组

国家中医药管理局2011年11月成立中药资源普查试点工作领导小组，统一部署普查试点工作。同期还成立了该项工作的专家指导组，指导各地相关技术工作。

领导小组组长由卫生部副部长、国家中医药管理局局长王国强担任，副组长为国家中医药管理局副局长李大宁。领导小组将统一部署普查试点工作，决定有关重大事项；协调与各试点省（自治区、直辖市）的相关工作；检查、指导试点工作，审批重要报件。领导小组办公室设在国家中医药管理局科技司，承担中药资源普查试点组织实施的日常工作。

专家指导组组长由中国中医科学院黄璐琦研究员担任，指导组主要负责指导试点省（自治区、直辖市）中药资源普查试点的技术工作；对试点省（自治区、直辖市）中药资源普查试点工作实施方案进行论证并提出调整、完善建议；编写中药资源普查试点培训教材；参与制定普查试点工作管理规范等相关文件；为普查试点工作决策提供咨询和建议等。

27 联合国亚太亚健康干预技术联盟将落户国家中医药管理局亚健康干预技术实验室

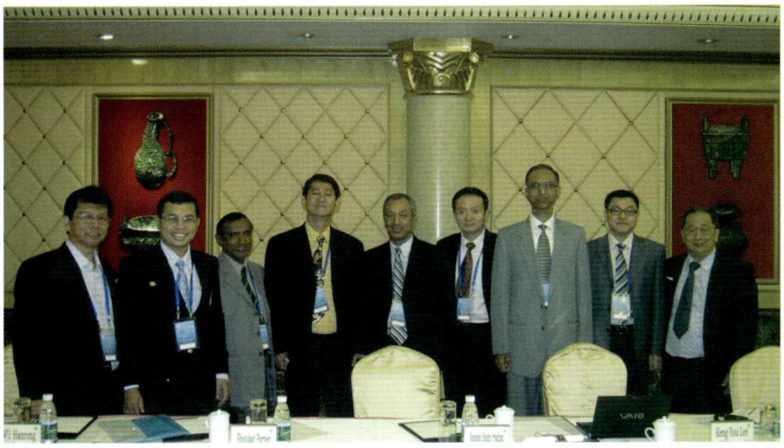

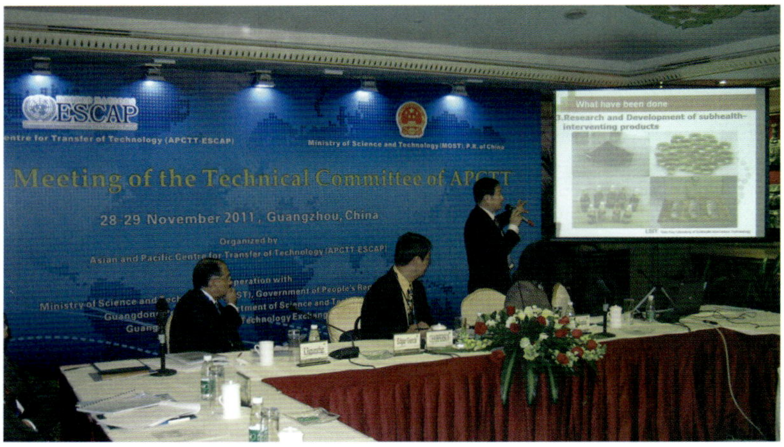

联合国亚太技术转移中心（Asia and Pacific Center for Technology Transfer, APCTT）第七届技术委员会闭门会议于2011年11月28日-12月1日在广州举行，国家中医药管理局亚健康干预技术实验室主任刘东波博士代表中国政府参加会议并作了“Proposal of Setting up Asia and Pacific Consortium of Subhealth Intervention Technology (APCSIT) under the Framework of APCTT” 的专题报告，得到了与会各成员国代表的热烈反应，一致同意建立“亚太亚健康干预技术联盟(APCSIT)”并正式列入APCTT2012年度工作计划，会议决定于2012年5月在亚健康干预实验室召开APCTT全体成员国会议并举行APCSIT启动仪式。

28 世界中医药学会联合会成立伦理审查专委会

2011年12月，世界中医药学会联合会伦理审查委员会成立大会暨第一届学术年会在南京召开，江苏省中医院熊宁宁任世界中联伦理审查委员会会长。

委员会主要工作是研究建立中医药伦理审查的规范和标准，确保中医药临床研究符合国际惯例、国情传统和中医药特点，确保中医药临床科研能为百姓提供真正有效的中医药治疗和技术。提高中医药临床和科研机构的伦理审查水平和能力。开展有关认证和认可，为中国中医药科学研究建立新的国际品牌。

29 中华中医药学会成立肺系病分会

2011年12月3日，中华中医药学会肺系病分会成立暨第十五次全国中医肺系病学术交流大会在京举行，国家中医药管理局副局长于文明出席会议。

肺系病分会第一届委员会名誉主任委员为晁恩祥，主任委员为张洪春。该分会前身为中华中医药学会内科分会肺系病学组，于1982年成立。成立肺系病分会旨在为探索中医药治肺系病特色优势搭建崭新平台，扩大中医药对热病、传染性疾病、呼吸系统疑难疾病诊疗经验的推广，促进中医药防治肺系病的国际合作。

30 中国中药协会理事会换届

在2011年12月18日在中国中药协会第三次会员代表大会上了解到，目前该协会会员总数已达630家，设立中药饮片、中药材种植养殖、中药材市场、石斛、中药新技术等五个专业委员会，凝聚了一大批优秀的中医药专家学者，为行业发展破解难题，成绩突出。国家中医药管理局副局长吴刚出席大会。会长房书亭作第二届理事会工作报告。

中国中药协会还进行了第三届理事会换届选举。第三届理事会会长由房书亭担任。聘请张洪魁为名誉会长，阎洪礼、李大鹏、吴以岭、王永炎、张伯礼、陈可冀、李连达、肖培根为协会高级顾问。

中药协会成立11年来，在弘扬中药文化、反映行业呼声、服务会员企业、倡导行业自律、推动中药产业又好又快发展方面做了大量工作，促进濒危野生动植物保护和中药产业协调发展，促进行业品牌建设，开展对外交流和合作，影响力和凝聚力日益提升，受到业界认可和好评。去年协会被民政部授予“全国先进社会组织”称号，并在民政部组织开展的全国性社会组织评估中获得4A等级。

31 “热成像技术图像采集规范研究——医用摄像环境标准化研究”通过结题验收

2011年12月23日，国家中医药管理局科技司在成都组织了由中和亚健康服务中心等单位完成的中医药科学技术专项“热成像技术图像采集规范研究——医用摄像环境标准化研究”（2007zx03-6）项目结题验收会。

验收专家组认为：该项目选取以采图环境作为突破口，遵循标准研究程序，采用人体舒适度与动物实验相结合方法，针对影响医用红外热成像采图环境因子包括环境温度、环境湿度、气流扰动、地板材料、背景颜色、墙体涂料、空间大小等开展研究，得出最佳标准参数方案，并在相关合作医院进行了临床应用研究，科学地提出了医用红外摄像环境标准，建议将该研究进一步转化为行业标准。

部分资料来源《国家中医药管理局》网站、《中国中医药报》

2012

国医年鉴

三　年度人物

年度人物

（按姓氏拼音排序）

陈昌平

背景资料

2010年7月15日，陈昌平医师正式向美国FDA申请专利:COMPOSITIONS AND METHODS FOR TREATING HEPATITIS VIRUS INFECTION，这个专利是利用特殊免疫蛋黄体的免疫调节因子，能够让乙肝跟丙肝携带者的病毒数下降，这在预防肝癌是一个大突破。

中国人约有15-20%为乙肝携带者，5%为丙肝携带者，乙肝携带者在50年后约15%很容易患肝癌，而丙肝携带者在30年后约30%很容易患肝癌。目前医学已证明高病毒的乙肝携带者容易患肝癌，这是台湾中研院院士陈建仁教授研究11年，追踪3,600人的成果。

在西药方面有抗病毒药来治疗乙肝，包括肝安能、肝适能、贝乐克、喜必福…等，他们最大的缺点就是不能停药，一停药后病毒立即反扑，所以得长期使用，容易产生抗药性与副作用。在丙肝方面，目前的治疗以干扰素为主，可是干扰素的副作用很大，许多病人无法完成疗程，它的有效率为50%，所以很多病人的治疗效果不佳，尤其年长者更无法接受干扰素的治疗。

目前许多的草本植物可改善肝功能（GOT、GPT），可是对病毒疗效不佳。陈昌平医师在华肝基因公司经10年研究，发明免疫调节因子配合草本复方，可有效地治疗乙肝与丙肝携带者，让他们的病毒数目在三个月内可大量降低，并且没有副作用。这将为中药方剂扩大应用和提升疗效提供一种新的借鉴。

人物简介

陈昌平，男，1950年生。台湾高雄人，教授、院长。现任华肝基因股份有限公司董事长，美国南加大医学院副教授，加福医学诊断中心院长。1974年台大医学院医学系毕业，获学士学位；1977年美国约翰和普金斯大学公共卫生专业毕业，获硕士学位；1981年美国约翰和普金斯大学放射卫生专业毕业，获硕士学位。

陈昌平教授虽然是西医出身，却对中医有着深刻的认识，曾任陆战队医院针灸科医师，并为预防医学住院医师，对预防医学有深入研究，1999年考取美国抗老专家执照。1983-2000年在南加大医学院研究单株抗体在癌症的早期诊断与治疗的应用，发表50多篇国际论文。曾任中美核子医学会理事长，率领专家到大陆与台湾参加国际会议，并同时参观重点医院，促进美中医学交流。2000年创立台美医学交流会，让台湾的卫生署与留美医生彼此了解健康医疗的状况，对台湾健保的创立与之后的实施有极大帮助，2004年任南台湾台湾医学会理事长，促进南加州医师的交谊。因美国肝病患者不多，故2000年回台湾成立华肝基因公司，进一步发展肝病的防治，成功地研发乙肝丙肝病毒疗法与肝癌放射免疫疗法，以及肝癌的早期诊断（hccr诊断）来诊断肝癌，比目前胎儿蛋白敏感4倍。同时利用hccr的抗体标记同位素来做放射免疫疗法，治疗不可开刀的肝癌。陈昌平教授近年来致力于预防医学学问的研究，同步关注草本复方的作用功效。他对癌症与老年病预防有实际的体验，提出一个全方位的健康管理，如下图：

全方位健康管理規劃

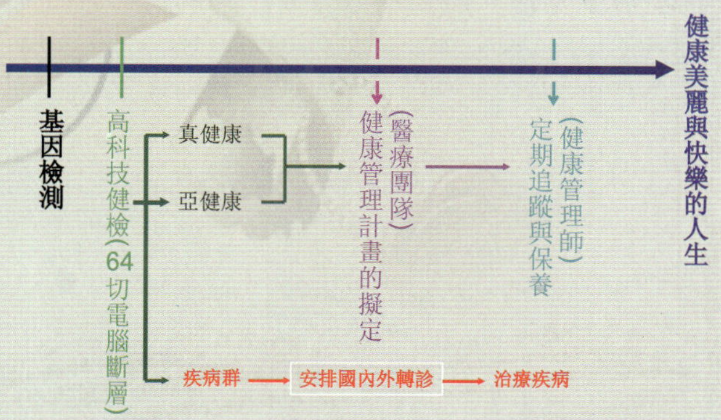

亚健康在人群的70-80%如何让他们能早期被发现，进行预防的措施来避免疾病的发生是非常重要的。陈医师的健康检查除了传统项目外，并加上基因检测，以高科技的健检(64切计算机断层和核磁共振)，这能诊断0.2公分的癌症与心血管疾病，达到早期诊断的目标。

主要学术成就：

1.发展IgY生技产品，以抗体代替抗生素，减少使用抗生素的机会，让人类的健康免于细菌病毒的感染。这包括对抗幽门杆菌的IgY抗体，可有效地把胃病的元凶-幽门杆菌带走，让病人的胃溃疡得到治愈，并减少胃癌的发生率。在肠子方面，对抗八种坏菌的IgY抗体可有效地把肠子的坏菌带走，让好菌出头天，改善肠道健康。在牙齿方面，对抗牙菌斑的IgY抗体可有效地把牙齿的坏菌带走，减少牙周病与掉牙。肠病毒是小孩重要的疾病，目前尚无疫苗，对抗肠病毒的IgY抗体，可有效地把肠病毒带走，同时改善免疫力，让小孩不容易得肠病毒。

2.提高人体免疫力。陈医师发现IgY抗体除了可把细菌病毒带走，并可刺激身体的免疫力，经过动物实验发现，他可增加自然杀手细胞的毒杀性，增加干扰素的浓度，这可让身体增加抵抗力，避免细菌病毒感染，对化疗与放疗的副作用大为改善，许多癌症病人使用之后，大大改善身体状况，完成整个治疗过程，得到健康。

3.抑制过敏新疗法。陈医师发现免疫调节因子除了可增加免疫力外，尚可改善过敏。过敏是现代人的大疾病，由于空气污染、化学与水质污染，让许多小孩得了过敏疾病，包括过敏性鼻窦炎、异位性皮肤炎、气喘与狼斑性红疮等。经过动物实验发现，免疫调节因子可抑制白介素-4号与5号，这可减少肥大细胞的破裂，减少组织胺的分泌与过敏反应。由于它没有抗组织胺药物的副作用，是过敏疾病的新疗法。

4.肝健康管理中心。亚洲人得肝病机率很高，以B、C型肝炎为主，加上喝酒熬夜的人口至少25%以上，所以肝病的预防是非常重要的课题。经过10年的努力，陈昌平医师已经完整设计一套肝的健康管理，针对肝病高危险群，从生活方式、饮食习惯、运动方法，做一个完整的规划，让他们得慢性肝炎的机会大大减少，也配合适当的营养，让受伤的肝细胞能够复原，这就可减少肝纤维化和肝硬化得病率，也同时降低肝癌发生。预防胜于治疗是21世纪医学主流，培养健康管理师来做干预预防医学的工作有非常重要的意义，尤其是肝没有神经，所以早期症状几乎没有，肝健康管理中心将能够为亚洲人肝病带来一个重要的守门者。

5.将草本复方与生物抗体联合应用，提升草本药物疗效，获得更好的综合效果，避免常规西药的副作用。为中药复方应用提供一种新途径，为中药复方疗效研究提供一种新思路。

年度聚焦

免疫调节因子配合草本配方可抑制乙肝与丙肝病毒

陈昌平 医师，MD. MPH
美国南加州大学临床副教授
台湾华肝基因股份有限公司董事长

背景

肝炎、肝硬化与肝癌是全球重要的疾病。全球乙型和丙型肝炎的患者总数为3.5亿和1.7亿人，每年约有60万人死于肝癌。美国癌症学会发布2007年全世界新增癌症病例1,200多万件，760万人死于癌症，其中肝癌年增66万7千人，死亡59万8千人；每年新增肝癌病患中55%在中国，肝癌高居中国癌症死亡率第二位。肝癌与慢性病毒性肝炎（乙型及丙型肝炎病毒）有密切的关联，在台湾以乙型肝炎病毒（约80%左右）为甚。台湾有350万名乙型肝炎带原者（18%），丙型肝炎的感染率也有4.4%。

乙肝丙肝携带者会导致慢性肝炎、肝硬化与肝癌，通常，乙肝携带者在30年后容易变成慢性肝炎，40年后变成肝硬化，50年后容易得肝癌。慢性丙型肝炎患者经过20到30年后，约20%～30%会进展到肝硬化，之后每年有2%～5%之肝硬化患者会产生肝癌（图1）。降低乙、丙肝炎带原者病毒数，可减少肝癌得病率。

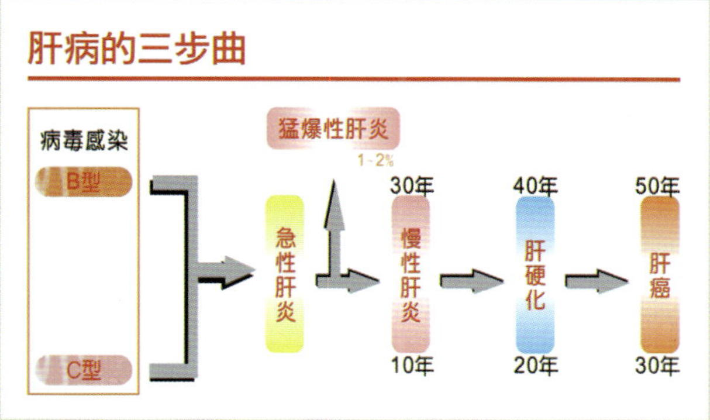

图1. 乙肝与丙肝携带者的疾病发展过程

目前正统医学给予抗病毒药，易产生抗药性与副作用。华肝基因研发一个新疗法：免疫调节因子加上特殊草本植物（干益壮，Liver Strong），可有效降低病毒数目，对乙、丙型肝炎携带者是一大福音。本文介绍动物实验与临床研究的结果。

高乙肝病毒是肝癌风险的重要指标

台湾中央研究院院士陈建仁说："肝癌发生率随乙肝病毒DNA水平增高而增加。"

这项被称为R.E.V.E.A.L.-HBV的研究项目是目前为止规模最大、历时最长的关于乙肝自然病史的研究之一。1991至1992年间，共3,653名被独立诊断为慢性乙肝感染的病人纳入研究，这些病人来自台湾七个镇区，跟踪随访至2004年中，平均随访时间11.4年。

他发现当乙肝病毒大于10,000 copies/ml，得肝癌的风险开始显著增加。病毒数大于等于100,000 copies/ml，肝癌相对危险高出后者5倍以上。对于最后一次病毒降至10,000 copies/ml的病人，风险减少到2倍以下。

目前正统医学的疗法有缺点

目前正统医学的疗法，对乙肝带原者给与抗病毒药如干安能、干安适、贝乐克、喜必福等，但他们会容易产生抗药性，并且停药后，病毒数会再升高，有些会产生猛爆性肝炎，所以病人得使用这药物一辈子，这时会产生一些副作用。

丙肝带原者，是给干扰素与抗病毒药Ribervarin，这治疗有50%的效果，许多病人无法忍受干扰毒治疗的副作用，如身体虚弱、呕吐、掉发、红血球、白血球与血小板下降，而无法完成疗程。并且费用很高，以及第1b型治疗效果差。

寻求辅助另类疗法的必要性

许多草木植物的组合或保健食品，在动物实验都有降GOT、GPT的效果，但当他们应用到人体时，则对病毒的下降没有显著结果。华肝基因的一个新组合：免疫调节因子与特殊草本萃取组合，可有效降低病毒数，并且没有任何副作用。这对乙、丙型肝炎带原者是一大福音。

免疫调节因子的动物实验结果

这产品经过台湾食品工业研究所的功能性实验，发现它可显著地促进自然杀手细胞的毒杀活性，并且它可明显地增加ova特异性Th细胞激素干扰素IFN-r的分泌（图2），借着上述的两个效果，可有效地控制病毒。

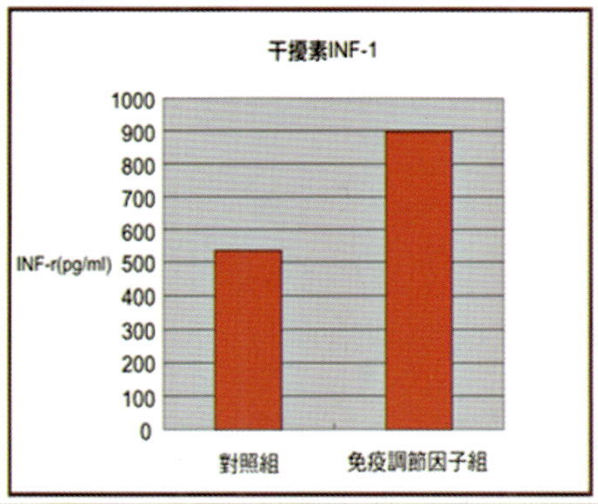

图2. 免疫调节因子组较对照组增加66%的干扰素 IFN-r

人体试验的结果

11位乙肝携带者与6位丙肝携带者使用以上配方，使用前检测他们的病毒数，三到六个月后再追踪。成功的案例在乙肝是82%（9/11）；在丙肝是83%（5/6）。成功的案例结果如表1与图3。成功案例结果发现，乙肝携带者在三个月至少可降50%病毒数，丙肝在三个月至少可降90%病毒数。

	使用前	三個月	六個月
病例 1	101,000	41,444	
病例 2	1,802,000		20,800
病例 3	2,400		<50
病例 4	770,600		27,700
病例 5	19,960	1,528	
病例 6	432,679,000	4,148,000	
病例 7	225	<100	
病例 8	19,270,000	11,170,000	<50
病例 9	50,000	500	

表1. B肝带原者病毒的快速下降

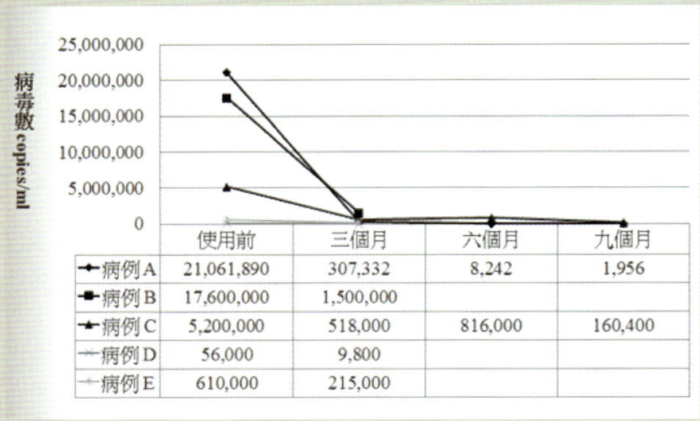

图3. C肝带原者病毒的快速下降

结论

人体对抗外来侵入病毒的机制有两个方式，一为经由吞噬作用(phagocytosis)将外来病毒吞入细胞内再将其摧毁的过程，这种作用的机制是经由白血球细胞中的巨型吞噬细胞(NK与T细胞)完成；二为干扰素(IFN-r)，它可增加NK与T细胞，同时可抑制病毒在细胞内的繁殖。免疫调节因子配合草本复方在动物实验，可增加天然杀手细胞与干扰素(IFN-r)，所以能对乙肝与丙肝病毒达到抑制的作用。

进一步的人体试验也证明它可达80%以上的效果，所以干益壮可激发乙肝、丙肝携带者的免疫力，成功抑制血液与肝细胞内的病毒数。它没有抗病毒药物的副作用，是个值得进一步研究的产品。

参考文献

1. Perz1, JF; Armstrong, GL; Farrington LA , et al: The contributions of hepatitis B virus and hepatitis C virus infections to cirrhosis and primary liver cancer worldwide. Hepatology 45: 529-538. 2006

2. Kao, JH, Chen, PJ, Lai, MY, Chen DS : Hepatitis B genotypes correlate with clinical outcomes in patients with chronic hepatitis B. Gastroenterology: 118,554-559, 2000.

3. Chen CJ, Yang HI, Su Jc, et al : Risk of Hepatocellular Carcinoma Across a Biological Gradient of Serum Hepatitis B Virus DNA Level, JAMA. 2006;295(1):65-73.

4. Ding X, Mizokami M, Yao GB et al : Hepatitis B Virus Genotype Distribution among Chronic Hepatitis B Virus Carriers in Shanghai, China. Intervirology, 44, 1, 44:43-47. 2001.

5. 财团法人食品工业发展研究所 工作报告第97-3867号：华肝基因股份有限公司「好益壮」之免疫调节功能评估试验。2008年7月。

消化性溃疡的新疗法——幽门杆菌抗体

陈昌平[1]MD，MPH　锺宜书[2]MS

1.美国南加州大学副教授、华肝基因股份有限公司 董事长 2.华肝基因股份有限公司 研发室主任

消化性溃疡是指胃、十二指肠的黏膜组织损伤。它是反反复复发作的疾病；一旦成了消化性溃疡的患者，除非经特殊治疗(如根除幽门杆菌)，可能永远是个患者。溃疡的致病原因很多，胃酸过高被认为是溃疡的直接肇因，1910年Schwarz更宣称：“No acid, No ulcer”。

1982年，2名澳大利亚科学家(Robin Warren, MD.和Barry Marshall, MD.)改变这旧的观念，马歇尔医师亲身人体试验，吞下十亿个幽门杆菌后，随即发生急性胃炎，证明了一种新发现的细菌——幽门杆菌才是胃炎和消化性溃疡的致病原因[1]，因此，消化性溃疡是一种可治愈、不再反复发作的疾病。1989年，幽门杆菌被宣称为消化性溃疡最重要的肇因 “No H. pylori, No ulcer”。2005年，两人得到诺贝尔生理医学奖。

幽门杆菌

幽门杆菌(H. Pylori)，是一种革兰氏阴性的杆菌(Fig. 1)，带有4-6根鞭毛，具活动性的螺旋菌体，能够在pH2.0以下存活至少30分钟。人体的胃酸具有强烈的杀菌功效，使病菌无法在胃中生存，但幽门杆菌却可分泌大量的尿素脢，并将其转化为碱性的氨以中和胃酸，形成一层坚固的防护膜，以防胃酸的侵蚀。它的鞭毛帮助它在胃中螺旋前进，与胃粘膜进行不良接触，它还会分泌不同的消化酵素破坏胃粘膜细胞，造成发炎现象。根据医学报告，东南亚地区每10人中有6人有幽门杆菌，有10%～15%感染者会生病。无性别差异。随着年龄增加感染。94%十二指肠溃疡的人有此菌。84%胃溃疡的人有此菌。90%慢性胃炎的人有此菌。医界证实此菌会造成胃炎、慢性胃肠炎、胃溃疡、十二指肠溃疡、非溃疡性消化不良及部分胃癌[2]。世界卫生组织(WHO)已将幽门杆菌列为胃癌的重要成因，胃癌是国人第五名癌症，因此，治疗HP是预防胃癌的重要的工作 。

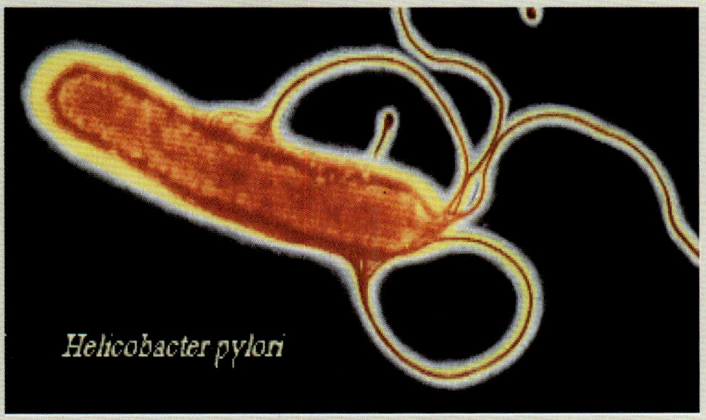

Fig. 1.幽门螺旋杆菌

幽门杆菌的药物治疗：

治疗必须混合三或四种不同的抗生素及药物才有效(Table 2)，药物的特殊气味可能难吞下，导致疗程的中断，细菌的抗药性也因此产生。抗生素可治疗85%的感染，但也有约10%～15%因为抗药性的关系治疗失败[3]。此外病人也会有一些副作用：恶心、头昏、胃痛、下痢，抗生素会杀死肠内的益生菌，以及伤害肝或肾。所以发展新新方法来改善治疗幽门螺旋杆菌的效果。

Table 2. 三合一抗生素疗法

1. CBS-based

Amoxicillin 500mg + Metronidazole 250 mg +CBS 120mg 每天四次，投与2周，而后继续单独投与CBS 120mg q.i.d /ac&hs 4周。

2. H2-blocker-based

Amoxicillin 500mg q.i.d + Metronidazole 250mg q.i.d + H2-blocker（溃疡治疗量）二周，继续给予H2-blorker 4周。

3. PPI-based

Amoxicillin 1 gm b.i.d + clarithromycin 500mg b.i.d + Omeprazloe 20mg b.i.d 一周，继续给予Omeprazloe 20mg b.i.d 一周至二周。

创新消化性溃疡疗法——幽门杆菌抗体

一个新的治疗方式 是利用对抗幽门杆菌的抗体，病人口服后， 幽门杆菌抗体可与该菌的尿素酶基因结合，让他们无法沉到位胃黏液与表层的黏膜中，如此他们会被胃酸杀死而达到抑制与治疗的效果。使用抗体可成功地达到抑制胃幽门杆菌的成长，减少胃溃疡与胃癌的发生(Fig. 2)。

幽门杆菌抗体是以基因工程技术，将幽门杆菌的基因抗原(Urea A, Urea B)与弗氏完全佐剂混合后，以肌肉注射之方式投予母鸡。在三次注射后一个月，收集母鸡产下的蛋，取出蛋黄部份，萃取出对抗该菌的抗体，服用这些抗体将可达到抗幽门杆菌的效果。

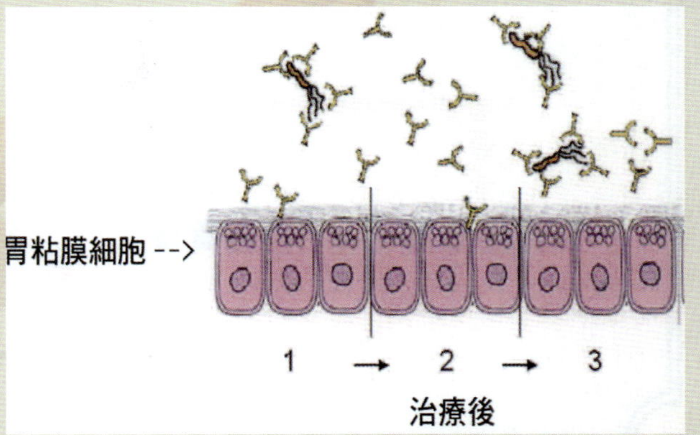

Fig. 2. 幽门杆菌抗体可与幽门杆菌的尿素酶基因结合，可成功地抑制胃幽门螺旋杆菌的成长，减少胃溃疡与胃癌的发生

Table 1. 幽门杆菌抗体VS三合一抗生素疗法

	优点	缺点
三合一抗生素疗法	1.治疗胃溃疡 2.根除85%幽门杆菌	1. 恶心、头昏、胃痛、下痢的副作用 2.吃吃停停有抗药性 3.杀死肠内的益生菌 4.伤害肝或肾
幽门杆菌抗体	1.利用特异性抗体结合幽门杆菌 2.无副作用、无抗药性 3.免疫调节因子	使用12周

幽门杆菌抗体的免疫调节功能

以管喂ova致敏BALB/c小鼠的方式，藉由小鼠体重、抗体、细胞激素、吞噬细胞活性、自然杀手活性等测试与分析，评估抗体的免疫调节功能。结果如下：

1. 干扰素(IFN-r)——细胞激素

IFN-r是由Th-1细胞与天然杀手细胞所分泌，它可增加NK与T细胞，巨噬细胞的杀伤活性，与活化颗粒性白血球，所以可增加免疫抵抗力，对抗外界的病原菌、病毒等侵入，具抗病毒与抗肿瘤作用。幽门杆菌抗体明显增加在小老鼠脾脏细胞ova特异性IFN-r的分泌（535±190 VS 892±297，P<0.05），这代表可增加免疫抵抗力。

2. 白介素IL-4与白介素IL-5——细胞激素

IL-4与白介素IL-5由Th-2淋巴球所分泌，会促进B细胞增殖与分化。IL-4分泌IgE，促进肥大细胞（分布在呼吸道和肠粘膜上）增殖与破裂，产生组织胺造成过敏反应。IL-5会增加嗜伊红白血球的数目，加重过敏反应。幽门杆菌抗体可明显抑制在小老鼠脾脏细胞ova特异性IL-4（19±6 VS 9±3，P<0.05）与IL-5（169±86 VS 27±11，P<0.05）的分泌，这代表可抑制过敏反应。

临床研究

我们的临床研究对表浅性胃炎病人的治疗效果显示，C-13呼气检查治疗前30.2±14.8unit，2星期后的为31.1± 18.1，4星期后为26.1±15.7。以治疗前和4星期后的C-13呼气检查做Paired t test结果是p值为0.2。33%病人有明显的改进（>50%降低率），33%病人有中度改善。因此，幽门杆菌抗体对降低胃中的幽门螺旋杆菌有相当的效果。

抗体配合草本复方可增加疗效

许多草本配方早就用于治疗消化性溃疡，他们能够修复胃黏膜，让病情大为改善。目前我们把抗体配合人蔘、茯苓、甘草、葫芦巴与牛蒡萃取物让病人服用，得到很好的效果。因为抗体可抓住幽门杆菌，而草本配方可修复胃黏膜，同时改善胃腔的环境，让胃病不再复发。

结论

幽门杆菌是胃病及部分胃癌的元凶。抗生素可治疗85%幽门杆菌的感染，但有约10%～15%因抗药性的关系治疗失败。幽门杆菌抗体可提供另一种新的方式治疗幽门螺旋杆菌的感染，它可配合抗生素治疗法或单独使用。它不仅可减少胃溃疡，更是预防胃癌的最佳方法。此外，因它具有可帮助病人提高增加免疫抵抗力，与抑制过敏反应，所以对免疫低或过敏反应的病人有所帮助。

参考文献

1、Marshall BJ, Warren JR:Unidentified curved bacilli in the stomach of patients with gastritis and peptic ulceration Lancet.1984;1: 1311-1315.

2、Peek RM, Crabtree JE:Helicobacter infection and gastric neoplasia. J. Pathol 2006;208:233-248.

3、Mirbagheri SA, Hasibi M, Abouzari M, et al:Triple, standard quadruple and ampicillin-sulbactam-based quadruple therapies for H. pylori eradication: a comparative three-armed randomized clinical trial". World J. Gastroenterol. 2006;12:4888-4891.

陈坚鹰

背景资料

麻州中医协会讲座 陈坚鹰传授无针针灸

来源：侨报周末特约记者李强 波士顿图文报导

2011年6月26日，麻州中医协会（Massachusetts Society of Chinese Medicine）和麦克林

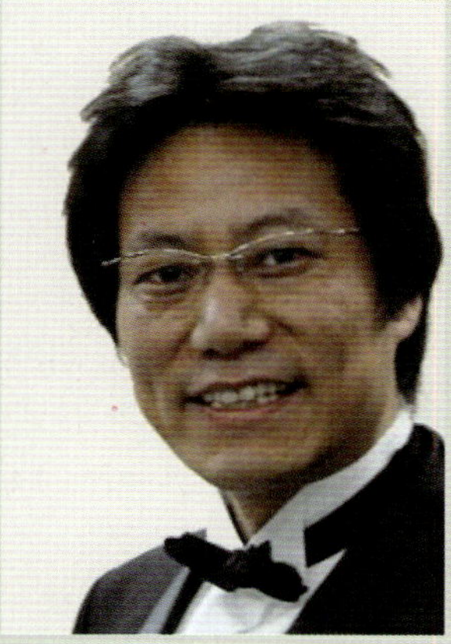

医院替代医药中心（Alternative Medicine Center，McLean Hospital）哈佛大学医学院麦克林医院联合举办讲座。全日本中医药学会会长陈坚鹰医生向来自新英格兰地区的30多位中医师介绍了中药指针指法。

本次讲座由麻州中医协会会长张群豪主持。张会长介绍说，日本中医有几百年的历史，针灸医师有30万人，是美国的10倍。从日本东京专程来波士顿参加本次讲座的陈坚鹰和全日本中医药学会理事杉山正己先生，计划在波士顿停留4天。杉山正己除了做中医师外，还是一名专业摄影师。

陈坚鹰感谢张群豪会长的邀请。他还特别高兴地提到，在联系过程中，发现麻州中医协会秘书长李志平原来是自己在上海中医药大学针灸推拿系的同班同学。

讲座开始，陈坚鹰首先指出，指针是不用金属针，而用手指刺激穴位做的疗法。他说：“和传统的金属针刺疗法相比，指针创新疗法操作更安全，不穿透皮肤，没有经皮肤感染的危险，无痛。患者对术者的手法操作无恐惧感，能顺利完成疗程，收到预期的治疗效果。”

陈坚鹰通过图片和録像详细地介绍了单向刺、双向刺、切刺和连刺这4个基础指法，以及反单向刺、反双向刺、空拳刺、环刺等新指法。接下来，陈坚鹰还现场演示了指针指法，给有肩痛、腰痛和膝盖痛的与会者做现场治疗。

最后，陈坚鹰总结说：“中医指针创新疗法作为一门新的学科，已经在黑龙江中医药大学日本分校成立了中医指针学科及其他课程，正在培养一批专门人才。中医指针创新疗法的普及和发展将为人类的医疗保健事业作出更大贡献。”

下图为中医师们聚精会神地观摩陈坚鹰讲解指针指法。

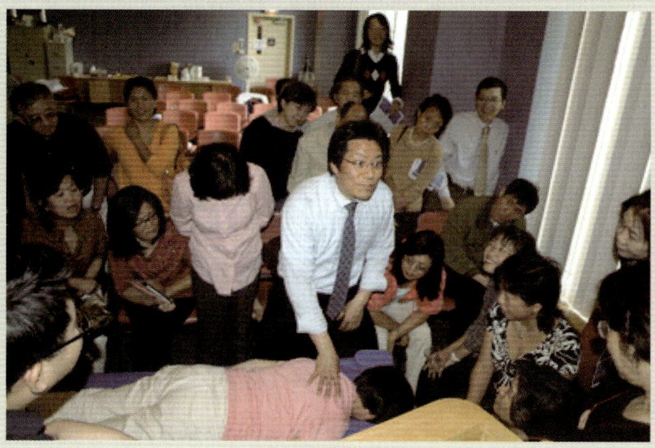

人物简介

陈坚鹰，男，1960年出生于中国上海。原籍江苏省丹阳市，教授。1984年从上海中医药大学毕业。此后数年间从事临床工作，执业医师。1990年5月，只身赴东瀛。现任黑龙江中医药大学日本校校长，黑龙江中医药大学客座教授，兼全日本中医药学会会长；世界中医指针学会会长；世界中医药学会联合会监事会执行委员；世界中医学会联合会美容专业委员会副委员长。

1996年4月在日本创建黑龙江中医药大学日本校，获得日本法务省合法审批。经17年的努力奋斗和辛勤耕耘，学校已发展成为具有较高教学、科研、医疗水平的中医药学校。并在日本国内有很高的影响。建校17年以来，受到中国驻日本大使馆教育处的高度重视，同时也得到了中国和日本各界人士的大力支持和关怀。在2001年，由国家中医药重点大学之一的黑龙江中医药大学鼎力相携，开办了本科生、硕士生、博士生课程。现已有2500多名毕业生。这些毕业生获得了各种不同类型的中医药治疗许可证，就职率达到了100%。他们正活跃在日本的医学领域中，从事着中医针灸、指针、推拿、气功、反射治疗以及中医药膳、美容医学、康复医学等工作。黑龙江中医药大学日本校以弘扬中华民族的文化，推广普及中医药事业为己任，是祖国传统医学在海外的传播基地。

黑龙江中医药大学日本校，以多种教育形式与类型办学，设有5年制学科、3年制博士及硕士，1年制、短期成人教育等多类型课程。现设有综合中医、中医推拿、中医气功、中医药膳、中医指针、中医针灸、综合徒手疗法、反射疗法、综合中药美容、中医美容、中医面部美容、中药精油按摩、中医整脊、药物经营资格14个专业，其中综合中医专业设有学士、硕士、博士课程，中医药膳、中医针灸专业设有硕士，博士课程及临床学科。为了方便学生见习和实习，学校下设气功指针推拿治疗院、中医美容保健沙龙院。由于与黑龙江中医药大学合作，在校生可到黑龙江中医药大学中国总校留学和研修，并能参加各学科的实习和附属病院的治疗见习及实习。

临床中医师学科是面对医生，药剂师，营养师的西医学中医学科。从基础科目到应用科目，范围广泛，内容充实均衡，与临床实际应用密切相关。授予毕业学生结业证书和资格认定证书。而且可以取得国际中医师的考试资格。

主要学术成就

1、研究发明“无痛中医指针疗法”

中医指针创新疗法是根据传统的针灸学理论，提取推拿骨伤，民间手技等疗法的精华，经过多年的临床实践和研究而创立的一种符合中医理论，操作简便、安全无痛、疗效高、见效快，更适合当前国际社会上应用和推广的以指代针的一种全新疗法。

中医指针创新疗法是用手指以特殊方法刺激经络、穴位，从而调整身体平衡的治疗手段。和传统的金属针刺疗法相比，指针创新疗法操作更安全，治疗过程中不使用任何针具，完全用各种指法操作，不穿透皮肤，无皮肤创伤，没有经皮肤感染的危险，无痛。患者对术者的手法操作无恐惧感，能顺利完成疗程，收到预期的治疗效果。

和其它手法治疗相比，指针创新疗法不仅指法不同，而且适应病症的范围更广泛，效果更显著。对各种急，慢性疼痛性疾病，神经内分泌疾病及老年常见病证等均有更好的疗效。

根据不同的临床病症，现已开发出多种多样的指法（单向刺、双向刺、连刺、切刺、反单向刺、反双向刺、空拳刺、环刺、钻刺、拧刺和综合复式指法等治疗指法），这些指法都是前所未有，独一无二。

在临床实践中，用新创中医指针疗法对不同类型痛症及腰肌劳损治疗，按照传统的中医理论“初痛宜疏邪滞、理经髓，久痛宜补真元、养血气”， 辨证论治，合理选穴，舒筋通络止痛。其结果是100%患者经过数次治疗，就得到非常有效的效果，其中60%的病人疼痛，腰部运动受限等临床病症完全地得到改善；40%患者疼痛症状大幅度减轻。大多数的患者在经过一定时间的指针疗法后，腰部及全身的不适，特别是腰部疼痛和运动受限的临床症状，达到完全的改善。

新创中医指针疗法和现在常用的针灸治疗，理疗法，推拿按摩矫正法，药物治疗法，封闭疗法，手术治疗法等治疗法比较，证明新创中医指针疗法具有刚柔相济，疏通经络，有更显著的治疗效果，便于推广和应用。

这套指针疗法的基础虽然建立在针灸医学和推拿及其他疗法的基本技术理论之上，但是却又从根本上颠覆了长久以来针灸疗法的古老传统。它无需穿透皮肤，没有丝毫刺激和疼痛感觉，避免了皮肤组织感染，以指代针，刺激人体穴位，疏通经络，促进气血流通，调和人体阴阳平衡，安全可靠，快速高效，适用人群广泛，可以同时达到治疗和预防的双重目的。祛病强身，效果显著。同时随着无痛中医指针疗法的问世，不但避免了药物感染问题，解决了高额医药费用的负担，也给世界上医疗条件水平低下的贫困国家地区带来了福音和希望。

2、创建新型中医药办学模式

多年来，陈坚鹰校长所主持的学校积极与日本国内外同行及大学建立了交流、合作关系，除了与中国国内的中医药大学合作之外，并与日本的两所医科大学及美国的大学建立了合作关系。为了促进中医的发展及中医药学者的相互交流而设立了全日本中医药学会和世界中医指针学会。为中国的传统医药学的研究和发展，曾多次举办了学术交流和研讨会会议，并发行了专门杂志《中医精粹》。

学校还将中医学、中药学知识和技术，积极应用到其它事业，在东京繁华高档住宅区惠比寿，创办了一流美容健康保健沙龙连锁店Natural Balance，引起了日本社会轰动，前印度尼西亚总统苏哈托夫人等社会名人闻讯也专程前来光顾，沙龙接受了多方媒体、著名杂志的采访。并应日本最大航空公司——全日空航空公司的邀请加入了他们的会员店。

3、撰写发表论著

2007，11陈坚鹰，中医创新指针疗法的创建与发展。第四届国际传统医药大会论文集;p375，新加坡。

2008，10陈坚鹰，中医创新指针疗法在痛症的运用。2008澳门世界中医药大会论文集。p192-194，澳门

2008，11陈坚鹰，中医创新指针疗法的应用和展望。世界卫生组织传统医学大会卫星研讨会——针灸与人类健康论文摘要汇编。p219-220，中国。

2008，4 陈坚鹰 编着，中医推拿手技学。杉山书店。

2010，11陈坚鹰，中医指针钻刺法和拧刺法的开创。世界针联2010美国国际针灸学术研讨会论文摘要汇编。针灸研究，教育及临床实践CD.美国。世界针联2010美国国际针灸学术研讨会 获得优秀论文奖

2010，11陈坚鹰，吴文刚，王秀玲，腰肌劳损指针治疗的研究(I)。1、世界针联2010美国国际针灸学术研讨会论文摘要汇编。临床/实践，p12，针灸研究，教育及临床实践CD.美国。世界针联2010美国国际针灸学术研讨会获得优秀论文奖。

2011，6陈坚鹰，中医指针疗法的先进指法讲演。美国哈佛大学麦克林医院。

2011，9陈坚鹰，中医指针综合复式指法的创立。第八届世界中医药大会 英国第八届世界中医药大会获得国际优秀论文奖。

年度聚焦

中医指针钻刺法和拧刺法的开创

全日本中医药学会 陈坚鹰

一．概述

继“中医创新指针疗法的创建与发展”，“中医创新指针疗法在痛症的运用”和“中医创新指针疗法的新进展”等三篇论文后，我们又在黑龙江中医药大学日本校的指针教学和临床实践治疗中，不断探索、不断总结、深入研究，将中医指针的治疗手法、操作技巧、临床治疗范围、同种类疾患的规范化处方、教学方法等方面，进行了深入的研究。我们在以往发明的单向刺、双向刺、连刺、切刺、反单向刺、反双向刺、空拳刺、环刺的基础上，又创造出有效的钻刺和拧刺治疗手法。

指针钻刺法分单向钻刺法和双向钻刺法。单向钻刺治疗手法是，施术者站在患者的旁边，用拇指的指尖或指腹按在腧穴上，用力适度，保持一定的压力，顺时针或逆时针方向进行旋转，并与患者皮肤一起移动。尽量旋转到最大幅度，然后保持按压力度、停留3秒钟后，快速旋回到最大幅度，迅速抬起手指。双向钻刺治疗手法是，用拇指的指尖或指腹按在患者的腧穴上，顺时针或逆时针方向进行旋转，并与患者皮肤一起移动。尽量旋转到最大幅度，然后保持按压力度、停留3秒钟后，反方向转回到最大幅度，再停留3秒钟，再作反方向旋转，然后抬起手指。这种钻刺法，经临床实践证明，特别是适合应用于四肢的穴位，对各种疾病，有明显的疗效。

指针拧刺法分单向拧刺法和双向拧刺法。单向拧刺法是用拇指和食指二指或拇指、食指、中指三指将穴位处皮肤及皮下组织捏起，用力适度，作顺时针或逆时针方向拧转，尽量转动到最大幅度，然后保持捏持力度、停留3秒钟后，然后反方向拧转回过原位，松开并手抬起手指。双向拧刺法是用拇指和食指二指或拇指、食指、中指三指将穴位处皮肤及皮下组织捏起，用力适度，作顺时针或逆时针方向转动，尽量拧转到最大幅度，然后保持捏持力度，停留3秒钟后，作反方向回转，尽量转动到最大幅度，再停留3秒钟，保持捏持力度，再作反方向回转，然后松开并抬起手指。拧刺法适合于皮肤及皮下组织松弛的穴位，对各种疾病有明显的疗效。

二．操作方法

1．指针单向钻刺法

施术者站在患者的旁边，用拇指的指尖或指

腹按在腧穴上，用力适度，保持一定的压力，按顺时针或逆时针方向进行旋转，并与患者皮肤一起移动。尽量旋转到最大幅度，然后保持按压力度、停留3秒钟后，然后沿旋转反方向回转，抬起手指。

2. 指针双向钻刺法

施术者站在患者的旁边，用拇指的指尖或指腹按在腧穴上，用力适度，保持一定的压力，按顺时针或逆时针方向进行旋转，并与患者皮肤一起移动。尽量旋转到最大幅度，然后保持按压力度，停留3秒钟后，反方向回旋，再停留3秒钟，再作反方向旋转，然后松开并抬起手指。

3. 指针单向拧刺法

施术者站在患者的旁边，用拇指和食指二指或拇指、食指、中指三指将穴位处皮肤及皮下组织捏起，用力适度，作顺时针或逆时针方向转动，尽量转动到最大幅度，然后保持捏持力度、停留3秒钟后，然后反方向回转到最大幅度，抬起手指。

4. 指针双向拧刺法

施术者站在患者的旁边，用拇指和食指二指或拇指、食指、中指三指将穴位处皮肤及皮下组织捏起，用力适度，作顺时针或逆时针方向转动，尽量转动到最大幅度，然后保持捏持力度，停留3秒钟后，作反方向回转，尽量转动到最大幅度，再停留3秒钟，保持捏持力度，再作反方向回转，然后松开并抬起手指。

三. 使用结果

我们将新开创的指标钻刺法和拧刺法，用于临床，辨证论治，对证选穴，达到了满意的治疗效果。

四. 讨论和结论

中医指针创新疗法是作者经过长期临床实践，按照传统的中医经络理论，提取中医推拿骨伤及民间手技的精华总结出的一种全新的中医疗法。该疗法操作简便，安全，高效，对于中医在当前国际社会范围内的普及和推广，相关疾病的预防和治疗，有着高度的实用价值和良好的发展前景。

作者在以往的单向刺、双向刺、连刺、切刺、反单向刺、反双向刺、空拳刺、环刺等行之有効的手法的基础上，又创造出指针钻刺法和拧刺法，这不只是增加了新的指法，而且也提高了疗效，扩大了指针的治疗范围。新创中医指针钻刺法和拧刺法，刚柔相济，既无局部皮肤及其它组织的损伤，又能有效地刺激穴位，达到“得气”，并可取得疏通经络的效果。既基于传统中医理论又有创新，具有显著的治疗效果，更适合于当前国际社会中医学的普及和推广，是具有高度实用价值和发展前景的新的治疗方法。

中医指针疗法对腰肌劳损治疗有效性的研究（Ⅰ）

全日本中医药学会会长 陈坚鹰
黑龙江中医药大学日本校指针研究室
吴文刚 王秀玲

一. 概述

自从新的中医指针疗法被开创以来，经过了大量的临床实践和研究，证明了新创中医指针疗法对于常见及原因不明的各种不同类型痛症有显著的缓解和治疗效果，它与传统中医针灸、按摩等法相比，无任何治疗痛苦，无损伤及无副作用，既可用于医疗保健，又可用于疲劳恢复，增进健康，可作为一种新疗法广泛推广应用。

2010年，我们将中医指针疗法应用到腰肌劳损的临床治疗的研究。根据证候和病因，将慢肌劳损分为瘀血型，肾虚型，寒湿型，湿热型。基本的指针疗法是单向刺肾俞，双向刺气海，双向刺大肠俞，双向刺关元俞，双向刺志室，双向刺下志室，双向刺腰宜，双单向刺上髎，双向刺次髎，双向刺阿是穴，单向刺居髎，单向刺承扶，双向刺环跳，单向刺浮郄，双向刺风市，双向刺委中，反双向刺承山，双向刺跗阳。对于腰肌劳损各型的临床表现和发病原因的不同，选择不同穴位和刺法，辨证论治，对证选穴，达到了最佳治疗效果。

新创中医指针疗法对腰肌劳损治疗的结果是100%患者经过初次治疗，就得到非常明显的效果，其中60%的病人疼痛、腰部运动受限等临床病症完全地得到改善；余下40%患者疼痛症状大幅度减轻。大多数腰肌劳损的患者在经过5次的指针疗法后，腰部及全身的不适，特别是腰部疼痛和运动受限的临床症状，达到完全的改善。

这个研究结果，和现在常用的针灸治疗，理疗法，推拿按摩矫正法，药物治疗法，封闭疗法，手术治疗法等治疗法比较，证明新创中医指针疗法具有刚柔相济，疏通经络，有更显著的治疗效果，是具有高度实用价值和发展前景的新的治疗方法。

二．研究目的

腰肌劳损是指腰部肌肉、筋膜与韧带等软组织的慢性损伤，是腰腿痛中最常见的疾病，又称为功能性腰痛、慢性下腰劳损。在中老年人群中，腰痛的就诊率是最高的，是几十种疾病共有的临床表现之一。人体的头、颈、双上肢及躯干的重量全部由腰部承担，日常生活、工作中人的姿态、负重、运动均以腰部为中心。腰部又是连接胸腔、腹腔、盆腔的中枢地带，因此，腰痛可以是这些结构中的组织、器官病理改变的表现。此外，脊柱、腰部肌肉、韧带、神经系统的疾病以及腹腔内脏器官的疾病等也均可表现出腰痛。病人如果反复发作腰肌劳损或腰肌筋膜炎，容易加速腰椎的退变，天长日久，可能容易引起较为严重的腰间盘突出症或者腰椎管狭窄症。

腰肌劳损是一种发病率高，发病原因复杂，临床病状多样的难治之症。现在常用的治疗法有以下几种：

① 针灸：能够舒筋活血，疏经通络，缓解疼痛。

② 理疗法：主要是热疗、蜡疗、红外线、超声波、激光局部照射等

③ 推拿按摩矫正法：能够健腰强肾，疏通经络，防治腰肌劳损，避免过劳，矫正不良体位。

④ 药物治疗法：主要为消炎止痛药及舒筋活血的中药。

⑤ 封闭疗法：0.5%～1%普鲁卡因5～10ml加醋酸强地松龙或醋酸氢化可的松0.5～1ml作痛点封闭。

⑥ 手术治疗法：非手术治疗无效的病例，可施行手术治疗。

这些常用的治疗法是无法对腰肌劳损进行根治的。鉴于现在的临床对慢性腰肌劳损的治疗状况，我们将指针治疗法用于本研究。目的是用新创的指针治疗法，治疗腰肌劳损，并和现在常用的治疗法进行比较，证明新开发的指针治疗法的临床治疗价值和它的社会意义。

本研究设想，除用指针疗法对20例腰肌劳损病人进行治疗和分析以外，还将分批对其它的疑难病例进行治疗和研究。

三．研究方法

1．腰肌劳损的诊断

腰肌劳损的诊断是根据中华人民共和国中医药行业标准《中医病证诊断疗效标准》和病因及临床病状分析进行诊断的，具体分为四型。

（1）寒湿型（证候）

损伤失治复感外邪（病因）：腰部急性损伤后，没有得到及时正确的治疗，迁延日久，露卧贪凉，招致外邪侵淫，久而不散，筋骨损伤日重，导致本病。

临床病状：腰部冷痛重着，静卧不减，阴雨天加重，转侧不利，舌苔白腻，脉沉。

（2）湿热型（证候）

损伤失治复感外邪（病因）：腰部急性损伤后，没有得到及时正确的治疗，若汗出当风、露卧贪凉，招致外邪侵淫，久而久之，筋骨损伤日重，遂成本病。

临床病状：腰痛有热，炎热或阴雨天加重，活动后减轻，尿赤。舌苔黄腻，脉濡数。

（3）肾虚型（证候）

年老体衰（病因）：年事已高，肝肾亏虚，精髓不足，气血运行失调，脊柱出现退行性改变，引起本病。

临床病状：腰部酸痛乏力，喜按喜揉，足膝无力，腰背部隐痛，时轻时重，经常反复发作，休息后减轻，劳累后加重。偏阴虚者心烦失眠，咽干口渴，面色潮红，倦怠乏力，舌红少苔，脉弦细数。偏阳虚者面色晄白，少気懒言，手足不温，腰腿发凉，舌质淡，脉细沉。

（4）瘀血型（证候）

劳逸不当（病因）：长期从事弯腰活动或工作，由于长期腰部姿势不良，使筋骨活动不调，损伤腰背部肌肉，筋膜，使血液凝滞，造成本病。

临床病状：腰痛如刺，痛有定处，轻者俯仰不便，重者剧痛不能転侧，拒按。舌质紫暗，脉弦。

2．指针治疗方法

（1）基本治法

穴名和刺法：单向刺肾俞、双向刺気海、双向刺大肠俞、双向刺关元俞、双向刺志室、双向刺下志室、双向刺腰宜、双单向刺上髎、双向刺次髎、双向刺阿是穴、单向刺居髎、单向刺承扶、双向刺环跳、单向刺浮郄、双向刺风市、双向刺委中、反双向刺承山、双向刺附阳。

方义：益肾舒筋，通脉止痛。

（2）辨证加减

① 寒湿型的选穴

穴名和刺法：切刺腰阳关、双向刺膈俞、反单向刺风府。

方义：风府：助阳散寒化湿；膈俞：通络活血。

② 湿热型的选穴

穴名和刺法：双向刺膈俞、切刺大椎、单向刺曲池、双向刺合谷、切刺水沟。

方义：大椎：清热散风、通阳活血；　曲池、合谷：清热、行血、消腫；　膈俞：通经絡；　水溝：疏通督脉经气止腰痛。

③ 肾虚型的选穴

穴名和刺法：反双向刺太溪、双向刺膈俞。

肾阳虚：加气海、关元；肾阴虚：加照海。

方义：志室、太溪、照海补肾填精；膈俞：通络活血；气海、关元：温补肾阳。

④ 瘀血型的选穴

穴名和刺法：双向刺膈俞、切刺水沟、反双向刺下夹脊。

方义：膈俞：通絡活血；水溝：疏通督脉经气；下夾脊：舒筋通絡止痛。

3．治疗结果的评价标准

（1）完全有效：经治疗后腰痛完全（100%）消失，腰肌张力正常，活动无障碍；

（2）非常有效：治疗后，80%以上腰痛消失，腰肌略为紧张，活动无障碍；

（3）有效：治疗后，60%以上腰痛改善，其它症状的改善明显；

（4）微效：治疗后，40%以上腰痛改善，活动或劳累仍有腰痛；

（5）无效：治疗后，腰痛改善低于20%，其它症状的改善不明显。

四．研究结果

新创中医指针疗法对腰肌劳损治疗的结果是100%患者经过初次治疗，就得到非常有效的效果，其中60%的病人疼痛，腰部运动受限等临床病症完全地得到改善；余下40%患者疼痛症状大幅度减轻。大多数腰肌劳损的患者在经过5次的指针疗法后，腰部及全身的不适，特别是腰部疼痛和运动受限的临床症状，达到完全的改善。

五．讨论

腰肌劳损或称“腰背肌筋膜炎”、“功能性腰痛”等，属于中医学的“慢性腰痛”、“久腰痛”、“腰背痛”、“腰脊痛”等范畴。该病病因大体上有两个：就内因而言，由于病人先天禀赋不足，加之劳倦过度，伤及肝肾；或因年迈体虚，肾中精气亏虚，腰府失养，不荣则痛；从外因而言，或起居不慎，感受风寒湿邪，阻滞经络，气血运行不畅而为腰痛，或劳伤积损，气滞血淤，不通则痛。

《素问•脉要精微论》说：“腰者，肾之府，转摇不能，肾将惫矣”。故慢性腰肌劳损，肾虚为其发病之关键。长期反复腰痛，久病必虚，波及于肾。究其治疗，《论证汇补•腰痛》指出：“治唯补肾为先，而后随邪之所见者以施治，标急则治标，本急则治本；初痛宜疏邪滞、理经髓，久痛宜补真元、养血气”。故治疗应以温阳补血，畅通经脉为主。

新创的指针治疗法在治疗腰肌劳损的实践中，根据患者的临床病状及发病原因，正确选穴，并且对病症的不同，合理加减疗穴，充分体现了传统医学“辨证论治”的治疗原则。

本研究的基本治则是益肾舒筋、通脉止痛。选肾俞、气海、大肠俞、关元俞、志室、下志室、腰宜、上髎、次髎、阿是穴、居髎、承扶、环跳、浮郄、风市、委中、承山、附阳等效穴。寒湿偏重患者，加选风府穴和膈俞，可助阳散寒化湿、通络活血。湿热偏重患者，加选大椎穴：清热散风、通阳活血；加选曲池穴、合谷：清热、行血、消肿；加选膈俞、水沟：通经络、疎通督脉经气止腰痛。肾虚患者，加选膈俞：通络活血。肾阳虚患者加气海穴、关元穴：温补肾阳。肾阴虚患者，志室、太溪、照海：补肾填精。瘀血偏重患者，加选膈俞、水沟、下夹脊：通络活血、疎通督脉经气、舒筋通络止痛。

在长期的临床实践中证明，推拿和针灸，对缓解疼痛、促进功能恢复方面有效，而新创的指针治疗法，比推拿和针灸更安全有效。新创指针治疗法，在选穴上比推拿治疗法更精确，省时，更具有良好的活血化瘀止痛作用；安全有效性方面，比针灸治疗更安全，更有效。

六．结论

新创中医指针疗法是治疗腰肌劳损安全有效的方法、通过用各种指法刺激穴位，缓解肌痉挛，恢复腰部软组织力学平衡，降低对局部血管的压迫，从而改善局部血液循环，达到活血化瘀止痛作用，和现在常用的治疗法进行比较，新开发的指针疗法更具有临床治疗价值和广泛的推广意义。

参考文献

1. 国家中医药管理局.中华人民共和国中医药行业标准·中医病证诊断疗效标准[S].1994。

2. 凌纯.分型治疗慢性腰肌劳损120例[J].四川中医，2003，21(11)：76-77.

3. 杨春远.针罐法电磁疗法加推拿治疗慢性腰肌劳损65例体会[J];针灸临床杂志;2004年08期。

4. 宁俊忠,廖军锋,范秀华,陈耀平.推拿及运动疗法治疗慢性腰肌劳损129例[J];中国临床康复;2003年29期。

5. 李小华,陈建胜.针灸腰夹脊穴、委中治疗腰肌劳损168例临床观察[J];针灸临床杂志;2002年06期。

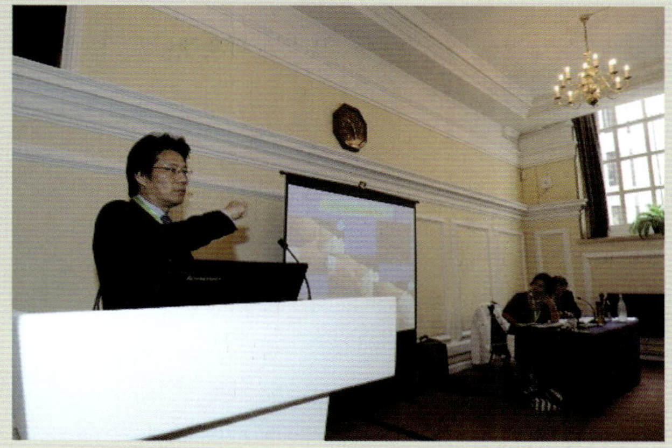

陈坚鹰在2011年英国举办的第八届世界中医药大会上发表的《中医指针综合复式指法的创立》，获得大会国际优秀论文奖。

强巴赤列

背景资料

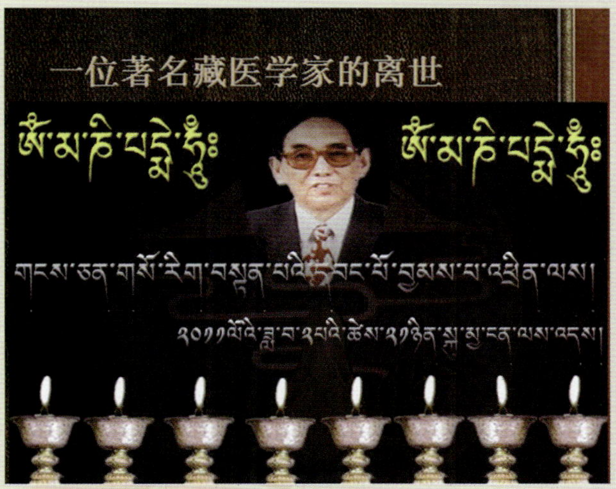

“国医大师”强巴赤列逝世，张庆黎、白玛赤林表示哀悼和慰问，吴英杰前往家中慰问家属

2011年02月22日18:45　来源：《西藏日报》

“国医大师”强巴赤列同志因病医治无效，于2011年2月21日在拉萨逝世，享年83岁。

惊悉强巴赤列逝世的消息后，在北京开会的西藏自治区党委书记张庆黎和自治区党委副书记、自治区主席白玛赤林专门打来电话对强巴赤列同志去世表示沉痛悼念，并对强巴赤列同志的亲属表示亲切慰问。

受张庆黎书记、白玛赤林主席的委托，自治区党委常委、自治区常务副主席吴英杰代表自治区党委、政府于21日上午前往强巴赤列家中，表达自治区党委、政府对强巴赤列同志去世的深切哀悼和对其家属的慰问。吴英杰首先转达了张庆黎书记、白玛赤林主席的沉痛哀悼和亲切慰问。强巴赤列同志是我国杰出的藏医学家和天文历算专家，也是我区唯一的藏医界国家级专家。长期以来，强巴赤列同志为了党和人民的事业兢兢业业，无私奉献，潜心研究，传承和弘扬藏医药学，培养和造就藏医药学人才，在藏医药、医学和天文历算等方面取得了巨大的成就，得到了党和国家的肯定，他善心无上、治病救人，受到了百姓的崇敬。吴英杰要求有关部门要安排好强巴赤列同志的后事，要收集整理强巴赤列同志在藏医药学等方面的理论成果，并发扬光大，推进藏医药事业的发展。

自治区政府党组成员、办公厅党组书记高扬陪同慰问。（记者 蒋翠莲 冯骥）

人物简介

强巴赤列，男，藏族，1929年生于西藏拉萨藏医世家。著名藏医药及天文历算学家。强巴赤列的祖父和父亲在拉萨行医颇有名气，家境较好。6岁时，强巴被送到拉萨有名的私人学校，学习藏文30个字母和短脚、长脚书法。老师要求非常严格，考试不及格会挨打。“可能因为吃了父亲配制的藏药央金丸（智慧药）吧”，小强巴的确聪明，5年后以优异的成绩毕业。

父亲去世后，母亲请一位有名的老尼姑为他的前途占卜。“我和母亲毕恭毕敬地站在老尼姑面前，她久久端祥着我的面孔，念念有词地掷出手中的骰子，然后告诉我母亲说，这孩子不能当官，当官活不到18岁，如果学医，将来定会成大业。”13岁那年，母亲带着强巴去拉萨“门孜康”（拉萨藏医天文历算学院）向最有名的藏医大师、曾任十三世达赖喇嘛首席保健医的钦饶诺布拜师。巧的是大师年轻时曾向强巴的祖父学过医学，于是强巴9年艰辛的深造学业从此开始。1953年完成学业后任区团委办公室主任，1956年加入中国共产党。后历任西藏自治区藏医院院长、名誉院长，西藏自治区卫生厅副厅长、中国科协副主席，第六、第七届全国人大代表，第八届全国政协委员，西藏中藏医学会会长、西藏天文历算学会会长、中国民族医药学会名誉会长。2009年被评为首届国医大师。

强巴赤列教授曾经先后多次获得全国医院优秀院长，全国民族团结先进个人，西藏十佳新闻人物，全国“八五科技成果”奖，卫生部科技进步奖，国务院图书奖，西藏自治区科技进步一、二、三等奖。并获得了国际藏医药论文金奖和金杯奖。

主要学术成就

1、把现代医学引入西藏

1951年，西藏和平解放成为强巴赤列从医的一个转折点，通过接触解放军医务人员和担任解放军藏语教员，强巴赤列开始了解进化论和现代医学知识，他尝试把一些西医先进的理论和手段运用到自己的诊断当中。1955年，作为西藏青年参观团的秘书，他有幸到全国各地参观了城市、工厂、学校、矿山和军营，外面的世界不仅使他开阔了视野，也打开了思路。从担任藏医院的院长开始，强巴赤列在藏医院大力推动分科门诊，同时引进先进检测手段和仪器。为此，也遭到了一些阻力。当时反对西医和藏医结合的人很多，都认为这样藏医的特点就没有了。强巴赤列坚持认为：“西医和藏医结合这个是好事，能使藏医得到更进一步的发展。”

“解放军进藏以后，在拉萨那边设了一个解放军医院，群众都去看病，院长也到那边参观了。解放军医生的一些服务、研制、待人、礼貌这些都非常好，很吸引他。他说我以后必须要学西医，现在藏医是一个翅膀，学习了西医的话我有两个翅膀可以飞起来，飞得更快更高。”藏医药文献研究所副所长次旦久美说。

强巴赤列执着地引进西医，使藏医在诊断和治疗方面有了创新和飞跃。现在西藏自治区藏医院已经发展成为日门诊量几千人的藏西医结合的现代化医院。

2、成立藏医研究院，编写教材

为推动藏药的科学研究，强巴赤列还专门成

立了藏医研究院，在他的带领下，研究院取得了一系列科研成果，其中包括治疗乙肝、萎缩性胃炎、高原反应等症状的一系列特效藏药。

西藏自治区藏医院院长占堆说：“强巴赤列院长到了门孜康以后，因为他精通汉语，我们学汉语基本都是他教的。从那时开始，一点一滴地学习汉语，除此之外，就是藏医学本身的基本理论。尤其是进入上世纪80年代以后，我就担任了藏医院的副院长，这段时间直接在强巴赤列院长的领导之下，从事管理和医疗工作。在我的印象当中，对藏医医德、医风这一方面的讲课听得非常多。因为民族医院的管理，它面临的问题既要保持传统的这一部分，又要吸收现代医疗管理的这一部分。从这一方面他给我的指导太多太多。”

1974年，酝酿多年的拉萨市藏医学校招生开课，强巴赤列为学生们编写了藏医药的基本知识教材。

“当时强巴院长在我们学校教研组编写教材。教材里面分了基础理论、外科、内科、妇科、耳科等等，分的很细。他用通俗的语言来教学，所以我们四年学藏医比较愉快，容易理解。”西藏自治区藏药厂书记洛桑多吉说。

3、主要论著

藏医最重要的典籍当推《四部医典》，但关于这部书的作者历来就有争议，国内外不少学者认为《四部医典》是从印度传入西藏地区的。1984年，强巴赤列在编写《中国医学百科全书——藏医分卷》时，为澄清这一问题，翻阅大量的资料，终于找到了两处可靠的根据，说明这部书是8世纪时的藏医巨擘老宇妥——云丹贡布所著，从而解决了这一历史悬案。

藏医理论认为，人体内存在着隆、赤巴、培根三大因素，饮食精微、肉、血、脂肪、骨、骨髓、精七种物质基础，大便、小便、汗液三种排泄物，三大因素支配七种物质基础和三种排泄物的运行变化，以此理论成书的《四部医典》全书共分四个部分，内容从基础理论到各科临床实践，包括人体解剖、胚胎发育、病因病理、治疗原则、临床各科、方剂药物、诊断与治疗器械等等，内容极为丰富，后经历代藏族医师的修订、增补，特别是经过11世纪宇妥的14世后代新宇妥——云丹贡布的全面修订，成为现今流行的版本。

公元1703年，《四部医典》的八十幅彩色挂图绘制完成，其中的文字比较深奥，一般藏文水平的人很难看懂，因此，用现代文对其进行解释和补充就具有重要意义。强巴赤列在对《四部医典》的格律文、注释本、蓝琉璃等八十幅挂图长期深入研究的基础上，参考许多著名藏医药经典书籍，决心编写《四部医典系列挂图详解》。

“这个期间，翻读了很多的医学资料，得到有关文化厅、我们藏医院，还有政府部门很大的支持。一幅唐卡写完了以后向他汇报一下，听了以后，里面有不对的地方，要补充的地方，他来补充并最后确定下来。这样持续了5年，全部编写完成了。”藏医药文献研究所副所长次旦久美说。

长年浸淫于经典古籍之中，强巴赤列的视力严重受损。失明后的强巴赤列在助手的帮助下，为5000多幅图片一一作了注解，共计25万字，终于相继推出了《四部医典》藏文本、汉文本和英语翻译本，此书不仅对从事藏医临床、藏药生产、藏医药研究和藏医药教学工作者是极为珍贵的必备文献，而且还具有很高的收藏价值。

强巴赤列还先后担任《中国医学通史》编审委员、《中医年鉴》编委、《西藏历算学总汇》主编。先后编撰有关藏医藏药和天文历算方面论文80余篇，论著8部，教科书13种。尤其是他主持编写的《四部医典彩色挂图全集》(藏汉、藏英版)被誉为国内藏医界第一部教学彩色挂图。他的《历代藏医名人传略》、《四部医典形象论集》为藏医填补了这方面的空白，分别获1991年中国医史文献图书评比优秀奖和金奖。

4、主要临床学术经验

4.1 高原红细胞增多症辨治

高原红细胞增多症为慢性高原病的一种临床类型，是指人体长期在高原低氧环境下生活，由慢性低氧所引起的红细胞增生过度。临床表现为红细胞数、血红蛋白、红细胞容积显著增高；常见症状依次为：头晕、头痛、气短、胸闷、乏力、关节痛、厌食、消瘦、记忆力减退、失眠等。强巴赤列认为高原红细胞增多症大多是由于食用了紊乱血液本身的食物或者有碍于血液分解的高脂、高热量、高营养食物而引起血液粘滞度增高、血流缓慢所致全身各脏器缺氧性损伤，因各脏器受损程度不同，其临床轻重不一，变化十分复杂。本病多为慢性，无明确发病时间，一般发生在移居高原一年，或原有急性高原病迁延不愈而致。

强巴赤列手写处方

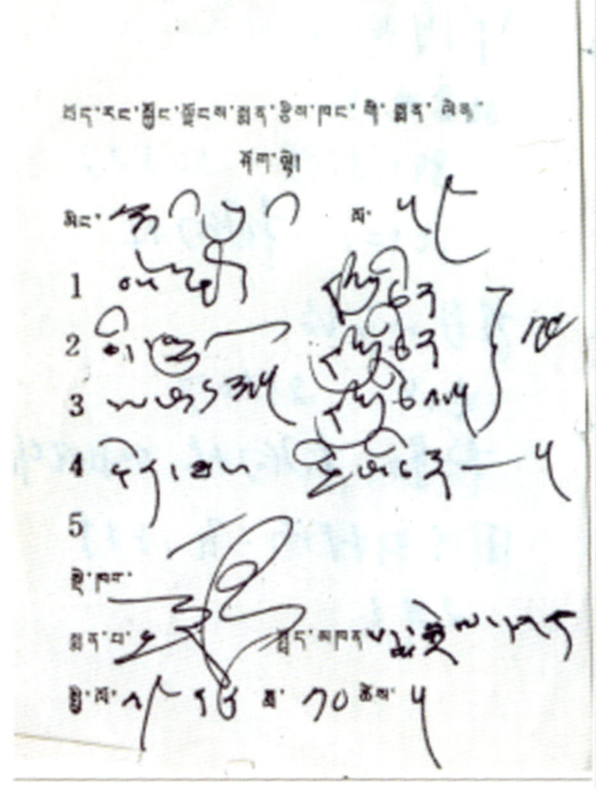

强巴赤列注重藏医诊断，同时结合现代医学诊断手段，认为得高原红细胞增多症的人，其巩膜和肤色均呈红色，颜面和手掌、指甲、舌、嘴唇及局部皮肤多呈紫红色；尿诊时可见尿色淡红、气体多而臭味浓、尿液沉淀物厚等。

高原红细胞增多症的藏医治疗原则：控制油腻饮食，利用药物溶解血液的粘稠度，分解血液成分。预防其他脏器的病变。呼吸功能锻炼和减小劳动强度。重症患者应予以休息，但不宜绝对卧床。头痛等症状给予对症治疗，但避免过多使用镇静剂。强巴赤列强调，既然高原红细胞增多症是一种高院性病症，最适宜的治疗措施是能够到低海拔地区居住，这样可以避免进行复杂的治疗，短暂离开后的返回将使病情复发。为此，对症用药应慎重。治疗应采取饮食疗法及药物等综合治疗为宜。早期高红症可服用姜汤或婆婆纳汤或余甘子汤以及二十五味余甘子丸和十八味檀香丸、七味血病丸、谷吉久松、嘎罗、唑姆阿汤、玉妥红汤等交替进行治疗。

4.2 黄疸症辨治

对黄疸症理论的系统整理和治法的创新，是强巴赤列对藏医临床的又一大贡献。在病因和病原学上，强巴赤列以多因多缘的理论阐述黄疸症的发病原因，指出黄疸是多种疾病引起的症状。它包括现代医学病毒性肝炎（黄疸型）、肝胆系统结石、痞瘤所引起的梗阻、某些药物性损伤和酒精中毒等引起的黄疸。

强巴赤列根据《四部医典》将黄疸分为四类症型：①目黄赤症：眼球俞指甲皆呈黄色，身体多汗、气力弱、烦热、眼睛疼痛，食欲不振，欲吐而不能，干呕，眼前只显青红光。②肤黄症：体力衰弱、失眠、身体沉重，进食乳酪或饮水多发苦味，皮肤呈金黄色，同时眼睛将白色的器物看成金黄色，清晨凉爽时感觉舒适，中午时疼痛难言。③赤巴窜脉症：初期寒栗，行动无力，脉象虚而数，尿色黄浊，头部与关节皆疼痛，昏晕不清。中期病势发展，大便状如菜油。眼、舌下、颞颥及全身皮肤皆呈黄色，口苦、纳差，身热少眠，指甲俞牙龈及舌唇呈白黄色，头部刺痛，色唇裂纹，牙表结垢，肝胆结块，病气恶臭，体力与容光皆失。④赤巴恰亚症：身体发痒，肤色呈黑青色，头发、眉毛脱落，身体干瘦无力，指甲呈现黑斑纹。强巴赤列认为，治疗黄疸症在历代医学家编著的医学著作中记载方法和方药繁多，后世对其方药亦有筛选和发挥，但还未形成或未筛选出方法简单、疗效确切、众所公认的方剂。对某方药的疗效往往众说纷纭，医家们习用有治疗肝热症、胆热症、黄疸症的药物玉宁尼阿丸，虽对病势发展慢者疗效缓慢而持久，但病势发展快，病情危重者，药性不过猛烈，起效不够迅速，退黄作用较弱，故不适用于赤巴窜脉症等赤巴瘟疫症的治疗。牛黄青鹏散最初为先师钦绕诺布习用方剂，于上世纪60年代在拉萨甲肝流行是，强巴赤列专门配制此方，专用于防治甲肝，体会到此方药效猛烈，起效迅速，临床症状消失快，退黄作用强，作用广，凡瘟疫症引起的所有临床症状均有效，不败胃，无需更多加减。本方为治疗赤巴窜脉较理想方药。

年度聚焦

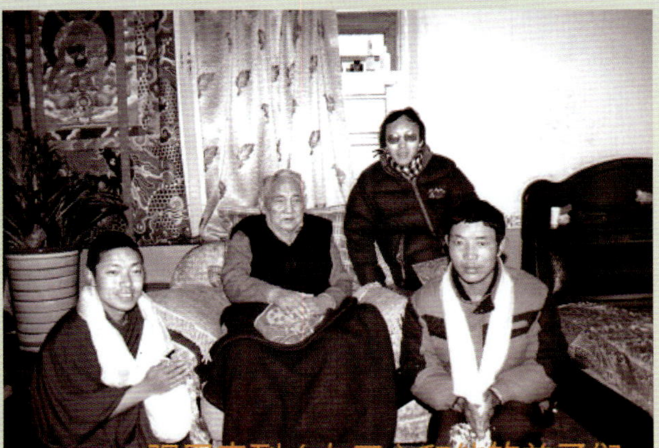
强巴赤列（左二）和他的弟子们

强巴赤列：当今藏医第一人

作者：赵瑞清　发布时间：2011-02-23 09:34:00

来源：健康报

被誉为“当今中国藏医医界之冠”的强巴赤列，德高望重、身份尊重，但在拉萨，找这位国家级藏医药专家看病却一点都不难。无论是内地来的民工，还是当地农牧民，只要到位于拉萨市八廓街西藏自治区藏医院门诊部大院，就可以不经任何手续见到强巴赤列，甚至连7元钱的专家挂号费都不用付。

“医生要对所有病人一视同仁，病人是医生的儿女，有钱给治，没钱也要治；当官的给治，乞丐也要治。”强巴赤列一生都恪守着恩师、担任过十三世达赖喇嘛首席保健医师的著名藏医钦绕罗布老师的教诲与嘱托。

1929年，强巴赤列出生在一个藏医世家，13岁时进入当时拉萨传授藏医天文历算学的“门孜康”（现在的西藏自治区藏医院的前身），师从著名藏医钦绕罗布学习藏医药知识，从此与藏医药结下不解之缘。

1951年，西藏和平解放，强巴赤列第一个把解放军引到藏医院。1956 年10月，强巴赤列光荣地加入了中国共产党，成为著名藏医药大师钦绕罗布诸多学生中第一个中国共产党党员。在和解放军医务人员的交往中，强巴赤列接触和了解了西医知识。此后，强巴赤列产生了将藏医与现代医学相结合造福西藏人民的想法。

传统藏医治疗不分科，医生主要靠观察判断病人病情，检测手段比较单一。1962年，任西藏自治区藏医院院长的强巴赤列冲破阻力，大力推动分科门诊，引进先进检测手段和仪器。

1980年，强巴赤列向西藏自治区政府递交了一份进一步发展藏医药的建议书，其中包括建立藏药研究所、修建现代化藏药厂、在西藏大学增设藏医系、重视和扶持藏医药事业、扩建自治区藏医院、各地区建立地区级藏医院、吸收和重视使用名老藏医、让有一技之长的名老藏医医师进入国家举办的医院工作、兴办藏医专科学校等十项建议。他倡导并组织创建了藏医学院、自治区藏医院、藏医研究所、天文星算研究所，为藏医事业的发展和藏医学术水平的提高作出了重要贡献。他倡导并实行的藏医优良传统与现代科学管理相结合的医院管理方式，使自治区藏医院管理独具特色。如今，藏医院已经发展成一所现代化的医院，藏药的科学研究也在强巴赤列的推动下取得显著成果，一系列包括治疗乙肝、高原反应等的特效藏药问世，为千千万万藏区人民带来福音。

强巴赤列说，如果我是一只飞翔在高原上的小鸟，那么我有一对强劲的翅膀。这翅膀一只是共产党和国家重用我，使我学有所用，充分发挥自己的特长；另一只则是恩师钦绕罗布赐给我的知识和教我的做人品格。

藏医药学是藏民族在独特的地理、气候条件下与疾病斗争过程中吸收国内兄弟民族及外来医学的长处，逐渐形成完整的理论体系和独特的诊疗方法，至今已有2300多年历史，是世界公认的四大传统医学之一。强巴赤列以惊人的记忆力，撰写了藏医学教科书《基本学》、《生理学》、《病机学》等13本通俗教材。这套100多万字的教科书已成为人们研究和学习藏医的必读书目。藏学家认为，这是第一次用现代观点系统地描绘和总结藏医真正奥秘的科学著作。

这套著作也让强巴赤列付出了巨大的代价。由于长期研读发黄的木刻书和细如针尖的藏文，导致右眼失明，但强巴赤列从不后悔。近60年来，强巴赤列将渊博的知识毫无保留地传授给后代，他先后培养了600余名藏医学高级人才和技术骨干。

在藏医经典中，最集大成的著作就是成书于1200年前的《四部医典》。强巴赤列常年伏案研读，1998年双目彻底失明。但是，他以超人的毅力，继续编写《四部医典系列挂图全集》藏汉、藏英对照本。在助手帮助下，强巴赤列为5000多幅图片一一作了注解。 经过多年努力，强巴赤列完成了共计25万字的《四部医典80幅彩色挂图释难蓝琉璃之光》，被业内人士称为21世纪藏医论著的里程碑。

屠呦呦

背景资料

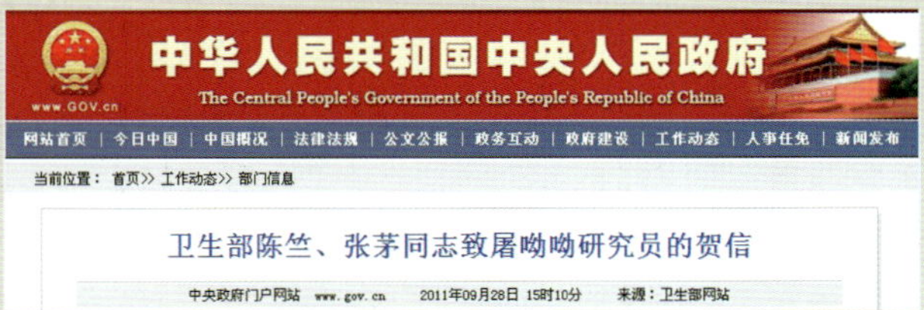

屠呦呦研究员：

欣闻您荣获2011年拉斯克临床医学奖，谨代表卫生部向您表示热烈的祝贺和由衷的敬意！

40多年前，您和您的科研团队开始致力于抗疟新药研发，以医药工作者救死扶伤的精神，以科学家的洞察力、视野和顽强信念，通过不懈的努力，成功地从青蒿中提取出具有明显抗疟效果的青蒿素。这一成果为青蒿素系列产品研发奠定了基础，挽救了全球数百万疟疾病人的生命，对国际上疟疾防控发挥了重要作用。

您从传统中药中筛选出抗疟有效物质，这一重大发现是中国医药卫生界的骄傲，展现了中国科学家的学术精神和创新能力，证明了中医药在新时期具有巨大开发潜力和广阔发展前景，也将激励广大医药卫生工作者立足岗位，开拓进取，为维护人民群众身体健康做出新的更大的贡献。

陈竺　张茅

二〇一一年九月二十八日

人物简介

屠呦呦，女，1930年12月生于浙江省宁波市。药学家。1951年考入北京大学医学院。1955年毕业于北京医学院（后改名为北京医科大学，现为北京大学医学部）药学系，分配在卫生部中医研究院（现中国中医研究院）中药研究所工作。曾任中国中医研究院中药研究所化学研究室副主任，1979年任副研究员，1985年任研究员。1981年加入中国共产党。1971年首先从黄花蒿中发现抗疟有效提取物，1972年又分离出新型结构的抗疟有效成分青蒿素，1979年获国家发明奖二等奖，2011年9月，获得生命科学杰出成就奖，这个奖项是由北京大学生命科学院和葛兰素史克中国研发中心共同设立，旨在表彰中国为生物医药研究领域取得突破性成就作出重大贡献，并对中国或新加坡区域的生命科学事业发展有重要影响的科学家。

疟疾是种严重危害人类生命健康的世界性流行病。据世界卫生组织（WHO）报告，全世界约数10亿人口生活在疟疾流行区，每年2亿余人患疟疾，百余万人死于疟疾。因疟原虫对喹啉类药物已产生抗药性，所以，疟疾的防治重新成为世界各国医药界的研究课题。20世纪60年代以来，美、英、法、德等国化费大量人力和物力，寻找有效的新结构类型化合物，但始终没有满意的结果。

2011年9月，屠呦呦获得拉斯克临床医学奖，获奖理由是“因为发现青蒿素——一种用于治疗疟疾的药物，挽救了全球特别是发展中国家的数百万人的生命”。

主要学术成就

工作伊始，屠呦呦主要从事生药学研究。1956年，全国掀起防治血吸虫病的高潮，她对有效药物半边莲（Lobelia chinensis Lour.）进行了生药学研究；后来，又完成了品种比较复杂的中药银柴胡（Stellaria dichotonia L.var. lanceolata Bge.）的生药学研究。这两项成果被相继收入《中药志》。

1959年，屠呦呦参加卫生部举办的“全国第三期西医离职学习中医班”，系统地学习了中医药知识。在2年半的学习中，她不但掌握了理论知识，而且参加过临床学习。通过这次学习，屠呦呦深深感受到中医理论与临床实践相结合的重要性。她还根据自己的专业，深入药材公司，向老药工学习中药鉴别及炮制技术，并参加北京市的炮制经验总结，从而对药材的品种真伪和道地质量，以及炮制技术有了进一步的感性认识。以后，屠呦呦参加了卫生部下达的中药炮制研究工作，是《中药炮炙经验集成》一书的主要编著者之一。该书广泛收集全国28个省、自治区、直辖市的中药炮制经验，对有关文献进行了比较系统的整理。1978年，该书获卫生部医药卫生科技大会成果奖。

通过一段时间的生药和炮制研究，屠呦呦体会到，中药研究还必须重视中药内含物质与药效之间的关系，而有效成分的研究又是掌握中药疗效规律的必然途径。屠呦呦和同志们经过多年不懈的努力，先后发明和研制了新型抗疟药青蒿素和还原青蒿素。1978年，青蒿素抗疟研究课题荣获全国科学大会“国家重大科技成果奖”；1979年，获国家科委授予的发明奖。1984年，青蒿素的研制成功被中华医学会等评为“建国35年以来20项重大医药科技成果”之一。由于屠呦呦在科研工作的出色成绩，1987年，世界文化理事会授予她阿尔伯特•爱因斯坦世界科学奖状。2011年9月，获得拉斯克临床医学奖，获奖理由是“因为发现青蒿素——一种用于治疗疟疾的药物，挽救了全球特别是发展中国家的数百万人的生命。”

我国是从1964年重新开始了对抗疟新药研究，至1967年，又组织全国7大省、市全面开展这项工作。从中草药中寻找抗疟新药一直是整个工作的主流，但是，通过对数千种中草药的初步筛选，却没有任何重要发现。

就在国内外都处于困境的情况下，1969年2月，屠呦呦接受了中草药抗疟研究的艰巨任务。她首先从收集整理历代医籍、本草、地方药志的单、验方入手，还走访当时中医研究院内老中医专家，搜集建院以来的有关群众来信，整理了一个从2000余方药中选编的以640种药物为主的抗疟方药集，并且在此基础上，进行实验研究，组织鼠疟筛选。然而，筛选的大量样品，均无好的苗头。不久，屠呦呦服从组织安排，到海南岛疟区实验室工作半年之久，回北京后，由于种种原因工作难以开展。1971年，抗疟队伍再次在广州召开专业会议，周总理对此作了重要指示。屠呦呦也参加了这次会议，并肩负新的任务回到北京，组织力量成立课题组，投入了新的攻关研究。

这次，在重新考虑对一些基础比较好的药物进行复筛时，她又系统查阅有关文献，特别注意在历代用药经验中吸取药物合理提取方法的线索，以寻找突破口，东晋名医葛洪《肘后备急方》中称，有“青蒿一握，水一升渍，绞取汁服”可治“久疟”。她细细琢磨这段记载，觉得里面大有文章。屠呦呦根据这条线索，改进了提取方法，采用乙醇冷浸法将温度控制在60℃，所得青蒿提取物对鼠疟效价有了显著提高；接着，用低沸点溶剂提取，使鼠疟效价更高，而且趋于稳定。

当时正是“文化大革命”的非常时期，政治冲击一切。在这样的环境下，屠呦呦等人仍不受任何干扰，日以继夜地埋头于实验室，反复进行抗疟实验研究，终于在1971年10月4日，即广州会议后的第191次实验（先后筛选方药200余种）中，获得了青蒿抗疟发掘的成功。青蒿提取物对鼠疟原虫抑制率达100%，她又把青蒿提取物分为中性和酸性两大部分，并发现中性部分抗疟效价高而毒副作用低，酸性部分无效而毒性大。在确证中性部分为青蒿抗疟有效部分后，又进行猴疟实验，取得同样满意的效果。

此后，她又进行了深入的药理、毒理研究，为确保用药安全她还亲自试服。在这种情况下，屠呦呦于1972年8-10月，偕同有关医务人员携药赴海南昌江地区试用，从间日疟到恶性疟，从本地人口到外地人口，首次取得30例青蒿抗疟的成功。1973年，又在同一地方首次试用青蒿素单体，肯定其抗疟疗效胜于优选抗疟药氯喹。接着在全国各地的大力协助下，进一步扩大临床验证，至1978年，共治疗2099例（其中包括间日疟1511例，恶性疟588例），全部获得临床痊愈，使青蒿素真正成为一种令人瞩目的新结构类型抗疟新药。

在临床证实青蒿抗疟有效的基础上，屠呦呦等人从中性部分进一步分离提纯青蒿有效单体。这种新型化合物被命名为“青蒿素”，经大量化学工作、衍生物制备结合四大光谱研究，确定为倍半萜类成分。由于其结构的特殊性，后又在中国科学院生物物理研究所和有机化学研究所等单位的支持协助下，用X-衍射方法最终确定了其化学结构。青蒿素为一具过氧基团的“倍半萜内酯”，该结构仅含有碳、氢、氧3种元素，从而突破了抗疟药必须具有含氮杂环的理论“禁区”。结果还揭示，青蒿素的抗疟活性与“倍半萜内酯”结构中的过氧基团相关，为结构改造工作打下了理论基础。

主要论著

1 屠呦呦，楼之岑. 中药鉴定参考资料（第一集•半边莲的生药学研究）. 北京：人民卫生出版社，1958：252-260.

2 屠呦呦，银柴胡[M]. 中国医学科学院等主编. 中药志（第二册）. 北京：人民卫生出版社，1959：520-526.

3 屠呦呦. 中药鉴别经验的学习心得. 中医杂志，1962，（6）：32-35.

4 卫生部中医研究院中药研究所、药品生物制品检定所合编. 中药炮炙经验集成. 北京：人民卫生出版社，1963.

5 青蒿素结构研究协作组. 一种新型的倍半萜内酯——青蒿素. 科学通报，1977，（3）：142.

6 Qinghaosu antimalaria coordinating research group. Antimalaria studies on qinghaosu. Chinese Medical Journal，1979，92（12）：811-816.

7 青蒿研究协作组. 抗疟新药青蒿素的研究. 药学通报，1979，14（2）：49-53.

8 中国科学院生物物理研究所青蒿素协作组. 青蒿素的晶体结构及其绝对构型. 中国科学，1979，（11）：1114-1128.

9 屠呦呦. 抗疟新药——青蒿素. 世界发明，1981，（1）：6.

10 屠呦呦，倪慕云，钟裕蓉等. 中药青蒿素化学成分的研究（Ⅰ）. 药学学报，1981，16（5）：366-370.

11 屠呦呦，倪慕云，钟裕蓉等. 中药青蒿的化学成分和青蒿素衍生物的研究（简报）. 中药通报，1981，6（2）：31.

12 Tu You-you，Ni Mu-yun，Zhong Yu-rong，et al. Studies on the constituentsof artemisia annua PartⅡ. Planta Medica，1982，44：143-145.

13 肖永庆，屠呦呦. 蒿属中药南刘寄奴脂溶性成分的分离鉴定. 药学学报，1984，19（12）：909-913.

14 吴崇明，屠呦呦. 蒿属中药化学成分的研究（Ⅱ）——艾叶脂溶性成分的分离鉴定. 中药通报，1985，10（1）：31-32.

15 吴崇明，屠呦呦. 白莲蒿化学成分研究. 植物学通报，1985，3（3）：34-37.

16 屠呦呦，尹建平，吉力等. 中药青蒿化学成分的研究（Ⅲ）. 中草药，1985，16（5）：8-9.

17 吴崇明，屠呦呦. 蒿属中药化学成分的研究（Ⅱ）——邪蒿脂溶性成分的分离鉴定. 中草药，1985，16（6）：2-3.

18 屠呦呦，朱启聪，沈星. 中药青蒿幼株的化学成分研究. 中药通报，1985，10（9）：35-36.

19 肖永庆，屠呦呦. 中药南刘寄奴化学成分研究. 植物学报，1986，28（3）：307-310.

20 屠呦呦. 继承发扬祖国医药学，为国争光. 中西医结合杂志，1986，（6）：174-177.

21 屠呦呦. 中药青蒿的正品研究. 中药通报，1987，12（4）：2-5.

22 肖永庆，毕俊英，刘晓宏，屠呦呦. 地丁化学成分的研究. 植物学报，1987，29（5）：542-536.

23 屠呦呦，陈妙华. 苦杏仁的炮制研究. 中药通报，1987，12（7）：23-28.

24 屠呦呦，张衍箴，张定媛等. 青蒿. 见中国医学科学院等主编《中药志》（第四册）. 北京：人民卫生出版社，1988：441-449.

25 尹建平，屠呦呦. 南牡蒿化学成分的研究. 中草药，1989，20 （4）：5.

年度聚焦

屠呦呦获2011年度拉斯克临床医学奖

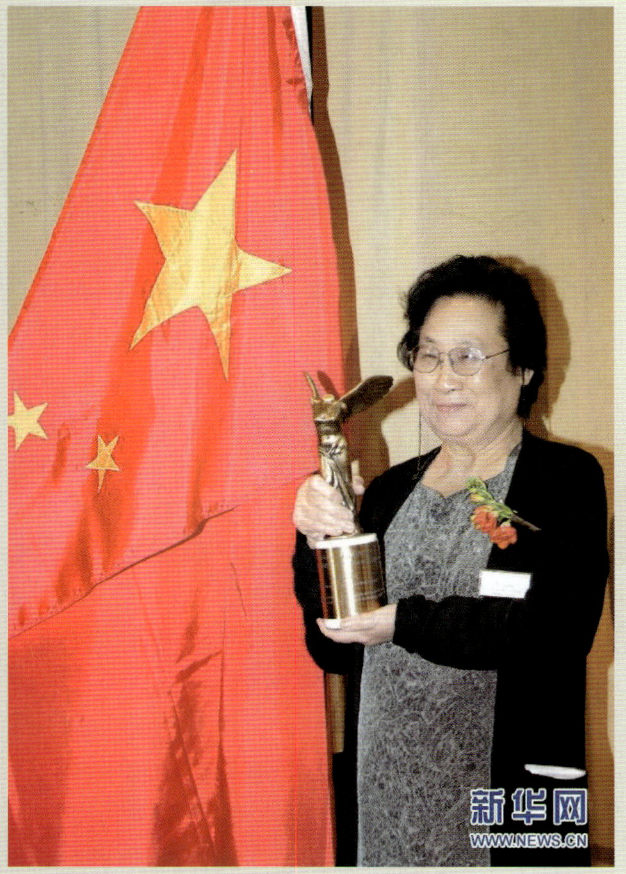

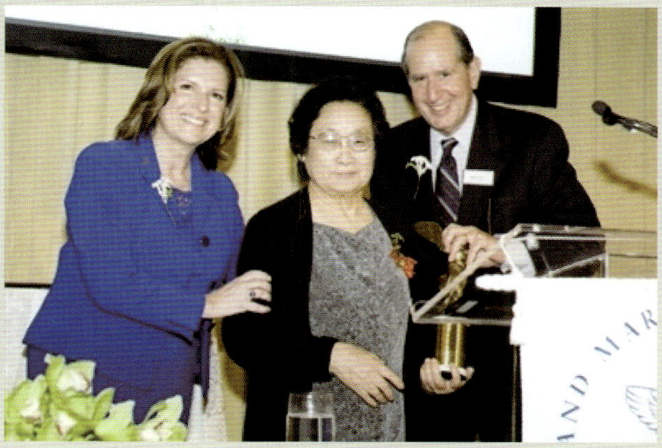

屠呦呦教授(中)在纽约领取拉斯克奖
供图/拉斯克基金会媒体部

2011年9月23日（北京时间9月24日凌晨2时）81岁的中国药理学家屠呦呦走上2011年度拉斯克临床医学奖的领奖台，这是迄今为止中国生物医学界获得的世界级最高奖项。

斯坦福大学教授、拉斯克奖评审委员露西•夏皮罗在为屠呦呦致颁奖词时说："屠呦呦的这一发现，缓解了亿万人的疼痛和苦恼，在100多个国家拯救了无数人的生命，尤其是儿童的生命。"

据世卫组织最新的2009年统计数据，世界上约有2.5亿人感染疟疾，将近100万人因感染疟原虫而死亡，如果没有屠呦呦发现的青蒿素，那么2.5亿疟疾感染者中将有更多的人无法幸存下来。

拉斯克基金媒体负责人评价称："屠呦呦教授是一个很优雅的人，总是保持笑容。她领导的团队将一种古老的中医疗法转化为最强有力的抗疟疾药，使现代技术与传统中医师们留下的遗产相结合，将其中最宝贵的内容带入21世纪。"

美国主流媒体纷纷对屠呦呦的研究成果予以高度评价。《纽约时报》援引世界卫生组织的评论说，这种药物是消灭这种疾病的"首要疗法"。

美国期刊杂志《细胞》称，在基础生物医学领域，许多重大发现的价值和效益并不在短期内显而易见。但也有少数，它们的诞生对人类健康的改善所起的作用和意义是立竿见影的。由屠呦呦和她的同事们一起研发的抗疟疾药物青蒿素就是这样的一个例子。

近日，屠呦呦接受了美国《临床研究期刊》的专访，她表示，在经过了那么多次的失败之后，当时自己都怀疑路子是不是走对了，当发现青蒿素正是疟疾克星的时候，那种激动的心情也是难以表述的。

屠呦呦称，自己对获得2011年拉斯克奖深感荣幸，自己只是一个普通的植物化学研究人员，但作为一个在中国医药学宝库中有所发现，并为国际科学界所认可的中国科学家，她为此感到自豪。

诺贝尔医学奖得主约瑟夫•戈尔斯坦曾说，“生物医学的发展主要通过两种不同的途径，一是发现，二是发明创造。”屠呦呦表示，“很荣幸，这两条路我都走了”。

中国中医科学院中药研究所书记周兴接受了记者采访，不过就如屠呦呦和中药所在获奖消息公布后一直很低调一样，他向屠呦呦表示祝贺，屠呦呦获得拉斯克奖，不仅是中药所和中医科学院的光荣，也是中国人的光荣，对中医药工作者来说是一个鼓舞。周兴说，从1969年到现在，屠呦呦一直坚持不懈地进行着青蒿素的研究，当时研发过程中屠教授的肝脏受到毒气损害，但现在依然工作在一线，“她对事业的执著追求精神值得学习。”

资料来源：《中央人民政府网》、《新华网》、《新浪科技》等

张伯礼

背景资料

张伯礼同志30多年来，在继承发展祖国传统中医药事业上做出了突出成绩。他潜心研究，用现代科学技术继承和发展中医药事业，先后承担并完成国家及省部级科研项目40余项，带领科研团队构建了中药组分数据库，揭示了中药成分、作用机理，发现了复方丹参方的药效物质基础，为现代中药研制提供了科学依据。他倾注大量心血培养高素质中医药人才，主持制定了《中国·中医学本科教育标准》和世界中医学教育史上第一个国际标准。他医德高尚，医术精湛，挽救了许多患者的生命。抗击非典期间，他组建中医医疗队，担任中医治疗“非典”总指挥，应用中西医结合方法救治患者。他设立“勇搏”基金，奖励优秀学生，资助困难学生，先后培养了出站博士后、博士、硕士140多名。

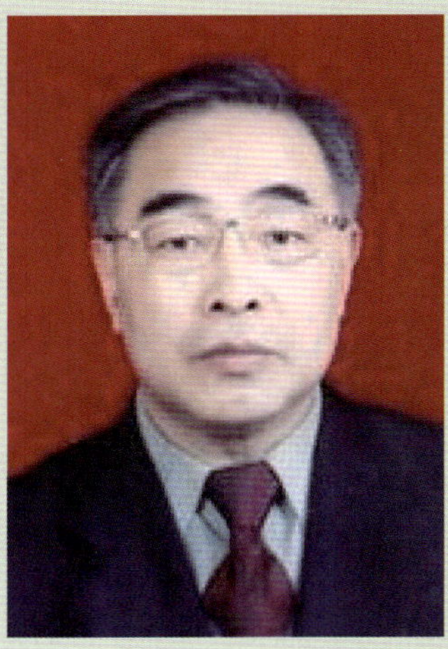
中国工程院 张伯礼院士

张伯礼同志2006年荣获何梁何利基金科学与技术进步奖，2007年荣获天津市五一劳动奖章，2011年被评为“十一五”期间天津市最具影响力劳动模范。

（中国共产党新闻网）

人物简介

张伯礼，男，1948年2月出生于天津市，原籍河北省宁晋县。1982年毕业于天津中医学院，获医学硕士学位。1988年6月入党。2005年当选为中国工程院院士。2011年1月被任命为中国中医科学院院长。曾任天津中医药大学党委副书记、校长。

中医内科学科带头人，中国中西医结合学会副会长，中华中医药学会内科分会副主任委员，教育部高等学校中医学教学指导委员会主任委员，世界中医药学会联合会教育指导委员会主任委员。同时担任《中国中西医结合》、《中国中药》等20余种国家级核心期刊的副主编、编委，被南开大学、北京大学医学部、南京药科大学等院校聘为客座教授或荣誉教授。多年来承担了国家“七五”至“十五”重大攻关等项目40余项，先后任国家重点基础研究规划（973）两个项目《方剂关键科学问题研究》、《方剂配伍规律研究》首席科学家，科技部“创新药物和中药现代化”重大专项总专家组成员。参加中医药现代化顶层设计，主持和参加起草了全国《中医现代化

科技发展战略》、《中药现代化发展纲要》等文件。

多年来共获国家科技进步奖5项，省部级科技进步一、二等奖20余项，授权专利20余项，发表论文200余篇，主编专著10余部。培养出站博士后、毕业博、硕士研究生120余名。2篇博士论文获全国百篇优秀博士论文荣誉，1篇获全国百篇优秀博士论文提名荣誉。

在王永炎院士的鼎力相助下，捐助个人获得的何梁何利奖金20万港元和两篇全国百篇优秀博士学位论文导师奖金10万元作为启动资金，发起设立了“勇搏”基金，旨在激励、资助在校家庭困难和立志于中医药发展事业的优秀学生，激发和培养他们“勇于拼搏，敢于奉献，重于创新”的胸怀与抱负。在社会各界人士的支持下，该奖学金奖励力度和广度不断扩大，在激发和培养青年学子们进取精神方面发挥着愈来愈大的作用。

主要学术成就

主要从事心脑血管病研究，临床疗效突出，深受广大患者爱戴。主持“益肾化浊法治疗老年期血管性痴呆”的研究，在国内首次制定了血管性痴呆证类分型标准和按平台、波动、下滑三期证治方案。

创建脑脊液药理学方法，揭示了中药对神经细胞保护的作用机制，获国家科技进步二等奖。

采用大样本临床流调方法，首次明确了中风病中医证候和先兆症动态特征及变化规律，开展了中风病急性期常用治疗方案比较研究，在此基础上，建立了以辨证论治为特色的综合治疗方案，并被推广应用。同时对高粘滞血症进行了系统、深入研究。目前正在主持着科技部重点项目《中医药对心肌梗死二级预防研究》。

在中药现代化研究中，开拓了以中药有效组分组方研制现代中药的模式和设计方法，搭建了中药方剂有效组分提取分离和活性筛选技术平台，诠释了中医药配伍特点和作用模式的现代科学内涵，为现代中药研制和名优中成药二次开发提供了科学依据和技术支撑。研究成果达到国际先进水平，所完成的《复方丹参方药效物质和作用机理研究》，获国家科技进步二等奖。

开拓了中医工程学研究新领域。建立了全国第一家中医工程研究所，开展了中医舌诊客观化研究，获国家科技进步三等奖。

在防治SARS中，任天津市中医治疗SARS总指挥，组建中医医疗队，开辟中医病区，应用中医药在控制病情恶化、改善症状、稳定血氧饱和度、激素停减等方面发挥了重要的作用，所总结的SARS发病特点和证候特征、病机及治疗方案，被WHO颁布的《SARS中医治疗方案》收录，获国家科技进步二等奖。

在教学工作中，更新教学观念，较好处理了规模与质量、通识与专才、中医药特色与多学科发展关系，使学校整体水平显著提高，综合实力位居中医院校先进水平。针对中医高等教育存在问题，组织了提高教学质量系统工程，着重进行了中医临床思维和临床实践能力的教学改革，主编中医内科案例式教材和系列实训教材，开展了讨论式教学和自主性学习联动式教学模式改革，建立了先进的实训基地，研制了系列教学仪器，明显提高了教学质量和教学水平。

他倡导教师当以学生为本，提出“医德高尚、会中医思维、临床能力强”的人才培养目标。2008年，他主持制定了世界中医学教育史上第一个国际标准——《世界中医学本科（中医师前）教育标准》，提交首届世界中医药教育大会讨论，2009年获审议通过，并向全世界发布，有力推动了中医药教育的国际化和标准化。

年度聚焦

中国中医科学院院长张伯礼院士提出：推倒“围墙” 整合全国中医药科技资源

2011年07月21日 来源：科技日报

作者：樊岚岚 刘智利

在日前召开的全国中医药科研院所科技创新工作座谈会上，中国中医科学院院长、中国工程院院士张伯礼代表中国中医科学院提出了“推倒围墙携手共进和合共赢”的新理念，建立开放流动的科技合作与共享平台，提升中医药科研院所自主创新的整体水平和能力，共创中医药创新发展的美好明天。

张伯礼指出，当前，中医药作为我国自主创新的优势领域，面临难得的发展机遇：全球范围内对中医药的需求，以及中医药在医药卫生方面的贡献越来越大；中医药科研标志性的成果，从临床到方法、从基础到药物、从产业到标准化、国际化等各方面全方位的进步，中医药产业的发展迎来一个快速发展期。

一、创新启示录：举国体制，联合攻关，面向国家重大需求

随着21世纪大科学时代的到来，科技的发展已经远远超越了学科和领域，越来越呈现出多学科交叉融合、系统集成多元化、综合性的特点，传统的个体力量和研究室模式已难以胜任多领域、大规模、系统性的科学研究任务。有机整合内部资源，进而整合相关领域乃至行业的资源，进行多层次、多途径的联合攻关，已成为当今几乎所有重大项目基本组织和运行的模式，医、产、学、研、资有机整合的联合体也呼之欲出。这一特点也突出表现在中医药科研项目的组织和实施过程中。

张伯礼指出，近年来，国家对中医药的科研投入力度大幅度增加，中医药科研的研究理念和组织形式也发生了深刻的变化。“十一五”期间，国家除继续加大“973”“863”国家自然基金项目中的中医药项目投入外，还面向国家战略需求，重点组织实施了中医药行业专项“十一五”国家科技支撑计划、中医药防治重大传染病、“重大新药创制”等一系列国家级重大专项。这些项目无一例外强调，选题要面向国家的重大需求，研究内容要多学科集成创新，方法学上要采用新技术、新方法，组织形式上要体现举国体制、多中心共同参与、集中力量打攻坚战的特点。

“十二五”期间，国家还将更多地采取这种举国体制、联合攻关的形式进行研究。中医药的科研组织和实施将更多地依托有机整合、优势互补、强强联合整个行业内外的力量，从国家层面和战略角度，解决中医药发展的关键问题，提高中医药自主创新的综合能力。在完善自身体制机制改革的基础上，打破院所、地域壁垒，探索科研院所运行的新体制、新机制，搭建开放、流动的合作交流平台，实现学科、领域整合重组和人才无障碍流通，建立真正意义上的大科研院所、虚拟科研院所、网络化科研院所，这个运行模式将是中医药改革的必然趋势和重要措施。

张伯礼说，为了适应中医药科技发展和中药的科研投入，以及国家重大项目运作的需要，中国中医科学院将在科技体制改革中不断调整学科机构，整合院内资源，面向国家需求和公共服务，积极开拓具有发展潜力的新领域，在已建立医学实验中心、临床评价中心等公共服务平台的基础上，近期还要建立中药标准化中心、全国中医数字信息中心、中医药发展战略中心、中医病毒性疾病防治中心、中药现代化科技产业园等一系列服务平台和研究机构。

二、推倒围墙，优势互补，加强全国中医药科技资源整合

张伯礼强调，在国家重大项目的组织实施过程中，以项目为载体，以学术为纽带，在整合中国中医科学院院内资源的基础上，联合全国相关领域优势力量进行联合攻关，与全国乃至世界范围内的相关科研机构、高等院校及研究院所建立长期稳定的合作关系和人才流动渠道。2006年至2010年，我院先后联合国内40家科研机构、中医药高等院校及其相关单位成立了中医药创新体系建设合作委员会，联系了来自世界15个国家和地区的120多位专家学者成立了中医药国际联盟，初步构建了国内国际科技合作交流的平台，开展了部分合作研究，取得了一定成果。但是，这种形式与目前国家的需求，以及整个中医药事业的发展不完全适应。全国各地的中医药研究院所也存在着类似的情况，一方面国家和地方大力支持发展中医药事业，在打造中医药强省的热潮中，有部分院所不断凝练发展目标，学科优势明显，渐趋全国领先地位；也有部分中医药院所未能在体制改革中把握机遇，发展滞后，致使原有的优势逐渐衰弱，新的优势学科没有建立，出现了学科断档的现象。全国中医药科研院所迫切需要携

起手来，优势互补，以强带弱，提升中医药科研院所自主创新的整体水平和能力。中国中医科学院要推倒围墙，敞开大门，面向国内外的中医药科技工作者开放，在加强全国中医药科技资源整合、重大项目联合攻关过程中，中国中医科学院要在科研组织和项目攻关中发挥引领和示范作用。

张伯礼认为，推倒围墙有两个意思：一个是有形的围墙，另一个是无形的、思想上的“围墙”。推倒围墙，不仅是推倒中国中医科学院的围墙，各省中医研究院也应该推倒围墙，推倒整个束缚中医发展的围墙，面向世界，面向多学科，交流融汇，和合共进，推动中医药学术进步，促进中医药国际化，这是中医人应该有的气魄。同时，也要秉承海纳百川、和合共进的理念，坚决走出去、请进来，虚心向兄弟院所学习，引进先进的理念和技术，与兄弟院所一起创建中医药医学科研的共同体。

三、携手共建，资源共享，建立开放流动合作共享平台

张伯礼强调，整个大联合的模式是开放的共享平台，携手共建，和合共进。他提出以下四点建议。

第一，建立一个共建的信息平台。这个信息平台包括一个网络的信息，中医科学院的研究院所各自的科研信息、人员信息等在网上大家可以共享。信息平台也包括研究院所定期的学术研讨会、联谊会、讨论会，可以随时沟通信息，还可以举办中医药科研新进展新办法培训班。

第二，共建、专管和共用一些机构。例如天津中药大学搞冠心病和中风的科研，就没有单独建立信息平台，而是与中国中医科学院信息所共建信息平台，信息所提供文献源、信息平台的网络结构、查询系统，天津中药大学负责信息平台的内涵。如果有十个病种这样做，共建、专管和共用一个信息平台，一旦建设周期完成以后，要向全国开放，中医科学院还可以建立中医科研的虚拟研究院，大家可以通过网上交流、碰撞，互相推荐信息，介绍自己。还包括科学实验室，希望全国的中医药实验室互相开放。

第三，联合培养研究生。中国中医科学院面向全国高等院校研究院所，共同培养研究生。培养研究生要维护全国各地各个高等院校的权益，可以采取双导师制，联合出资，联合培养。中国中医科学院的导师整体实力非常强，但是三个导师才有一个研究生，研究生数量少；而基层研究生数量多，导师少。如果优势互补，就能解决大问题。

第四，以项目为纽带，搞中医科研研究。以科研项目为载体，责、权、利，知识产权、包括股权都可以明细。在市场机制的条件下，搞联合是建立一种新的合作模式，也是一个大课题

张伯礼院士出席港澳“2011当代杰出华人科学家公开讲座”

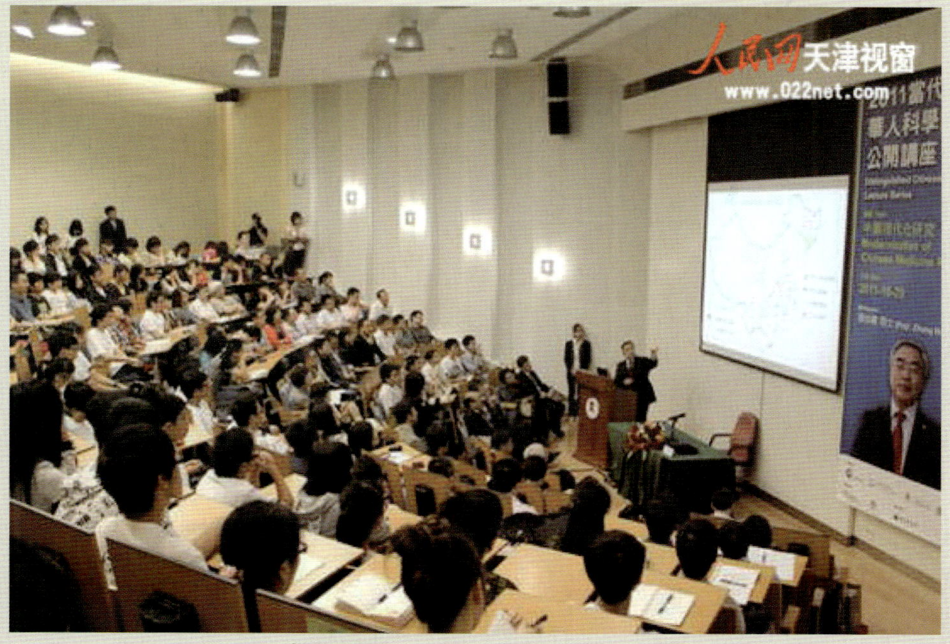

张伯礼院士出席港澳“2011当代杰出华人科学家公开讲座”

人民网•天津视窗11月9日电：日前，由中国科学技术协会、香港康乐文化署、香港中华科学与社会协进会、澳门科技协进会和京港学术交流中心共同主办的“2011当代杰出华人科学家公开讲座”在香港和澳门成功举行，中国工程院院士、天津中医药大学校长张伯礼作为主讲出席学术活动并做专题报告。

在交流活动中，张伯礼以“中医药防治冠心病的优势及评价”和“中药现代化研究进展”为主题，分别在香港科学馆、澳门大学做了专题报告，重点讲述了中医药的规律、特点和优势，中医药现代化成果和现代中药研究的前景，同时展示了大中药产业发展的良好态势。1000多名学生、市民及学者聆听了讲座，反响热烈。听众积极互动，不断提问，有一般的咨询，也有深层的学术探讨，张伯礼均一一作答，使听众获益，并得到香港、澳门特别行政区有关部门的高度评价。

活动期间，张伯礼还参观了澳门科技大学中药质量研究国家重点实验室和澳门大学中华医药研究院，与从事中医药研究科技工作者就相关领域开展研究合作进行了探讨。

通过本次交流活动，港澳市民进一步认识了中医药的特色和优势，同时也激发了青少年对中医药的兴趣和信心，使港澳科技工作者对内地中医药现代化研究取得的成绩和最新进展有了进一步了解，增进了两地的交流与协作。

据了解，“当代杰出华人科学家公开讲座”活动邀请当代杰出的华人科学家就我国当前取得的突出科技成就作专题讲演，讲课内容兼顾科学性和科普性，面向普通公众普及科学文化知识。该活动自2003年起，每年举办一次活动，周光召、白春礼、王礼恒、邬贺铨、欧阳自远等数十位院士和知名科学家均在港澳做过公开讲座。（通讯员 王淑真）

张亭栋

背景资料

鳳凰網 資訊 news.ifeng.com 凤凰网资讯 > 滚动新闻 > 正文

屠呦呦张亭栋双获医学大奖

2011年09月20日 04:19

来源：新京报 作者：摄影　　0人参与 0条评论 打印 转发 字号：T T

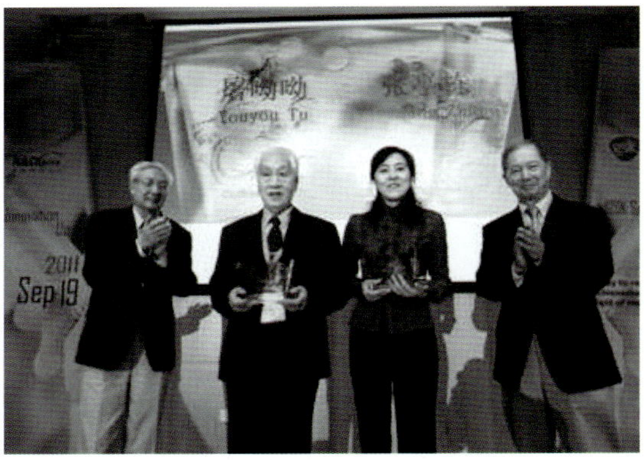

北京大学，张亭栋（左二）和屠呦呦的代表（右二）领奖。昨日，屠呦呦与张亭栋获GSK生命科学杰出成就奖。上世纪七十年代初期，屠呦呦从青蒿中发现青蒿素对疟疾有显著疗效，张亭栋则是砒霜治疗白血病道路上的奠基式人物。他们的成就给全球的疟疾和白血病病人带来了福音。

本报记者 浦峰 郭少峰 摄影报道

人物简介

张亭栋，男。1932年11月生于河北省吴桥县，1950年毕业于哈尔滨医科大学，是西医学习中医的优等生，因而曾获国家卫生部“第一名”奖状。任哈尔滨医科大学附属第一医院中医教研室主任、终身教授、主任医师。任中国中西医结合学会副会长，黑龙江省中西医结合医药学会理事长，中国中西医结合学会血液病专业委员会顾问。肾病专业委员会副主任委员。

张亭栋从事中西医结合医疗、教学、科研工作50余年，重点研究血液病，承担白血病的中西医结合与机理的研究。发表有关论文102篇，著书

3部，由于发明了亚砷酸注射液治疗白血病与癌症，因而引起了国内外学者的重视。在血液病研究中，发明亚硝酸注射液治疗急性早幼粒细胞血液病，总有效率达95%，居世界领先水平，获省中医药管理局科技进步一等奖、省政府科技进步二等奖、国家中医药管理局科技进步二等奖、国家自然科学二等奖、美国科学技术创新奖、黑龙江省改革开放30年十大科学技术成果奖、中国专利优秀奖、第三届国际发明专利奖、中国重点新产品证书、中国科学院公布20世纪中国十大科技发明之一。2000年在美国召开的世界血液病大会上宣布的世纪治疗白血病新进展中榜上有名。

主要学术成就

1、砷剂治疗白血病研究

张亭栋及其所带领的科室自1972年以来，从民间验方砒霜治疗皮肤癌有良好效果中得到启示，经过1200多例各类白血病的临床与实验研究发现，砒霜用于治疗急性早幼粒细胞白血病(APL)最为有效。张亭栋带领他的研究团队由复方简化至单味砒霜乃至改变给药途径成为亚砷酸静脉注射液，并进一步得到分子水平的解释，而被国际诸多学者所公认。

张亭栋撰文介绍：砒霜是由“砒石”经过升华而成，其化学成分为As203。《本草纲目》记载：“砒霜能除烂肉、蚀瘀腐瘰疬”，“性辛、大热、有大毒”。因而医生对此慎之又慎，不愿轻易使用，即使用于临床也只限于口服或外用，制成静脉注射液治疗白血病，我们是首创。

近代研究证实砒霜长期吸收少量可使同化作用增强，促进蛋白合成，脂肪组织增厚，皮肤营养改善，加速骨骼生长，刺激骨髓造血活跃，促进红细胞和血色素新生，上述作用可能是抑制氧化作用而引起同化作用加强有关，而大量的As203可引起显著缺氧则造成机体脏器功能障碍。这是因为As203具有原浆毒作用，能麻痹毛细血管，抑制含巯基酶的活性，可使肝脏脂肪变性，肝小叶中心坏死，心、肝、肾、肠充血，上皮细胞坏死。临床表现致人腹泻、血尿、眩晕、头痛、紫绀、晕厥、昏睡、惊厥、麻痹以至死亡。

APL的特点是：发病急骤、病势凶险、病程短暂、易出血、易感染、病死率极高，化疗效果不理想。在治疗方面上海血液病研究所王振义院士首先用全反式维甲酸获得成功，为肿瘤的诱导分化提供了一个成功的范例，被誉为肿瘤治疗学上的一次革命。全反式维甲酸治疗APL 80%的患者可得到缓解，但仍有30%的患者复发，一旦复发，绝大多数患者失去对全反式维甲酸和化疗药物的敏感性，成为“不治之症”，尚有部分患者产生“维甲酸综合征”而宣告治疗失败。30年来，张亭栋从“以毒攻毒”中得到启示，用砒霜治疗众多的病例中发现特别有效的疾病是APL，于是与上海血液学研究所进行合作，开始理论研究。亚砷酸注射液治疗APL临床疗效显著，对初发病例有疗效。张亭栋于2003年在《中国中西医结合杂志》发文报道：治疗281例APL初发患者，完全缓解(CR)81.4%、部分缓解(PR)4.09%、总缓解率为86.3%，5年以上存活率54%(尚在缓解中)，有19例已无病生存10年以上，最长者已达27年，并结婚生子。达到CR时间为28-84天，平均56天。对复发病例也有效，上海血液学研究所近5年用亚砷酸注射液治疗67例曾用全反式维甲酸或化疗得到缓解而又复发的病例，结果CR 88%，2年生存率达44.6%(尚在缓解中)。亚砷酸注射液克服了全反式维甲酸的不足。全反式维甲酸只能诱导细胞分化，As203不但诱导细胞分化，并诱导凋亡。

亚砷酸注射液治疗机制：实验证实As203可诱导APL细胞分化、凋亡，用不同浓度的As203进行体外实验，发现高浓度(0.5-2μmol/L)可选择性地使新鲜的APL细胞凋亡，而低浓度(0.1-0.5μmol/L)则诱导APL细胞分化。进一步表明As203诱导凋亡的主要机制是导致线粒体跨膜电位(ψΔm)下降和caspase-3激活；此外，在国际上首次发现APL是易位的t(15：17)染色体所产生的融合蛋白-PML-RARa有阻于癌细胞的凋亡，经As203作用后则发生降解，使APL细胞重新进入生理凋亡之路。

张亭栋经过多年系列研究认为：亚砷酸注射液是治疗APL的最佳选择；对初发与复发患者有同样良好疗效；对骨髓无抑制作用；可通过血脑屏障对脑膜白血病有防治作用；亚砷酸注射液可使

APL患者高凝和高纤溶状态得到改善，使出血状态得到迅速控制；与全反式维甲酸及化疗药物无交叉耐药，可结合使用或交替使用，无抗药性；毒副反应轻微，可以耐受，而在停药后皆为可逆性。其适应症为：①对APL无论初发或曾用全反式维甲酸、化疗等治疗失败或不能接受者。②用于APL完全缓解后的巩固治疗。③也可用于急性粒细胞白血病、慢性粒细胞白血病、骨髓异常增生综合征、恶性淋巴瘤。④除血液病外，近两年来国内外有不少科研单位进行了实验研究。证实对肝癌、胃癌、食道癌、胰腺癌、宫颈癌等癌细胞也有促使“凋亡”作用，提示这些病症也可以用亚砷酸注射液治疗。

2、砷剂治疗肝癌研究

张亭栋及其研究团队于2005年报道关于砷剂治疗肝癌研究，摘要如下：

目的：探讨三氧化二砷(As203)对肝癌细胞系BEL-7402的影响及其作用机理,并观察不同应用途径对原发性肝癌患者的治疗效果。

方法：观察As203作用后肝癌细胞的形态学改变、并通过流式细胞仪和DNA梯状电泳观察细胞凋亡的情况，应用逆转录聚合酶链式反应和荧光分光光度计检测半胱氨酸蛋白酶-3的变化情况。观察其对裸鼠移植瘤生长抑制的效果。并分别通过静脉滴注和动脉持续灌注观察其对原发性肝癌患者的治疗效果。

结果：不同浓度的As203作用于肝癌细胞有明显的时间和剂量依赖性,发生作用后细胞生长明显受抑制，有明显的凋亡特征性改变;流式细胞仪分析存在G2/M期阻滞，在G1峰前出现明显的凋亡峰；琼脂糖凝胶电泳出现明显的凋亡特征性梯状条带。随着As203作用时间的延长，半胱氨酸蛋白酶-3的mRNA无明显变化，而半胱氨酸蛋白酶-3蛋白质的活性逐渐增高。不同浓度的As203对于裸鼠肝癌移植模型有明显的抑制生长作用。对28例患者的静脉输注治疗可明显改善患者的生存质量，并且具有毒副作用小的特点。43例动脉灌注治疗患者中，30例肿瘤体积缩小或不变,有效率为69.8%，19例甲胎蛋白下降或降至正常。

结论：As203可明显抑制肝癌细胞的生长，其机理主要是诱导肝癌细胞凋亡；凋亡的可能机理是通过半胱氨酸蛋白酶-3起作用，作用位点是在酶的前体水平；应用As203连续区域化疗对原发性肝癌有很好的治疗效果。

年度聚焦

【特别关注】张亭栋：一辈子能治好一种病足矣(图)

作者： 新华社记者 张严平 熊琳 稿源： 甘肃日报 2011-09-30 04:37

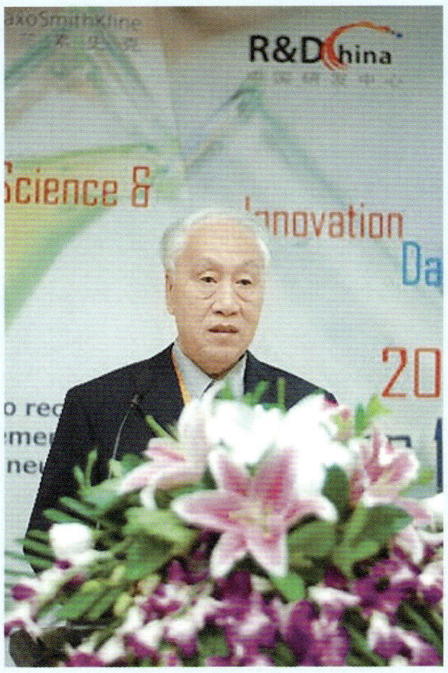

张亭栋

“从成为医生的那一刻起，我对自己说，一辈子能治好一种病就已足够。”这是今年79岁的张亭栋教授接受记者采访时说的第一句话。

2011年9月19日，中国中医科学院研究员屠呦呦、哈尔滨医科大学第一附属医院张亭栋获葛兰素史克中国研发中心生命科学杰出成就奖。20日，张亭栋教授从北京捧回了这份被业界称为“迟来的荣誉”。

如果不是这座雕琢着巨龙图腾的奖杯，今天，张亭栋仍然是绝大多数人眼中一名默默无闻的普通医生。一间小小的诊室，40张病床，行医60年，他亲自参与施救了1200名白血病患者，全世界无数人因三氧化二砷制剂而重获新生。

“古今中外第一针”敢为天下先

“将中药剧毒药物砒霜直接注射到人体静

脉，这种尝试在当时无法想象。”张亭栋说，正因如此，业内医生给他这针起了个响亮的名字，叫“古今中外第一针”。

这第一针的启蒙始于1972年。

那年，黑龙江省大庆市林甸县一个公社卫生院传出能治疗癌症的消息。省卫生厅为核实情况派出专家组前往调查，同时具有中西医研究背景的张亭栋被任命为组长。张亭栋和同事们前脚刚跨进公社卫生院，就被住院的癌症患者围个水泄不通。大家争相诉说自己的病情：大肠癌患者说不便秘了，肝癌患者说不疼了，宫颈癌患者说不出血了。正说得热闹，一位老人好不容易挤进人群，对着胸科的赵教授问了一句：“赵教授，你咋来啦？”“怎么？您是？”“俺在你那儿看过食道癌啊！那时候连饭都吃不下，以为没戏了，手术也没做就回来了。现在俺好多了，一顿饭能吃俩馒头！”专家组立即将这位患者送往县医院透视检查，结果发现他的食道内肿瘤萎缩，堵塞得到有效缓解。

眼前的事实让省城的专家难以置信。仔细追问下才知道，原来，林甸县一位老中医用砒霜、轻粉和蟾酥等中药组方治淋巴结核，开始是用药捻子，后来一位下放到当地的药剂师改为针剂。药剂师罹患皮肤癌的母亲正是使用了这个药方，涂拭患处1个多月后奇迹般痊愈。1971年3月，卫生院开始使用肌肉针剂注射治疗癌症，命名为“713”。“既然能治癌症，那能不能用这个方子治白血病？”高度的职业敏感让张亭栋很快联想到自己研究的白血病领域，一个大胆的想法在他脑海中闪现。尽管有些不可思议，但他决定顶住压力，冒险一试。

砒霜、蟾酥和轻粉，在中医学界属于毒性强的药物，一旦不对症或者使用剂量稍有差池，就会陷病人于险境，甚至有生命危险。作为主治医师更是难辞其咎。正因如此，虽然“713”药方的药效得到肯定，却没有医生愿意继续研究。

面对质疑和危险，张亭栋选择坚持

同院的药剂师韩太云将“713”改成西药剂型的注射剂后，张亭栋开始了缜密细致的动物实验。在经过剂量调配和配方等多次论证后发现：轻粉对肾脏有伤害，而蟾酥有升高血压的副作用，单独使用砒霜治疗效果最佳。

这个结论让张亭栋兴奋不已，两年多来的研究总算有了初步结果。可是医学界质疑的声音却此起彼伏，到底要不要应用到患者身上？他们愿意尝试吗？万一真的出现问题患者如何救治？

病房里一位罹患白血病的军人直接找到张亭栋说：“张大夫，您就大胆尝试吧！我们死了不要紧，只要能救活更多的人，砒霜我也不怕！”一位老大娘甚至还给张亭栋跪下哀求：“张大夫，俺在这儿住这么长时间了，相信您是个好大夫啊！您就救救我们吧！”

1973年，经过上级部门核准后，张亭栋开始将三氧化二砷应用于临床白血病治疗。

早幼粒细胞白血病发病急、病情重，患者随时有可能出现生命危险。砷剂应用于临床初期，为了确保患者生命安全，从早上7时到深夜11时，张亭栋始终坚守在病房，和病人在一起，寸步不离。困了，就在办公室打个盹儿；饿了，就拜托同事去食堂打饭，几个星期不回家也是常有的事。“无论任何时间，只要是患者的事儿，打电话给张老，他准保第一时间赶来，毫无怨言。”在哈尔滨医科大学附属第一医院血液科主任医师李金梅的眼中，张亭栋是一个对病人亲切关怀的仁医。

这种以缜密精细的科学研究数据为基础的大胆创新，取得了出人意料的显著成果。

1974年，一个叫董秀芝的患者来到医院，怀有7个月身孕的她，牙齿、鼻腔等多处部位出血不止，到医院后诊断为急性早幼粒细胞白血病。沉重的打击诱发流产。在医务人员的鼓励下，她开始接受砷剂治疗，4个月后能够站立，12个月后顺利出院。1976年，董秀芝产下一个健康男婴，1979年重回工作岗位。多年来，张亭栋心中始终惦记着老患者，每年都要驱车回访。时至今日，董秀芝依然健康地生活着，成为世界早幼粒细胞白血病病人中的“寿星”。

直至退休前，张亭栋对亲自参与救治的1200名患者进行调研后得出结论，砷制剂对于急性早幼粒细胞白血病患者效果最好。目前，如果没有并发症等特殊情况，白血病患者使用砷制剂的缓解率高达91%。张亭栋用中西医结合方式攻克白血病治疗难题从此写进世界医学史。

热盼祖国中医学重焕光彩

“中医西医结合，优势互补，是祖国中医学发展的重要途径。”在张亭栋看来，用砒霜治病，中医药早有记载。三氧化二砷作为砒霜的化学成分，恰是用西医的方法提取中药的有效成分，用以攻克世界医学难题。这项成果本身就是对中西医结合诊疗方式的肯定。

在荣获2011年葛兰素史克生命科学杰出成就奖之前，张亭栋的砷剂治疗白血病方法就已经在世界医学界引起轰动。1996年12月，全美血液学大会上，张亭栋和时任上海血液学研究所所长的陈竺受邀参加。陈竺发言时详细阐述了砷剂治疗复发的白血病症15例中，有14例完全缓解后，引发会场轰动。而率先将这一方法应用于临床治疗的张亭栋也被推向世界医学舞台。

“我至今仍然清晰地记得那场报告后，与会专家们纷纷走到我面前，拉住我的手，由衷赞叹中医的神奇。”张亭栋说。

近年来，一代又一代的中国医学家砷剂临床应用取得重要进展。哈尔滨医科大学医疗团队通过将三氧化二砷持续缓慢静脉输注法，较大程度上避免了沿用30多年的三氧化二砷常规静点时发生率很高的“高白细胞血症”，缩短了疗程，降低了死亡率。在临床应用中，被誉为治疗急性早幼粒细胞白血病高效低毒的新方法。此外，砷剂对胰腺癌、胃癌、肝癌、肺癌等癌症的诊疗效果也在进一步研究中。

“提取中药的有效成分攻克疾病仍存巨大潜力，有待挖掘。”张亭栋说，中医学仿佛一座深奥的宝库，有太多的奥秘等待着人们去破解，也有太多的未知等待着有心人去探索。古老的祖国医学将走向世界的舞台，为更多的人带来福音。

“淡泊名利，不慕浮华。”这是记者采访时听到的同事们对今年79岁张亭栋评价最多的话。三氧化二砷制剂经过审批批量生产后，销往全国各地医院，这项技术已经被国内乃至世界各地的医生共享，挽救了无数患者的宝贵生命。有人好奇地问张亭栋：“现在世界范围内都在使用您的发明，您拿过物质奖励吗？”

张亭栋的回答是：“这是职务发明，我没有因此拿过物质奖励，也从未想过要得到什么。这些都是我作为一名医生的职责。”

资料来源：互联网、《中国中西医结合杂志》、《中国中西医结合消化杂志》

2012

國醫年鑒

GUOYI NIANJIAN

四 世家传承

世家傳承

（按省份拼音字母排序）

安徽 周氏世家

世家传略

周婉豫，女，1954年出生于皖南中医世家。副主任医师，营养师，高级按摩师，反射疗法师。曾任济世高血压病中医药研究所所长。为周氏家族第十六代中医药传承人。周氏家族在皖南先后有四十多口从事医学临床，多数因医术高超被八路军或解放军招入部队，有的牺牲在战场上，有的到深山里在国家专门建立的麻疯病医院为麻疯病患者诊治。几代人的努力在中医内科、儿科、妇科、外伤、烧伤、疼痛等均有独特的研究和临床经验。特别是祖辈创设的《五脏一体养生术》，不仅在养生保健方面见解独到，且能预防根治许多疑难杂症。为后来的多项研究成果奠定了良好的基础。

周氏第十一世祖必字辈曾高祖，带领大家族，在安徽定远县朱家湾小周庄围寨居住，寨主必字辈曾高祖系五台山修炼多年的俗家弟子，信佛行善行医（期间又到少林寺修炼多年），以习武强身保护寨子安全，耕种田地安居乐业，并行善行医救治患者。

到了十二世祖尚字辈曾高祖，同样进入五台山和少林寺修炼多年信佛行善行医。所到之处，对患者有求必应有难必帮，救人在先，不图回报，救治患者无数，在当地德高望重。后来，尚字辈高祖一天去赶集的路上，突然被跑来的一十五，六岁的小姑娘抱住了腿，大哭喊着求救。原来，她是被当地恶势力的地痞流氓抢劫后，刚逃了出来，正好撞上了周家尚字辈高祖，女孩子被救了。可是，当地恶势力纠集一起来小周庄寨子门口闹事。挑战摆擂台比武，说他们打赢了就必须交出小女孩。写下战书后，他们当街张榜花一百大洋招聘武功高强壮士，于是招来两名年轻力壮的武士。他们与两名武士签订生死不问的契约，分别先发二十大洋给他们，打赢后再各发剩余的八十大洋。三场擂台没有几个回合，两个武士都被尚字辈高祖扔下擂台。恶势力一帮只好收了擂台回去了。但是当晚深夜，恶势力纠集了当地所有恶势力团伙架起土枪土炮火攻偷袭小周庄寨子。周氏家族尚字辈高祖凭借一身武功杀出一条血路，这一路逃出的只有十七人到了定远县城落脚。其中有一少年十七岁肺部中了土炮弹片，坚持活了两年后去世。那场战争和大火焚毁了周家所有的家产，包括家谱，医书等等。第二天，有人从小周庄路过，只见一片瓦砾灰烬和狼烟。很多年以后了解到，当晚从其它路子突围出来的周氏族群，现散居在南京，苏州，巢湖，合肥等地。

解放前，国民党时期对中医药打压歧视，绝大多数从事这门行业的人，没有社会地位，也没有稳定的经济收入，穷人太多衣不蔽体食不果腹，他们没有钱看病，为穷人看好了病，他们只有千恩万谢的磕头。当时，周氏家族相传的中医药书籍有《五脏一体养生术》《医鉴杂谈》等等，由于解放前的各种战乱和文革中破四旧运动等，很多已经丢失或焚毁（因为，祖传的医书里关于子午流注点穴开穴等，有易经方面的知识，文革中被红卫兵认为是四旧）。直到解放后，周氏家族很多人分散在南京，上海，芜湖，苏州，郑州等，所到之处，仍然不收诊金，对患者有求必应，赊医赊药，行善修性。很多人治疗好了自己的病，就把方子收藏在怀中，遇到有病的人就相送。

周婉豫女士的父亲周氏第十五代，周桂发，军人出身，一生走南闯北，先后到过南京，广州，湖南，1942年来到郑州定居，地下共产党员。所到之处，秉承家传医术救治穷苦人无数，不仅赊医赊药，还赊被赊衣赊饭，文革中含冤去世。

解放前后，继承祖传中医学在医疗战线工作的周氏族人士有：周婉豫女士的祖父周步升（第十四代世祖）在当地民间行医；家族几乎所有的人都懂得药膳，药酒，药茶保健养生。周婉豫女士的大哥周维朝（1940年生，第十六代）十三岁学徒中医药，继承祖传点穴开穴练功推拿，以及药膳药酒药茶保健，天生弱质的身体竟然一生没有用过西医西药，今年74岁高龄，头发厚密只有白发十几根，行如风站如松，思维敏捷，好比50岁的人。二哥周维龙（1948年生，第十六代）十五岁学徒中医，文革中参军后转业改行写书法（当时中医不受欢迎正走下坡路）。二嫂鲁玉兰在定远县深山一国家建设的“三九医院”里，专门为麻风病患者治疗，工作一辈子现在已经退休（此病在当地绝迹将近二十多年了）。

周婉豫女士的母亲家族也有许多从事中医药工作的，四姨张守芳参加八路军军医。解放后，1952年为响应毛主席号召支援淮河治理时，遇到台风和一同去的女战友同时牺牲在工地上。当时，定远县政府召开大会，追认其为革命烈士。七姨张守荣军医转业，擅长诊治心脑血管疾病，现合肥中医院退休。其夫方荣青合肥中医院院长离休，擅长疑难杂症。

周氏第十六代周婉豫在河南郑州市，从事中医药研究工作，并着重开发和深化研究周氏祖传中医学，期望有生之年，整理出祖传的民族瑰宝中医特色诊疗留给后代和社会。

第十七代，周婉豫之女周莹、余明洋，郑州铁路技术学院高级护理专科毕业，兼学家传中医。

还有许多周氏后代分散在江苏，安徽，上海，浙江等地从事医学工作，不再一一赘述。

学术经验

对《五脏一体养生术》的认识

《五脏一体养生术》是我国传统中医学的一种特色诊疗医术，属于“上工治未病”的范畴。即：药食同源保健人体，预防疾病，调理人体亚健康状态，不仅能强身健体，提高免疫力，美白肌肤，延缓衰老。而且能治愈由于五脏功能不协调或衰退引起的各种大病，顽固病，慢性病等。《五脏一体养生术》是融黄帝内经，温补派薛己、孙思邈的养生理论精华为一体，即：融阴阳平衡，五行，五脏，五色，五方，五季，五化，五味等理论，进行临床理论和实践运用的一种药食同源的中医药特色诊疗。是我国尚存的独家理论和医术。其医术是采用中医的望闻问切，针灸，推拿，刮痧，拔罐，艾灸，生辰八字子午流注开穴，反射疗法（全息生物诊断治疗）等，诊断病症，辩证施术保健养生和治疗。

《五脏一体养生术》指五行相对五脏（木火土金水相对肝心脾肺肾）；五味入五脏（酸入肝，苦入心，甘入脾，辛入肺，咸入肾）：五色养五脏等原理，来养护人体的健康，除了专用的养生类贵重中草药以外，同时配以药酒药膳。中医上工认为：五脏的功能疲劳衰退会导致各种疾病和不良症状，如：

一. 肝脏功能衰退运作机能不协调，轻者会导致患者眼睛干涩或流泪，心情压抑，胁肋疼痛，脾气暴躁或心情郁闷，容易疲劳，精神压力大等；重者导致肝气郁结，乳腺增生，乳腺肿块，肝脏囊肿，肝脏肿块或恶瘤等。现代临床研究发现：酒精肝和脂肪肝病的肝硬化速度比其它肝脏病来得更快，后期的器质性改变（肝脏硬化，恶性肿瘤等症）均不能逆转。但是，经中医药调理的重型乙肝，脂肪肝等，很快能控制或治愈，同样能和正常人一样健康长寿。

二. 心脏功能衰退或运作机能不协调时，轻者心慌心悸，梦多胸闷，心绞痛等；重者导致冠心病，心肌梗塞，心脏衰竭，动者气喘，面色紫暗，苍白，干涩无华等；病情拖延后，会导致器质性病变，需要西医手术造影搁放支架或者搭桥手术。手术后的患者，元气大伤，会影响寿命，体质也大大下降，严重的同样导致人体四肢瘫痪，生活难以自理。现代中医药临床研究，通过中医药保守治疗，不仅能够治愈这些大病，对于心肌梗塞的患者，通过一年的治疗后，心血管可以再生，人体完全恢复健康。不仅保护了人体的元气和健康寿命，而且，省去了昂贵的西药和手术经费。中医药不仅能调理保健人体健康长寿，而且，能使大病的患者死里重生。能够康复的心肌梗塞病，血管再生就是典型的病例。国内外多家新闻媒体均有相关报道。

三．脾脏功能衰退或机能运作不协调时，轻者出现饮食无味消化不良，体乏无力，轻度贫血，面色苍白或者面色紫暗，面部痤疮或背部痤疮等，重者导致大便溏泻，五更泻，月经紊乱血漏血崩，严重贫血，中气下陷或中气外泄，脾脏囊肿或肿瘤等。

四．肺脏功能衰退或运作机能不协调时，轻者皮肤干燥，容易过敏，皱纹增多，容易感冒咳嗽，毛发无华容易脱落，各种皮肤病等；重者易患支气管炎，哮喘，肺部肿块，肿瘤，皮肤顽症等。

五．肾脏功能衰退或运作机能不协调时，轻者会出现耳鸣耳聋，头发脱落，腰酸背痛，双腿无力或疼痛，记忆力减退，怕冷怕热，胆量变小，大小便失禁，尿多尿少等症状；重者或导致牙齿脱落，头发早白，骨质疏松，提前衰老，尿毒症，肾炎，肾小球肾炎，慢性肾炎，性功能衰退，男女不孕不育，怀孕妇女易导致胎儿流产或胎儿不健康，小儿发育不良，萎症（不长个头），小儿多病体质不良等等。现代医学研究发现，中医药不仅可以治疗不孕不育症。而且，让输卵管阻死的患者重新再生旁开的输卵管。重要的是能够修复肾脏功能。国内外均有报道。

如果久病不能及时治疗，就会造成多个脏器的功能衰退，多个系统的病变：比如：心脾肾脏器功能同时失调，就会造成人多寐少寐（即：睡觉时间超过八小时或少于八小时），大便不成形或五更泻，月经多或者少，提前或错后，以至于血漏血崩，不孕不育，习惯性流产，严重时会见到皮下出血，面部痤疮久治不愈，皮肤粗糙或黧黑，面部蝴蝶斑，褐色斑，雀斑等，继续拖延，心脏衰竭，易导致心肌猝死，心脏梗塞等；肾脏衰竭，易导致肾小球肾炎，尿毒症等；脾脏衰竭，易导致大出血，皮下出血，大便或月经不正常量的出血，腹内多脏器囊肿，甚至腹水等等。

心肝肾功能失调，就会导致人头痛头晕，失眠多梦，口干口臭，怕冷怕热，疲乏无力，面色赤红，面色紫暗或面色苍白，心慌气短，胸闷绞痛，大便干结或溏泄，经常出现眼皮和下肢浮肿，尿多尿少尿崩或乳糜尿，腰酸背痛等等。易患高血压或低血压，甲亢甲低，高血脂，高血粘，高血糖，脂肪肝，肝囊肿，肥胖症，乳腺增生，乳腺肿块，子宫肌瘤，甚至导致肝癌，乳腺癌。还有慢性妇科疾病和男性病，性功能疾病和障碍，脑萎缩，脑中风，帕金森氏症，精神抑郁，精神分裂症等等。

现代医学研究发现：用中医药治疗脑梗塞，脑萎缩患者，一年后同样发现新生的脑神经绕开了梗塞的部位，使人的大脑恢复正常。同样采用中医药治疗帕金森氏症，也可以得到显著疗效或者治愈。

主要成果

创制一种预防和治愈高血压的复方，疗程6个月。于2006年4月19日获国家发明专利，专利号：200410010340.9．“本发明涉及中草药对于高血压病预防和治疗的研究。针对一般药物治标不治本，治病不防病的局限，本发明为病患者和亚健康人群提供了预防和治疗高血压的植物中药。服用该药可达到软化血管，改善血液循环，调节内分泌，调节血脂和胆固醇，提高体液免疫力，增强五脏六腑的合作运转功能，有效地保护心脑肾不受伤害，从根本上恢复了机体自我调控血压的能力。亚健康的人群服用后，可预防患高血压病。其成本低，无任何毒副作用。”药物由：女贞子、磁石、荷叶、姜汁、竹沥、香油、蜂蜜、甘草等30多味名贵中草药组成，其中有藏药和粤药配伍。用法：上方女贞子、磁石、荷叶、甘草煎浓汁10-30ml与诸药混合成液体，晨起空腹一次服用30-160ml。

北京 陈氏世家

世家传略

北京陈勇中医世家，国风一脉，已绵延春秋三代。

陈氏世家首开国医之先者为陈宝仁(号东阜)（1918-2010）。东阜先生青年时期师承清代宫廷御医，在所著的《中医临床蹄涔集》中曾自述"阜17岁拜师学医，由学到行，近50余载……"解放后，陈东阜先生在北京西单开设了"陈东阜医寓"，从医者众。后响应北京市卫生局号召，毅然关闭了自己的诊所，与当时的著名中医王鸿士先生和其他几位同道共同组建了朝阳区"慈云寺中医联合诊所"(后改为朝阳区东风卫生院)，任所长。

陈东阜先生常提醒和教育弟子："莫忘为医之本，夫为医之道，重在存德，为德者首重于仁，所谓医乃仁术是也。人之所贵者，仁也；情之所寄者，慈也；道之所存者，精也；医之所善者，诚也。夫大医治病，无欲无求，不问贫富贵贱，勿论长幼妍蚩，时存恻隐之心，常思救苦之志。视患者如至亲，投同门以赞羡，皆因德于艺先，艺承德满。吾之为医，视患者之病如吾之病，视病家亲属之病苦如吾父母子女之病苦，设身处境如自身临之，从而相应而生我对病人之爱也……但愿为医者行之"。

陈老要求弟子："汝辈当记：为医者抬手动笔，皆系性命，一针一药，关乎人之生死，故医者业不可不精。业欲精则心必定，心欲定则神必清，如此博极医源，精勤不倦，窥天地之奥而达造化之功。然艺无止境，技恒有差，断不可骄逸他谋，自逞忘形。汝当潜心尽力，俱得真传，青出于蓝胜于蓝也。所谓大医精诚，乃吾医万世当存之本也，未敢一日或忘"。

陈氏中医第二代为陈东阜先生之子陈勇（曾用名陈庸）先生（1937年8月—）。幼承庭训，在父亲的口传心授及抄方侍诊的幼功研习中开蒙解悟，从此入拜杏林，引效岐黄。加之陈家世代重视国学，陈勇自幼便在父亲引领下广览华夏典籍，饱受传统文化濡养，为传承国医奠定了深厚基础。

弱冠之年，天资聪颖且幼功扎实的陈勇考入了由我国著名中医教育家、临床家陈慎吾先生创办的私立"汇通中医讲习所学习"。1958年，北京市卫生局决定把原"医进修学校"（陈东阜及后面提到的关幼波老师均在该校进修西医，且为同班好友）改名为"北京中医学校"，并决定将"汇通中医讲习所"与之合并。校内云集了当时北京市中医界最有名望的理论家和临床大家。教学之严，用心之多，育人之精，深为世人称道。学成之子弟而今遍布京城各大医院。陈勇得到了该校最好的教诲，加之蒙学深厚，勤奋不辍，因此从医悟道之路日渐精进。

1961年，陈勇于北京中医学校以优异成绩毕业，蒙北京中医医院拣选，自此陈勇便成为京城最大一所中医专科医院——北京中医医院的一名正式的中医住院医生。二十世纪六十年代的北京中医医院可以说是一个名医会粹、科室齐全、设备完善的最大的中医医院。当时身为学习组长的陈勇带领分配到医院的12名同学，有幸跟各科的名医大家转科临诊学习。得到这些名医大师的精心培育和指教，使他们学到了很多书本上学不到的内、外、妇、儿、针灸、正骨、按摩等名科知识，为以后的临床实践打下坚实基础。同年五月在院党委书记葛英武同志的主持下为这12名学子举行了简短而隆重的拜师仪式，使他感到万分荣幸的是他的师父是时任内科主任的大名鼎鼎的关幼波先生，遂入关老门下成为其学术嫡传大弟子，重点从事肝胆病的中医诊疗和研究。关老医术精湛，医德高尚，被誉为术、德、经、述兼备的中医大师。他精于内科疑难杂症，擅长治疗肝胆病，有一套肝病的防治体系，形成了自成一体的关氏理论、关氏方药和关氏经验。先生的名言是"儒乃达儒，医是明医"，常语重心长地教导弟子，"明者通晓也，达者通达也"，医不在"名"而在"明"，不做沽名钓誉之辈。要做明白的医生，不仅要做通晓医理之医，更要做通晓医德之儒。

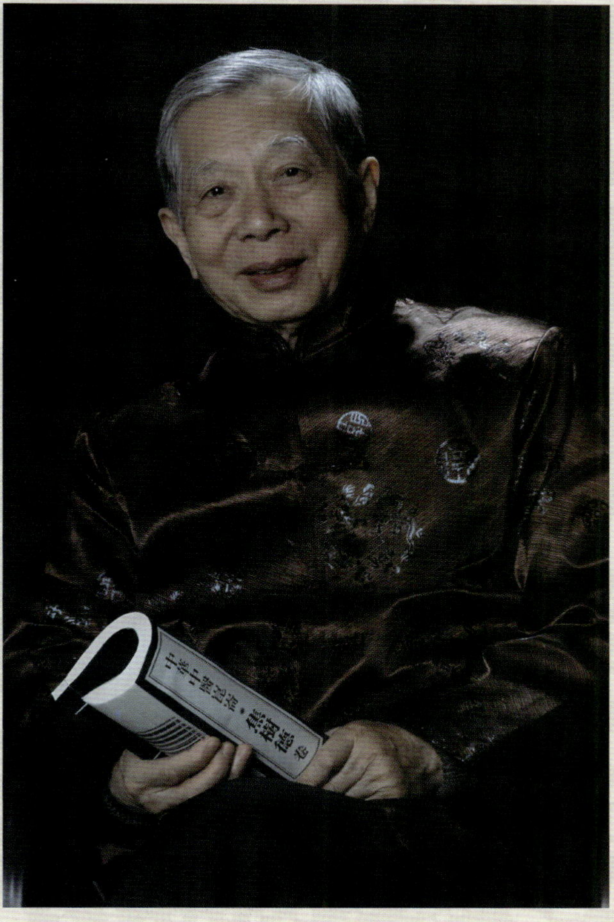

陈勇先生

从师期间，陈勇师古而不泥，在继承和发扬关老的学术理论和临床经验基础上，致力“治未病”领域的实践与发展，为解除现代人高发之身心顽疾精研活人之术。同时耳濡目染师父的云水风度，国手风范，与关老结下了“肝胆相照，师徒亦父子”的杏林情缘佳话。

行医于北京中医院，陈勇在医治各种类型急慢性肝炎、胆囊炎、早期肝硬化、肝硬化腹水、重症肝炎等病症方面大获赞誉。尤其是在解除肝胆区疼痛、脘腹胀满、肝囊肿以及消除肝脾肿大、消腹水、退黄疸、改善肝功能、提高肌体免疫力等方面具有独到之处。

而立之年，陈勇与华夏治尪（痹）第一人、著名老中医、国医大师焦树德先生之女结为伉俪。从此执半子半徒之礼，得登堂入室、泰山真传之恩，在教书育人、痹症学术领域深蒙岳父亲授。

陈勇先生热爱中医事业，愿为之贡献自己的毕生精力。1998年退休后，仍不丢中医临床，继续为广大患者服务。除了应医院返聘外，还到基层医疗机构和中药店坐诊行医。几十年以来在医院肝病科均以治肝胆为主，很少接触和治疗其他内、外、妇、儿科杂病。退休了，不再受大医院专科专病的束缚，使他所学到的内科杂症和其他科常见病的知识有了施展的机会。如；治疗呼吸系统、心脑血管系统、消化系统以及妇科、儿科的常见病尤其对各种发热症、头痛等均有较好的疗效。

陈氏中医世家第三代传人陈咏梅女士，陈勇先生长女。自幼饱受家学滋养，酷爱儒学国艺，北京颐芝道中医养生坊创始人，中华中医药学会养生分会常务理事，中华中医药学会亚健康分会委员及中华中医学会美容分会委员。

陈咏梅女士在继承、研习传统医学之余更致力于中医养颜、护生领域的理论研究与实践。三代传承之秘方、内蕴古老的独特技法均为其珍持化用为全新中医护生体系。咏梅女士创建的颐芝道养生体系撷取博大精深的国医沧海之一粟，源自然、健康、天然、尊贵之护疗理念，倡中医整体观、平衡观之要义，入手于经络调理护养，表里双解，内外调治，以达身心复健的多重效应。首创“中医美容标准化”系统，将中医养生美容文化与世界领先的美容护肤理念和美容科技一脉相融，对发展中医养颜、护生领域品类卓越全面的临床项目做出独到贡献。

陈氏中医世家中，除陈家直系三代从事中医事业外，焦树德先生之长女、陈勇之妻为药学专业人才，退休前任职于北京中医医院药房；焦树德先生之次女焦艺苹毕业于北京中医药大学，为风湿病专业传人，同时师承北京四大名医之一的施今墨先生大女婿国家级名老中医祝谌予先生，1987年赴日本留学，在东京开设了一个中医治疗院，传扬中医药文化20余年。2010年当选世界中医药学会联合会风湿病专业委员会常务理事；陈勇先生之义子也是学术传承人王学谦医师，在沈阳沈北区创办了“云水堂国医馆”，承陈氏中医之一脉衣钵，被誉为“80后”的“老”中医，其诚、其敏、其对中医之挚爱皆深得其师风范。

学术经验

陈勇先生在跟随关老多年的过程中深刻领会了老师的学术思想，结合自己的临床体会总结出了以下主要学术观点；

1．处理好“正邪”关系 ：邪气盛则实；精气夺则虚；正气存内邪不可干；邪之所凑其气必虚。治病的最终目的：保存正气，驱逐邪气，扶正勿碍邪；驱邪不伤正。

2．“辨证” 、“辨病”与“对症”相结合 ：“辨证”是中医的灵魂、是原则、是根本，而“辨病”是借助理化检查手段所确诊的病名。“对症”是在辨证与辨病的基础上一种治标的手段，三者是宏观、微观与局部的关系。

3．重视 “气血” 辨证 ：气血互生密不可分，治气勿忘血，治血勿忘气。血分药的运用有：活血、凉血、养血。如：活血散风治痒疹；活血解毒退黄疸；凉血清热治高烧；养血平肝治头痛。

4．善于抓“主症” ：在带教弟子时，症候群分为“主症和兼症”两种。兼症又分为主要兼症和次要兼症，主症和主要兼症是进行辨证分型的主要依据，是确定疾病的病性和病位的主要手段。用药时要有个优先、主次的判断。

5．“化痰法”的运用 ：痰有“狭义”和“广义”之分。“狭义”之痰是指储存于肺经过气管咳吐出来的有形之痰。“广义”之痰是指人体内的某些“废物”。或蕴结于脏腑或阻遏于皮里肉外。可与气血相互凝结，阻塞于经络，导致各种疾病。

6．注重“培补脾土” ：中医学认为：先天之本在于肾，后天之本在于脾。先天精血秉父母，后天精血水谷生。中焦受气取汁变化而赤是谓血。脾为气血生化之源，“见肝之病，当先实脾”等，说明了脾的重要性，关老也提出了“调理脾肾肝，中洲要当先”的观点。

7．“调理”是特点 ：中医八法是：汗、吐、下、和、温、清、补、消。其中补法有：温，补；泻法有：汗、吐、下、清、消。而和法居中，在补泻两大法中起到调和作用。中西医都有补法和泻法，各有优势。唯有“调理”是中医独有的特点。

8．“治未病”、重“养生”：强调无病先防，有病早医——预防为主。重养生：三分治疗七分养，如饮食要有节、心情要舒畅、劳逸要结合、冷暖要适度、生活要规律。

临证举隅：

1 无脾生子——患者白某，女，38岁。于1987年发现乙肝小三阳，肝功能异常，曾在当地间断治疗。1991年发现肝硬化、脾肿大、脾功能亢进，血小板3-4万，白细胞总数1000左右，不断发生上消化道出血。因病情危重，慕名请陈勇先生治疗。经过一段时间医治，患者精神和体力增加，自觉症状大减，病情稳定，但脾功能亢进不能缓解，时有大出血的可能。据此，建议切脾保命。患者遵医嘱，于1998年8月在当地某院行脾切除，术后复来京治疗。

2000年后一直坚持来陈勇先生处治疗年余，后日渐康复，肝功血象均正常，无明显自觉症状，饮食、睡眠和月经亦正常。2001年1月17日，患者以月经3月未潮来诊，因患者婚后16年未孕，加之重症沉疴，术后，故未考虑怀孕可能，即以活血化瘀，疏肝通经为治，少佐益气扶正之品。方用桃花四物汤化裁：当归15g，川芎15g，赤芍15g，桃仁10g，红花10g，刘寄奴15g，三棱10g，莪术10g，香附15g，郁金10g，党参10g，白术10g。

药用10剂月经仍未行，且无任何不适之苦，为查明原因建议到妇科检查。2001年2月14日在妇科检查结论为：已怀孕三个月。据患者的病情，认为其不生育为好，以防他变。但患者夫妇坚持要孕育，故建议其到西医医院论证，患者及家属于2001年3月6日到某大医院消化科特需门诊，经有关专家会诊认为可以怀孕生产。

为营养胎源，安胎固本，顺利生产，投以固本保胎方：生黄芪30g，党参10g，白术10g，黄芩10g，砂仁6g，当归10g，白芍15g，川芎6g，生杜仲10g，寄生30g，菟丝子10g，制首乌15g。水煎服，每日1剂。以上方为基础随症化裁连服用20余剂，后不定期随诊，间断用药，并定期复查肝功、血象、B超。产前数月一切正常。

2001年6月29日上午10时，患者丈夫来电告知：病人在北京某传染病医院，于当天上午9时许经剖腹生产一男婴，重5.5kg，母子健康。7日后又来电告知，经血液化验婴儿乙肝五项正常，肝功正常。同年8月，患者来京复诊，告知其子很健康。本人经B超检查，除轻度肝硬化外余皆正常。

2 巧治崩漏——有一女孩儿11岁月经初潮，一年来基本正常。突然不明原因的月经4个月不停且量较多，严重时下血如注,有如解小溲一样。血色鲜红，无血块，腹不凉但小腹绞痛难忍。经西医诊治，未明确诊断，服用西药未见明显效果。经多位中医治疗，服用中药汤剂、丸剂均未能停止月经。慕名前来向陈勇先生求治。见孩子面色晄白，疲乏无力，自诉心慌心悸，食睡正常，二便调。查脉沉细而缓，舌苔白,舌质淡。辨证：脾不统血 中气亏虚 而至经血不固。经三付方药服后经血明显减少，腹痛消除，七付服完后经血全无。再复诊于前方中减升、柴和部分炭药，生芪加至30克再服七天月经未见。改服加味逍遥丸调经以使月经周期逐渐正常。

为什么四个月的崩漏久治无效，后服过几付中药得以止住？原因在于陈勇先生采用了标本兼冶的治则——治本：用归脾汤、补中益气汤，补气养血以固其本，使由于出血过多而导致的机体伤害得以恢复；治标：血见黑则止，故用部分炭药再加上阿胶珠、仙鹤草和三七粉等。

主要成果

1、科研：陈勇先生于1985-1990年承担了国家“七五”科技攻关课题“关幼波电脑诊治胃脘痛专家系统”，被评为北京市科技进步二等奖。

2、论著：其主要著作包括1979年1月参加编写并出版发行的《关幼波肝病百问答》一书（12万字）；1994年9月编写并出版发行《关幼波肝病杂病论》一书（20万字）任主编；2002年6月至7月在中国中医报上连续发表个人临床验案多篇。

轶闻趣事

治肝病得义孙

时年38岁的女性患者白某，因肝病迁延脾肿大，结婚16年未孕。经陈勇先生治疗肝脾重病，身体好转而意外怀孕。孕期一直由陈勇先生开方保健，足月得一健康男婴。全家欣喜不已。现已出落成大小伙子的孩子肝功及乙肝五项等一切正常，年年执孙辈之礼来给陈老拜年。这份情意使陈老更加感叹：行医乃患家性命攸关、生死相托，务必倾心尽力而为之。

贵州 丁氏世家

世家传承

丁丽仙，女，丁氏中医世家第十代传承人。主任医师，教授，硕士生导师，全国第一批国家级名老中医丁启后学术继承人，贵州省名中医。全国中医药学会中医妇科学分会副主任委员，贵州省中医药学会中医妇科专业委员会主任委员，省医学会医疗事故技术鉴定专家库成员，贵州省省级精品课《中医妇科学》负责人。从事妇科临床、教学、科研30余年。曾获贵州省科学技术进步三等奖1项、中华中医药学会科学技术进步三等奖1项、贵阳中医学院优秀教师奖、名师奖及多项教学奖。主编教材1部及参编专著多部，发表学术论文数十篇。主持完成国家级及省级课题多项。

贵州丁氏中医世家，始祖丁信忠乾隆年间因江西大旱灾，从江西抚州府临川县西迁逃难。始祖丁信忠是挑着能装200味中药的药箱沿途行医路经湖南至贵州省瓮安县草塘镇定居，定居后他仍以医药为生，世代相传。

丁氏中医世家第四代传人丁可能，创建了“丁松龄药号”，此药号历经传承，现为县级文物保护单位。丁松龄药号以医德高尚，医术精湛而闻名邻近县镇，方圆百里，前来求医者络绎不绝。贵州穷乡僻壤，交通闭塞，缺医少药，患病死亡率极高。丁氏医术传人们以“孙在公立志济人度世，庞安时存心乐义轻财，华元化以矜老恤孤为宗旨，喻嘉言以救贫济急为本心”的医德为榜样，牢记祖训，乐善好施，凡贫困患者，非但分文不取，还将中药和药罐相赠。若路途遥远，病情严重患者如妇人崩中下血、妇人腹痛、产后发热、小儿惊风、腹痛腹泻等都要治疗待病情缓解后方准离去。丁氏医术的第七代传人被当地百姓誉为“活菩萨”。

丁氏中医世家第九代传人丁启后(1923—2005)，贵阳中医学院教授，著名中医妇科专家、中药学专家、中医教育家、首批国家级名老中医，是丁氏中医世家在中医妇科和中药学领域里承前启后，开拓创新最关键的人物。

丁氏中医世家传承者高尚的医德、精湛的医术给少年时代的启后先生留下了不可磨灭的印象，他从小耳闻目染，受到中医药传统文化的良好熏陶，遂幼承家训，14岁辍学从师，走上学医行医之路。启后先生幼年丧父（父亲为第八代传人，因染伤寒29岁病逝），学医由祖父丁高明传承。启后遵循祖训，先学药后学医。当时“丁松龄药号”自制膏、丹、丸、散，在祖父的严格训练下，几年下来，启后积累了丰富扎实的中药知识和熟练的加工炮制技术，为他日后几十年精医又懂药奠定了坚实的基础。启后先生回忆，学药期间，嗜读《医学三字经》、《药性赋》、《汤头歌诀》、《濒湖脉学》等，如有病人他常侍诊于祖父和其他中医先生，待病人走后即寻问所以。这样的过程大约经历了五年，基本掌握了常见病、多发病的诊疗。启后先生独立行医三年后祖父谢世，由他掌理“丁松龄药号”。启后先生兢兢业业，忠于职守，勤奋好学，保持了“丁松龄药号”上百年良好的声誉。

启后先生1952年创办瓮安草塘联合医院，1954年毕业于贵州省中医进修班，1955年奉调贵州省中医研究所，1960年毕业于南京中医学院高级师资研究班，师从留日学者、妇科名家，一代学者、原贵州省中医研究所所长、卫生厅副厅长王聘贤先生多年。1965年奉调贵阳中医学院执教30余年，对中医妇科、中药学造诣精深。曾任贵阳中医学院中药教研室主任，药学系副主任，贵州省第六届人大代表，第七届、第八届人大常委，贵州省中医药学会常务理事。启后与王聘贤先生学术继承人唐永淑共同整理王聘贤妇科经验在《医林拔萃》、《贵州中医耆宿录》出版并共同整理王聘贤先生遗著《王聘贤女科经验方精选》、《伤寒论考评》出版；指导传承人总结丁启后妇科学术经验《中国名老中医药专家学术经验集》出版和发表学术论文多篇；多次参与全国高等中医药院校《中药学》教材的编写、编审工作。

启后先生数十年如一日，风雨无阻，坚持在临床第一线。他常言，“医之为道，非精不能明其理，非博不能至其得”。中医必须以临床为基础，才能明其医之理，精其医之道。“医乃仁术”、“医者仁心。”这是他终生信守的诺言和神圣的职业准则。启后先生因临床疗效显著，应诊病人很多，数十年来，经他诊治的患者数以万计，特别给众多不孕家庭带来福音。

启后先生几十年在中医教育领域里辛勤耕耘，治学严谨，造诣深厚，为人师表，在师生中享有很高的威望。他强调中医教育为本。授课深入浅出，生动有趣，教学效果甚佳。他数次在本院和西学中提高班进行妇科疾病的专题讲座，深得师生的好评。曾带过数位西学中高级妇科专家的中医妇科临床，均受到他们的一致赞誉。他数十年积淀了丰富而成熟的教学经验，形成了独具特色的教学风格，是位教书育人的良师，是位出色的中医教育家。

丁氏中医世家第九代传人，还有启后先生同胞兄长丁律修(1917—1986)，他与启后先生一样，幼年在“丁松龄药号”，侍其祖父左右学药习医，刻苦攻读医籍，练就了中医治病的过硬本领。解放后支援贫困缺医少药地区，在基层医院工作几十年，将丁氏祖传的医术和实践中练就的一身本领，全身心服务于患者。他凭着高尚的医德，敬业的精神和精湛的医术赢得赞誉，成为当地知名度很高的中医师。为中医后继有人，他将三个子女和外孙都送读中医院校毕业，现均在专区级医院从事中医内、妇临床和教学工作。

丁氏中医世家，现已是黔贵著名妇科流派，在黔中大地十一代坚守和传承了二百余年，就像贵州高原上一股常流不断的山溪水默默无闻的流淌着，生生不息，难能可贵。丁氏中医世家坚守的是精神和信念，传承的医德和医术。丁氏中医世家，体现祖孙相教，父子相承，兄弟相学，师承相授，世代业医的“家族链”，同时又打破传统，拜异姓为师。丁氏中医世家的特点是：传承历史悠久，流派特点鲜明；妇科学术思想，自成体系；医德高尚，医术精湛；热心教育，杏林满园；著作论文，流传于世；名医辈出，后继有人；声誉黔中大地。

学术经验

丁氏中医学术以第九代代表人物丁启后为集大成者。启后先生学术上最突出的特点是：既业精于中医妇科临床又精研于中药学，懂医又懂药，教学又临床，是中医药界难得的人才。先生学术上宗于仲景，源于丹溪，发展于景岳、锡纯、傅山。启后先生临床六十余年，擅长中医妇科疾病的诊治，精辟总结了丁氏妇科学术思想。创见性地提出了“留得一分阴血，尚存一分生机”及“祛除一分郁滞，调和一分血气”的学术理论，这是他对女性生理、病理及妇科疾病论治的基本观点。介绍如下：

一、“阴血留存论”及与之相关的辨证体系

启后先生“留得一分阴血，尚存一分生机”的观点是基于以下三方面而提出。

1、“肾阴肝血”乃为经、带、胎、产、乳重要的物质基础

经、带、胎、产、乳为女性主要的生理特征，这些生理活动的产生和正常维持靠肾阴肝血为重要的物质基础。是肾阴肝血保证了妇女生理活动的产生与维持。

2、“伤阴耗血”乃为妇女患病的基本特征

《灵枢•五音五味篇》曰：“妇人之生，有足于气，不足于血，以其数脱血也。”妇人具“阴不足而阳有余”的生理特征，易发生以阴血耗损为基础的妇科诸疾。

3、“滋养肝肾，固护阴血”乃为治疗妇科疾病的基本法则

“阴血亏损”为妇科发病基本的病理基础，“伤阴耗血”为妇科发病的基本特征，启后先生在调经、种子、安胎、治带中，将“滋养肝肾，固护阴血” 归为六大法则：

（1）养血滋阴法　取“精血同源”、“精生于血”的理论。适应于肝血不足，肾阴虚损之经带胎产诸疾。

（2）养血益气法　取先后天精血相互资生，气血相互化生的理论。适用于既有阴血虚亏又有脾气不足的妇科诸疾。

（3）滋阴清热法　取“阴虚生内热”之说。适应于肝肾阴亏，热从内生，热伏冲任或迫血下行之妇科诸疾。

（4）滋阴温肾法　取肾中阴阳相互维系之说。适用于肾阴不足，肾阳亦亏之妇科诸疾。

（5）滋阴潜阳法　适用于肝肾阴亏，肝失滋养而致肝阳上亢之妇科诸疾。

（6）柔肝疏肝法　适用于肾水不足，肝失所养，疏泄失常而致的妇科诸疾。

启后先生指出滋阴养血药多为咸寒增液，血肉之品或为介类潜阳类，其阴柔滋腻，质重厚味，有碍脾胃，宜在用方中佐砂仁、蔻仁、陈皮、佛手片、枳壳理脾醒脾，助脾气健旺，精血有源，而使经调、子种、胎安、乳多。

二、“解郁化滞论”及与之相关的辨证体系

启后先生认为，在妇科血气失调要首推肝之疏泄失常，气机郁滞为妇科致病重要的因素。“祛除一分郁滞，调和一分血气”的理论，是他对妇女生理、病理的认识及妇科疾病论治的又一重要观点。他是基于三方面内容而提出。

1、“肝主疏泄”与女性生理特点的关系密切

肝之疏泄作用除了协调情志、疏泄脾土、调和血气外，在女性主要表现与冲任关系甚为密切。冲任气调，不上犯脾胃，化源充足，肝有所养，疏泄有度，血海气血旺盛，冲任调谐，经、带、胎、产、乳的生理活动方正常。

2、肝之“疏泄失常”与妇科发病关系密切

朱丹溪曰：“气血冲和，万病不生。一有怫郁，诸病生焉。故人身诸病多生于郁。”前贤有“肝之为病颇多，而在女子尤为甚”之说。指出了气机郁滞为妇人发病之重要因素。

3、“解郁化滞”乃为妇科治病的要法

妇人有病理上“易郁易亢”特点，启后先生将“解郁化滞”治疗妇科疾病归为五大法则：

（1）解郁活血化瘀法　适用于肝气郁结，气滞血瘀，胞脉瘀阻所发生的妇科诸疾。

（2）解郁理脾和胃法　适用于肝疏泄失常、脾胃运化失调所致的妇科诸疾。

（3）解郁泄热清肝法　适用于肝郁日久，化热化火所致的妇科诸疾。

（4）解郁化瘀温经法　适用于肝郁气滞，胞宫寒冷，寒瘀阻滞胞脉而致的妇科诸疾。

（5）解郁行滞化痰法　适用于气郁血滞，水湿不化，久而成痰，痰瘀阻胞所致妇科诸疾。

综上，启后先生的 “阴血留存论”，“解郁化滞论”及“阴血留存六法”和“解郁化滞五法”，这是他宗前贤，继先辈，汇恩师，积自己数十年妇科临证经验总结的学术思想精华。

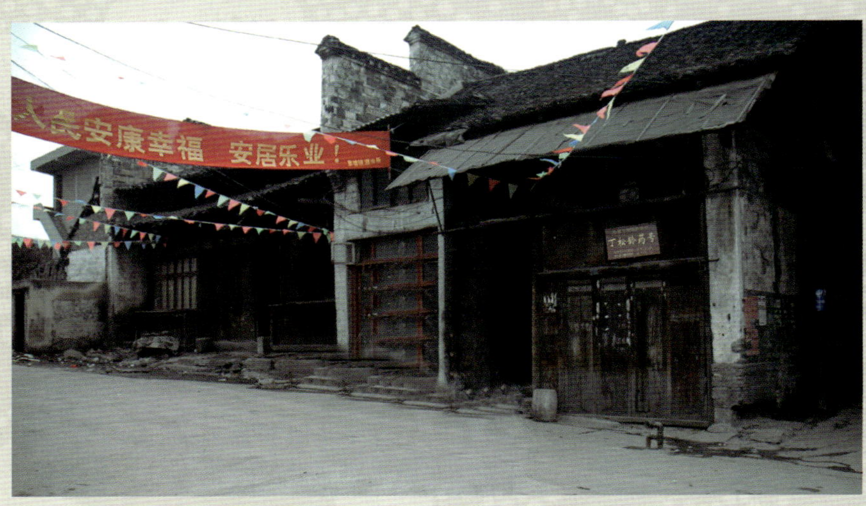

图-1 “丁松龄药号”旧址（现为县级文物保护单位）

主要成果

1、丁丽仙主持并完成课题：国家级名老中医丁启后妇科学术思想及临证经验的研究，项目年度编号 1001270034。

该项目主要对国家级名老中医丁启后教授的妇科学术思想、临证经验等进行了总结和整理，并对其四个有效经验方进行了实验研究；完成了丁启后临证思辨特点、经验方等六个综述报告。发表论文19篇，参编著作3本，科研结题论文4篇。

2、丁丽仙部分独撰论文：

丁启后教授妇科典型病案析[J] ，贵阳中医学院学报，2011年1期

丁启后教授灵活应用古方治疗妇科病经验选释[J]，贵阳中医学院学报，2009年2期

丁启后教授成才之路[J]，贵阳中医学院学报，2008年1期

谈带血症的辨证与治疗[J]，贵阳中医学院学报，2002年1期

轶闻趣事

慷慨资助成就辅国之才

“丁松龄药号”在其不丰的收入中曾慷概解囊资助同宗同族的清代名臣丁宝桢进京考取咸丰进士(1820～1886)，改翰林院庶吉士，后任翰林院编修。丁宝桢在中国近代历史上是有卓越贡献的人。丁宝桢曾任湖南岳州知府、长沙知府、山东按察使、布政使、整顿吏治、山东巡抚、四川总督，他一生为政清廉，生性廉洁刚烈。1869年（同治八年）秋天，慈禧太后派心腹太监安德海南下采办龙衣，安德海一路巨额索贿，当他路经山东境内时，丁宝桢以太监出都门违清朝祖制，将其就地镇法。这件敢在太岁头上动土的惊人之举，一时轰动朝野，有名于时。曾国藩赞叹丁宝桢为“豪杰士”。丁宝桢曾指挥修筑黄河大堤，改革都江堰水利设施，都江堰著名景点“楠桥”为其独资修建（现都江堰公园里有纪念丁宝桢铜塑像）。丁宝桢还创办山东机器局和四川机器局，参与洋务运动。1885年(光绪十一年)，英国侵占缅甸、侵犯云南和西藏时，他在筹划西南防务中病故。著有《丁文诚公奏稿》。可以这样讲，没有“丁松龄药号”当年解囊资助丁宝桢进京赶考，就没有后来丁宝桢对历史的重大贡献。

医学感悟

“医之为道，非精不能明其理，非博不能至其得”。

“医乃仁术”，“医者仁心”。

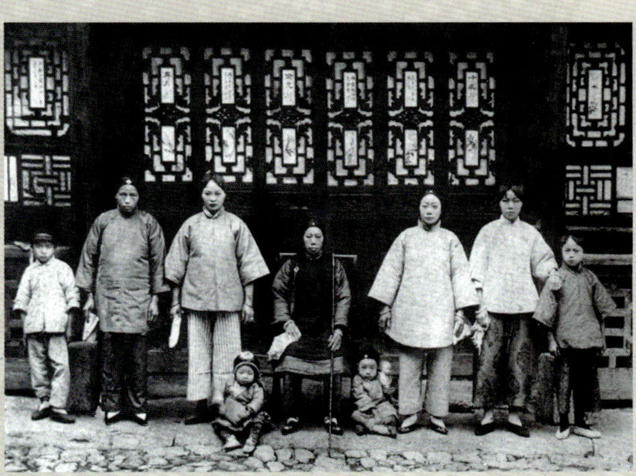

图-2 前排左一丁氏中医世家第九代传人丁启后，二排左一第九代传人丁律修

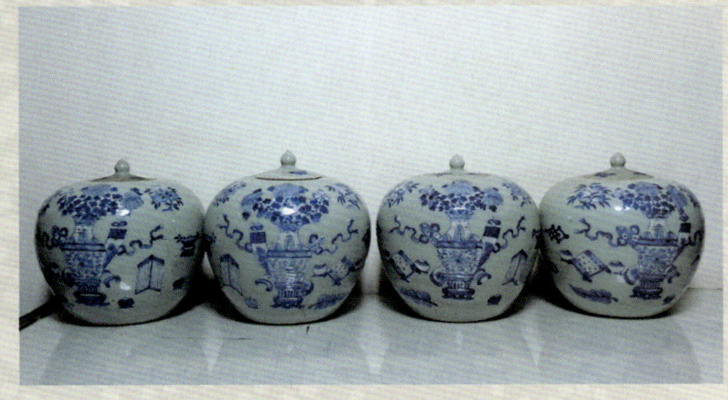

图-3 “丁松龄药号”使用的清代青花瓷坛

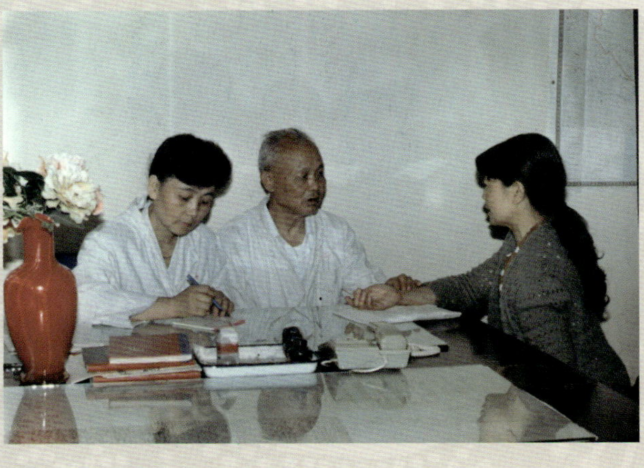

图-4 丁启后（左二）与妇科传人丁丽仙（左一）诊治妇科病人

河北 姚氏世家

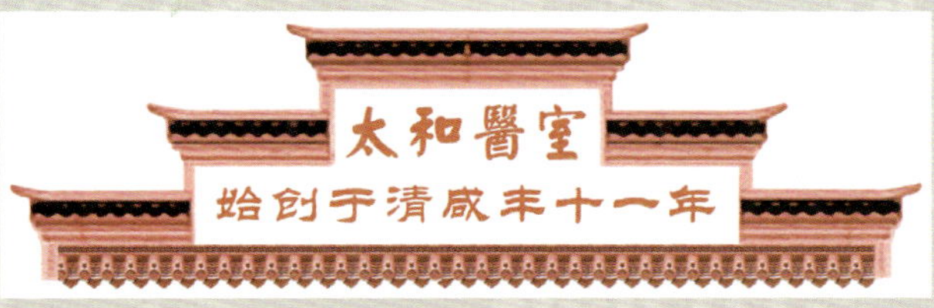

世家传略

兴起于清咸丰年间河北武安的“太和医室”中医老字号，历经一百五十年六代沿袭、传承至今。武安县志载：

“太和医室”为县城三街姚氏于清咸丰末年所创。创始人姚福年（1838—1923），晚年号嘉我公。幼家贫，18岁赴五台山习武学医，受傅青主（傅山）派影响颇深。1861年回武创太和医室，太和发药店，坐堂行医。二代传人姚占铭，擅针灸，著有《针灸医案》。……三代传人姚兴华（1899-1967），占铭子，幼时聪慧，随祖父嘉我公习医12年，尽得其传。虽为中医世家，但学贯中西，以能治病为宗旨，或中药或西药，因病而宜，无门户之见，挽病人于垂危，名噪乡里。……四代传人为兴华之子树森、树棠、树锦、树铮、树绵、树锋。……五代有露萍、丽萍、艳萍、安萍、永平历代。……六代有姚蕤、姚舜等传人秉承家学，宏扬发展，有名噪乡里者，有称誉海外者，成就斐然。

太和医室的创立

武安地处太行山区，历史上曾盛产药材，武安人素有经营药材的传统。如今的武安广场共有九根浮雕的“文化柱”，其中第七根讲的是武安人的商业史，取名“南绸北药”，意为历史上武

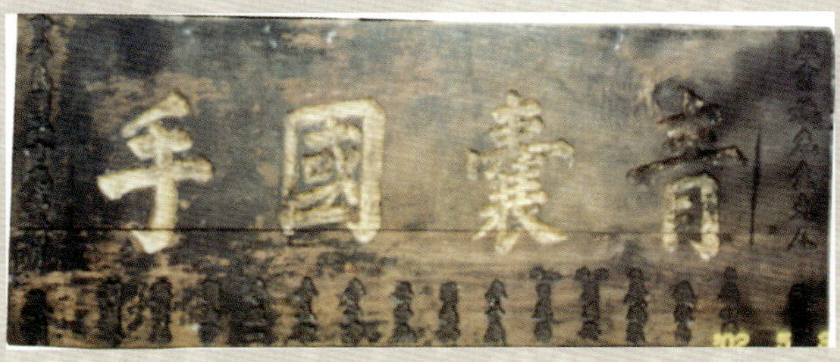

安商人众多，到南方去主要是经营绸缎，到北方去主要是经营药材。

十九世纪中叶，国门被洋人的坚船利炮和鸦片轰开，成为列强觊觎、欺压、掠夺的半殖民地。出生于武安县城的姚福年，十八岁时，以医术救民、武术强国之夙愿，奔赴五台山，拜明朝傅山学派高僧为徒，研习医术，精练武道。

公元1861年（清咸丰末年），学成归来的姚福年在县城创办了“太和医室”。福年先生诊病施治心正意诚，待病人不分贵贱一视同仁，每遇穷苦病人，常不收诊费，或解囊相助，投医者甚众，虽至重之疾，每能手到病除，妇孺皆知其名，日渐门庭若市，常应邀赴外地诊病，游走于河北与山西之间。

福年先生医理精湛、药性洞明，常谓后人曰：百病繁杂，须配合地道药材，方可见神效。太和医室开诊不久，福年先生借武安位居祁州、怀庆、安阳、禹州等药市之中央的天时地利，在南关街开设“太和发”号药店。因福年先生仁义行医，声名远播，前来就医购药者络绎不绝，药店规模不断扩大，至同治年间已成为武安颇具影响的药行，进而成为武安的药材集散中心。

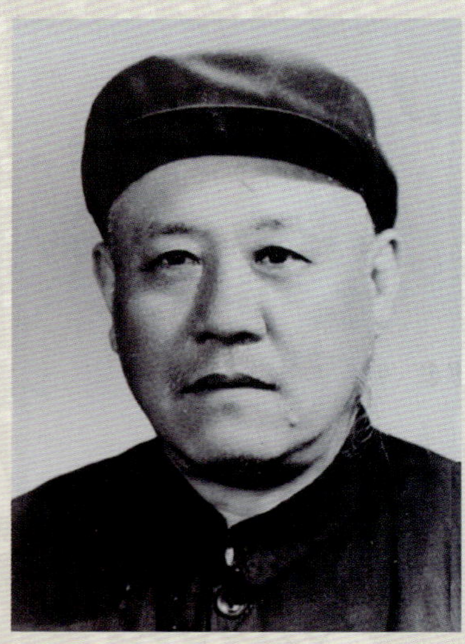

太和三代传人姚兴华，行医于武安、邯郸、安阳一带。

1947年5月，姚兴华率部分家人迁居西安。建国后，国家开始安定，人民不再忍受奔波之疾苦，中华大地百废待兴，在党和政府的医药政策关怀下，姚氏太和中医事业得到了长足的发挥与发展。1958年，姚兴华被邀请至西安第二医院担任中医科主任，六十年代学术活动活跃时，外事活动屡被《西安日报》、《陕西日报》、《健康报》、西安电台、陕西电台报道刊登。

四代传人有姚树森、姚树棠、姚树锦、姚树铮、姚树绵、姚树锋、陆秀芳，均师从姚兴华先生研习太和医理，毕生从事中医临床诊疗工作。其中，以姚树锦为太和医室四代传人中最负盛名之代表。

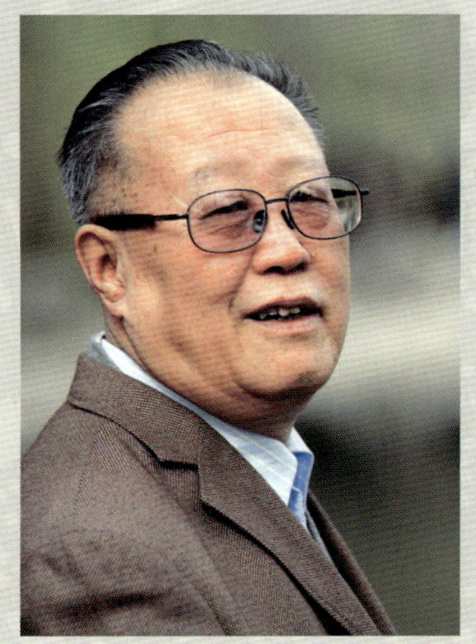

姚树锦，主任医师、教授，国家级名老中医，国家选定全国二、三、四批老中医药专家学术经验继承导师，全国老中医药专家学术经验继承工作优秀指导老师，陕西省中医药学会常务理事及名誉理事、西安市中医学会名誉理事长，省政府评为省级名老中医专家，陕西省人民政府文史研究馆官员，西安市非物质文化遗产专家委员会委员，河北省武安市政府医药顾问、陕西省中医基础理论专业委员会副主任委员、陕西省卫生厅药品评审委员会副主任委员、陕西省卫生厅高级职称评审委员会委员、全国中医基础理论专业委员会委员、《陕西验方

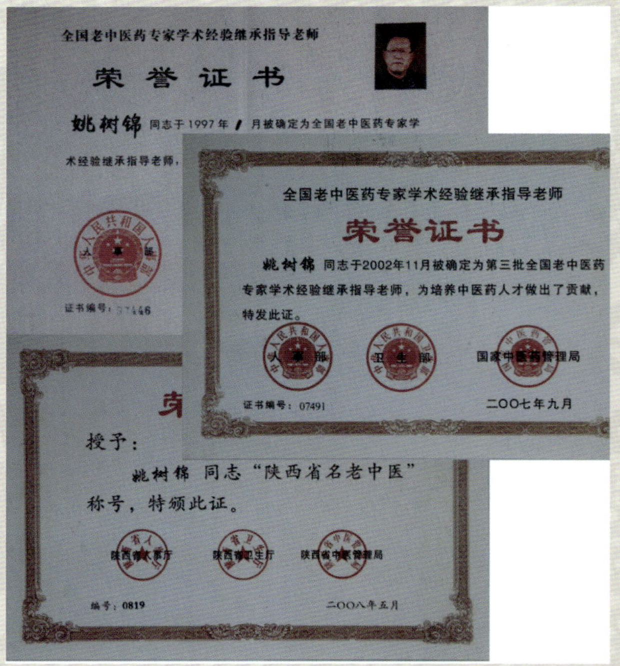
全国老中医药专家学术经验继承指导老师

荣誉证书

姚树锦 同志于1997年 / 月被确定为全国老中医药专家学术经验继承指导老师，

证书编号：07446

全国老中医药专家学术经验继承指导老师

荣誉证书

姚树锦 同志于2002年11月被确定为第三批全国老中医药专家学术经验继承指导老师，为培养中医药人才做出了贡献，特发此证。

人事部　卫生部　国家中医药管理局

证书编号：07491　二〇〇七年九月

授予：

姚树锦 同志“陕西省名老中医”称号，特颁此证。

陕西省人事厅　陕西省卫生厅　陕西省中医管理局

编号：0819　二〇〇八年五月

新编》编委、西安树锦国医馆创始人。

姚树锦早年立志学医，聪慧好学，幼时即习诵中医启蒙经典，学生时代便广泛涉猎医学典籍、名家著述，由浅入深，循序渐进。每逢假期随父侍医在侧，受父亲教诲，进步很快，时常习作医论、医案让父亲指导。其父兴华先生认为“儒可通术，术非儒不精”，故而先送其就读于西北师范大学中文系，后于1965年又深造于陕西医学院师资班，儒医兼修，积淀了深厚的中国传统文化底蕴。

1958年随父兴华先生被聘进西安市第二医院中医科参加医疗工作。1959年西安全市暴发流行重型流感，姚树锦以祖传验方“清瘟汤”用于大量门诊治疗疗效立显，此方简、便、廉、验推广于各医疗机构，后被西安市医学院《中医治疗常见病的研究》一书收录，又被第四军医大学制成“清瘟片”广泛应用于临床。1962年撰写了《太和医室内妇儿科秘录》，当时在西安医疗界影响很大、具有很高的中医学术价值。后调入西安市中医医院，当年市中医院是中医名家汇聚之地，姚树锦虚怀若谷向长者求教问询，勤阅病历选精摘录，中医临床经验有了突飞猛进的提高。

20世纪70年代初，姚树锦出任“西学中医班”教师，先后讲授过《中国医学史》、《中医基础理论》、《中医诊断学》、《中医各家学说》、《内科学》、《伤寒论》、《儿科学》等，是授课科目最多的教师，也是最受欢迎的老师之一。授课时儒医兼通、善引经典、博采众长、发挥家学，毫不保留地传授自己的经验体会，甚至将家传之秘方也公布于众，启迪学员思路。姚树锦先生带教的西学中医班学员，日后大多成为各级医疗单位中西医结合科研的骨干力量。办班也由开始办西学中普及班、专科人员学习班、经典著作专修班，发展为二年制西学中提高班，三年制西学中研究班，至最后开办的在职高年资中医师提高班。为全省培养了数千名西学中人员和高级中医师。

学术经验

1、阐微“扶正固本”学说

扶正固本是针对虚损而设的中医治法，即对于正气亏虚之疾采取培补正气以治愈疾病的方法。姚氏“太和”诸位先贤，上溯《内》《难》《伤寒》，后览东垣、丹溪、献可、景岳之书，渐成家传之学，且形成侧重培补脾肾二脏，主张补虚益损的用药特点，并以“男子注重益气补肾，女子注重养血疏肝，小儿重在消导健脾，老人侧重平补阴阳”为临床家训。通过观察时代发展和人类疾病谱的变化，总结临床经验，认为前人单纯强调补虚培本的经验，对于虚实相兼病证的认识和临床有所不足，姚氏认为：

1.1正虚不能御邪且可生邪

正气是抗御病邪，免致疾病的主导因素，所谓“正气存内，邪不可干”便是常人免于致病的机理写照。正气虚损患者，正虚未复之前，常易感受外邪，并易因虚而内生邪。前者如系统性红斑狼疮患者，多因禀赋不足，肝肾亏虚为本，遂外感风、寒、温热之邪，内外相合，正邪交争而发病；后者如脏腑虚损，血气不足，阳失宣化，气化难行，渐经脉不畅，血脉瘀阻，津液运化转输失常，停而为气滞血瘀痰停湿阻等邪实之病。如系统性红斑狼疮后期，诸脏皆损，阳气不足，气化不行，脏腑失和，寒、湿、瘀、热内生，虚实夹杂，证情复杂。

1.2邪实也能致虚复生邪

外邪侵犯人体，不论感邪之新旧，病位之深浅，邪实之轻重，必然导致正邪相争，耗伤正气，一时之虚损，且虚损不甚，常邪去则正复；若邪气留恋，病久不愈，必然导致正气久损而成虚损之疾。再而因虚致实，虚实相兼，因果往复，病程缠绵。如系统性红斑狼疮之初，外感邪气，从热而化，热毒炽盛，留恋难除，势必耗气伤阴；气虚日久湿浊生，阴虚而内热升，气虚、阴虚、湿热互结，病难向愈。

总之，“正虚”不管是因为“先天不足”或是“后天”疾病所伤，总为“本虚”。“邪实”不论“实”到何处程度，皆为“标实”。而由功能性“代谢障碍”所造成的“标实”，在很大程度上是由于脏腑功能不足之“正虚”形成的，同样“标实”日久则导致“正虚”。通常的情况是

“正愈虚”，所表现的是“表愈实”，显示了“标本虚实“的二重性。故对此复杂病例，则扶正即助祛邪之力，祛邪即给扶正之机。

2、以现代免疫学观点论“扶正固本”

姚氏家学之所以能发扬光大，在于学无止境，善于融会贯通新知识，博采众长，为我所用。姚氏以现代免疫学观点阐释“扶正固本”认为：

2.1正气具有现代医学免疫系统的正常功能

正气是机体抗御病邪，适应环境，调整和修复疾病伤损机体的能力。现代免疫学认为免疫系统有防御、自稳、监视三大功能。防御功能，就是抵抗各种微生物感染，即正气防御外邪的作用。自身稳定，就是清除自体抗原，排除外源性因素干扰，稳定内环境，维持免疫平衡，即正气调节阴阳，消除病邪，维持机体阴阳平衡的作用。免疫监视是机体细胞突变为“异己细胞”，一旦突变，就通过免疫排斥反应，排斥突变细胞，即正气协调脏腑经络气血，互相依存，相互制约的功能，由此可见，正气具有现代医学免疫系统的正常功能。

2.2免疫反应就是正邪交争的反应

中医正气学说认为，正邪之争贯穿在疾病发生、发展的始终，决定着疾病的发展与转归。正气是正邪斗争的主导方面，正气盛衰是决定矛盾转化的关键，正气充实就能抵御邪气，免于发病，即使发病，正气也可祛除病邪，使机体康复。正气虚衰，或邪气太强，则正不胜邪，疾病就发生发展。从免疫学角度看，一切外来的病源微生物和因各种因素改变了性质的机体自身组织细胞，均是能刺激机体产生免疫排斥反应的“非己”物质，均为“邪气”。据此认为，免疫反应就是正邪交争的反应，正气战胜邪气，则疾病向愈，否则就会发病。

2.3扶正祛邪复方具有双向免疫调节作用

扶正与驱邪是中医治病的两大法则。姚氏认为，扶正就是调动机体的抗病力，提高机体的免疫功能，增强其稳定性。祛邪就是排除破坏免疫平衡的一切因素。现代实验研究证明，补气、补血、补阴、补阳等扶助正气药物及方剂均能提高免疫功能，不论对细胞免疫还是体液免疫，不论特异性免疫还是非特异性免疫均有一定作用，尤其对细胞免疫功能促进更为明显。祛风湿、清热解毒、活血化瘀、攻坚破积药物均有免疫抑制作用。更重要的是黄芪、党参、甘草、刺五加、玉屏风散及活血化瘀、清热解毒方具有双向调节作用。扶正祛邪并用的复方，前者可以激发偏低的细胞免疫，后者抑制过高的体液免疫，使调节免疫反应的作用更强。

3、善用“扶正固本”

姚氏认为，中医药的免疫调节作用是长于整体，短于局部；强于扶正，短于祛邪。对于正气虚而邪气不盛者，起效快、症状体征改善明显，检验指标改善也快，疗效显著；对正虚不显，邪气亢盛者，则起效慢，难以缓解，常需加用西药强的松、环磷酰胺（CTX）等抑制体液免疫而加强“祛邪”方能取效。化疗极易伤阳，由此推论，将CTX看做“苦寒解毒”药，强的松为“辛热解毒”药，纳入中医体系而行辨证论治之用，这样则克服了中药“短于局部，疏于祛邪”的缺点，更好地发挥“长于整体、强于扶正”的优势。临床观察发现联合用药后起效更快，病程更短，激素、CTX的用量减少，感染次数降低，病情易于稳定，生存质量更高，比单用中、西治疗效果更好，太和医室经百余年理论与临床实践，系统总结出一套“扶正固本”的治法及方剂，不脱于“辨证论治”范畴，但颇有自己的特色及显著疗效。

3.1调补法　　即调理补虚法，以脾胃为重点，适用于以下情况：虚损早期，正虚不显著，可以香砂六君子、四君子汤、益胃汤等扶脾养胃，使化源充足则其虚自复。脾胃久虚或脾阳不足者，多水湿偏盛，补中则易气壅湿重，扶阳则助湿化热，故可先以芪苡四君子汤益气健脾，化浊利湿，而后再培补其虚损。虚损晚期，气血阴阳俱虚，脾胃衰败，应先给予甘淡平和之品，如香砂养胃汤、八宝粥等调补脾胃，脾胃气复，饮食渐增，则药力方能发挥，以利后续辩证施治。正气虚损，各脏腑气机不和，如肝胃不和、肝郁脾滞、心脾不调等，可以四逆散，逍遥辈行梳理气机、调和肝脾。

3.2平补法　　平和补虚法，以药性平和之品，组成刚柔相济之方，治疗缓慢进展的虚损病症。禀赋不足，老年生理虚损者，如六味地黄丸、龟鹿二仙膏等平补肝肾；归脾丸调补心脾虚损；玉屏风治卫表不固；杞菊地黄丸疗肝肾阴虚均属此类。

3.3清补法　　寓清于补，正气已虚，余热未尽，或因虚生热之证。温热病后，阴津已虚，余热未尽者，竹叶石膏汤、青蒿鳖甲汤、清燥救肺汤等可用；阴虚发热者，阴精不足于内，阳热亢盛于外，热复伤阴，因果往复，可予知柏地黄丸、大补阴丸滋肾阴清虚火；黄连阿胶鸡子黄汤养心肾阴血，泻心火宁心神。气虚发热者，扶中气，生清阳，甘温除大热，补中益气汤主治（此方之中，参芪升柴不宜增大）。血虚发热，营血不足，气失卫护，虚阳外浮，当归六黄汤养血固表，补而兼清。阳虚发热系阳气不足，水温留滞，湿、食积而化热，应予扶阳散寒消积除湿为法，如黄连理中汤。

3.4温补法　　即温热补益法，用温热性的补益药，或补益药配合辛温散寒药物，以达到回阳救逆、扶阳散寒的目的。卫阳不足者，玉屏风酌加温阳之品。阳虚兼寒者，附子理中汤、真武汤。阳虚兼表寒者，麻黄附子细辛汤。阳虚阴盛至极者，参附汤、四逆汤等。

3.5峻补法　　用大剂疗效可靠、效专力宏的补益药治疗虚损重症危证，以求速效。如阳气厥脱，独参汤、参附汤、四逆汤、参附注射液、参芪注射液等，益气固脱、回阳救逆。气阴双虚重证，生脉散、复脉汤、生脉注射液，急固气阴，挽救危亡。营血亏损重证，未兼邪实，脾胃尚健者，人参养荣汤加龟胶、鹿胶、阿胶、鱼鳔胶，直补营血。

3.6食补法　适用于多种慢性虚损，选择相宜食物且易于受纳运化者食养

《内经》指出“五谷为养”；《伤寒论》则曰“糜粥自养”。慢性虚损患者确实有“药疗不如食疗”的一面，且“药食同源”，故根据粥有充养胃气，易于吸收，口感较好，老少皆宜，制作方便，缓能固之的特点，以辩证论治为基础，制定食疗粥方。常用：粳米、生薏仁、山药、莲子；肺胃阴虚，加百合、银耳；血虚者，加桂圆肉、红枣；偏脾虚者加陈皮、扁豆、山楂；偏肝肾不足者，加枸杞子、核桃仁。

4、“扶正固本”的应用原则

无论因虚致实，还是因实致虚，均以虚为本，以实为标。临证时，先判正气受损程度，斟酌与邪斗争的情况，衡量标本虚实的性质，确定辩证论治的依据，从而定攻补之先后、时机、分寸。特别应遵循以下原则，方能药病合拍，提高疗效：

4.1祛邪不可伤正　　初病者不可贪功冒进，过攻伤正，害人寿命于无形；久病者，祛邪之中，酌予扶正之品。如系统性红斑狼疮热毒炽盛期，病程日久，必气阴耗伤，清热解毒、凉血化瘀中，多宜佐西洋参、麦冬等益气养阴扶正。

4.2治病勿伤胃气　　《内经》言“人以胃气为本”“有胃气则生，无胃气则死”；《伤寒》多处强调“勿犯胃气”；《脾胃论》“内伤脾胃，百病由生”。脾虚气滞已成者，以《伤寒》厚朴生姜半夏甘草人参汤为基础，加沉香、大腹皮、莱菔子成自拟消胀理气汤，达健脾行气之效方（详见后）；脾气虚弱致湿者，用四君子加生黄芪、生薏米而成芪薏四君子以益气健脾利湿；中阳不足，甚至脾虚下陷者，附子理中汤、补中益气汤可温中健脾、升阳举陷。

4.3扶正勿忘祛邪　　久病虚损病例，正虚为主，表现为物质基础的不足和功能活动的低下而代谢障碍，病理产物积聚。祛邪与扶正并举，方能阻断病情进展。如系统性红斑狼疮病程中，气虚多并见气滞、湿停、成瘀，故行气、化湿、活血多需并行；阴虚则生内热而津伤枯络阻，故养阴生津、清热、化瘀常兼用。

4.4顺应脏腑气机升降之性　　气机的升降出入是机体生存的根本，百病必致气机失常而发病。故临证时，必察气机失常所在，顺应脏腑气机之性而条达之。据“六腑以通为顺”之理，创“胆胃通降片”及“消胀理气汤”诸方。

5、姚氏太和医室扶正特色方药举隅

姚氏治疗虚损病症，扶正之中侧重脾肾，师古而不泥古，方药运用灵活多变，能与病机丝丝入扣，常以经方、时方、验方合而施之，篇幅所限，仅举最常用之益气、健脾、益肾组方略示微妙：

5.1健脾方　　脾胃为后天之本，气血生化之源，位居中州，是气机升降的枢纽。调补脾胃为调补之重要之法。姚氏健脾常用古方加减而成之芪薏四君子汤和消胀理气汤。

芪薏四君子汤，即四君子汤加黄芪、生薏仁组成。临床所见，脾虚则湿停者居多，脾喜燥恶湿，湿滞气更虚，脾虚湿更盛。四君子汤补气略嫌不足，加补气且有利水之效的生黄芪、渗湿利水的生薏仁，则益气利湿兼备，全方益气健脾，补而不滞，虚实兼顾，且防因虚致实，效力更宏。

消胀理气汤，由仲景名方厚朴生姜半夏甘草人参汤加沉香、大腹皮、莱菔子构成。此方适于脾气虚弱所致虚滞之证。脾胃气机为全身升降枢纽，脾升胃降则全身气机通利，升降和调；六腑以通为用，胃气不降则百病丛生。本方以通降胃气为主，然通降之中则兼寓补脾升清之意，姚师称其为通补之法。此方以降促升，与补中益气汤之甘温补中升清降火，以升促降法遥相呼应，二者立法虽升降迥异，然构思成方则有异曲同工之妙。

5.2补肾祖方　　肾为先天之本，元阴、元阳之所系，补肾法是扶正固本治疗中最具特点的治法。姚氏临证，多有家学，特立组方，相互协同，补偏救弊，突出重点，增强疗效。如仙茅、仙灵脾、巴戟天温肾助阳以疗精冷；红参、肉桂、鹿茸，温贤壮阳助命火；杜仲、川断、骨碎补，益肾强腰膝；益智仁、山萸肉、五味子、桑螵蛸，益肾缩尿涩精；莲须、芡实、金樱子、锁阳，益肾收敛固精；龟板胶、鹿角胶、阿胶、鱼鳔胶一组，则填精养血，阴阳双补，尚能止血摄精；结合现代药理，选杜仲、白芍、寄生、川牛膝养肝肾，抑肝阳，重在降压；首乌、草决明、黄精、生山楂补脾肾，清肝热，化瘀浊，重在降脂。

5.3补气药物　　虚损之证，气虚为先，故益气药最为常用，以人参类最具代表。

人参类常用者包括人参（东北参）、西洋参、党参、太子参。东北参根据炮制不同分为野山参、生晒参、红参、糖人参、归心、肺、脾、胃经，具有补肺强心，健脾益胃，固表敛汗，养阴生津的作用，善于补一切气虚，偏于上、中二焦。红参性偏温，能大补元气，补气之力最强，效力精专，适于气虚重证，气脱危证，姚氏临证多在阳虚中施以本品以益气助阳，增强脏腑机能；如在癌症患者手术化疗之后，元气大伤，阳气不足之时最为适宜；SLE患者CTX冲击治疗后，元阳受损，多易感风寒，检测多白细胞计数降低，也有显效。西洋参补气类东北参，但药性偏凉，生津效佳，多用于气阴双虚之危重证最宜。党参普遍用于各种气虚，以防其滞邪气壅之弊。太子参性平而微苦，补气之力最弱，兼能清热生津，无滞邪之弊，对气津两伤、虚证不甚者最为适合。

扶正固本，绝不是单一的应用补益方药，而应根据正邪消长（斗争）情况，辨别标本缓解，或攻补兼施，或先攻后补，功中寓补，或先补后攻，补中寓攻，遵“祛邪无伤正气，治病勿犯胃气，扶正不忘祛邪，顺应脏腑升降之性”的原则，同时“补气须行气，补血要疏络，补阴应助阳，勿忘清热，补阳要和阴，不忘利湿，不要偏执于补益一途，圆机活法，知常达变，方能“谨守病机，各司其属，有者求之，无者求之，盛者责之，虚者责之，必先五胜，疏其血气，令其调达，而致和平”。

主要成果

1、成药制剂

研制出成方剂，其中“固本咳喘丸”、“胆胃通降片”系准字号药品，于20世纪80年代中期投放市场；随后“健身先天宝胶囊”及酒剂应市；1988年“固

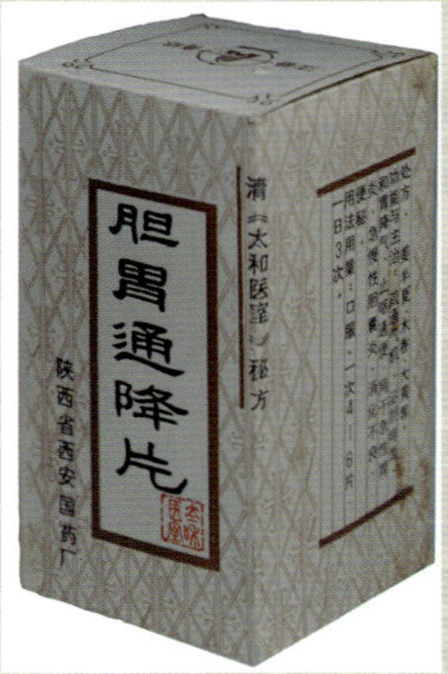

本咳喘丸”荣获陕西省医药管理局医药新产品三等奖；“颈病宁”被西安市红十字会医院制成片剂广泛运用于临床。

2、在研课题

西安市科委立项课题——“血尿宁胶囊治疗紫癜性肾炎血尿临床及实验研究”，正在研究之中。

3、著述

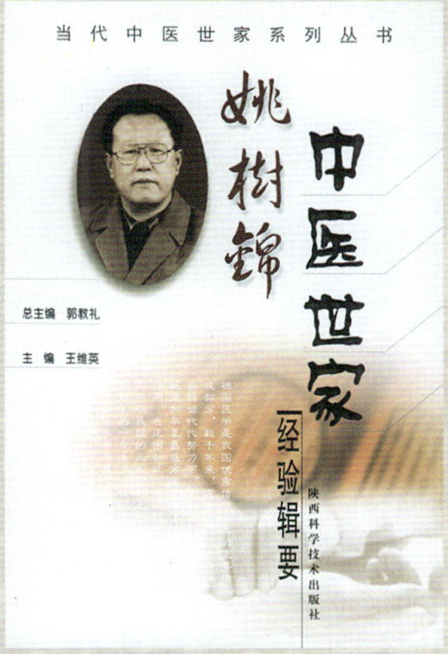

姚氏太和一门，历来重于临床济世，但各代均有著述，惜于国难离乱，仅存数部传世。宗师福年《太和医室秘录》为门内经典；二代占铭以《针灸医案》留名；三代兴华《姚兴华医案》本已成书成版，后因十年风波，书稿散佚，终未刊行，后其经验多刊于《陕西省名老中医经验荟萃》首集；四代树锦，发扬家学，德高望重，勤于临床及教学，论文、讲稿难以计数。著述以《太和医室内妇儿科秘录》闻名；五代弟子以王维英为首，颇领姚氏太和医室医理之精要，总结整理《姚树锦中医世家经验辑要》出版于2002年。

4、培育学术精英

以姚树锦为代表的太和四代传人，在中医学术传承领域影响深远，拜师的五代弟子数量众

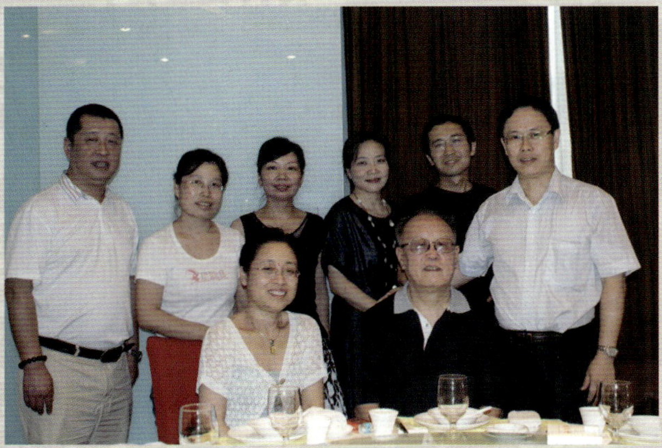

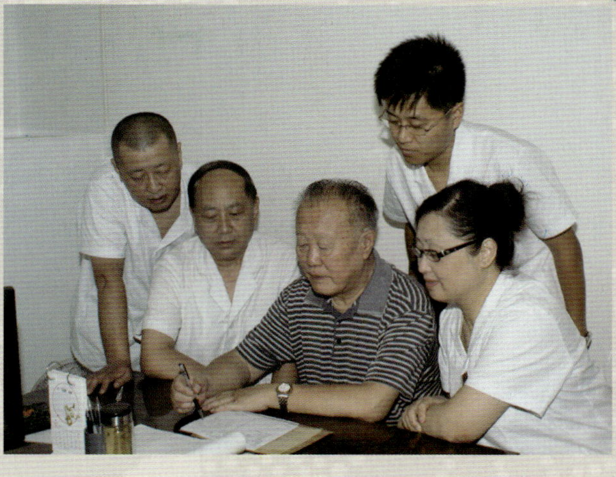

多，遍及全国17省市，尤以姚氏后裔及“全国名老中医继承人”项目所培养弟子5人最为出色。

大弟子王维英主任医师，国家级名老中医继承人，现任西安市中医医院肾病科主任，陕西中医学院临床研究生导师，陕西省中医学会内科专业委员会主任委员、全国中西医结合学会变态反应委员会委员、全国中医肾病专业委员会委员、陕西省中医肾病专业委员会委员，从事原发性肾病，继发性肾病（狼疮肾、糖尿病肾病、紫癜性肾病等）及慢性肾功能衰竭的医教研工作，发表论文数十遍，主持《血尿宁胶囊治疗紫癜性肾炎血尿的临床和实验研究》、《姚树锦辩治免疫性病学术思想研究》等省市课题四项。

国家名老中医继承人第二批弟子黄伟、邵艳，均为西安市中医医院肾病科主任医师和科主任，主持肾病科日常工作，都有十余篇论文发表。

现在读第三批继承人弟子杨晓媛、李晓阳，分别为肾病科主治及老年病科副主任医师，均为中医临床工作骨干力量。

五代弟子尚有封树志、李亚莉，及姚氏太和五代传人姚永平、姚安萍、姚露萍、姚丽萍、姚艳萍，六代传人姚蕤，现均师从姚树锦教授学习、传承姚氏太和医理。

以姚树锦为代表的太和四、五、六代传人及弟子组成的中医传承队伍，实力非凡、影响广泛，依托“树锦国医馆”中医诊疗实体，一方面致力于中医服务民众，同时又专注于祖国传统医学与百年“太和医室”中医老号的传承与发扬光

大，贡献着一个中医世家的力量。这也是三秦大地的福祉吧。

逸闻趣事

姚福年先生行医法古而不拘泥于古，每有奇变百出之疑症，他医束手者，先生则临之自若，用方治之，常获神效。在冀晋行医期间，适逢清廷要员董福祥奉旨亲征山西，欲平捻军，在太原时突发急症，卧床不起，邀请当地医家前来救治，由于其为皇家钦差大员，医家们顾虑重重，无人敢下药。此时，军中有人举荐福年先生前往救治，先生前往董将军处询情诊脉后，成竹在胸，落笔开方一帖。众家同行劝阻："先生，此乃国之重臣，军中要员，非等闲之辈，决不可草率从事，还望斟酌" 。先生断然曰："痞满燥实坚具备，仲景之大承气汤症，需急下存阴，在此顷刻之际若不果断下药，将毙命矣！"且慨然诺之："以我身家性命担保！"遂以"承气汤"加减数味中药，药后，董将军腑气得通，症情缓解，升降通畅，身体复元，得以继续奉驾亲征，一战而大胜捻军。回朝途中，专程返回太原，以满汉全席108件酬谢福年先生。席间，董将军承诺：上奏皇上，为先生请赏。不日后，李连英手下奉旨至武安，赏封福年先生"清廷四品衔，赏在蓝翎姚"，并在姚府门前加设拴马桩，府门前设官灯。此后，各路州官县衙上任后常常纷纷拜谒姚氏名门，至此，福年先生名声鹊起、声威俱增。

河南 石氏世家

世家传略

河南石氏眼科始于宋代，创始人石泰（1022～1058），至今已传承二十二代。近四代传承为：第十九代传人石俊峰（1846～1911）为清朝眼科名医；第二十代传人石清泉（1872～1942）为晚清眼科名医。曾侍医于清宫贵胄。由于精勤医术，疗效显著，故声望日重，远近目疾就诊者踵趾相接，民送美誉"妙手回春第一方"。至第二十一代传人石久芳（1914～1986），民国19年20岁时获中华民国"活人救国中医眼科毕业证书"，中华人民共和国成立后1953年5月15日获开封市人民政府卫生科发的中医眼科开业执照，1954年12月在开封市中医进修班结业，发有结业证书。1956年开封市卫生局颁发了中医眼科开业执照。石喜武之父石久芳，解放前后在河南省开封市行医，并对困难患者舍药，用药如神、认症奇准，治好了诸多疑难眼病，曾把当时在开封美国医院久治不愈，被定为不治之症的许多眼病患者治愈，故民送美誉"气死美国医院"！他宅心仁厚，耿直正义，怜悯贫穷患者目疾之苦，常施诊赠药，一生为眼病患者苦心治疗，使人无丧明之悲，故载道争传口碑之颂，被誉为"钩割烫烙手术巧，世传眼科第一宗"。

石喜武，男，汉族，1954年出生，河南石氏眼科第二十二代传人。石喜武自幼被父督习家传医术及历代眼科名著专书，6岁开始背《汤头歌》，7岁背读《伤寒论》，10岁背读《本草》，12岁之后开始记药方上至龙树眼论，银海精微，审视瑶函，目经大成，眼科百问等历代眼科名著专书。石喜武采用历代祖传的特效系列秘方，独特诊疗技法，又勤求古训，博采众方，上至龙树眼论，银海精微，审视瑶函，目经大成，眼科百问等历代眼科名著专书之验方，又结合现代医学精华，结合本人的行医经验进行辩证加减，最后，开拓出以五轮之主症，每轮拟定一主方，按病化裁，统治五轮病症之特效疗法。通过精选中成药的内服外治，专病专药可不手术治疗。

石喜武全面继承了石氏祖传眼科医术秘技，石氏眼科历代手抄本祖方医书、家传千年的系列效验秘方，均有传承。他所主持的家传石氏眼科入选开封市首批非物质文化遗产。

石氏传承要求弟子行医天下，要以仁怀救人、以厚德之心待人。珍惜名誉，善待患者，让医德长存。石喜武之父生前就告诫儿子，说老辈是施药，要牢记祖训，对病人无欲无求，以大悲恻隐之心，以救含灵之苦，行医时需免费检查，对拿不起药费的免费施药。石喜武谨记祖训，以德养业，2010年6月，石氏祖传眼科被评为"河南省十佳诚信眼科医疗机构”。

石喜武对二十三代传承人口传身教，使之打下坚实的医学基础。近年来，主持石氏眼科诊所工作，着手研究各种眼病的治疗并进行经验总结，撰写多篇专业论文，并开始撰写《石氏眼科临证经验集粹》，为中医眼科发展尽自己微薄的力量。

学术经验

石氏眼科依据中医眼科五轮八廓脏腑学说，即眼部各组织与脏腑之间的配属关系引申到眼科的具体应用，临床以四诊取症、审病求因、循因推机，依法处方遣药。精选纯中药，以内服药、外点药、熏洗药、外贴膏药、针灸、按摩、药枕、气功，耳穴压豆等方法，通过内外标本兼治，使其达到作用持久的优势疗效。

老年性白内障是全球重要的致盲性眼病，其发病率随年龄的增长而增加，其治疗虽可采取手术，但病人较长时期处于不良视力之中，精神十分痛苦，生活诸多不便。石喜武采用家传千年系列治眼秘方，不需手术即可使患者迅速恢复视力。药方之外，石喜武还推荐几个食疗验方和外洗配方：

（1）黑芝麻炒熟研成粉：每次以1汤匙，冲入豆浆或牛奶中服之，并加1汤匙蜂蜜。黑芝麻富含维生素E，能推迟延缓人体细胞衰老、改善眼球内的循环,还含有铁质、蛋白质,能维护和增强造血系统和免疫系统的功能，如再加茯苓粉10克、苍术5克，效果更佳，是老年性白内障的理想食疗佳品。

（2）石斛杞子茶：石斛12克，蝉蜕9克，木贼、蛇退各6克，枸杞子、楮实子各12克。用沸水泡，代茶频频饮之。本方具有滋补肝肾、益精养血明目的作用。

（3）女贞子煎：女贞子20克，黑芝麻15克，决明子10克，蝉蜕、金石斛各6克。水煎服。治疗肝肾亏虚所致视物模糊、腰膝酸软等症。

洗眼方：水300毫升，青皮15克先煎15分钟，芒硝15克后下，药开即可，凉后每10天晚上倒50毫升，洗1次即可。所余放入冰箱，下次再用。

青光眼是世界主要致盲眼疾之一。目前西医以手术为主，但术后其视力难以提高，且有部分视力与视野仍继续下降。石喜武老中医其治疗特色是修复眼底组织、改善眼内房水流通，迅速减缩眼内容积，持续降低眼压，营养视神经，扩大视野，双向调节眼压，使视功能得到恢复。并可当月提高视力，深受患者欢迎。药物治疗之外，同样可辅用药食同源简易疗方：

处方1：白菊花、草决明、钩藤各12克。用法：泡茶、送服羚羊角粉0.5克。每日2次。适用于闭角性青光眼伴头痛项强者。

处方2：葡萄姜蜜汁。生石决明30克先煎30分钟，浓缩，新鲜葡萄、生姜洗净，分别捣碎或切碎，用洁净的沙布备用，再以沸水冲浸浓绿茶一杯，兑入石决明，葡萄汁和姜汁各50毫升、蜂蜜适量，趁热顿服。有补气健脾的功效，可治疗开角型青光眼。

处方3：桑椹蜜膏。桑椹子500克洗净。石决明500克，先煎30分钟，加桑椹子煎煮，每30分钟取煎液1次，加水适量再煎，共取煎液2次，合并煎液，以小火煎熬至较稠时，加蜂蜜300克，到沸停火，待冷收藏备用。每次一汤匙，以沸水冲化饮用，每日2次。有滋补肝肾、聪耳明目的功效，可治开角型青光眼。

蜂蜜食疗方法治疗青光眼，有不错的效果。当然对于不同的患者可能适合的食疗方法也不同，有些患者不适合饮用蜂蜜的就可以选用其他的方法。

近视是一种常见的慢性眼疾，多因用眼不当。青少年时期在光线不足处学习、工作，阅读体位不正，久读细字，或病后目力未复用眼过度而成，或因遗传先天禀赋不足，肝血肾精亏虚，而导致光华不能发越而致。其症状远视时事物模糊，移近则清楚，但近视过久会出现眼胀。石氏眼科其治疗特色是温补心脾肾阳气为主，兼以疏肝解郁，行气活血，养肝明目，补益精血，滋阴降火，控制并逐步恢复正常屈光，阻止近视的发展，防止近视并发症，避免各种眼底病发生发展。

老花眼是因老年肝肾不足，精血亏虚，阴不

制阳，浮阳外越所至，尤以老年体弱或久病体虚使之晶体过早老化所至居多。症状：近视模糊，将书拿到较远处才能看清，以后逐渐发展到将书拿到较远处也看不清，远视久之亦会出现目胀、头晕、眼花，继则看远也发生困难。石氏眼科治以补肾清心，交通心肾，使水火相济，阴阳平衡，通过调节五脏六腑，延缓晶体老化，达到控制老花度的进展，降低老花度之独特疗效，不但治疗老花而且使身体脏腑得到修复保健。

眼毛倒睫，单眼皮可术后成双眼皮，手术后不背风、不抽线、不捂盖，退疤时线自动退掉。

胬肉攀睛，通过内服药及外用药、熏洗药、针刺等疗法，不需手术即可使攀睛退掉。

对沙眼变症引起的角膜溃疡疼痛难忍，用石氏眼药水辅以内服药能迅速奏效，受到广大群众称赞。

石喜武经40年临床验证认为：要在眼科领域获得成就，明师、天赋和勤奋缺一不可。要成为出色的名医，不但要继承前辈医术秘方，更要讲求突破。需要灵活的思椎和丰富的想象力，能突破传统带来的束缚。中药材的品种何止万千，但只要熟悉每一种药材的药性，根据具体情况，对症化裁，使之产生出一条条不同的药方，这或许才是用药的至高境界。信手拈来，即成妙方，随机应变，变化无穷。只有这样才能让病人得到最有效最快速地治疗。比如家传治眼底出血期祖传秘方：荆芥炭，海鳔蛸，白芨粉，白茅根，血竭，血余炭，归头，茜草，代赭石，紫珠，五灵脂，生地，生蒲黄。云南三七粉三克（冲服），特色药引紫菜三克泡开水服药。此方出血期用，功能凉血止血不留瘀。临症需结合眼底所见而灵活用药，分别采用清肝凉血止血，解郁清热止血，滋阴降火止血，温肾固本止血等法以治出血之急。中期则应服用活血化瘀方，后期服用软坚散结补养肝肾明目方，即使家传各期均有秘方，但石喜武更看重的是家传的辨治方略，并非刻板套用陈方，而是在家传方的基础上，量症化裁，灵活变通，使石氏眼科得以发扬光大。

主要成果

2008年12月3日，石喜武申报的石氏祖传眼科被开封市评为首批非物质文化遗产。

医学感悟

要在眼科领域获得成就，名师、天赋和勤奋缺一不可。要成为出色的名医，不但要继承前辈医术秘方、更要讲求突破。有着灵活的思维和丰富的想象力，能突破传统带来的束缚。

河南 周氏世家

世家传略

中国非物质文化遗产河南省级保护项目——浚县秦李庄周氏口腔咽喉科，传承人：周瑞。

先祖周俊魁，字英杰，生于大清乾隆四年二月二日。马氏乏子，遂以治疗口腔咽喉土单验方传其女。马氏为周俊魁之母，故得真传。据《浚县志》记载沿传至清末，第七代传人周廷芳师从父亲周永石，对其祖传方剂运用娴熟，外经多家名医指点，先后拜魏海楼、杨贵贤为师，在传承和发展祖传中医学方面建树卓著，《鹤壁市志》、《浚县志》、《浚县古今文化名人传》均以大篇幅为其立传，彰其医术医德。特别是《浚县志》更是不惜泼墨，以洋洋两千言对其写下了人物传记，较为详尽地记述了周廷芳先生在传承祖国传统医学和高尚医德方面的巨大贡献，给予了很高的历史评价。新中国成立后，他历任一区卫生协会会员、北大片防疫站站长。他为人正直，医德高尚，多次受县、区政府嘉奖，1954年白喉病流行村村恐怖，人人自危，死亡者不乏其人，严重危及人民健康。周廷芳医生与其子周太成废寝忘食，四处奔走用祖传秘方为患者治病。52名危重病人经精心治疗，一一恢复了健康。附近村民给他送去“济世活人”匾额和贺词。并多次应城关乡卫生院邀请传授治疗白喉、口疮、破伤风的方剂，工作之余父子精整理了《中华验方集注》、《小儿口腔设图》、《周氏父子医案录》等，为传承祖国医学遗产做出了贡献。

周廷芳医生过世后乡民为了怀念周老先生的高尚医德于其宅院内建祠，著名书法家诗词家萧劳题额曰“心吾祠”。周先生的格言：不为良相，宁为良医；救死扶伤，人生真谛。

第八代传人周太成先生中国大陆名医，著名书法家，专攻口腔咽喉疾病和胃病穿线疗法，兼内、外、妇、儿等科。1952年被省卫生厅批准为河南省卫生工作者协会会员。1954年被省卫生厅推荐为中国中医中药展览会代表，1986年被特邀参加在北京人民大会堂举办的“全国著名老中医学术交流会”。河南人民广播电台“常青树”栏目以“勇于奉献的老中医周太成”录制播放，国家《老友报》以“无私奉献的老中医”作了专题报道，《风范》杂志以“周太成勇战非典”作了刊载，《浚县古今文化名人传》为其立传，给予高度赞扬。

周瑞，浚县秦李庄周氏口腔咽喉科第九代代表性传承人。大学本科毕业，执业医师。浚县十大杰出青年、抗击非典优秀共产党员、鹤壁市优秀乡村医生、郑大临床医学院优秀进修医师。自幼受家庭熏陶传承学医，师从父亲周太成，继承了周氏祖上真传，主治：各种口疮、户口白、咽喉炎；采用祖传绝技——埋线疗法治疗胃及十二指肠溃疡。兼治内、外、妇、儿等病。多次撰写论文参加学术会议交流，“周氏拔毒生肌液治疗口疮”入编《中华医药创新论坛论文集》；“消化性溃疡治疗新进展”获“全国首届华佗杯论文大奖赛”一等奖。2009年他作为鹤壁市唯一的一个乡村医生代表，受邀参加了由省卫生厅厅长刘学周主持召开的河南省农村医疗卫生工作座谈会。2011年初春，他受邀作为鹤壁市优秀乡村医生代表在温总理主持的民生座谈会上与温总理亲切交谈并合影留念。同年十月他被特邀参加河南省非遗立法调研座谈会。浚县、鹤壁市、河南电视台、青年报、鹤壁日报、大河网、中国日报网等多家媒体多次采访报道周瑞医师。县、市、省多位领导曾到周瑞所在诊室视察指导工作并提出宝贵意见。

第十代传人周春宇，男，中共党员，1991年生，上海同济大学医学院研究生。2003年开始边上学边学医，师从叔父周瑞。基本掌握了周氏口腔咽喉科的医学理论和实用方剂。

周春霖，大学在校生，师从父亲周瑞。基本掌握了周氏口腔咽喉科的医学理论和实用方剂。

学术成果

1、注册商标：（1）周太成先生肖像“秦李庄”；（2）周太成先生肖像“秦李庄周氏”口腔咽喉科；（3）药品商标“周瑞zhourui”。

2、周氏拔毒生肌液，治疗：口疮、户口白（鹅口疮）、咽喉炎。

3、周氏拔毒生肌散，治疗：口疮、户口白（鹅口疮）、咽喉炎。

4、周氏口疮膏，治疗：口疮、户口白（鹅口疮）、咽喉炎、流涎症。

5、解郁破核丸，治疗：声音嘶哑、咽喉炎。

6、祖传绝技埋线疗法，治疗：胃炎、胃及十二指肠溃疡胃神经官能症。

7、小皇帝药布衫、药肚兜，治疗、预防：感冒、气管炎、胃肠炎。

秦李庄周氏口腔咽喉科2010年被评为“河南省非物质文化遗产十大发现项目”，鹤壁市非物质文化遗产保护项目，2011年被评为河南省省级非物质文化遗产保护项目，完整的保留了各个时期的历史面貌。其临床理论和诊治体系较为完整，其低廉的治疗成本，也更易被患者所接受。因而对其实施保护有着重要的中医药学价值、历史价值和社会价值。

周瑞大夫等该科全体传承人愿继续走在行医的道路上，更有信心将这一祖传技艺继承和传承下去并发扬光大，更好地服务群众，为人人健康、构建和谐社会作出更大贡献。

逸闻趣事

侠肝义胆救危难 获赠牌匾彰美名

1938年，日军祸浚，周先生一家在嘴头村避难。惊闻秦李庄村民惨遭屠戮，即刻手提药箱赶回村里，险些中弹。村民周德才、秦明达、周太义生命垂危，经及时救治，保住了生命。浚县著名书法家冷兆甫，联络72位名士，联名将“庐山杏林”匾额赠周先生，彰其功德。村民秦克东抗捐被刀砍，大肠溢出，生命危在旦夕。周先生与其子周太成冒险施救，使其免遭不测。后来参军，在其信中称周先生是其再生父母。

湖南 彭氏世家

世家传略

彭氏特色中医起源于清乾隆年间中期，绵延至今，凡两百四十余年。自先祖德衍公始业医，名医辈出。历辈先贤，或进身于当朝太医院为带品御医，或悬壶于市井街坊济芸芸苍生，净心修合，广施仁术，缔医药之传奇，留杏林之佳话。在秉承自身独特医学宗旨时，对其他流派与学说兼容并蓄，流传至今，自成祖国传统医学之特色宗脉，是南中国传统医学数百年来重要流派，在传统中医学发展史上占有重要学术地位和象征意义。

先祖业医自德衍公始可考。德衍公初习儒，少年即负盛名，乾隆初苏州知名才俊，二十岁中举人功名，然此后二十载仕途不济，逾不惑之年，嗟叹虚负一生匡国济世之才志，转而业医。至乾隆中期，先后在杭州、苏州、扬州等地开馆施医，成“江南三大名医”之首。乾隆四十五年，年逾古稀的乾隆帝第五次下江南，时先祖德衍公在苏州城开馆悬壶，普济苍生。适乾隆身患戾疾，众随行太医几番疗治不效，地方官荐先祖德衍公临证处方，“一剂效，二剂病如脱焉，三剂身朗神矍”，皇帝龙颜大悦，惊叹德衍公望诊之神、闻诊之明、问诊之工、切诊之巧，盛赞其识病之准、辩证之精、组方之奇、用药之妙。审先祖乃举人功名身世，赐进士身，着五品顶翎，进太医院院判，为皇上随身御医。乾隆四十九年，乾隆皇帝第六次下江南，先祖德衍公作为首席御医，全程侍驾。此时乾隆已75岁高龄，在德衍公等众太医的调养下，身体越发强健而硬朗，所以能顺利完成此次时间跨度长、行经地域广的南巡，为充分实施“行庆施惠”的南巡政治目的提供充分的健康保障。返程前，德衍公奏请皇上恩准返乡省亲一次。乾隆思德衍公为随身御医数年，殚精竭虑为己调养身体，如今亦年事已高，况临家门，即恩准德衍公回乡省亲，且特许自此留乡养老，为百姓疗治疾病，并钦赐“飞熊堂”三字，以为医馆之名。德颐公、德隆公、德昌公、德盛公四代承袭“飞熊堂”医寓，在江浙一带繁衍生息，悬壶济世，将彭氏特色中医不断系统化、理论化，成南中国重要中医流派，声名斐然。德盛公之子德训公少时亦习医，深得祖上亲传心得，同时习功名，少中乡试，嘉庆晚期，殿试进士及第，赴任江西庐州盐业史，道光初年去职，抑郁早逝。

自高祖恒茂公始，彭氏徙居湖广地域，开启湖湘彭氏特色中医新纪元。高祖、曾祖、祖父及父辈四代，创“杏林春”医馆字号，铸百年金字招牌。

第一代：高祖彭馨常，字恒茂。弱冠而中秀才，少时随父习医业儒，后师从江南名医程墨松而继修医道。曾在湖北汉阳城悬壶施医，颇具声名。清咸丰年间应调入京，进御医堂任宫廷御医二十余年。晚年退归故里开设医馆，字号“杏林春”，著有《临证心录》等医学著作。恒茂公行医五十余年，特别强调从整体上把握人的健康状况，相当于现代的“治未病”。同时从整体观念论治，对疑难杂症的治疗得心应手。

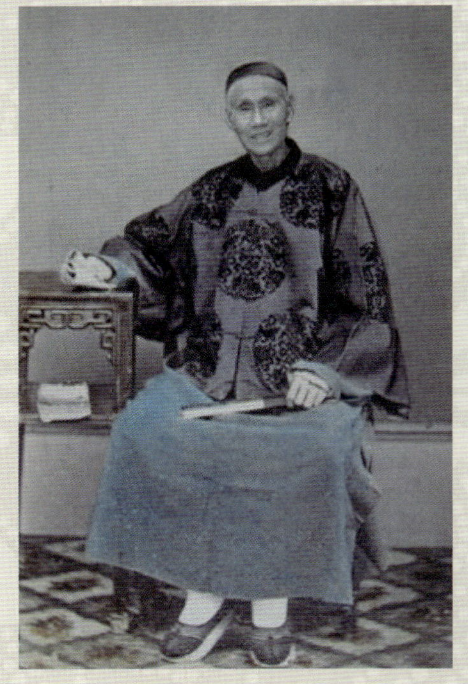

彭馨常先生

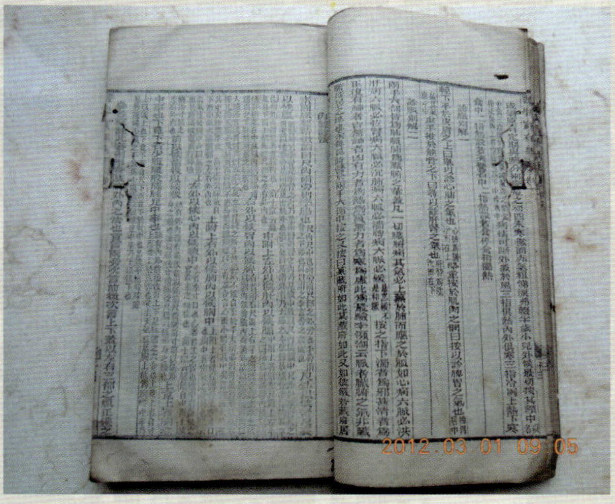

家传医学文献《临证心法录》

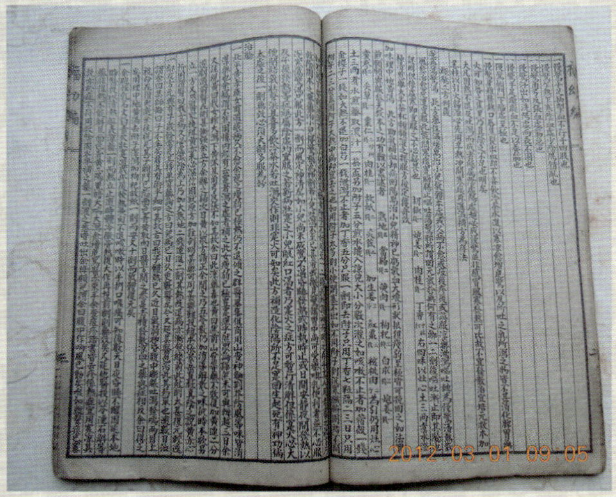

家传医学文献《杏林春经验效方汇编》

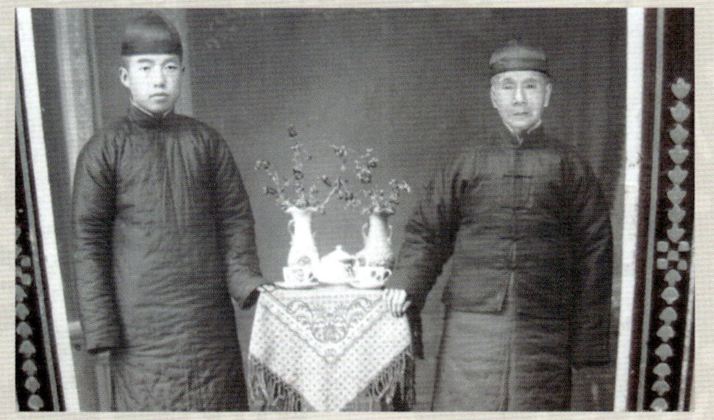

第二、第三代传人

第二、三代：曾祖、祖父两代均承袭“杏林春”医馆字号上百年。曾先后悬壶于湖北汉阳、湖南长沙、湘潭、郴州，广东韶关、佛山、广西桂林等地开设“杏林春”医馆，以治疗男女不育不孕，蕴造生命梦想，和治疗癌症肿瘤、肝病等疑难重症，创造生命奇迹为医旨，当时在湖广地域极具名望，整理留下家传《杏林春经验效方汇编》等医学专著，为后学留下宝贵的医学财富。

第四代：父亲年少时跟随祖父于民国年间习医采药。十六七岁时即独立坐堂接诊并出诊。解放初，祖父病故。医馆停业。父亲回故里侍奉年事渐高的祖母，并为邻里乡亲处方采药。现年满80岁，身体康健，故里远近人们都尊称老父亲为“彭祖”，以示其德艺双馨的从医经历。

第五代：彭耀诗，1957年11出生，湖南中医学院本科毕业，传统医学博士，主任中医师。中国特色医疗学术研究会会员、中国南方民间医学研究会副会长、中华中医药学会难治病研究专家委员会及全国中医肿瘤治疗协作组成员。研究方向：中医内科的癫痫、癫狂、不育不孕、肿瘤、痹症等，临证数十年，渐臻融通之境。彭耀诗博士由易入医，遍读古今医书，而后上青城山道院钻研道家医学三年，且赴边远民族地区学习民间医疗绝技数载，遂明医易一理，别无二致。悬象观物，诸般藏象脉理，冰消瓦解，医理洞明。1998年为重振家业而辞去医院工作，于桂林开设老中医医馆，悬壶济世。2012初将医馆迁至湖南湘潭，立足本土，面向全国乃至海外，为各界朋友提供中医临床服务。

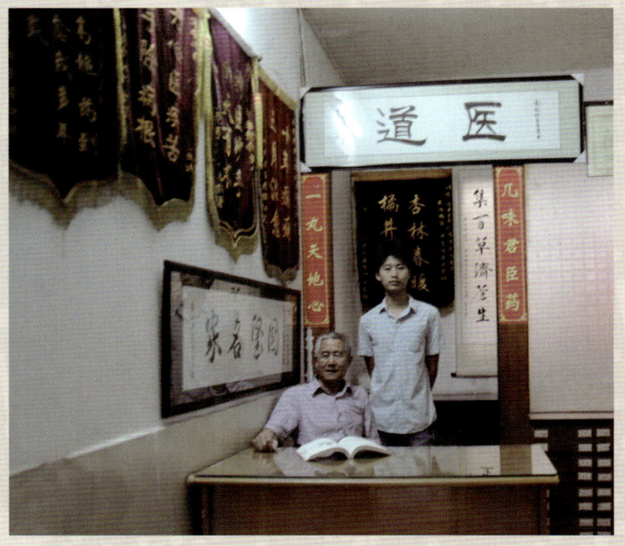

第五代传人彭耀诗博士指导儿子彭群凌在诊所坐诊

同是第五代传人的彭路嘉博士，出生于1968年11月，湖南中医药大学硕士研究生毕业，中国传统医学博士，主任中医师，香港国际医学研究院客座教授，北京聚医杰医学科学研究院专家委员、硕士研究生导师。中国特色医疗学术研究会研究员、中华中医药学会难治病研究专家委员会委员及协作组成员，中国传统医学研究会常务理事。

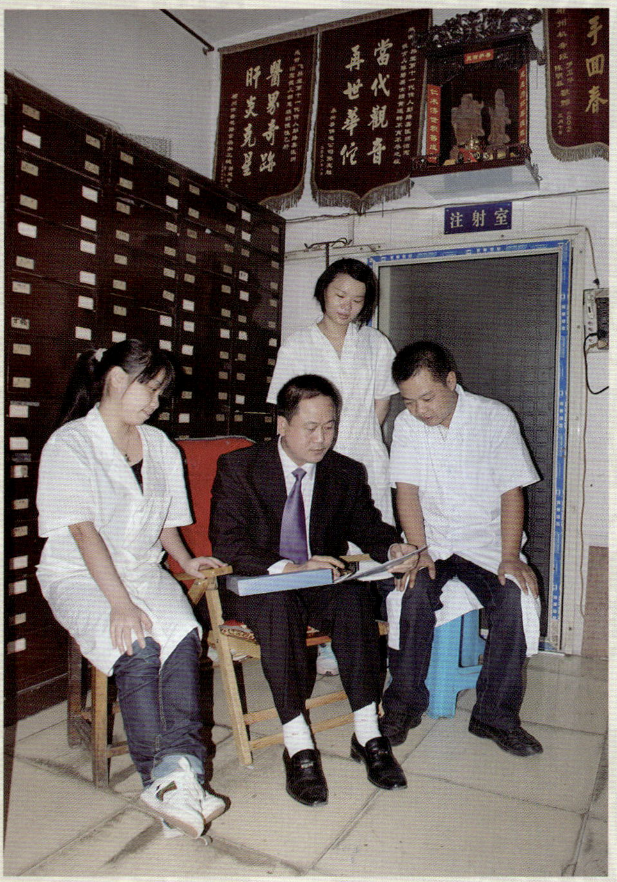

第五带传人彭路嘉博士对徒弟和学生进行学术指导

学术经验

湖湘彭氏特色中医历代传人，立足临床，求真务实，提倡辩证与辩病相结合的方法，以提高疗效和缩短疗程。对于慢性病、疑难病，留下了相当多的行之有效的临床经验，总结出“怪病多由痰作祟，顽症必有痰和瘀”，“久病多虚，久病多瘀，久病入络，久病及肾”，“上下不一当从下，表里不一当从里”等真知灼见，采取相应的扶正、扶阳、培本、涤痰、化瘀、蠲痹、通络、熄风、定痉等法，屡起沉疴。

彭耀诗提出的“由易入医、医易一理”的道家医学观点，深受学界同仁关注。

彭路嘉博士专业从事中医男科、女科及不育不孕的临床治疗，致力于肿瘤、乙肝、糖尿病、肾病及顽固性失眠等疑难病领域的临床探索与研究，对各种原因引起的男女不育不孕症、男性性功能障碍及前列腺疾病，更有着独特的研究思路和治疗方法，临床用药讲究原生地道，处方微妙精当，独具匠心。彭路嘉博士倡导“平衡疗法”与“还原疗法”，还中医本源，开医界先风。学术论文“妇科不孕症的探索及中医临床经验应用”刊发于《中医临床研究》2011.03（7）。

医学感悟

历代彭氏特色中医传承人认为：世上只有“不知”之症，没有“不治”之症。事实上大部分疾病都是可辩可治的，关键是找到“证”的本质，准确“辩证”之后，然后才可临证处方施药，以显效验。如果说某人某病不能治，那只是说暂时尚未认识或找到确有疗效的“未知方药”的缘故，但如果肯钻肯研肯思考的话，总会找到的。这不仅是一个医者治病水平高低的反映，更是一个医者看待疾病和世界的观念体现。

湖南 石氏世家

世家传略

地处武陵山区的湘西，自古以来就被视为一块神奇的土地，山重水复的自然环境、贫困的经济环境、宽松的人文环境以及受巫风尤盛的楚文化的影响，湘西形成了自己独特的文化形态。而巴岱文化便在这样的大环境下形成的。湘西花垣石炳志中医世家，祖上便以巴岱传家，从事着各种祭祀法事与中草药配方，传承了巴岱独特的治病方法及手法。

高祖果坤，生卒不详，是第一批从道二尖山

迁徙到两河播打岩的巴岱法师（法冯），以行医与承办法事为生。经常为收集古典医药书籍拜访名师，到处游历治病。收藏了大量的符咒秘籍和《太医院》（现留残本）等多本医药书籍。

曾祖父德公（1908—？），年少聪慧，对医学尤为偏爱，在高祖的指导下学习了收集来的各种古典医学书籍，把传统的苗药与巴岱的巫术（巫药）紧密结合，融合为一门独特而具有实用性的治病方法，从此家传医学自成一脉，即以禁、咒、符、法与传统的望、闻、问、切合为一

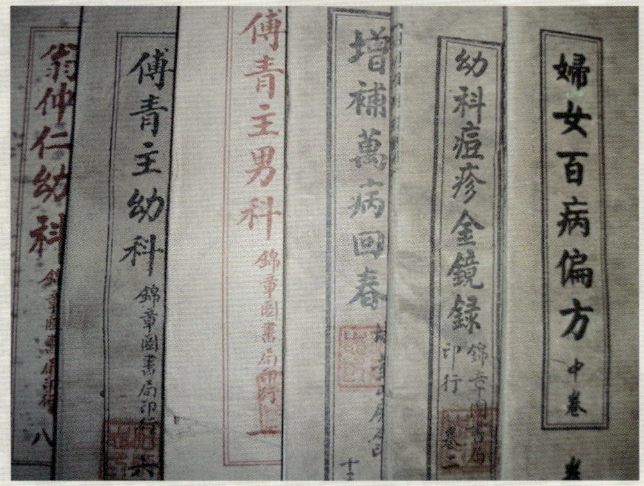

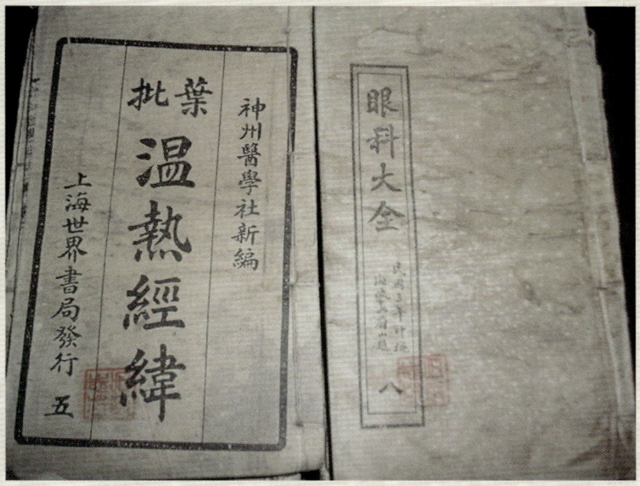

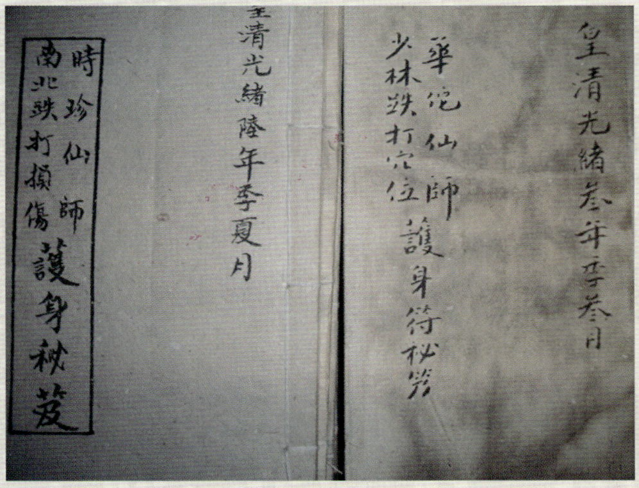

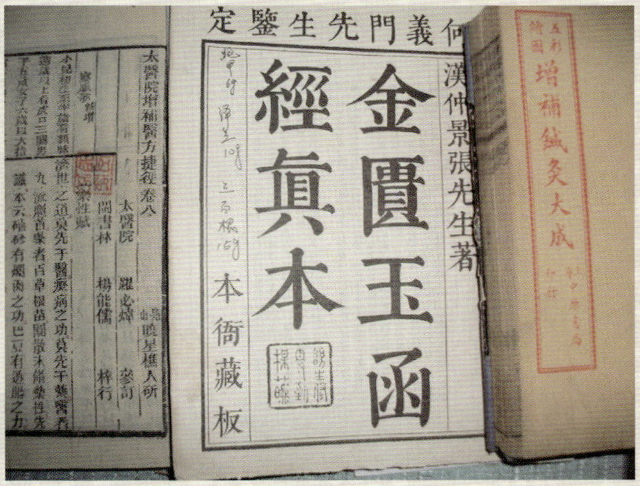

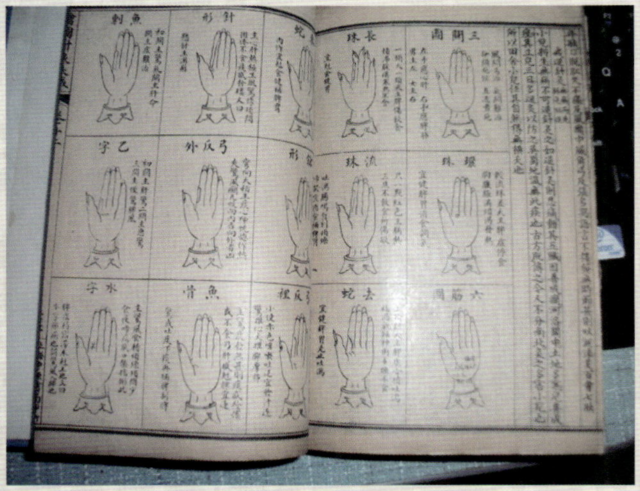

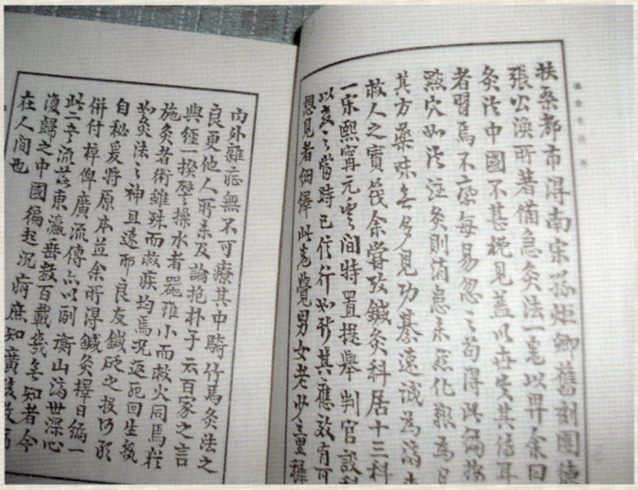

个完整的治病体系，而且在药材的加工炮制方法上也有很大的突破，因此就形成了一个以药为主、法为辅的家传医学。同时在祭祀方面也有很大的成就，法号法通。

祖父成文（1931—2004），字伍公，法号法望。受家学环境熏陶，自幼习医。经常陪同曾祖父外出治病采药，三岁就认得几十种中草药。曾祖父发现了他对医学的天赋，常为其讲解医药药性、用法；随同出诊时，常会以临床问题考验其用药技巧。十载勤研苦学后，自十五岁始，成文公即单独出诊。随着出诊的次数增多，名气逐渐传播，在当地有着极高的称誉，针灸推拿技术更是当地一绝。湘西解放后被当地政府聘任为两河乡人民医院第一任院长。在任期间曾到南京中医学院进修，主修外科手术、骨伤、内外儿科。文革期间受到冲击，辞职回乡。在职期间因医术过硬有诸多人等慕名拜师，在湘黔边界有徒45名。平反后隐退乡野，过着贫寒的生活，平时帮乡里邻居义务治病。

父亲石兴团（1957—1995），文革后一直担任当地村医，后因劳伤不幸逝世。

石炳志（原名国志）（1983——），针灸师、推拿师。作为长孙，深得祖父喜爱。蹒跚学步时，祖父便常带在身边，背着他采药出诊，父亲采药时亦如此，因而常得祖父和父亲倾心相授，耐心讲解草药性味功能；又教唱药草山歌，亲自指点口尝草药，分辨植物毒性及中毒解毒方法。及至七八岁时，如有邻居包毒痈节、跌扑损伤求诊时，便要去采药捣敷，要求甚严，若有差错，轻则责骂，重则挨打。十岁时就随父亲和堂伯父到川平凯、塘坳，黔黄板、巴家等地拜访当地有名的草医。

十二岁时，慈父驾鹤，母亲改嫁，在祖父耳提面命下学习中医教材，并在祖父的指导下学习《难经脉决》《针灸大成》《内经》等古典医书，其间为生活计出外务工挣钱，并随叔伯祖父攀山采药义诊游学寻求偏方秘技。其中攀山采药几经风险，终化险为夷。后随母求学宁乡，假时便跟当地的村医学习讨教，或山上采药帮邻里乡亲治疗小伤小病，初二时因治疗好黄材蒿溪一女士的风湿瘫痪患者而渐有名声。

初中学毕，迫于家计弃学务工。但从未中断对医学的研习。常于工闲时访师求学，收集各地民间偏方，交流民间医技，更重于临床运用，对传统的医疗外治法技推拿、针灸、药灸、刮痧、火疗、药敷、药浴熏蒸等均有所心得，并擅长运用“厨房药库”油盐米葱蒜醋茶萝卜白菜等寻常食材解决常见疾病。有患求诊只要用“厨房药库”药材即告知患者回家料理，不求收益，偏方秘方亦是坦然示之，深得患者的好评，也落得一身清贫。

2007年应邀至长沙帮某区行政领导医好多年顽疾，后遂定居于长行医。因临床效果彰显，其后便有意大利、台湾等海外疑难患者慕名来求，赢得些许薄名。

学术经验和成果

1、整体思辨，灵活施治

石氏传家医术一直根植于乡邻之中，传承一种助危扶困的内涵。因此，石氏强调：辨证必须详细，用药必须安全，调理必须从个体的整体观念着手，治病必须求本；要多学习并采用元化的治疗手段让患者尽早康复，作为医者不应该对医疗手段存高下优劣之见，能不吃药就尽量让患者不吃药。

2、注重用整体调理方法恢复身体正常机能

通过大量、长期的临床实践努力实现祖传秘方各种民间疗法与传统医学理论的结合。以祖传秘方、草药食疗和各种民间疗法，在传统医学理论的指导下并结合临床心得，在小儿推拿，妇女调经，筋骨痹证，血压血糖增高等证，在不吃药的情况下都取得一定疗效。

3、医道长于哲理思辨，连贯前因后果采取治疗措施

石氏认为：医之道在于调，调之道在于衡和，衡和之道在于阴阳五行，阴阳五行之道在于生克滋制相互以生、亦损。胜损虚益，生夷之生克，克其所克生，源元相沐，营卫互调，气血同源，脏藏生克滋制互相恒而安、营卫气血顺则和，逆则乱。乱，唯有外感邪气、劳扑所伤，内

由情志失衡而成。攻伐增益难夺，何不尝求源以固卫使运沐元以复扶荣调宗旺以升卫养营濡元润生。如遇燥热伤久泻无果，可尝用温阳郁燥以使阴生而水火相济。

总之，石氏家传医术以“法众、方博、理精、变通则活”为特色。以下为石氏中医诊疗案例。

病案1：患者，刘×，男，53岁，土家族，保靖大托人。症状：头目胀痛难忍，兼见胸肋胀痛，闷，满，神疲，纳差，耳鸣目眩，视力下降明显。形瘦体枯，面无光华，坐则自然战栗，行则蹒跚不稳，舌有紫斑苔厚，脉迟无力且沉微弦。脑部CT检查报告，左侧颞部近颅板区灰白质界线欠清晰，实质密度略高，边缘处见一小点状低密度影，边缘较滑，左侧脑室较对侧略窄，中线结构居中，MR1检查诊断为颅内肿瘤。曾在某大医院治疗一个月，病情加重；后求诊于石医生。诊断：肝阳上亢，肾阴肾精不足，气血无法上濡于脑，髓海空虚复结火热之邪于脑，故成积聚。

治疗方法：补益髓海，平肝降火，软坚化瘀。

处方：天麻8g，羌活10g，串钩5g，枣皮8g，黄柏10g，升麻10g，白术10g，桃仁10g，定风草（苗药）10g，支子10g，定痛活瘀散30g，巴戟天10g，熟地10g，当归10g，半枝莲10g，舌草30g，党参10g，丹参10g，黄芪20g。共三剂。

复诊，头痛稍减，饮食有所增加。于上方加灵仙30g，雄黄3g（分三次冲服），七剂，头痛大减，效果较为理想，遂不改方。三个月后，脑部CT检查报告：左侧额、顶交界处脑实质外颅骨内板下见弧形短T、长h信号，大脑实质内未见异常信号，脑干、外脑侧未见异常，中线结构居中。诊断结果，肿瘤基本消失，只左额顶交界处颅膜下积血，有脑萎缩迹象。共服七个月，至今身体状况甚佳。

病案2：付×，女，汉族，52岁，台湾高雄人。症状：全身肌肉抽搐，挛痛，双膝屈下疼痛，酸胀，下肢肌肉萎缩明显，右侧更甚。全身肌肉关节均有不同程度疼痛。乏力，畏冷，神疲，懒言，气短，口渴。苔白厚，舌质淡尖红，中苔白嫩且厚，边稍厚，有齿痕。面色无华，脉沉弦微细涩，偶以腐濡软。患者自述，数年前因精神欠佳，极易上火，在台湾求西医无效，求诊于中医，服数剂清火之药后，便成此疾，后又求于其他中医，而愈治愈严重。2011年4月经意大利患者介绍求诊于石医生。诊断：此症属元卫荣三气损耗之剧，卫不足则营亦不能独运，故输布失衡；元不足则推举无力，温煦无力又荣卫皆损，故御外低下而内疏泄无力，故极易郁结。石医生以此症为不荣痿痹之证论治。

治此疾，若以痿治，大都清热滋阴以治，但三气耗损实属阳虚之证，清热滋阴恐阳伤更甚；若以痹论治，痹者闭也，若以痹治则以通调为主，阳伤已甚，升举无力，何以化而通？故恐药无力化行而内郁伤及脏腑，故试投以自拟益气利湿汤。

处方：米术20g，五谷粉芪20g，太子参15g，茯苓15g，苡米20g，淮山10g，炙甘草8g，酒白芍20g。十剂而收效，肌肉抽搐、挛痛等痛证大减，肌肉有显抗力，身体大感好转。阳虚先固本，固本责脾胃，内脏耗损深究，但其气未竭，且生化无源，故先求其源，源起则润物而生。

而后投以自拟温阳通络汤：米术20g，五谷粉芪20g，酒熟地20g，酒川芎10g，酒巴戟10g，酒大云10g，鸡血藤20g，酒醋白芍20g，犬片12g，酒灵仙20g，醋独活10g，女贞子10g，丹参10g。三十剂后，症状全失，痊愈。

辽宁 王氏世家

世家传略

辽宁省营口市王氏祖传中医，起源于清代，已200余年的历史，是营口一家百年老字号中医老店。

王万春 ，王氏第二代传人。老人家积累了大量的医道经验，跟随父亲王忠志学习中医理论，开卷于《黄帝内经》、《本草纲目》等。他即善理论，又重临床，强调发展，敢于创新，老先生不仅医术服人，更是为人谦合，深受群众的赞扬和欢迎，每天都有各地的患者前来就医。

王廷库，男，66岁，王氏祖传中医第三代传人，出生于辽宁省营口市老边区，自幼受家庭熏陶，启读中医，熟记汤头，颇感其趣。学时在父亲的指导下，观鱼虫、察植草、探索自然之奇妙，探知家方之组合，得家父指正，为自身其后济患除疾扎下了稳定的根基。立志所学为用行医救患，四十多年行医，在临床工作中，尊重古今结合，理法相效，积累了较丰富的经验，研发了多剂效验之方，在本着救患于众，关爱于众的服务宗旨下，医术、医技力求精益，其医术医德，及爱心均得到众好评，并多次参加国家卫生部组织的烧伤、烫伤学术会议。并发表多篇论文且获奖。本人铭记立志中医，秉古习今，依据科学造福大众。

王廷库先生少年时认真研究学习针灸、诊脉、熬制汤药、膏药；青年时研究《赤脚医生手册》、《新医药选》、《人体解剖学》、《医林要术》《黄帝内经》、《本草纲目》、《医宗金鉴》、《伤寒论》、《金匮药略》、《千家妙方》、《华佗神医妙方》、《中医中药大辞典》等古籍。书海淘金，意在偶有一得。行医几十年，常年深入广大乡村山区，访名医、名方，向多位民间老中医学习，现在已经对肝病、胃病、结石症、烫伤、烧伤、骨病、深度褥疮、肿瘤、一氧化碳中毒、急慢性肾炎、尿毒症、祖传的黑药沫加百合药水，治疗深度的烧伤、烫伤、得到了父老乡亲的认可。

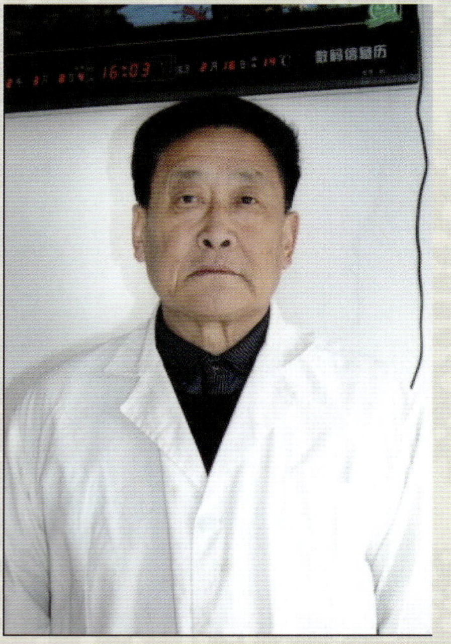

王海霞，王氏中医第四代传人，1985年跟随父亲王廷库学习祖传中医，现对烧伤、褥疮治疗，得心应手。深受营口地区的父老乡亲的认可。

王松源，王氏祖传中医第四代传人，毕业于山东省中医学院。跟随父亲王廷库学习中医及中药配伍和膏药的制做。

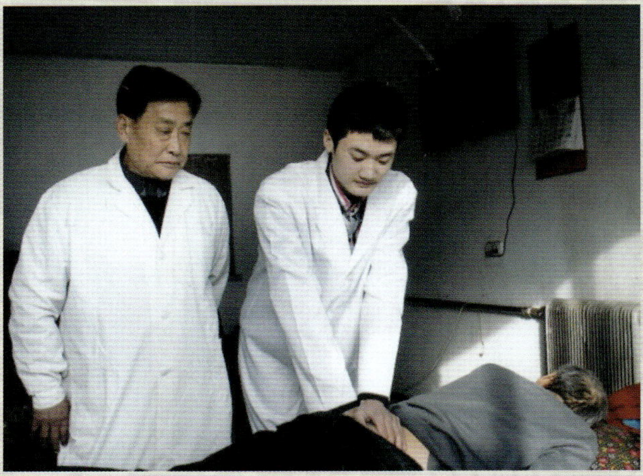

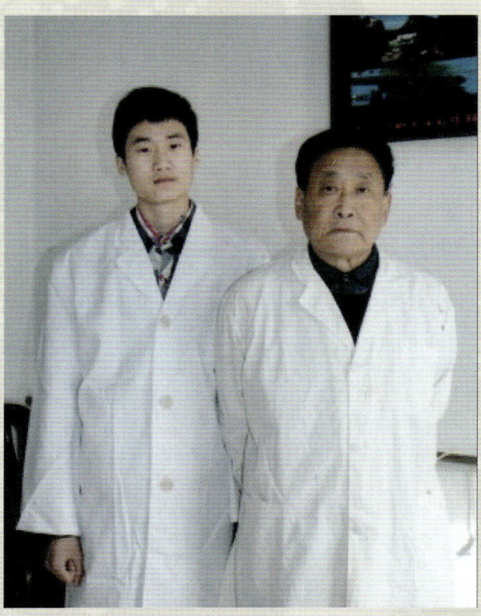

主要成果

王振帮大师把毕生的心血和精力投入到中医药临床事业，对后辈言传身教，虽然没留下完整的学术专著，但老先生总结出一套完整的治疗一氧化碳中毒的方案和名方，垂范后人一心一意为患者治好病的执业态度。

治疗案例：

孙雅明，女，49岁。住址：辽宁营口市老边区。2010年患鼻咽瘤，在省级肿瘤医院放化疗5次，共住院治疗39天，后经王廷库大夫配制的中药，肿瘤已完全消失，该女士完全康复，重返工作岗位，恢复愉快的生活状态。

吕玉莲，女，44岁。住址：大石桥市青花区。2008年12月，感觉到身体不适，到大石桥市级医院妇科检查，大夫查体后，建议到省级医院检查，在沈阳做切片确诊后，是子宫癌晚期，已不能做手术，在医院放疗、化疗10次。吃王廷库老先生的中药，经过一年的精心治疗，复诊以后，肿瘤消失，恢复健康。

周凤林，男，58岁。住址：营口市西城区新华路智胜小区。于2003年1月16日晚，因煤烟造成周凤林一家三口一氧化碳中毒，次日，其子当日死亡，周凤林及妻子双双失去知觉，送营口市级医院抢救，19天后神智不清，昏迷，医院建议出院并下达病危通知书。经多方打听，找到王廷库老中医，用口服中药治疗，半月后夫妻苏醒可以认人，半年后神奇般地清醒，神智恢复正常。周的妻子卧床，造成深度褥疮，可见骨胳，经用黑药沫和百合药水，三个月痊愈。

陈秀石，男，50岁。辽宁大石桥高坎镇人。1992年觉得一腿痛，到营口市级医院CT检查确诊为双侧股骨头坏死。找到王大夫后，运用针灸、推拿，整筋疗法，标本兼治，调理肾阳虚弱，肾气无力等，口服中药胶囊14个月痊愈。

王廷库老中医，本着济世活人的中医纲要，为贫困患者免去无数治疗和中药等费用，赢得了辽宁地区父老的认可，每天都有各地的患者前来求治。

辽宁 吕氏世家

世家传承

吕久东，男，辽南吕氏正骨扶正堂第五代传人。现任海城市第七届政协委员，中国民间中医救援队队员，中国红十字会会员。行医27年间，他成功救治了上万名骨伤患者，得到了百姓的广泛认可。在行医过程中吕久东还对老红军，老八路，现役军人，双下岗职工，特困户，五保户，残疾人等困难病患给予免费治疗，在百姓心目中确立了“妙手仁医”的良好形象。他多次受邀参加全国名中医学家峰会、中国中医名家论坛，吕久东个人被评为中医特色传统人物，载入特效医术人才库。2006年8月13号吕久东参加北京人民大会堂第三届中国百名医学家峰会，会间沈志祥为吕久东题字：“认真总结吕氏正骨经验做好传承工作”。2008年5月10号，吕久东在北京世纪坛礼堂参加中国中医名家论坛，被组委会评为中医传统特色人物，海城吕氏正骨中医传统特色单位，而且吕久东受到中国中医药发展战略课题组组长贾谦教授的高度好评。

吕久东的家传正骨起源清代，至今已有二百余年的历史，是海城一家百年老字号门诊。

海城市毛祁唐王山村，是一个人杰地灵的小山村，一代开国上将原铁道部部长，政协副主席吕正操老将军和原已故冶金工业部部长吕东都出生在这个小山村，这个小山村还孕育了海城吕氏正骨第一代宗师吕金氏。她老人家其父就略通医道，熟悉手法正骨，常为乡邻百姓治病疗伤。吕金氏自幼跟随父亲见习，年稍长更专心学医，行医。30几岁就闻名于十里八乡，求治者众多。第二代吕世正骨传人吕周氏是吕门二儿媳，自过门后，深得婆母娘的喜爱，耳濡目染，便对医学产生浓厚的兴趣，开始从医学古籍入手学习，积累了大量的医道经验，并且发扬光大，因为是二儿媳所以被人称为老二太太。婆媳二人深受乡邻父老的敬爱，而且总结出一套传统的治疗骨病的经验与名方，使吕氏正骨得到了发扬光大而闻名于辽南。

吕宗绵（1908～1979）是吕世正骨第三代传人（系吕正操和吕东的堂侄），自幼随母亲老二太太学习中医，继承家传正骨术，开卷于《黄帝内经》《千金药方》《本草纲目》等，中医经典烂熟于心。由于学习勤奋，加之医道悟性高，二十多岁时，求治者就源源不断。他既善理论，又重临床，既重继承，又强调发展。吕先生不仅以医术服人，更以为人谦和，全心全意为人民服务的态度，深爱群众赞扬和欢迎。吕宗绵先生每天到各地治病，后来与他人合作成立第一家海城联合诊所。开诊多年后被海城政府召入响堂医院，从此便全身心投入祖国中医药事业，成为当时有名的国医大夫。老人家总结整理出一套完整的治疗骨病的心法口诀，让下辈人牢记于心，并亲手传于其子吕氏正骨第四代传人吕兴夫。1975年2月4号海城发生了理氏7点3级大地震，当时吕宗绵和其子吕兴夫为无数受伤的灾民治病疗伤，地震发生后救灾的人民子弟兵（海城兵营）也有伤情发生，吕家父子倾力医治，用家传医术为海城抗灾做出了贡献。

第四代吕兴夫（1951～2010）传承吕氏医学，尤擅中医软伤骨科及骨科疑难病症，治疗腰间盘突出症，颈椎病，骨质增生，软组织损伤（膝内半月板损伤）有独到之处。他的治疗思想是以人为本，先求生命，兼顾保肢体功能与外形。治疗骨折脱臼采用手法复位，小夹板外固定术。治疗少痛苦无副伤。吕兴夫还善长授业培养子女，口传得妙，讲读得要，引领其子吕久东承继家学。2005年吕兴夫大夫因车祸失去右臂，在痊愈后仍然坚持在门诊一线用仅有的左手为前来就诊患者治病疗伤，直到去世前还医治很多患者，他死在了自己钟爱一生的中医正骨的事业上，很多患者为吕兴夫大夫送行祝愿吕兴夫大夫天堂一路走好，早日成佛！

第五代吕久东。高中毕业后跟随父亲吕兴夫在海城滑石矿职工医院学习祖传中医正骨技术，1988年9月考入鞍钢职工医学专科学校，学习临床医学，后又到鞍钢总院进修开放性骨科手术学，2005年考入辽宁中医药大学，取得中医专业本科学历。他最信奉的古训是“大医精诚”，精者，医术高明；诚者，医德高尚。在他心目中关注的永远是病人。厚实的祖传中医基础，加上在专科医学院校学习兼修西医理论和技法，使吕久东在诊疗中能够做到“内外照应，标本兼治”。吕久东也从祖辈那里继承了中医济世救人的要义，热心慈善事业。非典期间，在很多人忙着多戴几层口罩，唯恐被传染的情况下，吕久东不顾个人得失，率先购买了几千元的消毒药液送到海

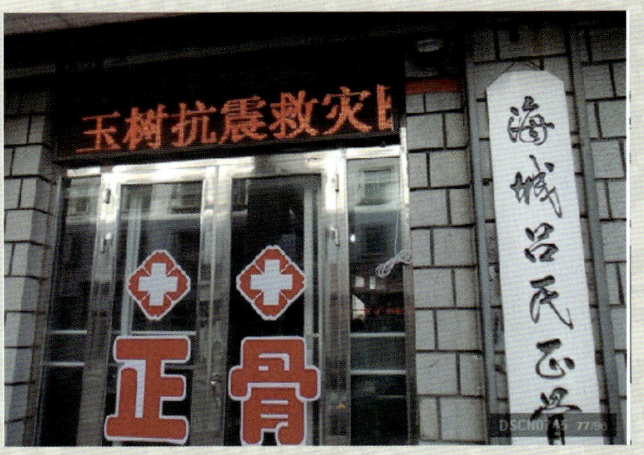

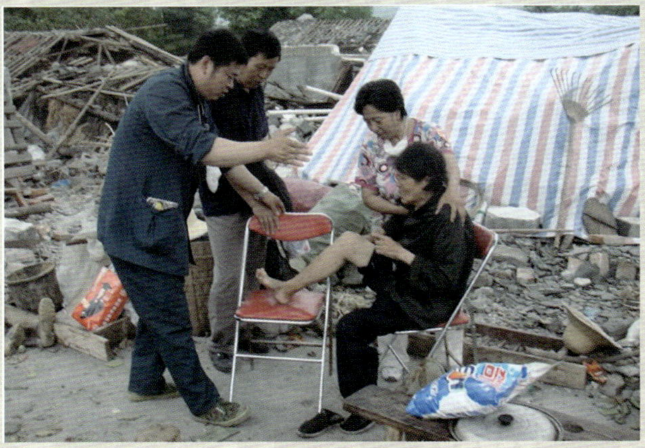

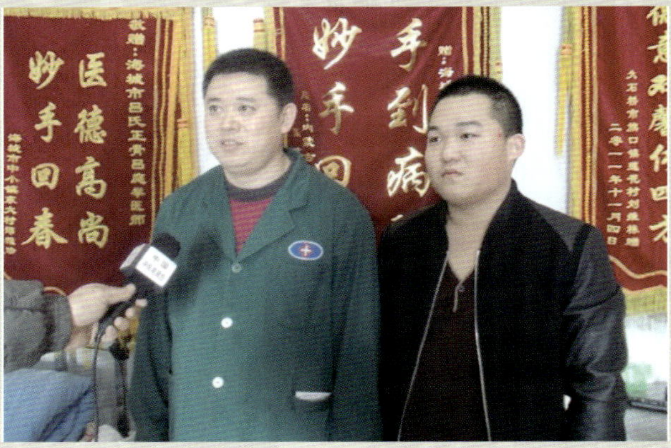

城西关、东响、荒岭等多所小学及第八中学，为学生和家长带去了平安、健康。汶川国难、玉树地震，吕久东闻讯后心急如焚，从电视、报纸上看到同胞们正在遭受身心的重创，那份痛苦和无助深深地触动了他的内心，他不仅通过中国红十字协会向灾区捐赠3万余元的药品，还将怀孕5个月的妻子留在家中，两次义无反顾地奔向灾区，在余震不断的情势下，身临一线参与救灾一个多月，救助伤员三百余人。从四川归来，吕久东仍然常常挂怀灾区群众，当他听说有两名四川灾区

的学生来到海城四中读书时，马上购买了学习、生活用品送到学校。

鉴于吕久东在公益事业中的突出贡献，四川红十字会授予他优秀志愿者称号；2008年底，在全国中医院院长大会上，他被授予中医药领域德艺双馨人物、汶川地震救灾模范工作者称号。2011年吕久东参加国学国医岳麓论坛荣获2011年度中医药传承贡献奖。

第六代吕廷举，吕久东之子，毕业于吉林卫生学校中医系。正在跟随父亲学习中医正骨技术。

学术经验

吕宗绵是吕氏医学的集大成者，行医50多年，长居辽南海城，对辽南软伤病研究颇深，熟读《黄帝内经》《本草纲目》《医宗金鉴》等医籍，结合自己多年临床实践和研究，总结出自己独特的经验理论。他善抓主证分析，用药配伍严谨，药味少，剂量轻，疗效好，善于采用疗效显著而易得草药以治疗各种疑难杂症。

吕兴夫继承吕宗绵大师的学术精华，并应用临床实践，取活血祛瘀之大义，用于治疗痛风，风湿性关节炎，腰间盘突出症，颈椎病，老寒腿等，取得满意的疗效。

吕久东对开放性创伤的救治尤有心得，对老年骨折病（股骨颈骨折）徒手复位，经皮牵引，取得了良好的疗效。运用手法复位（旋转法，折顶法）治疗脊柱疾病得到了经治患者的认可，疗效显著。他还撰文总结临床病例，介绍桡骨远端骨折治疗，全文如下：

桡骨远端伸直型骨折复位与固定

桡骨远端伸直型骨折伴尺骨茎突骨折，是腕关节最常见的骨折病，多发生于老年人。老人跌倒时手掌扶地，骨质疏松，易于造成骨折。拍片确诊后应立即治疗。桡骨远端伸直型骨折是临床常见的损伤，治疗上复位较易，而固定维持复位较难。本人采用吕氏正骨法的小夹板固定治疗100例，效果满意，报道如下。

1、临床资料

我门诊2002-2010年收治桡骨远端伸直型骨折100例，其中男58例，女42例，受伤年龄16-75岁，左侧53例右侧47例。其中儿童骨折16例（男10例，女6例）。

2、治疗方法

100例均采用双人牵引旋转法复位。用自制的杨木或柳木小夹板外固定。按固定方法分2组，对照组51例采用传统方法腕掌屈前臂旋前或中立位固定。观察组49例采用腕背伸，前臂旋后位固定。两组固定时间均为4-6周，所有患者在首诊后3天复查1次，伤后2周内复诊1次，伤后3-4周再复查1次。解除外固定小夹板后，拍X光片了解复位与愈合情况。开始功能锻炼。必要时以外搽、理疗等措施促进功能锻炼。治疗中，不定时调节夹板松紧度，观察有无神经压迫症状。拍片复诊，可以看见有连续性骨痂通过骨折线，上肢向前平伸，持重一公斤达一分钟者连续观察两周骨折不变型，外固定即可解除。

小夹板采用杨木或柳木片，两块上下板宽约4.5CM，长约18CM，尺侧和桡侧板分别宽约2CM，长约18CM。随患者肢体粗细增减夹板宽度。

3、治疗结果

随访时间1年，对照组51例，观察组49例无再移位。小夹板外固定无1例神经损伤和再移位的发生。

4、讨论

本组结果采用任何一种手法复位小夹板外固定术，不仅有利于骨折复位后骨折的稳定，还避免了发生再移位，有利于骨折愈合。同时由于符合手部生理要求，而有利于手腕功能的恢复，达到功能与骨折愈合过程基本同步的治疗目的。

辽宁海城吕氏正骨法对治疗骨折采用蒙眼接骨法，治疗桡骨远端伸直型骨折复位固定体位无一例发生再移位。应用吕氏蒙眼接骨法治疗桡骨远端伸直型骨折及尺骨茎突骨折，病人痛苦少，而且并发症少，疗效显著。

治疗骨折采用动静结合，内外用药的方针，疗程短，恢复功能快，操作简单。

治疗桡骨远端伸直型骨折治疗原则：整复、固定、用药、锻炼。

注意事项：小夹板外固定，必须注意神经压迫情况。

主要成果

吕宗绵大师把毕生的心血和精力都投入到中医临床事业，对后辈注重言传身教。虽然没有留下完整的专著，但老先生总结出一套完整人体骨骼歌和中医正骨复位法的口诀。大师生前留诗一首：正骨技术比一般，皮里肉外眼难观。如果技术学的妙，手到伤处即复原。一般患者拐腿走，治疗未愈落不痊。

吕久东练就一身蒙眼接骨绝活，作为中医药传人载入2011年《国医年鉴》第三卷。

病例1：海城市八里镇，大新村，75赵老太太，系左股骨颈骨折经吕氏正骨法复位。皮牵引，中医保守疗法，内服外用中药，一个月拍片后，可见骨痂形成良好，随诊多年完全康复，行走自如。

病例2：2008年5月23日，吕久东在四川汶川地震灾区，四川绵竹市九龙镇治疗一名叫杨禾英的老人，女，71岁，被大树砸伤右膝关节，经确诊，右膝关节半月板损伤，经吕氏正骨法复位后，立刻行走，经过3天的复诊，基本可以自理生活，7天后痊愈。

病例3：辽宁省海城市牌楼镇三角村，赵良贵，男，70岁，从1994年至2009年前后造成右股骨颈骨折，左锁骨骨折，左双踝骨折，右桡骨远端骨折，吕氏正骨法治疗，完全康复。

病例4：辽宁省营口市西四区，2011年5月，梁成栋，男，68岁，因骑电瓶车摔到后造成颈椎2-4骨折高位截瘫大小便失禁，经颅骨牵引法，吕氏正骨复位法，针灸电疗，内外用药，51天大小便恢复正常，住院2月出院，随诊完全康复，行走自如。中央电视台于2012年1月份去营口进行一次采访。

趣闻轶事

1“为民间中医争气”

2008年5月12号中国四川发生里氏八级特大地震，吕久东自愿请战前往四川汶川地震前线参加抗震救灾医疗救援助工作，5月20号接到四川红十字会四川共青团的电话通知，去四川报到。5月21日吕久东乘车到达北京歉益和中医药研究院院长贾谦家里转道赴川，贾老在吕久东的本子上郑重写道：海城吕氏正骨抗震救灾为民间中医争气。

2救灾前线谢旧恩

吕久东于2008年5月22日到达四川双流机场，后到四川成都红十字会、共青团报到，被分配到成都市第一人民医院。吕久东申请前往更需要救护力量的抗震一线，后被分配到四川绵竹九龙镇，于下午4时开诊，当晚救治了30余名伤者。在这片血泪热土，他听说有参加过家乡海城1975年抗震救灾的老战士。

1975年2月4日家乡海城地震时，吕久东还是个7岁的小孩，爷爷吕宗绵带着父亲奋力救治伤员的身影是他的一生的榜样，解放军战士奋不顾身抢救家乡父老的壮举温暖了吕久东一颗灾区孩子的幼小心灵。听说当地有1975年在辽宁海城当过兵的，吕久东心里热流涌动。他来到57岁的灾民李龙贵面前问：您1975年在辽宁海城当过兵？得到肯定答复，吕久东深鞠一躬，说：向你表示感谢！我是海城人。33年前，你们救过我们，这次我来灾区当志愿者。

如同一位记者所说，世界真的很小，李龙贵在海城救灾时，曾参与解救一位在海城宾馆废墟下压了5天的人。当时吕久东就跟着父亲守在废墟边上。二人越聊越近，李龙贵竟然认识吕久东的爷爷：吕宗绵对吧？绵竹的绵。老先生家住唐王山后村，是吕正操将军的侄子，过去我们训练受伤，都去找他老人家治疗。吕久东说：我爷爷30年前就去世了，如果活到今年就101岁了。小时候我记得特别清楚，一个叫铁大民的军官经常带着军人找我爷爷正骨。李龙贵当然也记得铁大民，那是他们连长，回族人。

据知情人介绍，吕久东请命赴四川地震灾区时，他妻子正怀着身孕。同胞生死存亡之际，他义无反顾。在灾区十几天，吕久东每天行走几十公里，救治了300多名伤者，都得到了康复。他得到四川人民和四川共青团红十字会的高度好评，中央电视台，四川电视台，人民日报，新华社，南方日报，鞍山日报，海城先后报到了吕久东到四川抗震救灾的先进事迹。

书法家李绍华书写：“如果说历史是民族的根，那么文化就是民族的魂，而博大精深的中医既护卫着民族的根，又护卫着民族的魂”，以表示对吕久东的勉励。

书法家张建超书写：“山垮屋塌创众心，群情同济爆懿心，共克时间秉理念，帮扶兴邦照爱心，举世赈灾滔浪涌，义助捐献行爱心，吕氏正骨誉西蜀，匡复天府奉丹心”。先生以诗句表彰吕久东抗灾救民的义举。

山东 郝氏世家

世家传略

郝敬华，男，1943年出生于青岛三代中医世家，由于长辈的言传身带，自幼就对中医（尤其是推拿、针灸）产生了浓厚兴趣并掌握了一定的医疗技术；1963年考入曲阜师范大学，求学期间就开始研习行医。1967年毕业于曲阜大学数学专业，本科学历。后郝敬华利用业余时间无偿为亲朋同事治病，得到了广大群众的好评及当地政府卫生部门的认可。1972年开始，郝敬华长期兼任中学校医，且在县级以上医院帮助工作，多次为当地基层医疗机构培训中医针灸、推拿卫生骨干。为了深造1991-1993年，郝敬华又进了“上海市清华专修学院”中医大专班学习，取得了合格《毕业证书》与《专业技术人才证书》。四十余年的行医生涯，郝大夫不仅完全继承了家传的各种医疗技术，如针灸、推拿、中草药治疗、拔火罐等，而且在推拿（尤其是小儿推拿）、针灸与中草药饮片配方治疗中皆有突破与创新，实现了自己的理想目标。郝敬华的医学成就得到了社会的公认，2004年12月首先被“上海百寿苑中医药研究院”特聘为研究员。

郝敬华大夫同样重视对子女的医术传授，在幼小的孩子心灵中就打下了“中医世家”的烙印，再加上儿女成年后的个人努力，女儿郝洪恩（高级按摩师）、儿子郝灵波（按摩师）及儿媳黄卫红（医师）在小儿推拿方面与临床疾病治疗上，都能够完全独立操作。为了弘扬家传医术奉献社会，2006年9月25日郝大夫与女儿郝洪恩及儿子郝灵波一起开办“郝敬华推拿中心”。开业后，由于高超的医术和快捷可靠的疗效，很快赢得了社会的信任和上级部门的关注。2006年12月“全国高科技健康产业工作委员会中医保健按摩行业专业委员会”主办的“中国推拿按摩高级论坛暨新技术推广会”邀请郝大夫以贵宾的身份出席会议，并得到了大会的表扬和奖励。2007年3月“中国保健按摩行业专家委员会”聘任郝大夫为“专家委员”；同年7月应邀参加“中国中医康复医疗保健工作委员会”成立大会并被命名为“首届专家”。2009年11月“青岛郝敬华推拿中心”又被“中国医疗保健国际交流促进会（简称为‘医促会’）.中老年保健专业委员会”确定为“中国医促会中老年保健专业委员会‘治未病’健康指导工作站”且聘请郝敬华大夫为“首席治未病专家”。2010年5月郝敬华大夫还被“中国民间中医医药研究开发协会.特效医术发掘整理专业委员会”增补为主任委员。2010年9月郝大夫又以特邀嘉宾与贵宾的身份分别出席了上海世博会国际健康养生节开幕式暨世界健康机构联盟启动大会与北京第三届中华妇幼健康大会，会上郝大夫得到了大会主持人的提名介绍与国家领导人的单独接见，并被第三届妇幼健康大会聘任为副理事长且作了大会主题演讲。2011年4月中华医学研究会聘任郝敬华为学会主任委员，同时聘任郝洪恩为专家委员；当年10月郝敬华晋升为该学会理事会理事，郝灵波亦被聘为该理事会理事。

为了发掘推拿的潜力促进中医事业的发展、弘扬国粹造福人类，郝敬华推拿中心根据上级部门的提议及广大民众的要求，已对外培训小儿推拿专业人才。郝敬华推拿中心是集医疗保健、科研与教学成一体的综合性医疗保健机构。

学术经验

针灸方面，郝大夫善治“积聚痞块”，独创了其针灸疗法。中草药治疗，郝大夫从脏腑功能调补入手研发出恢复机体各种功能的可靠秘方剂型，用于治疗各种慢性病，如糖尿病、肺心病、各种慢性胃肠疾病、顽固性便秘与痔疮、高血压 、各种贫血及妇科诸证与男女各种不孕症等，取得较好的疗效。

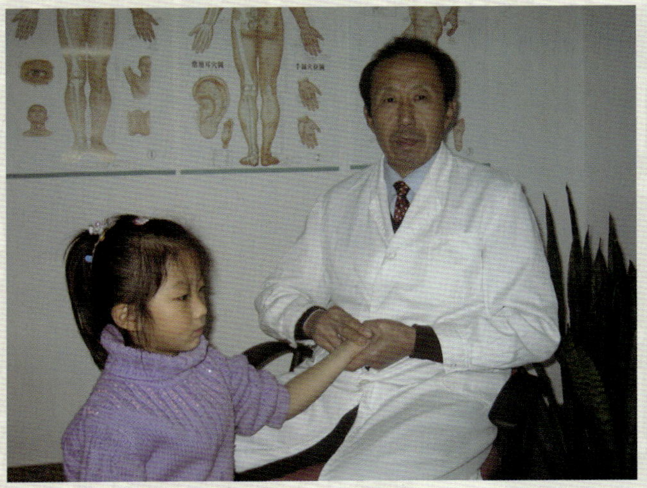

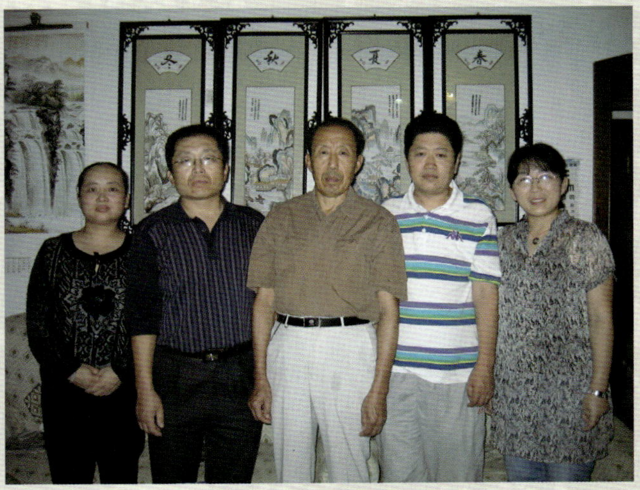

小儿推拿方面，郝大夫秉承家传经验，将先祖诸论去粗取精，潜心钻研独创了“敬华小儿推拿疗法”。该疗法的特色是：（1）施术方便。以手臂部穴位为主，加强推拿力度，去除了应用体穴的不方便及给患儿所带来的“痛苦”。（2）“男女平等 ”。打破了古人所谓“男左女右”（即男孩推拿左手，女孩推拿右手）的陈规框框，将男女手法完全同一，这样不但更便于临床操作，而且有利于该疗法的推广和普及。（3）老幼皆宜。将小儿推拿疗法的适应年龄，由前人规定的6（或3）周岁以内小儿推广到人生的终极，即成人与老人疾病亦可采用该疗法治疗，为该疗法进入家庭开辟了通道。（4）实践理论相结合。本疗法将小儿推拿的实践经验加上中医的各种理论及小儿的生理与病理等为指导，不仅使医者临床应用得心应手而且更有利于该疗法的创新和发展。（5）穴位操作分寒热。该疗法仿照中草药的属性，将推拿穴位操作手法分为“热、温、中、凉、寒”五类属性。这样临床应用时，根据患儿证候结合穴位手法性能，处方更加合理且大大提高了疗效。（6）医疗保健一体化。本疗法根据中医“正气内存，邪不可干”的健身思想，在临床治疗的同时抓住恢复脏腑功能与气血的补益施术，大大提高了患者机体免疫力、减少以后疾病的发生，同步实现医疗和保健。

主要成果

1998年郝敬华已将自己数十载的临床经验整理成册，著有《小儿推拿精要》（家传本）。后应广大患者家属及群众的要求，在此基础上又结合后来的研究成果，对临床上二百余种病证的治疗问题，给出了可靠的治疗方则；又参阅古医先圣专著并上升为理论，著有《敬华小儿推拿精要》（52万余字），2007年由北京科学技术出版社正式出版发行。

2007年郝大夫又著有《凝滞痞块证治》（家传珍藏本，未出版）。郝敬华从事多年小儿疾病的临床研究与治疗发现，现代不少家长在小儿护理养生方面严重违反了自然规律，危害了小儿的身心健康，导致小儿机体免疫力下降、疾病频频多发或长期不愈。为了还宝宝一个健康的体魄，于近期郝大夫还著有《中医•健康宝宝养生秘要》一书，现正在积极办理出版工作。

郝敬华还在多家医学刊物上发表数篇学术论文，如《治未病思想在临床医疗中的应用》、《弘扬国粹　提升国威》、《论小儿推拿的巨大发展空间》、《敬华小儿推拿的特色与优势》等等。几十年来，郝敬华大夫还于临床上积累了推拿、针灸及各种慢性病的中草药秘方治疗典型病案两千余例。

医学感悟

中医学术既能治病，又能防病。传播中医文化，推广中医理论指导下的推拿按摩有益全民健康。

2012

國醫年鑑

GUOYI NIANJIAN

五　中医药名人榜

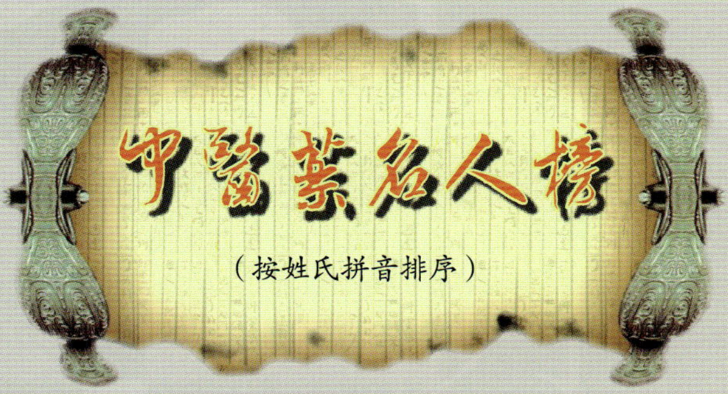

蔡　斌

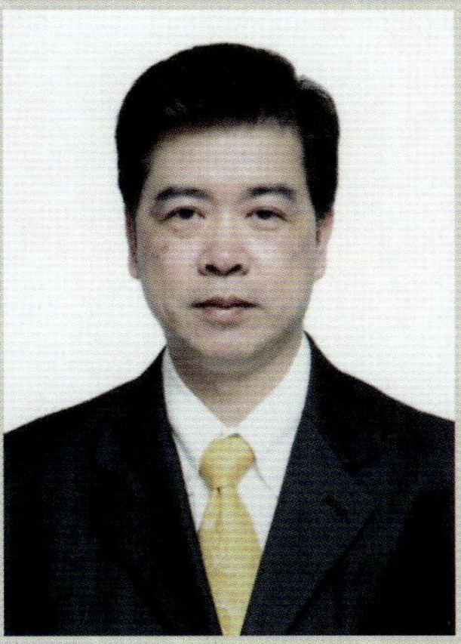

名人小传

蔡斌（泰文名NARONG NGOOI），男，现年52岁。中医副主任医师。曾就读于北京中医学院，并到广州中医学院深造针灸专业，得到司徒铃教授、靳瑞教授的悉心教导，成为当今泰国中医界知名针灸医师。现任职于泰国曼谷圣类斯（Saint.Louis Hospital)并担任泰国中医药学会副会长，泰国中医总会副理事长兼学术针灸主任。

长期以来致力于中医药事业，积极配合泰国卫生部对西医学习中医的培训工作，将中国医学传授给泰国的医生们，让他们能采用多种方法更好地为病人服务，并经常在泰国中医药学会担任针灸专业的老师，让从事中医药事业的人士更好地掌握中医知识，并顺利地去考取中医执业准证。蔡斌坦言：“我所努力的这些都是为了让中医药事业在泰国得到更大的发展”。

学术经验

蔡斌中医师对针灸专业有较深造诣，对治疗眩晕证、腰腿痛、多种过敏性皮肤病(包括牛皮癣)都有独特研究，并取得卓越疗效，深受患者好评。

1、研究无痛针刺

蔡斌深有体会认识到，针灸疗法效果好坏，与针法有密切关系，即使是辨证准确，取穴得当，但没有好的针法(即针刺技术)，病人也难以接受。特别是现代年轻人，更有怕针观念，况且在泰国社会，人们对针灸更是陌生，对于针灸究竟是什么根本就不懂，只知道用针刺入皮肤一定很痛。于是，他认识到针刺无痛法的重要性。20多年前，在参加中国广东省一期针灸高级班学习时，认识了主讲老师广东省中医院陈全新教授，他的独特手法，给了蔡斌很大的启发。培训回来后，他即开始琢磨针刺无痛法，研究怎样选一个正确的着针点，以减轻神经痛阈的反应。在反复的实践中，蔡斌研究出了针刺无痛法，可以做到既疗效好，病人也能接受。与此同时，他还得出一个结论：凡是怕针的病人，或者痛感特别明显的病人，针灸效果相对差；那些不怕针、无痛感的病人，疗效特别好。

2、以胆经完骨穴治疗眩晕

近年来，蔡斌积极撰写中医论文，将宝贵的经验及有价值的观点，提供给同道参考。“以完骨穴为主治疗眩晕证64 例疗效观察”。这篇文章的理论根据主要是按照《素问·至真要大论篇》中提到的“诸风掉眩，皆属于肝”；《灵枢·海论》提出的“髓海不足”理论。在古人的经验基础上，他认为肝风内动是其主因，而肝与胆相表里，肝的病变可以选取胆经上的穴位来治疗。且眩晕证与头部有关，所以选取胆经上的完骨穴，因近于头部既能体现局部取穴，也能体现循经取穴，再加上辨证取穴能得到很好效果。

3、从肾论治泰国高发病——膝关节痛

蔡斌论文“从肾论治膝关节痛100例疗效观察”，针对泰国地区膝关节痛发病率高而撰写。因泰国地区天气炎热，人们喜坐卧湿地，享受凉快。加上饮食习惯，多吃生冷，易导致脾胃功能失调，湿从内生。再之，生活方式自由，纵爱过度，易致肾虚。除采用常用的活血通络、祛风除湿方法治疗外，再重于补肾则起到事半功倍作用。

4、剖析饮食习惯为泰国糖尿病高发之因

蔡斌在“泰国人的饮食习惯与糖尿病”一文中，针对泰国人糖尿病发病率高，主要是饮食方式进行讨论。因泰国天气炎热，而人们又喜欢吃辛辣厚味食物，对油炸食物也独具钟爱，甘肥厚味之食物大街小巷随处可见，如烤鸡、炸香蕉，还有含脂肪很高的食物，如猪脚饭、鸡饭。食物常以椰子汁、肉作为佐料。而中医理论认为辛辣食物刺激或长期过食肥甘、醇酒厚味都会损伤脾胃，导致运化失职，积热内盛，化燥伤津，加上天气炎热更是伤津劫液，从而导致阴虚火旺。糖尿病发生的根本原因也即是阴虚火旺。建议泰国人除控制饮食外，采用中医辨证治疗，糖尿病是完全可以控制的。

5、火针治疗足跟痛

蔡斌撰写“应用火针配合体针治疗足跟痛”一文，针对足跟痛提出自己的见解。足跟痛在临床上很常见，西医一般都以封闭疗法治疗，但不能长期使用。服中药活血通络效果欠佳，局部针刺较痛，而且易感染(足底不卫生)。从中医的角度来看，足跟痛属于痹证范畴，是由于经络气血运行不畅，久积而成，夹杂瘀、湿、寒等症状。选用火针能起到温经散寒、活血通络作用，这在《灵枢•官针》篇中己提到“燔刺取痹气也”，燔刺，即火针的意思。只要掌握好深度及热度，效果比单纯体针效果好。

主要成果

发表了多篇有价值的中医论文。其中有上述提到过的“以完骨穴为主治疗眩晕证64 例疗效观察”、“应用火针配合体针治疗足跟痛”、“从肾论治膝关节痛100例疗效观察”和“泰国人的饮食习惯与糖尿病”等，还有“耳压法治疗胆结石80 例疗效观察”、“温针灸治疗腱睄囊肿的临床体会”、“略谈针灸取穴原则”、“采用针药结合治疗多种皮肤病的疗效观察”等等，受到同道重视。

自2002年中医在泰国合法化以来，蔡斌率先在现代化综合性医院建立中医科，以高超的医疗技术及丰富的临床经验，让这间医院的中医科迅猛发展。目前是全泰国综合性医院里中医门诊量最多的一家医院。蔡斌以务实及科学的态度，让中医能在西医医院里稳步成長，并让西医开始认识中医，凭着有良好疗效，让西医从轻视到重视中医，从看不起到尊重中医，从不相信到联合治病，这一切蔡斌都下了大量功夫。他愿意用自己努力的这一切，以证明中医疗法是中国人的骄傲，能造福全人类。

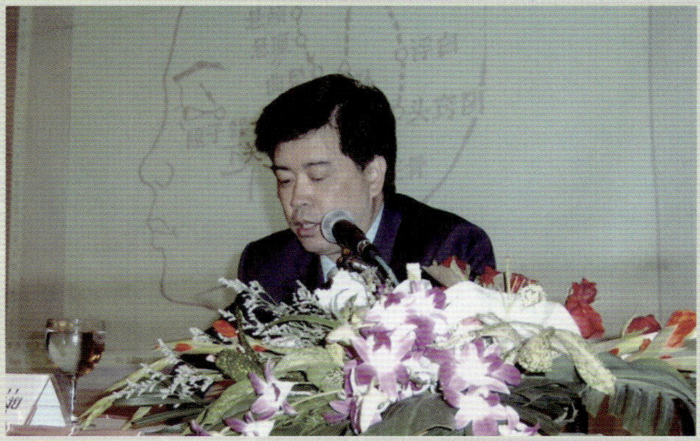

发表学术论文

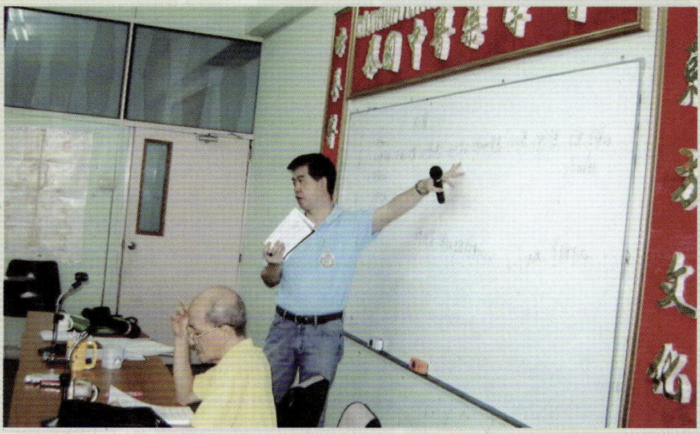

进行中医教学

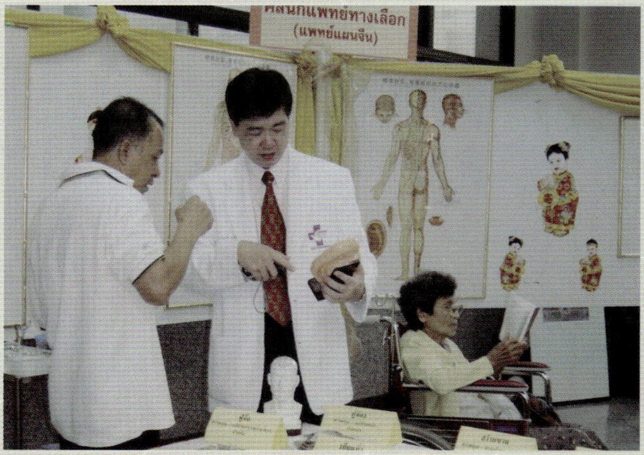

参加医学咨询活动

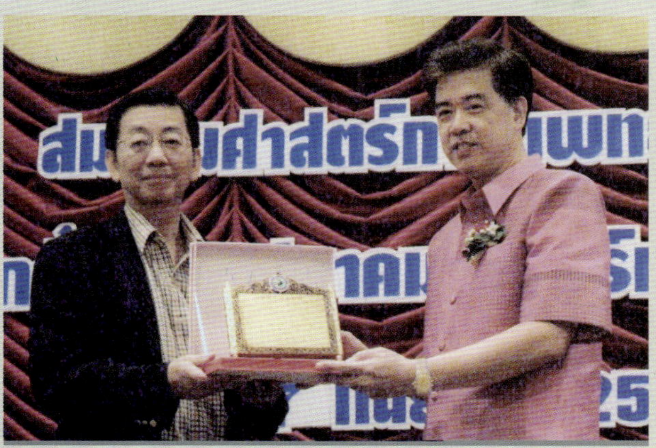

受到泰国卫生部官员嘉奖

陈　涛

名人小传

陈涛，男，1962年1月生，上海人。中医学教授，硕士生导师，省级学科带头人。1982年毕业于三峡大学医学院（原湖北省宜昌医学高等专科学校）中医系，1990年毕业于上海中医药大学基础医学院，获医学硕士学位。2002年获美国世界传统医学科学院Ph.D.博士学位。从1982年始先后在宜昌医学高等专科学校、湖北三峡学院医学院、三峡大学医学院任教，主讲中医基础理论、中药药理学、中医药与免疫、中西医结合导论等课程。1989年被聘为讲师，1994年破格晋升为副教授，2000年被评聘为教授。曾任湖北三峡学院中医系主任，三峡大学医学院副院长。现任三峡大学研究生处副处长，三峡天然药物实验中心主任，英国伦敦应用技术学院研究员。中国中西医结合学会会员，宜昌市中医药学会常务理事。

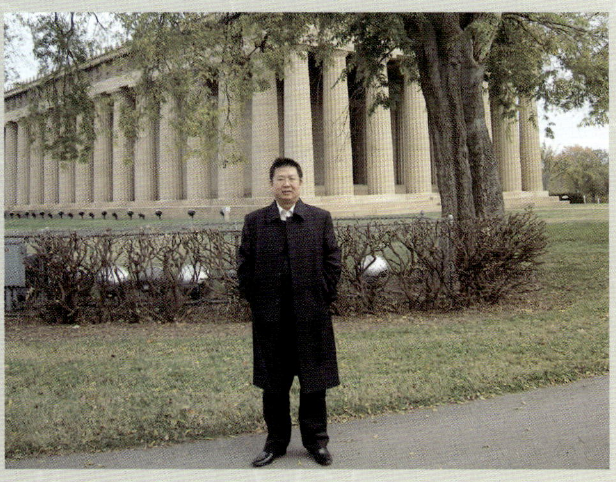

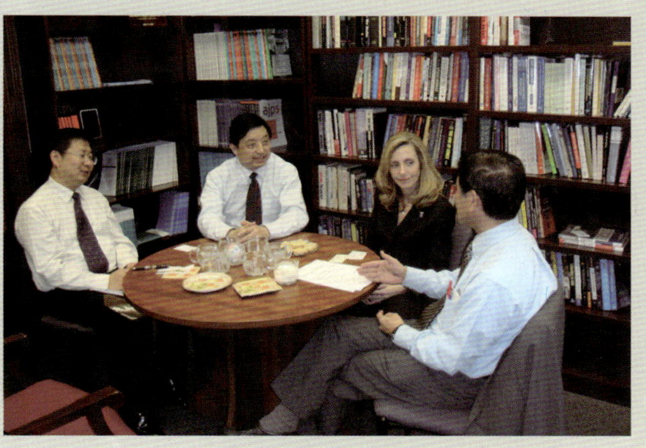

与外籍友人座谈

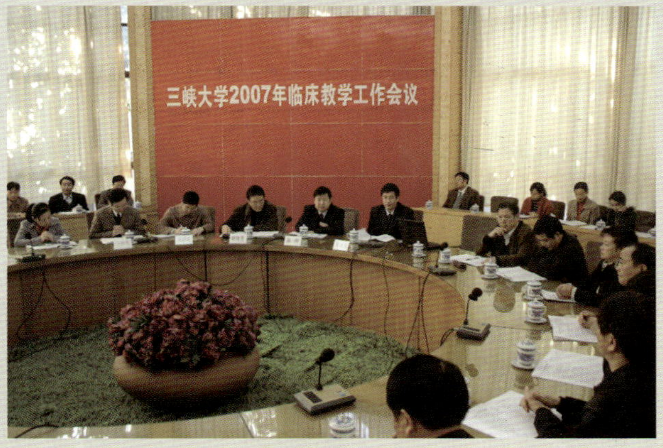

主持教学工作会议

学术经验

1、致力于老年疾病及衰老的基础理论研究和中药补肾方二仙汤的药理作用探讨，通过大量的动物实验，提出胸腺的萎缩退化除与性激素影响等有关外，自身的脂质过氧化是内在重要的因素，并揭示了胸腺指数与过氧化之间存在着负性相关关系。同时还发现临床治疗更年期综合症、高血压等疾病的有效经验方二仙汤具有延缓和改善大鼠胸腺年龄性退化的作用，并能降低血和脏器中的过氧化脂质（LPO）、脂褐素（LPF），提高超氧化物歧化酶（SOD）的含量，这对于将该方用于延缓衰老和防治老年疾病提供了科学依据。此结果在《中国中西医结合杂志》上发表后，受到国内外同行的高度重视。作为课题组成员，他参加了国家自然基金资助项目“二仙汤及其拆方对大鼠下丘脑——垂体——性腺轴调节作用的实验研究”课题，证实了该方具有延缓性腺轴的衰老和改善性腺轴功能的双重药效，其作用覆盖下丘脑、垂体、性腺、肾上腺及其性激素效应器等各方面。该课题获1993年国家中医药管理局科技进步一等奖。

2、进行养血生乳口服液防治产后缺乳的临床和实验研究。为了解决妇女产后缺乳，提高母乳喂养率，自1992年以来，在陈涛同志主持下，由三峡学院、市中心医院和宜昌县医院等派出5位同志组成课题组，经过两年的努力，研制出一种预防和治疗产后缺乳及其并发症的纯中药制剂——养血生乳口服液。该制剂能纠正产妇升乳延迟并改善乳汁分泌，提高初乳中蛋白质及锌（Zn）、铁（Fe）、锰（Mn）等元素的含量，其治疗产后缺乳的总有效率达98.06%，并能促进子宫复旧，减少产后感染、出血等并发症。1994年5月在市科委的主持下，对其进行专家鉴定，评审结果认为该项成果在国内同类研究中居领先水平。1995年又受到省科委的重视，将其列入1995年度湖北省重大科研项目，拨款4万元进行新药申报及开发。

主要成果

1、教学成果

陈涛自1990年硕士毕业以来，先后担任过中医专业和临床医学专业《中医基础理论》、《中医学》、《中医诊断学》、《针灸学》等8门课的教学任务，年平均教学工作量达300～400学时。在他教过的学生中，大多已成为各单位的业务骨干，其中考取博士5人，硕士50多人，本年度中医专业考研录取率达35%，可谓春风桃李遍神州。他非常注重学生创新能力和科研动手能力的培养，积极发动学生成立课外科研兴趣小组，引导学生开展科研活动，近两年来经他指导的学生中，取得多项科研成果并在杂志上发表，其中5篇论文获“湖北省大学生优秀论文”二等奖和三等奖。

他还非常重视教学研究和教育教学改革，完成或基本完成了省教育厅教研项目“综合院校中医专业课程体系优化研究”和校重大教改项目“三峡大学中西医结合高等教育体系的探索与实践”，提出在本科层次上探索办中西医结合专业，建立一种有利于基础与临床、中医与西医有机结合，多学科交叉渗透的课程体系，将培养目标由原来的培养纯中医人才转变为培养中西医知识兼备的复合型应用人才，以增强市场适应性和竞争性，拓宽就业面。此项改革已初见成效，如中医专业临床课的教学质量和效果明显提高，中西医结合妇科教学实践和经验，获得省政府优秀教学成果三等奖等等。

2、科研成果

研制和开发“三峡壮酒”。为了帮助秭归楚峡酒厂扭亏增盈，扶助贫困地区乡镇企业开发新产品，陈涛同志受该酒厂的委托研制保健药酒系列。经过两年的艰苦奋斗，从组方、制备工艺、质量控制标准到药理、毒理及营养学评价等20多个环节进行了设计、制作和研究，先后作了30多项实验，检测了100多个指标，一种高级强身补酒终于问世，定名为“三峡壮酒”。药理实验证实，该酒能改善机体代谢，增强生命活力，其抗疲劳、耐缺氧、耐寒功效可与人参相媲美。该酒又作为虎骨酒的替代品，具有显著的抗风湿及止痛效果。除此之外，还有提高机体免疫功能和生殖机能，降低血脂，减少酒精对肝脏的毒害等多方面的作用。且酒质纯正、口感好，具有良好的市场前景。该酒投放市场后很快就打开销路，挽救了一个濒临倒闭的企业，年内经营额达600余万元，实现税利58万元。

筛选抗肿瘤中药有效成分，研究其配伍及其组方规律。研究了中药珠子参、珠子参总皂苷、珠子参多糖抗肝癌和白血病的疗效和机理，证实了该药具有诱导H22肝癌细胞凋亡和人早幼粒白血病HL-60细胞分化的作用，是具有良好前景的抗癌新药，经鉴定达国际先进水平。近年来，着力于中药抗癌有效成分重组工程及中西药联合应用的减毒增效的研究，用药物均匀设计法筛选出抗肝癌中药有效成分QHF组方及最佳药量配比，申请了国家发明专利。

3、临床研究成果

发表了大量的临床论著。陈涛同志在教学之余，还积极从事临床工作，他善于观察，勤于思考，对某些疑难病症如肾病、乙肝、肿瘤、类风湿关节炎等病都作过专门的研究，取得了较好的疗效。他将这些治疗疾病的经验方法整理成文发表在各类学术期刊上。曾先后发表了“治疗尿蛋白中药的配对应用”、“流行性出血热治法探讨”、“顽痹治痰体会”、“肝病温阳七法”等多篇论文。

他还系统观察了自拟中药复方麻桂苏蝉白术汤治疗急性肾炎的疗效以及附薏败酱散治疗慢性盆腔炎的效果，证实前者在消除肾炎水肿、蛋白尿，减少并发症及后遗症出现上有重要作用，且优于西药抗菌素，后者治疗慢性盆腔炎的有效率达96%。

他还设计研制了一种用于防治妇女产后大出血的药疗收腹带，经宜昌范围内的数家医院应用，证实其疗效可靠。

近年来，他还承担了中国中医研究院招标课题“血疗加中药治疗冠心病（气滞血瘀证）”的实验研究部分，证实了氦氖激光血管内照射配合舒冠合剂对实验性心肌缺血的保护作用。并长期担任中药金石穿胶囊和刺血疗法治疗胆石症的研究任务，为临床常见病、多发病以及宜昌地区高发病——胆石症的保守治疗又增添了新疗法。

陈建杰

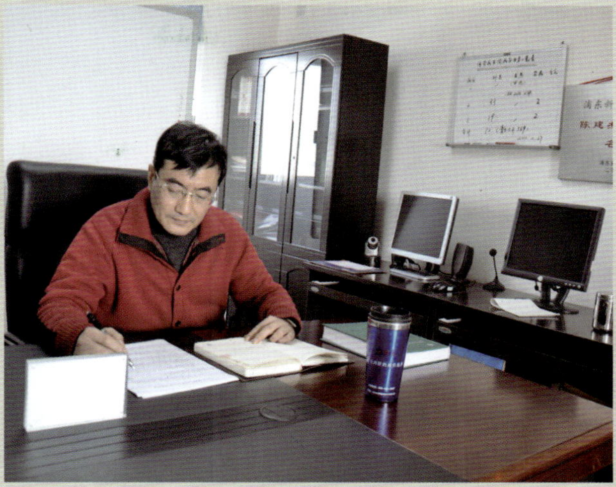

名人小传

陈建杰，上海浦东新区传染病医院（曙光医院浦东肝病专科分院）院长，上海中医药大学附属曙光医院大内科主任、教授、博士生导师，上海中医药大学肝病研究所副所长，上海市中医药学会肝病分会副主任委员，上海市中医药学会感染病分会副主任委员。从事临床医疗、教学、科研工作三十余年、发表学术论文、译文200多篇、专著10余本、同时还担任中西医结合肝病杂志等10余家专业杂志副主编或编委。

带教硕士、博士生共计29人。1994、1999年两次赴澳大利亚悉尼大学P.P.A.医院访问学习各一年，多次应邀赴台湾、英国、美国、欧洲诸国讲学及研究，并担任台湾长庚大学长庚医院客座教授、澳大利亚胃肠病学会会员、亚洲太平洋地区肝病协会会员等。国家中医药管理局中医药防治艾滋病、国家中医药管理局中医药防治甲型H1N1流感专家组成员、国家中医药管理局（中西医结合）传染病临床基地负责人。连续参与或主持了国家六五到十一五科研攻关项目的研究，目前为国家十一五科研攻关项目的首席科学家，荣获国家级、市级科研成果奖12项。2次入选上海市卫生系统“百人计划”，“上海市医学领军人才”、“上海市领军人才”，上海市银蛇奖提名奖 。荣获全国卫生系统先进工作者、上海市劳动模范、上海市先进工作者、上海市名中医、上海市卫生系统抗击“非典”先进个人等多项殊荣。

陈教授在医疗工作方面主持肝科日常医疗工作。有较高的门诊量，主管病房，承担肝科54张床位的主任医师查房，指挥危重病人抢救，经常受邀参加市内外疑难病例的会诊，担任全院肝科保健医师工作。

在教学工作中系中医内科教研组成员，老中医经验教研组成员，专业外语教研组成员。

主要成果：

陈建杰教授担任行政科主任，所在科室被确定为上海市首批14家医学领先学科之一（1996，2000），系全国和上海市中医肝病医疗协作中心牵头单位；所在科室被确定为上海市临床医学中心

（中医肝病）(2002)，担任院长；浦东新区传染病医院被确定为上海市重点医学专科(中西医结合肝病)(2004)，国家中管局传染病基地(2005)；1999年归国前担任大内科支部书记多年，本支部多次被评为先进支部。

作为主要成员曾荣获多项奖励。包括上海市科技上海市科学技术进步奖（三等奖1990.07），上海市卫生局中医药科技进步奖（二等奖 1990.04），上海市科技上海市科学技术进步奖（三等奖 1992.04），上海市科技上海市科学技术进步奖（三等奖 1992.12），上海市卫生局中医药科技进步奖（二等奖 1996.03），上海市卫生局医疗成果奖（二等奖 1995.12），上海市科学技术进步奖（三等奖 2001.12），上海市科学技术进步奖（二等奖 2003.01.27），国家教育部（二等奖2003.01），第五届上海市临床医疗成果奖（三等奖 2003.11），上海市医学科技成果奖（三等奖 2007年），中国中西医结合科技奖（二等奖 2007年），上海市医学科技成果奖（三等奖 2009年），中华中医药学会科学技术奖（三等奖 2008年）。

申请专利二项：一种具有良好抗HBV治疗慢性乙型肝炎的生物碱单体（专利号：200710172984.1），一种治疗肝纤维化的复方制剂及其制备方法（专利号：200510023913）。

教学工作：开设本科生中医肝病选修课，承担中医肝病学的教材编写、授课、出考题、阅卷。参加博士生、硕士生指导小组，已指导硕士研究生，博士生二十九名，其中二十名已获硕士学位；八名已获博士学位；一名博士后已出站。曾多次应邀在国家级继续教育，上海市中医、中西医结合会举办的全市性学习班上授课；应邀去外单位讲学；带教进修医师。

科研工作：曾参加包括国家科委、市科委、市局的科研项目二十项。

获得个人荣誉：上海市银蛇奖提名奖（1991）；上海市优秀中青年医师（1992）；1994～1995年度校后备业务专家；1996年度校后备学科带头人；入选上海市卫生系统“百人计划”(1997、2001二次)；享受上海中医药大学业务专家特殊津贴（1999）；上海中医药大学个人先进（2000）；上海市劳动模范（1998～2000，2010）；上海中医药大学优秀研究生导师（2001）；上海中医药大学肝病学术带头人（2002）；上海市卫生系统先进个人（2003）；上海市卫生系统抗击“非典”先进个人（2003）；曙光医院名中医（2004）；上海市医学领军人才（2005）；上海市卫生系统先进个人（2007-2009）；上海市领军人才（2009）；浦东新区名中医（2009）；上海市浦东新区健康卫士（2009）；全国卫生系统先进个人（2010）；上海市名中医（2011）。

医学感悟：

一份耕耘一份收获！

程　泾

名人小传

在温州，甚至在浙江地区，程泾教授是一个家喻户晓的医生，特别是在生殖医学方面颇有建树，蜚声海内外。

程泾，男，主任医师、教授、Ph.D博士，硕(博)士生导师。中国中西医结合学会首届“中西医结合贡献奖”获得者。现任温州中山医院院长，中国中西医结合学会生殖医学不孕不育研究所所长，中国中西医结合学会妇产科专业委员会委员，浙江省中西医结合学会生殖医学专业委员会、中华中医药学会妇科分会顾问，浙江省中医药学会妇科分会副主任委员，温州市中医药学会及温州市中西医结合学会副理事长，国际传统与现代生殖医学协会主席，国家中医药管理局“十二五”重点协作专科中医妇科带头人，浙江省重点学科建设项目“中西医结合生殖医学”学科带头人，《中华医药杂志》常务编委，《浙江中西医结合杂志》编委，《生殖与避孕》杂志特邀编委，香港、泰国国际及世界传统医学研究会名誉顾问，世界医药研究中心特邀研究员。中山医院院长是他的工作基地，而中国中西医结合学会生殖医学不孕不育研究所所长，是他区别于我国其他医学专家的根本所在："中西医结合"，治疗"不孕不育"，显出程泾教授才能和贡献的不可替代性。

1968年毕业于浙江中医药大学六年制中医本科专业，毕业后一直从事于中医及中西医结合临床工作。1981年毕业于浙江中医药大学妇科硕士研究生，获医学硕士学位。

1982年至1989年在温州医学院任教，任学院中医教研室主任，兼附二院中医科主任、学院高级卫生技术职称评审委员会委员。

1989年至1992年应邀赴西欧国家访问考察，任法国国家健康和医学研究院"人类生殖生理研究室"客座教授、荷兰国家自然医药学会特别会员。

1993年回国创办了温州中山医院及中国中西医结合学会生殖医学不孕不育研究所。

2000年获美国世界传统医学科学院世界传统医学Ph.D博士学位。

学术经验

程泾教授长期从事于中西结合妇科及生殖医学的临床及研究工作。创造性地运用中西医结合医学理论提出了月经失调与不孕不育症的"中医周期疗法"及"中西排卵及生精诱导法"，以及免疫性不孕、高促性腺激素闭经、慢性输卵管炎性不孕等妇科慢性疑难病症中西医综合疗法等学术观点与治疗新法，并开拓了某些新病种、新的学科领域如卵巢过度刺激综合征、未破裂卵泡黄素化综合征等中西医结合医学理论和诊疗方法的研究；研制了调经促排卵、生精嗣育、滋肾消抗、益冲抗衰、消瘀理冲、宫血安、速效痛经安及保胎养胎等系列方药。

一对十八年未孕的夫妇从乐清而来，带着将信将疑的心情，来到中山医院。诊断为原发不孕症和经前紧张症。经程泾教授近两个月的悉心治疗，女人恢复了生育能力，怀孕了。

一对华侨从西班牙而来。男的已经50岁，女的也已46岁。他们结婚20年了，一直不孕。经检查，男人精液不足，女人输卵管阻塞，一脸沮丧，困难很大。但程泾教授决不放弃，中山医生同心协力，三个月后，一个来自马德里的电话打给程泾教授，夫妇报嘉："我们有喜了！"

"积土成山，风雨兴焉；积水成渊，蛟龙生

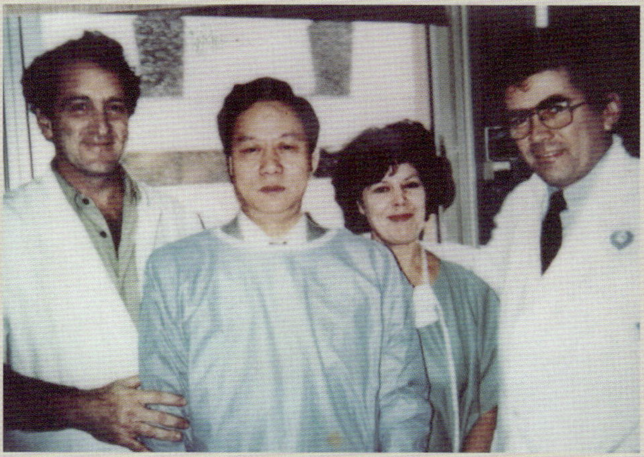

和法国国立健康和医学研究院
人类生殖生理研究室专家合影

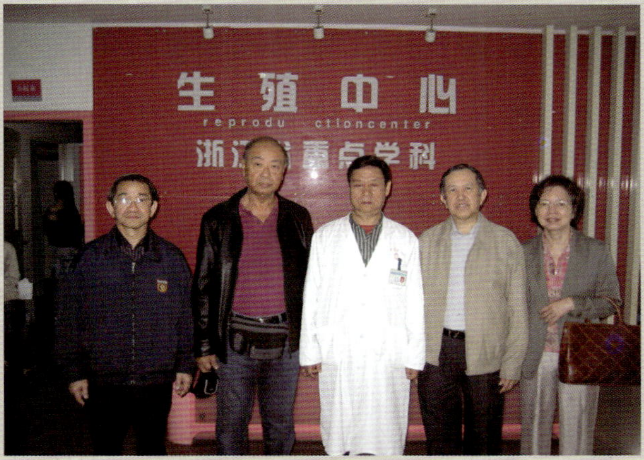

新加坡中华医药研究院副院长陈建生博士（左四），新加坡中医学研究院院长、新加坡中医药促进会副会长吴锡春教授（左二）来我院参观学习，与院长程泾教授（中）

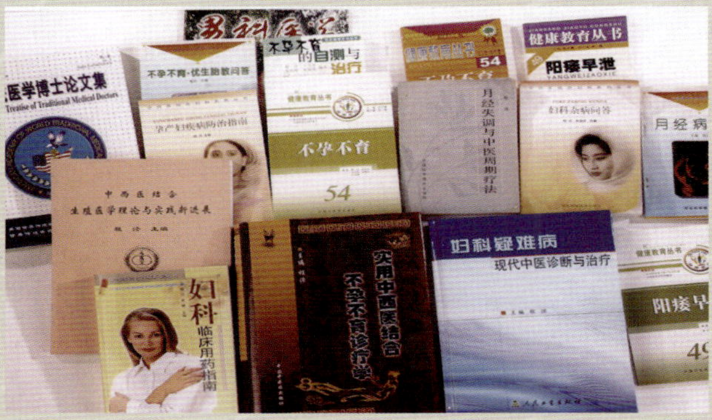

焉。”由于温州中山医院的突出贡献，中国中西医结合学会生殖医学不孕不育研究所在该院成立。温州中山医院首屈一指的中西医结合生殖学学科，被评定为省级重点科研单位。

主要成果

1、学术论文

在学术期刊正式发表独撰或合作并被论文数据库收录学术论文20篇，会议论文4篇，如：“滋肾益冲抗衰汤治疗卵巢早衰实验研究”［期刊论文］《实用中医药杂志》，2008年2期。“中医周期疗法和中西排卵诱导法治疗排卵障碍性不孕”［会议论文］，2010年，中华中医药学会妇科分会第十次全国中医妇科学术大会。

2、出版著作

著有或主编《月经失调与中医周期疗法》（浙江科技出版社）、《不孕不育（第二版）》（中国中医药出版社）、《孕产妇疾病防治指南》（河北科技出版社）、《实用中西医结合不孕不育诊疗学》（中国中医药出版社）、《中西医结合生殖医学理论与实践新进展》（国际炎黄文化出版社）、《妇科临床用药指南》（河北科技出版社）、《妇科疑难病现代中医诊断与治疗》（人民卫生出版社）等专著二十部。

3、获得奖项

获“中国优秀科技图书奖”、“第二届世界传统医学大会优秀成果大奖赛国际优秀成果奖，美国拉斯维加斯国际金杯三等奖、浙江省自然科学研究成果二等奖、浙江省中医药科学技术创新二等奖、中华中医药学会学术著作奖二等奖等省市、国家及国际医学科技成果奖30余项。

4、其他成果和荣誉

多次承担国家级继续教育学习班项目负责人；培养硕（博）士生十多名。曾治愈不孕不育等疑难杂症上万例，在海内外享有较高的声誉。国内外新闻媒体如《中央电视台》、《欧洲时报》、《人民日报》、《中国中医药报》等相继作了专题报道，还被誉为“现代送子观音”。其业绩被选入《中国当代名人大典》、《世界优秀医学专家人才名典（中华卷）》、《当代世界名人传（中国卷）》等书刊。

由程泾教授一手创办的温州中山医院是一所立足浙南，面向海内外，以中西医结合生殖医学不孕不育为主要特色的股份制专科医院，创立于于1993年；翌年经中国中西医结合学会批准在院内设立了“中国中西医结合学会生殖医学不孕不育研究所”。医院“中医妇科”为国家中医药管理局“十一五”重点专科协作专科；“中西医结合生殖医学学科”2003年即为浙江省卫生厅省重点学科建设项目。医院2002年被批准为浙江省第一批允许开展辅助生殖技术夫间人工受精技术单位；2000年始为浙江省中西医结合学会生殖医学专业委员会挂靠单位；2008年又为国际传统与现代生殖医学协会挂靠单位及温州市社会基本医疗保险定点医疗机构。医院还为浙江中医药大学中医妇科硕士点，上海中医药大学曙光临床医学院校外博士点，近年来已培养了硕（博）士生数十名。医院在程泾教授的带领下，运用其独创的中西医结合方法多年来已治愈了不孕不育及疑难杂症患者数万例。

顾树祥

名人小传

顾树祥，男，1943年12月生。云南名医吴佩衡先生嫡外孙，吴氏学术第二代传承人，毕业于云南中医学院，受聘于昆明圣爱中医馆。

顾树祥之父顾恒章为吴佩衡先生门下弟子，得意门生，在昆开设“存仁堂”悬壶杏林。顾树祥自幼即随外祖父生活，从小耳濡目染，受其中医药的启蒙教育，中学时期就随外祖父学医，1959年初中毕业考入云南中医学校（中专。吴佩衡任校长），因自感文化基础需要提高，转而改读高中，1962年高中毕业填报了云南中医学院（大专，吴佩衡任院长），还未及高考，时值国际形势紧张，台湾蒋介石声言反攻大陆，在外祖父的支持下，投笔从戎，1962年6月27日参加了中国人民解放军。在部队紧张的训练生活中，自学

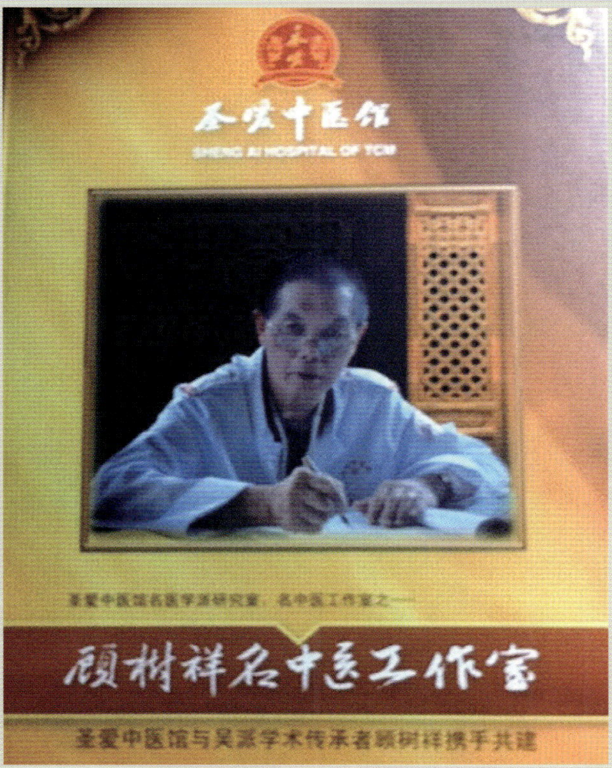

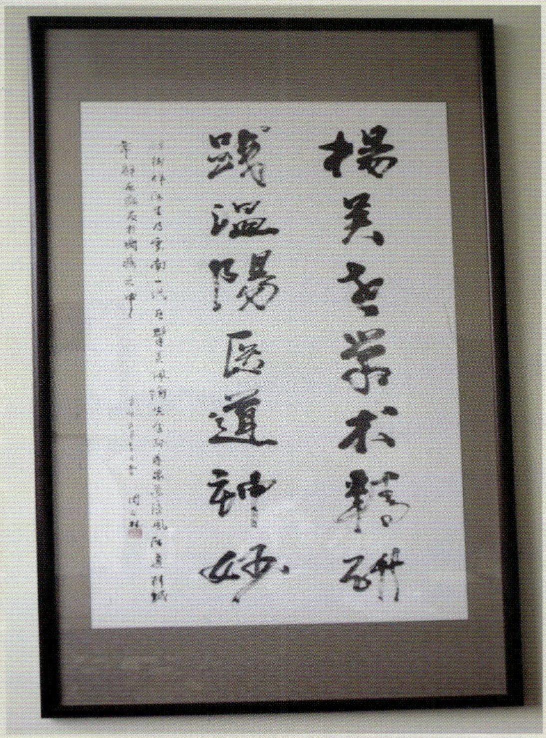

了中医学院的全部教材，在外祖父的指导下，开始摸索着给战友治病，通过理论和实践的结合，辩证论治，临症加减，取得了较好的治疗效果。1966年“文化大革命”开始了，外祖父被打成“反动学术权威”惨遭迫害，顾树祥则被视为直系供养亲属而深受牵连，于1968年6月被迫退伍。面对持续残酷的摧残，一代大医吴佩衡老人最终忧郁辞世。虽后得以昭雪，但给顾树祥留下了终生的遗憾。退伍到工厂工作，随即为职工诊治疾病，1971年经有关部门批准获得了中医处方权。为了系统地、更好地提高中医理论水平，1977年于云南中医学院夜大攻读五年，并跟师孃孃吴元坤（云南中医学院教授、伤寒教研室主任）学习并跟随临床十余年，师从舅舅吴生元（云南中医学院教授，后为全国名老中医学术继承导师）。1986年初，为传承吴氏学术思想和临证经验，创办了“昆明健民中医门诊部”，20余年来取得了明显的社会效益和医疗效果，被昆明市卫生局评为“社会办医十佳单位”。1988年参加职称资格评审，获得了中医主治医师职称，1994年考试后高职评审，因单位不设岗，“社会办医”虽属市卫生局领导，但未设职称评定机构，未能履行有关手续。2008年受圣爱中医馆之邀，以特聘中医专家进入圣爱中医馆，领衔圣爱中医馆名医学派研究之吴派学术继承，于2011年6月29日，成立圣爱中医馆顾树祥名医工作室。

学术经验

中医的学术体系，构建于辨证论治、整体观念的基础上。辨证论治是中医治疗疾病的精髓，也是基本准则。六经辨证是其核心，为其纲领，临床方能辨证准确，治疗卓捷。顾树祥注重中医基础理论学习，崇尚《内经》、《伤寒论》，潜心于郑钦安先生学术理论及吴佩衡学术思想的研究，传承家学，温阳扶阳，善用附子，在附子的运用上提倡早用、重用、专用，掌握了吴老临床运用附子的独到之处，在辨证论治精神的指导下，治疗一般常见病效如桴鼓，治疗大多数疑难重症及顽固疾患也能应手奏效，使很多危急病人转危为安。之所以疗效显著是附片能补肾阳，人体一身之阳气根于肾，温阳就是补肾阳（也包括振奋心阳、脾阳及一身之阳）。阳气在生理情况下是生命的动力，在病理情况下又是机体抗病的主力，而附子可温阳祛寒，振奋全身各器官功能，增强机体的抗病能力。熟练运用附子的关键在于学习经典，打好经方应用的基础，并掌握吴老应用附子的十六字指征：“身重恶寒、目瞑嗜卧、声低气短、少气懒言”。

顾树祥临床中创制以下个人经验方：

“加味麻辛附子二陈汤”以温经祛寒，宣肺通络、纳气归肾治疗急慢性咽炎、咳喘及老年肺气肿、肺心病；

“加味桂枝附子汤”以温阳扶正、祛风散寒除湿通络治疗风寒湿痹痼疾；

“四逆温肾汤”以温肾通络，强筋健骨治疗腰椎间盘突出症；

“四逆肾着汤配合当归四逆汤”以温阳补气，养血通络治疗脑梗、脑出血、中风后遗症；

“真武汤合桂枝汤”以温阳化气行水治疗肾炎、肾盂肾炎、肾性综合症；

“麻辛附子汤合柴胡舒肝汤”以温经通络。疏肝散结治疗囊肿、包块、子宫肌瘤；

“四逆五苓去泽泻白术加苍术汤”以温阳健脾，化气行水治疗慢性重度水肿；

“自拟温胃汤”以温胃健脾，理气和中治疗多种胃病；

“自拟益心汤”以温阳通痹，益气养心治疗心脏病、顽固性失眠；

“加味玉屏风桂枝汤”以益气健脾，调营和卫祛风除湿、通络治疗多种皮肤病顽疾；

“加味当归四逆汤”以温经散寒，养血通脉治疗多种疑难怪症；

“当归补血汤和建中汤”以调理肝脾、益气养血治疗妇女月经不调、宫寒不孕等，因辩证准确，处方恰当，均起到了显著疗效。

顾树祥在经方及附子的运用上继承家学，谨记吴老的训导：“用药如用兵，用药少而精”，是吴氏学术思想的积极传承者和忠实践行者。

致力于祖国医学，传承家学是顾树祥终身不渝的执着，从医40年，他始终以“竭诚为患者服务，急患者所急，痛患者所苦”为宗旨，以“医要精、学要博、人要虔、心要虚、法要活、方要纯、治要巧、效要捷”为座右铭来鞭策要求自己，努力去做。

主要成果

由于家学渊源，经常耳濡目染，多年来不断学习，再加上临床中的亲身经历，掌握了不少临床经验，和中医理论知识，也掌握了吴老对附子临床应用的独到之处，领悟到吴老“温”、“通”的中医诊疗法则。

附子伍半夏，仲景已开先例，后世医家运用广泛。吴佩衡先生所创四逆二陈麻辛汤(附子，干姜，陈皮，半夏，茯苓，麻黄，北细辛，甘草)附子与半夏配伍治疗脾肾阳虚寒湿痰饮之肺系病疗效显著。顾树祥作为“吴附子”的学术继承人，运用该方化裁治疗多种阳虚阴盛之证，颇有心得，撰写论文“附子伍半夏的普遍性及临床疗效”，公开发表于《中医临床研究》杂志2010年16期。

慢性水肿是临床常见病症，五脏病皆可发生，虽然症状不算凶险，但病程迁延，对患者构成较大的心理压力。顾树祥根据家传经验，认为脾肾阳虚，水湿不化为其主要病因. 以四逆五苓汤加减，温肾健脾，化湿行水，标本兼治，疗效卓著，并将辩证经验与方药撰写论文“脾肾阳虚慢性水肿治验”，公开发表于《中医临床研究》杂志2011年1期。

学术继承论文“浅谈附子的临床运用”在“著名中医学家吴佩衡学术思想研讨会”上作专题讲座。

医学感悟

做一个“良医”是不容易的，除有高尚的医德外，还要有渊博的知识，丰富的临床经验，高度的责任心。吴老常说：“有才无德，有德无才，均不是良医，应以德统才，方为优秀的医生”。

顾树华

名人小传

顾树华，男，1948年生。云南名医吴佩衡先生嫡外孙，自幼随外祖父习医，每日聆听先生教诲，从医德医风到接诊辨证，从中药的性味功效到遣方用药，潜移默化，耳濡目染，打下了中医知识的良好基础，立志从医。1966年师从孃孃吴元坤（云南中医学院教授，伤寒教研室主任）及舅舅吴生元（云南中医学院教授，后为全国名老中医学术继承导师）。舅舅兼恩师吴元坤对中医事业执着追求，对工作敬业忘我，呕心沥血，积劳成疾而逝。前辈的高尚医德医风及献身精神是其行医路上的一盏明灯。

顾树华1971年应诊，从医40年，谦和好学，敬业执着，医德佳，口碑好，深得患者信赖，现为昆明“圣爱中医馆”著名专家。由于多年来潜心研究、虔诚传承、积极弘扬、忠实践行吴佩衡学术思想，发扬吴佩衡大医精神，得到了学术界的认可与鼓励；由于一贯敬业认真，善待每一位患者，用心看病，受到了广大病家的好评与信赖。2011年3月15日“圣爱中医馆”为其设立了“顾树华名医工作室”，作为吴佩衡学术思想传承人中一员，深感任重而道远。

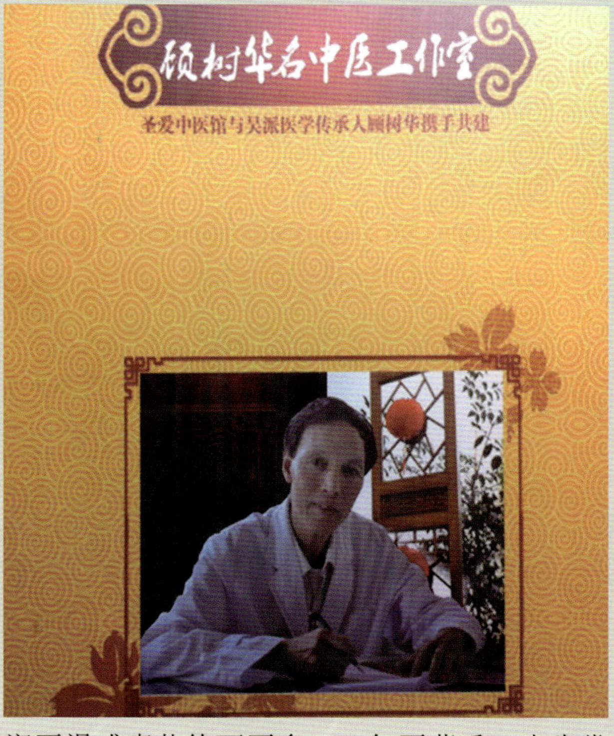

学术经验

顾树华外祖父吴佩衡先生精研经典，毕生研究《伤寒论》，对仲景学说有精辟诠释和创新运用，临证以阴阳为纲，首重阳气，精于六经辨证，对长沙（仲景—编者加注）诸方运用娴熟，对阳虚阴寒重证善用附子大剂起死回生，誉满天下，世誉“吴附子”。顾树华数十年来对吴佩衡学术思想潜心研究，对先生极其重视人体阳气重要作用的理论核心领悟较深；传承家学，忠实践行先生温阳扶阳之法及独特的用药风格，用药较精专，临证凡遇阳虚阴寒诸证，均遵循先生之理法而施治，使先生独特之临证风格及鲜明的用药特色得以薪火相传。

吴佩衡先生把中医博大精深的理论研究得十分透彻，并达到由博返约的境界。先生经过多年的探索、积累，挺纲挈领地总结出了寒热辨证的基本纲领“十六字诀”，即热证为“身轻恶热，张目不眠，声音洪亮，口臭气粗”；寒证为“身重恶寒，目瞑嗜卧，声低息短，少气懒言”。真热证兼见烦渴喜冷饮，口气蒸手；真寒证兼见口润不渴或喜热饮而不多，口气不蒸手。先生常言：“古今医理，极而难穷，欲得一守约之道，实未易也”。此“守约之道”，即精益求精，博而约之之意。顾树华谨记先生训导，继承先生风格，临证力抓主要病机，并遵循先生“十六字诀”而施治，故往往疗效显著，兹举例简要证之。

1996年救治一“大汗腺癌”术后心力衰竭患者，女，68岁。1996年7月1日于某肿瘤医院行“大汗腺癌”手术。术后心率38次/分，血压测不到，剧烈呕吐，大汗淋漓，昏迷不醒，脉微欲绝。医院诊为“术后心力衰竭”，抢救未效，邀其诊治。辨为亡阳危证，一线残阳将绝，以乃祖父吴佩衡大回阳饮加法半夏，大剂连进，终于挽回生机，患者至今康健。

2009年治疗一顽固性头痛（热性癫痫）5岁男孩。患儿3年来反复头痛、抽搐，多次住院，行多种检查，长期使用抗菌素（已用去医药费8万多元）。患儿不但头痛不止，且免疫力低下，身体虚弱。初诊即抓住稚阳受损、正虚阳弱之病机，温阳散寒、扶正解表，以附子苏叶细辛汤加味治之，2剂即效。二、三诊以助阳益气、扶正固本之桂枝加附子汤加味治之，前后9日而愈（2009年9

月29日至10月8日）。现已3年，患儿未头痛、抽搐。

2010年7月治疗一“全身感染，中枢性尿崩”患者，男，57岁。15年来经常恶寒身痛，眩晕心慌，胸闷咳喘，呼吸困难，多次住院。2010年6月再次住院近一月，经44项次各种检查示：左心功能减退、脂肪肝、脾肿大、双侧大脑陈旧性梗塞、下肢多段动脉粥样硬化。先后疑为：斑疹伤寒、多种寄生虫感染、真菌感染。最后按“全身感染、中枢性尿崩”治疗，仍一直发热、恶寒甚，出汗及小便极多，虚弱不支，恐惧不安，前来就诊。7月23日初诊：身着多件毛衣毛裤、厚外套、仍恶寒恶风，出汗手凉，面色晦暗熏黑。目光无神，身重头昏，乏力恶心，体温37.8℃。脉沉紧重取无力，尺部弱，舌淡夹青多涎苔白腻。诊为寒湿内滞，阳虚发热。投桂枝加附子汤加法半夏，以助阳化阴，温经散寒，2剂后体温下降，各症减轻。7月27日二诊、7月31日三诊均以真武汤加一二味，温阳除寒，温经化湿。药后体温正常，各症悉平。至今一年余，患者未发热恶寒。

2008年3月3日抢救一糖尿病高渗昏迷患者，女，53岁。患冠心病、Ⅰ型糖尿病10余年，曾先后心肌梗塞3次。3月2日因劳累而心前区疼痛、头昏、心慌。夜间症状加重，且剧烈呕吐，腹部绞痛，大汗淋漓，四肢厥逆，濒死感。继而寒战、烦躁、喘促，肢体痉挛，抽搐，项背强直，角弓反张，牙关紧闭，唇绀，目睛直视，瞳孔散大。随即不省人事，鼻息几无，脉微欲绝。诊为液耗津伤，元阳真阴俱脱。急以四逆人参汤回阳救逆，固摄真阴。服药后半小时症减，后出现肢体麻木，仍欲抽搐。急投上方加天麻，回阳救阴，兼定惊熄风，连进2剂，肢体已不麻木。后以四逆汤合当归补血汤调理，各症悉平，精神渐增。（文献称：本病死亡率高，达63%，如治疗不及时，可在24～48小时内死亡。）现已近4年，患者生活、锻炼正常。

2008年救治一重度心力衰竭患者，女，80岁。患冠心病34年，阵发性心动过速20余年，曾心肌梗塞2次。2008年7月23日体检示：心率156次/分，心功能Ⅲ级（西医判定活不了两个月）。8月16日初诊：面色苍白，恶寒思睡，心悸胸闷甚，自感要炸裂样，心率133次/分，脉微几无，舌晦暗苔白腻。诊为心阳虚衰，以四逆汤合苓桂术甘汤加味，温扶心阳，宽胸定悸。半月来随症加减，各症减，但心率仍快。后因前后外出二次受累，时逢阴雨受凉；又因误服苦参等药后，病情反复，症状加重，面色惨白，唇绀，胸闷甚，喉部紧束感，烦躁不得卧，右脉雀啄像，左脉无，舌青暗无苔。（心电图示：心房扑动，西医诊为心功能Ⅳ级，重度心衰）。自感病势垂危，示意安排后事。诊为心阳衰微，残阳将绝，急投大回阳饮原方。一剂尽，胸部宽舒，咽喉顺畅，吐大量痰涎，手足转温，腹饥食粥，心率128次/分。原方连进5剂，各症明显减轻，心率78次/分，但水肿未全退。原方加茯苓，3剂后水肿消退，继服8剂，各症平，眠食佳，二便调，血压108～120/70～76mmHg，心率68～72次/分。继以上方加减，调理巩固。现已4年余，患者不但健在，尚可坚持书法、绘画。

2011年2月救治一误服“尼美舒利”低温虚脱患儿，男，2岁。春节期间感冒发热咳嗽，经某儿童医院诊为支气管肺炎住院治疗。输液三日并给服“尼美舒利”后即大汗不止，衣服、被单湿透，怕冷发抖。二日来烦躁，呻吟，不吃不喝，有时抽搐。2月12日晚初诊时，患儿由其母用毛毯紧抱，不哭不语，嗜睡无神，手心湿冷，额头冰凉，呼吸细微急促，奄奄一息。体温35.5℃，指纹沉青已至命关，舌极淡少津无苔。诊为过汗稚阳受损，营卫气血俱伤，已成垂危之证，急当回阳救逆，兼调营卫。以桂枝加附子汤加味治之。3剂后肢体转温，出汗止，知饥索食，精神渐增，下地行走。二诊时咳嗽时作，口痰少许，体温36.8℃，大便不畅，以四逆二陈汤加味，助阳扶正，温肺化痰，4剂后各症平，体温37℃，已能和小朋友一同玩耍。

主要成果

数十年来对吴佩衡学术思想及温阳扶阳之法笃信不移，不但用其指导临床，而且笔耕不辍。近年发表的论文：

1、真武汤的临床运用，云南中医药杂志，1996，06。

2、伤寒论温阳扶阳法临床运用举隅，云南中医药杂志，2008，02。

3、运用仲景经方治疗危急重症医案5则，云南中医药杂志，2008，12。

4、传承吴佩衡学术思想践行温阳扶阳大法，中华中医药杂志，2009，03。

5、运用吴佩衡温阳扶阳法治疗危急重症，中华中医药杂志，2010，08。

6、吴佩衡临证“真机”临床运用，中华名医文库，2011。

医学感悟

吴佩衡学术思想渊源于《内经》重视人体阳气的理论，法自《伤寒论》三阴寒化证温阳辅正思想。吴氏学术思想之核心是极其重视阳气在人体的重要作用，立法施治首重温阳，善用、重用附子大剂。吴佩衡先生温阳扶阳法是中医学中重阳扶阳理论之集大成者，其理论及立法施治、垂方用药风格可说是与仲景、钦安一脉相承。

何光远

名人小传

何光远，副主任医师，医院管理硕士，安徽中医学院中西医结合医院院长。兼任中国中西医结合学会养生学与康复医学专业委员会常务委员、中国中西医结合学会管理专业委员会常务委员、中华中医药学会管理专业委员会委员、中国传统医学手法研究会常务委员、安徽省中医药学会推拿专业委员会主任委员、安徽省中医药学会常务理事、安徽省针灸学会常务理事、安徽省中西医结合学会常务理事、安徽省性医学会副会长、安徽省老年学研究会副会长兼秘书长、安徽省灸法研究会副会长。《中华中西医临床杂志》、《医学综述》第三届编委会编委。全国中医药行业高等教育“十二五”规划教材《推拿学》、《推拿手法学》编委。2007年度被评为“全国中医院优秀院长”，2008年荣获“合肥市科技创新优秀工作者”，并多次荣获安徽中医学院先进工作者称号。

1992年毕业至2003年一直师从于著名的神经病学专家杨任民教授，从事神经内科和神经康复科临床、教学和科研。曾在中国康复研究中心研修脑血管疾病偏瘫、截瘫、小儿脑瘫等中西医结合康复治疗。

安徽省“十二五”重点中医专科建设项目针灸推拿学科带头人，安徽省推拿名医李业甫教授学术继承人。对脑血管疾病偏瘫、外伤性截瘫、小儿脑瘫、老年性（血管性）痴呆、帕金森氏病、颈椎病、腰椎间盘突出症、颈肩腰腿痛的临床康复具有颇深的研究，康复疗效显著，对亚健康人群如失眠、头痛、慢性疲劳综合征、“六高一低”（高血糖、高血脂、高血粘度、高血尿酸、高血压、高肥胖、低免疫力）、慢性脑供血不足等康复保健治疗也疗效明显。

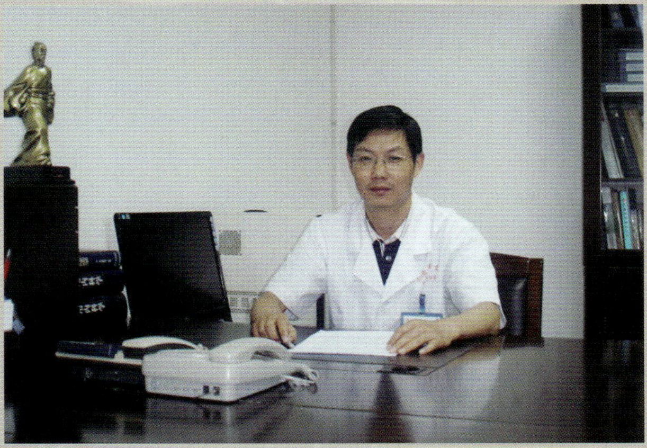

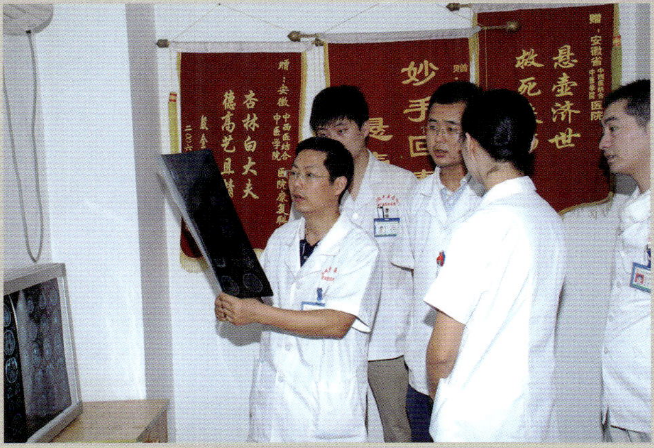

学术经验

1、善用推拿治疗婴幼儿腹泻

曾与合作者进行专题临床观察研究，中医推拿手法治疗婴幼儿泄泻的疗效可靠性。方法：将353例婴幼儿腹泻患儿分为推拿组(205例)和对照组(148例)。推拿组经过辨证分型后，采用相应的推拿治疗手法，对照组采用常规西医方法治疗。2组均3～5 d为1个疗程，1～2个疗程后统计疗效。结果：推拿组治愈159例(占77.56%)，好转35例(占17.08%)，无效11例(占5.36%)，总有效率为94.64%；对照组治愈70例(占47.30%)，好转43例(占29.05%)，无效35例(占23.65%)，总有效率为76.35%。2组总有效率比较，差异有统计意义($P<0.05$)。结论：辨证分型后的推拿治疗方法具有高效、安全、无毒副作用，既解决了患儿服药难问题，又避免了抗生素带来的不良反应，应该大力普及推拿疗法治疗小儿腹泻适宜技术，让更多患儿享受绿色医学。

2、运用股前外侧穿支皮瓣修复前臂及足、膝关节大面积软组织缺损

为探讨应用吻合血管的股前外侧穿支皮瓣修复前臂及足、膝关节大面积软组织缺损的临床疗效，对所在科2003～2007年收治的前臂、足部、膝关节等各类烧伤、创伤病例中的23例全部采用股前外侧穿支皮瓣修复。结果23例病人的不同创面均一期愈合，没有出现皮瓣坏死、瓣下感染等术后并发症，随访半年疗效满意。结论 股前外侧穿支皮瓣是带股前外侧皮神经的感觉神经皮瓣，用来修复前臂及足、膝关节皮肤软组织缺损可获得较高的皮瓣成活率和良好的手术效果，值得临床应用推广。

3、运用推拿配合热敏灸疗法治疗腰椎间盘突出症

方法：将90例腰椎间盘突出症患者随机分2组各45例，治疗组予以推拿治疗加热敏灸治疗，对照组予以推拿加传统艾灸治疗，治疗14d后，观察2组治疗前后症状积分和疗效。结果：治疗组治疗后痊愈8例、显效26例、有效8例，症状积分较治疗前降低($P<0.01$)，与对照组相比有显著性差异($P<0.05$)。结论：推拿配合热敏灸能够降低腰椎间盘突出症患者临床症状积分，改善症状，提高临床疗效。

主要成果

发表医学论文十余篇，如合作“婴幼儿泄泻辨证推拿研究”，发表于《中医儿科杂志》2012年1期。合作“股前外侧穿支皮瓣修复前臂及足、膝关节大面积软组织缺损”，发表于《安徽医学》2008年3期。合作“山豆根中毒致亚急性坏死性基底节脑病6例”，发表于《安徽中医学院学报》2002年3期。合作“肝豆状核变性的临床误诊研究”，发表于《中华医学杂志》2001年11期。合作“小儿肝豆状核变性误诊病例分析及治疗观察”，发表于《中国实用儿科杂志》2001年12期。 合作“股前外侧穿支皮瓣修复前臂及足、膝关节大面积软组织缺损”，发表于《安徽医学》2008年3期。第一作者“推拿配合热敏灸治疗腰椎间盘突出症临床观察”，发表于《中医药临床杂志》2011年11期。

近五年出版专著有：《实用小儿推拿》、《实用美容推拿》、《推拿学》、《中国疾病相关基因与基因诊断》、《中医康复学》、《运动系统常见疾病临床检查图解》。其中《实用小儿推拿》、《推拿学》被安徽中医学院选为本科生教材，《中医康复学》为全国高等中医药院校教材。

曾主持并参加国家自然科学基金、国家中管局、省卫生厅、省教育厅、省科技厅等多项科研课题项目研究，获省科技成果奖1项，如参加科研项目“肝豆核变性的中西医结合基础与临床研究”，项目年度编号0700071235 ，该项目对HLD的病因、发病机制、诊断、分型、治疗、疗效评价及分子生物学等方面进行系统研究。1999年12月18日通过鉴定。

胡文龙

名人小传

胡文龙，男，1963年1月出生于台湾屏东。1988年6月毕业于台中中国医药学院（现台中中国医药大学）中医学系。1990年6月毕业于该校中国

医学研究所。曾任高雄医学大学附设中和纪念医院针灸科主任，现任高雄长庚纪念医院针灸科资深主治医师，同时任教于长庚大学、高雄医学大学及辅英科技大学。

胡文龙医师为台湾知名激光针与针灸专家，激光针临床经验逾17年，针灸经验近30年，为台湾首位应用激光针成功减肥之医师，并善治脑部疾病，如脑中风、脑外伤、缺氧性脑病变、脑瘫、发展迟缓、癫痫、帕金森氏症、老年痴呆等。多次受邀至奇美医学中心、中国医药大学附设医院、中山医学大学附设医院、高雄医学大学附设医院、义大医院指导激光针临床应用。兼任《中华针灸医学会杂志》及《台湾中医科学杂志》编辑委员。

多次应邀于国际会议发表激光针临床应用相关论文和专著。2007年7月第26届美国自然医学会年会；2007年10月首届世界自然医学学术大会；2008年10月美国肥胖学会年度科学会议；2009年11月第7届世界针灸学会联合会世界针灸大会；2010年12月国际中医药论坛暨亚洲针灸高层论坛；2011年8月第10届中药全球化联盟研讨会；2011年9月北美激光治疗学会年会。2008年1月应邀至新加坡马光医药集团开设激光针临床应用培训课程。2008～2011年担任马来西亚崇正中医针灸学院中医学术顾问。

学术经验

胡文龙医师本着经络学说，于1994年应用激光针成功治疗儿童近视，确立了激光针疗效。随后陆续应用于肥胖、中风、老年痴呆症（图2）、帕金森病、肌筋膜疼痛、关节痛、神经根病变等病，取得显著疗效，并逐步建立科学证据。激光针具有以下显著特色：①安全无痛，激光针为非物理侵入性治疗，治疗能量仅需0.375 J/cm2，完全不痛，患者乐于接受；②有效，从临床观察激光针与传统针灸的疗效相当，结合低强度激光疗法，疗效加成；③方便省时，使用掌上型仪器，每穴需时仅5秒；④操作简单，方便学习推广，具有可重复性，可应用于现代科学体系研究。

对于意识障碍患者的针刺治疗，采用异病同治的原则，穴取额顶带、顶颞带、水沟及十二井穴（醒神针法）。近10年来，在常规西医治疗下，将醒神针法应用在各种意识障碍的患者，疗效显著。类似这种多式联运介入的先进照护方案，同样应验于某些研究。例如中风、脑外伤、缺氧缺血性脑病变、缺氧性脑病变及产后子痫导致之意识障碍，昏迷指数为8分或以下，在常规西医治疗下，配合醒神针法可使患者在6周内恢复意识。中医学认为意识障碍乃由于阴阳之气壅闭逆乱，神不导气，气血阻滞，脑髓失养。醒神针法取十二井穴以通三阴三阳之经气；督脉为诸阳经之总督，取额顶带、水沟以调督脉，可使阳亢火盛之气得以清泄；肝脉会于巅，取额顶带、顶颞带以调肝胆之经气，平熄上潜之风阳；故本法具有平肝熄风、通调阴阳、醒脑开窍之功。

主要成果

近年来，胡文龙医师于激光针研习班、工作坊及认证班指导逾500位中西医师学习激光针临床应用，得到广大回响，奠定了其在激光针研究及学术带头人的地位。

激光针治疗单纯性肥胖（图3. Am J Chin Med. 2010;38(5):861-7.）取胃、饥点（耳穴）、天枢、大横、水分、水道、丰隆等穴，多数受治者感觉食欲降低、神奕、眠佳、排便顺畅，体重、体脂肪有所下降，腰围减小。此外，受治者对建议配合之非严格限制的饮食方案，无挨饿之虞，接受度较高。

2011年应邀撰写针治意识障碍一文被收录在针灸专书（Acupuncture - Clinical Practice, Particular Techniques and Special Issues）之第一章。

2009年发表一例针刺麻醉应用于复杂性拔牙手术（J Altern Complement Med. 2009 Nov;15(11):1149-52.），并于2010年第13届世界疼痛大会发表。

2010年编著《更年期障碍中医典籍研究》（行政院卫生署中医药委员会出版），获行政院卫生署中医药委员会召开记者会公开发表。

医学感悟

激光针结合传统针灸和低强度激光疗法的功效，中西合璧，疗效加成。（承先启后）

井穴为经气所出，可发挥《帛书》以经脉治病之功效，穴精效宏。（继往开来）

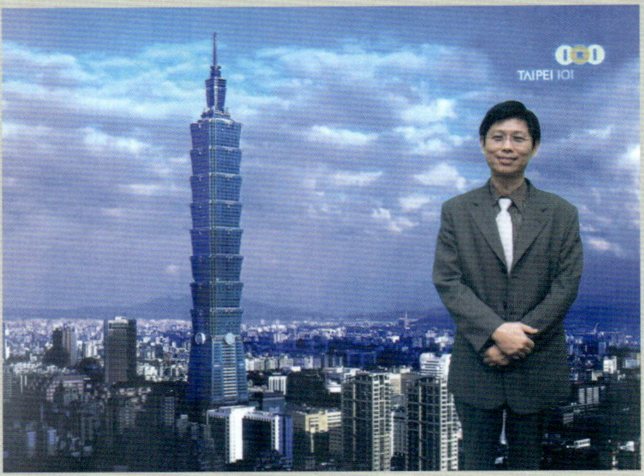

摄于台北101大楼

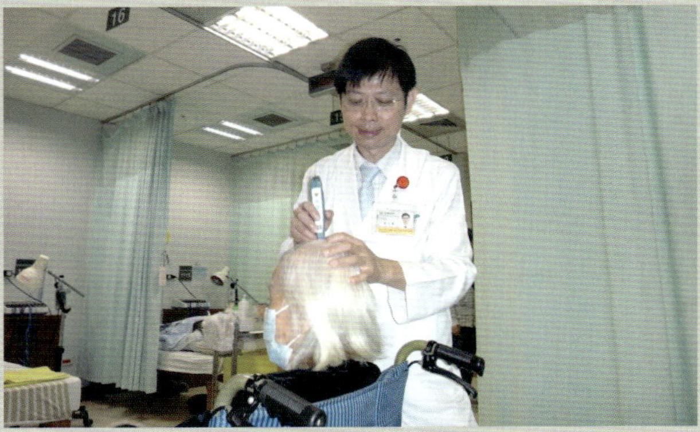

一位91岁女性患有多次中风及痴呆症

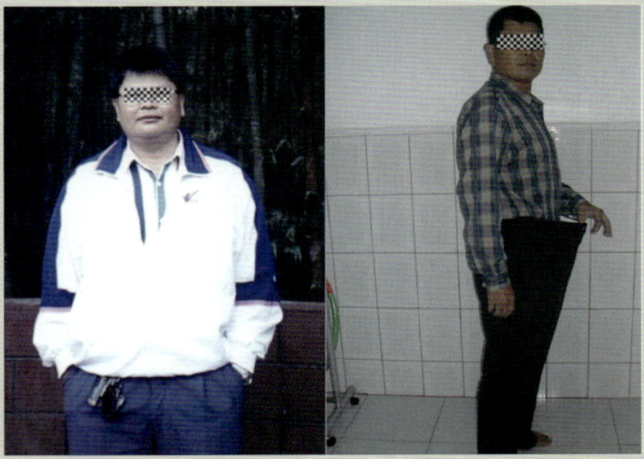

一位45岁男性经六个月的激光针治疗后，体重从105.1 kg减至81.0 kg（Am J Chin Med. 2010;38(5):861-7.）

黄　辉

名人小传

黄辉，女，1959年3月出生于吉林省吉林市，研究生学历，主任医师。现任吉林市股骨头坏死专科医院、北京皇城股骨头坏死专科医院院长；北京市昌平区民盟工委副主委，昌平区政协常委、吉林市政协委员，民盟北京市委医疗卫生委员会副主任，世界骨伤联合会常务理事，中国人才学会常务理事，全国骨伤新技术推广应用协会常务理事，吉林省中医药学会骨伤科专业常务委员。1981年6月～1983年7月在吉林省职工医科大学医疗专业毕业； 1998年9月～2001年7月在吉林大学管理工程专业研究生毕业；2001年10月在俄罗斯国家医学院国际部研修骨伤科并通过莫斯科国家医学院考试，获得欧洲职业医师许可证书。2002年10月～2004年10月在中国人民大学工商管理（MBA）硕士毕业。2003年～2007年在长春中药大学中医骨伤专业毕业。

学术经验

主要从事股骨头坏死的诊疗工作，发明的“股骨头坏死新疗法”，激发骨组织固有修复能力，使坏死股骨头在髋关节功能适应性环境中，保存髋关节结构的完整性，非手术修复骨结构，提高股骨头力学性能。改善微循环。能实现结构修复，气血自通，骨壮筋柔、功能再现之目的，可使早、中、晚期坏死的股骨头逆转、修复，髋关节功能改善。实现了在计算机图像诊断学、治疗学、药物学、骨盆结构形态学、康复学、护理学上的重大突破。研究发现，股骨头坏死是由于某种致病因素导致股骨头内骨结构破坏，骨小梁断裂、变性、萎缩、吸收，骨内微循环受挤压，血运受阻，骨内长期失去濡养而导致股骨头坏死。修复重建股骨头内骨小梁结构、改善微循环是治疗股骨头坏死的关键。提出结构修复、气血自通的理论。经药效学、毒理学动物实验和长期临床观察验证，安全、疗效确切。已荣获国家中医药科技成果十大推广项目。荣获国家自然基金项目。

研制的“股骨头坏死治疗仪”，运用WOLFF定律的原理，结合中医经络学说，按穴位向髋关节内释放生物电信号，调节体内电位差，改善髋关节内生物电化学环境和骨应力状态，按骨轴线、通过人体穴位将中药中有效成份和微量元素向股骨头内热释放，达其肌里，透其筋骨，从而促进骨小梁生长、重建，修复坏死股骨头。

研制的“承载丸系列中药”，具有益髓填精、扶正固本、强筋壮骨之功效。经大量动物实验验证，可增强骨小梁的强度、密度和刚性；增加骨的重量；清除骨细胞陷窝处脂肪滴；改善骨内血液循环；改善雌激素水平低下状态，提高股骨头的力学性能。

股骨头坏死的早期诊断是医学领域里的一大难题，与有关专家合作共同开发研制了“股骨头坏死计算机图像诊断系统”，它利用计算机图像处理、颜色空间理论、人工智能理论、眼睛视觉理论等方面的高新技术，将X线片人眼难以识别的大量丰富信息转化成形象逼真、层次分明、信息丰富、有立体感的容易识别的彩色图像，量化分析病变程度、部位，对股骨头坏死的早期诊断和治疗效果的分析具有独特的重要临床意义。

股骨头的承重功能和运动功能是判断股骨头坏死病人疗效的重要内容。“股骨头坏死新疗法”根据应力学说，应力决定骨的生长、发育，应力决定骨的形态和修复的理论，对传统治疗股骨头坏死的“静态疗法”提出了“髋关节模造的动态疗法”。临床实践证明，运用该方法，病人在骨小梁重建、修复的同时，髋关节功能也得到了显著的改善或恢复，减少了致残率。

主要成果

1994年12月“骨伤科X线片计算机图象处理系统”荣获吉林省科技成果奖。

1996年12月“承载丸”治疗股骨头无菌性坏死的实验研究，获吉林市医疗卫生第六次科技进步奖。

1998年9月“股骨头坏死系列中药”获吉林市科学技术二等获。

1998年10月“计算机图像处理骨病诊断研究”荣获尚天裕科学奖科技进步一等奖。

1999年12月编写《实用股骨头坏死诊治》一书，由人民出版社出版（副主编）。

2001年11月，“股骨头坏死系列中药-承载丸”荣获比利时第五十届世界发明尤里卡博览会发明金奖和“骑士”勋章及“女发明家”奖。

2001年12月“股骨头坏死新疗法临床观察”在《世界中医骨伤科杂志》第3卷第2期发表。

2002年12月“中西结合对脑出血蛛网膜下腔出血治疗康复研究”获市科学技术进步二等奖。

2003年12月“Experimental Study on Cheng Zai Wan for Treatment of Necrosis of the Femoral Head”在《Journal of Traditional Chinese Medicine》，2003，23（4）：292-298发表。

2004年1月“承载丸”治疗股骨头坏死促进骨修复的实验研究在《中国临床康复》第8卷第2期发表，并被评为“优秀论文”，2004年2月23日《中国中医药报》以“承载丸治疗股骨头坏死有确切疗效”为题，转摘了此篇文章。

2004年11月“股骨头坏死治疗仪对股骨头坏死患者结构修复及髋关节功能的影响”在《中国临床康复》第8卷第32期发表。

2004年11月“儿童股骨头无菌性坏死临床研究”在《中国临床康复》第02、03期发表。

2005年5月“承载丸”治疗股骨头坏死促进骨生长的实验研究在《世界中医骨科杂志》第6卷第1期发表。

2006年3月编写《实用外固定治疗学》一书，由北京科技出版社出版（主编）。

2006年11月编写《股骨头坏死非手术治疗学》一书中担任审订工作，由人民出版社出版。

黄克勤

名人小传

黄克勤，男，汉族，生于1935年12月，山东即墨人。先后就读于军医学院、吉林省中医班及辽宁中医学院。大学本科学历，主任医师，国际华佗中医学院教授。任中国民间中医医药研究开发协会常务副会长，中国人才骨伤学会资深会长，中华骨科学会副会长，世界中医骨伤联合会总顾问，世界中医联合会骨伤专业委员会常务理事等职，为中华中医药学会师承导师。曾任深圳大学教授、北京针灸骨伤学院客座教授、北京市昌平区政协常委、民盟昌平区支部主委等职务。1992年始终身享受国务院政府特殊津贴，1995年吉林省政府授予“吉林省终身名中医”、“吉林英才”称号，1999年获“北京名医教授”称号。积极热情传授医技，得到全国同行的好评，给予很高评价，获无私奉献专家称号。

于1996年7月先后创办了吉林省专家协会股骨头坏死研究所（吉林市股骨头坏死专科医院）、北京皇城股骨头坏死专科医院和北京皇城股骨头坏死研究所。北京皇城股骨头坏死专科医院是北京首家科技型中医治疗股骨头坏死的专科医院，形成医院带所的发展模式，运用高科技专利技术治疗股骨头坏死的中医重点专科医院和医疗保险定点医院，国家中医管理局“十一五”中医重点专科（专病）建设单位。医院设置200张床位，配备完善的医疗服务设施,为患者提供了高标准的服务，能适应国内不同层次群体及国外患者的医疗需求。病人遍及全国各地及美国、英国、法国、俄罗斯、日本等30个国家。

学术经验

黄克勤教授主要从事对人体骨结构病的研究，先后发明了“黄氏骨穿针外固定疗法”和“股骨头坏死新疗法”，获十二项国家专利，撰写八部专著，共300余万字，其代表著为《股骨头坏死非手术治疗学》、《实用外固定治疗学》。

“黄氏骨穿针外固定疗法”包括八大系列，42套外固定器械，具有不开刀、损伤小、病人痛苦少、骨折愈合快、功能恢复好等特点，适用于对各种疑难骨折、四肢骨折、关节内骨折、不规则骨折的治疗及对X型腿、O型腿、肢体不等长的矫治。卫生部下发卫医司发（1992）第65号文件向全国推广“黄氏骨穿针外固定疗法”。

“股骨头坏死新疗法”提出改善骨内应力，重建骨结构，改善骨内血液循环，髋关节动态模造等学说。研制的高科技专利成果“股骨头坏死治疗仪”、“股骨头坏死计算机图像诊断系统”、“承载丸系列中药”、“髋关节动态模造方法”和“骨盆结构平衡调整法”等诊断治疗各种原因、各种不同类型的股骨头坏死，具有非手术，在股骨头修复过程中保存髋关节结构完整性的特点。从基础理论、临床诊断到治疗手段、康复方法都有新的突破，形成了独特的学术体系。国家科委下发（95）国科成办字第014号文件向全国推广，“股骨头坏死诊疗方法”获2003年国家中医药成果十大推广项目，2004年12月“承载丸与磁场联合使用防治SARS后激素性股骨头坏死作用机理的研究”获国家自然科学基金项目。

黄克勤教授根据中医学理念，提出了非侵入性治疗股骨头坏死的全新理念和认识：

1、提出了新的病因学说

黄克勤教授经多年研究发现，股骨头坏死的病因与股骨头应力集中，超微结构破坏，骨小梁网架结构断裂、卷曲、重叠，变形和骨小梁间隙改变及骨架吸收溶解或变异，致使股骨头内“血管床”受挤压，微循环系统受阻、血运阻断有关。

2、提出了“结构修复，气血自通”的修复理论

黄克勤教授认为股骨头坏死的治疗，必须首先着眼于修复受破坏的骨结构，因没有结构的修复，就没有新生血管的立足之地。血液虽然是骨组织重建的“先行官、运输队”，但它却无法独立存在，只能与其它组织伴生。所以，没有骨结构的修复，便没有血管床，没有新生血管生存之地，对股骨头坏死的治疗就难以达到预期目的。

3、提出了股骨头坏死的修复准则

黄克勤教授依据骨科生物力学基本原理提出了“股骨头坏死的修复准则”。“准则”主要包括三项内容，即对股骨头坏死治疗过程中要保持股骨头受力的相对稳定；要适时、适度的力环境；并使之得到修复应力。该“准则”主要体现了骨的功能适应性这个生物材料具有的基本特性

在股骨头坏死治疗中的应用，是股骨头坏死治疗中应遵循的一些基本原则，也是衡量股骨头坏死新疗法是否符合骨修复规律的标准。

4、提出了股骨头坏死修复的应力-力电法则

股骨头坏死修复的应力-力电法则在治疗学上要求：①维持骨量，其实质是固本培源。即在治疗过程中要保持并设法增强骨的强度或/和刚度，保持和加强骨组织正常代谢功能，因受损区周边骨组织的质量与活性，是防止患区扩大和加速修复的基础；②修复应力，所谓修复应力是指可有效的促进受损区域骨组织再生的应力，它不同于生理应力；③电磁效应，电环境能直接影响骨细胞发育过程，或骨中诱发电场可通过细胞外物质成分性质影响骨重建。正是基于这种观点研究了股骨头坏死治疗仪，用以调整股骨头内的生物电化学环境，和成骨细胞及破骨细胞的在骨修复中双向调节作用，恢复股骨头生物电化学环境的动态平衡；④动态模造，股骨头正常几何形体的改变，不仅给患者带来痛苦，也影响其正常生理功能，依据功能适应性的正向和和逆向效应创立的“髋关节动态模造”，即有选择、有针对性的功能锻炼，可防止股骨头进一步向异形发展，调整关节间隙，并促使其恢复或接近恢复正常生理功能；⑤痛动互惠，有针对性的功能锻炼，不仅可防止肌肉萎缩、关节粘连、软骨变形等，并能有效促使血液和体液循环，调整偏离正常生理态的局部压强和pH值，降低痛感。而疼痛的减轻又能增加活动欲望和活动量。

5、提出了股骨头坏死治疗应遵循骨组织的修复规律的观点

黄克勤教授认为作为生物材料的股骨头，具有自体修复的属性。遵循骨组织的修复规律，提高骨组织固有的修复能力是治疗本病的关键。黄教授运用“承载丸”系列中药，内治与外治相结合，达其肌里，透其筋骨，作用于病所，改善骨结构，改善雌激素水平低下状态，清除软骨细胞及骨细胞陷窝处脂肪滴，增强股骨头内的骨质密度，加强骨小梁强度，改善微循环，修复股骨头软骨结构而治疗股骨头坏死。

6、研制的计算机图像分析系统解决了股骨头坏死早期诊断的难题

黄克勤教授根据计算机图像处理等高新技术研制而成的“股骨头坏死计算机图像诊断系统”，将黑白X线片转换成标准的彩色图像形成“彩色合成”、“监督分类”、“密度分割”、“信息处理”、“结构分析”等图像。把三维的人体在空间中的投影的重叠影像所不能完全充分显示的信息，通过彩色图像的不同层次，不同颜色的对比分辨出病变部位的骨密度和骨结构，进行量化分析，为股骨头坏死早期发现，股骨头超微结构病理变化和判断治疗过程中骨结构修复情况提供数据依据，不仅减少了使用CT、MRI等检查手段昂贵的费用，还可以利用网络技术，实现远程诊断、网上会诊。

主要成果

1、所获专利：

新型股骨头坏死治疗仪——专利号ZL 01 1 24192.6

股骨头坏死治疗仪——专利号ZL 921 11451.6

承载丸——专利号ZL 94 1 14861.0

红宝散——专利号ZL 94 1 14838.6

珍芪散——专利号ZL 94 1 14860.2

生骨散——专利号ZL 94 1 14865.3

骨折弹性外固定器——专利号ZL 90 1 07918.9

股骨颈骨折牵引复位器——专利号90 2 22288.0

动态式弹性外固定器——专利号90 2 21143.9

踝足骨折多功能弹性外固定器——专利号90 2 22287.2

曲杆式空间外固定器——专利号90 2 21144.7

不规则骨折的外固定器——专利号90 2 22286.4

单臂式桥架骨折弹性外固定器——专利号90 2 216447.3

2、主要著作：

《骨科复位固定器疗法》主编1986年9月天津科学技术出版社出版发行

《骨科新技术荟萃》主编1990年8月华夏出版社出版发行

《现代创伤外固定学》主编1990年8月华夏出版社出版发行

《骨科复位固定器疗法续篇》主编1988年4月天津出版社出版发行

《实用股骨头坏死诊治》主编1999年12月人民卫生出版社出版发行

《实用外固定治疗学》主编2006年3月北京科技出版社出版发行

《股骨头坏死非手术治疗学》编著2006年11月人民卫生出版社出版发行

《髋关节伤病研究与实践》编著完成

3、获奖情况：

（1）“骨折复位固定器治疗小腿复杂不稳定型骨折的临床研究”，1989年1月获黑龙江医学科技进步三等奖

（2）“力臂式外固定器” 1991年评为中国中医研究院二级科研成果

（3）“弹性软件外固定支架治疗小儿先天髋脱位的临床研究”，1992年获林业部部级科学技术进步三等奖

（4）1993年6月获新加坡国际专利技术博览会三项金狮奖

（5）1994年8月获美国世界专利技术博览会两项克里斯托金奖

（6）1996年11月获“尤里卡”世界发明博览会特别金奖、金奖、铜奖

（7）荣获1994、1995、1996、1997、1998、1999、2000、2001年中国专利技术博览会金奖；中国专利十年成就展、十五年成就展最佳项目奖

（8）“承载丸动物实验研究”，1996年12月获吉林市科学技术进步二等奖

（9）1998年10月获世界骨伤科联合会学术交流大会特别贡献奖和尚天裕科学奖一等奖

（10）2001年获21世纪国际医学发展大会国际医药“金象奖”

（11）2003年“股骨头坏死诊疗方法”获国家中医药管理局中医药成果推广项目

（12）“承载丸”与磁场联合使用防治SARS后激素性股骨头坏死作用机理的研究获国家自然科学基金项目

（13）2006年“股骨头坏死治疗仪对股骨头坏死患者骨结构修复及髋关节功能的影响”荣获尚天裕科学进步一等奖

（14）2008年“股骨头坏死治疗仪”获北京市星火计划项目

（15）2009年12月黄克勤院长发明的股骨头坏死治疗仪荣获“中国移动G3杯暨第四届北京发明创新大赛”银奖

林昭庚

名人小传

林昭庚，现为台湾中国医药大学专任教授，中医师公会全国联合会名誉理事长，不仅兼具中、西医师资格，更为台湾第一位中医针灸博士，也是第一位台湾教育部审定的中医教授。历任中医师公会全国联合会理事长、国立台湾大学医学院教授、中国医药大学中国医学研究所所长，西班牙国立马德里大学、澳洲国立维多利亚大学、国立墨尔本皇家理工科技大学、广州中医药大学等大学客座教授及罗马尼亚科学院荣誉院士，其中、西医学之学识修养深厚，数十年来在中西医结合的架构下，致力于中医针灸及中西医结合之研究，是医学史上首位经由尸体解剖及计算机断层扫描研究针刺深度，建立针刺安全深度预测模式之专家学者；在针刺止痛方面，则经由动物实验及临床疗效评估之研究，对针刺止痛有突破性的贡献，其学术成就备受世界各国肯定。

国际东洋医学会（International Congress of Oriental Medicine；ICOM）为世界卫生组织（WHO）所认可并获得支持的国际传统医学大会，2007年在台北召开的第十四届国际东洋医学学术大会，即是由林昭庚教授担任会长，并以“东洋医学之全球化”为主题；林教授在大会中

以“台湾中医药之发展”之专题演讲，为与会来宾介绍台湾之中医药发展现况，深获好评。第十五届国际东洋医学学术大会于2010年举行，林昭庚教授再度获邀担任大会第一场演讲嘉宾，会中以“台湾针灸镇痛研究”(Acupuncture Analgesia Research in Taiwan)为专题演讲，获得热烈回响并荣获该会主席颁发感谢证书。

此外，美国芝加哥大学及梅约医学中心（Mayo Clinic）于2008年12月共同举办美国年度互补及替代医学学术大会（Complementary and Alternative Medicine），主办单位将林教授在《PAIN》杂志刊登的针刺止痛论文，评读为最具实证医学代表的临床研究文章之一，因而聘其为首席演讲贵宾。林教授在大会上作了“针灸之历史、应用及有效性之探讨（Acupuncture: History, Usage, and Effectiveness）”的专题报告，引起大会代表的热烈回响。

第二届“健康与医学科学最新进展研讨会”于2010年7月在欧洲的塞浦路斯（Cyprus）举行，林教授获聘为大会荣誉主席，演讲“针灸在癌症病患支持治疗中的角色”专题，也令在场各国学者留下深刻印象。

林昭庚教授著述甚丰，先后完成《新针灸大成》、《针灸学新论》、《中西医病名对照大辞典》、《新编彩图针灸学》等33种著作，在国内外发表论文272篇（刊登于SCI期刊之论文有148篇），其中与针灸相关论文之127篇（SCI期刊之针灸论文62篇）。

林教授对中、西医界有着广泛的影响，并以其学术成就在台湾获奖，亦受国际学术界之肯定。1980年，林教授为沙特阿拉伯政府高层及人民针灸治病，深受沙国人民的信赖，而荣获沙国最高荣誉——“金袍奖”；1989年荣登美国历史保留协会《世界名人录》；1990年荣获中美洲萨尔瓦多共和国总统克里斯第雅尼颁发“学术贡献奖”；1991年荣登英国剑桥国际传记中心“国际学人名录”；1993年荣获台湾领导人颁发文化奖；2003年荣获台湾领导人题颁“功着杏林”之匾额，以表彰其对中医药之学术贡献。

近四十年来，林教授孜孜矻矻耕耘于中医临床研究领域，着力于针灸全面性的研究，出席重要国际性学术会议不仅仅是林昭庚教授个人之学术受肯定，也代表着中国传统医学正逐渐受世界各国重视。其对台湾中医界发展的努力跨越了两个世纪，学术成就亦受中国中医研究院（现改为中国中医科学院）之肯定，于1994年获得首届“医圣杯”之一等奖；同年，厦门大学出版社出版由叶海涛、李良松两位先生编写的《针灸英杰-林昭庚博士》一书，即是表彰其对针灸学之贡献。林教授无私的奉献精神及热爱专业、积极进取的热诚，真可说是：“白发三千横世态，玉骨冰心纵苍穹，风节自古如残照，青袍一舞笑人庸”。

学术经验

一、针刺深度之研究

现代医师在施行针灸治疗过程中，若忽略针刺的安全深度，导致下针不当，会造成患者发生气胸、出血等意外，引起医疗纠纷，因此林昭庚教授决定在中西医结合的架构下，利用西医的医疗仪器，进行针刺安全深度的开创性研究。

（一）将古今中外之针灸典籍及教科书之针刺深度做科学性的比较分析

林教授为比较古代针灸书籍穴位之针刺深度与近代书籍之异同，将晋、明、清各代针灸书籍十二经脉穴位之针刺深度，根据骨度同身寸标准来和现代书籍所记载十二经脉每个穴位针刺深度的内容比较。此外，林教授也分析各国针灸教科书（中国大陆、台湾、美国、英国、韩国、法国、德国）十二经穴之针刺深度，结果发现从历代典籍、海峡两岸及世界各国之教科书中，所记载的针刺穴位深度也有差异，可供临床医师参考应用。

（二）经由解剖尸体探讨“人体背部膀胱经穴位直刺安全深度”

林教授于1978年至1982年在台北荣民总医院透过尸体解剖，依不同年龄、身高、体重、性别加以区分，探测背部膀胱经穴由表皮至体壁层肋膜或腹横纹肌膜之深度分别记录统计，结果发现背部膀胱经每个穴位依不同体型（胖、中、瘦），其平均安全深度不同，与古籍记载的深度也有显著差异。

（三）以计算机断层扫描照相术探讨胸背部各穴位之安全深度

林教授继而在台湾三军总医院、马偕医院，依不同性别、体型（胖、中、瘦），以计算机断层扫描数据分析胸部、背部各穴位，量化出胖、中、瘦不同体型之穴位平均深度，进一步建立针刺安全深度预测模式，并指导研究生分析儿童腹部39个穴位安全深度，建立预测儿童针刺安全深度的回归方程式。

林昭庚教授将上述有关针刺安全深度之研究汇整分析，比较大陆、台湾、美国、英国、韩国、法国、德国等针刺深度数据，其中以计算机断层计算出来的100个危险部位（胸部、腹部、背部）穴位安全深度可供针灸临床医师参考应用；对“针刺深度安全性”的研究领域而言，林教授不仅成为医学史上首位进行尸体解剖针刺安全深度研究者，也是首位以计算机断层扫描照相术探讨人体胸背部各穴位安全深度之研究者，台湾针灸学界称其为“针刺安全深度之父”。

二、针刺止痛之基础与临床研究

林昭庚教授领导的研究团队，与北京医科大学韩济生教授（现为中国科学院院士）及台湾中国医药大学蔡辉彦教授合作针刺镇痛之动物实验基础研究；且与台湾大学蔡胜国、孙维仁、吕东武等教授组成研究团队，在台湾大学附设医院与中国医药大学附设医院，依十总穴的法则进行一系列的针刺临床研究，成果皆发表于国际知名学术期刊。经过其研究团队多年的努力，获得以下结果：

（一）不同的刺激模式与电针的耐受性有关

连续电针刺激几个小时会导致止痛效应的逐步降低，这种现象被称为“电针的耐受性”。林教授等人发现在大鼠两侧的足三里（ST36）和三阴交（SP6）穴位施行轮流性电针刺激和同时性电针刺激，发现在轮流性的电针刺激模式下，电针的耐受性可以较迟才发生。因此，林教授建议使用轮流性的电针刺激模式，来治疗慢性疼痛的患者，可有利于延长或避免发生电针的耐受性，目前为世界上电针机之设计皆采用此一原则。

（二）电针的止痛机转与中枢神经系统的神经肽和单胺性神经元有关

林教授等人企图在神经肽和血清素性神经元上解开电针止痛的可能机转。在大鼠两腿足三里穴通以电针刺激；结果证明电针刺激活化了enkephalin中间神经元，而其在突触前抑制了脊髓中的初级的感觉神经元。此外，电针刺激的止痛作用与中枢神经系统中血清素性神经元的活化及正肾上腺神经元的活化有密切的关系。

（三）针刺止痛之临床研究

林木炼等以局部神经阻断术（RNB，regional nerve block）和电针治疗(肩髃，肩井，肩内陵和阿是穴) 的方法来治疗初患五十肩的病人，结果证实电针治疗加上局部神经阻断术比单独电针治疗和单独局部神经阻断术有较佳的疼痛控制效果、较长的作用时间和更好的肩关节运动范围。林昭庚教授等以麻醉前电针足三里穴同时术后配合使用PCA（patient-controlled analgesia），来探讨电针对全子宫切除术后疼痛的缓解作用；结果显示电针虽存在安慰剂效应（placebo effect），但低频电针组和高频电针组的确能藉由其他控制术后疼痛的机转，以延长术后第一次要求止痛药的时间和术后二十四小时内吗啡的总需求量。林教授等以电针刺激三阴交穴，探讨电针刺激对剖腹产术后疼痛之效应；结果说明针刺和电针能延后剖腹生产术后第一次要求止痛药的时间，并能减少二十四小时内要求止痛药的总剂量；低频电针组与高频电针组的确能延后剖腹生产术后第一次要求止痛药的时间，同时能减少二十四小时内要求止痛药的总剂量；而且无论低频或高频电针，的确能减少使用鸦片类药物的副作用。林教授与吕东武教授利用步态分析，结果显示运用电针治疗退化性膝关节炎（阳陵泉、阴陵泉、血海、梁丘、足三里），能缓解疼痛与僵硬，改善病患的步态及肢体活动，有助于退化速度的延缓；退化程度较严重者，电针治疗仍是很好的选择，但是需长期的治疗效果较明显。林教授以电针阳陵泉、阴陵泉穴的方式，来缓解人工膝关节置换术后的疼痛。结果发现：100 Hz频率电针组的确能减少二十四小时内要求止痛药的总剂量；而且100Hz频率电针，的确能减少使用鸦片类药物的副作用；且电针的止痛作用具有预防由手术时所产生的中枢神经致敏化及术后发炎性伤害所造成的疼痛，亦即具有先机止痛的作用。在以电针委中穴缓解体外震波碎石术后疼痛之疗效评估方面，林教授发现运用100Hz高频电针与伪电针能有效缓解疼痛、有效降低鸦片类止痛剂使用剂量，且病人对100Hz高频电针与伪电针控制疼痛的满意度高。

主要成果

一、出版著作

知古以鉴今，林昭庚教授从事针灸医学临床研究之余，亦着力于中医历史典籍之整理研究。

（一）《针灸医学史》

林教授发现中国针灸医学发展记载的书籍为数不多，因此决定编撰首部《针灸医学史》，于1995年由中国中医药出版社出版该书；《针灸医学史》上自远古，下及90年代，分为上古、春秋到两汉、两晋南北朝、隋唐五代、宋金元、明清、近现代等七章，每章均有时代背景及医药史概况之简介，再论述历代针灸发展之特点，并以中外交流、针灸典籍及针灸学家传记为节，不仅阐述历代针灸医疗技术之发明创造，更探讨当代针灸医学科学发展与社会人文之相关因素，给予读者极其有益之启迪。

（二）《中国医学通史》

李经纬教授于2000年出版的《中国医学通史》一书，林教授不仅成为编审委员，亦参与编撰工作，担任《古代卷》之第二主编暨《文物图谱卷》之第三主编；《中国医学通史》一书之编写分为《古代卷》、《近代卷》、《现代卷》、《文物图谱卷》4卷，共400余万字，近1000幅医史文物彩图，全书纵贯古今，图文并茂，其中《古代卷》之年代是从原始社会到1840年，主要叙述悠久的中医学及各民族医学的发生发展史，真实地反映出古代医学在中国各族人民生存、生活中所作的贡献；《文物图谱卷》则是遴选近1000幅图片，依内容性质、按时间先后编排，加上中、日、英3种说明文字，本卷既与前3卷相配合，又可独立成医学发展画卷，为中国医学留下一部珍贵文献，兼具史学价值及欣赏收藏价值。

（三）《中西医病名对照大辞典》

林教授一直认为："医，无分中西"。其于2000年著作完成并于2001年由台湾国立中国医药研究所出版的《中西医病名对照大辞典》是全球第一套中西医结合的工具书，出版之际，不仅获得大陆中西医专家学者审核，由卫生部所属国家人民卫生出版社于2002年出版《中西医病名对照大辞典》第一版，为中西医结合之教科书与工具书，受到海内外重视。而《中西医病名对照大辞典》一书之出版缘起，应自陈立夫先生于1971年接掌中国医药学院（现今之中国医药大学）谈起，当时陈立夫先生积极发展中医，推动中医现代化工作，进行中、西一元化目标，便于1991年交付主编《中西医病名对照大辞典》之重责大任予中国医药大学杰出校友林昭庚教授。

此后，林教授邀集台湾中、西学者、专家参与编纂，并着手搜集各种中西医疾病之病名病因症状及治疗等各方面的书籍，以《国际疾病伤害及死因分类标准》为蓝本，先后经历九年（1992年至2000年）终将《中西医病名对照大辞典•第一版》编纂完成；全书五大册，书中引用495部中医药文献，75本西医文献书籍，收录864种西医疾病病名，1677种中医相关病名，打破传统与现代医学藩篱，获得国际医界高度肯定，英国剑桥大学及美国普林斯顿大学、哈佛大学等世界各大图书馆亦纳入收藏。

因《中西医病名对照大辞典•第一版》获得各界肯定与回响的林教授深感责任重大，决定进一步地强化与丰富第一版的内容与深度，于2001年，再度集结台湾当代中、西医学结合专家，共同参与该书的再版工作，经过了二年多的努力，于2004年完成《中西医病名对照大辞典•第二版》，内容较第一版更为丰富，全书仍以《国际疾病伤害及死因分类标准》为蓝本，西医病名为主，共17章，病名有997篇，比起第一版足足多了133篇。

《中西医病名对照大辞典》是一套以"中西

医学一元化”为目标的医学书籍，不仅能提供中医学者了解现代医学，西医学者亦能藉由该书认识中国传统医学；而林教授对于中医现代化发展，不仅具有相当卓越的贡献，也提升了台湾中、西医学在国际上之学术地位，被台湾中西医界喻为“中西医结合之父”。

（四）《新编彩图针灸学》

身为针灸课程教学者之一的林教授，在准备授课教材时，时常想到“如何让针灸学习者在初学时能得到完整全面性的观念”，因此决定召集台湾针灸医学之专家学者，编撰针灸医学教科书，于2009年出版《新编彩图针灸学》一书。

该书在针刺部位方面，不仅以彩色相片标明穴位，并加入专人绘制的彩色现代穴位图及仿古穴位图，同时并列世界卫生组织（WHO）于公元2008年出版之《WHO Standard Acupuncture Point Locations in the Western Pacific Region》图谱之穴位。书中亦将此教科书及中国大陆、台湾、美国、英国、韩国、法国、德国等国之针灸教科书穴位针刺深度及林昭庚教授以计算机断层扫描照相术测量人体胸背腹部各穴位之平均深度加以列表对照说明，以利读者比对针刺深度之差异，使针灸疗法越趋可靠安全。

《新编彩图针灸学》书中除了将台湾在临床疗效评估与动物实验方面之研究成果加以整理，亦汇集大陆有关针灸方面之研究论文，不仅期望帮助读者更具广度地吸收两岸之针灸临床研究经验，也冀望能协助针灸之疗效更上层楼，实为针灸学习者必备之工具书。

二、发表论文

1. 林昭庚,李德茂,李采娟,黄维三.晋明清及现代各家针灸文献手阳明大肠经重要腧穴针刺深度之探讨.中医药杂志,1996,7(2): 83-94.

2. 林昭庚,李德茂,张永贤,黄维三.晋明清及现代各家针灸文献手太阴肺经穴位针刺深度之探讨.中国医药研究丛刊,1995,17: 5-18.

3. 林昭庚.探讨人体背部膀胱经穴直刺安全深度.中国医药学院中国医学研究所医学硕士论文,1982。

4. 林昭庚,沈楚文,刘江川,陈太羲.探讨人体背部膀胱经穴位直刺安全深度.中国医药学院年报,1982,13:25-64.

5. 林昭庚,许清寅.以计算机断层扫描照相术探测上背部各经穴安全深度.中国医药学院研究年报,1989,15:65-76.

6. 林昭庚,许清寅,黄维三.以计算机断层扫描照相术探测背部各经穴安全深度.中国中西医结合杂志,1991,11(1):10-13.

7. Lin JG. Studies of needling depth in acupuncture treatment. Chin. Med. J, 1997,110(2):154-156.

8. 陈晓能,林昭庚.以计算机断层测量儿童腹部穴位安全深度. 中国医药大学中西医结合研究所硕士论文,2005.

9. 林昭庚.计算机断层扫描照相术探讨人体胸背部各穴位安全深度之研究.中国医药学院中国医学研究所博士论文,1991。

10. Lin JG, Hao T, Chen XH, Han JS. Intermittent-alternating mode of administering electroacupuncture stimulation postpones the development of electroacupuncture tolerance. Am. J. Acupuncture.1993, 21(1):51-57.

11.Tsai HY, Lin JG, Inoki R. Further evidence for possible analgesic mechanism of electroacupuncture: Effects on neuropeptides and serotonergic neurons in rat spinal cord. Jpn. J. Pharm. 1989, 49:181-185.

12.Tsai HY, Chen YF, Lin JG. Effect of eletroacupuncture on the serotonergic neurons in rat central nervous system. Chin. Pharm. J. 1989, 41(2).

13.Tsai HY, Chen YF, Lin JG, Chen CF. Effects of electroacupuncture analgesia on the central monoaminergic neurons. Chin. Pharm. J. 1994, 46:207-218.

14.Lin LM, Huang CT, Lin JG, Tasi SK.A comparison between the pain relief effect of electroacupuncture, regional nerve block and electroacupuncture plus regional nerve block in frozen shoulder. Acta Anesthesiologica Sinica. 1994, 32:237-242.

参考文献（此略）

龙德昭

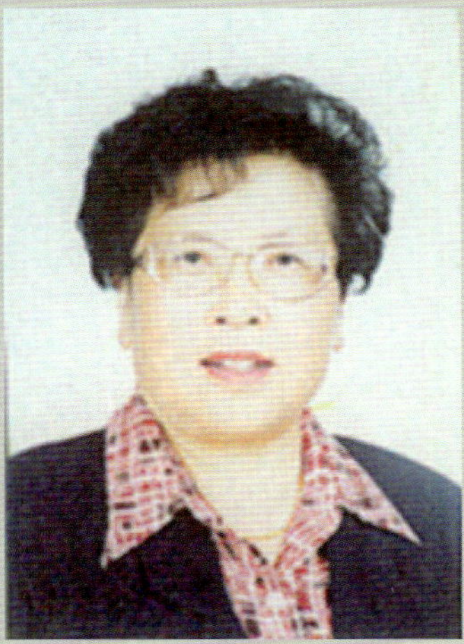

名人小传

龙德昭，女，汉族，中国致公党党员。1943年2月出生于云南省昆明市。1966年毕业于云南中医学院本科中医专业。教授职称。从事中医教学、科研及临床工作45年余。曾任云南中医学院伤寒教研室主任，中医临床基础教研室主任，中华医学会云南省中医基础研究专业委员会委员。云南省第七届人民代表大会代表，云南省第九届政治协商会议委员。历任第二、三、四届中国致公党云南省委常委及省委妇女工作委员会主任。2003年退休后，继续在云南中医学院专家门诊部及老教授门诊部从事临床工作。

在40余年的教学工作中，不仅对《伤寒论》有丰富的理论教学经验，而且因材施教，教学方法得体，通过不少案例分析的介绍，让学生进一步加深了对六经辨证的认识。因而教学效果优良，深受不同层次学生的欢迎。曾多次参与全国性及亚洲仲景学说学术研讨会。会议中多次宣读学术论文并进行经验交流。临床中擅长使用“经方”诊治疾病，并对呼吸道、消化道、心血管病及某些疑难杂症有较丰富的治疗经验。

任职期间，曾多次评选为云南中医学院“优秀教师”；“三育人”先进个人等。1998年9月，由中华人民共和国教育部评选为“1998年全国优秀教师，并授予全国优秀教师荣誉称号。”2000年3月，由云南省妇联授予“省三八红旗手”称号。

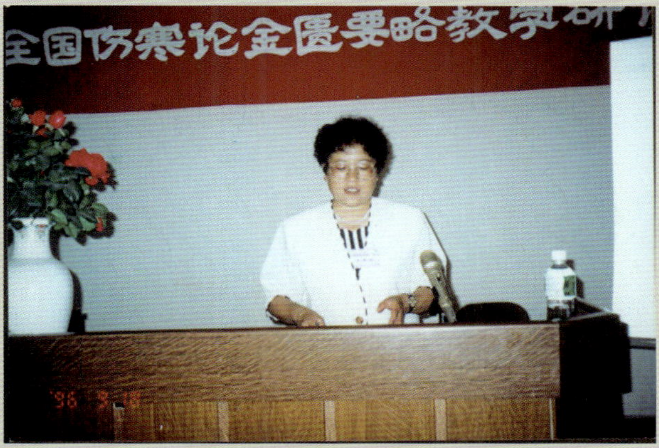

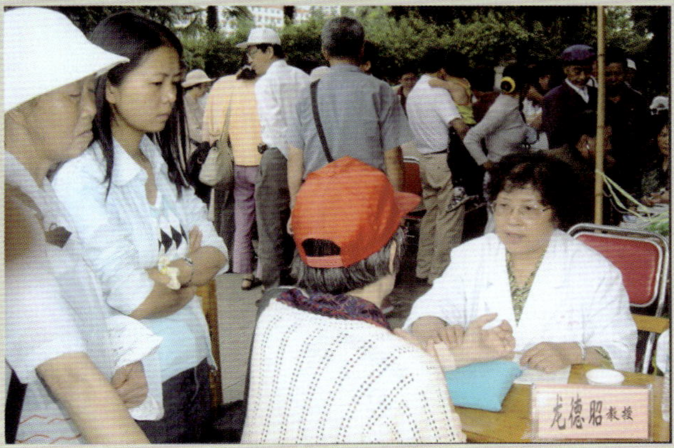

学术经验

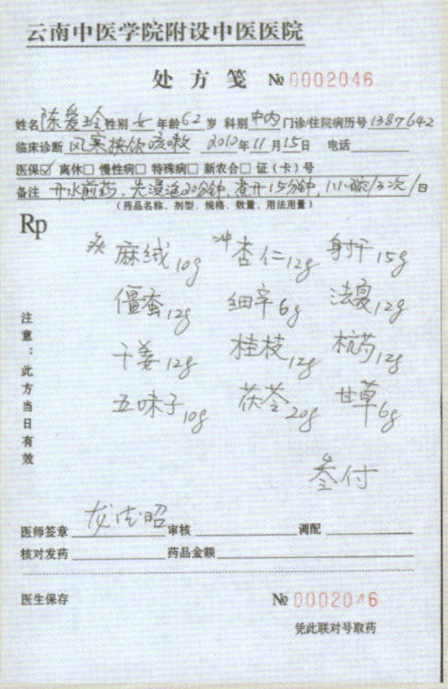
云南中医学院附设中医医院

处方笺 №0002046

姓名 陈爱玲 性别 女 年龄 62 岁 科别 中内 门诊/住院病历号 1387642

临床诊断 风寒挟饮咳嗽 2010年11月15日 电话

医保☑ 离休□ 慢性病□ 特殊病□ 新农合□ 证（卡）号

备注 开水煎药，先浸泡20分钟，煮开15分钟，1小碗/3次/日

（药品名称、剂型、规格、数量、用法用量）

Rp

炙麻绒10g 冲杏仁12g 射干15g

僵蚕12g 细辛6g 法夏12g

干姜12g 桂枝12g 杭芍12g

五味子10g 茯苓20g 甘草6g

叁付

注意：此方当日有效

医师签章 龙德昭 审核 调配

核对发药 药品金额

医生保存 №0002046

凭此联对号取药

1、对《伤寒论》厥阴证、厥阴病的认识

1.1 厥阴证。全篇56条原文中涉及厥证的条文共30条，原文337条为厥证提纲。该条明确地指出《伤寒论》中厥证的特征是：“手足逆冷者是也”。说明《伤寒论》中厥的概念有别于《内径•素问•厥论》，没有包括神昏、痉厥、瘈疭的症状在内，仅指手足逆冷而言。

1.2 厥阴病。《伤寒论》六病之一，外感疾病的最后一个类型。厥阴病是邪正相争的危重阶段，临床证候多寒热夹杂，其性质为寒热错杂、阴阳胜复。在厥阴病所载条文中，以“厥阴病”

冠首者只有4条，且每条均未有具体方治。龙教授认为，判断厥阴本证的标准，不应被是否冠首“厥阴病”所囿，而应根据病变的性质和 特征来认定。据此，厥阴证本病的证型应包括：（1）寒热错杂证（包括上热下寒提纲证及蛔厥证）；（2）厥热胜复证；（3）厥阴寒证（包括血瘀寒凝致厥证及肝寒犯胃、浊阴上逆证；（4）厥阴热证（包括厥阴热利证及厥热证）。

2、经方辨治更年期综合征举隅

2.1 心悸、怔忪、白淫无度。此乃阴阳失调，心肾不交，摄纳不固所致。拟桂枝加龙牡汤调和阴阳。药用：桂枝12g，杭芍12g，生龙骨25g，生牡蛎25g，莲须12g，桑螵蛸12g，生姜3片，炙甘草6g。

2.2 烘热、汗出、烦躁。此证多为为肝肾阴虚，因水不涵木而致郁气滞，气郁化火，心神失养，当以疏肝理气，安神宁心，甘润补中缓急为治。拟柴胡加龙牡汤合甘麦大枣汤加味。药用：醋炒柴胡12g，法夏12g，太子参25g，炒黄芩12g，生龙骨20g，生牡蛎20g，淮小麦25g，大枣7枚，炒黄连6g，灯芯1束，郁金12g，夜交藤15g，合欢皮15g，酸枣仁12g，五味子10g，生姜3篇，炙甘草6g。

2.3 面目、下肢浮肿。此证多为脾肾阳虚，运化失职，水湿停滞。拟苓桂术甘汤加味益脾土之阳，以行水通络。药用：桂枝12g，茯苓30g，白术15g，杏仁12g，白芥子10g，丝瓜络6g，吴茱萸6g，，苡仁30g，防己12g，黄芪20g，泽兰12g，木通12g，川芎12g，细辛6g，炙甘草6g。

2.4 梅核气。此证多为肝肾虚损，水不涵木，复加肝郁气滞，气郁痰凝，酿成梅核气。拟半夏厚朴汤合逍遥散疏肝解郁，化痰降逆。药用：法夏12g，厚朴12g，茯苓20g，苏叶12g，当归15g，杭芍15g，柴胡12g，白术15g，郁金12g，泽兰12g，海浮石15g，生姜3片，炙甘草6g。

2.5 脏躁。此证多为天癸竭绝，肝肾亏虚，气血不足，血不养心，进而影响心脾、五脏皆虚，心主不宁，百脉失调，酿成脏躁证。拟养阴清热的百合地黄汤补益心脾，安神宁心的甘麦大枣汤加味。药用：生地25g，百合25g，淮小麦30g，大枣10枚，生龙骨20g，生牡蛎20g，石菖蒲10g，淮山药25g，炙远志12g，酸枣仁12g，夜交藤15g，合欢皮15g，砂仁10g，炙甘草6g。

3、活用经方“旋覆代赭汤”

旋覆代赭汤出自《伤寒论•辨太阳病脉证并治》，由旋复花、代赭石、人参、半夏、生姜、大枣、炙甘草组成，为和胃降逆、化痰下气之剂。原文用于治疗表解之后，脾胃气伤，运化失权，痰饮内生，中焦升降失和，胃虚浊逆所致的痰气痞证。龙教授引申其和胃降逆之意，临床应用本方治疗眩晕（美尼尔斯症、高血压）、胃炎、胆囊术后综合证、支气管哮喘、妊娠恶阻等以嗳气频作、胃脘痞满、呕恶不止等为特征的多种疾患，收效甚速。

如高血压（眩晕）一则：李某，男，54岁。云南冶炼厂职工。素患高血压病，近半月余感冒未瘥，今日亲朋聚会饮助兴，致血压升高至26.1、14.1KPa。症见头痛头晕、恶心呕吐，胃脘痞闷不舒，大便3日未解，烦躁不安。虽口服降压之尼群地平片，但症状仍未能控制。脉弦滑，舌苔黄而厚腻。此乃脾虚失运，中焦升降失职，痰湿壅遏，浊气上逆，引动肝风所致。拟和胃降逆，化痰下气合镇肝息风之法。

方用旋覆代赭汤合天麻钩藤饮：旋复花10g，代赭石15g，北沙参20g，法半夏12g，天麻12g，钩藤12g，僵蚕12g，石决明20g，怀牛膝12g，龙骨15g，炒黄芩12g，夜交藤15g，生姜10g，大枣10g，炙甘草6g。

服药2剂后，头痛及呕吐止，烦躁减，已能入眠。唯头晕仍作，时有恶心，食欲欠佳。以上方加砂仁10g，继进4剂，血压已降至19.2、12KPa，患者自觉诸症皆平。

主要成果

在教学、科研和临床工作中重视学术研究。先后在《云南中医学院学报》、《云南中医中药杂志》、《全国中医药最新研创大全》、《伤寒论金匮要略教学探索》等杂志和书籍中发表过：“厥阴篇•厥阴病•厥证”；“旋复代赭汤临床运用举隅”；“仲景辨治咳嗽21法”；“仲景辨治更年期综合征举隅”等十余篇理论联系临床实践的学术论文。并任《中国气功辞典》和《中国气功经典》两部论著的编委。

医学感悟

历经近半世纪的行医生涯，深感祖国医学在繁衍中华民族，确保人民群众的身体健康方面，做出了不可磨灭的贡献，是我国优秀传统文化的一个重要组成部份。它并不是某些口吐狂言的人认为的“不科学”，而是科学性、实践性极强的一门独特的医学学科。中医不仅应该继续传承下去，而且应该采取措施，发扬光大，为全人类医学事业的发展做出更大贡献。

吕光荣

名人小传

吕光荣，国家级有突出贡献的科学技术管理专家，享受国务院特殊津贴。云南省昭通市人，1943年2月6日生。1962年高中毕业，以优异成绩考入云南中医学院就读。1966年毕业留校任教，从助教到教授、硕士生导师；省级重点学科《中医内科学》硕士点学术带头人。历任云南中医学院教务处副处长、学院副院长、巡视员；云南中医学院直属医院院长。兼任《云南中医学院学报》主编（创办人）、云南省高教老年科技工作者协会副会长、云南中医学院老教授协会会长、云南省老教授协会副会长、中国健身气功协会常务理事、云南中医学院第二附属医院主任医师、云南中医学院老教授协会门诊部主任医师。

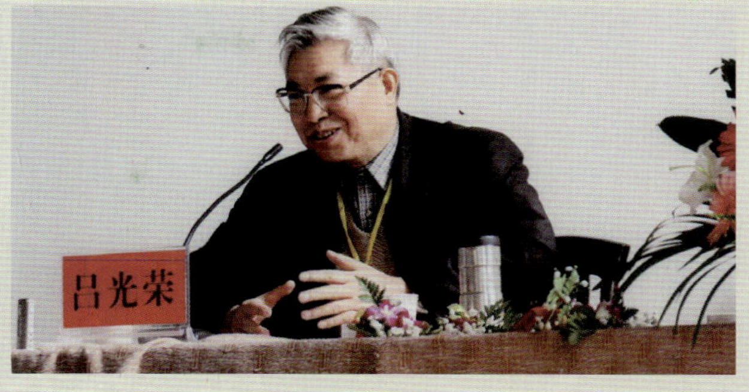

学术经验

吕光荣教授是中医教学、科研、临床三栖专家，以学科理论研究的个人见解最为突出，主要体现在以下几个方面：

一、科学定位中医学是数理医学，提出学科结构体系，奠定中医学发展的科学基础

长期以来，社会和学术界多认为中医是经验医学，甚至讥之为伪科学，并认为中医不是现代意义的科学。吕光荣教授通过大量的文献研究和临床观察实践，定位中医学是数理医学，继之提出理论依据。即是：以数学加一倍法，合二而一；数学减一倍法，一分为二，形成理学（哲学）：阴阳、五行、气化学说。并以之为认识论，分析观测研究人体生理病理，确立望闻问切诊断及六经、八纲、脏腑辨证等技术方法，指导临床预防与治疗。溯源中医基础理论，并使理论数学化。同时提出中医学学科体系：基础学科为数学、理(哲)学、人学(研究人及其本质，人与自然、社会相互关系)；技术学科为诊断学、辨证学、中药学、针灸学、气功学等；应用学科为内科学、外科学、妇科学、儿科学等。在科学界，数学是各学科的基础，已是世界各国科技界的共识。因为数学的表述，全世界认识是统一的，吕光荣教授的研究，说明中医是数理医学，是科

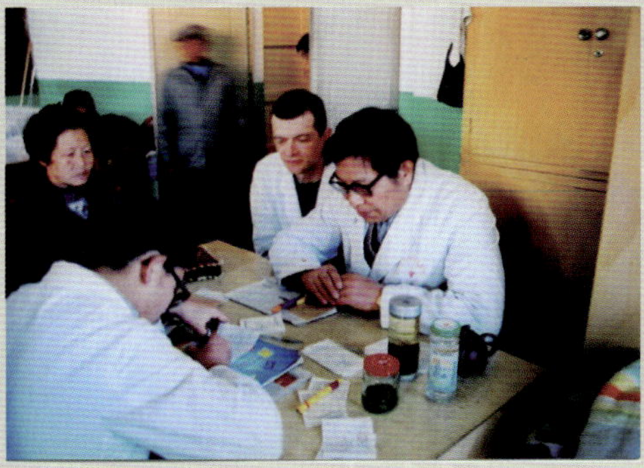

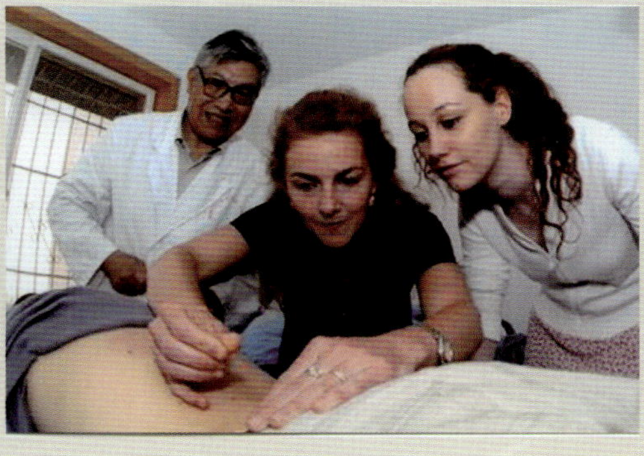

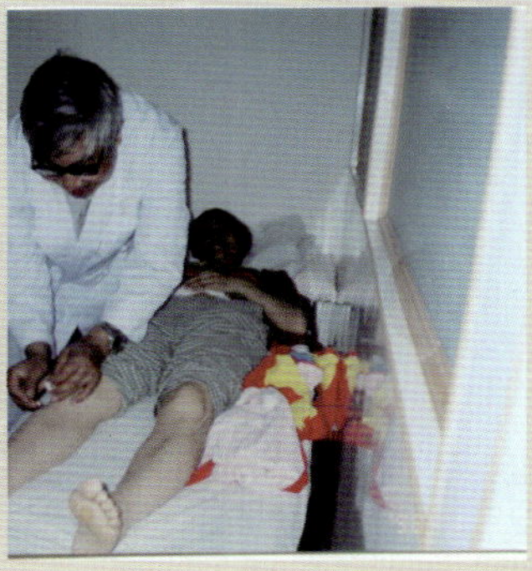

学。是科学之林——生命科学的重要分支学科。

科学认识自然和社会(现主要阐述自然科学),研究物质结构和运动规律。物质分有生命的物质和无生命的物质。有生命的物质是动植物,无生命的物质很多,如土地、阳光、水、空气及器物等。近代,研究有生命的物质多用观测研究,研究无生命的物质多用实验研究。观测研究长于定性,难于定量;实验研究长于定量,难于定性。有生命的物质,如动、植物,尤其是万物之灵的人,自然天成,结构和运动规律可变因素多。结构与结构之间的关系(相互作用),难以测得实数。饮食、空气等在人体所产生的能量变化成非线性并因人而异,不可精确测出。无生命的物质应用实验研究法,如器物结构和运动规律,再复杂多变,结构和运动规律可量化,其他无生命的物质如大气的流动,水及土地等运动规律,仍要用观测研究法,至少是二者结合,如机器人,为人制造,结构再复杂,运动速度变化,可测得实数。

为了研究人体的生理病理,防病治病技术,中医学主体研究,采用的是以整体论为基础的观测研究法;而现代自然科学,如物理、化学、机械制造主体研究,采用的是还原论为基础的实验研究法。以物理、化学、机械制造的实验研究作为参照的科学准则未规范中医学,并以不能实证而谓中医学不是现代意义的科学的说法是片面而不准确的;西方医学也同中医学一样,人体结构和运动规律,病因病理,治疗等同样不能实证和精确量化。由此可见,不是中医学不科学,而是对科学的参照体系认识的偏颇。如果人体结构和运动规律能精确量化,人就如机器人一样可以在车间组装,那么,世界就不是今天的世界。

吕光荣教授的研究证明中医学是数理医学,研究方法主体是整体论为基础的观测研究,同时指出观测研究是实验研究的基础,实验研究是观测研究结果的具体说明。数理医学基础和研究方法的建立,将提高人对自身复杂结构和运动规律的认识,推动理论学科的深入研究,治疗技术学科的创新,临床应用学科的发展。

二、系统研究中医文献,编著《中医内科证治学》,引领中医内科学向前发展

中医内科学是中医学的主要临床学科,也是临床各学科的基础。春秋以降,两汉隋唐,直至宋元明清,内科著作汗牛充栋,但未系统整理发掘。建国以后编写的中医学院教材(如一、二版教材)虽有进步,体例只列概说、病因病机、辨证施治,未能全面总结历代研究成果。由于历史条件的限制,病证不分,系统内科难明,诊断和辨证含混,对于多因素引起的多结构损伤,多功能紊乱的疾病,治法单一。既不适应临床治疗的需要,也难用于临床教学,更未反映现代的中医学成就。

吕光荣教授在广泛临床实践研究,深入人类、人口学调查的基础上,汲取历代经验,反复临床实践,着手编著既适用于临床,也适用于教学的《中医内科证治学》。1971年开始撰写,1975年成稿,名为《中医内科病症治学讲义》。1978年为适应西医学习中医研究班,1967、1968届回炉进修班的教学需要,改定为第二稿铅印。同时作为资料,与当时中医研究院和各中医院校交换,并将书中有关心、脑、老年病等章节,分别以《中医心病证治》、《中医老年病防治》、《中医脑病证治》出版。《中医脑病证治》1989年于台湾南天书局出版繁体字本。1992年修订《中医内科政治学讲义》,以《中医内科证治学》为书名,由台湾正中书局1992年出版繁体字本。以后又经多方分析研究,不断实践,增添内容,再次修订,于2001年人民卫生出版社出版,《中医内科证治学》(前后三稿,分类体例相同),149万言,分上篇总论,中篇病证治论和下篇医论三部分。总论论述内科发展史、病因、诊断、治法、病历书写格式;中篇病证治论,阐述脑、神、心、肝、脾、肺、肾等系统疾病及其定义、源流、病因病理(机)、症候特征、现代意义、诊断、鉴别、治则、辨证论治、预后预防。下篇医论科学定位"中医学是数理医学",论经络。

吕光荣教授在中医内科学的主要学术成就和贡献,在于首先提出"辨病而后辨证论治",突出论述整体与局部的辨证关系,强调治未病。辨

病即当论病，内科各病，首列“定义”，以明病名；病在历代各家内科著作中的源由及流派，继以“源流”述之；病的形成和演化以“病因病理(机)”为题；病之外在表现，以“症候特征”叙述；以病而言，中西医多具同一性，故以现代意义表述之；病的认识与确定，因有“诊断”、“鉴别”。病之后是治，如何治，辨证而后治。有病始有证，证因患者个体(性)的不同而有异，故列“治则”、“辨证论治”，突出中药、针灸、气功，整体对应，个性化综合治疗。对病来说，防重于治，最后列病的“预后预防”。

《中医内科证治学》举“辨病而后再辨证论治”之旗，以脑、心、肝、脾、肺、肾病证为纲，病症证为目，建立诊断与辨证。病为总，症为候，证为病的不同属性，确立编写体例。吕光荣教授建立的编写体例，条理清晰，逻辑严密，既是发掘整理，更在于创新。将中医学基础理论，内科病证防治技术中药、针灸、气功综合个性化治疗，形成有机的整体。前无先例，后有来者，将1978年以来出版的中医内科著作，划了一条明显的分界线。以后编写的内科著作，或采用其编写体例(部分)，或引用其内容，甚至照抄其中节段。如：《实用中医内科学》(上海科学技术出版社1985年)，即引用了《中医内科病症治学讲义》、《中医心病证治》、《中医老年病防治》的分类及体例；中医急症胸痹协作组主编的《中医痛证大全》(福建科技出版社1993年)抄写了《中医内科病症治学讲义》、《中医心病证治》，真心痛一病的源流及辨证论治的部分节段；又如《临床中医内科学》（北京出版社1994年)参考《中医心病证治》、《中医脑病证治》的体例；“定义”、“病因病机”、诊断与鉴别诊断，“预防”，引用了书中部分内容，其中“痴呆”的气功治疗即是《中医脑病证治》治疗“老年性痴呆”的涵养本原法(参阅吕光荣教授著书《中医脑病证治》145页，《临床中医内科学》641页)。再如《中医内科学》(中国中医药出版社2004年)，除引用《中医内科证治学》体例：“定义”、“病因病机”、“诊断”、“预防”外，亦引用书中心痹源流的内容。“就连即将在全国实施的六版《中医内科学》讲义，其编写体例也与吕氏的著述有诸多相类之处。”(见尹亚君教授：“承前启后的《中医内科病症治学讲义》”，云南中医学院学报，1999年第22卷第2期，P46～48)。教学方面，台湾作为教学用书，培养本科生、研究生，全国高师班亦有选作教学用书等，就不一一例举。临床治疗方面，《中医内科证治学》提出的中药、针灸、气功综合治疗技术，不仅国内选用(见《中医老年病防治研冗》痴呆治疗P258～262)，欧洲、美国学生也不断前来学习(见中央电视台《中华医药》2004年9月，昆明日报6月11日报导)。法国杵针中医学院将该书作为内科治疗参考书，特邀吕光荣教授前往讲学，专题讲授内科疾病的综合治疗，《中医内科证治学》不仅在国内有较大影响，而且还健康稳步走出国门，为中医内科治疗水平的提高，作出了突出贡献。

三、整理发掘气功精华，普及气功知识，编著工具书

气功，国之瑰宝，中国医学防治学的重要组成部分，上下数千年，为中国各民族的健康做出了卓越贡献。由于历史原因，浩若烟海的气功文献，散在于道、儒、释、医、兵、阴阳家的著述中，未得到系统整理，科学实用的气功功法未发挥实际作用。气功同名异说，一词多义，瘦词隐语，很难为今人应用。“说气功好的，好得不得了；说气功坏的，简直坏透顶”，对一门学问认

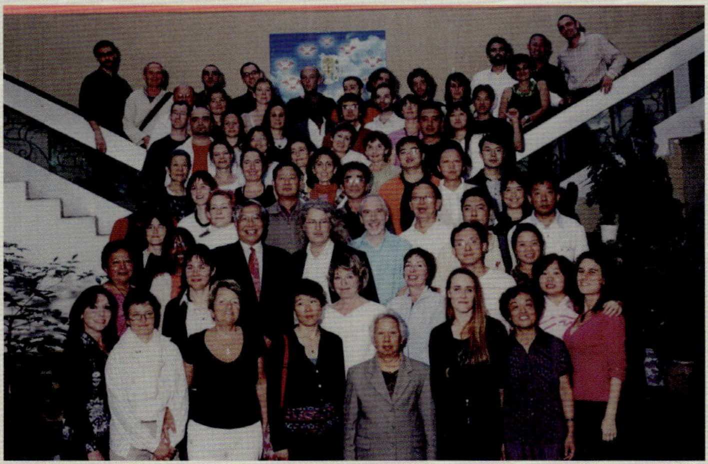

学生遍天下

识误差之大，超过所有学科，原因是未能科学认识气功。近年，又出现懂一点气功，即以大师之称，视一功一法为气功学，或以一功一法包治百病，或万人习练一功的反人性(类)的怪圈，严重损害气功的声誉，影响气功在海内外的传播(注：早在上世纪80年代，济南召开的全国气功学术研讨会上，吕光荣教授即向与会的领导姜椿芳提出：气功是中医的治法之一，是医师指导患者防治疾病的治疗技术方法，不能用清朝以前帮会道门授徒的方式传授气功)。针对当时的实际，吕光荣教授认为正确引导，进行气功科学定位，说明气功含义，普及气功知识，指导患者习练气功是医师的社会责任。为此，吕光荣教授在古文献研究的基础上，结合临床实际，首先编著《气功学基础》，简要阐述气功学知识，突出辨证施功，有是病，练是功，患者阴虚练静功，阳虚练动功……在普及的基础上提高。鉴于现代人对道、儒、释、医各家学说普遍未全面接触的实际，编写专业辞典，让学者专家及爱好者，有工具书查阅，以进一步整理发掘气功文献，古为今用。于是从上世纪70年代末，着手编著《中国气功辞典》，通过10余年的努力，阅读上万卷古文献资料(大多是未点校本)，采摘2万余气功辞目，比较琢磨取其精华，最后收辞目6000余条，80万字。内容包括：名词术语、人物、著作、功法、名言等，全面阐述气功理论、介绍气功知识、历代渊源、功法、具体应用。1988年在北京召开的第一届国际气功科学大会之前终于完稿，由人民卫生出版社出版。与会期间得到国际气功学者的好评和赞扬。1989年由人民卫生出版社授权，台湾故乡出版社以《气功大辞典》为名，出版繁体字本，发行美国、欧洲、日本、韩国、东南亚等，影响遍及海内外。

接着又主编《中国气功经典》，收集先秦至清气功经典著作130余篇，介绍作者、版本、内容摘要、注释、按语，全书320万字，11分册，由人民体育出版社出版，时任国家体委主任伍绍祖作序，列为亚运会献礼书。《中国气功经典》首次对中国气功古文献进行系统发掘整理研究。《辞典》、《经典》的出版，拨正了气功发展的方向，使其推广应用健康有序，提升了气功的学术水平和国际地位，在社会、中医界产生轰动效应(见《健康报》1991年7月14日报导)：《辞典》、《经典》的出版，在国内外产生良好的社会效益和经济效益，为中国健身气功协会的成立，做了有益的工作(2003年中国健身气功协会成立，协会挂靠国家体育总局中国气功健身中心)。吕光荣教授弘扬了中医防治学的精神，为气功防治疾病在海外的传播作出了突出贡献。

主要成果

论文代表作

1、论中医是数理医学，云南中医学院学报，2000，12（2）

首论中医是数理医学，而非经验医学，与实验医学不同。

2、试论中医整体学说，云南中医学院学报，2003，26（2、3）

以数理为基础，论述生命整体的特性和运动规律，将传统“整体观念”上升为科学理论，构建中医数理医学整体学说。说明中医学的研究法，主体是：整体论为基础的观测研究法。

3、论经络，云南中医学院学报，2000，23（1）

以数理为基础，论述经络的形成。说明经络是人体气化的通道，时空的汇聚。将人体经气运行一周，分为十二时段，每一时段即为一经。十二经络经气运行，有象无形，化而无迹：客观存在，并无实体。

主要理论代表著作：

1、《中医内科证治学》，人民卫生出版社，2001年1 0月第一版，北京

继承发扬两千余年的中医内科学成就，首先提出“辨病而后再辨证论治”，以脑、心、肝、脾、肺、肾等病证为纲，病症证为目，结合临床而写成。论述形体疾病的定义、病因病理、诊断辨证治疗。提倡药物针灸气功综合治疗。1993年2月台湾．正中书局出版繁体字本。

2、《中国气功辞典》，人民卫生出版社，1988年10月第一版，北京

收词目6000余条，内容包括气功学基础理论、名词术语、功法、人物、著作等，熔儒、释、道、医气功于一炉，系统全面，为国内第一部权威性气功专业辞典，丰富了中医治疗学的内容。

3、《中国气功经典》，人民体育出版社，1990年9月第一版，北京

收集先秦到清代气功经典著作130余篇，介绍作者、版本，内容提要，注释按语。全书320万字，分十一分册出版。为国内第一部气功文献研究专著，当时国家体委定为亚运会献礼书。

4、《中医心病证治》，云南人民出版社，1978年12月第二版，云南昆明

论述心系病诊断预防，首先提出中医辨病然后再辨证论治。

5、《中医脑病证治学》，科学技术文献出版社，1987年10月第一版，北京

论述脑的形成，生理病理及脑病防治，为中医脑病防治学第一部专著。台湾南天书局1989年出版繁体字本。

6、《气功学基础》，人民卫生出版社，1989年12月第一版，北京。1995年台湾富春文化事业股份有限公司以《炁功》名出版繁体字本。

论述气功基础理论，介绍气功分类及基本操作方法，重在说明辨证施功，如阳虚患者练动功，阴虚患者练静功。批判千人练一功，不论体质、疾病虚实，违背气功科学原理，反人性(类)的伪气功。

7、《中医老年病防治》，云南人民出版社1981年9月第一版，云南昆明

简述老年生理病理，介绍老年养生，提出老年常见病辨证治疗、预防。未雨绸缪，在人口老龄化之前提出老年病防治问题，具超前性，是建国以来较早的老年病防治专著。

8、《道藏气功十种》，中国古籍出版社，1987年

点校《道藏》气功书。

9、《老年病》，人民卫生出版社，1987年

简述老年病防治。

罗金殿

名人小传

罗金殿，男，1931年生，河南夏邑人，中共党员。1948年毕业于私塾中医药。企业管理大学本科学历。现任北京朝阳罗有明中医骨伤科医院院长、副主任医师，罗氏正骨法教研室主任。兼任中国骨伤人才学会副理事长，中国药文化研究会现代医药委员会全国委员、理事，北京市中医协会理事，中国民间中医药研究开发协会、特效医术发掘整理委员会全国委员。罗氏中医药家族史的第六代传承人，国家级“罗氏正骨法”非物质文化遗产医药类保护项目代表性传承人。

20岁开始独立行医。60年来，在继承传统中医骨伤科医技的基础上，又通过系统中医理论及北京医学院、朝阳医院临床医学的深造，发展完善了业已成熟的罗氏正骨法，表现在临床治疗、教学和疗效上，而且有所创新。因此，经北京市中医药管理局及专家、教授考评三年师承的成绩后，其被定为罗有明名老中医学术继承人。

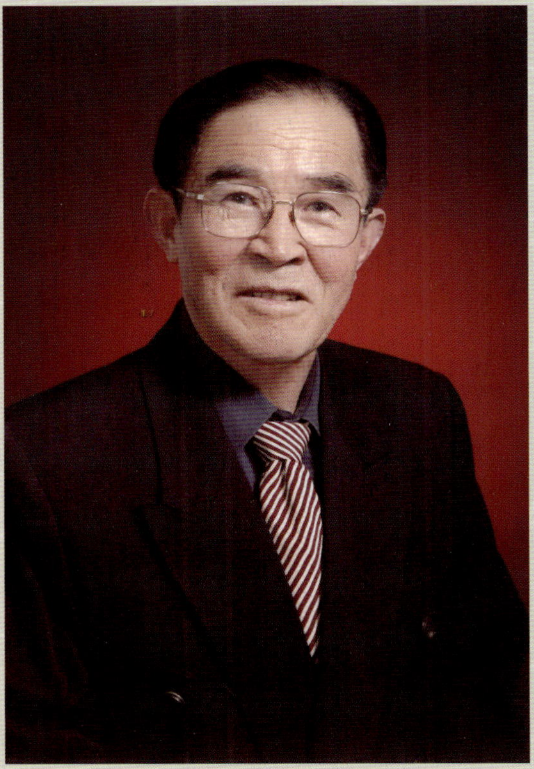

1997年3月授予中国骨伤人才学会科技杰出人才，曾获中直机关先进工作者、北京市劳动模范等荣誉证书。

学术经验

1、全面继承家传罗氏正骨技术，在对骨折、骨关节脱臼、颈椎综合症、腰椎间盘脱出症、颈椎间盘脱出症、风湿性脊柱病、膝关节病伴骨质增生等的治疗上，积累了丰富的临床经验。在对高难度外伤性颈、胸、腰椎骨折伴截瘫患者的诊疗上，也颇有独到之处。数以万计的骨伤患者，均获得了满意的疗效。

2、治学特点理论重深研，熟读经典。操作重实效，理论联系实际，注重辩证与药效对应，力求方能遇病即效。并将传统医学与现代科技发展相结合，吸纳现代检测手段和制药方法。

3、重视传承，教学相长，通过培养后学提升自我。他十分重视培养接班人，罗氏正骨中医药家族第七代传人，罗素兰、罗勇、罗素霞、罗伟等，他（她）们几十年来，在专业方面均有了长足的发展，这与罗金殿教授的言传身教是分不开的。曾随国家组团赴俄罗斯、美国考察、访问及学术交流。曾多次参加国际、国内学术交流，接待10多个国家的医学代表团，受到了医学界及名流学者的极大关注和欢迎。现他仍在罗有明医院带徒。

主要成果

在医学实践中十分注重积累点滴经验，使其不断升华为理性认识。在1993年第五期《中国骨伤》杂志合作发表了“正骨手法治疗腰椎间盘脱出症”一文，总结出“侧扳复位法、手、肘压法”，给髓核还纳创造了有利条件。“中医正骨手法治疗60例外伤性截瘫患者的报告”一文被收进《百家方技精华》一书中。1994年6月在世界传统医学首届“生命力杯”论文大奖赛上，发表了手法治疗脊柱病的两篇论文，一篇获优秀论文奖，整理一篇获金杯三等奖。

1994年10月，主编导拍了《罗氏中医正骨法》电教片两部，在传授和教学上起到了积极的推动作用。

主编《罗有明正骨法》一书，荣获北京市中医药管理局名老中医学术继承二等奖。

主编了《罗氏正骨法》中、英文版一书，荣获1997年首届国际民族医药展研评一等奖。

参编中西医结合骨病诊治系列丛书《腰椎间盘脱出症》分册一部。

2008年编著了《双桥正骨老太罗有明》一书，此书是现代骨伤流派名家丛书之一，这既是一本医书，也是一本史书，图文并茂，受到了读者的欢迎和好评。

以上四部书均由国家级出版社出版发行。

研制的“罗氏骨伤膏”、“罗氏骨痛膏”及相关论文，在1995年U. S. A纽约，均获国际传统医学新产品金奖。并被纽约中国传统医学院聘为客座教授及U. S. A国际传统医学会常务理事。近10多年来他还研制了“化瘀止痛胶囊”、“一号外用软膏”、“1、4号”外用洗药等，用于临床疗效满意。

彭　泉

名人小传

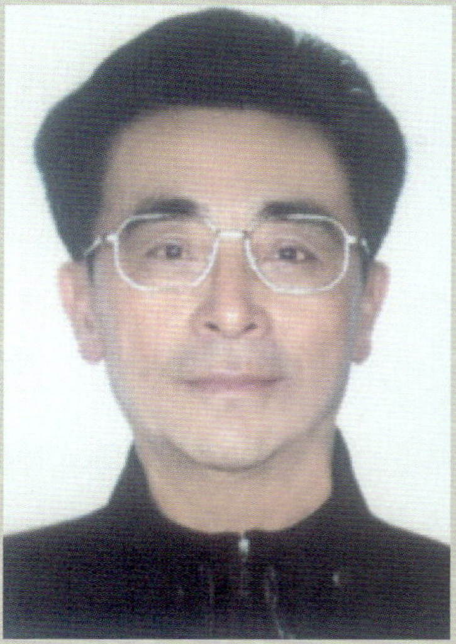

彭泉，男，汉族，中共党员，祖籍江西吉安，1944年9月2日生于云南昭通盐津。1961～1968年10月在云南中医学院读书，1968年12月分配到云南楚雄州大姚县三台公社卫生所工作。1972年3月调大姚县人民医院工作，任护训班、中医班主任，1974年3月任大姚县人民医院副院长。1977年3月调云南中医学院任教师，因学养丰厚，曾任教本科生、硕士生《中药学》、《中国药学史》、

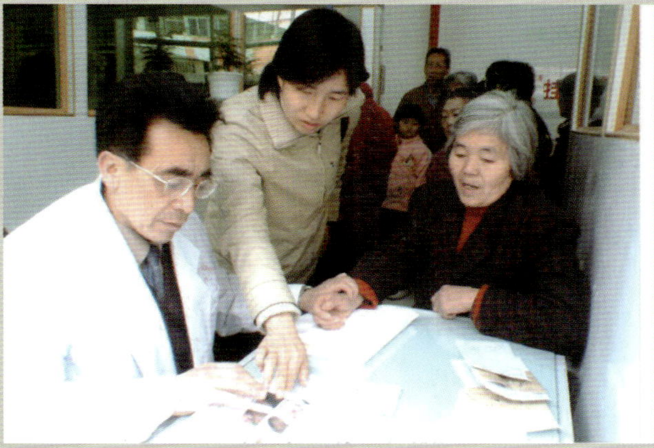

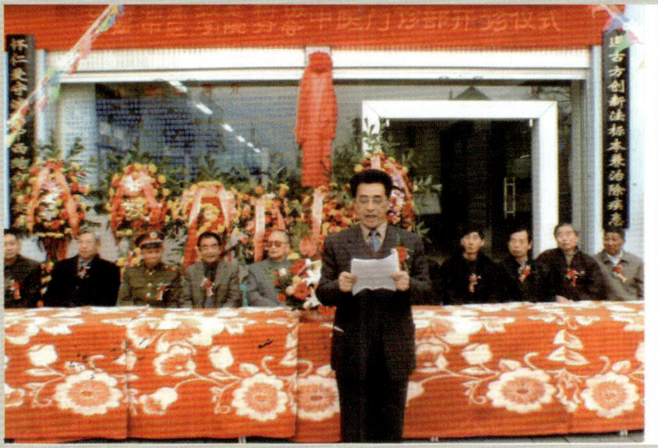

《方剂与治法》、《中医古籍选读》四门课程。1983年晋升讲师，1987年4月晋升副教授，1997年11月晋升教授。任职内担任硕士研究生导师、云南中医学院学术委员、云南省教育厅高校学术委员、云南省科技厅专家评审组成员。1998-2000年获云南中医学院优秀共产党员和优秀教育工作者奖。历任云南中医学院门诊部副主任、教务处师资科副科长、云南中医学院直属医院副院长、中药系副主任、主任、实用中药研究所所长、云南省“九•五”省级重点学科临床中药学主持人。任云南中医学院中药系主任期间主持通过了云南省教育厅对中医学院中药系《双基实验室评估》；1998-1999年主持建设的“昆明九九世界园艺博览会•药草园”项目获2000年度云南省人民政府贡献奖。

学术经验

1、从事中医药临床教学科研工作四十余年。临床工作中主攻胃肠病和风湿类疾病，倡导东垣脾胃论“人以脾胃中元气为本”的学术思想诊疗胃肠疾病；宗内经“诸痹不已，亦益内也”之法诊疗风湿类疾病，并多辅以虫类祛风药。

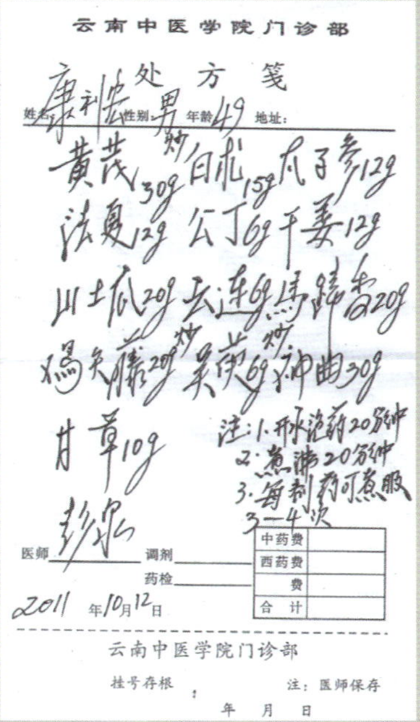

2、从云南特产中药和民族药中寻找筛选有效于胃肠病和风湿病的药物进行组方用药，于1999年研制成云南地方药品“胃肠安康胶囊”，主治胃肠病已十二年之久受到病患者好评而药效不衰至今。

3、收集云南民间传统用药独特方式于临床之中如对大红袍的应用。

处方一贴：

黄芪30g　炒白术15g　太子参12g　法夏12g　公丁6g　干姜12g　山土瓜20g　云连6g　马蹄香20g　鸡矢藤20g　炒神曲30g　甘草10g　炒吴萸6g

主治：脾胃虚寒，脘痛泛酸，呃逆纳差之诸症。

学术成果

论文和著作

1、主编教材《方剂与治法》、《中国药学史》

2、参编《本草经义疏》，人民卫生出版社出版

3、主编《药食保健》，云南大学出版社出版

4、编撰《全国中医院校各科课程习题集•中药学习题集》，上海中医药大学出版社出版

5、参编《中药史》，云南中医学院内部教材

6《云南中医学院五十周年校庆老教授学术论文集》任副主编，云南出版集团公司云南科技出版社出版

7、在《云南中医杂志》、《云南中医学院学报》刊物上发表"简述中药的毒副作用"、"云南药物史话漫谈"等16篇文章

获得奖项

1、1986年研制新药愈疡片获云南省科学技术进步三等奖

2、1996年《本草经义疏》获云南省高等学校古籍整理研究第一届优秀成果二等奖

3、《全国中医院校各科习题集•中药学习题集》获2000年云南省教学成果二等奖

医学感语

中国医药学是上下五千年中华民族用长期的生活实践乃至于生命代价总结出的独特医药科学，具有永不衰减的生命力，所具特色"天人合一，唯物辩证"是世界任何一种医学都不可取代的。

彭路嘉

名人小传

彭路嘉，医师，1968年11月出生，毕业于湖南中医学院（现湖南中医药大学），硕士研究生毕业，中国传统医学博士，主任中医师。香港国际医学研究院客座教授，北京聚医杰医学科学研究院专家委员。中国特色医疗学术研究会研究员、中华中医药学会难治病研究专家委员会委员及协作组成员，中国传统医学研究会常务理事。

彭博士出生于医学世家，先祖是清代御医，历代传承，铸成了闻名湖广乃至整个江南的"彭氏特色中医"源传至今，已历五代。身为"湖湘彭氏特色中医"第五代传人的彭路嘉教授，幼承家学，精研医经，深悟祖辈历代经验之奥秘，首创"平衡疗法"和"还原疗法"治疗难治病、慢性病。长期的临床诊疗和科研活动中，用药讲究原生地道，处方微妙精当，独具匠心。

医师这一职业对很多人来讲只是一种工作，然而彭路嘉博士却不这么认为。他说，做医师也是在从事一种事业，完成一项使命。出于对祖国传统中医的弘扬与探索这一美好想法，也为了能更好、更方便、更直接的为广大病友服务，1998年彭医师决定放弃大医院的优厚条件，毅然辞掉大医院的工作，到天下第十八福地、有"粤港澳后花园"之称的湖南省郴州市开设自己的特色中医诊所，为广大民众疗治疾病。其医德、医术被《大众医学》、《中国健康报》、《三湘都市报》及《郴州日报》、郴州电视台等多家报刊电视广泛报道，常有港澳台胞登门求医。

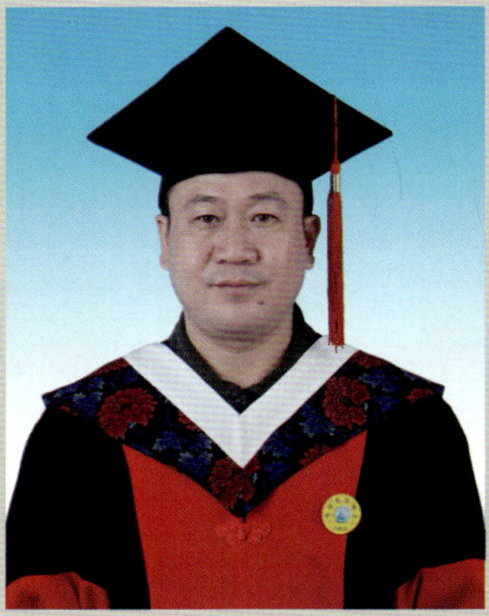

学术经验

长期以来，彭博士以自己的诊所为科研基地，通过对5000余例男女不育不孕病人的系统治疗，获得良好的疗效。其中包括各种原因引起的男女不育不孕，男性阳痿、早泄、精弱、死精、无精、前列腺炎，女性输卵管阻塞、盆腔炎、多囊卵巢综合症等等。还接诊许多诸如肿瘤癌症、乙肝、肾炎、糖尿病、生殖器疱症、尖锐湿疣等西医无法治愈的顽固性疾病，给沮丧的患者带去幸福和希望。学术论文"妇科不孕症的探索及中医临床经验应用"发表于《中医临床研究》杂志2011年7期。

彭教授常对自己的弟子和学子说："西医是

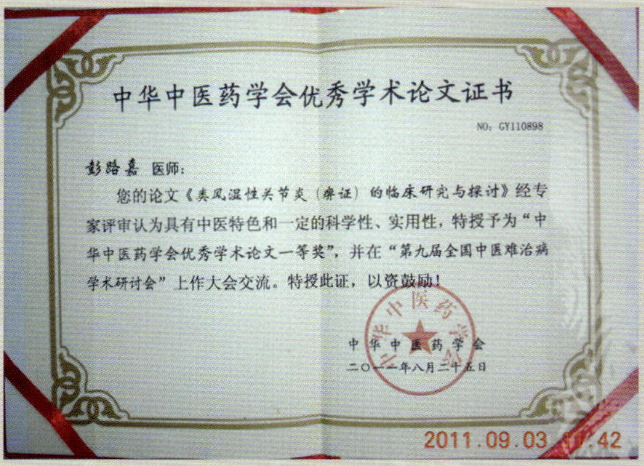
中华中医药学会优秀学术论文证书

NO：GY110898

彭路嘉 医师：

您的论文《类风湿性关节炎（痹证）的临床研究与探讨》经专家评审认为具有中医特色和一定的科学性、实用性，特授予为"中华中医药学会优秀学术论文一等奖"，并在"第九届全国中医难治病学术研讨会"上作大会交流。特授此证，以资鼓励！

中华中医药学会

二〇一一年八月二十五日

术，中医是道”。任何“术”都有不断进步和超越的时候，唯有“道”是一以贯之。“术”是技术，可以学习，“道”是本源，只能求索。中国传统中医学因迥异于西方现代医学，很多理论和法则还无法用现代科学来解释，但不能被解释并不等于不存在，我们必须客观辨证的看待，现在不能被解释的一种科学或理论，只能说是因为现代人的认识和现代科学在发展过程中的局限，不能被解释的科学，恰恰说明现在人的认识和现代科学的水平亟待提高。也许几十年甚至几百年以后，当现代科学发展到了一定的高度之后，我们才可以看清中医对于生命的那一种透彻般领悟——“道”。

任开益

名人小传

任开益，字鑫海，男。湖南湘潭人。研究员，副主任医师。湘潭市雨湖区中医院（金侨中风病专科医院）院长，湘潭市中风偏瘫研究所所长。湖南省中医药学会理事，湘潭市中医药学会副会长。湘潭医学院客座教授。国家中医药管理局授予“全国优秀中医人才”、湖南省人事厅、卫生厅授予“湖南省名中医”，湘潭市卫生局授予“医德贵仁、医风贵正、医术贵精、医绩贵勤”的四贵专家。省市县优秀院长，湘潭县首届劳模，湘潭县委授予“自强不息、敢为人先”的县域精神十佳，多次获市县政协“两为”特别贡献奖、优秀政协委员。

任开益出生在湘潭县响塘乡偏远农村一个普通农民家庭，自幼总是憧憬着长大后做些与看书写字有关的事。不巧初中毕业时，轰轰烈烈的文化大革命如火如荼，在那个“知识越多越反动”和“以阶级斗争为纲”的年代，升学成了泡影。改革开放前的农村缺医少药相当严重，八姊妹中四个先后因患白喉、麻疹、肺炎、疳积而夭折，母亲患甲亢、心脏病久治不效，于是他就萌生了学医的念头。然而，在那特殊的年代，任开益因家庭原因成为当时社会的“另类”，加上穷困的家境，要想从医，听起来有些荒唐。当地的医生不敢带他为徒，都劝他不要学医，说像他这类人学医，即使学了也不会有机会看病。本地医生不敢收徒，任开益就托亲戚到外县拜师求学。经人介绍，终于在离家三十公里外的望城县桐木卫生防治所找到了夏懋炎老中医，夏老师是当时望城县八大名老中医之一，素以治疑难杂症著名，不幸的是，学了不到两年，恩师就过世了。临终时，师傅把任开益托付给得意门生刘汉章师兄。那时，任开益从师学医是不能公开的，更不能脱产，只能晚饭后步行三十公里到师傅家点书（所谓点书就是师傅点释本次学习的内容），早上8点之前又跑回来参加生产队的集体劳动。出集体工时，一头挑着锄头、箢箕，一头挑着医书、笔记本，利用上下午工休半小时，在田间地里学习，晚上就点着昏暗的煤油灯看书。就这样学完了《医学三字经》、《汤头歌诀》、《濒湖脉诀》、《药性》、《神农本草经》、《伤寒杂病论》、《内经》、《温病条

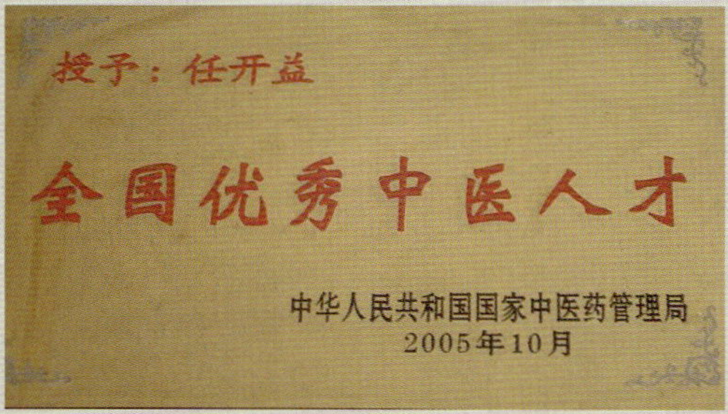

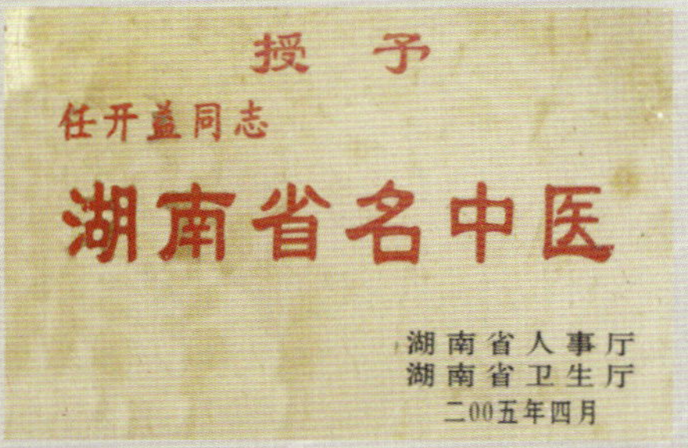

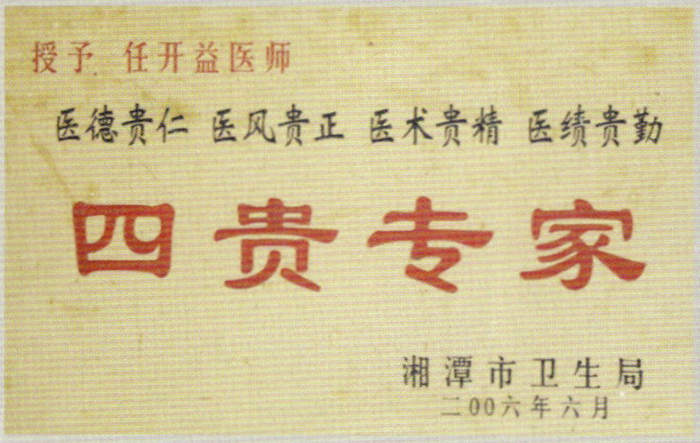

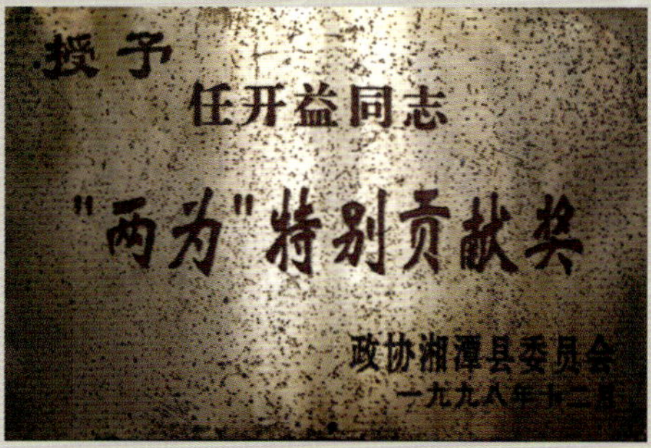

辨》等中医典籍。

经过五年师承生涯，觉得自己学了点东西，任开益准备自己行医，没有钱，把家里的猪卖了进药。因初出茅庐，没几个人找任开益看病，好心人就劝他改学油漆。因为任开益有一定的绘画基础，学这门手艺，肯定能挣钱。任开益拒绝了，日子虽然过得很清苦，但对医学知识的渴求和为民众解除疾病痛苦的心愿已成为他放不下的追求。

随着时间的推移，任开益的医术逐渐得到人们的认可。1979年，新上任的大队书记认为任开益业务能力还可以，能治好些病，在乡亲们中口碑又好，就安排他到大队担任拿工分、没有工资的赤脚医生。别看这听起来有些卑微的“赤脚医生”，但对于饱受冷落的“另类”任开益这样的人来说，是可遇不可求的好事情，他非常珍惜这次难得的机会。于是认真扎实地工作，把大队卫生室搞得有声有色。1985年被南谷乡卫生院黄仁坤老院长选拔到卫生院工作。来卫生院就诊的病人多，病种、病情都较村卫生室相对复杂些。在卫生院工作一年后，工作责任心极强的任开益深感自己西医基础知识不足，应对疾病有些被动，决心舍弃卫生院的工资自费到湘潭市中心医院进修西医。由于他没有医学院校的文凭，又没有单位推荐，湘潭市中心医院不想接收他。执着的任开益不放弃，托熟人，找关系，反复争取，医院被他的执着打动，终于破例接收了这位特殊的进修医生。好不容易才有了进修学习西医的机会，原来只打算学习半年，可发现要学的东西太多，结果任开益一呆就是两年。进修期间，深得心血管博士曾建平教授悉心指点。

在湘潭市中心医院的两年进修学习期间，白天在临床科室跟班学习，晚上到医院图书室查阅资料，作学习笔记，还经常到心电图室、检验科亲自动手操作，拟发检测报告。通过两年的进修培训学习，在上级老师的精心指导下，任开益先后选修了内儿科、普外科、急诊科等临床一线科室，自己也能作心电图、看显微镜，发三大常规检验报告了，丰富了临床知识，提高了基本诊疗技能，为今后研究中西结合防治心脑血管病奠定了坚实的基础。

任开益还先后还拜湘雅医院中西结合研究所原所长金益强教授、366医院神经内科专家胡开华主任、省脑科医院杨森林主任为师，学到了很多有关中西结合和神经内科知识。随着西医知识的丰富，学识水平得到了很大提高，提升了临床思辨能力和水准。

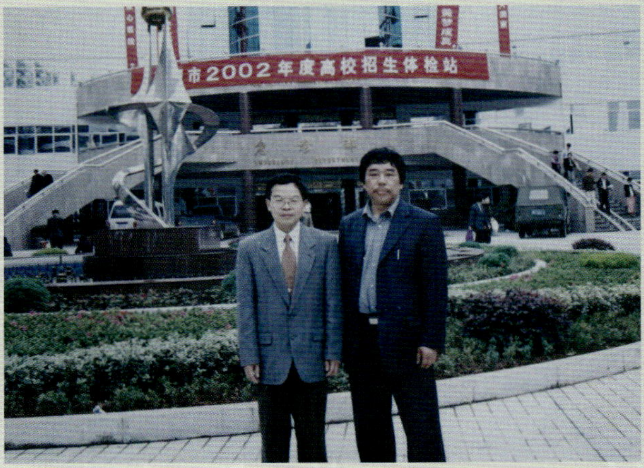

任开益（右）与恩师曾建平教授合影

学术经验

任开益长期在基层医院从事临床和科研，积累了丰富临床经验。更为难得的是，他坚守在基层医院几十年如一日，坚持以价格低廉的复方中药治疗为主，经他救治的各类患者不计其数。有一位患者被罕见的脊髓空洞症困苦15年，在各级中西医院诊治多年无效，还因治病而一贫如洗，失去了生活的信心。患者几经辗转最后到了任开益院长的金侨医院，经过任开益院长开方吃中药，半年后康复出院，恢复正常生活。

虽然任开益院长善治各种疑难杂症，他付出最多心血钻研的是危害性最大的中风病。由于在中风病诊疗方面的突出成绩，他领导的医院先后被湘潭市卫生局、湖南省中医药管理局、国家中医药管理局确认为中风病特色专科、重点专科医院。

任开益治疗中风病的学术经验主要表现在：

1、 对中医“治未病”理念的认识——“治未病”思想是基于阴阳学说的中医疾病认识论和中医临证的方法学

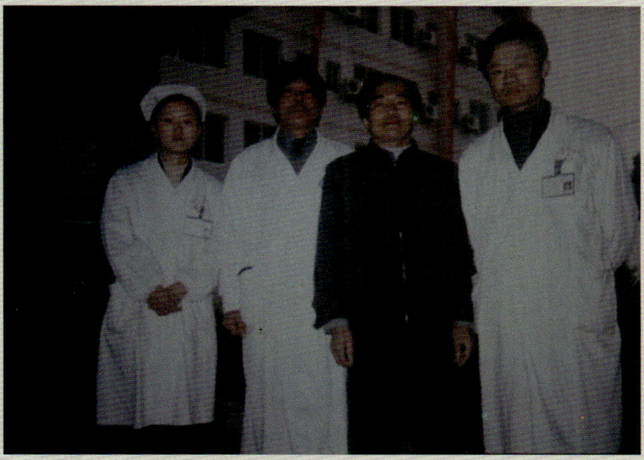

脊髓空洞症患者痊愈出院时与任开益院长（左二）及病区医护人员合影留念

（1）“治未病”理念是中医学疾病观的有机构成

中医学以古代哲学阴阳学说为理论基础，认为人体与世间万事万物一样，具备阴、阳两性，而阴与阳是对立统一的，阴阳互根，此消彼长。

中医健康观：“阴平阳秘，精神乃治”。此处的“精神”，不是现代词语的意识形态，“精是构成人体和维持生命活动的基本物质”，是生命的基础。神是“生命活动现象的总称，是内脏功能的反映”。“精神乃治”是身体机能井然有序的和谐健康状态。

中医疾病观：阴阳失衡；阴阳消长关系决定了疾病是一个渐进的演变过程，这种演变不是单一线性的，存在多元的可能性，也就是五行生克所反映的疾病传变。这个渐进的、多元演变的过程，是可以调节干预的。这就是“治未病”的思想基础，这也是中医与西医临床思维的本质区别所在。西医是“治病”，是微观对抗方法，着意于消灭症状。中医是“治人”，是宏观整体调节，追求的是整体功能和谐，从“未病”状态就开始实施良性的干预——扶正抑邪。“未病”可以理解为（1）疾病的潜伏期、高危期；（2）传变的前期量变过程，或者叫隐匿阶段。

因此，“治未病”绝不是单纯的预防医学，而是洞察秋毫的临床思维；不仅仅是提前一步的时间差，更是捕捉隐患的机敏和四两拨千斤的机巧。用两个汤剂来打比方，“治未病”不单是固表的玉屏风散，还是内调的附子理中丸。治未病是中医整体观和五行生克疾病演化规律的具体应用，是可以且应该贯穿中医医疗全程的诊断思想和治疗策略。故此《内径》尊其为“上工”。

（2）“治未病”是中医临证思维的方法学

汉代名医张仲景将治未病具体到四个步骤——“未病先防，欲病早治，已病防变，病愈防复”。明代医学家徐春甫指出：“圣人治未病不治已病，非谓已病而不治，亦非谓已病而不能治也。盖谓治未病，在谨厥始防厥微以治之，则成功多而受害少也”。

古代先贤不仅提出了治未病的理念，也论述了治未病的具体应用。如《金匮要略•脏腑经络先后病脉证第一》篇首说：“问曰：上工治未病何也？师曰：夫治未病者，见肝之病，知肝传脾，当先实脾。”进而又说：“中工不晓相传，见肝之病，不解实脾，惟治肝也。”又如当今广受欢迎的冬病夏治“伏贴”。这些都是用“治未病”思维方法，深刻剖析疾病的发展变化规律，在处置当下见症的同步对未见之变症给予治疗措施，达到“成功多而受害少”的疗效。

先贤对治未病的解读，充分说明了“治未病”是贯穿于治疗全程的，是中医医疗特色所在。

2、延伸中医四诊方法以中医“治未病”理念认识中风病

中风病位在脑，其病理过程是在血管壁病变的基础上，加上血液成分及血流动力学的改变，造成出血（血管破裂）和缺血（血管痉挛、狭窄和闭塞）两类病证。就中风病而言，无论是血管壁病变或血液成分改变，都不是一朝一夕突然发生的。没有前期病变或他症影响突然脑血管意外，属于脑伤，没有前期的血液渐变而突然血液改变属于中毒。临床所见中风大多有诱因，如情志过激、季节交替、体位改变等。事实上，这些诱因更多的是诱发之因，而不是诱生之因。换言之，如果没有脑血管或脑供血的异常，情志环境因素是很难凭空诱发出中风病的。更有甚者，有些诱因是嫁接在中风病上的一种误解，完全不是

中风病发生的原因。比如患者家属经常说“摔一跤中风了”，“一口饭没吞下去卡着中风了”。因为家属看到的中风病态是在摔跤或噎食之后，想当然地认为是“摔出来的中风”，“卡出来的中风”。从医学的角度看，更多的情况是中风在前，摔跤在后，正是因为发生中风，脑供血不正常了，才会失去平衡而摔跤。噎食也同样如此，脑部中风病导致神经传递有障碍，吞咽动作无法正常进行而发生噎食。这些都提示我们，中风病等到临床主症表现出来才进入诊疗环节已经滞后，“四诊”无法及时判断发作外显之前的中风。

中医奠基经典《黄帝内经》倡导“上工治未病”。在古代汉语里，“治”是管理，治理；“病”是“疾”的递进状态。“未病”不等于“没病”，当然也不是“已病”，而是健康和病态之间的一个动态渐变的中间态，是具有发病趋势的潜伏期以及疾病达到临床诊断之前的渐变期。《黄帝内经》认为高明的医生应在疾病的隐匿阶段就采取措施。汉代名医张仲景把这种全程治理疾病的“治未病”思想分解为四个步骤：“未病先防，欲病早治，已病防变，病愈防复”。用张仲景的这四个步骤全程干预中风病的发生、转归，将有利于降低中风病的“四高”。我们以“治未病”理念为中风病临床指导思想，将现行治疗模式被动接受“已病”才开始治疗，变革为主动发现“未病”进行积极干预，分别设立“未病、欲病防治”，“已病防变”，“病愈防复”三个中风专科病室，将中风病的前高危期（临床发病之前）、后高危期（复发危险期）都纳入中风病治疗过程。经过多年实践，证明这种诊疗模式确实能有效降低中风病的“四高”。对于病程长的多因性疾病，治未病理念不仅有医疗学术价值，还有高效低耗的卫生经济学价值。

3、提出“661体质高危中风综合征（H.S.S）”假说

《金匮要略·脏腑经络先后病脉证第一》篇首说：“问曰：上工治未病何也？师曰：夫治未病者，见肝之病，知肝传脾，当先实脾。”进而又说：“中工不晓相传，见肝之病，不解实脾，惟治肝也”。可见先贤提出的治未病，绝不是单纯的预防思想，而是基于对疾病形成、发展、传变全程的深刻认识，以最简捷的治疗获得最佳疗效的临床模式。正如明代医学家徐春甫指出：“圣人治未病不治已病，非谓已病而不治，亦非谓已病而不能治也。盖谓治未病，在谨厥始防厥微以治之，则成功多而受害少也”。

具体到中风病而言，如果只是通过调控情志、饮食、起居等生活诱发因素来防范中风病的发生，未免失之偏颇。这充其量是“未病先防”，而没有实施“欲病早治”，远不是医学干预性质的“治未病”。好比只修堤不疏通河道，固然也能防范一时，但终归没有改变河道壅塞恶化的内在病因，决口是时间问题。只有内疏外固并举，才是最可靠的治理措施。于是，任开益对中风临床病例追寻前因性因素，通过多年观察总结，发现一组高危症候群，提出了“661体质高危中风综合征（High-risk Strock Syndrome，H.S.S）”假说。

“661体质”是指30岁以上劳动力人群中高血压、高血脂、高血糖、高血粘、高尿酸血症“六高”和颈椎病、冠心病、或（和）心脏手术史者、脑动脉硬化、血管性痴呆、帕金森氏综合征、脑萎缩“六病”及有中风病史和中风家族史者。

中风高危综合征则是指：有“661”因素的人偶然或经常出现头痛、头晕、头胀、头脑不轻爽、视物昏花、耳鸣耳聋、胸闷心悸、心烦易怒、肩颈不适、手足甚或唇舌麻木、易感冒、易疲劳等精力、体力、听力、视力、记忆力、逻辑思维能力、免疫力等“七力”减退，导致生活质量和社会适应能力下降的亚健康临床症候群。

广义的体质学说可以说是一个泛学科。人类学家、生物学家、医学家、社会学家，乃至历史、考古学家都有所研究。任开益提出的“661体质”是针对中风病的病因、病机、病理提出的假说。这一假说可以用学贯中西的匡调元教授体质学定义解读。匡教授在研究中医个性化诊疗原理时将体质定义为：人类体质是人群及人群中的个体在遗传的基础上，在环境的影响下，在生长、

发育和衰老的过程中形成的功能、结构和代谢上相对稳定的特殊状态。并认为“这种特殊状态往往决定着他的生理反应的特异性及其对某种致病因子的易感性和所产生病变类型的倾向性”。

“661体质高危中风综合征”假说消弭了常规中风病诊疗临床滞后问题，在其主症发展为可视性之前就开始医学干预——治未病。

4、 创制“任氏心脉康”医院制剂用于“661体质”治疗

“661体质”所涉及的中风高危因素可散见于医学临床文献报道，如北京市心肺血管医疗研究中心和安贞医院人群防治研究室早在1994年共同报道：对北京安贞小区1989-1990两年发病脑卒中患者88例进行了各项危险因素的调查，并与小区抽样人群危险因素水平做对照比较，结果显示，脑卒中组各项危险因素水平均高于对照组，女性有显著性差异。提示高血压是脑卒中最重要的危险因素。心脏病和脑卒中家族史与脑卒中发病有密切关系，其他危险因素有高血脂、高血糖、高血粘度、肥胖、吸烟、饮酒等。并指出“这个结论与国内外文献报道一致”，“与中国六城市危险因素调查结果相同”。任开益认为，这是对“661体质”者为中风高危人群假说的客观佐证。医学干预“661体质”是对中风病“欲病早治”。无论是文献报道还是临床应用，尚未发现基于“体质”治疗中风高危症候群的专用药物。虽然医学界毫无异议地认同中风病前期危险因素，但尚未将其作为一种中风病“易感体质”从根本上进行调治。虽然在现行预防方案中都分门别类地提出控制高危因素的方法和药物，但大多是单一的病症治疗，比如降血压、降血糖、降血脂；缺乏整体的病因治疗。任开益摒弃那种割裂整体观、脱离中医精神的“伪辨证论治”，也就是抽去中医整体观的内核，嫁接到西医对抗治疗的一症一方的片面思维。他认为，“661体质”高危症候群在诱发中风病方面表现出殊途同归，中风病的靶器官在脑血管，所以在众多中风高危因素中，脑动脉硬化才是中风病的高危疾病，余者都是高危因素。而且上述高危因素都有一个浸淫靶器官的共性。综合治理高危因素对中风靶器官的浸淫损害，改善脑动脉生理状态，就能实现阻止中风发生。中风病是多因性渐进型疾病，高危因素单一症候的线性对抗治疗难免隔靴搔痒，再加上有些化学药物只能改变检验指标，无法实现功能改善，远期效果是很消极的。任开益运用中医整体观和中药复方的多重功效，创制了用于“661体质”的医院制剂——任氏心脉康。

5、 创制“任氏脑脉苏”医院制剂用于中风病治疗

任开益首先以治未病理念剖析中风病。中风病由于病发在脑，除了本身具有的病死率高、致残率高，还表现出并发症多，由于脑部供血异常而造成的后续反应，患者在接受治疗后还有症状短期渐进性加重的现象。这些提示，虽然中风病诊断以脑血管出血、梗阻为依据，但一味强调止血或通血都难免失之片面。尤其是出血性中风急性期，看似“急则治标”，止血为上。但用“治未病”理念分析，脑出血显症为出血时，隐症可能是气滞血瘀而发。尤其是因出血并发症而发生的症状加重，已经不是最初的出血反应，而是溢血造成的瘀阻所致。《医林改错》中有：“血受热则煎熬成块 ”，即便是血热而溢血，也会与瘀血互见，尤其是大剂量凉血止血，更易引发后续血瘀。针对出血性中风如果早期治疗仅就所见症状而谨守止血，不配合病因治疗活血祛瘀；或者把后续的并发反应当做原发症状加大止血力度，都将为脑功能恢复埋下隐患。从现代医学角度看也同样有出血致瘀的现象。发生出血后人体自我保护反应，将启动凝血系统，血小板聚集，释放凝血活性物质，同时有血管收缩，细胞聚集，形成血栓。这会使血液粘度增高，血流缓慢。这种生理性的微循环障碍也是不利于破损血管修复的。

中风病虽然病因复杂，起病急骤，变证频发，但病理并非毫无规律可循，病位在脑、靶器官为脑血管，这是共识。任开益以疾病整体观拟定治疗原则，“已病”和“未病”兼顾，“现症”和“传变”并治，以恢复脑功能为诉求，通过病因治疗的方法同步达到病证治疗，创设了用于中风病治疗的基础方“任氏脑脉苏”。

曾经有人质疑脑脉苏基础方为什么能同时适用于脑出血、脑梗阻病人。质疑者认为，出血宜止血，梗阻宜活血，治则是完全不同的。

任开益认为，首先，基于上述显症为出血、隐症为瘀血的认识，脑出血和脑梗阻都需要益气活血。其次，“行血止血”是中医药法则之一，可见于多种中医中药典籍。行血得法，既可以止逆乱之出血，又可以促行梗阻之瘀血。脑脉苏处方中多种药物是已经证实具有行血止血功效的。另外，文献报道，著名中医颜德馨用活血化瘀法治疗出血性中风已获得成功经验。王永炎院士带领的研究团队也报道，他们主张早期标实者以活血化瘀、通腑化痰为要，他们用此法治疗脑出血、脑梗死疗效较好。这些佐证了脑脉苏方出有据。

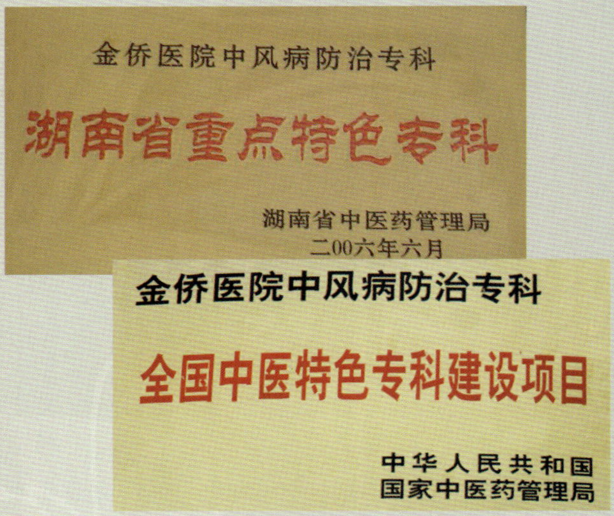

主要成果

1、获得两项药物发明专利。

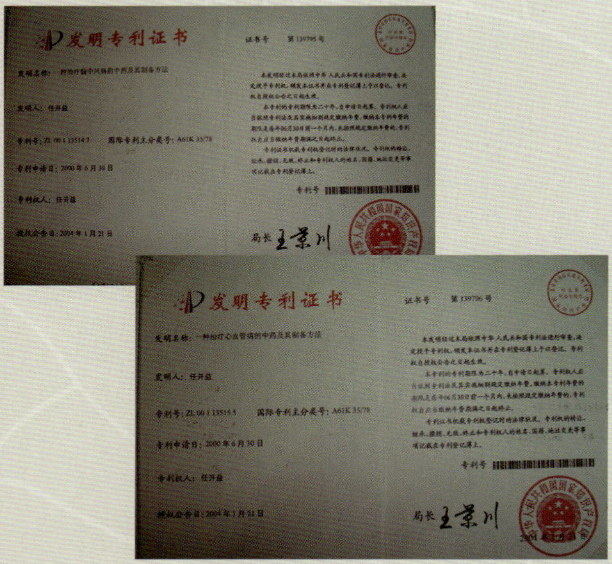

2、两项专利药物经临床应用效果良好，都获得医院制剂批号；并获得湘潭科技进步奖。

3、任开益领衔的中风病专科被评为省、市中医重点专科，并被国家中医药管理局列入全国中医特色专科建设项目。

4、任开益当任院长管理的医院，从负债的小型乡卫生院，发展为已有200张病床的规模医院，医院还开辟了自己的药材种植基地。

施　慧

名人小传

施慧，男。主任医师。云南著名男科病、皮肤病专家。云南近代名医姚贞白之及门弟子。任国际中医男科学会荣誉主席、世界中医药联合会男科专业委员会常委、《中医辞海编委》、《今日中医外科编委》。同时，施慧先生又是云南传统蒙学研究会副会长、云南省作家协会会员、云南省音乐家协会会员、江苏省书法研究院特聘书法家。著有散文集8本，以及中短篇小说集和书画随笔等。

施慧1966年毕业后，相继认识了一帮志同道合的朋友：姚承济、马应昌、余占湘、罗崇义、江春珍、梁巨成……在这些朋友中，有搞中医的，有搞艺术的，有懂音乐的，有会书法的，有做文学的……

受马应昌医生启发，他开始走向中医。在之后的一年半时间里，他在昆明宝善街自己家的一个小阁楼上以及唐家营8号姚（贞白）氏寓所学习中医。由马应昌（时任盘龙区红十字会医院副院长）主讲《黄帝内经》、《伤寒论》、《金匮要略》、《温病学》等。每天晚上都会讲四个小

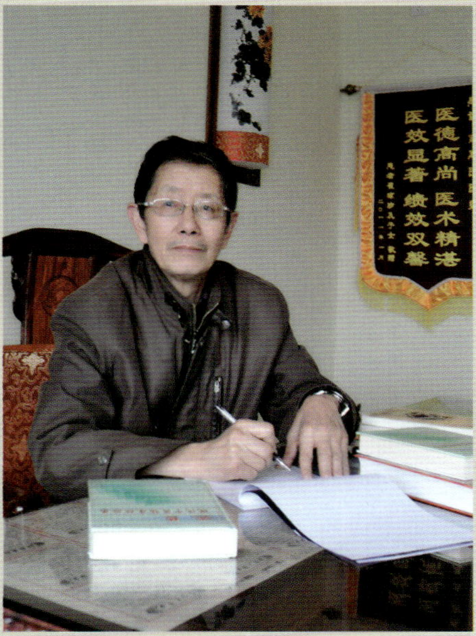

时的中医课程。大概在1970年，他们这群志同道合的朋友又转到了唐家营8号听课。唐家营8号是姚氏家族的寓所，又名巽园。施慧回忆说：在一条小巷里，像隔绝了都市的红尘，躲在僻静的深闺，你只有同它接触久了，才会感到它的优娴贞静的风度。

在巽园，每周六的晚上，由姚承济、姚承祖二人主持中医专题讲座，听课的有马应昌、于希谦、傅伟、余占湘及施慧等三十余人。施慧的《临证心悟》1990年在台湾出版的时候，姚承济为其撰写序言时云："1972年～1979年余组织自学中医群体于巽园医舍，施慧以其纯熟之中医理论，独特的医学见解名辩于一时，本书《临证心悟》中的一些医学观点，从70年代就开始孕育了。"追忆起八角亭几十人静坐听课的雪夜，回想起西山、筇竹寺讨论医学的春秋佳日，姚承济专家那忘机的娓娓不倦的讲课，和那引人入胜的对各家典籍的涉猎……施慧医生至今还嘘唏不已。

1974年至1979年施慧医师又跟随姚承济主任在他任职的医院临床实习了四年。四年里，临床笔记订成了三本，它们是施慧心里永远的珍藏。1980年，施慧开始了他独立的行医生涯。

学术经验

施慧在从事男科、皮肤病研究方面颇有成就。几十年来，他矢志不移，把他所有的业余时间和精力用于潜心钻研中医学术之中。他在总结中医经验的基础上，结合现代医学科学，从无数验方中筛选出一个个经临床验证疗效最佳的方剂，并上升到理论研究的高度，确定自己的理论体系，形成自己独特的学术风格。

施慧不断温习传统药性，追踪国内外药理学研究进展，对他研制的多种男科常用处方，不断完善和更新。被称为男科四大疾病之一的前列腺炎，是中老年人的常见多发病，其发病率占中老年男性的70%左右。施慧注意到，前列腺炎患者多属肾虚，往往是本虚标实。因为按照自然规律中老年人开始肾虚，气化不好。如能在治疗前列腺炎的药中添加滋阴补肾的药，肾气足了，气化好了，再活血化瘀，排尿就通畅了，便能从根本上解决前列腺炎的问题。同时，施慧治疗阳痿、早泄、弱精症也疗效显著。

在诊治支、衣原体感染、生殖器疱疹这些性病时，施慧也有自己的见解。很多患者以为中医无法治疗这些病，而施慧医生恰恰只用中药治疗，也不加入西药治疗，往往疗效显著，西医化验结果都能转阴。1994年出版的《施慧治疗男女不育症专集》被北京协和医院的医生选为临床参考书，并被聘为中国中医药学会男科学会不育症专业委员会委员，治疗不育症进入了全国的先进水平。为此，他2010年出版了《施慧中医男科专集》，而2011年已经第二次印刷，并被聘为国际中医男科学会荣誉主席，在国内外产生了极大影响。

在治疗皮肤病方面，施慧研究了历代的医书，特别是近代赵炳南、朱仁康大家的著作。结合几十年的临床经验，于1994年出版了《施慧中医皮肤病临床经验集》。在治疗湿疹、荨麻疹、神经性皮炎、银屑病、痤疮、黄褐斑等方面，取得了较好的疗效。最近云南人民出版社与施慧合作，在原书的基础上再补充施慧近二十年的新的临床经验，并已出版发行《施慧现代中医皮肤病总论》（共计32万字）。

擅长诊治

男科病：阳痿、早泄、前列腺炎、睾丸炎、弱精症、支衣原体感染、生殖器疱疹等泌尿生殖系统疾病，积累了丰富的治疗经验，著有《男性性功能障碍专集》、《施慧中医男科专集》，并获得美国超人金杯奖。

男女不育症：对因多种原因引起的男女不育症积累了丰富的经验，著有《施慧治疗男女不育症专集》。

妇科病：月经不调、妇科炎症、乳腺增生、产后诸症，著有《妇科临床经验集》。

皮肤科：对治疗神经性皮炎、痤疮、老年性瘙痒症、银屑病、寻麻疹、湿疹、黄褐斑、带状疱疹、脱发等顽固性皮肤病经验丰富，著有《施慧中医皮肤病临床经验集》以及《施慧现代中医皮肤病总论》。

主要成果

从医数十年，临床经验丰富，撰写了《男性性功能障碍专集》、《中医皮肤病临床经验集》、《男女不育症专集》、《施慧中医男科专集》、《施慧现代中医皮肤病总论》等9部专著，共计190万字。其中《临证心悟》系大陆在台湾出版的第一部医学专著，2011年出版的《施慧现代中医皮肤病总论》32万字，系国内首部现代中医皮肤病个人专著。另外《施慧治疗男性性功能障碍专集》、《施慧治疗男女不育症专集》、《施慧中医皮肤病临床经验集》均系云南中医界专业领域的首部临床专著。患者遍及比利时、加拿大、澳大利亚、泰国、日本等国家，在国内外有一定影响。

施慧先生在医学、文学、书画、音乐等领域均有建树。其先后出版各类专著20部，计380余万字，均被圣爱中医药博物馆、中国国家图书馆、中国现代文学馆、北京大学图书馆、清华大学图书馆、中央音乐学院图书馆、北京中医药大学图书馆、美国国会图书馆等98个图书馆所收藏，其个人事迹被入选云南省档案馆《云南名人档案库》第71号全宗。

2010年5月在《云南中医中药杂志》发表独撰论文“血精证治”。

医学感悟

中医学博大精深，是一门综合学科，是综合于文学、哲学、社会学之上的。我就是在音乐和文学的滋养下，来继承和创新中医的。

史建林

名人小传

史建林，男，汉族，1959年3月生。中共党员。外科主治医。1976年4月参加工作，曾先后担任陇西县德兴乡卫生院、福星镇中心卫生院院长，现任陇西县文峰镇卫生院院长兼党支部书记。

从医35年来，他始终用真诚、真心、真情去对待每一位患者。一句暖心的话语，一张可亲的笑脸，一份捐出的善款，让患者特别是农村贫困患者感受到春天般的温暖。他一年四季无节假日，不休息，病人随到随诊，不管病人来自农村或城市，不管是穷人还是富人，他对待病人一视同仁。2008年10月，家住陇西县和平乡中庄村的“五保户”老人何彦雄，因急性阑尾炎发作，由于家境贫寒，无人侍候，老人吃了点药硬是坚持着，在乡邻门的动员和帮助下，老人怀着试试看的心理慕名找到史建林。面对无助的老人，史建林心里充满爱怜。他免费为这位老人做了阑尾手术，并动员医院职工轮流看护老人，老人及时得到救治，恢复了以往的健康。像这样的事，不胜枚举。据不完全统计，从医35年来，史建林先后免除贫困患者诊查费用6万余元，无偿资助贫困患者1万余元。良好的医德和真诚的爱心，赢得了社会的高度赞誉。接受过他帮助的患者打内心感激这位“白衣天使”，都说：“史院长是咱们穷人的好大夫，真是个好心人！”

主要成果

管理立院。“医疗服务工作涉及面广，责任性强，要求精细，服务对象是特殊的人群，这就要求我们在工作中必须慎之又慎，精益求精”，这是他经常挂在口头的一句话。作为一名基层卫生院院长，多年的工作实践告诉他，管理是医院关键，制度是管理的先行，方向决定成败。他在多方征求意见的基础上，确定了“重点工作创亮点，弱项工作求突破，后进科室促转化，统筹兼顾抓全面，强化措施快发展”的总体工作思路。

他结合医院实际，建立健全了《科室责任制度》、《人员考勤制度》、《人员绩效考核制度》、《医德医风管理办法及考核制度》、《医疗差错处理办法》等涉及多方面的规章制度24项，并在工作中带头遵守，率先垂范，有效带动了全院职工严格执行。一系列举措的实施，彻底扭转以往软、散、瘫的不良风气，职工工作积极性和主动性明显增强，医德医风大为好转，得到了患者及广大群众的一致好评，医院逐步迈上了制度化、规范化、科学化的发展轨道。

基础强院。“尽我们最大努力，在提供高质量医疗服务的同时，为病人营造一个温馨舒适的就医环境，是我们每个医务人员义不容辞的责任”，他始终坚守着这个宗旨。2000年，组织调任史建林同志到文峰镇卫生院工作，当时医院年收入不足1000元，欠账累累，医院就连简单的体温表、听诊器都没有，医院环境脏、乱、差，业务用房全是一级危房。面对当时医院窘迫的条件，他多次向上级汇报申请，并立足医院实际，大胆创新，锐意改革，在“一穷二白”的基础上，多次同建筑单位协商，由建筑单位先垫资修建了住院楼及社区门诊楼，硬化了医院，绿化了环境，并多方筹资购进多种医疗设备，极大地改善了医院就医环境。在日常工作中，他将人才培养纳入医院总体发展规划，每年有计划、分批次地派出在职人员脱产深造和专业技术人员轮流进修学习，先后在兰州、西安等地的大医院培养人才86人（次），支出培训资金达42多万元。人才的培养，为医院带来了新的技术、新的项目，从以前连结扎手术都不能开展，发展为目前能够开展胃大部切除术、子宫全切术、胆囊摘除术、肠切除术、阑尾切除术、疝修补术、四肢骨折固定等手术和内儿科常见病、多发病及部分疑难杂症的诊治，有效拓展了医院医疗服务项目，为医院的发展增添了新动力。从参加工作到现在，他施行各类手术2万多例，仅阑尾手术5千多例，诊治各类病人30多万人次，从未发生过医疗事故。他推行的“基础强院”战略，带领医院走上了快速健康的发展轨迹，得到了上级领导及群众的高度评价，有效带动了医院经济社会效益双丰收。医院年门诊量从2000年的几十人到现在的4.5万多人，年住院病人从2000年无住院病人到现在的3500多人，年收入从2000年的不足千元到现在的570多万元，创造了全县卫生事业发展的经典辉煌。

特色兴院。在当前“中医热”的推动下，他审时度势，抢抓医改机遇，结合全县提出的打造“中国药都”的战略目标，紧紧围绕基层卫生服务的宗旨，充分发挥文峰作为“天下药仓”和中医“简、便、廉、验”的优势，全力打造中医特色乡镇卫生院。首先，强化宣传，全力营造浓厚的中医文化氛围，制作中医药宣传版面百余块，印制发放宣传资料13万余份，电子屏及病区小广播积极宣传中医药卫生方针政策，真正做到了健教知识家喻户晓。医院职工带动患者每天早晚练打太极拳，全力营造浓厚的中医文化氛围，有效推动了医院精神文明建设。第二，加大投入，努力创建一流的中医特色科室。设立中医门诊及中医病房、中医风湿病专科、中医康复理疗馆、中医治未病馆、煎药室，先后购置自动煎药机、智能数码多功能治疗仪、骨质增生风湿治疗仪、腰椎牵引器、神灯、电子牵引床、中药熏蒸床等多种中医理疗设备，积极推广应用中医适宜技术。第三，完善机制，竭力推动廉验的中医治疗特色。从2010年4月10日起，他在全县率先示范，制定了医院中医药费用全报销制度，截至目前共报销中医药费80多万元，有效地解决了群众看病难、看病贵的问题，充分发挥了中医“简、便、廉、验”的特色优势。第四，积极培训，着力培养稳定的中医人才队伍。他在医院现有中医人才的基础上，选派临床医师参加 “西学中”培训、中医师承教育学习，形成了合理的中医人才梯队。通过一系列举措，医院形成了浓厚的中医文化氛围，中医特色在医院日趋明显，中医适宜技术在治疗中得到充分的应用，群众看病难、看病贵的问题得到了彻底解决。

史建林领导的陇西县文峰镇卫生院于1953年成立，2006年确定为新农合定点医疗机构，2007年6月份转型为社区卫生服务中心，承担全镇近8

万人及中药材集散地年5万流动人口的社区卫生及医疗服务。辖区现有村卫生室19个，社区卫生服务站3个，村医23名，村卫生室、3个社区卫生服务站全部实行乡村一体化管理，其中有6个中医特色村卫生室。能够处理内外妇儿科常见病、多发病以及危重病人的抢救治疗工作，同时开展公共卫生、中医药特色服务工作。医院实现网络化管理，配备监控设施、病区无线呼叫系统、广播系统、电子宣传屏。

35年风雨兼程，史建林同志留下了一串闪光的足迹，工作业绩不断刷新，在他的带领下，先后盘活发展了德兴、福星、文峰三所卫生院，卫生院多次被市、县卫生局评为卫生工作先进集体，个人多次受到省、市、县各级的表彰奖励，先后2次被授予全县优秀共产党员称号，先后26次被评为全县卫生系统先进个人。 2000年被定西地区行政公署评为全区优秀卫生院院长， 2010年被评为全国乡镇卫生院优秀院长、全国中医文化传播先进个人，2011年被评为全国中医文化建设先进个人。

唐维礼

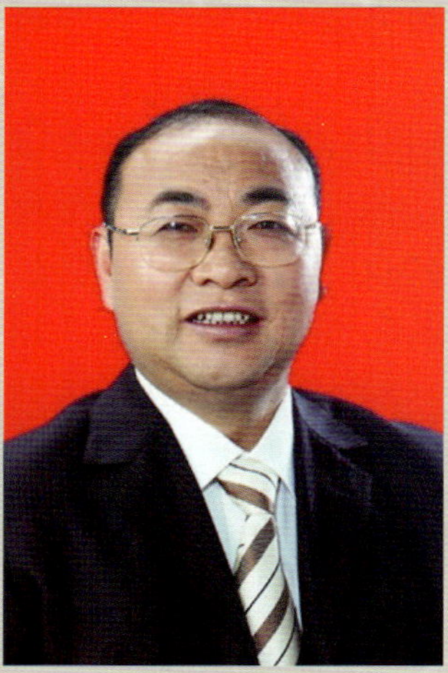

名人小传

唐维礼，男，汉族，重庆人，生于1951年2月。主任医师。大学文化，毕业于空军吉林高等医科大学。原上校军医。荣获第三届中国时代新闻人物十佳新锐人物称号、重庆市十佳优秀管理企业家、改革开放30年医疗行业十大功勋人物等称号。现任骑士集团总裁、骑士医院院长、中国人民解放军肛肠协会委员、中国中西医结合研究会委员、中国西南西北肛肠协会副会长、重庆康复医学会副理事长、重庆民营企业家联合会常务理事、重庆市工商联执委、重庆市医药商会副会长、重庆市经济学会副会长、香港国际医学院名誉院长、香港国际医学院客座教授。

他1998年从军队转到地方，在激烈的市场竞争中适时抓住机遇，使“骑士”从零开始，由无到有、由小到大发展起来，创造出别具一格、与众不同的特色品牌医院，总结出一系列独具特色的经营理念、管理模式和企业文化，成为商界典范、行业旗帜，开创了民营医院发展的成功之路。在他的领导下，医院现已发展成为一家集医疗、教学、科研为一体，传统医学与现代医学相结合的现代化大型综合非营利性医院，是西部一家规模最大、环境最优、技术力量最雄厚的疑难病诊疗专科医院。

主要成果

唐维礼爱学习、爱钻研，他先后研究发明了“稀土永磁介入术”治疗癫痫、脑瘫、脑萎缩；“异体脂肪植入术”治疗气管炎、肺气肿、支气管哮喘；“血液垃圾清除术”治疗高血压、脑血栓、高血脂等几十种治疗各种慢性疑难病的方法。撰写的“民营医院的‘草根宣言’”发表于《中国医院院长》杂志2010年24期；“21世纪医疗改革潮流中民营医院的发展战略 ”发表于《中国医药指南》杂志2005年11期。他发明的“唐氏快速根除痔疮术”治疗各类痔疮、肛裂、肛瘘，1988年获国家专利；1999年获中国首届中医药文化博览会“神农杯”奖；1994年获全国十年优秀发明金杯奖；1998年获中日第四回大肠肛门学术

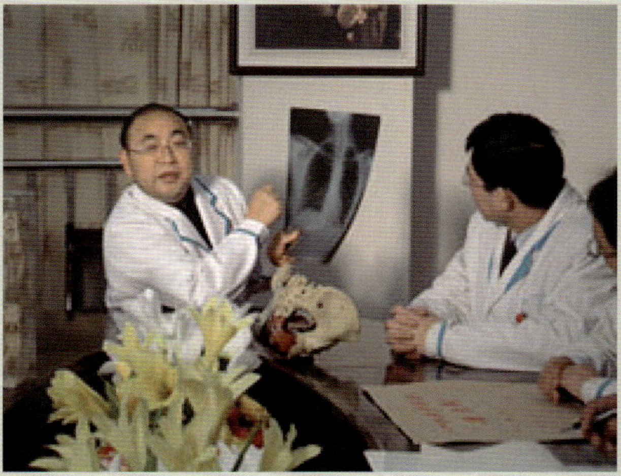

交流会金奖；1988年获香港国际中西医结合金杯奖。另外，他还发明了“异体脂肪穴位介入术”治疗支气管炎、支气管哮喘、肺气肿；“稀土永磁穴位介入术”治疗各类癫痫；“多种微量元素穴位介入术”治疗精神病；“痛点对应点结扎”治疗胃炎、胃溃疡；“穴位小手术”治疗糖尿病、甲亢、乙肝等。

先后有中央电视台、中央人民广播电台、人民日报、光明日报、解放军报、中外名人报、科技日报、中国青年报、工人日报、重庆电视台、重庆日报、重庆晚报、重庆商报、健康人报及东南亚地区媒体等百余家新闻单位对唐维礼的事迹进行跟踪报道。迄今为止，医院收到国内外的求治信、感谢信数十万封，锦旗5000余面。由于唐维礼对公众健康事业做出的贡献，他先后获得“学雷锋标兵”、“优秀科技干部”、“优秀医务人员”、“全国自学成材优秀人物”等光荣称号，并记二等功一次，三等功四次。

由唐维礼一手创办的重庆骑士医院率先通过ISO9001-2000国际质量体系认证，是重庆市医保、工伤、生育、城乡居民合作医疗定点医院，市120急救网络医院、市交通事故绿色救助医院，先后荣获“中国优质服务明星医院”、“创名牌，保质量，重信誉定点单位”、“百家医院诚信单位”、“2007年度十佳优质服务满意单位”、“中国改革与创新示范单位”等殊荣。遵循“骑士——毕生捍卫您的健康与尊严”的建院理念，在“维礼新医疗”的创新疗法实践中，重庆骑士医院治愈全国各地众多疑难病患者，被群众誉为“慈善医院”、“老百姓医院”、“平价医院”和“信得过医院”。

王泰升

名人小传

王泰升，男，生于1955年10月，汉族，河南省西平县芦庙乡盘龙桥村人。毕业于河南中医学院，现任河南省现代医学研究院副院长、教授、副主任中医师。连任四届政协委员，河南省十大

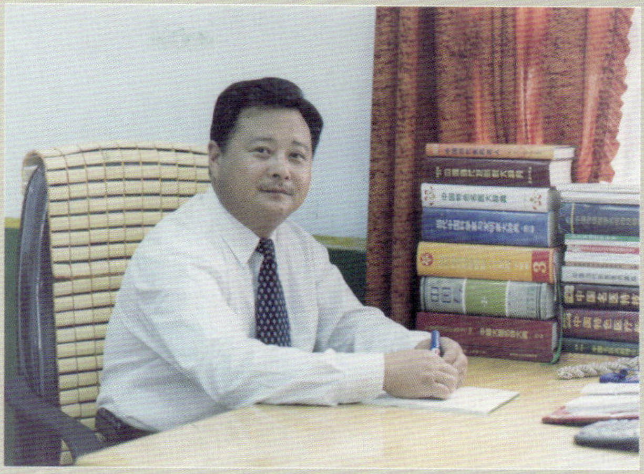

科技英才、十大新闻人物，入录2002中华人民共和国年鉴、河南省年鉴、省大百科全书。2004中国医学基金会“华夏医魂”全国百名优秀人物。2009感动中原公益之星。2009国家知识产权局建国60周年百名优秀发明家，中国当代科学家与发明家大辞典等11部辞典。他还承包10万亩原生态山区野生药源基地，欲以“科技+农户+产业集团”模式促进中原地区中医药产业发展。

学术经验

1、研制克HIV胶囊用于爱滋病肺肾双虚的发热、咳嗽气喘、皮疹及视力障碍；脾胃阳虚的腹

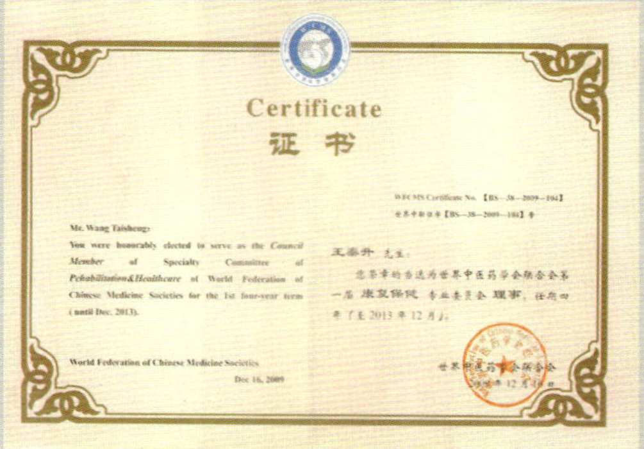

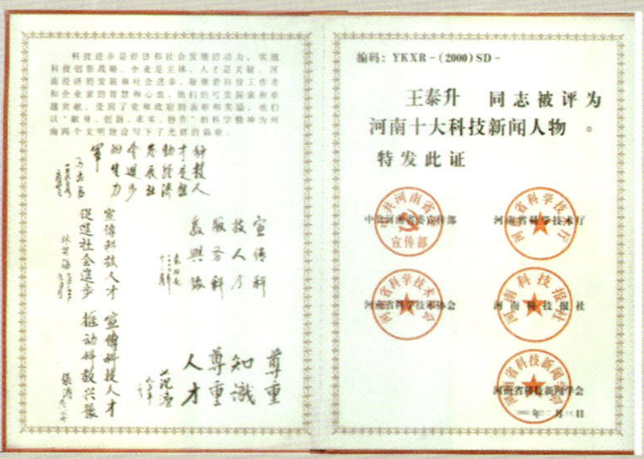

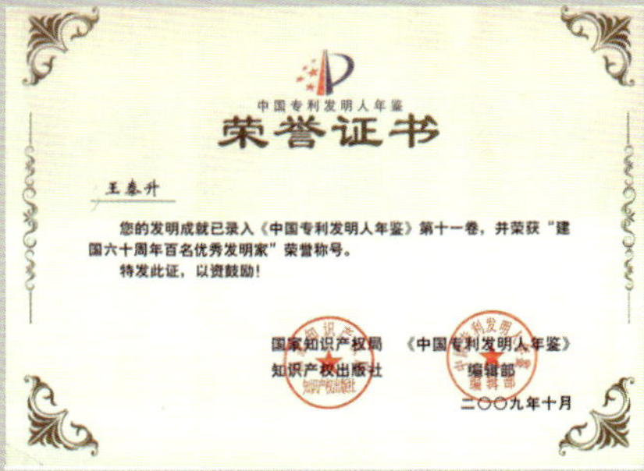

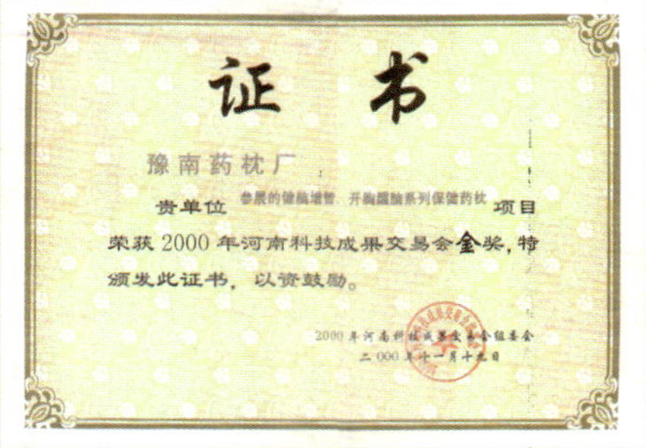

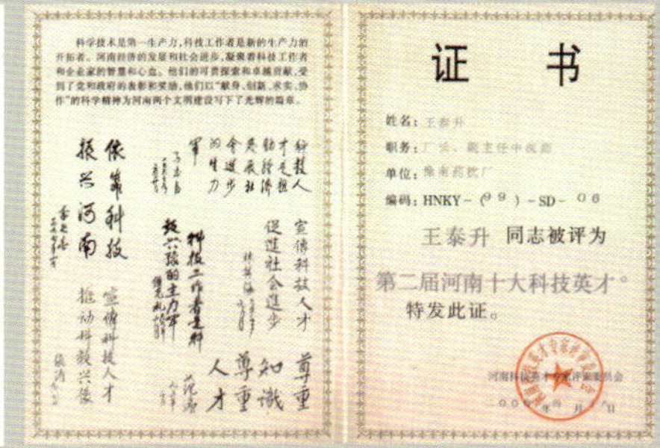

泄、食道炎、元气衰弱、淋巴结肿大、霉菌性口腔感染等。

处方由海龙、紫灵芝、炙黄芪、西杞果、蒲公英、甘草等19味中药组成。现代研究已证明，炙黄芪、蒲公英可激活T淋巴细胞，提高外周血淋巴母细胞转化率。紫灵芝可提高巨噬细胞与网状内皮细胞的吞噬功能，改善肾上腺皮质激素的分泌。黄芪、甘草可促进人体内干扰素的形成，具有健脾胃、止腹泻、解毒镇痛的作用。海龙、黄柏能激活脾脏与胸腺中枢免疫器官，并具有两性激素样作用。杞果补肝肾、养血明目、抗衰老与红参同用，有调整内分泌功能、增强免疫功能与抗病能力，对中枢神经有兴奋与抑制双向调节作用，提高大脑功能，延缓脑细胞衰老。蒲公英能促进淋巴细胞转化，有较强的抗病毒作用，与甘草相配伍，能抑制异常免疫反应。其中甘草酸能干扰病毒粘附，抑制HIV生长、抑制HIV与CD4受体结合所必须的蛋白激酶C的生成。黄芩素能抑制肿瘤病毒逆转录酶，在抑制HIV逆转录酶有高度 特异性。该方针对肺肾双虚的发热、咳嗽、气喘和肺部的机会性感染症状与脾胃阳虚的霉菌性口腔感染、食道炎、腹泻、元气衰弱等症状，采用扶正祛邪、分型论治、清热灭毒、促进免疫的治疗方法，取得明显疗效。

2、研制椎间康胶囊，用于肾虚型、风寒湿痹型、腰椎间盘脱出、强直性脊椎病、颈椎病。

依据已故老中医王鸣周毕生治疗腰腿痛验方，经过发掘、整理、创新，创制椎间康胶囊主方，偏虚劳加八珍汤，偏风痹加独活、防风，偏寒痹加桂附，偏血瘀加水蛭、芒硝、大黄外敷。重症配以针灸、推拿、牵引。经临床与西药治疗组对照，疗效优于对照组。

3、研制克糖胶囊用于II型糖尿病的治疗。

王泰升家传即有治疗尿甜病经验方。其父认为：自古富豪之家多美酒肥甘厚味而体肥白。重貂累褥，饱暖之际，淫欲无度，而致肾之元阴耗亡，水亏金旺，阴虚内热、热盛肥甘厚味之精满盛则溢，形成尿浊如膏，尿甜、有脂似麸片之状，随小便而出，肾脏阴亏则口干，大渴饮水以自救，而成消渴。贫寒之家多劳作苦辛，饥饱劳伤，多食高盐、辛辣、劣酒、甜腻之品而致胃热内升，胃阴胃津被胃热耗夺，故渴而多饮，甚则有饮水度饥之辈。饮水自倍脾土受损，脾喜燥勿湿，脾土虚而不能制水，五谷之精运化失和，脾主四肢与肌肉，脾虚运化精微不达四肢而积聚胸腹部，使水谷精微偏于肠道滞留胸腹而成大腹将军肚则四肢偏枯。胃热盛则消谷善饥，多食、多饮之精津积聚血脉，肺肾二脏血脉中的五谷精微积滞成毒，导致二脏通调气血水道之力失和，形成多饮多食而肌体，黑瘦，形容枯槁之病症。

王泰升以家传治甜尿病的糖消口服液为基础方，将病机细分为火渴、热渴、寒渴、滞渴、虚渴分型用药。三焦火起，为火渴，药用西吉，知柏、参连、生石膏。表里热盛而渴为热渴，药用西吉、元明粉、知母肉、生石膏。表里寒盛，肢冷而渴为寒渴，药用麻桂、粉葛、升麻、姜附。食滞中宫而渴者为滞渴，药用香附、川朴、枳壳、木香。肾精虚而津籍精生，精虚则津无由而布，犹天雨不降，地无水泉，而渴以成为虚渴，白参、白术、黄芪、当归、山药、生熟地、芋肉对症选用。王泰升在现代临床应用时，采用中西结合的方法，将长白参对四氧嘧啶性糖尿病鼠明显降血糖，和人参总皂甙能明显抑制血糖1～2周的现代研究以加大前人5倍的药量的实践，提高了现代糖尿病的临床治愈率。

4、抗毒明目胶囊治疗单纯性疱疹性角膜炎。

采用羚羊角粉、元参、黄芩、穿山甲、连翘、草决明、茺蔚子、板蓝根、菊花、金银花、当归io、龙胆草、泽泻、生地、栀子、柴胡、蝉蜕、甘草、青葙子、荆芥等，精选炮制后，采用仿生制药法和水煎纯提法，提取原植物药的有效成分，浓缩灭菌干燥成粉，装入胶囊。采用临床对照组观察，比西药组疗效有优势。

主要成果

主持科研成果二十二项。克糖胶囊、治疗2型糖尿病临床研究，获2002省科技厅攻关计划。威马胶囊、治疗类风湿性关节炎临床研究获97省科技厅攻关计划。省科技进步三等奖。开胸醒脑香磁枕、儿童健脑增智香磁枕获国家发明专利金牌奖、省科技进步二等奖。豫药器监（准）字99第227002号、2298218382.8专利号，豫药器监（准）字99第227001号、2298218383.6专利号，批量生产。神授汤治疗高血压脑出血获省科技进步三等奖。ZL95117047.3（专利号），证书第55461号。鼻炎散治疗多发性鼻炎、鼻咽癌获省科技进步三等奖。发明专利：ZL95117045.7（专利号），证书第62300号。寿神口服液治疗亚健康研究，获省科技进步三等奖。发明专利：ZL9511704615（专利号），证书第55460号。房室养生与优生优育"研究，获河南省九七科技进步三等奖。"周易五行归类法医护心脑血管疾病"研究获河南省九六年科技进步三等奖。中西医结合治疗难治性心衰获省科技进步三等奖。乙肝净胶囊，治疗乙肝大三阳和肝癌临床研究，获地级科技进步一等奖。"泻胆活血治疗胆囊炎胆石症"获九二年省科技进步三等奖。学术期刊发表论文数十篇。

轶闻趣事

施惠于人是对母亲的最好纪念

王泰升行医赢得了一定的声誉，但他对母亲始终敬重有加，因为母亲给过他两次生命。第一次是生育之恩，第二次是举国大讲阶级路线的时代，王泰升无论如何努力都无法得到社会的承认，自感前途无望而想放弃生命。是母亲深明大义的劝导让他重拾生活的信心。母亲让他跟随自己学医，用自己的真诚和医术去帮助别人。从此他的生活之路开阔了，他越来越理解母亲的生活态度：通过帮助别人来实现自己的价值。他悉心照顾82岁高血压脑出血症后遗症的岳母13年。照顾97岁高龄的亲生母亲二十年如一日，给老母洗澡、洗头、洗脚，修那伤残的小脚。特别是他母亲二次脑出血瘫痪在床的6年，无微不至地照顾到去世。并将他母亲行医81年积累的秘方整理后，无私的刻在了墓碑上，方便了一方百姓，有病了就去石碑上对症抄方。王泰升认为，母亲一生以惠人为乐，让母亲的医术继续为患者服务，这是对母亲最好的纪念。此事被大河报首席记者李钊报道在2008年12月9日河南社会版头条。受到益寿文摘等多家报纸的转载和网络的广泛传播。

医学感悟

医德医术为本，万民平安为业。

肖顺宽

名人小传

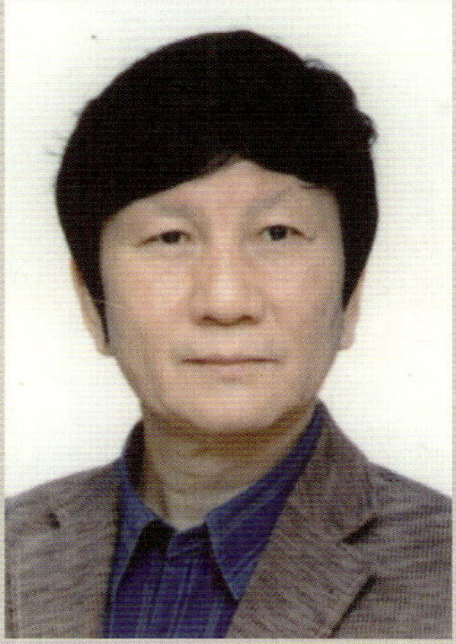

肖顺宽，男，汉族，1953年6月生，云南省彝良县人。彝良县人民医院副主任医师、专家委员会副主任。

肖顺宽于1971年学校恢复招生后，进入昭通卫校。主讲中医的纳淑英老师，讲课认真，循循善诱，使他从此迷上了中医，每天早上提前半小时进教室复习功课。勤能补拙，果然毕业考核中医一门取得全校第一名。时年20岁。

毕业后分到乡镇卫生院，临床方知志大才疏、绠短汲深，遂拜名中医刘定惠为师，每次要步行40公里山路才能到刘老师工作的村卫生室去侍诊。恩师读的《内经》、《伤寒论》、《陈修园医书》、《万病回春》四部古线装本，被他翻阅得破烂不堪，几经装订。肖顺宽从师学习了《伤寒论》与《濒湖脉学》。恩师长于经方的应用，精于脉诊。肖顺宽学习诊脉的方法是先由恩师诊脉然后他再诊脉，由他说出体会到的脉象，恩师再予教诲。恩师用药简、便、廉，一生清贫。遗憾的是他拜师三年刚满，恩师遽然仙逝。留给了他四部被翻烂了的古线装书，和他那正直善良的人品精神，以及他的“脉学传真”。

后再拜民间老中医陆文定为师。陆老师博览群书，诸子百家有问必答。他传授的验方，至今用于临床仍屡奏奇效。

1988年经云南省教育厅批准，考核合格后肖顺宽被录取在云南中医学院，系统地学完中医学专科教学计划规定的课程，临床实践得到印证，中医基础理论具备了较扎实的功底。使他受益较大的是中医古籍出版社1992年出版的《当代名医临证精华》，该书分门别类集当代名家临证经验，每读一遍都会有新的体会，对临证思辨颇有启发。

在多年的临床实践中，肖顺宽逐渐形成个人的学术风格。认为处方用药不在多而在于精。他每开处方必垫上复写纸。这样，当病人取走处方后他就留下了处方的复印件，以便于复诊。复印件上记录有病人的主诉和舌象、脉象。每晚将一天的处方逐一检阅，就发现白天临证的得失所在，并查阅相关的资料对白天的工作进行反省。

2002年～2005年诊务期间，肖顺宽受聘兼任县职业高中“中专医士班”《中医学》主讲教师，因四年反复备课、讲课，使他的中医基础理论有了更深厚的扎实功底。

学术经验

肖顺宽长期担任县人民医院中医科主任一职。在综合医院，西医高手云集，多有不相信中医可以治病者，中医科生存艰难。要用事实证明中医药的实际疗效，就首先要表现中医的业务水平。有一患者头痛如劈，卧床不起，头稍一动，即高声喊叫。输液一周，毫无效果。西医束手无策，无奈之下邀肖顺宽会诊：脉大无力、舌胖而苔少。诊为“气虚头痛，清阳不升。”遂用补中汤加味一剂，翌日病人即起床要求出院。原方带药三剂而愈。

再说副鼻窦炎，西医输液，疗效欠佳，每每复发。他用中药“专病专方”，治愈数千例，未见复发。又有椎间盘突出，用中药通络补肾法即基本解决疼痛问题，只要注意休息，避免“劳复”，病情稳定，疗效可观。

由于受郑钦安医书的影响，肖顺宽对“火神派”的辩证用药作了长期的临床探究和总结：辨寒热不取决于脉象的迟、数，亦不取决于舌苔之黄、白，关键取决于舌质之红、淡，津液之燥、润。对舌苔黄腻的真寒假热证作了病机探讨，总结为：

苔黄苔腻反多津，舌质为何淡而青？淫雨霏霏沼泽地，久涝苗黄证属阴。

曾治舌苔黄腻之剧烈呕吐症，用附子理中汤加“畏药”丁香配郁金，一剂呕止。

肖顺宽喜用附子，但必见附子之证，并非信手拈来，总是小心谨慎。有小腹冷痛或肢体厥逆者，看似阴证，实为郁火抑遏于内不得透发，辨证关键取决于“舌红而脉沉有力”。有王某在外地打工，胸中灼热疼痛，四肢不温如冰。经住院治疗不效，惊恐中匆忙赶回家乡，先摄胸片查肺部无异常后，用升降散加栀子豉汤一剂，当晚灼热退尽，翌日胸痛全无。

常有患者慕名从外地赶来求诊，给他很多压力，唯全部精力读书、临证，以缓冲压力。

主要成果

肖顺宽从事基层中医临床30余年，对运用中医药治疗风湿病、脾胃病、附鼻窦炎、腰椎病、颈椎病等有较丰富的临床经验。对此因工作业绩突出而被所在医院评奖，并获《荣誉证书》。撰写论文“苍辛五苓真武汤治疗鼻窦炎50例”发表于《云南中医中药杂志》2009年第期。被聘为《科普文摘·中华医学论坛》杂志编委、中国特色医疗学术研究会常务理事及特约研究员。先后获中华中医药学会优秀论文证书、中华医学论坛优秀论文证书、中国特色医疗学术研究会优秀论文证书；先后获“中国特色医疗研究学术贡献奖”，“中华中医药继承与创新奖”、“中华中医药学会优秀学术论文特等奖”。2009年被国家中医药管理局、中华中医药学会授予“全国基层优秀中医”荣誉称号。2011年业绩入编《彝良县百年人物》一书。

医学感悟

荣誉属于过去，继续努力才能创造未来。向前辈和同道学习，将我有限的生命融入不断崛起的中医事业中去。

谢锡安

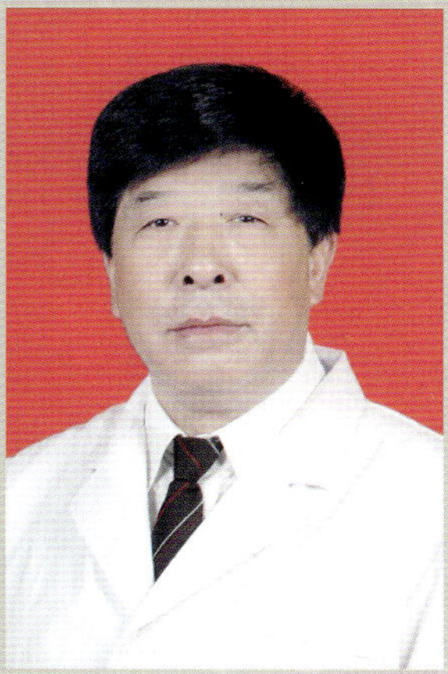

名人小传

谢锡安，男，1935年3月19日出生，河北省易县人。现任北京瑞身康中医医学研究院业务副院长、北京市南城中医门诊部主管中医师，教授。

谢老先生世代业医，中医世家学术传承人，自幼承庭训，其伯父为北京白塔寺当地的岐黄硕儒，博学通达，不但医术高超更是仁爱好施，对侄儿督学甚严，要求熟诵经史百家、唐宋词章。父辈的品格风范和教育启迪，让年幼的谢锡安老先生初窥岐黄国学门径，并虚心好学，手不释卷，循序渐进。他聪慧机敏，夙兴夜寐，奋发攻读，细心观察、揣摩，勤思勤问，虚心刻苦。随伯父问诊之余，他苦读《内经》、《难经》、《伤寒论》、《金匮要略》等经典著作，及《诸病源候论》、《丹溪心法》、《景岳全书》、《医学心悟》、《时病论》等各家论著。每读一书，他都要摘录，结合临床实践写出心得体会。遇到疑问，虚心向父辈求教。日积月累，不仅学到了家传临床诊治疾病的经验，而且对基

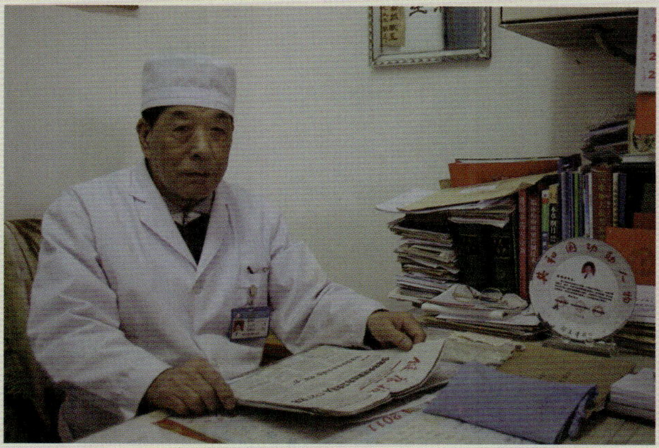

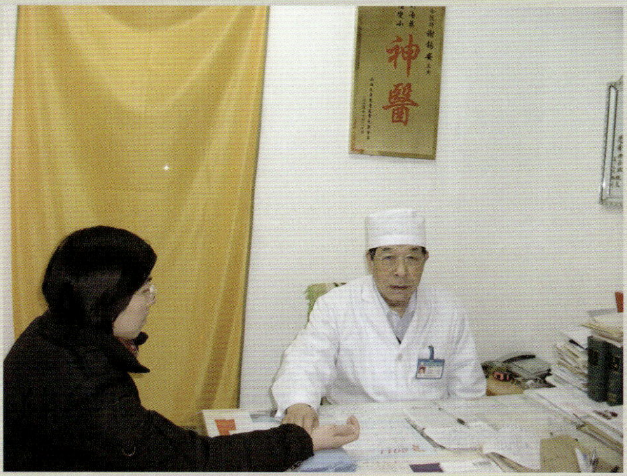

础中医理论的心得也深得父辈的真传。

1954年，因工作需要被调入中国药材公司北京公司负责提高中药材饮片炮制技术用药标准，提高临床中药学理论水平、研究中药材饮片炮制学、中成药品制剂等。为临床治疗疑难病、危重病及研制创新药品，拥有中草药、中成药、配方、配料制剂等加工炮制技术工作八年经验，先后调入北京同仁堂制药厂、西鹤年堂等负责传统的丸、散、膏、丹制剂等加工技术及临床坐诊长达16年之久。

后进修北京中医学院，中医专业学习六年，临床从师北京中医医院王玉璋教授学习皮肤、外科、内、妇、儿科；拜师中国中医研究院资深研究员谢海洲教授门下学习，深得名师真传，结合数十年的临床经验，在临床医术上有着质的飞跃。

随后担任北京南城中医医院院长，负责坐诊专家门诊并主持全科临床医疗工作24年。谢老先生是在国内为数不多的拥有中药炮制技术经验与

临床辨证施治医术于一身的名老中医，在临床方面以四部经典著作为理论指导，吸取了古代各家学说及临床治疗特点；以李时珍的本草纲目遵古炮制，指导临床用药标准和药用疗效。把中医中药理论融会贯通，运用合二为一的辨证论治，使病人得到转危为安的福音。

学术经验

谢锡安在五十余年的工作中，临床主治中医内科、皮外科、妇科、儿科、针灸科等，擅长治疗心脑血管疾病。心脑血管病是目前危害人类健康的三大杀手之一，发病率和死亡率呈上升趋势，严重威胁着世界人民的生命安全和身体健康。城乡人群心脑血管病在人口死亡中居首位，多见于老年人及中青年人，并多死于急症。谢锡安对治疗消瘅仆击、偏枯、半身不遂、脑血栓、脑萎缩、小脑变形、高血压、冠心病、肺心病、心衰心梗、肝硬化、脂肪肝、血管硬化等病症颇有心得，并有个人经验方制剂。

谢锡安在皮外科领域也有一定的造诣。如今性病的传播严重威胁着世界各国人民的生命健康，目前性病中梅毒的流行范围广，传播速度快，患者人数多，死亡率逐年上升。这一病症的特点是感染后潜伏期较长，儿童1～2年，成人长达3～5年，少数人更达到20～30年发生晚期性病。面对这一情况，谢锡安经临床多年研制了个人经验方制剂，此药对于初期和中期性病梅毒、五脏病毒、疔毒恶疮、无名肿毒等效果显著，对晚期危重病疗效较差，但是对于减轻症状、解除痛苦、稳定病情等都有显著效果，深受广大患者好评。同时，还临床研制了一系列内服和外用中药，撰写了“论治性病梅毒病”论文在2005年海峡两岸中医药学术会议交流。

谢锡安还针对皮科外科红、肿、热、痛、痈疽疮疡、无名肿毒、痄腮、乳痈乳疮、发热肿块等病症，结合几十年临床精心研制个人经验方药“谢氏消肿膏”，此药对于牛皮癣、湿疹、丹毒、乳痈等疾病有显著疗效，适合温热带地区家庭备用。

主要成果

用于血管病的个人经验方制剂——血府化癖通脉散

用于早、中期梅毒及疔毒恶疮、无名肿毒个人经验方制剂——抗毒金丹

徐荣祥

名人小传

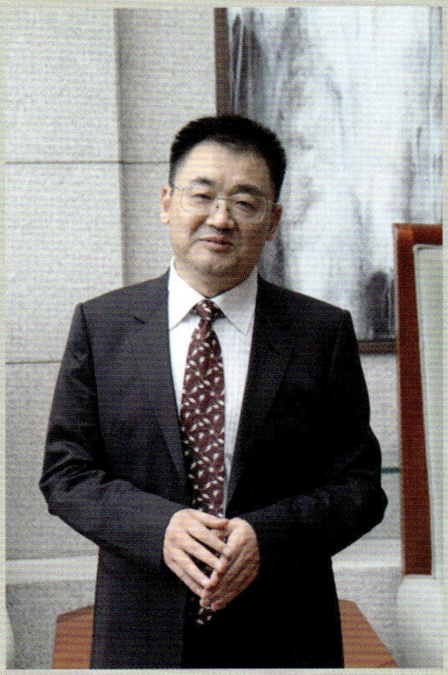

徐荣祥，1958年生于山东沾化。1977年-1982年在青岛医学院北镇分院临床医学系学习。现任美宝国际集团董事局主席，北京荣祥再生医学研究所所长，中国中西医结合学会烧伤专业委员会名誉主任委员，中国烧伤创疡科技中心主任，《中国烧伤创疡杂志》主编，中央国家机关青联副主席。兼任中国中西医结合学会常务理事、中华中医药学会常务理事、全国烧伤创疡医疗急救网技术总指导、中国青年科技工作者协会副会长、中国科学会堂专家委员会委员、国际烧伤协会会员、中国名医大会副理事长、健康报理事会常务副理事长。为中国国务院1991年授予的有突出贡献的科学家，中国杰出青年科技创业奖获得者。

1、“火捻子”引入医学之路的乡村娃

徐荣祥1958年出生在山东沾化县一个普通的农家，排行老么。他的祖爷爷曾行医，而后还官至四品，但从爷爷开始家道中衰，家中既无行医，更无为官者。

上中学时，一天晚上，徐荣祥见父亲不知从什么地方拿出一本旧书，从上面撕下张发黄的纸搓成捻子，放在油灯盏上当灯捻儿。就在火苗猛

一燃起时，徐荣祥隐隐看到那纸上有些奇怪的图象、字迹。顾不得油火烫手，徐荣祥将那灯捻儿迅速拿下展开，他看到上面是画着人体穴位的示意图。看着眼前烧残的书页儿，徐荣祥又是可惜又是惊喜，连忙央求父亲把那些做灯捻儿用的书全部找出来，原来是一些不知什么年代的“人医像”、“马医像”绘图医书。徐荣祥从这些父亲用于“火捻子”的故纸堆起步，开始涉足中医学习。上高中时，正赶上全国贯彻“五•七”指示，提倡学生走出校门，到工厂、农村、军营“学工、学农、学军”。徐荣祥本身就是农村学校，学农是家常便饭，就近也没什么现代工业，卫生院成为学校安排“学工“的替代课堂。这可成全了正在自己看传统医书的徐荣祥，他在卫生院手勤脑勤，又接触到一些现代医学的基础知识。

高中毕业，在当时农村也算个文化人了，祖上有过行医的，自己又初通医理，徐荣祥当起了“赤脚医生”。所谓“赤脚医生“，是当时农村生产第一线的医务人员统称，没有患者时，他们是赤脚干活的农民，有病人了就拿起药箱当医生。在缺医少药的农村，赤脚医生既不考究学历，更无职称之说，唯一的条件是能治好病。谁的疗效好，谁就会被拥戴为赤脚医生。徐荣祥很喜欢这个能为乡亲祛病解危的岗位，肯钻研有热情，一时也小有名气。在此期间，18岁的徐荣祥加入中国共产党。1976年，地区卫生局把徐荣祥作为组织信任的培养对象调到人民医院。在这里，徐荣祥经历了唐山大地震后伤员救治，没日没夜跟着那些老医生边干边学，医学水平大有长进。

1977年，全国恢复高考，在医学有了临床经验的徐荣祥渴求得到深造。但卫生局的领导不同意，他们此时正把徐荣祥当成接班人来培养 。徐荣祥是个认准了路就不回头的“倔人”，他放弃了组织安排的仕途，毅然辞职回乡。那个年代，高考报名是有条件限制的，他以农村青年的身份得以进入考场，当年考上了青岛医学院。

2、临床课上痛彻心扉的医学生

作为医学生，临床是必修课，患病会有各种不适甚至痛苦，当过赤脚医生的徐荣祥对此并不陌生。在进入医学院的第二年，一次临床课却让徐荣祥触目惊心而永生难忘。

那是一个大面积深度烧伤的孩子，除了口、鼻 、眼外，整个躯体几乎都被纱布厚厚地包裹住。体表是神经最丰富的地方，神经是感觉最灵敏的组织。换药时，每揭下一块粘连的纱布，孩子的全身都随着伤口涌出的脓血颤栗、抽搐，发出撕心裂肺的惨痛哭嚎，到最后，孩子结满痂泡的唇角都哭裂了，声音虚弱得像一只溺水挣扎到最后一口气的小猫……

这一幕深深地刺激了徐荣祥。尽管此后徐荣祥接治过无数的烧伤病人，但是一回忆起那天的情景，仍从心里感到一种被撕裂的疼痛！徐荣祥一连几天吃不下饭去，一想起那烧伤孩子的惨景，他就坐立不安。“难道烧伤病人必须经受这样痛苦的治疗吗？”他利用暑假期间上济南、进北京，到大医院去了解有没有更好的或者对病人痛苦较小的治疗方法。所有的“考查”都令他失望，即使是北京积水潭医院这样的大医院，烧伤病人在酷热的夏天也要用灯泡来高温干烤创面，结痂后再清创……

他请教老师、医生，所有的回答全是：治疗烧伤，只有目前这一种方法。他不相信，便开始全面查对中外资料。凡是能找到的有关烧伤学的资料都被他啃了个透，他发现：现代烧伤学和烧伤治疗法是上世纪30年代在美国形成体系，大多数国家均袭用这个体系。简单说，传统烧伤治疗术是基于烧伤创面的组织注定坏死的理论而采用的相应方法，一般都是将烧伤处先作无菌处理，再用药物或物理方法使创面干燥结痂后加以清创，严重的还要另植其他部位的好皮——这种疗法俗称干性疗法。

虽然追询的结果中外专业是一个口径，但是，徐荣祥无法释怀那孩子接受治疗时难以言状的痛苦，他迫切希求一种解脱，既解脱伤者的切肤之痛，也解脱自己为医的心底之痛。

3、把颠覆烧伤疗法论文留给母校的毕业生

徐荣祥对现有的烧伤治疗了解越深，越产生怀疑：烧伤治疗的原则是再生修复，它的一切治疗方法应该是治疗烧伤组织本身。但传统疗法的抗菌药治疗创面只是杀灭、抑制细菌，却没有治疗烧伤组织；干燥结痂甚至是加重烧伤组织的坏死，而不是再生修复；而手术植皮更是将烧伤组织切除，在创口上植皮，它治的是刀伤，而不是烧伤！原来，传统烧伤治疗理论连方向都是错的，传统的烧伤治疗方法注定不是合理的方法。

徐荣祥对自己得出的怀疑结论又激动又不安，他向同学讲，向老师讲，给烧伤学的权威写信。在给一位权威写信时，他竟提出了360个“为什么”。他对“狂妄”、“神经病”之类的斥责和讥笑都 如过耳之风般任其吹过，但他对一句激励的话却永远记住了：“我回答不出你的360个为什么，”一位烧伤界权威回信说，“但是，否定错误的必须要拿出正确的来，否则你的否定永远不可能成立。”

人们发现，徐荣祥忽然变得沉默了。在滨州医学院（原青岛医学院）附属医院那条通往田间的小道上，常常可以看到一位青年面对田野发呆，蹲在瓜田里出神。“徐荣祥害相思病了，”同学们悄悄猜测，“他肯定是看上村里哪个姑娘了。”

徐荣祥确实是得了“相思病”但他相恋的对象却不是什么姑娘，而是田地里那茁壮生长的南瓜。徐荣祥从一个司空见惯的现象中，渐渐琢磨出一条朴实而简单的道理：干不促生湿助长，水是生命之源。他开始了最原始的实验：用小刀将南瓜的表皮刮去一些，再用打火机烧灼无皮处，给几个瓜的烧灼处涂上香油，另外的则不涂油。他每天都仔细观察，就像去赴约会。终于，“实验结果”出来了：凡是涂过油的南瓜，创面全长出了新的表皮，没有涂油的南瓜，烧损处因干燥都结成坏死的疤痕；而有些被烧灼过处贴了胶布的，则整个溃烂！

徐荣祥的实验很快就从南瓜转到兔子身上，他是第一个没有导师而完全靠自己进行试验的学生。他将自己节约下来的生活费全部用来买实验用的兔子，以至当地一个养兔专业户竟成为他的朋友。不知用过多少兔子，反正现在功成名就的徐荣祥有一大“忌口”：不吃兔子。他说兔子是最温驯又不伤害别的动物的小生灵，它们为他的技术和药物的成功做出了贡献。

从植物到动物，从低级到高级，徐荣祥的技术和理论在逐渐提高、成熟。他第一个否定了几十年被视为世界通用的传统烧伤治疗法，并提出新的治疗理论和技术。

新的技术必须配以符合技术理论的药物，于是徐荣祥开始挖掘中国医药的天然宝库——从“百草”入手，根据中医药的基本理论，从植物中提取可以有效解决烧伤创面再生、恢复难题的成份。

徐荣祥成功以后，有人说他的特效药是祖传秘方。其实，徐荣祥并没有祖传秘方。当时之所以放出“祖传秘方”之风，完全是利用国人迷信“秘方”这一心理，这也是一种十分无奈的科技成果自我保护的原始方法，否则，他就不会反反复复进行试验，甚至将滚烫的开水倒在自己的大腿上了。徐荣祥通过自身实验，又治疗了一些亲友的烧伤，都证明他发明的湿润烧伤疗法及其药物疗效不凡。

1980年秋，徐荣祥到淄博一家医院实习，在外科碰到一位大面积烧伤病人徐生宝。徐生宝被硫酸烧伤已住院10个月，植皮4次创面仍未愈合，并出现溃烂和肌肉萎缩，痛苦异常。他听说徐荣祥治烧伤有绝技，便求他：“徐大夫，俺为了治病已经要倾家荡产了，可就是感染，伤口长不好。求你给俺治治吧！”徐荣祥有些为难，他毕竟是实习医生呀。医院的外科主任却是求贤若渴地说：“谁能治好这病人，让我给他下跪都成！”有了外科主任这句话，徐荣祥当晚亲自配药，第二天就给徐生宝施治，14天后，经过10个月传统疗法久治不愈的徐生宝痊愈了！当地报纸对此作了报道，徐荣祥治疗烧伤的名声大噪，也为他带来更多的临床机会，获得更多的成功案例。

1981年暑假，徐荣祥来到了莱阳他三姐家。这是一处部队营房，十分清静。徐荣祥叫姐姐把他反锁在一间小屋里，他开始第一次系统总结自己创立的烧伤治疗理论。闭门一个暑假，他完成了关于“烧伤局部病理与局部用药”的论文，这部25万字的学术论文原件存于滨州医学院的保密档案室里。1993年3月10日，滨州医学院院长带着徐荣祥这些资料来到北京参加“依法保护烧伤湿性医疗技术”的新闻发布会。这似乎印证了一些名校喜欢教给学生的一句话：今日我以学校为荣，明日学校以我为荣。

4、为研究烧伤治疗而失去医生公职的“科技流浪汉”

徐荣祥是个带着成果毕业的大学生，滨州医学院希望他留校。他谢绝了，道理很简单：大学里没有烧伤科。他要求分配到省立医院，理由也很简单：大医院一般都有烧伤科。

徐荣祥被分配到济南三院。一到医院报到他的心就凉了，这里从来不收治烧伤病人，当然更不要说烧伤科了。根据他的要求，他被分到 与烧伤科比较相近的外科。在外科主任张旭东的支持下，徐荣祥开始收治烧伤病人。1983年，徐荣祥连续治愈了三例烧伤面积达55%以上的烧伤病人，一时名声大噪，登门求治的人越来越多。同事们开始对这位新分来的大学生刮目相看，外科领导也因此而从手术室倒出一间房子为徐荣祥配制药品专用。

徐荣祥的“野心”当然不只是治愈几名病人，他是想通过临床实践进一步完善自己的研究成果，建立起崭新的烧伤创伤治疗体系，让更多的病人享受到这一成果。徐荣祥连开了几个夜车，将发展、推广治疗烧伤新技术的计划报告写了出来。当时的济南市委书记（后任山东省委书记）姜春云亲笔做了批示，表示支持。得到上级支持本该是加快发展的机遇。但是，就此也埋下隐患。年轻后生徐荣祥名声鹊起，刺激了一些人莫名的自尊，尤其一些书本理论培养出来的年长医生，他们内心对徐荣祥治疗烧伤的离经叛道完全不屑。学术的分歧交织着心术的较劲，终于酿出一起悲剧。

徐荣祥收治了一名3岁烧伤儿童。他用湿润暴露疗法对病童进行了处理，观察了一段时间，给护理人员交待了医嘱就放心地休息去了。按他以往的经验，这孩子有个十来天就能下床了。谁知就在此时，另一名医生改变了原治疗方案，重新对病童进行治疗。他们按常规给病童输液。病童的亲属犹豫地对他们说：“我听徐大夫对护士说不能大剂量输液……”

“废话，你是医生还是我是医生？徐荣祥那套全是骗人的！他还想当大科学家呢！”话语里充满了讥讽和不屑。

大面积烧伤抗休克输液量比传统疗法减少三分之一，这是徐荣祥新烧伤创疡治疗技术重要的一环。试想，一个排汗系统遭到严重破坏的病体，大量输液会出现什么样的后果？

果然，由于输液量增大，汗又排不出去，心脏压力加大，患童病情急剧恶化：呼吸变得急促，出现休克……孩子死了！

孩子的父母眼睁睁地看着孩子死去，巨大的悲痛使他们丧失了理智，他们哭着、喊着。狂怒地砸着病房的用具。那位父亲揪住失职的大夫，吼道：“你不是说徐大夫是骗子吗？怎么你这不是骗人的人反把我儿给治死了！”那位医生吓坏了，一边挣扎一边往院长办公室跑，那孩子的父亲一把抄起输液架，追向院长办公室。闻讯赶来的徐荣祥在办公室门口抢下了他手中的输液架，竭力加以劝阻。“徐大夫，他们生生把我儿给治死了！我不明白，他们为什么不按你的方法治疗！”哭诉声像一把尖刀，剜得徐荣祥内心万分痛楚。要知道，在实行独生子女政策的中国，一棵独苗就是父母两系的“命根子”呀！

徐荣祥满以为经过这次事故，那些反对他的人会改弦更张。但是他错了，同行的嫉妒比蛇毒还要侵蚀人心，知识分子整起“自己人”来比他人更狠、更厉害！明明是改变治疗方案、错误地加大输液量而引起的休克死亡，有些人却故意说是新技术的失败；明明是徐荣祥阻止了亡童亲属冲打，却有人说是徐荣祥挑唆……流言蜚语，无形“小鞋”、冷嘲热讽就像一张网笼罩在徐荣祥身上。他的烧伤研究变得更艰难了。

1985年10月，国际烧伤会议在重庆召开，这对徐荣祥是一次难得的机会，徐荣祥自然不肯放过。当地领导对他说：“去可以，但要自费，单位也不能开证明。如果大会对你的研究成果没有好的评价，你回来就按旷工处理，开除！”

徐荣祥无暇计较这种态度后面的荒唐，义无

反顾地踏上西行的列车。重庆之行，取得成功，徐荣祥的论文引起轰动，成为大会的热门话题。

山中的野桃树只有绿叶时没人在意，开出小花朵也会被认为成不了气候。谁把野桃培植出了硕果，想摘果子的人就会出现。偏偏徐荣祥湿润烧伤疗法的果实是自家地里的，没有占用别人的土地阳光，他无法成全别人平白说为果实浇水施肥的谎言。无形的羁绊慢慢多起来。1986年8月30日，徐荣祥接到组织约谈的通知，被告知：“如果你要继续从事你的研究，你可以辞职嘛。”“辞职”（不是停薪留职）在当时几乎是“辞退”的代名词，它意味着一个人将失去“国家干部”的身份及其所享有的一切待遇和保障；在当时，“辞职”简直就象是犯错误和犯罪一样，如果不是为了一个更宏伟的目标或是实在难以立足，只有大勇者或“傻瓜”才会丢掉这个“铁饭碗”的。 徐荣祥很多次没有遵循“组织”的意图，这次却一笔一划地按“组织”的意图写下了“辞职书”。

5、“南征北战”湿润烧伤疗法终获全面推广

失却公职的徐荣祥首先选择南下寻求出路。深圳特区医生的收入令他咋舌，是内地医生的好几倍。为了吃饭，为了他的新技术，他决定到一家医院去“打工”。一位好心的同行了解他的情况后开导他：“你在这里打工能赚不少钱，但赚不了大钱。凡能赚大钱的，都是能充分发挥自己价值的，你要想赚大钱，我劝你不要打工。”

“我能赚大钱？”徐荣祥惊讶了。

“当然！关键是要把你的技术变成成果，变成商品。不使技术走向市场，你的价值永远体现不出来。”

徐荣祥豁然开朗！技术不变成商品进入市场，当然不可能流通，当然不可能产生效益，当然也就不可能变为生产力。中国知识分子耻于言利，耻于言钱，不仅把自己弄得很寒酸，而且将科技的价值一起给否定了！商品金钱本身并无罪过，而是要看如何取得和如何使用。 徐荣祥虚心请教，深圳市科委的一位同志给他指了一条明路：北上进京。

1986年9月，北京已是金秋送爽的季节。从南方“取经”再“北伐”进京的徐荣祥已到了山穷水尽的地步。他除了一顶“科技流浪汉”的帽子和从亲戚朋友处借来的几百块钱以外，可以说是一无所有。

这天，座落在北京后海“醇王府”的卫生部科技司成果部办公室走进一位灰头土脸的大个子，没等王秀峰副处长问话，那汉子一个踉跄瘫倒在地。王副处长吓了一跳，赶紧与别人一起将他扶坐在橙子上，给他灌进几口热水。“你们可以把我当成科技大骗子，但请你们鉴定一下我的技术！”满头虚汗的徐荣祥一睁眼就冒出这么一句话，弄得成果处的同志莫名其妙。

“你慢慢说，不要着急。”王秀峰看着眼前这位领口、袖口已黑得像打铁的满口乡音的山东大汉，把那杯热茶递过去。

徐荣祥“咕咕”儿口吞下那烫嘴的香茶，茉莉花香气和水的热汽嘘湿了他的眼镜片，也沁入了他的心脾，镜片后那双眼睛也开始发潮。他到北京后，住在崇文门一家小招待所，每天只啃几个馍喝开水度日，实在饿得受不了了，才去买碗热汤面。东跑西奔，最后国家科委介绍他到卫生部科技司。科技司的同志听完徐荣祥的自我介绍，极为感动，凭着科技人员的敏感，他们对徐荣祥的烧伤治疗技术产生了浓厚兴趣。但是怎样组织一个权威的、有效的鉴定会呢？徐荣祥实在筹不出这笔钱了。

王秀峰和处里的同志商量了一下，决定采用“通讯鉴定法”，将徐荣祥的科技成果材料分寄各有关部门。这一招解决了徐荣祥的大问题，除了打印费用外，信函费只花了50元。利用等各地鉴定结果的时间，徐荣祥又挤火车、上轮船，先后重点跑了上海、重庆、杭州、北京四个地方，直接回答了专家提出的各种问题。两个月后，徐荣祥又住进了北京新街口一家小旅馆，等待卫生部科技司最后的结果。

12月10日，徐荣祥永远忘不了的日子。王秀峰处长打来电话，口气淡淡的：“小徐，你到部里来一趟。”

“王处长，是……是有结果了吗？”徐荣祥急得像得了口吃病似的结结巴巴，他紧抓电话的

手心沁出了汗。“你来了就知道了！”王处长的话语仍是淡淡的。徐荣祥恨不得沿着电话线象电一样过去！

他嫌公共汽车来得慢，一分钟也等不及，沿着小路一口气跑到卫生部。

“徐荣祥同志，我正式通知你，你的成果已经通过国家科技进步奖评审委员会的鉴定！”王秀峰原来是故意“卖关子”。山东汉子徐荣祥眼里涌出了泪水。

1988年，徐荣祥发明创立的“烧伤湿润暴露疗法及湿润烧伤膏”(MEBT / MEBO)获国家重大科技成果奖，同时，卫生部将湿润烧伤膏列入国家级新药；1989年7月26日，在卫生部领导和卫生部科技司的支持下，中国烧伤创疡科技中心成立；1989年9月1日，卫生部科技司向全国卫生系统、医院发出关于在全国推广“烧伤湿润暴露疗法”及“湿润烧伤膏”的通知；1991年6月18日，被国家卫生部列入首批面向农村和基层推广的十项重大医药卫生技术之一。徐荣祥对多个国家的成批特重度烧伤病人进行的成功的治疗，使中国的烧伤医学快速传播到了世界。徐荣祥先后获巴黎国际发明展览会授予MEBO的特别荣誉证书、美国烧伤受难者基金会授予的“人道主义奖”、泛阿拉伯烧伤整形会议授予的“精英成就奖”、联合国授予的“国际和平贡献奖”、阿拉伯国家授予的“科学荣誉奖”。国家科技部、团中央授予“中国十大杰出青年科技创业奖”、民政部授予“爱心捐助奖”等奖项。

2002年以来，徐荣祥教授多次应邀参加国际学术会议并做主题演讲。他先后在美国、中东、英国、法国、德国、新加坡等国际专业会议上作学术报告和专题演讲，受到与会专家学者的好评，美国史丹佛大学专门颁发了演讲证书。他还于1990年创立了集医药研发、临床医疗、细胞组织工程、制药工业、保健食品工业、化妆品工业、医疗保健服务业、市场营销、投资、国际贸易为一体的高科技综合性跨国集团——美宝国际集团，致力于湿性烧伤疗法的推广以全国烧伤创疡的医疗技术推广，同时致力于人体再生复原科学研究。

学术经验

《人民政协报》记者朱鹏于1994年曾就烧伤湿润疗法专门采访徐荣祥教授，并将采访录音整理公开发表，以下是徐荣祥教授接受采访时对其烧伤疗法的学术解读：

一、 如何评价历史性烧伤治疗的成就

记者：徐教授，1958年，我国医务工作者在上海成功地抢救了大面积烧伤病人邱才康，根据资料记载，其技术均采用干燥结痂、然后切削痂植皮技术治疗烧伤，那么这项技术是烧伤治疗学术还是烧伤整形外科治疗学术？您是如何评价的？

徐：1958年，我国的烧伤医生成功地救治邱才康，是我国医学的骄傲。那时对烧伤创面的处理方法是保持创面干燥结痂，而后对烧伤创面采取早期或中期切削痂植皮治疗技术，是非常有效的治疗方法。根据烧伤创面的发病学及创面修复学理论，干燥切削痂植皮技术，完全属于整形外科治疗学术，不是烧伤治疗学术。因为，对于烧伤皮肤的治疗，应该是先将已烧伤坏死的皮肤去掉，而后再将受伤残存的皮肤恢复和重新再生修复创面，只有这样，才谈得上是治疗皮肤。而干燥切削痂植皮技术，是将烧伤的皮肤切削除，使烧伤创面变刀伤，再行植皮技术覆盖创面，其所治疗的创面已不是烧伤而是刀伤，没有治疗烧伤皮肤，所以它不是烧伤皮肤治疗技术，而是创伤外科的整形医疗技术。由此看来，1958年邱才康的抢救成功，其创面治疗技术应归功于烧伤外科整形医疗技术。这一原则性的学术问题，必须弄清，否则就会使烧伤治疗学方向与烧伤发病学脱离。1958年邱才康的抢救成功是烧伤治疗史上的重大技术成果，它使烧伤治疗进入了新的整形外科治疗阶段。

那么什么叫烧伤治疗学呢？前面通过实例已讲出问题的实质，凡是促使烧伤组织本身恢复、修复、再生的一切医疗方法和药物，都符合烧伤的发病与修复规律，凡符合这个规律的医药学术，应均归烧伤治疗学术范畴。再举例说明，一个人手指上生了一个疮，如果为了治疗疮，同时将手指截掉，这不是疮的“治疗学”；治愈疮而没有截指，这种方法才是疮的“治疗学”。

我们所倡导推广普及的烧伤湿性医疗技术，是立足于烧伤皮肤本身的发病所产生的一系列治疗方法和药物，它符合烧伤的发病规律。

把所有符合烧伤发病规律的一切方法和药物，总结、归纳出总体与个体治疗规律，再以烧伤发病学的理论作指导产生总体治疗理论，最终形成烧伤医学。几千年来，人们仅围绕烧伤治疗措施而周旋，没有形成规律性的学术体系。我国在20世纪80年代初初步形成了烧伤医学体系，现已发展为较系统的医学体系，并迅速在国际上传播。

二、 烧伤湿性医疗技术的诞生

记者：徐荣祥教授，听说您从1979年就开始研究湿性医疗技术。那么请您谈一谈，您为什么设计用湿的环境方法治疗烧伤呢？

徐：最早的启迪是来自祖国医学的哲学理论。祖国医学指出，“有土无水，万物不生”，“烧伤是伤又是疮”。既是伤、疮，其治疗定需再生修复，所以，只有湿的环境作为治疗原则，才能符合烧伤发病规律。现代医学理论论证，凡是干燥脱水的方法，均不利于烧伤的再生修复。所以必须深入研究有利于再生修复的湿的环境治疗烧伤。我国最著名的几位外科学专家均早已明确指出，在创伤修复的治疗上，湿的环境肯定比干燥脱水的环境修复得快，问题是如何创造湿的有效环境。美国创伤外科专家Zawacki于20世纪60年代末，曾试用湿的环境治疗烧伤，但临床未能成功。

记者：那么您是如何解决用湿润环境治疗烧伤的呢？

徐：我们在祖国医学哲学理论的指导下，根据现代病理学、组织学理论，设计了烧伤创面五大治疗原则，即：1保持创面湿润不浸渍；2由表入里地液化排出坏死层皮肤；3保持畅通引流；4保障持续恒定浓度的药物供给；5隔离创面。根据这五大治疗原则，又设计、研制出相应的中药营养性局部覆盖药物。其药物能在创面上自动产生流动式循环排出作用，该作用方式在国际上是首创的。

记者：您研制的烧伤外用药，为什么不用杀菌药而用中药营养药？

徐：这一点问得非常好。目前，尚有某些医生不理解这一点。我们认为，烧伤皮肤是热力引起损伤，先有损伤，后有细菌繁殖，如果不治疗损伤，细菌是不可能得到控制的。再者，杀菌药是抗生的，阻止创伤再生，所以我们选用促使烧伤损伤皮肤恢复、修复的"中药营养"性药物。该药物是根据烧伤组织化学的要求而设计的。其药物作用方式也是国际首创的。所以要求人们一定要用烧伤发病学理论去论证烧伤湿性医疗技术。

三、 如何评价烧伤医疗技术的疗效

记者：不久前，我去过国内几家医院，发现有的医院仍使用干燥疗法，有的医院使用一种进口的叫SD-AG的白色外用药，有的使用自制的中医方法治疗烧伤病人。请问如何才能使烧伤患者得到有效方法的治疗呢？

徐：在学术上，提倡百家争鸣，是有利于科技进步的。各种医疗方法均有一定的特长，但作为医生应在客观的临床疗效面前只有一个结论，那就是创面止痛，减轻组织损伤，皮肤愈合不留或少留疤痕，创面不发生并发症。目前治疗烧伤的方法各异，主要是因为在这之前，没有产生烧伤治疗学，如果有了烧伤治疗学规范，就能引导医疗技术向有利于皮肤愈合的方向发展，不至于使医生仅凭其有无杀灭细菌作用这一点，就忙于对治疗方法下结论。如，对烧伤创面细菌感染的认识，有的医生仍旧认为杀灭细菌才是治疗烧伤，所以产生了以是否杀灭细菌作为判定治疗烧伤的唯一标准的片面认识。杀菌固然是治疗烧伤创面感染的一种措施，但它仅是针对细菌侵染而绝没有治疗烧伤组织。这个认识不改变，就不可能获得理想的治疗方法。甚至获得与医生愿望相反的恶性结果。1990年我在泰国抢救烧伤病人时，泰国空军医院的烧伤医生请我会诊，他提出：烧伤后的诊断，我与你治疗的烧伤病人均是同一深度的大面积烧伤，用你们中国的湿法治疗的人现在已长出新皮而愈合，而我们治疗的病人创面为什么不生新皮呢？当时，我没有用更多的理论去解释，只是随手向泰国医生要了一份他所使用的SD-AG的药物说明书，告诉他：“因为你用的是杀灭细菌的SD－AG，而SD－AG的药理说明书上注明，此药仅是杀死细菌，没有注明该药能再生皮肤……”话音未落，泰国医生恍然大悟：“我完全明白了，我从事烧伤治疗30年，其方向完全错了。”

记者：那么，现在个别医院使用的干燥疗法的治疗方向是不是也错了呢？

徐：对于这个问题，要从学术发展历史进程的角度去评价。干燥疗法成为常规治疗烧伤创面的技术起源于第二次世界大战的后期，当时美国布鲁克陆军医疗研究中心，为了解决创面细菌感染导致的败血症，发明了将烧伤半死不活皮肤尽快干燥脱水，然后再用创伤外科切除植皮的方法覆盖创面，一举获得对大面积烧伤的治疗成功。那时，发明干燥疗法的基础理论是：烧伤后半死不活的皮肤是注定坏死不可恢复的。因为，他们发现烧伤后组织在进行性坏死的过程中，最易导致细菌感染产生败血症，所以就发明了尽快让半死不活烧伤皮肤坏死再切除的方法来挽救生命。从这一点上讲是正确的。但是到20世纪五十年代，各国的基础医学专家研究证实，半死不活的烧伤皮肤不是注定坏死的，而是完全可以恢复的，从而在烧伤学术界产生争论，因没有新的方法代替干燥方法，所以一直争论不休。现在我国有了既能促使半死不活烧伤皮肤恢复，又能预防控制感染的湿性方法，在全世界已完全证实烧伤半死不活组织不是注定坏死的结论的今天，干燥疗法作为在一段历史时期的常规治疗技术就应该让它作为历史光荣地退役了，否则就会违背治疗学规律，给烧伤病人造成伤害。我相信，每一个烧伤医生一定会在临床实验对照的基础上，逐步采用治疗烧伤皮肤的方法及药物的。

记者：有的医院使用某些中草药治疗烧烫伤，其临床疗效如何看待？

徐：中草药治疗烧烫伤，在我国史料记载上已有几千年的历史经验，虽然当时受到科学条件的限制，未能形成系统的治疗理论，但实践证明，方向是基本正确的。只是在文化大革命时期，某些医生不顾祖国医学的历史经验，单纯政治化盲目地根据西医干燥疗法的理论，编出了"收敛止痛"的烧伤局部治疗原则，从而偏离了祖国医学的烧烫伤治疗方向。

记者：那么“收敛止痛”的治疗原则，能造成哪么样的临床后果呢？

徐：祖国医学指出："收敛是不通的，不通则痛，痛则不通。"所以收敛是不能止痛的，只能加重疼痛，故其原则违背了祖国医学理论。现代医药化学研究指出，凡是具有收敛功能的中草药，均含有鞣质，而鞣质是蛋白质凝固剂，用于创面只有加重损伤。所以，在辨别有效的中草药疗法时，应根据中医理论以是否损伤创面为标准，凡是符合中医理论无创面损伤的中草药，则视为有效的疗法和药物。目前，大多数中医疗法已逐步回到祖国医学的轨道上，烧伤湿性疗法是在此基础上，按祖国医学的轨道发展起来的。

记者：人们都想知道您是如何评价您所研制的烧伤湿性疗法及药物疗效的，它们的疗效到底如何呢？

徐：根据前面确立的原则，对湿性疗法的评价标准也是一样的。从医疗方面上讲，只能说湿性疗法符合祖国医学的理论，而且也符合烧烫伤的发病规律。如果用数字表示，湿性疗法仅是获得了0.1疗效，仅是在正确的道路上迈出了一步，尚需烧伤医生、学者共同努力，使其进一步发展。但是，与干性疗法比较，它是一种新的更有效的治疗途径。

四、关于烧伤湿性医疗技术

记者：徐教授，目前人们仅了解湿法治疗烧伤的事，尚不清楚湿法治疗烧伤是怎样产生治疗作用的。您能否向读者作一简单介绍？

徐：烧伤湿性医疗技术是由烧伤湿润暴露疗法和与之相配合的“MEBO”烧伤膏组成。简单地讲，按烧伤湿润暴露疗法技术要求使用“MEBO”烧伤膏，小面积烧烫伤可根据使用说明书自行在家治疗即可。中、大面积烧伤和特殊烧烫伤可到医院住院或在医生的指导下治疗。大概95％病人的烧烫伤为小面积烧烫伤，故这些烧烫伤病人均可在家治疗。治疗时，不需无菌消毒，仅将药按

说明涂在伤处即可。如，老山前线战地救护及南沙战争中的海上救护，均使用“MEBO”获得前所未有的成功

记者：湿性疗法是如何止痛的？

徐：皮肤烧烫伤后的疼痛是由皮肤神经末梢受损和汗毛立毛肌痉挛牵拉毛囊引起的。湿性疗法通过用精制了的皮脂类植物成份，保护受伤的神经末梢不受刺激和通过有效成份的作用松弛汗毛立毛肌，从而有效地解除了疼痛，这一作用方式在国际上是首创的。

记者：那么湿性疗法又是如何减轻损伤的呢？

徐：烧烫伤后，虽然热源脱离，但皮肤内尚存留余热，这些残留的余热，如果不清除，则可继续损伤皮肤。湿性疗法利用金属冷却技术原理，根据皮肤组织的导热系数，研究出了与皮肤组织传热速度相应的物理降温方法，有效地清除了余热，保护了皮肤，当然，用药时间越早效果就越好。

记者：湿性疗法怎样无损伤性地排除已烧伤的坏死皮肤的？

徐：已烧伤坏死的皮肤，实质上是一凝固了的蛋白组织块，所以，湿性疗法利用了蛋白质分解和液化的原理，将四大生物化学反应用于排除坏死皮肤，将坏死的皮肤液化为液体，由表入里排除，从而有效地预防了坏死组织对正常组织的损伤，这一方式在国际上也是首创的。

记者：同时想请您谈一谈湿性疗法是如何预防和控制感染的？

徐：这个问题也很重要。因为某些持不同学术观点的同行，往往以有无杀菌作用作为评判的标准，从而引起了激烈的争论。在此说明，湿性疗法的配用药品，没有明显的杀菌作用，但它具有可靠的抗感染能力。因为它的抗感染作用，不是通过杀死细菌，而是靠调整细菌生长的环境条件从而控制细菌的过度繁殖来实现的，这是一条新的抗感染途径，从治疗效果上，已获得总面积100%的烧伤治疗的成功验证，不应该再有争论。

记者：其实，学术上的争鸣是不足为奇的。现在有的专家仍然认为皮肤真皮损伤，是不可能完全恢复的，必定疤痕愈合，这是国际上的定论。那么我国的湿性疗法又是如何打破这一定论而能减少疤痕形成的呢？ 徐：皮肤的真皮损伤形成疤痕，的确是客观存在的。目前据有关学术组织报道，全世界大约有一亿五千万人因烧伤皮肤真皮组织而留有疤痕，形成疤痕的定论也属实。但国际上确定这一结论时，尚未出现我国的湿性医疗技术。至于湿性疗法是如何减少疤痕形成的，用一句最简单的话讲，"湿性疗法保障了皮肤原本能的发挥。"我们研究发现，人的皮肤真皮组织受热损伤后，不是注定疤痕愈合的，而是完全可以再生修复的，这是皮肤的再生本能，只是因为这个本能一直被不正确的治疗方法和有关因素所掩盖。湿性疗法着重创造皮肤再生本能发挥的环境，同时协调上皮组织与纤维组织及皮肤血管再生，从而达到了减少疤痕形成的目的。1990年，我应邀到美国国家医学科学院讲学，专门讲述减少疤痕的研究成果，在座的几位著名科学家，均对其结果既震惊又怀疑，说："如果这种结果能重复出来，那是细胞生命学一个重大的突破。但我们难以想象，象中国的研究条件，则很难完成。"我当时回答："无论认识也好，理论也好，还是怀疑也好，自然科学的结论是靠结果的客观现实来定论的。希望美国同行们根据我国的方法进行重复实验，如果结果与我们宣布的结果相同，那就证明我们中国人的理论与方法是先进的。"他们立即开始了重复验证，于1991年10月25日宣布了他们重复实验的结果与我们宣布的理论结果相同。

记者：最近，我从几位老同志那里得知，您发明的“MEBO”药膏，同时也对痔疮、褥疮、皮肤溃疡有很好的疗效，这是什么原因？

徐：开始我们就谈到烧伤治疗医学的概念，从总体上讲，烧伤是一切创疡的综合；从个体上讲，每一类创疡病都符合烧伤的发病规律，都需抗炎、再生修复，所以对痔疮、褥疮、创面感染等体表破溃伤均有理想的疗效，但它不是特异性疗效，目前我们已研究出治疗创疡病的特异性医药技术及药物。

记者：徐教授，我国卫生部已将烧伤湿性医

疗技术列入我国十年百项成果首批向农村和基层推广普及，目前这项技术推广普及的情况怎么样？

徐：在国家卫生部、科委、中医药局、外国专家局等部委局的支持下，自1989年开始，与全国各有关医院建立新技术医疗救治网，在没有要国家一分钱的情况下，将该技术推广普及到全国，根据中国烧伤创疡科技中心刚刚统计的数字，全国烧伤湿性医疗技术救治网已发展到4358家医院，经专业培训的医师7698人，每年治疗各种程度的住院烧伤病人152869人（不包括门诊病人）。总治愈率99.46%，治愈最大烧伤面积、深度烧伤总面积100%，深II度烧伤的临床无疤痕愈合率为87.67%（包括诊断误差）。根据以上数字证明，烧伤湿性医疗技术的疗效是可靠的，深受烧伤医师和病人的欢迎，现已在全国由推广走向普及。

五、国际上的烧伤治疗情况

记者：国外报刊经常报道我国的湿性疗法，这说明它具有很大的影响。请问目前还有哪些国家使用干燥疗法？

徐：从世界各国的学术刊物报道及我所访问过的国家来看，目前已经没有使用干燥结痂方法治疗烧伤的国家。1990年，我到美国辛辛那提、波士顿等烧伤中心访问，他们均采用湿的浸泡和湿包疗法。国际著名的烧伤专家吴德教授讲，我们也认识到了干燥疗法的弊端，所以也改用湿法，但尚未摸索出理想的湿疗方法。1990年、1991年和1992年我访问了东南亚有关国家，他们均是使用美国、英国的湿包疗法。 1992年，在中东，我们与德国、法国、前苏联专家进行了与欧洲疗法的对照"比赛"治疗，结果我国的湿性技术最优。英国目前正在研制湿润通透膜。日本前不久在NHK播放了世界烧伤治疗技术展播，我国的湿性医疗技术最受欢迎。最近，荷兰、新西兰等国也大篇转登我国湿性医疗技术的文章。到目前为止，已有28个国家与我们签署了技术引进、进修协议。

记者：徐教授，据国内报刊报道，你们在中国青年科技园建立生命科学技术城，为什么又从事细胞生命学的研究和开发，能否简单说一下你们的研究计划？

建立强大的基础与临床研究机构。烧伤治疗仅是生命科学的一个很小很小的单位，但我们可根据人体皮肤器官的再生修复理论及所获得的实验数据，向人体生命科学的大领域进军，最终获得保障人类健康、长寿的方法及物质。如，我们已发现人体皮肤细胞的超代再生分裂，根据细胞全息论，而是"营养"物质。当然，这项工程要靠几代人才能完成，但作为一名医学科技工作者，就应该力所能及的在有限的生命活动期间"异想天开"为后人的研究打基础。

（采访）结束语：美国《金十字》杂志上，曾刊登美国全美烧伤受难者基金会主席哈里•盖纳教授介绍中国烧伤湿性医疗技术的长篇文章，并描述了他两次来中国实地考察临床治疗所看到的惊人疗效。他在文章中称："我曾以基金会主席的名义发誓，我要走遍天涯海角，去寻找理想的救治烧烫伤毁损的治疗方法和药物，让那些无辜的受害者，恢复他们的体肤……现在我宣布，我已经在大西洋的彼岸-中国，找到了烧烫伤病人理想的治疗方法-烧伤湿性医疗技术。基金会决定将第六届'人道主义'奖颁给中国湿性疗法的发明人徐荣祥教授。该奖是为在解决烧伤病人的痛苦方面，做出巨大贡献的科学家而设立的最高荣誉。20年来仅有六位烧伤医学科学家获此殊荣，前五位全是美国的烧伤医学专家，第六位是中国的烧伤医学家徐荣祥教授。" 1993年5月，哈里•盖纳先生带着他的承诺不远万里地来到北京，亲自把"人道主义"奖颁给了徐荣祥教授。

主要成果

1、国内专利

植物基质　CN02120138.2　2002年5月21日

体外细胞的培养方法　CN200510123331.5　2002年9月27日

修复和促进胃肠道粘膜组织再生的组合物及其制备方法　CN02105541.6　2002年4月16日

体外细胞的培养方法 CN200610000381.9　2002年1月29日

潜能再生细胞 CN02143546.4 2002年9月27日

潜能再生细胞及其培养方法 CN200610153824.8 2002年9月27日

皮肤外用基质 CN200810149652.6 2002年5月21日

药物载体及其制备方法 CN200610093527.9 2002年4月16日

体内原位培植再生干细胞实现组织修复和器官再生的组合物 CN02102890.7 2002年1月29日

一种创面速愈贴及其制造方法 CN200610026379.9 2006年5月9日

药物基质及其用途 CN95116651.4 1995年9月14日

一种治疗温血动物或人类热损伤的药用组合物及其制法（美国、欧洲、日本专利） CN93100276.1 1993年1月15日

低熔点软膏剂型及湿润烧伤膏的制作工艺 CN86108951 1986年12月31日

2、美国专利

在消化道中修复和促进粘膜组织再生的成分和方法 2004.2

在体外培养潜能再生细胞和有功能的组织器官的成分方法 2005.12

通过体内原位进行肝细胞的培养来修复再生生理性的组织和功能性的组织 2006.1

口服营养物和药物的组份 2006.7

防止粘膜溃疡和发炎的方法 2007.5

3、出版专著

《当代外科新进展》 主编 中国医药科技出版社出版

《烧伤医疗技术蓝皮书》 主编 中国医药科技出版社出版

《烧伤再生医学与疗法》（英语） 出版商：Karger2004年出版

《烧伤治疗大全》 中国科学技术出版社2008年出版

《人体再生复原科学》 中国社会科学出版社2009年出版

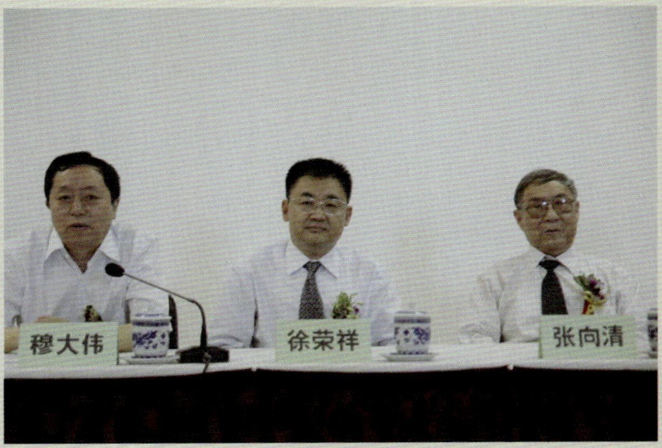

中国中西医结合学会第四届烧伤专业委员

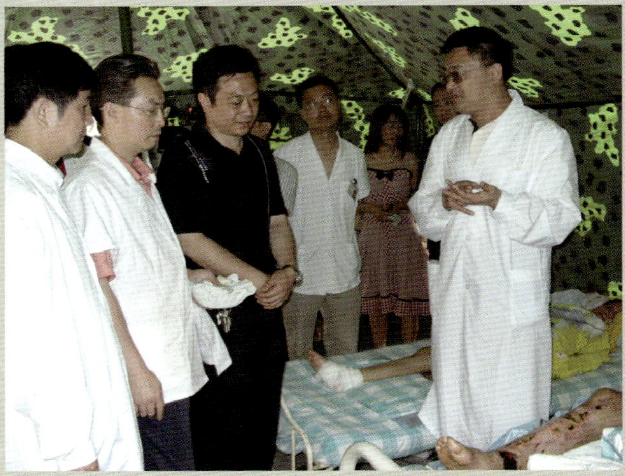
徐荣祥教授带领医疗队在汶川地震灾区指导救治重症伤员

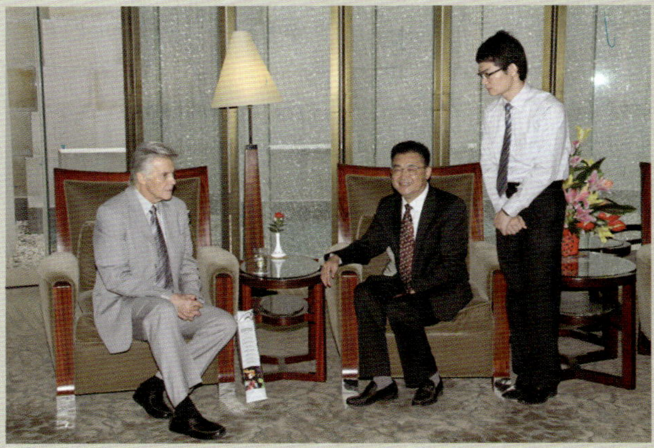
徐荣祥教授会见外宾

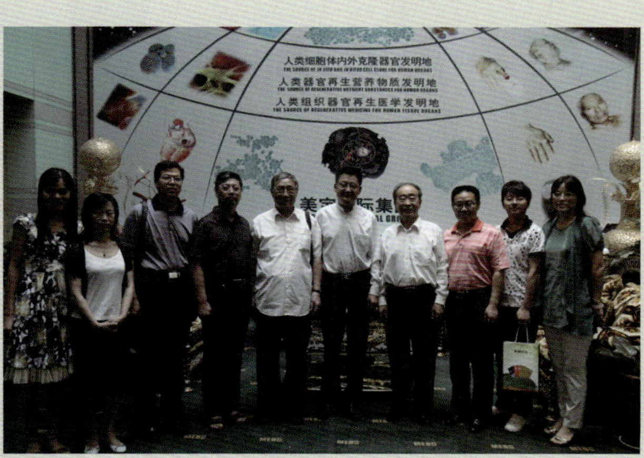

徐荣祥会见烧伤专家

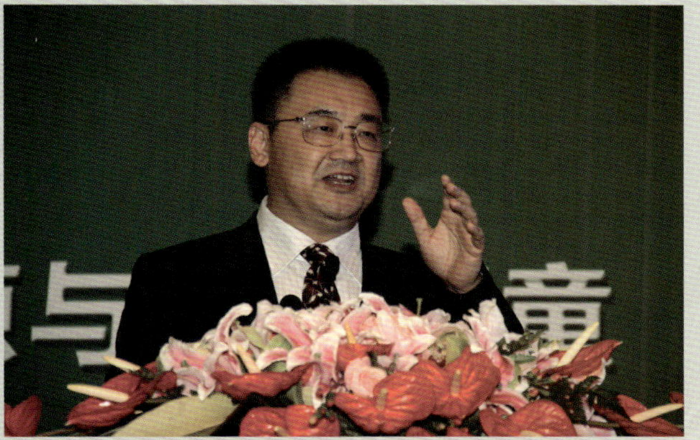

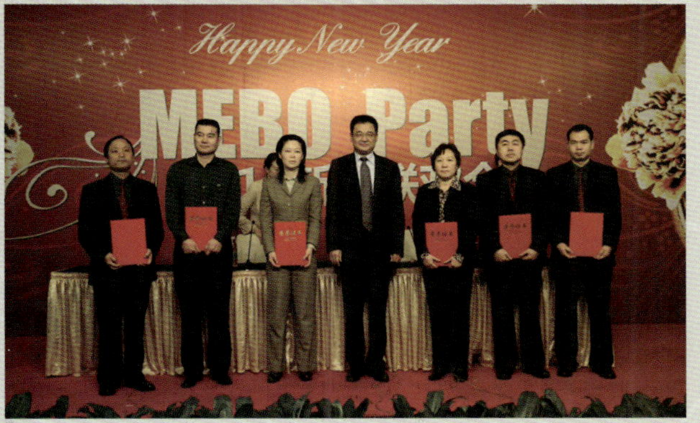

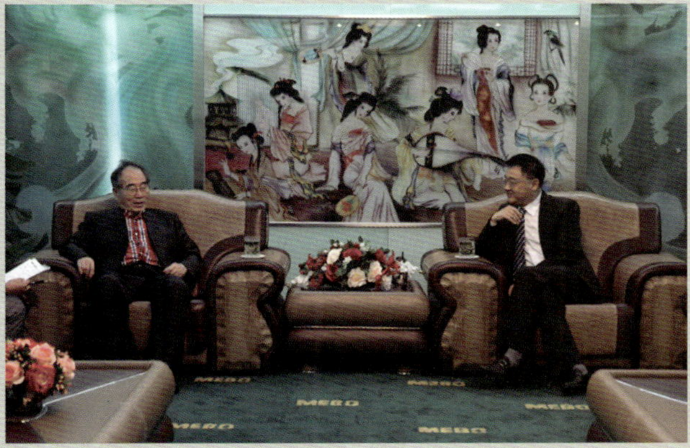

2011年美宝国际集团新年联欢会颁奖大会

杨国祥

名人小传

杨国祥，男，生于1937年10月。1964年毕业于成都中医学院中医专业（6年制）。1973年4月前，先后在云南省药物研究所、屏边县湾塘地区医院工作。1973年4月调入云南中医学院，在其工作期间，先后任教研室副主任、主任，中药系副主任，硕士生导师，省级重点学科“实用中药学”学科带头人。并任学院学术委员会委员、学位委员会委员、专业技术职务中评会委员、学报编委等。1992年晋升教授。在社会兼职方面，曾任云南省科委应用基础研究基金首届委员会委员，云南省第三届药品审批委员会委员，云南省教育厅专业技术职务高评会委员和学术委员会委员，云南省卫生厅中医药专业技术职务高评会委员和中医药学术委员会委员，中国中西医结合学会中药专业委员会委员，云南省中医药学会常务理事、副会长，云南省药学会常务理事及云南省民族民间医药研究会常务理事等职。

1993年被批准享受政府特殊津贴，并获国务院颁发的证书；1996年云南省人民政府授予“云南省名中医”称号。

学术经验

从事中医药教学、医疗、科研工作40余年。在教学工作方面，曾为专科、本科、硕士研究生系统主讲《中药学》、《临床中药学》、《中药调剂学》及《滇南本草》专题。在教学工作中，坚持与老师们开展教学法研究，提高授课技能和教学质量。

在《中药学》的教学中，重点突出中药药性理论为中心的中药学基础理论和临床辨证用药的讲授，并总结出：重点问题重点讲，类似的问题比较讲，一般问题归纳讲的基本方法，取得了良好的教学效果。

在中医药的学术研究和临床诊疗工作中，重视脾胃学说的研讨和临床实践，探索肠胃病的辨证论治和用药规律，同时在其他病证的治疗中，主张一定要顾护脾胃。

在教学与临床工作中，十分重视中药的类比辨用。采用以药物的性能功用为基础，以临床实践为依据，系统归纳，分类比较的方法，主持编撰出版了专著《临床比较中药学》，对教学与临床有较好的参考价值。在教学与科研中，重视学习和研讨云南地区医药学家的学术思想和诊疗经验，重点开展了兰茂编撰的《滇南本草》学习和研究，除发表多篇学术论文外，主持进行了“《滇南本草》附方的研究”，填补了以往从方剂学角度对《滇南本草》研究的不足，获云南省科技进步三等奖。

创制经验方“养心安神汤”用于治疗失眠；“前列消肿方”用于治疗慢性前列腺炎。相关研究论文“养心安神汤镇静催眠作用实验研究”、“前列肿消方的急毒实验和部分药效学研究”发表于《云南中医学院学报》。

主要成果

主持研制的治疗胃、十二指肠溃疡病的新药——愈疡片（现名暖胃舒乐片）获省科技进步三等奖，并由药厂批量生产供用。

从事教学、医疗、科研工作以来，先后主持和参与科研课题9项，其中获云南省科技进步三等奖4项（主持2项）。

主编和参编出版教材、专著10部（主编3部）。

发表学术论文20余篇。

尹亚君

名人小传

尹亚君，男，云南中医学院毕业，主任医师，教授、硕士研究生导师，中共党员。曾先后担任过云南中医学院内科研究室主任，肾病研治中心主任，省科协医疗委员会副主任，云南中医学院学术委员会委员，云南中医学院省级重点学科“中医内科学”学术带头人。中国疑难病研究院特约研究员，英国皇家医学院传统医学客座教授，《昆明日报》专家评说专栏主持。云南老年报医疗健康顾问、云南省高级职称评委会评委。

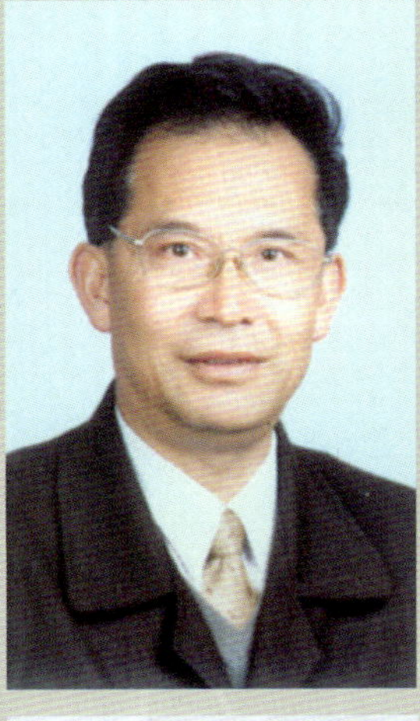

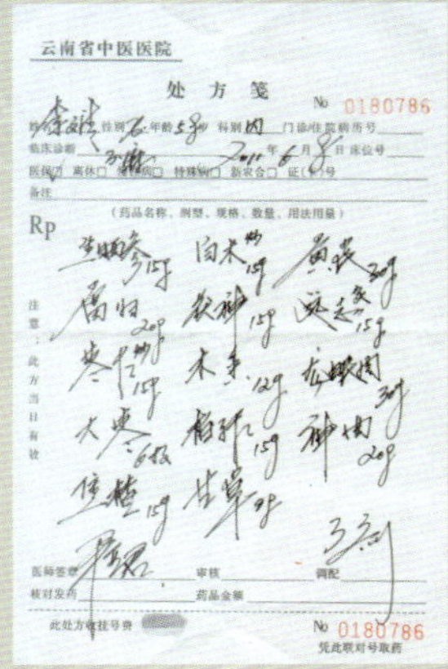

行医执教40余年间，曾前后担任过大学专科，本科，研究生以及外国留学生等不同层次的中医内科教学。主持和指导过多种不同层次的科研工作，并长期坚持不脱离临床第一线。在临床带教中为人师表，不辞劳苦艰辛，带头到农村，到边疆，到基层，到最艰苦，最缺医少药的地方以身作则，救死扶伤。在极为艰苦的环境中曾多次临危出诊抢险，救治垂危病人，深受群众好评，其相关事迹在《人民日报》、《云南日报》、《昆明日报》、《春城晚报》、云南人民广播电台等多家媒体上作过报道。在近10年来，多次被首都北京邀请参加全国性的先进个人，优秀共产党员，有突出贡献的专家，有成就的共和国建设者等不同类型的会议和国家的庆典活动。在建党90周年的全国性庆祝活动中，其创作作品还荣获全国的“金奖”，相关内容在《春城晚

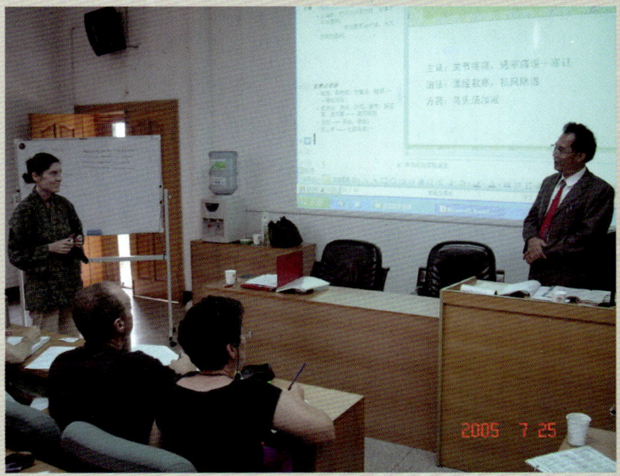

报》2011年9月21日和云南中医学院校园网上都作过报导。

学术经验

在学术上重视中医经典理论的继承与创新，注重对云南中医学院首任院长、著名中医学专家吴佩衡院长学术体系的继承和发扬。曾撰文“吴佩衡诊疗经验浅谈”，“学习吴老《伤寒论注释》体会”，“痹病辨治”等。对吴老学术思想和宝贵诊疗经验的学习运用，继承发扬起到了积极的作用。在“吴佩衡诊疗经验浅谈”一文中，用“壮水之主，以制阳光”和“益火之源，以消阴翳”的生动比喻并附医案，将吴老的学术理论及诊疗经验，结合自己的实践应用于临床和教学，收到了良好的效果。被誉为云南“火神派”代表的吴佩衡院长，最长于用温中助阳的毒性药“附子”。尹教授能结合云南本地的实际，将吴老的宝贵经验在医疗实践中加以发展，应用中医的回阳救逆法，使阳气衰微的多种危急重症得以治愈。如昆明男性病人余某某，58岁，2006年9月17日就诊。患者半月前因突发性昏仆到昆明某医院诊治，诊断为出血性中风（脑溢血），在医院抢救一周后从急诊科出院。出院在家调治，就诊时患者卧床不起，医生到床旁就诊。时患者神志清楚，但半身不遂，肢麻，舌强语蹇；尤以四肢冰冷，恶寒，舌淡苔薄，脉沉细弱为著。当时诊断为中风后遗（阳虚气弱型），治法为回阳救逆，益气补肾。所用处方为四逆汤合四君子汤加减，方中主药“附子”用量达60克（常规理论用药不能超过15克）。服药10天后患者体症明显好转，手足渐温，在搀扶下能能慢慢起床，以后的治疗以金匮肾气丸合补阳还五汤加减为主，共治疗三个疗程，前后一个半月，配合体育疗法，患者最终能生活自理，达到临床治愈。

在长期的医疗实践中，对于中医的脏腑学说，八纲辨证等理论能因时、因地、因人而灵活处变，处方用药善于承古而创新。在临床工作中功底扎实深厚，诊治疾病疗效显著。对于中医药经方，善于古为今用。所创“蜈菊饮”、“眩晕清”、“刺防钩藤饮”等方剂，在治疗头痛、

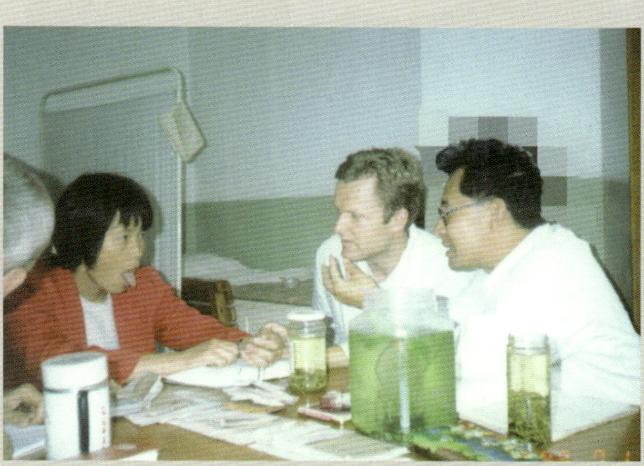

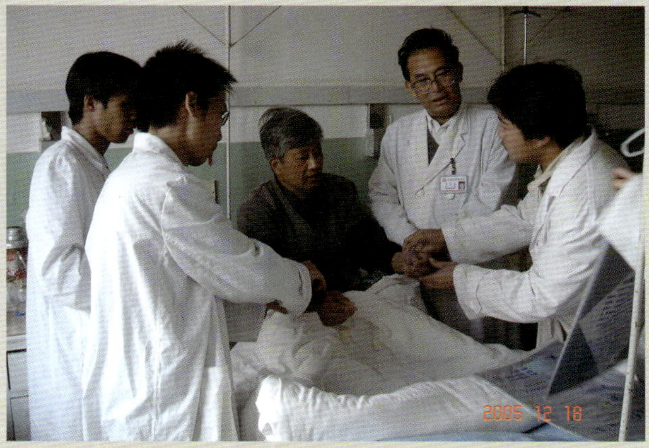

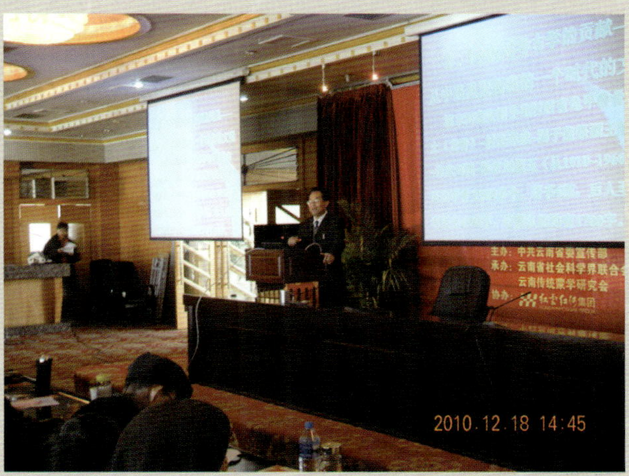

眩晕、中风后遗症等疾病中疗效突出。在肾病方面，所创新的“六味双子饮”、“三金排石汤”、“六味三藤饮”等方子，对于肾炎、肾病综合症、泌尿系结石、肾衰竭等治疗效果显著。另外对于中风，胃病和虚证的研治造诣亦较深。因治愈过很多重症疑难病患者，在当地影响很大。如香港54岁的男性患者李某，眩晕病史10余年，症发时如乘车船自觉天旋地转，伴心烦呕吐，神乏肢困。曾经国外和港，澳多家医院治疗

未见明显效果。2003年4月来昆明旅游期间，经人推荐到云南省中医医院尹亚君教授处诊治，当时诊断为眩晕（阴虚阳亢型）。

治以平肝潜阳，祛风定眩，所用的方剂就是自创的“蜈菊饮”和“眩晕清”加减。在昆治疗三个疗程（共40天），眩晕解除，回香港后几年未发。后患者来信给春城晚报并在主页上刊出感谢信。

多年来坚持不懈的刻苦钻，和研孜孜不倦的临床实践与理论教学，形成了尹亚君教授鲜明的风格和理论体系。其相关的学术理论与临床治验曾在全国性的学术会上多次作过交流，所教过的留学生，国外医学访问团体等，将其学术理论与临床治验在日本、韩国、越南、泰国，意大利、德国、加拿大、法国、希腊等国广为传播，对于中国医药学跨越国界，造福于全人类作出了积极的贡献。

主要成果

专业擅长中医内科心脑疾病，对中医虚证，眩晕，头痛，不寐，淋证，肾系结石，肾炎等的研治造诣较深，在群众中影响较大。主持完成的省级科研课题“眩晕清治疗眩晕的临床研究”，其科研成果于2002年被鉴定为“在国内处于领先水平”。科研成果论文荣获2002年全国“仲景杯”优秀论文奖。发表医学论文计60余篇，论著3部，主编中医内科学教学大纲及质控点。论文曾获全国“李时珍”杯征文奖，世界传统医学优秀论文奖等多种嘉奖。在教学工作中注重PCMC教学法，讲课生动活泼，临床带教注重对学生的三基培养，对带教学生循循善诱，善于启发学生思维和培养学生的动手能力，深受学生们的欢迎。曾多次被评为学院的先进教育工作者和医院的先进医务工作者。近年来还配合中央和省市领导所倡导的精神文明建设，积极参与各种相关的社会活动，在省委宣传部组织的“云岭大讲坛”上，讲授“中医与日常生活”，在云南师范大学讲授中医与健康保健，并将中医的保健知识以及大医精诚与现代文明相结合，在昆明的各社区加以推广。

医学感悟

中国医药学博大精深，在科学技术高度发展的今天，仍俱有顽强的生命力。认真学习总结中医的精华，发扬光大祖国医药学，对中国和全人类医疗保健事业的发展都有有着十分重要的作用。

张良英

名人小传

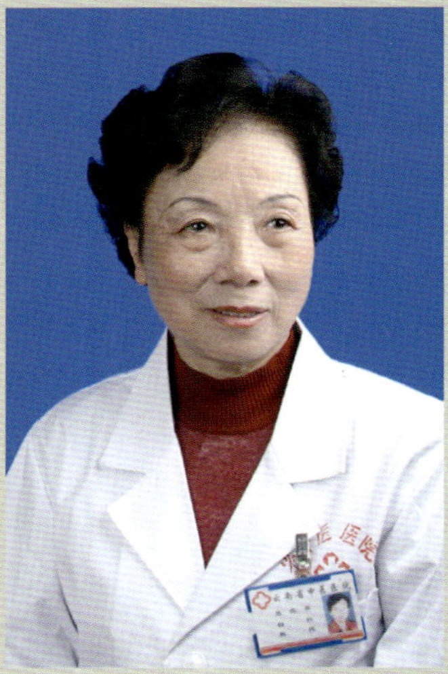

张良英，女，汉族，1935年生于江西省南城县。国家级名中医，云南省荣誉名中医，云南省中医学院教授，硕士研究生导师。曾任云南中医学院妇科教研室主任，云南中医学院第一附属医院（云南省中医医院）妇科副主任，《云南中医药杂志》编委会委员，云南省中医学会及云南省中西医结合妇科专业委员会副主任委员，全国第二批和第四批名老中医药专家学术经验继承指导老师。2006年9月赴美国加州参加美国——中国第二届中医药国际研讨会，并被美国加州中国医学研究院聘为顾问。2011年被确定为国家级名医传承工作室专家。

张教授先学西医三年（江西南昌卫校产科专业），毕业后从事西医妇产科工作二年，于1956年参加高考，取录于广州中医学院（今广州中医药大学）6年制本科，毕业后分配到云南中医学院附属医院工作。在当时极其困难的条件下，积极开展工作，并创建院内中医妇科，也是全省内各级中医院建立最早的中医妇科专科，并负责主要诊疗工作，深受广大患者欢迎。

1969年，因当时提倡把医疗卫生工作重点放到农村去的历史原因，被下放到楚雄姚安光绿公

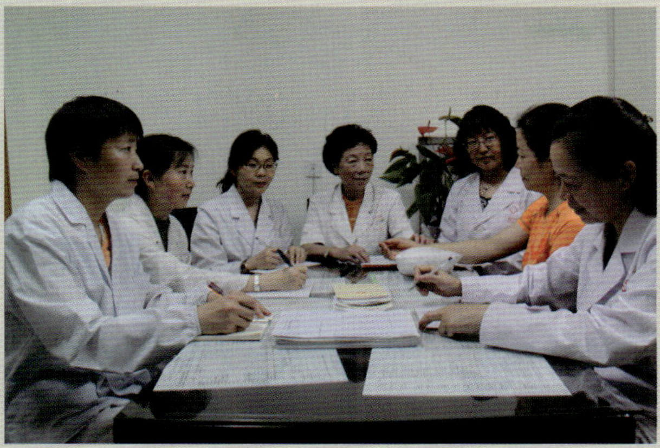

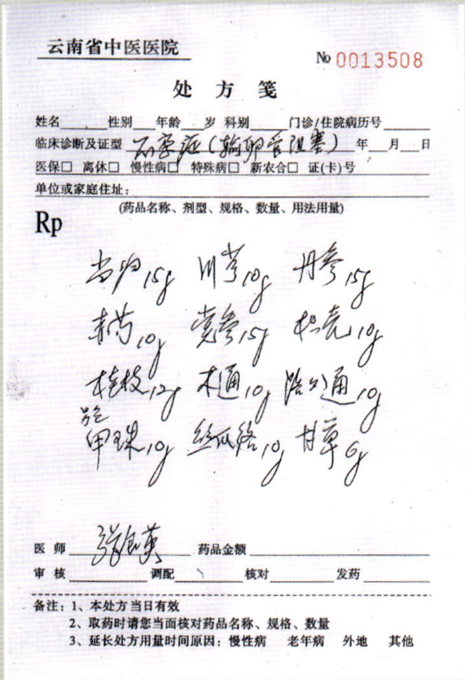
云南省中医医院

№0013508

处 方 笺

姓名____ 性别___ 年龄___岁 科别_____ 门诊/住院病历号______

临床诊断及证型 不孕症（输卵管阻塞） 年__月__日

医保□ 离休□ 慢性病□ 特殊病□ 新农合□ 证(卡)号

单位或家庭住址：

（药品名称、剂型、规格、数量、用法用量）

Rp

当归15g 川芎10g 丹参15g

赤芍10g 党参15g 枳壳10g

桂枝12g 木通10g 路路通10g

炮甲珠10g 丝瓜络10g 甘草6g

医 师 张良英 药品金额________

审 核______ 调配______ 核对______ 发药______

备注：1、本处方当日有效

2、取药时请您当面核对药品名称、规格、数量

3、延长处方用量时间原因：慢性病 老年病 外地 其他

社医院，为广大农村妇女服务，跑遍了村村寨寨，治愈和挽救了多少婴儿和产妇的生命。1974年，被调到云南中医学院任教，为《中医妇科学》的主要教学骨干，并承担该科室的管理工作，先后晋升为讲师、副教授、教授。1981年在院领导的支持下，创办了建国以来的全省第一期中医妇科医生进修班，担任主讲，为全省50多个县培养和输送中医妇科专业人才，深受基层欢迎。

张教授从事临床医疗和教学、科研近50年，具有坚实的理论基础和丰富的临床经验，在学术上遵循传统中医理论，重视经典著作和历代医家的学术经验，主张中西医结合，博采各家之长，以理论为指导，临床疗效为标准，积极探索妇科疾病的新诊疗方法，善于运用中西医两法解决复杂和疑难问题，做到审证求因，重视疾病发生的因果关系，强调女性因不同年龄阶段，有不同生理和病理特点，临证做到辩证与辨病相结合。在治疗妇科疾病中，善用补肾、调肝、益脾，精确选方用药。特别对妇科血证、不孕症、产后发热、子宫肌瘤有较深研究，并研制出一系列行之有效的制剂，如：助孕Ⅰ号、助孕Ⅱ号、止崩Ⅰ号、消瘤Ⅰ号、调经Ⅰ号、保胎Ⅰ号等，有的已进入科研阶段。她治愈的妇科患者数以万计，深受患者敬爱，并称为“送子观音”。在妇科领域中有相当高的学术水平和社会影响，是省内颇有名望的妇科专家。

学术经验

1、妇科血症重诊断

妇科血症的出血主要是指阴道出血，来源于外阴、阴道、子宫颈、子宫，以来自子宫出血最多，常见于月经异常出血，妊娠出血，产后异常出血，生殖器炎症、生殖器肿瘤的出血、药物性出血等。张教授认为虽然阴道流血的临床很复杂，但只要认真询问病史、仔细分析临床症状，诊断一般不困难。如果思路混乱、诊断不清，治疗效果就会受影响。甚至误诊、误治。阴道流血多考虑以下几种疾病：

（1）月经异常的出血。这种出血是指月经周期、经期、经量的异常。临床常见的主要有月经先期、月经后期、月经过多、月经过少、经期延长、经间期出血(亦称排卵性月经失调)、以及崩漏(亦称无排卵性功血)。

（2）妊娠异常出血。临床常见的有流产(先兆流产、难免流产及不全流产、稽留流产、反复性流产)、异位妊娠、葡萄胎等均可引起阴道出血。

（3）生殖器肿瘤，临床分有良性肿瘤，如子宫肌瘤恶性肿瘤如子宫颈癌、宫体癌、卵巢癌等。

（4）生殖器炎症有关出血。妇科带下夹血(赤带)常见于宫颈炎，宫颈息肉，宫内膜炎，宫内膜息肉等。

（5）药物有关出血。雌孕激素复合剂(如避孕药)，若因漏服、少服均可引起阴道出血。

妇科血症中，妊娠出血对患者心里冲击最大易引起先兆流产，张教授施以补肾益气血、固摄胎元，用自拟保胎饮：党参、炙黄芪、炙升麻、桑寄生、续断、菟丝子、阿胶20g，艾炭、旱莲草、熟地等各10-15g加减。如果是不全流产，则宜促进残留组织排除，祛瘀止血，通畅经脉，以牛膝散(桃仁、川牛膝、赤芍、红花、丹参、川芎、当归、枳壳、桂枝、台乌、益母草、甘草各10-15g)合失笑散等，及时祛瘀止血有利于尽快康复实现下一次妊娠。

2、痛经采用周期疗法

痛经发作时，以止痛为主：经期血海充盈，气盛血旺，胞宫气血由经前充盈到经期溢泻致经后暂虚，气血变化急骤，易受病邪干扰，邪气阻滞气机，使气血运行障碍，经血泻而不畅，“不通则痛”，临床上痛经患者疼痛多发生于经行1-2天，且量少不畅，机理就在于此。因此治疗应顺应气血变化特点，行气活血，促使经血畅行，达到“通则不痛”的目的。张良英教授自拟痛经Ⅰ号方，方中当归15g为君药，补血活血，又善止痛；延胡10g辛散温通，是一味治疗血滞诸痛的要药，共为臣药：川芎10g、赤芍10g、丹参15g活血化瘀，台乌10g散寒行气，枳壳10g理气行滞，以达到气行则血行的目的，共为佐药；甘草5g调和诸药，为使药。若表现为冷痛者，加桂枝15g、炮姜8g、吴茱萸8g、小茴香10g以温经散寒止痛；若疼痛有下坠感者，加黄芪30g、升麻8g以益气升阳举陷；若量多有血块者，加党参15g、益母草12g以益气化瘀止血；痛剧见恶心呕吐者，加法夏12g以降逆止呕。服用该方的时间应在疼痛发作前两天。

3、输卵管阻塞性不孕治疗方法

月经干净后3天，内服通畅助孕方，其药物组成为:当归15g，川芎10g，枳壳10g，台乌10g，丹参15g，路路通12g，桂枝15g，甲珠10g，丝瓜络10g，木通10g，甘草5g等，连服4剂，每3月为1疗程。若为输卵管炎而导致输卵管阻塞者加苡仁12g，败酱草15g，苍术10g：若为子宫内膜异位症而导致输卵管阻塞者，加三棱10g，莪术10g，桔核12g；若为输卵管结核而导致输卵管阻塞者，加地骨皮10g，银柴胡12g。

主要成果

张教授数十年来，言传身教，全力培养中医人才，长期坚守在教学医疗第一线，她承担过研究生带教，大学本科、专科、成人教育，临床进修医生，西学中，国外留学生等各层次的《中医妇科学》的教学工作。已培养出大批的中医妇科人才，桃李满天下。他们已成为当地医界的骨干力量和学科带头人，其中有的已成为新一代名中医教授和专家（陈林兴为青年名中医，苗晓玲为省级名师）。

张教授在省级以上医药卫生期刊上发表过“妇科血证的诊治”、“产后发热的诊治”、“宫外孕误治三例”、“不孕症中医治疗”、“肾主生殖在妇科临床的指导意义”、“辩证与辨病在妇科临床的重要性”、“带下病的中医诊治”等十余篇论文和专题报告，指导研究生，师带徒学生发表学术论文几十篇。在《疑难病中医证治精华》的编纂中任副主编，《云南省名中医张良英学术思想及临证经验》任主审。《云南省中医医院名中医学术思想及临证经验》妇科分册任主编。参编《全国妇科名医验方集锦》、《名医真传》等。

医学感悟

祖国医学和中华民族其他文化一样，有着悠久传统，值得广大中华儿女为之自豪，为了发展这一独特的伟大宝库，我们先辈历尽沧桑，不断探索，不断丰富、充实和完善，如扁鹊、张仲景、华佗、李时珍、朱丹溪、陈自明、傅青主等为中医药发展的有功之臣，给我们留下宝贵的知识和经验，使后世研究不尽，享用不完，我们要认真继承和发扬、不断创新，前面必有灿烂的前景。

张振辉

名人小传

张振辉，男，1953年7月生于福建石狮的一个中医世家，1978年8月从福建医科大学中医系毕业。1999年获得传统医学博士学位。主任医师。现任泉州医学高等专科学校附属人民医院副院长，兼任全球执照中医师联合会理事、华夏医药研究会委员、中国中医药学会泉州市分会常务理事、泉州市区分会副理事长兼秘书长、福建省中西结合男科学会常务理事、福建省中西结合肾科学会委员、泉州市急救学会副理事长、鲤城区科技协会副主席等职。1988年被福建省卫生厅评为“全省卫生战线先进工作者”；1989年被评为“全国知名中青年中医药人员”；1992年被授予“省首届青年中医科技优秀奖”；1992年-2010年连续6届被鲤城区委区府评为“优秀拔尖人才”。

行医40余年，擅长：中医内科、不孕不育、中医五官科，对治疗红斑狼疮、皮肌炎、白塞氏综合征等免疫性疾病，再生障碍性贫血、支气管哮喘、鼻炎等疾病有显著疗效。依托家传，其自主研发的产品涉足药品、化妆品、消毒剂多个领域。

学术经验

1、用中医周期疗法治疗女性不孕。根据“种子之法，即在调经之中”的理论，拟定不同的治疗原则和药方，达到了治疗不孕的目的。

2、通过补肺健脾、温阳益肾提高免疫力治疗过敏性鼻炎。被省高教委批准立项为省科研项目。

3、根据肺脾肾三脏同病，急则治标，缓则治本的原则治疗慢支哮喘，研制的“咳喘灵”在香港获准上市。

4、根据祖国医学取类比象原理，探求中医药治疗再生障碍性贫血的有效切入点，以猴骨配合中药治疗再障获得较好疗效。再障治疗目前主要为调节免疫、刺激造血和造血干细胞移植。临床治疗效果不理想，药物副作用较多、是再障治疗中亟待解决的问题。

5、对名贵稀有药材麝香大胆尝试替代品。1983年时，一名60多岁的惠安女性从3楼摔到1楼后一直昏迷，医治无效从惠安某医院转送张振辉所在医院。当时患者精神意识不清，四肢肌力0级，张振辉马上开了具有通窍醒脑功能的中药，但是其中一味麝香，不仅贵重而且稀少，病人的医治陷入了僵局。穷则思变，有没有一种药物可以替代麝香呢？张振辉冥思苦想，这时，家中世代祖传的行医经验又一次为他提供了帮助，思及冰片和麝香一样均有通窍醒脑的功效，抱着试一试的态度，他就将这服药中的麝香用冰片代替。患者服药后，出现了令人意想不到的结果，她第二天就能平躺在床上移动，第三天能自己坐起来，意识很清楚。到了第四天，能够下床正常活动。到了第七天早上，自己从人民医院走到文化宫，坐车回家了。

姚某，在泉州一家包装厂打工，升降机出现故障，他受了严重的外伤，股骨粉碎性骨折，处于昏迷状态，120急救车将他送往市区一家大医院，经MRI检查，脑部为多部位大面积脂肪栓塞，福建省神经专科著名医生会诊认为此病难以康复，经过46个日夜全力抢救，病人仍处于昏迷状态，靠鼻饲管输送药物和食物来维持生命。后来有人听说张振辉曾治愈数例类似昏迷的病人，建议将病人转诊。张振辉接受了这位病人后，就和他的同事们琢磨新治疗方案，他结合临床经验和病人病情，用传统中医疗法辩证施治，并使用冰片作为药引，使大分子的中药能通过血脑屏障，直达病所，发挥药效。仅仅4天时间，病人苏醒了，慢慢地开始进食，拔掉了鼻饲管和导尿管，神志也恢复清楚。

商某，数年前遭遇一场车祸，此后一直处于昏迷状态。经泉州市区一家医院诊断为重型颅脑损伤、脑疝、脑挫裂伤等症，在该院治疗了3个多月，却始终没有苏醒。后来，张振辉开了一张处方，其中使用冰片，让病人家属煎好后，通过鼻饲管送服。4天后，病人慢慢苏醒过来。

后来有人拿冰片进行研究，发现冰片能够扩张血脑屏障，能使大分子中药通过血脑屏障，达到脑部，达到治疗效果。

主要成果

在慢支哮喘治疗研究中，张振辉根据肺脾肾三脏同病．急则治标，缓则治本的原则，临床研制的“过敏鼻炎灵”、“咳喘灵”等药，其中“咳喘灵胶囊”、“过敏鼻炎灵胶囊”、“鼻康胶囊”、“鼻康喷雾剂”、“咽速康胶囊”、“咽速康喷雾剂”、“祛斑灵胶囊“、“粉刺康胶囊”8种药物经香港政府卫生署获准上市，并经福建省药品监督管理局批准出口。

与福建省华辉医药科技有限公司合作开发研制出功效性祛斑祛痘美容产品，如玉容莹白系列祛斑产品、粉刺净颜系列和治疗癣症的丁香抑菌系列产品等三大系列40余种产品。

自主研制了特效祛痘产品——“豆立特”。

豆立特为纯中药祛痘制剂，不含任何违禁药品和重金属，经省权威部门检验符合国家标准，并经有关部门审批同意出口，产品走向世界，是一种安全高效的治痘新品。

医学感悟

我愿在为病人的医疗服务中，在平凡的工作岗位中，奉献出自己的光和热，愿把积累的医疗经验整理成书，研制出高效的药品和产品造福于人类。“精诚”是我的理想和毕生的追求。

2012

國醫年鑒

六 中医药传人

中醫藥傳人

（按姓氏拼音排序）

陈　奇

陈奇，曾用名陈绪奇，二等乙级伤残军人。山东昌邑人。1984年11月入伍，1987年加入中国共产党。1990年底选改为士官。1998年转业回到家乡自主创业。

在空军指挥学院服役期间执行任务时遭遇车祸，因颈椎骨折导致高位截瘫。伤残后师承名家，立下“治病救人，做有功有德的事业”的志向，以超人的毅力历经20年苦学精研，依据中华数千年岐黄术健康养生文化，结合现代医学科学理论，开发创新出了“陈奇岐黄术健身法”、“陈奇岐黄术悬诊法”、“陈奇岐黄术悬针法”和“陈奇岐黄术移位法”等系列岐黄术健康养生防病治病方法。其中，用“陈奇移位膏”诱发免疫力治疗癌症的科研成果在2007年11月11日召开的世界传统医学大会上获得铜奖。

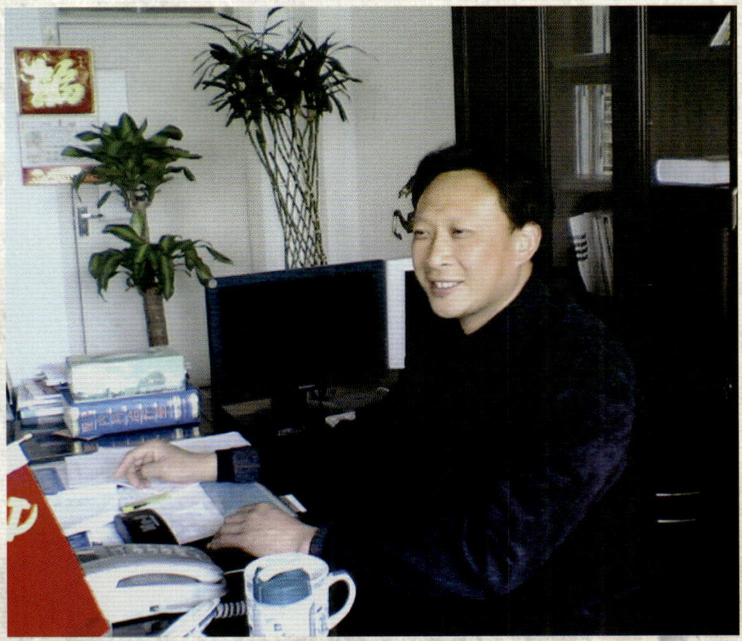

当年，车祸导致陈奇高位截瘫，手术虽然挽救了陈奇的性命，却没有改变高位截瘫的现实。闯过鬼门关的人最珍惜生命，失去健康的人最盼望健康，瘫痪在床的陈奇最大的愿望就是自己能重新站起来。他暗暗立下誓言：只要能站起来，一定学习医术，走治病救人道路，解救受疾病困扰的人！后来偶然的机会他认识了老教授刘楚藩，他向刘教授提出了拜师的请求并如愿以偿。从此，病室变成了他学习祖国传统医学文化的课堂，病床变成了他向瘫痪发起进攻的“战场”！

《黄帝内经》云：“经脉者，所以决死生，处百病，调虚实，不可不通。”中医名言云：“通则不痛，痛则不通。”陈奇在依靠自身力量打通经络的“战斗”中，经常遇到因“不通”而产生的剧烈疼痛。有一次他的腰椎处剧痛了一天一夜，最厉害时痛得他昏了过去，醒来时见休养所的领导和医护人员围在自己的床前，商量要把他送到空军总医院救治。陈奇摇了摇头，谢绝了大家的好意，依然坚持在原地进行自我锻炼。因为他牢牢记住了师父的叮嘱：“气冲病灶时疼痛难忍，必须坚持才能取得疗效。”他咬紧牙关与疼痛抗争，一连坚持了十几天，终于打通了腰椎受损的经络，取得了决定性胜利。苍天不负有心人，终于，他在瘫痪了半年之后，奇迹般地站立了起来！

重新站起来的陈奇亲身领略了古老传统医学文化的巨大魅力，更加坚定了学医救人的信念。通过刻苦学习，不仅掌握了“悬诊”技能，还对能治疑难杂症的妙方奇药进行了不懈的研究。

说到能治大病的妙方奇药，陈奇首先想到了黄元御，想到了他那能为乾隆皇帝治好肺部大病的“挪位膏”。

1998年，陈奇转业回到昌邑，他谢绝了政府在县城的安置，回到了自己的家乡

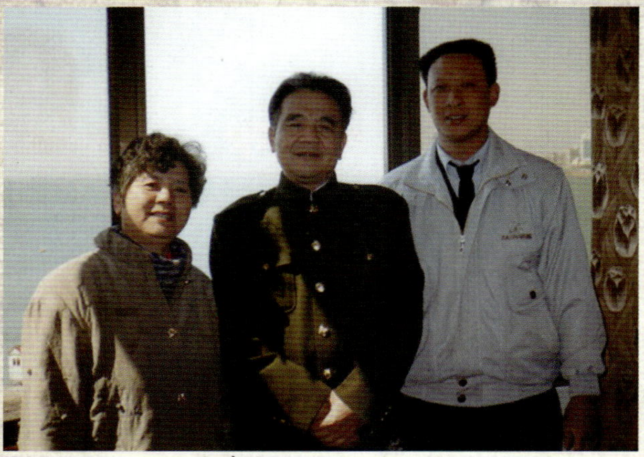

陈奇与师父师母合影

黄家辛戈村遍访黄元御的后人。可惜的是，一代宗师黄元御的后人已不再从医，有的还被疾病所累。陈奇运用岐黄术为黄元御的数个后人治好了心脏等疾病，感动得他们向他献出了6册黄元御的药方，并腾出黄元御当年居住的宅院让陈奇从事医药研究。

一次又一次调整配方，一次又一次舍身试验，历经5年艰苦卓绝的拼搏，陈奇运用古人的智慧，结合现代科学技术，终于研制成功了“现代版”的“陈奇移位膏”。

在世界传统医学大会上获奖的论文揭示该药膏的治疗原理是：“能够疏通经络，迅速扩张毛孔和汗腺周围的交感神经，兴奋神经中枢的发汗中枢和体温调节中枢，调动免疫系统集中在所移病灶处，提高被移病灶体温，从而放大汗腺导管，使移毒膏药物离子迅速直达病灶处，隔离包裹病因子，使病灶失去活跃能力，经过自身免疫力的自愈能力，提升病灶局部体温灭菌杀毒，将带有毒性的败毒水导向汗腺的分泌部，通过淋巴腺将病毒移向其它部位，再通过汗腺导管将病毒输出病灶，达到治愈的目的。”“当毒水移到皮肤时，会出现痒、肿、脓、水、微痛或脱皮，这都属于‘瞑眩反应’，停药后会自行消失。”

有关陈奇的“岐黄术”三大科研成果引起了越来与多的人的兴趣与重视。面对着种种巨大诱惑，陈奇从未动心。他认为：自己在“岐黄术”方面取得的成果，虽然有自己的心血汗水，但从远处说是我们的老祖宗传给我们的，从近处说是我的恩师教给我的，它不应该成为我个人发家致富的工具，而是一笔应该奉献给社会的医学财富。这笔财富不是用金钱可以衡量的，它的价值在于究竟救助了多少民众，究竟为多少人的生命健康带来实实在在的好处。千变万变，“治病救人，做有功有德的事业”的宗旨永远不能变！

为了实现这一宗旨，陈奇进行了多方面的探索实践，而随着这种探索实践的不断深入，围绕推广普及“岐黄术”科研成果的期望也越发强烈。

党继光

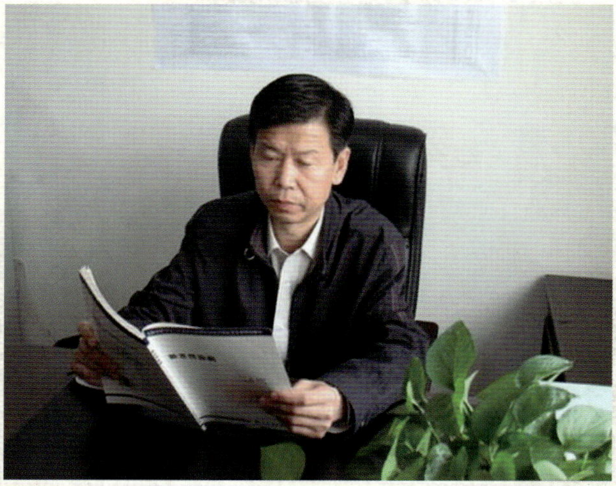

2011年6月，党继光针挑治疗扁桃体炎被陕西省人民政府【陕政发（2011）31号】公布为非物质文化遗产。

在秦东渭南，用“针挑疗法”治疗扁桃体炎的特色和功效闻名遐迩。现为渭南市疾病预防控制中心主管医师的党继光就是“针挑疗法”的传承人，他“原汁原味”地继承了“针挑疗法”治疗扁桃体炎的精髓，并且在实践中发扬光大，为祖国传统医学的传承做出了独特的贡献。

秉承家传　潜心研究

党继光出生于1959年2月，自幼得到了传统医学的良好熏陶。党继光的外婆也是“针挑疗法”的传承人，外婆年迈体力不支时，他的母亲得以外婆传授并开始治病助人。自他记事起，四乡八

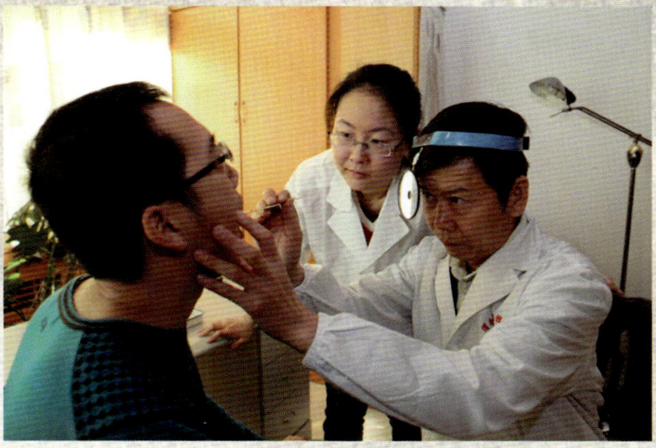
党继光为患者做术前检查

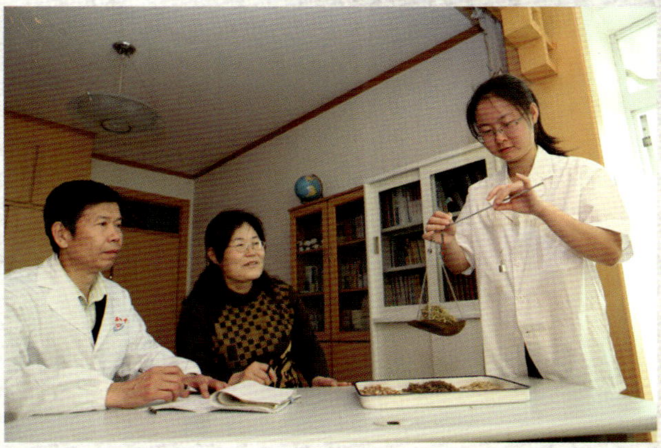
党继光与妻子、女儿共同商讨中药配伍

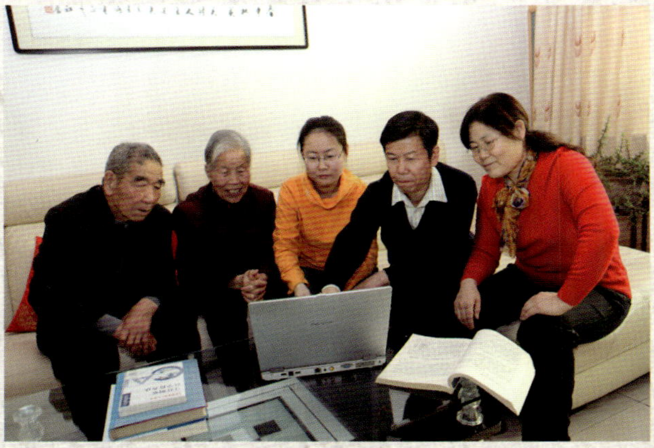
党继光与父母及妻子、女儿共同研讨医术

村一有扁桃体炎的人就来找身为教师的母亲，眼看着母亲用一个绣花针在患者颈后轻挑几下，敷上药，就解除了患者的病痛，年少的党继光非常好奇，就跟着母亲学习，并渐渐地在母亲的指导下掌握了“针挑疗法”的基本技能。1978年恢复高考制度后，19岁的党继光考上了省卫生学校，为后来的学习研究奠定了专业理论基础。走上工作岗位后，他始终没有停止对“针挑疗法”的探索和实践。经过30多年的悉心研究实践，他先后治愈过300多例患者，均无一例复发。打破了只有摘除扁桃体才能根治扁桃体炎的传统论断，使扁桃体这一免疫器官得以保留。

努力创新　自成一家

用一根小小的银针就能彻底治愈扁桃体炎，堪称是扁桃体炎治疗方法的一次革命。传统的药物治疗和手术摘除，无论从安全性、疗效可靠性和耗时性均不及党继光大夫的“针挑疗法”迅速彻底。这种疗法治疗前先对患者后颈部皮肤进行消毒处理，再用刮痧板在后发际与大椎穴之间进行刮痧，待皮下充血、毛细血管扩张后，用一根特制银针在选定的点位轻轻地挑提几下，敷上膏药，患者顿时就会感到咽喉疼痛感消失，整个过程简洁干净。这么神奇的医术很快传出，无数的患者慕名而来。《陕西日报》、《现代保健报》等媒体先后报道了党继光“针挑疗法”治疗扁桃体炎的事迹。

李开蒙（化名）上小学期间，扁桃体经常发病，让她的童年生活记住了一个药名——青霉素。扁桃体炎对她是“一路追随”，严重时喉咙肿痛，发声和吞咽都很困难，医院确诊扁桃体三度肿大，需要手术摘除，但摘除后会降低身体免疫功能。后来经过党继光大夫的治疗，不用摘除，彻底治愈，如今7年过去了，再也没有复发。

献身医学　弘扬美德

对传统医学的执着追求是党继光一生的目标。为了继承并发展这一宝贵的祖国医学遗产，党继光在母亲传授“针挑疗法”的基础上，反复揣摩，潜心研究，通过大量的临床实践，在选点取穴、治疗手法、针具器械选用等方面形成了自己独有的一整套理念与思路。该疗法避免了手术的痛苦，保留了器官的完整，通过经络调理，增强了机体免疫功能，从而使患者得以康复。

在探究传统医学文化真谛的同时，党继光更以中华民族的仁爱精神为风范，一心扑在为患者的治疗上。对于家庭困难的患者，他经常少收或者不收治疗费，甚至免费上门诊治。他总是心怀善念，乐于帮人助人。他曾多次荣获省、市先进工作者、优秀党员等称号。他把这些荣誉都看得很平常，认为仁心是医者的本分。

杜香梅

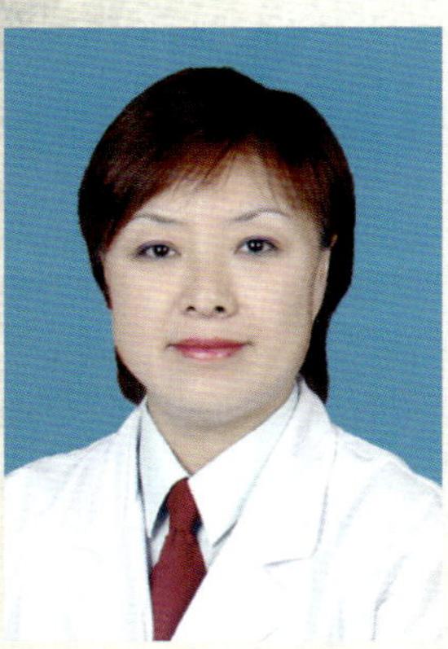

杜香梅，女，中医师，毕业于北京中医药大学中医系。现就职于北京市南城中医门诊部、香港国际传统医学研究会理事、世界华人医学联合会理事、世界华人医学联合总会副会长等职。

早在青年时代，她就勤奋好学，多方求教。而且热爱中国古典文学，熟读《古文观止》、《唐诗》、《宋辞》、《易经》、《孙子兵法》。大学毕业以后，杜香梅潜心研究中医理论，认真研读中医古典医籍。杜香梅临床从师于中国中医研究院资深研究员谢海洲教授，外科从师于北京中医院王玉璋教授。这让杜香梅在医术方面有了更高超的技艺。同时，杜香梅在多年的临床实践中，还以中医四部经典为准绳，指导临床实践。在中医药治疗多种急慢性、多发性疑难病方面有其独到的见解和成功经验。

目前，气管炎、哮喘是一种严重危害人民身体健康的疾病，它具有反复发作不易治愈的特点。杜香梅认为，很多哮喘病人最初都是由于早期患有其他呼吸系统疾病，没有得到及时恰当的治疗而使疾病日渐加重，最终形成过敏性哮喘，甚至形成肺实质病变，如肺气肿、肺心病、肺间质纤维化等。因此，重视疾病的早期治疗，强化复杂疾病的系统治疗，是治愈呼吸系统疾病的关键。多年来，杜香梅根据祖国中医理论，采取纯天然地道中药材治疗哮喘气管炎肺气肿肺心病患者，获得较好效果。

病例1：张某，女，48岁，北京市顺义区人。患过敏性哮喘45年。2006年12月24日因胸闷憋气，呼吸困难而前来我院进行治疗。

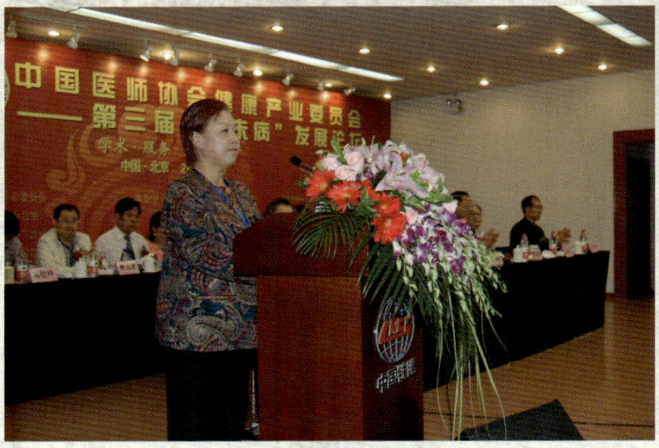

杜香梅在出席中国医师协会论坛上发表讲话

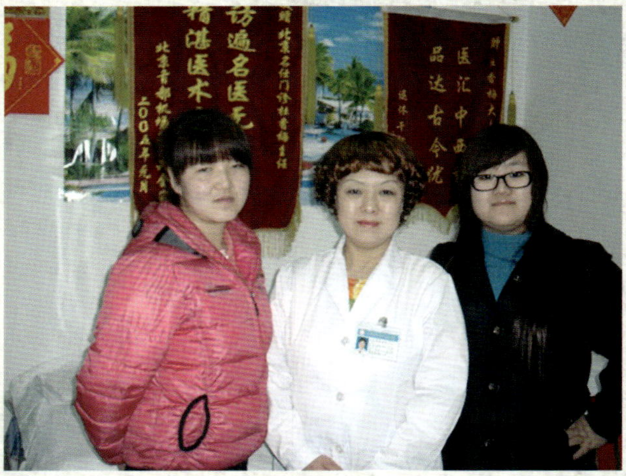

患者送来锦旗

来诊时患者自述主要症状是：胸闷憋气，呼吸困难，喘息不得平卧。气机不通，上不来气，打嗝，呃逆，吸气困难，气短乏力，口鼻干燥，晨起咳吐黑色胶粘痰，夜不能寐，每天夜间3-4点钟才能入睡。后背沉重，两胁胀满，胃胀便稀，弯腰即喘。头晕耳鸣。心烦易怒，记忆力差。重症哮喘大发作时，严重上不来气，有痛不欲生之感。

望诊：患者面色晦暗，目睛红赤，满月脸，桶状胸，略有驼背。舌质红绛，苔黄腻。

闻诊：呼吸音粗，两肺闻及哮鸣音。

切诊：左寸脉沉细滑，关脉濡滑，迟脉沉弱。右寸脉沉弱滑，关脉滑数，迟脉沉弱。

综合分析患者的证候和舌脉情况，本着四诊合参的原则，第一期为患者开了30付中药进行治疗。药后患者的病情得到了明显改善，继续服用中药汤剂进行综合治疗，患者的过敏性哮喘得到了理想治愈。

治疗后，患者面色荣润，呼吸顺畅，性情开朗，食欲正常，肝气调达，不噎不腻，身轻体健，夜卧安睡，精力旺盛，一冬平顺。

病例2：路某，男，31，北京某供电所门卫。气管炎肺气肿多年。2007年1月3日就诊。来诊时胸闷憋气呼吸困难。肺内有痰，面色晦暗，消瘦。

自述：生气或受凉后憋气严重，腹胀纳呆，食欲不振。怕冷，周身乏力。

脉诊：寸脉沉弱，关尺滑而有力。

舌诊：舌质紫暗，苔黄腻干。

闻诊：两肺有较重的哮鸣音。

综合舌脉及症状，患者属于卫表不固，身体感受了长时间和较深层次的寒凉之邪，上中下三焦均存在较多的内热和痰湿。为患者开了14付中药。服药后，喘，胸闷憋气，呼吸困难的情况得到了明显的改善。患者吐出了大量白色黏液痰。复诊时嗓子有痰，食欲差，痰粘稠。鼻子干疼。大便一天一次，不干不稀。又服中药15剂，气管炎肺气肿彻底治愈。现在患者呼吸顺畅，面色荣润有光，健康情况十分良好。

冯宝兰

冯宝兰，女，1934年出生，祖籍广东顺德。医师，美籍华人，前柬埔寨华侨。

早年随中国援柬专家学习针灸，后在厦门大学针灸专科毕业和美国格鲁博大学获东方医学博士；加州和全美针灸双执照；并曾获聘为针灸执照考官。1983年开始在美国加州执业，经营两个诊所至今，现为美国养生气功学会创会会长、美国脐针学会名誉会长。

冯医师自幼好学，早年随高僧学柬文、梵文，合编出版《柬汉大词典》和《汉柬大词典》两部大词典；又主编《柬埔寨知识月刊》，并在华校主持“中柬翻译班”，为中国援柬工厂和飞机场培训中柬翻译员。周总理访柬时，被分配在使馆每天为总理翻译柬文报纸资料，陈毅夫人张茜率妇女代表团访柬时任翻译组长，青年时为中柬友好做出了突出贡献。

1963年从中援（柬）专家处的医疗组学针灸并为病患服务。1970年越战扩至柬埔寨时，率华侨工作队在柬埔寨后方为农民和华侨义务医病九年，从一个业余针灸爱好者变成一个熟练的针灸医生。越军占领柬埔寨之后，又来到泰国拥满十五万难民的考伊兰难民营中最忙碌的美国第二医院服务，及菲律宾巴达安难民营美国医院服务，成了一天要看整百病人，备受院方和难民欢迎的义务医生。在柬泰菲近十年的种种艰难困苦磨练下，冯宝兰成了经验丰富、技术高超、仁心仁术的针灸专家。

1981年到美国，1983年在美国开设针灸诊所。为进一步提高自己和美国针灸界的中医技艺，她每年都到中国拜师学习，连续邀请了十多位专家教授赴美访问，讲课，驻诊。其中包括郝金凯、祝总骧、奚永江、施能云、林学俭、韦贵康、黄瑾明、魏书均、方本正、吴生安、何斌辉、高志祥、刘金成、郭纪生、齐永等，提高了加州中医在“实验针灸测经法”，“一针输氧疗法”，“壮医药线点灸疗法”，“头皮针”，“腹针”，“脐针”等方面的医术。也曾应邀在洛杉矶慈济会的义医中心义务开讲座和示范，支持慈善事业。及曾访澳时应邀在雪梨澳洲中医学会讲课，专题介绍“方云鹏头皮针”。

她是早期南加州针灸公会的常务理事，曾先后代表公会出席北京世界针联成立大会和上海、拉斯维加斯等多次国际中医药会议；在桂林国际手法医学学术会议发表《两种“气至病所”的捷径》论文并获奖；参与筹备和主持北京国际经络生物物理研讨会，并在会上作了《实验经络针灸疗法在美国应用》的报告，与中国科学院生物物理所研究员祝总骧教授和郝金凯教授等合编出版《经络生物物理学》。

1997年获邀聘为加州针灸执照考试考官；2001年荣获联合国和平基金会21世纪自然医学大会的 “国际自然医学大奖”和“世界名医奖”；

2003年获美国格鲁伯大学东方医学博士；同年成立美国养生气功学会，成为创会会长；2003年率团参加“肇庆国际中医药论坛大会”，为大会共同主席和学术委员会主席，获金杯奖和锦旗奖，发表《论气功对中医学的作用》论文并获奖。

2007年到北京参加中医新技术“脐针班”和“易经班”和腹针学习，之后三次邀请脐针发明人齐永教授到南、北加州开班传播脐针新技术，并成立美国脐针学会，成为名誉会长；2008年获聘为中国广西中医学院客座教授。2009～2011年期间，曾多次巡回访问广西中医学院、广西玉林红十字医院、广东省深圳市宝安、罗湖等中医院讲课；访问广东省中西结合医院（在佛山南海），为该市各中医院医生讲课和临床示范，并获邀将继续前往讲课示范。

冯宝兰医生一生为祖国对外友好、提高美国中医医术水平和回馈祖国而努力。

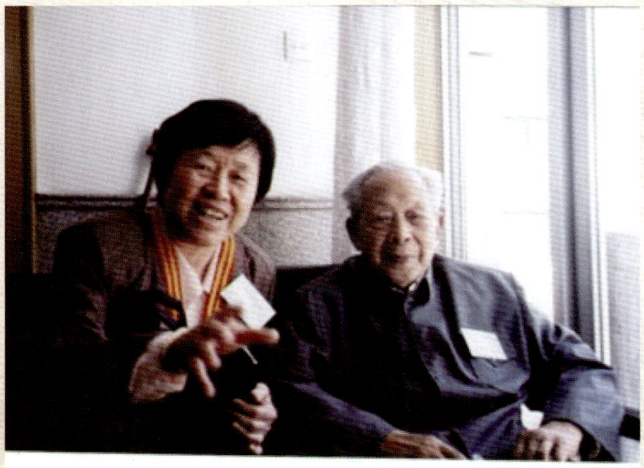

冯宝兰与吕炳奎合影

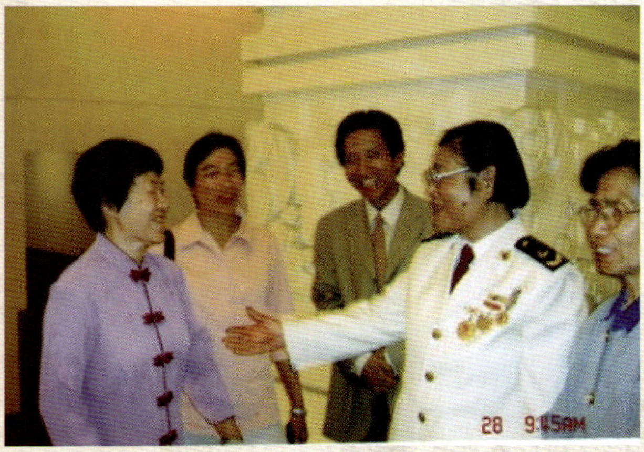

冯宝兰与冯理达愉快交谈

高天津

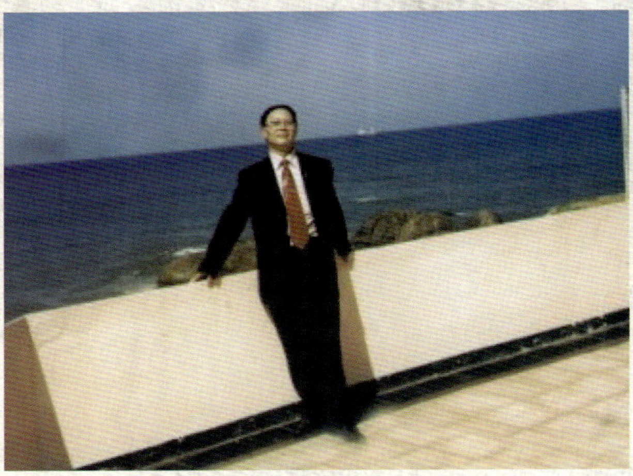

高天津，男，1949年11月9日出生于四川都江堰市。1967年高中毕业，上山下乡至都江堰蒲阳镇。1971年在蒲阳卫生院从事中西医学习和计划生育，后从事烧烫伤医药学研究。获得博士学位。现任都江堰市医药医学烧烫伤研究所所长，都江堰市医研所烧烫伤专科门诊法人代表。

多年潜心研究，高天津对治疗烧烫伤积累了丰富的临床经验，用简便的方法、有效的药物以减少患者非常痛苦的植皮、截肢手术，避免愈后疤痕，是高天津持之以恒的追求。他撰写论文“珍犀膏治疗烧烫伤的临床疗效观察”，发表于《四川中医》杂志2005年第5期，文中报道：统计1998年3月～2004年11月有完整病历资料的2130例烧烫伤病例。结果：痊愈2102例，占98.6%，总有效率为100%。其中28例留下瘢痕是因停药过早和反复使用其它外用药而形成。结论：珍犀膏对III度烧烫伤，大面积烫伤，火药、强碱、强酸、黄磷灼伤具有独特疗效。

此后，高天津继续致力于烧烫伤经验方药的不断改进和完善，将独家处方药物研制成命名为“宝瓶”的外敷药。可用于大面积烧伤、深度烫伤，治疗过程不植皮，不截肢，II烫伤可不留疤痕。由于资金问题，“宝瓶”尚未取得药品批号。

现郫县唐昌镇医院、成都茶店子许明新诊所、山东烧烫伤研究所，江苏无锡茶军医院、都江堰市兰花社区医院、莲花社区医院等均引进“宝瓶”作为治疗烧烫伤的临床药物。四川烧伤医学专家也闻讯前往高天津的烧烫伤研究所考察“宝瓶”的实际应用情况。高天津所长热诚欢迎专业人士交流指导，携手服务社会，造福民众。

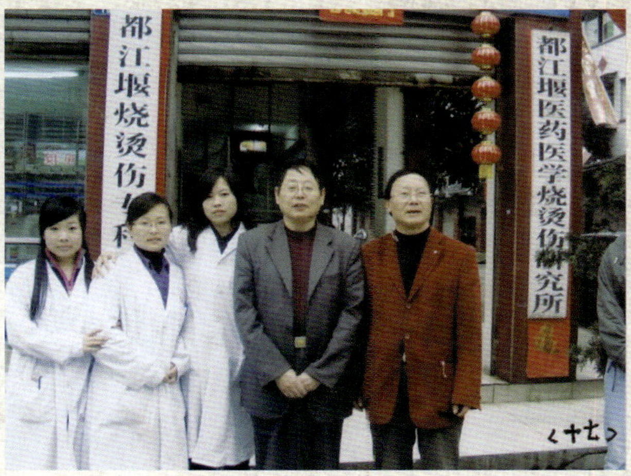

四川省医院烧伤科专家罗仁普闻讯前来调研，合影（右二）

郭恩奇

郭恩奇，男，1940年8月出生，党员，大专文化。北京市军队离退休干部。

郭恩奇祖籍山西省黎城县，祖父、父亲均为中医，自幼耳濡目染，随家父学习中医。1959年响应国家号召入伍，在人民军队这所大学校里，好学上进，后担任团长职务。1990年离休不再担任军队领导职务，才得以重拾中医爱好，开始系统学习中医理论和保健方法。经过一段时间研习体验，郭恩奇认为中医外治法之刮痧疗法，简便易行，疗效明显，是祖国医学的优秀成果之一，在民间应用数千年，具有很好的推广基础和实用价值。于是系统钻研，并参加相关培训学习。自1993年以来，郭恩奇不断总结刮痧经验，自行研究出“足部循经刮痧法”，并应用于一些慢性病的康复调养和日常保健，收到一定实效，还撰写

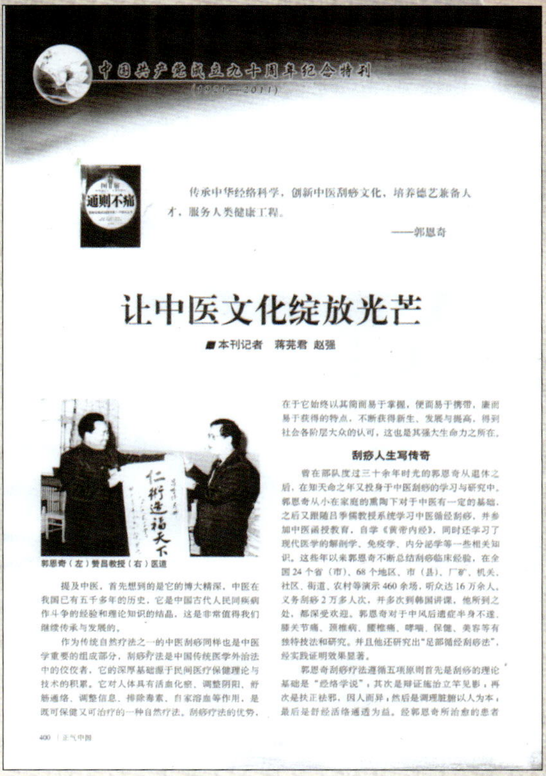

中国共产党成立九十周年纪念特刊

(1921—2011)

传承中华经络科学，创新中医刮痧文化，培养德艺兼备人才，服务人类健康工程。

——郭恩奇

让中医文化绽放光芒

■本刊记者　蒋尧君 赵强

郭恩奇（左）赞吕教授（右）医道

提及中医，首先想到的是它的博大精深。中医在我国已有五千多年的历史，它是中国古代人民同疾病作斗争的经验和理论知识的结晶，这是非常值得我们继续传承与发展的。

作为传统自然疗法之一的中医刮痧同样也是中医学重要的组成部分，刮痧疗法是中国传统医学外治法中的佼佼者，它的深厚基础源于民间医疗保健理论与技术的积累。它对人体具有活血化瘀、调整阴阳、舒筋通络、调整信息、排除毒素、自家溶血等作用，是既可保健又可治疗的一种自然疗法。刮痧疗法的优势，在于它始终以其简而易于掌握，便而易于携带，廉而易于获得的特点，不断获得新生、发展与提高，得到社会各阶层大众的认可，这也是其强大生命力之所在。

刮痧人生写传奇

曾在部队度过三十余年时光的郭恩奇从退休之后，在知天命之年又投身于中医刮痧的学习与研究中。郭恩奇从小在家庭的熏陶下对于中医有一定的基础，之后又跟随吕季儒教授系统学习中医循经刮痧，并参加中医函授教育，自学《黄帝内经》，同时还学习了现代医学的解剖学、免疫学、内分泌学等一些相关知识。这些年以来郭恩奇不断总结刮痧临床经验，在全国24个省（市）、68个地区、市（县）、厂矿、机关、社区、街道、农村等演示460余场，听众达16万余人，义务刮痧2万多人次，并多次到韩国讲课，他所到之处，都深受欢迎。郭恩奇对于中风后遗症半身不遂、膝关节痛、颈椎病、腰椎痛、哮喘、保健、美容等有独特技法和研究。并且他还研究出“足部循经刮痧法”，经实践证明效果显著。

郭恩奇刮痧疗法遵循五项原则首先是刮痧的理论基础是“经络学说”，其次是辩证施治立竿见影，再次是扶正祛邪，因人而异，然后是调理脏腑以人为本，最后是舒经活络通透为益。经郭恩奇所治愈的患者

400 | 正气中国

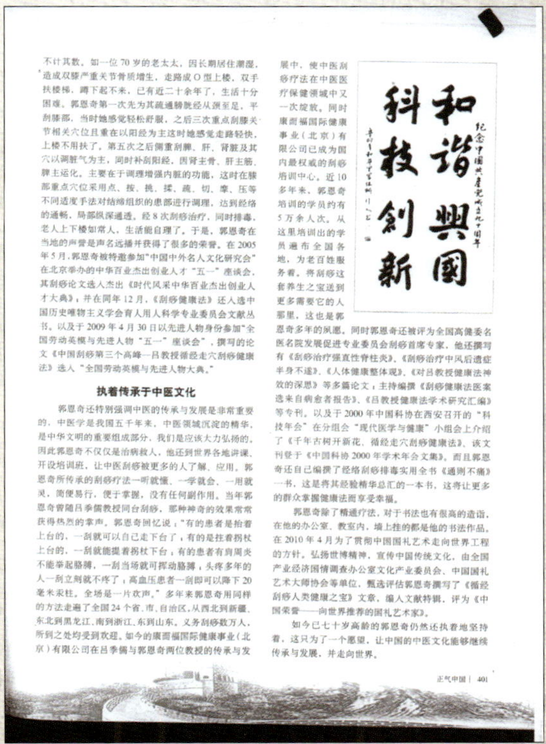

不计其数。如一位70岁的老太太，因长期居住潮湿，造成双膝严重关节骨质增生，走路成O型上楼，双手扶楼梯，蹲下起不来，已有近二十余年了，生活十分困难。郭恩奇第一次先为其疏通膀胱经从颈至足，平刮膝部，当时她感觉轻松舒服，之后三次重点刮膝关节相关穴位且重在以阳经为主这时她感觉走路轻快，上楼不用扶了，第五次之后侧重刮脾、肝、肾脏及其穴以调脏气为主，同时补刮阳经，因肾主骨、肝主筋、脾主运化，主要在于调理增强内脏的功能，这时在膝部重点穴位采用点、按、挑、揉、疏、切、摩、压等不同适度手法对结缔组织的患部进行调理，达到经络的通畅，局部纵深通透，经8次刮痧治疗，同时排毒，老人上下楼如常人，生活能自理了。于是，郭恩奇在当地的声誉是声名远播并获得了很多的荣誉。在2005年5月，郭恩奇被特邀参加“中国中外名人文化研究会”在北京举办的中华百业杰出创业人才“五一”座谈会，其刮痧论文选入杰出《时代风采中华百业杰出创业人才大典》，并在同年12月，《刮痧健康法》还人选中国历史唯物主义学会育人用人科学专业委员会文献丛书。以及于2009年4月30日以先进人物身份参加“全国劳动英模与先进人物“五一”座谈会”，撰写的论文《中国刮痧第三个高峰—吕教授循经走穴刮痧健康法》选入“全国劳动英模与先进人物大典。”

执着传承于中医文化

郭恩奇还特别强调中医的传承与发展是非常重要的，中医学是我国五千年来，中医领域沉淀的精华，是中华文明的重要组成部分，我们是应该大力弘扬的。因此郭恩奇不仅仅是治病救人，他还到世界各地讲课、开设培训班，让中医刮痧被更多的人了解、应用。郭恩奇所传承的刮痧疗法一听就懂、一学就会、一用就灵，简便易行，便于掌握，没有任何副作用。当年郭恩奇曾随吕季儒教授同台刮痧，那种神奇的效果常常获得热烈的掌声。郭恩奇回忆说：“有的患者是抬着上台的，一刮就可以自己走下台了，有的是拄着拐杖上台的，一刮就能提着拐杖下台；有的患者有肩周炎不能举起胳膊，一刮当场就可挥动胳膊，头疼多年的人一刮立刻就不疼了；高血压患者一刮即可以降下20毫米汞柱。全场是一片欢声。”多年来郭恩奇用同样的方法走遍了全国24个省、市、自治区，从西北到新疆、东北到黑龙江、南到浙江、东到山东。义务刮痧数万人，所到之处均受到欢迎。如今的康而福国际健康事业（北京）有限公司在吕季儒与郭恩奇两位教授的传承与发展中，使中医刮痧疗法在中医医疗保健领域中又一次绽放。同时康而福国际健康事业（北京）有限公司已成为国内最权威的刮痧培训中心。近10多年来，郭恩奇培训的学员约有5万余人次。从这里培训出的学员遍布全国各地，为老百姓服务着。将刮痧这套养生之宝送到更多需要它的人那里，这也是郭恩奇多年的夙愿。同时郭恩奇还被评为全国高健委名医名院发展促进专业委员会刮痧首席专家，他还撰写有《刮痧治疗强直性脊柱炎》、《刮痧治疗中风后遗症半身不遂》、《人体健康整体观》、《对吕教授健康法神效的深思》等多篇论文；主持编撰《刮痧健康法医案选来自病愈者报告》、《吕教授健康法学术研究汇编》等专刊。以及于2000年中国科协在西安召开的“科技年会”在分组会“现代医学与健康”小组会上介绍了《千年古树开新花、循经走穴刮痧健康法》，该文刊登于《中国科协2000年学术年会文集》。而且郭恩奇还自己编撰了经络刮痧排毒实用全书《通则不痛》一书，这是将其经验精华总汇的一本书，这将让更多的群众掌握健康法而享受幸福。

和谐興國 科技創新

郭恩奇除了精通疗法，对于书法也有很高的造诣，在他的办公室、教室内，墙上挂的都是他的书法作品。在2010年4月为了贯彻中国国礼艺术走向世界工程的方针，弘扬世博精神，宣传中国传统文化，由全国产业经济国情调查办公室文化产业委员会、中国国礼艺术大师协会等单位，甄选评估郭恩奇撰写了《循经刮痧人类健康之宝》文章，编入文献特辑，评为《中国荣誉——向世界推荐的国礼艺术家》。

如今已七十岁高龄的郭恩奇仍然还执着地坚持着，这只为了一个愿望，让中国的中医文化能够继续传承与发展，并走向世界。

正气中国 | 401

有“刮痧治疗强直性脊柱炎”、“刮痧治疗中风后遗症半身不遂”、“人体健康整体观”等研习心得。为了让刮痧这一民族文化文化的优良资源惠及更多的大众，郭恩奇将自己的学习心得和经

验总结无私地传授给其他需要的人。如今已七十岁高龄的郭恩奇还执着地坚持着，只为了一个愿望，让中国的中医文化能够继续传承与发展，并走向世界。

韩 礼

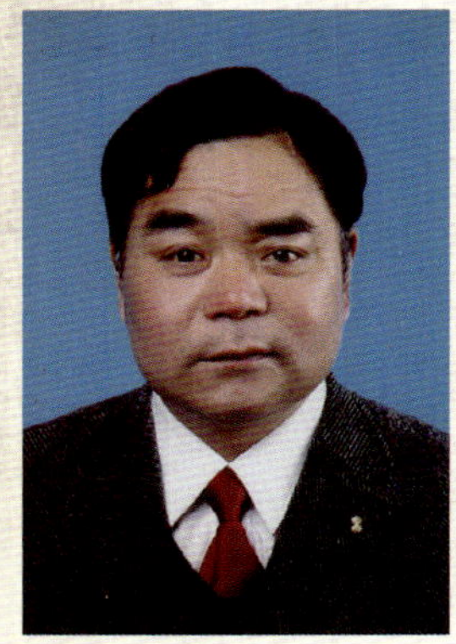

韩礼，男，汉族，1956年4月生。江苏淮安人。1972年开始自学医学，1977年高中毕业后，即掌握了家传秘方。1991年在“中国神息针灸”名医孙立新教授培训班学习了针灸技术，1996年在上海清华科技函授学院中医大专班毕业，2009年在中国中医科学院中医特色诊疗师培训班结业。在参加培训的同时，韩礼还自学了中医基础理论学、中草药学、中医药理学、医药学、皮肤病学、皮肤性病学、中医学、针灸学、药剂学、病理学、外科学、内科学、人体结构学等课程。

1978年～1992年开过中医特色诊所，1992～2008年，在淮安市第四人民医院工作，2008年自己创办了淮安讶康中医药研究所有限公司。在这些年里，一边对外会诊，一边研究祖辈传下的秘方，同时还经常挤时间寻求医界高明人士交友取经，积累经验，现已研究出能治愈多种顽固性疑难病症的中药药物配方，能治愈不易复发，饮食无禁忌。

拥有3项发明专利：

2006年5月申报一个专利，即：一种治疗皮肤病的外用药（能治愈西医称牛皮癣等癣、神经性皮炎、湿疹等疹、红斑狼疮、瘙痒症、痤疮、青春痘、丹毒、毛囊炎、不愈合皮肤病等顽固性皮肤病），这个专利在2006年12月份被国家知识产权局公开时，被香港第六届国际专利发明博览会应邀参加会议，并荣获金奖。

2007年2月份申报两个专利，即：一种治疗骨关节病的外用药（能治愈强直性脊柱炎、股骨坏死、腰间盘突出，骨刺、肩周炎、颈椎病、风湿、类风湿、等骨关节病，无需打针手术）；一种治疗感冒及上呼吸道疾病的中药配方（对感冒、鼻炎、鼻癌、腮腺炎、肺炎、肺结核、肺出血、禽流感等能防能治）。

对于严重性心脑血管病引起的后遗症、胃病、肠道病、乳糜尿，眼病如白内障、角膜炎、结膜炎、视网膜炎、青光眼等眼病、失眠、阳痿、皮劳综合症、尿毒症及尿道疾病、不孕症等，也有独特的临床经验和疗效。

成果及荣誉：

2007年7月，在卫生部2007首届中国医药卫生产业发展大会上，韩礼提交的《樟防搽剂临床应用》被评为国家2007年重点推广项目。

2007年11月，参加了第二届全国中医药名医、名科、名院品牌战略论坛会议，在会上提交了三项专利技术，被评为中医名医。

2007年12月，参加了2007全国中医药品牌博览会第二届中医药发展大会，在会上提交了三个专利项目，被评为2007年全国中医药继承与创新奖。

2007年10月，被中华医学临床研究会吸收为专家委员会委员，并被授予中华医学临床研究特色专科专家称号。

2008年5月，参加了2008世界澳洲中医代表大会，并于2008年8月被中国医师协会聘为百姓健康大讲堂讲师团讲师，所在单位被授予中国医师协会服务站。

2009年10月被中国社会调查所授予医疗行业著名专家。

胡世刚

胡世刚，男，北京人。曾任北京市天坛针灸研究所所长、中国传统中医药国际交流中心教授。曾多年从事病理生理解剖学科研工作，熟悉人体生理。自上世纪六十年代起至今，专门从事中西医结合的针刺疗法研究，其“取穴少、针感强、见效快、治疗范围广”的临床实践，受到中外患者的赞誉，有“神针胡”之称。

他主持的“针刺止痛法”在临床研究与运用的科研课题，通过专家鉴定，被国家科委收入1992年《中国技术成果大全》；他的“针刺治疗帕金森症的临床研究”论文在美国演讲时受到了听众的一致赞扬；他主持的“祛病新技术”被北京崇文区科委评为科技成果三等奖；他创造的“神经生理解剖学与中国针灸学相结合的针刺疗法”于1989年被北京崇文区政府授予二等奖；并在1991年被北京崇文区政府授予“优秀知识分子”称号；1987年开始在学术会议及医学杂志发表论文。1998年，在国际中医药学会发表的“针刺治疗帕金森症的临床研究”论文获优秀奖。

由他主持的“新针刺疗法在临床的研究和应用”科研项目通过专家鉴定，技术达到国际先进水平，引起国外医学研究机构的重视，曾多次应邀赴澳大利亚、俄罗斯、美国等国家进行治疗和讲学。1997年以访问学者身份再次赴美，被哈佛大学聘为客座教授，并专门从事治疗帕金森综合症、痛症及糖尿病等疑难杂症的研究，在美国产生重要影响。

胡世刚教授的业绩已收入世界优秀医学专家与人才（业绩）名典•中国卷，《世界名人录》中国卷和《20世纪中国医学首创者大辞典》。中央电视台、北京电视台、北京人民广播电台、台湾中华电视台、北京日报、北京晚报、健康报、中国体育报、中国中医药报、团结报、首都信息报、世界信息报、科技发展与改革杂志、团结杂志、中国体育杂志、科技潮杂志、首都医药杂志等对胡世刚的针刺疗法及事迹作了报道。

一、胡氏现代针灸学的理论基础和主要观点

1.和谐统一的大医学观。从人与自然的关系上看，人是大自然的产物。人体内环境协调统一与自然环境和谐统一，是一致的。因此，我们对生命的认识，如同对自然的认识一样，不应该仅仅局限在某个或某几个局部的几个领域内，更不应该囿于人体自身物理现象，而应该以整体观念把握。

2.用神经学说和经络学说解读针灸治疗机理。现代医学研究表明，当人体的组织或器官发生病变时要通过神经系统反应出来，神经发生了病变，神经所支配的器官或组织也发生病变。“胡氏现代针灸学”把经络的“虚”和神经的“实”有效的结合在一起，体现了“虚实原理”。

胡氏现代针灸学抓住了经络系统和神经系体的共性——传导，找到了经气传导与MG乙酰胆碱的关系，并通过电流刺激的桥，打通经络和神经。认为针刺支配病灶处的神经可以提神经动作电位，神经的兴奋性提高，神经传导感应能力提高，那么，神经所支配的组织，脏器的循环和代谢就会得到改善，受损伤的组织和脏器就会恢复健康。

胡氏现代针灸疗法主要是通过针刺相关的穴位解决了以下的问题：（1）恢复及提高神经传导感应能力，提高神经的动作电位，提高痛阈值；（2）改善循环系统；（3）调整植物神经的平衡；（4）调整大脑内神经介质的分泌，这样人体免疫系统自然得到改善和加强，同时，针灸还能提高人体对药物的敏感度，就是中医常讲的引药归经，以减少人体对药物给人体的负作用。

二、“胡氏针法”擅长诊治的疾病：13类78种

1. 支气管炎、哮喘、咳喘、顽固性干咳；

2. 冠心病、心律失常、高血压、高血脂症、慢性难治性心衰；

3. 脂肪肝、肥胖型脂肪肝、酒精肝、急慢性胆囊炎；

4. 慢性胃炎、反流性胃炎、急性胃痉挛、胃溃疡、慢性肠炎、慢性肠梗阻、痔疮、便秘；

5. 帕金森氏症、脑栓塞、半身不遂、血栓闭塞性脉管炎、面瘫、面肌痉挛、突发性耳聋；

6. 痤疮、黄褐斑、妊娠性蝴蝶斑、湿疹、慢性过敏性荨麻疹；

7. 糖尿病、内分泌功能失调、病毒性感染、免疫功能失调、甲亢、带状疱疹；

8. 顽固性失眠、神经官能症、忧郁症、恐惧症、癔病、秽语综合症；

9. 痛经、闭经、月经失调、不孕症、功能性子宫出血、更年期综合症；

10. 急慢性前列腺炎、泌尿系感染、男性性功能减退；

11. 颈椎病、腰椎间盘突出、风湿性关节炎、强直性脊柱炎、骨性关节病、股骨头坏死；

12. 关节扭伤、痛风、骨质疏松症；

13. 各种痛症：头痛、颈痛、肩痛、臂痛、网球肘、背痛、腰痛、腿痛、膝痛、坐骨神经痛、多发性肌炎、多发性神经根炎等。

黄焕章

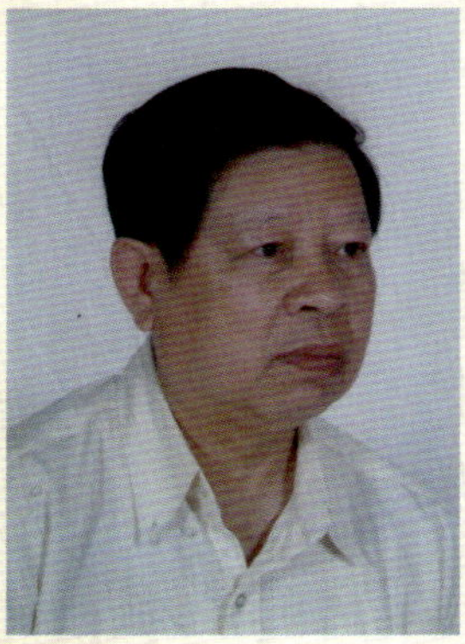

黄焕章，男，1938年出生于广东省台山市，1958年考入广州市中山医学院，1964年毕业。毕业后分配到广东省台山市人民医院，一直行医34年。

擅长外科，骨伤科，对中医颇有研究，毕业后一直行中西医结合诊治疾病。曾任外科副主任，副主任医师，兼任广州中山医科大学副教授，带教实习医生和进修生。求医者众多，名誉远扬。曾多次被邀请参加国内外医学交流会，多次荣获国家、省、市科研成果奖，多篇医学论文曾获金杯奖，入编全国名人录。曾荣获省、市科研成果奖，全国传统医学国际交流丛书荣誉证书，国际优秀论文证书，世界中医药科技优秀论文奖，中华医学会优秀论文证书，广州中山医科大学优秀教师荣誉证书。撰写论文20篇，在各类医学杂志发表和学术会议交流。其中“小儿麻痹后遗症下肢矫形术的进展”、“手部严重开放性损伤的手术体会”、“中医科学诊治综述及体会”、“骨伤科中西医结合诊治的临床综述”、“慢性阑尾炎误诊慢性骨炎43例临床分析”等得到好评。

退休后随家人移民美国纽约，最初在纽约唐人街等地多间中医药行驻诊，求医者日益增多，医术精益求精。三年后在纽约布碌仑8大道54街创办“三达药材公司”，主治中医内、外、妇、儿、皮肤科及一些疑难杂症。对于月经不调、不孕证、难治皮肤病、少见疾病，中药加特效整复推拿各种痛症及劳损，疗效好，远近慕名而来诊。

凭着患者口口相传，远近中外人士纷纷来诊。黄医师都能做到有求必应，诊病不收诊金，只适当收取药费，做到“医者专心，病者安心，健康身心”。记者闻讯采访，他的个人业绩在美国杂志“华夏财富”及“全球华人风云录”上都有报道，为中医药文化技艺在海外传播应用发挥了积极作用。

中西医临床之我见

黄焕章

随着医疗技术的突飞猛进，中医也应有进一步突破，不能停留在古代的诊治水平，中西结合势在必行。辩证论治是中医的精髓，其依据是“四诊（望、闻、问、切）”“八纲（表、里、寒、热、虚、实、阴、阳）”。下面从五方面谈中西医结合辩证论治。

一、西医疾病分类系统和中药药性

以西医内科为基础的疾病分类系统，根据人体生理职能，分为中枢神经、呼吸、循环、血液、消化泌尿、运动系统；中医分类是五脏（心、肝、脾、肺、肾），六腑（胃、大肠、小肠、胆、膀胱、三焦），较为笼统说，三焦其实也归脏腑内。

中医用药是按西医疾病分类系统，药性（按“四诊”、“八纲”）辩证用药。以呼吸系统咳嗽为例，这方面中药很多种，通过“四诊”、“八纲”确定其药性辩证用药，如寒咳选用温性止咳药，此外，痰饮（痰多作呕），可选用葶苈子加二陈汤等。顽咳久咳可选用胆陈汤（胆星、陈皮等组成）加减等。

二、病程

西医病程分为初、中、后期，有急慢性之

分，相当于中医邪由表入里。或说邪由卫、营分入气血分。病变由轻到重，中药按“四诊”、“八纲”扶正驱邪辩证用药。

以骨伤科为例，早期治则：驱邪为主，中药主要选用止血、祛瘀、清热解毒、消炎消肿等。中期：续早期用药，适当加入扶正中药调治气血，疏肝解毒。后期：以扶正为主，其他方面用药视症状而定，如瘀未消应加祛瘀药如田七等。若骨折应正骨，或手术整复固定加中药。

三、症状与病因

不同的症状、病因，用药也相应不同，即是对症、对病因用药，中西医的看法基本一致。

以发热为例，西医看发热有感染性和非感染性。治则：清热=消炎、解毒，扶正驱邪，查因而去除病因等。中医看发热有阴热和阳热，阴热又叫骨热或内热，应滋阴清热，如用中药知母、地骨皮等；阳热（明火）相当于西医的发热，应加中药浇竹叶、生三石膏等。风包热应加防风等。但不应忽视原发性病灶的处理，如疮病应排脓毒。非感染性发热应查病因，尤其注意有无肿瘤性发热，病因不明的更应从西医方面查因。

四、功能与平衡失调

（一）脏腑平衡与功能失调

人本器官（脏腑）是阴阳平衡，功能是协调的，反之导致疾病。

中医很重视脏腑协调，所以治疗某些脏腑的疾病，也应兼顾相应脏腑的协调和阴阳平衡而辩证用药，如心脑失调，出现心悸、头晕、头痛等症状，应用生脉散加天麻钩藤饮及通血调治还应查因（尤其西医方面）。又如肝肾失调，应用柴胡汤疏肝、护肝、解郁，肾为先天之本，再加肾阴阳平衡失调的调治中药，如女贞子、金樱子、沙苑子等。风湿病在抗风湿通盘活络的同时，还应用通血、祛瘀湿、壮筋等协调用药。

（二）人体平衡失调

人体平衡失调而致病，中西医都是综合用药，而中医是按君、臣、佐、使综合用药，还应注意药物配伍。

例如：横膈上、下平衡失调，出现胸闷、心悸、反逆、腹胀痛，胃肠功能失调等，中药选用宽胸，治心悸，如用佛手、旋复花等中药，生脉散等方，加柴胡汤、平胃散等方加减。又如人体上、下、左、右平衡失调，出现晕眩、头痛、胸闷、下肢乏力或重坠、牵涉痛，活动不灵等。病因：1.中枢、颈、胸、腰椎病致神经受压损或供血不全。2.耳髓不平衡（美尼尔氏综合症）。3.肝风上动等，治则：查因，对症下药，如止晕止痛，疏肝护肝，驱风调理阴阳（尤其肝肾、心脑平衡）、通血等，原因不明更应查因，作出处理，以免误诊。

五、矛盾性疾病

所谓矛盾性疾病是指某些疾病出现治疗上的矛盾。

例1：虚型高血压，是指高血压病者伴气血两虚。主要由于心血管搏动力欠佳致通血不足。治则：在降压同时应用温性中药调理气血，如首乌、川芎、党参等。

例2：病者虚不受补，不能服用燥热补药，如人参、鹿茸、附子、干姜等。可用温性补气血或加滋阴、柴胡等药调和。

例3：真寒假热病者，脉象：轻、中按较沉迟，重按脉浮，舌诊：舌沿有潮红齿痕。治则：温补同时加凉性或滋阴药，也可以知母与干姜合用。

结语：知识在于积累，实践在于总结。经验在于找出开启诊治疾病的钥匙，而这条钥匙是中西医结合辨证论治。

金国文

金国文，男，贵州黔西人，中医精神病医师。1990年毕业于贵阳中医学院，毕业初从事中医内科的诊治，后专攻精神病的治疗。

在长期的临床实践中，他认为：“任何疾病的产生和变化，均源于人体的阴阳失去相对平衡，只有利用中草药的偏性去纠正人体失去的这种平衡，才能真正达到根治疾病的目的。”于是他在中医理论的基础上，结合民间彝药，创立了

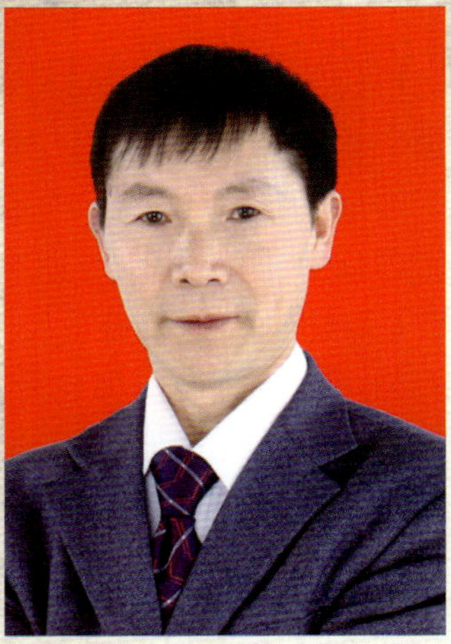

一种用中草药配合针灸的独特疗法，并应用于临床。同时，为了进一步提高精神病的疗效，他根据病人发病的不同原因，创造性地采用一人一方的个性化治疗。不仅提高了精神病的治愈率，同时还大大缩减了精神病的康复周期，使许多长期四处求医无果、家人已失去治疗信心的精神病患者回归社会、重操旧业，过上正常人的生活。

由于他在精神病治疗方面成效显著，《贵州民族报》先后以“传统彝药显神威金国文治疗精神病见奇效”、“彝家青年显奇才民族医学增异彩”为题对他进行了报道。为了给患者营造一个更好的治疗康复环境，2010年他投资创办了贵州黔西民族医院。

十多年来，他收治了来自省内外的各类精神病人3000余例，治愈率达90%以上。

精神病人俗称“疯子”、“大脑不管事”等，是一种可治而不可防的疑难顽症，一般可分为狂躁和忧郁两大类型，用西药只能临时控制，但是长期服用西药对肝肾功能有很大的影响，易造成大脑痴呆、记忆力减退等不良后果。金医师采用中草药配合针灸的独特疗法，具有见效快、疗程短、无副作用、不易复发等显著特点，解决了用西药难以根治精神病的一大难题。主治范围：精神分裂症、抑郁症、狂躁症、恐怖症、强迫症、癔病、自闭症等各类精神病（先天性除外）。

李枝华

李枝华，男，1942年生，四川成都人。副主任医师。现任四川枝华骨病骨伤中医药研究所所长。毕业于广西光明中医函授大学中医骨科系。在中国中医研究院骨伤科研究所进修期间，得到著名中医骨科专家尚天裕教授的亲切教诲和热情指导，以优异成绩结业。经尚天裕教授推荐，受聘担任深圳大学中医骨伤专业客座教授。通过长期的临床实践，博采众家之长，兼收并蓄，创造了集武术、气功、医技于一体的“一指禅点穴推运手法”，研制出以中医传统理、法、方、药为基础的一整套（20余种）膏、丹、丸、散，形成了融“南药”、“北法”于一炉的医疗风格，治疗骨病骨伤均有独特疗效。

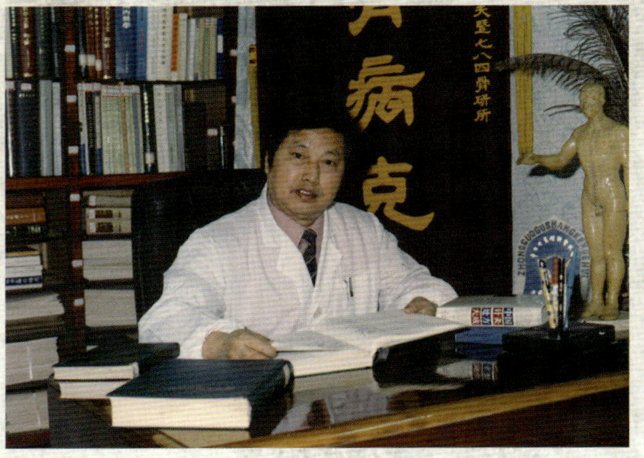

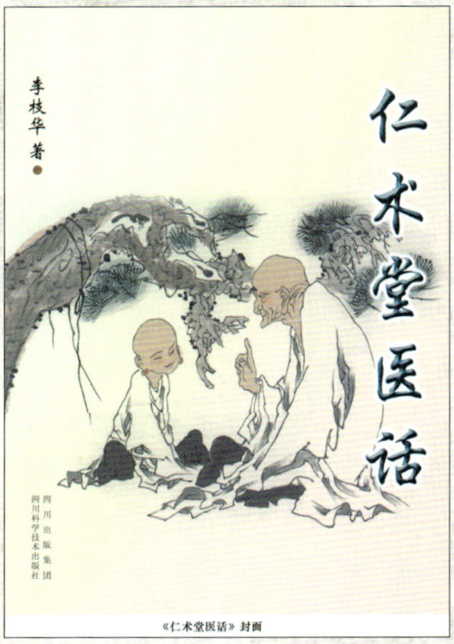

《仁术堂医话》封面

1985年，李枝华创建了成都七八四中医骨科研究所（1998年更用现名“四川枝华骨病骨伤中医药研究所”），由于坚持“以临床养科研，以科研促临床”的方针和“永葆中医传统，弘扬国药精华”的宗旨，20多年来，不仅使数十万（人次）患者恢复了健康，同时在科研领域硕果累累，法、药结合治疗如颈椎病、椎间盘突出、骨质增生、骨髓炎、强直性脊柱炎、痛风等均取得理想疗效，其中尤以中医药治疗股骨头坏死取得

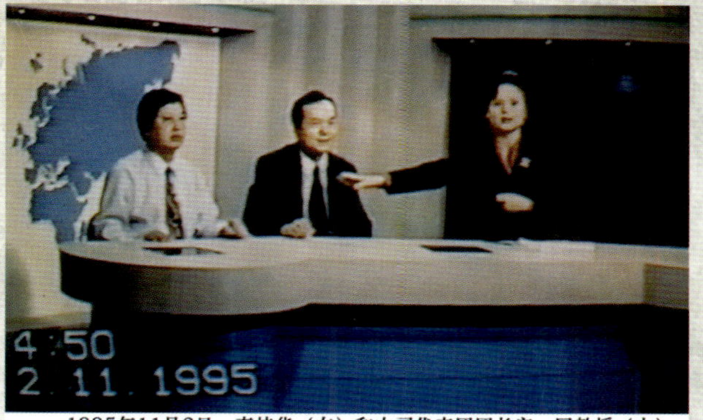

1995年11月2日，李枝华（左）和中国代表团团长宋一同教授（中）接受美国中文电视台著名主持人罗赛小姐的专题采访。

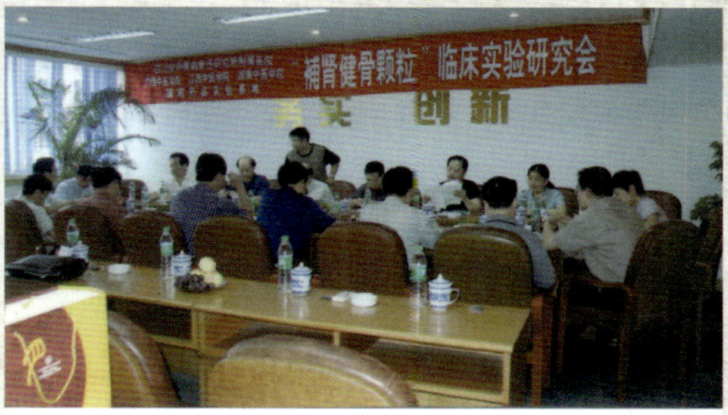

2001年7月21日，广西中医学院、江西中医学院、湖南中医学院国家药品实验基地的专家出席了在成都举行的"补肾健骨颗粒"临床实验研究会，正面右起第三人为李枝华。

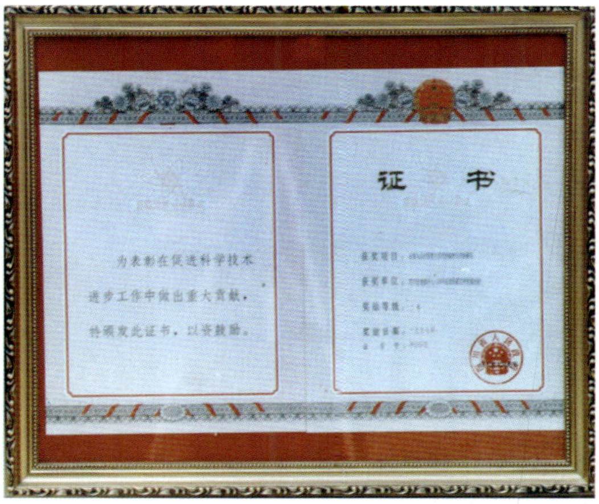

四川省人民政府科技进步二等奖

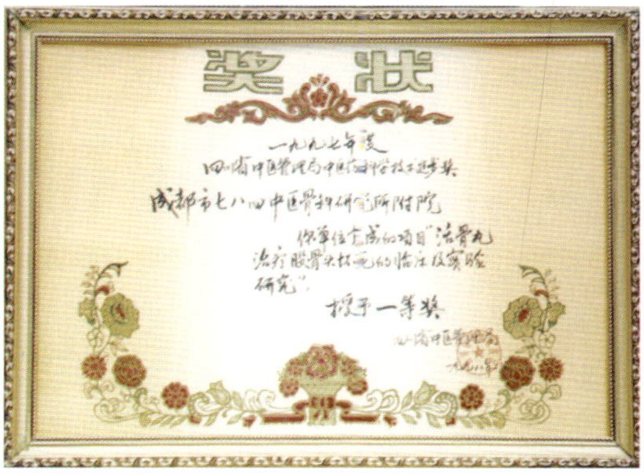

四川省中医管理局科技进步一等奖

重大突破。

早在1992年9月，在卫生部召开的"全国股骨头坏死研讨会"上，李枝华的"中医药治疗股骨头缺血性坏死（附341例报告）"，以新颖的观点，详实的数据，较高的治愈率引起领导、专家及同行们的高度赞赏，被聘为全国骨伤股骨头坏死专业学组委员。后经有关部门推荐，该"报告"获美国纽约中国传统医学院主办的1995年"国际中国传统医学学术会议"的"杰出论文奖"；由李枝华领导研制的治疗股骨头坏死的特效药活骨丸，同获会议颁发的"传统新药金奖"，并被聘为该院客座教授。

1997年4月18日，四川省中医管理局召开"活骨丸治疗股骨头坏死临床及实验研究"的成果鉴定会，经过专家评议和现场答辩，一致通过的《鉴定意见》确认："经对90例股骨头坏死病人进行临床6个月的治疗观察（其中治疗组60例）结果显示，治疗组临床痊愈率达73.33%，显效以上为88.33%，明显优于对照组，未发现不良反映"。"该研究主题新颖，设计合理，研究方法科学先进，资料齐全，结果可靠，结论可信，不但为治疗股骨头坏死提供了一种安全、疗效确切的中药制剂，亦填补了国内、外中药制剂治疗股骨头坏死研究的空白，居国内领先水平及国际先进水平，建议尽快按三类新药要求开发研究，投放市场。"为此，李枝华荣获四川中医管理局科技进步一等奖和四川省人民政府科技进步二奖。1998年3月，四川省卫生厅向卫生部报送了《关于报请批准活骨丸进行临床研究的请示》。1999年11月20日，国家药品监督管理局将活骨丸更名为补肾健骨颗粒，批准按中药三类新药进入二期临床实验。至今已治愈到该所求诊的股骨头坏死患者约4000名，治愈率已达85%。2003年9月，在"全国股骨头坏死学术研讨会暨中国人才研究会骨伤人才分会全国股骨头坏死学术委员会成立大会"上，李枝华当选为全国股骨头坏死学术委员副主任委员。

20年来，李枝华有10多篇学术论文在国际或全国专业学术会议上宣读和在专业报刊上发表，并多次获奖。1989年，他与李敏民合作的《骨科文献资料索引》一书由中医古籍出版社正式出版。2006年，他的32万字中医骨科理论专著《仁术堂医话》由四川科学技术出版社出版发行，该书以中医传统理论为指导，结合作者几十年的临床经验，全面论术了中医骨科的理论与实践问题，对中医骨科的理论研究与临床实践都具有较高的指导意义。

李枝华的中医情结是：永葆中医传统，弘扬国药精华。

林宝栋

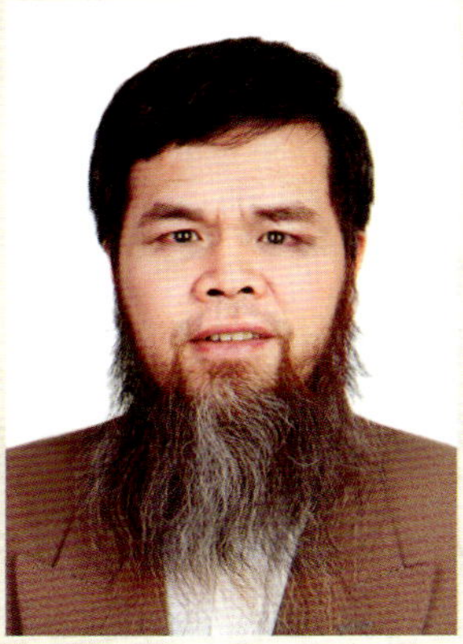

林宝栋，号楚尘君，男，1955年2月出生，福建福州人，汉族，福州林宝栋中医所还春堂创始人。早年师承祖父学医，继承了林氏宗传全套宝贵医术。20岁开始从事中医临床发挥与学术研究，在发扬林氏医术的同时，进入福建中医学院系统修读医学理论，博览古今医学论著，并深修日语旁贯日本汉方医学其原理及佛道医理之真谛。经过学术上家传与院校研读融会贯通，结合本身30多年来的中医临床经验，对很多疑难杂症颇有心得，日常慕名而至求医者来自海内外各地，不少是曾经到处求医失望的疑难病患者。他看待求医患者均一视同仁，对于寡老孤儿、长期无依的特困者可以免费或赠药治疗。对远地求医者，更是信誉第一，从不敷衍。

林医师经过长期的医疗实践总结，将疾病分为两大类分别处理。一类是病程较长的慢性疑难病，力求疗效有所突破。如：女性不孕症、乳腺小叶增生、男性不育症、失眠、哮喘、风湿病、偏头痛、胃病等。第二类是症状急迫、患者难耐的险症，务求立竿见影，化险为夷。如：女性血崩、暴水泻不止（日泻数十次）、尿道结石疼痛难忍等。

林宝栋临床经验总结认为，但能用药且用药，中医药贵在治本而且疗效也快。随意动刀是下策，人体原始结构一旦被刀切割破坏，必然导致脏腑、经脉及气血运转功能等失常，以致留下终身后遗症，或疑难病症在刀切后体质急剧下降。

林宝栋深刻领悟中医整体学说，临床中以“修人如机器论”为主导思路，即将疾病置于整体功能中辩证治疗。他继承不泥古，创新不离宗，善于思考，敢于质疑，撰写了学术论文“临床中医治则‘八法’局限论”、“祖国医学的‘不通则痛’之学说，尚缺‘不通则胀、则乱’与之相并论”等，参加学术大会交流，获得广泛好评。《福州科技报》、《福州晚报》、《福建

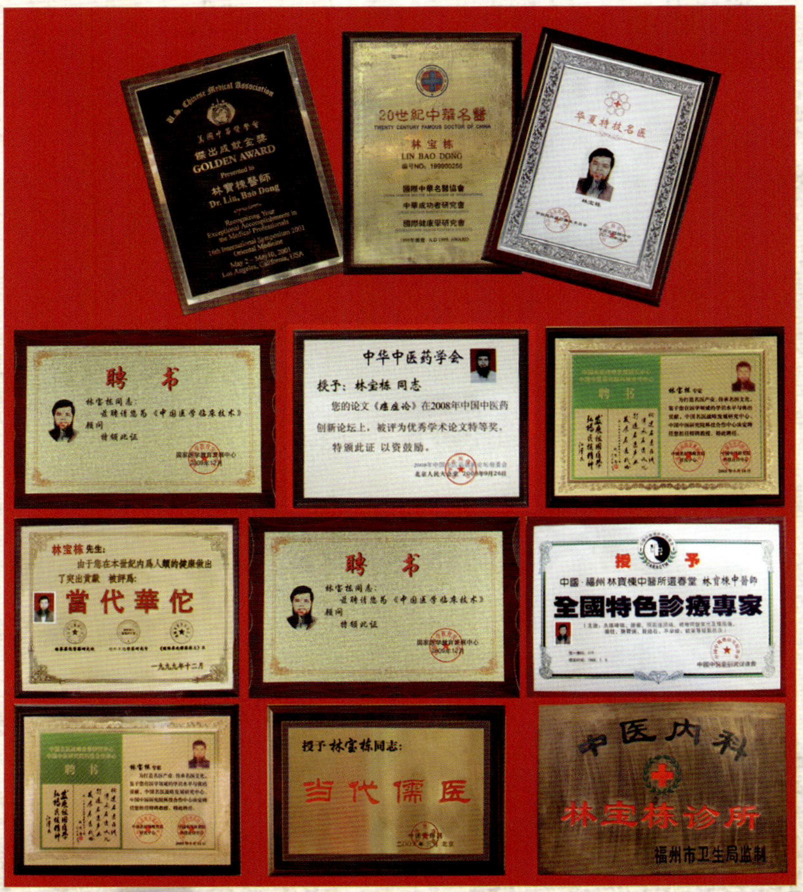

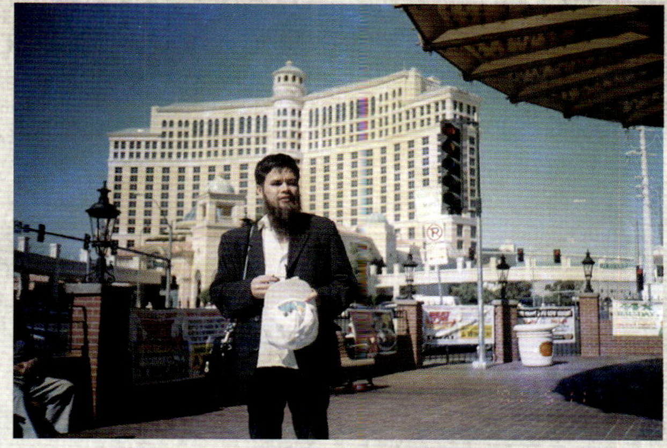

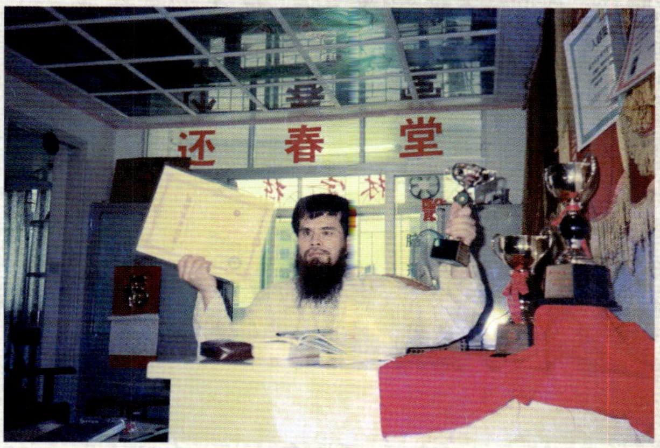

经济报》、福州电视台、福建电视台、《经济消息报》、《中华医药报》、《人民日报市场报》、《中国日报》、《中国红十字报》、《人民政协报》、《福建日报》、《海峡都市报》、《公益时报》、《中华名医名药杂志》等媒体都曾对林宝栋的事迹做了详细报道。

刘　玮

刘玮，男，1934年12月出生，中共党员。医师证号：19995014151021[illegible]198412221517，中西医结合主任医师证号：4014[illegible]34。1954年毕业于重庆医专，1958年进修中医。现任重庆康复医学工程研究所所长、重庆芳华医院院长、重庆康复医学会常务理事长、香港国际传统医学研究会理事、高级医学顾问，香港国际医学院客座教授、香港国际中医研究会常务理事长、香港国际生命科学研究会副主席、美国世界名人文化研究中心主任研究员、英国医学博士。

从事临床医疗、康复诊断和保健科研工作50余年，应用中西医结合方法诊断与鉴别诊断及其处理常见病、多发病，具有丰富的临床工作经验。擅长研治心脑血管疾病、肿瘤、妇科病、皮肤病、性医学保健。成功的研究有“特定电磁波（TDP）治疗器”、“低温特定电磁波治疗器—中亚圣灯”（中国专利号89213329.5）、“中药多功能保健笔”（中国专利号92220188.8）、“金灵安神胶囊及其抗衰老生物制剂”ESF多功能干细胞因子研发等。

在改革开放年代里，创办有重庆康复医学会，拥有28个会员单位，300多名中高级职称的会员。同时进行国内国际学术交流活动，现任《中国康复医疗手册》编委、《中国骨伤人才》编委，主编有《非药物疗法荟萃》，撰写论文68篇，荣获多种荣誉称号。

由刘医师一手创办的重庆康复医学工程研究所系重庆高科技开发区一个民营所，主要从事传统医学应用研究与现代康复医学研究相结合，贡献于人类保健康复事业，并经销保健器材和用品；重庆芳华医院，下设四个门诊，主要诊治心脑血管疾病、肿瘤、肝病、风湿病、性医学保健及其抗衰老的防治，取得满意的临床康复效果，深受病员好评。

刘国印

刘国印，男，1969年5月生。原籍河南省南阳市社旗县。1989年毕业于河南省云阳中医药学校，1991年毕业于天津针灸进修学院，1998年毕业于河南省中医学院。2007年任南阳市宛城区人大代表，2009年1月被聘为国际医药研究院客座教授，2011年8月当选为中华医学会肿瘤分会委员。

刘国印中医师系300年老字号刘积庆堂七代传人，先祖乃宫廷御医，如今刘家从医药行业有近百人。而他本人，自幼聪颖好学，深得祖辈言传身教和南阳医圣遗风，对多种疑难杂症临床上都有独到的见解与研究。如再障型贫血，血小板减少性紫癜，乙肝，肝硬化腹水，胃病、结肠炎、糖尿病、乳腺病、淋巴结核，肿瘤、心脑血管病、病毒性心肌炎，心血管狭窄，心肌缺血，冠心病心衰，中风后遗症，偏瘫，半身不遂，前列腺炎、失眠，高血压、风湿类风湿性关节炎，牛皮癣等；还在白血病早期患者治疗方面有较为成功的经验。

由刘国印研制的络泉宝牌“灵芝砂仁胶囊”、“通心舒胶囊”、“清开前列宝”、“心肌舒康”、“胰复生胶囊”、“乙肝康”、“消亢益寿丹”、“胃宝康”、“痔漏丸”、“鼻炎康”等都在临床取得了很好的口碑，其中消炎抗瘤粉已获国家专利三项。2010年11月刘国印被南阳市宛城区中医管理局评为知名中医。

2011年5月编成《伤寒类证解惑》一书，他根据祖传秘方结合现代生物萃取技术研制的“络泉宝”牌洋参阿胶冲剂，采取“清除—调理—恢复”的健康理念，具有清除血液中毒素垃圾独特功效，从根本上激活肝肾细胞。肝脏是人体特殊的化工厂，主要负担分解体内毒素作用，肾脏是人体的过滤器，滋补肝肾、益气养血、活血、凉血，排毒，使内毒从二便排出，从里到外调理人体机能达到阴阳平衡，促进血液循环，所以具有独特的美白嫩肤养颜、祛斑祛痘以及清热解毒利湿、解酒、润肠、通利二便的功效。对男女尿急、尿频、尿疼、便秘、腰困腿软、四肢无力、冬天怕冷、醉酒胃痛、脂肪肝、小腹硬胀、面部雀斑、黄褐斑、黑暗无光泽、小红青春痘等症均有治疗功效，长期饮用，能强身健体，益寿延年。该产品上市以来，以确切独特的功效，低廉实惠的价格，在南阳及周边地区畅销不衰。为了使广大群众都能够享受到她的功效，刘国印正在筹建“南阳市匡济生物工程有限公司”，使中药有效成分与微生物分子技术有机地结合起来，使中医药疗效进一步提高，进一步降低产品成本，提高产品质量，造福人民，奉献社会，带动更多的人从事中医药职业。

南阳市匡济中医中药研究所就是刘家从事医药行业的平台之一，刘国印医师任所长。该所以“民兴国、造福人类”为宗旨，自1989年开始坐诊行医以来，诊治各种疑难病患者数万例，深受众多患者的好评。为了回报社会，二十余年来免费治疗贫困者数百人次，为贫困患者节省10万余元医药费用。研究所被命名为“中医治疗疑难病名医名院”。

刘华新

刘华新，中华中医学会血栓病委员会委员，湖北中医药高等专科学校退休教师，腰椎间盘突出特色中医门诊部——华新中医诊所创办人。

刘教授出身在一个贫苦的农民家庭，童年时代尝尽艰辛，十三岁辍学务农，十五岁成为农村卫生员，由于具有强烈的责任心和善良的同情心，不怕吃苦，敏而好学，深受人们喜爱，被评为全县红旗卫生员，并被保送上卫校。

卫校毕业后，他回到乡下，用更加勤奋的工作态度投入到无尽的为人民服务中去，在服务中学习、提高，在服务中领略无限的乐趣。这期间，他凭一根针、一把草的医疗方式，为农民解决了无数的疾病和痛苦。

由于业绩突出，后调公社卫生院工作，并选送上级医疗单位进修学习，使其工作能力得到大幅度提升，成为名噪一时的当地名医。

中年时期，在完成大专函授学习的同时，上调到医学院校任教，他把满腔的热情投入到教学中，刻苦钻研，博览群书，为让繁复的中医学便于学生和初涉临床的医生掌握而独创“五脏代表证与逻辑推理法”，使学生能在短时期内提纲挈领的掌握辨证方法，被学生誉为“大道至简”。

在举世惊呼中国为“乙肝大国”的惶惑中，他提出了“扶正免疫、驱邪排毒、保肝降酶、活血防癌”的乙肝治疗十六字诀，强调扶持正气、增强免疫力是防病的根本，提出驱邪排毒，给邪气以出路，而不是片面攻伐病毒，结果是病毒不死，徒伤正气。

腰椎间盘突出是常见病、多发病，治疗难度

大，在CT没有问世之前，人们无法看到病变的纤维环，所以从古至今，众口一词，腰痛不离补肾，因为肾主骨，肾居腰中。然而事实上，这种疾病的病理关键是椎间盘之纤维环破损乃至断裂，纤维环者，筋也，所以刘教授认为，腰椎间盘突出应该“从肝论治”，并发表了“论腰椎间盘突出从肝论治”的相关论文。因为中医理论认为肾主骨，肝才是主筋之脏，并根据现代医学的理论，认为纤维环属胶原纤维，其营养成份是胶原蛋白，因而采用富含胶原蛋白的动物药及中药里的接骨续筋药组合成“三鹿椎康丸”，用于临床，取得了不开刀、不牵引、纯中药治愈腰椎间盘突出的重大突破。

在心脑血管病方面，他把传统的辨证方法和现代的辨病知识有机地结合在一起，用活血祛瘀益气化痰的理念，创“降脂活络丸”，以稀释血液、扩张血管、促进血行的大法，对血栓相关性疾病治疗取得突破性进展，经过刘教授治疗的高血压病人，可以免除终身服药之苦。

在脾胃病的治疗上，他秉承《内经》“六腑以通为补”、“胃以通降为顺”的经旨，制作成“通降清幽汤”治疗慢性胃炎，使胃炎患者得到康复。

刘教授临床，师古而不泥古，常教导学生在诊治疑难病证时，采用逆向思维模式，揣度他人首治无效之心理生理，反其常而治之，常可收到意外之疗效，如解表法治愈病毒性心肌炎；健脾益气法治愈面神经麻痹；清瘟败毒饮保留灌肠治疗高热昏迷等。

近些年来，刘教授一直勤勤恳恳地工作在教学、临床和科研工作上，他视中医事业为自己生命的一部份，一方面对学生谆谆教导，诲人不倦，一方面视病人为亲人，视病苦若己痛，精心诊断，贴心治疗，同时驰骋学海，勤求古训，博采众方，参与了两版大专《中医内科学》及《中医妇科病案精选》的编写，并发表专业论文数十篇。如：1 从肝立论三鹿椎康丸治疗腰突 [J]，中国中医药现代远程教育，2008年6期；2 大黄在重症肝炎中的应用[J] ，湖北中医杂志，2007年1期；3 自拟降脂活络丸治疗血栓性疾病 [J]，中国中医药现代远程教育，2008年10期；4 顽病怪治验案举偶 [J]，中国中医药现代远程教育，2007年8期；5 叶天士络病学说在中风治疗中的体现 [C] ，2008北京•第二届扶阳论坛。

刘教授认为：“医者义也，非诚信有德之人不能为之”。因此他每遇困难之人，常减免药费，受到患广大患者的尊崇。

刘教授同时认为：“医者艺也，非聪颖慧敏之人不能任之”。因此他一如既往，认准苗子，免费授徒，只为中医事业后继有人。

退休后，他难舍其独特的中医药情结，重开诊所，独守阵地，每天天明即起，开门应诊，从不懈怠。应诊之余，留心写作，总结临床经验，发布学术观点，每有一得，从不保守，总在第一时间，发于网络空间，让医者学习，使读者受益。

刘教授擅书法、工诗文，去年他为当地卫生局反腐倡廉撰联创作书法作品：“大医济世不矜技高小谋利，良相治国只畏权重更守廉”，可谓其人生哲学的真实写照。

刘明孔

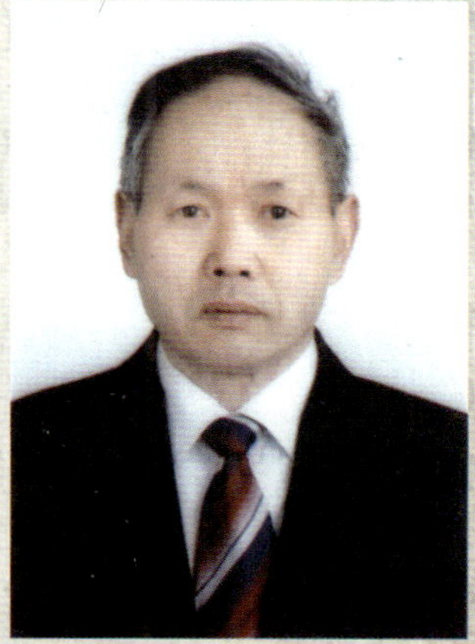

刘明孔，男，1946年4月10日出生，汉族。河南省郸城县秋渠乡前刘楼村人。中医内科主任医师、传统医学博士学位，研究生学历。1970年毕业于河南中医学院中医系，从事中医教育、科研和临床工作46年，具有系统的中医基础理论知识和精湛的临床技能，长于中风病的临床研究和治疗工作。突出中医特色方向，充分发挥中医药优势，以通络、化瘀两法为基本方，研制中风0-10号系列成药，分型论治中风病人逾万例，饮誉豫皖边界，使一批批瘫痪病人重新站了起来。撰写脑动脉硬化临床研究论文在国家级学术刊物发表。论文“通络方预试验及治疗急性缺血性脑中风的临床观察”在全国中医中风病学术会议上大会宣读；撰写或参编《眩晕中风证治》、《中西医治疗男性病》、《男科临证新探》、《中风知要》、《中医内科常见病治疗进展》等多部著作。主持完成国家中医药管理局重点科研课题《通络方治疗急性缺血性脑中风的临床及实验研究》，并获医学博士资格评鉴优秀论文；主持民间秘验方“寇氏搦药治疗麻痹型脊髓灰质炎”、“牵正膏治疗周围性面神经麻痹”、“神血散治疗先兆流产、习惯性流产”、“九箭丸治疗食管癌”、“李氏狂犬散治疗狂犬病的试验及临床研究”等的发掘、整理和研究工作。承担完成全国2000课题“古稀胶囊治疗脑动脉硬化”、“云芝糖肽治疗乙肝”、“复方丹参气雾剂治疗心绞痛”；全国2001课题“消渴安治疗糖尿病”、“冠心苏合软胶囊治疗心绞痛”的临床研究。2002年合作完成河南省中医管理局、省科技厅下达的应用与开发项目“益气逐瘀化痰熄风法防治短暂性脑缺血（中风先兆丸治疗TIA）”、“破瘀泄浊解毒法对高血压性脑出血后毒性脑损害的干预（血肿消合剂治疗脑出血）”和2006年合作完成“益肾化浊祛瘀逐痰法防止血管性痴呆的临床研究”、“卒中单元应用中风一号治疗缺血性脑卒中”、“中风防治灵治疗高血压脑出血的临床观察”课题。以上多项临床研究经鉴定均达国内同类研究的领先或先进水平，获郸城县、周口市、河南省科技成果、科技成果奖、科技进步奖、发明奖等共32项。

1993年9月被授予郸城县“优秀知识分子拔尖人才”称号；1996年3月被授予郸城县十大科技明星称号；1996年11月被授予“当代世界传统医学杰出人物”称号；1997年12月晋升为内科主任医师；1998年3月推选为中国政协郸城县六届常委；2001年2月被选为周口市一届人大代表；2003年5月推选为中国政协郸城县第七届委员；2004年4月被世界教科文组织聘为医学专家成员；2007年1月河南省人事厅审批为干部退休后享受特殊重大待遇。

刘药石

刘药石，男，1937年10月生，原名李光第，曾用名刘洪良，安徽砀山人。1964年毕业于合肥师范学院中文系。曾任中国传统医学专业委员会全国委员、中华名医协会理事、香港国际医学科学研究院任职教授、咸阳疑难病研究所特约研究员等职。

刘氏祖籍河南夏邑，出身书香门第，幼承家学，因志在岐黄，于1957年开始发愤研习中医。过去中医界流传一句话：“秀才学医，笼中捉鸡”，喻指学好中医需要很好文化功底。大学中文系毕业为刘药石后来研读医理打下了良好的文化基础。50年来，他通读了古代中医经典和本草名著，阅览了数千种中医药书籍，书写了400余万字的笔记，整理出关于中医药方面的8部书稿。已出版的《中药方剂速记歌》，曾连版5次，并多次获奖，发表过《石打穿考》、《偏瘫诊疗初探》等多篇论文。

为了做一名两只眼的中医（既知医，又识药），他在“文革”的十年中，在做好中成药制药厂业务负责工作的同时，跋山涉水，考查药用动植物的生长习性、形态，体验性味、功效、主治，为以后的临证施治打下了良好的用药基础。1978年被组织上调到卫生系统，从事中医药的教学、研究和临床工作，直到1997年底退休。此后，便得以全身心地投入到中医药的研究和诊疗方面。

刘药石积累了自己的一套诊疗方法：临证不囿于病名、不泥于检验，不拘于成方，每遇难症，便根据中医整体观念和脏腑学说，望闻问切，寻根求源，务求抓住疾病的本质，再运用多学科知识，综合分析，捕捉灵机，启发妙思，然后精心组方，力求药发中的。下举数例说明：

一9岁男孩，因路上被自行车从脚面轧过之后，头便不住地往左扭动，到南京某院查为“多动症？癫痫？”。用药一月，病情反重，刘氏分析为因惊吓而致气滞于经脉、血行受阻，用行气活血法迅速治愈。

一青年患糖尿病，3多症状明显，西医用调整胰岛功能疗法收效甚微。刘氏根据传统医学理论，将其病因归纳为肺燥、胃热、肝亏，肾虚，而不是孤立地抓住胰腺不放，针对病因组方用药，2个月使其症除康复。

江苏龙潭某女，婚后二年未孕，到南京某不育症医院检查，医生告知属幼稚子宫、抗精子抗体，建议其抱养一子。刘氏诊为肾亏精虚、胞宫虚寒，用中药治疗三个月即告知妊娠，到期生一子。多年的实践证明，刘氏治疗疑难杂症确有其独家心得。

龙国日

龙国日，男。高级特色疗法师，中国特种针法研究会秘书长，加拿大传统医学理事兼国际医事顾问，香港国际中医院课题教授，香港中西医结合学会注册研究员，原广东顺德湖南商会副会长。1995年加入中华医学会、海南中西医结合学会、中医药学会。

龙国日是我国蟒针传人，擅长蟒针治疗脑梗塞及脑出血后遗症、小儿脑瘫、四肢萎缩麻木、颈肩腰腿痛、骨关节病、强直性脊椎病等多种疑难杂症。1997年加入中国特种针法研究会，并被中国特种针法研究会派遣到英国、爱尔兰、俄罗斯、马来西亚、泰国、越南、柬埔寨等国进行学术交流，前后历时9年，宣传中医、针灸等中华传

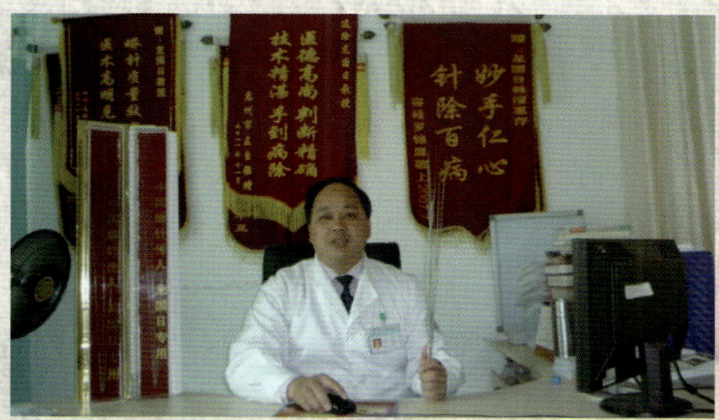

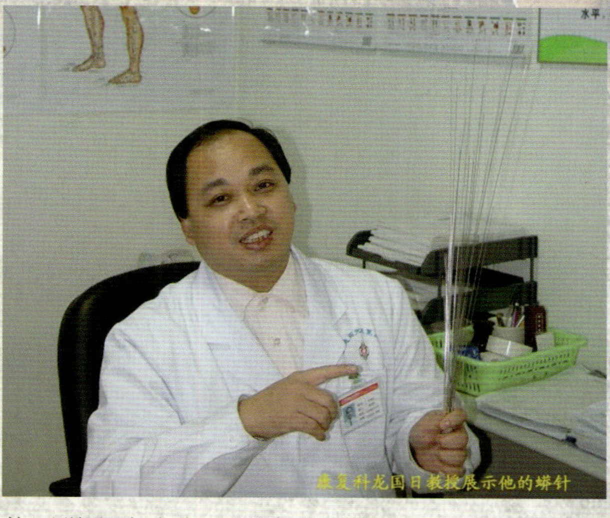
康复科龙国日教授展示他的蟒针

统医学和为患者开展诊疗服务做出了突出贡献。回国后，龙国日教授将蟒针疗法发扬光大，治病救人，先后在海南、广东、湖南、北京、浙江、江苏、云南等地医院巡回给各类疑难杂症病人治疗，让大批疑难杂症患者得到了康复。曾被广州卫生报、健康专刊、儋州日报、珠江日报、珠江商报、南方日报、南方都市报、扬子晚报、东江时报、惠州日报、盐城晚报以及国外几十家报刊、电视等新闻媒体进行了多次报道和专访。

1998年因高超的医疗技术和突出工作成绩，被评为中国特种针法研究会总干事，破格晋升为副教授，同时被任命为中国医疗队副队长并代理队长主持工作。著有多篇论文先后在《世界名医论坛》《中国获奖名医宝典》《世界医药研究》《老年病防治新进展》《世界论文集》等刊物或专集上发表。

“粗兮长兮犹蟒虫，降妖斩魔驱邪风；惊痫癫狂狷瘫痹，针到病除显神通。”

这是前人对蟒针及其治疗的形象描述。

蟒针是祖国医学遗产的一部分，是一种传统的古老针具，属于传统疗法中特种针法之一。它最长针身2.4尺（80cm），最粗针身直径1mm，以长取胜，以粗祛病。蟒针是在古代“九针”的基础上发展起来的。《黄帝内经》中记载有馋针、圆针、锋针、长针、大针等九针，蟒针就是九针中最后两种针的结合物。它是对九针的发展，是对古代针具的继承。在《灵枢·热病篇》中有“偏枯，身偏不用而痛，言不变，志不乱，病在

分腠之间，巨针取之，益其不足，损其有余乃可复也”的记载。这里提及的巨针就是九针中的长针和大针，即后来形成的蟒针。关于蟒针详细记载的专著《蟒针赋》见于清朝末年，以后几近失传，后人很少应用。

上世纪六十年代初，辽宁王实古教授闻辽宁北镇庙沙灵禅师善用蟒针为民众治病，解除痛苦，他在辽西名医张朗轩老大夫的引荐下，来到北镇这块普渡众生，济世于人的佛门之地，拜沙灵、沙玉二僧为师。他发奋学习，苦心钻研。经过二十多年的临床实践，积累了丰富的理论与临床经验，总结编写了《蟒针疗法》一书，并且多次举办蟒针疗法学术会议，王实古教授对蟒针疗法的传承、发展作出了巨大的贡献。龙教授得其真传，并被指定为其唯一传人。

罗先义

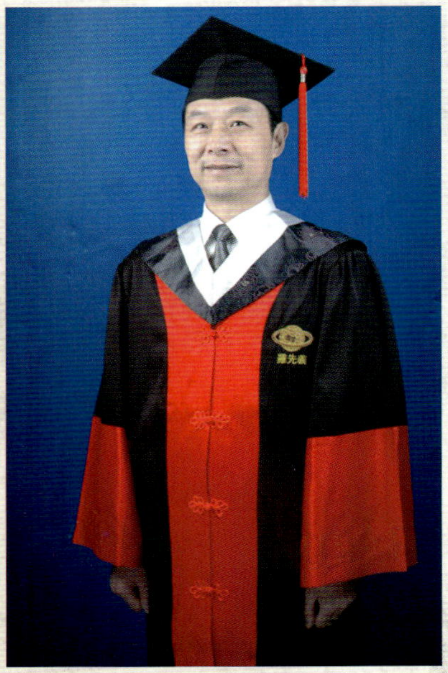

罗先义，生于1956年，男，汉族，四川省绵阳市人，毕业于成都中医学院。中医主任医师。国研茗萃（北京）国际医药研究院名誉院长、上海尊然医院名誉院长，中国医师网主任委员，中国疑难病研究会会员，中国医促会中老年保健专业委员会全国专家委员会专家委，中国健康促进会全国百名健康教育专家。

罗先义从事中医临床迄今已经36年，他不仅擅长中医养生，而且经过刻苦钻研与实践探索能够运用汤剂、膏、丹、丸、散、酒剂有效治疗肺病、肝病、胃病、肾病、老花眼、不孕不育、脱发、鼻炎、中风、银屑病、妇女青春痘、肥胖、各种面斑、月经失调、崩漏带下、小叶增生、子宫肌瘤、子宫下垂；婴幼儿夏秋慢性腹泻；男子早泻、遗精、阳痿；腰痛、腿痛、风湿关节炎、糖尿病、脂肪肝、高血压、前列腺炎等等疾病。尤其对胃病、肝病、老花眼、不孕不育、脱发等更显罗氏治疗特色，运用祖国医学四诊、八纲辨证施治。

罗先义融医、武、道三学之理论为一炉，擅长中医养身，中医治未病，运用中药抗衰老，在诊治疑难杂症方面富于个人特色。因此，2004年，荣获医学泰斗吴阶平亲签的《中华名医风采》证书。2006年，罗先义撰写了论文“中医不是伪科学，中医当自强”，得到中医古籍出版社的高度评价：“罗先义同志高举中医药大旗，写出了所有歧黄之子的心声”，2009年该文被入选《中国中医名人榜》首篇论文。罗先义所撰写的“中医药事业创新发展之路的探讨”荣获了中国中医药第三届高层学术论坛论文一等奖。他在临床实践中积极从事科学研究，不断总结中医临床实践经验，撰写了“论驻颜祛斑方的疗效”、“论鼻炎的治疗”、“论治疗中风”、“论女以血为主的理论与实践”、“论男以精为主的理论与实践”等数十篇论文。

麦时任

麦时任医师，中国西安医科大学毕业，从医 50 年，长期从事中西医结合临床研究，在加拿大，他发起并创建中医药针灸学术团体，创办中医学院和医疗机构，在争取中医针灸合法地位、维护中医针灸师合法权益、促进中医药国际学术交流方面不遗余力，为中华传统医药文化在北美的发扬光大做出了贡献。

麦时任医师与夫人阮佩英医师对200多种疑难杂症结合临床实践，根据西医病因、病理，运用中药现代药理，结合中医辨症施治，组成病症

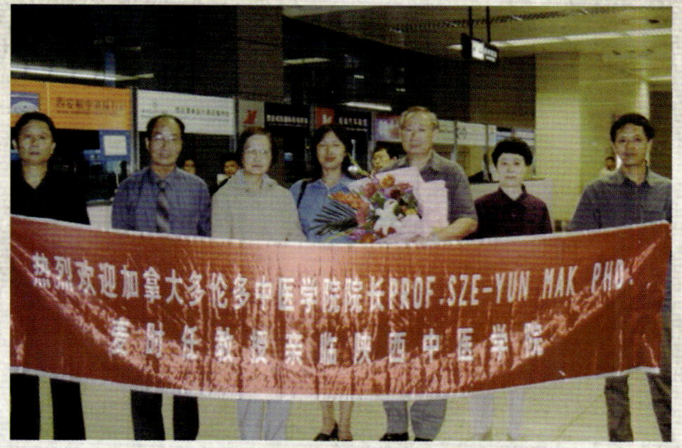

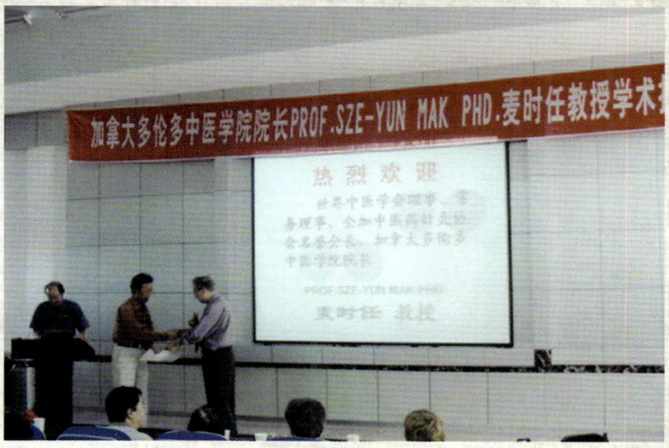

同治治疗方案，应用于临床，效果显著。麦医师与夫人阮佩英合作撰写的专题论文分别发表于国际中医学术大会、中国医学期刊及 Memorial Chiropractic College 和The Michener Institute 等学院专题讲演、Mississauga华人工商协会讲座等。

在50年的中医药学临床实践中，麦医生一直致力于中西医结合与实践研究，并将其成果写成论文。在北美中西医学界进行交流和传布。由麦医师编著的文字成果有：《中医基础理论汇编 》（第一集、第二集）、《中国药膳概论》、《中国传统气功科学研究概论》、《常见病现代中医处方集》、《中西医结合治疗运动神经元病》、《中医药治疗肿瘤概述及体会》、《中医药治疗子宫肌瘤的体会》、《中医药治疗艾滋病一例小结》、《中西医结合治疗强直性肌营养不良症》、《中西医结合治疗脑血管神经系统疾病的体会和启示》等。

1994年4月参与创立全加中医药针灸协会(CACTHS)。曾参与共同发起成立世界中医药联合会。麦时任医师是倡议者和筹办人之一，任首任副会长、会长、名誉会长。为加强推进中医针灸立法专项工作的力度，CACTHS还成立了协会针灸立法委员会(OCR. CACTHS)。

1994年5月，由全加中医药针灸协会(CACTHS)、加拿大针灸基金会(西医)、整脊医生基金会、自然疗法协会、纯生物自然疗法协会等五团体组织，共同成立的安省争取针灸立法联盟，以推动和实现依照加国健康法案 (RHPA 1991)给针灸及中医立法，麦时任医师被选为主席。

麦时任医师于1993年创办了多伦多中医学院(Toronto School of Chinese Medicine. TSCM)并任院长，其目的在于培养本地中医药针灸专业人才，提高专业人员素质。在办学过程中，与中国陕西中医学院建立了密切合作关系。

麦时任医师多年来致力于积极组织和开展中医药国际学术交流与合作活动，从而扩大了中医药在世界的影响，尤其在加拿大的影响。其中于1986年、1995年及2000年在加拿大召开的三次大型国际中医学术会议，麦医师担任筹备委员会主席或特别顾问。每次大会，除多国专家学者外，还有中国和加拿大卫生部官员出席。如2000年会议，时任中国卫生部副部长的佘靖靖率团出席，并担任大会名誉主席。加拿大卫生部长A. ROCK及中国驻多伦多总领事均到会祝贺。2006年9月20至22日，由世界中医药学会联合会主办、全加中医药针灸协会承办的第三届国际传统中医药大会在多伦多举行，大会名誉主席是世界中医药学会联合会主席、中国卫生部副部长、中医药管理局局长佘靖女士，麦医师任大会执行主席。通过国际性学术活动，进一步提高了国际对中医药学的了解和认识，为促进中加文化交流与合作做出了积极的贡献。

2004年9月，麦时任医师被中国陕西中医学院聘为名誉教授，中国西安交通大学医学院客座教授，中国西安交通大学医学院老专家咨询委员会名誉委员，并兼中西医学教授及老专家咨询委员会名誉委员。

施菊红

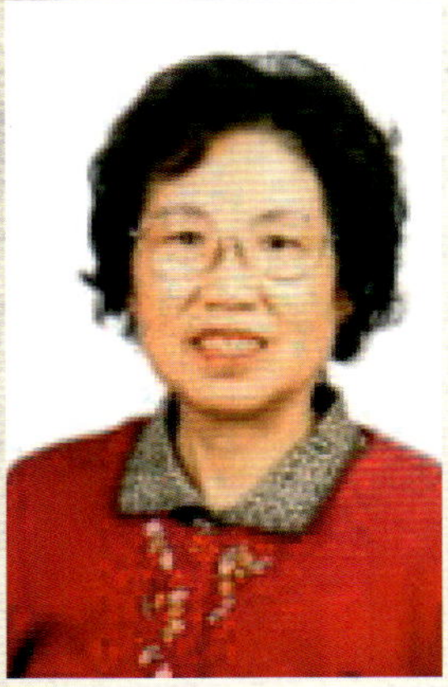

施菊红，女，1944年生。因母亲年轻时身体不好，她就与医学结下了不解之缘。六年的学医生活结束后，自1966年初开始在云南中医学院附院针灸科工作，四十五年来对针灸精益求精，博采众法，针灸学上掌握毫针刺、灸法、梅花针、火针、穴位注射、耳针、头针、穴位埋线、火罐、电针等。2001年退休，目前在昆明圣爱中医馆继续发挥余热。

她1987年受卫生部派遣参加第三批赴乌干达医疗队，在乌干达金贾医院工作两年，为乌方总理进行2次针灸治疗，获得他的好评，乌卫生部希望她留下来，一些医疗单位也希望聘用她留在乌首都工作，她都没有留下。退休后，她曾受聘于欧洲阿尔巴尼亚大上海保健中心工作一年，其间为广大的国际友人治疗西医不能解决的疾病，受到他们的欢迎。

在工作中，施菊红积累了许多临床经验，擅长治疗神经系统疾病，面神经麻痹、面神经痉挛、偏瘫、斜颈、神经性头痛、多发性神经炎瘫痪、小舞蹈病、风湿性关节痛、类风湿关节病、坐骨神经痛、颈椎病、腰椎病、多种肌肉劳损、胃肠功能性疾病、顽固性失眠、疲劳综合症、男性性功能障碍、小儿遗尿、眼肌下垂（眼肌麻痹）、难治性的咬肌紊乱、妇女内分泌失调、针刺除皱、祛斑、减肥等。

多年来，施菊红发表的论文有：“温针在临床上的应用”（云南中医学院学报，1987，2期），“针刺配合电针治疗上眼睑下垂临床报导”（云南中医函授，1991，2期），“梅花针叩刺督脉及夹脊穴在临床上的应用”（云南中医函授，1992，1期），“针刺综合疗法治疗痉挛性斜颈”（中南、西南针灸学术会议论文集，1992，10）等，并于2001年，被收编入《中国专家学者辞典》卫生技术P266页。

病案举例

例一，患者王某，男，24岁。1993年8月在电影院看电影时入睡，电影结束后，四肢不能活动，由家人抬至车上回家，并且症状逐渐加重，以至颈项不能支撑头部的活动，一切生活不能自理。去昆明医学院附一院及昆明军区总院住院治疗，诊断为“青春期多发性神经炎”，2个疗程的药物治疗症状毫无变化遂出院回家。其母亲来院邀请施大夫出诊。

首诊：病人除了五官内脏功能正常，大小便未失禁外，其他肢体概不能支配活动。治疗首先用梅花针叩刺背部督脉、膀胱经、四肢三条阳经。针刺：风池、天柱、阳明经上下肢腧穴+脉冲电针机刺激+ATP穴位注射少明经腧穴，隔日治疗一次。第二次梅花针与上述相同，针刺四肢部少阳经、太阳经腧穴，仍给予脉冲刺激，穴注阳明经腧穴，一个疗程后手指能动了，足趾稍能动，然后下肢能动，上肢也跟随着能动了，能自己操作小便壶解溲，能扶着墙上卫生间，能去饭厅拿着匙吃饭，能在客厅看电视，能借助他人搀扶上院子里散步，能外出在家附近活动。

结论：患者智力低于正常人，那天领了奖金买了许多冷饮，在看电影时睡着受凉，冷饮复感寒邪，寒邪侵犯经脉，脉络阻塞不通，气血运行受阻，不能滋养四肢百骸肌肉经脉故全身瘫痪，此属中医“痿症”痿软无力。《内经》曰“活痿独取阳明”，但后人在此基础上进行了发展“兼顾太阳、少阳”，故作者对三阳经进行一起调理，阳者祛寒，振奋人的生理功能，使经络逐渐恢复功能。穴注ATP营养神经功能胜于维生素B1，又名三磷酸腺苷，酸者入肝、肝主筋，使经脉得以营养而生能。

例二，患者某某，男，35岁，乌干达公民。1988年9月15日初诊。患者因右眼睑下垂视物重影，并且出现外斜视症状，由医疗队眼科主任转来诊治，取穴：睛明、上明、球后（患侧）、合谷（双侧），针刺睛明、上明、球后使病人眼球有胀感为度。

上眼睑下垂在眼科学上属顽疾，药物对其毫无效果。病人因长期上眼睑不能上提，眼球不能内收视物双影，为了克服这种障碍，患者常不自觉地紧缩额肌，借以提高上眼睑的位置，结果额皮横折，眉毛高耸，使对侧正常的睑裂宽度反逾出正常范围。双侧下垂者尚须仰看视物，形成一种特有的昂然姿态。上眼睑下垂可发生在单侧或双侧，一般以单侧发生为主，很少有二侧同时出现。

患者经上述方法治疗5次后，上眼睑能轻微上提，经一个疗程针治后上眼睑上提时已露出瞳孔，又续治5次，上眼睑功能恢复已能灵活上提，复视消失，斜视纠正。

结论：针刺眼球腧穴辅以脉冲电针机治疗，动力大，兴奋效应高，使针与电两种刺激有机地结合起来，促进代谢促进气血循环，改善组织营养，提高组织兴奋性，使动眼神经得到兴奋而恢复正常功能。

眼区周围眶内的腧穴一定要深刺1.5寸左右，以达到眼球后的眼神经，倘若深度不够则不能取得应有的效果。历代医家指出眼区周围的腧穴操作时一定要谨慎小心，不作大幅度提插捻转，因其血管丰富，深刺时恐误伤血管引起血肿，造成病人恐惧心理而影响疗程，切莫粗心大意，造成其他影响，要注意严格消毒，取针时一定要嘱咐病人重压腧穴2分钟，以防止出血，若因误刺血管引起出血时，也可以压迫而达到止血的目的。

例三，患者某某某，女，40岁。1990年10月初诊。患者因斜颈来求医。

2年半前因在单位上看到被小偷杀害的同事尸体，受惊吓突然倒地，神智不清，苏醒后颈项强而不舒，向左扭动不能恢复到正常位置，且每行走时左手跟随摆动厉害。去多家医院治疗症状未见好转。施大夫给予梅花针叩刺头部各经背部督脉、夹脊穴，毫针、穴位注射、中药等治疗，症状逐渐减轻，最后痊愈。复方当归液、维生素B12注射液穴注：肾俞、肝俞。患者受惊吓，惊恐伤肾，肾水不足不能滋养肝，肝主筋，肝血不足肝风内动致使颈部的肌筋润动，不能控制。治疗以滋水涵木、养血祛风、安神定搐。

类似这种病以后又治愈了不少例，2006年去阿尔巴尼亚地拉那，遇一个男青年因父亲心脏病发作致死，突然受惊而发作斜颈，经当地许多医生治疗未愈，其妻离他而去。经人介绍前来治疗，因当地没有中药和针水，没有给予穴注和中药治疗，采用梅花针叩刺上述经络腧穴，毫针取穴：风池、安眠、百会、内关、足三里、阳陵泉、太溪、太冲留针30分钟以上，2个疗程后症状消失，为巩固疗效又续针一个疗程，病愈后重新结婚，带来新娘送来喜糖与我们共同庆祝新婚之喜。

例四，患者某女，42岁，2006年5月初诊。患者牙齿咬紧，不能张口说话、喝水、饮食，历时数月去多家医院口腔颌面外科诊治，医生给予检查后表示无法医治。经同事介绍前来求诊。用毫针刺+电针，取穴：下关、颊车、合谷。适当配合利多卡因注射液穴注下关（双侧），穴注后双颞颌关节松弛，口能轻微张开。嘱患者马上回家吃饭，因此病已有很长时间，不能张口吃饭，只能喝流汁度生。就这样双侧颞颌开始松弛并且幅度逐渐加大，2个疗程后痊愈，功能正常宣告治疗结束。

石喜武

石喜武，男，汉族。1954年出生于河南一个武医世家，精于家传眼科。其家传石氏眼科入选开封市首批非物质文化遗产。

石氏眼科始于宋代，创始人石泰（1022—1058），至今已传承二十二代。近代著名的眼科名医是石喜武之父石久芳。石久芳先生解放前后在河南省开封市行医，并对困难患者舍药，治好了诸多疑难眼病，界内名医曾给他送对联“钩割烫烙手术巧，世传眼科第一家”。

石氏眼科依据中医眼科五轮八廓脏腑学说，即眼部各组织与脏腑之间的配属关系引申到眼科的具体应用，临床以四诊取症、审病求因、循因推机，依法处方遣药。精选纯中药，以内服药、外点药、熏洗药、外贴膏药、针灸、按摩、药枕、气功，耳穴压豆等方法，通过内外标本兼治，使其达到作用持久的优势疗效。

石氏眼科是以子承父业的方式传承至今，代代衣钵相传，历代祖传系列秘方，其保秘成份需口耳相传，遵祖训不准形成文字。石喜武自幼被父督习家传医术及历代眼科名著专书，六岁开始背《汤头歌》、九岁背《伤寒论》、十岁读《本草》，十二岁之后开始记石氏眼科历代手抄本祖传医书、药方，1972年起随父行医伴诊至1986年父亲去世，后独立行医济世至今。

石喜武全面继承了石氏祖传眼科医术秘技，石氏眼科历代手抄本祖方医书、家传千年的系列效验秘方，均有传承。石氏传承要求弟子行医天下，要以仁怀救人、以厚德之心待人。珍惜名誉，善待患者。让医德长存。石喜武之父生前就告诫儿子，说老辈是施药，要牢记祖训，对病人无欲无求，以大悲恻隐之心，以救含灵之苦，行医时需免费检查，对拿不起药费的免费施药。石喜武谨记祖训，以德养业，2010年6月，石氏祖传眼科被评为“河南省十佳诚信眼科医疗机构”。

石喜武采用历代祖传的系列秘方，独特诊疗技法，结合现代医学精华，经本人40余年的临床实践验证，开拓出以五轮之主症，每轮拟定一主方，按病化裁，统治五轮病症之特效疗法。不手术主治；白内障、青光眼、近视、斜视、弱视、老花、迎风流泪、斑痕雲翳、胬肉攀睛、眼干涩羞明、玻璃体出血，玻璃体混浊、视网膜静脉阻塞，视网膜静脉周围炎，老年黄斑变性、葡萄膜炎、球后视神经炎视神经萎缩、视网膜色素变性、各种眼底出血，以及由糖尿病、心脑血管疾病引起的眼病，各术后并发症等。

石喜武经40年临床验证认为：要在眼科领域获得成就，明师、天赋和勤奋缺一不可。要成为出色的名医，不但要继承前辈医术秘方，更要讲求突破。需要灵活的思椎和丰富地想象力，能突破传统带来的束缚。中药材的品种何止万千，但只要熟悉每一种药材的药性，根据具体情况，对症化裁，使之产生出一条条不同的药方，这或许才是用药的至高境界。信手拈来，即成妙方，随机应变，变化无穷。只有这样才能让病人得到最有效最快速地治疗。比如家传治眼底出血期祖传秘方：荆芥炭，海鳔蛸，白芨粉，白茅根，血竭，血余炭，归头，茜草，代赭石，紫珠，五灵脂，生地，生蒲黄。云南三七粉三克（冲服），特色药引紫菜三克泡开水服药。此方出血期用，功能凉血止血不留瘀。临症需结合眼底所见而灵活用药，分别采用清肝凉血止血，解郁清热止血，滋阴降火止血，温肾固本止血等法以治出血之急。中期则应服用活血化瘀方，后期服用软坚散结补养肝肾明目方，即使家传各期均有秘方，但石喜武更看重的是家传的辨治方略，并非刻板套用陈方，而是在家传方的基础上，量症化裁，灵活变通，使石氏眼科得以发扬光大。

司徒植

司徒植，香港同胞，原籍广东开平，医学博士。1949年香港高中毕业，赴京高考；1955大学毕业，他常以自己是新中国培养第一代大学生而自豪。1975年回港，创办了簪港开埠以来第一所以中医传统针灸和手力治疗的专科院校，毕业学生遍及世界各地。

在港英殖民统治下，为了提高中医应有的地位，1979年又创办了“中国医学促进会”，在同

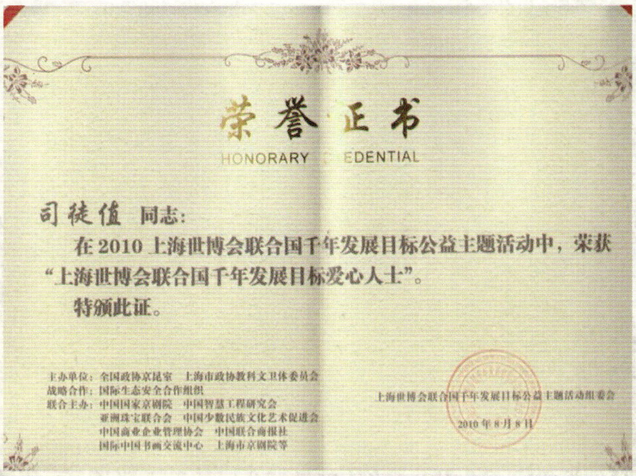
荣誉证书
HONORARY EDENTIAL

司徒植 同志：

在2010上海世博会联合国千年发展目标公益主题活动中，荣获“上海世博会联合国千年发展目标爱心人士”。

特颁此证。

主办单位：全国政协京昆室　上海市政协教科文卫体委员会
战略合作：国际生态安全合作组织
联合主办：中国国家京剧院　中国智慧工程研究会
亚洲珠宝联合会　中国少数民族文化艺术促进会
中国商业企业管理协会　中国联合商报社
国际中国书画交流中心　上海市京剧院等

上海世博会联合国千年发展目标公益主题活动组委会

2010年8月8日

道先进的支持下连任会长。上世纪70～80年代司徒植教授已获得官方传媒South China Morning Post和Hong Kong Stande、The Best Hong Kong & Macau、华侨日报及周刊、香港商业电台、台湾华视等的采访。上世纪80年代中期，学院首次荣获中央高教部和卫生部联合派出以卫生部办公厅赵阁明厅长为首的中国医学代表团参加本院的应届毕业典礼，进行中医学术交流。当时的代表团里有世界著名的心脏病专家陈可冀教授、北京中医药大学著名内科学董建华教授以及北京骨伤学院丁继华院长、西苑医院针灸学家王凤玲专家等一行7人。香港回归当月，日本共同社、香港亚洲电视率先登门造访；新世纪伊始，世界各地传媒也争相报导。2002年，印度尼西亚政府委派印度尼西亚传统针灸学院院长亲自来港邀请司徒植教授到印度尼西亚讲学；2002～2003年，西班牙电视台连续两年登门现场转播，惠及全欧观众。

司徒植历时30多年，潜心研究人体经脉的循行路向和规律，配合针疗学“三点联按”特效疗法，以及中西医结合“五线合壁”临床实验，发明了有助于人类健康成长和保健养生、整脊理疗的“飞经走穴磁行整脊健康护垫”，于 2008年通过国家知识产权局、香港创新科技署、香港生产力促进局、台湾、日本以及美国等专利审核，已获得多项发明和实用型专利，引起各界、特别是中国国务院有关部门的高度重视。在众多康复病者的爱心倡议下，命其名曰“飞磁实垫”。司徒植的发明又得到中科院生物物理研究所人体经络研究小组权威祝总骧教授予以高度的赞扬和肯定，并得到当代生命动力学权威学者金日光教授的亲自体验使用，他老人家从理论到实践都给予飞磁实垫以高度的评价。司徒植曾于2009年出席上海健康生活方式博览会，倡议通过疏通经脉、促进气血运行，使疾病消灭在萌发阶段，所费无几，但可以全面提高全民健康质素，减轻国家对全民医保的沉重负担。

2007年，司徒植以手力治疗和“飞磁宝垫”疗法治愈了由香港亚洲电视“创出嗜绩科学家”节目主持陈少雄先生转介的国画宗师徐悲鸿的大弟子李芸生工笔画家宿疾。84岁高龄的李芸生工笔画家，因严重颈椎病导致全身动弹不得，右手不能握笔书写。因屡医无效，使她痛不欲生，决心放弃治疗。经司徒医师悉心施以手力治疗和飞磁宝垫疗法后豁然痊愈。2011年1月3日，香港无线电视台通过注册中医学会诚意邀请司徒植医师代表该会亲自和李芸生画家同台现身说法，深入人心。

司徒植曾代表国家和民族医药单位，出访澳大利亚和日本等国，获益良多。近年来，司徒植和他的团队不惜劳苦，传播经络调理健康理念于大江南北以及台湾和海南省天崖海角，为了对汶川和玉树地震脊椎伤害的同胞表示关爱，他以“飞磁实垫“送健康，协助伤员早日康复，回到建设家园的行列。

苏木乾

苏木乾，男，中医博士。1966年2月生于广东省廉江市一个中医世家，祖父行医为生，父亲是当地闻名的草药郎。苏木乾生自幼跟随其父上山采药已和中草药结下了不解之缘，先后毕业于广州中医药大学，湖南中医药大学。

1987年至1994年在广州老年病医院中医科工作，在当年的临床中增添开创的项目有：（1）动态针灸（治疗中风瘫痪证、腰腿痛、痹证等）；（2）中药热砭疗法（治疗中风瘫痪证、腰腿痛、痹证、痛经、冻疮等）；（3）火针疗法(火针的治疗范围广，用于各科适应症)；（4）热酒刮痧法（治疗类风湿证、强直性脊髓炎、中风瘫痪证、腰腿痛、痹证、痛经、冻疮等）；（5）药膳，对治疗风湿痹症和脑中风后遗症具有独特的效果，深受病者的信任和领导关注。

1988年师从广东省名老中医杨干潜教授，学习杨老编著岭南派的《梅峰医学》，得其传授终生的临床经验。这段宝贵跟师经历，奠定了苏木乾博士擅长于中医内科、妇科、儿科和老年性杂病（心脑血管病）的坚实基础。从医25年来，他运用中西医互补（贯通）的方法治疗2800多例心脑血管病患，疗效明显高于纯西医药治疗此症。中医药治疗153例小儿自闭症，治愈率逾90%。中医药治疗83例妇科不育症，治愈率达95%。中医药治疗各种顽固性发热病也取得了很好的疗效。在工作中，他不断学习和挖掘传统中医药精华，结合家传以及跟师所学梅峰医学，创制了用于冠心病、感冒、小儿疳积、胃病等多种常见病的经验方，均有较好的临床效果。苏木乾认为，师长的教诲、前贤的经验，直接促成了自己的医学水准不断提升，撰文记叙了他与梅峰医学结缘的始末：

附：

我与“梅峰医学”

湖南中医药大学中医内科研究生 苏木乾

1、聚沙成塔出“梅峰”

《梅峰医学》是一部经四代传承积累的祖国传统医学著作，经历了民国时代、建国时代和现代化时代（改革发展时代），汇聚了郭梅峰、杨于潜、郭燕文三位著名老中医前辈的毕生临床和学术经验。

郭梅峰先师出生于清光绪五年五月初三日（公元1879年），于公历1970年元月七日逝世，享年91岁。别名芬，原藉江西新城人，其先祖亦业医，于同治七年由江西到广州定居。梅峰先生15岁从父学医，并拜名中医张惠农为师，随其在广州行善堂助理诊症，当时广州章果，陈伯坛、黎庇留医学渊深，亦私塾为间业弟子。他19岁独立就任崇实善堂医席，21岁受提学奖为附生。斯时新军兵士患脚气、肠热死亡甚众，督宪招考医生，郭老被录取为军医长，任职8年，探索出不少医学经验。民国2年（1913）梅峰辞职在司后街（今越华路）自办诊所，几十年行医济世，其诊所业务发展很快。曾被选为广州市卫生局考医委员。中华人民共和国成立后，郭老为保护人民健康，更是积极工作，与名医谢香圃公等同行热心广州中医事业的发展，曾被选出席广州市群英大会，还被选为广东省第一、二、三届人民代表，又被聘为广东中医药研究委员会顾问和广州中医学院筹备委员，后任顾问。1958年曾评为广州地区卫生系统先进工作者，1962年出席广东省名老中医大会。

郭老向以“医学救人”为怀，对贫苦大众，往往不收诊金，甚至出钱为其配药。他常说：“但愿人皆健，何妨我独贫。”他的中医学经验总结及论文颇丰，曾刊载于有关杂志和选入中华医学会介绍推广，如“郭梅峰医案选”、“论产后发热”等论文。还有中华全国中医学会广州分会编写的《梅峰医学》10万言，不少已选刊于全国杂志中。由广州市著名老中医吴粤昌编著的《岭南医微略》中，称郭梅峰为岭南学派的四大名医之一。对日本及港澳中医界都有一定影响。由于他对病人细心，用药精炼，不为成方所拘，而以见效而不伤人元气为原则，独创有瘟病、脚气、虚劳、妇儿科等一整套诊病用药方法，救治的病人众多，因而医名大噪，名贯广州几十年。他还带了不少徒弟，现在美国和加拿大都有他的学生。1962年郭梅峰应邀出席了广东省卫生厅组织的全省名老中医举行的集体拜师大会，并接受了两名广州中医学院首届毕业生为徒，两位高徒后结为伉俪，即郭老的女婿和女儿——杨干潜、郭燕文，使“梅峰医学”得以传承丰厚。

《梅峰医学》适用于岭南地带，因为岭南地带气候炎热多湿，温热病多发生（温病、湿温），梅峰医学药用轻、清、甘、淡，治疗内科（杂病）、妇儿科有独特优势。

2、郭老主要学术思想和经验

郭梅峰先师学术的主导思想是“顾本”二字，他根椐《内经》“治病必求于本”“本于阴阳”的理论，认定人的元气为本，病邪为标，因而极不主张浪伐本元，绝不滥用辛散以伤阴，苦寒伤心脾，而强调“调以甘药”，真实贯穿了脾胃学说的精神，兹分述如下：

2.1 顾本培元稳字求

郭老认为病与命，以命为主。当生命受威协时，应先救其命后治其病。如肠热症（肠伤寒）出血多，可权变用高丽参先救之；痘疹误寒而厥，亦可权变用附子。对一般认为不治难治之症，如癌症，心脏病，亦从不灰心，且更用心调治，待其转机，即求得带病延年，亦不轻许以凶药攻试，反对不顾根本。对一些顽病，如哮喘虚劳等，从不鄙弃，反表现惊人的毅力，异常的细心，用药务求丝丝入扣，其必胜之信心，每每感动于病者。

治病虽有“急则治其标”的应变之权，但治标不忘本。如体若燔炭，汗出而散，当以汗解，但宜轻剂微汗，不可令如水淋漓，至汗伤心液。

治怯人感受外邪，郭老立“健脾托邪”一法，（淮山加入花类），使里和表自解。久患“风湿”，郭老认为病久不解，必涉于里，应是“治风先治血，血足风自灭”（风邪焉能久踞？）。以枣仁汤左归饮加减，只稍加风药为引，而不是动辄猛用一般风湿药为主，劫伤阴液，治愈不少慢性关节炎患者。

对于咳嗽，主张加衣避冷，着重澄源，宁暂受人言，也不滥用久用一般除痰止咳药伤人肺元，至成哮喘久咳。

“治产当遵丹溪以固本”。郭老用生化汤加白薇等治产后冒风发热，虽高热亦不用抗菌素，亦见良效。诸如此类，都是注意固本，强调内因。总之治病时注意妇人养血，小儿健脾，男子育阴（阴精所奉其人寿），坏病养心（主明则下安），可冀立于不败之地。

2.2 轻剂意勿伤元气

郭老用药以轻剂著称，有用北杏仁一粒之处方（新生儿），认为小儿胃薄，切勿任以重剂，否则祸如反掌。

即或成人亦常用轻剂，如桑寄生一药，一般医生常用四钱至一两，郭老用一钱半，谓作引经之用，以其苦降，多用反眩，如以之益血则不及有形质之熟地。龙骨牡蛎郭老常用量仅二钱，“谓龙蛎重用，反涩其阴”，并引证《金匮》桂枝龙骨牡蛎汤，龙蛎之量仅相当于桂芍。老师示教我们说：“非欲你们轻描淡写，敷衍塞责，治病固然非力足够不为功，但主要勿滥用重剂以伤人元气”。

这里须要说明，先师和老师作为名医，治病是非常灵活的，日常轻证用轻剂，如当病证临危之际，诊断业已明确，又当以重剂力挽狂澜，郭老治慢惊有用石榴皮、附子逾两（30克），治小儿恙虫病高热用生地逾两之验案，此为权变。

2.3 用药多甘存胃气

郭老处方药味多甘甜，这不单是投人所好之一时巧妙，其中实有郑重之医理，因味甘入脾，脾为后天之本故也。郭老多用甘平无毒，甘淡健脾，或甘润养津之品，如燥邪咳嗽，冲鲜橙汁，里燥发热冲杨桃汁等。由于小儿为纯阳之体，故他不用甘壅留邪或辛甘助阳之剂。甘之对面为苦，苦寒滥用必致伤脾败胃。

2.4 喜用花类合南方

花者华也，乃本草之精华，诸花皆散，花可散邪，故外感用之，风寒暑湿燥火都可以用花，如表：

病邪	用药
风	南豆花
寒	茉莉花
暑	莲花
湿	木锦花
燥	杭菊花
火	鸡旦花

花味芳香，芳香以解郁，故杂病用之。郭老一生善用芳香甘平的南豆花（优质扁豆花），超出一般仅用于清解暑湿之范畴，谓其略具芳香，气香醒脾以畅脾神，故杂病用之。但南豆花亦有禁忌证，如汗出欲敛，不用诸花之散，非是吹毛求疵，意在丝丝入扣，其用心实无微不至，杨干潜老师认为这正是病人之所以如此信赖他的父母之心。

广州名医吴粤昌先生以赵学敏《本草纲目拾遗》所设花类，而成为岭南医学特点，先师（老师）正是用花如神，意在保存津液，又得芳香透解，爱民如子之心，溢于每一处方中。可见郭老治病用药另具特色。

3、不尽长江滚滚来

笔者有幸师从杨干潜教授左右学习，深得老师真传使我受益非浅。杨师将郭老学术思想概括为"养阴津（温热病）、益心脾（内儿科）、补冲任（妇产科）"九字大法门。将郭老常用方药，组成方剂六十，如梅峰感冒方、梅峰温病方、养血方、小儿方等，均似平淡而称奇；经老师三十多年数十万人次使用，行之有效。好用南豆花等芳香甘平轻清之品，实可谓于我岭南中医界中别树一帜，自成一派。《新中医》杂志介绍及《著名中医学家的学术经验》、《南方医学》等书载文介绍后，老师据全国各地读者要求，撰成《梅峰医学》三十万言，《梅峰医学》治疗温热病补充了《内经》和《温病》不足，完善了岭南温病派之体系。

杨老学术博大精深，对待病人体贴入微，说话从不高声和傲慢，多少次见远道慕名而来看病的人在医院取药不够钱，老师都帮他（她）付药费并赠送车费。杨老对待学生也从来没有责骂和粗言，邀请老师到我医院会诊病人时，让座给老师坐他怎么也不肯坐，他说这是你的座位我站讲你坐下写就行。谦谦学者之风，当为一生表率。杨师一脉传承的梅峰医学，更是值得我辈后学深刻领悟、发扬光大的仁术。在此摘录学以致用二则病例，愿获同道雅正。

例1，孔×，男，1岁半，广东省从化市，明珠工业园商业街52号，于2008年5月20日来诊。患儿低热12天，由广州市某医入院治疗，发热反复低热37.8℃，住院诊断示：手足口病；G6PD缺陷；支气管肺炎；转来我门诊求治。家属代诉发热不思饮食，嘴唇痛烦躁不安，查：体温37.6℃，舌质红，胎微黄，口腔粘膜嘴唇伴有红点状溃疡，指纹暗淡浮。证属风热束表，湿困脾虚（梅峰九字法"养阴津"），治宜清热解表。方用梅峰温病方加减，组方：石膏20克（先煎），知母6克，生地6克、枳实3克、葛花、谷芽6克，甘草6克，竹叶5克，苡米10克（打碎），麦芽6克，绵茵陈6克，湘莲子10克（去心）。配3剂，1日1剂清水煎服，日服3次。2008年5月22日复查各症全愈，饮食转佳，治以健脾复原善后，处方：淮山10克，莲子10克（去心），糯根5克，柏子仁6克，百合10克，玉竹10克，太子参12克，谷、麦各8克，甘草2克。配3剂，1日1剂清水煎服3次。

例2，赵×，女，52岁，广东省从化市食品厂职工，于2007年7月22日邀请余上门出诊。主诉，月经来量多反复1年加重3天，夜间必须调换3至4次卫生巾，而出现头晕乏力，步行时须要有人扶持。测体温36.5℃，血压87／55mmHg，舌质淡苔薄白，脉象虚浮，属血气两虚，冲任不固崩漏证。治宜血气双补，固冲止血（梅峰九字法"补冲任"）。处方：吉林参20克，茯苓20克，酸枣仁15克，湘莲子15克（去心），当归15克，阿胶6克（另烊），炒白术20克，木香8克（后下），白芍8克，山楂炭15克，炙甘草6克。配药5剂，1日1剂清水煎服早晚各1次。

2007年7月23日晚上6点，患者来电话告知经血已止，无头晕能坐立看奥运会开幕式，高兴不已。2010年2月5日路上见脸随诊月经无恙。

孙志华

孙志华，1966年生人，出生于中医世家。专长是祖传的纯中药祛红血丝和各类斑的独门技术。

1991年孙志华通过市场调查了解到美容界祛斑方法不外乎以下几种：一是化妆品，一般采用的是遮盖或化学方法，祛得快，返得更快、更重；二是激光冷冻、各种先进的仪器，只能针对浅表层，对于真皮斑也束手无策；三是伪中药祛斑，由于其不属于纯中药的祛斑机理，只是暂时的辅助，所以也不理想。还有一种就是纯粹的概念炒作，没有任何的实际作用。只是美容院的一种营销的辅助策略。所以祛斑仍是美容界一大难题，有斑患者大多越祛越多，越祛越难祛，致使大量的患者失去了治愈的信心。

在经过大量的市场调研之后，孙志华于1991年建立了专业医学祛斑美容机构——北京康道利源国际医学院。她广泛收集美容界和民间特色技术、方法，扬长避短，终于在自家秘方的基础上创立了一套黄褐斑、红血丝的专利技术，并且经多年实际应用而安全有效。孙志华因此在2010年被中国中医药发展论坛评为“民族中医特色疗法”、其专利产品被全国妇联评为“妇女指定专用产品”。

由孙志华一手创建的康道丽源国际医学研究院，是一家传承祖国中医药秘方，专业治斑的创美机构。经过二十年的总结和发展，开拓中药养生事业，积累了大量、独特的祛斑和中医药养生经验，生产出五联一诊黄褐斑、雀斑、红血丝特色治疗方法；藏密四联一体子宫肌瘤、乳腺增生、特色疗法；三联一体联动特色治疗腰间盘突出、颈椎、肩周疾病；中风偏瘫特色疗法。该院集研发、生产、销售、培训为一体，生产出五联一诊黄褐斑、雀斑、红血丝特色治疗方法。目前，康道丽源国际医学研究院用最先进的运营模式，规模庞大的科研专业人员，水平高超的营销队伍，全力打造品牌形象，中草药制剂已营销全国各地。

康道利源国际医学研究院十分注重对广大顾客的服务质量，从“一切为了客户，一切为了人民的健康”出发，坚持诚信第一、顾客至上。随着康道丽源国际医学研究院的不断发展壮大，将为更多的合作伙伴提供优质、高效、便捷的服务，将千百年祖国的中医药瑰宝奉献给广大追求健康、追求美丽的人们，与广大合作者共同发展，共创财富大业。

康道利源，健康之道，利生之源！

附：

雪域神针治疗乳腺增生38例疗效观察

北京康道利源国际医学研究院 孙志华

乳腺病是女性乳腺中最为常见的一种病变，常见于育龄妇女，与雌激素分泌不平衡，月经，怀孕，哺育均有关，35～45岁为发病高峰，更年期也有发生。乳腺增生是指乳腺上皮和纤维组织增生，乳腺组织导管和乳小叶在机构上的退行性病变及进行性结缔组织的生长。笔者于2006年～2010年采用藏药灸疗先后治疗本病38例，疗效显著。

一、临床资料

本组38例均为门诊病人，无妊娠期及闭经患者。年龄最小25岁，最大48岁，平均年龄为36岁。其中乳房肿块26例，呈不规则条状或结节状12例。病程最短6个月，最长5年，平均为2.5年。

诊断主要依据是;乳房疼痛，触诊时乳房内可触及肿块，可疑癌症患者均经拍片排除。

二、中医辩证分型

肝气瘀滞型，18例。乳房胀痛具有周期性，常于月经前或月经期发生或加重，也有随情志波动增大或缩小者，胀痛常涉及胸肋、腋线及锁骨线区域，伴有情志不畅，胸闷、叹气、失眠。舌苔薄白、脉细涩或弦细。

血瘀痰结型，20例。乳房肿块常多发，个别扪觉肿块呈串珠结节状，大小不一，触摸皮下组织与肿块无粘连。病程较长者乳房有牵痛、针刺感，身困、呕恶痰涎，月经来潮时则包块胀痛，舌苔滑腻，脉滑或细涩。

三、治疗方法

用雪域神针（运用38味藏药与精品艾绒结合）先在患者背部至阳穴进行施灸，10分钟左右患者多数有痒痛的感觉，继续灸疗10分钟结束。让患者平躺施灸中府穴各20分钟，多数患者出现痒、胀、麻痛的感觉，只有三个人感觉迟钝。选择膺窗（双）膻中进行灸疗各10分钟，同时根据辩证配合灸足三里、三阴交、血海、膈腧。灸完后均在施灸部位抹上活血化瘀散结膏（自配），并用胶布贴牢，嘱患者感觉痒时可自行取下。第二天施灸方法同前，只是将膺窗穴（双）膻中穴改为灸乳根（双）、阳陵泉（双），其他穴位不变。

四、治疗结果

本组38例，经2～5个疗程治疗，肿块、疼痛均消失，随访半年至1年不复发，评为痊愈者29例，占76.3%。乳房肿块消失，平素无胀痛感，仅在经期有酸胀，评为好转者8例，占21%。治疗无效者1例，占2.7%。

五、讨论

雪域神针是藏医灸疗与中医灸疗技术的结合形成的一种全新的灸疗技术，“雪域神针”属于灸法的一种，不同于中医艾灸只是在选用药物原料全部以藏药为主，在生产尺寸上也大大超过了普通的中医艾条的尺寸。因火灸时药物多、面积大、火力更猛，生产的热辐射力很强，是一般艾条的5～8倍以上，渗透力更强。施灸区在高温药物冲击波的波击下循经感传，快速达到调整全身经络气血、改善局部血液循环、增强代谢及机体免疫力功能、激活细胞增殖，具有温经通络，活血化瘀、软坚散结、消肿镇痛的作用。可有效治疗预防多种疾病。

乳腺增生病的发生究其病因，不外是气滞、血瘀、痰凝，使经络气血郁阻聚结成核所致。

雪域神针灸疗开穴温经散寒、疏通经络，配伍穴位药物贴敷疏肝理气，灸、药合用致使气血调和、气顺痰消而病愈。

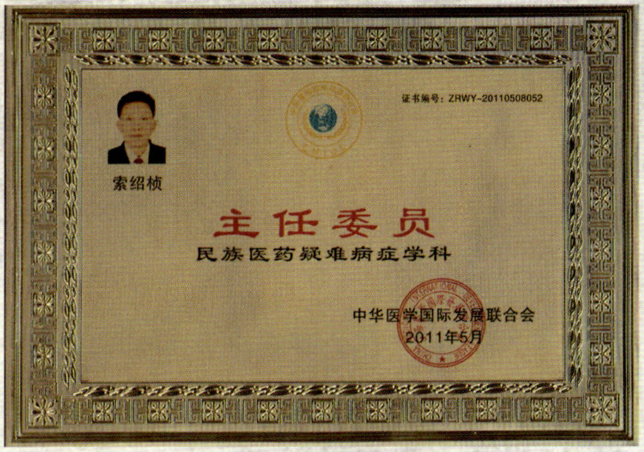

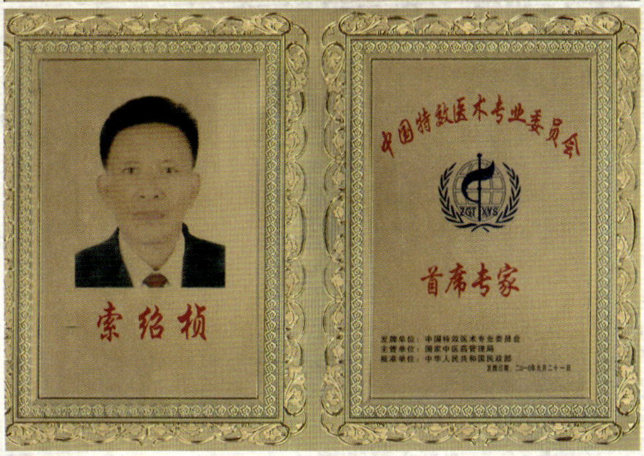

索绍桢

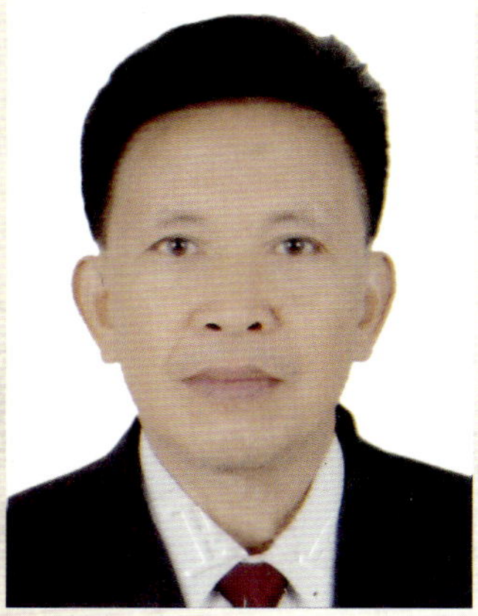

索绍桢，男，1945年6月生，水族，中共党员。贵州省平塘县新舟村拉高播望组人，中师文化。曾任过中小学校长、平塘县委组织部副局级干事、平塘县纪委反腐办公室工作员、平塘县关工委副主任、秘书长、平塘县老龄委主任、平塘县老干局党支部书记、平塘县经济开发研究促进会办公室主任，现已退休。从事民间中草医药研究近50年，多年的实践对诊治疾病已有一定经验，对中草药研究及信息疗法（特医）有相当的造诣；对肺结核，咳喘、淋疤结核、中风、风湿瘫痪，胃病、骨质增生、骨髓炎、阑尾尖、胆阑炎、肝炎、肾炎、内外痔疮、牙痛、水火烫伤、跌打接骨、各类结石、妇科杂症等采取民族医药疗法有所研究与实践。

如今，作为黔南州民族中草医药协会副会长和平塘分会会长的索绍桢，发挥自身的影响力，团结一批中医，并带徒培养学生且深入挖掘民间技术和秘方，让中华民族瑰宝一代代传延，生生不息。

索绍桢与他带领的民族中草医团队为一方民众的医疗保健做出了自己的贡献，兹选取其团队部分有效病例如下：

1、治疗肺结核病

肺结核病旧称“痨病”，是由结核杆菌侵入人体肺部引起的一种慢性传染病。医学上擅用西药治肺结核，索绍桢和他的民族中草医团队则用中草药治疗肺结核，现以一个严重病人为例说明治疗方法。

吴某，男，34岁，布依族。2003年2月26日，经黔南州人民医院X线检查：①肺TB有空洞形成，右侧肺底积液；②III型（并右下中等量胸腔积液）。已住院治疗一个半月，花6000元无效，因缺钱返家，一周后到索绍桢处求医。当时患者面黑肌瘦，无神，无力走路，咳嗽不止，怕冷，不想吃东西。根据经验及用药情况，方药如下：土黄莲50克、水香柴50克、细叶10克、大树药10克、仙鹤草15克、兰布正15克，制成药酒或水剂。危重病人用水剂，病情较轻者用药酒。病变增药情况：后病人消耗过大，食欲不振，加毛芹菜15克。一周后，胃口大开，从不想吃饭至一天吃3-4次，一餐2碗，免疫力加强，精神状态佳，说话响亮，可做简单劳作，此时大量增加营养，五谷杂粮、肉、蛋、豆类食品，忌烟酒刺激食物。在排菌中，病人有高烧，有时咳血，痰脓带五花色肉渣，加玉竹10克、白芨20克、刺黄莲10克，血余炭（3克/次）吞服，清热解毒生津止咳，收敛止血，消肿生肌；如胀气，纳食差，精神不振，加黄芪20克、黄精15克、小茴10克。10月11日，吴某经州人民医院检查，两肺清晰，已告痊愈，全程共服药4个半月。

索绍桢团队采用民族中草医治疗肺结核大部分在3-6个月见效，少数病程迁延的，也在6个月到1年之内有较好疗效。

2、治疗慢性骨髓炎

慢性骨髓炎中医称谓“附骨疽”，是骨组织受到细菌感染而得病。现代医学认为是细菌经血液被带到骨组织而发生的疾病。通常是外伤病源菌直接由伤口侵入骨组织，如外伤，开放性或闭合性骨折或关节手术无菌操作不严，甚至血源病变，软组织受到感染，扁挑体炎、中耳炎等发高烧，都有可能引发骨髓炎。

索绍桢团队从事骨髓炎治疗研究已46年，熟知骨髓炎有多种，常见的有四种：一是急性血源性骨髓炎。由化脓性细菌感染病性灶进入血液循环，继而侵入骨组织引起病变，以高烧局部肿胀疼痛，溃破流脓血为特征，早期可因全身脓毒败血症而威胁生命；晚期可因溃脓破坏骨质及其它组织导致残疾。二是局限性骨髓炎，只限于某一部位，以局部红肿、疼痛、骨质成卵圆形的破坏灶为特征，可因感冒劳累反复发病。三是慢性化脓性骨髓炎，多由急性血源性骨髓炎失治或误治转化而成；以流脓有瘘管，窦道形成，经久不愈或时愈时发，使肢体残疾为其主要特征。四是脊椎性骨髓炎，它的病因同急性血源性骨髓炎感染，途径大体一致，只因患病部位不同而命名有异。

治疗方法：采取内服外包。内服“骨髓灵”：炮穿山甲15g，全蝎20g，蜈蚣10g，斑蝥5g（去翅），白花蛇100g（去头尾），糯米50g。共研粉，装胶囊。1次/日，1g/次，睡前水吞服。方中的白花蛇搜筋骨经络之邪毒；全蝎、蜈蚣解毒散结，通经止痛；斑蝥有剧毒，可收攻毒蚀疮之效；穿山甲性善窜，引药直达病所，以活血通经，消肿排脓；糯米固护胃气。全方集有毒之品于一炉，以毒攻毒，药证合拍，故痼疾自除。外用托毒生肌膏：海藻、昆布、三棱、莪术，黄药子，木鳖子，夜郎三变花、夏枯草、蒲公英、地丁、金银花等共打粉，鸡蛋油调膏外敷0.3毫米厚，2日一敷（贴）。

治病机理：辩论施治，排毒生肌。根据病情局部与全身兼顾，治标与治本兼施，内治与外治并举，祛邪与扶正并重，其治疗原则：未溃者可消，已溃者宜托，窦道形成者宜破，内存死骨者宜除，气血虚弱者宜补，热甚者宜清，毒尽者宜敛。内外夹攻，有一举扫灭病毒凶焰，托毒、活髓生肌之效，如遇个别有大片死骨髓腔阻塞，瘘孔长期流脓者，则采取适当手工处理，彻底清除病灶。突践证明，此疗法高效，痛苦小，不截肢，复发少。

病愈后须注意外伤感染，如已发生碰撞、创伤、骨折等意外事故，引起感染，应及时就医治疗，注意锻炼身体，以促进血液循环，调节组织器官的功能，改善骨髓肌肉的营养，增强机体免疫力，病愈后还须少吃刺激食物，注意保暖，防止患肢受凉，避免再碰伤、跌伤、擦伤等以便巩固疗效。

本方功效：清热解毒，消肿止痛散结，托毒祛瘀，收敛生肌。对非手术治疗骨髓炎、骨质增生，腰推间盘突出、骨折、肛漏及人体内各种肿瘤有特殊疗效，对各种化脓感染病灶，疗效更佳。可使坏死的血管再植，肌肉重生，对治疗骨髓炎等病有胜过抗生、抗菌素的疗效，对当前抗生、抗菌素有所不及的填补起很大作用。

3、治疗恶疮

石某，女，60岁，曾在1980年秋收时发现左耳根有一颗血痣，当时用手捏掉，流血感染成恶疮30年，经镇医院、县医院多年治疗未愈，主张手术治疗，未作。又经多方治疗，未取得疗效，常年流血水、黄水，还有疼痛感。2010年10月经用索氏抗毒生肌膏包一次，好90%，包二次全部告愈。2011年5月17日患者告知说：左耳根那恶疮又犯，起一颗有米大的红籽籽，再取药去包，二次除根，8月17日随访无反弹。

汤淑兰

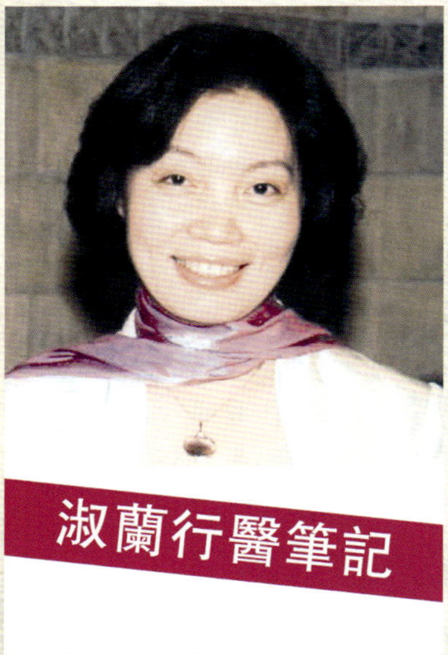

汤淑兰教授，女，江苏溧阳人。1984年毕业于南京中医药大学中医专业，继而在北京中医药大学攻读王绵之教授研究生，于1987年获医学硕士学位。同年赴英国兰卡斯特大学进修一年英语。1988年在东南大学校医院中医科任主治医师。1991年再度赴英国，创办英国时珍中医药有限公司、中医门诊部，并到英国一些大学从事中医教学、科研以及英国中医政策研究工作。担任英国时珍中医药有限公司董事长、英国时珍中医学院院长、英国中医药学会学术部长、英国中医药学会会刊主编、英国索尔福特大学讲师等职。

目前，她虽然加入英国国籍，长期居住英国近14年，但她一直热爱祖国，关心母校事业的发展，支持母校的工作，常常回母校交流经验，切磋学术。鉴于她对母校所作的贡献，经南京中医药大学研究决定于2003年9月15日聘其为校客座教授，校长项平教授代表学校正式颁发了聘书。

汤淑兰教授长期居住于英国曼彻斯特，较早地融入当地社会。平时公司业务繁忙，诊务繁重，再加之要参加国内外一些重要学术会议，从来都少有休息的时间。她虽然在学术上造诣精湛，但仍时时严谨治学，特别自1993年以来，在英国发表学术论文40余篇，在英国中医界颇具影响。

汤教授能根据英国国情，结合英国疾病谱变化的实际，考虑英国病人发病的实际，把在母校学过的中医药知识进行创造性化裁，自创了经临床反复验证实用有效的中成药，现在在英国及欧洲市场很受患者欢迎，如治湿疹的金菊地丹丸；治湿疹、牛皮癣的夏紫青黛丸；治慢性肌疲劳症的藿术丸；治肾阴虚型痹症的寄生归萸丸；治花粉病的防风辛夷丸；治痤疮的复方暗疮丸；治更年期综合征的更年平；治肝郁化火型精神紧张症的清舒丸；治不孕症的参胶散等。上述自创有效中成药很有总结价值。

中药传统剂型有汤剂、丸剂、散剂等。有些疾病需要汤剂的快速药效，而因文化或生活习惯的差异，病人又难以接受饮片中药自行煎煮。汤教授遂将有效的药方配成后，将其加工打碎，每50g装入大的“茶袋”，每盒7袋为1周用量，每日1袋，煎服。与国内的中药茶剂不谋而合。汤淑兰教授创制的中药药袋剂型，在英国曼城地区颇有影响。她也表示要尽量利用时间将她多年的临床经验认真加以总结，为母校留学生国际教育工作再尽绵薄之力。

王景安

王景安，男，1964年出生，山西省闻喜县人。主治不孕不育症。现任山西省运城市人口与计划生育服务中心不孕不育科主任。1985年毕业于山西医学院中医大学班五年本科。从医近三十年来，勤求古训，博采众方，“继承不泥古，创新不离宗”（山西省专利管理局宋培贤局长题词），临床效验颇多，拥有多项发明创造与科研成果，其中“枳实消孕液及其制备方法”于1998年获得国家发明专利授权。尤其对试管婴儿技术中的“配子输卵管内移植术”研究颇有心得，有开创性的理论改进与丰富的临床实践。分别在“全国第三届中医男性病学研讨会”和“中国第六届性学学术会议”发表“辩证论治不孕症”、“不孕临床与定性孕育”、“定向孕育的探讨”等多篇论文，并在中国中医药学会男性学专业委员会组织的评审会上被评为三等奖。2009年入录《中国中医名人榜》（中医古籍出版社，ISBN978-7-80174-782-2）。

王景安以古方裁剪组成的“闻喜孕子汤”调经助孕为主，清理疏通输卵管，调整优势卵泡的生长速度；以验方“如意还阳露”补肾壮阳为辅，及时有效提高精子活力，迅速增强青壮年生育能力，当月解决问题怀孕者很多，大部分都在三俩月之内成功。

主要研究成果：

发明专利“枳实消孕液及其制备方法”，中国专利局于1998年10月24日经五年审查后正式授予发明专利权，专利号为：ZL93112893.5。1998年10月初，在北京参加卫生部召开的改革开放二十年中国医药卫生科技成就展览会，该专利被列为优秀项目。1998年11月9日《科技日报》对该项目作了专题报道，盛赞枳实消孕液专利技术在世界上首次完成了“将孕妇的早中晚各期流产引产问题揉合在一体研究，统用一种外用的简易方法即可安全堕胎”的大课题，是继天花粉蛋白、芫花萜之后的第三代中药抗生育药物。2005年11月入录《中国计划生育/生殖健康产业市场指南》（P127，中国人口出版社）。

发明专利“复方苦楝杀虫剂及其制备方法”，该成果已于2006年2月20日经中国知识产权局受理发明专利，专利号：200610007594.4。本发明使中草药植物农药技术有了新突破，攻克了当前中草药植物农药的广谱性差、速效性差、保质期短三大难题，同时发挥了中药低毒、无残留、无公害、药液吸附力强、药效持续时间长等特点。经试产证明，复方苦楝杀虫剂项目完全可以达标生产。该项目工业化生产无废水、废气和废渣，药渣可以全部利用生产新型有机肥料。属绿化环保、循环经济项目，经济效益和环保效益、社会效益非常明显，符合国家大力提倡的产业政策。

韦祖祥

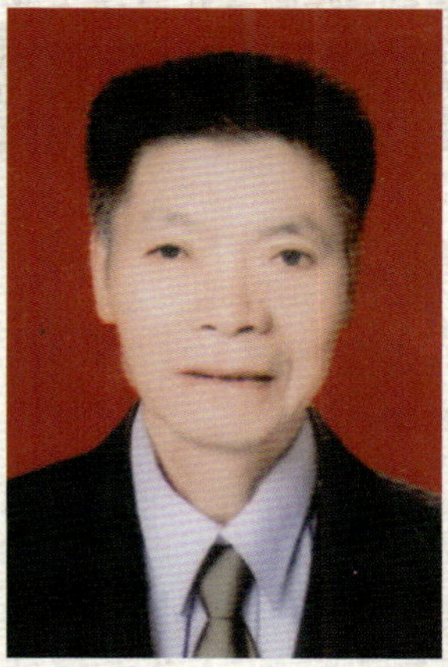

韦祖祥，男，1939年5月生。水族，贵州省三都水族自治县人。1964年入党。自幼喜爱医药，跟随父辈学草医，是祖传水族民间草医第五代传承人之一。

1962年参加中国人民武装警察部队，曾在部队参加过中草药培训班学习，任卫生员一年。1975年转业到原四机部414医院任助理统计师，1978年414医院开诊任组织人事科干事、科长。1984年任医院临床科室党支部书记，政工师，主持、协调党、政、工、团工作。

1994年在414医院退休，退休后一直从事民族民间中草医防病保健，并经过培训考核获得行医资格证书。几十年来继承祖传民族医药，并注意博览众方，侧重总结治疗水火烫浇伤的经验和方药，经验方“水火烫烧伤油、粉、膏”被列为“杏林医宝”中医药国际服务签约推广项目。对其他疑难杂症慢性病，如中风偏瘫、癫痫、糖尿病、皮肤病、胃病、肝炎、骨伤、类风湿性关节炎等，也有一定的研究。

2009年8月30日，原都匀市医药协会民族中草医药分会更名为“贵州省民营医疗机构协会黔南州民族中草医药协会”，韦祖祥任副会长。

在韦祖祥的领导带动下，协会主要做以下工作：

一、组织全体会员学习国发（2009）22号《国务院关于扶持和促进中医药事业发展的若干意见》，学习《中国医药报》2006年6月2日刊登，“上世纪20年代末有中医80万人，1949年有50万人，现仅有27万人”。学习《贵州省发展中医药条例》和有关资料，使会员了解我国中医药目前的现状。为提高宣传力度，出刊7期简报，三期求医指南，发给每个会员，报送州、市卫生部门和有关单位，提高了知名度。

二、为黔南州民族中草医存在的主要问题“办证难，难行医”，经协会领导多次与卫生行政部门联系勾通，最终得到了他们的理解与支持。于2008年10月在自治州首府的都匀市卫生局为民族中草医办了学习班，并经考核后发给会员《民族中草医行医》证件。2010年初，为解决换证和上次末获证的会员，我们协会领导班又多次找卫生局领导联系，于2010年8月11日都匀市卫生局又给我们民族中草医举办为期7天的学习班，参加学习的民族中草医104名。

三、贵州省民营医疗机构协会黔南州民族中草医药协会拟定对黔南州主管的十二个县（市）给予支持，指导协助，当条件成熟时，以县为单位组建民族中草医药分会。至目前为止，平塘县、荔波县两县已建立，三都县、福泉市有望近期建立。当各县分会成立后方能有更多条件与各县有关部门协商组织民族中草医药人员学习办证事宜。

四、在黔南州首府都匀市建立黔南州民族中草医特色治疗中心，或称黔南州民族中草医药大药堂，当获得有关部门同意批准后，争取享受合医待遇，为患者刷卡报销。

五、抓民族中草医药种植基地建设。

吴 慎

吴慎，男，出生在中国历史名城商丘。其爷爷吴龙先、吴华先、吴德先兄弟三人在古城商丘创办了百年老店商贸药业老字号“天元天顺”。他承袭家业熏陶，致力于疗疾保健养生，并独树一帜。

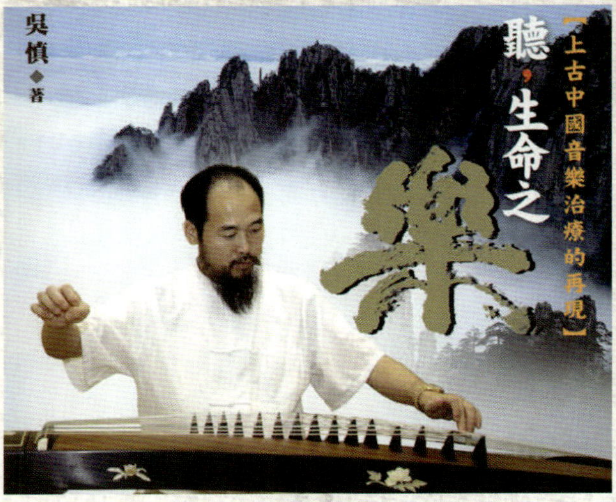

吴慎精通多种乐器

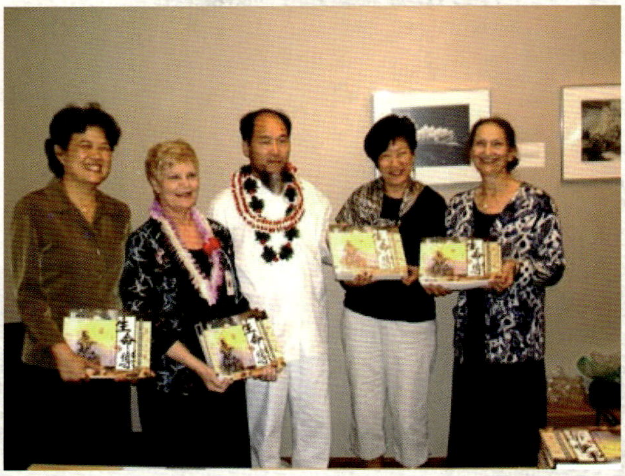
与接受他治疗的外国友人在一起

吴慎自幼勤奋笃学，五岁酷爱学习笛、埙传统古乐器，苦心钻研历代贤士们养生之法则，和博览大量传统哲学和医学等文化，将“亦乐亦药”、“乐先药后”理念提炼给世人。通过数十年的苦心解读，有系统地整理出具有独树一帜的专门学科——音乐医疗医学。吴慎的音乐疗法并非西方现成的七音阶音乐，而是他试用东西方二十余种乐器创作演奏的具有民族风格的旋律及医疗价值的成果。吴慎作曲始终尊循着先人返璞归真、贵乎自然，心灵互动，一气呵成，富于内心情志的抒发和导引。他用音律带动生命节律，利用和谐共振的声波能调理身心修正病态。他与迪斯尼癌症中心主管医师芬格乐博士合作的晚期癌症患者的音乐医疗临床试验证明，“乐先药后，亦乐亦药”这一古典哲学、医学理念，它能使患者减轻病痛，更能启发体内潜能和大脑智慧，有良好的辅助治疗功效。

一向对古乐、正统音乐有极大的兴趣的吴慎，不但精于音韵，更旁通各种乐器，包括古埙、古箫、古琴、古筝、钢琴、小提琴、二胡、巴乌、竹笛、唢呐、葫芦笙、口琴、手风琴、打击乐器以及可以制做任何音效音乐的电子琴、高科技合成器等，书法和绘画也是他的最爱，闲暇时除了制做音乐以外喜欢写词与咏诗和声乐，尤其擅长宫庭五情诗歌和高亢豪放的边疆民族音乐，气势豪迈。崇尚自然的吴慎生活简约，食物上百无禁忌。

吴慎在大陆各地教学，推广音疗养生保健、音疗济世。他于1994年到美国，在十多个州巡回教学，1995年底移居美国，从西岸加州至东岸奥兰多，推广富于中国传统文化的养生保健音乐疗法，并逐渐参与国际会议而声名日著。吴慎教授目前是美国夏威夷州立大学医学院教授，美国中国传统医学院院长；养生保健音乐创始人。

1996年他受邀在第四届世界中医针灸大会中发表论文著作，受到世界各国专家的好评，大会主席洪伯荣于会中高度赞扬吴慎的医学成果。1997和1998年分别在美国三番市举办的世界中西医结合大会与世界中医药大会之中连续获奖。1998 年，纽约首届国际中医药学术研讨会，吴慎发表“乐先药后”学术论文。1999年在南加大医学院所举行的第二届国际医学大会，暨第六届中西医结合国际会议上，吴慎出任大会副主席并兼任学术评审委员。

吴慎目前是美国唯一认可的养生保健音乐特殊人才，被选聘为美国国家音乐医疗协会夏威夷董事会委员、Sounding Joy Music Therapy以及经西方医学专家证实有疗效的中国古乐养生保健音乐专家，在国际间有极高的知名度。2001年，吴教授受“香港保健协会”等中西医学界多家团体邀请讲学，“乐先药后”的论点引起各界的重视。香港《东方日报》以整版独家报导；在2001年5月由美国佛州州政府、奥兰多市政府、迪斯尼世界和中佛州十七个亚裔社团组织联合举办的杰出亚裔人士颁奖晚会上，吴慎所研究的“乐先药后”的医学理论，获得“文化领导个人奖”。

吴慎在研究音乐疗法的同时，秉承了中华医学大医精诚的内涵，以扶危济困为己任。他感叹生活在富裕社会的人们很难想象许多穷乡僻壤的孩子们仍然用煤油灯照明，没有学堂可以上课及其它生活上艰难的情况，他在联合国国际和平年的募款活动里，赞助了光盘和书籍义卖，为减少世界的贫困尽力；他也为边远乡区的大陆同胞们集资捐款，兴盖学堂。

为造福人群之身心健康，中国古乐养生保健音乐创办人吴慎教授正计划筹建长寿养生中心。对长寿养生中心已有详细规划的吴慎教授发愿以高科技的硬件设备、多维技术，加上古代返朴归真的修练方法，中国阴阳学说，以及五音脏腑身心的调治作用，来达到生命与自然的合谐。

吴登清

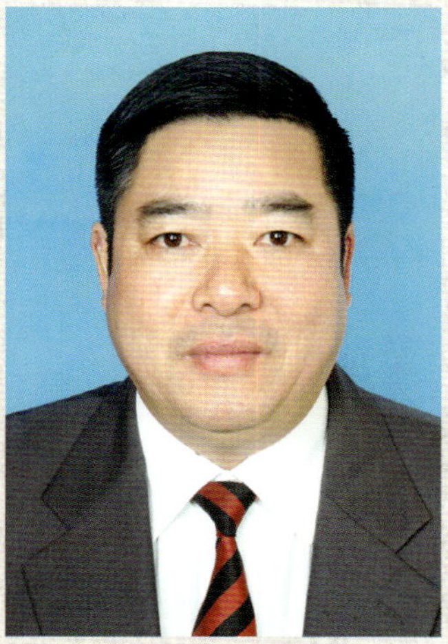

吴登清，男，盐城市亭湖区人。吴登清中医诊所中医师。中共党员，省自强模范、市人大代表、全国残联代表、盐城市肢残人协会主席。

他两岁患小儿麻痹症，致双下肢瘫痪，后一直以手代脚，爬行读书。1980年3月，镇江军医被他顽强求学的精神感动，破例收治了他。3年中经过10余次20多刀的手术治疗，瘫爬21年的他得以站立，遂矢志学医。1985年5月至1989年4月，他以惊人的毅力手摇轮椅车日均往返40多公里，去市卫校学习光明中医函授大学课程，并赴京参加提高班学习。此间，他不仅虚心地向一切对他面授函授的老师学习，还克服重重困难，遍访各地名老中医。受其矢志不渝的求学创新精神的感染，他们无不倾心倾力地予以指导。此间，他又到北京光明函大理论提高班学习，有幸聆听到当代许多名老中医的教诲，使学业有了新的进展，奠定了他从医为民服务的坚实基础。后来，他凭着不懈地努力，顺利地通过了行医资格考核，领取了行医执照，于1989年7月创办了盐城市光明中医诊所（现为盐城吴登清中医诊所）至今。

在从医期间，他孜孜以求，钻研中医，形成数十万字医学心得并撰写成文，参加学术研讨会发表经验论文，如“吴登清膏药(痛敌膏)治疗风湿病12288例”入编2009年传统医药国际科技大会论文集。1996年12月，他受中国中医药出版社之邀，参编《中国中医特治新法大全》等多部医学专著。他的“自拟方“骨质灵”治疗骨质增生”入选《中国中医药优秀学术成果文库•中国名医特技精典》，并被评为优秀论文。2000年4月，在世界卫生组织、国家卫生部、国家中医药管理局联合举行的国际传统医学大会上，他的论文“自拟寄生鹿角汤治疗腰间盘突出症1986例”获“优秀科技成果奖”，并被译为英文在世界范围内传播。20多年来，他多次参加国际、国内学术会议，学术论文在会议上进行探讨和交流，对祖国的传统医学发扬光大起到了积极的作用。

在20余载的从医生涯中，他将系统的中医理论与行医实践紧密结合，在攻克疑难杂症方面勤求古训、博采众长，遵古而不泥古，发扬而不离宗，将外治的传统膏药运用于临床并不断创新，发明了“登清痛敌膏”，已获得国家专利（专利号：200710110832.9）。伍佑镇的蔡某，砌房子时不慎从2楼坠下，致双腿骨折，到医院动手术要8000余元，用“登清痛敌膏”几个疗程，40天后即下床走路，恢复如初，市电视台专门进行了采访。79岁老人李桂兰，因洗浴不慎滑倒，致双腿胫骨粉碎性骨折，因年龄较大，体质较差，不能动手术，慕名前来求治。贴了膏药两个月后，老人便恢复了健康。逢人便夸：“痛敌膏药真神奇！”2007年12月，“登清痛敌膏”荣获中国民间中医中药研究开发协会“中医疗法发明奖”及江苏省科协、知识产权局等八部委颁发的“中国民间中医药创新发明优秀奖”；2008年9月，“痛敌膏”论文在人民大会堂荣获中华中医药学会“优秀论文一等奖”。“痛敌膏”因疗效独特，被海内外中医药学界、产业界广泛关注，正待大规模形成产业，走向市场，解除更多患者的痛苦。

他被老百姓誉为轮椅上的好医生，被弱势群体誉为贴心人。多年来，他积极参加社会实践活动，走进学校、社区、劳教所作报告，用他自学成才的经历感染人，以他自强不息的事迹激励人、鼓舞人、教育人。他以回报社会为己任，坚持扶助弱势群体，热心公益事业，连续20多年关心敬老院的孤寡老人，免费为他们体检义诊，逢年过节，总不忘提前为他们送上衣物和礼品。逢公益事业，他总是慷慨解囊。汶川地震，他主动到市红十字会捐款千元，还为南方雪灾地区捐款千元和赠送了数千元药品。他为残疾人、军烈属、特困户、五保户开免费处方万余份，邮寄药品数十万元，减免药费5万余元；为公益事业捐款数万元；向广大农村残疾人赠送《中国残疾人》杂志；在全省设立首个特教助学资金，资助品学兼优的残疾学生，鼓励他们自强自立，勇于面对生活。因这顽强拼搏、爱岗敬业和无私奉献的精神，他三次受邀走进中央电视台，接受《东方时空》栏目的采访。2007年10月，北京新华社国医国药摄制组专程来盐拍摄了专题片——《崇拜生命》。

吴扬华

吴扬华，男，1938年生于贵州省一个多民族杂居的地方，1951年参加中国人民解放军，先在部队卫生学校学习，后就一直在部队从事卫生、医疗工作。1956转业到贵州省卫生厅及厅直属的医院从事中医工作。上世纪80年代退休。

退休后，吴扬华组建了贵州遵义肾病研究所并任所长。贵州条件独特，有不少罕见而又优质的名贵中、草药。吴扬华因地制宜，前后研究出了治疗各种癌症、糖尿病、乙肝（肝硬化）的方剂，治疗心脏病及心血管病药用于临床，也有不错的效果，四川省电视台曾邀请吴扬华作肾病讲座。吴扬华将现代医学上的研究成果和中医方面的理论知识，运用于药用的各种天然植物进行分析研究，并在自己长期的医疗实践和临床观察中，逐渐形成一套健肾保肾治肾的以偶素健肾茶为主的系列中草药配方。八年前，吴扬华就在贵阳市油榨街开设肾病专科诊所，用这些系列中草药进行治疗。前来就医的肾病患者，大都是经过医院长期治疗无效或效果甚微的，通过服用一段时间后，到医院进行科学化验，结果疗效显著。于是慕名患者相继前来就医。1986年贵阳晚报闻讯后特派记者到该所采访并两次作了专题报导，称吴氏的中草药“初步解决了肾炎（含慢性肾衰）的一些老大难问题”。以后，为广泛获取临床信息，又将这些系列中草药请营市中医院、杭州市中医院、解放军长沙政治学院医院、解放军七十三医院、交通部西安老年病医院、陕西省渭南市职业（疑难）病医院、西藏军区川办机关医院以及解放军52831部队专科医院、佛山市朝东医院、四川省自贡市工人疗养院等医院对肾病患者进行治疗。通过临床观察和科学化验普遍证实其极具降蛋白、降红血球的功能和使患者小便增多而清亮、清除水肿的疗效。1990年，贵州省卫生厅组织专家对偶素健肾茶中草药进行鉴定，结论为：“一致认为该成果课题设计符合科学要求，数据可信，有效率达80%以上，这一成果居国内领先水平”。并承认其科研成果。

1990年春，该茶经评定推选参加中国在新加坡展出的新成果展示会和六十七届广交会。在会上，偶素健肾茶引人注目，风靡一时。台湾的《中国时报》以醒目的标题《贵州名茶可治肾脏炎》称：“参加六十七届广交会医疗保健交易团的贵州分部”的不少新产品中，“最引人注目的可算是偶素肾炎茶”，并指出：贵阳“油榨街肾炎专科及营口市中医院等医疗单位，已接待超过三千名的肾病患者，有效率在百分之八十以上”。越南有关药厂闻讯邀请吴扬华与他们合作，药物样品在越南作动物试验及临床疗效观察疗效可靠。现正在与越方签订合作协议。他所发明的偶素健肾茶曾出口香港、澳大利亚、东南亚等地区及国家。

同年，营口市医院肾专科研究小组的秦宜仁、王艳华、关永吉等人和吴扬华合作共同撰写的论文《肾炎系列药治疗泌尿系统疾患209例临床观察小结》，作为在黄山举办的“第六届全国中医肾病学术交流会”的交流论文。该论文得到与会专家的赞赏，并收入这次会议的论文集。

1990年11月，该茶作为贵州参展团的一个产品，参加在广州举办的“第二届全国科研新技术新产品展销会”，荣获国家科委和广州市人民政府颁发的金奖（也是贵州参展团获得的唯一一枚金奖）。贵州日报、贵阳晚报、贵州电视台、贵州人民广播电台均相继报导。偶素健肾茶系列中草药，已远销新加坡、加拿大、澳大利亚及港、澳、台地区，最近又由营口市中医院推出到莫斯科设立肾炎专科门诊等。

1992年4月，偶素健肾茶参加在哈尔滨举办的“首届中国医疗保健精品博览会”再度获奖。并于1992年8月由遵义地区科委、省科委报国家科委建议列为科研项目。目前，偶素健肾茶在各地医疗点的医疗实践和临床观察的不断总结和反复研究中，已研制成十三个型号的健肾、保肾、治肾的比较完善而又具有实效的系列中草药。其中一些型号，还解决肾炎相关病，如阳萎、早泄、乙肝、糖尿病等。同时，为进一步挖掘中草药潜力，开展中草药和中西药结合的研究，更有效地解除肾病患者的疾苦，经过遵义地区科技开发交流中心的建议，吴扬华于1992年5月在遵义组织成立“贵州省遵义肾病研究所”，并出任所长主持该所的医疗、研究工作。

伍贤超

伍贤超，男，1982年生，湖南省东安县南桥镇柘塘村人。中国医师网健康顾问委员会委员，东安县神农中草药种植开发农民专业合作社理事

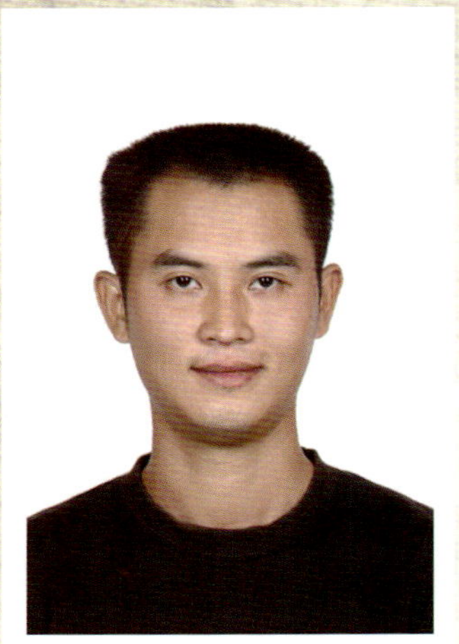

长。自幼酷爱中医药，长期随母亲采集中草药材，熟悉中草药的性能、采集、炮制等，吸取了其父亲伍先春的非药物疗法拔罐、刺络、刮痧等治疗经验。后拜曾庆佑等名老中医为师，系统学习中医。以中医理论的指导思想，勤求古训，博取众家所长，运用中医理论辨证施治，为广大患者解除疾苦。能运用独特中草药配方，对皮肤病、小儿疳积、急慢性扁桃体炎、痧症、结肠炎、乙型肝炎、脑动脉硬化、脑梗塞、类风湿、糖尿病、前列腺炎、肾炎、胆肾结石、妇科疾病的各种症状：月痨病、不孕不育症、子宫肌瘤、宫颈糜烂、盆腔炎、月经不调、乳腺小叶增生、卵巢疾病、更年期综合症等疑难杂症有独特的疗效，以简、便、廉、验的医疗技术服务于广大群众。

多次随师参加医学交流和培训活动。2010年应邀参加在全国会议中心召开的“第五届中医药发展论坛”，受到了全国人大常委会副委员长周光召、顾秀莲，全国政协副主席王文元，卫生部副部长兼国家中医药管理局局长王国强及相关部委领导和医学专家的亲切接见与交流并合影留念。2011年应邀参加由国家中医药管理局在人民大会堂主办的“《国之瑰宝—中国国医大师录》首发式及首届国医大师精神传承论坛”，受到卫

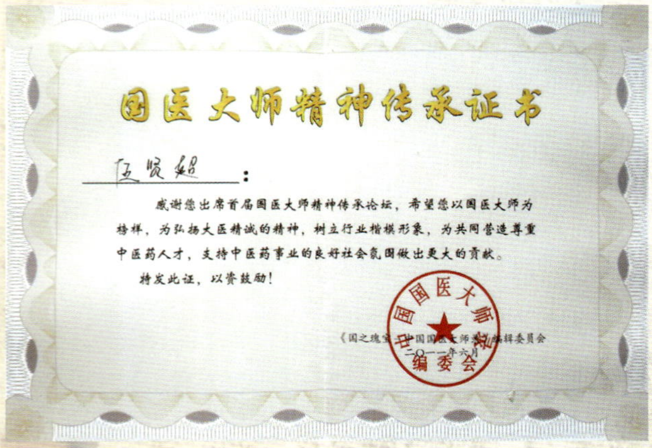
国医大师精神传承证书

伍贤超：

感谢您出席首届国医大师精神传承论坛，希望您以国医大师为榜样，为弘扬大医精诚的精神，树立行业楷模形象，为共同营造尊重中医药人才，支持中医药事业的良好社会氛围做出更大的贡献。

特发此证，以资鼓励！

《国之瑰宝—中国国医大师录》编辑委员会
二〇一一年六月

生部副部长兼国家中医药管理局局长王国强、总后卫生部原副部长袁永林等相关部委领导及国医大师李辅仁、路志正、唐由之等医学专家的亲切接见与交流并合影留念，特别受到了总后卫生部原副部长袁永林的亲笔题词并合影留念，论文“麻痹治验”已入编并获得荣誉证书。2011年由国家医学教育发展中心主办的“中国医学临床技术新进展大会”，发表论文“中草药治疗带状疱疹之我见”。

2011年同尊师曾庆佑建立了东安县神农中草药种植开发农民专业合作社，合作社是应用现代科学技术规范化、规模化发展药材种植的专业组织机构。目前，合作社已带领当地群众种植药材面积达千亩以上，无公害高产优质且“绿原酸”及“木犀草苷”含量高的金银花种植面积居多，其他的药材品种也在逐步跟进。为能使当地的农民群众走上致富路，历尽艰辛，克服各种困难，现今已让当地部分农民群众获得较好的收益。为发展当地特色农业种植，为国家发展中医药事业作出了自己的贡献。

易继明

易继明，男，1949年6月出生于医药世家。湖南省石门县二都乡烽村人。中华医学国际发展联合会资深首席专家、国际注册执业医师。

从小随父习医学药。现为石门县科龙开发有限公司董事长，负责该公司湘西北中草药研究部。中国国际经济研究中心医药行业高级研究员、中华医学国际发展联合会中医药研创发明学科主任委员、联合国和平基金会世界健康机构联盟中医养生保健委员会主任。

易继明主任长期研究用中草药治疗疑难杂症，对痿症、骨质增生、心脑血管疾病，都有独到的治疗经验，屡有成果。近年来探索治疗痿症中较严重的类型、西医称为肌痿缩侧索硬化症的病症。这是医界疑难病，易主任的研治实践已取

得可喜成效。

易继明主任自小行医，在数十年的实践中认识到：躺在前人的经验里照汤开药，虽能保证行医安全，但前人治不好的病，今人同样治不好。要治好前人难治或不治之疑难杂症，必须站在前人积累的基石上，向上攀登，敢于突破，才能发展、提高。而且正确的诊断只是当好医生的前提，要真正治好病症全在用药。他除了博览岐黄典籍、熟记汤头歌诀外，更重视对各类药物特性的深入了解。他足迹踏至周边省份的山谷平川，遍尝所见药用之物。对药用的2300余种动植物活体、标本都有亲身尝试，从形色状态到含量功用，都有深刻理解。从而能识药之长而知药之短，用药之功而避药之害，使医、药达到神奇的融合。因而，他敢处前人未处之药方，敢用医者慎用之剂量，自备常用中草药1300余种，对危症用猛药，遇难病处奇方。数十年来驱除病魔无数，救治沉疴若干，无一失误。

警察张某，满脸长出疱瘤，状如癞蛤蟆，而且丑陋，人不敢接近，到长沙等城市大医院求治无效，怀疑为绝症，找到易主任时情绪低落，不抱治愈希望，只求试一试。赊药一个月，服后明显好转。又续药半年痊愈；退休公务员文某患骨质增生致内椎管狭窄，大医院建议手术治疗，但或好或瘫不能肯定，服易主任处方药十个月痊愈。

易主任常年行医发现，骨质增生是一种多发病，青年发病率在3.8-17.6%之间，40-50岁达25%，59-69岁占50%，70岁以上几乎达100%。易主任积20多年经验，将中草药麝香、祖师麻、鼠妇、威灵仙、血蜈蚣、全蝎、细辛、观音莲、樟脑等数十种中草药研碎成粉加香油熬治成膏，对各类型难治的骨质增生、腰间盘突出、肩周炎、颈椎病、坐骨神经痛、腰腿痛及风寒湿痹等病症有良好疗效，总有效率达94.6%。

该药于2006年获得国家发明专利，专利号；2006100313552。专利说明：一种治疗骨质增生的药物。受中华人民共和国专利法保护。易继明主任声明：该药尚未申请生产批号，按国家中医政策只能本人指导专用，对相关需要的医疗单位和个人可按中医带徒和培训的形式建立相应的指导点，辩证论治应用；病者只能在指导点治疗购药。

为了使患者了解该药的性能，更好地配合医师治疗，特作如下说明：

一、主要中草药成分：麝香、祖师麻、鼠妇、威灵仙、血蜈蚣、全蝎、北细辛、观音莲、樟脑、白花蛇、川椒、红毛七等。

二、主治功能：较难治的骨质增生、椎间盘突出、肩周炎，各类颈椎病痛、失枕、坐骨神经痛，腰腿疼痛，跌打损伤，各类劳损及由风寒湿痹引起的风湿麻木、筋骨疼痛、筋脉拘挛、行经腹痛、积聚痞块等疾患。膏药发挥祛风散寒、活血化瘀、止痛，经过一定疗程达到修补神经功能，使生理机能正常而达到治愈疾病的目的。

三、注意事项：（1）本膏追风祛病邪力大，开始有一定刺激性，部分人局部有温暖和痒感，这是正常现象。部分人有发汗的现象此属药物在快速发挥作用，有极少人除有痒感还有散在性疹子，出现疹子后，可将膏药取下，数日后可自行消失。取下膏药仍可再贴用。（2）皮肤过敏者忌用。破皮、红肿、化脓及局部疮疽、孕妇等忌用。

四、使用方法：本膏药分大、中、小号三种，每张可用8-12天。专治较难治的病。病情轻的只需外贴几张就可以了，疼痛部位多，应一次按痛点有几处就贴几张，才能达到止痛目的。关节处或其它易滑动的地方，贴膏药后最好用胶布或其它带子之类将膏药固定，这样更能发挥膏药的效能。相当严重的病要按医生指导增加疗程和加服九龙追风药（有粉、丹、胶囊、酒）。

膏药使用时，撕开保护膜，直接贴在病痛处用手的温度按压紧即可。冬季天气冷可将膏用小火慢烤或用电吹风加热软化再贴（千万不能用大火直接烤，大火烤药物会挥发，降低药效）。洗澡时须将膏药撕下，局部或衣服如沾有残留膏药，洗时用点洗涤剂类与温水即可洗净。撕下的药膏洗澡后可重新贴用。一般贴用取疼痛最重的部位贴用，严重的可按医生指导贴用。

臧平立

臧平立，男，清•乾隆著名“南臧（臧枚吉）北黄（黄元御）”中医流派传人，曾师从国家级名老中医。陕西省中医药研究会常务理事，执业中医师，陕西省中医药研究会青年分会常委。陕西省人民政府决策咨询员。陕西省医学专家人才库名医专家会员，中国康复医学会会员，中华传统医学会专家委员会主任委员，陕西省国际医学交流促进会理事。中国红十字会会员。

臧平立从医20余年，承家传师教，深研经典，博采众长，通晓内、妇科，尤其擅长中医妇科及男性病的诊治，对不孕不育、月经病及内科疑难杂症均有独到经验。治疗妇科病常以调心脾、补肝肾立法，强调疏肝解郁，勿忘滋阴养血，以防疏肝用而伤肝体。临床用药常体现出阴阳双调、寒热并用、气血兼顾、攻补兼施，善于反佐之风格。临床上既重视经方的研究与应用，更善于对时方和民间验方、秘方的收集与印证，不拘一格，不耻下问，以救治病人为要。实践中日积月累，灵活化裁，厚积而薄发，逐渐形成了自己独特的专方治专病的医疗特色。先生平日忙于诊务，无暇笔耕，诊余之夕，仍孜孜不倦披览中医文献，每有会意，则一一笔录，散珠璞玉，积累甚丰，现在据已存资料，加上近年临床经验，臧先生著成《臧平立医案》一书，启先贤而惠后学，丹心为杏林添绿，仁术为橘井增香。

臧大夫常说：“医乃仁术，须有割肱之心，方可为良医。”他以其无比的责任心，时时刻刻为患者着想。正如一位患者所誉：“臧大夫是以一颗丹心为丹药，自然神妙效高！”由于他医术精湛，医德高尚，求医者甚多，享誉省内外，有“三秦名医”之称。其事迹被央视、凤凰网和《西安日报》等媒体多次报道。

臧平立对患者不分高低，倾心施医。用药不标榜稀少名贵，以对症为要。臧医生常说的一句话：是药都治病，只看你对症不对症，说别的没有任何意思，要让患者服药后平安生下小宝宝为真本事。

张盛国

张盛国，男，汉族，67岁。甘肃省山丹县人，大学文化。世界中医药学会联合会会员，中医中药双学历。中华中医药学会会员，世界中医药学研究院传统医学博士。中国民间中医大师，甘肃省首批乡村名中医。北京聚医杰医药科学院专家委员，中国特色医疗医药学会常务理事。甘肃山丹县南大街中医诊所主任中医师。从医47年，苦医民间疾病，拜三师而成名，擅长皮肤病、乳腺增生、不孕证、糖尿病、高血压病、胃病、肝病、肾病、劲椎病、食道癌等。甘肃卫生厅、人事厅授予甘肃省乡村名中医。其治疗特色是：

1、观察五运六气的时令，抓住中医的整体观念和辩证论治的准确性，挑选采购治病的地道药材，对病魔打中靶子，开好诊治疾病的有效方，解脱病人的疾苦。

2、在中医辩证论治理法方药的基础上结合中医“治未病”实施整体方案。“治未病”的学术思想包涵四个层次即：“未病先防，有病早治，既病防变，愈后防复”。对妇人子宫肌瘤，卵巢囊肿，早期应以疏肝化瘀、祛湿排毒、活血通经、扶正祛邪、平衡阴阳气血为治则。对不孕症，乳腺增生，采用舒肝活血化瘀， 通经、健脾、渗湿、益肝补肾法；月经期、前期、后期、排卵期、四期疗法。

3、以直观论、整体观擅长治疗皮肤病：银屑病、座疮、疱疹、手足癣、荨麻疹、多形性红斑、过敏性紫癜、风湿关节、痔疮、白癜风、鱼鳞病等。认为胃气不足、正虚邪实、气候变迁、遗传、肝火上犯、化肥菜激素毒物致胃火上炎、五志过极导致外邪易侵，是皮肤病的发生病机。以泻火败毒、排除体内垃圾、祛风胜湿、活血化瘀为治则，是皮肤病的基本治则。

4、对银屑病顽疾运用“八症十二型”立法方药，辩证论治疗。

张盛国大夫奉行大医精诚之济世精神，历年为残疾人、老红军、志愿军、困难户免费达10余万元，为抗震救灾捐款授予“全国百名道德模范”奖。他组建了张掖市广泰中药材有限责任公司，成为GMP认证企业，培养、教育二子张良、张毅任经理，精选地道药材保质保量，精心加工炮制，为老百姓提供安全有效的药材。

张天伦

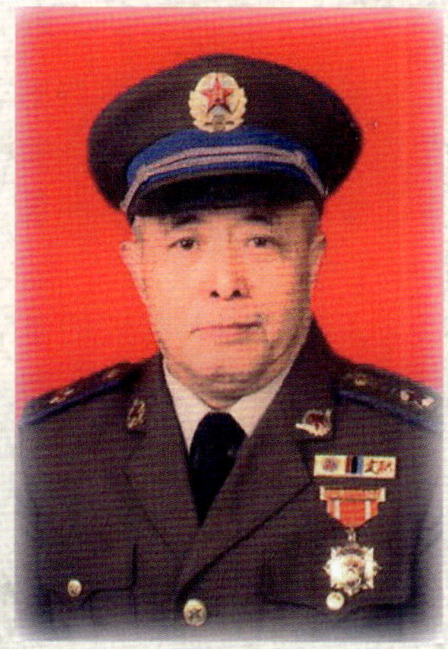

张天伦，男，汉族，1940年6月出生。重庆永川区人。毕业于西安临床中医研究生班，北京中医管理局主办“经典理论”高级研究班结业。

原特聘在空军昆明医院(现改为478医院)任中医专家、科主任。连续在三年度被评为学雷锋先进个人，被空军成都军区评为主治医师，空字第070290号。1998年被39530部队司令部换发副主任医师文职干部(编号：1151145)。后聘任在西安第三人民医院任科主任。

现为卫生部《医院报》记者、中华医学临床研究著名特色医疗专家、“中华当代医学人才联合会”理事长、中国医师协会、中国中医治未病专家讲师团讲师。

行医30多年生涯中，主要是运用中医中药配合针灸、按摩推拿，快速治愈各种疑难杂症。曾接收从美国、马来西亚、新加坡、缅甸、泰国、香港、澳门、台湾闻名而来的患者及军内外患者多人次，获得高干们的赞誉。

张天伦的从医格言是：医生是人类健康的保护神，要想争当一名好医生，首先要学会做人，要处处以病人为中心，要认真听取患者反应的不同意见，不但要有良好的医德医风，同时要有良好的医疗技术。要让患者少花钱，康复得快，这应该是当医生的唯一追求。

张英杰

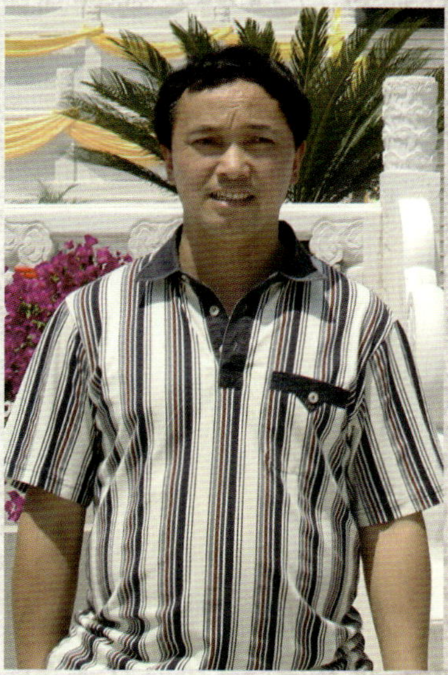

张英杰，男，47岁，出生于贵州省江口县官和乡泗渡村泗渡组。1989年考上中山大学生命科学学院植物学研究生，1992年硕士研究生毕业后留在中山大学工作。由于其父亲、爷爷常年在农村用中草药给村民医治各种疑难病，张英杰传承了一些中草药知识，后他辞去广州的工作，回到贵州老家专门从事中草药治疗各种疑难病的研究。

经过十多年来在贵州广泛收集民间的偏方验方，向广大的群众及民间医生学习，在实践中反复研究，现已研究治疗各种疑难病症特效药方一百多种方剂。来自全国各地的患者，已有几百例获得较好疗效。涉及的病种有：白血病、再障、MDS、地中海贫血、溶血性贫血、肿瘤、慢性肾炎、尿毒症、乙肝及肝腹水、糖尿病、高血压、痛风及中风瘫痪等疑难病症。在贵州江口县以及全国患者中有相当的名气及影响，得到全国多家媒体如法制生活报、西部开发报等的广泛报道，《成功之路》电视栏目、中央网络电视台华人频道也专门做了张英杰的访谈节目。

再生障碍性贫血、骨髓增生异常综合症、地中海贫血、骨髓纤维化、溶血性贫血、血小板减少症，患者服用中草药十几天，化验血常规及骨髓活检有好转，服用6个月以上，部分患者能治愈。

慢性肾炎、肾衰竭、尿毒症：慢性肾炎患者化验尿常规、尿蛋白有加号，隐血有加号，多数患者服用中草药一个月后，临床症状好转，尿蛋白加号，隐血加号减下来，服用几个月后完全变阴性，达到治愈。肾衰竭，尿毒病患者服用中草药二十天后化验肾功能血肌肝、尿素氮、尿酸都能明显降下来，小便明显增加，血压下降，贫血状况临床症状有好转。轻者服用几个月，肾功能检查指标恢复到正常范围内，达到完全治愈。少数无尿、少尿尿毒患者也能改善临床症状，减少透析次数，延长生命。

糖尿病：病人服用中草药二十天后，化验血糖尿糖下降、症状有好转，服用几个月中草药后，血糖、尿糖降到正常范围，稳定后就不用吃任何中草药及降糖西药了，长期血糖正常，无症状，安全好转，打破了用西药治疗糖尿病要终身服用的说法。

张英杰研制的经验方剂有：

1、特效风湿骨痛丸。主治：风湿、颈椎骨质增生、头晕头痛、肩周炎、四肢麻木、全身关节痛、腰椎骨质增生、腰椎间盘膨出（突出）、慢性腰腿痛、风湿瘫痪、中风瘫痪、游走性风湿、铁打损伤、痛风、颈椎腰椎退化性变、风湿关节炎、类风湿关节炎。

2、快速骨折愈合药。外敷药，骨折处复好位后外敷，能减轻疼痛、促进愈合。

朱继国

朱继国，男，汉族。沂南下坡精神病医院院长，政协委员。

朱继国出生在沂南县蒲汪镇下坡村的一个农民家庭。11岁那年，他的左手不幸被雷管炸残。身残志坚的朱继国逐渐迷上了医学，立志学医。为系统弄通深奥难懂的医理，朱继国细心研读《内经》、《易经》、《伤寒论》、《金医要术》等医著，并手抄了当时难以买到的《血症论》、《麻诊论著》、《四诊新法》、《医学三字经》等医书，为后来治疗精神病打下了坚实的基础。

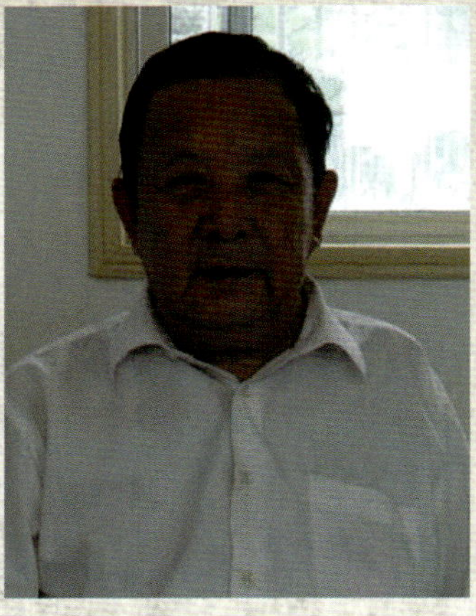

他根据祖国医学辩施治原则，潜心研究“癫、狂、痫”症的治疗方法，取得了显著疗效。他逐步探索出精神病由“喜、怒、思、悲、恐、惊”七情所伤，引起“躁狂、抑郁、癔病”等病症，掌握了中医中药与西药结合治疗方法，与改变环境、精神治疗配合调治的医疗方法，据病处方，每奏奇效。经过多年的研究和无数次的试验，朱继国终于研制成了用药少、疗效高、费用低的中药配方——开胸化瘀汤、活血化瘀汤等方剂，较好的解除了精神病人的痛苦。

朱继国自担任院长以来，不断完善医院的基础设施，以高度的责任感，潜心研究运用中西医的理论和经验治疗精神分裂症，曾多次冒着危险以身试药，经过了上千次的实验，根据祖国医学辩证施治原则，相继研制出中西医结合治疗精神病的方法取得独特疗效，据病处方，每奏奇效。他研究的中药方剂“开胸化瘀汤”，用药少、疗效高、费用低，他领导的医院成为有名的精神病治疗中心。

朱继国院长医术精湛，医德高尚，他坚持“救死扶伤、清廉正直、平等待人、慎言守密、取信病人”的医德，先后开展了“自求恩杯信得过医院、百日优秀服务、献真情、行风评议”等活动，促使医院职工从思想上充分认识到加强医德医风建设的重要性和必要性，牢固树立一切以病人为中心，全心全意为病人服务的思想。医院以热情的服务、高尚的医德、精湛的医术深受人们的赞誉，全国慕名前来就诊者络绎不绝。多年来，医院先后接治了来自全国各地的数万余名患者。

朱继国院长既服务好患者，也服务好医院的

职工。二十多年来，先后建起了病房楼、门诊楼，并对医院环境进行了美化，设立了活动室、监护室、中心护士室，并实行了集中供水、供热，并设立多种服务项目，医院的医疗、生活条件得到了改善。

朱继国院长不仅造诣于医学，还非常热心社会公益事业，多年来为村里修路、架桥、安装自来水资助资金，长期帮扶贫困村民，出资为当地中、小学生修缮校舍、添置教学设备救济贫困学生。由于成绩突出朱继国连年被政府授予“先进工作者”、“自强先进个人”，2007年被授予临沂市第三届十大爱心人物，2008年入选奥运之星振兴沂蒙功臣。他给两名残疾人员治好病后，见他们生活困难工作无着落，便主动提出留下他们在医院工作，帮助他们成家立业。此外，朱院长还把当地5名残疾人安排到医院做力所能及的工作。为支持社会公益事业，村里吃自来水，他第一个出资3万元，他先后拿出6000多元为村里19户村民安装了自来水。他关心支持教育事业，积极参与献爱心送温暖活动，每年“教师节”、“六一”儿童节，都为学校捐款，他向“希望工程”捐款1000多元，帮助4名儿童重返校园。2007年，他又资助上小学和初中的两名家庭困难学生，每年资助1000元，直至资助他们大学毕业……

“不为良相，则为良医”，朱继国院长以治病救人、为民造福的人生态度，在实现自己人生价值的道路上不懈地追求，正向着更高的人生目标奋进。

左中丕

左中丕主任医师、教授是平凉一位知名的中医大夫，他从事中医药研究和临床实践达50年之久，济世救人，造福桑梓，取得丰硕的成果。

他出生于中医世家，已被甘肃省卫生厅考证评审为“甘肃中医世家”左氏第五代传人，在家庭的熏陶下他在少年时期就确立了献身中医药事业的志向。

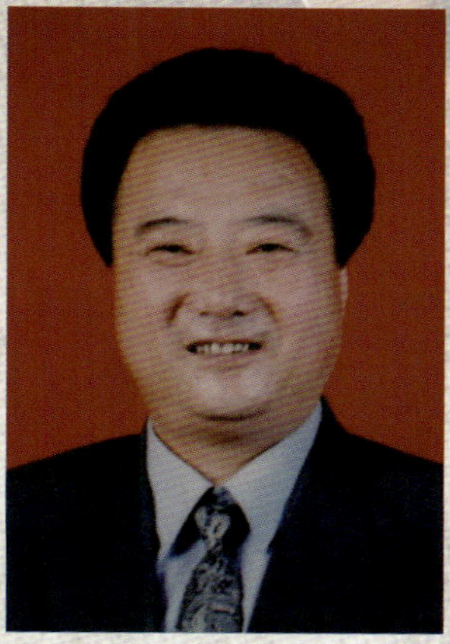

上世纪80年代初，为了提高自己的医术，他先后自学了全国中医大专院校的教材，并到上海中医学院深造四年，潜心研究中医药对疑难杂症的诊疗。曾多次参加国家级的大型学术活动，请教于中医泰斗董建华，国医大师王绵之、张学文、路志正，国家名医刘弼臣，甘祖旺。那个时期，麻文华、汪延洪等是平凉颇具名气的中医大夫。为了取其所长，补己所短，在街道办事处诊疗所上班的左大夫经常利用休假日，背上干粮，到平凉中医医院研读麻文华所开的药方。记得有一天，仅麻文华所开的药方，他从早到晚就翻阅了1700多张。正是凭着这种虚怀若谷的求学精神，他不断积累自己的医学技艺，理论修养和诊疗水平不断提升。1994年，他创办了平凉首家私营中医医院——平凉振中堂医院。2002年，平凉市皇甫谧研究院成立，他被聘任为副院长。

早在1984年，左大夫就根据自己多年的临床观察和研究，对无症状乙型肝炎提出过“乙肝疫毒伏于血分，伺机侵肝为患”的论点。经过长期的临床实践，他发现中医治疗肝脏病，只要用药恰当，是有特效的。这方面有不少典型病例。左大夫在给患者治疗肝病过程中不断考究病程机理，研究方药疗效。他研制的“左氏安震丹”等治疗乙肝的系列药物，在临床应用中效果良好。在治疗肝病的基础上，他又从上千种中药中筛选了几味中药，研制了一套治疗肝癌的方子，用于临床实践，也有了较为明显的疗效。

左大夫在临床治疗过程中，始终谨守病机，按症分治，结合毒、痰、瘀三症的邪实偏重，重视肝、脾、肾正虚；辅用健脾、养肝、滋肾三法，初步形成一整套治疗肝病的思路。

在家人的帮助下，他整整耗费了17年时间，整理资料，抄写书稿，采集标本等，终于完成《常见肝脏病的治疗》、《中药鉴别炮制应用手册》的编撰工作，这两部书达百万字，由我国当代著名中医学家、中国中医研究院名誉院长施奠邦写“序”，中国军事医学科学出版社出版发行。

通过参加国内外中医药学术交流，增长见识，开阔视野，借鉴先进的中医诊疗经验，已成为左大夫的习惯，这也是他不断提高自己医术的有效途径。

早在2001年，左大夫就应邀参加过中央电视台《夕阳红》栏目和《今秋》杂志社在西安联合举办的“全国百名中老名医义诊”活动。

在“第二届中韩传统医药与亚健康高峰论坛”，平凉振中堂医院被授予“亚健康事业开拓单位”，他个人被授予“亚健康事业开拓者”称号。“中医药发展国际论坛”结束后，《上海世博会中医药特刊》“中国名中医风采录”栏目介绍了他从事中医工作的事迹。近年来，他撰写的“胸痹病辨病分症治疗刍议”等10篇论文，被《当代科学家与发明家大辞典》、《中国医药卫生文库》等典籍收录。

左大夫的人生追求是：“我一直有这样一种认识，一个人活一生，除把自己的生活安排好以后，还要为他人、为老百姓做些好事。立德做人、精业从医、做一生好人、当明白医生”。

2012

七　中医药教育与文化

一 教育

1 南京中医药大学创新办学模式

唐传俭 沈大庆 陈德华

南京中医药大学翰林学院是全国为数不多、江苏仅有的一所以中医药为主体学科专业的独立学院。自2005年5月经教育部批准成立以来为社会培养了万名中医药人才。为了更好地服务于社会经济发展，如今又迁址加入泰州中国医药城。

抓住机遇，创新模式

2010年，为了推动全省高等教育结构和布局调整，支持全国唯一的国家级医药高新区——泰州中国医药城建设；为了面向医药高端科技产业和经济社会发展，培养中医药及相关专业的应用型本科人才，进一步探索和创新高等中医药教育的新模式、新机制，在泰州市委、市政府以及中国医药城党工委的关心支持下，按照《独立学院设置与管理办法》的要求，进一步充实办学条件，规范办学行为，经教育部和江苏省政府批准，翰林学院迁入泰州中国医药城办学，成为首家入驻中国医药城的高等院校。

翰林学院依托医药城优质的办学资源，开设有中医学、中药学、药学、制药工程、药物制剂、护理学、信息管理和信息系统、应用心理学等11个本科专业；并拥有一支以兼聘南京中医药大学专家教授和骨干教师为主体、学院自聘教师和外请教师为补充，专兼职结合的优秀师资队伍。学院努力加强教学和学生管理，全面推进大学生素质教育，在不断巩固学生专业基础知识的同时，着力培养学生的开拓创新精神和实践动手能力。

翰林学院作为中医药学科的独立学院，紧密依托中国医药城及其数百家企事业单位的优质办学资源，进一步发挥独立学院的体制和机制优势，以科学的办学定位、独特的办学理念、突出的办学实绩，努力探索和实践“产学研一体化”合作办学模式，立足泰州、辐射长三角、面向全国，着力培养具有国际竞争力的应用型本科人才，为创建“世界著名、国内一流”的中国医药城提供人才支撑，为地方经济建设和社会发展做贡献。

优势互补，共同发展

泰州中国医药城，是由科技部、卫生部、国家食品药品监督管理局、国家中医药管理局四部门与江苏省共同建设，是江苏省重点建设的特色产业基地之一。

为适应高等教育发展趋势，提高高等教育对区域经济和社会发展的贡献率，提升地方对高等教育的依存度和参与度，南京中医药大学和泰州医学教育投资发展有限公司签署了共同举办翰林学院协议，并于2010年秋季招收1000名新生。

翰林学院作为医药城首家入驻的高校，填补了中国医药城缺乏中医药高等教育支撑的空白，为高新区发展从资本聚集型向内生创新型转变提供了条件。学院以市场需求为导向，培养学科专业针对性较强的应用型本科人才，并尝试“产学研一体化”办学模式。通过与中国医药城的医疗、研发、生产、会展、营销、外贸、管理等紧密结合，让学生获得大量的实践教学机会。

翰林学院的入驻也进一步增强了泰州高等教育实力，为苏中地区医药本科教育增添了新的力量，还能使泰州及周边地区的考生，经报考翰林学院获得接受优质本科教育的机会，并在毕业后优先服务于中国医药城及苏中、苏北地区的医药和相关行业。

翰林学院与中国医药城合作办学，创新中医药办学模式，不仅有利于发挥人才培养、科学研究与区域经济建设和社会服务相结合的优势，呈现出叠加效应。而且可以通过科研、生产和服务提高人才的培养质量。

2 王国强在路志正从医七十周年学术思想研讨会上强调——做好中医药师承教育四项工作

2011年1月9日，国医大师路志正从医70周年学术思想研讨会在京举行。十届全国人大常委会副委员长许嘉璐，卫生部党组书记张茅，卫生部副部长、国家中医药管理局局长王国强，国家中医药管理局副局长吴刚、于文明，局党组成员、中国中医科学院党委书记王志勇，中国中医科学院院长张伯礼、常务副院长刘保延、党委常务副书记仇芙林等出席会议。会上，王国强指出，今后将系统研究师承教育模式，进一步确立师承教育地位，明确现代中医药师承教育制度的定位、形式、作用、保障等，着力做好四个方面的工作。

一是加强名中医工作室建设工作，支持名中医学术经验整理、学习、交流、传承工作，构建老中医药专家学术经验传承平台；二是探索开展中医学术流派传承工作，建立一批中医学术流派工作室，系统整理、发掘、总结各学术流派思想，培养中医药学术流派新一代传人；三是开展老中医药专家学术经验继承工作，做好确有专长师承人员的行医资格认定和规范，特别要积极稳妥开展基层老中医药专家学术经验继承工作，提高基层中医药人员素质；四是加快探索院校教育和师承教育相结合的人才培养模式，开展院校中医药师承教育改革试点，形成符合中医药人才成才规律的高等中医药教育模式。他表示，今后，我们将一如既往地关注老中医药专家的工作和生活，更多听取他们的意见和建议，更重视发挥他们在中医药继承发展和人才培养中的作用。

王国强说，路老是中医药界德高望重的老前辈、老专家，是广大卫生和中医药工作者学习的楷模。我们要学习他精勤不倦、不断创新的学术态度，学习他以人为本、大医精诚的医德医风，学习他甘为人梯、诲人不倦的大师风范，学习他忠诚事业、无私奉献的赤子情怀。

国医大师路志正行医70年，始终以追寻中医药事业发展为终生目标，救治患者数以万计，桃李满天下。

3 中央单位2010年全国名老中医药专家传承工作室名单公布

国家中医药管理局人事教育司日前发布通知，王玉川等32位名老中医成为中央单位2010年全国名老中医药专家传承工作室建设项目专家。名单如下：

一、国医大师（8人）

王玉川　北京中医药大学
王绵之　北京中医药大学
李辅仁　北京医院
陆广莘　中国中医科学院
唐由之　中国中医科学院
程莘农　中国中医科学院
路志正　中国中医科学院
颜正华　北京中医药大学

二、中国中医科学院（12人）

谢海洲　陈可冀　马继兴　孙树椿　许建中
周霭祥　田从豁　周绍华　房定亚
李维贤　刘志明　原思通

三、北京中医药大学（6人）

刘弼臣　吕仁和　施汉章　王子瑜　孔光一
聂惠民

四、卫生部中日友好医院（5人）

焦树德　许润三　张代钊　晁恩祥　李佩文

五、北京协和医院（1人）

郭赛珊

名老中医药专家传承工作室是传承名老中医药专家学术思想和临床经验，培养中医药传承人才的重要载体，此次活动旨在加强名老中医药专家学术思想传承工作，探索建立中医药学术传承、推广应用和中医药人才培养的有效方法和创新模式。

据了解，此名单只在中央单位中的国医大师及“十五”、“十一五”名老中医传承研究项目专家中产生。

4 深圳实施人才培训打造中医药强市

为贯彻落实《国务院关于扶持和促进中医药事业发展的若干意见》，把《深圳经济特区中医药条例》落到实处，大力推动中医药人才培养与科学研究，深圳制订了《实施中医药强市人才培训工程暨名中医药专家学术经验继承工作实施方案》（以下简称《方案》）。该《方案》由深圳市卫生和人口计划生育委员会、市发展和改革委员会、市财政委员会、市人力资源和社会保障局、市教育局联合下发。

根据《方案》，深圳将在“十一五”末期到“十二五”末期，分三批、每批三年开展中医药专家临床学术经验继承工作，实施中医药强市的人才培训工程。据悉，该方案已于去年10月份启动，去年12月份该市完成了首批指导老师与学术经验继承人的遴选及其资格审查工作。今年，深圳市卫生和人口计划生育委员会将择时举行深圳市名中医药专家学术经验继承拜师大会。

深圳市名中医药专家学术经验继承工作采取跟师学习、独立临床实践、理论学习的形式进行，即理论集中学习与跟师临床实践相结合的师承模式。

学经典

《方案》规定，学术继承人均应学习中医经典著作，以精读《黄帝内经》、《伤寒论》、《金匮要略》、《温病条辨》等中医典籍为主，同时学习《神农本草经》、《本草纲目》、《雷公炮炙论》、《炮炙大法》等著作。经典著作的学习采取自学研修、集中理论授课以及指导老师讲座等相结合的形式，其中，集中理论授课时间不少于2个月。结业时，每位学术继承人领悟古籍精华，中医药理论功底更加扎实。

跟名医

为继承整理名中医药专家的学术经验和技术专长，培养造就高层次中医临床人才和中药技术人才，深圳在全市范围内遴选有丰富、独到学术经验和技术专长的名中医药专家为指导教师，选配具有相当专业理论和一定实践经验的中青年业务骨干为他们的继承人，采取师承方式进行培养。同时，要求指导老师备选条件之一是每个指导老师挂点一个社区健康服务中心作为其中执业地点之一，带动名优中医和中青年中医药骨干下社区。此举将会大大缓解“看病难、看病贵、看名医”更难的问题。

做临床

在岗三年期间，每位学术继承人跟师学习不少于180个工作日，独立临床实践不少于250个工作日。《方案》同时对继承人每周从事临床工作的时间作出规定：继承人自进岗学习之日起，每周跟指导老师临床或实际操作的时间不得少于2个工作日，独立从事临床或实际操作的时间不得少于2个工作日。确保继承人以跟指导老师临床（实践）和独立临床（实践）为主，要全面、系统地继承指导老师的学术思想、临床经验或技术专长等临证精华，提高临床诊疗或技术水平。指导老师，根据国家中医药管理局、广东省中医药局制定的中医药继承教学大纲的有关内容结合临床方向，形成教学大纲和管理考核标准。

重实效

《方案》要求继承人学习期间在国内外公开发行的期刊（具有国际标准刊号ISSN和国内统一刊号CN）上发表1篇以上继承、总结指导老师学术思想和技术专长的论文，并且规定同一指导老师的两名继承人发表论文不得为同一专题。中医、中西医结合、民族医专业继承人结业时应提交由本人独立完成的、能反映指导老师临床经验和专长的体现疾病诊疗全过程的临床医案60份。中药、民族药专业继承人结业时应提交反映指导老师加工、炮制、制剂工艺、鉴别经验等方面的特色技艺材料60份。

求创新

中医师承教育，不仅是继承人单纯的学习和继承，更重要的是要将所承老师的学术思想、临床经验发扬光大。这就要求继承人不仅要将老师的学术经验、临床经验继承下来，还要按照中医药学术发展的规律，结合指导老师的学术经验，对本学科领域的某一方面能提出新的见解和新的观点。为此，《方案》明确提出继承人在结业时须提交2万字以上的结业论文和2000字的论文摘要，其内容既要体现指导教师的临床（实践）经验和学术思想，又要有继承人自己的创新观点，并具有一定的学术价值和临床实践意义。

严考核

平时考核、阶段考核、年度考核、结业考核及出师验收。继承人3年学习期满，深圳市医学继续教育中心将组织结业考核，考核结果报深圳市卫生和人口计划生育委员会审核。结业考核采用积分制，包括实绩考核、实践技能考核、结业论文考核。结业考核不合格者，不予结业出师。通过考核的继承人，由深圳市卫生和人口计划生育委员会颁发出师证书，同时对指导老师颁发荣誉证书。

据介绍，深圳三批名中医药专家学术经验继承工作时间表已经确立：第一批继承工作，从2011年1月～2014年1月；第二批继承工作，从2011年5月～2014年5月；第三批继承工作，从2011年10月～2014年10月。为了保障该项工作的顺利进行，深圳市成立了专家小组以及工作办公室，从整体上进行组织协调相关工作，同时给予专项经费支持。

5 山西中医学院规划“十二五”建设路线图

2011年1月，山西中医学院召开三届二次教职工代表大会，贯彻落实全国中医药工作会议精神，审议通过学校“十二五”事业发展规划，表决通过建设学校新校区。

“十二五”期间，该校确定了实施“11412”发展战略，即紧紧扭住“转型崛起”一个主题，始终贯穿“改革创新，弯道超车，跨越发展，升段提位”一条主线，牢牢把握“团队建设，专业建设，文化建设，新校区建设”四个抓手，大力推进“教学型大学向教学研究型大学转变”一个转型，全力实现“建成博士授权单位和山西中医药大学”两个建成。

该校规划了事业发展的路径，明确了教育教学、学科建设、人才队伍、科学研究、医疗服务、对外交流和基础设施等七个方面的主要任务，着力实施“六强工程”和“八大计划”，以“五项保障”推动既定各项任务的稳步落实，推进教育质量的提高、学科建设的提强、科研能力的提升、人才队伍的提质、体制机制的提效、基本建设的提速。“六强工程”是质量强校工程、学科强校工程、科技强校工程、人才强校工程、文化强校工程和新校建设工程。“八大计划”是专业建设与教学改革计划、精品计划、旗舰计划、集聚计划、攀登计划、卓越计划、聚英计划和品牌计划，五项保障分别是组织保障、制度保障、经费保障、条件保障和后勤保障。

据悉，该校在“十二五”期间，将入驻山西省高校园区，建设占地800亩、凸显大学文化、行业文化和地域文化于一体的新校区，改善现有的办学条件，建设良好的科研和教学设施，建设优美的校园环境，提升学校总体的办学实力，提供强有力的办学保障。

6 上海中医药大学——以“教师发展中心”促中医教师专业化

上海中医药大学 阎晓天

没有教师质量的提升，就很难有高质量的教学。因此，《国家中长期教育改革和发展规划纲要（2010-2020）》明确提出：“有好的教师，才有好的教育……努力造就一支师德高尚、业务精湛、结构合理、充满活力的高质量教师队伍。”这也是提高教师素质，推进中医教育改革的长期策略。

教师需要专业化发展

自从1966年联合国教科文组织与国际劳工组织提出“应当把教师职业作为专门职业来看待”，教师专业发展即作为独立的命题受到重视。《世界教育年鉴》1980即将“教师专业发展”作为主题，自此，“教师专业发展”的研究与实践方兴未艾。

当前，教师专业化发展呈现出从群体专业化到个体专业化、从个体被动专业化到个体主动专业化发展的转变。“教师发展”因比“教师培训”更关注教师自身的需求，更注重发挥教师本人在专业发展中的能动作用，而被越来越多地采用。

建立“教师发展中心”促进教师发展

当前，以教学工作为核心的发展模式渐被引入大学，支持、服务于教师发展的“教师发展中心”于全世界范围内蓬勃发展，美国、英国、日本、新加坡等国家的许多知名大学均建立了“教与学中心”、“教师发展中心”等类似组织机构。台湾地区的大学自1994年东吴大学成立第一家“教学资源中心”起，全岛至今已有70多所大学建立了类似机构，这些机构为教师发展提供了充分的组织化制度保障。

鉴于我校中青年教师已达78%以上，且教师队伍中大多来自非师范院校，他们既缺少教育教学专业化的系统培养，又缺少教学实践性知识的主动积累。同时，一些长期在教育第一线工作的教师，面对不断涌现的新教育理念、教育教学理论及现代化的教育技术接受缓慢，知识更新的周期较长。因此，教师教学能力问题成为了制约教学质量提高的关键因素之一。

为此，上海中医药大学于2009年9月建立了教师发展中心，并设立了专业人员编制，其职能定位于“教师专业化发展的服务与支持”，并将重视教师发展的制度和机制建设，充分发挥校、院二级的作用，把立足于教师的师德素养、基本教学能力的提升和新型教学模式与方法的推介作为工作重心。在促进教师发展与学习的方式上，强调实用性、体验性、分享性和个性化，通过短期课程研习班、小型工作坊、标杆课程示范、教学个性问题咨询等促进教师“理论性知识”和“实践性知识”的获取。

为促进教师师德师范成长，教师发展中心建立了“精彩一课”、“优秀教师教育叙事”平台；在促进教师教学实践性知识获取方面，加入了首都师范大学开展的教师网上交互学习平台（COP），装修了COP专用教室。为弥补本校教学专家型教师不足、学校教师专业发展内源性资源不足的问题，学校拨出专项经费，由教师发展中心组织实施了旨在培养种子教师的“中青年骨干教师教学能力提升计划”。通过以上举措，力图不断探究教师专业化发展途径和模式，努力构建起完善的、覆盖全员的教师终身学习与发展的特色体系。

促进教师发展工作成效显著

教师发展是一项全新的工作，我们边工作边摸索、边研究边反思。令人欣慰的是两年多的工作富有成效。通过2009和2010年对教师的问卷调查发现，参加教师发展中心各类活动的人数明显增加；认为已开展的各类教学活动对自身教学水平提高有很大帮助的人数明显增多；更加关注自身专业化发展的人数明显提高，自觉开展教学知识学习、花更多时间用于教学设计和教学准备的人数明显增加；主动开展课程建设和教学研究的人数也有增多。

在2010年开展中青年教师课堂教学竞赛、PBL竞赛、双语教学竞赛中，专家普遍评价今年参赛教师的教育教学理念有较大变化，教学能力较往年有较大提高。学生对教学改革类课程也有充分肯定的评价。

上海中医药大学教师发展中心刚刚起步，促进教师专业化发展的探索也刚刚开始，但必将为每位教师的专业发展提供良好的服务和平台。也由衷地希望中医院校的教师能在教学过程中实现专业化发展，培养出更多高素质人才。

7 第六届著名中医药学家学术传承高层论坛举行

2011年2月26日，第六届著名中医药学家学术传承高层论坛在广州举行。卫生部副部长、国家中医药管理局局长王国强在会上指出，当前和今后一个时期，要进一步确立师承教育地位，明确现代中医药师承教育制度的定位、形式、作用、保障等，探索开展中医学术流派传承工作，做好确有专长师承人员的行医资格认定和规范，加快探索院校教育和师承教育相结合的人才培养模式。

原卫生部副部长朱庆生，世界中医药学会联合会主席佘靖，全国人大外事委员会副主任委员、广东省科协主席卢钟鹤，广东省人大常委会副主任钟阳胜，广东省副省长雷于蓝等约500人参加了论坛。

王国强说，要着力做好四个方面的工作：一是加强名中医工作室建设工作，支持名中医学术经验整理、学习、交流、传承工作，构建老中医药专家学术经验继承平台；二是探索开展中医学术流派传承工作，建立一批中医学术流派工作室，全面系统地整理、发掘、总结各学术流派的学术思想，培养中医学术流派新一代传人；三是开展老中医药专家学术经验继承工作，做好确有专长师承人员的行医资格认定和规范，积极稳妥地开展基层老中医药专家学术经验继承工作，提高基层中医药人员素质；四是抓住国家教育体制改革的良好契机，加快探索院校教育和师承教育相结合的人才培养模式，开展院校中医药师承教育改革的试点，形成符合中医药人才成长规律的高等中医药教育模式。

本届论坛以“中医药传承与创新”为主题。国医大师陆广莘对近年来开展的著名中医药学家学术传承高层论坛做了总结，并对近些年的中医药传承工作给予了高度评价。中国中医科学院常务副院长刘保延作了“中医传承创新发展模式的挑战和机遇”的讲座。

论坛上，由王国强主编的《国医大师》一书正式发布，贵州百灵企业集团制药股份有限公司成为中华中医药学会中医药防治心脑血管疾病继续教育基地。

该论坛由邓铁涛、任继学、朱良春等10多位全国著名中医药学家联合发起，旨在推动全国中医学术交流，让中医药学薪火相传，发扬光大。六年来，该论坛对于促进挖掘、整理名老中医药专家学术思想和临证经验，促进中医药学术继承与创新，促进中医药人才培养发挥了积极作用，其重要成果《名师与高徒》丛书成为继续教育工作的重要读本。

8 山东创办社区中草药科普馆

2011年3月，在山东省济南市市中区二七街道建新社区，一家免费开放的社区中草药科普馆开馆。虽然面积只有60多平方米，展出的中草药也不过170余种，但却吸引了众多民众前来参观，且预约电话不断。

在馆内展品的布置上，他们独具匠心，从中草药的分类来看，既有麝香、冬虫夏草、灵芝等珍稀中药材，也有川贝、半夏、柴胡等常见中药；从知识的角度来说，既有品名、功能、主治，又有产地来源、科属；为了让居民更直观地分辨真假中药，提高中药鉴别能力，采取真假结合对比的模式，将真假中药放在一起展示。通过展示，学一些中医药知识，增强打假意识，防止上当受骗。

在社区创办中草药科普馆还不多见，据说这是山东省第一家。济南市药品检验所、市中区科学技术协会、市食品药品监督管理局市中分局和二七新村街道居委会共同努力，经过一段时间的筹建，办起了这家社区中草药科普馆。

据了解，办社区中草药科普馆目的是宣传中医药文化，让居民增长一些有关的常识，不轻易上当受骗。

9 甘肃编发中医药文化启蒙教育少儿读本

在甘肃省卫生厅的支持下，由甘肃省中医学校组织编写，军事医学科学出版社出版的全国首部中医药文化启蒙教育系列教材少儿读本2011年正式发行。目前，该教材由甘肃省教育部门组织在庆阳市等地的小学进行教学试点工作。

该读本包括《中医中药少儿读本》和《中医名医少儿读本》。《中医中药少儿读本》以甘肃的地形图由东向西按照岐伯文化、皇甫谧文化、武威汉简和敦煌医学等四大中医文化依次分为4个模块。在每个模块中，依据少年儿童的认知特点，通过故事情节引出中药，并展示中药的原植物图、性状图、饮片图片和相关小贴士，使少年儿童对中药材的地域分布、原植物、性状、饮片有一个较为全面的认识。同时，设计了谜语、谚语及中药汤头歌诀。《中医名医少儿读本》选用日晷图作为目录，以历史年代为顺序，对当时最有代表性的著名医家进行介绍。

10 河北培训七千余名基层中医药人才

近年来，河北省加强基层中医药人才培养，已培训乡村医生、乡镇卫生院和城市社区中医药人员7523名，直接惠及百姓。

从2005年开始，该局即开展基层中医药人员的系统培训，培训乡村医生主要是开展中医专业中专学历教育，对象为在乡、村两级卫生机构中以中医药知识技能为主或应用中西医防病治病、具有乡村医生执业证书、年龄45周岁以下、具有初中以上文化程度的在职乡村医生。内容除中医药基本理论、基础知识和基本技能外，还加强了农村中医药适宜技术的学习和中医临床能力的训练。目前已培训5期，每期2～3年，每年集中培训2次，共计培训5163名。已有2863名乡村医生领到了河北医科大学等院校颁发的中医专业普通中专学历证书。

对于乡镇卫生院人员，主要培训中医技术骨干。从2005年开始，每年培训一批，每期6月，中医理论和临床实习各3月。目前已培训三期，共计培训1430人。对于城市社区的中医药人员，则实行中医类别全科医师岗位培训，从2008年开始，每年1期，每期4个月。至今已培训390人。

其中仅乡村医生中医专业中专学历教育，省财政就拨付专项配套资金87.8万元。河北医科大学承担了大部分教学任务。

11 北京中医药大学——探索适合中医药人才成长的培养模式

北京中医药大学 翟双庆

北京中医药大学是我国最早成立的高等中医药院校之一。伴随我国高等教育改革大潮，该校对原有中医药人才培养模式进行了研究和改革，改革涉及招生、学制、课程、教学方法等诸多方面，局部的改革可谓持续不断，系统化的改革也在逐步开展起来。

●以我校人才培养模式创新实验区——“院校教育-师承-家传”相结合的新型中医药人才培养实验区建设为基础，将改革背景和视野从校内扩展至整个中医药行业。

●设立“中医高中预科班”，将中国传统文化知识与中医药知识教育前移至高中阶段，旨在培养具有中国传统文化底蕴、初步了解中医药基础知识、具有一定发展潜力、富有创新意识和立志于从事中医药事业的预备型人才。

中医药学有数千年的历史，它是以我国古代哲学为基石，并在我国古代文化的沃土中孕育、生长，通过长期的医疗实践，逐渐形成和发展起来的医学理论体系。中医药人才培养与中医药学的发展密不可分，中医药人才培养模式改革是中医药人才培养成功与否的关键。应当立足于中医药学科特点，适应社会经济发展、医学模式转变及国家卫生政策变化对中医药人才的需求，对中医药人才培养模式进行大胆改革与创新。

中医人才培养模式改革的背景

改革开放以前，中医人才培养一直沿用原苏联医学教育模式，鲜有变化。21世纪以来，中医药人才培养模式改革从广度到深度都得到了进一步扩展，尤其是伴随高等学校教学改革和教学质量工程的实施，系统化的中医药人才培养模式改革在一部分中医药院校中开始开展，在全国中医药院校中建立了一批中医药人才培养模式创新实验区。可以说，人才培养机制越来越灵活，长期一成不变的局面已经不复存在。但是，现有中医人才培养模式仍然还存在许多与社会的发展不相适应的地方，主要问题有：培养目标不明确、学制不稳定、招生政策不灵活、专业设置和课程设置过度分化。

坚持人才培养模式改革，实行三步走

北京中医药大学是我国最早成立的高等中医药院校之一，与其他中医药高等院校一样，在改革开放之前的很长一段时间里，中医药人才培养模式一直沿用原苏联医学教育模式，几乎没有变动，在培养目标、专业设置、学制及招生方式等方面，存在诸多共同的问题。

20世纪80年代以来，伴随我国高等教育改革大潮，我校也开始对原有中医药人才培养模式进行研究和改革，人才培养模式改革涉及招生、学制、课程、教学方法等诸多方面，局部的改革可谓持续不断，系统化的改革也在逐步开展起来。

20世纪末，我校原校长郑守曾主持开展了世界银行贷款教改项目——《中医人才培养模式改革的研究与实践》，从此拉开了系统化中医药培养模式改革的帷幕。该课题对中医药人才培养模式进行了比较系统的研究，首次提出了以“宽口径、厚基础、高素质、强能力”为核心理念的新型中医药人才培养模式概念。

同时，还相应地推出了一系列改革举措，如：在实践教学中实行“早临床、多临床、反复临床”；在整个医学教育过程中推行“循环两段式”教学等。即：把教学过程分成理论教学和实践教学两个阶段，每次从理论到实践为一个循环，如此往复。

在课题研究过程中，我校坚持边研究、边实践、边修正的原则，把研究成果及时地付诸教学改革实践，使得我校中医人才培养现状得到了较大改观。由于我校在全国中医药院校中的特殊地位，这项课题研究及由此引发的中医人才培养模式改革，促动了整个中医药行业的人才培养模式改革热潮，在我国高等中医教育领域产生了较大

影响。

21世纪初，伴随我国高等教育领域本科教学改革与质量工程的实施，我校又开展了新一轮系统化的中医人才培养模式改革。这次改革以我校国家级人才培养模式创新实验区——“院校教育—师承—家传”相结合的新型中医药人才培养实验区建设为基础，将改革背景和视野从校内扩展至整个中医药行业，以培养主动适应社会需要的高层次临床应用型中医药人才为目标指向。与此前的改革相比，此次改革更加全面，更加系统，更加深入，步子迈得更大，其中，中医专业教改实验班成为最为凸显的改革亮点。

自2007年开始，我校在对中医名家子弟实行自主招生的基础上，首次开设“院校-师承-家传”相结合的中医专业教改试验班，探索中医人才培养的新模式。几年来，中医专业教改实验班按计划、分阶段地推进各项改革，截止到2010年，一期改革已基本完成，二期改革正在顺利实施，三期改革也已经启动。

中医专业教改试验班一期改革旨在充分结合现代高等院校教育的优势与传统师承教育的精髓，尽力整合中医人才培养的社会教育资源、家庭教育资源和学校教育资源，培养具有深厚中医传统文化、扎实中医基础理论和较强中医临床实践能力的中医创新型人才。

一期改革打破传统中医院校教育封闭的教育体系，构建了融社会、家庭和学校为一体的开放式教育体系。以招生制度改革为起点，通过北京中医药大学自主招生与普通高等学校招生考试相结合，选拔具有一定中医背景的高中毕业生进入教改实验班学习。培养方案以中医五年制培养方案为基础，配备中国传统文化学习指导教师、中医经典学习指导教师和临床指导教师，夯实中医药文化基础，充分利用中医名家家庭教育资源，结合社会的中医资源，早期配备导师，使其从二年级开始至毕业期间多年不断线地接触临床，并充分利用寒暑假期，跟师门诊，真正做到早临床、多临床、反复临床。

中医专业教改实验班二期改革是在一期改革的基础上进一步推进内涵改革，旨在使得学生的基本素质和知识结构培养有新的突破，实现传统文化素质培养与专业素质培养的有机结合，职业教育与个性发展的完美统一。课程改革是教学改革的主要途径，而必修课改革又是课程改革的主阵地，是中医人才培养的核心环节。

二期改革重点是以必修课改革为切入点，对现有课程体系进行大幅调整，建立新的中医课程体系。主要措施有：将《古代汉语》、《中国古代哲学基础》、《中国传统文化导论》、《中外医学史》4门基础课程纳入必修课程，加强中国传统文化修养和中医思维的训练；对原中医基础理论、中医诊断、方剂、中药四门课程整合成中医基础学及辨证论治学基础，并增设临床前基础训练课、临床思维训练课，各门课程单独设立，统筹安排，以实现中医课程的整体改革。

中医专业教改实验班三期改革着眼于中医人才培养的新趋势，力求在现有培养体系外寻找新的改革突破口，“中医高中预科班”是三期改革的主要举措。“中医高中预科班”又称“杏林班”，是将中国传统文化知识与中医药知识教育前移至高中阶段，旨在培养具有中国传统文化底蕴、初步了解中医药基础知识、具有一定的发展潜力、富有创新意识和立志于从事中医药事业的预备型人才。

2010年底，我校与北京宏志中学签订合作开设“中医高中预科班”协议，在北京宏志中学选拔部分高中新生进入该实验班，拟开设《中国古代哲学基础》、《国学导论》、《中国古代传统文化》、《中医药学知识概论》4门中医预科课程，学生学完全部课程，颁发“杏林班”结业证书，经宏志中学推荐，通过与我校联合进行的面试合格后，参加北京中医药大学自主招生选拔测试。随着我校首个“中医高中预科班”的诞生，我国中医教育即将揭开新的一页。

要重视外界因素的影响

中医人才培养模式受到中医药学科发展、社会经济发展、医学模式转变和卫生政策变化等诸多因素的影响，并需随之不断变化完善。因此，进行中医人才培养模式改革，必须充分考虑以上因素的作用与影响。

中医药学科特点

中医药学基于经典而传承，源于实践而创新，有很浓郁的中国特色。中医药学的形成和发展表明，它是一门“自然科学-人文科学”双重主导型的科学，体现人文与科学的统一。整体观和辨证论治是指导中医药科学认识健康、治疗疾病、预防保健的基本理念和思维方式。中医药临床疗效确切、预防保健作用独特、治疗方式灵活，特别是随着健康观念变化，中医药在医疗、保健、科研、教育、产业、文化等领域越来越显示出独特优势。中医药学科的独有特点要求中医药人才培养模式的构建也必须具有其它学科人才培养模式不同的特点。

社会经济发展

中医人才培养模式的构建，不仅要对现有中医人才培养模式进行全面而深入的分析，还应该把它放在社会经济发展的背景中去考察。我国已经加入了WTO，市场经济将成为我国经济的主要形式，高等教育将在市场经济中重新洗牌，这必然直接影响到新世纪中医人才培养模式的重构。

医学模式转变

人类的医学经历了古代神灵医学模式、自然哲学医学模式、近代生物医学模式以及现代“生物—心理—社会—环境”医学模式等不同发展阶段，医学模式的转变折射出人类对疾病的认识水平在不断提高，也反映对医学人才的素质要求在不断提高，中医人才培养模式应该与时俱进地进行改革。

卫生政策变化

卫生政策是根据社会经济发展以及人民群众的卫生需求而制定和调整的，涉及卫生事业的各个方面，现行的卫生政策包括目前我国的医疗模式、医师执业政策等，对中医药人才培养起着决定性的作用，中医人才培养模式应当根据国家卫生政策的变化做出相应调整。

中医人才培养模式改革是一个系统工程，不仅要考虑以上各种因素的个别影响，还应当综合考虑其关联效应，正确处理中医知识学习与西医知识学习的关系、理论学习与临床训练的关系、学术型人才培养与临床应用型人才培养的关系，培养社会急需的高水平中医药特色人才。

中医人才培养模式改革有借鉴

21世纪以来，在终身教育的影响下，阶段性、分专业的终身医学教育观念逐渐被世界医学界广泛认同，医师培养模式逐步形成并得以推广。在国际上，这种新的医学教育模式被称之为医学教育连续统一体，它由三个性质、目的、内容和方式各不相同而又相互衔接的教育阶段组成。

即基础医学教育阶段、毕业后医学教育阶段和继续医学教育阶段。基础医学教育的任务是让学生学习作为医生必须具备的最基本的理论、知识和技能；毕业后医学教育的任务是在完成基础医学教育后，接受正规的专业化培养；继续医学教育的任务则是在完成专业化教育后，行医者继续学习本专业领域的新知识、新理论、新技术和新方法以始终跟上科学技术发展的步伐。这种新的医师培养模式将医学基础教育、住院医师规范化培训、专科医师规范化培训融为一体，能很好地解决许多旧模式所不能解决的问题，因此，世界上越来越多的国家正在通过立法或其它手段，建立、巩固、完善这一制度。

中医学与西医学虽然是两种不同的医学体系，但是，就医学人才培养而言，其过程是相通的。在我国中医教育领域，中医药人才培养模式改革持续了30多年，这种改革涉及中医药教育的许多方面，也形成了自己的一些特色，但从最终的效果看，仍然不能令人满意。

现阶段，我国在中医药人才培养模式改革中，正在借鉴现代医学教育成功的做法。在医学教育连续统一体模式的基础上，根据中医药学的特点，强调文化素质和临床实践能力的培养，加强基础教学与临床教学的联系。同时，融进中医师承教育的精神，将中医基础教育、住院医师规范化培训、学位教育融合成一个整体。这样既能保持与现代医学教育接轨，又能充分体现自身的特色。

我校即将开设的“卓越中医人才培养计划—中医班、中西医结合班”正是进行将医学基础教育、住院医师规范化培训相融合的尝试，该班培养方案已经通过论证，拟于2011年首次招生。

可以预见，随着中医药人才培养模式改革的不断推进，一种能够更好地适应社会经济发展、医学模式转变和卫生政策调整的要求，并具有中医药学科特色的中医药人才培养模式即将出现。

12 中华中医药学会今年开展85个国家级中医药继续教育项目

2011年3月，中华中医药学会发出通知，今年拟在全国开展85个国家级中医药继续教育项目，内容涉及妇科、儿科、骨伤、基础、中药、外科及内科等。

中华中医药学会继续教育与科学普及部主任王奕介绍，今年继续教育项目尤其加大了对全科医生的培训以及对适宜技术的推广。各相关培训人员需有相应的职务和职称，对培训合格者，将授予国家级继续教育学分。

近5年来，中华中医药学会注重继续教育工作，先后联合各省级中医药学会、专科分会和相关单位积极申报全国中医药继续教育项目，在申报中注重培训项目的实用性、基础性和前瞻性，已经申报成功了400余项，共有4万余人次参加了培训。

13 北京中医药大学探索人才培养模式

2011年 3月23日，中国中医药报记者徐雪莉从北京中医药大学第四届教代会暨第七届工代会第三次会议上获悉，2011年该校将继续深化教学改革，探索举办岐黄国医班、卓越医学人才培养计划班；借鉴中医教改实验班Ⅱ期经验，着手进行实验班Ⅲ期改革；将住院医师规范化培训纳入临床专业硕士与博士学位培养过程中，并完成新模式教学计划的制订工作。

会上同时组织讨论通过了北京中医药大学“十二五”事业发展规划（草案）及《北京中医药大学章程》。

该校工作报告提到，近年来，学校在本科教育教学改革方面，启动了教育部人才培养实验区二期改革项目，建立了新的课程体系，并在2010级实验班中实施。作为该校参与国家中医药改革发展综合试验区“五个一工程”建设项目，与北京宏志中学合作创办全国首个“中医药杏林高中实验班”，探索了新时期中医药人才培养新模式。研究生教育改革不断深化，基本完成了各学科专业研究生培养方案的修订，获得了招收“直博生”资格。

2011年该校将以岐黄国医班、卓越医学人才培养计划班等形式继续深化教学教育改革。

14 中国药科大学培养香港中药人才

中国药科大学与香港特别行政区职业训练局合作，开办2年制中药学衔接课程，现在已为香港培养117名毕业生。

香港有6000多家经营中药零售、批发和制造的中药商，中药学专业人才紧俏。香港职业训练局与中国药科大学协作，合办中药学衔接课程，培养中药生产、检验、流通、使用及研发方面的专业技术人才。

15 北京中医药大学入选“优势学科创新平台”高校

2011年6月，北京中医药大学申报的“中医药优势学科创新平台”项目获得教育部、财政部建设立项。这标志着该校正式成为“优势学科创新平台”项目高校，是继进入“211工程”建设序列后的又一重大突破。

据介绍，“优势学科创新平台项目”是国家继开展“985工程”建设后实施的高等教育重点发展战略，是“985工程”的发展和延续。该项目围绕国家科技发展战略和学科前沿，以国家和行业发展急需的重点领域和重大需求为导向，从属于“211工程”建设但不属于“985工程”建设的学校中选择。

北京中医药大学2011-2012年“优势学科创新平台”建设获得中央财政专项资金预算共5000万元。学校将通过该项目进一步加大学科建设力度，改善教学、科研条件和基础设施，汇聚和造就一批在国内外具有较大影响的学术大师和创新团队，以提高创新人才培养和科技创新能力，取得一批原创性和对国家经济建设具有重大影响的科研成果，使学校的人才培养、科学研究、社会服务和文化传承创新能力全面提升。

16 山西中医学院成立中医药文化研究所

2011年，山西中医学院成立中医药文化研究所及中医药文化创意中心，旨在深入贯彻落实党的十七届六中全会和全国中医药文化建设工作会议精神，整合全省资源，突出内涵建设，发展文化创意，在传承弘扬中推动山西中医药文化大发展大繁荣。

山西中医学院中医药文化研究所将立足山西、面向全国，重点梳理、研究傅山文化和山西传统医药文化等传统文化资源，加大对中医药文化创意发展和中医药医疗机构文化建设方面的研究，扶持和促进学校中医医史文献等学科建设。

山西中医学院中医药文化创意中心将以发展晋版中医数字出版业、整理发掘山西中医药非物质文化遗产、中医药创意设计产业、文化休闲旅游养生平台、国际中医药文化交流等为主攻方向，探索中医药文化产业发展的新路径，使之成为新的经济增长点和经济结构战略性调整的重要支点。

17 中医临床基地首期科研培训启动

2011年8月26日，国家中医药管理局科技司主办、北京中医药大学循证医学中心和中国中医药科技开发交流中心协办的第一期国家中医临床研究基地临床科研人员能力培训在京启动。国家中医药局还将于今年10月、12月分别在河南郑州、浙江杭州举办第二期和第三期基地临床科研人员能力培训，参加培训的中医临床科研人员将不少于1000人。

国家中医药局科技司副司长李昱介绍，临床科研人才能力的培养，是今后一段时间国家中医临床研究基地建设的重点工作之一。科技司要求参加培训的1000名临床人员中，80%的人员掌握临床科研基本知识和技能，20%的培训人员掌握临床科研立项、设计、实施，达到学科带头人的基本要求。

国家中医药管理局为本次培训特邀中国工程院院士王永炎教授、北京大学詹思延教授、北京中医药大学循证医学中心刘建平教授、江苏省中医院熊宁宁教授、广东省中医院吕玉波院长等17位专家，围绕"十二五"中医药科技规划、中医药科技管理及基地科研管理模式、中医临床研究的选题与实践、临床试验研究的设计与注册、中医临床研究中的伦理学问题、临床科研经费的预算执行与监管、临床科研成果的转化与推广等主题，全面讲授临床研究基地建设所需的知识技能。各临床研究基地及相关中医科研院所业务分管领导、科研管理人员、课题负责人和临床科研骨干等300多人参加了培训。

18 浙江杭州拱墅区和睦街道社区卫生服务中心创新社区中医健康教育模式

中医健康教育不再是卫生部门唱"独角戏"，而是采取以政府为主导的社区中医健康教育模式。浙江省杭州市拱墅区和睦街道社区卫生服务中心这一创新的做法，目前在国家中医药管理局召开的基本公共卫生服务中医药服务项目试点工作启动会上，被列为中医健康教育服务项目的技术规范参考样本，做了经验交流。

和睦街道社区卫生服务中心一项调查发现，影响中医药服务进社区的因素，主要是健康教育比较薄弱，社区干部和居民对中医药的特点、优势以及防病治病的认知度还不高；问题主要是中医健康教育往往为"卫生独家唱戏"，缺乏政府及社会参与，缺乏形成健康教育合力，缺乏整体设计和整体推进。

和睦街道自2010年以来，探索社区中医健康教育的做法：中医健康教育工作由街道办事处分管领导任组长的社区中医健康教育推进工作组推进，负责健康教育的整体规划、组织协调、督导考核等，财政确保经费投入。设立工作组领导下的中医健康教育专业技术组，具体承担中医药科普教育任务。同时，制定实施社区中医健康教育服务技术路径，以街道所辖各社区作为模式试验社区，首先，由街道办事处"一把手"主持召开中医健康教育专题读书会，对干部层面进行中医药科普知识及开展社区中医药服务的引导性培训。接着，通过四种形式开展中医健康教育干预：一是举办中医健康教育系列科普讲座；二是编发《中医药基础知识社区科普手册》发放到户、到人；三是创建街道中医药科普教育站，作为政府部门的中医药宣传教育基地，展出各种宣传资料，举行专题讲座，提供咨询服务等；四是开展中医药进校园活动。

和睦街道将中医健康教育作为一项系统工程，有完整的评价体系。该街道中医健康教育干预前后测评结果显示，社区干部对中医药基本知识的平均认知度从23%提高到67.6%，居民的中医药知识平均知晓率从23.85%上升至55.43%，学生的中医药知识知晓率从38.58%上升至89.17%。实践表明，由政府主导的"社区中医健康教育模式"，凸显了区域整体推进优势，使中医药健康促进理念及相关知识普及形成了较好的区域覆盖，促使基本公共卫生服务中更好发挥中医药作用。

19 全国医学教育改革工作会议召开，全面部署推进医学教育综合改革

2011年12月6日，教育部和卫生部联合在京召开全国医学教育改革工作会议。会议就医学教育贯彻落实教育规划纲要和医药卫生体制改革意见作了主题报告，对推进医学教育综合改革、提高医学教育质量等问题进行全面部署。

对于中医药教育，教育部部长袁贵仁强调，

中西医教育要协调发展。中医药是中华民族的瑰宝，中医药作为我国医疗卫生事业的重要组成部分，在维护人民群众健康、提高医疗水平等方面发挥着重要作用，要高度重视中医药教育工作。教育部和国家中医药管理局已着手研究中医药教育改革的指导意见，计划在明年实施“卓越中医人才培养教育计划”，推动中医药教育改革。

卫生部部长陈竺作主题报告时指出，加强中医药人才培养，发挥中医药特色优势，我国中医药长期发展的实践证明，中医药疗效确切、治疗方式灵活、费用比较低廉，尤其是治未病有其独特优势，深受老百姓欢迎，在我国医疗服务体系中有着不可替代的作用。各地要探索中医人才在社区乡镇卫生院等基层医疗卫生机构发挥作用的有效方式，缩小中医药人才培养与经济社会及行业发展要求间存在的差距。实践表明中医名医名师产生于临床经验的不断积累，要遵循中医药学科自身规律和中医人才成长规律，重经典，通人文，早实践，多临床，加大中医药人才院校培养模式和人才培养机制改革，加强学生中医药传承能力和临床思维培养。

陈竺强调，要充分认识当前大力推进医学教育综合改革，加快高质量医药卫生人才培养的重要性和紧迫性；突出重点，积极推进以全科医生为重点的基层卫生人才培养工作；统筹兼顾，认真实施各类卫生人才教育培训。

袁贵仁对医学教育改革创新提出五方面要求：医学教育要更加主动服务国家医改和医药卫生事业发展，更加突出质量提高，更加着力推进综合改革，更加注重交叉整合、协同发展，更加注重国际交流与合作。医学教育综合改革的基本思路是，深入贯彻落实教育规划纲要精神和医药卫生体制改革意见，遵循医学教育规律，着力于医学教育发展与医药卫生事业发展的紧密结合，着力于人才培养模式和体制机制改革的重点突破，着力于医学生职业道德与临床实践能力的显著提升，着力于医学教育质量保障体系的明显加强。加快面向基层的全科医生培养，全面提高医学人才培养质量，为发展医药卫生事业和提高人民健康水平提供坚实的人才保证。

改革按照整体设计、分布实施、重点突破、大力推进的原则，将重点抓好七个方面工作：第一坚持需求导向，优化医学教育人才结构。第二，改革人才培养模式，提高医学人才培养水平。第三，强化条件建设，增强实践教学能力。第四，建立健全质量评价制度，确保医学教育教学质量。第五，深化管理体制改革，促进医学教育科学发展。第六，勇担历史重任，加快全科医生的培养。第七，统筹兼顾，推进医学教育全面协调发展。

20 成都中医药大学与海南合作培养医药人才

2011年12月，成都中医药大学和海南省卫生厅签署合作协议，建立校地合作关系，双方将利用各自学科特色和自然人文资源优势，开展多途径多形式的合作，特别是发展中医药健康产业、人才培养和医院建设与医疗服务等方面的交流。

成都中医药大学是国家中医药管理局与四川省共建的中医药大学，是教育部本科教学评估优秀学校。学校拥有16个博士点，49个硕士点，4个国家级重点学科、 20个省级重点学科，4所直属附属医院，具有良好的人才和技术优势。该校与海南省卫生厅将在人才培养、技术攻关、医院建设与医疗服务等方面各取所长、共同发展。尤其是在中医药健康产业发展规划方面，结合海南国际旅游岛发展战略，共建健康养生基地，商讨制定独具特色、目标明确的中长期规划。

二 文化

1 历代领导人与中医

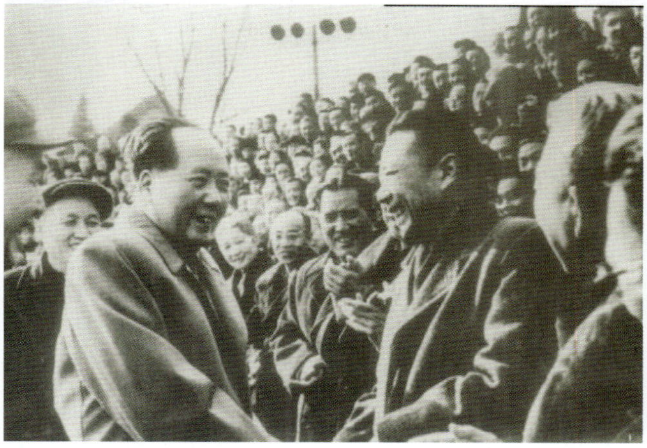

毛泽东主席和中国中医研究院第一任院长鲁之俊亲切握手

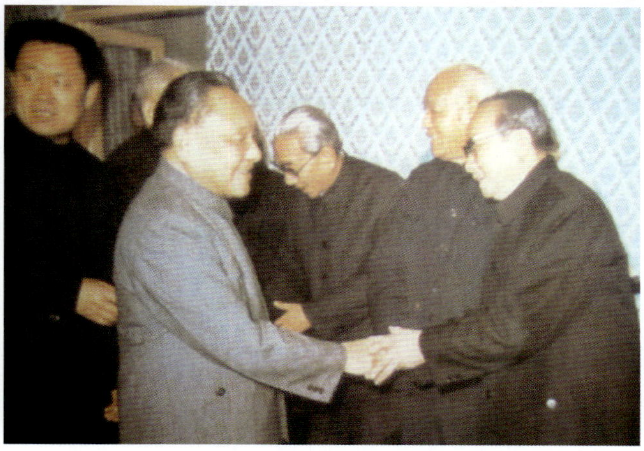

邓小平同志接见陈应龙等著名老中医

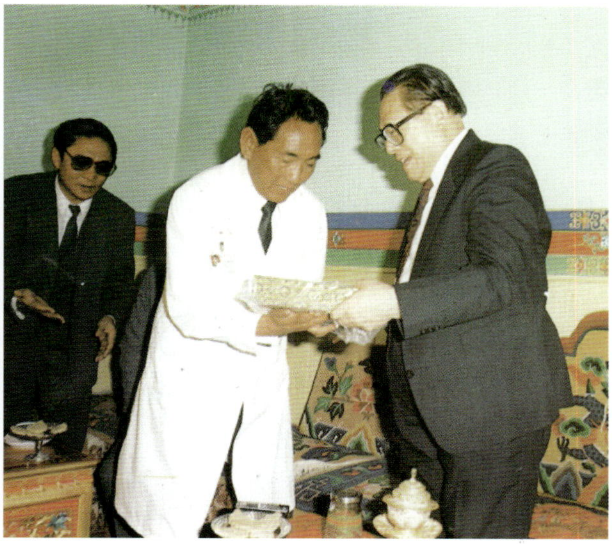

中国科协副主席、我国著名藏医学家、西藏藏医院院长强巴赤列向江泽民总书记赠送《藏医四部医典系列挂图全集》

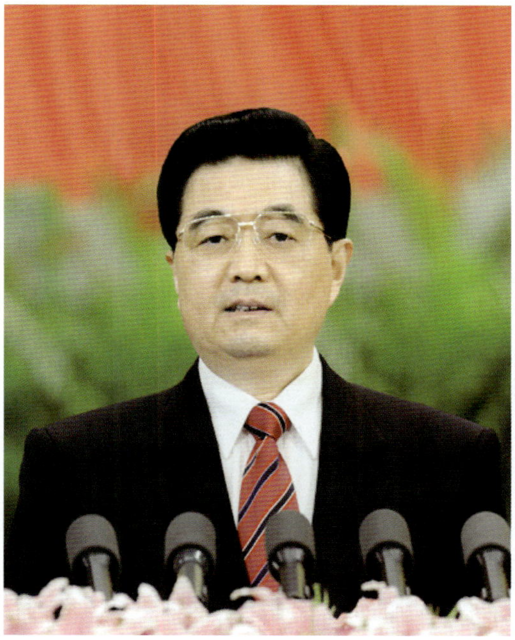

胡锦涛总书记在中国共产党第十七届全国代表大会上作报告指出，要坚持“中西医并重”，“扶持中医药和民族医药事业发展”。

2 中医药文化浮雕——岐黄之光

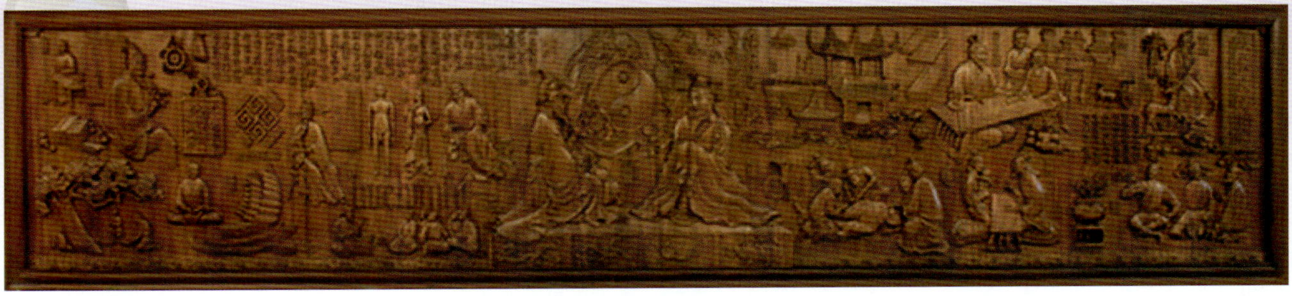

审定：王国强　策划：孙涛　设计：胡春福　雕刻：北京国艺堂

《岐黄之光》浮雕内容简介及设计说明

《岐黄之光》浮雕内容简介

1、中间图解：黄帝、岐伯席地问对医道和坐镇青龙、白虎、朱雀、玄武四神象；中间穿插阴阳太极图、木火土金水五行和夔龙底纹及“岐黄问对”阴阳印章注解；右上“阴阳者，天地之道也，万物之纲纪”书法和仙鹤延年及“天人合一”琼楼玉宇配景；左上行楷书法“大医精诚”选录和印章题款。

2、右半图解：浮雕题记；上古神农尝百草“一日遇七十二毒”和神鹿；周代食医和“药食同源”；书法注解“伏羲制针、比类取象，神农尝草、药有寒凉，轩岐问难、钦定纲常，……”；神医扁鹊望诊图和“望闻问切”瓦当篆印；东汉张仲景坐堂行医和汉代建筑、中药香薰、书简补景；东汉华佗麻醉手术图和酒爵配图；中医经典《神农本草经》、《黄帝内经》、《伤寒杂病论》著作插图。

3、左半图解：唐代孙思邈诊治图和《千金方》；唐代太医署图景；鉴真坐像和东渡船帆图；铜人模型和宋代针灸医学家王惟一及《铜人腧穴针灸图经》；金元四大家学术争鸣图示；藏医《四部医典》和蒙元医药图示；明代李时珍和《本草纲目》；清代叶天士坐论温病和《临证指南医案》、《温热论》；中药加工炮制图景。

《岐黄之光》浮雕设计说明

国家中医药管理局搬入新办公楼后，为了在局办公大楼内充分体现中医药历史悠久、博大精深的文化，制作《岐黄之光》浮雕，浮雕设计方案由卫生部副部长、国家中医药管理局局长王国强审定，局机关服务中心孙涛主任担任策划，中医药文化建设专家胡春福设计。《岐黄之光》广泛征求了中医药史学、理论、宣传、科普、美术和国医大师等十几位专家领导的意见，由北京国艺堂雕刻完成。

《岐黄之光》是一幅用缅甸进口的金丝柚木雕刻的大型浮雕，在筹备、设计、创作、审定、雕刻、监制、安装等程序工艺方面历时将近两年。在此有必要说明一下设计有关情况。

该浮雕以中医代称“岐黄”和文礼教化作用而确定为《岐黄之光》，缘由中医药学是中华民族几千年来认识生命、防治疾病、维护健康的智慧、知识、技术的结晶，它既是我国传统医药科学技术，又是中华民族优秀的传统文化！所以浮雕在内容选择和形式设计上以弘扬我国传统医药为宗旨，坚持科学求真、人文求善、艺术求美的原则，突出作品的史料性、学术性、文化性、艺术性。

1、在史料上敬天尊祖，强化中医药历史文化人物，以中医药发展史实为依据，推崇德业双修、贡献卓著的古代医学家。表现或提及的历史人物有伏羲、神农、黄帝、岐伯、扁鹊、张仲景、华佗、孙思邈、鉴真、王惟一、李时珍、叶天士，同时兼顾藏医、蒙医、中外医药交流内容。

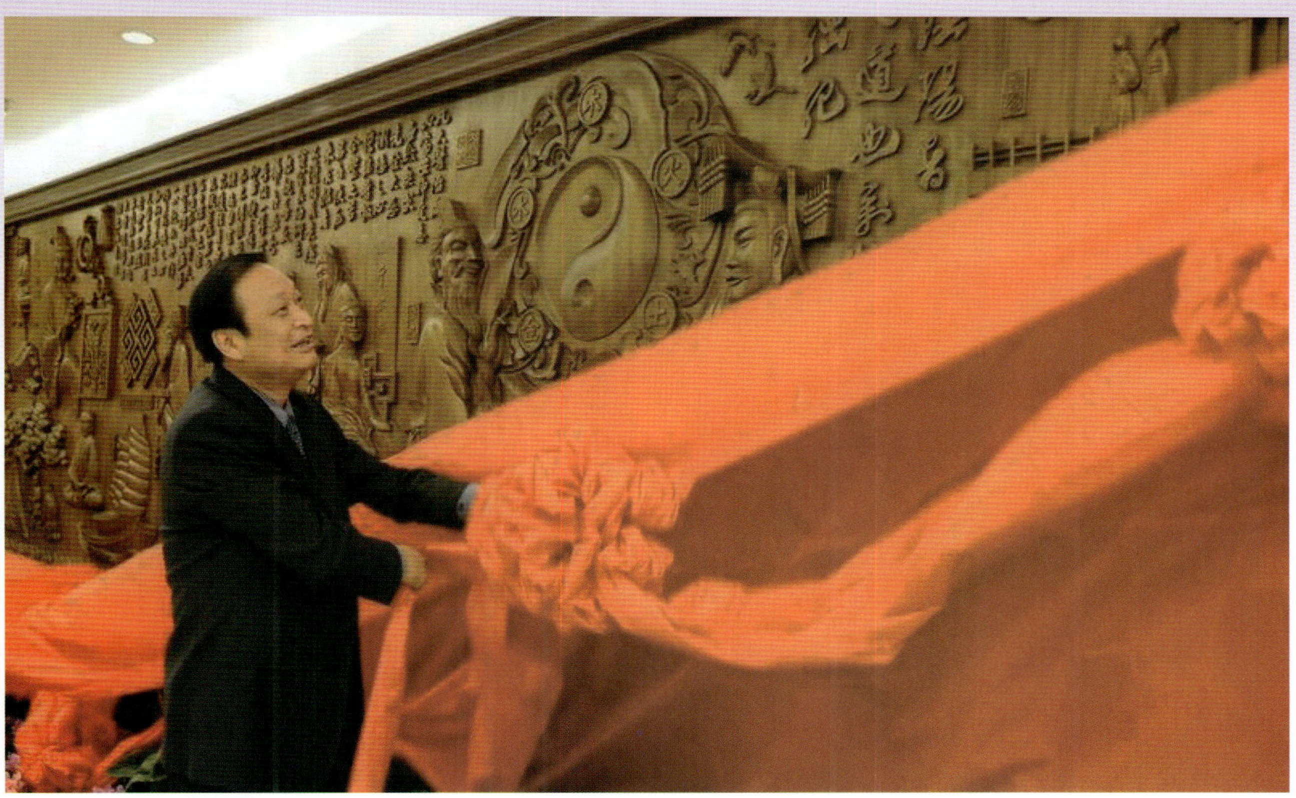

2、在学术上弘扬经典，阐扬精粹，维护中医药学术的主体性。突出中医药阴阳五行学说，提及“望闻问切”；学科涉及内、外、妇、儿、针灸、骨伤、温病、预防、养生、制药、教育；著作有《神农本草经》、《黄帝内经》、《伤寒杂病论》、《千金方》、《本草纲目》、《温热论》等。

3、在文化上敬重先哲精神，以中医药学术成就和典故展示文化核心价值。如：通过阴阳五行和书法经文表现中医药学阴阳平衡的生命观和整体观、系统观、辩证观等；通过“天人合一”、“药食同源”文化理念表达中医药学的自然观；

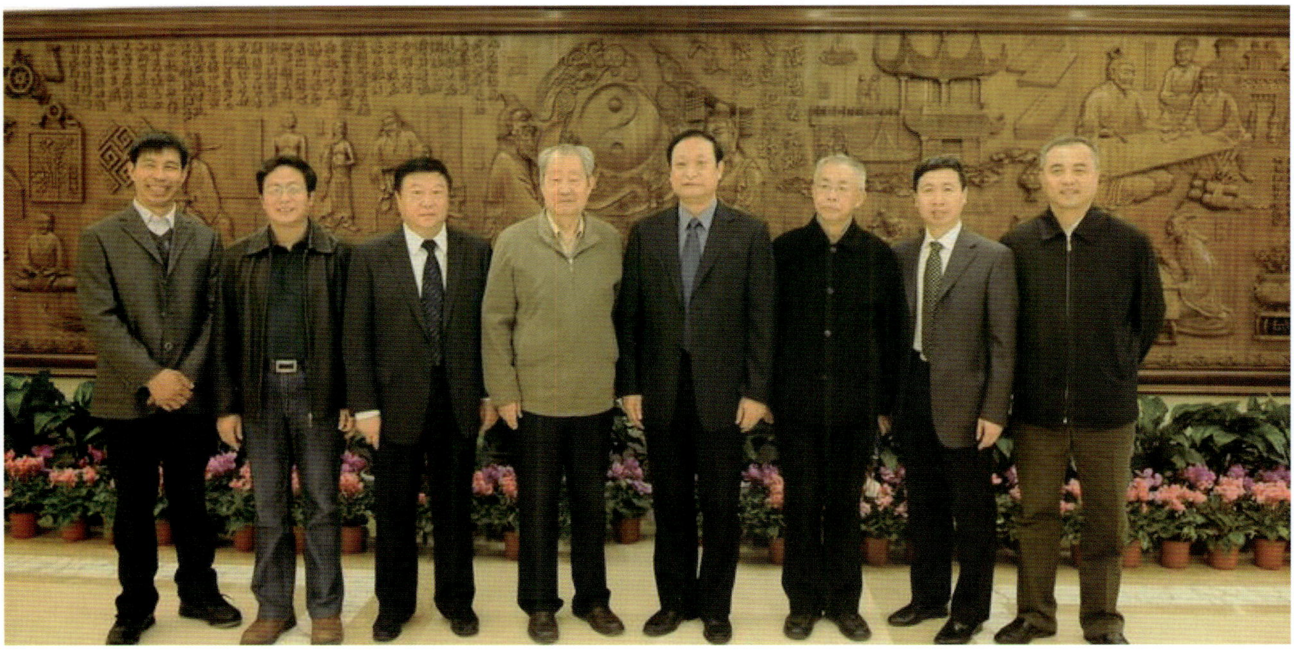

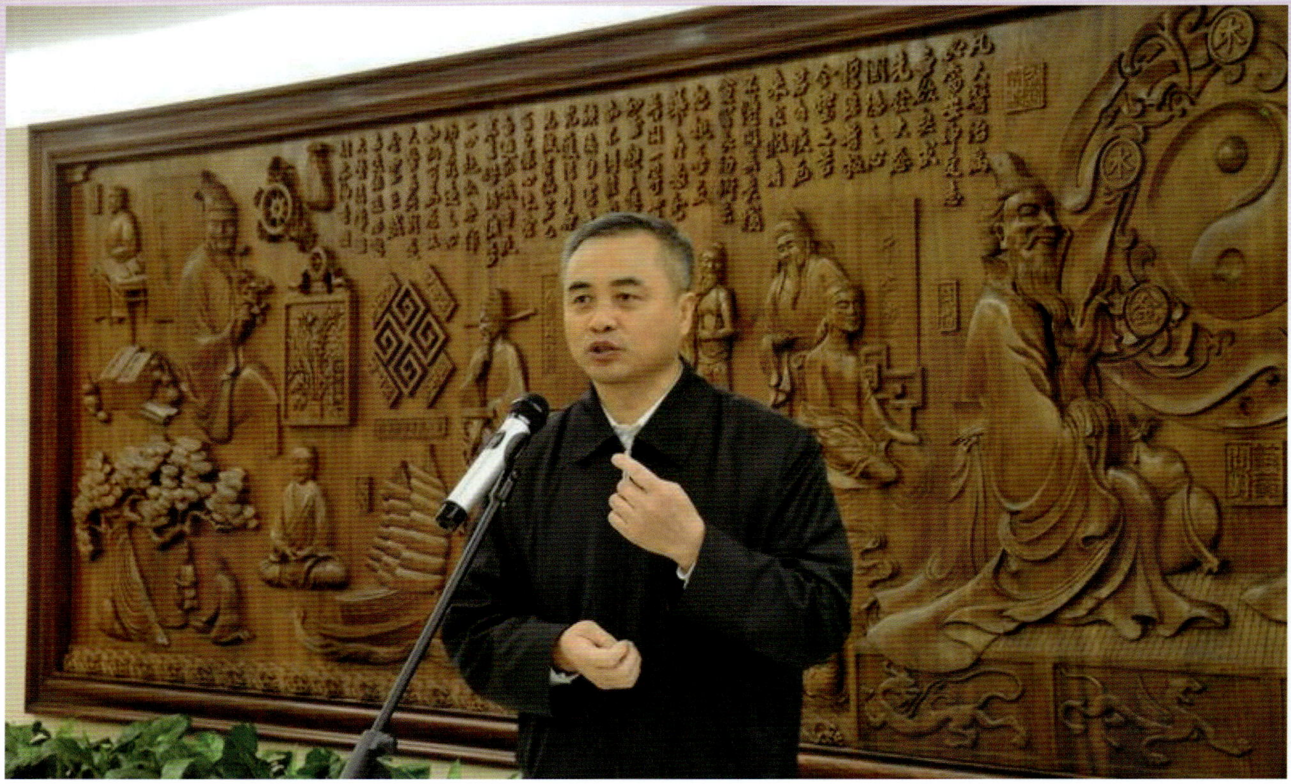

通过岐黄问对坐镇四神象展示礼贤下士文风和中医学术安生四方信念；通过神农尝百草和“大医精诚”图文表达问民疾苦、和仁术传妙手、厚德载圣贤的中医人文道德理念等等。

4、在艺术上坚持真善美原则，通过体现中医药行业特点和传统美术元素而提高观赏性。首先以岐黄问对、医家诊疗、著述、论说、采药、制剂等形式表现中医药行业特征，丰富人物造型；其次以设计作者的楷、行、隶、篆不同书法字体和印章及诗文注解图画，体现图文并茂、相得益彰；再次以我国传统楼阙、器具、服饰、图纹、祥云、鹿鹤等人文美术元素补景，并结合木雕反映我国传统工艺和民族特色。最注重的是在设计中没有完全按照时间去勾勒中医药文化发展史实，而是以成就中医药学理论基石的阴阳五行学说和岐黄问对典故作为主图，提高中医药文化美术的观赏性和影响力。

弘扬造化 灿现辉煌——读大型浮雕《岐黄之光》

孟庆云

展现中华文明及历代中医药学术成就的大型浮雕《岐黄之光》，2011年11月17日在国家中医药管理局大厅隆重揭幕。恢宏古雅的画卷，由著名中医药人物和成就构成。雕有尝百草、岐黄问对、扁鹊四诊、张仲景坐堂行医、华佗麻醉手术、葛洪炼丹、孙思邈《大医精诚》、太医署教学、鉴真东渡传经、王惟一针灸铜人、悬吊及夹板复位治伤、李时珍《本草纲目》、叶天士论治温病、藏医唐卡、蒙医轮毂、杏林橘井图等等。这座浮雕，为近年来全国各地弘扬中医药文化的又一靓丽佳构，也成为新局址的乔迁誌贺。

天佑苍生创岐黄。生命是大自然的造化，中医药则是造化者的造化，是人类的福祉。《岐黄之光》以浮雕画卷灿现了这伟大造化的历史辙迹和成就。浮雕中央，岐伯与黄帝端坐问对，二圣项身佩饰，透骨神奕。青龙、白虎、朱雀、玄武四灵的刻图为座基衬景，繁缛细巧，明暗合度。岐黄上方，居于全浮雕之中轴线之位，悬阴阳鱼太极图。左旁有行草体书解云："阴阳者，天地之道也，万物之纲纪，变化之父母。"阴阳是传统文化之道，太极图是其智慧之珠。无怪乎当年爱因斯坦见到罗盘上的太极八卦图后大为惊讶，玻尔以其意合互补原理用为族徽的图案。环绕太极图的圆圈，是既像征五行的五个蝙蝠。用以寓喻一口田衣禄全之"福"字。《尚书·洪范》："五福：一曰寿，二曰富，三曰康宁，四曰修好德，五曰考终命。"在先民五项终极理想中，竟有三项关乎长寿健康。"五行者，五常之形气也。"五行原是远古星象图腾时代的五星，后又发为五材。《史记·日者列传》言："人取于五行者也。"依其普适性与类比性构建为五季、五方、五藏、五官、五色、五音等天地人的五种势力形式。从数学而论，事物形成完整循环不少于五个，其生克关系为几何学上的五重对称，这是可表述生命机理的最简洁的数学模型。远比用四的四元素、四体液之类更有生机。战国时代，阴阳五行已经结合，并成为中医药理论体系框架的主干，包综天地人也是方法和思维。

四灵右下方的扁鹊针病画像砖图，依据的是中医药在原生期的传说。扁鹊是最早的医家图腾，是一个人首鹊身用砭石治病、灵验如鹊雀的医者，故称扁（砭）鹊，此后为神医的敬称。在黄帝子少昊金天氏的时代，用鸟名作为官名，扁鹊是黄帝部落的医官。《素问·异法方宜论》言"砭石从东方来"，与此相合。西方早期的医学传说也有类似情况。古希腊人头马身的基戎，是医学世家的始祖。图腾中的神医，阿斯克勒庇奥斯的医术就是他传承的，后来成为奥林匹克圣山上的医神。西方医学以阿斯克勒庇奥斯的手杖和缠绕的蛇为医院的徽志，中国古代则以"针砭"为治疗的代称。春秋晚期的秦越人，创立脉诊而首用四诊，在赵国行医时被誉为当世扁鹊，他和弟子们开创了扁鹊学派。战国时代，还有汤液本草、道家养生等学派传承，中医药已呈多学派竝立共举的发展势态。

在中医药发展史上，名医盛如繁星，名家众多，有三位令人称颂的大医的风彩展现于浮雕，是张仲景之圣，孙思邈之寿，李时珍之博。东汉儒医张仲景，任长沙太守坐堂行医，所著之《伤寒杂病论》虽屡遭离析分合，其遗文仍传经方，辨六经，垂方法，立津梁。唐孙思邈以生命至贵胜千金之理念济人，著《千金要方》《千金翼方》各三十卷，用章之奇，施药之巧寿世不朽，并有与《希波克拉德誓词》相比肩匹俦《大医精诚》，是中华医德的标识性的旷世名篇。明代李时珍，幼承家学，以27年之功，取诸家《本草》删繁除复，补漏订伪，富为52卷的《本草纲目》，全书190多万字，"析族区类，振纲分目"，收藏药物1892种，知类通方11096首，按籍披列插图1109幅，参引书籍800余种，"上自坟典，下至传奇，凡有相关，靡不收采，虽命医书，实该物理。"被《四库全书简明目录》称为"医学之渊海"。英国生物学家达尔文认为是书堪称"中国古代的百科全书"。18世纪以后，被东西译成多种文字。2011年《本草纲目》和《黄帝内经》入选《世界文化遗产记忆名录》。

《岐黄之光》刻画了多项中医药原创为世界医学首举者。三国时名医华佗，是第一个以口服麻醉法施以腹部手术的外科医学家。他还创传了五禽戏。王叔和所著《脉经》是世界上最早的脉学专著。东晋道医葛洪所著《抱朴子》，能"丹砂烧之成水银，积变又还成丹砂"，已掌握了汞和硫磺化合、分解、置换等基本化学反应，曾炼制出雄黄等二十余种丹药，在古代化学史上有突出的地位。隋朝国家兴办的"太医署"，为世界最早的国立医学院校。北宋医官王惟一所创制的针灸铜人，是最早应用于教学的实体模型。在此浮雕上，铜人立正前视，站在王惟一身旁，神定气足。

科学与艺术同源。中医药与雕塑艺术，如同长江与黄河，是同源并有共同的基础。共同的源头是人类的情感，共同的基础是人类的创造力。医疗和雕刻在石器时代同时起跑。砭石是最早的雕刻作品，也是治病的工具。是石器揭橥了人类制作工具的工程。1963年在内蒙古多伦道首次出土了砭石，其后又在山东日照、徐州高皇庙等地有数枚出土，其后又发展为石针、骨针、陶针、竹针以及各种金属针。以砭石和针为医疗工具，遂有穴位和经络之发现发明，开启了中医针灸之学。

《岐黄之光》画面构图，整体气势弘伟，意和谐调，有张有弛，繁简适当。人物造型气韵生动，很有内在力量。科学美的原则讲求雅致和谐、对称平衡、秩序统一、简单自洽。浮雕以阴阳鱼太极图为中心拆解中医药以生生之谓道。从右端的伏羲创八卦、河图洛书开始，按历代名医名著医事的时序向左移行，直至左端的清代叶天士论温病。画面展示了中医药演进发展的连续性，给读画者以音律感和诗性感。张仲景轩朗秀俊，华佗透骨道逸，葛洪扇炉炼丹，孙思邈美髯清癯，王惟一官服端坐，鉴真舟旁坐禅，金元四家围席论医，李时珍昂首挺身，叶天士便衣透体。总画面把人引导到“观场景，神飞扬；望人物，叹精诚；见著作，思浩荡”的审美精致之中。在浮雕人景间的空处，左有48字篆书对所雕故事的概介；右有张草书体的《大医精诚》。字配画，画配字，珠玉映辉。又在芝鹿仙翁，葫芦爵酒、运气残图等刻图中，画中有画，隐有故事。又巧用篆刻图文，既有点题之意，又收谐配之功。统观全部雕画，气势弘朴，总括史事，熔裁医药，浑然一体，灿现辉煌。

《岐黄之光》由金丝楠木雕刻而成，全长9.6米，高2米。是由孙涛策划，胡春福设计，国艺堂制作完成。策划者孙涛教授，第二军医大学毕业后又读中医研究生班系统学习中医，在养生理论及亚健康研究方面多有建树，现任国家中医药管理局机关服务局局长。设计者胡春福主任医师，毕业于安徽中医学院，现为《中国中医药报》美术总监。他酷爱医学史与书画艺术，医学史从游于中国中医科学院李经纬教授，书法得益于医学家、书法家安徽中医学院王乐匋院长的亲炙，又受教于书法家启功大师。雕版上的篆书、张草皆呈现乃师风骨。又学画于国画家、雕塑家韩美林大师，从构图格调上也可见其风貌。整套浮雕系吉林省人民政府、吉林省中医药管理局赠送。卫生部副部长、国家中医药管理局局长王国强对此浮雕极为关注，并亲自为之审定。

在中国雕塑史上，从发祥到先秦荣启期雕刻玉龙圭壁、图腾柱、华表玉玺以后到秦汉为奠鼎期，以勒石、制俑、篆刻三项为主，代表作如画像砖刻、兵马俑、牯牛、马踏匈奴、马踏飞燕、长信宫灯等。魏晋南北朝至隋唐为转型期，雕刻雕塑主要是石窟佛像以及篆章、摩崖石刻、雕版刻书、石刻佛经、狮豸石兽、翁仲，代表作如敦煌、龙门、云冈石刻，昭陵六骏等。宋代以后为继兴期，除继刻佛像、雕版、龙壁、玉器及饰品外，又为房屋建筑雕梁刻壁，以及九龙壁、石枕、石敢当等。近代以来始有以浮雕展现历史及历史人物者。本浮雕当是以医药史事为浮雕题材的首举。《岐黄之光》无论从思想上或艺术上，从学术性或创新性上看，都是完美结合的上乘光世之作。

3 北京首批中医药文化宣传教育示范基地出炉

2011年，北京市中医管理局公布首批北京中医药文化宣传教育示范基地名单。中国中医科学院、中国北京同仁堂（集团）有限责任公司、北京鹤年堂医药有限责任公司、北京中医药大学附属护国寺中医院4单位入选。

北京中医药文化宣传教育示范基地建设，旨在打造中医药文化展示平台、知识平台、教育平台，形成首都中医药文化宣传教育基地的品牌，繁荣发展中医药文化。据了解，各基地将发挥自身优势，挖掘中医药文化内涵，制定相关措施、规划，采用能反映自身特色、科学有效传播中医药文化的多种方式方法，完善服务功能，彰显特色和优势，在全市起到示范带头作用。

4 国家中医药管理局文化科普巡讲团走进沂蒙

2011年，国家中医药管理局中医药文化科普巡讲团来到山东沂蒙，开展“中医药文化进沂蒙老区”专题讲座活动，巡讲团开展了2场中医养生文化专题讲座，专家现场传授防治亚健康的“强壮养生功”和防治五脏病的小诀窍。

《中华经典养生名言录》等各类中医科普书籍1000余册。临沂市中医药科普文化巡讲团备选成员、全市卫生系统有关领导干部、兰山区部分基层卫生人员及柳青苑社区居民共500余人参加活动。

5 天一阁所藏元代古籍《针灸四书》

陕西省中医药研究院 洪文旭

宁波市天一阁是明代嘉靖年间兵部右侍郎范钦的藏书阁，也是中国现存最早的私家藏书楼。我在旅游时无意中发现收藏有《针灸四书》一书，并拍摄照片。经考证，该书为元代针灸医家窦桂芳所辑。作者生卒不详，只知是福建建安人，早年随父学医，略有所成，遂游医于江淮一带，得遇精通医学的朱良佑，并予传授《针经指南》3卷。他通过认真钻研，学业大进，有感于其父与作者窦汉卿同名姓且同为医，遂于1311年集其它针灸三书，附有他的《针灸杂说》，一同刊刻于世，取名《针灸四书》。

《针灸四书》系4种针灸古籍之合刊，内容各不相同：《子午流注针经》为金·何其愚撰，书中首次提出依据不同时间，选择不同穴法，达到治疗保健的目的，自刻印后广泛流传至日、韩及东南亚各国，它是我国现存最早的子午针经专著；《针经指南》为元·窦汉卿撰，他历任元世祖时昭文馆大学士、太师等职，对于针灸理论贡献很大，书中有标幽赋、通玄指要赋，以及有关经络循行解说、气血、流注八穴、补泻手法和针灸禁忌等；《黄帝明堂灸经》为唐代佚名氏撰，分别记载成人及小儿常用要穴的灸治经验，并附40余幅腧穴图；《灸膏肓腧穴法》为宋·庄绰撰，介绍膏肓穴的主治、部位及不同流派的取穴法，并附插图。总之，全书图文并茂，条理清晰，为从事针灸临床者必备之书。

可以说《针灸四书》从针灸学理论，以及针灸手法、穴名、位置、针刺深浅、留针时间、禁刺禁灸及误刺误灸所带来的后果等方面，对前人的成果进行了详细的归纳总结，而且重在实际应用，特别是附有作者的见解，是集我国宋代以前针灸学大成之作。由于该书刻印精良，但因流传不广而鲜为人知。其主要内容曾载于明代朱橚1406年编写出版的《普济方》409～413卷中，目前还被《中华再造善本》收录。相信该书再度问世，会更加促进针灸学的发展。

6 北京中医药大学举办文化创意作品展

2011年10月，北京中医药大学举办文化创意作品展，参展作品将传统文化、艺术、中医药理念与实物表现形式相结合，以此推动该校学生对传统文化的深入探究，也是该校贯彻落实中共中央文化体制改革精神的具体举措。

此次文化创意作品展以“琴瑟和谐”为主

题，共征集作品153件，经学院推选后，选出优秀作品59件进行集中展出，包括模型、服饰、生活用品等多种形式，分为8个展台面向全校展示。

据介绍，文化创意作品展是该校文化节系列活动之一，旨在加强学生创新意识，搭建校园文化创意平台，进一步激发该校学生参与文化创意活动的积极性，营造积极、热烈的传统文化学习氛围。“东方瑰宝”民族艺术进校园专场演出、民乐展、书画展、服饰展、棋艺展、传统文化知识趣味比赛等系列活动都于文化节期间陆续展开。

7 湖南临湘市中医院文化墙营造中医氛围

为进一步加强中医药文化建设，营造浓厚的中医药发展氛围，2011年12月，湖南省临湘市中医院投入30万元在装修改造的住院楼内制作了浮雕墙、中医药文化系列展板，悬挂在病区走廊，使人们一走进医院住院大楼，就能感觉到一股浓浓的中医味道。

中医药文化系列展板共103块，浮雕墙1块，主要涉及了治未病、中医经典著作、中医名言、中医养生、古代医训、中医名人等内容，图文并茂、生动形象地介绍了我国中医药事业发展历程。这些浮雕墙和展板的推出，对人们进一步了解中医药悠久的历史、灿烂的文化，营造良好的中医发展环境，起到了积极的促进作用。

据了解，临湘市中医院计划投入100万元用于中医文化建设，工程分两期，住院楼为该院中医文化建设一期工程，二期工程为门诊楼一至五楼中医文化墙装饰及庭院建设，包括中医文化展板、雕塑、楼内装饰等。

部分资料来源《国家中医药管理局》网站、《中国中医药报》

2012

国医年鉴

GUOYI NIANJIAN

八　年度成果

一 规 范

云南省已颁布39个中药材标准

为更好地发挥云南少数民族医药文化和药物资源丰富的优势，云南省食品药品监督管理局积极推进药材标准研究制定工作的开展，完成了《云南省中药材标准研究》项目一、二期的各项目标任务，项目一期荣获2010年云南省科技进步二等奖。

截至2010年12月31日，颁布了九味一枝蒿等39个中药材标准。项目二期共完成彝药材标准50个，傣药材标准50个，其他药材标准45个。其中新增药材标准84个，提高药材标准61个，均已颁布并汇编成《云南省中药材标准》，项目一期二期完成药材标准累计350个。

国际疾病分类单设传统医学　明确以中医药标准为基础建国际标准

2011年2月28日~3月1日，由国家中医药管理局国际合作司主办，上海市中医药发展办公室和中国中医科学院中医药信息研究所承办的世界卫生组织传统医学国际疾病分类项目研讨会在京召开。国家中医药管理局副局长于文明和世界卫生组织传统医学国际疾病分类项目组成员参会。

据介绍，国际疾病分类第11次修订本（ICD-11）中将把传统医学独立设为一章，将实现传统医学参与ICD的零突破。世界卫生组织传统医学国际疾病分类项目（ICTM）已于2010年5月正式启动，目前已明确以我国中医药标准为基础，利用世界卫生组织平台和机制，建立国际传统医学标准的指导思想和原则。此项目已获得国务院批准的专项经费支持。

据介绍，可以被纳入此次传统医学项目的条件有四点，一是拥有独特理论系统、诊断和治疗原则，二是在两大洲以上被广泛使用，三是在原创国被合法承认，四是名词术语标准、疾病分类标准在原创国建立或相关国际标准已建立。目前为止，只有中医以及起源于中医的韩医和日本汉方医学符合上述标准，世界卫生组织将把中日韩三国的传统医学作为一组纳入ICD。通过ICD编码将传统医学纳入世界卫生组织保健信息系统，可以促使传统医学纳入主流医学。

ICD是由世界卫生组织负责主持编制、维护、修订和更新的用于描述居民基本健康状况包括疾病和死亡原因、损伤和中毒及其外部原因的国际标准统计分类。ICD-11将于2011年完成Beta版并试行，2014年定稿并整合纳入世界卫生组织国际疾病分类家族，2015年贯彻使用。

浙江新版中医院评审标准公布

2011年3月，浙江省全省中医医院等级评审标准培训结束，此次全省中医医院、中西医结合医院等级评审标准由浙江省中医药管理局、浙江省中医药学会、浙江省中西医结合学会联合制定。

新标准注重简化就医流程、降低医药费用、维护患者权益等方面的内容。如医院要在专家门诊、专科门诊和普通门诊中实行分时段预约诊疗服务；病人看完病由医生帮助预约下次就诊时间；与基层医疗机构开展预约双向转诊服务；降低平均住院日、推出电子病历和临床路径等等。设置这些指标，是为了方便患者就医，缓解和解决群众看病难。

新标准还提出，中医医院的中医药技术人员占医药技术人员总数不低于60%，中西医结合医院的中医药技术人员占医药技术人员总数不低于50%。这个指标没达到，等级医院评审就通不过。

为了突出中医药特色，新标准规定，中医院必须推出相应数量的、具有独特疗效的中医单病种，同时，中药收入占药品收入比例须大于30%。

山东起草中药材新增品种标准

2011 年，山东省食品药品监管局下达了《山东省中药材标准》和《山东省中药饮片炮制规范》（2012 年版）新增品种的标准起草工作任务，要求相关单位在 10 月 31 日前完成。

据悉，这次新增品种包括经审查通过的苦荬菜、薄荷水、毒芹子等 70 个，新增品种的标准起草工作由品种提出单位和各市药检所等 34 家单位共同承担，由全省各地药检所、省内中药生产企业、大专院校和科研机构起草，省药检所复核。该局要求各编写单位要严格按照标准规范的具体要求组织编写，合理安排并保证起草进度。

世界中医药学会联合会通过中药配方颗粒国际标准

2011 年 4 月 16 日，世界中医药学会联合会第二届第八次理事会与第七次监事会暨首届中医全球化与人类健康高峰论坛在云南昆明开幕，云南省副省长高峰、国家中医药管理局副局长于文明、世界中医药学会联合会主席佘靖、副主席兼秘书长李振吉等，以及来自各个国家的 80 多位中医药专家共同商讨中医发展事宜。会上来自世界 20 多个国家的世界中联理事和代表讨论并通过了中药配方颗粒国际标准等。

会上讨论通过了国际中医药专业技术职称考试（评审）办法、世界中医药大会组织工作方案、世界中医药学会联合会年度优秀团体及个人会员表彰办法等。开展“濒危动植物保护与中医药可持续利用”、“中医立法与中医全球化”、“中医科学研究如何适应中医全球化”等专题讨论会，多位理事就国际中医药专业技术职称考试能否取得当地卫生主管部门的认同、中医在各个国家的发展状况及发展方向、中药在部分国家能否由食品转为药品引进等具体问题进行了交流和探讨。

会议由世界中医药学会联合会主办，云南中医学院及云南省中医医院承办。

国家中医药管理局评估验收中西医结合和民族医医院建设项目

国家中医药管理局 2011 年下发通知，将组织对中西医结合医院和民族医医院建设项目进行评估验收。

此次主要验收对象为第二批国家中医药管理局重点中西医结合医院建设单位的 10 家医院，及国家中医药管理局重点民族医医院建设单位的 10 家医院。评估验收以《国家中医药管理局重点中西医结合医院建设项目评估验收细则》和《国家中医药管理局重点民族医医院建设项目评估验收细则》为主要内容，包括特色优势发挥、人员配备与培训、临床科室建设、重点专科建设、中药民族药药事管理、中医民族医护理、中医民族医药文化建设等方面，重点是对医院内涵建设进行检查评估。

通知提出，各建设单位按照评估验收细则开展自评后，国家中医药管理局中西医结合与民族医药司将组织专家组进行为期 2 天的实地评估验收。专家组将采取听取汇报、现场质询、查阅文件资料、现场检查复核、抽查病历和临床考核等形式开展评估检查，根据评估验收细则进行打分，并形成评估验收报告。打分的结果和评估验收报告将作为评估验收是否合格的依据。

贵州大方天麻质量标准通过省级立项评审

2011 年 6 月，贵州省质量技术监督局组织省有关部门的专家对全省 133 个项目进行立项评审，《大方天麻质量标准》顺利通过立项评审。

为了保证大方天麻质量可控、安全可靠，满足塑造品牌和保护知识产权的需要，去年 6 月起，贵州省大方县科技办和质量技术监督局共同协作，聘请有关专家和技术单位参与合作，制定了天麻质量标准并于去年 11 月申报。

中药材及饮片将订二氧化硫残留限量标准

国家食品药品监督管理局 2011 年 5 月组织制订中药材及其饮片二氧化硫残留限量标准，防止中药材粗加工过程中滥用或过度使用硫黄熏蒸，保证中药质量和安全有效。该标准由国家药典委员会面向社会公开征求意见，9 月 9 日截止后将根据意见确定后发布执行，限量标准均在世界卫生组织（WHO）认可的安全标准范围内。

根据标准，对《中国药典》收载的山药、牛膝、粉葛、甘遂、天冬、天麻、天花粉、白及、白芍、白术、党参等 11 味药材及其饮片品种项下增加“二氧化硫残留量”检查项目，限度为“二氧化硫残留量不得超过 400mg/kg”；对其他中药材及饮片，在《中国药典》“药材和饮片检定通则”中增加“除另有规定外，中药材及饮片二氧化硫残留量不得超过 150mg/kg”的规定。

硫黄熏蒸是一些中药材产地粗加工过程中的一种习用方法，其应用历史较长，目的在于防霉、防腐等。目前尚无简便易行且有效的替代方法，因此，现阶段对中药材及其饮片中二氧化硫残留量控制宜分级限定。

国家食品药品监督管理局表示，限量标准发布后，将作为中药生产、检验和监督的法定依据。各级药品监管部门应加强监督、抽检力度，发现不符合标准应依法查处。

国家中医药局印发中医药临床研究基地建设四项规范

2011 年 7 月 7 日，国家中医药管理局印发了《中医药临床研究伦理审查平台建设规范》、《国家中医临床研究基地临床研究规范建设指导意见》、《国家中医临床研究基地中医医疗与临床科研信息共享系统建设基本要求》、《国家中医临床研究基地临床科研骨干能力培训大纲》四个规范指南的试行本。四个规范（指南）体现了基地“一体两翼”的总体思路，对各基地深化业务建设、提高临床科研能力具有指导意义。

建设伦理审查平台

为确保国家中医临床研究基地所开展的科研项目更为规范、研究成果更易获得认可，国家中医药管理局把伦理审查纳入第一项规范，制定了《中医药临床研究伦理审查平台建设规范》。此举也是保护受试者的权益和健康，促进高质量的临床研究的重要举措。

《规范》明确要求，开展中医药临床研究的组织机构，须根据相关法律法规、伦理指南，负责建立人体研究受试者保护的组织管理体系，明确相关部门与人员职责，保证本组织机构承担、以及在本组织机构内实施的所有涉及人的生物医学研究项目都提交伦理审查，受试者得到保护，同时保证伦理委员会独立履行职能。

《规范》中还详细规定了中医药临床研究伦理审查平台建设的质量评估要点，基地业务建设督导组适时对各基地的落实情况进行督导检查。此外，各基地单位伦理审查平台建设工作、伦理委员会成员名单、相关制度及运行情况还将定期报送至国家中医药管理局。

保证临床研究质量

《国家中医临床研究基地临床研究规范建设指导意见》旨在保证国家中医临床研究基地临床研究质量，促进学科建设，完善临床研究规范体系。

《意见》明确提出，临床研究规范制定须符合合法性、科学性、系统性、可控性和适应性五大原则，临床研究规范体系至少应包括管理制度、岗位职责、标准操作规程、技术规范和应急预案等五部分内容。《意见》所附的“国家中医临床研究基地临床研究规范文件框架”、“制定标准操作规程（SOP）的标准操作规程”和“临床研究方案设计规范”则作为各基地制定规范的参考。各基地在规范体系完成后，应加强培训，并在临床研究实际过程中认真执行规范，同时做好文字记录，使之成为保障临床研究质量的重要手段。据悉，各基地建设单位规范体系完成情况和执行记录，将成为 2012 年基地业务建设督导的重要内容。

搭建信息共享系统

《国家中医临床研究基地中医医疗与临床科研信息共享系统建设基本要求》旨在充分利用临床实践中产生的大量信息，开展高质量研究，创新中医药临床科研组织模式，构建适合中医自身特点的研究方法，进一步提高国家中医临床研究基地中医临床研究的能力和效率。

搭建“中医医疗与临床科研信息共享系统”，是遵循中医临床研究特点，针对基地利用临床实际数据开展研究中的关键技术问题，构建临床数据采集、管理与利用的技术支撑体系，实现医疗与临床科研信息共享，从而整体提高基地中医临床研究能力和效率。

基地要成立共享系统建设领导小组，组长由医院主要领导担任，成员应当包括重点研究病种负责人以及科研、信息、医务等职能科室负责人。领导小组负责制定基地共享系统建设规划；协调、组织重点研究病种技术标准体系制定、人员技术培训、硬件建设、软件系统安装、信息系统整合及运行调试等方面建设任务。

基地业务建设督导组将依据《要求》适时对各基地落实情况进行督导检查，务求 2012 年年底前至少要在重点病种研究方面应用共享系统。

固化人才培养模式

为促进中医临床科研人员培训的规范化和系统化，形成实用、高效的培训体系，促进科研人才的快速成长和能力提升，国家中医药管理局特别制定了《国家中医临床研究基地临床科研骨干能力培训大纲》。

《大纲》指出，根据国家中医药研究基地业务建设的目标要求临床科研骨干应具备：临床基地科研管理知识体系，临床科研方法学知识体系，中医临床科研所要求新方法、新技术、新模式，中药新药研发及伦理学知识。

根据实际需求，《大纲》中制定了包括基本类、实施类和提高类在内的 22 个培训专题。据介绍，通过实施本大纲，中医临床研究基地复合型人才和专业型人才达到一定数量，参加培训的中医临床科研人员不少于 1000 人；其中 80%掌握临床科研基本知识和技能，其中 20%掌握临床科研立项、设计、实施，达到学科带头人的基本要求。《大纲》制定的培养计划预计实施年限为 2 年，至 2012 年 12 月结束。

道地药材国际贸易联盟成立

道地药材国际贸易联盟2011年11月5日在山东济南成立。该联盟由世界中医药学会联合会、中国医药物资协会、世界自然基金会和东亚野生物贸易研究组织等单位共同发起。

道地药材国际贸易联盟的成立，旨在加强中医药资源的保护与可持续利用，组织世界各国中医药贸易商、批发商、中间商以及中药种植、生产企业和行业协会联合起来，充分运用现代信息网络，分享道地药材科研技术经验，汇集全球道地药材经贸信息，促进道地药材的全球公平贸易，同时采取行动共同保护中药资源，支持生物多样性的保护工作，促进生态系统的稳定和平衡，保障人类与自然和谐稳定发展。其主要任务包括开展与中医药资源保护与利用的相关培训、推动道地中药材生产种植基地和道地药材品种认证、开拓道地中药材国际贸易市场等。

调研数据显示，当前我国中药材年消耗量已达40万吨，预计未来10年内需求量将翻3番。不断扩张的中药开发与应用给中药资源保护带来压力，一些重要珍稀动植物资源已灭绝或处于濒临灭绝的边缘。

首家省级中医标准化技术委员会在广东成立

2011年11月26日，广东省中医标准化技术委员会成立大会暨第一届第一次会议在广州市举行，国家中医药管理局副局长李大宁出席会议。该技术委员会的成立将推动该省中医标准化工作，为实现中医药强省目标助力。

会议审议并通过了委员会章程、秘书处工作细则。广东省中医院副院长卢传坚担任第一届主任委员，广东省中医药学会副会长金世明担任秘书长。

人参种子种苗国际标准将定

2011年12月12～13日，国际标准化组织（ISO）中医药技术委员会（TC249）中药材工作组（WG1）第1次会议在京召开，由中国中医科学院中药研究所、中国农业科学院特产研究所等国内机构提交的人参种子种苗国际标准（草案）在会上讨论并通过。

会议由中国中医科学院中药研究所承办，以“中药材的质量和安全”为主题，重点对WG1的工作范围和工作计划、人参种子种苗国际标准（草案）等进行研讨和交流。来自中国、日本、韩国、美国、加拿大、澳大利亚、南非等国的科研机构、企业和政府标准管理部门的代表参加会议。

ISO中医药技术委员会下设5个工作组，其中中药材工作组由中国任召集人。由黄璐琦研究员和王英平研究员牵头的项目组目前已完成人参种子种苗的国际标准草案，提交本次工作组会议讨论。经讨论，通过了此标准草案，按照ISO技术委员会的工作流程进入工作草案阶段，为最终成为ISO的国际标准迈进了一大步。

据悉，中国中医科学院中药研究所作为全国中药材种子种苗标准化委员会挂靠单位，致力于我国中药材国家标准研究和制定，曾主导制定了人参的国家标准。今年8月在“人参种子种苗国际标准”获ISO立项后，该所组织专家团队，在国家标准基础上开展研究，着眼于生产实际，跟踪采收过程，按照国际研究规范，并引进新技术手段，精细展开采样、测量和实验研究，逐项进行研讨和完善。该草案对人参种子水分含量、种子宽度、饱满度、成熟度、种子生活力以及种苗测量测试等设定了分等质量标准，为最终出台首个人参种子种苗国际标准打下坚实基础。

链 接

国际标准化组织（ISO）是世界上最大的国际标准制定机构，其制定的各项国际标准在世界范围内对经济、贸易和交流合作产生巨大的影响。涉及健康和医药领域的标准化工作均涵盖在 ISO 的工作范围之内。2009 年 9 月 14 日，ISO 技术管理委员会通过中国提出关于成立中医药技术委员会的提案，成立了 TC249（中医药技术委员会）。其工作范围是研究和制定与贸易相关的中医药技术、信息、术语、服务、专用产品设备等相关标准，秘书处设在中国上海。目前已有 32 个国家和地区申请成为 TC249 成员。

新版《四川省中药材标准》施行

2010 年版《四川省中药材标准》2011 年 7 月正式实施。标准的施行，将从源头上提高和确保四川省中成药和医疗机构制剂的质量，逐步解决现行药品标准中使用的药材无法定标准的问题。

2010 年版《四川省中药材标准》是由四川省食品药品监管局主持，邀请四川省著名的中药材专家历时两年编制而成，集中体现了当前四川省中药材标准的最新发展成果。

与 1987 年版《四川省中药材标准》及 1992 年的增补本相比，新版《四川省中药材标准》变化很大：本版标准共收载中药材品种 170 个（其中新增习用品种 50 个），删除品种 101 个，更名品种 32 个，附原植物（原动物）、药材、显微特征、薄层色谱等彩色图片 642 余幅；本版标准不再收载国家标准已收载的品种，对部分与国家药品标准同名异物的品种，做了更名修订，如黄芪改为川黄芪、马勃改为川西马勃、大青叶改为南大青叶等；对个别品种植物拉丁学名做了订正；采用显微鉴别、薄层色谱及高效液相色谱等分析技术，对鉴别、检查、含量测定等项目进行质量控制的品种数大幅度提高；新增品种中收载了四川省习用的药材及藏药，并对四川省大量种植的中药材品种进行了收载，明确了质量标准。

亚健康服务规范制定工作取得巨大进展

《亚健康服务工作规范》（简称《规范》）是由中华中医药学会亚健康分会审定，中和亚健康服务中心制定的一部规范亚健康领域服务的标准。分为《亚健康中医药服务工作规范》、《亚健康服务规范·芳香调理》、《亚健康服务规范·经络调理》、《亚健康服务规范·少儿推拿调理》、《亚健康服务规范·扶阳罐调理》、《亚健康服务规范·灸法调理》、《亚健康服务规范·音乐调理》、《亚健康服务规范·刮痧调理》、《亚健康服务规范·药浴调理》、《亚健康服务规范·社区服务》十个分册。

国家中医药管理局政策法规与监督司副司长桑滨生认为，随着生活水平的提高，人们对养生保健的需求也越来越大，而最近社会发生的不良养生事件，对国家中医药管理局的标准化工作提出了要求。规范的编制适应了社会的需求，梳理了服务层面的规范,有助于使我国亚健康服务工作逐步走向科学化、规范化、程序化。

中华中医药学会亚健康分会审定

中和亚健康服务中心 制订

ZHSH/YKGF5--2011

中医养生保健技术操作规范
音乐调理

Technical Specification of Health Preservation and Prevention of Chinese Medicine Music Intervention

（试行）

中和亚健康服务中心

中华中医药学会亚健康分会 审定

中和亚健康服务中心 制定

ZHSH/YKGF2--2011

亚健康服务规范
少儿推拿调理

Specification of Serve on Sub-health Tuina for Children

（试 行）

中 和 亚 健 康 服 务 中 心

中华中医药学会亚健康分会审定

中和亚健康服务中心 制订

ZHSH/YKGF4--2011

亚健康服务规范
社区服务

Work Specification of Serve on Sub-health Service in Community

（试行）

中和亚健康服务中心

中华中医药学会亚健康分会审定

中和亚健康服务中心 制订

ZHSH/YKGF3--2011

亚健康服务规范
扶阳罐调理

Specification of Serve on Sub-health FuYangGuan. Intervention

（试行）

中和亚健康服务中心

亚健康“型态-证-体质”三位一体分型课题研究取得世界卫生组织认可

“制定中医药干预亚健康人群的适用标准和评估方法”是2010～2011中国/世界卫生组织卫生技术合作项目，该课题于2010年3月3日正式启动，旨在制定中医药干预亚健康人群的适用标准和评估方法。作为该项目的承担单位，中和亚健康服务中心组织成立了由技术委员会、专家顾问委员会、联络组、工作小组、编译委员会组成的研究团队，按照研究计划安排进行该项目的研究。

在前期工作的基础上，“中医药干预亚健康的适用标准和评估方法”项目研究团队采用亚健康“型态-证-体质”三位一体分型课题研究成果，已经制定出《“性-生殖”型态亚健康适用标准和评估方法》、《“排泄”型态亚健康适用标准和评估方法》、《“认知-应对-关系”型态亚健康适用标准和评估方法》、《“营养代谢”型态亚健康适用标准和评估方法》、《“感知”型态亚健康适用标准和评估方法》、《“活动-休息”型态亚健康适用标准和评估方法》。

目前“中医药干预亚健康的适用标准和评估方法”项目已经通过课题初步验收，取得了阶段性成果。

二 政 策

香港将全面实施中药商领牌制度

香港将于2011年1月11日全面实施中药商领牌制度。根据香港《中医药条例》的规定，经营中药材零售或批发以及中成药制造或批发业务的中药商，必须领有香港中医药管理委员会中药组发出的牌照。违例者最高可被判处监禁2年及罚款10万港元。

香港中医药管理委员会中药组主席林秉恩认为，这些措施可加强对中药的管制，更有效地打击非法经营的中药业务，同时可更有效地监察进出香港的中药。

据悉，中药组在2003年5月开始接受中药商领牌的申请，至2007年12月底，已发出约7000个中药商的牌照及过渡证明书。林秉恩呼吁市民购买中药材时，光顾领有牌照的商号。

根据香港《中医药条例》，中药商需符合法例及中药组在有关处所、卫生、贮存、设施及人员资历等方面的规定，方可获发牌照。另外，在《中医药条例》下有关36种中药材及中成药的进出口管制同时在2011年1月11日实施。

攻坚克难　把医改向纵深推进

李克强在医改领导小组第八次全体会议上强调攻坚克难把医改向纵深推进。

2011年1月18日，中共中央政治局常委、国务院副总理、国务院深化医药卫生体制改革领导小组组长李克强主持召开国务院深化医药卫生体制改革领导小组第八次全体会议并讲话。他强调，要深入贯彻落实党中央、国务院的决策部署，坚持保基本、强基层、建机制，统筹谋划，攻坚克难，把医改向纵深推进。

会议听取了医改工作接受全国人大常委会审议和专题询问情况，审议了医药卫生体制五项重点改革2011年主要工作安排、2011年公立医院改革试点重点工作安排、建立全科医生制度的指导意见等文件。

国务院医改办负责人、卫生部负责人在会上作了汇报和说明。与会同志发表了意见。在认真听取汇报、说明和意见后，李克强说，医改实施一年多来，通过各地区各有关部门积极探索，改革的成效逐步显现，人民群众得到了实惠。今年是深化医改的攻坚之年，要抓重点、克难症、下准药，加快建立新机制新模式，确保完成全年医改的重点任务。

李克强指出，要全面提升基本医疗保障水平，增强保大病能力。进一步拓展基本公共卫生服务内容，抓好重大公共卫生服务项目。基本药物制度是一项重大制度创新，牵一发动全局。要规范药品招标采购，完善补偿机制，推动基本药物制度在政府办基层医疗卫生机构全覆盖，并以建立基本药物制度为抓手，加快构建基层医疗卫生机构运行新机制，逐步解决以药养医问题。

李克强强调，队伍建设是卫生事业发展的根本保障，要在继续加强基层医疗卫生机构“硬件”建设的同时，下大力气抓紧抓好人才培养这一“软件”工程。全科医生是防病治病的多面手，是群众健康的守门人。要大力推动制度创新，通过培训基层医务人员、健全培养制度等多种方式，扩大全科医生数量，逐步实现全国5万多所基层医疗卫生机构都有适量的全科医生，大幅提高基层医疗服务水平，使群众就近就能看上病、看好病，做到早发现、早预防、早治疗。

李克强指出，公立医院是群众看病就医的主要场所，也是医改的重点和难点。今年公立医院改革试点，一要推进试点城市公立医院综合改革，着力完善内部机制，探索公立医院改革的基本路子。二要优先发展县级医院。县级医院服务9亿多群众，是上下联动的枢纽和缓解看病难看病贵的中心环节。要加大支持力度，推进综合改革，提高县级医院看大病的能力。三要转变服务理念，优化诊疗流程，在全国推行惠民便民措施。四要着力形成多元办医格局，适应人民群众看病就医多样化的需求。五要发挥医务人员主力军作用，调动他们投身医改、服务群众的积极性主动性，构建和谐医患关系。

国务院深化医药卫生体制改革领导小组成员单位和有关部门负责人参加了会议。

江苏提出“十二五”中医药强省建设战略

从2011年1月召开的2011年江苏省中医药工作会议上获悉，“十二五”期间，该省将深入推进中医药强省建设战略，使江苏省成为全国重要的中医药临床基地、中医药科研教育基地和中药生产研发基地，中医药整体实力继续位居全国前列。

会议提出，江苏以人才培养为重点，培养名医，造就名家；以专科建设为重点，形成名科，创建名院；以临床疗效为重点，保持特色，发挥优势。

“十二五”期间，江苏建设中医药强省将重点实施“高峰”战略，打造出一批引领中医药发展的标志性人物、标志性项目、标志性技术、标志性成果和标志性学科。瞄准全国中医药发展的最前沿、最高峰，建立全国中医药发展的人才高地、学术高地和医疗中心，力争在现有“高原”基础上不断形成“高峰”；从疾病治疗模式转变为融治疗、预防、养生、保健、康复、健康教育为一体的综合防治模式，探索中医“治未病”工作。从偏重简单的医院规模扩张，转变为更加注重特色优势建设，提升服务水平和能力。注重科技创新的支撑和引领作用，统筹好中医药医疗、保健、科研、教育、产业、文化的协调发展；分析解决好制约中医药发展的重点问题、难点问题和群众关心的热点问题，加大基础设施建设力度，加强优势诊疗病种的遴选和研究，加强院内制剂研究开发。

国家中医药局重点专科专病建设项目评审细则征求意见

2011年1月31日，国家中医药管理局医政司公布《国家中医药管理局“十一五”重点专科（专病）项目建设评审验收细则（征求意见稿）》，并表示今年将组织开展各项目建设的评审验收工作。

细则从科室建设、特色优势、中医疗效、协作组工作四方面对项目建设情况进行全面评审验收。内容涵盖科室门诊及住院情况、设备配置、经费投入、人员结构情况、诊疗方案、医院中药制剂、临床科研、创新、疗效评价、难点分析、协作组日常工作情况、网络平台建设等方面。并特别注重特色优势方面的评审，包括优势病种明确情况、临床路径开展情况等。

10个中药品种在欧盟申请注册

为应对2011年4月正式生效的《欧盟草药药品法案》，商务部、中国医药保健品进出口商会等部门，在全国挑选了兰州佛慈、同仁堂、广州奇星三家中药企业的10个中药品种在欧盟注册。

中药制品出口在欧盟一直受到制约。2004年欧盟颁布的《传统植物药注册程序指令》，允许中国草药产品销售7年，销售期截止2011年3月31日。在此期间允许采用传统草药简化申请的途径来获取药品的合法地位。

为应对这种形势，我国挑选了三家制药企业产品，于去年12月初在欧盟申请注册。据了解，目前，佛慈“浓缩当归丸”在欧盟传统草药注册申请已进入冲刺阶段。本月初，佛慈制药已正式向瑞典国家药品管理局提交注册申请。

2011年医师资格考试设朝医傣医

2011年，卫生部医师资格考试委员会发布公告，明确今年医师资格考试有关事项 。按照民族医考试安排，今年将正式开考朝医和傣医，并取消中医（含民族医）中师承和确有专长人员考试大纲中的西医内科学内容。

云南简化中药民族药制剂注册申请程序

云南省食品药品监督管理局2011年出台了《关于加强医疗机构中药制剂管理的通知》。《通知》简化了中药、民族药制剂的注册申请程序，支持中药、民族药院内制剂研发和使用，将对中医药事业的健康发展发挥积极作用。

《通知》对医疗机构中药、民族药制剂的注册、配制、调剂等方面有创新举措。在注册方面，凡医疗机构能够提供连续5年以上医师处方、科研课题记录、临床调剂记录等文字证明材料，100份以上相对完整临床病例，按传统方法剂型研制的注册申请，可免报材料1~17项；以民族医药理论为指导，以中医术语、病名表述功能主治的中药注册申请，审评环节增加民族医药专家参加，并在审评审批时给予加快办理。

《通知》规定，在调剂方面，对以民族医药理论为指导的医疗机构中药制剂，在配备本民族医师坐诊的医疗机构或综合性民族医院、民族医科室可以调剂使用。对具有特色的院内中药制剂及以民族医药理论为指导的中药制剂，经批准可以调剂使用。

国家历期五年规划有关中医药内容

“一五”计划（1953-1957）

积极地发挥中医的力量和作用，认真地做好团结和提高中医的工作，整理和研究中医的经验，并组织对于中医中药知识的学习，搜集、整理民间的秘方，去掉其中不合理的部分，吸收其中一切合理的有效用的部分，继续地改进和提高，借以丰富我国的医药科学。有计划地提高中药的产量和质量，降低中药的成本和价格，并加强中药的收购和供应的工作。

——摘自第九章“提高人民的物质生活和文化生活的水平”的第一节“提高人民的物质生活水平”/（四）人民保健事业的发展

“六五”计划（1981-1985）

继续坚持城乡兼顾、中西医结合的方针，加强城乡各级医疗卫生机构的建设，努力发展医疗卫生事业，使人民的医疗卫生条件进一步改善。

五年内，增加专业卫生人员 60 万人，平均每年增加 12 万人。中西医生五年增加 23 万人，其中医师增加 18 万人。到 1985 年，全国专业卫生人员达到 421 万人，中西医生达到 138 万人，其中医师 89 万人。团结中医、西医、中西结合医三支力量，充分发挥他们的作用。

——摘自第三十四章“卫生、体育事业”的第一节“医疗卫生”

“七五”计划（1986-1990）

（三）积极发展中医事业。重点搞好中医药研究基地的建设。有计划地积极发展中医机构和中医病床，争取达到一般市、县都有一所中医医院或中医门诊部。

——摘自第五十章“卫生和体育”的第一节“卫生保健事业”

“九五”计划（1996-2000）

继续振兴中医药事业，促进中西医结合。

——摘自九、实施可持续发展战略，推进社会事业全面发展/（五）卫生

“十五”计划（2001-2005）

促进数字化电子产品、新型显示器件、光电子材料与器件、现代中药、卫星应用等高技术的产业化，支持各行业发展高技术产品。

——摘自第四章“优化工业结构，增强国际竞争力”的第二节“发展高技术产业”

大力发展中医药，促进中西医结合。

——摘自第十九章“增加居民收入，提高人民生活水平”的第三节“发展卫生、体育事业”

“十一五”规划（2006-2010）

以中西部地区乡镇卫生院为重点，同步建设县医院、妇幼保健机构、县中医院（民族医院）。

——摘自第九章“深化农村改革”的专栏 4“农村医疗卫生服务体系”

保护和发展中医药，加强中医临床研究基地和中医医院建设，推进中医药标准化、规范化。整合优势医学科研资源，加强对重大疾病的研究。

——摘自第四十章“提高人民健康水平”的第三节“加强中医药和医学科研工作”

加强中医临床研究基地和重点中医医院建设。

——摘自第四十一章“加强公共安全建设”的专栏 16“公共服务重点工程/公共卫生 ”

建设一批重大疾病防治疫苗和基因工程药物产业化示范工程，完善现代中药体系，提高新药创制能力。

——摘自第十章“加快发展高技术产业”的专栏 5“高技术产业工程重大专项/生物医药”

加强中药资源普查、保护、开发和可持续利用，建设中药资源基地，大力发展中药产业。

——摘自第十三章“调整原材料工业结构和布局”的第二节“调整化学工业布局”。

陕西抓实中医药10件大事

从陕西省中医药管理局了解到，2011年陕西中医药系统将以重点抓好中医医疗基本建设等10件大事为切入点，着力促进全省医药卫生体制改革取得新成效。

一是加快中医医疗机构基本条件建设。再增加6000万元投入，加快陕西省中医医院建设；启动省级中医药临床基地项目，建设4所省级中医药临床基地、1所教学基地、1所中西医结合研究基地；启动市县中医院标准化建设项目，20万以上人口的县区年内都要有1所县级中医院达到二级甲等水平。二是开展中医药特色优势能力建设。在县级以上中医医院开展特色优势突出的重点专科建设，形成中医药优势明显的专科群。开展第二次名中医评选活动，举办西学中班，为乡镇卫生院免费定向培养50名中医、为社区培养200名中医类别全科医师。三是强化中医医疗服务质量管理和监管。深入开展等级评审，将突出中医药特色为主题的管理年活动考核情况作为医院等级评审的重要依据，强化中医医疗机构及广告审批、医疗质量监测和中医执业医师注册工作。四是加快中医药科研创新。组织开展2011年中医药科研课题招标工作，大力培育中医药重点科研课题，积极申报省部级以上科研项目与成果，加大中医药科学研究与企业间的协调力度，促进中医药科研成果转化。五是举办孙思邈养生保健节。大力弘扬中医药文化，推进中医药知识进教材、进课堂，提高对中医药文化的普遍认同。六是鼓励城乡居民看中医、用中药。提高城镇职工、居民和参合农民政策范围内门诊、住院中医药费用报销比例，并在现有报销比例基础上提高10%；提高中药汤剂和针灸项目新农合补助比例，补助标准提高10个百分点，住院费用中的中医药汤剂和针灸补助比例提高到85%以上；中药汤剂和针灸治疗门诊统筹由乡村两级扩大到全省各级医疗机构。七是开展公立中医院改革。重新核定县级中医院机构编制，制定和实施县级公立医院编制试行标准。全面完成46个县（区）卫生管理县镇一体化改革试点任务。每所中医院采取托管等方式管理1~2所乡镇卫生院。抓好37个县（市、区）开展县级公立医院改革试点工作，落实试点县区的县级中医院全额预算管理政策。八是设立中医药能力建设专项资金。从今年起，省财政每年预算安排中医药能力建设专项资金3600万元，在每年新增财力卫生投入中用于中医的比例不低于1/4。九是编制实施中医药中长期发展规划。将发展中医药事业目标任务列入各级政府年度考核指标。及时协调解决工作中的难点、焦点和重点问题，扶持中医药事业发展。十是召开发展中医药大会。

海口市出台意见加快发展中医药

2011年，海南省海口市政府常务会议原则通过《海口市人民政府关于进一步加快中医药事业发展的意见》，鼓励发展中医药事业。

《意见》提出，加大对中医药发展的扶持力度，为中医药发展提供良好的物质条件和制度环境。构建和完善中医医疗和预防保健服务体系，形成以市中医医院为骨干，以镇卫生院、社区和个体中医服务网点为基础，涵盖预防、医疗、康复、保健养生功能的中医医疗保健服务体系。推动中医药服务和科学知识进乡村、进社区、进家庭。

《意见》提出培养一批知名中医师，打造一批中医名科，以特色优势打造中医名院，促进非公立中医医疗机构发展，完善中医药教育，加强中医药临床科研和学术创新。以海南建设国际旅游岛为契机，鼓励、引导和支持中医康复保健旅游产业的发展。

贵州德江天麻列入全国标准化示范区项目建设

2011 年国家标准委下发了第七批全国农业标准化示范区项目，贵州省德江县的天麻标准化栽培被列其中。

列入标准化示范区项目后，德江天麻将切实加大种植面积，今后 3 年预期栽培天麻 30 万平方米，通过制订从制种、栽培、加工、销售、产品质量等一系列标准来推动德江天麻规范化栽培、标准化加工，将其培育成全国知名品牌；另一方面积极引导有实力的企业进行天麻深加工，延伸产业链，研发出天麻干片、天麻粉、天麻银杏速溶茶等产品，大力拓展市场，着力促进天麻产业持续健康发展。

目前，该县正着手建立萌发菌、蜜环菌生产工场，提高天麻生产菌种自我配套供给能力。同时，加大对企业、农技干部、天麻大户的技术培训力度，狠抓生产流程规范化等建设。

中医药纳入基本公卫服务项目

如果家有 6 岁以下儿童，2011 年以后，孩子可依不同年龄享受每年 1～4 次不等的包括中医保健在内的健康管理服务，而且这项服务是免费的。这是 5 月 24 日卫生部新闻发布会通报的今年 10 项国家基本公共卫生服务项目之一。卫生部还要求，在健康档案、妇幼保健、慢性病患者管理等基本公共卫生服务中要充分发挥好中医药的优势，利用中医药适宜技术为居民提供预防保健服务。

2011 年，调整后的国家基本公共卫生服务项目包括 10 大类 41 项。人年均基本公共卫生服务经费标准由 15 元提高至 25 元，各级财政投入资金总额将达 300 多亿元。新增经费主要用于扩大覆盖人群、提高服务质量和增加服务项目和内容等三个方面。

目前，基本公共卫生服务项目取得进展和成效。截至 2010 年底城镇居民和农村居民健康档案累计建档率分别达到 48.7%和 38.1%，超额完成 2010 年医改任务目标。

《中药资源分类与代码》国家标准研制完成

2011 年 10 月 17 日，由国家中医药管理局科技司组织专家组对公益性行业科研专项“《中药资源分类与代码》国家标准制定”进行了验收。

项目由中国医学科学院药用植物研究所牵头，中国测绘科学研究院和中国中医科学院中药研究所参加。项目组在立项一年来的工作中，通过对中药资源的分类体系及编码体系的研究，制定了《中药资源分类与代码》国家标准草案，并研发了该标准草案的网络化查询系统，为即将展开的第四次中药资源普查的数据库建设奠定了基础。

据了解，《中药资源分类与代码》将为中药资源空间数据提供通用技术标准，为中药资源普查数据库建设和网络化共享提供统一规范的标准化支持。项目组研发的国家中药资源数据网络化查询系统，为用户查询、访问和使用中药资源数据信息提供了规范化的信息描述，不仅促进了中医药行业与社会其他部门之间的信息共享、信息交流，在推动中药资源信息的管理、中药现代化和国际化等方面也将起到重要作用。

我国提前实现基本药物制度基层全覆盖

国务院医改办公室2011年9月1日在京宣布，我国基本药物制度初步建立。截至目前，全国各地政府举办的基层医疗卫生机构全部配备使用基本药物，并实行零差价销售，提前半年实现了基本药物制度基层全覆盖的医改目标。

其中，安徽、黑龙江、上海、四川、重庆、云南、甘肃、青海、宁夏等9个省份还同步在村卫生室实施国家基本药物制度。

截至目前，全国共有２５个省份出台新的基本药物采购机制文件。其中，安徽、山东、四川、黑龙江等１３个省份完成了新一轮采购，江苏等7个省份正在开展采购工作。

实施国家基本药物制度后，药品销售价格明显下降，平均降幅达25%；报销比例明显上升，这一升一降使老百姓在医改中得到了实惠。新农合和城镇居民医保政策范围内住院费用报销比例，已达６０％以上，部分统筹地区提高到７０％。超过９０％的统筹地区开展了门诊统筹。

国家基本药物制度包括国家基本药物目录的遴选调整、零差率销售、医保报销等相关政策办法，涉及国家指定的 307 种药品和各地增补的各类药品，基本能满足百姓看病的需要。

基本公卫中医药项目成立协作组

为更好地开展基本公共卫生服务中医药服务项目试点工作，国家中医药管理局 2011 年决定成立基本公共卫生服务中医药服务项目儿童和孕产妇中医健康管理试点地区协作组、老年人中医健康管理试点地区协作组、高血压和糖尿病患者中医健康管理试点地区协作组、中医健康教育试点地区协作组，并明确了组长单位和副组长单位。

儿童和孕产妇中医健康管理试点地区协作组共有 13 家单位，广东省佛山市南海区卫生局为组长单位。老年人中医健康管理试点地区协作组共有 31 家单位，山东省青岛市卫生局为组长单位。高血压和糖尿病患者中医健康管理试点地区协作组共有 21 家单位，北京市东城区卫生局和上海市闸北区卫生局为组长单位。中医健康教育试点地区协作组共有 32 家单位，上海市浦东新区卫生局为组长单位。

国家中医药管理局要求各单位加强交流，相互学习，共同研究中医药服务纳入基本公共卫生服务的模式和内容。

延安出台意见推县级中医院改革

●全部实行财政全额预算，医院历史债务由县区财政逐年消化

●医院业务收入的 50%用于医务人员绩效奖励，50%用于医院的运转和发展

●设立公立医院人才奖励资金和外聘高级医务人才和学科带头人的薪金

2011 年 11 月，陕西省延安市出台《关于推进县级公立医院综合改革的实施意见》，明确了对县级中医院改革的具体措施，全力推进全市 13 个县区县级中医医院改革。

《意见》提出，县级中医医院作为作为县域公立医院的重要组成，要以财政投入补偿机制为切入点，以创新医院运行管理机制为抓手，以充分调动和保护医院和医务人员的积极性为重点，健全与提升县域医疗卫生服务体系，努力提高县级中医医院医疗技术水平和服务能力。

一是明确了县级公立中医医院功能定位。县级公立中医医院是承担县域居民基本医疗服务、常见病多发病诊疗、危急重症病人救治、重大疑难疾病初诊处置和转诊、适宜技术推广应用、自然灾害及突发公共卫生事件应急处置、乡镇卫生院及基层卫生人员教学培训和技术指导等工作的非盈利性医疗机构。

二是明确了建立县级中医医院财政补偿机制。县级中医医院全部实行财政全额预算，医院的基本建设、基本设备购置、重点学科发展、人员工资、符合国家规定的离退休人员费用、运行经费以及政策性亏损由县级财政全额负担，医院历史债务由县区财政逐年消化。县级中医医院承担的公共卫生服务、突发公共卫生事件应急处置、其他政府指令性任务及“三无”病人救治费用由县级财政给予专项补助。

三是明确了创新县级中医医院运行机制。中医医院要实行院长聘任制和任期目标责任制，医务人员实行聘用制和岗位管理责任制。建立严格的人员准入机制，力争三年内落实人员编制，适当提高中高级职称设置比例。深化分配制度改革，按照量化考核、优绩优酬的原则制定绩效工资考核分配方案，以岗定薪，岗变薪变，重点向业务技术骨干和临床一线医护人员倾斜。医院业务收入的 50%用于医务人员绩效奖励，50%用于医院的运转和发展。从 2011 年 11 月起，公立中医医院不得产生新的债务。

四是完善了县级中医医院内部管理机制。建立健全医疗质量和医疗安全持续改进的考核评价体系，推行同级医院检查结果互认，降低大型医疗设备检查费用。鼓励和支持县级公立中医医院引进新技术、新设备，发展特色优势专科。扩大临床路径管理病种数量，有条件的县级中医医院开展临床路径管理力争达到 30 个。

五是加强了县级中医医院监管。卫生行政部门对辖区中医卫生机构、人员、技术、设备依法实行全行业统一规划、准入、监管监管及院长的履职、聘任、奖惩实施考核。

六是加强了卫生人才队伍建设。各县区中医医院要制定优惠政策，招录、聘用和吸引高等医学院校本科以上毕业生。建立县级中医医院医技人员定期到乡镇卫生院和社区卫生机构服务的制度，并与职称晋升挂钩。到 2013 年，本科以上专业技术人员达到 30%以上。各县区中医医院要设立公立医院人才奖励资金和外聘高级医务人才和学科带头人的薪金，列入县区财政预算。

《意见》还明确指出，各县区政府是县级公立中医医院综合改革的责任主体，要认真履行政府医疗卫生投入责任，落实公立中医医院财政补偿政策，形成制度化、常态化的补偿机制。此外，还对筹规划县域医疗卫生资源、药品零差率销售、县镇一体化管理、卫生信息化建设等方面提出指导意见。

三 科 研

三项肌萎缩研究通过专家鉴定

国家重点中医专科——河北以岭医院肌萎缩专科在攻关世界性疑难病肌萎缩方面又通过 3 项省级科研成果鉴定。

通过省级成果鉴定的 3 项研究课题，其中“参芪强力胶囊治疗腓骨肌萎缩症的理论与临床研究”，首次提出了“奇经亏虚，络气虚滞”是腓骨肌萎缩症的主要病因病机，创立了“充养奇经，益气通络”治疗大法，突破了该病传统治疗观点，可明显改善患者症状，且未发现毒副作用和不良反应，从而为该病患者找到了有效治疗药物和方法。

“中药配合针灸治疗眼肌型重症肌无力临床研究”，提出了“从奇经络脉论治眼肌型重症肌无力”的新观点，确立了“温里奇阳、益气振颓、通畅络气”的治疗原则，并据此创立了采用中药制剂参茸强力散配合针灸治病的特色疗法，有效提高患者生存质量和生活能力，防止进一步发展成为全身型重症肌无力。

“补肝柔筋方治疗强直性肌营养不良症临床与机理研究”提出“肝虚气弱、阴血亏损、筋脉失养”为该病的中医发病机制，确立了从肝论治该病的治疗原则，并据此创立了以“补肝柔筋方”施治的治疗方法，可明显改善患者的肢体乏力、肌肉萎缩、四肢发凉等临床症状。

河北中医药治疗艾滋病取得实效

王振岭 陈振山

2011 年 1 月，中医药报记者在河北省中医药管理局召开的中医药治疗艾滋病试点项目工作暨表彰会议上了解到，河北省作为全国首批五个中医药治疗艾滋病试点项目省之一，经过 6 年多的辛勤工作，已累计治疗艾滋病感染者 216 人，显著改善了患者的临床症状，提高了他们的生活质量，较好地发挥了中医药简、便、验、廉的特色和优势，患者反映良好，充分体现了中医药参与重大疾病防治的重要意义。

领导重视　政策支持

河北省及卫生厅领导对中医药治疗艾滋病试点项目工作高度重视，专门成立了河北省中医药治疗艾滋病领导小组及专家组，各市县也成立了相应的领导小组及专家组。各级领导多次作出批示，在人员、资金、设备等方面都给予大力支持。河北省副省长孙士彬、省卫生厅厅长杨新建、省中医药管理局局长段云波等有关领导多次深入基层调研，看望参加义诊宣传及参与治疗的医务人员，参加试点项目的工作总结汇报会，及时解决工作中发现的问题，从而保证了该省中医药治疗艾滋病试点项目的顺利开展。

为了鼓励艾滋病感染者接受治疗，河北省积极实行“四免一关怀”政策：一是对农村居民和城镇未参加基本医疗保险等医疗保障制度的经济困难人员中的艾滋病病人免费提供抗病毒药物。二是为自愿接受艾滋病咨询检测的人员免费提供咨询和初筛检测。三是为感染艾滋病的孕妇提供免费阻断药物及婴儿检测试剂。四是对艾滋病人的孤儿免收上学费用。五是对生活困难的艾滋病病人纳入政府救助范围，按照国家有关规定给予必要的生活救济，积极扶持有生产能力的艾滋病病人开展生产劳动，增加收入。加强艾滋病防治知识的宣传，避免对艾滋病病人的歧视。

全员培训　规范管理

为了切实搞好中医药治疗艾滋病工作，河北省中医药管理局还组织全省专家组成员参加了“全国中医药艾滋病试点项目”启动培训会。会后，省市县专家组根据《五省中医药治疗艾滋病临床技术方案》，又对县、乡、村相关医务人员进行了全员培训。通过培训，使参与中医药治疗艾滋病工作的所有医务人员均掌握了艾滋病防治的基本知识、技能和技术方案，建立起一支稳定的中医药治疗艾滋病队伍，为项目的顺利实施提供了技术保障。

为确保项目顺利实施，该省加大管理力度，建立健全了一系列相关制度：一是明确主管医师职责，实行主管医师责任制，要求辨证论治准确，观察登记细致。二是制定工作流程，做到药品的计划、运输、贮存、发放、统计以及处方、煎药等各个环节无遗漏。三是制定财务工作制度，确保按照规定合理使用项目资金。四是建立保密管理制度，实行微机化管理，档案管理专人负责，专柜管理。五是建立药品发放服药制度，无论是送药还是患者到医院或防疫部门取药，每位服药者均有一名服药监督员监督服药，做到送药到手，服药到口，服后再走。六是建立了医务人员职业防护制度，严防因职业暴露而引发感染，严格遵守医疗垃圾处理方案，杜绝医源性感染发生。

发挥优势 凸显特色

河北省中医药治疗艾滋病试点项目工作开展后，为了提高疗效，各级专家组成员积极探索艾滋病的中医发病机理和病因病机规律。

省级专家组根据河北省十二大名中医、博士生导师、河北省中医院院长李佃贵教授“浊毒理论”及中医学的“治未病”思想，在全国率先提出“从浊毒论治艾滋病”的新思路，结合李东垣“元气学说”，开展了化浊解毒、健脾益气法治疗艾滋病前期患者的临床研究；永清、固安县专家组开展了中药内服外洗治疗艾滋病患者服用 HAART 所致外周神经损害的临床观察；沙河市专家组改良创新了艾灸疗法，采用艾灸配合中医辨证治疗 HIV/AIDS 患者。

以上治疗方法均取得了良好疗效，凸显了河北省中医药治疗艾滋病试点项目的特色和优势。据对 219 例接受治疗的艾滋病感染者进行临床观察显示：上述中医药特色疗法能显著改善患者临床症状，对发热咳嗽、纳呆、腹泻、呕吐、自汗、乏力、头痛等症状有明显疗效，治疗满 12 个月、满 24 个月、满 36 个月、满 48 个月和满 60 个月的总有效率分别为 60.6%、81.7%、87.2%、83.3%和 85.7%。

开展科研　加强交流

为了探索中医药治疗艾滋病的新思路、新方法，各级专家组成员还在河北省中医药管理局的直接领导下，在各级相关领导的支持下，积极开展科研交流活动。

河北省中医院联合永清县、沙河市、固安县中医院协作承担了由中国中医科学院牵头的艾滋病和病毒性肝炎等重大传染病防治科技重大专项“十一五”课题“中医药治疗艾滋病疗效评价标准研究”、“中医药防治艾滋病、病毒性肝炎等疾病临床科研一体化技术平台体系构建及应用研究”，以及由北京地坛医院牵头的艾滋病和病毒性肝炎等重大传染病防治科技专项“十一五”课题“中医药防治艾滋病临床基地建设”等 3 项国家级课题；申报立项了省科技厅科研课题“解毒化浊、健脾益气法对艾滋病前期病毒载量及免疫功能的影响”研究。永清县、沙河市、固安县中医院还独立申报立项了省卫生厅科研课题。

据统计，近五年来，河北省中医药治疗艾滋病试点项目医务人员就申报立项国家级、省级、厅局级艾滋病防治科研课题 8 项，发表相关学术论文 20 余篇，参加国际国内学术交流会议 60 余人次。

通过申报和研究科研课题，大大增强了河北省中医药防治艾滋病医务人员的科研意识，提高了科研素质及临床技能，对提高艾滋病防治水平具有积极意义。

973 中医基础理论专项获进展

2011 年 1 月 15～16 日，973 计划中医理论专项 2010 年度交流会在上海举行。记者从会上获悉，973 计划中医理论基础研究专项自 2005 年启动以来，取得重要进展，已开展 21 个专项研究，其中 7 个已通过项目验收，国家财政已累计投入 3.47 亿元经费支持。国家中医药管理局副局长李大宁出席会议，对下一步工作开展提出建议。

李大宁对下一步开展该专项提出四点希望：首先，继续加强顶层设计，力争在影响和制约中医药发展基础性理论问题上，找到重点突破的方向；其次，认真总结中医理论专项组织和管理经验，特别是在促进多学科合作，推动项目、人才和基地建设统筹以及评价管理等方面的经验；再次，更好地发挥专项专家组对中医理论专项实施的指导作用，做好战略规划、顶层设计和追踪指导检查，指导和帮助项目首席科学家做好总结和成果提炼工作，保证专项健康发展；最后，做好成果梳理工作，要注重及时总结立项项目、研究课题在研究过程中取得的有价值成果和研究内容，要站在全行业角度筛选学术和科研的闪亮点，加强不同学科和优势团队的协作交流，争取更大的突破。

李大宁说，中医理论专项的开展要紧紧把握 973 计划的立项宗旨，结合中医药行业的实际情况和学科特点，把握好研究方向，加强对目标的凝练、对思路的梳理、对设计的强化、对设计的规划，寻找到研究的最佳切入点。

该专项的实施不仅调动了全国中医理论研究的优势力量，取得了一批创新成果，也培养和锻炼了一批人才队伍。据悉，973 计划在“十二五”期间将加强对中医理论基础研究的支持力度，继续尊重中医规律、鼓励交叉融合，调动和引导多方力量参加中医理论专题研究。

会议由科技部基础司和国家中医药管理局科技司主办，由上海中医药大学和 973 计划中医理论专项办公室承办。21 个研究项目的首席科学家和研究团队、相关领域科学家共 300 多人齐聚一堂，交流 973 计划中医理论专项实施以来取得的科研工作经验和成果，对“十二五”期间中医基础理论研究的重点关注方向和热点问题等进行研讨。

中药炮制共性技术研究取得进展

备受关注的“十一五”国家科技支撑计划中的中药相关研究课题目前已接近尾声。其中，作为该课题当中子项目之一的中药饮片炮制技术及设备研究日前通过国家中医药管理局项目验收。负责该项目的科技司相关人员介绍，该项目中的部分课题在关键技术研究方面取得了新的突破，形成了一批高水平的研究成果，部分成果已实现产业化，产生了显著的社会效益和经济效益。

为详细了解中药炮制技术研究取得的新进展，2011 年 1 月中医药报记者采访了该项目的主要负责人，辽宁中医药大学教授贾天柱。

首次进行炮制共性技术研究

“过去对中药炮制的研究总是局限在单品种研究，这次我们把 10 种炮制技术进行共性技术研究，这样不仅可以逐个研究各技术及代表性饮片的炮制原理，还可以阐明各共性炮制技术的科学内涵，建立炮制共性技术和饮片质量的评价标准，同时改进或创制与各技术相应的可控式炮制设备。”贾天柱说，这样不仅能更好地为饮片企业和临床服务，提供质优效确的饮片，同时更有利于保证中医临床的疗效。

这一思路使该项目研究取得突破性进展，课题组围绕炒制、炒炭、煅制、蜜炙、盐炙、酒醋炙、蒸制、复制、润制、制霜等 10 个共性技术及代表性饮片的炮制原理、共性技术和饮片质量标准、可控式炮制设备等各环节开展了较为系统的研究工作。各技术以品种为支撑，采用正交设计，多指标分析等方法控制质量，从辅料用量与加入方式，炮制温度与时间等方面进行了优化与提炼，制定了炒制等工艺参数明确的共性技术 11 项，初步阐明了炮制共性技术的科学内涵，并制订了 11 项共性技术 SOP（即标准作业程序）和 47 个单品种 SOP 等。

据介绍，课题建立的科学规范的炒制等共性技术，具有很强的实用性，目前已创造了客观的经济效益。“通过本次共性技术研究，解决了共性技术数据化问题，在以往经验炮制的基础上又前进了一大步。不仅可以提升中药饮片行业生产力水平，也为饮片行业相关研究提供了新的思路和方法。”贾天柱说。

阐明原理规范操作

在中药的炮制过程中，某些药物的理化性质产生不同程度变化的原理一直是科研攻关的难题之一。贾天柱表示，这次研究他们在揭示各炮制技术与品种炮制的科学内涵上有所突破。在中药的炮制过程中，有的成分被溶解出来，有的成分被分解或转化成新的成分，有的成分其浸出量也有减增等，所有这一切对中药药性与疗效都有密切关系。因此研究中药炮制前后理化性质的变化对探讨中药炮制原理具有重大意义。

研究发现，炮制导致毒性降低是毒性成分的质变和量变所致，而炮制增效则是有效成分的量变和质变以及辅料等所致。例如，醋炙使毒性成分降低而减毒、制霜加热使毒性蛋白变性而减毒；多数中药炮制后有效成分增加而增效，如何首乌、山茱萸等。再如黄柏盐炙后小檗碱转化为小檗红碱而增强抗癌作用、炒炭后可增强内源性和外源性止血作用、酒炙后可增强溶出作用、醋炙可使生物碱成盐而增加溶出、煅制可使药材的疏松度而增加溶出等等，均可增强疗效。这些原理的阐明都有力地说明了中药炮制的科学性，为中药得到更广泛的认可奠定了理论基础。

据介绍，项目在首次制订了炒炭、酒炙、醋炙、盐炙、蜜炙、煅制、蒸制、复制、制霜等 11 种共性技术标准操作规程的同时，还通过科学合理的可操作性、可控性较强的工艺优化，确定了工艺参数，并经过中试验证确立了生产条件，“为生产出合格的有效、安全、可控的优质饮片制定了范本”。贾天柱说。

此外，项目组还与设备厂、饮片厂合作，经过认真研究与实践，制订了程控式煅药炉、智能化鼓式炒药机等 10 个设备操作技术的标准操作规程，并首次建立了 47 种中药饮片炮制标准操作规程，经过小试、中试，多指标优化与实践，制订了侧柏炭、煅石膏、酒炙地龙、槟榔、盐黄柏、巴豆霜、蜜炙甘草、酒蒸山茱萸、制南星等炮制工艺的标准操作规程。

进入药典的标准最多

贾天柱介绍说，中药炮制研究项目的另一重要突破在于，采用现代 GC、HPLC、GC/MS、HPLC/MS、ICP/MS 等先进技术，进行多指标分析，建立了酒、醋、蜂蜜、盐、黑豆等辅料的标准以及 61 种饮片的质量标准。其中侧柏炭等 10 种饮片标准已收入《中国药典》（2010 版）中，为目前项目研究之最。“该标准的实施，必将推动相关饮片及其制剂质量水平的提高，保证临床用药的安全。”贾天柱说。

在研究过程中，各技术均按照《中国药典》的标准模式及其附录的技术要求，对各代表性中药饮片进行了较为深入的研究。“大部分标准都用 HPLC 方法测定，还有用新的电雾式检测器，如盐知母中菝葜皂苷元的测定。矿物药大部分都做了 X 线衍射分析。半夏炮制品用电镜分析其中的草酸钙针晶。前胡用白花前胡甲素、乙素和 E 素建立了专属性较强的质量标准。芫花建立了波长切换法同时测定芫花素和芫花酯甲的测定方法。个别用到 HPLC/MS，GC/MS 等，建立了各代表性中药饮片切实可行的质量标准。”贾天柱说。

值得一提的是，此次研究专门对含有辅料制法中的辅料进行了认真研究，完成了蜂蜜、食盐、黄酒、米醋、黑豆、生姜、白矾、麦麸的研究与提高，制定了质量标准。“迄今为止，我国的诸多炮制辅料尚没有质量标准。我们这次专门增加了辅料的研究，使这几种辅料的标准都有不同程度的提高，可用于相应技术的辅料炮制质量监控。”

申请与获得专利最多

贾天柱介绍说，本次课题研究是“内容最多、任务最重”的一次，但也是成果最多的一次，光是项目研究期间获得的发明专利就有 5 项，另外还有 18 项发明专利正在申请。

“去油制霜最初没有设备，多是手工，用吸油纸包裹，然后用热砖压制或用电熨斗压制，效率极低，质量也难以达到要求。”贾天柱说。课题组一开始研制了千斤顶式的制霜机，因其存在效率低、漏油等问题，最后经过改良他们首创研制了液压制霜机。经过反复的研究、试验，终于使该制霜设备达到一次压榨、物油分离、一次成霜的效果。“液压制霜机一次成霜就目前来说是全国首创。”贾天柱说。

同样属于项目首创的还有蜜炙炙药锅、煅制设备的研制与应用。据介绍，蜜炙技术与其他炮制技术比有其特殊性，需要炼蜜，炒制也较麻烦。“过去没有单独的蜜炙设备，与其他炮制技术一样都在一个炒药机内进行，但不易观察，也不易控制其质量。”为解决这一问题，课题组研制了新的蜜炙炙药锅，使其自动化和可控性程度大幅度提高。贾天柱介绍说，他们研制的桨叶根据根茎块状类药物和全草类药物制备了宽广型和细窄型两种不同搅拌桨，可以灵活选择搅拌桨，有效解决了搅拌过程中存在死角、搅拌不匀等问题。

据介绍，该项目的科研成果转化与推广目前已经开展，光是通过改进或创制的炮制设备，就可以降低炮制过程中烟尘之类的污染，达到自动、可控的效果。“目前已经出售多台设备，创造经济效益 100 多万元。”贾天柱说。研究所取得的成果，不仅有利于饮片行业的发展，而且能推动饮片行业的快速进步，促进中药炮制学科的发展。

此外，项目研究期间共发表论文207篇，还有论文首次在SCI收载源发表，“这说明中药炮制正在走向世界，正在为越来越多的人所关注。”贾天柱说。

北京中医药大学科研工作硕果累累

2011年1月12日，北京中医药大学召开“十一五”科技总结大会。“十一五”期间，该校科技奖励再创新高，获国家级奖4项、省部级奖67项。

据介绍，“十一五”期间，该校科技工作成绩显著，国家级项目中标253项，省部级项目中标310项。在973计划项目申报方面，获得科技部973项目首席3项，课题18项，再次证实了学校的科研实力和承担国家重大项目的能力；国家自然基金项目申报方面获160项，中标项目数连续7年居全国中医院校榜首；国际科技合作项目申报方面，“十一五”期间先后获11项，中标项目数连续5年居全国中医院校首位；学校项目经费获得重大突破，科研项目中标总经费3.71亿元。其中，国家级项目中标总经费2.29亿元。省部级项目中标总经费8388万元；学校科研专利快速增长，申报专利54项，授权专利18项。

科研基地建设是学校科技创新工程的一项重要内容。“十一五”以来，北京中医药大学新增省部级以上科研基地32个，基地建设为学科发展、科技创新搭建了良好的研究平台，也为把学校建设成为研究型大学奠定了良好的科技基础。此外，学校人才培养与团队建设有了显著发展，新增各类科技人才与团队27个。其中，教育部“长江学者和创新团队发展计划”创新团队2个，教育部“长江学者”特聘教授1人，国家自然科学基金委员会杰出青年基金资助1人，人事部“新世纪百千万人才工程国家级人选”4人，教育部新世纪优秀人才16人，北京市科技新星15人，第五届青年女科学家提名奖1人。

据悉，“十二五”期间学校将抢抓机遇，实现在人才、成果、条件、管理”四大目标的全面突破，使北京中医药大学成为世界一流中医药科技创新人才培养的摇篮、原始创新的源头、科技服务平台和国际科技交流中心。

浙江老年关怀医院中风病中医诊疗规范获省科技进步二等奖

浙江老年关怀医院承担的《中风病（脑梗死）中医诊疗规范的研究》，最近获2010年度浙江省中医药科学技术奖二等奖。据了解，其研究成果尤其对基层医院应用中医药诊治中风病具有指导作用。

浙江老年关怀医院院长刘英斌主任中医师领衔的课题组，从2008年起，对300例入院中风病患者，根据中医辨证分为3组，然后随机分为治疗组及对照组各150例。对照组均为中西医结合常规扩血管治疗以及针灸、推拿、穴位敷贴等综合治疗；治疗组在对照组基础上分别加用该院自拟的中风1号、2号、3号协定方中药方剂，21天为一疗程，按国家有关“中风病诊断与疗效评定标准”统计结果显示，两组总有效率和临床分证疗效均有显著性差异（$P<0.05$），表明中医单病种的规范治疗达到了提高中风病疗效的目的。这一研究已形成了“中风病（脑梗死）中医诊疗规范”文本，具有一定的临床应用价值。

13 项成果获中国针灸学会科学技术奖

2011 年 1 月 22 日，首都针灸界 2011 年新春联谊会暨第三届中国针灸学会科学技术奖颁奖大会在京举行，共有 13 项科研成果获奖。卫生部副部长、国家中医药管理局局长王国强，国家中医药管理局副局长吴刚、李大宁出席大会，并为获奖代表颁奖。

吴刚希望针灸界同仁抓住时机，总结经验，在继承和发扬传统针灸特色及优势的基础上，以创新针灸理论、提高针灸疗效为重点，不断提升科技创新，增强针灸医学的市场适应力、国际竞争力和学科发展力，对促进人类健康素质的提高做出应有贡献。

2010 年中国针灸学会科学技术奖申报项目经单位推荐、形式审查、初评、公示和终评，最终授予“艾灸足阳明经穴诱导热休克蛋白修复急性胃黏膜损伤机制的研究”等五项科研成果为二等奖，授予“电针改善糖尿病性外周神经病变和学习记忆障碍的实验研究”等八项科研成果为三等奖。一等奖空缺。

中国针灸学会科学技术奖是经国家科学技术奖励工作办公室批准设立，授予在中医针灸科学领域基础研究和临床应用研究中取得优秀成果的集体和个人。

会上，还表彰了获得全国优秀科技工作者称号的中国中医科学院针灸研究所所长朱兵和成都中医药大学副校长梁繁荣。

针灸理论研究创新有成绩

中国中医科学院针灸所针灸理论与方法学研究室，是 2008 年国家中医药管理局批准的局重点研究室之一，它的主要任务是开展针灸理论与方法学的研究。针灸理论研究属于基础性研究，它是一个没有范式可循、需要自我探索的领域，也是针灸临床、实验研究得以长足发展必不可少的基础。“十一五”时期，该研究室在理论传承与创新方面取得了一系列可喜成绩，其具体研究进展可总结为以下几方面：

创新针灸理论的研究方法

该所近几年的研究重点从针灸文献、学术史研究转移到对针灸理论的解析与科学表达上来。援引人文、历史、考古、诠释学等多学科方法，将史学、文献与理论研究方法结合，把握理论研究最终为临床与实验研究服务的宗旨，对针灸经典理论进行了深入解读和阐释。

在针灸腧穴定位研究的方法上取得了重要突破。采用了人体实际测量的方法研究针灸骨度，并将表面解剖学、影像学、人体测量学引入腧穴定位的研究，首次提出实验针灸表面解剖学的概念，修订并制定了腧穴定位的国家标准与国际标准，使腧穴定位研究达到一个新的水平。

明确重建针灸诊疗体系的研究思路。通过挖掘古今有关针灸诊疗规范的认识和方法，总结针灸临床的辨证思路、选穴规律、刺灸方法等，逐步制定规范的针灸诊疗体系以及中国临床针灸发展战略。

解读经典理论的科学内涵

对针灸理论基本概念术语的形成、本义、经典注释及依据、历代应用与演变、影响因素等进行了系统考证研究。首次提出了经脉理论存在向心和循环两种模式，并对针灸概念术语与理论内容进行了现代表达，为针灸理论的理解和传播奠定了坚实基础。

以《针灸甲乙经》为主要对象，阐明了针灸理论结构特点，认为《针灸甲乙经》所确定的编排顺序、结构形式完成了针灸理论的系统化。加强了对针灸理论演变的影响因素考察，尤其是西方思想及西医知识对针灸理论认识、理论内容与形式等产生的正反两方面影响，为当今正确理解与传承针灸理论提供了借鉴与启迪。

全面整合针灸古典文献与资源

系统收集、整理了清代以前针灸医籍和部分文化典籍，对300余部相关典籍进行了扫描与录入，建立了古代针灸理论语料库、先秦两汉非医文献针灸理论相关资料库、中医药学科数据管理与共享服务中心——针灸主体数据库等数据库。对63种主要针灸古籍进行了点校，编撰成的《针灸古典聚珍》丛书即将出版。

运用现代数字化技术，实现了针灸大量文博信息的收集、整合、科学管理和保护，建成了首个针灸数字博物馆、历代针灸多媒体展示等信息中心，推进了针灸信息化与数字化建设进程。出版了《黄龙祥看针灸》、《针灸图说》、《针灸史话》（汉英对照）等多部高水平的针灸科普著作，促进了针灸知识的普及与认同，促进其跨学科理解与传播。

我国天然冰片呈规模化生产

2011年1月举办的《世界中西医结合杂志》专家座谈会上获悉，我国天然冰片已呈规模化生产，正逐步在中药行业内推广使用，这有望改变长期以来大多中药制剂中使用人工冰片的历史。

天然冰片又名右旋龙脑，原产于印尼苏门答腊群岛，具有开窍醒神、清热止痛的功效，适用于神昏、痉厥诸证；外用有清热止痛、防腐止痒之功，可治疗疮疡、肿痛、口疮等疾患。在安宫牛黄丸、冰硼散等中成药中，天然冰片都是主要成分之一。

我国天然冰片曾经一度依赖进口，因其价格昂贵使用极少。我国于1988年在湖南湘西首次发现植物新品种——龙脑樟，从中可提取天然冰片。目前，当地种植龙脑樟面积达万余亩，为实现天然冰片规模化生产提供了充足原料基础。

2005年，我国将天然冰片收入《药典》，因其特殊香气、环保、毒性等各项指标比人工冰片具优越性，市场前景广阔。

冬虫夏草人工培植工程通过验收

2011年1月，国家发改委现代中药产业化专项计划“冬虫夏草人工培植高技术产业化示范工程建设”项目在重庆通过了国家验收。

据了解，自1979年开始，重庆市中药研究院（当时为四川省中药研究所）已立项开展“冬虫夏草人工培植研究”，通过几十年的研究，该院已全面掌握了冬虫夏草室内人工培植和产地半野生抚育两项模式的各项关键技术。

2003年该院与重庆市中医药高科技发展有限公司共同承担国家发改委现代中药产业化专项计划“冬虫夏草人工培植高技术产业化示范工程”项目，在四川甘孜藏族自治州实施，在当地冬虫夏草产区建立了2500多平方米的室内培植车间和2000多亩的半野生培植基地。经过几年来的实施，已先后在室内生产出与野生冬虫夏草形态特征无异、化学成分相近的6批人工冬虫夏草；在四川康定3800多米的雪山草地规模性地半野生培植出冬虫夏草，每平方米达2株以上。

山东中医药大学附属医院研究发现六味地黄软胶囊可改善精子质量

据《中华中医药杂志》2011年第二期报道，由山东中医药大学附属医院孙振高博士主持研究的课题显示，六味地黄软胶囊可以有效改善男性不育患者精子活动力、精子形态和DNA碎片化指数，从而提高精液质量，进而治疗男性不育。

该项研究受到国家自然基金委基金支持。研究者将68例肾阴虚型男性不育患者随机分为观察组和对照组，观察组服用六味地黄软胶囊，对照组服用维生素E胶丸，12周为1疗程。于服药开始及用药结束后分别进行1次计算机辅助精液分析及精子DNA碎片化检查。结果显示，无论是精子活动力、精子畸形率还是精子DNA碎片化指数，观察组较对照组差异都有统计学意义，显示补肾中药能有效改善精液参数，其作用机制可能与改善精子DNA质量有关。

精子核成熟度直接影响着精子受精能力和受精后原核的形成及胚胎的着床。成年男性排出的精子中有双链DNA精子，也有单链DNA精子，其中只有双链DNA精子才具有受精能力。利用DNA碎片化指数可区别双链或单链DNA，从而反映精子核DNA的成熟度和精子遗传物质的完整性，从以评估男性的生育力。尤其是随着辅助生殖技术的应用，精子DNA检测对于预测受精率和临床妊娠结局有着很好的指导意义。六味地黄软胶囊可提高精子DNA碎片化指数。

六味地黄软胶囊由熟地黄、山茱萸、山药、泽泻、牡丹皮、茯苓等组成，临床应用广泛，有广泛的药理功能，如增强机体非特异性抵抗力、调节免疫功能，并有滋补强壮等作用，具有延缓衰老、提高抗氧化酶活性和清除自由基等功用。其作用机制可能是多靶点，且富含微量元素和维生素，可以起到抗氧化应激作用。不仅作用于精曲小管的生精细胞和支持细胞，从而改善生精微环境，而且可以改善附属性腺的功能，从而起到对精子DNA完整性起到很好的保护作用。

中医药治疗男性不育有两千多年的历史，此研究对丰富和发展中医学“肾主生殖”理论有着积极意义。

中药制药共性技术国家重点实验室落户鲁南制药

2011年2月，中药制药共性技术国家重点实验室经科技部批准正式落户鲁南制药集团。

据了解，该实验室以中药成分分离、中药制剂、中药质量控制为研究方向，开展大孔吸附树脂分离技术、膜分离技术、超临界流体萃取技术、超微粉碎技术、速释制剂技术、指纹图谱技术、过程控制技术等制药新技术研究。中药制药新技术国家重点实验室的建立将为解决我国中药生产和质量控制的共性关键技术问题、加强中药行业相关领域的高级人才培养、引领和促进中药行业科技进步提供强有力的支撑。中药制药共性技术国家重点实验室落户鲁南制药集团，有利于促进企业成为技术创新主体、提升企业自主创新能力、提高企业核心竞争力。

新版流感诊断与治疗指南中医治法明确

2011年，卫生部印发《流行性感冒诊断与治疗指南（2011年版）》，以提高流感诊疗水平。新版《指南》反映流感最新进展，其中医部分明确，中医治疗应辨风热犯卫、风寒束表、热毒袭肺、热毒壅肺、正虚邪陷五型辨证论治，儿童、青壮年，身体强壮者、老年体弱者可用中医方法预防流感。

《指南》明确了五种证型的主症、舌脉、治法。风热犯卫、风寒束表、热毒袭肺属轻症，热毒壅肺、正虚邪陷属重症，风热犯卫应疏风清热，风寒束表应辛温解表，热毒袭肺应清肺解毒，热毒壅肺应清热泻肺解毒散瘀，正虚邪陷应扶正固脱。

《指南》指出，与流感患者有明确接触者的儿童、青壮年，身体强壮者可用金银花6克、大青叶6克、薄荷3克、生甘草3克，水煎服每日一服，连服5天。老年体弱者可用党参6克、苏叶6克、荆芥6克，水煎服，每日一服，连服5天。

附：《流行性感冒诊断与治疗指南（2011 年版）》（2011 年版）

流行性感冒诊断与治疗指南（中医部分）

中医治疗

（一）轻症。

1. 风热犯卫。

（1）主症：发病初期，发热或未发热，咽红不适，轻咳少痰，微汗。

（2）舌脉：舌质红，苔薄或薄腻，脉浮数。

（3）治法：疏风清热。

①基本方药：银花、连翘、桑叶、菊花、炒杏仁、浙贝母、荆芥、牛蒡子、芦根、薄荷（后下）、生甘草。

②煎服法：水煎服，每剂水煎 400ml，每次口服 200ml，1 日 2 次，必要时可日服 2 剂，200ml，6 小时 1 次口服。

③加减：苔厚腻加藿香、佩兰；腹泻加黄连、木香。

④常用中成药：疏风解毒胶囊、银翘解毒类、双黄连类口服制剂等。

2. 风寒束表。

（1）主症：发病初期，恶寒，发热或未发热，身痛头痛，鼻流清涕，无汗。

（2）舌脉：舌质淡红，苔薄而润。

（3）治法：辛温解表。

① 基本方药：炙麻黄、炒杏仁、桂枝、葛根、炙甘草、羌活、苏叶。

②煎服法：水煎服，每剂水煎 400ml，每次口服 200ml，1 日 2 次，必要时可日服 2 剂，200ml，6 小时 1 次口服。

③常用中成药：九味羌活颗粒、散寒解热口服液。

3. 热毒袭肺。

（1）主症：高热、咳嗽、痰粘咯痰不爽、口渴喜饮、咽痛、目赤。

（2）舌脉：舌质红苔黄或腻，脉滑数。

（3）治法：清肺解毒。

①基本方药：炙麻黄、杏仁、生石膏（先煎）、知母、芦根、牛蒡子、浙贝母、金银花、青蒿、薄荷、瓜蒌、生甘草。

②煎服法：水煎服，每剂水煎 400ml，每次口服 200ml，1 日 2 次，必要时可日服 2 剂，200ml，6 小时 1 次口服。

③加减：便秘加生大黄。

④常用中成药：连花清瘟胶囊、莲花清热泡腾片、小儿豉翘清热颗粒等。

⑤注意：以上方药、用量供参考使用，儿童用量酌减，有并发症、慢性基础病史的患者，随证施治。

（二）危重症。

1. 热毒壅肺。

（1）主症：高热，咳嗽咯痰，气短喘促；或心悸，躁扰不安，口唇紫暗，舌暗红，苔黄腻或灰腻，脉滑数。

（2）治法：清热泻肺，解毒散瘀。

①基本方药：炙麻黄、生石膏、炒杏仁、知母、全瓜蒌、黄芩、浙贝母、生大黄、桑白皮、丹参、马鞭草。

②煎服法：水煎 400ml，每次 200ml，口服，日四次，病情重不能口服者可进行结肠滴注，用量和次数同上。

③加减：持续高热，神昏谵语者加服安宫牛黄丸；抽搐者加羚羊角、僵蚕、广地龙等；腹胀便结者加枳实、元明粉。

2. 正虚邪陷。

（1）主症：呼吸急促或微弱，或辅助通气，神志淡漠甚至昏蒙，面色苍白或潮红，冷汗自出或皮肤干燥，四肢不温或逆冷，口燥咽干，舌暗淡，苔白，或舌红绛少津，脉微细数，或脉微弱。

（2）治法：扶正固脱。

①基本方药：偏于气虚阳脱者选用人参、制附子、干姜、炙甘草、山萸肉等；偏于气虚阴脱者可选用红人参、麦冬、五味子、山萸肉、生地、炙甘草等。

②煎服法：水煎 400ml，每次 200ml，口服，日四次，病情重不能口服者可进行结肠滴注，用量和次数同上。

③加减：若仍有高热者加用安宫牛黄丸。

中医预防

与流感患者有明确接触者：

（一）儿童、青壮年，身体强壮者可用下方：金银花 6 克、大青叶 6 克、薄荷 3 克、生甘草 3 克，水煎服，每日一服，连服 5 天。

（二）老年体弱者可用下方：党参 6 克、苏叶 6 克、荆芥 6 克，水煎服，每日一服，连服 5 天。

辽宁中医药大学两科技计划通过验收

2011 年 3 月，国家科技支撑计划“中医疾病分类代码等基础标准示范研究”项目结题验收会在北京召开。

辽宁中医药大学教授李德新主持的两项课题“中药学术语标准（征求意见稿）”及“中医内科术语标准（征求意见稿）”顺利通过结题验收。与会专家高度肯定了课题取得的研究成果，充分肯定了规范化中医术语研究的重要作用。

麦冬类中药系统研究获教育部优秀成果奖

为防治心脑血管疾病提供有中医药特色的先导化合物，为麦冬质量控制指标的选择提供参考依据。

2011 年，在教育部组织开展的 2010 年高等学校科学研究优秀成果奖评审工作中，中国药科大学余伯阳教授主持研究的“麦冬类中药的系统研究”获优秀成果奖自然科学奖二等奖。

该研究首次提出并揭示了湖北麦冬为山麦冬属和沿阶草属植物的杂交种。从麦冬类中药分离得到甾体、萜类、生物碱、黄酮等近百个化合物，其中包括 33 个新化合物；证实以鲁斯可皂苷元为母核的皂苷类成分为麦冬的主要活性物质，并首次发现其不同于化学药物的新作用特点，为心脑血管疾病的防治提供具有中医药特色的先导化合物，对阐述中药的抗病机制的独特性具有重要启示作用，也为麦冬质量控制指标的选择提供参考依据；先后采用光谱、色谱等多种分析手段建立了麦冬中甾体皂苷、高异黄酮和多糖等多类成分的定性定量分析方法，并首次提出以分析方法或测定的成分类型为数据点的多元相关分析法，考察检测方法和检测指标的相关性和可替代性，为探索中药分析方法间的比较分析提供新思路；提出并建立麦冬皂苷类成分的抗体检测技术，为中药质量控制研究和中药活性成分在生物体内外及复杂组分中的分析检测提供新的研究思路和方法学。

急性心梗中西医结合临床路径课题通过鉴定

2011 年，国家中医药行业科研专项《基于糖尿病周围神经病变等 7 个单病种中医最佳诊疗方案的临床路径共性技术研究》的子课题——急性心肌梗死中西医结合临床路径的构建和评价研究，通过广东省中医药局组织的专家组成果鉴定。

该研究由广东省中医院重症医学大科主任、中国中西医结合学会重症医学专业委员会主任委员张敏州教授主持，7 家医院，经过 7 年的刻苦攻关完成。

鉴定委员会一致认为，该研究成果的创新性在于在“血瘀证”理论和“心脾相关”学术思想的指导下，通过急性心肌梗死围再灌注期中医证候变化特征研究，提出气虚血瘀是急性心肌梗死再灌注治疗后的主要病机，为制定急性心肌梗死中医辨证分型方案奠定基础等。制定能够缩短住院时间和减少主要心血管事件发生率的急性心肌梗死中西医结合临床路径，充分体现该临床路径治疗对急性心肌梗死干预的有效性，同时能够降低住院费用，为推进公立医院单病种管理模式的改革提供良好示范，具有较好的推广应用价值。

教育部确定2011年科研重点项目——14个中医药课题立项

从教育部科技司了解到，2011年度教育部科学技术研究重点项目评审工作已经结束。经专家评审并公示，共有212个项目获准立项，其中中医药、民族医药科研课题立项14个。

这14个中医药、民族医药科研项目是：天津中医药大学“人参皂苷Rg3调节活性氧稳态效应拮抗阿霉素心脏毒性作用机制研究”；河北医科大学“中药北沙参及其香豆素类成分吸收代谢轮廓研究的方法学探索”；内蒙古科技大学包头医学院“‘地格达’类蒙药品种分类与药效物质基础研究”；长春中医学院“潜阳解毒通络方干预SHR大鼠心室肥厚机制研究”；上海中医药大学“川芎脑靶向作用物质基础的现代药学研究”；浙江中医药大学“灯盏花素微球型鼻腔黏附给药系统的构建与评价”；山东中医药大学“从肌肉萎缩机制探讨保元解毒汤对癌性恶病质模型生存状态干预作用”；河南中医学院“凌霄花活性部位的提取及抗脑缺血作用研究”；湖北中医药大学“‘瓜蒌-薤白’药对干预丝裂素活化蛋白激酶信号通路治疗胸痹的物质基础与作用机制研究”；广西中医学院“基于非线性数学模型探索大黄复方配伍组分相互作用规律及机制”；成都中医药大学“右归丸干预老龄肾阳虚的甲基化调控机制”；贵阳医学院“艳山姜挥发油对LPS诱导内皮细胞损伤炎症因子表达调控机制研究”；云南中医学院“天麻脂溶性酚性成分促进缺血性神经细胞损伤的修复作用研究”；陕西中医学院“兰科濒危药用铁皮石斛HMGR基因的分子鉴定”。

广州中医药大学科研成果获省科技一等奖

2011年4月11日，广东省委省政府召开全省科学技术奖励大会暨全省科技工作会议，广州中医药大学王宁生及其科研团队的研究成果《“引经报使”药物的应用基础研究-中药冰片的研究》获该省科学技术奖励一等奖。

该研究历时20余年，率先运用染料、放射标记、影像学等技术对冰片“佐使”、“引药”药性进行现代科学阐释，证明冰片能够改善血脑屏障的通透性；首次比较冰片在大鼠脑内和血清中的动力学特征，从药物动力学角度诠释冰片“芳香走窜”的药性特点，并从肝药酶活性、基因和蛋白表达多个层面阐明冰片影响自身及其他药物代谢的机制，揭示引经药在药物组方中的作用；首次以冰片为先导化合物，对其结构进行修饰，建立17个冰片衍生物合成方法，其中13个为CA未见收载的新化合物，进行结构鉴定、理化常数及药效、毒性、药物动力学实验；并从生理学、分子生物学、药物分析学等多学科探讨冰片对血脑屏障的调节作用，从血眼屏障、角膜屏障、小肠屏障等多角度阐明冰片开放生物屏障的药效及机制。

中药冰片研究项目获教育部科技进步一等奖

2011年5月，广州中医药大学副校长王宁生教授主持的“引经报使”药物的应用基础研究——中药冰片的研究获教育部科技进步一等奖。这是该项目继获得广东省科学技术一等奖后再次获得的大奖。

本项目首次着重研究“使药”作用特点和实质。以冰片为代表，对“引经报使”中医药理论内涵进行了现代实验研究和科学阐释。

上世纪 80 年代末，王宁生率先提出冰片作为“使药”的实质与促进血脑屏障可逆性开放有关的假说，带领研究团队经近 20 年研究，围绕“引经报使”经典中医药理论，阐明并证实了冰片“走窜、上行、开窍”的中药药性实质，丰富了冰片的现代药理、毒理学内容；以冰片为先导化合物，设计合成 13 个新化合物，进行了中药创新药物的研究。

项目成果应用于临床，拓宽了临床透屏障给药的手段，提高了临床疗效，产生了良好的经济和社会效益，同时为药物制剂的处方设计提供了理论和实验依据。

中药注射剂用于心肺复苏获国际期刊认可

从 2011 年 6 月 1 日在京召开的参附注射液心肺复苏研究项目开题会上获悉，由中华医学会急诊分会主任委员、北京朝阳医院急诊科主任李春盛教授等人撰写的“参附注射液对复苏后心功能障碍的保护作用”文章，被国际危重症领域中的高级官方杂志《SHOCK》发表。这是中药注射剂相关文章首次在 SCI 权威期刊发表。

中华医学会急诊分会副主任委员、中山大学附属第二医院急诊科主任黄子通介绍，目前国际上院内及院外心肺复苏患者的存活率仍然较低，国内平均生存率仅为 2.8%。心功能障碍是患者初始心肺复苏成功后死亡的主要原因之一。

李春盛和他的研究团队发现，参附注射液可以减轻心肺复苏后心肌舒张和收缩功能障碍，同时可显著改善心肌灌注和心肌微循环障碍，其原理是参附注射液能通过增加心肌 SOD（过氧化物歧化酶）活性及降低 MDA（丙二醛）含量，从而降低心肌的损伤，减轻复苏后心功能不全症状。

李春盛介绍，在《SHOCK》发表文章只是一个开始，为进一步通过临床研究验证参附注射液对心肺复苏病人存活率的影响，将由北京朝阳医院牵头，联合全国 50 余家单位，展开 1200 例临床病例的循证医学研究，探索参附注射液对心肺复苏后生存率的改善作用，并提供临床循证依据。

香港浸会大学研究发现中药钩藤可舒缓帕金森症

香港浸会大学 2011 年 7 月 2 0 日公布的一项研究结果显示，中药钩藤有助帕金森症患者舒缓症状，并可减轻西药引起的副作用。

浸会大学中医药学院研究人员在 2 0 0 7 年至 2 0 0 9 年期间进行研究，比较 4 7 名年龄介乎 5 0 岁至 7 4 岁的帕金森症患者在服药前后的反应。在 2 4 个星期的临床测试期间，这批患者每天如常服用同等剂量的西药，研究人员安排当中 2 2 人服用中药复方冲剂，其余则服用安慰剂。

结果发现，服用含钩藤中药冲剂的病人情况有所改善，他们的沟通能力明显比只服用西药的病人为佳，并且较少出现抑郁、焦虑、睡眠障碍、大便困难、食欲下降等情况。

据了解，钩藤常用以治疗高血压导致的头晕和小童发烧引起的抽搐等。浸会大学表示，钩藤的主要有效成分异钩藤碱能清除积聚于大脑、导致帕金森症的异常蛋白，从而改善帕金森症的临床症状，并减轻患者服用西药而带来的副作用。

浸会大学研究团队已为上述研究结果申报了美国专利，现正展开第二阶段临床研究。

针药复合麻醉研究获国际同行认可

2011 年 7 月，美国权威心脏病学综合性杂志《国际心脏病杂志》刊登了上海中医药大学附属曙光医院周嘉等医生撰写的《当代中国针刺麻醉心脏直视手术》论文，由于该杂志的影响因子达到 6.802，该篇论文成为近五年来 SCI 收录论文中关于针刺麻醉临床型研究排名第一的文章。其关于“体外循环心脏直视手术中采用针药复合麻醉能减少术后并发症及医疗费用”的研究结论受到国际同行的高度关注。

担任曙光医院副院长、心胸外科主任的周嘉医师率领研究团队，自 2006 年 7 月至 2010 年 10 月，对 100 例针药复合麻醉下心脏手术的患者与同期全麻下行心脏手术的 100 例患者进行比较，针药复合麻醉组的患者术前均在指导下行腹式呼吸锻炼，手术前 15~20 分钟针刺双侧三组特选穴位进行诱导，手术开始时和术中仅给予少量镇静和镇痛药物，术中患者始终保持浅睡眠状态下的自主呼吸，整个手术过程不用气管插管，两组病人心内直视操作均按相同的常规方法进行。研究结果显示：二组均无手术死亡，与全麻相比，针药复合麻醉病人麻醉药用量可减少 1/3~1/4，术后肺部感染减少近 50%，重症监护时间减少 1/3，医疗费用可减少 20%。

周嘉医生团队此次选取的心脏手术病种均为先天性心脏病和心脏瓣膜疾病，病人年龄平均 51.3 岁，年龄最大的 74 岁，手术均取得成功。不同于我国早期针刺麻醉手术单纯使用针灸的做法，周嘉研究团队采用的针灸及静吸复合麻醉下体外循环心内直视术，使病人处于浅睡眠自主呼吸状态，消除了早期针麻手术给病人带来的恐惧和不利的心理影响，更加符合医学伦理。手术过程中病人生命体征始终平稳，对脏腑起到较好的保护作用。因此，该针药复合麻醉的改进技术成为了针刺麻醉研究的创新点。

由于该篇论文中涉及的研究不仅再次证明了针刺麻醉的真实有效，而且对于减少术后并发症和降低医疗费用的程度进行了准确统计，使得同样面临日益高涨医疗费用问题的诸多国际同行投来关注的目光。

《国际心脏病杂志》编辑 Tsung O cheng 对该篇文章倾注了很多心血，因为这位编辑本人也曾亲眼目睹过针刺麻醉手术，他为该篇论文配发了编者按，并在其中回顾了针刺麻醉下心内直视手术的过去、现在和未来，他认为该篇论文“具有里程碑意义”，同时相信“针刺麻醉，不但在中国，而且在世界范围内，必将拥有一个光明的前景。”

中药治“甲流”效果获国际认可

2011 年 8 月 16 日，国际权威医学期刊《内科学年鉴》发表了我国学者的临床研究结果。这一研究显示，中药汤剂可以显著降低甲流发热持续时间，其效果与达菲相仿或有更加优效趋势。

该研究由首都医科大学附属北京朝阳医院-北京呼吸疾病研究所、卫生部北京医院王辰教授领衔、国内 11 家医院组成课题组，完成了关于奥司他韦（达菲）和传统中药汤剂（麻杏石甘汤和银翘散加减方）治疗新型甲型 H1N1 流感的临床研究。

该研究是国际上首次以严格的随机对照试验证实达菲对于新甲流有效，该项研究以科学的方法向世界展示了中医药在人类应对新发呼吸道传染病和突发公共卫生事件中的作用，并得到了国际上的认同与关注。研究成果在《内科学年鉴》的发表，标志着国际权威医学刊物对我国中医药学研究的认可。经中国医学科学院医学信息研究所初步检索，该论文是中国大陆地区采用随机对照试验方法评价中药汤剂的第一篇登载于国际著名 SCI 期刊的研究论文。

该研究采用规范、严格的现代循证医学研究方法，将410例确诊为轻症甲流的成年患者随机分为4组：对照组，达菲组，中药组（应用麻杏石甘汤和银翘散加减方汤剂），达菲加中药组。统计分析显示，三个用药组的发热时间均显著短于对照组，中药汤剂可以显著降低甲流发热持续时间。

文章发表后受到国际主流媒体的广泛关注。美国《纽约时报》、英国路透社等立即进行了报道。报道发表后二天内，国际上已有逾3.25万个网站对其进行了转载，其中包括美国卫生部网站及美国新闻、雅虎、微软等国际主流网站。

"十一五"针灸标准化获重要进展

2011年8月20日在中国针灸学会第五次全国代表大会暨2011中国针灸学会年会上获悉，"十一五"期间，该学会的针灸标准化工作取得重要进展。

2006年中国针灸学会成立了"针灸标准化工作委员会"在国家标准化委员会下建立了"全国针灸标准化技术委员会"（SAC / 475），制定和发布了针灸国家标准23项，其中2项获得了中国标准贡献奖。由学会推荐的《针灸针》国际标准提案，已被国际标准化组织中医药技术委员会（ISO/TC249）接受，并正式立项，有望成为第一个由国际标准化组织（ISO）制定和颁布的国际标准。

在世界卫生组织、国家中医药管理局以及中国中医科学院指导下，中国针灸学会主持制定了近20项针灸临床实践指南，其中针灸治疗带状疱疹、抑郁症、偏头痛、面瘫和中风后假性球麻痹的针灸临床实践指南已经出版发行。学会组织制定的《冬病夏治穴位贴敷临床应用指导意见》公布后得到普遍关注。

中国针灸学会在湖北中医药大学、安徽中医学院附属针灸医院、北京中医药大学东直门医院、广州中医药大学第一附属医院、天津中医药大学以及香港东华医院建立的6个针灸标准示范基地，在宣传针灸标准、推广应用针灸标准中已经发挥了重要作用。同时，几年来的针灸标准化工作，已经培养了一批掌握针灸科学技术和标准制订方法的专门人才，为针灸标准化工作的不断深化奠定了牢固基础。

两项中医药国际标准提案获ISO立项

2011年8月24日召开的中医药标准化战略研讨会上获悉，人参种子种苗国际标准提案和针灸针国际标准提案获国际标准化组织（ISO）通过立项。这是我国在ISO首次通过立项的中医药国际标准。

据介绍，人参种子种苗国际标准提案由我国全国中药材种子（种苗）标准化技术委员会组织撰写，今年6月24日通过ISO/TC249成员讨论通过，成功立项，成为第一份中药方面的国际标准。标准颁布后将有助于保证生产出质量好且稳定的中药材。目前标准初稿已完成，正征求意见。"针灸针"作为首个针灸国际标准提案7月8日通过立项，进入制定程序，扭转了我国在针灸国际标准化方面的被动局面。

第三批国家非物质文化遗产名录项目颁牌，4项传统医药项目入选

2011年8月29日，文化部在北京人民大会堂举行第三批国家级非物质文化遗产名录项目颁牌仪式，中共中央政治局委员、国务委员刘延东出席仪式，向申报单位颁发标牌并观看了部分第三批

国家级名录项目的精彩演出。

据了解，国务院不久前公布了第三批国家级非物质文化遗产名录项目 1 9 1 项、扩展项目 1 6 4 项。入选的传统医药项目有 4 项，分别是壮医药（壮医药线点灸、疗法）、彝医药（彝医水膏药疗法）、傣医药（睡药疗法）、维吾尔医药（维药传统炮制技艺、木尼孜其·木斯力汤药制作技艺、食物疗法、库西台法）。

文化部日前印发通知，明确各级文化主管部门、项目申报地区、保护单位、代表性传承人应承担的责任和采取的保护措施。国家级代表性项目因保护不力和保护措施不当，导致项目存续状况恶化或出现严重问题的，将按程序取消保护单位资格。

中药痹祺胶囊药代动力学研究通过验收

由我国药代动力学学科带头人、中国工程院院士刘昌孝领衔的国家自然科学基金资助的项目“确有疗效的中药痹祺胶囊的药代动力学研究”2011 年 8 月份通过验收。

项目组对具有确切疗效的痹祺胶囊作为目标药物进行研究，通过研究应用生物学信息方法对中药复杂体系的药物体内过程，对体外、体内以及硅芯片计算机研究结果建立中药药代动力学的预测系统，建立优化模式，研究代谢物组数据，并结合代谢物分类，形成 PK-PD-TK（药代动力学-药效动力学-毒代动力学）中药研究的三维生物信息学。

针对中药多成分的特点和代谢转运的复杂性，项目组科学应用代谢组学方法和生物信息学方法分析方剂的化学指纹和代谢指纹，发现组成方剂后中药的化学变化和代谢变化。研究体外吸收转运及其机理、马钱子及与健脾益气、活血药配伍体内药代动力学、代谢产物及代谢机理，在不同动物种属中研究药代差异，建立上述超微量体内成分分析方法，对痹祺胶囊方中健脾益气、活血药配伍和他们与马钱子及配伍进行 PK、TK（药代动力学、毒代动力学）和相关生物标示物认识种属规律，建立从动物过渡到人的信息，以达到预测的目的。

通过对确有疗效的痹祺胶囊的研究，项目组建立开发适宜于中药及其复方药代动力学的方法和系统，从理论上提高中药药代动力学研究水平，对我国中药复方的研究和开发具有示范和标杆的作用。

成都中医药大学“十一五”发明专利增四倍

2011 年 10 月 27 日，成都中医药大学召开的 2011 年科技大会介绍，作为该校科技工作发展最快的五年，“十一五”期间成都中医药大学获省部级一二等奖数量与“十五”比较增加 62.5%，获发明专利和实用新型专利数比“十五”增长四倍，发表学术论文论著则增长近三倍。

据悉，在“十二五”期间成都中医药大学将力争获得国家级科技奖励一至两项，培育重点产品五到八个，解决行业关键共性技术三至五项，获新药证书和临床批件两至三项，发表 SCI 源刊论文两百篇以上。同时还将争取申请国家发明专利百件以上，获得国家授权专利超过三十五件。

据成都中医药大学校长范昕建介绍，“十一五”成都中医药大学的科研项目取得了重大突破。期间学校承担科研项目的数量显著增长，尤其是国家级、高水平和大项目明显增多。数据显示，学校在“十一五”期间获资助课题 1274 项，较“十五”增长 47.62%。其中，国家 973 计划、国家 863 计划、科技支撑计划、科技重大专项、国家自然科学基金等国家级项目共计 158 项，为“十五”期间的两倍。“十一五”期间，学校取得上百万的研究课题 35 项。一些标志性研究项目获历史性大突破，使得该校在中医药自然科学研究的某些领域处于领先地位。与此同时，人文社科项目立项数量也有了大增长。

消渴丸 863 项目循证医学研究成果发布

中华医学会糖尿病学分会日前在京召开学术会议，广州中一药业在会议期间举办了卫星会议。中华医学会糖尿病学分会主任委员纪立农教授作的“863 计划—消渴丸循证医学研究成果发布”的学术报告，引起了与会专家学者的强烈反响，成为会议瞩目的焦点之一。

据悉，“糖尿病的分子分型和个体化诊疗”课题是我国高技术研究发展计划（863 计划）中的重大项目之一，该项目对消渴丸的中药复方与西药格列本脲的协同作用进行研究，阐明消渴丸“中西合璧、标本兼治”的具体机制。该研究结论初步表明消渴丸具有良好的安全性，综合疗效显著优于格列本脲。

“常用中药注射剂不良反应文献分析与防治措施规范化研究”通过鉴定

2011 年 11 月 25 日，由广州中医药大学附属中山中医院曾聪彦主持研究的“常用中药注射剂不良反应文献分析与防治措施规范化研究”项目通过了广东省中山市科技局的成果鉴定，鉴定委员会认为该成果达同类研究国内的领先水平。

据了解，课题项目组首次大规模系统化地对 149 种中药注射剂不良反应进行了文献分析，找出了每一种中药注射剂不良反应的一般规律和特点，并以此为依据对每种中药注射剂进行防治措施规范化研究，制定出其相应的有个性化的规范化防治措施，根据研究内容还编写出版了《中药注射剂不良反应与应对》专著。项目成果已在江苏省中医院、安徽省立医院、广州中医药大学第一附属医院等多所医院推广应用，均取得良好效果。

成果鉴定会上，专家一致认为该项目采用文献分析方法系统研究具有较强的创新性和开拓性，其研究成果填补了国内中药注射剂不良反应与应对研究方面的空白，总体水平达同类研究国内的领先水平。

四　著作·论著

《走近国医大师》出版发行

中医药报主编的《走近国医大师》一书由山东科学技术出版社正式出版发行。

卫生部副部长、国家中医药管理局局长王国强对该书给予了高度评价，他为该书作序指出，名老中医药专家是发展中医药事业十分宝贵的人才资源，充分发挥名老中医药专家的作用，认真总结传承他们的宝贵学术思想和临床经验，是推进中医药继承与创新的重要内容。

《走近国医大师》汇集了我国首届 30 位国医大师的生平经历、成长过程、医德医风、学术成就、诊疗思想、治病经验等内容，读者从中不仅可以领略国医大师的风采，还能学习借鉴他们的临床辨证论治思路和用药经验。

2009年6月，人力资源和社会保障部、卫生部和国家中医药管理局隆重表彰了为中医药事业发展做出突出贡献、德艺双馨的30位老中医药专家，授予他们首届国医大师荣誉称号。《中国中医药报》全景报道了首届国医大师评选产生的过程，与深圳市中医医院联合精心组织了“走进国医大师特别报道”专版，先后派出20多位记者，对每一位国医大师进行了深度报道，得到了业内人士的广泛好评。为此，报社将30位国医大师特别报道文章整理汇编成《走进国医大师》一书，以便于读者阅读与收藏。

《世界中医药》杂志新一届编委产生

2011年1月12日，由世界中医药联合会《世界中医药》杂志社主办、北京伟达医药集团承办的2011年迎春茶话会暨慈丹胶囊二次开发课题研讨论坛在京举行，会上产生了《世界中医药》杂志新一届编委。

《世界中医药》创刊五年来，面向全球发行，以弘扬中医药科学为宗旨，坚持“一个目标、两个重点、三个基地”的总体目标，充分利用和发挥中医药国际学术组织平台的资源和优势，为促进中医药国际发展做出新贡献。

大型纪录片《国医大师》开拍

2011年1月18日，由国家中医药管理局和中国教育电视台联合摄制的大型纪录片《国医大师》正式启动。该片主要讲述30位国医大师一生的个人荣辱及中医药百年兴衰的历史。

大型纪录片《国医大师》共30集，每集分别以人生经历、学术思想、临床经验、养生秘籍为创作主线，加入国医大师与国学大师的对话模块，充分利用国医大师已结题的国家级科研成果，提升纪录片的创作水准和价值。中国教育电视台党委书记黄百炼表示，中国教育电视台作为此片的出品单位，有责任也有信心拍摄完成此片，为中国文化的传承和发展增添新的亮色。

国家中医药管理局办公室副主任赵明说，去年8月至今，国家中医药管理局参与了多次论证工作，认真组织，全力支持和配合摄制工作，以确保纪录片成为精品。该片要充分表达出国医大师严谨治学的科学态度，阐释出大医精诚、德艺双馨的内涵，传递出中医药学不断传承、创新的理念，给年轻中医药人以引领和启迪，营造全社会关心和支持中医药事业发展的良好氛围。

《中西医结合实用内科学》修订版首发式举行

2011年3月22日，《中西医结合实用内科学》（二版）首发式在甘肃兰州举行，甘肃省委副书记、省长刘伟平等领导出席，省卫生厅厅长刘维忠主持。

《中西医结合实用内科学》（二版）由中西医结合专家裴正学教授主编。该书在对1995年版原有中医辨证等内容修订的基础上，补充了近20年来内科学领域发展取得的新成果，在中西医两种医学的结合点、中医证候的规范和提高临床疗效等方面具有较高的理论学术价值和实用价值。

多种中医药书刊获中国出版政府奖

2011年，新闻出版总署颁发第二届中国出版政府奖，多种中医药图书和期刊获奖。

其中，世界图书出版公司的由赵中振、肖培根主编的《当代药用植物典（共4册）》、科学出版社的由陈可冀主编《清宫医案集成（上、下）》获科技类图书奖，上海科学技术出版社的由南京中医药大学编著、赵国平等主编的《中药大辞典（第二版）》获辞书类图书奖。由天津药物研究院、中国药学会主办的《中草药》获科技类期刊奖。人民卫生出版社的由郭淼设计的《中国本草彩色图鉴——常用中药篇（Ⅰ、Ⅱ、Ⅲ）》获装帧设计奖。

北京大学医学出版社的由郑俊华、果德安主编的《大黄的现代研究》，湖南科学技术出版社的冉先德主编的《冉氏释名本草》获科技类图书奖提名奖。中医古籍出版社的由薛清录、曹洪欣、崔蒙等选编的《中医古籍孤本大全（共53种）》获古籍类图书奖提名奖。江苏凤凰电子音像出版社有限公司的由江苏凤凰电子音像出版社有限公司、南京中医药大学、南京江北人民医院、江苏省第二中医院制作的《数字中医》获电子出版物奖提名奖。由中华中医药学会、中国中医科学院主办的《中医杂志》获期刊奖提名奖。

第二届中国出版政府奖分为出版物奖、先进出版单位奖和优秀出版人物奖三大类七个子项共计240个奖项。自2010年9月评选以来，第二届中国出版政府奖经过基层推荐、逐级审核、专家评审和公示等环节，获奖作品、获奖单位和个人代表了近年来我国出版业改革发展水平。期刊奖为本次新增设的奖项。

《精诚大医》国际家庭电影节获奖

2011年，第16届国际家庭电影节在美国洛杉矶降下帷幕，由河南中医学院参与投拍的宽银幕电影《精诚大医》从来自世界26个国家的826部参赛影片中脱颖而出，夺得第16届美国洛杉矶国际家庭电影节最佳启蒙电影奖和组委会鼓舞奖。

《精诚大医》由河南中医学院院长郑玉玲总策划，该校200多名师生参与了影片的拍摄工作。影片以国医大师、河南中医学院教授李振华为原型，集多位名老中医精湛的医术和高尚的医德于一体，以厚重的中医文化底蕴和精彩的艺术形式，将中华医学的神韵展现在世人面前。

美国洛杉矶国际家庭电影节由美国美亚文化交流集团主办，作为一个面向世界的电影竞赛平台，至今已有16年历史。

《山东中医药大学报》出版500期

2011年4月26日，《山东中医药大学报》出版500期座谈会在该校召开，国家中医药管理局新闻办公室等单位发去贺信。全国高校校报协会副理事长唐锡光和山东大学、山东师范大学、山东农业大学等院校校报负责人，以及其他媒体记者共同探讨校报的办报理念和发展方向。

山东中医药大学校长欧阳兵表示，校报在促进学校发展和人才培养等方面发挥着重要作用，学校各部门应该充分认识校报的重要价值。校报要梳理办报思路，体现学校特色，创新办报形式，丰富报纸内容，发挥好对内增强凝聚力、向心力，对外扩大学校知名度和影响力的重要作用。

参会代表对该报创办26年来取得的成绩表示肯定，认为该报能够坚持用正确的舆论引导和塑造校园文化和大学精神，关注校园热点问题，营造良好的育人环境，在促进学校精神文明建设、培养学生全方位发展等方面做出了积极贡献。

《山东中医药大学报》创办于 1985 年 4 月，是中医药院校中为数不多每周出版的校报，近年连续两届获评“山东省优秀报纸”。

《国之瑰宝——中国国医大师录》首发

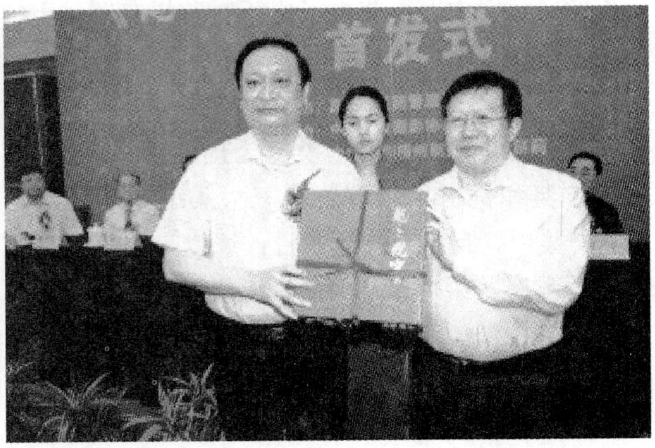

王国强（左）向国家图书馆赠送画册

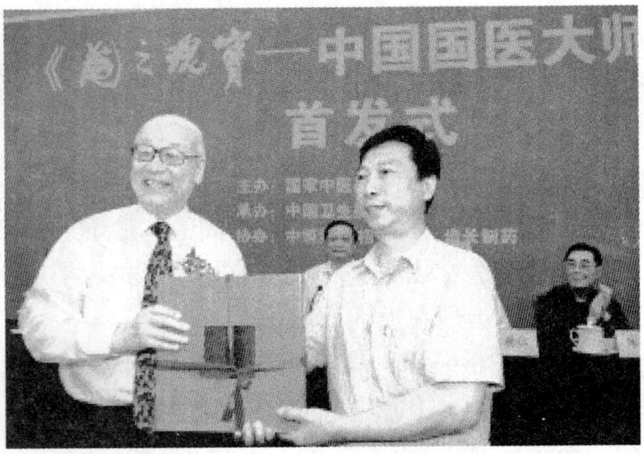

国医大师唐由之（左）向宏志中学杏林班赠送画册

2011 年 6 月 26 日，《国之瑰宝——中国国医大师录》画册首发仪式在京举行。卫生部副部长、国家中医药管理局局长王国强，中国卫生摄影协会副会长、总后卫生部原副部长袁永林，国家中医药管理局副局长吴刚，国家中医药管理局党组成员、中国中医科学院党委书记王志勇及国医大师李辅仁、唐由之、路志正、陆广莘、张学文等出席。

王国强在讲话中指出，在喜迎建党 90 周年之际，国家中医药管理局组织编纂了该画册，用生动的文字和鲜活的图片展现了国医大师们丰富多彩的人生历程，阐述了他们深邃的学术思想，展示了他们精益求精的医技医术和大医精诚的医德医风。希望国医大师的事迹和风范能够更好更广泛地激励广大中医药工作者，不断继承创新、成长进步，同时希望国医大师的学术思想、临床经验和医德医风能进一步传承发扬。中医药系统干部职工要以国医大师为榜样，深入贯彻落实《国务院关于扶持和促进中医药事业发展的若干意见》，认真继承名老中医专家的学术思想和宝贵经验，大力弘扬大医精诚的医德医风，进一步解放思想，开拓创新，求真务实，刻苦钻研，努力在中医药这个平凡的工作岗位上创造不平凡的伟大业绩。

李辅仁在发言中表示，深切感受到党和国家对中医药事业的关心和厚爱，自己对中医药发展充满信心，希望年轻中医努力学习，出现更多的国医大师。

首发式上，王国强向国家图书馆赠送该画册，唐由之代表国医大师们向北京宏志中学杏林班捐赠画册。此外，王国强还向画册编辑和支持单位——中国卫生摄影协会、中恒集团、步长集团颁发了荣誉证书。

据袁永林介绍，该画册从筹备到出版，历时不到一年，期间拍摄和搜集的照片、处方等共 3000 多幅，最后经过专家遴选，共有 300 余幅照片入编画册，全面展示了 30 位国医大师的风采。

此次首发式由国家中医药管理局主办，中国卫生摄影协会承办。

《宕昌县羌藏中医验方集》首发

2011年，甘肃省陇南市宕昌县举行《宕昌县羌藏中医验方集》出版发行首发仪式。

该书由宕昌县63位名老中医积极挖掘、收集散落民间的中医良方、验方,全书共收集各类验方达216个,经过评委会初审，专家组筛选、审定，整理确认了58位中医专家献出的11类201个有效验方。为使这些验方传之于后世，决定编印《宕昌县羌藏中医验方集》，并作为全县中医药师承教育培训学习教材，纳入新农合进行报销。该书的出版发行，将为羌藏群众提供良好的服务和减轻群众负担发挥积极作用，也将为促进少数民族地区医疗卫生事业发展做出应有贡献。

《皇甫谧研究集成》首发

2011年8月29日，《皇甫谧研究集成》首发式在甘肃庆阳岐黄文华暨中华中医药学会医史文献分会学术会开幕式上举行。

《皇甫谧研究集成》由甘肃省中医药研究院编纂，系国家中医药管理局、中华中医药学会组织的“中华名医研究项目课题——中华古代名医名著研究集成”系列丛书之一。全书涵盖了皇甫谧生平事迹和《针灸甲乙经》的文献研究、理论研究及实验研究等各方面的内容，共220万字，该书把近代国内外对《针灸甲乙经》的成果和后世应用、发挥的精粹集于一炉，填补了我国对皇甫谧研究的空白。

《中华中医昆仑》丛书亮相

2011年9月6日，《中华中医昆仑》出版总结汇报暨答谢会在京召开，卫生部副部长、国家中医药管理局局长王国强出席。

《中华中医昆仑》丛书是当代中医药发展研究中心为我国近现代百余年来150位最有建树和代表性的著名中医药学家撰写出版的大型传记丛书。据悉，系统地为清末民国以来的医家立传尚属首次，丛书简体普及版也将随后出版。

丛书以传主姓名为卷名，生年为卷次，每卷3万字，采用评传体裁，记载传主生平事迹、医术专长、学术思想、传承教育、医风医德、养生之道和杰出贡献，典藏一个时代的医家精神，向世人展示中医大家独特不朽的魅力。此次亮相的《中华中医昆仑》典藏版由15函、150卷组成，采用线装、宣纸、繁体、竖排版的装帧方式。

《原发性骨质疏松症中医循证临床实践指南》出版

《原发性骨质疏松症中医循证临床实践指南》2011年11月由中国中医药出版社出版发行，这是原发性骨质疏松症国内发布的第一个中医循证临床实践指南，对促进专业医生规范进行以中医药为主要内容的原发性骨质疏松症的诊断、预防和治疗，提高传统医学防治原发性骨质疏松症临床疗效和减少不规范使用中医药具有重要意义。

该指南由中国中医科学院中医临床基础医学研究所谢雁鸣研究员等国内多学科人员，历时4年制定。针对的患者群体是原发性骨质疏松症的高危人群和原发性骨质疏松症患者无并发骨折者。

该指南编写组基于循证医学评价对相关中英文文献进行了较全面的查询检索和评价，使用者可以了解到每个建议的证据级别和建议强度。在四次专家论证的基础上形成指南初稿，通过 3 家医院临床试用后形成指南定稿。指南拟 3 年修订一次。

《中医效验方荟萃》出版

——基层医药工作者 40 余年收集 300 万字万余方

一位基层医药工作者，凭着对中医药的挚爱，40 余年精心收集有效率达 90%以上的效验方 1 万多个，涵盖内、外、妇、儿、骨伤、五官、肿瘤等科。不久前，由浙江省泰顺县中医师谢永玉经 10 年精心筛选编纂的 300 余万字的《中医效验方荟萃》，由中国中医药出版社出版发行。

67 岁的谢永玉从小热爱并潜心钻研中医药，曾任泰顺县医药管理局局长，上世纪 80 年代参加过全国第三次中药资源普查。他广泛搜集全国几十种有影响力的医刊和百部古今方书名著，以及杏林名师、专家治病和流传民间的效验方，包括曾受毛泽东称赞的河南骨伤科女专家高云峰经验方，得到周恩来好评、为罗瑞卿治伤的老中医林如高经验方，为梅兰芳和印尼苏加诺总统治愈多种疾病的郑卓人、岳美中经验方等。

五　交流合作

广东省中医院亚运医疗服务获韩国表彰

2011 年 1 月 10 日，韩国驻广州总领事馆举行了颁奖仪式，韩国驻广州总领事馆总领事金长焕代表韩国外交通商部向广东省中医院院长吕玉波颁发“长官表彰奖”奖状，以表彰该院在亚运期间为韩国参加亚运会官员、教练、运动员等提供医疗服务和通过设立方便就医的设施，为韩中友好合作关系的发展作出了卓越的贡献。

《海峡两岸医药卫生合作协议》签署，两岸中药产业合作有望进一步拓展

中国医药保健品进出口商会　霍卫

海峡两岸的医药合作历程在 2010 年 12 月 21 日迎来了里程碑。海峡两岸关系协会和台湾海峡交流基金会的领导人共同签署了《海峡两岸医药卫生合作协议》。这份协议囊括了传染病防治合作、医药品和中药材的安全管理、临床试验及医药研发合作等实质性的内容。由此，海峡两岸的医药市场将可实现一定程度的对接。

就中药产业来看，大陆输台主要以中药材及饮片、提取物为主，保健品和中成药所占比例较小。

管理部门：中医药委员会起重要促进作用

2009 年，台湾健保局支付的医疗费用总额为 1323 亿新台币，其中，中药浓缩制剂支付总额为

63.1亿新台币，占健保总体支付药费的4.8%。目前通过台湾健保局审核，可报销的中药品种达800余种。台湾中医院年接诊量为3600万件左右。

台湾中医药的行政管理隶属于台湾“行政院卫生署”，主要涉及其下属的“中医药委员会”、“药政处”、“药物食品检验局”等单位。其中，“中医药委员会”对台湾岛内中医药的发展起到了重要的促进作用。

“中医药委员会”主要负责办理中药药品查验登记、变更、展延许可证；修订中药相关法令规章；推动中药厂全面实施GMP制度；建立中药材管理制度；修订中药临床试验办法等。该委员会还负责监督对中药材的品质管理，并对中药材实施源头管理。2009年，该委员会对57种中药材品种的炮制方法进行了评估和确定，并编制了《常用中药炮制汇编》，供岛内各GMP中药厂参考。

另外，台湾方面也在中药品质标准上进行了规范，对农药残留、重金属及黄曲霉素限量均作了要求。台湾方面在落实中药材品质管制的同时，也在积极地加强中药制剂管理。

产业现状：药材依赖大陆进口，中成药质控水平高

台湾中药材以进口为主，对大陆药材依存度很高。虽然台湾本土具有药用价值的植物多达2000多种，但中药资源仍旧有限，药厂主要是通过从台湾以外地区进口中药材，然后将其加工成制剂上市销售。

台湾中药材的年进口额一般为24亿新台币左右（不含提取物和以食品名义进口的），主要是人参产品，占药材进口总额的28.5%。进口药材中60%～70%来自大陆，大陆为台湾许多药材的单一进口来源地。台湾目前用量最大的药材分别为人参、当归、枸杞、黄芪和川贝。台湾用量最大的药材饮片分别为当归、熟地黄、甘草和川芎。

来自大陆药材带动的终端产品总值达到680亿新台币。目前来自大陆的中药材的6.2%主要用于生产中药制剂，另30%主要应用于食品加工（香料、调味料和保健食品原料），还有33.8%用于中药房（中医师方剂、药膳食补方剂和民俗疗法原料），最后的30%用于动物饲料添加剂、化妆品原料和环境卫生用品原料等方面。

中草药成为台湾保健食品的主要原料，功能以降血脂为主。目前在台湾已经通过保健食品认证的产品达190多种，其中70多种（接近4成）以中草药为原料，成分以茶叶、人参和真菌类为主。中草药保健食品以降血脂比重最高，保肝居次，之后为免疫调节和抗疲劳，这4种功能产品占全部中草药保健食品的80%以上。整体而言，在台湾卫生署通过的13项功效认证中，除牙齿保健、辅助调整过敏体质和调节血压外，其他10项功效中都有中草药产品。

台湾中药产业整体增长缓慢且内销为主，但在中药制剂品质管控及生产技术上已达世界水准。

截至2009年底，台湾GMP药厂总数达到了118家，其中中药制剂的产值仅占台湾制药业产值的1/10，近7年以来，台湾中药制剂的年产值基本维持在50亿新台币左右，因岛内市场消费有限，所以台湾中药产业增长也较为缓慢，年增长率仅为2%。

台湾中药厂大多为中小企业，台湾中药制剂产业主要有三大类，分别为源自日本的“浓缩剂型”，约占中药总产值的71.5%；丸散膏丹的“传统剂型”，约占中药总产值的28.2%；“西药剂型”，约占中药总产值的0.3%。资本额超过1亿元的厂家如胜昌、顺天堂、科达、港香兰等。目前台湾的中药制剂厂已全面实施GMP制度，再加上部分的浓缩制剂厂在1970年以后已经开始外销日本，因此在品质管控及生产技术上已达世界水准。

台湾绝大部分中药制剂企业的产品销售以岛内市场为主，岛内市场的销售额占中药制剂生产总值的4/5，而台湾中药制剂产品外销市场以亚洲为主，2009年其外销市场主要为新加坡、美国、日本、马来西亚和中国香港。

因此，台湾中成药市场潜力有待开发。目前大陆对台中成药输出量不大，主要原因为中成药仍属于未开放项目，大陆中成药产品无法按照正常渠道进入台湾。中成药产品主要是经香港转口进入台湾，台湾当局接受香港的公司向台当局提出药品注册申请。但台湾中成药市场仍具有一定的容量，其程度不亚于东南亚的一些国家，台湾中药医疗机构

有1985家，其中，中医医院109家，中医诊所1876家；另有中药房约13000家。

优势：从研发到营销均有合作空间

尽管市场增长缓慢，但台湾中药产业仍然积累了一定的优势：中药厂品质管控严格规范，深受国际市场认同；中药浓缩制剂已经使用46年之久，积累了宝贵的经验；中药类产品的国际营销网络基本成型，很多定单来自欧美、日本和东南亚国家；中药新药研发数量多，进展速度快等等。

基础研究丰富，是台湾中草药研发的后盾。台湾早在上世纪60年代就已经开始研究、鉴定中草药与台湾民间草药的药材基源、化学成分，至今已经累积相当的基础。北医生药所几十年研究下来，已经累积超过600种药材，超过100种的药物，并建立了一套中草药资料库。台湾的药理筛选技术也全球知名，有助于做药效评估试验。

由于台湾岛内市场较小，厂商规模不大，新药研发成本较高，许多公司在新药申请进入台湾临床试验阶段的时候，也同时寻求国际合作伙伴并为进入国际市场做准备。整体来看，台湾中药临床试验的新药以癌症及癌症辅助治疗为主，其次为抗感染、骨骼关节和心脑血管等方面的治疗。在四个阶段的常规临床实验中，台湾目前申请临床试验的以Ⅱ期药理试验阶段为主，少数中药新药甚至可以直接进入Ⅲ期临床。

就上述台湾中药产业的现有优势，凭借《海峡两岸医药卫生合作协议》签定的契机，两岸制药企业在中药产业方面的合作或将逐渐从药材领域扩展开来。对大陆药企来说，开拓台湾医药市场已不是梦想。

海峡两岸将开展中药材战略合作

2011年1月13日，中国中药协会中药材种植养殖专业委员会与台湾中药商业同业公会全联会（以下简称全联会）签订了《海峡两岸中药材战略合作框架协议》，双方将合作建立两岸信息共享平台，在产地生产、贸易等方面互通信息，推广有机和无公害的种植养殖，以提高中药质量、促进中药产业的健康发展。

中国中药协会中药材种植养殖专业委员会负责全联会在大陆区域的药材采购等，尤其是在质检手续、产地证明和濒危品种的批文等方面协作和配合，减少和缩短贸易的流程时间；制定可追溯体系的相关措施，作为两岸药材贸易交流的有力保障。

全联会将和中国中药协会中药材种植养殖专业委员会多方位合作交流。尽可能依据中药材种植养殖专业委员会提供的品种推荐书和质量保证推荐书，作为向台湾地区贸易的依据和优先条件。

据了解，我国目前常规使用的药材品种约600多个，实现规范化、规模化标准的种植基地有500多个，协议将促进台湾地区的植物快速繁殖技术的引进，有利于大陆地区中药材种植业的产业升级。

中日韩传统医学学术交流会在京召开

由中国中医科学院医史文献研究所主办的中日韩传统医学文献交流学术研讨会于2011年1月19~20日在京举行，中、日、韩三国学者齐聚一堂，回顾三国在传统医药方面友好交流的历史，加强合作与交流，探讨如何共同促进传统医药未来发展。

中国中医科学院医史文献研究所所长柳长华表示，中日韩三国友好交流的历史源远流长，但近年来争鸣较多。希望通过此次研讨会的举行，能够从学术角度，客观地交流各国对传统医药的研究，以及不同民族文化如何对传统医药产生影响，三国能团结起来共同促进传统医药的发展。此次研讨会是首次由中国中医科学院医史文献研究所立项召开，期待此次会议能够为未来中日韩传统医学友好交流打开新局面。

期间，与会学者从中日韩传统医药友好交流历史、发展现状、各国医学著作对比及相互影响等方面作了专题报告。

黑龙江中医药大学远赴欧洲传播中国式健康体验

2011年1月23日，由黑龙江中医药大学4名专家、21名学生组成的代表团启程赴欧洲，将在英国伦敦大英博物馆、国家肖像馆及英国和爱尔兰多所孔子学院、中小学校开展为期20天的巡演、巡讲、巡展活动。受英国国会邀请，巡演团还将为英国上议院、下议院议员做两场专场演出。

据了解，此次活动中该校专家代表团将作多场中医保健养生方法、中医食疗药膳等方面的讲座；演示如何运用中医针灸和推拿治疗及预防疾病、缓解疲劳；针对英国常见的亚健康状态、烟酒及药物依赖症等，用中医理论进行详细解读并提出相应的中医解决办法，让更多的民众能近距离直观地体验中国传统文化的魅力，了解中医药的博大精深及中式健康生活方式。学生代表团将通过中医传统保健功法表演、民间传统艺术表演、民族特色文艺表演等艺术形式让英国学生、民众近距离体验中国民族艺术的浓郁风情。除现场表演外，同学们还将与欧洲民众开展精彩的互动活动，并与英国及爱尔兰的大学生们开展形式多样的交流项目。

由于活动期间恰逢中国农历新年，因此一系列活动也将融入中国新年元素，将以“欢庆中国年、健康新体验”为主题，以路演的形式呈现自然、独特的表演，表现积极向上、崇尚健康的主题。

2008年2月25日，由黑龙江中医药大学、哈尔滨师范大学和伦敦南岸大学共同创建的英国伦敦中医孔子学院正式挂牌成立，并于当年10月开始面向全世界招生授课，这是世界首家中医孔子学院。在三年的工作中，通过三个学校的紧密合作，中医孔子学院开展了许多卓有成效的中医中药课程和中国文化推广活动，受到了国内外广泛关注。2009年和2010年连续两年被教育部授予“先进孔子学院”称号。黑龙江中医药大学还被教育部批准为中国政府奖学金来华留学生培养院校和接收孔子学院奖学金生院校。截至目前，黑龙江中医药大学已选派专业双语教师15人次赴英国开展中医教学及文化推广工作。2009年、2010年该校共选派13名交流学生到伦敦中医孔子学院学习。

此次活动正是以伦敦中医孔子学院为平台，面向英国和欧洲民众开展丰富多彩的中国文化和健康体验，专家代表团还将对中医孔子学院临床诊所进行中医医疗技术指导。活动将提高孔子学院在当地的影响力，加深民众对于中国文化的理解，从而吸引更多人士加入到伦敦中医孔子学院，进一步学习语言与中医文化知识，为全球文化多元化的发展做出积极贡献。

全国中医药对外交流与合作工作会议在南京召开

2011年2月22日，全国中医药对外交流与合作工作会议暨专家咨询委员会成立大会在南京召开。卫生部副部长、国家中医药管理局局长王国强出席会议并讲话，江苏省副省长何权出席会议并致辞。会议由国家中医药管理局副局长于文明主持。

王国强在讲话中总结了近年来中医药对外交流与合作工作取得的新成绩。一是积极开展中医药多边合作，进一步突出“用平台”、“争话语”，在中医药走向世界的关键领域发挥引领作用；二是不断拓展中医药双边合作领域，进一步突出“建机制”、“造氛围”，为中医药的国际发展创造良好的外部环境；三是不断夯实中医药对外医疗服务基础，进一步突出“抓疗效”、“促认可”，中医药独特的作用被越来越多的各国民众所认同；四是积极推动中医药对外教育合作，进一步突出“上水平”、“成规模”，不断提高中医药对外教育水平和质量；五是着力促进中医药对外科技合作，进一步突出“聚资源”、“创双赢”，为中医药走向世界提供科技支撑；六是积极开展中医药国际贸易，进一步突出“走出去”、“树品牌”，促进中医药产业的国际发展；七是注重推动中医药文化对外传播，进一步突出“展内涵”、“重辐射”，使中医药文化成为国家软实力的重要组成部分；八是继续巩固对港澳台交流，进一步突出“求共识”、“促合作”，推进两岸四地中医药的共同发展。

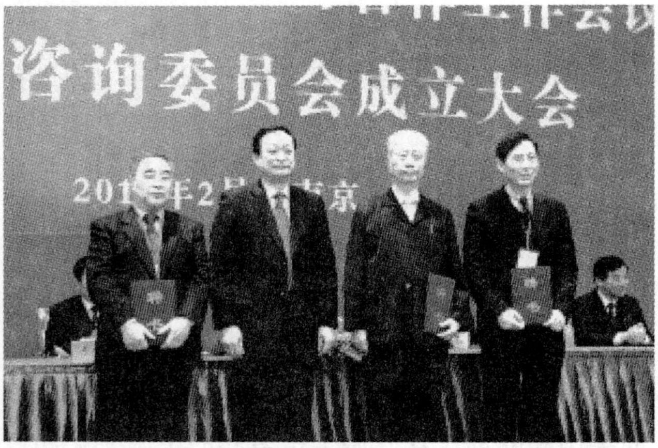

全国中医药对外交流与合作工作会议暨专家咨询委员会成立大会召开

王国强（左二）为专家咨询委员会主任委员张伯礼（左一）、陈凯先（右一）、顾问代表李连达（右二）颁发聘书后合影。

王国强总结了中医药对外交流与合作工作的五点经验：一是国家政策的支持是中医药对外交流与合作工作的重要保障；二是服务中医药事业发展是中医药对外交流与合作工作的重要目标；三是构建和完善全方位合作格局是中医药对外交流与合作的重要内容；四是主动协调、争取支持是中医药对外交流与合作工作的重要方法；五是加强人才队伍建设是中医药对外交流与合作工作的重要基础。

王国强指出，中医药对外交流与合作工作面临着前所未有的机遇与挑战。时代背景为中医药对外交流与合作提供了广阔的发展空间，国内中医药事业发展的良好态势为中医药对外交流与合作工作的发展奠定了坚实的基础，中医药自身的特色优势为中医药对外交流与合作提供了良好的契机。与此同时，必须清醒地看到，中医药对外交流与合作还面临科学内涵有待认同、政策技术壁垒尚需破解、利益争夺日益凸显、保障措施刻不容缓等困难与挑战。

王国强表示，未来十年是实现中医药全面走向国际、在世界范围获得丰富与发展的关键时期，必须科学研判形势，明确“六个坚持”的指导思想与工作思路，把中医药发展纳入国家发展战略框架，发挥中医药对外交流与合作的优势和作用，把握正确的发展方向。中医药走向世界的过程充满挑战与困难，要把握“六先六后”的原则，突出重点，统筹兼顾，讲求方法，处理好六个关系。

王国强指出，国家中医药管理局已研究制定了《中医药对外交流与合作中长期规划（2011-2020）（征求意见稿）》，并强调了其中的5点，一是继续发挥政府合作的引领作用，不断巩固中医药民间交流基础；二是发展多种形式的中医对外医疗合作，扩大中医药国际货物服务贸易；三是全面推进中医药国际教育，大力开展中医药国际科技合作；四是构建中医药国际标准制定体系框架，进一步推进中医药文化国际传播；五是继续做好对港澳台中医药交流与合作工作。

王国强表示，地方各级中医药主管部门要加强领导、精心组织，采取切实有效的措施。一要统一思想，提高认识，进一步加强对中医药对外交流合作工作的领导；二要加强研究，把握趋势，进一步明确工作思路和工作重点；三要加强协调，形成合力，进一步提高中医药对外交流与合作工作的能力；四要顶层设计，发挥优势，进一步打造区域特色合作格局；五要依托机构，夯实基础，进一步促进基地建设和人才队伍建设。

会议中，国家中医药管理局国际合作司司长王笑频宣读了国家中医药管理局《关于成立对外交流合作专家咨询委员会的决定》及委员名单。张伯礼、陈凯先任主任委员，高思华等6人任副主任委员，王永炎等16人任顾问，王笑频任秘书长。王国强为委员代表颁发了聘书。

商务部服务贸易司司长胡景岩、科技部国际合作司副司级参赞刘志明分别在会上做了题为《中医药服务贸易政策研究及前景》、《中医药国际科技合作推动中医药走向世界》的专题报告。

全国各省（区、市）主管中医药工作的卫生厅（局）长、国家中医药管理局各司办及局直属单位负责人以及中央和国家机关有关部门代表和对外交流合作专家咨询委员会委员参加了会议。与会代表讨论了大会报告和中医药对外交流与合作中长期规划（2011-2020）（征求意见稿）。中国中医科学院等 12 个单位在会上做了经验交流。

王国强会见伊朗代表团

2011 年 3 月 2 日，卫生部副部长、国家中医药管理局局长王国强会见了伊朗驻华大使迈赫迪·萨法里及伊朗德黑兰医科大学拉里扎尼一行，双方就进一步加强在中医药方面的合作进行了交流与商讨。国家中医药管理局副局长于文明参加了会谈。

王国强代表国家中医药管理局对伊朗驻华大使及德黑兰医科大学代表团的来访表示热烈欢迎，并对未来中伊两国传统医药领域合作提出 4 点建议。一是希望能落实北京中医药大学与德黑兰医科大学签署的《北京中医药大学和德黑兰医科大学合作谅解备忘录》内容，推动中医药在伊朗的传播与发展。二是希望中伊双方能以北京中医药大学-德黑兰医科大学合作为契机，多方面、不断扩大合作效果，并在交流过程中实现优势互补。三是中国中医药事业发展已形成了医疗、保健、教育、科研、产业、文化“六位一体”全面发展的新格局，希望伊方能全面了解并就优势项目开展合作交流。四是希望伊方政府重视中医药的立法和政策研究。

天津中医药大学与越泰两国院校开展合作

2011 年 3 月，天津市教育国际交流洽谈与合作项目签约仪式举行。市委书记张高丽，市委副书记、市长黄兴国等领导及国外知名院校代表出席。

签约仪式上，中国工程院院士、天津中医药大学校长张伯礼代表学校与越南传统医药大学校长张越平签署了本科、硕士、博士学生联合培养协议；与泰国索苏南他皇家师范大学校长 Chuangchote Bhuntuvech 签署了友好合作意向书，双方将通过各种方式就传统医药的教育、医疗和科研等方面进行广泛合作。

张高丽在会见中外嘉宾时说，实现经济社会又好又快发展，关键靠人才，基础在教育。天津中医药大学始终把教育摆在优先发展的战略地位，加快教育事业科学发展，不断扩大高等教育对外开放，全面加强国际交流合作，积极引进优质教育资源，大力提高高等教育质量，努力建设一流水平的大学。

天津中医药大学是国家教育部批准的中国传统医药国际学院，是教育部授予的全国十佳教育援外基地之一，是国家中医药管理局授予中医药国际合作基地。学校先后与 56 个国家和地区的 77 所大学、科研院所、医疗机构建立了合作与交流关系，开办了 20 期国家奖学金高级针灸培训班，承办了 8 期教育部“非洲药用植物研究与开发高级培训班”、2 期商务部“发展中国家传统医药发展与管理高级研修班”，连续五年与泰国卫生部、泰国陆军学校联合举办泰国陆军泰医师培训班。此外，学校于 2008 年 4 月在日本神户东洋医疗学院开办孔子课堂，有力推动了中医药国际化的发展。

安徽中医学院与智利共建孔子中医药大学

2011年2月25日，安徽中医学院院长王键及一附院院长杨骏分别与智利医师公会中医师协会会长 Montt 先生签署共建孔子中医药大学合作备忘录。

备忘录提出，智利中医师协会的主要职责是提高和发展中医药教育；建立中医药训练和保健中心；建立中医诊所；建立特许经营艾灸疗法中心系统的分支机构；在智利建立不断完善的中医教育系统并尽快建立中医药大学；每2~3年在智利举办一次国际中医药研讨会，并参加接下来的2到3年间在中国安徽举办的国际中医药研讨会；每年定期选派医生前往安徽中医学院及其第一附属医院进行继续教育等。

安徽中医学院及其第一附属医院的职责是：与智利方共同提高和发展智利中医药教育，共同申报在智利建设孔子中医药大学，共同建立中医药训练和保健中心，共同建立中医诊所，共同建立特许经营艾灸疗法中心系统的分支机构，协助智利建立不断完善的中医教育系统和中医药大学，具体负责教学计划安排和教材的选择。每2到3年在中国安徽举办国际中医药研讨会，并邀请对方代表参会；选派专家前往智利参加智利举办的国际中医药研讨会、建立教育体系并引导实施中医教学与临床，向智利方提供在线咨询和教学。

世界中医药学会联合会举行中医脉象国际学术会

2011年4月9~11日，世界中医药学会联合会（简称“世界中联”）脉象研究专业委员会第二届中医脉象国际学术会议在陕西西安、咸阳举行，来自澳大利亚、新加坡、加拿大、瑞士、英国、日本等国家和中国大陆、台湾地区的100余名脉象专家代表参加。

会议期间，与会专家就古今各家脉诊技法、脉象研究在疾病临床诊治中的作用、脉象相关基础研究、古代文献的脉象研究、脉象特征的临床意义等方面进行了探讨。会议特设中华脉学工作坊，阐述振荡中医随机脉诊精要，探讨脉象研究的思路与方法。

此次会议由世界中联脉象研究专业委员会主办，陕西中医学院与陕西教育国际交流协会共同承办。

江苏省中医院与法国比提耶医院签署合作协议

2011年5月，江苏省中医院相关负责人应邀访问了具有400余年历史的法国巴黎比提耶医院，双方签署了中医药治疗肾病合作项目，并就中医药治疗肿瘤合作内容达成意向。

据了解，巴黎比提耶--萨勒伯特以艾尔医院是法国乃至全欧最大的公立医院，始创于1544年，在世界范围内以神经学科著名。自2009年以来，该院开始从事中医药的临床观察研究。为了进一步促进中法双方在中医药领域的合作，该院主动要求与江苏省中医院结成合作关系，同时在法国开展中医药治疗肾脏病的临床观察研究。

王国强会见奥地利医学代表团

2011年5月29日，卫生部副部长、国家中医药管理局局长王国强在京会见奥地利原卫生部副部长施罗格率领的奥地利医学代表团。国家中医药管理局副局长于文明参加会见。

王国强指出，中医药发展是创新的重要内容，也是我国与国际组织及各国政府合作的重要内容。应首先就中奥两国中医药的合作研究进行总结、回顾，使之成为两国间今后合作发展的良好基础；其次要把取得的成果尽快推广、应用，为两国医学发展及人民健康服务做出贡献；三是希望在以往合作的基础上，就下一步合作达成新的共识，选择一些重点领域和项目加强合作。

2005年，奥地利医学界与中国中医科学院就中医药领域展开合作研究，已在若干领域取得进展。此次代表团访华主要目的是评估2008年双方确定的“中医药与老年性疾病”研究项目的成果，并协商后续合作研究项目。

王国强会见世界卫生组织代表团

2011年7月，世界卫生组织分类、术语及标准处主管官员乌斯坦率团访问国家中医药管理局，卫生部副部长、国家中医药管理局局长王国强会见了代表团一行。

王国强肯定了传统医学纳入国际疾病及相关健康问题分类第十一次修订版的意义和价值，感谢世界卫生组织在将传统医学纳入国际疾病分类项目上所做的巨大努力，并强调了中国政府对该项目的高度重视。他对目前项目的总体工作进展表示满意，并表示国家中医药管理局将继续全力支持和推进项目工作。

乌斯坦代表来访人员对我国的支持表示感谢，并表示，尽管将传统医学纳入国际疾病分类体系还有很多需要解决的问题，但作为世界医学的重要组成部分，非常希望能将传统医学作为一个重要组成部分纳入国际疾病及相关健康问题分类第十一次修订版。

代表团还访问了国家药典委员会、中国中医科学院中医药信息所、广安门医院、世界中医药学会联合会等相关机构，就项目具体工作与专家们展开讨论。

第十届中药全球化联盟会议召开

2011年8月25-28日，由中药全球化联盟主办，上海中医药大学和同济大学联合承办的第十届中药全球化联盟会议在上海召开。卫生部副部长、国家中医药管理局局长王国强出席开幕式。

香港大学、香港理工大学、澳门科技大学、美国国立卫生研究院、美国密歇根大学等众多国内外知名的中药领域专家学者参加了会议。在为期三天的会议中，与会专家围绕中药活性物质和机理、中药生物活性和药物相互作用、中药体内代谢免疫调节、中药生物信息化和数据库、中药种植和质量控制、中药鉴定和生产工艺控制、中药产品的生物活性、中药临床疗效、中药临床安全以及中药治疗评价标准研究等主题进行交流。

中药全球化联盟是一个全球化非营利性的组织，于2003年成立，旨在联合全球政府、大学、科研机构、制药工业的资源，推动中药现代化，保护中药资源，提高中药质量，建立中药信息平台，促进中药临床研究，使传统的中医药能够进入世界的主流医学。联盟成立以来，先后召开了9次学术大会，为促进中医药在全球的快速发展起到了推动作用。

第八届世界中医药大会在伦敦开幕

第八届世界中医药大会当地时间9月2日在英国伦敦开幕，来自世界各地的专家学者在两天的会议期间就中医药理论和临床应用进行深入研讨与交流。世界中医药学会联合会主席佘靖，英国议会上下两院及英国药品管理局的代表，中国驻英大使馆、中国国家中医药管理局官员等600多人参加了开幕式。

本届大会主题为“中医药有利于人类健康”，研讨范围涉及中医药基础理论、中医临床应用、中医药在世界各地的发展、中医药的全球化和标准化以及中医教育与管理。大会还设立了针灸专题、皮肤病专题、中医药与癌症专题、疼痛专题、中药方剂专题等。

佘靖在开幕式上说，中医药有完整的理论体系和确切的临床疗效，具有强大的生命力，不仅为中国民众的卫生保健作出贡献，而且已传播到世界各地，为促进人类的进步发挥了重要作用。世界中医药大会为展示中医药临床技术和推广中医药研发成果搭建了一个重要平台。

世界中医药大会由世界中医药学会联合会主办，在世界各地举办，每年一次。大会旨在增进世界各国和地区中医药团体之间的了解与合作，加强学术交流，提高中医药业务水平，保护和发展中医药学，促进中医药进入各国的医疗卫生保健体系，推动中医药学与世界各种医药学的交流与合作。

中越将加强传统医药合作

2011年11月1日，国家中医药管理局副局长于文明会见了越南卫生部副部长高明光一行，双方进行了会谈，就中越两国在传统医学的医、教、研、产方面进一步加强合作及共同关心的问题进行了交流，并签订了会谈纪要。

于文明向越南代表团介绍了中国传统医药在中国医疗卫生服务体系中的地位和作用及其事业发展情况。高明光表示，近年来，中越两国在传统医学领域的产、学、研的合作不断发展，中越中药材和传统药品的贸易额也在逐年增长。希望进一步加强中越两国传统医学领域合作，为两国人民带来福祉。

经磋商，中越双方一致同意在传统医药的法律法规信息交流、传统医学教育及培训合作、中药材科学研究和资源保护以及药材基地可持续发展研究等领域加强合作。会谈期间，双方同意适时签署中越传统医学领域合作备忘录，进一步拓展两国传统医学合作渠道和途径。

中朝合作研究朝鲜槐抗癌活性成分有新进展

朝鲜槐总生物碱的抗癌活性没有影响，而毒性降低了60%。

山东省中医药研究院应朝鲜医学科学院药物研究所的邀请，日前派出5人代表团赴朝对该院药物研究所进行了工作访问。

据悉，这次访问是根据中朝两国科技部科技合作委员会联委会第四十四届会议议定书精神安排的，是山东省中医药研究院与朝鲜医学科学院药物研究所联合开展的研究项目“朝鲜槐抗癌活性成分与新药开发研究”工作的延续。

据介绍，通过双方前期的合作研究，山东省中医药研究院已经通过实验证实：朝鲜槐总生物碱具有抗癌活性，但同时具有一定的毒性。该院认为，必须通过进一步研究，设法去除其中的毒性成分，保留抗癌活性成分，才具有进一步开发研究的价值。

朝鲜医学科学院药物研究所也报告了研究进展：通过特殊的溶剂处理方法，除去了朝鲜槐总生物碱中的毒性成分——野靛碱。经色谱法证明，除去野靛碱后，其他生物碱成分均得以保留；经动物试验证明，除去野靛碱后对朝鲜槐总生物碱的抗癌活性没有影响，但却使其毒性降低了60%。

在此基础上，双方对下一步研究工作计划达成了共识，明年的主要任务是对除去野靛碱后的朝鲜槐总生物碱中的化学成分进行分离纯化和结构鉴定，并通过体外试验确定其中的活性成分，争取于明年9月份完成各自的分工。

部分资料来源：《中国中医药报》

2012

國醫年鑑

JIAN

九 特色医案

关幼波健脾补气治肝病[1]

首都医科大学附属北京中医医院　陈詰

《金匮要略·脏腑经络先后病脉证》曰："见肝之病，知肝传脾，当先实脾。"又云："实脾则肝自愈，此治肝补脾之要妙也"。方隅在《医林绳墨》中提出："人以脾胃为主，而治疗以健脾为先。"故在肝病治疗中，古今医家均非常重视固护脾胃之气。肝病"实脾"是治疗肝病的一个重要治则，该法首见于《难经》、《金匮要略》。然而，肝病传脾及其未病先防的思想则源于《内经》"风起火来，木之胜也，土湿受邪，脾病也焉"。《难经》指出："所以治未病者，见肝之病，则知肝当传之于脾，故先实其脾气，无令其受肝之邪，故曰治未病焉。"《金匮要略》又进一步指出"治未病者，见肝之病，知肝传脾，当先实脾"，指出肝病"实脾"谓之上工之举。

关幼波，已故著名中医学家，多年从事肝病的理论及临床研究。他尊崇历代医家思想，根据临证经验又提出自己的独特观点。他强调治病求本，注重人体内在因素，重视气血化生之源、运湿之枢纽的后天之本——脾胃功能，不仅在肝病的治疗中，提出了"调理肝、脾、肾，中州要当先"的治则，在各科杂病的辨证施治中也极为重视健脾运化，以固"后天之本"。治疗一些危重疾病，如肝癌，强调以扶正为主，祛邪为辅，而不宜予以破血消痞之品以及苦寒伤胃之剂，认为注意调理脾胃，此乃"有胃气有生也"。在临床上，关幼波讲求治病求本，首辨邪正虚实。

慢性病毒性肝炎的治疗

在慢性病毒性肝炎的治疗中，通过长期的临床实践，关幼波提出：

扶正祛邪，调理气血：慢肝多以正气虚（包括肝、脾、肾、气血、津液）为矛盾的主要方面，开始是由于湿热之邪缠绵羁留损伤正气，造成"因病而虚"，逐步形成脏腑气血功能失调和机体防御能力减弱，以致正不抗邪，招致湿热内侵，造成"因虚而病"。

调理肝脾肾，中州要当先：关幼波对慢肝辨证施治，基本上是以脏腑、气血论治为原则，且以扶正治其本，祛除余邪治其标。治疗中注意调理中州，稍佐祛邪，使之湿热余邪无处藏身，更无由以生。若湿从寒化，以致脾肾阳虚，中气不运，当以健脾助阳，温化寒湿，仍以调理中州为要。

早期肝硬化的治疗

对于早期肝硬化（肝硬化代偿期）之病机，关幼波认为，气虚血滞是早期肝硬化之本，湿热毒邪稽留血分是标。所以在治疗上，应以补气活血，养血柔肝为基础，以益气健脾养血治中州为关键，中州运化，后天得养，水谷充沛，五脏六腑得充。继而养血柔肝，肝脏阴血充盈，则坚自消而得柔润，功能始恢复。在治疗中重视健脾化痰，兼以清除余邪。在肝硬化晚期（肝硬化失代偿期）阶段，关幼波认为，本病有痰血瘀阻、腹水等邪实的一面，又有肝脾肾虚损、气血大亏的一面。虚中夹实，实中夹虚，虚实夹杂。其正虚为本，邪实为标。因此，在治疗上以扶正为本，逐水为标，以扶正为常法，逐水为权变。水的代谢，因"其源在脾"，故要在中焦上下功夫。气为血帅，气旺血生，气帅血行，恶血久蓄，正气大伤，血失其帅。故应补气扶正，健脾化痰，以平和之品行血利水，再加以软坚柔肝之品，以求全面之效。见水不治水，见血不治血，气旺中州运，无形胜有形，健运脾胃，以无形之气而胜有形之水、血。

治疗肝硬化腹水的基本方：生黄芪 50 克，当归 10 克，白术 10 克，茵陈 30 克，杏仁 10 克，橘红 10 克，茯苓 30 克，赤芍 15 克，白芍 15 克，泽兰 20 克，香附 10 克，藕节 10 克，车前子 15 克，木瓜 10 克，厚朴 15 克，生姜 3 克，大腹皮 10 克，

[1] http://www.cntcmvideo.com/zgzyyb/html/2011-05/06/content_47324.htm

丹参 15 克。

方中以当归补血汤为君，二芍、泽兰、丹参、香附、藕节佐之。君药中重用生黄芪，补气扶正以帅血行，更能走皮肤之湿而消肿，可重用 30 克～150 克，无任何副作用。二芍味酸入肝，凉血活血，为缓急止痛养肝之要药。丹参功同四物，能养能行。泽兰善通肝脾之血脉，活血不伤正，养血不滋腻，胎前产后均可应用，药力在中焦，横向运行，与桃仁、红花不同。香附、藕节为血中气药，气血兼行，藕节还兼有开胃之长。臣药白术、茯苓健脾运湿，以杏仁、橘红、木瓜、厚朴、腹皮、茵陈、车前子为佐。杏仁、橘红辛开苦降，醒脾开胃，通利三焦，化痰和中。木瓜味酸，调胃不上脾，舒肝不伤气，柔肝止痛，为调和肝胃之要药。厚朴、腹皮行气利水而消胀。茵陈、车前子清热祛湿，利水消肿而不伤阴，有黄疸无黄疸均可使用，少佐生姜辛温醒脾，为方中之使药。

此方药性力求平和，无峻猛之品，立意于“疏其血气，令其条达，而致和平”。方中包括了补气养血扶正、行气活血、健脾利湿、清热化痰、利水消肿等诸法，临证加减化裁，用之得心应手。

关幼波善用黄芪，在中医学中黄芪具有补气升阳、固表止汗、托毒排脓、利水消肿、敛疮生肌之功效。现代药理研究表明，黄芪中的黄芪多糖有明显促进淋巴细胞分泌白细胞介素-2 的能力，能增强 NK 细胞、巨噬细胞等的免疫杀伤作用，黄芪皂甙具有抗肝损伤作用，能减轻肝中毒引起的病变。黄芪能提高机体非特异性和特异性免疫功能，增强抗御病原体感染的能力。黄芪有益气升阳的作用，可改善血液流变学，改善肝脏血液循环，并有一定的抑制 HBV-DNA 复制的作用。黄芪能促进肝细胞合成白蛋白，抑制间质胶原细胞合成，促进细胞免疫，增强网状内皮系统和巨噬细胞吞噬功能，提高淋巴细胞转化率，诱导干扰素生成增加，增强人体免疫，保肝及防止肝糖原减少。黄芪可有效清除氧自由基，有抗氧化作用，能促进肝细胞的再生。

总之，肝之为病，治脾为先，是关幼波先生治疗慢性肝病的一大特色。对于后世在治疗肝病时的免疫调节、增强免疫力、预防肝纤维化等方面起到了重要的指导作用。

李振华治急性脑出血医案[1]

河南省中医院传统医学诊疗中心　周军丽

急性脑出血属中医学的“中风”、“厥证”范畴。国医大师李振华认为中风病机多为肝阳上亢、阴虚阳亢、气虚血瘀和痰湿阻滞，病因病机不同，发病的缓急轻重不同，其预后亦不同。肝阳上亢者，一般平时无高脂血症、高血压、糖尿病等基础疾病，多由于受到强烈精神刺激，极度恼怒而发病，病势急，病情发展迅速，死亡率较高，但如治疗及时，措施得当，往往恢复较快，后遗症轻微或不留后遗症；而其他三型多有基础疾病或见于老年人，发病之后，治疗恢复较慢，多留有后遗症。今有李振华治疗属肝阳上亢之急性脑出血验案一则，兹录于下。

闫某某，男，60 岁。患者于 2009 年 12 月 29 日驾车前往单位的途中遭遇“碰瓷”，因过度恼怒而致意识丧失，右侧肢体瘫痪，大小便失禁，急送某省级三甲医院，经头颅 SCT 平扫，诊断为“左侧外囊出血”按脑出血常规住院治疗。因患者持续深度昏迷，病情危重，多方会诊不主张行颅内微创手术，遂请李振华会诊。当时症见患者神志昏迷，两目上视，大汗淋漓，舌卷囊缩，遗尿，舌质红，舌体不胖大，脉弦细尚有力，血压 135/90mmHg。诊为中风中脏腑之脱证，但据脉象、血压，辨证仍属肝阳上亢，肝风内动。治以平肝熄风，清热凉血，少佐活血。处方：蒸首乌 18 克，白芍 15 克，黄精

1 http://www.cntcmvideo.com/zgzyyb/html/2011-06/29/content_49203.htm

15克，怀牛膝15克，郁金10克，节菖蒲10克，茯苓15克，泽泻15克，当归10克，赤芍12克，生地12克，丹皮10克，全蝎10克，地龙12克，甘草3克。5剂，每日1剂，水煎分2次鼻饲；另用安宫牛黄丸，每次1粒，每日2次鼻饲。同时配合西医常规治疗。

2010年1月8日二诊：出现咳嗽，喉中痰鸣，呼吸急促，发热，体温39℃,听诊两肺满布湿罗音，头颅、胸部SCT平扫提示左侧基底节脑出血；双肺炎症。因肺部症状明显，急者治其标，故治以清热宣肺，止咳化痰。处方：辽沙参15克，前胡10克，黄芩10克，杏仁10克，瓜蒌仁10克，知母12克，川贝10克，苏子10克，鱼腥草15克，桔梗10克，葛根15克，丹皮10克，橘红10克，青蒿10克，地骨皮12克，甘草3克。2剂，用法同上。继服安宫牛黄丸。

1月10日三诊：服上方热退，咳嗽明显减轻，听诊肺部罗音消失。肺部症状改善，仍以原发病为重点，治以平肝熄风，通经活络，开窍醒神。处方：蒸首乌15克，赤芍15克，黄精15克，枸杞子15克，丹皮10克，丹参15克，鸡血藤20克，郁金10克，节菖蒲10克，地龙15克，全蝎10克，蜈蚣3条，穿山甲8克，茯苓15克，桑枝25克，泽泻15克，红花10克，甘草3克。3剂，用法同上。继服安宫牛黄丸。

1月13日：服上方仍神志昏迷，不能言语，患肢无知觉。治以平肝潜阳，通经活络，豁痰开窍。处方：三七参（冲服）3克，丹皮10克，赤芍15克，茯苓12克，旱半夏10克，泽泻15克，冬瓜子30克，生薏仁30克，大黄3克，郁金15克，节菖蒲10克，菊花10克，夏枯草30克，怀牛膝30克，石决明30克，珍珠母30克，全蝎6克，蜈蚣1条，地龙10克。7剂，用法同上。

1月21日：服上药神志逐渐清醒，发音困难，右侧肢体有痛觉，头颅、胸部SCT平扫提示左侧基底节区及左侧额颞顶叶可见大片状水肿样低密度影，与前片对比脑水肿加重；双肺炎症较前对比有所吸收；MRI提示左侧基底节区脑出血，量约42ml。主治医生建议手术，但患者家属拒绝，仍坚持中药治疗。治以养阴平肝，活血通络，通阳利水，以减轻脑水肿，同时建议减少输液量。处方：蒸首乌15克，赤芍15克，当归10克，川芎10克，郁金10克，节菖蒲10克，丹参15克，泽泻15克，桂枝5克，猪苓10克，大黄炭6克，白术10克，茯苓15克，全蝎10克，蜈蚣3条，穿山甲10克，地龙15克，白僵蚕10克，乌梢蛇10克，木瓜18克。10剂，用法同上。

2月3日：神志清晰，右侧肢体可稍活动，知觉恢复，能说简单的字、词。头颅SCT平扫提示左侧基底节区及左侧额颞顶叶可见大片状水肿样低密度影较前对比有吸收。因患者有乙肝病史，故查肝功：谷氨酸氨基转移酶47u/L，门冬氨酸氨基转移酶90u/L，总胆红素56.1umol/L。治以益气活血，通经活络，佐以利胆退黄。处方：黄芪20克，当归12克，川芎10克，赤芍15克，桃仁10克，红花10克，郁金10克，节菖蒲10克，白术10克，茯苓18克，泽泻15克，桂枝6克，穿山甲10克，全蝎10克，大黄炭6克，蜈蚣3条，木瓜18克，桑枝25克，茵陈12克，甘草3克。7剂，用法同上。停用西药。

2月11日：神志清晰，语言謇涩，面色晦暗，右侧肢体活动受限，舌质红，苔薄白，脉沉细。治以益气活血，通经活络，处方：黄芪25克，当归12克，川芎10克，赤芍15克，桃仁10克，红花10克，香附10克，郁金10克，节菖蒲10克，桂枝6克，生薏仁30克，穿山甲10克，全蝎10克，大黄炭6克，川牛膝15克，木瓜18克，鸡血藤30克，丹参15克，桑枝30克，独活10克，蜈蚣3条，甘草3克。22剂，用法同上。

3月6日：上方服后，患者思维清晰，精神佳，面色红润，语言表达清楚，右侧肢体功能明显改善，右手可触到右耳，可在旁人扶持下行走，但动作迟缓，手扶栏杆可缓慢上下楼梯，舌边尖红，舌体稍胖大，脉略弦。MRI复查与发病时对比病情明显好转；复查肝功谷氨酸氨基转移酶22u/L，门冬氨酸氨基转移酶38u/L，总胆红素49.5umol/L。治以益气活血，通经活络，养阴平肝。处方：黄芪25克，当归12克，川芎10克，赤芍15克，丹皮10克，郁金10克，石决明15克，天麻10克，豨莶草18克，丹参15克，茯苓15克，穿山甲10克，地龙

15克，全蝎10克，大黄炭5克，蜈蚣3条，桑枝30克，黄精15克，蒸首乌18克，甘草3克。上方略有加减，用药两月，患者语言流利，四肢活动如常人，病告痊愈。现已恢复工作。

按：本例患者源于恼怒惊恐发病，病势急，病情重。病机为恼怒伤肝，惊恐伤肾，肝阳上亢，化火生风，肝风夹热、气、血上冲巅，壅塞清窍，使脑血管破裂出血，正如《素问·生气通天论》云："大怒则形气绝，而血菀于上，使人薄厥"；《内经·厥论》亦指出："阳气盛于上，则下气重上而邪气逆，逆则阳气乱，阳气乱则不知人也。"本证虽有脱象，但据脉证，不能补阳，仍治以平肝熄风，清热凉血，少佐活血；清热凉血可使肝气下降，以期气返则生，减少脑部充血；稍加滋阴药物以壮水制火，使阴液得复，肝肾得养，火降风熄。患者神志清晰后身体恢复的重点在以下三方面：思维能力、记忆力的恢复；语言表达能力的恢复；肢体功能的恢复。

本例患者的治疗和用药特点：一是发病之初，针对病机，以平肝熄风，清热凉血立法，少佐当归、赤芍养血活血之品，能加速血肿的吸收和解除脑受压，有利于神经功能的恢复。二是平肝养阴清热药加五苓散通阳利水，以减轻脑水肿。三是药中用少量大黄可行血中之气，引火下行。四是随着病情的稳定，逐步加动物药如全蝎、蜈蚣、地龙、僵蚕、乌梢蛇等，因此类药物为血肉有情之品，既有补益作用，又可通经活络。五是在益气养阴凉血活血药中少佐桂枝，并减少输液量，以增强机体自身利水之能力，取"善补阴者，必于阳中求阴，则阴得阳升而泉源不竭"之意。六是根据病情的变化，随时修改治疗方案，不墨守成规，拘于一方一药。需要强调的是中风虽属脱证，但初起心脏功能及血压尚可，应慎用补气之品，宜急用养肝、平肝、熄风，以促使气返则生。早用或过用补气活血之药，有引动肝气上逆，肝风复起之虞。待病情完全稳定，各项功能逐渐恢复，则可益气活血，平肝通经活络以善其后。

王永炎星蒌承气汤钩玄

中国中医科学院　于智敏　王燕平

对"上病下治"中"上"、"下"的理解不可拘泥于病变部位的上下，病居高位为上，直折其上逆之势亦为上；病居低位为下，通腑沉降亦为下。"上病下治"总属中医"治病求本"之法，临床应以谨守病机为前提，辨证论治，整体调解。

星蒌承气汤总属于承气类方药，是中风病"上病下治"的代表方剂，药效学研究和临床研究都证实其有较好的临床疗效，临床上可加减化裁使用。但要严格明确其应用指征，中病即止，不可尽剂，更不可长期服用，必要时可参考现代理化检查等指标，防止矫枉过正。

以通里攻下，化痰通腑为代表的"上病下治"法治疗中风病有一定的普适性，它为临床提供了一种执简驭繁的治疗方法，早期应用可以降低致残率和病死率。

星蒌承气汤是中国工程院院士王永炎教授创制的治疗中风病的方剂。由全瓜蒌、胆南星、生大黄、芒硝组成。功能化痰通腑，适用于中风病痰热腑实证，临床证实对于改善病人意识状态、缓解病情加重的趋势和减轻偏瘫的病损程度具有显著效果。本文就星蒌承气汤的处方用药思路和对临床的启迪借鉴作用探讨如下。

病生于下，伏其所主先其因

中风病病位在脑髓血脉，涉及心、肝、脾、肾等多个脏腑，临床虽有中脏腑、中经络之分，表现为突然昏仆，半身不遂，口舌歪斜，言语謇涩或不语，偏身麻木等诸多症状之异，但治疗仍当遵《内经》"必伏其所主，而先其所因"之训，从下治之。此即《内经评文》："前叙病源，是叙其所由生；下叙病机，是叙其所由成"之意。

中风病病因多端，总以因劳倦内伤、忧思恼怒、嗜食厚味及烟酒为诱因。《素问·通评虚实论》："凡治消瘅、仆击、偏枯、痿厥，气满发逆，肥贵人则高梁之疾也。"此外，文中还有"头痛耳鸣，九窍不利，肠胃之所生也"之论。其所言之"仆击、偏枯、厥"以及"九窍不利"的窍闭神昏证，部分相当于西医所谓之脑卒中，其临床表现也与中风病的临床表现高度一致。

因此，"病在上，取之下"，上病下治，从恣食肥甘，偏嗜醇烟，脾胃受损，调理脾胃入手进行治疗，有其理论依据，此即《素问·至真要大论》"必伏其所主，而先其所因"之意，体现了治病求本。

病势向上，降其冲逆求其属

《素问·至真要大论》所言的"求其属"，是为了探求证候与治法的联系以剖析病机，辨别证候属性以确定治法。

中风病是在气血内虚的基础上，因劳倦内伤、忧思恼怒、嗜食膏粱厚味及烟酒诱因，引起脏腑阴阳失调，气血逆乱，直冲犯脑，导致脑脉痹阻或血溢脑脉之病，求其病机所属，为"气满发逆"无疑，急当折冲降逆。

《素问·调经论》："血之与气并走于上，则为大厥，厥则暴死"之"大厥"；《素问·生气通天论》："阳气者，烦劳则张，精绝，辟积于夏，使人煎厥。目盲不可以视，耳闭不可以听，溃溃乎若坏都，汩汩乎不可止"之"煎厥"，皆因于气血鸱张亢奋，冲逆向上而不得沉降所致，其导致的"暴死"、"目盲不可以视，耳闭不可以听"等昏厥之症与中风病同。因此，上病下治，折其冲逆之势，"疏其血气，令其调达，而致和平"乃针对病机之治。王冰注："疏其壅塞，令上下无碍，血气通调，则寒热自和，阴阳调达。"详之矣。

本虚标实，釜底抽薪治其急

中风病乃本虚标实，以气血内虚为本，脏腑阴阳失调，气血逆乱为标，即《本草经疏·治法纲》"五虚为本，五邪为标"，其证候病机为"徇蒙招尤，目冥耳聋，下实上虚"（《素问》）。更因其猝然发病，六腑不通，浊毒聚积，胃肠壅实，普遍存在腑气不通问题。

为降低致死率，减少致残率，依《素问·标本病传论》"知标本者，万举万当，不知标本，是谓妄行"之论，当"急则治标"，釜底抽薪，上病下治，通里攻下，通其腑气，降气泻火，导热下行。如此则腑气得通，浊毒得泻，气血得以敷布，气血逆乱得以纠正，其燎原之势断绝，不能上冲犯脑扰神，血不外溢而脑络通畅，痹阻解除，腑气通而神志清。

年长求腑，因人制宜归其类

中风病依据不同年龄人的气血状态、发病特点有所差异，治疗亦应因人制宜。以故《素问·示从容论》倡言："年长则求之于腑"。《类经》也有："夫年长者每多口味，六腑所以受物，故当求之于腑以察其过"之论。

中风病多发于中老年患者，为"膏粱之疾"，"肠胃之所生"。《素问·通评虚实论》曰："五脏不平，六腑闭塞之所生也"。中风病虽病在脑髓血脉，但病变涉及心、肝、脾、肾等多个脏腑，"五脏不平"，"六腑闭塞"是其病变特征之一。且脑为奇恒之腑，六腑以通为用，腑病以通为补，故"上病下治"察其过，调理肠胃"求之于腑"，对中老年患者尤其适宜。此处之"求腑"可理解为调理肠胃传导运化，当是防治中风病的重要手段。

星蒌承气，承顺胃气通病络

"急性中风后常有内生瘀毒、热毒、瘀热互结，毒邪损伤脑络，浸淫脑髓，这些毒性病理产物，继发成为重要的致病因素"（王永炎《名老中医学术思想源流》）。"毒损脑络"理论的提出，是对中风病发病机制的深入认识，脏腑虚损为本，气血逆乱，痰、瘀、火毒蕴结，营卫失和，化毒损络为核心病理机转。"毒邪是风火痰瘀由量变到质变的结果"。所以，浊毒损伤脑络，治疗重在"通"、"调"，通络解毒，辨证以施治（王永炎《中风病防治要览》）。

《灵枢·百病始生篇》"阳络伤则血外溢，阴络伤则血内溢"的论述和中风病的病理机制相同；《素问·调经论》"病在脉，调之血；病在血，调之络"，以及"上实下虚，切而从之；索其结络脉，刺其出血，以见通之"，为中风病"以通为治"提供重要理论依据。

王永炎教授所创星蒌承气汤，依《内经》理论制方，由全瓜蒌、胆南星、生大黄、芒硝组成，功能化痰通腑，适用于中风病痰热腑实证，对于改善病人意识状态、缓解病情加重的趋势和减轻偏瘫的病损程度，具有显著效果。

现代研究发现，化痰通腑能改善新陈代谢，稳定血压，排除毒素，增加胃肠蠕动，调节植物神经功能紊乱，缓解机体应激状态，降低颅内压，缓解中风急性期脑水肿，改善脑循环等。临床上常因腑气得通而神志转清，偏瘫症状相应得到好转。此法在中风急性期脑水肿中如能运用得当，往往成为病情转归的决定性因素（许顺权《浅谈中风急性期脑水肿的中医治疗方法》）。

泻下浊毒，截断扭转拔病根

中风病发作如疾风之速，中人迅捷如矢石之猛，起病急，变化多，发展快，危害重，治疗必当兵贵神速，直捣病巢，拔除病根，阻止恶化，争取治疗时间，与防治疫病同理。《温疫论》："知邪之所在，早拔去病根为要。"《松峰说疫》："真知其邪在某经……单刀直入，批隙导窾。"，都强调治疗疫病要早期治疗，单刀直入，直捣病所。《说文解字》："疫，民皆病也"。晋·吕忱《字林》："疫，病流行也"。

中风病发在颅内（上），治在胃肠（下），也属早期治疗，拔除病根的截断扭转治法。截断，切断，打断，阻其燎原之势；扭转，纠正或改变其发展方向，逆流挽舟，化险为夷。姜春华先生的"重用清热解毒，早用苦寒泄下，及时凉血破瘀"，对中风病治疗有借鉴意义。

中风病气血乖逆，升降失调，风火相煽，毒邪弥漫扰窍，毒邪上逆，毒损脑络，治疗当泻下通腑，驱逐毒邪，调畅气机，此为切中病机之举。

临床研究发现，通过泻腑热，降浊毒能够提高中风病的治疗效果，改善中风患者的意识障碍，防止病情加重和降低病损程度。其作用机制一是使腑气通畅，气血得以敷布，以通痹达络，促进半身不遂等症的好转；二是可使阻于胃肠的痰热积滞得以清除，使邪有出路，浊邪不得上逆心神，阻断气血逆乱，以防内闭；三可急下存阴，以防阴劫于内，阳脱于外，发生抽搐、戴阳等变证。（王永炎《名老中医学术思想源流》）上病下治，通里攻下，泻下浊毒，截断扭转，拔除病根确是中风病治疗的重要方法。

善其应用，通泻之药亦无陨

星蒌承气汤由全瓜蒌、胆南星、生大黄、芒硝组成，泻下作用猛烈。瓜蒌味甘微苦，性寒。功能清热涤痰，宽胸散结，润燥滑肠，用于肺热咳嗽，痰浊黄稠，胸痹心痛，结胸痞满，乳痈，肺痈，肠痈肿痛，大便秘结。胆南星苦微辛凉，功能清热化痰，熄风定惊。用于痰热咳嗽，咯痰黄稠，中风痰迷，癫狂惊痫。大黄苦寒，功能泻热通肠，凉血解毒，逐瘀通经。用于大便燥结，热结便秘、壮热苔黄以及火热亢盛、迫血上溢等症。芒硝咸苦寒，功能泻热通便，润燥软坚，清火消肿，用于实热便秘，大便燥结。

诸药共用，承顺失降胃气，以恢复其主降的功能；清化热痰浊毒，防止痰热化风，风痰上扰，窍闭神昏诸证。其泻下作用虽然猛烈，但由于方证相应，善其应用，标本相得，邪气乃伏。

从本质上来看，星蒌承气汤总属于承气类方药，因而临床应用有严格的应用指征和适应症、禁忌症。但对于中风病患者而言，凡见痰热腑实之证，不问症状出现的早晚，也不论临床表现的轻重，急投之或可保无虞。

彭坚教授特色医案举例

编者按：彭坚是湖南中医药大学教授，著有《我是铁杆中医》等著作。

例一　脑癌：

14 年前的 1997 年 8 月 25 日，彭坚教授应邀到上海治病。这是一个台湾 14 岁的蔡姓男孩，患有混合型原发性脑癌，恶性程度很高，医生告诉小孩的父亲，治疗方案是手术加放疗，手术切除不可能干净，因为担心伤害正常脑组织，放疗结束 3 个月后的复发率可能高达 97.3%，当时放疗已快结束，患者的父亲转而带小孩到大陆求诊于中医。诊见患者舌红，苔黄腻，口干口苦，咽喉疼痛，痰黄，脉弦滑，精神稍差。这是手术、放疗后导致耗气伤阴，湿热存留所致，当益气养阴清湿热，用琼玉膏加减，服汤剂；再兼以软坚散结，去除残留于脑部的未尽癌肿，用大黄蛰虫丸合安宫牛黄丸加减，制蜜丸。“扶正祛邪”并举。患者的父亲问：“您是否治疗过脑癌？”彭坚教授如实回答：“没有。但原发性脑癌有点好处，即不转移到别处，西医已经把大部分脑部的肿块切除了，剩下的由中医来打扫战场，清除余孽，不让它再增生、复发。用大黄蛰虫丸加减消除过多种良性肿瘤有效，再利用安宫牛黄丸进入血脑屏障，两者合一，可能做得到。”患者服药三个月，到了预期的时候，没有复发，全家人虚惊一场。但台湾的医生告诫他们，复发率只是降低到了 80% ，还可能复发，接着服药，持续三年后，西医告知：不可能复发了，才停药。2006 年，台湾医生又告知家长：当时治疗时，用了大量射线，在体内存积到 10-15 年，可能引起总爆发，使得病情出现反复。因此处以金银花、土茯苓、甘草煎水代茶，让患者当饮料喝，并说这个单方还能消除“青春痘”，患者非常乐意配合，因为他也有这个“难言之隐”。

2010 年 6 月 10 日，小蔡从台湾“中山大学”研究生毕业，为了感恩，特意致电邀请彭坚教授到台湾高雄参加他的毕业典礼。

例二 不孕症：

导致不孕症产生的原因很多，其中占相当大比例的是“多囊卵巢综合症”，即卵泡发育不成熟。西医主要用黄体酮、达英 35 之类治疗，这类药副作用大，有时效果也不理想，即使做试管婴儿，成功率也不高，这是妇科临床非常棘手的一个难题。彭教授在这方面积累了经验，有一定成效。

2005 年 8 月份，一个周三的上午，在湖南中医大学附一院门诊，诊室进来两个人，一个是高个子美国人，另外一个是台湾人，都是来大陆考察旁听的中医医师，这个台湾人据说还是前几届台湾中医考试的“榜眼”，是台湾中医界的佼佼者。在观察彭教授诊治几位病人后，他说自己在台湾看病每天在 100 人以上，预约挂号排到了半个月之前，但发觉中医看一般的感冒之类效果好，对疑难病症也是无能为力。彭教授问他：什么疑难病症呢？答道：例如妇科中的“多囊卵巢综合症”。诊室外候诊的中一个熟悉的老头，被彭教授召唤进来，说：他的媳妇就是患的多囊卵巢综合症，怀孕了。老头笑呵呵地拿出一包糖果，说：媳妇今天生了一个 7 斤重的女孩，母女平安，特来感谢医生。

老头的媳妇姓唐，女 33 岁，长沙人，2004 年 9 月 4 日初诊。

患者结婚八年不孕，月经多年不正常，经期推后，量少，颜色鲜红，无血块，经期无特殊不适。去年一月份因为宫外孕施行左侧输卵管切除术，今年三月份怀孕，但胚胎死于腹中，七月份 B 超检查：左右侧卵巢大小为 27×21mm，33×25mm，双侧卵巢内均扫及十多个小卵泡，位于包膜下，最大的一个位于右侧卵巢，大 7×8mm，提示双侧卵巢回声改变，考虑双侧卵巢多囊改变，察其面色晦暗，体形较胖，自诉比旁人怕冷，腰酸，精神欠佳，易紧张，睡眠不实，白带清稀，大便干结，已经半年未来月经，舌淡，少苔，脉细滑，此为肾虚，气血不足，拟用育麟珠加减：

熟地 12 克　当归 12 克　白芍 6 克　川芎 3 克　红参 6 克　白术 6 克　茯苓 6 克　炙甘草 3 克　菟丝子 12 克　杜仲 6 克　鹿角霜 6 克　续断 15 克　鸡血藤 30 克　肉苁蓉 30 克　巴戟天 15 克　十五到三十剂。

10 月 18 日二诊：服上方三十剂，腰酸、怕冷、精神欠佳、大便干结均改善，仍然精神紧张，睡眠欠佳，停药一周后来月经，量少，颜色淡红，三天干净，察其面色开始转红润，舌淡红，脉弦细，拟用三紫调心汤加减：

紫石英 30 克　丹参 30 克　石见穿 20 克　柏子仁 20 克　大海马 1 对　蛤蚧 1 对　仙灵脾 30 克　枸杞子 30 克　菟丝子 30 克　续断 20 克　川芎 15 克　肉苁蓉 30 克　蛇床子 30 克　当归 30 克　熟地 30 克　白芍 20 克　鹿茸 10 克　苏合香 20 克

蜜丸，日二次，每次 10 克，饭后开水送服。

2005 年 1 月 20 日三诊：怀孕两个月，食少，感觉口中发苦，头晕，腰酸，精神尚可，舌淡红，脉细滑，拟用泰山磐石散加减：

黄芪 30　当归 10　黄芩 10　熟地 10　白芍 10　川芎 5　砂仁 10　白术 30　炙甘草 10　寄生 15　续断 15　党参 30　菟丝子 10 克　三十剂

10 月 27 日四诊：服上方五十剂后停药，8 月 8 日顺产一女婴，重 3500 克，现乳汁少，左侧乳房无乳胀，要求服“发奶”的药，大小便及睡眠均可。拟用通乳丹加减，处方：

黄芪 60 克　党参 30 克　当归 15 克　麦冬 30 克　桔梗 10 克　王不留行 10 克　穿山甲 10 克　以上药炖猪蹄一个，喝汤，吃猪蹄，每周一到两次。

本案患者一侧输卵管切除，两孕两流，又有多囊卵巢综合征，从西医的观点看，正常孕产的可能性几乎为零，但患者坚持不懈地找中医治疗，服中药近四年，最后几个月，终获疗效。一诊见其月经推后量少，但不痛，无血块，两孕而不育以及其他肾虚之象，当为冲任亏虚，气血不足，故选用育麟珠加减，服药三十剂，月经得来，取得初步效果。二诊用三紫调心汤合四物汤、五子衍宗丸加减，调心肾，养气血，再增添数味“血肉有情之品”，以加强填补冲任的作用，并制成蜜丸缓图。本来以为如此复杂的疾病，当治疗很长一段时间，不意前后仅三个月即怀孕，且以泰山磐石散“保驾护航”至最终顺产，这是医患两方面都始料未及的。

例三　小儿脑白质营养不良

小儿脑白质营养不良病，临床罕见，硕士研究生吴亚娜当时从网上查到的资料，全世界不超过一百例，西医缺乏有效的治疗方法，没有一例患者活过八岁，而且一旦呈进行性发展，几乎不可逆转，逐步走向死亡。如今，这个痊愈的小孩已经 11 岁多，在读小学 4 年级，智力发育正常，身体健康，惟有视力较差。本案的成功，无异于用中医药创造了一个奇迹。

患病的小孩姓陈，男，现年 4 岁半，湖南望城县人，2004 年 8 月 30 日初诊。

患儿一岁以前发育正常，左右手可以互动抓物，作手势，一岁六个月时开始喜欢用左手，右手弛缓，不能抓物，十一个月能够独立走路，行走时，右下肢拖行，步态不稳，只能喊“爸爸”、“妈妈”等二字复音，发音欠清。患儿足月平产，无创伤，父母非近亲结婚。2000 年 9 月 17 日，湖南某儿童医院进行脑电图、脑电地形图检查，发现“右中央额颞区尖波非对称波发放，纺锤左额中央颞高幅尖化，背景节律左右不对称，有异常睡眠脑电图。”中南大学湘雅某医院放射科当天进行颅脑 CT 扫描，结论为“脑白质密度减低，考虑为脑白质营养不良性疾病，建议作 MRI 检查。”9 月 19 日出示的 MRI 检查报告单结论为：“双侧脑白质内弥漫混杂信号病灶，考虑为先天性变性疾病或脑白质发育不良性疾病，建议行脑穿刺活检。”患者家属不同意。9 月 20 日到浏阳市中医院住院。9 月 29 日转到武汉空军医院脑科住院。11 月 3 日转到华中科技大学同济医学院附属同济医院住院，又查出尿皮质醇低（尿－17 酮类固醇 5．6UMOL，尿－17 羟类固醇 5．6UMOL）而血皮质醇高（10AM353．6UG，10PM249．6UG），医生感到互相矛盾，治疗颇为棘手。这样，经过五家医院诊断及治疗，最后确诊为脑白质营养不良，视神经萎缩，用去检查及药费四万多，无任何疗效，家属基本放弃了治疗。

二岁以后，突然发作癫痫，经常夜半抽搐，语言蹇涩，走路跛行，视力急剧下降，接近失明，于是来百草堂诊视。

察之患儿面色红润，神智清醒，但视物不见，用手指在其眼前晃动也无反应，爱活动，走路一瘸一拐，舌尖红，舌体润而少苔，食欲尚可，口渴，大便结，汗出多，脉数。此为肝肾虚，肝风内动，痰瘀阻塞脑络，当补肝肾、化痰瘀、通脑络，用地黄饮子、安宫牛黄丸、加减驻景丸、解语丹四方合用加减，处方：

麝香 1 克　牛黄 1 克　梅冰片 3 克　朱砂 5 克　雄黄 3 克　黄连 5 克　黄芩 10 克　栀子 10 克　郁金 10 克　羚羊角 5 克　精制马钱子 5 克　全蝎 15 克　蜈蚣 3 条　僵蚕 10 克　三七 5 克　楮实子 10 克　枸杞 10 克　天麻 15 克　紫河车 15 克　远志 5 克　石菖蒲 30 克　山萸肉 10 克　生地 15 克　肉苁蓉 10 克　巴戟 10 克　麦冬 10 克　五味 5 克　石斛 10 克　茯苓 10 克

以上药研末，每服 2 克，日 3 次，开水送服。

10 月 23 日二诊：一料药服完，近两个月来，再未出现抽搐，走路亦不跛行，讲话逐渐清楚，视力开始好转，能看清一米以内的东西。出汗减少，大便通畅，但精神略差，胃口下降，服药期间感冒过三次。察患儿面色略白，舌淡，脉弦缓。肝风已经内敛，当在原方基础上，减少部分寒凉药，并合用玉屏风散，以顾护脾肺。二诊处方：

上方去黄连、黄柏，加西洋参10克，黄芪10克，防风10克，白术10克，紫河车10克，研末，每服2克，日3次。

12月28日三诊，情况较为稳定，也未感冒，患儿除了说话稍慢以外，智力发育与同龄人相同，但视力仍然差，近距离只能看清核桃大的字。此病为先天不足，当大补肝肾，促进脑部及视神经发育，用驻景丸加减。处方：

楮实子 40 克　菟丝子 40 克　枸杞子 20 克　五味子10克　车前子10克　三七10克　寒水石10克　木瓜10克　紫河车10克　石斛20克　茵陈10克　木贼草10克　蛴螬15克　远志10克　石菖蒲15克　益智仁10克　茯苓10克　鹿茸5克　高丽参10克　熊胆3克　大海马1对　蛤蚧1对

以上药炼蜜为丸，每日二次，每次服6克。

2005年5月17日四诊：上料药按理应当只能服两个月，但患者前后服了半年，其中的原因，是每服至一周左右就“上火”，大便干结，咽喉感到疼痛，只好停几天药。半年来，除了这个不良反应之外，其他尚好。此为方中温补之药比例过大，当适当调整，仍然以一诊治疗方案为主：

麝香1克　牛黄1克　梅冰片3克　琥珀5克　珍珠10克　合欢花10克　黄连5克　黄芩5克　黄柏5克　郁金10克　羚羊角5克　全蝎10克　僵蚕10克　三七5克　楮实子10克　枸杞10克　天麻15克　紫河车15克　远志5克　石菖蒲30克　山萸肉10克　生地15克　肉苁蓉10克　巴戟10克　西洋参10克　麦冬10克　五味5克　石斛10克　茯苓10克　大海马1对　蛤蚧1对

以上药炼蜜为丸，每日二次，每次服6克。

2006年2月26日：因为感冒来就诊，小孩发育良好，行走活动自如，语言流利，智力与正常小孩无差别，除了左右眼视力均只有0.1之外，一切尚可。舌淡，脉弦。由于患者家庭困难，已经近半年未服药，告诫其父母该病非同寻常，绝不能掉以轻心，仍然要服药，在用药时，会尽量考虑患者家长的经济承受能力，仍然用驻景丸加减。处方：

楮实子 40　菟丝子 40 克　枸杞子 20　五味子10　车前子10　三七10　寒水石10　木瓜10　紫河车10克　石斛20克　茵陈10克　木贼草10克　蛴螬15克　远志10克　石菖蒲15克　益智仁10克　茯神10克　紫河车10克　蛤蚧1对　蛭干50克

以上药两料，炼蜜为丸，每服6克，日2次。

2006年4月5日五诊：上料药服完，情况尚稳定，但三月中旬曾突然感冒发高烧，浏阳市人民医院诊断为病毒性脑炎，住院治疗一周后出院，住院期间，作脑部CT检查，未见脑白质异常。最近食欲较差，早上突然说不出话来，迈不开步，大约有五秒钟，以后就正常了，因此赶快来复诊。观察患儿，面色恍白，精神尚好，说话清晰，活动自如，舌淡，有薄白苔。此为阳气不足，脾为湿困，用香砂六君子汤加减：

藿香5克　砂仁5克　党参10克　白术10克　茯苓10克　炙甘草10克　石菖蒲10克　甘松5克　郁金5克　黄芪15克　当归10克　生姜10克　大枣10克　服5剂

丸剂仍然用2月26日方。同时嘱咐家长，长沙春天潮湿，小孩抵抗力差，每遇食欲不振，每天可服二、三包藿香正气丸。

此后，患儿每两个月来复诊一次，基本方以2月26日处方为主，制成蜜丸服用，情况一直平稳。

2011年12月8日复诊，患儿发育良好，智力健全，口齿伶俐，行动敏捷，饮食、睡眠都正常，除了视力较差之外，与健康儿童无任何区别。

刘亚娴教授特色医案选介

编者按：刘亚娴是河北医科大学附属第四医院教授，河北省十二大名中医之一。

一、晚期肺癌案

尚××，女，48岁，石家庄市×厂技术员，病历号：269034。

初诊：1994年12月9日。

主诉：咳嗽气短一年余。

现病史：患者因时发咳嗽气短年余，加重数日，伴左锁骨上出现质硬之肿大淋巴结而就诊，胸部X线检查，（X号：293634），CT检查（CT号：24773）印象左下肺癌伴纵膈淋巴结肿大，初诊后于12月14日行锁骨上淋巴结切除活检，病理为：低分化腺癌（病理号：94-11099）

治疗经过：本病例的治疗大体可分为三个阶段。

第一阶段，综合治疗：放疗化疗辅以中药。

（一）1994年12月21日—1995年2月28日，予根治性放疗，第1第4周予以化疗。

（二）1995年3月22日至1995年8月19日共进行4个疗程化疗。

（三）期间辅以中药，针对放、化疗副反应辨证论治。

历8个月治疗后复查，胸大片：左下肺原发病灶影密度明显减低。CT示：左下肺高密度灶基本消失。

因患者畏惧化疗副作用，且自觉服中药后情况良好故停止西医药治疗。

第二阶段：中药巩固治疗，1995年11月23日—1999年12月8日，辨证论治，重点着眼于扶正，佐以化痰宣肺治疗，患者体力明显恢复，饮食起居一如常人，X线胸片检查：化疗后改变，左胸膜肥厚粘连，其间每3月复查一次胸片（偶加肺部CT检查）均无明显异常。此阶段中医药治疗近4年。

第三阶段：中药治疗。

2002年3月25日患者因咳嗽气短胸闷满行胸部X片检查示：双肺胸腔积液，原左下肺癌复发，行一次化疗，因反应大而中止化疗，以中药治之。

（一）2002年3月27日—2003年3月18日：

3月27日初诊：咳嗽吐白粘痰，胸闷满，气短，心悸，活动后尤甚，脉数，偶见促脉，舌淡红苔白滑（EKG：窦性心动过速）

证属：痰气壅滞，阻肺扰心。治以化痰行气调肺化饮。处方：清夏10克，薏仁30克，陈皮10克，当归10克，地龙10克，桃仁10克，百部10克，紫菀10克，生甘草10克，葶苈子10克，柏子仁10克，水煎服。每周服6剂。

其间，若见痰中带血，则治以化痰宁肺，降逆止血，以苇茎降草汤（经验方）治之，处方：芦根10克，桃仁10克，薏仁15-30克，冬瓜仁10克，降香10克，茜草10克，川贝10克，紫菀10克；若有发烧，则以三花银翘汤（经验方）化裁治之：银花10-15克，连翘10克，公英10克，地丁10克，花粉10克，赤芍10克，野菊花10克，芦根10克，桔梗10克，牛蒡子10克，杏仁10克，浙贝10克，荆芥10克，生甘草10克，竹叶10克。

以上法治疗后咳嗽胸闷心悸均减轻，饮食起居几如常人，每日坚持晨练，惟活动后气短较明显，（心电图检查无异常）。

（二）2003年3月18日-7月7日

2003年3月18日，因活动后气短较明显且下肢浮肿，脉滑舌淡红苔白，胸部X线检查仍有双肺胸腔积液，遂治以温化痰饮法，处方：生黄芪30克，桂枝10克，茯苓10克，猪苓10克，白术10克，泽泻10克，薏仁30克，山药30克，鸡内金10克，浙贝10克，地龙10克，僵蚕10克，当归10克，水煎服，每周服6剂。

以上方为基础方（生黄芪30-60克，桂枝10-15克，薏仁30-60克，偶加山慈姑8克，全蝎6克，冬瓜皮30克，或加炮附子10克，去贝母）服之，至2003年7月7日复查：双肺胸腔积液吸收，偶有咳嗽、气短，脉滑，舌正红苔白，遂以2002年3月27日初诊治则合百花煎（经验方：百合10克，百部10克，花粉10克，紫菀10克，浙贝10克，薏仁30克，山药3克，鸡内金10克，知母10克，茯苓10克，地龙10克，生甘草10克）化裁治之。

2003年9月29日复查胸片，又见右肺少量胸腔积液，仍以2003年3月18日方治之月余，胸腔积液再次吸收，继以2003年7月7日治则遣方。

2003年10月底-2004年11月底，这一阶段中，自2003年11月以后，患者即以上法间断服药，因经济情况限制未再作有关检查，但自觉一般情况尚可。

2005年1月5日，其子来告，2004年12月4日因“心力衰竭”抢救无效死亡。

按：该例肺癌初诊即有纵膈及锁骨上淋巴结转移，而能生存近12年，且基本保证了较好的生活质量，有几点是值得借鉴的：

其一：该例的治疗，基本上能反映肺癌中西医结合治疗的模式，即：综合治疗（中西医结合，充分发挥西医治疗的某些优势）——中医药巩固治疗——中医药为主治疗（肺癌晚期及不能接受西医治疗者）应该说这是一个有效的模式。

其二：中医治疗必须坚持辨证论治，且在此基础上，不断思考更新治疗方法。该病例第三阶段的中医治则及用药，亦是在第二阶段的治疗中逐渐确定的，这一过程应当是动态的不间断的升华过程，坚持这一点，就能不断提高中医药治疗恶性肿瘤的水平。

其三：控制恶性肿瘤的复发仍是一个艰难的过程，对治疗效果好的患者，医患双方都不能掉以轻心。该例患者，最后的结果考虑是恶性积液造成的急性心包填塞所致，如果能及时检查并予以相应的处理，其结果可能会好些，这不能说不是一个遗憾。

二、鼻咽部浆细胞肉瘤广泛转移案

李××，男，64岁，河北省×研究所离休干部。

初诊：1992年7月10日。

主诉：鼻塞、涕中带血3月。

现病史：患者因鼻塞、涕中带血丝，于1992年6月中旬，经河北省×医院及北京市×肿瘤防治所、北京军区总医院等确诊为鼻咽部浆细胞肉瘤，放疗一次，因得知疗效不确切，而停止放疗，转中医药治疗。

既往史：因嗜烟40余年，有慢性气管炎病史。

诊查：患者除鼻塞，咽部不适，偶有涕中带血丝外，因多年嗜烟（吸旱烟）时有咳痰，口干，余无其它明显症状，诊得脉滑舌正红苔白。

辨证；痰瘀阻塞，窍道不通。

治法：化痰软坚，滋肺通窍。

处方：“加味消瘰方”（经验方）：浙贝15克，生牡蛎30克，元参15克，赤芍10克，当归10克，花粉10克，地龙10克，僵蚕10克，桔梗10克，生甘草10克，公英10克，水煎服每周服6剂，酌加夏枯草10克，皂角刺10克，桃仁10克，山慈姑8克。

服药后自觉症状改善，患者坚信中药效果，服药从不间断，下乡调研亦服药不辍，且获河北省模范共产党员称号。（《××日报》曾予以报道）。

1997年12月底，出现右锁骨上淋巴结肿大，但饮食起居如常，仍以中药治疗，原方加强软坚散结药，先后加用穿山甲10克，白芥子10克，姜黄10克，威灵仙10克，服药后虽无明显不适，但右锁骨上淋巴结肿大无缩小，且有渐增之势。

1999年12月底，因右胸部肿物约3×3cm大小，伴胸肋疼痛，骨扫描示骨质破坏，诊为骨转移，遂予以化疗，化疗6个疗程后胸部肿物消失，但患者出现明显厌食，口干渴，恶心，乏力，胸痛，腰腿疼日渐加重，体质日渐衰弱，骨扫描示多处骨转移像，遂单用中药治疗。初以健脾益胃，降逆化痰法，“戊己方”（经验方）化裁，处方：沙参10克，麦冬15克，清夏10克，浙贝10克，山药30克，鸡内金10克，生甘草10克，浮小麦30克，水煎服，每周服6剂，以上法调治月余，饮食增加，口干恶心减轻，体力渐增，但胸、腰、腿疼痛有增无减。

2000年2月10日诊得脉滑舌正红苔白，遂治以益肝肾强筋骨佐通经络行气血，“地黄饮子”合“身痛逐瘀汤”化裁，处方：熟地25克（曾用至40克），山萸肉10克，石斛10克，麦冬10克，五味子10克，，远志10克，，石菖蒲10克，肉苁蓉10克，巴戟天10克，肉桂8克，炮附子8克，（二药曾用至10克），鹿衔草10克，地龙10克，怀牛膝15克，僵蚕10克，全蝎8克，当归10克，秦艽10克。水煎服，每周服6剂。

上方服用近2月，胸腰腿痛减轻，就诊时可骑自行车约半小时，但有时胃脘不舒，食欲欠佳，遂嘱可间断服用“戊己方”。

以上法治之病情稳定，2003年4月19日又患脑梗塞，CT示：左基底节区及左丘脑腔隙性脑梗塞，右颞叶及桥脑软化灶，（无脑转移征象），遂住院治疗近2月余，病情稳定后，仍以2000年2月10日中药方服之，2005年8月初，因脑血管意外死亡。生存3年。

按：该患者治疗过程提示了三点：

其一、肿瘤的治疗必须取得患者的密切配合，晚期肿瘤需长期服用中药，患者的配合就显得更为重要。病人的心理状态、治疗信心、与疾病抗争的耐力，直接影响治疗效果。该患者为老干部，心理素质好，有坚定的信心，治疗中仍坚持工作，即使下乡调研也带着中药，正是这种毅力，使治疗取得了很好的效果。

其二、中医药治疗的优势在于提高患者生活质量，延长生存期，甚至长期带瘤生存，该患者1992年发病，至1999年7年多的时间内，虽带瘤但生活起居一如常人，骨转移后，2000年至2005年5年间单纯中药治疗亦明显改善了生活质量而最终生命并未终结于肿瘤，认识这一点十分重要，可使医患同时克服急躁心理，持之以恒，不以单纯的肿瘤是否消失或缩小论成败，这在晚期肿瘤的治疗上更应该注意。

其三、化疗在该患者治疗中体现了一定的优势，即1997年12月底开始，进行6个疗程化疗后胸部肿物消失，右锁骨上淋巴结亦缩小，但其带来的副作用，如厌食、恶心、乏力、口干渴等却困扰患者，长期不能消除且短期出现多发骨转移，此阶段中医药治疗，在改善症状方面也增加了难度，因此，如何更好地进行中西医结合治疗，（包括时机的选择、治疗阶段的布署，治疗方法的确定，化疗方案的探讨等）仍是一个值得深入研究的课题。（周继春整理）

周天寒先生特色医案

编者按：周天寒，重庆市中医药学会会长、重庆市名中医。

1、温胆益气法治疗胆阳虚

张某，男，50岁，干部。

素体肥胖，患慢性支气管炎、冠心病多年，常服用中西药物。1年前胸闷心悸加重，伴失眠多梦，食欲不振，痰多咳嗽，胆怯气喘，经多方诊治，症状时轻时重，反复发作。两月前失眠加重，甚则通宵不寐，精神疲乏，困倦无力，时有恐惧感。前医诊为心脾气虚，用归脾汤、酸枣仁汤等治疗罔效。察其舌质淡、苔白微腻，脉细而滑。审是胆阳虚证，兼有痰湿内蕴，治宜温胆益气，佐以化痰除湿，方用温胆汤加减：党参、茯苓各15克，半夏12克，陈皮12克、远志8克，菖蒲、肉桂各6克，枳实、生姜各10克。服2剂。症状略为减轻，继以上方加附片10克，秫米30克，服3剂，睡眠复常，且心悸、咳嗽明显减轻。

［按］：胆阳虚的治疗应温胆益气，常用药物如黄芪、党参、桂枝、生姜、附片、柴胡、白芍、木香，代表方为温胆汤加减（姜半夏、陈皮、茯苓、生姜、附片、黄芪、桂枝、木香、柴胡）。《医方集解• 温胆汤》云：“此足少阳阳明药也，橘半生姜之辛温以导痰止呕，即以之温胆。”若以胆怯易惊、虚烦不寐为主者，温胆汤去柴胡、木香，加炒枣仁、龙齿；以右上腹痛为主者，温胆汤去茯苓，加郁金、白芍；以黄疸晦暗为主者，用温胆汤合茵陈术附汤化裁；若胆阳虚日久失治，常影响心阳，导致心胆阳虚，而见心悸怔忡、胆怯失眠等，温胆汤去生姜、柴胡、陈皮，加党参、炒枣仁；若胆阳虚影响肝阳，导致肝胆阳虚，宜用温胆汤加党参、白芍、当归、巴戟天、淫羊藿等。

2、健脾益胃法治疗倾倒综合症

张××，男，40岁，教师。

患胃痛年久，食后腹胀，呕吐酸水，经××医院钡餐确诊为“胃溃疡”，服中西药物效差。次年作胃大部分切除术，术后情况良好，惟上腹部不适，伴头晕眼花，心悸汗出，食油腻之物后腹泻。虽服西药帮助消化药，亦未见明显好转，症状逐渐加重。西医诊断为“倾倒综合征”，建议中药治疗。察其舌质淡，面色无华，精神萎靡，脉沉无力。审是脾胃气虚，健运无力所致。治拟健脾温胃，益气升阳，方予四君子汤加味。处方：党参、黄芪各18克，白术10克，茯苓、扁豆各12克，砂仁、陈皮各6克，炙甘草5克。

上方共进8剂，食欲增加，消化良好，胃脘胀满消失。为巩固疗效，以上方4剂细末为面调服，以作善后之图。

[按]：倾倒综合征是胃大部分切除后的症状。多在饭后发生，常出现在进食较多或甜食后，临床以上腹部饱胀、发紧或微痛，伴有心慌、出汗、头晕、无力、肢体麻木、恶心、呕吐等，有时还可有肠鸣、腹痛、腹泻等。中医辨证多属脾虚胃弱，脾胃升降失调所致。治疗用健脾益气，温阳益胃的方法每获良效。

3、清肝化痰开窍法治疗“笑不休”

肖××，男，31岁，驾驶员。住院号：405。1985年10月24日初诊。

患者于半月前因工作安排不当，遂致焦虑异常，紧张不安，惶惶不可终日。继则失眠多梦，心烦口苦，未曾服药。两天前突然神志不清，喜笑无常，善怒易惊，语言多而不切题，故此被人强制就诊，门诊以“精神分裂症”收入住院。诊见：急性病容，面色潮红，神情惊恐，疑虑重重，喜笑多语，问非所答，舌质红，苔黄腻，脉滑数。观其脉症，属痰火为患，病由情志内伤，肝郁化火，心肝火炽，扰乱神明所致。治宜清肝泻火，化痰开窍，方予当归龙荟丸加减。

服上方2剂，神志稍微转清，能承认自己有病，同意服药，惟仍喜笑不休，吐痰黄稠，大便两日未解，此痰火内盛之证，治宜通腑泻热，化痰开窍，拟黄连温胆汤加减。处方：黄连10克，半夏、茯苓、竹茹、柴胡各12克，陈皮6克，枳实、大黄、黄芩各15克，青黛10克（包煎）。

上方共进8剂，诸症皆失，神情坦然，后以逍遥丸调理善后，病愈出院。

[按]：《灵枢·本神篇》云：“心藏脉，脉舍神，心气虚则悲，实则笑不休”。本案心肝火盛，神明被扰，故喜笑不休。治以清泻心肝为法，方予当归龙荟丸加减清泻肝火，黄连温胆汤清泻心胆之火，且化痰开窍，使火降痰清，神明得安，故效如桴鼓。

4、顽固性失音验案

李××，男，61岁。1986年9月17日诊。患者素禀薄弱，两年前因劳累后突感咽中不适，体倦乏力，继则声音嘶哑，经某医院检查，诊为“声带肥厚、慢性咽喉炎”。近两年来虽间断服中西药物，但声嘶症状反而加重，甚则完全无音。察其舌红少津，苔薄黄，脉细数。证属肾阴亏虚，肺失濡养，声道失润。治以滋肾润肺，利咽开音，方用麦味地黄汤加味治之。处方：麦门冬、熟地、山药各18克，五味子6克，泽泻、茯苓、山萸肉各12克，蝉蜕、丹皮、胖大海各10克。

用上方为主，酌加太子参、桔梗、诃子、风凰衣等，共进20余剂，声音复常，且体质增强。随访二年，未见复发。

[按]：肺为声音之门，肾为声音之根，肾阴亏耗，肺失濡养，气道失润，喉头开阖不利，故见失音。麦味地黄汤滋肾润肺以治其本；海蝉散利咽开音以治其标，标本兼顾，相得益彰，故收满意疗效。

[按]：　声音出于肺而根于肾，发于舌本。本案为虚寒闭肺所致，其本为肾阳亏虚，其标为寒邪闭肺，治疗如只温其阳，则肺不能宣而音不出；只宣其肺则阳气不足而寒不能散，音亦不出，故治疗当标本同治。方以附片温阳散寒以治其本；辅以麻黄、桔梗、蝉蜕宣肺散寒，利气开音；佐以细辛温通肺窍以治其标，共奏温阳散寒，宣肺利气之效。

5、济生乌梅丸治疗声带息肉

谢××，男，58岁，工人。于五年前患急性咽喉炎，经服中西药好转，未图根治。半年前又因受凉感冒，引起咽中不适、疼痛、声音嘶哑，长期服用抗菌消炎西药和清热解毒、养阴润肺中药达百余剂，未见明显好转，声嘶越来越重，咽喉常感梗塞，痛苦异常。1986年3月17日经某院病理检查，诊为“声带息肉”（病理号 860450），建议手术治疗，因患者畏惧，前来服中药治疗。察其面色晦暗，咽部轻度充血，舌质淡红，苔黄，脉细弦。审是痰瘀阻滞，声带气血不畅。治宜化痰祛瘀，活血利咽，方用济生乌梅丸加减。处方：乌梅250克（去核），僵蚕200克，桔梗200克，丹参200克，甘草30克，共研为细末，蜂蜜为丸，梧桐子大，每服9克，日服3次。

服上方一料，诸症皆除，声音恢复如常，五官科检查，息肉完全消失，为巩固疗效，继以上方一剂，调理善后。

[按]：久病入络，声带脉络瘀阻，恶肉乃生，形成声带息肉。治宜化痰祛瘀，活血利咽。方中乌梅味酸，敛肺祛瘀为主药，辅以僵蚕、桔梗化痰利咽，佐以丹参活血，甘草调和诸药，共奏化痰祛瘀，活血利咽之效，使瘀除痰消，声带气血畅通，息肉乃除。

王彦刚治疗胃凉验案

编者按：本文作者是河北省中医院副院长王彦刚主任中医师。

患者董某，女，47岁，2009年2月23日就诊。主因间断胃脘部发凉伴胀满2年，加重半月。患者2年前生气后出现胃脘部发凉，胀满，曾间断服用过多种中西药物，症状时轻时重，在河北医科大学第三医院作电子胃镜检查示：胆汁反流性胃炎。现患者自诉胃脘部发凉喜暖，伴胃脘部胀满、偶有胃痛，烧心，反酸，嗳气，晨起口苦，恶心欲吐，咽干，纳可，寐差，大便粘腻不爽，日行1次，小便稍黄，舌质暗红，苔黄厚腻，脉弦滑。

中医诊断：胃凉

肝胃不和，浊毒内蕴

西医诊断：胆汁反流性胃炎

治法：疏肝和胃，化浊解毒

处方：

茵陈15g，黄连12g，香附15g，苏梗12g，

青皮12g，柴胡12g，黄芩12g，清夏9g，

藿香12g，佩兰12g，砂仁10g（后下），川朴12g，

枳实15g，生石膏30g，浙贝12g，瓦楞粉30g，

炒莱菔子15g，半枝莲15g，半边莲15g，板蓝根15g

白花蛇舌草15g，

7剂，日1剂，水煎取汁300ml，分早晚，两次温服。

3月2日复诊：患者胃痛消失，胃脘胀满、烧心、反酸减轻，仍述胃脘怕凉，舌质红，苔黄腻，脉弦滑。上方去青皮，砂仁，加滑石30g（包煎），金银花15g，生甘草6g。

服上方14剂，患者症状明显改善，胃凉也减轻，舌质红，苔薄黄腻，脉弦细滑。处方：

茵陈15g，黄连12g，香附15g，苏梗12g，

柴胡12g，黄芩12g，清夏9g，龙胆草9g

藿香12g，佩兰12g，竹茹10g，生石膏30g，

浙贝12g，瓦楞粉20g，炒莱菔子15g，半枝莲15g，

半边莲15g，白花蛇舌草15g，

服上方14剂，患者胃胀、胃凉、嗳气、烧心、反酸明显改善，舌质红，苔薄黄，根部稍腻，脉弦细滑。

上方去生石膏、浙贝、瓦楞粉，加苍术10g黄柏12g秦艽15g。

原方基础上临证加减继服，共服药3个月，之后复查电子胃镜示：慢性浅表性胃炎。

按：胆汁反流性胃炎是因幽门功能紊乱和胃空肠吻合术后易使含有胆汁的十二指肠内容物反流入胃所致的胃黏膜炎症，其亦与胃黏膜恶变有显著相关性。本病属中医学的“胃脘痛”、“痞满”等病证范畴。本例患者是因情志不舒，肝气克犯脾土，脾失健运，水湿内生，聚湿化浊，久而酿毒，导致浊毒内生，浊毒蕴于中焦，脾失升清，胃失和降，

出现胃胀、嗳气、胃疼等症。该患者出现胃凉喜暖之症，结合脉证，是因浊毒之邪，蕴于中焦，阻碍阳气，阳气不能敷布于胃腑，胃脘失于温煦所致，而并非常见的脾胃虚寒之证，当以明辨。因此，经辨证本案病机为肝胃不和，浊毒内蕴，故以疏肝理气、化浊解毒、和胃降逆为法。

本方以柴胡、黄芩、清半夏、香附、苏梗、青皮疏肝理气和胃；川朴、枳实、莱菔子下气除胀消满；藿香、佩兰、砂仁芳香化湿以祛浊；茵陈清热化湿以祛浊；黄连、黄芩，苦寒燥湿以祛浊，兼能清热解毒；板蓝根、半枝莲、半边莲、白花蛇舌草等苦甘寒之品以清热解毒，同时，佐制芳香辛温之品，寒温并用，辛开苦降；生石膏、海螵蛸、瓦楞粉清胃止酸以护胃。全方共奏疏肝理气，化浊解毒，而达和胃降逆之功，而浊毒之邪一除，阳气通畅，温煦胃腑，胃凉之症自消，正所谓通阳不在温，而在化浊解毒。

张波主任特色医案

编者按：张波是保定市第一中医院主任中医师，河北省中医优秀临床人才。

一、调肝和胃通络治疗萎缩性胃炎

慢性萎缩性胃炎为临床常见胃部疾病，现代医学认为属于“癌前病变”，系消化系统难治性疾病。本病在中医属胃脘痛、嘈杂、痞证等病的范畴，其病程较长，易正虚邪恋，由气及血，进而产生恶性病变。如今人们生活节奏加快，工作紧张，思虑过多，生活压力大，肝木自旺，克伐脾土，致使脾胃两伤，加之起居无常，饮食过度寒凉，及不合理用药等，均可导致本病的发生。临床多见胃脘两胁胀满，嗳气，纳少，兼见精神情志等症状。此时治疗应从疏肝入手，以调肝和胃通络之法治之，每可收桴鼓之功。

范某，男，52岁，公司经理。初诊日期：2007年4月24日。

患慢性萎缩性胃炎3年余，因工作繁忙缺乏系统性治疗，病情时轻时重，近半年因工作劳累体重下降近5Kg左右，一周前因情绪波动使病情加重故来诊。诊时见：胃脘胀满，纳少，多食则胃胀加重，口中略干，口气臭秽，伴有头痛头重，头如带冠，耳鸣，双手麻木，下肢及足自觉发凉，大便先干后调，形体消瘦，面色萎黄，舌体居中偏胖，质紫暗，苔薄黄，脉细弦两尺弱。平素性情急躁易怒，饮酒量多。四诊合参，证属肝胃不和，湿热中阻，久病入络之候。治法：调肝和胃，清化湿热，佐以和血通络。处方：太子参12g、厚朴花12g、桔梗10g、桃杏仁各9g、生白术15g、枇杷叶12g、茵陈12g、黄连8g、竹半夏10g、炒三仙各12g、刀豆8g、娑罗子10g、旋复花包10g、当归12g、炒白芍12g、广木香10g、炙甘草10g。每日1剂，水煎服。

药用14剂后，胃脘胀满减轻，口中气味好转，夜寐安，大便日一行，初稍干。既见效机，宗前法加减，上方去黄连、刀豆，加砂仁8g、蒲公英15g。

又用药14剂，胃脘胀满进一步好转，纳食增加，体力也增，面色较前明润，大便调畅，时伴两耳鸣响如蝉，记忆减退，项部僵硬，手麻足凉，舌质紫暗，苔薄黄，脉沉细小弦。此为湿热已退，肝胃趋和，虚象渐显之候，遂改治法为益气阴，疏肝气，调脾胃，扶正善后。处方为：五爪龙20g、西洋参先10g、生白术15g、炒山药15g、莲子肉15g、生谷麦芽各20g、炒神曲12g、厚朴花12g、竹半夏10g、八月扎12g、当归12g、娑罗子10g、炒白芍12g、黄连8g、炙甘草8g、大腹皮子各10g、生姜1片为引。

患者间断用上药1年有余，饮食恢复正常，体重增加，精神清爽，二便调畅，不适症状均得以消除。2009年12月行胃镜及病理检查，谓：病得以愈。

体悟：胃为六腑之一，居于中焦，沟通表里内外，五脏六腑无不以其为用，其务也繁，故罹患胃病常难速愈。脾胃互为表里，一升一降，降而则升，升而始降，升降调和，胃病不生，而升降之权在肝，故治胃之法，调脾和胃之中勿忘调肝调气，慢性胃病尤需兼而调之。慢性萎缩性胃炎，其发病可因情志失调，气郁伤肝，肝失疏泄，横逆犯胃；或因饮食将息失宜，食寒饮凉无度，脾胃内伤，湿浊内生，蕴而化热，或胃腑积热，日久伤阴，胃阴不足，脾气虚馁。故本病临证多虚实夹杂，常常是肝郁脾虚，湿热中阻并见。故临床治疗，当详审病机，用药不可既不可过于孟浪，又不可过于消导，治疗应以疏肝醒脾和胃通络为法，且疏肝不宜过用破气疏泄，可酌加厚朴花、刀豆、娑罗子、八月扎、旋复花、炒枳壳、广木香等，取其性平和不温不燥，无破气伤阴之弊，又兼有醒脾调胃之功。若脾气虚弱，湿浊困脾，中焦湿浊不化者，祛湿既是健脾，药用厚朴、藿梗、荷梗、苍术、茵陈、半夏、白豆蔻、砂仁等，以化湿醒脾，兼以疏肝和胃。肺为金脏，生于中土，主气兼调水道，又有制肝之能，故临证常加杏仁、枇杷叶等，既可流气化湿，又利于疏肝调气。久病多有郁热，肝郁胃滞亦可化热，故临证阴虚胃滞者，常与郁热并见，可酌加公英、连翘、黄连等品。其中黄连坚胃，但过于苦寒，稍稍用之其效更佳，待症状缓解，则当去之。久病入络，慢性萎缩性胃炎之胃痛多不同于急性胃病之实痛，非疏理可以见功，当佐以和血通络之品，如当归、山楂等。慢性萎缩性胃炎多病程长，胃中腺体萎缩，胃阴不足，恢复期治疗又当以养血益胃，扶正固本为主，常用太子参或西洋参、石斛、五爪龙、炒山药、炒白术、炒白芍等甘平或甘淡或甘酸之品，以养阴益气，又无碍湿壅气之弊。总而言之，治胃之法，以通为用，而通之之法，随证而施，不可拘泥。

二、皮肤病从肺论治

《素问阴阳应象大论》曰："肺主皮毛"。《医旨绪余》则谓："惟肺也，外统皮毛，为一身之护卫"。《圣济经》说："肺为华盖，而主荣卫，故脏真高于肺，荣卫之气行焉"。以上所说为肺与皮毛的关系。然肺之病并非皆属咳、喘、痰之类，按其所主，皮毛之病，与肺的功能失调也有密切的关系。若肺气不足，营卫失调，皮肤则易受邪气侵袭，玄府闭塞，邪气壅滞肌肤，留而不去，或壅遏气血，或郁而化热，则可生皮肤之疾，故临床治疗皮肤病从肺论治可收奇功。

如：候某某，男，38 岁，公司职员。2007 年 10 月 28 日初诊。

患者于每年秋季 10 月左右，开始出现皮疹，瘙痒，至次年隆冬 1 月左右而逐渐缓解，春夏之季如常而无恙，其病反复发作已 4 年，病后曾在协和医院就诊，经过敏源检查，证实对海鱼、虾类及芝麻等过敏，虽避之有时，但发病仍频。每病均给予抗过敏药物治疗，时轻时重，病时瘙痒异常，甚为痛苦。也曾用祛风除湿，养血清热，凉血解毒等中药治疗，其病均未能得愈，而迁延至今。诊时发病已历两周，面部、颈项、耳后及上半身皮肤，散布红色皮疹，高出皮肤，部分融合成片，局部有搔痕溃破，或结痂或流黄水，瘙痒异常以午后及夜间为甚，夜难安眠，自汗时出，面色浮红，口唇殷红而干，近 3 天因衣着不慎而外感，鼻痒鼻塞，流清涕，咽痒微痛，咳嗽少痰，舌体偏瘦，质淡暗，尖红赤，苔薄白，脉濡缓。患者体形丰腴，平素有饮酒嗜好，且饮量较多，既往有慢性过敏性鼻炎病史。诊前曾自服西药"开瑞坦"治疗，病情稍缓数天，其后不明原因复重，继服前药则疗效不显。辨为肺经郁热，营卫失和。治以轻清宣肺，内清郁热。处方为：荆芥穗 10g、牛蒡子 12g、金蝉花 12g、菊花 10g、浙贝母 10g、牡丹皮 12g、枇杷叶 15g、竹半夏 10g、茵陈 12g、茜草 12g、徐长卿 15g、生炒苡米各 20g、桔梗 10g、赤芍 10g、芦根 20g、白茅根 20g、生谷麦芽各 30g、甘草 6g。水煎服，每日 1 剂。

药用 3 剂，患者感冒症状即愈，续服完 7 剂，皮肤瘙痒明显缓解，皮疹面积减轻，自汗也见好转，时干咳，皮肤欠润，口干而渴，饮水稍多，舌淡红，苔薄白，脉弦滑。乃为肺热渐衰，阴液受伤之候。仍依上方加减，处方为：南沙参 12g、炒麦冬 10g、荆芥穗 10g、金蝉花 12g、菊花 10g、浙贝母 10g、枇杷叶 15g、竹半夏 10g、徐长卿 15g、生炒苡米各 20g、桔梗 10g、赤白芍各 12g、桃杏仁各 9g、芦根 20g、生谷麦芽各 30g。水煎服，14 剂。

进上药后，皮肤瘙痒完全消失，皮肤已无新起皮疹，局部破溃处皆已结痂或愈合，皮肤少润，仍时有自汗出，阴囊潮湿，余症皆除。再以益气固表，疏风凉血为治。处方：五爪龙 20g、生白术 15g、炒防风 10g、当归 12g、丹皮 10g、炒三仙各 12g、炒蒺藜 10g、生地 15g、炒枳实 15g、生炒苡米各 30g、徐长卿 15g、蝉衣 12g、枇杷叶 12g、地肤子 15g、赤白芍各 12g、忍冬藤 18g。患者依方服用月余，2009 年 4 月陪人来诊时告谓，近两年冬季皮肤瘙痒之证，未再复发。

体悟：本案患者每年病发于秋冬之际，是季应阳气内潜，阴气乃发，腠理密闭。然患者肺气素虚，卫气不固，腠理失密，故自汗时出；体形丰腴，平素嗜酒，又为痰湿之体质，痰湿内蕴，日久生热，滞留于肌肤，一遇虚风之邪触动，风湿热邪相搏，则瘙痒乃发。其春夏之时，腠理应时而开泄，湿随汗出，湿热郁滞不得以甚，故春夏如常，病而不发。正如《诸病源候论》中所载：“头面生疮，系内热外虚，风湿所乘，肺主气，候于皮毛，气虚则腠理开，脾主肌肉，内热则脾气温，脾气温则肌肉生热也，湿热相搏，遍身生疮”。诊时复病外感，风邪袭肺，肺气不宣，而见鼻塞、咳嗽等诸症。故首诊取银翘散意，携清化湿浊之药，以轻清宣肺，清热化湿为治，方中金蝉花、菊花、荆芥穗质体清扬，宣肺而疏散风热；牛蒡子其性向上向外，既能清热利咽，并能开肺壅，走皮表而除风热；桔梗化痰浊，通肺气，并引诸药达于上焦；浙贝母、枇杷叶、竹半夏清化脾肺之痰浊；徐长卿、白茅根、茵陈清化在里之湿邪；牡丹皮、赤芍、茜草清热凉血，生苡米以化湿为擅长，炒苡米以健脾为主功，生熟同用，健脾气而助肺气，兼化肌肉皮表之湿浊；生谷麦芽醒脾开胃以助运化，甘草和中气，调诸药。药切病机，故 3 剂而外感即愈，再服皮疹亦轻。药后病湿热渐清而阴伤之势显现，而加入养肺生津之品，药后皮疹瘙痒皆愈。此时患者皮疹虽愈，但皮肤少润，时有汗出，阴囊潮湿，乃卫气虚损，腠理不密，湿热内蕴下焦之象，遂予益气固表，疏风除湿之剂。所用方中五爪龙、生白术、炒防风三味仿玉屏风散之意，因黄芪气厚，恐有滞气之虞，而以五爪龙易之，防风用炒，系除其刚燥之性，并去甘草，以补肺气，强卫气，固腠理；炒蒺藜、蝉衣均入肺经，疏散在表之风热；再用枇杷叶肃降肺气，当归、白芍、生地养血润肤，丹皮、赤芍凉血活血，忍冬藤清邪热兼以通经络，地肤子、徐长卿祛风除湿；生炒苡米、炒三仙和脾胃，化湿浊；炒枳实与白术相配取枳术汤意，健脾强胃，舒畅中气，以助除湿。

前后用药以宣肺疏风为主，清热化湿为辅，继以补肺气，调营卫为佐，待肺气充实，营卫调和，腠理致密，湿浊不侵，外邪无犯，肌肤自清，则风疹不作，瘙痒不起矣，实为治肺所得。然治肺之法，无论驱邪扶正，用药均以轻灵为上，不可妄投味厚重浊之品，乃“治上焦如羽，非轻不举”是其谓也。肺居上焦，故用药最贵轻清以宣其上；肺为娇脏，易伤气阴，故治肺宜时时顾护气阴；肺以清肃为顺，邪气一干则失其职，法当宣肺祛邪；肺属金，肺虚或补脾胃以生金，或滋肾水以生金，此又脏腑相生之理也。肺病之治，大法不外于此矣。

三、疏肝健脾化湿止带以助孕

《内经》谓：“女子二八，肾气实，天癸至，地道通，月事以时下，故能有子”。是说女子肾气旺盛，冲任充实，月事来潮，阴阳相合，故能受孕而有子。凡婚后 3 年以上而不孕者，谓之“原发性不孕”，古称“全不产”。曾生育或流产而不能再孕者，谓之“继发性不孕”，古称“断续”。然不孕之证，有先天和后天之分，因于先天者，为生理上的缺陷，古有“螺、纹、鼓、角、脉”之别，又称“五不女”，其治针药难施。因于后天者，属病理性不孕，多由肾虚、血虚、血瘀、肝郁、气滞、痰湿等病因，致使冲任失调，胞宫不能受血气而致，其治则宜随证立法，扶正驱邪，使冲任调顺，则可受孕。如肾虚，命门火衰者，阴寒凝于胞中，宫寒不孕，则需温肾暖宫，调理冲任；血虚，阴血不足者，冲任亏虚，或热灼阴血，营血枯耗，不能摄精，则应益阴补血，滋补肝肾，或养血清热，调养冲任；血瘀，脉络不通者，瘀血凝滞，阻于胞宫，则宜活血通络，调经助孕；气郁，肝失疏泄者，气机不畅，冲任不调，则宜疏肝理气，养血调经。除以上之病因之外，还应有脾虚痰湿的因素，若脾胃损伤，湿浊不运，痰湿内生，气机不畅，胞络不通，其治则又要以化湿畅中，疏通胞络为法。现代医学认为造成不孕的病因也是多方面的，临床最常见的主要有输卵管阻塞或畸形、卵泡发育不全、内分泌紊乱、子宫内膜异位证、阴道炎，以及生殖器官发育异常和自身免疫性疾病等，然言其治法，似多有囊中羞涩之感，远不如中医治法丰富多彩。

如赵某某，女，29 岁，公司职员。2007 年 12 月 6 日初诊。

患者已婚 5 年，患者于 2004 年 4 月孕后因胎儿脑发育不良而行引产，2005 年 10 月又自然流产不足 1 月胎儿，至此一直未能再孕。曾于 2006 年 6 月行妇科检查，以及尿常规、子宫颈涂片等检查，均为正常。因虑年龄已大，急于要小孩，奔波于数家专科医院，均未获效而来诊。诊见：形体偏瘦，面色萎黄，肢体畏寒怕冷，食后时有胃脘胀满，时发眩晕，腰部酸楚，睡眠可，二便调，带下量多，色白无味，外阴时痒，末次月经 11 月 3 日，月经周期尚可，经前乳房胀痛，经行 5 天，量可，伴有少量血块，舌体胖，边有齿痕，质淡红，苔薄白，脉沉滑略细。平素性情急躁。辨证为肝气横逆克脾，健运失职，湿浊阻滞，带脉失固。治宜疏肝健脾，祛湿止带。处方：炒荆芥穗 10g、炒防风 12g、炒苍白术各 15g、炒山药 15g、炒杏仁 10g、炒苡仁 30g、素馨花 10g、竹半夏 10g、炒三仙各 12g、泽泻 15g、茯苓 30g、椿根皮 12g、鸡冠花 12g、车前子[包] 15g、黄柏 10g、广木香[后下] 10g、生龙牡[各、先煎] 30g。水煎服，每日 1 剂。外用方：鸡冠花 20g、马鞭草 20g、苦参 12g、白矾 8g、当归 15g、地肤子 20g、黄柏 12g、甘草 10g。水煎，先薰后洗外阴，每日 1~2 次，忌烫伤。

患者服药 20 余剂，于 12 月 31 日再诊时诉，服药第 3 天，月经来潮，提前 5 天，经来前 3 天正常，量色均可，第 4 天，阴道滑出一鸡蛋大小，暗红血块，伴有透明样黏膜，无腹痛等不适，畏寒肢冷，胃脘胀满均消失，眩晕未作，白带明显减少，唯有月经来潮前腰酸、乳胀，余无明显不适，舌体略胖大，舌质淡红，有齿痕，苔薄白，脉沉细。诸证基本向愈，但尚宜调经疏郁，仍依上方化裁。上方去椿根皮、鸡冠花、黄柏；加当归 12g、桂白芍 15g、夜交藤 18g、炮姜 6g，继服 21 剂。2008 年 4 月陪他人来诊不孕时，告知药未尽服而有喜受。

体悟：是案患者首因先天不足而难孕，复因久不能孕而致性情急躁，情志不遂，则肝气不舒，疏泄失职，肝气横逆，克伐脾土，脾湿乃生，湿浊阻于冲任，脉络不通，故不能受孕而有子。脾气不足，生化乏源，气血失充，故见形体瘦弱，面色萎黄；湿浊内蕴，阳气被遏，故见肢体畏寒怕冷，腰部酸楚；中焦湿阻，气机不畅，且胃弱磨谷乏力，则见食后胃脘胀满；湿浊上蒙，可见时发眩晕；湿浊下注，故见白带量多，湿未化热，则带下色白无味，外阴瘙痒；冲为血海，任主胞胎，冲任又隶属于肝脾肾，情志不舒，肝气郁滞，则冲任不调，气血不和，则见经前乳房胀痛，经行见有血块；其脉沉滑略细，既为痰湿内蕴，脾气内伐之象。其治疗宜标本同治，疏其肝气，以使脾健不克，故用素馨花；健其脾气，以使湿浊不生，故用炒白术、炒山药、炒三仙；畅其气机，以使中运得复，故用广木香；化其痰湿，以使湿浊不壅，故用炒苍术、炒苡仁、竹半夏、泽泻、茯苓、椿根皮；调其经血，以使冲任脉通，故用鸡冠花；风能胜湿，可使湿浊速去，故用炒荆芥穗、炒防风；再用黄柏清热燥湿止带，并防湿浊化热；炒杏仁通利肺气，气化则湿亦化，以利湿浊；车前子通利小便，使湿浊外出有路；生龙牡收敛而止带。同时再配先熏后洗之剂，使药直达病所，以气血调畅，清除湿浊、瘀滞。内外并施，药切病机，故药后 3 天，月经来潮，排出大量瘀滞血块黏膜，药尽则诸证皆轻，病趋愈向。二诊时加当归养血活血，以调冲任；桂白芍、夜交藤补养阴血，通行脉络；炮姜温化胞宫寒湿，使任脉所主得复。前后仅用药 30 余剂，肝气舒，脾气健，湿浊化，冲任调，则带下止而孕。

一般认为不孕之证，属难治之病，非朝夕所能收功，常常是病家虽求子心切，医家却乏速成之术，而本案说明，只要辨证准确，药能中的，不孕之证也可收速功。是案看似复杂，但依病施药，使脾气健运，湿浊得化，壅滞得除，脉道通畅，而未用大剂活血化瘀之品，却使瘀结之血块排出，带下也止，任脉复职，故能有孕。

张英栋牛皮癣特色医案

山西省晋中市第三人民医院张英栋副主任医师擅长用汗法解决体表之疾，对于银屑病也不例外。其理论源泉为《内经》中的“其在皮者汗而发之”。《内经》中还有“发表不远热”的古训，以此为依据，张英栋主任认为“发物”如将，善用者可借其力速克顽敌，寻常视“发物”如蛇蝎者乃不善用之者，应该细心揣摩应用之巧，而不该因噎废食。

张英栋主任将其治疗银屑病的心得总结为 3 首诗：

一、银屑病非顽疾初起宜急开邪路

银屑初来非牛皮，未稳之邪治以急，
汗而发之开腠愈，无由药邪不顽疾。

讲的是急性银屑病初起多呈点滴型，为正气抗邪有力，邪气易散的形势。此时的银屑病治疗正确绝不会象牛皮那么顽缠。在邪气立足未稳之时治疗应该迅速组织兵力，疏通邪路，“开门逐寇”。“汗而发之”的经旨正是就近给邪以出路的正确策略的总结。银屑病被视为顽疾，实质上多数是因为医者不懂汗法治疗的缘故。“物无喜恶，过则为灾”，药是无辜的，所用在医，用对了可以治愈疾病，而用错了却成为“药邪”。

段某某，女，22 岁，2011 年 6 月 17 日求治于张英栋主任。主诉：小腿局限皮损半年，全身泛发 10 天。病史：半年前小腿无明显诱因出现片状皮损，因病情不重未系统治疗。10 天前去山上游玩，穿衣少，觉凉。翌日复有外伤，遂出现手臂痒，随即出现红疹，第三日颈部及上半身泛发，随后 2-3 日内由上至下、遍布全身，最后足部起疹。输液 4 日（不详），口服双黄连口服液，复方青黛丸三日，无效。后用 3 天光疗，亦无效。刻下：全身可见泛发性米粒至黄豆大红斑丘疹，上覆多层细薄鳞屑。全身皮肤干燥、无汗，腹部最重。伴明显瘙痒。双侧小腿可见桃核大小皮损数处，边缘隆起，中间凹陷，脱屑少。大便数日未行，素偏干。晨起口渴明显。舌脉：舌淡红，苔薄。左脉浮滑，右脉细弦。辨证：山上游玩觉凉、皮肤干无汗为外感风寒，腠理不通；口渴、便干，皮损色红明显为内有郁热。辨证为外寒内热，腠理不通，治法：开腠发表，兼清郁热。处方：麻桂各半汤合升降散加减。药物：麻黄 6 克，桂枝 6 克，杏仁 6 克，白芍 6 克，僵蚕 9 克，蝉衣 6 克，广姜黄 2 克，生大黄 2 克，益母草 24 克，生姜 3 片，大枣 1 枚。1 付，冷水浸泡 40 分钟，大火沸后，小火煎 3 分钟取药液 100 毫升，剩余药、液继续小火煎煮 60 分钟，取 300 毫升，与前混匀。分温，饭后，再服。嘱避寒就温。

2011 年 6 月 18 日二诊：汗畅（小腿上汗少），便通，额头上的皮损已经褪去，。舌苔变白，胁肋处红斑明显，昨日睡眠差。辨证：睡眠差为麻黄之故；舌苔白为中焦不利；胁肋为肝胆循行之地。立法：汗已出，麻黄剂已中病，且出现睡眠差，故停用发表剂；舌苔现白，胁肋症状明显，可选用柴胡剂调和。处方：逍遥方加减。药物：柴胡 9 克，茯苓 6 克，大黄 2 克，当归 6 克，白芍 9 克，生姜 1 片，1 付。加用外洗方“渍形以为汗”：麻黄 15 克，桂枝 10 克，1 付。冷水浸泡 60 分钟，大火熬开，小火煎煮 10 分钟，倒入浴盆，加适量温水，将水温控制在 35-39 度之间，务求自觉舒适，每次浸泡 15 分钟左右，日 2、3 次，空腹勿浸泡。小腿部顽厚皮损嘱每日涂抹香油 20 次。

2011 年 6 月 19 日至 23 日逐日诊治，大法不变，适当加重桂枝用量。20 日后，每日早饭后服药时在煎好的汤药中兑入麻黄免煎颗粒剂（每代 3 克）搅匀，从 1 代逐渐递增为 4 代；腿上顽厚皮损边缘加用乐肤液少量外涂。至 23 日：出汗除小腿外均已变匀，全身皮损大多变平，颈部、上臂、足部等处皮损消失，胁肋部皮损亦明显变薄、变散。

2011 年 6 月 23 日后，停服汤药，中成药善后。先后用到小柴胡冲剂、桂枝茯苓丸、加味逍遥丸、逍遥丸等。泡浴继续，水温可逐渐升高，最后升至 41 度。泡浴用药逐渐加量：麻黄逐渐加为 30 克，肉桂逐渐加为 100 克，且加入仙灵脾、蛇床子等药。香油仅用于皮损干燥处。

2011年7月15日：皮损全部变平，仅小腿及其他很少部位留下淡褐色印迹。嘱避寒就温，务求微汗遍身。强调随时调整生活习惯，三年之内坚持记录健康日记。

如上所述，未经药邪或药邪轻浅之银屑病患者，服用中药汤数剂即可临床治愈。能说银屑病难治吗？可知银屑病治疗之难不在病，而在药邪之害。药邪之害责不在药，而在医。

二、银屑病顽固者治不可急，宜有次第

病来也渐非如山，冰冻三尺逐日寒，

汗解冰化有次第，急于求成岂期然。

讲的是经过不恰当的治疗，顽疾已成。这个时候的治疗就需要稳扎稳打、戒骄戒躁了。俗话说“病来如山倒”，其实那是表象。病变的形成和加重实质都是一个不断累积的过程，如“冰冻三尺非一日之寒”。“既来之则安之”，治疗一定要基于现实，有策略、有步骤，急于求成是不会出现医患期待的结果的。不仅要医生对于病情有个客观的预期，也要让患者了解这些，接受这些，积极配合。医患精诚合作才会有好的治疗结果出现。

张英栋主任观察大量患者后得出一个结论：银屑病皮损上是不会出汗的。汗是皮肤通透、功能正常的标志；无汗就意味着皮肤功能失常、体内气血郁闭不通。因其不通，与冰的特性相似，故张英栋主任将寒性的顽固银屑病皮损直接认定为冰，治疗就皮损而言也就简化为“化冰”。

因为无汗判定为冰，“冰化”和汗出也就产生了必然的联系。是先汗出呢？还是“冰”先化呢？这其中其实蕴含着治疗的步骤问题。

高某某，女，21岁，山西患者。初次发病为11岁，主要为点状皮损，发生在头部，在某中医处治疗近1年。治疗2月后头部皮损消失，身上有数处皮损始终未退。17月前因家中有事，情志不舒而大面积发作，主要点状皮损，多分布在胳膊和后背。复于原中医处连续服用大剂清热凉血中药17个月，皮损由点变片，由薄变厚，双侧胳膊外侧皮损厚度与一元硬币相仿，最大皮损面积近一手掌大，兼时常胃部不适（服原中医之药后开始，逐渐加重，以胀为主，伴有口酸）、手足冰凉（夏季亦如此）、月经量少色暗、舌苔白厚腻，素不喜汗出。2011年6月28日初求治于张英栋主任，辨为肝脾失调、寒湿郁闭证，口服以藿香正气散、逍遥散、丹栀逍遥方、保和丸方、平胃散、五苓散等方加减，以适量温酒送服；外洗以麻黄30克，夜交藤60克入手，皮损不干、整体出汗较好后，去夜交藤，加肉桂30克，细辛3克。从治疗开始胃部不适症状即很快消失，出汗状况迅速好转，一月后皮损已经大部分变平，双胳膊外侧最为明显，浮冰已退，顽冰渐化。

顾某某，女，44岁，江苏患者。发病前长期工作、居住在寒湿、不见阳光的环境中，并且精神长期处于紧张，焦虑中，长期失眠、大便不畅，口服抗抑郁西药已10多年。07年6月妇科手术诱发银屑病，初起为小块状皮损，仅限于小腿，1年后渐次发于其他部位。4年来屡经中西药物误治（曾于石家庄某处连续治疗8月之久），上半身皮损曾经消退过，小腿皮损始终未见变化。2011年6月11日初求治于张英栋主任，可见：双胳膊外侧有肥厚块状皮损和大片状皮损，双腿几无正常皮肤，双小腿全部由淡灰色、较厚片状皮损覆盖，无光泽，如树皮，无弹性，触之觉凉。口服以酸枣仁汤、黄连阿胶汤、交泰丸方、当归四逆汤、半夏厚朴汤、四神煎方、瓜蒌草红汤、桂枝汤、桂枝加龙骨牡蛎汤等方交替、加减；外洗初以夜交藤120克，桂枝15克，细辛3克，失眠好转、皮肤干燥减轻后改为细辛6克，制附子6，肉桂60克等，重点泡腿。50天后诸症均大为改善，胳膊上已经得汗，皮损大部分消退。腿上皮肤已基本恢复正常的色泽和弹性，浮冰退去，顽冰亦化，但是汗出甚少，小腿几无汗。

前一个病例显然为先得汗后冰化，而后一个病例腿部好转顺序当为先冰化后得汗。二者冰化和得汗的顺序显然是不同的，但最终都会治愈。顽固疾病从治疗到自疗，从自疗到最终自愈、恢复和保持健康，需要一个多方协同、水到渠成、自然而然的较长过程。急于求成只能是拔苗助长，欲速而不达。

《伤寒论》言“自汗出乃解……表里实，津液自和，便自汗出……”《瘟疫论》言“自汗者，不因发散，自然汗出也……气通得汗……”。上诉两书中的“自汗”都是自然汗出之意，是机体整体向愈的外在标志。汗出和冰化就其实质而言都只是表现，是标，是枝节的问题，哪个先出现变化并不重要；“治病必求于本”，本在于“阴、阳充盛……阴阳升降出入道路畅通”，由标反映出的本质的改善才是医者和患者最应该关注的。

三、正汗是银屑病治愈的标志，如何得正汗？

汗如春雨须润透，夏雨淋漓哪及腠？

风寒湿去赖汗微，详参仲景桂方后。

讲的是正常的汗出，符合汗法要求的“正汗”是要象春天的毛毛细雨那样“微似有汗”，这样才能邪去而正不伤、旧邪去而新邪不侵。如果象夏天的雷阵雨那样汗出淋漓，邪未去而正已伤、旧邪未去而新邪又侵。关于这些，仲景在桂枝汤方后注中已经谆谆告诫，不可不慎。“微似有汗”还有一个重要的意义在于宣散湿邪，脾胃运化不及可生内湿，肌表顾护不及可以生外湿，湿邪对于银屑病患者来讲是一个普遍性的问题，故微汗的重要性也就不言而喻。

关于汗，汗法，广汗法和正汗的问题，张英栋主任已经撰写大量文章，兹不赘述。

难治性静脉曲张性小腿溃疡案

山西医科大学第二医院水　马华　薛村

黄某，男，56 岁，矿工。

患者从事煤矿井下采掘工作近 20 年，长期身处阴暗潮湿的环境，站立负重为其常态，经常感到午后下肢沉重，略有浮肿，抬高或休息后次日浮肿消失。8 年前开始左小腿静脉曲张，午后肿胀麻木并渐感小腿皮肤灼热痒痛，不时搔抓，难以耐受，搔破后流水。自服消炎药同时外涂红霉素软膏，症状稍好，但时止时发。尤以劳累或久行久站加重之后，痒处相继破溃腐烂，久不敛口。同时，两下肢困沉乏力，走行不利。几年来，病人因其患辗转求医无数，迁延未愈，痛苦不堪。10 天前，两小腿肿痛突然加重，溃烂处赤红灼热。先来本院外科门诊就诊，当时症见：双小腿尤左小腿静脉怒张，散布瘀点瘀斑及色素沉着；双小腿肿胀，有可凹性浮肿，左小腿尤著，且下 1/3 处内踝上方有约 3×6 cm的溃疡面，肉芽紫暗，覆盖脓性分泌物，溃疡边缘皮肤紫暗，外周皮肤稍红肿。确诊其患为“静脉曲张性小腿溃疡”，给予多种抗生素治疗。用药 1 周，病情不减，故转请中医会诊。

初诊：1989 年 4 月 27 日，患者精神尚可，步履艰难。两小腿皮肤弥漫性赤红肿胀，其中部各有两个溃烂面，大如枣核，小如黄豆。溃面底部暗褐，边缘鲜红，脓水少量，色黄质粘。自感下肢灼热疼痛，尤以晚间为甚。口苦而粘，心烦少寐，小溲短黄，大便干结。舌质暗红苔黄腻，脉弦数有力。中医诊断：臁疮。辩证：湿邪下注，郁热化毒。治法：解毒清热，兼以利湿消肿。

金银花 30 克，元参 30 克，归尾 15 克，生甘草 30 克，连翘 30 克，紫花地丁 30 克，黄柏 10 克，赤小豆 30 克，车前子 15 克（包煎），蒲公英 30 克，野菊花 15 克，赤芍 15 克，牡丹皮 12 克，白茅根 15 克。水煎服，早晚温热服。

二诊：服上方 14 剂，小腿漫红渐退，疼痛消去大半，肿胀程度亦有所减轻，肉芽仍晦暗，余症无大变化。舌红，苔黄腻，脉滑数。毒势已退，湿热仍盛，清热祛湿治之。

苍术 12 克，黄柏 12 克，川牛膝 15 克，生苡仁 30 克，泽泻 15 克，苦参 15 克，白鲜皮 20 克，忍冬藤 20 克，车前子 15 克（包煎），丹皮 12 克，赤芍 12 克。水煎服，早晚温热服。

三诊：上方连进 12 剂，下肢肿胀逐日消退，沉重灼热感渐消，溃面底部红色不鲜，脂水淡黄稀薄，周边皮肤暗褐粗糙，时感木痒刺痛，纳谷欠馨，晚多恶梦，二便正常。舌边少许瘀斑，苔薄白，脉弦略涩。证属毒热已除，脉络瘀阻，血行不畅。施方活血祛瘀，佐以利湿通络。

当归尾15克，川芎10克，赤芍15克，丹参30克，桃仁10克，红花12克，薏苡仁20克，鸡血藤25克，怀牛膝10克，赤茯苓12克，蒲公英15克，陈皮12克，甘草6克。水煎服，早晚温热服。按上方修润增减，先后进服15余剂，溃疡逐渐愈合，不适诸症随之尽消。嘱病人饮食忌辛辣、油腻、生冷之物。注意休息，不要过劳，防寒保暖；建议夜间将小腿垫高，晨起穿高弹力袜保护下肢并加强运动锻炼等防护措施。半年后随访，疗效巩固，已从事正常劳动，未再复发。

按语

静脉曲张性小腿溃疡多由于静脉曲张症候样引起局部血液循环障碍造成的皮肤深部组织坏死。常为单侧性，好发于小腿。与祖国医学文献中记载的“臁疮”相类似。如《外科大成》臁疮记载：“女人为裙风裤口，生于外臁者由三阳经湿热，易治；生于内臁者由三阴经虚热，难瘥”。又如《医宗金鉴·外科心法》臁疮记载：“此证生在两胫内外臁骨，外臁属足三阳经，温热结聚，早治易于见效，内臁属三阴，有湿臁血分虚热而成，更兼臁骨皮肉浇薄，难得见效，极其绵缠，初发先痒后痛，红肿成片，破津紫水。”“日久疮色紫黑”，“又年久顽臁，疮皮乌黑下陷，臭秽不堪”。本病多因湿热下注，经络阻滞，瘀血凝聚，气血不通，肌肤失养，日久溃破成疮。临床症状特点为局部溃疡，周缘高起，呈陡隘状不规则，表面有污灰色脓液，肉芽颜色不鲜。易出血，微痛，皮肤为可凹性肿胀，伴色素沉着。本病常因外伤虫咬、跌扑抓磕，湿毒下注，局部因寒湿热毒结聚，使经络阻滞，气血不通，日久溃烂，诱发成疮。

此案追及病史，其因责之身处潮湿阴冷环境，且从事久站负重工作，易致湿邪留著，因湿性粘滞重浊，故病易趋下，阻遏气血流通，罹患下肢静脉曲张。因湿邪郁久化热，湿热交蒸成毒，毒热蕴结浸淫，故又渐致小腿灼热赤红，肿胀溃烂，渗流脂水。患者来诊时，适逢病之盛期。临床见证：溃疡周围皮肤红肿疼痛，肉芽紫红，触之疼痛，舌质红苔黄，脉弦滑数。证属湿热下注，毒邪嚣张。故首诊施药主以解毒清热，辅以利湿消肿。所选方乃系“四妙勇安汤”加味。此方出自《验方新编》系由金银花、元参、当归、生甘草四药组成，用治下肢热毒灼盛之疮疡，颇具效应，故备受古今医家推崇。案中用药，金银花甘寒入心，善于清热解毒，能清气分之热，又能解血分之毒，当归活血散瘀，玄参泻火解毒，甘草清解百毒，四药配合为主；且于方内增入连翘、紫花地丁、黄柏、蒲公英、野菊花等味，意在强其解毒清热之力，而共奏截折病势之功。上方服14剂颇效，其患毒势大去，双下肢赤红漫肿渐消，但溃面脂水渗流，此湿热病邪缠绵也。此际，如不继清湿热，任其郁积，必致邪毒复起，故即改弦利湿清热为治。就本患病理而论，毒发在于湿热之蕴蒸，热起在于水湿之郁结，湿本有形，为热所附，唯清热除湿并施。方与病机合拍，案中投方又以《成方便读》四妙丸为基础，并聚诸清热利湿药于一方，其理即在于此。药与证合，其效必彰。上述清热利湿剂连进12剂，病情日见减轻，以至腿部红肿痛热全消。当时症见：溃面底部色红不鲜，周边皮肤暗褐粗糙，自感木痒刺痛，舌暗有瘀斑，脉略涩，此乃一派脉络瘀阻之象。论瘀之成，乃因湿热久郁作祟，现湿邪渐退，热已廓清，而已成之瘀阻脉络，碍阻气血。故遂更方活血祛瘀，兼以利湿。因除瘀非一时之功，而慢病亦宜守方为治，故特定方连进20余剂，以至根除沉疴，终收全功。

就本病整个治程而言，大致可分三个阶段：首治重于解毒，次治偏于清热，终以祛瘀收功，而利湿之治贯穿始终。何以如是注重利湿？凡湿邪下注，或兼挟以热，或郁而化热，或湿热交蒸成毒，或气血阻滞成瘀，其证皆杂湿邪作祟。而湿浊留滞不去，热、毒、瘀诸邪终难廓清，故坚持利湿之治，实寓“治病求本”之深意。再就具体用药而言，有两点应该特别提及：一是金银花、元参、当归、连翘、紫花地丁、蒲公英、野菊花等药相配组方，投以重量，对于疮疡肿毒、热势肆虐之患，用之恒有卓效，此在临床上曾屡试不爽。二是四妙丸由苍术、黄柏、牛膝、生苡仁四药组方，主治湿热下注而致足膝红肿疼痛，重点利湿清热，佐以解毒通络，虑其药力欠佳，尤其解毒通络之力不足，故每择用其方，内必配用泽泻，车前子，苦参，白鲜皮，忍冬藤，鸡血藤、丹皮，赤芍等以助其功，使毒清热去瘀散结消，可见遣方用药不落俗套，独具匠心。

中西医结合治疗超级细菌感染案

《中国中医药报》编者按说[1]：2010年10月，我国报道3例检出DNM-1基因阳性细菌的病例。其中宁夏自治区2例，均为新生儿，在粪便中检出粪肠球菌，已痊愈出院；福建省1例，83岁老人，主因晚期肺癌已死亡。10月28日，甘肃省证实一例检出DNM-1基因阳性细菌患者。甘肃省卫生厅高度重视该超级细菌的治疗，希望采用中西医结合的方法救治，特邀甘肃省著名中医、兰州大学第一医院刘东汉教授治疗。本版将分期报道此例超级细菌患者的中西医结合治疗过程，敬请关注。

患者张某某，男，51岁，甘肃省榆中县人。2010年10月1日，患者主因“车祸外伤后致胸痛伴意识丧失3小时”收住于兰州大学第一医院重症医学科。入院时查体温35.5℃，心率140次/分，血压44/20mmHg，呼吸42次/分。患者意识丧失，呼之不应，双侧瞳孔等大等圆，约4mm，查体不合作。胸部、上腹部及头颅CT平扫示：左侧多发肋骨骨折，左侧血气胸，蛛网膜下腔出血，T12椎体压缩性骨折伴截瘫。于当日夜间急诊在全麻下行“左侧肋骨切开复位内固定术”，10月6日晚在急诊全麻下行“T12椎体压缩性骨折伴截瘫切开复位内固定术”。术后补充诊断：1.肺部感染，脓毒性休克；2.T12骨折并截瘫；3.多发性肋骨骨折；4.颈椎骨折（寰椎）；5.左侧臂丛神经瘫；6.左肩胛骨骨折；7.蛛网膜下腔出血；8.尿崩症（中枢性）。术后给予抗感染、止血、预防应激性溃疡、抗休克、脑保护、营养及支持等治疗，病情尚平稳。

10月9日晨患者出现寒战、高热，体温最高38.0℃，血压下降，考虑感染性休克，血培养回报：产酸克雷伯菌（10月4日送检），对亚胺培南敏感，给予亚胺培南治疗四日，病情趋于稳定。10月13日，血培养回报：多重耐药产酸克雷伯菌，仅对阿米卡星中介（10月9日送检）。此株细菌10月28日于北大医院NDM-1检测阳性，考虑为超级细菌。遂更换为氨基糖甙类抗生素，同时隔离单间，物品专用，加强消毒等措施。10月11日至10月13日，连续3日血培养均阴性，痰培养为鲍曼不动杆菌。10月27日患者再次出现寒战、高热，体温最高达42.0℃，血压下降，最低至80/50mmHg，给予亚胺培南等抗感染效果不佳，高热持续不退，病情危重。

初诊：2010年10月27日，患者神志不清，高热，体温达42.0℃，时时振寒，汗出不畅，约300ml，后血压下降，最低至80/50mmHg。血常规示：白细胞34.90×109/L，中性粒细胞百分比94.7%。粪便细菌涂片示：查到大量G+球菌链状排列，偶见G-杆菌。胸片示：双肺片状渗出影。咳嗽，咳痰，痰呈黄色黏稠状，量多，不易咳出，听诊闻及双肺湿性啰音，呼吸机辅助排痰，呼吸急促。腹胀如鼓，叩诊呈鼓音，面目及下肢胫骨前缘轻度水肿，双目发赤，口干，大便成形，量少，小便2814ml。伸舌迟动，舌尖红，舌质淡，扪之无津，苔白腻，脉浮数。

处方：葶苈子20克，黄芩20克，鱼腥草30克，全瓜蒌30克，杏仁10克，生石膏30克，炙桑皮30克，西洋参20克，竹茹10克，桔梗10克，生甘草10克，生黄芪30克，连翘30克，龙葵15克，桃仁10克。3剂，水煎服，每次150ml，每日3次，饭后服用。

按：《金匮要略·肺痿肺痈咳嗽上气病脉证治第七》曰：“风舍于肺，其人则咳，口干喘满，咽燥不渴，多唾浊沫，时时振寒。热之所过，血为之凝滞，蓄结痈脓，吐如米粥。始萌可救，脓成则死。”同时指出“肺痈，喘不得卧，葶苈大枣泻肺汤主之。”肺痈为外感风邪热毒，肺生痈脓，其病理演变可分为三期：即表证期、成痈期和脓溃期。此患者当属表证期。

然此证单从肺痈解释，难免顾此失彼，而辨证时从卫气营血和三焦辨证着手，有异曲同工之妙。高热，汗出不畅，时时振寒，乃卫气调节体温、汗液之职失司，如《灵枢·本藏》曰：“卫气者，所

1 http://www.cntcmvideo.com/zgzyyb/html/2011-02/10/content_44178.htm

以温分肉，充皮肤，肥腠理，司开合者也。”肺卫相系，卫气失司，首伤肺气，且叶天士《外感温热篇》认为“温邪上受，首先犯肺”，肺主气，司呼吸，宣降失司，可见咳嗽、咳痰。观其舌质淡，舌尖红，足见气分证不盛，故此病乃卫气同病，卫分证为主。三焦辨证辨病位属上焦肺。《外感温热篇》“在卫汗之可也，到气才可清气”。此患者应重在治卫分，防气分，故以连翘辛凉清泻肺热，石膏清肺热，清热护津为要；葶苈子急泻肺中水浊，“疗肺壅上气咳嗽，定喘促，除胸中痰饮。”（《开宝本草》）鱼腥草、全瓜蒌、杏仁、炙桑皮、竹茹，清热化痰，泻肺平喘，利水消肿；双目发赤，热邪在肺，兼有少阳半表半里证，故以黄芩和枢机，畅气机，解郁热。腹胀如鼓主因有二：一因肺气失宣，上焦气机失畅，中焦气机斡旋失职，气不利则满，故见腹胀满；二因患者久卧则伤气，首伤脾胃之气，气虚易气滞，且脾主大腹，可见腹胀满。治法上，于此症重在开宣肺气，以桔梗宣肺祛痰排浊。观其舌质淡，故以西洋参、生黄芪益气养阴扶正，扶正祛邪，先安未受邪之地；气易病及血，故以桃仁活血祛瘀；龙葵利水助化膀胱之气，且防截瘫后尿路感染；生甘草清热解毒，调和诸药，护胃气，且防药物损伤未受邪之脏。

2010年10月30日二诊：患者服药一剂后，体温由42.0℃渐降至38.1℃，神志尚清，咳嗽较前减轻，痰量较少，量中等，呈白色黏稠状，仍不易咳出，双肺闻及少许湿性罗音。腹胀缓解，大便稀，黄色糊状，约60ml，小便1320ml。当日行粪便细菌涂片示：见到少量G-杆菌，偶见G+球菌。10月28日与10月29日两次胸片比较可见肺门、肺尖部片状渗出影较前减少。但此后患者体温仍波动于39.0℃左右。舌尖红，舌质淡，两侧微瘀，苔薄白，寸尺脉浮数。

处方：生黄芪30克，西洋参20克，全瓜蒌30克，当归20克，赤芍30克，桃仁10克，鱼腥草30克，芦根30克，制半夏20克，茯苓30克，生石膏60克，连翘30克，银花30克，生甘草10克，豆蔻10克，桔梗10克，炒白术20克。2剂，水煎服，每次30ml次，每日4次。

按：《金匮要略·肺痿肺痈咳嗽上气病脉证》谓：“《千金》苇茎汤治咳有微热，烦满，胸中甲错，是为肺痈。”患者间断性高热，寒战，神志清，且痰量减少，提示正气有力鼓邪外出。若战汗作解，所谓阳加于阴谓之汗，正胜邪祛，乃疾病向愈的一大体征，临证切记切记。现患者仍卫气同病，卫分为主，兼有气分，辨证同上，治以千金苇茎汤合银翘散化裁。重用银花、连翘质轻味薄之品清宣肺卫之气；石膏清肺脏气分之热；芦根、桃仁取苇茎汤之意，清肺排浊，清热泻火，生津，活血祛瘀；肺为贮痰之器，故以全瓜蒌、鱼腥草清热化痰祛痰，有利已成之痰排出；脾胃为生痰之源，以制半夏、茯苓、豆蔻、炒白术燥湿运脾，杜生痰之源；仍以生黄芪、西洋参益气养阴扶正，扶正所以驱邪；观其舌质两侧微瘀，且有脑外伤史，理应有头痛等脑外伤症状，但患者未有知觉，故以当归、赤芍活血化瘀；桔梗宣肺祛痰，逐肺热；仍以生甘草清热解毒，调和诸药，护胃气为要。现代医学研究发现，银花、连翘、石膏、全瓜蒌、鱼腥草等均有很好的抗病菌效果，且多无耐药性。

2010年11月1日三诊：患者服药一剂后，复查血常规示：白细胞7.54×109/L，中性粒细胞百分比85.2%。痰质较前清稀，量减少，呈白色泡沫状。患者于10月31日下午咳出大量黄色黏稠痰，咳嗽明显缓解。于11月1日凌晨2：00体温高达40.0℃，寒战，汗出，体温渐降，于晨7：00测体温37.0℃。此后患者咳吐白色黏稠痰，伴白色泡沫，量中等，味咸，较前易咳出。神志欠清，欲睡，上半身微汗出，汗出不畅，小便量2886ml，色白，大便不能自控，不自主溢出。伸舌迟动，舌质淡嫩，扪之水湿，苔薄白，双脉沉缓无力。

应甘肃省卫生厅特邀，卫生部特派北京中医药大学东直门医院刘清泉教授指导治疗，共同研究处方如下：炙麻黄10克，杏仁10克，制附片10克，细辛6克，升麻10克，茯苓30克，炒苍术10克，肉桂6克，炙甘草10克，豆蔻10克，红参20克，黄芪20克。1剂，开水煎服，每日4次，每次30ml。

按：《伤寒论》第281条：“少阴之为病，脉微细，但欲寐也。”第301条：“少阴病，始得之，反发热，脉沉者，麻黄细辛附子汤主之。”患者脉沉缓无力，神志欠清，欲睡，发热，小便色白，舌质淡嫩，此证当属太少两感，故以麻黄细辛附子汤温经解表；痰呈白色泡沫状，味咸，小便色白，大便不能自控，当属脾肾阳虚，水气不化，故以制附片佐肉桂温肾阳，益火源，消阴翳；豆蔻、苍术、茯苓温脾阳，健脾运，运化水液；汗出不畅，腠理闭郁，故以麻黄开宣腠理，配伍升麻、杏仁，一升一降，气机得畅，共司肺之宣降功能，升举阳气，通利三焦，助肾阳温煦膀胱，使气化之水液得以有力输布，浊中之清供人体重新利用，体现《内经》“三焦膀胱者，腠理毫毛其应”；红参、黄芪益气固表，扶正驱邪，且防麻黄发汗太过；炙甘草调和诸药，护胃气，且解附片之毒。全方体现上焦宣肺气、中焦运脾气、下焦温肾阳化膀胱之气，三焦畅通，水液自治，此所谓“治病必求其本”。

清肝泻火治疗精神分裂症案[1]

河南省中医院　毛德西

张某，女，20岁，农民，于2007年7月就诊。在外出打工时，因与人发生口角而出现烦躁不安，昼夜不寐，语无伦次等精神症状，曾用镇静剂与针灸治疗，稍有安静，但症状无明显改善。刻诊：由家属陪诊，见其形体偏胖，面色红赤，坐立不安，来回走动，喃喃自语，且语无伦次；饮食减少，大便干燥，舌质紫红，舌苔薄白而干，脉象弦细偏数。病属狂症，即精神分裂症，乃心肝火旺，阳明燥结证，治宜清肝泻火，逐瘀散结。方用达营汤加减，生大黄60克，生石膏60克，三棱60克，莪术60克。3剂，水煎服，头煎40分钟，二煎30分钟。

二诊：语无伦次有所改善，略能回答问题，但仍有喃喃自语，烦躁不安，夜不安寐，上方加用酸枣仁30克，夜交藤24克。3剂，煎服法同上。

三诊：烦躁减轻，夜眠3～4小时，坐立不安减少，舌苔有津，脉弦细而不数。改方如下：生大黄60克，赤芍30克，三棱60克，莪术60克，酸枣仁30克，黄连10克，肉桂5克，生甘草10克。3剂，加水煎取两次，混合药液约1500ml，每日500ml，分3次服用。

四诊：3天后来诊，言其睡眠可达6个小时，语言正常，烦躁、坐立不安均有减轻，饮食增加，舌质呈淡红色，苔薄白，脉弦细。上方加石菖蒲10克，取1剂，水煎3次，混合约1500毫升，分4份服用，每日1份，再分3次服之。

五诊：可睡眠6～7小时，语言表达正常，来诊前一日因饮食不慎而致腹泻，伴腹痛下坠，每日4～5次，量不多，舌质红，苔薄白，脉弦细。更方为：炒山楂30克，炒乌药10克，百合30克，知母10克，生地黄10克，生麦芽30克，炒枣仁30克，五味子克，生甘草10克。3剂，水煎服。

六诊：腹痛、腹泻消失，大便日1次，已能准确回忆病史，但时有心烦，上方加生龙骨、生牡蛎各20克，合欢皮30克。3剂，水煎服。

七诊：心烦不安消失，但近日上呼吸道感染，出现咳嗽，咳痰，咽干，给予射干麻黄汤3剂，水煎服。

八诊：病已痊愈，为巩固疗效，拟定膏滋剂以善后：生百合100克，知母30克，生地30克，炒乌药30克，三棱30克，莪术30克，黄连30克，生龙骨30克，生牡蛎30克，赤芍60克，石菖蒲30克，炙远志30克，麦冬60克，五味子30克。2剂，水煎取液混合，加入蜂蜜制成膏滋剂，约1000毫升，每次10毫升，1日3次。1个月后随访，病已痊愈，无任何后遗之症，生活、劳动如常人。

按：在接诊此病人前1周，在《中成药研究》（1978；3：30）看到这首治疗狂症的经验方，达营汤原方组成为：生大黄30克，赤芍30克，三棱60克，莪术60克，仅四味药。因此方药味简练，组方合理，便随手记录下来，一周后，此方果然派

[1] http://www.cntcmvideo.com/zgzyyb/html/2011-02/17/content_44397.htm

上用场，还取得了预期效果。

此例病人由于郁怒而使肝气郁结，“气有余便是火”，肝火引动心火，火旺伤津，导致阳明（包括手阳明大肠和足阳明胃）津枯燥结，手阳明经脉可见肠燥便秘，而足阳明经脉的是动病可见“欲上高而歌，弃衣而走”的狂症。“盛则泻之，热则疾之”，这里虽然说的是针刺方法，但就治法而言，也包括苦寒方药的清泻法，且要求快捷而不宜缓慢，达营汤就具备这样的功效。方中大黄苦寒，清泻心肝胃之火；石膏辛寒，清解手足阳明之热；三棱与莪术，为行气活血之对药，对原发病因有解郁散结的作用。药仅四味，但具有清热泻火，凉血解郁，镇静安神的功效，与病证相应，故服之即效。

大黄用 60 克，原以为会有腹泻之苦，但服之毫无泻意，有两个因素，一是病为阳证、热证、实证，急需用大黄清之、泻之，药中病所，不伤其正，故无腹泻之虞，近代张锡纯道：“大黄之力虽猛，然有病则病当之，恒有多用不妨者，是以治癫狂其脉实者，可用之二两。”二是所用大黄是与其他药物同煎，未作后下处理，这样它的泻下之力会大大减低。前人认为，大黄生用，泡汤便吞或后下，泻下力强；而久煎则泻下力减弱。现代研究认为，“大黄生用导泻，久煎止泻，是因为久煎使蒽甙水解成作用很弱的甙元，加以所含鞣质量较高，故反而止泻。”（《中药研究与文献检索》上海远东出版社）

在治疗过程中所用之药，以证候为主而进行加减。但在五诊后，改为《金匮要略》的百合知母汤、百合地黄汤、百合乌药汤为主，这是因为火邪去其大半，但阴津尚未恢复，故取百合诸方以滋阴养心、养肾，并调理所余之郁；其善后之方，仍以百合诸方为主，加上镇静安神、养心开窍之品，取膏滋剂，更利于滋润五脏，且口感良好，服用方便。

“学到用时方恨少”，没有对大量药物和方剂的知识积累，仅靠临时辨证用药，可能在理论上说得通，但要取效是比较难的。

经方辨治呃逆 5 则[1]

河北省保定市清苑县中医医院　魏文浩

呃逆以气逆上冲，喉间呃呃连声，声短而频，令人不能自制为主症。本病偶然发作，大多轻微而自愈；若持续不止，连续发作数日者，必须给予药物治疗方可平息。在慢性疾病过程中出现此病症时，多为病情转重的预兆。本病古代称之为哕，《素问・宣明五气论篇》曰：“胃气逆为哕为恐。”《金匮要略・呕吐哕下利病》则把哕分为寒呃、虚热呃、实热呃三种。此分类法，对后世划分虚实寒热论治，有一定的指导意义。临证用经方治呃逆，往往可收良效。

大黄甘草合左金（丸）汤证案

蒋某，女，28 岁。1994 年 9 月 15 日初诊。呃逆之声高亢，食入即吐，吐出物为食物及涎水，味苦酸辣，病已半月余。1 周前在某市医院诊断为“膈肌痉挛”住院治疗，经静脉给药，封闭疗法，医治未效。刻诊：呃逆之声高亢，食入即吐，吐物味苦酸辣，面红气粗，口臭而渴，大便秘结，舌苔黄，脉洪大有力。证属胃火上炎，升降失司，法当清胃泻火，降逆止呃。处方：大黄 10 克，甘草 5 克，黄连 6 克，吴茱萸 3 克，生地黄 15 克，知母 12 克，瓜蒌 20 克，生石膏 40 克。5 剂，水煎服。

上方服后，病豁然而愈。后改服清胃丸以善其后。

按：胃为水谷之腑，“六腑者传化物而不藏”，以通为用，以降为顺。降则和，不降则滞，反升则逆。《伤寒论》谓：“津液得下，胃气因和。”叶桂指出：“脾宜升则健，胃宜降则和。”此病例为阳明蕴热，胃火上炎，胃失和降所致。“食已即吐”，由于下窍不通，浊无出路，热聚于胃，上逆而致呃

[1] http://www.cntcmvideo.com/zgzyyb/html/2011-02/23/content_44616.htm

逆。方用大黄、甘草泻热通便，和胃止呃。如舍大黄之降逆锐勇，是不能奏效的。方配甘草，一以缓急迫，二以和胃安中。合左金丸清泄肝火，降逆止呕。伍生地黄、知母、生石膏滋阴清热，生津止渴。瓜蒌善清肺胃之热，上能润肺，下能润肠通便，胃气得降，则呃逆自除。药证合拍，病当自愈。

竹叶石膏汤证案

杨某，男，68岁。1988年4月7日初诊。呃逆发作已1月。患者素有便秘病史15余年，5天来未大便，曾服泻下药及灌肠治疗则便通，停药则便秘如故。刻诊：神疲倦怠，舌红少泽，口干纳呆，大便燥结，小便短赤涩痛，肛门灼热，小腹胀痛，舌暗红，苔薄黄，脉细数。证属气阴两虚，虚火上逆。治宜益气养阴，通腑止呃。处方：生石膏30克，竹叶10克，麦门冬12克，法半夏12克，陈皮15克，薏苡仁30克，党参15克，黄芪12克，黄柏10克，代赭石12克，生甘草10克，生白术30克，肉苁蓉20克。3剂，水煎服。

服上方后，大便已通，小便涩痛大减，呃逆明显好转，上方加减共服9剂，呃逆已止，二便通调，诸症均愈。

按：此案年事已高，脾胃亏虚，气阴不足。气虚则肠蠕动减慢，阴虚则粪易燥结。阴虚则内热，热夺胃津，中气耗伤，胃气冲逆而动膈则致呃逆。选用竹叶石膏汤，清热生津，益气补虚，和胃降逆，加生白术、肉苁蓉滋补脾肾，意在补气润肠而通便。浊气得降，清气得升，气机调畅，升降有序，气顺呃止。标本兼治，危候转安。

大半夏汤证案

屈某，男，58岁。1996年6月26日初诊。呃逆已数月。经某市医院多方检查，未见器质性病变，诊为神经官能症。经静脉、肌注、口服中西药效果不佳。刻诊：近10天来呃逆逐渐加重，呃声低弱，心烦易怒，大便干结，纳谷减少，神疲消瘦，舌质偏红，苔白且干，脉沉细略数，证属气阴两虚，胃气上逆。治宜益气润燥，降逆止呃。处方：半夏15克，党参15克，天花粉10克，竹茹10克，陈皮15克，蜂蜜30克（冲服）。3剂，水煎服。

上方服后呃逆大减，已能进少量食物，上方加减共进21剂，呃逆痊愈，半年后追访，未见复发。

按：此例患者已到中年，宗气已衰，再加病程较长，耗阴伤气而致胃气上逆。临床用半夏、竹茹、陈皮降逆而治标，党参、天花粉、蜂蜜益气健脾，活血润燥而治本，标本兼顾，扶正与降逆并用。诸药相合，缓中补虚，益气安胃，可以补脾胃之气；斡旋中州，可以润阳明之燥，降太阴之逆。配伍精当，各司其职，方药切中病机，功效益彰。

小承气汤证案

石某，男，30岁。1989年9月23日初诊。呃逆阵作1月余，未曾治疗。3天来症状加重，经多方医治，针刺、静脉、肌注、口服中西药物无效。刻诊：呃逆频作，呃声高亢有力，头晕乏力，微有耳鸣，潮热阵作，口渴喜饮，小便略黄，大便燥而不爽，舌质淡红，苔黄少津，脉沉细稍数，证属阳明积热，壅滞气机，升降失司。治宜通腑泻热，升清降浊，缓痉止呃。处方：生大黄15克，枳实12克，川朴15克，陈皮20克，竹茹15克，白芍30克，炙甘草10克，生姜15克。1剂，水煎服。药后肠鸣腹泻，得大便2次后，呃逆明显好转，余无异常。原方大黄改为6克，6剂，水煎服。

药尽呃逆即止，病告痊愈，半年后随访，呃逆无复发。

按：此案为胃肠积热壅滞，腑气不通，升降失常，气机被遏而呃逆。暴呃频作不休，呃声高亢有力，皆为实热之象。方选《伤寒论》小承气汤荡涤胃肠积热，阳明浊气下降，气机升降如常。橘皮以疏膈上郁阻之气，竹茹以疏久郁之胆火。佐以白芍、甘草和中益阴，柔肝缓急而解痉。全方共奏通腑泻热，急下存阴，和中降逆之功，使病已月余、暴呃3日不解之重症共服6剂而愈。

理中汤合旋覆代赭汤证案

齐某，男，72岁，1998年3月16日初诊。主因饮食不节而致呃逆。患者服中西药数日，效果不著。刻诊：胸脘痞闷，胃呆纳少，呃逆频频，气声低微，四肢发凉，舌质淡红，苔薄白，脉沉弱无力。证属脾胃虚弱，寒阻中州，升降失司，气逆为呃。治宜温中散寒，降逆止呃。处方：人参10克（另煎对服），附子10克，炮姜6克，白术12克，旋覆花10克，代赭石6克，陈皮10克，丁香10克，生姜10克。3剂，水煎服。

上方后，胃脘痞闷、呃逆大减，脉象较前有力，药既中病，继宗前法，续进 3 剂。服药后，呃逆已止，胃纳已增，精神转佳，再拟补中和胃法以善其后。

按：此例患者年过古稀，素体不健，由于饮食不慎，寒邪内侵，中气被遏，清气不升，浊气不降动膈而患呃逆。此为虚寒之象，非温热而寒不除，非补益则虚损不平。《素问・至真要大论》云："寒淫所胜，平以辛热。"《素问・阴阳应象大论》曰："形不足者，温之以气。"故用附子温补肾阳；炮姜温健脾胃，以祛寒邪；虚则宜补，《医宗金鉴》指出："补后天之气无如人参。"故用人参、白术补益脾气。配旋覆花、代赭石、陈皮、丁香、生姜降逆和胃以止呃逆。呃逆已止，当用补中和胃之品，以培中宫而复其胃气，作为善后之策。

熊大经从少阳论治耳鼻喉病[1]

成都中医药大学附属医院　张勤修　成都中医药大学　刘敏 冀庆

成都中医药大学熊大经教授家族五世业医，从其祖父、父亲始专于中医喉科，其中尤以其父亲熊雨田先生声望最著。熊大经承其父辈学术思想，经过 40 年的临床实践，提出论治五官（主要指耳鼻咽喉）疾病，当从少阳立论。

由于六腑清阳之气，五脏精华之血，皆上注于头面清空之窍，清窍方能完成正常之生理功能，所以精纯之血上达五官之"清道"要畅通，水湿痰瘀下趋外泄之"浊道"要疏通，五官自身血络要宣通；病在五官，治在枢机，宜求之于少阳：运枢机，升清阳，降浊阴，和清窍。耳鼻咽喉疾病在总的病机上表现为"郁"，故论治耳鼻咽喉科疾病除应重视五官局部辨证外，更应注重从全身整体调治，治疗的核心思想在于"通"。

清阳出上窍　浊阴出下窍

在五官科中清阳的基本含义主要指人体气化过程所产生的精微物质。气血津液经过气化过程，其中的精纯部分升华上达成为"清阳"，以温煦濡养清窍。浊阴指人体气化活动中所产生的废物及病理现象、病理产物，如水湿痰饮、瘀血等。

正常状态下清阳在上，浊阴在下，如《素问・阴阳应象大论篇》中言："清阳为天，浊阴为地。地气上为云，天气下为雨；雨出地气，云出天气。故清阳出上窍，浊阴出下窍；清阳发腠理，浊阴走五脏，清阳实四支，浊阴归六府。"若这些有形之浊不寻常道则均可害清，使浊居清位，清浊相干。这种现象正是五官科病证发生的重要原因。

总之，清阳以升为顺，浊阴以降为和，清升浊降，升降有序则五官能发挥其生理功能。故治疗之法无外"升清降浊"。"上焦得通，津液得下，胃气因和"（《伤寒论》230 条），喉痹、暴聋病人气色、精神状态等大为改善，患者的情绪变得积极乐观等，熊大经认为这些都是"清阳出上窍，浊阴出下窍"的反应，是气畅郁疏，血和络通的表现。

少阳为枢机　十一脏取决于胆

这里"少阳"包含经腑两层。以经络而言，少阳经脉介乎表里之间，连接表里经气以称为枢。以脏腑言，胆主阳气之生发，三焦统领阳气之气化；胆主枢之启动运转，三焦继以道路畅通，形成枢路一体，枢运机转，气、火、水布散上下内外。《素问・六微旨大论》说："出入废则神机化灭，升降息则气立孤危。"出入升降正是枢机转运的表现。

足少阳胆内藏精汁，寄有相火

胆内藏精汁，疏泄腑气，清而不浊，故称"中精之府"，藏而不泻，又类于脏，为六腑之一，亦为奇恒之腑。《内经》"凡十一脏取决于胆"，高度概括了胆在人体的重要作用。具体表现在"胆属少阳，其气生发，则万化始生"，故吴东锡《医学求是》认为"阳之初生而始发则从胆，胆为转阴至阳之地，为少阳，是阳之枢"，十一脏腑的功能活

[1] http://www.cntcmvideo.com/zgzyyb/html/2011-02/24/content_44663.htm

动，清升浊降，表里出入，必基于胆气生发，枢机运转。且胆寄相火，宣布在三焦，流畅通达，充斥表里，温煦周身。

所以，胆在心理上，可决断肝之谋虑，协调情志，保持相对稳定；在生理上，可调节脏腑的功能状态随环境及个体需要相应变化，以此保护机体，助正抗邪，所谓“气以胆壮，邪不可干，致使十一脏取决于胆”。胆精司降，胆气主升，胆中相火宜通达流畅，正合“枢”之本性；胆振启阳气、协调情志与应变力对脏腑的决断作用，正切“枢机”之内涵，此即胆在少阳枢机中的功能特性。

手少阳三焦为人体元气、水、火等运行的道路

《中藏经》云：“三焦者，人之三元之气也……总领五脏六腑，营卫经络，内外左右上下之气，三焦通则内外左右上下皆通也。”从《内经》“三焦者，决渎之官，水道出焉”，“故三焦出气，以温分肉”，《金匮要略》“三焦通会元真”，以及《难经》所云“主持诸气”，可以认为，三焦实为元气、火、水布散、输布的道路。若三焦功能失常，可累及有关脏腑，而有关脏腑的病变，亦可影响到三焦的功能。三焦“主持诸气”，主气化，决渎水道，经历于五脏六腑。因此三焦做为脏腑之间联系、气化的播散、以及营卫水谷诸气周流的通路，有机地组织了各脏器间的密切协作。三焦气化在沟通脏腑功能，维持气机升降出入与水道通畅等方面的关键性作用，同样具有枢机的意义。

由于少阳为枢，生发阳气，主疏泄，气机的条畅离不开少阳之转枢。但是若只是强调少阳在调达气机方面的作用，而忽视它是由阴出阳的枢机，就会使本末倒置。

少阳枢机与脾胃枢纽的关系

脾胃枢纽与少阳枢机的相互关系，主要体现在以下三方面。

火以生土

这里的“火”是指命门之火，而非君火，故五行中火以生土，并不是心火生脾土，而是命火生脾土。命门之火并不直接生土，需通过胆和三焦才能到达脾胃（中焦）。少阳胆内寄相火，通过胆和三焦敷布全身（包含中焦在内），以温熙、推动脏腑运行。这样脾胃得命门相火温煦，则受纳腐熟水谷，化生精微，灌溉四旁，营运周身。反过来，脾胃化生的精微物质以充养五脏，五脏精气满溢，则封藏于肾，化为元阴元阳，元阳即是命火。

木以疏土

在气机上，脾胃升降有赖胆气升浮。李东垣在阐发《内经》“凡十一脏皆取决于胆”时指出：“胆者，少阳春生之气，春气生则万物化安，故胆气春生，则余脏从之。”在消化水谷上，胆内藏肝之余气（胆汁），人未进食物，则储藏于胆，进食时则泌于肠腑，化食物为精汁，以供机体之用。胆中相火清明，则为清阳之木气，上升于胃，胃土得其疏达，故水谷化。另一方面，脾胃为后天之本，气血生化之源，其纳运相合、升降有序又是少阳枢机运转不息的基础，故中气不足，少阳生发无力，木不疏土则脾胃呆顿；少阳气滞，枢运内郁则升降失宜，实邪中阻，脾胃窒塞。所以二者必须相互为用，协调有序，才能保证升降出入、生克制化咸宜，脾胃纳谷运化之机，既不匮乏，亦不亢奋，水谷精微化生不尽。

调理脾胃诸方常辅以升发少阳之品

在治疗上，调理脾胃诸方常辅以柴胡、升麻、谷芽、麦芽之属，升发少阳之气，助脾生清，助胃和降，复其纳运水谷，化生气血之职。对此，李东垣可谓体会最深，其治疗虚证之补中益气汤于大队益气健脾药中佐入升麻、柴胡可谓点睛之用；治疗实证脾胃积热的清胃散《兰室秘藏》，重用升麻发散郁热，实寓防止过用寒凉遏其枢机之意。

少阳枢机与五官疾病

《伤寒论》263条：“少阳之为病，口苦，咽干，目眩也。”明确指出五官疾病与少阳密切相关。少阳经脉与五官相连，所谓经络所过，主治所及，这些都是治从少阳的理论渊薮。然而将这一理论运用在耳、鼻、咽喉病中，又同中有异，以下结合实例具体说明熊大经教授少阳思想在耳鼻喉科的运用。

耳病

以耳鸣耳聋为例。耳鸣与耳聋临床上常常同时或先后出现，古人认为鸣为聋之渐，即耳鸣耳聋是同一疾病的不同程度。中医古书里对耳鸣耳聋发病机制的阐述很多，但治耳鸣耳聋之法，都未出五脏（腑）范畴。熊大经认为枢少阳、和耳窍应为治法核心，并将这一理念概括为“开肺通心，益脾滋肾，

总以枢转窍和为宜”。

鼻病

《素问·气厥论》：“胆移热于脑，则辛 頞鼻渊，鼻渊者浊涕下不止也。”足少阳胆经的支脉从目锐眦分出下行大迎，会合于手少阳，抵于頞。对这句经文熊大经颇为推崇，并据此制成治疗鼻科疾病的著名成方“鼻渊舒口服液”，其临床疗效颇佳。熊大经将少阳思想在鼻科疾病中的具体运用，归纳为“胆肺同调在前，调脾益胃善后，前后未离少阳”。

咽喉病

熊大经在继承古人经验的基础上认为，无论胆实、胆虚皆可致咽喉不适。他将在实践中运用少阳学说治疗咽部疾病的理论概括为“和胃利胆，益气生津，皆为窍通”。

熊大经强调在治疗耳鼻喉科疾病时应注意以下3点：一是在少阳病中，其病机虽多实多热，但亦见虚寒；二是少阳受病，多表现相火内郁、水饮停蓄之证（耳为宗脉汇聚，又常兼瘀）；三是治疗少阳病，必须重视胆气、胆精升降和调，用药亦多寒热并用，虚实共治。

病案举例

患者张某某，男，29岁。2009年11月24日初诊。主诉：鼻塞、头痛、流脓涕10余年。检查：双下鼻甲肥大，中甲息肉样变，中鼻道、鼻底有较多脓性分泌物，脉滑数，舌质红，苔黄腻。诊断：鼻渊(肝胆湿热型)。处方：柴胡、黄芩、白芷、川芎、法半夏、枳壳、瓜蒌各10克，黄芪30克，地龙20克。6剂，水煎服。另予鼻炎舒口服液，每次1支，每天3次。

2009年12月4日二诊：患者脓涕明显减少，仍有头痛、鼻塞，苔黄腻。上方去黄芩，加藁本15克，泡参30克，藿香10克，以化湿止痛。6剂，水煎服。

2009年12月11日三诊：患者诉头痛、鼻塞减轻，脓涕减少。继服上方6剂后症状基本消失，患者满意而归。

按：熊大经根据《素问·气厥论》“胆移热于脑，则辛頞鼻渊，鼻渊者浊涕下不止也”，结合自己多年的临床实践，对498例鼻窦炎的证型进行了总结，结果发现肝胆病变型患者占大多数，为363例，占72.89%。认为鼻渊初期多为肝胆湿热，久则肺脾不足，胆热内扰。治疗上初则清泻肝胆，佐以芳香通窍（降中有升）；久则补益肺脾，疏泄胆热，所以总的治则在于疏转少阳枢机。枢运转，清阳升，浊阴降，鼻窍通。

本例患者一诊属典型的肝胆湿热型鼻渊，方从和解少阳的经典方剂小柴胡汤化裁而来。方中柴胡、黄芩、法半夏和解枢机；原方人参、炙甘草扶正达邪，然皆味厚之品，欲其清升，故以黄芪易人参、炙甘草，因黄芪不仅益气助运，且气雄味薄主升，更合病机；白芷、川芎芳香通窍，枳壳、瓜蒌泄降浊阴，升降相因，枢机转运；助以地龙清热利水，通经活络，以利鼻窍。二诊胆热降，浊涕减，药既中病，无需更张，去黄芩，加藁本15克，泡参30克，藿香10克，增强芳香化湿，通窍止痛之力。三诊病已大衰，继进原方6剂，以追穷寇。

纵观全案，理法方药，环环相扣，药随症转，药味不多，却有顾盼之妙，必是深研《伤寒》有得，方能达此化境。

辨治干燥综合征心得[1]

江苏省中医院风湿免疫科 陆燕

干燥综合征（Sjogren’s syndrome,SS）是一种主要累及全身外分泌腺的慢性自身免疫性疾病，以口干、眼干、关节痛、反复腮腺肿大、乏力为主要临床表现，严重者可累及内脏。SS在我国的患

[1] http://www.cntcmvideo.com/zgzyyb/html/2011-04/11/content_46480.htm

病率为0.3%～0.7%，在老年人群中患病率为3%～4%，女性多见。本病病因不清，目前尚无理想的治疗方法。

SS在中医学文献中无相似的病名记载，现大多医家认为可归属为“燥证”范畴。全国中医痹病专业委员会所著《痹病论治学》，把合并关节疼痛者归属为“燥痹”，有脏腑损害者可称之为“脏腑痹”，临床多治以滋阴之品。在辨治本病的过程中，应充分考虑到滋阴之品多重浊黏腻，多用、久用，会有滋腻碍胃之虞。要结合患者情况，佐以疏风通络、活血化瘀、健脾和胃、祛风化痰等药物，时时顾护胃气，才会有利于疾病的康复。

发病机理

干燥综合征，类属中医的“燥证”范畴，本病的病机关键在于“阴虚”，轻则肺胃阴伤，重则肝肾阴亏。多因素体阴虚或感染邪毒而致津液生化不足，阴血亏虚，津液枯涸，致使清窍、关节、经络失于濡养。本病主要与肺、胃、肝、肾阴虚有关，病程日久，五脏皆可发病。

辨证要点

本病的辨证要点，是燥邪伤阴或津伤化燥，致多系统、多脏器受损，日久可由燥致痹。痹者，闭也，不通之意。故本病有脏腑气机失调，经气失其畅达，气血运行涩滞的病理改变。临床可见津亏失濡、阴虚发热、燥瘀相搏或燥痰互结的特点。

辨表里虚实　本病早期燥邪犯肺者，起病急、病程短，多属表属实；而先天禀赋不足或失治误治、久病及里者，起病慢、病程较长，耗伤气血津液、脏器受损，属里属虚；久病里虚者若内生痰浊瘀血，或复感外邪，则多属虚实夹杂。

辨气血津液　本病早期燥邪侵袭机体，多以肺卫表证为主，可损及津液，日久病及阴血，“津血同源”，出现血虚津亏的表现。后期出现气血亏虚，又因气虚无以行血可致气滞血瘀之证。若气虚运化水湿不利、痰浊内生，复与瘀血搏结于皮下可见瘿核；痹阻于经络血脉可致麻木疼痛。

辨脏腑亏虚　肺开窍于鼻，主皮毛，主宣降气机津液，肺阴受累则见干咳、鼻干、皮肤干涩或咽干不适；脾开窍于口，主四肢肌肉，为胃行其津液，故脾病则四肢不用，津不上承而致口干，胃阴不足虚火上攻则口干更甚，口舌生疮易溃，肠道失润则大便秘结；舌为心之苗，心阴受损可见口舌干燥，甚则灼痛，若心神失养则有心悸、失眠等证；肝开窍于目，主筋，主疏泄，肝阴虚则清窍筋脉失养而见眼干少泪，视物模糊，肢体麻木，若疏泄失常，气机不畅又可见气滞血瘀的表现；肾藏精主骨，若肾阴不足则可见消瘦，腰膝酸软，烦热盗汗等证。

分型证治

燥邪犯肺　临床表现为口鼻干燥，眼干少泪，牙龈肿痛，干咳无痰或痰少黏稠，难以咯出，常伴发热，周身酸楚，溲赤便结。舌干红，苔薄黄，脉细数。本证多见于干燥综合征早期。治以清燥润肺止咳，方用清燥救肺汤加减。咳而口干渴甚者，加玉竹、白芍、旋覆花(布包煎)；口干咽燥而疼痛者，加牛蒡子、玄参等；烦渴甚者，加玉竹、乌梅、石斛等；口苦而燥者，方中加沙参、枇杷叶；阴津过耗，口干甚者，加石斛、玉竹、沙参。

肺胃津伤　临床表现为口干少津，唇舌破溃，易患感冒或咽干口燥，干咳少痰，可伴发热、便秘，舌红苔薄质干，脉细数。治以清肺益胃，滋阴生津，方用沙参麦冬汤合竹叶石膏汤。胃热燥盛者，加生石膏(先煎)、知母；中脘痞满胁痛者，加枳实、半夏、陈皮、延胡索；恶心欲吐者，加苏梗(后下)、竹茹、旋覆花(布包煎)；大便燥结难下者，加瓜蒌、炒枳实、火麻仁。

心脾两虚　临床表现为面黄少华，头昏目涩，口干鼻干，疲乏无力，焦虑烦躁，失眠多梦，肌肤毛发枯燥，舌嫩红少津，苔少，脉细。治以滋阴润燥，养血安神，方用地梅四物汤合黄连阿胶汤。心中惊悸不安者，加生龙齿(先煎)、琥珀粉(分冲)；心悸胸闷胸痛者，加丹参、瓜蒌、醋延胡索；心悸气短者，加太子参、莲子肉。

肝肾阴虚　临床表现为眩晕耳鸣，口干目涩，视物模糊，腰膝酸软，形体瘦削，烦热盗汗，少寐多梦，舌红苔少或无苔，脉细数。本证多见于50岁以上女性或干燥综合征病情较重者。治以滋补肝肾，养阴生津，方用明目地黄丸合大补阴丸。

气血瘀阻　临床表现为口干咽燥，眼干目涩，皮肤枯糙，肌肤甲错，可见结节红斑、皮疹，腮腺肿大，四肢关节疼痛或活动不利，舌质暗，少津或有瘀点，脉细涩。本证多见于病情较重者。治以益气活血，化瘀祛瘀，方用大黄䗪虫丸加减。周身酸楚疼痛者，加忍冬藤、伸筋草、地龙；肩臂疼痛者，加威灵仙、片姜黄、赤白芍；肌肉酸楚疼痛者，加炒桑枝、地龙、络石藤、丹参等；筋脉瞤　动者，加赤芍、炙龟板(先煎)、生牡蛎(先煎)。

阴虚燥热　临床表现为眼干目涩，口咽干燥，面部炙热，唇红口干，易于破溃，舌干无津、无苔，舌质殷红，脉细小而数。治以清热凉血，养阴润燥，方用犀角地黄汤加减。

用药注意事项

1. 治疗要重视本病的双重性与复杂性，在生津增液、滋阴润燥的同时，要结合患者的客观情况，佐以疏风通络、活血化瘀、健脾和胃、祛风化痰等药物，时时顾护胃气。因滋阴之品，多重浊黏腻，多用、久用，不无滋腻碍脾之虞。

2. 滋阴药当属改善病情的首要药物。但中医素有津液不得濡润，因虚生燥，因燥生滞、生瘀之说，故滋阴生津的同时，亦应注重化滞、散瘀、祛除标实的一面。可使瘀去血活，气机调畅，津液畅达。

3. 活血化瘀之味，亦当用甘寒或苦微寒、辛苦温之丹参、莪术、赤芍、丹皮、丝瓜络等。若用温热之当归、川芎、红花、鸡血藤等之类，其用量宜小，以免阴液未复而再损伤。大苦大寒之品，如非实热，宜慎用、少用，以苦能化燥之故。

燥证，最重补血通络活血，以通为补，是针对腺体闭塞而设立。此种闭塞基本病理病变为炎症增生，治以解毒化瘀。常重用白花蛇舌草、肿节风、忍冬藤、鸡血藤；瘀久必有热毒，应用些苦寒清瘀毒之药如黄连、栀子、黄柏、知母、板蓝根。

4. 风药宜用甘辛平、甘辛寒或辛苦平、辛苦微温之品，此为风药中之润剂，既无伤阴之弊，又符合“辛以润之”的经旨。如丝瓜络、忍冬藤、络石藤、豨莶草、桑枝、海桐皮、防风、青风藤、海风藤、天仙藤、伸筋草等，均有疏经活络、宣痹止痛之功。

5. 本病到了后期，多阴损及阳，形成气阴两虚、阴阳两虚、正气不足之证。当此之时，治宜益气养阴，阴阳并调，大补气血，扶正祛邪。若筋脉失荣，精亏髓空，骨、关节变形者，则养血荣筋，填精益髓，温阳壮督，甚至虫蚁搜剔等法均可用之。总之，治疗方法要灵活达变，不可拘泥。

6. 在治疗过程中，食物疗法的效果不容忽视。可嘱患者常服百合、莲子、银耳、枸杞子，百合粥、鲜藕罗卜汤、菊花茶、决明子代茶等。

治慢性肾脏病心法[1]

江苏省中医院肾病科　孙伟

慢性肾脏病的发生是内因外因两方面决定的，内因是主因，外因是诱因。先天主因肾虚，后天与五脏相关。原发性疾病与肾关系最为密切，继发性病变则因他脏及肾。临床上常见虚实夹杂，标本同病。本虚指肺、脾、肾功能失调及气、血、精、阴、阳的亏虚，但肾气不足为其根本。临床上常见诱因有外感、情志、瘀血、水湿、热毒、湿热等，但以瘀血内阻和湿热壅滞影响最大。

湿热内蕴，久必伤肾，湿热留着肾府则腰痛；影响肾之封藏，则精气下泄，尿中出现蛋白；湿热伤及肾中血络，脉络破损，血不归经则见血尿。湿热伤肾有几个特点：湿热易与热毒兼夹为患；湿热之邪常深蕴于肾；湿热阻络致瘀；湿热迁延日久，耗气伤阴。湿热既是病因，是病变进展的病理产物，同时又是证候表现。瘀血的产生，肾络的瘀阻可由多种原因引起，但以脏腑功能紊乱为主。慢性肾炎病变过程中出现的血流动力学变化、内皮细胞的功能改变、炎症纤维细胞的活化等，以及细胞外基质

[1] http://www.cntcmvideo.com/zgzyyb/html/2011-03/25/content_45822.htm

成分过度积聚和肾间质纤维化等这些各种肾脏病发展至终末期的共同病理改变，均符合中医理论肾络淤滞，瘀血阻络，固定不移等瘀血特点。故在治疗慢性肾脏病时，注重以下 5 个方面的着手。

平补肾元　兼顾五脏

益肾法即维护肾气，扶正固本，避免触发因素。维护肾气以补益肾元为主，用药以平补肾元为先。在治疗上，治肾的同时应兼治其他脏腑。常用益肾平补之品：山萸肉、杜仲、川断肉、枸杞子、桑寄生、菟丝子等；阳虚明显者选用干姜、肉桂、附片、仙灵脾、威灵仙；阴虚明显者常用地黄、黄精等。临床上气阴两虚型患者多见，用药宜甘淡平和，忌温燥及苦寒之品，即使用也应短期运用，中病即止。

补肾必健脾，而且药物疗效的发挥亦依赖于脾胃的功能，健脾益肾常用药：黄芪、党参、炒白术、怀山药、薏苡仁等。

清利活血　阻断进展

治标分清湿与瘀，祛湿当分湿重热重。常用利湿法有：疏表利湿法、利水渗湿法、清热利湿法、活血利湿、攻下利湿、温阳利湿、滋阴利湿、健脾利湿法等。清利当分清病位，区分上、中、下三焦及肺、脾、肾的不同。常用兼有活血利水与凉血止血的药物：马鞭草、益母草、荠菜花、荔枝草、凤尾草等；偏于清热解毒者用蒲公英、鱼腥草、白花蛇舌草、青风藤等；既可利尿消肿又可解毒活血者用车前草、白茅根、葎草、石韦、土茯苓、鸭跖草、淡竹叶等。临床上需辨证运用。

巧用泄浊　延缓肾衰

行气泄浊　泻下药与行气药合用，一则行气药能宽肠、推荡积滞、增强泻下之力；二则可使气机通畅，平息气滞诸证。方如仲景的大小承气汤。

活血泄浊　就是在活血化瘀药中配以导下泄浊药物，如大黄与活血化瘀药相伍相互促进，活血化瘀药可以改善血液循环，有利于泻下药作用的发挥，而泻下药也能促进血运障碍的改善和恢复。

利湿泄浊　水湿停蓄体内或寒热相结产生胸水、腹水等，可用泻下逐水药与利湿泄浊药相伍，使水湿之邪从大小便分利，间接达到消除积水的目的。如泻下药与利湿之葶苈子、防己等配伍即能达到治疗效果。可辨证应用五苓散、猪苓汤、防己黄芪汤、苓桂术甘汤、真武汤、实脾散以及萆薢分清饮等。

清热泄浊　病位偏表偏上，或表里同病者，单纯泻下则里热不清、热毒不除。泻下药与清热药二类同用，可使热邪内清外散，清上泻下而解，如泻下药与黄柏、银花、连翘等合用。现代研究认为泻下药与清热药合用，可减少大肠对细菌毒素的吸收，有利于对疾病的治疗和机体的康复。

辨证辨病　中西合璧

治疗慢性肾脏病应辨证与辨病相结合。本虚应明确有无肺、脾、肝等脏腑兼证，标证需分清湿与瘀的偏重。临床上无自觉症状者，从病理微观上看，其病理病变仍在进行，对于此类患者当从健脾益肾着眼，基于“治未病”的思想，酌情选用清利活血功用兼有的药物。在益肾清利活血主方的基础上，肾穿刺病理示非活动性变化，纤维化明显者，应加强活血化瘀软坚，如桃仁、红花、川芎、海藻、昆布等；病理示炎细胞浸润、系膜细胞及基质增，处于活动期者应清利活血并重，适当加强解毒之效，用药如蛇舌草、荔枝草、半枝莲、土茯苓等；蛋白尿明显者多酌情选用僵蚕、猫爪草、青风藤等，难以控制者可加用全蝎、蜈蚣、干地龙等虫类药物，使用时宜从小剂量开始，逐渐加量，一旦患者出现不适应及时停药；血尿为主者酌情使用葎草、荠菜花、青风藤、旱莲草、仙鹤草、茜草等；血脂升高者多以活血利水为主，选用紫丹参、泽泻、山楂、决明子等。激素多为辛热之品，在大剂量激素诱导缓解阶段的患者，常表现为一派火热之象，治当“滋肾水以制火”；在激素减量及小剂量维持阶段当以健脾益肾为主，以巩固疗效，防止复发。

特色用药　彰显精华

黄芪的应用　黄芪具有补气升阳、生血行血、托毒生肌、益卫固表、利水消肿之效，有“补气诸药之最”的美称。常以黄芪配防风、当归、茯苓、甘草、陈皮、人参、牛膝等治疗慢性肾脏病，疗效显著。

减少尿蛋白用药　尿蛋白可辨证选用葛根、丹参、川芎、升麻、白花蛇舌草、石韦、水蛭、地龙、蝉蜕、黄蜀葵花，鬼箭羽，虎杖，土茯苓，积雪草等 。

减少血尿用药

1. 清热利湿解毒法：清热利(燥)湿解毒是治疗肾性血尿的一个重要治法。临证应适当辨证用药。

2. 活血化瘀法：常用药物有桃仁、红花、赤芍、当归、川芎、益母草、丹参、泽兰、牛膝等，可适当加入琥珀粉等化瘀通络之品。

3. 补益脾肾法：对于久病尿血者，组方用药时常选用一些固涩之品，如莲子、莲须、莲房、乌梅、五味子及水陆二仙丹等，以固摄精微。尿血既久多有血虚，因而可加养血止血的药物，如当归、熟地、丹参等。

4. 不可一味应用寒凉之品：在治疗肾炎血尿时不应一味地应用凉血止血中药，以防寒凉太过，而生“血遇寒则凝”之弊，可在止血同时加入活血化瘀中药，如血竭、三七。

经方真武汤临床妙用[1]

吉林省梨树县中医院　韩天助

吉林省伊通县第一人民医院　赵文举

真武汤在《伤寒论》通行本中有两条方证，即太阳篇第 82 条和少阴篇第 316 条。黄元御的《伤寒悬解》太阳篇 32 条，大青龙证第 1 条（通行本第 38 条）：“太阳中风，脉浮紧，发热，恶寒，身疼痛，不汗出而烦躁者，大青龙汤主之（太阳去阳明去路，黄氏夹注）。若脉微弱，汗出恶风者，不可服之。服之则厥逆，筋惕肉 run，此为逆也，以真武汤救之（太阳去少阴去路，黄氏夹注）。”《伤寒悬解》与通行本所不同处在“以真武汤救之”一语，究竟是《伤寒杂病论》版本在漫长历史沿革过程中有所遗漏，还是黄元御著《伤寒悬解》时所加，姑且不去考证，本文所要讨论的是“以真武汤救之”的临床意义。

该条以画龙点睛之笔给出两则完整病案，临床症状、脉象、鉴别诊断、辨证论治、理法方药一应俱全。“太阳中风……不汗出而烦躁者，大青龙汤主之。”是典型的大青龙汤证，早以大青龙发之，则云兴雨施，沛然汗解，内热不生矣，截断入阳明去路，即异日之白虎、承气诸证。接着笔锋一转又给出一则病例。“若脉微弱……以真武汤救之”。此病人虽然也患太阳中风，但其素体阳虚，脉象微弱无神，汗出恶风，全身衰弱，别是一番病象，与大青龙汤证迥异。一旦误服大青龙汤则脱汗亡阳，四肢厥逆，筋惕肉 run，此为大逆，犯虚虚之戒，急服真武汤救逆，以退阴回阳，温肾崇土，化气利水，暖肝熄风。素体阳虚之人虽然患太阳中风或伤寒，但见脉微弱，汗出恶风，切不可误服大青龙汤发之，若误发之，即是入少阴去路，故立真武之法以救逆。

仲景一再垂训“伤寒……无少阴证者，大青龙汤发之。”（太阳篇第 39 条）误治后的病理机转见《伤寒悬解》：“盖四肢秉气于脾胃，阳亡土败，四肢失温，所以逆冷，筋司于肝，肝木生于肾水而长于脾土，水寒土湿，故筋脉振惕而皮肉 run 动。”

第 82 条：“太阳病，发汗，汗出不解，其人仍发热，心下悸，头眩，身 run 动，振振欲擗地者，真武汤主之。”这也是一例素体阳虚太阳病患者，误发其汗，汗出不解，大汗亡阳，土败阳飞，寒水无制，上犯清阳则头晕目眩，水气凌心则心下慌悸，神宇不宁，风木动摇则筋惕肉 run，甚至振振欲穴地以自安也，病候较 38 条尤为阳气衰微。

第 316 条：“少阴病，二三日不已，至四五日，腹痛下利，四肢沉重疼痛，自下利者，此为有水气，其人或咳，或小便利，或不利，或呕者，真武汤主之。”伤寒入少阴之脏，证候日趋加重，二三日至四五日病势仍未有效控制，肾阳衰微，寒水泛滥、

[1] http://www.cntcmvideo.com/zgzyyb/html/2011-05/11/content_47645.htm

土湿木郁，沦落寒水之中，迫于己土，攻冲不已则腹痛，不能温阳化气则水谷并下注于二肠泻利不止。湿流关节，淫泆四肢故沉重疼痛，甚或肿胀，或咳，或呕，小便或利或不利总因水寒土湿，枢轴莫运，四维升降失司所致。

真武汤方证的病理机制为阳虚水泛，土湿木郁，真武乃北方镇水之神，一龟一蛇居焉，共主水火之权，是一首灵动而神妙的经方。柯琴曰：“真武，主北方水也，坎为水，而一阳居其中，柔中之刚，故名真武。取此名方者，所以治少阴水气为患也。”（《伤寒论附翼·卷下》）对方中芍药的作用，诸家注释多为“抑附子刚燥之性”，黄元御曰：“附子温癸水之寒，芍药清乙木之风，生姜降浊而止呕，苓、术燥土而泄湿也。”（《伤寒悬解·卷十一》）一语破解了医圣制真武用芍药之真谛，受这一理论的启迪，临床用真武汤治疗多种疑难病，疗效良好。

案1　面肌痉挛

王某，男，45岁，1995年9月18日初诊。2年前，秋收时在田间劳作，身疲汗出，遂乘凉于树下时许，翌晨即感左眼睑微掣抽动，月余延及同侧面颊口角处。曾就诊于多家医院，诊断为面肌痉挛，中西医药治疗罔效，某医院神经外科欲行面神经切断术，患者不接受。刻诊：面色欠华，语音低弱，头昏乏力，左眼睑、面肌至口角频频抽动，抽动时影响说话。舌淡胖有齿痕，舌苔白滑，脉象沉紧而弦。索看曾服中药多为豁痰通络，养血熄风，虫蚁搜剔等方。辨证为肾脾阳衰，水寒土湿，木郁风动而致面肌run动之症，方药取法于温肾通阳，柔筋止痉之真武汤试治。制附子9克（先煎），白术12克，茯苓15克，生姜9克，川芎6克。7剂，日1剂，水煎服。

1995年9月26日二诊：患侧面肌抽动次数及强度明显缓解，守方继服21剂竟愈，随访至今未复发。

近十几年用真武汤治疗6例面肌痉挛，痉愈5例，失去联系1例。并沿用此方治疗睥轮振跳（《证治准绳·七窍门》），西医谓眼轮匝肌痉挛10余例亦效，新病者5～7剂多愈。

案2　高血压病

张某，女，68岁，1996年10月28日就诊。高血压病12年，近2年血压180/120毫米汞柱，口服利血平、降压灵及硝本地平等药，有时静滴甘露醇，也曾口服脑立清等，血压仍起伏不定。刻诊：头脑昏胀，目晕耳鸣，弯腰蹲坐起身快时瞬间眼前出现黑蒙，眼冒金星，站立不稳，心慌胸痞。小腿至足面浮肿，尿量少，腰酸腿软，困重乏力，体胖，面色白光白，晨起目窠肿如卧蚕状。舌质淡黯有齿痕，舌苔滑腻，脉象左寸关沉弦，右寸关略浮弦，两尺沉细而弦。血压：175/115毫米汞柱，心电图：不正常心电图，左心室肥厚，尿蛋白（+）。中医审证求因为肾阳衰微，水寒土湿，水犯清阳，木郁风动，方选真武汤温阳化气，燥脾利水，暖肝熄风。处方：熟附片12克（先煎），浙白术12克，白芍12克，茯苓18克，生姜18克，泽泻18克，防己12克。7剂，日1剂，水煎服。

1996年11月5日二诊：病情好转，临床高血压症状减轻，尿量明显增加，下肢浮肿明显消退，血压：155/110毫米汞柱，仍守前方7剂。

1996年11月12日三诊：诸症明显好转，尿量尿色正常，下肢浮肿基本消失，心悸胸痞亦有缓解，舌质淡红，苔薄白，脉象和缓，两尺脉较前有力。血压145/105毫米汞柱。基本正常心电图，尿蛋白（+-）。仍守上方，加黄芪50克，地龙18克，嘱服30剂，每周测量血压1次，低盐低脂饮食。

至今随访血压稳定在140/100毫米汞柱之间，疗效满意，近几年来血压从未有如此稳定。

案3　特发性水肿

李某，女，46岁，2009年10月6日初诊。颜面与四肢浮肿4年，加重2年。刻诊：面部、上肢从肘至手指，下肢从膝至足面明显浮肿，午前面部与上肢明显，午后下肢严重，按之窅而不起，劳累、受凉、尤以月经期加重。月经周期40天1次，量少，质薄，色淡，淋漓10日方净，白带多。全身畏寒，腰酸腿沉。小腹不温，脘痞，大便溏，尿量少，面色淡黯，目眦青黑，舌淡胖，有齿痕，苔白腻，脉象左寸关沉缓，右寸关浮弦，双尺沉弦细涩，曾就诊几家医院，血、尿常规及肾功检测皆无异常，诊断为特发性水肿，中西药治疗乏效，无奈自服西药利尿剂，以求暂时缓解，过后肿胀益甚，更加乏力。中医诊断为水气病，阳虚水泛，水寒土湿，肝脾郁陷，治以真武汤温阳化气，运脾疏肝。处方：制附片 12 克（先煎），浙白术 12 克，白芍 12 克，茯苓 18 克，生姜片 18 克，黄芪 30 克，桂枝 9 克，砂仁 6 克。7 剂，日 1 剂，水煎服。

2009 年 10 月 14 日二诊：病情好转，水肿减轻，面部及上肢基本消失，仍守上方 7 剂。

2009 年 10 月 22 日三诊：病情进一步好转，小腿午后尚有浮肿，仍守原方加泽兰 15 克，当归 15 克，30 剂，服法同前。随访至今未复发。

按：中医追求治病必求其本，不管疾病症状表现如何纷繁复杂，不能被西医病名所囿，要充分发挥中医思维方式的优势，透过疾病现象抓本质，抓主要矛盾，从解决矛盾的主要方面下手，治疗才会有效。以上三则病案虽然病名、病位、症状不相同，但是阳虚水泛，水寒土湿，木郁风动的发病机理是相同的，因而可以异病同治。

《素问·生气通天论》："阳气者，若天与日，失其所则折寿而不彰，故天运当以日光明，是故阳因而上卫外者也。""阳气者，精则养神，柔则养筋。"《类经图翼·大宝论》："天之大宝，只此一丸红日，人之大宝，只此一息真阳。"数论阐述人之生命全赖乎阳气之运作，医圣洞悉阴阳大道，尤尊阳气在健康长寿、疾病转归过程中起到的至关重要的作用，揣摩此亦医圣制真武、四逆等顾护阳气方药之宗旨。

麻黄连翘赤小豆汤治疗荨麻疹案[1]

中国中医科学院广安门医院　熊兴江

麻黄连翘赤小豆汤出自张仲景的《伤寒论·辨阳明病脉证并治》，可以解表散邪，清热除湿退黄，主治兼有表邪的湿热黄疸病证，原文记载有"伤寒瘀热在里，身必发黄，麻黄连翘赤小豆汤主之。麻黄连翘赤小豆汤方：麻黄二两（去节），连翘二两，杏仁四十个（去皮、尖），赤小豆一升，大枣十二枚（擘），生梓白皮（切）一升，生姜二两（切），甘草二两（炙）。上八味，以潦水一斗，先煮麻黄，再沸，去上沫，内诸药，煮取三升，分温三服，半日服尽。"其中"黄"即黄疸，言主症，"瘀热"言病机，意即本方原为黄疸而设，本方在《普济方》就主治"小儿伤寒，发黄身热"，在《张氏医通》中主治"湿热发黄"。中医内科学将本方运用于湿热黄疸及肾炎"水肿"湿毒侵淫证的治疗，本方治疗急慢性荨麻疹、小儿鱼鳞病等皮肤瘙痒类疾病疗效显著，重复率极高，可以说本方是治疗此类疾病的一首经典高效古方。

《伤寒论》中关于本方主治的记载极其简略精练，给后世准确理解该方证关键指征及推广运用带来了一定的难度。日本医家尾台榕堂在《类聚方广义》中注释本方说，"疥癣内陷，一身瘙痒，发热，喘咳，肿满者，加反鼻，有奇效。生梓白皮，不易采用，今权以干梓叶或桑白皮代之"，此处所注确为临床极有见地之言论。由此可见，瘙痒、发热、喘咳、肿满、反鼻为本方证识别之关键。

另外，麻黄为方中君药，可以发汗解表，宣肺平喘，利水消肿，"主治喘咳、水气也。旁治恶风，恶寒，无汗，身疼，骨节痛，一身黄肿"（吉益东洞《药征》），以药测证，该药证可能见有咳喘，恶寒发热，身痛无汗等肺气郁而不宣的指征，南京中医药大学黄煌教授在《药证与经方》中直接指出"麻黄主治黄肿，兼治咳喘，恶寒无汗而身痛者"。连翘可以清热解毒，消肿散结，疏散风热，以药测证，该药证可能见有皮肤疮疡溃烂，口渴欲饮，咽喉红肿疼痛等。赤小豆可以利水消肿，以药测证，该药证可能见有头面全身浮肿，皮肤溃烂流水等指征。生梓白皮不易寻找，刘渡舟、岳美中等老中医多以桑白皮代之，一般去而不用，或治疗皮肤病时

[1] http://www.cntcmvideo.com/zgzyyb/html/2011-06/16/content_48801.htm

见患者瘙痒较重则以白鲜皮代之。生姜、大枣、甘草三药药证不再赘述。

值得注意的是，一般认为麻黄为发汗峻药，辛热开泄，性温力猛，易于化热助火，亡阳劫液，因此临床多不用或者少用，畏麻黄“不啻猛虎”（章次公），方中麻黄尤为皮肤病治疗关键，因为慢性荨麻疹等皮肤瘙痒类疾病病机多有风邪客于腠理不散，运用麻黄发汗正可发泄郁热，透散邪毒，正如《素问·阴阳应象大论》所言，“其有邪者，渍形以为汗，其在皮者，汗而发之”。何绍奇先生临床也常将麻黄用于荨麻疹等皮肤过敏性疾患的治疗，认为风邪客于皮肤腠理之间，因而郁遏不得汗出，若小发其汗，则邪去痒止，临证治疗荨麻疹常用麻黄连翘赤小豆汤加蝉衣、赤芍、丹皮、防风、荆芥，对服抗过敏西药无效者，投以本方，往往一剂即愈。但若兼有里热实证者则师刘河间防风通圣散之意，合清热通腑药于方中。刘渡舟教授也善于运用本方治疗皮肤疾病，兹列举刘老治疗周身痒疹医案以供参考。高××，男，20岁，学生。周身泛起皮疹，色红成片，奇痒难忍，用手搔之则画缕成痕而高出皮面。举凡疏风清热利湿之药尝之殆遍而不效。微恶风寒，小便短赤不利，舌苔白而略腻，切其脉浮弦。辨为风湿客表，阳气拂郁而有郁热成疸之机。疏方：麻黄9克，连翘9克，杏仁9克，桑白皮9克，赤小豆30克，生姜12克，炙甘草3克，大枣7枚。仅服两剂，微见汗出而瘥。（《刘渡舟临证验案精选》）

病案举例

运用本方也有一定的心得体会，兹举本方治疗小儿荨麻疹验案一则如下。

徐某某，男，10岁。2010年2月10日就诊。患者5年前开始出现全身瘙痒，伴见片状红斑，持续半小时左右自行消失，当时未予重视，后反复发作并逐渐加重，每当洗脸、洗澡后，所接触刺激的皮肤随即出现苍白的水肿样风疹块，边缘红晕清晰可见，入夜瘙痒尤甚，难以入眠，必须反复抓挠，某医院诊断为“慢性荨麻疹”，予西药及养血祛风止痒中药口服（具体不详），疗效不明显。刻诊：头面、四肢及后背抓挠后立刻出现风疹块，剧烈瘙痒，夜间加重，出汗较少，运动后身痒加重，但汗后痒减；晨起干呕，口气重，从2岁起即严重口干，欲饮冷食凉，吃饭、喝粥时亦需大量饮水，胃口极好，挑食，只吃荤食，不爱吃水果蔬菜，睡眠差，夜间痒醒；大便干燥，气味重，2~3日一行，小便黄；舌淡红，苔薄白，脉沉。西医诊断：慢性荨麻疹；中医诊断：瘾疹。辨证：阳明热盛。治法：清热生津止痒。拟白虎汤加减，处方：生石膏30克，知母15克，炒山药30克，蝉蜕10克，生甘草6克，3剂，水煎服，日1剂。

2月13日二诊：药后身痒轻微减轻，口干渴饮依旧，拟用《外科正宗》消风散疏风养血，清热除湿，处方：荆芥10克，防风10克，蝉蜕10克，苦参10克，苍术10克，知母10克，生石膏45克，牛蒡子6克，通草10克，当归10克，生地25克，生甘草6克，5剂，水煎服，日1剂。

2月20日三诊：患儿服第一剂药后2小时即面红、出汗、呕吐，后每天如此，患者坚持服完，电话复诊：胃纳大减，不欲食荤，饮水减少，身痒依旧，舌苔白厚腻微黄。拟六君子汤合保和丸加减，处方：党参15克，炒白术10克，茯苓15克，生甘草6克，陈皮15克，制半夏10克，神曲15克，山楂10克，炒谷芽10克，炒麦芽10克。5剂，水煎服，日1剂。

3月1日四诊：药后胃口好转，饮食增加，舌苔转薄白。拟麻黄连翘赤小豆汤加减，处方：生麻黄4克，连翘10克，赤小豆10克，杏仁10克，生甘草6克，生姜3厚片，红枣5枚（切开）。5剂，水煎服，日1剂。鼓励患者运动出汗。

3剂药后患者皮肤瘙痒及抓痕均有明显改善，后一直以本方为基本方进行调理，痒甚则加蝉蜕10克，胃纳少兼见舌苔厚腻则加半夏10克，苏叶10克。患者坚持服本方4月（后两月为一剂药分两天喝），皮肤瘙痒及风疹块消失，抓痕只遗留轻微痕迹，口干渴欲饮冷好转七成，睡眠正常，大便通畅，每日一行。鼓励患者改变饮食结构，多食蔬菜水果，备数剂中药家中，瘙痒加重时临时服用，目前仍在进一步随访中。

按：该患者病情极其顽固，可能与其长期荤食致使胃热炽盛有关。初诊时予白虎汤山药代粳米加蝉蜕清热祛风以试探，药后初见成效；鉴于初诊用大剂量石膏有效，遂于二诊时放胆改用白虎汤的变通方消风散以疏风养血，清热除湿，不料病轻药重，粗疏偾事，药后患者呕吐格拒不纳，可能与方中药物剂量过大，且苦寒败胃，中焦阳气受损，导致腐熟水谷功能下降有关；三诊时用六君子汤益气健脾补气，合保和丸健胃消食，消补兼施，胃气得复；四诊时吸取二诊教训，重新辨别方证，考虑到发作时风疹块的形态特征及皮肤划痕症阳性，且该患者出汗较少，汗后瘙痒减轻，认为中医辨证属表闭不开，兼有湿热不除，表里同病，胃热炽盛。《伤寒论》、《金匮要略》中治疗湿邪在表的方剂有麻杏薏甘汤、麻黄连翘赤小豆汤、麻黄加术汤等，至于具体选择哪一张方子则是辨方证的基本功。麻杏薏甘汤原文主治“病者一身尽疼，发热，日晡所剧者，名风湿。此病伤于汗出当风，或久伤取冷所致也”，风湿袭表是其病机关键；麻黄连翘赤小豆汤原文主治“伤寒瘀热在里，身必黄”，表有湿热是其病机关键；麻黄加术汤原文主治“湿家身烦疼”，表有风寒湿邪是其病机关键。综合比较分析，可能麻黄连翘赤小豆汤更适合该患者的病情，且方中麻黄开表闭，合杏仁、甘草成三拗汤开宣肺表，连翘清上焦表热，赤小豆利湿。药后病情缓解明显，嘱咐患者合理饮食食养善后。

五联法治股骨头缺血性坏死[1]

重庆市中医骨科医院　郭剑华　刘渝松　郭　亮　马善治

股骨头缺血性坏死是指各种原因引起的股骨头的血液循环障碍，产生股骨头缺血坏死的一类疾病。目前，国内外治疗本病无特效药物，西医治疗主要以手术置换关节为主，但并发症、后遗症较多。通过长期临床经验的积累，对该病采用针灸、推拿、小针刀、中药、功能锻炼综合治疗五联法取得较好疗效，现总结如下：

针灸治疗

针刺选穴：在患侧髋关节寻找压痛点及圆形或条索状阳性反应点为主穴，并配合以下两组穴位：①患者取侧卧位，患肢在上，髋关节、膝关节微屈，取双侧的肾俞、患侧的秩边、环跳、承扶、居髎；②患者取仰卧位，双下肢平放，取关元、患侧的髀关、血海、足三里、阳陵泉。每天选用一组，两组穴位交替选用。

针刺方法：针刺主穴时针尖指向病所，采用平补平泻手法，配合温针灸；配穴在进针得气后，配合电针治疗仪连续波刺激，同时以 TDP 照射患处。每次 20 分钟。

外伤、长期滥用激素、酗酒、慢性累积性劳损等原因致使股骨头静脉瘀滞，引起血流动力学、组织学及代谢与生化学的异常改变，发生骨内高压导致骨微循环障碍，使髓内血流量减少，骨髓组织缺氧水肿，因组织水肿又进一步增高骨内压，形成恶性循环，引起股骨头进行性缺血缺氧，再加上动脉血管痉挛，灌注不足，股骨头缺血症状得不到改善，最终导致股骨头无菌性缺血性坏死。现代研究证实，针灸具有改善组织的血液循环，消除炎性介质、组织水肿，抑制伤害性信息的传导，缓解肌肉痉挛的作用。此外，针刺还可通过促进外周炎性组织阿片肽的释放而发挥免疫调控作用。

针与灸并用，在刺激穴位、调激经气的同时，还可使热力透达病变深部，起到温通经络、活血化瘀、祛寒止痛的作用，而且灸疗产生的温热通过刺激皮肤感受器，激发调整神经系统的机能，促进血液循环，改善代谢和营养血管神经。实验及临床研究资料证明，温针灸能提高白细胞数，促进单核巨噬细胞的吞噬作用及抗体形成以增强防御功能。

推拿治疗

在完成针灸治疗后进行。

[1] http://www.cntcmvideo.com/zgzyyb/html/2011-08/04/content_50627.htm

拿揉法：患者俯卧位，医者站于患侧，用双手或单手拿揉患髋前后及下肢肌肉，力量适度，从上至下做3~5遍。

点按法：分单指点按和叠指点按。单指点按是医者用拇指指腹桡侧按压在患者髋部的压痛点及圆形或条索状阳性反应点上，在点按的同时并左右拨动数次，力量由轻到重，每穴点按10~20秒左右，反复3~5遍，并配合震颤法；叠指点按是将两手拇指重叠点按肾俞、秩边、环跳、承扶、居髎、关元、髀关、血海、伏兔、足三里、阳陵泉等有关穴位，每穴点按10~20秒钟。在点按过程中可适当运用震颤法。要求用力均匀、深透力强，在点按每一个穴位结束时，适当用力弹拨肌肉、肌腱。

牵拉法：①俯卧牵拉法：患者俯卧于治疗床上，双手抓紧床头，医者立于患者足端，双手紧握患肢踝关节，用力牵拉患肢，持续5~10秒后，轻轻屈曲膝关节，尽量使足跟向后靠近臀部，反复5~10次；②仰卧牵拉法：患者仰卧于治疗床上，双手抓紧床头，医者立于患者足端，双手紧握患肢踝关节，用力牵拉患肢，持续5~10秒后，尽量屈膝屈髋，并做顺时针、逆时针旋转髋关节，反复5~10次。

推拿手法的目的在于松解粘连、促进血运、改善功能、疏通骨络。通过拿揉、点按手法刺激，可使肌肉痉挛得到松解，同时可提高患肢肌肉的兴奋性，促进局部组织新陈代谢，加速血液循环；持续牵拉患肢可改善和修复髋部肌肉的功能，使肌肉维持较好弹性和韧性，增加髋关节间隙及关节的活动度和稳定性。推拿可调节神经体液系统，提高痛阈，促进致痛物质的排泄、吸收。尤其对久病患者，因其气血不足，肝肾亏损，体质虚弱，治疗时手法宜轻，忌用重力。

小针刀治疗

患者取侧卧位，患侧在上，在患髋关节处取三点为进刀点：①在股骨大粗隆与髂前上棘连线的中点；②在股骨大粗隆纵行向上3~5厘米处；③以股骨大粗隆为圆心，以股骨大粗隆到髂前上棘距离的1/2为半径作圆，在与大粗隆纵轴上侧30°夹角处。在进刀点打上标记，常规消毒后，铺手术消毒洞巾，选用3号一次性针刀，针刀刺入后沿骨面向上、下、左、右各个方向滑动，到达关节间隙后将关节囊切开2~3刀，然后继续深入关节腔，刀口沿关节间隙摆动几下后出刀，用消毒纱布压住刀口，防止出血，然后用创口贴敷住刀口，间隔7日一次。

血供不足导致股骨头坏死，血供不足的原因是由于髋关节周围的肌肉、韧带、关节囊等组织的粘连挛缩疤痕卡压了穿过其中的血管、神经，使得供应股骨头的血管受到挤压而出现供血不足的情况。针刀治疗，能对病损点进行松解，改善股骨头的外部环境，改变髋关节周围的血供状态。

中药内服外敷

中药内服：自拟“股舒丸”加减治疗。药用当归10克，甲珠100克，鳖甲100克，全虫50克，川牛膝100克，土鳖虫50克，狗脊100克，生水蛭50克，熟地黄100克，枣皮100克，红花50克，桃仁50克，红参100克，白芥子60克，麝香5克，甘草50克。肝肾不足者加杜仲50克，骨碎补100克；气滞血瘀者加川芎50克，丹参50克；痰湿互结者加薏苡仁100克，茯苓100克。上药研细末，蜜炼成丸，每粒9克，早、中、晚以白开水吞服，每次一粒。

中药外敷：采用院内制剂活血膏（药用防风、土鳖虫、狗脊、红花、泽兰、木香、三棱），上海合成制药厂生产的止痛消炎膏（药用独活、生南星、生草乌、皂荚、冰片、北细辛、冬绿釉、硫酸钠、甘油、滑石粉）。将两种药膏各取等分混合后，在髋部疼痛处贴敷12~24小时，每日或隔日更换一次。

股骨头缺血性坏死，其病因病机主要为肝肾不足，精髓亏乏，髓减骨枯，骨失滋养；或外力所伤，骨断筋损，气滞血瘀，脉络瘀阻，骨失所养；或外邪入侵，痰湿互结，脉络痹阻，筋骨失养，形成本虚标实、虚实夹杂、痰瘀湿浊互结、骨败肉痿的复杂病机，造成股骨头缺血失养而发生坏死。“虚”是本病发生的根本，“瘀”、“痰”、“伤”是致病因素。故以补肾壮骨、益气养血、活血祛瘀、散结通络为治疗原则。

“股舒丸”是治疗股骨头缺血性坏死的经验方。方中用当归、红参为君药，以益气养血；枣皮、熟地、狗脊、川牛膝为臣药，助君补益肝肾，强壮筋骨；以甲珠、土鳖虫、生水蛭、桃仁、红花破血逐瘀通经；全虫、鳖甲软坚散结、通络止痛；白芥子能搜剔内外痰结，祛经络之痰，并能利气散结；麝香辛香走窜，搜剔经络为佐药。甘草为使药，以调和诸药。诸药合用，共达益气养血、补肾壮骨、活血祛瘀、散结通络之功。

功能锻炼

强调治疗和功能锻炼相结合。适度的功能锻炼既有助于股骨头坏死修复，又不会为锻炼不当而出现新的损伤。

立位摆腿法：双手扶住固定物，身体直立，摆动患肢作前屈、后伸、内收、外展运动，反复进行3~5分钟，每日3次。

内外旋转法：手扶固定物，单脚略向前外伸，足跟着地，做内旋和外旋动作，反复进行3~5分钟，每日3次。

扶物下蹲法：双手前伸扶住固定物，身体直立，双足分开，与双肩等宽，慢慢下蹲后再起立，反复进行3~5分钟，每日3次。

坐位分合法：坐在椅子上，髋、膝、踝关节各成90°，以足尖、脚跟交替为轴旋转外移到最大限度，然后以足跟为轴心，双膝做内收、外展运动。反复进行3~5分钟，每日3次。

卧位屈伸法：仰卧，双手置于体侧，双下肢交替屈髋屈膝，小腿悬于空中，像蹬自行车一样地运动，反复进行3~5分钟，每日3次。

蹬车活动法：坐于运动器械上，如蹬自行车行驶一样，每日活动20~30分钟。

股骨头缺血性坏死应做到早诊断、早治疗，特别对处于坏死期、修复期的患者尤其重要，可以将病情控制在股骨头塌陷期之前，对较好的恢复髋关节功能具有非常重要的意义。

综合治疗股骨头缺血性坏死五联法，突出了中医综合治疗特色，强调局部与整体相结合，内治与外治相结合，药物与非药物相结合；倡导针推刀药，综合施治；动静结合，适当锻炼；良好心态、持之以恒；医患结合，共建疗效。

单纯疱疹病毒性角膜炎辨治[1]

湖南中医药大学第一附属医院　张健　张明亮

单纯疱疹病毒引起的角膜感染称为单纯疱疹病毒性角膜炎，是最常见的角膜炎，在角膜病变中致盲率占第一位。目前中医临床医生治疗本病多采用中西医结合治疗，多半是外用西药滴眼液或眼膏：1%三氮唑核苷（病毒唑）、0.1%阿昔洛韦、0.05%环胞苷、1%曲氟尿苷、0.1%更昔洛韦等，再加中药口服。一般来讲能取得良好的疗效。但抗病毒药物外用对角膜有一定的毒性，有的可引起角膜上皮损害，致使角膜弥漫性着色，有的使角膜溃疡难以愈合。有些病人单纯用中药也有很好的疗效。

中医认为无论是外感六淫、内伤七情、饮食失调皆可导致本病，但最多见于外邪。角膜属于风轮，内应于肝，而脾与肝有相生相克关系，肝肾同源，故本病与肝、脾、肾关系密切。从病程上看本病早期以风热或风寒之邪为主，属表证；中期或顽固期以肝胆湿热或脾虚湿盛为主；后期也有虚中夹实的表现。临床一般分以下几种证型治疗。

肝经风热证

近期有外感或角膜擦伤史，患眼异物感，畏光流泪，角膜浅层点状混浊，荧光素染色呈点状或树枝状着色，睫状充血；可伴鼻塞咽痛；舌红苔薄黄，脉浮数。中医认为，风性轻扬，外感或角膜外伤，风热之邪乘隙而入，故患眼异物感，畏光流泪，角膜浅层点状混浊，荧光素染色呈点状或树枝状着色，睫状充血；风热上扰，故伴鼻塞咽痛；舌红苔薄黄，脉浮数，为风热在表之征。治法：疏风清热。方剂：银翘荆防汤（《中医眼

[1] http://www.cntcmvideo.com/zgzyyb/html/2011-08/22/content_51235.htm

科临证备要》）加减。药物组成：金银花 20 克，连翘 10 克，荆芥 10 克，防风 10 克，板蓝根 20 克，蒲公英 20 克，黄芩 10 克，柴胡 10 克，桔梗 10 克，薄荷 6 克，甘草 3 克。头痛者，加羌活 10 克，白芷 10 克。

风寒犯目证

患眼异物感，畏光流泪，角膜浅层点状混浊，荧光素染色呈点状或树枝状着色，睫状充血；可伴恶寒发热，头痛身痛，鼻塞流涕；舌淡红苔薄白，脉浮紧。中医认为，风寒之邪，上犯于目，与卫气相搏则患眼异物感，畏光流泪；风寒之邪犯目，则角膜浅层点状混浊，荧光素染色呈点状或树枝状着色，睫状充血；恶寒发热，头痛身痛，鼻塞流涕；舌淡红苔薄白，脉浮紧，为风寒袭表之征。治法：发散风寒。方剂：荆防败毒散（《摄生众妙方》）加减。药物组成：荆芥 10 克，防风 10 克，羌活 10 克，独活 10 克，柴胡 10 克，前胡 10 克，枳壳 10 克，桔梗 10 克，川芎 6 克，甘草 3 克。头痛鼻塞者，加白芷 10 克，蔓荆子 10 克。

肝经实热证

近期有外感或角膜擦伤史，患眼异物感，畏光流泪，角膜荧光素染色呈树枝状、地图状着色，睫状充血；伴口苦咽痛，小便黄；舌红苔黄，脉弦数。中医认为，肝经素有伏热，又感外邪，内外相搏，致肝火炽盛，故患眼异物感，畏光流泪，角膜荧光素染色呈点状或树枝状、地图状着色，睫状充血；口苦咽痛，小便黄；舌红苔黄，脉弦数，为肝经实热之征。治法：清肝泻火。方剂：龙胆泻肝汤（《医方集解》）加减。药物组成：龙胆 10 克，柴胡 10 克，黄芩 10 克，生地黄 20 克，车前子 10 克（包煎），当归 10 克，栀子 10 克，泽泻 10 克，板蓝根 10 克，蒲公英 20 克，甘草 3 克。头痛者，加羌活 10 克，白芷 10 克；畏光流泪者，加荆芥 10 克，防风 10 克；大便秘结者，加大黄 10 克（后下），芒硝 10 克（冲服）。

湿热蕴蒸证

角膜病变反复发作，缠绵不愈；伴头重胸闷，溲黄便溏；舌红苔黄腻，脉濡数。中医认为，湿性重浊黏腻，与热邪胶结，留恋难除，故眼病缠绵不愈，反复发作；湿热蒙蔽清阳，气机不畅，故头重胸闷；脾为湿困，运化失常，故便溏；溲黄，舌红苔黄腻，脉濡数，为湿热蕴蒸之征。治法：化湿清热。方剂：三仁汤（温病条辨》）加减。药物组成：杏仁 10 克，薏苡仁 10 克，白蔻仁 6 克，厚朴 10 克，白通草 10 克，滑石 10 克，淡竹叶 10 克，半夏 10 克，黄芩 10 克，甘草 3 克。

阴虚津伤证

角膜病变反复发作，缠绵不愈，眼内干涩，微畏光，轻度睫状充血；伴口干咽燥；舌红少津，脉细数。中医认为，素体阴虚或久病伤阴，阴虚抵抗力下降，邪气久留不去，故眼病迁延不愈，反复发作；阴虚津伤，眼失濡养，眼内干涩，微畏光，轻度睫状充血；阴虚津液不能上承，则口干咽燥，舌红少津；脉细属虚，为阴虚化热之征。治法：滋阴散邪。方剂：滋阴退翳汤（《眼科临证笔记》）加减。药物组成：生地黄 10 克，玄参 10 克，知母 10 克，麦冬 10 克，羌活 10 克，防风 10 克，木贼 10 克，蝉蜕 10 克，谷精草 10 克，甘草 3 克。口干咽燥明显者，加天花粉 10 克；久病体虚易感冒者，加黄芪 30 克，白术 10 克，防风 10 克。

中医外治本病一般以清热解毒，退翳明目为主，可用药物熏蒸等。也可结合针刺穴位，如睛明、四白、丝竹空、攒竹、合谷、足三里、光明、肝俞等。每次取局部 1～2 穴，远端 1～2 穴，每日 1 次。手法：交替使用，视病情虚实，酌情使用补泻。

治疗过程中要预防感冒、发热、情志刺激、日晒，注意皮质激素的运用，不用局部刺激大的眼药，防止外伤，不吃刺激性食物，如辣椒、胡椒、牛肉、羊肉、酒等。

安眠汤加减治失眠[1]

中国中医科学院　王今觉

失眠，古称“不寐”，又名“不得卧”“不得眠”“不能眠”等。失眠可仅仅是某种疾病的一个症状而表现于疾病的过程之中，此种失眠可称为“继发失眠”。本文所述之“失眠”指一个独立的疾病，即“原发失眠”。失眠病机十分复杂，“原发失眠”的病机及其形成的证候，常以阴虚为主，精虚次之，阳虚又次之，而气机不畅、虚实寒热夹杂则系常见病机和由此形成各种虚实寒热夹杂证候。失眠可涉及五脏六腑、诸多经络，但是，多形成以肝、心病变为主的病证，肾、脾、肺病变为主的病证也较常见，当然涉及奇恒之腑“脑”。

核心方药

安眠汤：酸枣仁，五味子，延胡索，当归（或丹参），僵蚕，琥珀粉（分冲）。按：瘀血寒证时用当归，气虚、阳虚、血虚时用当归。瘀血热证时用丹参，阴虚时用丹参。方中酸枣仁甘平为君药，五味子酸温为臣药，功能养肝宁心，安眠。延胡索辛苦温、为臣药，功能活血行气，止痛安神。当归甘辛苦温、为佐药，功能活血调经、止痛安神。以上四药既能缩短入眠时间，又能延长睡眠时间。丹参苦微寒佐药，功能活血调经、止痛安神，可使人思睡。僵蚕辛咸平为佐药，功能化痰息风、止痉安神，缩短入眠时间。琥珀粉甘平为佐药，功能镇惊安神、散瘀止血、利水明目。全方总体性平，安眠作用明显，切中失眠患者的核心病机。

随证方药

1.肝阴虚证

主要临床表现为头面烘热，头痛眩晕，急躁易怒，失眠多梦，耳鸣，舌红瘦，脉弦细数。治以滋阴养肝安魂。入眠难者：“安眠汤”加“潜镇养肝阴催眠方”（生牡蛎、枸杞子、夜交藤）。睡眠时间过短者：“安眠汤”加“潜镇养肝阴安眠方”（生牡蛎、天麻、女贞子）。

2.肝火郁热证

主要临床表现为头面烘热，头痛眩晕，焦急、坐卧不安，易惊，耳鸣，舌红，脉弦数。治以清肝泻火散郁。入眠难者：“安眠汤”加“养肝阴潜阳催眠方”（石决明、白菊花、白芍、牡丹皮），睡眠时间过短者：“安眠汤”加“养肝阴潜阳安眠方”（生牡蛎、天麻、生栀子、淡豆豉、三颗针、银柴胡）。

3.肝血虚证

主要临床表现为疲劳，失眠，多梦，易惊，身热，烦躁，肢体麻木，舌粉红，脉细或细弱。治以养血清热，安神除烦。入眠难者：“安眠汤”加“潜镇养肝血催眠方”（生牡蛎、枸杞子、生地黄）。睡眠时间过短者：“安眠汤”加“潜镇养肝血安眠方”（生牡蛎、女贞子、阿胶）。

4.肝气虚证

主要临床表现为失眠，多梦，容易悲伤、恐惧，目昏，两胁拘急，面色青，爪甲枯，舌淡黯、苔白，脉弦细。治以补肝气，安神魂。入眠难者：“安眠汤”加“补肝气催眠方”（龙骨、枸杞子、天麻）。睡眠时间过短者：“安眠汤”加“补肝气安眠方”（天麻、柏子仁、细辛）。

5.肝郁证

主要临床表现为精神恍惚，悲忧善哭，时时欠伸，神倦食少，心悸不寐，舌淡无华，脉虚软。治以解郁安神。入眠难者：“安眠汤”加“潜镇解郁催眠方”（生牡蛎、制鳖甲、佛手、石菖蒲）。睡眠时间过短者：“安眠汤”加“潜镇解郁安眠方”（牡蛎，紫贝齿，天麻，牡丹皮）。

6.心阴虚证

主要临床表现为烦躁，失眠，盗汗，舌碎或溃疡，舌红干而少苔，脉细数或濡数。治以滋阴养心。入眠难者：“安眠汤”加“养心阴催眠方”（柏子

[1] http://www.cntcmvideo.com/zgzyyb/html/2011-08/26/content_51435.htm

仁、白芍、牡丹皮)。睡眠时间过短者:“安眠汤”加“养心阴安眠方”(天麻,女贞子,夜交藤,黄连,侧柏叶)。

7.心阴虚心阳亢证

主要临床表现为疲劳,健忘,失眠多梦,不得眠卧,白昼如常,夜间发热,舌尖红、苔少,脉细数、或浮细数等。治以滋阴降火,安眠。入眠难者:“安眠汤”加“养心阴、潜阳催眠方”(珍珠母、生牡蛎、白芍、丹皮、穿心莲)。睡眠时间过短者:“安眠汤”加“养心阴、潜阳安眠方”(生牡蛎、黄连、没食子)。

8.心肝阴虚火旺证

主要临床表现为低热,胁痛,眩晕,心悸,心烦易怒,失眠,手足头面肿起感,舌质红,脉弦数。治以滋阴清热,养血柔肝,安眠。入眠难者:“安眠汤”加“潜阳养阴、敛神催眠方”(石决明、制鳖甲、生牡蛎、珍珠母、枸杞、生地黄、白芍、没药)。睡眠时间过短者:“安眠汤”加“潜阳养阴、敛神安眠方”(生牡蛎、龙骨、天麻、女贞子、黄连、三颗针)。

9.心肝肾阴虚证

主要临床表现为眩晕,心悸,心烦易怒,失眠,腰痠乏力,舌质红,脉弦细数。治以滋阴壮水,安眠。入眠难者:“安眠汤”加“潜镇养阴、催眠方”(石决明、制龟板、生牡蛎、生地黄、枸杞、炒栀子、淡豆豉、黄连)。睡眠时间过短者:“安眠汤”加“潜镇养阴、安眠方”(生牡蛎、白菊花、黄连、没食子)。

10.心血虚证

主要临床表现为疲劳,健忘,失眠多梦,不得眠卧,心悸,面色不华,舌淡,脉细或结、代等。治以养心血,安神。入眠难者:“安眠汤”加“补心血催眠方”(枸杞子、熟地黄、桂圆、没药)。睡眠时间过短者:“安眠汤”加“补心血安眠方”(枸杞、熟地黄、白芍、夜交藤)。

11.心气不足证

主要临床表现为疲劳,狂言多悲,梦中惊跳,舌淡、苔白,脉浮细或虚细。治以补心气,安神。入眠难者:“安眠汤”加“补心气催眠方”(生黄芪、白茯苓、石菖蒲)。睡眠时间过短者:“安眠汤”加“补心气安眠方”(党参,生黄芪,山海螺)。

12.脾气不足证

主要临床表现为神疲乏力,食欲减退,失眠,舌淡胖、苔白薄,脉虚或细等。治以补益脾气,安神。入眠难者:“安眠汤”加“补脾气催眠方”(黄芪、白术、干姜、甘松)。睡眠时间过短者:“安眠汤”加“补脾气安眠方”(党参、干姜、甘松、山海螺)。

13.心脾两虚证

主要临床表现为多梦易醒,心悸健忘,饮食减小,面色少华,舌淡黯、苔薄,脉细或虚细等。治以补益心脾,安神。入眠难者:“安眠汤”加“补益心脾催眠方”(生晒参或西洋参、白茯苓、石菖蒲)。睡眠时间过短者:“安眠汤”加“补益心脾安眠方”(党参、生黄芪、水菖蒲)。

14.肺阴虚证

主要临床表现为疲劳,气短,咽燥干咳,多汗,不寐,烦热,舌光少津,脉细数。治以养阴补肺,安神。入眠难者:“安眠汤”加“补肺阴催眠方”(枸杞子、沙参、阿胶)。睡眠时间过短者:“安眠汤”加“补肺阴安眠方”(枸杞、山海螺,麦冬)。

15.肺气阴两虚证

主要临床表现:兼见上述肺气虚和肺阴虚的临床表现。治以益气养阴,除虚热,安眠。入眠难者:“安眠汤”加“补肺催眠方”(枸杞、牡丹皮、百合、西洋参、阿胶)。睡眠时间过短者:“安眠汤”加“补肺安眠方”(党参、丝瓜络、没食子)。

16.肾阴虚证

主要临床表现为疲劳,腰酸足软,遗精,咽干咽痛,颧红,潮热,耳鸣或聋,头晕,舌光红少津,脉沉细弦或数。治以补益肾精,滋阴潜阳。入眠难者:“安眠汤”加“补肾阴催眠方”(制龟板、生牡蛎、枸杞、牡丹皮)。睡眠时间过短者:“安眠汤”加“补肾阴安眠方”(生牡蛎、枸杞、女贞子、夜交藤)。

17.肾气不足证

主要临床表现为腰酸腿软,食少,鬓白,尿等待,夜尿频,阳萎或举而不坚,舌淡,脉沉细或尺脉沉细等。治以补肾气,强腰膝。入眠难者:“安眠汤”加“补肾气催眠方”(蛇床子、西洋参,杜仲，桑螵蛸）。睡眠时间过短者：“安眠汤”加“补肾气安眠方”（仙茅、蛇床子、肉豆蔻、鹿茸）。

18. 肾气阴两虚证

主要临床表现为兼见上述肾气虚和肾阴虚的临床表现。治以气阴两补。入眠难者：“安眠汤”加“补肾催眠方”（牡丹皮、枸杞、生地黄、仙茅）。睡眠时间过短者：“安眠汤”加“补肾安眠方”（枸杞、女贞子、仙茅、蛇床子）。

19. 肝热夹痰证

治以清肝化痰。入眠难者：“安眠汤”加“清肝化痰催眠方”（天南星、丝瓜络、山慈菇）。睡眠时间过短者：“安眠汤”加“清肝化痰安眠方”（水菖蒲、天麻、生栀子、淡豆豉）。

20. 胆虚痰浊内阻证

治以化痰安眠。入眠难者：“安眠汤”加“清胆化痰催眠方”（炒蒺仁、石菖蒲、白茯苓、竹茹）。睡眠时间过短者：“安眠汤”加“清胆化痰安眠方”（水菖蒲、天麻、佛手、枇杷叶）。

21. 胆火乘脾证

治以泻胆化湿安眠。入眠难者：“安眠汤”加“清胆健脾催眠方”（炒蒺仁、白茯苓）。睡眠时间过短者：“安眠汤”加“清胆健脾催眠方”（炒栀子、淡豆豉、生薏苡仁、佛手）。

一贯煎治疗痤疮体会[1]

中国中医科学院广安门医院心内科　熊兴江

痤疮病机多属血热、湿热、热毒、血瘀，一般多将本病分为肺热证、血热证、胃肠实热证、热毒证、湿毒血瘀证等，治疗上分别选用泻白散合枇杷清肺饮、桃红四物汤、清胃散、五味消毒饮和除湿解毒汤等。临床辨治此类疾病也不尽如是，急性病注重辨病，而慢性病则注重辨体质，体质的调理对慢性病来说尤其显得重要。一贯煎、葛根汤、桂枝茯苓丸、荆芥连翘汤、黄连解毒汤、防风通圣散等经典名方使用的几率也较高。近来，运用一贯煎原方或加味方治疗年轻女性的痤疮多例均取得较好的临床疗效，且发现本方证所主治的痤疮等各种疾病患者在体质类型上存在某种共性特征，即固定的症状体征也常规律性地出现于某种体质类型中，将容易出现一贯煎方证的体质类型称作“一贯煎体质”，且发现该方证、体质在北方更为常见。这可能提示，临证时可以直接针对体质进行处方。兹将一贯煎方证特征阐述如下。

一贯煎出自清代名医魏玉横的《续名医类案·心胃痛》，由生地黄、沙参、枸杞、麦冬、当归、川楝子等六味药组成，该方可以滋阴疏肝，主治肝肾阴虚、肝气不舒证。魏氏在点评高鼓峰、吕东庄两则医案之后按语中说道，“高吕二案持论略同，而俱用滋水生肝饮。予早年亦尝用此，却不甚应，乃自创一方，名一贯煎，用北沙参、麦冬、地黄、当归、杞子、川楝六味，出入加减，投之应如桴鼓。口苦燥者，加酒连犹捷。可统治胁痛、吞酸、吐酸、疝瘕，一切肝病。”魏氏认为此方可以“统治胁痛、吞酸、吐酸、疝瘕，一切肝病”，运用本方治疗年轻女性的痤疮、面部黄褐斑、慢性盆腔炎、痛经、月经延期、月经量少、经间期出血等疾病均取得一定疗效。

值得注意的是，本方证需与逍遥散证相鉴别。一贯煎可以滋养肝阴，主治肝阴不足、肝气不舒证，而逍遥散则可疏肝解郁，养血健脾，主治肝郁血虚脾弱证。两者病机差别不啻天壤，但在症状上却极其相似，均可见有两胁作痛，头痛目眩，口燥咽干，胃痛，神疲食少，急躁易怒，月经不调，乳房胀痛，脉弦无力。临证稍有疏忽，则会误用误治。因此，根据方证对应的类方原则，一贯煎方证与逍遥散方证的鉴别是临床准确使用本方的关键。根据方证对

[1] http://www.cntcmvideo.com/zgzyyb/html/2011-09/01/content_51636.htm

应的药证原则，前者以生地黄为君，临床主要见有生地证，《神农本草经》谓其“主折跌绝筋，伤中，逐血痹，填骨髓，长肌肉，作汤，除寒热积聚，除痹，生者尤良。久服，轻身不老”，吉益东洞《药征》谓其“主治血证及水病也”，南京中医药大学黄煌教授在其《张仲景50味药证》中亦谓“干地黄主治血证，尤其以妇人的子宫出血为多，其出血较多，而且难止，色鲜红，其人必羸瘦，皮肤干枯憔悴而少光泽，舌质红”；后者以柴胡为君，因此临床主要见有柴胡证，如口苦，咽干，目眩，默默不欲饮食，容易情绪波动、手脚凉、乳房胀，容易出现柴胡带的病变等。

病案举例

王某，女，33岁。2009年11月27日就诊。满脸痤疮十余年。患者10余年前开始出现满脸痤疮，曾于专科医院就诊，服清热解毒中药和西药、药膏（具体不详）内服、外用半年，略能控制，但新增腹痛、腹泻，停药后痤疮随即复发，患者前往美容院美容护理，效果一般，精神压抑，备受折磨，经人介绍前来就诊。刻下症见：面色黄暗红，面颊、额头、下巴部位大量粉刺、丘疹、脓疱、结节，色暗红，高出皮肤，触之压痛，凹洞疤痕明显；容易兴奋激动，容易心率增快、血压升高，脾气急，喋喋不休，不易汗出；口不渴饮，食纳可，睡眠好，二便正常；月经周期正常，经期五天，色红量少；舌质红，苔薄少，脉细弱数。诊断：痤疮；辨证：肝阴不足，肝火亢盛证。治法：清泻肝火，滋养肝阴。拟一贯煎加减，处方：生地黄45克，当归15克，北沙参20克，枸杞子15克，麦冬20克，川楝子3克，栀子10克，菊花30克。5剂，水煎服，日1剂。

12月12日二诊：患者服用上方1剂后腹泻，大便日行4次，但体力尚可，服至第3剂时大便正常，5剂服完，患者意外发现近一周来痤疮未增，旧有痤疮结节变软、颜色变淡，脾气急明显好转，自行购药再服5剂。刻下：面色黄暗消退变淡，痤疮色转淡红，凸出丘疹、结节基本消失，触之稍高出皮肤，舌脉同前。拟原方去栀子，再进10剂。

患者坚持服药2月，脸面光滑，肤色转白亮，痤疮仅于颌下遗留2～3个未退，脾气急明显改善，舌苔转厚，脉较前宽大有力。随访至今一直未发。

按：该患者就是一例典型的一贯煎方证，除痤疮的专科特征外，尚见有容易兴奋激动，容易心率增快、血压升高，脾气急，喋喋不休，不易汗出，月经色红量少，舌质红，苔薄少，脉细弱数等肝阴不足的阳性症状体征。容易兴奋激动，容易心率增快、血压升高，脾气急，喋喋不休是肝火炽盛表现，是山栀证；脾气急则肝火炽盛，火盛多伤阴，肝阴内伤，阴分不足，汗液化源匮乏则不容易汗出；月经色红量少，舌质红，苔薄等是一贯煎方证；菊花在《神农本草经》中主治“诸风头眩、肿痛、目欲脱、皮肤死肌、恶风湿痹，久服利气，轻身耐劳延年”，根据师兄鲍艳举经验，人体偏上或偏浅表部位的疾病，如痤疮、荨麻疹等，多为菊花所主治。药后患者出现腹泻，可能与生地、栀子的滑肠作用有关，泻后不觉乏力则是机体主动排泄湿毒瘀血的反应。

清热凉血法治冻疮[1]

贵州省江口县人民医院　何钱

已故贵州名医石玉书先生，治疗冻疮不囿常法，每以清热凉血论治，创内服及外洗方各一首，临床运用，屡收良效，现介绍于下。

内服方：赤芍9克，金银花18克，炒栀子9克，丝瓜络15克，生地黄18克，天花粉15克，生甘草18克，加适量甜酒水煎，每日分3次服。

外洗方：千里光100克，水煎候稍温时浸洗患部，每日数次，水温和为度，不可过热，更不宜凉，

[1] http://www.cntcmvideo.com/zgzyyb/html/2011-09/26/content_52431.htm

二者皆伤气血经脉，不利于病。

考冻疮生于寒冷季节，部分病人深秋即发，古人认为，严冬之时，触冒风雪寒毒之气，伤于肌肤，血气壅滞所致。冻疮好发于手足、耳部等血循环较差之暴露部分，轻者局部皮肤始苍白，继之红肿，或青紫，或灰白暗红，疼痛剧烈，或伴瘙痒，溃后流脓水，收口缓慢，天暖渐愈。甚者泛起水疱，破溃流脓，创口难收，并发感染。

因知为天气寒冷，气血冰凝而成，一般以温阳通经脉方药治之，亦有想当然者用生姜、辣椒水频擦局部，疗效常不理想。

石氏认为，凡疮疡之证，热盛则痛，热郁则肿，挟风则痒，冻疮固然为寒冷之物理因素所致，然红肿热痛瘙痒为其主证，必因瘀热内生，阻于肌肤，致气血凝滞，热邪蕴结而成，虽不致热毒入营内攻脏腑，也宜用清热凉血之法，与一般疮痈相似。

此方皆凉血清热之品，加丝瓜络通络化痰，祛风解毒，生甘草量较大者，非欲其清热解毒之力，实因其味甘平，可通瘀滞之经脉，利壅结之血气，故为本方之君药，稍加甜酒，以行药力。考《验方新编》之四妙勇安汤，玄参 90 克，当归 60 克，金银花 90 克，生甘草 30g，用于寒湿侵袭，气血凝滞，局部溃烂疼痛，脓水淋漓之脱疽，今用于血栓闭塞性脉管炎，亦用于冠心病血脉瘀滞者。石氏此方，类似于此，平淡之中似有深意。

千里光为菊科多年生攀缘性草质藤本植物，药用其全草，苦寒清热解毒之力较强，《本草拾遗》："主天下疫气，结黄，疟瘴，蛊毒，亦捣敷疮、虫蛇犬等咬伤处。"《纲目拾遗》："千里光为外科圣药，俗谚云：有人识得千里光，全家一世不生疮。"常用于多种疮毒痈肿，单味煎汁内服外洗均可，石氏因近年有研究认为其有小毒，认为运用此药以外洗为宜。若系冻疮之轻证，仅用千里光外洗即可愈之。

冻疮日久者，也可佐参芪类以透托，亦有阳气不达，其小便清长，大便稀薄者，此脾肾阳衰，营卫不行者，自当温阳益气，通脉温经之方。而千里光外洗自必有益，当同时并用。

延年半夏汤治冷哮录验[1]

吉林省伊通县第一人民医院　赵文举
吉林省梨树县中医院　韩天助

炎暑已逝，秋冬踵至，天阳日减，阴气渐盛，肺系宿疾，伺机病作。治疗之棘手，病人之痛苦，莫甚于哮喘。近年运用延年半夏汤化裁治愈数例，谨录验案于下。

王某，女，46 岁。2008 年 9 月 17 日初诊。童稚时代即罹患哮喘，夏轻冬重，屡用中西两法调治，时效或罔效，至今未获有效控制，四天前因衣薄感寒而诱发加重。每当哮喘加重时先感觉咽喉发痒，紧缩噎塞，咳嗽喷嚏，呼吸不畅，继之阵作。平时胸痞脘胀，水谷消迟，食后及夜晚益甚，身冷畏寒，体倦乏力。刻诊：面色苍白，眼睑微肿，壅嗽喘憋，喉中痰鸣，愤瞋肩息，胸高气塞，俯仰吐息，不得平卧，四末清冷，痰稀如水，昼夜盈盂。舌体胖大，舌质淡紫，苔白滑，脉象沉弦而紧，诊断为冷哮。析其病机乃肺气贲郁上逆之证，以其素禀阳衰，脾陷胃逆，中气虚乏，升降失司，浊阴填塞，水谷异化。一被冷风感袭，皮毛闭塞，中脘阻隔，胃气愈逆，肺气闭郁，表里不得通达，于是宗气逆冲，咳逆上气，壅闷喘急，气道逼窄，呼吸困难，病苦欲死。

治法当温中燥土，崇阳抑阴，运转轮枢，以培升降之用。降戊土于坎府，使浊阴下泄于水道，升己土于离位，引清阳上达于汗孔，方选《古今录验》延年半夏汤化裁：半夏 15 克，吴茱萸 9 克，人参

1 http://www.cntcmvideo.com/zgzyyb/html/2011-11/03/content_53552.htm

9克，生姜15克，鳖甲15克，桔梗12克，枳实12克，前胡9克，槟榔6克，桂枝15克，茯苓15克，陈皮9克，僵虫15克。3剂，水煎服，日1剂。服后哮喘发作次数减少，程度明显减轻。守方继服14剂，哮喘平息，随访至今未再发作，生活、劳作已如常人。

按：延年半夏汤出自《古今录验方》，《旧唐书·经籍志》题为甄权撰，原书已佚。唐·《外台秘要》收录此方，近代日本医家将其载入《汉法医典》。该方由九味药组成，配伍严谨，不失为汉唐古方之规范。取半夏下冲逆平喘嗽，降浊阴止呕吐为君药；吴茱萸汤舍大枣之壅滞，而但用吴茱萸温中行滞，化寒痰冷饮，生姜温中降逆，解表散寒，尤托以气淳质厚之人参直走黄庭而补中气，以复升降之常共为臣药。鳖甲主破癥瘕积聚，化痞结痰瘀；桔梗功能疏利排决，消胀止喘；枳实善破结开闭，除停痰留饮；前胡医胸膈痞闷，咳逆喘促；槟榔下气辟浊，消食祛痰共为佐使。全方君臣同构，佐使合宜，温阳理中，驱寒止痛，行气降逆，蠲饮除痰，共消胸脘之块垒。该方原主治胃脘寒痛证，揣测病机当为"寒则收引"所致胃脘挛急作痛，与哮喘尽管病名、发病部位、临床表现皆不相同，运用此方辨治冷哮却收到明显疗效，这是因为二者的病因病机相同的结果。况且方中多数药味具有降逆平喘，止嗽化痰的功效。运用异病同治、一方多效的理法方药取得殊途同归的疗效，体现了辨证论治的原则性与灵活性。

《证治汇补》谓哮喘病因"内有壅滞之气，外有非时之感，膈有胶固之痰"的精辟论述被后世医家所认同。至于哮喘发病机理，《读医随笔·论喘》认为："气之呼吸，取道肺脘，而胃脘附之……有寒则彼此相移，二脘俱缩而不展，不展则气之道窄。"此论与西医哮喘为支气管平滑肌痉挛，严重出现喉头水肿等"气之道窄"临床表现相同。鳖甲得半夏可开"膈有胶固之痰"，吴茱萸配人参、生姜温胃散寒降逆，治寒邪"从胃脉上至于肺"以及肺、胃二脘相移之寒；前胡得生姜解表散寒之力愈强，治"外有非时之感"，以安内攘外，防中外之寒邪相并肆虐，至于枳、桔之升降、参、榔之补泻为"内有壅滞之气"而设。在原方基础上加茯苓旨在利水燥土，泻饮消痰；桂枝主咳逆上气，善降浊阴之冲逆；陈皮理气宽胸，行滞化痰。且苓、桂相伍通阳化饮降冲，增强三焦气化功能，半夏、茯苓、陈皮、生姜相配又成为治痰饮总司之二陈汤，僵虫祛风止痉，皆在提升主方止哮平喘的整体疗效。

近年临床运用延年半夏汤治疗冷哮1~3年不再发作者3例；药后发作次数减少、症状减轻者若干例。但对累及心脏的肺心病患者，可缓解症状，却不能除祛宿根。

四君子汤治热病案[1]

山西中医学院附属医院　高建忠

翻阅《太平惠民和剂局方》时，在"治小儿诸疾"中注意到一张方剂，即惺惺散："治小儿风热疮疹，伤寒时气，头痛壮热，目涩多睡，咳嗽喘粗，鼻塞清涕。瓜蒌根，人参，细辛（去叶），茯苓（去皮），白术，甘草（炙），桔梗，各一两半。右件同杵，罗为末，每服一钱，水一小盏，入薄荷三叶，同煎至四分，温服。如要和气，即入生姜煎服，不计时。"本方治疗外感伤寒时气，壮热咳喘鼻塞，竟然用四君子汤加味，值得体会。

曾治患儿魏某，男，3岁。2011年3月8日初诊。7日下午开始咳嗽、声嘶，晚上发热，服用解热镇痛药后汗出热退，今上午又有发热。纳食减少，口气重，7日大便1次。舌质红，舌苔薄白，脉弦数。证属风热犯及肺系，治以疏风清热，调和肺胃，

[1] http://www.cntcmvideo.com/zgzyyb/html/2011-11/21/content_54138.htm

方用麻杏石甘汤加减。处方：生麻黄1克，炒杏仁4克，生石膏（同煎）12克，桔梗4克，炒莱菔子6克，牛蒡子4克，连翘6克，蝉衣4克，焦山楂9克，生甘草1克。2剂，水煎服。

3月10日二诊：患儿声嘶已解，但发热持续，咳嗽不减，有痰，纳食欠佳，昨日至今未大便。精神欠佳。查血细胞分析示白细胞 3.6×109/L。舌质红，舌苔白，脉细弦。证属痰热壅滞，脾气虚馁。治以清化痰热，益气运脾。方用六君子汤合调胃承气汤加减。处方：党参4克，生白术4克，茯苓4克，姜半夏4克，陈皮4克，柴胡6克，蝉衣6克，酒军（后下）6克，芒硝（分冲）4克，炒莱菔子6克，桔梗4克，生甘草1克。2剂，水煎服。

3月13日三诊：服上方第一剂，当晚退热。现纳食尚欠佳，有少许咳嗽，仍有痰，精神好转，大便正常。舌质淡红，舌苔薄白，脉细缓。邪实已去，胃纳未复，治以和胃化痰善后。方用二陈汤加减。处方：姜半夏4克，陈皮4克，茯苓4克，桔梗4克，炒杏仁4克，鸡内金6克，浙贝母4克，全瓜蒌6克，炙甘草1克。4剂，水煎服。

药后患儿纳好便调，无不适，停药。

本病属常见病，发病仅1日，当一诊即愈。不期患儿药后不愈反重，也许和处方欠妥有关，也许和患儿体质及病情、摄养有关。不论原因为何，二诊时患儿发热、咳嗽不减，反增不食、不便、精神差。邪实、正虚俱显，攻邪则正气不支，扶正则邪实更甚，迫不得已攻补兼施。处方为六君子汤合方加味，但实际上为四君子汤合二陈汤合调胃承气汤加减。四君子汤补气健脾，合二陈汤以开胃进食；二陈汤化痰调气，合调胃承气汤以清泻痰热。小儿病证单纯，方证合拍，见效亦捷。

小儿脏腑娇嫩，形气未充，变证极易。二诊时如不能及时使用四君子汤，而是先治邪实，或清或泻，或转而改用静滴抗生素，极易引发危重变证。

明白本案绝非佳作，之所以不惜献丑实录于此，主要想说明二诊转方时加用四君子汤的重要性。

曾经在读书笔记里写下这么一句话：“治疗虚证，要注意邪实，先治邪实；治疗实证，要注意正虚，先护正虚。”

资料来源：《中国中医药报》

2012

國醫年鑒

ZHONGGUO YIXUE NIANJIAN

十 数字中医药

一、数字化技术在中医药领域的应用

医院信息化管理系统

“医院信息管理系统”是国内先进的信息化管理系统，该系统包含住院登记、病房护士站、医生站、价格管理、成本核算、药库管理等 40 多个子系统，可以满足各个部门的业务信息处理和信息共享。“医院信息管理系统”还可开发制作触摸屏，以供患者了解医院信息，查找专家资料，方便查询各种费用收取情况。该系统还能为住院病人提供每日住院清单，使患者明白、放心治疗。

远程医疗系统

远程中医诊疗系统

本系统包括：门诊端、专家端和调度端，各部分通过 LAN/Internet 相互连接，门诊端作为服务器利用 WebServer 将会诊申请和相应的病人信息发布出去，调度端和专家端作为客户端通过浏览器、智能脉象复现器、摄像头和麦克风这些辅助设备与服务端进行交互。远程会诊系统提供门诊病情诊断界面；专家端包括：计算机、智能脉象复现器，麦克风与计算机的内置音频采集卡连接，智能脉象复现器与计算机的 D/A 转换卡连接，远程云台控制器和相机控制器根据专家的命令，通过 Socket 端口控制门诊端数码相机和云台。远程会诊系统提供专家病情诊断界面；调度端包括：计算机、会议服务器和调度工具，计算机拥有独立的 IP 地址，通过高速、安全的网络接口与 Internet 连接，调度员通过会议服务器和调度工具，为多个会诊申请预先安排虚拟会议室，并及时通知会诊双方。

其具体显著的效果：(1)实现远程中医会诊，大大提高了会诊中医专家的工作效率，使得更多的病人能够获得专家会诊的机会。(2)实施成本较低，易于普及。(3)辅助开方系统较明显地提高了会诊中医专家的开方效率。(4)会诊知识库，以及药材库，使得专家的会诊经验能够被更好的推广和应用。

数字医学影像

医学影像系统 PACS

PACS 即影像存档与传输系统（Picture Archiving and Communication System），是医学影像、数字化图像技术、计算机技术和网络通讯技术相结合的产物。

ZLPACS 是基于 DICOM 标准的医学影像管理系统，其模块覆盖了从影像采集/传输/存储/处理、患者信息管理、诊断报告编辑/管理到综合查询统计等多种功能，支持 CT、MR、CR、DR、ECT、DSA、X 光机、超声、内镜、病理等多种设备。

ZLPACS 与 ZLHIS（中联医院信息系统）从设计之初起，到实际应用过程中，从数据结构、界面、流程和操作等各方面都实现了真正的一体化，从而可以让医院获得以下好处：

1、整体上

为医院提供了顺畅而完整的数字化医院及医学影像信息系统解决方案，基于 HIS 中翔实的数据，可使用自定义报表为管理者提供丰富的统计和分析数据借助 ZLPACS 强大的自定义功能，如自定义用户界面、自定义工具栏以及中联特有的自定义单据、报表等功能，充分满足医院的实际需求。

2、临床医生

可在医生站上直接查看病人的图文报告、检查结果，可构成并获得内容完整的电子病历。

3、放射科医生

除了可查看病人申请信息，还可以查看医嘱和病人在其他科室做的检查结果。每个医生都是在自己的界面中进行工作，不需要同时启动两套软件，观片、报告、查看其他检查都在一个界面中完成。

4、检验技师

可直接选择病人基本信息，不需要重新向 CT 机等设备录入信息。在检查过程中可查阅病人的病历及医嘱，以便全面了解病人的诊疗情况。

5、护士

除具备常规的检查登记/安排执行功能外，还能自动接收来自医生站的检查申请。可查看病人申请信息、交费情况，并可根据病人检查情况，补充录入新的医嘱和费用，既保证了诊疗过程的顺利进行，也实现了漏费控制。

二、网络优秀中医药文化资源

中医药电子书

《实用趣味方剂手册》

《实用趣味方剂手册》（刘学文等主编，上海中医药大学出版社,2005. 1）是在原《趣味方剂记忆手册》的基础上，根据七版教材《方剂学》的内容,重新编写而成。

本书所选内容是以全国统编的《方剂学》、《中医内科学》、《中医妇科学》、《中医儿科学》等教材中所载方剂的内容为主,选入正方 396 首。对每首方剂,均设了歌诀、趣记、对照、证治分析（含主治证及症状、病因病机）、方解（含功用、组成药味及君、臣、佐、使之作用）等项内容。附方 52 首均与主方列表进行比较。对《方剂学》中相似方剂也均以表格形式进行了比较。为了便于学习《方剂学》及临床各科,此书分成两大部分，第一部分为《方剂学》的内容,第二部分为内科补充方剂、妇科补充方剂、儿科补充方剂的内容。

《当代中医药美容妙方》

《当代中医药美容妙方》（敏涛,李莉文主编.北京人民军医出版社，2003. 1）针对有损人体容貌的常见病症包括影响养颜润肤、面部美容、头发养护、眉毛美容、额部美容、耳部美容、口唇美容、牙齿美容及身体美容的常见病症的病因、病机、临床表现及中医辨证特点,精选了数百种行之有效且方便易得的中医临证效验方,每种方剂分别介绍其组成、用法及功效等。具有内容丰富、方法实用、语言精练、通俗易懂、疗效明显等特点。适合皮肤科、美容整形科医师及从事美容的中医师参阅,也可供广大群众选择使用。

《中医膏方治病百问》

《中医膏方治病百问》（马贵同主编，上海中医药大学出版社,2005.11）采用问答的形式,共分为上、下两篇。上篇主要介绍有关膏方的基本知识;下篇则从内、外儿、妇、伤、皮肤及五官科等多种疾病介绍其膏方的适应证,及如何辨证运用膏方。书后的附篇,主要介绍临床病案,以及成品膏滋药的应用和常用细料药的鉴别方法及彩色照片。本书主要适用于广大需要服用膏方的读者,同时也可作为临床中青年医师及相关专业人员的参考书。

《厨房里的保健学问》

《厨房里的保健学问》（刘平主编，上海中医药大学出版社出版）全书分别介绍食品采购、烹饪加工、平衡营养、餐具卫生、食品保管、厨房环境卫生、保健小技巧、食疗便方、食品宜忌、厨房保健体操、小伤小病防治等方面的保健知识，文字通俗易懂，内容深入浅出，介绍的方法简便实用，一学就会，适合于具有初中以上文化水平的各类厨房工作人员、家庭主妇、喜爱操厨人士阅读参考。

《生活方式与癌症》

《生活方式与癌症》（柴可夫、钱俊文编著 上海中医药大学出版社出版发行）全书从饮食喜好、生活习惯、精神状态等最基本的日常生活方式的各个方面，指导人们如何预防癌症。同时，还用较大的篇幅阐述了癌症的早期信号、防癌食物、抗癌中草药和癌症食疗方，具有较强的可操作性和可读性。本书可作为癌症患者及其家属探讨自我疗养和自我康复的向导，也可作为中医、西医及中西医结合临床工作者从事肿瘤临床及教学的参考书。

中医药个性博客

武医刘合斌的博客

（博客网址：http://blog.39.net/cte51/）

博主刘合斌出身武术世家，幼居汉水，学从岳麓，游走京津政商两界，顿悟嵩岳，皈依少林，痴迷儒释道，醉心禅武医。游历名山大川，拜谒武医贤达，学研慧心妙术，慈悲悬壶天下。现任：中华传统武医研究院秘书长；中国武医文化研发中心副主任；北京市武协少林拳研究会秘书长；北京汉唐四明医学研究院副院长；河南中原书画研究院副秘书长；福建省药膳研究会副会长；福建南少林寺拳法研究会顾问；《中华传统武医》杂志总编；天津市作家协会会员；博主刘合斌愿与武术、中医、书画、文学爱好者结缘，弘扬武医文化，发展健康产业。

朱德保健医——胡维勤教授的博客

（博客网址：http://blog.39.net/a6776370）

博主胡维勤，男，75 岁，毕业于上海第二医科大学，师从于著名内科专家乐文照教授（国内四大名医之一），1971 年上调到北京中南海担任中央领导同志的医疗保健工作。曾担任朱德委员长的专职保健医师，担任华国锋主席的专职保健医师，直到华国锋同志去世。还先后参加过姚依林、谷牧、叶剑英、李先念等中央领导的的医疗保健工作。在上海时曾短期负责末代皇帝溥仪结以及的弟弟溥杰以及国民党高级将领杜聿明、杜建时、王耀武等的医疗保健工作。1993 年享受国务院特别准贴。曾获得《特殊贡献医学家荣誉证书》及奖状。及优秀医务工作者奖状。著有《将中医进行到底》《朱德保健医谈养生》等书。

周鑫——心系民生

（博客网址：http://blog.39.net/zhouxin54/）

周鑫，出生于中医世家，自幼便饱受家学熏陶，耳濡目染中深得医道三味，在四十年的从医生涯中，汲取中华中医药理论精华，积累了大量的临床经验。在疾病的诊断上，全心的进行中医望诊研究，形成了一套具有周鑫特色的望诊理论。尤其是掌纹诊病，堪称一绝；在疾病的治疗上，他在祖传医术的基础上不断研究和发展，创造性的发展了中医“内病外治”的理论。相继发明了“祛斑贴脐散”、“前列通贴脐散”、“小儿厌食贴脐散”等 20 余项国家专利。

中医糖尿病肾病专家赵进喜教授

（博客网址：http://blog.39.net/zhaojinximd/）

博主赵进喜教授，医学博士，主任医师，教授，博士生导师，北京中医药大学东直门医院肾病内分泌科主任，国家中医药管理局内分泌学科带头人，全国优秀中医临床人才，百名杰出青年中医。临床擅长糖尿病及其并发症、肾炎蛋白尿、肾衰尿毒症、小儿多动症、妇女黄褐斑、更年期综合征等疑难杂症。其博客宣言是：为圣贤继绝学，为病友送健康，立下仁心活人志，愿为后学做航灯！

ljr003 的博客

（博客网址：http://blog.39.net/ljr003/）

博主艾新为北京军区总医院东院内科副主任医师、《中华糖友》杂志执行主编、北京糖尿病防治协会理事兼《糖协会刊》副主编。

罗氏针灸

（博客网址：http://blog.39.net/luo3156/ ）

博主罗良成2003年毕业于北京师范大学继续教育学院“中医学”专业，药师，针灸科医师，高级针灸推拿咨询师，中医师，国研茗粹（北京）国际医药研究院特色康复专家，擅长穴位注射治疗各种内科疾病，尤以针炎治疗风湿，类风湿以及骨质增生等有独到造诣。

张人善的科技博客

（博客网址：http://blog.tech110.net/?uid-39）

博客简介：张人善，研究员，重庆绿宝生物工程研究所所长，从事中医药现代化基础理论和方药研究。被香港国际中医药学院聘为课题教授；连续七届县政协委员。从事中医药现代化基础理论和方药研究，用先进的中医药现代化基础理论，临床防治心脑血管、抗衰老、颈椎病、亚健康等领域研究。先后在省市级、国家级、国际级刊物，学术大会上发表了二十多篇创新性学术论文，先后获过省市级、国家级、国际级、美国等学术论文奖。首次提出第三代中医——“病证辨治”理论。还提出“中医药现代化”走“八纲系统生物医学”之路等理论。

“2011年度十佳中医药信息服务网站”名单（排名不分先后）

阳光中医全科医业

阳光中医全科医业(网址：http://www.ygyyw.com）是中医技术人才协会、中医学术研究总会、中医特色治疗中心、中医亚健康服务中心的有机结合体的模式。阳光中医全科医业的模式在学术方面可承前启后，沟通现在各层次的特效专长技术。其模式全面兼顾中医标准化运作与多样化发展，融入现代成熟的股份制融资模式，解决中医持续健康发展的大问题，有效解决中医发展过程中人才的参与、技术更新、人员待遇、机构的所有权与经营权问题，有效解决中医发展与生态保护问题。其宗旨是：使为医者能“不为人役，乃役于人”；使患者能“少为病痛，少为病穷”；使医患能“互相尊重、互相理解、温馨和谐”；使业医者与中医业能“精研岐黄，博取众长，博采中西，再创辉煌”；打造医、政、大众可信、可控、可交流、可融资的平台。

中医中药网

中医中药网（网址：http://www.zhong-yao.net）原名中药网，于2006年5月1日正式创建，访问量逐年提升，目前的日访问 IP 近60000，日浏览量近200000。

内容海量性：中医中药网文章内容近30w条，为访问用户提供各种资讯与信息，栏目总量超过700个，覆盖了各种与中医中药相关的信息；

栏目多样性：中医中药网不仅包括各类资讯和知识文章还包含供求、黄页、产品、招商等企业级服务栏目，为企业提供各种针对性服务，并因其拥有广泛的用户群，扩大了企业的商务影响；

中医中药网论坛(bbs.zhong-yao.net)，现注册会员13w多个，栏目包括了中医中药各类栏目，广大中医中药专业人员以及非专业人员，共同探讨和交流各类中医中药话题和知识，是目前国内最大的中医中药专业论坛之一。

中国网中医频道

中国网中医频道(网址：http://zy.china.com.cn/index.html）是由中国互联网新闻中心（中国网)、中华中医药学会共同创办的，目前互联网中最权威、最具传播力和影响力以及唯一多语种平台的中医药门户。该站将传统的中医药知识与最新的科学技术相结合，融合中医药行业内的即时新闻、人物访谈、诊疗知识等资讯信息，以及在线互动、商务交易、会员服务等系统功能，通过多媒体跨平台的传播方式，满足互联网用户浏览、学习、交流、分享中医药知识的需求。

凤凰网中医频道

凤凰网中医频道（网址：http://zhongyi.ifeng.com/）是由国家中医药管理局与凤凰网联

合主办，生命方程健康管理服务机构承办的以中医药资讯为主的大型网上信息交互平台，也是互联网上最权威、最具传播力影响力的中医药类综合网站，它以“权威、易读、多元”为宗旨，以“中医药全球普及”为目标，以“传承传播中国文化、中医文化、中医药学”为己任，通过“新闻、保健、疾病、文化、工具、互动”六大特色频道，为网民提供含文图音视频的全方位中医药类综合资讯、深度访谈、虚假医药产品警示、观点评论、特色专题、保健产品、互动应用、博客社区等服务，满足网民浏览、学习、表达、交流、分享等多元化与个性化的需求。

中医人网

中医人（网址：http://www.tcmer.com/）是由第一军医大学（现南方医科大学）等单位的多名在职教师及医生于 2005 年创办，致力于中医药研究、交流，科学养生美容知识推广的大型公益性中医药门户。网站为用户提供国医研究、实用中医、健康知识、医学考试、医药新闻等方面的信息，其频道主要包括：医学新闻、中医学院、针灸学院、中医养生、中医美容、药膳食疗、天下无疾及中医人社区等，其中图解本草、名家医案、验方效药等一直是网站的经典栏目，文章被众多媒体广泛转载。它立志创建世界最大的中医药专业数据库，为了挖掘、保存、研究及推广中医药资源，同时向普通百姓推广科学、简单有效的养生美容等健康知识，中医人网站开辟了多个频道，使专业人员和非专业人员均能轻松各取所需。

小儿按摩网

小儿按摩网（网址：http://www.12anmo.cn）是专注于宣传、推广中医小儿推拿/按摩的儿童健康教育与服务平台，在儿童健康教育和服务领域独树一帜。它致力于帮助 0--12 岁宝宝的家长，通过运用中国传统中医精华——“小儿推拿术”，提高宝宝对疾病的抵抗力，减少生病几率，增强宝宝的主动恢复能力。创造性地提供了分段的、通俗易懂的小儿推拿教学视频，为家长提供全新的、一学就会的小儿推拿教学视频，家长可以分段学习、可以分主题学习，在学习上有非常大的灵活性，为普通家长学习和掌握小儿推拿提供了极大的便利。其独特的视频分段形式、通俗易懂的内容讲解、快速准确的找穴方法、权威专家团队解疑答惑、线上线下相结合等方式能帮助大众最快学会按摩。

中国疗养门户

中国疗养门户网站（网址：http://www.360xly.com）以公益为先，中医为根，以人为本，努力弘扬和发掘中华民族中医药养生文化，竭诚为大众服务：在坚持网站知识性，政策性，艺术性、慈善性、信息服务性的同时，着重导善修行、中医疗养、养生健身、食疗保健、美容壮阳、旅游疗养、乐天知命、益寿延年。本网站自成立以来，站长以其自身精深的中医药学识，全心投入网站的编辑、策划、组织，不移余力的献身“疗养”事业，免费大力推广优秀疗养院，优秀中医院，优秀旅游胜地，正确指导大众正确医疗，正确养生，正确生活。

中和亚健康服务中心远程教育学院

中和亚健康服务中心远程教育学院（网址：http://yjkxy.zhsh.org.cn）是由国家批准的惟一的从事亚健康研究、服务、管理，并构建亚健康服务体系，培养亚健康专业人才的一级专业组织中和亚健康服务中心创建的，为满足社会对亚健康人才的需求，更好地帮助大众远离亚健康状态而成立的一个面向全国的的卫生健康专设远程教育机构。它以全国亚健康远程教育为主题，以制定和实施亚健康教育计划，培养亚健康专业人才和亚健康学术研究为主，采用脱产面授的方式培养亚健康中、高级专业人才和亚健康学术理论研究，面向全国进行远程职业教育、社会教育和考试，并负责教育项目规划、教学软件制作和传播、推广、经营。

北京中医药大学远程教育学院

北京中医药大学远程教育学院（网址：http://www.ibucm.com）是北京中医药大学的二级学院，是北京中医药大学开展远程教育的具体实施机构。北京中医药大学是国家教育部直属的唯一一所重点中医药大学，也是唯一一所进入“211 工程”

建设的高等中医药院校。2000 年 7 月经教育部批准开展远程教育试点，是迄今为止开展远程教育试点高校中唯一的一所中医药高等院校。根据教育部教高厅【2000】9 号文件以及教育部教高司【2000】75 号文件的规定，北京中医药大学可“利用网络等现代化手段开展本、专科学历教育、学士学位教育”，并“自行组织考试录取学生”，对于“达到毕业要求的本、专科学生颁发成人高等教育毕业证书”，并根据教育部教学【2001】4 号文件的规定办理毕业生的高等教育学历证书电子注册。

四季康贝少儿健康推拿按摩咨询网

四季康贝少儿健康推拿按摩咨询网（网址：http://www.bbstrong.com）提供专业的少儿经络推拿调理咨询与服务，主要用于少儿常见亚健症状的调治，主要服务项目有日常保健推拿、常见病推拿（如小儿疳积、消化不良、胃石症、多动症、腹痛、脑性瘫痪、厌食、慢性支气管炎、荨麻疹、便干）、宝宝关键期的调理等；特色服务项目有：腹泻推拿、厌食推拿、易感推拿、肥胖推拿、增高推拿、益智推拿、经络调理、发热推拿、咳嗽推拿、哮喘推拿等。

三、中医药数字化成果

中医专业查询数据库

文献型数据库

1、期刊文献数据库

（1）中国中医药期刊文献数据库(TCMARS)

由国家中医药管理局中国中医药文献检索中心研制。是国内外存贮量最大、内容全面的中医药学文献数据库。该数据库收录了自 1949 年至今的国内公开出版的 800 多种生物医学期刊杂志中有关中医、中药、中西医结合、各种民族医药、针灸、气功、按摩、养生等方面的文献报道，共约 42 万条记录，其中 40%附有文摘。该数据库拥有两个英文版分库，即英文版针灸文献数据库和英文版中药文献数据库，其中 50%附有文摘。该数据库与世界权威医学数据库 MEDLARS 有很好的兼容性。采用主题标引和分类标引。使用的主题词表中医词汇部分为中国中医研究院中医药信息研究所主编的《中国中医药学主题词表》，西医词汇部分为美国国立医学图书馆主编的《医学主题词字顺表》；使用的分类法为第三版《中国图书资料分类法》。该数据库目前提供光盘检索和网络检索。可通过国际互联网络（网址：www.cintcm.ac.cn）或远程拨号登录进行检索。

（2）中国生物医学文献光盘数据库(CBMdisc)

由中国医学科学院医学信息研究所开发研制的综合性生物医学文献数据库，该库收录了 1981 至 1999 年 900 多种中国生物医学期刊，以及汇编、会议论文的文献题录总计约 140 万篇，年增加量 18 万篇左右。该库涵盖了《中文科技资料目录(医药卫生)》、中文生物医学期刊目次数据库(CMCC)中收录的所有文献题录，并将陆续增收引文数据，全部题录均进行主题和分类标引。中国生物医学文献光盘数据库检索系统与目前流行的 MEDLINE 光盘及相应 Internet 检索（网址：www.imicams.ac.cn)系统具有良好的兼容性，具有词表辅助检索、用户界面友好、检索功能完备等特点。

（3）中文生物医学期刊目次数据库（CMCC）

由中国军事医学科学院图书馆数据库研究部研制的综合性生物医学文献数据库，文献内容涉及基础医学、中国医学、临床医学、预防医学、药学、医学生物学、医学管理及医学情报学等多个学科。该数据库 1994 年正式发行，收录了 900 余种生物医学期刊，年文献增长率达 15 万篇左右，其特点是更新速度较快。中文生物医学期刊目次数据库目前主要提供微机版，包括光盘和软盘。

（4）中国学术期刊（光盘版）全文检索管理系统

由清华大学国家光盘工程中心研制开发。中国学术期刊医学卷（光盘版）目前收录国内生物医学期刊 400 余种，特点是全文检索，并可以以题录、文摘和全文的形式显示、输出，且检索入口多而速度快。

（5）中国药学文献数据库（光盘版）

由国家医药管理局科技信息所研制的药学专题数据库。该数据库收集了 300 余种在我国公开出版发行的药学、医药、化工、植物、微生物、医药院校学报等期刊中刊载的有关中西药学理论、药物的科研、生产技术、药剂、药理、临床试验、药物评价、药品生产管理和质量管理、制药设备、新药介绍、综述等内容的文献。

（6）台湾中医药文献数据库

由福建中医学院图书馆研制。该数据库收录了 1970 年以来台湾生物医学类、卫生类等公开和内部期刊上发表的有关中医药的文献，以及中医药学术论文、会议文献、研究成果、研究报告、研究论文等，60%以上有文摘。

2、报刊文献数据库

中医药报刊资料数据库

由国家中医药管理局中国中医药文献检索中心研制。该数据库收录了 1988 年以来国内 100 余种报刊上发表的有关中医药的动态信息，每年约 3000 条记录，每日更新。该数据库有光盘版，并可通过国际互联网（网址：www.cintcm.ac.cn）或远程拨号登录进行检索。

3、专利文献数据库

中国专利数据库(CNPAT)：由中华人民共和国专利局研制。目前提供光盘版和国际互联网(网址：www.cpo.cn.net)检索。该数据库收录了自 1985 年我国实施专利法以来批准的 474284 项专利，其中含有大量有关中医、中药、保健等方面的专利文献，每条专利附有文摘和权力保护等内容。可通过全文或字段控制进行检索。

4、获奖成果数据库

中医药成果数据库：由国家中医药管理局中国中医药文献检索中心研制。该数据库收录了自 1949 年建国以来，部以上医药卫生科技获奖成果共 4000 余项。可通过光盘或远程拨号登录进行检索。

5、中医古典文献

电子中医药古籍文献(TCMET)：由中国台湾中医药委员会研制。可进行《黄帝内经》、《金元四大家》、《景岳全书》的全文检索。可通过国际互联网进行检索（网址：www.tcmt.com.tw）。

事实型数据库

1、中药数据库

(1)**中国中成药商品数据库**:由国家中医药管理局中国中医药文献检索中心研制。该数据库收录了 5067 种获得批准文号的中成药产品。可通过光盘或远程拨号登录或国际互联网（网址：www.cintcm.ac.cn）进行检索。

(2)**国家中药保护品种数据库**:由国家中药保护品种委员会研制。该数据库收录了自我国实施中药品种保护以来所批准的所有中药保护品种。可通过国际互联网进行检索（网址：www.zybh.com.cn）。

2、中药复方数据库

中药方剂信息数据库:由北京中医药大学研制。该数据库收录了从汉朝至清朝主要方书中的 400000 张中药方剂，涉及 350 余种中医古籍。

计算机中医检索系统

《黄帝内经》计算机检索系统

《〈黄帝内经〉计算机检索》系统以经典医籍《黄帝内经》为研究对象，运用图书情报的文献分类和检索方法，以计算机为工具，建立符合中医医理分类规律，切入研制出中医典籍新型检索方式，拓宽《中图法》在中医古籍领域应用的检索内涵，揭示传统中医古籍“检索理念”的改变。

该系统对《黄帝内经》一次文献和二次文献进

行分类整理，加工重组，使原文编排、学术内容检索和有序化多途径的检索系统实现计算机化，为医学科学工作者学习、研究、查对、引证、应用和开发《黄帝内经》，提供了全新规范化的现代检索手段。

内容包括：

《黄帝内经》：

①概论部分检索

②原文检索

③分类检索

④字、词、句检索

项目意义：

《黄帝内经》是中国古代医药学领域经典性文献，开发、利用其内容信息，是文献检索领域极为重要的研究课题。

《<黄帝内经>计算机检索》系统的研制，为医学研究、教学、临床，获取《黄帝内经》信息，提供了便捷、准确查询的全新规范化现代检索工具。实用价值突出，对促进中国中医药事业的发展具有重要的现实意义。

主要发现发明及创新点：

①运用《中国图书资料分类法》，按中医古籍理论体系特点，建立中医医理分类方式新型检索系统。

②以计算机为工具，解决《黄帝内经》中《素问》与《灵枢》历来分散的缺憾，完成统筹整合。

③按中医理论体系独有的思维方式和理论结构特点的检索理念，完成历代医家对《黄帝内经》学术成果的科学有序化分类，超越单纯字词句索引，深入到理论内涵智能化开发的端倪，根据历代医家对《黄帝内经》原文旨意的理解与认识，创新检索理念。

取得的成效：

该系统，已应用全国18个高等院校、科研、医疗单位，使《黄帝内经》珍贵信息资源，充分发挥巨大潜在价值和重要理论的实用价值，对中医临床、教学、科研人员学习、查对、引证、著述、开发和应用《黄帝内经》提供便捷、准确查询的检索工具，为读者节省大量前期劳动时间，为研究人员认知向纵深发展提供极大方便，应用该系统发表论文获2001年全国优秀学术成果一等奖。该项成果，达到国内同行领先水平，应用价值突出。

中国针灸腧穴学多媒体数据库检索系统

1 系统功能

1.1 学习功能

用户可利用系统提供的261种查询通道，以及多媒体表现形式，系统学习腧穴学方面的知识。在查询结果显示窗口中可显示(学习)的内容为：①穴名、拼音、归经、代码、资料来源；②按相应的功能键可观察穴位的体表位置图片和取穴录像；③显示查询条件和满足条件穴位的数量；④打印查询结果；⑤相应的提示信息。

在浏览窗口中可显示(学习)的内容为：①穴名、拼音、归经、代码、特定穴、别名、出处、位置、取穴体位、主治、刺灸法、配伍、解剖、现代研究、穴名释意；②按相应的功能键显示穴位的体表图、穴位深层的肌肉图、骨骼图、骨度分寸图和取穴录像。

1.2 辅助教学功能

(1)本系统可解决在学习和工作中遇到的较为简单的问题。如某经有多少个穴？某穴属哪经？有无别名？是否是交会穴？代码是什么？局部解剖如何？可以治疗哪些病症？等等。

(2)解决在学习和工作中遇到的一部分需要运用针灸理论才能回答的问题。例如子母补泻问题，可通过组合查询中的“脏腑五行属性(或归经)、穴位的五行属性”两项进行组合查询得出答案。

(3)解决在学习和工作中遇到的一些较难回答的问题：如：“有没有这样一个穴？它可治疗头痛、疟疾、扁桃体炎，又与颈深动、静脉有关。”或者“能治疗头痛的穴位有多少与颈动脉发生关系？”

1.3 辅助科研(作为选穴和研究的依据)

系统提供的按主治查询，可查出能同时治疗一个或若干个症状(疾病)的穴位。在此基础上还可对查询的症状在整个主治症状中的位置进行限制，即这个症状位于主治症状前几位。因越靠前越说明这个穴治疗这一症状的疗效越好，使用频率也就越高，临床被选用的可能性也就越大，如有规律可循时研究的价值也就越高。

1.4 数据库方面的功能

(1)查询功能。系统有按单一条件、按复合条件两种查询功能。按单一条件查询时有按腧穴名称的汉字、拼音、笔画、别名、代码、原始出处 6 种方式进行查询。通过单一条件和复合条件查询方式，为用户提供了 261 种查询通道。

(2)追加、删除、修改数据功能。

2　用户化设计

2.1 快速选择、录入查询条件

用户可从相应的查询条件的下拉列表中选择相应的内容进行查询；也可自行键入查询条件。在自行键入查询条件时，可键入查询内容的任意一个或相邻的字符。

2.2 密码设置

作为数据库要有良好的安全性。为了保证数据库能安全地运行与维护，在追加、删除、修改数据库时，系统会提示用户键入密码，否则这些功能将不能发挥作用。

2.3 在线帮助

当用户在使用过程中遇到问题时，可在发生问题的部位单击鼠标的右键即可得到在线帮助。

3　系统采用的计算机技术

3.1 数据库技术

采用美国 Powersoft 推出的 PowerBuilder6.0 和 SybaseSQLAnywhere 为开发平台。它能为本系统提供：可视化的图形界面、面向对象的扩展功能、完全支持 WWW 应用的开发平台、多媒体控件 OEL 对象嵌入功能。

3.2 系统为实现多媒体功能所采用的技术

利用了 WindowsAPI 所提供的多媒体函数 SndplaySoundA() 播放背景音乐，并利用 LoadLbraryA()和 FreeLibrary()两函数安装并释放 WindowsAPI 函数管理的动态连接库。能有效播放视频文件(取穴录像)，还可显示存于系统中的图片(穴位的体表位置、穴位深层的肌肉骨骼等解剖图片)。这样，用户可以亲自对系统进行维护，使系统成为开放的可拓展的系统，能更好地面对不同类型的用户。

计算机中医诊疗系统

中医四诊合参诊断系统

该系统包括中医的问诊、脉诊、面诊、舌诊四个子系统，除了闻诊之外，基本涵盖了传统中医的“望、闻、问、切”四诊，运用现代科技手段客观、全面采集人体体表生命信息的中医临床指标，同时，将所采集的信息按照中医理论综合分析，从而进行脏腑、八纲辨证分析，对脏腑功能与病机进行定位、定性的分析判断。中医四诊客观化研究在经历了近三十年历程，对单个采集的信息进行客观研究已经取得一定进展，但是对四诊信息进行采集，并运用现代计算机技术进行模拟中医传统的综合分析判断即四诊合参，其研究水平国际领先。因为中医的“望、闻、问、切”四诊是中医疾病诊断、治疗用药和疗效判断的关键，其既需要综合考虑，又要根据具体情况对某一获得的四诊信息进行取舍，一直被认为是中医的精髓，也是无法被人工智能所取代的关键。本系统是对采集的四诊信息进行四诊合参的中医诊断系统。

中医辅助诊疗系统

中医辅助诊疗系统是指利用计算机技术，辅助中医师记录病情、参与辨证、提示诊断、协助处方以及进行某些远程医疗和教学的计算机辅助系统。

一、中医辅助诊疗系统平台

中医辅助诊疗系统在中文 Windows2000 下，使用 Visual Basic 6.0 开发。运行最低硬件平台为 Pentium II 500MHz，64M 内存，显示器分辨率为 1024x768，可配数码摄像头和我们自行开发的中医脉诊数字化检测系统。软件运行平台为中文 Windows~98/ ME/2000/XP 及 MS Access 数据库系统。如需远程医疗和教学需要相应的接入因特网的软硬件。

二、中医辅助诊疗系统结构模块

1.系统管理模块

为系统管理员提供如下管理权限：配置软件、硬件系统参数；无限制的查询医生档案和患者档案；修改病历记录；增加症状描述和调整诊断系数的权重；其他辅助功能。

2.医生管理模块

医生管理模块提供不同的医生的个人工作平台，医生通过自己的密码登录系统，可以得到自己的患者库和既往的诊疗资料。

3.病历管理模块

初诊时系统为每一位患者建立一个唯一的病历号，并且记录相关的个人资料(姓名、性别等)作为病历记录和复诊时的依据。系统将各种症状分为主证、非主证和舌像、脉象4种，每一次诊断时最多可以输入3种症状作为主证，其余为非主证；舌像又分为舌质像和舌苔像；可输入组合舌像和脉象。系统内置的智能判别系以避免相互矛盾的症状的同时输入(例如脉数不可以与脉迟同时并见)。

4.脉诊数字化模块

除了可以使用医生手诊后输入脉象，本系统还内置了中医脉诊数字化研究成果，具有多路数字化脉诊信息接口：诊断过程中，可选择使用压力脉图、光电脉图、阻抗脉图和指容积脉图等多功能诊断仪诊脉接口，既可以数字记录患者脉搏，又可以参与辨证。传统诊脉与现代技术相结合，脉诊结果数据化、标准化，使诊断辨证结合更趋于客观。

5.舌诊数字化模块

系统配置小型的数码摄像头可以方便地摄取患者舌像图形，软件通过Windows API函数直接调用和控制数码摄像头的拍摄，图像通过USB接口传入计算机保存。医生以人机交互的形式，用鼠标勾出舌像所在的大致方框，系统即可自动判断出舌的具体位置、大小、颜色等主要指标，经过医生确认或修改后，可以参加辨证。收集到的舌像图片可以作为电子病历的重要组成部分。

6.辅助辨证模块

利用已经采集到的医生望闻问切后输入到计算机的主观信息、仪器采集到的多路脉诊信息和舌诊信息，使用辅助辨证模块进行自动辨证。

7.方剂数据库应用子系统

方剂数据库根据《中医内科学》第五版教材，包括相应的方剂的主治、功效、组成、用法等，可在临床门诊过程中，随时根据需要直接调用各种处方，亦可辅助中医方剂教学。

WF 文锋-Ⅲ中医(辅助)诊疗系统

由中华中医药学会中医诊断学分会主任委员、湖南中医药大学博士生导师朱文锋教授为主研制的“WF文锋—Ⅲ中医(辅助)诊疗系统”，是根据以其为主制定的中华人民共和国国家标准《中医临床诊疗术语》所定疾病、证候、治法等内容而研制成功。该诊疗系统在分析研究中医诊断治疗思维原理和方法的基础上，建立起辨证论治与辨病论治整体方案，病、证、症结合，理、法、方、药俱备，全面地反映了中医诊疗的基本规律，在中医医疗、科研和教学等方面具有广泛的实用性。

“WF-Ⅲ中医(辅助)诊疗系统”，是对内、妇、儿等科全部疾病进行中医辅助诊疗的巨系统，具有广泛的适用性。系统内编制有症状、体征1 000种，疾病病种460种，辨证要素60项，常见证候170种，标准证候1 700个，演绎证候五千余个，常用方剂670首，常用中药(含中成药)720种[1]。该诊疗系统能对病情从辨证、诊病、辨证要素等多个角度进行分析诊断和治疗处理，融汇了中医诊断治疗基本的、常规的知识内容，充分体现了辨证论治的特色，能提出常见证治、按病证治、成药治疗等多种诊疗方案供医生选择，内容规范。

该诊疗系统创立的以“症状-辨证要素-证候”为核心的辨证统一体系，通过辨要素而灵活组合成证，便能达到执简以驭繁、准确而灵活的辨证目的，符合临床辨证的思维原理，体现了辨证的规律与特点，涵盖了八纲、脏腑、六经、卫气营血、病因等辨证方法的实质内容而融为一体，便于学习和掌握应用，能帮助学生在较短的时间里掌握辨证要领、建立起牢固的辨证思维。

当然，作为新开发的诊疗软件，“WF-Ⅲ中医(辅助)诊疗系统”也有一些不足之处。例如设计者为了防止使用者输入不规范的症状、体征而导致诊断结果不准，该系统不能打字输入症状、体征，只能通过鼠标点击来选择症状、体征，设计者的初衷本来是好的，但由于备选的症状、体征很多，通过鼠标点击来选择有时候花费时间较多，而且由于疾病表现极为复杂，尽管“WF-Ⅲ中医(辅助)诊疗系统”内编制有病状1000种,但有时候仍然会出现少数症状、体征在备选症状、体征中找不到而无法输入系统，从而影响诊断结果的情况。

尽管有一些不足之处，但瑕不掩瑜，从总体上而言“WF-Ⅲ中医(辅助)诊疗系统” 确实是一个非常优秀的诊疗软件，具有科学性、创新性、实用性，促进了中医学术的发展，对加强《中医诊断学》实验教学、提高学生的辨证诊疗能力有着重要作用。

中医处方智能分析系统

中医处方智能分析系统(CPIAS)采用的医案分析方法是完全区别于现今其他医案分析方法的一种新方法。CPIAS具备中医学知识为主的推理规则介入,以医案中的处方为研究切入点,以处方药物的相对量化为核心技术,针对中医医案个案、而非“群案”为研究对象。CPIAS运行方式为：提取中医医案中的“四诊信息”和“处方”作为数据输入；通过对输入方剂药物、药量的量化演算、综合分析,输出该方剂的系列结果；对照分析,得出辨证规律。其主要特点包括以下几方面。

“个案”——独特的研究视角

针对中医医案个案进行有效分析,对于中医典型个案进行中医辨治规律和思辨方法的挖掘,其视角独特,对中医的继承和创新意义重大。

“处方”——准确的研究重心

中医医案包括临床表现、诊断、辨证、立法、处方、评述等若干要素,其中处方记录治疗药物及其剂量,是医家主观思维的产物。中医学中,辨证立法是处方的总原则,即所谓“方从法出,法随证立”。处方与其主治病证、病机具有高度针对性,通常被表述为“方证相关”。“因证而效”也是中医方剂区别于现代治疗药物及方案的重要特点。CPIAS以医案处方作为分析的切入点,是保证医案研究客观性的基础,也是医案数据挖掘的关键。

“量化”——创新的研究技术

特定医案中的处方离不开辨证,也离不开中药。为了使不同性质的药物作用可以在同一标准下进行比较,CPIAS 创造性地应用了“相对药量”的概念,即依据处方药物剂量计算出药物对处方的“真实贡献度”,计算出每味药物可以直接比较的作用力度以及药性、药味、归经的值。相对药量表达的是药物用量的权重,其计算的量化结果不同于实验科学研究的数据,而是基于数学方法一致化和宏观量化的表达,只显示大小、强弱、多少的相对意义。在相对药量的基础上,结合中医学背景知识和推理规则,通过建立药效关系模型、效症关系模型、效候关系模型等,最终得到整张处方性、味、归经的量化结果。

“对照”——丰富的研究结果

CPIAS的研究目标是用定性定量的方法来分析医家处方,从而推导医家辨证论治的思路。将CPIAS分析结果与学习者的个人认识或医案中的辨析、评述等主观信息相互参照,将获得双重收获：一方面能够从方法学角度修正处方量化技术、完善CPIAS系统对中医医案的分析功能,从而大幅度提高中医医案解读效率;而更加重要的是有可能通过分析CPIAS 系统推导结果与主观认识的差异,启发人们从全新的角度思考中医理论、认识中医诊疗规律和辨证方法。

2012

國醫年鑒

GUOYI NIANJIAN

十一　治未病与亚健康

一、“治未病”健康工程进展

1 国家中医药管理局《中医养生保健机构标准》讨论会召开

为了加强非医疗性质中医养生保健机构的规范化管理，促进中医养生保健事业的健康发展。2011年4月27日，国家中医药管理局医政司在河北省保定市胜利召开《中医养生保健机构标准讨论会》。会议由国家中医药管理局医政司主办，河北省保定市卫生局承办，中和亚健康服务中心协办。

参加此次会议的人员有各省市的卫生局领导、专家、中和亚健康服务中心及各部门的领导、中和亚健康服务中心各个大学的培训基地的领导、中和亚健康服务中心战略合作单位的主要领导。

此次中医养生保健机构标准讨论会，围绕国家中医药管理局医政司起草的《中医养生保健服务机构基本标准讨论稿》进行了深入的探讨，本标准讨论稿主要是为了解决如何在不以治疗为目的（非医疗性质）的独立机构，运用中医养生保健的理论、理念及其方法和手段，开展保养身体、减少疾病、增进健康、延年益寿等服务活动。讨论非医疗性质保健机构的准入标准，主要包括开展的服务项目、场所与环境、设备设施、人员配备、管理等内容。

本次会议，还就如何选择有关试点城市在非医疗性质的中医养生保健机构开展准入试点工作，进行了前期的研讨。会上保定市卫生局就本市在全国率先开展非医疗性质中医养生保健机构标准准入试点工作进行了交流发言，会后大家参观考察了河北省保定市开展非 医疗性质的中医养生保健机构，大家就保定市批准成立试点的保健机构给予了充分的肯定。各省市卫生局的领导在此次会上积极发言，准备组织当地相关机构开展关非医疗性质的中医养生保健机构准入标准进行试点工作。中和亚健康服务中心孙涛主任在此次会议讲话，指出中和亚健康服务中心应发挥社团组织的作用，积极配合国家中医药管理局医政司开展中医养生保健机构标准的相关工作，积极组织相关亚健康学会的专家、就有关养生保健机构标准里面涉及的服务项目、人才培训等方面给予各个试点城市最大的支持。

2 北京中医药工作会议召开，着力建设中医“治未病”

2011年4月12日北京中医药工作会议召开,北京市今年将着力中医“治未病”建设,10个中医药“治未病”中心的建设年内将展开,将以三级中医医院的中医“治未病”中心为指导,进一步扩大“治未病”基地建设。除在政府举办的中医医院设立中医预防保健服务科室的同时,全市所有的社区卫生服务中心都将建立中医药“治未病”健康指导室,培养家庭中医药预防保健指导员。国家中医药管理局副局长马建中出席会议并在讲话中提出,北京市未来的中医药工作要在发挥中医药在深化医改中的作用、推进中医药继承创新、加强人才培养、弘扬中医药文化等方面,出经验、作表率、成示范。北京市中医管理局局长赵静介绍,北京市今年的中医药工作将重点放在充分发挥中医药在保证市民健康作用、加快调整中医药资源布局、推进基层中医药服务能力建设等方面。还要建立妇科、肛肠科、耳鼻喉科、眼科、推拿科等10个中医药传统特色诊疗中心，切实解决百姓看中医专科专家难的问题。2011年，北京市还将以创建首个"全国基层中医药工作先进省(市)"工作为契机，加强对农村、社区中医药工作的指导和管理，满足基层群众中医药服务需求。

3 "全国治未病行业发展合作论坛暨首届治未病网络联盟大会"在京召开

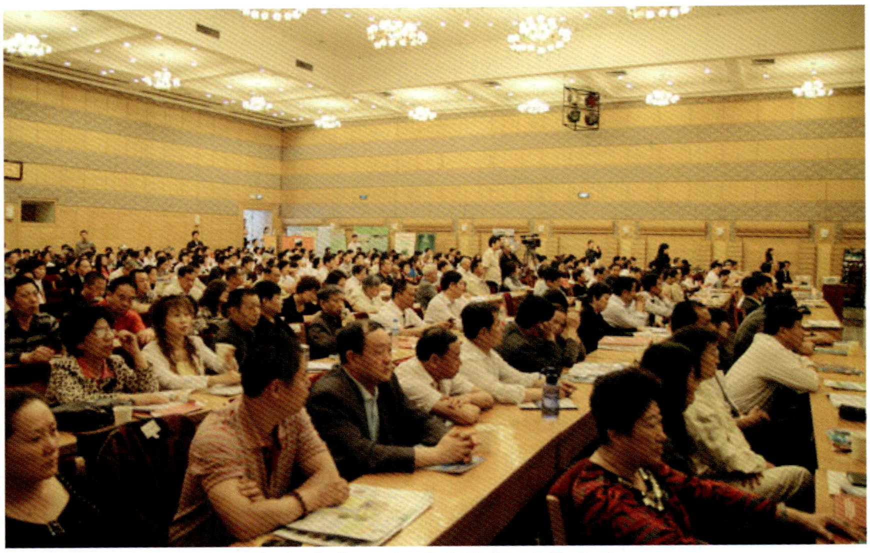

参会代表认真听取专家领导发言

2011年5月21-22日，由中国医促会中老年保健专业委员会主办，中国医促会中老年保健专业委员会"治未病"健康指导中心策划执行的"全国治未病行业发展合作论坛暨首届治未病网络联盟大会"在北京京东宾馆成功召开。原国家中医药管理局副局长田景福、国家中医药管理局医政司司长许志仁，中国医疗保健国际交流促进会常务副会长兼秘书长王铁城，全国政协委员、国家药典委员会执行委员周超凡以及中国医促会中老年保健专业委员会部分领导和500多名养生保健行业代表出席了此次大会。

与会期间，领导和专家纷纷发表了讲话，大家一致肯定了治未病在医疗卫生体系中所发挥的重要作用，同时，就治未病事业所面临的新情况、新问题以及如何进一步推进治未病事业的发展等问题提出了宝贵意见。之后，来自全国各地的医学代表就民间科研成果进行了主题演讲，并现场演示一批"治未病"的新型疗法，企业代表就其新品进行了展示和交流，大会在一片祥和愉快的气氛中结束。

此次大会的召开，为治未病产业成果提供了展示的平台，增加了治未病领域专家、学者交流合作的机会，有效促进了科研成果的转化，加强了基层群众的科普宣传教育，对治未病事业的发展起到了深远影响，对提高人民群众的健康水平发挥了积极作用。是一次大规模、高层次的治未病产业合作盛会。

4 第五届国学国医岳麓论坛在长沙举办

在成功举办四届的基础上，由中华中医药学会和中和亚健康服务中心主办的第五届国学国医岳麓论坛于2011年5月21-22日继续在长沙举办。本次论坛主题为中医药、道家养生与亚健康。来自中国大陆、香港、美国、日本、加拿大、马来西亚、泰国等国内外的国学国医学者与从业人员

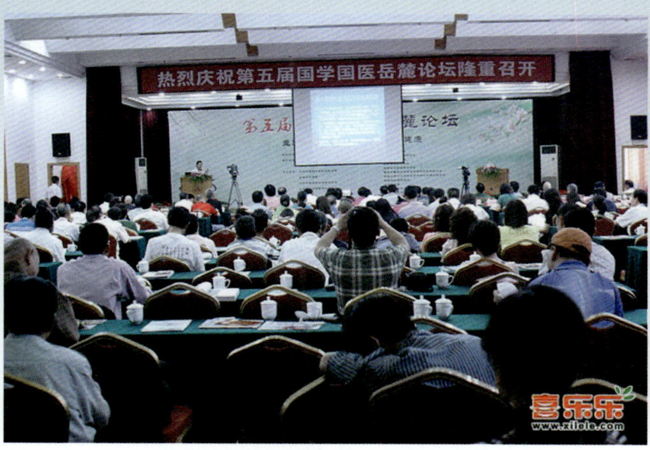

第五届国学国医岳麓论坛会场

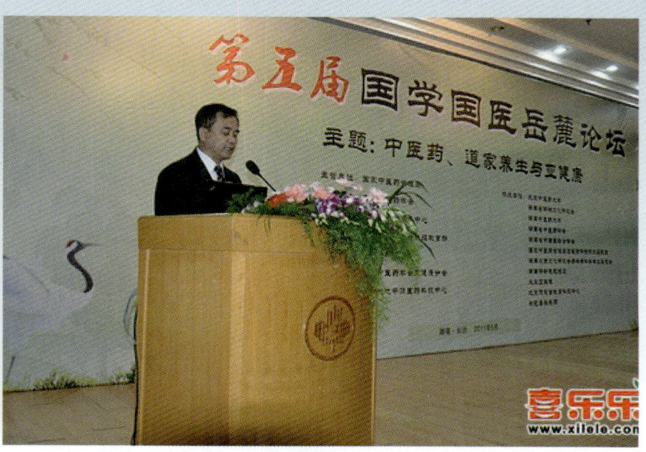

国家中医药管理局机关服务局局长孙涛教授讲话

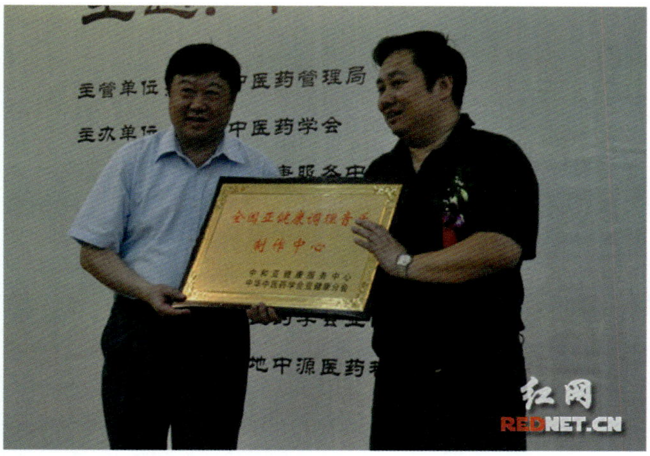

国家中医药管理局副局长吴刚（左）出席论坛并为全国亚健康调理音乐制作中心成立授牌

一千余人参加了此次盛会。

国家中医药管理局吴刚副局长、国家中医药管理局机关服务局孙涛局长、中华中医药学会李俊德秘书长、湖南省中医药管理局邵湘宁局长、中和亚健康服务中心副主任朱嵘研究员等领导出席会议，各位领导对本次论坛所展示出的中医药文化发展盛况给与了高度评价，对与会人员肩负的发展国学国医的重任寄予了重要期望。著名中医专家曹东义教授、国学专家熊春锦教授等分别就大道国医、道家养生作了重要演讲。

本次论坛设立一个主论坛和国学论坛、国医论坛、亚健康论坛、少儿亚健康论坛、养生与新媒体论坛、书画与养生等六个专题论坛。

本次论坛举办了国内首套《亚健康音乐调理基础》教材、《国医年鉴》2011卷、《走出亚健康》系列丛书的发行仪式，首次发布《亚健康社区服务规范》、《亚健康音乐调理规范》、《少儿亚健康调理规范》等系列服务规范，首次从行业高度为国内亚健康服务提供了服务规范指导。本次论坛同时举办“亚健康调理技术及产品展览会”及书画展，为社会各界健康领域的学术研究、交流、信息咨询、教育培训、产品研发、科技成果及推广应用等多方面提供展示平台及服务。

5 首届中日传统医药与亚健康学术论坛在厦门召开

为了促进中日两国在传统医药与亚健康方面的学术交流，进一步建立长远的学术合作伙伴关系，为两国学者提供一个相互沟通、交流的机会和平台，2011年5月27日至29日，由中华中医药学会、中和亚健康服务中心和日本中医药普及协会在厦门联合举办召开了“首届中日传统医药与亚健康学术论坛”。

国家中医药管理局机关服务局局长、中和亚健康服务中心主任孙涛教授；中华中医药学会副秘书长曹正逵教授；中华中医药学会国际部孙永

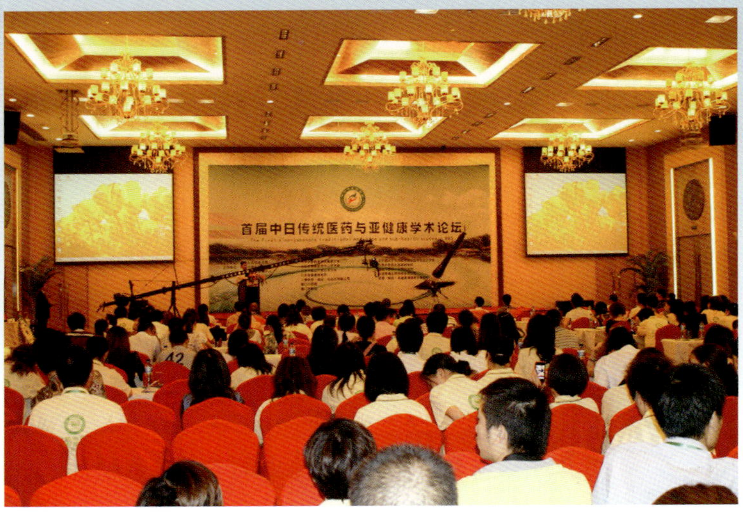

中医文献研究院院长鞠宝兆教授；上海莱香（国际）化妆品有限公司董事长王松先生；上海莱香（国际）化妆品有限公司总经理童锡刚先生；厦门华医馆马正明院长等领导和国际知名专家、学者就亚健康相关问题作了精彩的报告，传达中日两国最新亚健康资讯。

本次会议下设传统医药和亚健康、亚健康和酵素两个分会场，同时举办“合力防治亚健康 健康科技中国行”大型公益活动研讨会，为健康产业的学术研究、交流、信息咨询、教育培训、产品研发、科

章主任；中和亚健康服务中心朱嵘副主任、日本EM健康中心日本亚健康研究所柯彬所长；日本亚健康研究所伊藤研一教授；辽宁中医药大学

技成果及推广应用等多方面提供交流、展示和服务的平台。也是国际学术领域的一次高学术水平、高理论水平的一次盛会。

6 中华健康养生文化工程启动

2011年5月29日,央视网养生频道上线开播仪式暨中华健康养生文化发展工程发布会在北京举行。

中国保健协会理事长张凤楼、国家中医药管理局副局长吴刚、中央电视台原总编辑央视网总顾问赵立凡、经济日报社原社长武春河、光明日报副总编辑何东平、科技日报总编辑何泉涌、国家发改委中国公众营养与发展中心主任于小冬、中国中药协会会长房书亭、北京中医药大学校长高思华、中华中医药学会副会长谢阳谷、世界针灸学会秘书长沈志祥等国家主管部委领导以及国内外专家、教授、老中医、养生专家、企业家代表出席了大会。另外还有来自全国各地养生保健行业的100多家企业、服务机构和30余家新闻媒体朋友参加了大会。

“央视网养生频道”是央视网、中国网络电视台新开办的一个以“倡导科学养生、引领幸福生活”为主旨的网络电视频道。频道主要致力于向国内外广大网络受众传播中华医药、养生文化，提供权威健康资讯服务，以鲜明的民族特色、深厚的文化内涵、专业的服务内容、亲切的节目风格，为广大受众提供一个独具特色的养生服务窗口和健康资讯平台。央视网养生频道是在汇聚了国家医药卫生相关机构、学界业界专家学者、企业资本等社会力量，整合了影视传媒等丰富的社会资源的基础上创办的，力图打造出一个深受广大群众欢迎的品牌网络电视频道。

“中华健康养生文化发展工程”是贯彻落实《国务院关于扶持和促进中医药事业发展的若干意见》的相关精神，遵守国家中医药管理局《“治未病”健康工程实施方案》提出的任务目标，以央视网养生频道为载体，以权威的专业人士、技术和设施为支撑，以社会需求为导向，以中医养生科普宣传、成果推广为主要内容的一项大型公益活动。旨在丰富发展中医“治未病”理论与预防保健实践，通过机制创新和资源整合，促进中华养生文化健康发展，为维护和增进人类健康服务。大会就此大型公益活动的相关事宜进行了新闻发布。

央视网养生频道总监于智在致辞中表示：在今后的工作开展中，央视网养生频道扎实工作，

求实奋进，在具体工作中体现以“服务”为核心职能的理念有序开展工作。对媒体来讲要把握新闻性，对专家来讲要坚持科学性，对企业来讲要力求实用性，对科普来讲要力求知识性，展望未来，将继续在进一步抓好“中华健康养生文化发展工程”建设、宣传信息建设、重大活动开展、行业标准化宣贯工作等方面的工作。为养生保健服务行业发展，为改进人民群众的健康，为构建社会主义和谐社会，贡献最大力量！

中国保健协会理事长张凤楼、国家中医药管理局副局长吴刚都发表了重要讲话，对养生保健服务工作进行了系统的总结和高度评价，并对今后养生保健服务的行业发展和央视网养身频道的建设提出了要求和希望，全体行业人员精神振奋、倍受鼓舞、信心满怀。

会议强调指出：为切实做好养生保健服务的发展建设工作，为振奋养生保健服务事业，需要行业内各企业迎难而上，抓住机遇，加强自身建设，要提高自身的素质和能力，提高管理水平和服务水平，更好地增强学习意识、忧患意识、机遇意识和创新意识，深入贯彻科学发展观，积极探索，奋发有为，只有这样才能够开创养生保健服务行业的新局面、做出新的、更大的贡献！

会上，国内15个知名企业被授予“央视网养生频道战略合作伙伴”单位，10个养生品牌企业在《养生品牌》栏目进行展播。北京同仁堂集团领导代表企业家在大会上做了发言。

在国家中医药管理局的大力支持下，《中医药养生保健技术操作规范》正式出台，由中华中医药学会组织，世界中医药学会联合会中医特色诊疗研究专业委员会牵头，400多名专家参与，严格按照标准制定的程序，完成了制定。会上，央视网养生频道与中国商业联合会沐浴专业委员会、世界中医药学会联合会中医特色诊疗研究专业委员会结成战略合作伙伴，独家向社会发布推广，共同开展“中医保健技术操作规范”行业达标活动。

7 陕西确定首批治未病服务试点

为充分发挥中医药在预防保健中的特色优势，进一步推动全省治未病预防保健服务工作，在全省初步形成中医特色明显、技术适宜、形式多样、服务规范的治未病预防保健服务体系，陕西省于近日根据各市开展治未病工作的情况，确定了第一批省级治未病预防保健服务试点单位。

此次确定的试点单位共有17家，有省级陕西中医学院第二附属医院、陕西省中西医结合医院，市级安康、榆林市等6家市中医医院，县级宝鸡市陈仓区、三原县等8家县中医医院和西安市碑林区汪宗江诊所。这些单位普遍高度重视中医药治未病工作，具有良好的群众基础，治未病形式多样，取得了一些工作经验。

省中医药管理局要求各试点单位高度重视中医药治未病预防保健服务试点工作，切实通过中医药治未病体系建设，让群众在预防保健过程中感受到中医药的特色优势，让中医药治未病更好服务于百姓健康。试点中，将对各单位工作执行情况进行抽查，未达到要求和试点单位标准的将取消试点资格；对特色突出，成效显著的单位，给予一定经费支持，并在全省范围内进行经验推广和交流。

8 保定规范管理养生保健行业

多年前，河北省保定市卫生局经过调查发现：随着社会需求增长，中医美容和保健按摩等养生保健从业机构日益增多。而这些机构没有经过卫生主管部门审核认定，从业人员也没有经过卫生主管部门核发的上岗资格证书。更有个别从业机构巧立名目，打着中医医疗卫生保健按摩和中医美容的招牌骗取群众钱财。

对此，该局从2002年8月开始，对全市中医医疗性保健按摩和中医美容机构进行了大规模整治，对相关从业人员进行培训、考试、考核和发证，将机构审批纳入地方性行政审批项目。截至目前，全市已有200个机构取得执业许可证，3000多从业人员取得了上岗资格证书。

宣传发动到位

从思想动员入手，该局加大宣传《河北省发展中医条例》和《河北省中医医疗性保健按摩和中医美容管理办法（暂行）》的力度。在保定日报、保定晚报设专题，市电视台设专栏和市电台设讲座等，增强从业机构法人的法律意识和广大从业人员的自觉性。同时，该局开展相关机构及其从业人员专项整治，对从业机构进行逐个核查，动员从业人员积极参加培训和考核。全市共计发放“条例”和“管理办法”相关宣传资料2万余份，并通过新闻媒体的跟踪报道，形成了有力舆论氛围，从业机构和人员参与培训积极性提高。由于宣传到位，大部分从业机构按照有关规定强化内部管理，增加必要的基础设施和硬件设备，完善各种规章制度，规范从业人员的上岗行为。

严格从业标准

为确保培训质量，该局组织专家编写了通俗易懂、内容适用的教材，聘请中医美容和医疗保健按摩专家授课。同时，参照执业医师考试及《医疗机构管理条例》，规定了中医医疗卫生保健按摩和中医美容机构基本标准，制定了严格的考试、考核程序及机构评定标准。对每个技术合格人员都填写从业人员登记表，县（市、区）卫生初审合格后，报市卫生局中医主管部审核发证。

为进一步保健美容市场，该局与工商管理、公安人力资源和社会保障、物价和广播电视部门联合下发了《保定市中医医疗性保健按摩和中医美容机构暂行规定》，该局也下发了《中医医疗性保健按摩和中医美容机构整顿实施方案》，要求从业机构严格按照标准，认真进行自查自纠，强化内容管理，严格从业人员资格，完善各种卫生设施，建立健全各种规章和岗位责任制，达标者到当地卫生行政部门申报，经审核符合标准者，到市行政审批中心受理，由市卫生行政主管部门审核批准后方能执业，对不达标者限期整顿。

加强部门协调

为保证整治工作健康有序进行，保定市及各县（市、区）都成立了领导小组。卫生部门认真负责组织协调中医医疗性保健按摩和中医美容从业机构清理整顿，公安、工商、物价和防疫等部门加强管理，对未取得卫生主管部门颁发执业许可证的，一律不允许颁发特行证、工商执业许可证、收费许可证和卫生许可证。

为进一步引导行业科学化、专业化发展，该局充分发挥保定市中医药学会中医推拿按摩美容专业委员会的作用，将取得中医医疗性保健按摩和中医美容上岗证的人员都纳入会员管理，并进行专业培训和信息沟通。这些长期没有行业管理的人员纳入中医行业管理后，专业素质增强，社会地位提高，自身利益得到了保障。2010年该市治未病研发中心成立后，该局把此项工作纳入中医药治未病范畴，将一些专业突出的机构向中医医疗预防保健机构转型，将从业人员向确有专长中医药人员和农村“一技之长”方向推进，使养生保健行业步入规范化、专业化、法制化管理的轨道。

9 全国第二届中医“冬病夏治”高峰论坛在北京怀柔召开

2011年6月24日至26日全国第二届中医“冬病夏治”高峰论坛在北京怀柔召开。会议由卫生部副部长、国家中医药管理局局长王国强部长致开幕辞，董瑞院长主持并做大会报告；来自全国三级医院、二级医院、民营医院、基层医疗单位的专家近500人参加了此次会议。

王国强说，中医药强调的防重于治、防治结合的思想顺应了当今的健康观念和医学模式转变的新要求，治未病工作实施三年来，我们对“上工治未病”进行了探索，未病先防的理念正在被群众广泛接受。冬病夏治是中医药的特色疗法，其穴位贴敷、艾灸、药物注射等独具中医特色，深受群众欢迎，是中医“治未病”理论的重要体现。

王国强对冬病夏治提出四点希望：一要推进冬病夏治理论的继承创新，总结研究历代文献中和各地行之有效的实践方法，系统梳理、归纳分析和提炼，积极开展科学研究，力争在冬病夏治的中医药科学内涵诠释、中医药理论与技术创新等方面有新突破；二要加强规范，严谨地把冬病夏治一受群众欢迎的事情办好，坚持辨证论治，坚持体质辨识，各相关学术团体要在组织开展科学研究和协作攻关的基础上，制定好冬病夏治的诊疗规范和操作流程；三要加强管理和总结提高，及时做好临床观察和总结统计分析，建立回访制度，做好相关人员培训，及时交流和推广成熟项目和经验。四要做好科普宣传，让更百姓受惠于冬病夏治。

本次会议主题是“继承创新，深化改革，科学发展”。会上，卫生部中日友好医院教授晁恩祥、中华中医药学会学术顾问温长路等10余位专家分别做了学术交流，并深入分析研究中医冬病夏治的发展现状、存在问题，提出了发展思路和措施。会议还对“第二届全国冬病夏治学术交流大会先进单位和先进人”予以表彰。

10 河北石家庄将治未病纳入基本公共卫生服务

2011年8月7日，石家庄市卫生局、市财政局联合下发通知，要求将中医治未病内容纳入基本公共卫生服务项目，所需经费纳入公共卫生服务经费。

据悉，石家庄市是河北省唯一一个将“中医治未病”纳入基本公共卫生服务项目的试点市。为做好试点工作，石家庄市将按照中医药未病先防，已病防变，瘥后防复的治未病理念，向城乡居民普及推广中医药基本知识与技能，积极运用中医药方法参与国家基本公共卫生服务项目。

根据石家庄市下发的通知，石家庄市试点工作的主要内容包括：将中医体质辨识、饮食偏颇、居留环境、中药习惯性用药史等中医药内容记入居民健康档案。健康教育中医药内容不少于３０％。各级医疗卫生机构设有固定的中医药文化宣传阵地。其中，基层医疗卫生机构能提供不少于6种有中医药内容的健康教育文字资料，播放不少于2种有中医药内容的音像资料。

此外，石家庄市还要求，在传染病防治、突发公共卫生事件处置中，对经过科学论证、效果确切的中医药方法要优先使用。高血压和糖尿病等慢性病以及重性精神疾病管理中，有对相关危险因素进行中医药干预的方法和措施。儿童保健体质辨识、膳食养生、情志调摄、健康干预等中医药方法不少于１０％。同时，积极开展食疗药膳、情志调摄、体质调养等优生优育和生殖保健技术指导，孕期、产褥期、哺乳期等孕产妇保健有中医药方法与内容。针对老年人、妇女、儿童以及亚健康人群等重点人群制定中医药保健方案，指导开展相关养生保健活动。

11 第二届亚健康芳香调理养生高峰论坛成功闭幕

2011年8月18日，在广东省佛山市召开了由中和亚健康服务中心和中华中医药学会亚健康分会共同主办，广州市力欣国际贸易有限公司承办的“第二届亚健康芳香调理养生高峰论坛”。

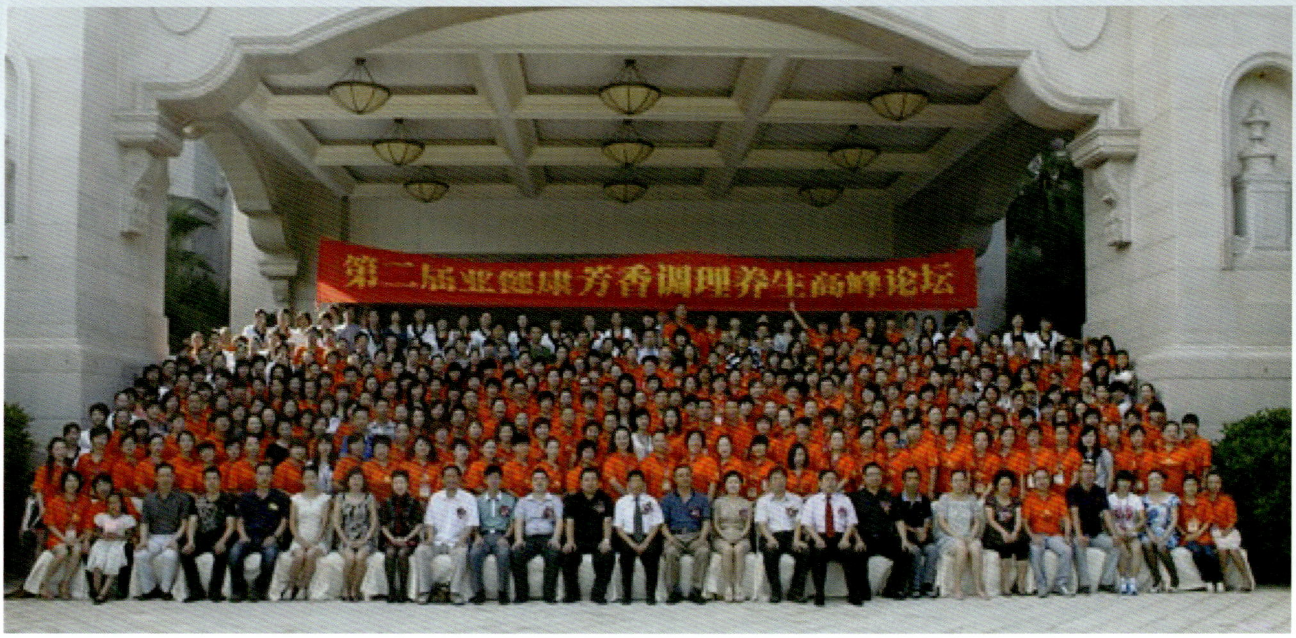

第二届亚健康芳香调理养生高峰论坛合影

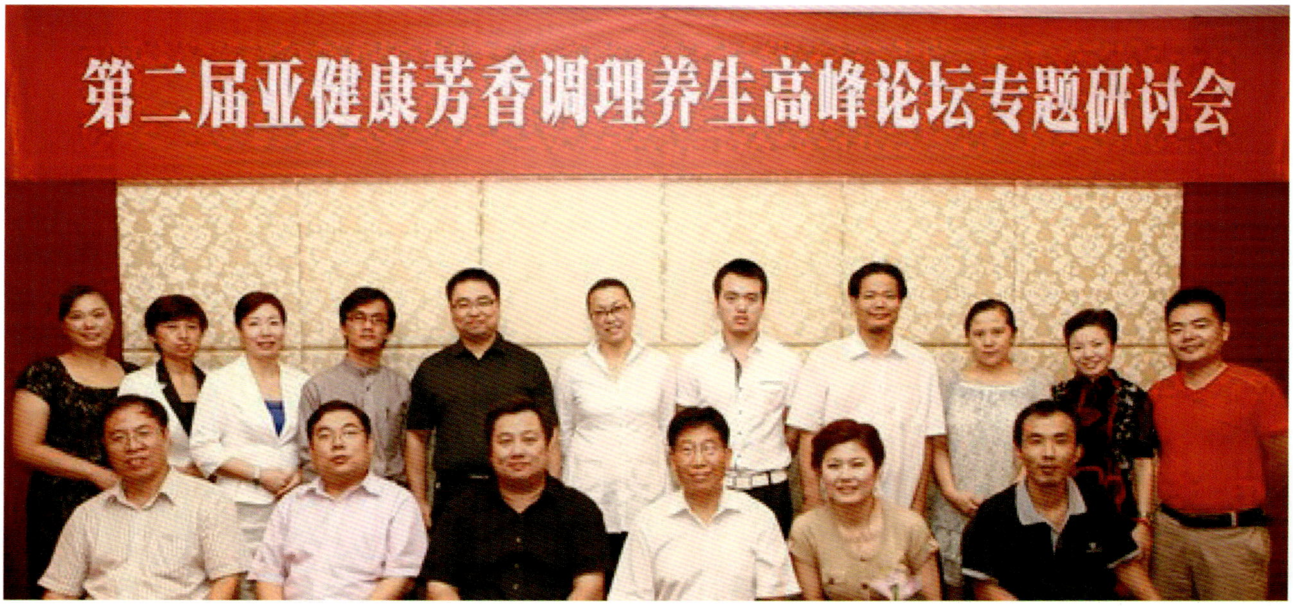

专题研讨会部分参会人员合影

中和亚健康服务中心主任孙涛教授、副主任朱嵘研究员、北京中医药大学郝万山教授、国家中医药管理局机关服务局科技项目处樊新荣处长、中国中医药出版社办公室罗会斌主任、广州中医药大学基础医学院副院长贺振泉教授、广州中医药大学南海妇儿医院副院长刘振寰主任、广州中医药大学科技处副处长刘梅教授、广州中医药大学基础医学院预防医学教研室主任莫传伟教授、广州中医药大学南海妇儿医院治未病中心周俊亮主任、广州市力欣国际贸易有限公司董事长李菁菁女士、广州市力欣国际贸易有限公司诗艾事业部总经理张鹏先生、中和亚健康服务中心有关部门负责同志以及亚健康芳香调理养生行业的参会代表等600余人出席并参加了论坛。

开幕式上，主办方与承办方领导分别致辞，并启动了“携手走出亚健康•绿色健康中国行”大型公益活动的通知。此外还有一批优秀的芳香调理养生机构获得了“亚健康芳香调理养生示范单位”牌匾。接下来的主论坛由郝万山教授与贺振泉教授分别就女性的养生之道和芳香调理的现状以及发展趋势做了主题汇报，参会人员受益颇深。

下午相关领导与专家展开了专题研讨会，就《亚健康服务规范·芳香调理》修订版、《亚健康芳香调理》（第二版）教材以及新编科普读物《芳香生活》的编撰、芳香调理芳香课题申报与立项等进行了深入的探讨。在课题总负责人朱嵘副主任部署实施任务后，大家纷纷积极的承担了分配的工作任务。参会企业代表也表示可以在任务实施过程中，在人、财、物上面给予积极的支持。

12 山西开展中医药治未病试点

2011年9月初，山西省卫生厅发出通知，决定开展中医药“治未病”试点工作，并在部分二级以上医疗机构（含中医、中西医结合、综合医疗机构）设置中医药“治未病”中心，以满足群众中医药预防保健需求。

通知规定，“治未病”中心应有健康指导和保健治疗两个基本服务功能，通过汤剂、膏方、针灸、熏洗、推拿、穴位贴敷、辨体调养、运动调摄、康复训练、心理干预等中医传统疗法和药膳、足疗、茶饮、太极拳、五禽戏、八段锦等中医药特色养生保健方法开展服务工作。人员配备应当包括中医执业医师、中医药预防保健服务职业技能人员、医技人员、中药师、护理人员和管理人员等。

通知要求，“治未病”中心要创新服务内容和技术（产品），建立规范技术方案和服务流程，加强中医药预防保健理论和实践的研究，培养一批专业技术人员，完善中心的运行机制和服务模式，广泛传播中医药健康文化，逐步形成中医特色明显、技术适宜、形式多样、服务规范的中医药预防保健服务体系。

13 “煲汤与中医养生研讨会”在北京中医药大学举行

2011年9月15日，由北京同康堂中医药研究院组织的“煲汤与中医养生研讨会”在北京中医药大学举行。中国中医药科学院、北京中医药大学等中医药科研单位和高校的专家学者，北京各大医院营养医师及相关部委保健营养师代表参加了研讨。

研讨会旨在发扬中华传统煲汤养生精粹，增强中医药科研机构活力，在世界范围内更好地推广中国传统煲汤养生文化，造福人类健康。专家认为，煲汤养生是中华传统医学的宝贵财富，应该很好地挖掘、总结和发扬。在会上，各位专家教授和来宾围绕煲汤养生的机理、疗效、增强免疫力、推广煲汤科学养生的意义以及如何助推煲汤养生走向世界等问题开展了热烈的讨论。专家教授们还对目前社会上流行的一些煲汤方子进行了论证，公布了如妇女更年期综合症、产后体虚、催乳及一些日常保健验方。

14 马建中副局长巡视盲人医疗按摩考试工作

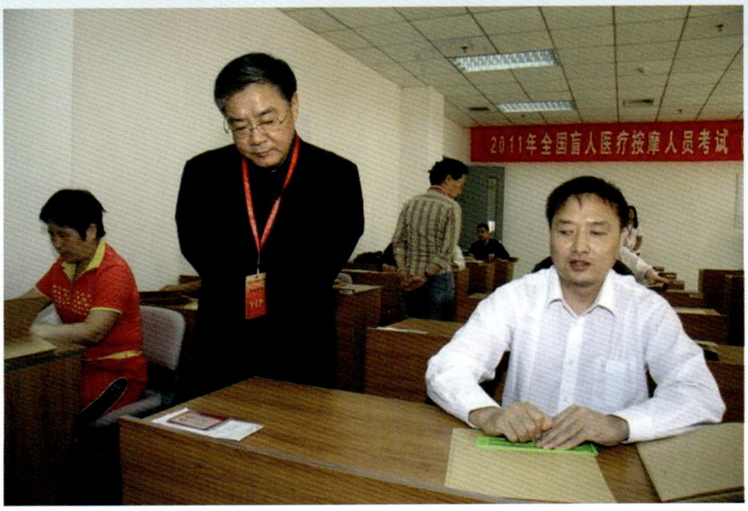

2011年全国盲人医疗按摩考试工作于9月24-25日举行，这是继去年之后全国组织的第二次此项考试。国家中医药管理局马建中副局长前往位于北京市大兴区的北京市体育训练和职业技能培训中心巡视北京考区工作，中国残联副主席、中国盲协主席李志军及国家中医药管理局医政司副司长杨龙会等陪同巡考。

北京考区今年共有62名考生参加考试，年龄最大的58岁，最小的18岁。目前，全国有15万盲人从事按摩工作，约有50余所学校设立盲人医疗按摩专业，但由于受文化程度和学历教育等限制，能够进入学校系统学习并参加盲人医疗按摩考试的人员较少，大多数盲人从事保健按摩，从事医疗按摩的盲人仅有3万余人。

15 第一期保健护理师培训班开班

2011年10月11日，由中国医促会中老年保健专业委员会、全国妇联人才开发培训中心联合举办的“保健护理师第一期培训班开班典礼”顺利召开。卫生部原副部长曹泽毅，国家人力资源和社会保障部教育培训中心、全国妇联人才开发培训中心、中国医促会中老年保健专业委员会相关领导，老师和140多名学员出席了开班典礼。

此次保健护理师培训为期四天，考试合格的学员将获得由人力资源和社会保障部教育培训中心颁发的“保健护理师”岗位培训合格证书，并由相关单位择优推荐就业。据悉，保健护理师主要面向选择居家养老的家庭，除从基本的生活起居给予照顾外，更从心理调节、合理运动、营养膳食、保健养生等多方面给予老年人全方位、专业化的呵护。家庭保健护理师进入家庭后，在专家组指导下，首先对被护理人进行专业的健康评估，建立健康档案，制定健康管理方案。本着亲情式呵护、父母般体贴、人性化关爱、专业化技术、规范化管理的服务理念，全面提高老年人的生活质量，使老年人更加健康、快乐的享受晚年幸福生活。

16 河北举办“治未病”暨膏方应用学习班

2011年10月22日，河北省中医“治未病”暨膏方应用学习班在沧州中西医结合医院门诊楼七楼多功能厅隆重召开，沧州市第二届膏方节同时开幕。 河北省中医药管理局局长段云波、省“治未病”学会主任委员、省中医药管理局副调研员孙庆臣、沧州市卫生局副局长胡朝阳参加了会议。

古代中医先贤倡导“不治已病治未病”。近年来，河北省中医药管理局致力于中医治未病和膏方调养身体工作，不断总结经验，探索新的培养模式，为河北省乃至全国培养一批中医药基本功扎实、具有养生保健基本知识和掌握中医特色技法的中医“治未病”实用型人才，为构建中医特色的预防保健服务体系，为本地区乃至省内人民的健康事业做出贡献。

本次河北省中医“治未病”暨膏方应用学习班吸引了全省各地市、县164名中医参加，会议邀请了广东中医院、上海中医药大学附属曙光医院等中医膏方知名专家进行了膏方知识的培训，省内开展较好的沧州中西医结合医院、石家庄市卫生局、石家庄市中医院、曲周县医院进行了中医治未病的经验交流。培训结束后164名中医参观了我院中医膏方制备和中医药文化建设工作，与会领导和专家对沧州中西医结合医院的“治未病”和中医药文化建设给予了充分肯定。此次培训班的成功举办标志着河北省中医“治未病”工作进入了一个新的起点和高度。

17 深圳不断完善中医药“治未病”预防保健体系

近年来，深圳市将“充分发挥中医药在预防保健中的独特优势，推动中医药事业发展”列为市政府主要工作任务之一，不断完善中医药“治未病”预防保健体系。

一、中医药“治未病”预防保健体系初步构建

出台《关于建立和完善深圳市中医药“治未病”预防保健体系建设的实施方案》，提出建立与完善以市级中医医院为龙头，区中医医院(中西医结合医院)为骨干，各级各类医院中医科为网络，以社康服务中心、中医门诊部、中医馆、中医诊所、中医坐堂医诊所为网底的中医药预防保健服务体系，注重传播“未病先防、既病防变、病后防复”的理念。目前，已创建1家国家级综合医院中医药工作示范单位，2家广东省中医医院，47个市级中医重点、特色专科，评选出63名优秀中医。

二、中医药“治未病”的理念深入群众心中

借助深圳“市民文化大讲堂”、“深圳读书月”活动和 “幸福人生大讲堂”等平台，开设中医养生专栏，成立中医药科普知识宣讲团，深入社区、基层单位免费宣讲400余场，免费向群众发放中医药“治未病”宣传画册上百万份，传播中医药“治未病”理念和方法，激发广大群众了解中医药、认知中医药、热爱中医药的热诚，使群众感受到中医药“简、便、验、廉”的优势。

三、中医药“治未病”预防保健体系持续发展

深圳将成立市、区两级中医药预防保健服务技术指导中心，指导各级各类医疗机构推广中医“治未病”预防保健适宜技术，开展中医养生、中医康复、中医药防病治病科普知识宣传等服务。同时，以点带面，将宝安区作为全市构建中医“治未病”预防保健服务体系试点区，形成以宝安区中医院为网顶，社区卫生健康服务中心为网底，街道医院和专科医院为网络的中医“治未病”预防保健体系的发展模式，统一资源配置、统一工作安排、统一人员和项目准入、统一技术培训、统一工作制度、统一分配制度。

18 烟台首届“中医膏方节”启动仪式在市中医医院举行

2011年10月25日大型中医药预防保健系列活动暨烟台市首届“中医膏方节”启动仪式在烟台市中医医院举行，标志着以传统中医“四时养生法”、“食疗养生法”、“按摩养生法”、“运动养生法”为主导的膏方、药膳、茶饮、药浴、足疗、八段锦等保健活动正式拉开序幕。

中医养生是中国传统文化的瑰宝，以传统中医理论为指导，遵循阴阳五行生化收藏之变化规律，通过各种方法对人体进行科学调养，是颐养生命、增强体质、预防疾病，从而达到延年益寿保持生命健康活力的一种医事活动。现在时逢秋冬季养生进补的大好时机，烟台市中医医院以膏方、药膳、茶饮、药浴、八段锦以及治未病为切入点，举行此次大型中医药养生保健系列活动，为广大群众提供了传统中医药养生保健的手段，展示了中医养生文化，使市民亲身体验到了国宝养生的魅力。

膏方历史悠久，起于汉唐，在《黄帝内经》中就有记载。膏方是在复方汤剂的基础上，根据人的不同体质、不同临床表现而确立的不同配伍的处方，经过浸泡、煎煮、浓缩、收膏等工序，精制加工而成稠厚的滋补膏方。为更好地传承中医特色，发挥中医优势，满足市民对膏方的需求，烟台市中医医院专家根据不同人群需求度身定制膏方“严格一人一方，辨证务求精确，组方务求其本”。膏方门诊推出针对不同群体的“定喘类”、“健胃类”、“生津类”、“调经类”、“益气活血类”等二十余类特色膏方。

据烟台市中医医院副院长王皓光介绍，膏方适用于体虚易感者、亚健康者、老年病、慢性病人群、肿瘤康复者、儿童、女性、老年人等。小儿久咳不愈、厌食、贫血等特殊人群。服用膏方的最佳季节在冬季，一般从冬至开始服用，大约50天左右。膏方一般每日服用两次，每次10～20克。服用膏方期间应少食油腻、海鲜、辛辣之品，戒烟限酒、宜饮淡茶。在服用膏方期间如发生感冒、发热咳嗽、多痰或其他急性疾病时应暂停服用；急性胃肠道感染呕吐、腹泻或服用膏方时发生厌食、腹胀等胃肠不适时也应暂停服用。膏方是一人一方，切忌一料膏方全家享受，体质不同者反而会受害。膏滋药不含防腐剂，一般情况下，多放在阴凉处，用后要及时放入冰箱内（0～8度）。在每天服用膏方时，应该放一个固定的汤匙，以免把水分带进锅罐里而造成发霉变质。

此次活动中，来自市政府、市人大、市政协及全市各大机关、企事业单位及社会各界人士共同出席了启动仪式，并赏析、品尝特色膏方、药膳、茶饮等。活动还吸引了来中国学习中医国粹的德国推拿学院的10余名学习者。

19 第三次全国亚健康经络调理学术交流会在京召开

2011年10月30日第三次全国亚健康经络调理学术交流会在北京钓鱼台国宾馆举行。国家中医药管理局吴刚副局长、国家中医药管理局机关服务局孙涛局长、中华中医药学会谢钟副秘书长、国家中医药管理局科技项目处樊新荣处长、中国中医药出版社罗会斌主任、中和亚健康服务中心朱嵘主任等领导出席会议。

本次大会分亚健康经络调理服务规范首发仪式、专题报告，治未病与亚健康干预技术推推广单位授牌几个环节，辽宁中医药大学鞠宝兆院长就亚健康的中医药调理与实践作了专题报告，让人们对亚健康有了更进一步了解及怎样走出亚健康。最后国家中医药管理局领导为中医治未病亚健康干预技术推广单位授牌。

20 首届韩国亚健康咨询师培训班顺利举办

2011年11月28日至2011年12月3日，首届国际亚健康咨询师培训班在韩国首尔顺利开班，此次培训班由中国中和亚健康服务中心联合韩国亚健康振兴协会共同举办。参加此次培训班的学员来自首尔医疗门诊、养生保健机构的从业人员及相关行业的亚健康人群等，培训班学习氛围浓厚，通过学习掌握了亚健康咨询、临床诊断及传统中医药的干预方法。学员通过严格考试取得中国中和亚健康服务中心颁发的亚健康咨询师从业资格证书，成为专业的亚健康咨询师人员，更好为韩国亚健康人群提供咨询及干预技术。

21 河北省中医药文化及“治未病”专业委员会召开2011年年会

河北省中医药学会中医药文化及“治未病”委员会学术年会于2011年11月19-20日在历史文化名城邯郸市隆重召开。河北省中医药学会副会长、中医“治未病”专业委员会主任委员、承德医学院校长张树峰教授出席了会议，省中医药管理局、中医药学会及分会领导，邯郸市及涉县领导，省内部分中医院院长、中医药文化及“治未病”专业委员会委员，共计100多人参加了此次年会。

会议隆重、热烈，张树峰校长在会上就中医“治未病”委员会成立以来的工作及今后的努力方向作了重要讲话。学术交流由中医“治未病”专业委员会常务副主任委员、承德医学院客座教授岳广仁主持，10余位中医药专家作了精彩的学术报告，其中张晓峰教授作的“‘治未病’思想的应用及问题”的报告获得与会专家的高度评价。

本次大会全省中医药专家、学者云集，共商“治未病”及中医药文化建设问题，学术氛围浓厚、交流热烈，是一次共谋中医药发展的盛会。会后与会人员参观了邯郸市及涉县中医院中医药文化及中医“治未病”建设基地，参观了129师师部，感受了战争年代我党军人艰苦奋进、不屈不挠的革命精神。此外，本次大会还确定了下届年会将于2012年7月在国际旅游城市承德市召开。

22 开封举行第三届“膏方养生文化节”

2011年11月5日，开封市第三届“膏方养生文化节”暨全国第二届膏方推广应用与治未病高级培训班在开封市中医院隆重开幕。国家中医药管理局医政司、河南省中医管理局及开封市相关领导出席了开幕式。

据了解，自2009年以来，开封市中医院先后承办了3届“膏方养生文化节”和2届膏方推广应用与治未病高级培训班。本届“膏方养生文化节”本着“请名家执教、注重技能培训、传授经验技艺”的宗旨，广泛联络国内膏方名家，近200名来自全国各地的学员通过培训熟练掌握中药膏方治未病的相关知识。

国家中医药管理局医政司相关负责人希望，通过本届“膏方养生文化节”及培训班的举办，进一步发挥中医膏方在临床医疗、保健、预防中的优势，并加以发展创新，提高中医膏方的应用能力及规范其制备工艺，使膏方这一传统形式更好地服务于人民健康。

在开幕式上，开封市全民健康促进会特授予刘学勤、庞国明、熊冠宇等12位底蕴深厚的中医专家为“膏方首席专家”。

23 成都举办治未病专家培训会

2011年11月12-13日，成都中医药大学附属医院组织该院治未病专家40余人举行专题培训会，旨在通过培训，不断总结中医治未病工作经验，整合全院优势医疗资源，优化工作服务路径，提升服务能力。培训会邀请了四川省卫生厅厅长沈骥、四川省干部保健委专家组组长郑竹虚为学员们集体授课。

据悉，该院2009年3月正式成立四川省治未病中心，目前在中心从事诊疗服务的专家有50余名，该中心已完成特色治疗病种慢性疲劳综合征、失眠、肥胖、慢性消化功能不良、颈性眩晕等5种疾病的诊疗方案。根据病例资料分析及临床统计，形成了3个具有特色、疗效明显的中医治未病综合治疗方案：脾肾阳虚型慢性疲劳综合征的针灸、推拿、药膳综合治疗方案，肝郁气滞型失眠的针灸、药膳、推拿、足浴、熏蒸、音乐疗法综合治疗方案，脾虚湿盛型肥胖疾病的针灸、推拿、茶饮药膳、中药熏蒸综合治疗方案。

24 全国“治未病、保健康”（西安站）大型公益讲座举行

2011年11月20日，由中国医促会中老年保健专业委员会“治未病”健康指导中心主办的全国“治未病、保健康”（西安站）大型公益讲座在第四军医大学长乐大礼堂隆重举行。中央电视台著名主持人张悦（曾主持《为您服务》、《与你同行》、《健康之路》、《夕阳红》等节目）主持活动。

出席全国“治未病、保健康”（西安站）大型公益讲座的领导、专家有：国家卫生部原副部长曹泽毅教授、中国人民解放军海军卫生部副部长丁青艾教授、全国政协委员、国家药典委员会执行委员周超凡教授、国家食物与营养咨询委员会专家委员李淑媛教授、中国医促会中老年保健专业委员会秘书长杨惠婷、中国医促会中老年保健专业委员会副主任陈风纪、中国医促会中老年保健专业委员会常务副秘书长兼“治未病”健康指导中心主任刘文、陕西省慈善协会会长、陕西省原人大副主任刘维隆、陕西省食品药品监督管理局局长来撑福、原陕西省卫生厅副厅长、陕西保健协会会长耿庆义等。

此次活动的圆满成功，揭开了中国医促会中老年保健专业委员会在全国各地（黑、吉、辽、内蒙、宁夏、新疆、华北地区、华东地区、华南地区、西南地区等）开展“治未病”巡回大型公益讲座的序幕。

25 百项亚健康中医调理技术项目名单公布

经中华中医药学会和中和亚健康服务中心的征集和评选，2011年11月22日2010年度百项亚健康中医调理技术项目名单公布，中和亚健康音乐调理技术等24项技术成为首批入选技术。

本次评审经形式、内容和学术3方面，中和亚健康音乐调理技术、多功能艾灸亚健康调理技术、中药药罐亚健康调理技术、宇泉多功能罐疗亚健康调理技术、扶阳罐对失眠多梦亚健康状态的调理技术、岐伯堂血糖异常中医经络技术、中医平衡疗法亚健康调理技术、孙云汉牌虫草软胶囊调理亚健康技术等24项亚健康中医调理技术以其创新性、科学性、安全性、有效性及可推广性

方面的优势，在100多项申报技术中脱颖而出。

所有入选项目将在今年12月举办的第三次全国治未病及亚健康学术交流暨中华中医药学会亚健康分会年会领取获取奖章和证书并研讨和提出入选技术的推广实施方案。

26 第六届中华养生健康国际论坛在成都市蒲江县隆重举行

由中国人民对外友好协会、四川省人民对外友好协会、四川省中华文化学会、都江堰市人民政府、新都区人民政府、蒲江县人民政府等主办的以“健康生命之本”为主题的第六届中华养生健康国际论坛将于2011年11月4日-7日在生态的、美丽的、风景宜人的成都市蒲江县“花样年.大溪谷”隆重举行。

弘扬一种文化，造就一种产业，打造一座有特色之城(或企业)已成为当今世界文化及产业的研究发展方向。怎样弘扬养生文化，造就养生产业，打造一个有养生特色的地区？怎样通过养生提高人民的生活品质，生命质量？已成为当下养生界关注的重点和研究的方向。本届论坛专家智者将为此建言、献策、支招。

据介绍，本届论坛的宗旨是：弘扬中华科学养生，致力造福人类健康。

本届论坛的特色是：推动中华养生健康文化研究的深入发展，使养生文化与养生经济紧密结合，促进养生经济的繁荣，以养生经济繁荣促进养生文化的深入普及，更好的服务当代，为人类健康作出更多的贡献。

本届论坛的主要活动内容：共同探讨国内外养生健康产业界的发展趋势，怎样弘扬一种文化，造就一个产业，打造一座有特色的城市(或有特色的企业)；有关养生健康学术研讨及交流；海峡两岸互动交流；菌养生、茶养生、水养生、环境休闲宜居养生、舞蹈养生、道佛功夫养生、书画养生、中西医养生、养生保健、公益讲座等。并借以促进国内外养生文化与养生健康产业界的交流合作。届时将有相关领导莅临，知名专家教授支招、献策、互动交流，是媒体聚集、招商引资、产需洽谈、项目对接、资源整合的一次高规格、多层次、广内容的盛会。并在论坛期间及前后举办“名家养生书画展”及养生成果暨华夏名品展等活动。

本届论坛形象大使由世界武术联盟教授、全球中华文化艺术薪传奖得主、青城派第36代掌门人刘绥滨担任。

论坛整个过程将突出五个亮点：第一大亮点：弘扬与传承中华养生文化，由知名专家为大会献策、支招、建言。其主题是：弘扬一种文化、造就一个产业、打造一座有特色的城市(或打造一个有特色的企业)。第二大亮点：是海峡两岸养生健康经验的大交流、促进海峡两岸养生健康产业发展的大合作。第三大亮点：是养生文化学术成果多层次的大汇聚、各种学派思想的大交流，是养生之道与养生之术相结合的大宣传。第四大亮点：是养生健康产业的大展示，供需双方的大对接，招商引资的大合作。第五大亮点：是多种养生活动的大汇集、各种养生方式的大体验。

27 国际养生大会在京举行

2011国际养生大会于11月6日在北京国家会议中心隆重举办。

众所周知，随着生活水平的不断提高，养生成为当今社会人们最为关注的健康话题。21世纪以来，人类社会进入了一个高科技，高效率，高收益主宰世界的年代。生活的富庶，节奏的加快，交通的机动化，作业的自动化和体力劳动的高科技解放，城市生活模式的不合理，饮食结构的失衡，营养热量过剩，体育运动的匮乏，导致众多疾病的飞速增长。保健养生成为人们最为关注的问题。因此养生的概念不再限于长寿，养生之所以在国内外越来越流行是因为它不仅可以保健还可以防治疾病。为推动中国和世界各国"积极健康中医养生"的全球性宣传活动，增进和加强世界各国（地区）中医养生之间的相互了解与合作交流，为人类的健康做出更大贡献。由国务院国资委批准，卫生部和国家中医药管理局主管，世界中医药学会联合会，中国保健协会主办，由世界中医药学会联合会美容专业委员会、中国保健协会减肥分会、国际减肥美体行业协会三方联合承办的"首届国际养生大会" 定于2011年11月6日在首都北京隆重召开。本届会议以"创新、和谐、共享、健康"为主题，将有效地汇集政府、协会、专家和产业资源，同时得到20余家相关媒体及行业协会机构的支持和协助。

CIRC国际养生大会将围绕"大力扶持养生产业——国家相关政策解读、中国养生行业的未来发展之路；中医药养生及康复理疗的学术发展与科学管理；当前国际中医养生（美容）会所的规范流程与服务管理；人才培养及岗位培训是养生产业发展的源动力；量化健康干预、养生维护、疾病管理在养生产业的有效结合；中国美容产业的华丽蜕变——传统型美容院向养生型美容院的必然过度；中医养生机构国际标准规范推广"等内容进行了深入的研讨和交流，整个会议将历时1天。大会将邀请来自台湾的吴英慧教授、巴西的舒天丽教授、泰国的维拉亚教授、韩国的金晓哲教授、香港的郑丽芳教授、日本的柯青教授；来自业界著名专家吴大真教授、吕利教授、贺娟教授、杨增博士、郑守曾教授、孙树侠教授、冯居秦院长、薛慧院长等20余位国内外著名的专家及学者出席大会并参与交流和学术报告。

在2011国际养生大会上，专家们将展示并讨论传统中医养生、美容与保健相关的最新研究成果，并出示严谨的科研依据，来支持产业研究成果的功效及应用。2011国际养生大会将是一次极具国际影响力的高水平、高层次的学术大会，必将为中国乃至世界养生事业起到积极地推动作用。

28 全国治未病健康管理示范单位在苏州隆重开业

2011年12月1日，中国医促会中老年保健专业委员会"全国'治未病'健康管理示范单位"在苏州隆重开业。

29 中华中医药学会亚健康分会第三届年会在海南省海口市举行

2011年12月10日上午，中华中医药学会亚健康分会第三届年会在海南省海口市举行，中华中医药学会谢钟副秘书长致辞，国家中医药管理局机关服务局孙涛局长、亚健康分会主任孙涛教授做年度工作报告及工作计划，湖南省中医药大学何清湖副校长主持会议，两百多位来自海内外的专家学者参加了会议，颁发了17个单位"2010年度百项亚健康中医调理技术"铜牌，颁发了首批十个单位"百项亚健康中医调理技术推广示范单位"铜牌。参展单位带来自己的科技成果现场展示,其中有:扶阳罐、虫草软胶囊、多功能艾灸仪、数字红外线成像仪、彩超诊断仪、电热推拿仪器、五步养生堂按摩棒、音乐养生调理仪器等，并给与会代表体验。

中华中医药学会亚健康分会的口号是"世界、民族、中医药、亚健康"。旨在宏扬民族文化，继承和发扬中华"药食同源"和"整体养生”的理念，结合现代检测技术，利用现代传播手段，传播亚健康知识，发展亚健康产业。

亚健康分会的工作宗旨：利用亚健康分会自身的特殊地位和学术资源，更好的服务于从事亚健康事业的企业和亚健康人群。亚健康分会的服务对象是全世界亚健康人群，亚健康对现代人的健康和正常生活影响很大。这说明传播亚健康知识，发展亚健康服务产业，拥有非常大的空间。

30 第12次全国推拿学术年会暨推拿手法调治亚健康临床应用及研究进展学习班在南宁召开

第12次全国推拿学术年会暨推拿手法调治亚健康临床应用及研究进展学习班于2011年12月16～18日，在广西壮族自治区南宁市，广西中医学院第一附属医院举行。参加本次大会的正式代表有240余人，分别来自二十多个省市自治区以及港台地区。参加大会的第四届推拿分会的委员有62人，其中副主委和秘书长以上者16人，常委15人，委员31人。

出席开幕式的有广西壮族自治区政协副主席黄日波，中华中医药学会学术部主任刘平，广西壮族自治区卫生厅正厅级党组副书记、副厅长兼广西壮族自治区中医药管理局局长甘霖，广西壮族自治区中管局常务副局长庞军、广西中医学院院长唐农，广西中医学院一附院院长黄贵华等。中华中医药学会推拿分会主任委员房敏致开幕词。

中华中医药学会推拿分会主任委员、上海岳阳医院院长房敏作了关于推拿学科首个科技部973科研项目的总结报告。广西推拿前辈徐光耀主任做了“束挽阻滞法”的主题报告。沈国权、庞军、范炳华、李义凯、周运峰和王军等分别就骶髂关节、亚健康、精品课程、椎动脉型颈椎病、不寐和推拿病谱作了专题报告。

各地推拿学科的专家、代表交流了各自的最新成果，内容涉及推拿机理研究、临床经验总结、新技术及手法介绍、传统流派及民族医学、生物力学研究、盲人按摩教学等诸多方面。大会还安排了推拿手法交流专场，展示了以广西地方民族特色为主的手法。

大会《论文集》共收入论文170余篇，论文的内容广泛，涉及推拿理论研究、基础研究和临床研究以及亚健康的相关研究等各个领域，全面反映了推拿学科近年来最新的学术进展。

中华中医药学会推拿分会决定与《中国推拿百科全书》编写委员会合作，开展全国推拿、按摩人员的普查工作，信息资料将收入《中国推拿百科全书·人物卷》。赵毅秘书长作了闭幕词。

大会在广西壮族自治区卫生厅、广西壮族自治区中医药管理局、广西中医药学会、广西中医学院及第一附属医院的大力支持下，在全体代表的努力下，取得圆满成功。

30 亚健康调理师申报国家新职业专家研讨会胜利召开

2011年12月17日，亚健康调理师申报国家新职业专家研讨会在国家中医药管理局机关服务局召开，出席此次研讨会有：国家中医药管理局中医资格认证中心韩鹏老师、国家中医药管理局机关服务局局长孙涛教授、国家中医药管理局机关服务局科技项目处樊新荣处长、中和亚健康服务中心朱嵘副主任、中国中医科学院何丽云教授、中国中医药出版社罗会斌主任、卫生部中日友好医院魏育林教授等专家。专家就有关亚健康调理师新职业的申报相关的职业定义、主要从事的工作内容等事宜进行深入探讨，并就亚健康调理师新职业的社会需求等给予了充分的肯定。

部分资料来源《国家中医药管理局网》《中国中医药报》《中国治未病网》等

二、“治未病”健康工程书籍

1 《百姓自疗特效十八穴·逆针灸治未病》

《百姓自疗特效十八穴·逆针灸治未病》，作者：洪文学、吴振英，由中国中医药出版社2011年1月1日出版。

本书包括4个部分，主要对逆针灸治知识作了介绍。具体内容包括古代中医治未病、未病的四种形态、未病养生防病于先、已病早治防其传变、体质与治未病、什么是体质、体质的特点、体质的形成、九种体质的调理、中医治未病的优势与特色、中医治未病的理论优势、中医防治疾病的优势等等。

2 《扶阳调理与扶阳罐》

《扶阳调理与扶阳罐》是亚健康专业系列教材之一，作者：胡木明、朱嵘，由中国中医药出版社2011年1月1日出版。

《扶阳调理与扶阳罐》包括了健康与亚健康、中医学基础知识、中医经络学说、扶阳调理的中医理论基础、常用补阳温里中药与方剂、补阳食物与药膳、常用扶阳保健穴位、扶阳罐的原理与功用、扶阳罐操作手法特色、扶阳罐使用基本方法、扶阳罐亚健康干预重点项目。

3 《亚健康养生与保健》

《亚健康养生与保健》作者：张早华，由人民卫生出版社2011年1月1日出版。

内容包括：什么是健康,什么是亚健康、引起亚健康的因素有哪些、亚健康有哪些症状表现、亚健康是不是“病”、亚健康与慢性疲劳综合征的区别、如何知道是否处于亚健康状态、如何预防亚健康、亚健康与体质的关系、什么是亚健康“干预”、为什么说亚健康中医综合干预是最有效的方法、亚健康的中医证候类型、亚健康的临床分类……多方面使人们对亚健康有了更深入地了解，《亚健康养生与保健》属于“十一五”国家科技支撑计划中医药领域项目“亚健康基础数据库及其数据管理共性技术的研究”课题的一项任务。本书收集、整理历代保健饮品和养生方剂，以及当代医学专家关于亚健康干预的经验，汇集成册，为亚健康人群提供简便易行、实用性强的养生与自我保健方法。

4 《亚健康音乐调理基础》

《亚健康音乐调理基础》是亚健康专业系列教材丛书之一。主编：魏育林，由中国中医药出版社2011年5月1日出版。

全书共分八章，不仅介绍了音乐的基本功能作用、中医经典五音治疗理论和方法，以及基于西方心理学理论的音乐治疗，还详细介绍了亚健康诊断及分类研究进展，基于《黄帝内经》五音-五脏关系的现代科学研究进展，基于现代科学研究的五音-五脏谐频共振学说及其音乐调理法和亚健康评估技术方法。目的是使学员了解到任何一种学说和任何一项技术方法都应建立在循证实践和科学研究的基础上，无论是中国的中医五音疗法还是西方的音乐治疗，其理论和技术方法都处于不断发展和完善的过程中。

5 《走出亚健康》

《走出亚健康》作者孙涛、何清湖。由中国中医药出版社2011年6月1日出版。

本书共分为五篇，第一篇通过对中医药的核心思想分析，以及亚健康基本常识的介绍，使读者逐步了解中医，了解亚健康；第二篇重点介绍中医治未病的重要思想，第三篇详细讲述了常见的体质，以及常见体质的调养；第四篇重点介绍了29种常见亚健康状态的自我检测以及调理方案；第五篇介绍了11种亚健康自然调理方法。本书围绕亚健康这一中心主题，突出中医治未病与养生保健的特色，使广大读者由了解亚健康到自我干预亚健康，有了解中医到自我运用中医服务与亚健康。是一本既不乏专业指导又通俗易懂的参考书籍。

6 《亚健康刮痧调理》

《亚健康刮痧调理》是亚健康专业系列教材之一。主编：杨金生、张丽，由中国中医药出版社2011年8月1日出版。

全书分为上篇基础篇和下篇应用篇。上篇主要阐述了刮痧与亚健康的相关基础知识，对刮痧的基本手法进行了介绍。下篇主要针对常见亚健康症状及疾病倾向提出刮痧调理方案，同时介绍了不同体质的刮痧调理保健方案。

7 《气血养生防未病》

《气血养生防未病》作者：冯成。由第四军医大学出版社2011年9月1日出版。

气血是人体的生命之源，气血盈，则百病不生。本书详细阐述了气血对于人体的重要性。并通过引用《黄帝内经》等传统医典，结合现代养生理论，从饮食、按摩、运动、生活起居等方面调养脏腑，充沛气血，使其濡养人体各部位，供广大读者选读。此外，《气血养生防未病》还列举了由于气血不调引起的亚健康状态，并提出相关的改善和预防措施，引导读者建立健康的生活方式，让气血养生关怀您一生。

8 《亚健康调理术》

《亚健康调理术》作者：田纪钧，由人民军医出版社2011年10月1日出版。

《亚健康调理术》重点介绍亚健康调理的方法，涉及手法调理(包括中医调衡治本手法调理、拿捏手法调理、循经脉主要腧穴点穴调理、循经筋主要腧穴点穴调理、循经脉压推调理、淋巴推压排毒调理、香熏调理等)、针刺调理、中药调理、节气艾灸、点穴、拔罐调理、赵堡太极拳调理、药膳调理等，观点独到，方法新颖，行之有效。

9 《湖南省中医养生保健手册》发行

2011年11月9日，由湖南省中医药管理局组织权威中医专家编写的《湖南省中医养生保健手册》正式发布，以主流、权威的中医药知识，引导人民群众科学养生保健。

保健手册从养生基础、体质养生、季节养生、情志养生、饮食养生、运动养生、经穴养生等方面，介绍中医养生理念和一些简便、有效的常见养生保健方法。同时附有家庭常备中成药与常见病的简易疗法，方便家庭应对紧急情况和对常见病的自疗自养。

首批保健手册将免费发放给湖南全省各城市社区卫生服务机构、健康教育机构、乡镇卫生院、村卫生室等单位，并将保健手册纳入健康教育和中医药知识宣讲内容。

10 《中华养生学》出版

2011年11月13日，由重庆出版集团重庆出版社出版的《中华养生学》一书在京举行首发式。

该书由著名养生学者、西南大学宗教研究所所长杨玉辉教授集数十年养生学研究体验写成。全书系统阐释了中华传统养生理论与方法的开创性，对中华传统养生学方法的行气神三元论、功能主导论、整体统一论、主客一体论、自然合道论等的科学性和合理性给予了现代阐释；阐述了养生学的人体基本理论，如形气神理论与性命理论、脏腑理论、经络理论，其中对形气神理论的阐释为个人首创；对人的健康、疾病、衰老、死亡的生命现象进行了具有个人特色的系统阐释。

11 《中医药与亚健康》创刊

亚健康概念的提出，为人们认识健康与疾病关系，提供了一个新的视角。亚健康这个词语很快就获得学术界的认同，被人民大众普遍接受，并且催生了为纠正亚健康状态而开发产品的产业链。因此，涉足于亚健康研究，纠正亚健康、防病保健、“治未病”等一系列新的学术理念逐渐引起人们的重视。如何把亚健康研究的顶层设计做好，如何与中医传统互相对接，如何借用亚健康概念发展中医学术，如何推动亚健康产业有序发展，都是必须面对的新课题。

为了检验近年来亚健康学术与产业发展的状况，纠正已经出现的混乱现象，规范亚健康发展的模式，探索进一步良性发展的途径，2011年9月17日，由国家中医药管理局、中华中医药学会、中和亚健康服务中心主办的“2011中医药与亚健康创新发展年会暨《中医药与亚健康》创刊大会”，在北京钓鱼台国宾馆5号楼庆功厅胜利召开。国家中医药管理局马建中副局长、医政司许志仁司长、世界中医药联合会龙致贤副会长、中华中医药学会谢阳谷副会长、科普分会温长路主委、继续教育分会孙光荣主委等领导与300位代表出席了会议，亚健康分会孙涛主委主持会议。

马建中副局长指出，近年来有关亚健康的学术研究和产品开发，取得了快速发展，呈现出逐渐繁荣的新局面，但是也出现了一些养生保健方面的混乱情况，因此，国家新闻出版署和国家中

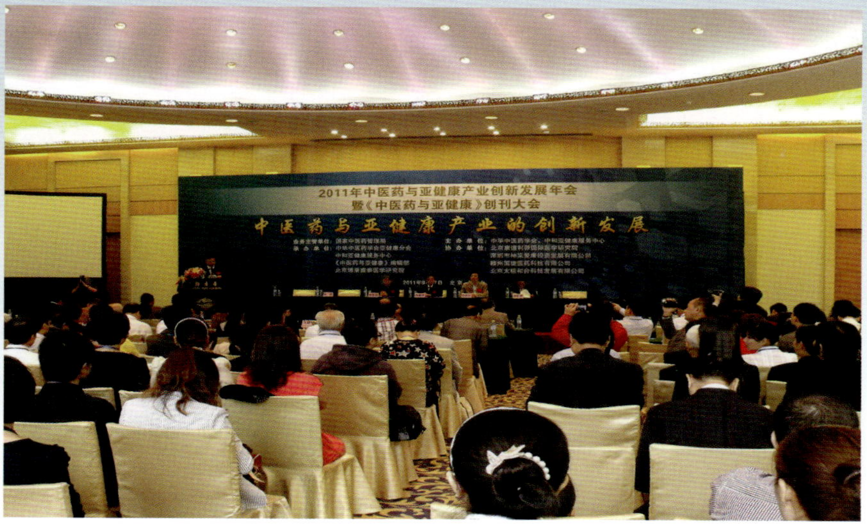

医药管理局陆续出台了相关的治理措施，以便促进有关养生保健事业的有序发展。马局长在会议上提出了四点希望：一是有关学术研究要有严谨的学术态度；二是有关企业要有科学的实事求是精神；三是要树立以人为本的诚信理念；四是要勇于探索、勇于发展。

马建中副局长与主编曹东义一起，为《中医药与亚健康》杂志创刊揭牌。

中和亚健康服务中心朱嵘副主任，就亚健康学术体系构建、产业结构的现状、未来发展趋势等，做了总结性的重要报告。

《中医药与亚健康》主编曹东义就亚健康的概念，以《在亚健康的阵地上，中医的旗帜高高飘扬》为题，进行了理论探索。

来自加拿大太e中医学院的吴淑娥院长，出生于台湾，在加拿大定居20多年，长期为中医药在加拿大的传播而努力。20多位与会代表，作了大会报告，很多代表在会议期间积极交流，介绍了自己的学术创新，或者在调理亚健康方面的新方法、独特经验，以及产品创新介绍。

三、治未病健康技术展示

“金柄谷养生酒”亚健康调理技术

“金柄谷养生酒”本养生酒结合现代中医药学、生命科学与科学养生理论，汇集调、养、补于一体，经传统工艺和现代技术整合，精心酿制的优质养生佳品。1992 年经四川省中医研究所鉴定认证：该产品具有广泛推广应用和深入研究价值。经过几十年、几万人的临床实践，研发的“金柄谷养生酒”（养胃酒、专利号：ZL200410021617.8）。获得几万亚健康人群的好评和国家相关部门的认可。2005 年，该酒荣获了第五届国家科技成果进步一等奖，第五届国家发明专利技术二等奖。同时“金柄谷养生酒”还获得中医药学术界专家们的高度评价。

【原　　理】该酒以多种中药精心泡制而成，能多耙项作用于人体，调整人体阴阳平衡，固本培元，活血化瘀，祛瘀生新，对五脏六腑有很好的调摄作用，故有强身健体，养生益寿的功效。

该酒中的中药配方具有温补元气、通经活络，祛风除湿、止痛消炎、活络筋骨之功效，使饮用者增强食欲、改善睡眠、活血养颜、消除疲劳。该酒还能调节免疫，增强体质，预防感冒，促进新陈代谢，延缓衰老，迅速恢复体能。该酒理气止痛活血，故可调节血压，对风湿关节炎，手脚关节变型、心脑血管疾病、肾炎、肝炎、肺炎等引起的疼痛有消炎止痛的效果。对中老年人肾虚，有很好的补肾功能。对劳心伤神、病后体虚、劳累、天气变化、饮食不当、遇劳诱发的全身不适症状有良好的调理效果。对部分心动缓慢、头昏心慌、精神欠佳、面色灰暗少气、阳虚气弱、兼寒凝血瘀等症，也有良好的调理效果。

【功　　用】

补血益气、健脾养胃、益肝益肾、固本培元、润肺生津、调理内分泌等优点。

【适 应 症】

肾虚腰痛，男性性功能减退，头晕、头痛，急慢性胃肠炎有效果，对胃肠功能紊乱、食欲低下、中老年尿频、腰酸背痛、头发脱落、头晕耳鸣、失眠健忘、畏寒怕冷、便秘、水肿等亚健康症状有非常好的作用。

【应用方法】

坚持每天三次，每次饭前半小时饮用 20—25ml。晚睡前再饮用一次效果更佳。本品还可外擦对烧伤、外伤、肿痛、冻疮、内外痔疮也有很好的疗效。

【禁 忌 症】

严重晚期痛风患者及高龄孕妇不可饮用，不可与西药混合服用。

赵氏雷火灸亚健康调理技术

【原　　理】赵氏雷火灸是利用药物燃烧时产生的热力、红外线幅射力和药化因子、物理因子通过脉络和腧穴的循经感传共同达到温通经络、调节人体机能，改善肌体状况。是以现代医学理论为指导，中医经络学说为基础，通过火热、红外幅射力与药力在人体面、位、穴的强力渗透来调节人体各项机能经络的调理方式。

【功　　效】能起到攻补兼施、温经散寒、活血化淤、消痰除湿的作用。

【适 应 症】肥胖、祛斑、女性卵巢保养、男性肾保养、延年益寿、视疲劳、失眠、阳虚、预防近视、身体疼痛、畏寒、月经失调、慢性疲劳综合症、胃肠功能紊乱、免疫力下降、颈腰椎功能减退等。

【应用方法】

（一）肥胖调理

中医认识：

肥胖症的原因很多，从中医的角度来说，与脾胃及肝肾有关。肾气不足，肝失疏泻，脾不健运，导致痰湿停积，形成膏脂而生肥胖病。一些人过食油腻肥甘厚味的食物，缺乏运动容易肥胖，另外还有遗传因素，生活环境等也是肥胖形成的原因。

【灸疗部位】：腹部、肥胖部位。穴位：神阙、天枢。

【用灸手法】雀啄灸。

【操作步骤】

1．点天枢，火头距离皮肤1 cm，吹红火头保持红火，用雀啄法每雀啄7次为一壮，用手按压腧穴，再灸第二壮，雀啄7～9壮。

2．将雷火灸装入长斗式灸具内，然后叫患者仰卧治疗床上，长斗式灸具顺着腹部任脉线放置，还可加用一个长斗式灸具横放在小腹部（为倒“T”字形阵灸疗法）（火头距离皮肤3～5 cm）。注意放置长斗式灸具时，让灸具盒内的一支药火头对准肚脐部位温灸30～40 min。

（二）美容祛斑

中医认识：很多女性都患有黄褐斑和雀斑，多属于肌体代谢与内分泌有关。有以下三种原因，一是饮食内伤，喜食腥辣厚味之物，多属脾胃湿热积聚，反应在面部皮肤上的病罩现象。二是肾水不足，不能滋润肺气，肺不能主升荣肃降，面部肌肤孙脉受阻，形成黄褐色斑在面部沉淀。三是七情六淫至伤，体质虚弱，又加上喜怒忧思无常，会导致心绪郁结，心神忧烦致脾胃虚弱，面部营卫不足，加上六淫侵袭面部，若寒气过盛，热气过灼，使面部肌肤受损、脉络受阻，淤积变生色斑。

【灸疗部位】部位：面部患处、双耳。穴位：双合谷。

【用灸手法】螺旋灸、雀啄灸。

【操作步骤】

1．把灸药装在带网罩的灸具内或者是敞口式灸具内（药火头低于敞口处），在面部患黄褐斑处包括它周围的面部距离皮肤2～3 cm，作顺时针旋转移动，每旋转7、9次为一壮。医者用手压一下面部受灸处（减去皮肤温度，以便皮肤承受再次熏烤）。熏至皮肤红晕，深部组织发热后，再对准黄褐斑、雀斑部位作雀啄式灸疗，每一壮用手摸压一下，在进行下一壮灸疗。根据皮肤达到较深红色情况停灸患处，一般每次可灸5～7壮。

2．悬灸双耳，以2～3 cm距离为度，用螺旋法灸耳前部与后部，灸至耳部发红，再拉耳廓，扩大耳孔，用啄式法灸耳孔3～5壮。

3．灸双合谷5壮，每雀啄7次为一壮，距离皮肤2～3 cm，每壮之间用手按一下被灸处。

7天一个疗程，最多三个疗程便有满意的效果。

（三）卵巢保养

中医认识：妇女卵巢是雌激素的产生、妇女生育、性功能等重要的生殖器官。妇女正常雌激素的产生是青春活力、生育力、性生活愉快的保障，它的健康与否直接关系到女性的健康和美丽，女性随着年龄增长卵巢功能会逐渐衰退发生萎缩，引起皮肤松弛，失去皮肤光泽，色素斑点增多等问题。因此想延缓衰老，推迟更年期，就不能忽视对卵巢的保护。

【灸疗部位】部位：少腹两侧，神阙至曲骨，腰$_3$椎至腰骶椎中部，骶骨部位，骶$_1$椎至尾$_1$椎。

穴位：神阙、关元、中极、曲骨、子宫、围道、三阴交、八髎穴。

【用灸手法】平行灸、小回旋灸、雀啄灸。

【操作步骤】

1.腹部灸法：

点燃一支药，固定在单头灸具上。①先灸神阙穴，用小旋转法灸6壮，每壮灸8次，距离皮肤2 cm；②分别用平补平泻法，距离皮肤2～3 cm，横向移动灸少腹两侧，各灸8min，每灸一壮用手按压皮肤一下。每来回为一次，灸8次为一壮，反复用此法灸完8min，灸时保持火头红火；③从神阙至曲骨，顺任脉线，用平补平泻法灸6壮，距离皮肤2～3 cm，从神阙到曲骨来回为一次，每8次为一壮，共灸8壮。④用小旋转法，距离皮肤2 cm，灸关元、中极、曲骨、子宫、围道、三阴交，每穴灸4壮，每壮灸8次（三阴交腧穴灸6壮）。

2. 背部灸法：

①从腰$_3$椎灸至腰骶椎中部，用平补平泻法灸8min，每10次为一壮。每壮用手按压一下被灸处，距离皮肤2～3 cm，反复灸完8min为止；②用平补平泻法，以骶骨为中心，由内至外用大螺旋法旋转至整个骶骨部位。每旋转10次为一壮，每壮用手按压一下被灸处，共灸8壮；③以骶$_1$椎至尾$_1$椎纵向平补平泻灸法，距离皮肤2～3 cm，每10次为一壮，每壮用手按压一下被灸处，共灸6壮；④用雀啄法灸骶骨两侧八髎穴，各穴4壮，每壮8次，每壮用手抚摩被灸处一下。

（四）男性肾保养

中医认识：肾为先天之本，藏真阴而实有元阳。宜固藏，不宜宣泄，男性16岁左右，“肾气盛，天癸至”，说明性发育基本成熟，故有精液泄出，开始具有生育能力。64岁左右，“则五脏皆衰”“天癸尽”说明性功能已衰竭，故生育能力丧失。所以肾病多为虚证，实则阴阳虚也。临床表现：水肿、遗精、阳痿、腰痛、耳鸣、耳聋、眩晕等症状。也有阴虚火旺之症。所以男性必保养肾，男性肾为之重要。以上已说明肾宜固，不宜泄，保养的实质就是说明不能重性欲，要有节制，自身调养很重要。

【灸疗部位】部位：两肾区，腰$_1$椎至腰$_3$椎，尾椎向阴囊部位，两侧少腹，耻骨联合处至阴毛之间。

穴位：肾俞、神阙、关元、归来。

【用灸手法】平行灸、纵向灸、小回旋灸、雀啄灸、斜行灸、螺旋灸。

【操作步骤】

1. 俯卧位，药一支从中折断，分别装在双头灸具内，点燃药，用温灸法，距离皮肤3～5 cm，用横行法，温灸两肾区，每横行灸肾区10次为一壮，灸至皮肤微红，深部组织发热为度，每灸一壮，用手按压一下被灸处。时间大约需要10min。

2. 由腰$_1$椎灸至腰$_3$椎，用纵向灸法，距离皮肤2～3 cm，上下移动为一次，10次为一壮，灸6壮，每壮之间必须用手按压一下。

3. 用雀啄法灸两肾腧穴，每雀啄6次为一壮，共灸4壮，每壮之间必须用手按压一下。

4. 受灸者侧卧，下肢屈曲，内裤放下至膝部，火灸从尾椎向阴囊部位移动，每移动8次为一壮，每次共灸8壮，每壮之间必须用手按压一下。用雀啄法距离皮肤1 cm，雀啄6次为一壮，共灸4壮，每壮之间必须用手按压一下。

5. 受灸者仰卧，灸患者两侧少腹，每侧少腹用斜行法灸5min，用斜行法，每来回为一次，每8次为一壮，每壮之间必须用手按压一下。

6. 在耻骨联合处，阴毛之间，用旋转法灸6壮，每旋转8次为一壮，每壮之间停歇5秒钟。

7. 用雀啄法灸神阙、关元、归来（双穴），每穴各灸6壮，每8次为一壮，每壮之间用手按一下。

（五）延年益寿

中医认识：《素问·上古天真论》云：“上古之人，其知道者，法于阴阳，和于术数，食饮有节，起居有常，不妄作劳，故能形与神俱，而尽终其天年，度百岁乃去。”就精辟的撰述了中医养生延年益寿的观点，中医的灸疗在延缓衰老，延年益寿中通过临床实践，建立和总结出了，自己独特治疗衰老的一套学说。一是与阴阳失调有关，二是与脏腑衰弱有关，三是与精、气、神亏损有关。

【灸疗部位】部位：天突至中脘、背部肾区。穴位：神阙、关元、三阴交、风府、大椎、两侧脾俞、双肾俞、双足三里、（女性加）八髎穴、（男性加）长强穴。

【用灸手法】小回旋灸、横行灸。

【操作步骤】

1. 调和阴阳平衡

灸疗部位：天突至中脘、背部肾区；穴位：神阙、关元、三阴交、风府、大椎、两侧脾俞、双肾俞、双足三里、（女性加）八髎穴、（男性加）长强穴。

采用温灸法。点燃一支灸药，用单头式灸具，从天突至中脘，距离皮肤3～5 cm，每来回为一次，每10次为一壮，每壮用手按一下被灸处，反复灸至皮肤红晕，深部组织发热为度，大约灸10min；然后选神阙、关元、三阴交，用小螺旋法，距离皮肤2 cm，每旋转6次为一壮，每壮用手压一下皮肤，每穴各灸8壮，再选肾区所在的背部位置，从胸$_1$椎至腰2～3椎之间，椎体两旁背肌用温灸法上下左右移动熏灸，每移动10次为一壮，每壮用手按压一下皮肤，灸大约10min。灸至皮肤红晕，深部组织发热。再用小螺旋法，距离皮肤2 cm，熏风府、大椎、两侧脾俞、双肾俞、双足三里，每旋转6次为一壮，每壮用手按压一下皮肤，如果是女性加熏八髎穴 5min，用温灸法；如是男性，加灸尾椎部长强穴，用小螺旋法灸8壮。

用于保健，夏天每半月灸一次，冬天每半月灸两次；用于治疗，10天为一疗程，可连续灸1～2疗程。

2. 调和脏腑补脾健胃

灸疗部位：神阙至耻骨联合处；穴位：两侧（肺俞、肝俞、脾俞、肾俞、足三里）、（男性加）双命门、（女性加）双归来、

采用温灸法，点燃一支灸药，用单头式灸具，从神阙至耻骨联合处，距离皮肤3～5 cm，来回为一次，10次为一壮，每壮用手按压一下皮肤，灸至皮肤红晕，深部组织发热，约灸10min；然后再用小螺旋法，距离皮肤2 cm，灸两侧（肺俞、肝俞、脾俞、肾俞、足三里）。若遇男性，加灸双命门；若是女性，加灸双归来，各腧穴各灸8壮，每6次为一壮，每壮用手按压一下皮肤。

若用于保健，夏天每半月灸一次，冬天每半月灸1～2次；若治疗脾胃犯病，灸10天为一疗程，连续可灸1～2疗程。

3. 保养精、气、神

灸疗部位：神阙灸至气海、灸胸$_{11}$椎至腰$_{2\sim3}$椎之间的两侧；穴位：三阴交、涌泉、内关、大椎、百会、足三里。

采用温灸法，点燃一支灸药，用单头式灸具，从神阙灸至气海，距离皮肤3～5 cm，每上下为一次，10次为一壮，每壮之间用手按压一下被灸处，大约熏8min，加三阴交、涌泉、内关、灸胸$_{11}$椎至腰$_{2\sim3}$椎之间的两侧，距离皮肤3～5 cm，每上下或左右各10次为一壮，每壮之间用手按压一下被灸处，约灸 6min，灸至皮肤发红，深部组织微热为度，然后再用小螺旋法灸大椎、百会、足三里。

（六）青少年近视

中医认识：

近视多因先天禀赋不足、劳伤心神，或久视伤血，使心肝气血阴阳受损，造成眼珠形态异常，或用眼习惯不良，如看书、写字目标太近，坐位姿势不正以及光线过强或不足等，使目络瘀阻，目失所养，导致本病。

【灸疗部位】部位：双眼部、额部、双耳部、双耳心

穴位：双睛明穴、双鱼腰、双瞳子髎、双四白、双合谷。真性近视加灸风池、风府、大椎、肝俞。

【用灸手法】雀啄灸、小回旋灸、横行灸、螺旋灸。

【操作步骤】

患者取坐势（头直立勿仰，以免火灰掉入眼内）。

1. 用横行灸法灸双眼：双眼闭合，火头距离皮肤2～3 cm，在双眼部来回平行摆动，每来回10次为一壮，每灸一壮用手按压眼部一次。灸至皮肤发红，深部组织发热为度。

2. 用雀啄法：灸双睛明穴、双鱼腰、双瞳子髎、双四白，火头近时距离皮肤2 cm，每雀啄灸8次为一壮，每灸一壮用手按压一次，每穴灸四至六壮。

3. 用横行灸法灸双眼：双眼张开，平视前方，火头距离皮肤 2～3 cm，在双眼部来回平行移动，每10次为一壮，每壮之间用手按压一次，共灸八壮。加灸额部十壮，距离皮肤2～3 cm，用横行灸法灸完整体额部为一壮。

4. 用螺旋灸法灸双耳前后：火头距离皮肤2～3 cm，每旋转8次为一壮，每壮之间用手按压一下，灸至前后耳廓发红。

5. 用雀啄法灸耳心：火头距离耳门处2 cm，灸8次为一壮，左右耳心各灸三壮。

6. 重复操作步骤1。

7. 雀啄灸双手合谷各4壮，灸8次为一壮，距离皮肤2cm。

8. 真性近视加灸风池、风府、大椎、肝俞，各灸八壮，用小回旋法，十次为一壮，距离皮肤2cm。

灸疗完毕，患者闭目休息三分钟。每日用本法灸治一次，每周为一个疗程，一般灸治2～5个疗程。恢复后可作保健性治疗。成年近视患者采用本法灸疗，可稳定视力。

（七）腰痛症

中医认识：

腰痛症至病的因素分内因和外因。内因是因为身体素虚，肾津亏损，骨失所养，发生脊痹，年老骨衰；外因为劳作或过度运动使亏损的脊空发生了变异，造成了经脉精髓被瘀阻，产生了腰腿疼痛。其骨空内发生变异应为主因，本病遇风、寒、暑、湿邪气侵犯腰腿部时，可加重或诱发腰腿痛。

【灸疗部位】部位：腰椎及腰骶椎部、患侧臀部

穴位：环跳、委中

【用灸手法】小回旋灸法、拉辣式灸法、横行灸法、摆阵法

【操作步骤】患者俯卧病床，可用摆阵法或悬灸法结合点穴法。

1. 灸盒摆阵法：双孔或多孔斗式灸具，置灸盒于腰椎、腰骶关节，盖上浴巾，温灸 30～40 分钟，每 15 分钟吹药灰一次。

2. 悬灸法：吹红火头，距离皮肤 2～3 cm，用横行灸法灸患侧臀部疼痛部位，灸至皮肤发红，深部组织发热为度，每灸 10 次用手压一下。

3. 悬灸点穴法：火头距离皮肤 2 cm，用小回旋灸法，灸环跳、尾中，每旋转 10 次为一壮，每灸一壮，用手压一下，每穴各灸八壮。用拉辣式灸法灸疗下肢酸胀疼痛麻木部位，每拉辣 9 次为一壮，共灸 7～9 壮或深部组织发热为度。

用本法每天灸一次，每 10 天为一个疗程，可连续作 1～2 个疗程，病情基本好转，若有其它合并症(如有腰₅椎滑脱合并症等)可灸 3～5 个疗程。椎间盘突出症须同时配合腰椎牵引治疗，病情严重时，可结合中西医内外科治疗。

【注意事项】

1. 用灸时，火头应与皮肤保持用灸距离，切忌火头接触皮肤，以免烫伤。

2. 治疗中，随时注意去掉药灰，保持红火，随时关注患者表情，以患者能忍受适宜为度，以避免灼伤。

3. 点穴时，若配合按摩手法（以拇指或食指指腹轻揉穴位），疗效更佳。

4. 治疗后，请勿即刻洗涤，否则影响疗效。

5. 操作灸火时：治疗人员可戴一次手套，才能进行操作。

6. 对体质虚弱、神经衰弱的患者，治疗时火力宜小，精神紧张的患者应消除其思想顾虑，饥饿的患者应先进食或喝些糖水。

【禁忌】眼外伤、眼底有明显出血、充血症状及各种病症的出血期、高血压并发症、心衰、孕妇、发热病人、哮喘等患者忌用，对老年人、小孩禁用猛灸手法（用灸时间缩短）。

玉玄拨筋术亚健康调理技术

【原　　理】：《黄帝内经》说“筋，肉之力。”故人体保持健康青春离不开筋的作用。十二经筋是属于十二经络和筋膜相互联系的部分简称“经筋”或“筋脉”。人体肌肉组织是由肌纤维组成，外包筋膜。筋膜下骨骼肌受到肌外膜、肌束膜保护及强化连结，将肌肉分成几个肌束状纤维。由于人体受风、寒、湿侵入、风寒痰湿滞留体内，或许姿势不良、缺乏锻炼、工作劳损、乳酸堆积等因素，使局部经络阻塞、气血循环障碍，气阻导致筋膜肌肉形成硬块组织或呈条索状态，中医称“筋结”。

玉玄拨筋术采用中医“拨筋则筋动、筋动则气通、气通则血活、血活则筋得其养、其筋舒长、弹力回复、青春再现”的理论为基础，通过高磁治疗头有效的拨动筋脉，行气理气，软化僵硬的“筋结”组织，改善经络瘀阻，让筋能有效支撑经络及肌肉组织，使气血流畅，强化内脏健康，调理各种亚健康及慢性疾病。达到抗衰老、养生美容作用。

【功　　效】：

1. 通过高磁打通经络穴位，拨动筋结，软化筋结组织，推动全身气血运行。

2. 恢复人体细胞活力，皮肤即时能达到紧实、光泽。

3. 排出毒素，改善皮肤暗沉色素、淡斑。使面色红润。

4. 抗衰老，除皱。

5. 改善风寒、痰湿体质， 调理各种亚健康及慢性病。

【适 应 症】：

1. 调理全身筋骨肌肉酸胀疼痛，颈椎病、腰椎病；

2. 调理月经不调、乳腺增生、畏寒、情绪低落、烦躁易怒；

3. 调整肌肉下坠、下垂、无力，体型臃肿；

4. 改善面色晦暗、皮肤暗沈色素、斑点、皱纹；

5. 改善头疼、失眠、头晕、疲劳症；

6. 调整风寒、痰湿等体质偏颇。

【应用方法】：

一、技术介绍：本项目采用玉玄宫牌经络仪操作。经络仪是二类医疗器械。

1、型号 YX-300 型。

2、技术参数：

磁场强度 0.04-2T，电源：AC220V，频率：50Hz，输入功率：<900VA，磁场工作模式：高、中、低三档。显示屏：8 英寸，分辨率：640×480。

3、技术性能：

1）电脑数据库设定穴位、时间资料存储系统，实惠选穴精准，治疗针对性强。

2）内置微控芯片工作平台，实现智能化操作。

3）磁场强度 0.04—2T。

4）中英文显示，语言提示。

5）二通路输出，同时治疗二个人，提高效率。

二、操作方法：

1. 首先按十二经络走向做手法检查，找到硬化纤维组织筋结。

2. 用玉玄宫经络仪的仪器头进行开穴操作。

3. 用仪器头配合独特的拨筋方法顺肌肉纹理筋膜方向进行拨筋调理。

1）**手三阳手三阴拨筋**：循手三阳手三阴经进行拨筋，可改善颈椎病、肩周炎、眩晕症、偏头痛、失眠，同时改善颈部皱纹，让颈部如少女般修长细腻。

2）**膀胱经拨筋健腿**：通过对腿部膀胱经路径的拨筋，软化腿部筋结，加速静脉回流，消除瘀肿，调理坐骨神经痛、关节疾病，并达到瘦腿健美功效。

3）**胃经拨筋胸部护理**：乳房保健作为女性健康需要，已经成为现代养生美容行业的重要服务项目。沿筋络路径对胃经路经点穴、拨筋，有效改善胸部下垂，强化胸部组织的弹力与紧实度，并消除乳腺增生，预防乳腺癌。

4）**胆经拨筋清理腋窝**：清理体内经络不通、筋结阻塞淋巴循环障碍累积于腋窝皮下组织的淋巴结节，排出毒素、舒缓紧张心情、调理乳腺增生、头痛、预防乳腺癌。

5）**面部拨筋美容**：穴点并强化穴道拨筋技法，结合中医护肤产品，促进血液循环，将衰老细胞及各种毒素排出体外，提高皮肤对营养物质的吸收能力，回复光泽红润，减少皱纹。

【禁 忌 症】：

1、禁止与下列电子医疗器械同时使用：

1）体内有脉搏调节器等体内移植型医用电子器械，人工心脏、肺等维持生命用的医用电子器械；

2）向内有高频手术设备以及心电图记录仪等穿戴型的医用电子器械，有相互干扰的其它医疗器械。

2、下列情形，禁止使用

1）有急性疾病的患者，有恶性肿瘤的患者，意识障碍患者；

2）有严重心脏疾病的患者，心血功能不全者；

3）血压特别异常的患者，有出血性疾病患者；

4）孕妇及五岁以下儿童，月经期妇女；

5）跌打损伤在 24 小时以后方可使用。

中和亚健康音乐调理技术

中和亚健康音乐调理技术是由中和亚健康服务中心组织，富智中和集团旗下的富智中和（北京）健康科技有限公司进行技术研发与推广的项目。音乐调理技术是基于中医养生思想的、集安全性、有效性、科学性、艺术性、新颖性和易推广性为一体的亚健康音乐调理技术。为使亚健康音乐调理技术在实际应用中得以规范地使用，富智中和（北京）健康科技有限公司研发了主要由亚健康音乐调理-音乐养生专家系统和集音乐、音响、色光、雾化、通讯和信息等技术为一体的智能集成化应用系统组成中和亚健康音乐调理一体仪，借助中和亚健康音乐调理一体仪，亚健康音乐调理师对来访者进行亚健康型态-证候-体质评估，为亚健康者制定音乐调理方案，选用适宜的调理音乐和调理技术为亚健康者进行调理，通过效果评估，确定亚健康音乐调理的效果。目前，亚健康音乐调理项目已被中国/世界卫生组织卫生技术合作项目入选为亚健康调理技术之一。

【原　　理】

中医认为情志不节伤脏，表现为怒伤肝，思伤脾，悲伤肺，恐伤肾，喜伤心；情志不节伤气，表现为怒则气上；思则气结；悲则气消，恐则气下，惊则气乱，喜则气缓；情志不节致阴阳失衡，表现为暴怒伤阴，暴喜伤阳。中医强调“心”的作用：心者，君主之官也，神明出焉，主明则下安，主不明则十二官危，使道闭塞而不通，形乃大伤。亚健康者多存有心神不安、情志不节和气机、经脉及脏腑功能失调引发的各种心身症状，如烦躁、焦虑、抑郁、疲劳、不寐、疼痛、胃肠功能失调等。亚健康音乐调理的作用就是通过调情志、调气血、调经脉、调脏腑和静心安神，达到改善亚健康者心身症状，恢复和增进其健康的目的。

【功　　效】

1. 利用亚健康者对调理音乐的情绪情感体验，达到调情志的目的；

2. 利用调理音乐声波的五音-经脉腧穴-五脏的谐频共振效应，达到疏通经络，改善气血紊乱和脏腑功能失调的目的；

3. 利用调理音乐的静心安神作用，达到恢复和增进健康的目的。

【适 应 症】

压力过度和情志不节引发的亚健康状态。其心理症状主要表现为烦躁、焦虑、抑郁、强迫、人际关系紧张等，其躯体症状主要表现为疲劳、失眠、疼痛、胃肠功能失调等。

举例：亚健康失眠：症状的音乐调理

失眠，古称不寐。表现为不得眠、目不瞑、不得卧，少寐，多因为脏气弱（体质）和情志内伤所致。流行病学调查显示，失眠是亚健康状态者最常发生和最难调理的症状。亚健康失眠症状音乐调理方法是根据路志正教授五脏功能失调引起五脏神变化而致不寐的理论及基于《黄帝内经》五音-五脏关系谐频共振学说，采用五音循经调理辅以五音共振放松调理和音乐静养法进行调理。具体调理方案如下：

1. 心藏神，心神不宁，神不守舍而致不寐，常见中医证候为心火亢盛，痰热内扰和心气虚等证侯表现。音乐调理从心论治。选用徵音调理音乐。调理前通过经络辨证，明确拟调理的主要经脉（心包经）和有母子、生克和表里关系六条经脉（肝及胆经、脾及胃经、肾及膀胱经）及主要腧穴。制定相对个性化的音乐调理方案，进行徵音循经调理，并辅以徵音共振放松调理和音乐静养调理。

2. 肝藏魂，魂不安藏，心神扰乱而致不寐。常见中医证候为肝火上炎证、肝郁气滞或肝气郁结证、肝郁化火证和胆郁痰扰等证侯表现伴不寐，音乐调理从肝论治。选用角音调理音乐。调理前通过经络辨证，明确需调理的主要经脉（肝胆）和母子及对应被克的三条经脉（肾、心、肺），甚至扩展到表里的六条经脉（肾及膀胱、心及小肠、肺及大肠），进行角音循经调理并辅以徵音共振放松调理和音乐静养调理。

3. 脾藏意，意不能藏，思想多变，则心神扰乱。常见中医证候为食滞胃脘、脾气虚等证侯表现伴不寐，音乐调理从脾论治。选用宫音调理音乐。调理前通过经络辨证，明确需调理的主要经脉（脾胃）和母子及对应被克的三条经脉（心、肺、肝），甚至扩展到表里的六条经脉（心及小肠、肺及大肠、肝及胆），进行宫音循经调理并辅以徵音共振放松调理和音乐静养调理。

4. 肺藏魄，肺气虚，肺魄不能制肝魂，致魂魄飞扬，神魂失守而不寐。常见中医证候为肺气虚证侯表现伴不寐，音乐调理从肺论治。选用商音调理音乐。调理前通过经络辨证，明确需调理的主要经脉（肺及大肠）和母子及对应被克的三条经脉（脾、肾、心），甚至扩展到表里的六条经脉（脾与胃、肾及膀胱、心及小肠），进行商音循经调理并辅以徵音共振放松调理和音乐静养调理。

5．肾藏精，肾阴不足、阴虚火旺，内扰心神而不寐。常见中医证候为肾阴不足和肾阴虚证侯表现伴不寐。音乐调理从肾论治。选用羽音调理音乐。调理前通过经络辨证，明确需调理的主要经脉（肾及膀胱）和母子及对应被克的三条经脉（肺、肝、脾）和心，甚至扩展到表里的六条经脉（肺及大肠、肝及胆、脾与胃），进行羽音循经调理并辅以徵音共振放松调理和音乐静养调理。

音乐循经按摩法每次15-20分钟，每天1次，10次为一疗程；音乐共振放松法每次30-40分钟，每天1-2次，10次为一疗程。音乐静养法每次不少于30分钟，每天1-3次，可长期实施乃至成为生活习惯。

【调理方法】

详见《中医养生保健技术操作规范--音乐调理》。

1．音乐循经调理法

通过对被调理者的中医辨证，音乐调理师确定音乐调理方案并选择对应的调理音乐，采用音乐按摩用音响振动器具，在被调理者体表相应的经穴部位进行推、摩、点、按。使被调理者在聆听调理音乐的过程中，身体及相应经穴感受和接收调理音乐特有的谐波共振，达到放松身心、静心安神、疏通经脉、改善气血失调和脏腑功能失衡状态，减轻身心症状，恢复或增进身心健康的目的。

2．音乐共振放松法

通过对被调理者的中医辨证，音乐调理师确定音乐调理方案并选择对应的调理音乐，采用音乐共振放松用的音响振动器具，使被调理者在聆听调理音乐的同时，身体同步感受到调理音乐谐频振动，达到放松身心，改善被调理者气血失调状态，维护和促进身心健康的目的。

3．音乐静养法

常用于日常养生。是指通过对被调理者的中医辨证，音乐调理师确定音乐调理方案并选择对应的调理音乐，指导被调理者在聆听调理音乐的过程中放松入静，达到维护和促进身心健康目的。

4．发音吟唱法

在音乐调理师的指导下，在放松状态，将心灵与身体沟通，利用自身嗓音发音吟唱引发的人体谐波共振，达到改善亚健康心身症状，恢复和增进健康的目的。

5．音乐导引法

在音乐调理师的指导下，通过练习音乐导引养生功，达到改善亚健康心身症状，恢复和增进健康的目的。

6．综合音乐调理法

是一种以音乐调理为中心、辅以色光调理和熏香调理的综合音乐调理方法。该法以《黄帝内经》五音-五色-五脏关系论述和中国香学理论为基础，采用音乐调理应用系统，使被调理者从听觉、触振动觉、视觉、嗅觉和经穴接收多途径接收音乐、色光和熏香的有益信息，提高音乐调理效果的同时，给予被调理者更多的良性感受。

【注意事项】

1．急性炎症、内外伤活动性出血（月经期除外）、低血压、血栓症患者避免使用音乐循经调理法和音乐共振放松法。

2．重度精神心理障碍者避免进行音乐调理，应转精神卫生专科就诊，在专科医师指导下进行治疗。

3．音乐调理时，音响音量和音响振动器具的振动强度应调至被调理者感到舒适为止。切忌音量过大，振动过强。通常，音响音量控制控制在50分贝以下，音响振动在适中。

4．妊娠期间避免使用音乐循经调理法和音乐共振放松法。

5．放置心脏起搏器或支架者慎用音乐循经调理法和音乐共振放松法。

多功能艾灸仪亚健康调理技术

多功能艾灸仪亚健康调理技术由齐齐哈尔市祥和中医器械有限责任公司生产的艾灸疗法现代化工具，是国家中医药管理局推荐的第一批中医诊疗设备。多功能艾灸仪于1994年4月5日通过了黑龙江省科技成果鉴定；1998年获得国家星火计划优秀项目奖和黑龙江省科技进步奖；2000年获国家发明专利授权，专利号：94119284.9；艾灸内分泌调节仪专利号：ZL200620129858.9 。2006年得到黑龙江省政府创新项目支持。

【原　　理】

艾灸疗法有着悠久的历史和独特的疗效，而且在保健长寿，预防疾病方面也有着重要作用。使用灸法保健防病称为“逆灸”，明代高武在《针灸聚英》上说：“无病而先针灸之逆，逆，未至而迎之也”。宋代名医窦材所著《扁鹊心书》指出：“人于无病时常灸关元、气海、命门、中脘，虽未得长生，亦可保百余年寿矣。”这是古人在长期实践中得出来的经验总结。

多功能艾灸亚健康调理技术根据传统的壮灸原理，采用现代的计算机电子技术、磁疗方法，并广泛征求国内著名的针灸专家意见，而发明的具有国内外领先水平的新型艾灸仪器。多功能艾灸仪在保持传统艾灸需要艾绒的基础上，消除了艾灸燃烧冒烟，污染环境、操作不便、效率低下等弊端。通过电子加热和磁疗作用，充分利用艾的有机成份，可同时对多个穴位施灸。彻底结束了传统艾灸疗法燃烧了5000多年的历史，使艾灸疗法进入了现代化。经二十多年来国内外大量的临床实践证明，可完全替代壮灸、艾条灸、并可实施隔姜灸、隔蒜灸、隔盐灸、隔附子饼灸及温针灸、发泡灸、化脓灸等。

现代医学表明，艾灸相关穴位，可以调整脏腑功能，促进机体新陈代谢，提高免疫力，增加白细胞，红细胞的数量和吞噬功能。艾灸对血液循环系统可产生较大影响，对血压有明显的调整作用；对呼吸、消化、生殖系统也有影响，有强肺通气的作用；对神经内分泌系统也有一定的影响，能调整内分泌、子宫等脏腑机能；能提高血管通透性，预防心脑血管疾病。

传统与现代艾灸法的比较

艾灸疗法从其操作方法和特点上可分为传统艾灸疗法和现代艾灸疗法。所谓传统艾灸疗法是以手工操作，点燃艾壮、艾条，直接或间接作用于穴位和痛处，借其温热性，艾的有机成份的作用，通过经络穴位调整人体生理功能平衡，以达到治疗和保健的目的的一种中医外治法。传统艾灸疗法用壮灸、铺灸、艾条灸、隔物灸以及各种燃烧的灸器、全自动艾灸机等；现代艾灸疗法是以非手工操作，在使用艾绒直接灸的基础上，与磁疗方法、计算机电子技术紧密结合在一起，以其不燃烧为特点，直接或间接作用于穴位以达到治疗保健的目的。现代艾灸疗法用多功能艾灸仪进行操作。此方法对使用者的文化水平要求不高，只要能读懂使用说明书，稍加培训即可。

1、操作方法和特点的比较

传统艾灸疗法在施灸过程中，要手工操作、艾绒燃烧、污染环境、需施治者看护，需要人工控制温度，容易灼伤患者，不能同时施灸多个穴位。

现代艾灸疗法在施灸过程中，无需手工操作，不需点燃艾绒，不需要施治者看护，不需要人控温度，可同时对患者多个穴位施灸，提高疗效，节省施治时间，符合当今的快节奏的社会。不会灼伤患者，可随时调整和检测被灸穴位温度，便于临床观察和理论研究。

2、禁灸穴位的比较

传统艾灸在灸法史书中规定了24个禁灸穴，而现代灸法对其中大部分穴位施灸不但没有产生不良效果，而且其疗效还特别显著。如头维、阴市穴等。因此现代艾灸疗法对传统的禁灸穴是可以突破的。能否不存在禁灸穴还有待在临床上慎重观察，如：女子石门穴灸不孕。

禁灸穴：头维、承光、脑户、风府、瘖门、下关、耳门、人迎、丝竹空、承泣、脊中、白环、乳中、石门、气街、渊液、经渠、鸠尾、阴市、阳关、天府、伏兔、地五会、鬑脉

3、灸感的比较

用传统灸法施治时患者具有酸、麻、胀、重、痒、蚁爬及热的灸感，这是施灸时借其燃烧的艾的温热性及艾的有机成份，对患者的穴位的良好刺激作用，是好的感觉。用现代灸法施治时，患者除具有上述灸感外还有跳动、针刺、电击、疼痛、穴位发凉出风的灸感，经观察，比传统灸法的良好刺激作用更强，施治效果更好。

4、临床效果的比较

传统灸法的疗效早已被肯定和证实，但传统的灸法对人们的强身健体、美容等方面的实践稍嫌逊色。而现代灸法由于可同时对多个穴位施灸，将艾灸与磁疗紧密的结合在一起，温度、时间可控，从疗效上真正体现了“药之不及，针之不到必须灸之”的古训。

在镇痛，调整功能平衡，提高机体免疫力，改善血液循环，净化血液，体现突出的功效。这种重要作用在临床实践中得到了确切的证实。

现代社会人们精神紧张，压力大，绝大多数都处于亚健康状态，现代艾灸疗法对现代病，如高血压、高血脂、糖尿病等症，对强身健体、消除亚健康状态，以及美容、延缓衰老方面更有独到神奇之处。

在现代美容领域，用现代艾灸疗法进行全身多个穴位的施灸，调整人体内分泌，是传统艾灸疗法无法比拟的。

5、施治环境的比较

传统艾灸疗法的施治环境很差，烟熏火燎，环境污染严重，患者不愿进入这种环境中接受治疗，除非上大医院看不起病或看不好的病才到艾灸馆来治疗。现代艾灸疗法在施治时由于其不污染环境的特点，使患者进入艾灸治疗室和进入医院是一样的感觉，患者都可以高兴的接受治疗。条件好的诊所可以把环境布置得清新高雅，以吸引高层次的患者接受治疗。

【适 应 症】

儿童近视、疼痛、头晕、头痛、夜尿多、便稀、便秘、饮食减少、腹胀、心悸、失

眠、自汗、盗汗，妇女经前乳胀、月经失调、带下量多，男性性功能减退，畏寒、疲乏等亚健康症状。

【应用方法】

根据中医辨证论治，重点针对 12 个穴位进行施灸，具体说明如下：

一、足三里

灸足三里能调整消化系统，使之功能旺盛，对全身各系统都有强化作用，是保健穴中的名穴。常灸足三里可增强体力，解除疲劳，强壮神经，预防衰老，所以把三里灸叫做长寿灸。灸足三里有健步作用，能增强下肢体力，防治四肢软弱无力等症。常灸足三里可防治肠胃病，有“肚腹留于三里”之说。

二、大椎

有解表通阳，清脑宁神之功效。主治：主肺胀胁满，呕吐上气，五劳七伤，乏力，颈项强不得回顾，风劳食气，骨热，齿燥。

三、风门

作用：防治感冒，风门穴既是感冒的预防穴，也是治疗穴。多灸风门穴，可预防感冒。

四、身柱

通治儿科百病，对于婴儿及 15 岁前的少年消化不良、食欲不振、精神萎靡、发育不良等都有预防和治疗的作用。

五、脾俞

作用：消化系统疾患，脾胃不和，消化不良，急慢性胃炎，胃及十二指肠溃疡。

六、肾俞

主治：肾虚遗精、阳痿、遗尿、水肿、耳鸣、耳聋、月经不调、白带、腰痛、腰寒如水、糖尿病。

七、中脘

主治：腹痛、胃痛、腹胀、肠鸣、呕吐、吐酸、泄泻、黄疸、失眠、头痛、哮喘、虚劳、急性胃肠炎、荨麻疹、高血压、中风、子宫脱垂、神经疾病。

八、关元

别名丹田，是生命之田的意思，脑为上丹田，关元为下丹田，它有培肾固本，调气回阳，主生殖。主原气之功效，长期施灸，元气充足，虚损可复。

九、曲池

曲池是“目灸”名穴，可治疗眼科疾患，灸曲池可使眼睛清亮。主治眼科疾患、半身不遂、热病、

神经疾病、上肢活动不利，肿痛、风疹等。

十、郄门

它有急救作用，多用于顽固性病和急性病。郄门穴有宁心安神，理气宽膈，解痉镇痛之功效。

十一、阳陵泉

对胃酸过多，此穴有良效，亦可促进胆汁分泌，帮助消化，治习惯性便秘，高血压、偏头痛等。

十二、三阴交

有主治肝、脾、肾三个脏的作用。主治：主脾胃虚弱、心腹胀满、不思饮食、脾通身重、小便不利等。

【亚健康保健灸法】

一、预防心脑血管疾病

取穴：百会、风池、肩井、曲池、风市、足三里、阳陵泉、悬钟。在应用现代艾灸疗法的临床实践中证明此法甚佳。

二、更年期综合征调理

取穴：肾俞、次髎、关元、足三里、三阴交，有条件的可灸双穴。现代艾灸疗法防治更年期综合征，有其神奇的疗效，绝大多数患者经过一至二个疗程，症状都能得到改善以及症状消失。

三、提高男性性功能

取穴：关元、心俞、志室、命门、次髎、足三里、太溪。

【注意事项】

1. 要注意体位、穴位的准确性 体位一方面要适合艾灸的需要，同时要注意体位舒适、自然，要根据处方找准部位、穴位，以保证艾灸的效果。

2. 要注意保暖和防暑 因施灸时要暴露部分体表部位，在冬季要保暖，在夏天高温时要防中暑，同时还要注意室内温度的调节和开换气扇，及时换取新鲜空气。

3. 注意施灸的时间 有些病证必须注意施灸时间，如失眠症要在临睡前施灸。不要饭前空腹时和在饭后立即施灸。

经络灸导亚健康调理技术

辽宁开宇经络灸导仪发展有限公司是主要从事经络灸导仪技术与中药膏滋灸导布的研发与临床应用。把中医经络本质、经络全息功能及人体生命空间理论学说、中医辨证施治、中药外用归经原理和应用推向一个新的高度，体现了中医现代化防治疾病，实现使人体较迅速康复、保健的愿望。

经络灸导仪和 KY 膏滋灸导布已获国家发明专利，并荣获“国家专利技术金杯奖”、“国际发明金奖”、“中华当代医学家学术成果一等奖”。所撰写的论文被收入刊登在《世界名人录》和《中国大陆名医大典》以及《中华当代优秀医学家论文集》，著有《中医经络全息统一论》和《华夏无创• 中医经络实用技法》。

【原　　理】

经络灸导亚健康调理技术继承了博大精深的中医药文化和中医药专家的专业理论，并在充分吸收《医易》学及现代医学的《能量医学》研究成果的基础上，对经络提出了新的诠释，进一步丰富了经络概念的内涵，深层次地肯定并论证了经络的客观存在。认为经络就是气脉、穴道，人体的空间、气道。这个气道就是人体的能量通道，它在人体内纵横遍布，沟通上下，连接内外，形成立体网络，将全身的细胞、组织、器官、各个系统有机地联系起来，在生命运动力的推动下，以不同的形式有规律地流动、循环。这种流动与循环滋养和激活了人体的细胞，改善了细胞的微环境，大大提高了细胞的生命活力。同时，在经络的本质问题上做出了大胆的卓有成效的探索，为中医药运用经络途径防病提供了更加坚实的理论基础。

1.通过人体经络体表穴位，循经由浅入深、由近及远形成较强大地推动力、渗透力、扩散力、牵引力、四力同聚的共振场能量效应，将酸、麻、沉、胀感、电流蚁走感或流水感沿经络（气道血脉）不断地向前推进传导至神经、血管等组织末梢，改善全身气血。

2．可引起一系列的物理、化学及生理变化，促使组织有节律地收缩，借以提高神经末梢的兴奋性，改善肢体气血循环，加强组织营养代谢，调节脏腑、促进其功能和谐。

3．在经络灸导仪四力同聚灸导共振作用下，将中药成份的膏滋灸导布，内蕴含的膏滋液，沿经络（气道血脉）靶向输入，直达调理部位，从而高效地增强细胞的生理功能，纠正紊乱，改善细胞的内外环境，促进细胞营养代谢，扶正祛邪，平衡阴阳，达到事半功倍的效果。

4．延长细胞寿命与活力，关键在于消除经络障碍，畅通气血，消除肿痛。同时，平衡细胞膜的电压，快速启动细胞活力，供其营养代谢。

【功能特点】

1.KY 膏滋灸导布的功能特点

经络灸导仪专用膏滋灸导布，为国家发明专利。其主要成份是在中医祖传方剂基础上，根据中医膏滋学及药物归经之原理，将中药成份的膏滋液，蕴含特制无菌布中密封精制而成，使其外用归经，靶向输入，对人体进行调理及养生保健。经二十年万余例的临床实践，反复验证其效果，有两点显著作用：其一是对症施治，调理针对性强，准确可靠，按中医某药循经入某经、入某脏腑，某药能医某经虚实寒热之证而精心配伍，并精选不同区域生长的天然草本植物，会聚成方，使四气五味各得其用，升降出入皆应其证，调虚实、除疾患，功能全面。可极大地提高各组织器官细胞的营养水平；其二是外用穴位循经靶向输入、透皮吸收快，对人体无任何毒副作用，而且功能作用停留时间长，效果直接、明显、持久。

2.中医三位一体灸导通络法的功能特点

人体由不同细胞、组织、器官组成，其最主要的、也就是最基础的部分是脏腑。脏脏被称为人体的生命之根，保养、强化、开发脏腑功能，对提高生命活力，延长人体寿命至关重要。中医三位一体灸导通络法，本质上就是打通生命之脉，加强给氧运动，提高生命功能原动力的方法。

【功　　效】

中医三位一体灸导通络法是将经络灸导仪的功能、无创灸导通络法及 KY 膏滋灸导布的功能称中医“三大要素”的组合。组合后的技术，其场共振能量效应大，功能作用全面，疗效更为显著，更具有独创性、先进性和科学性。经络灸导技术从疏通经络入手，通经脉、活气血、调虚实。

【适 应 症】

经络灸导仪亚健康调理技术用法灵活，主要通过调节经络而达到改善失眠、多梦、心血供应不足、神经衰弱、精力减退、倦怠感、头晕、头痛、晕眩、焦躁、耳聋、耳鸣、更年期、畏冷症、大便秘结等各种亚健康症状。

【应用方法】

中医三位一体灸导通络法是根据中医阴阳五行、药物归经等原理，以辨证求之，循经外用配伍。以外至内，由内调外，内外同调之原则，创立了“无创灸导通络法”，即“通督能量补给法”、“五行能量平衡法”、“通络能量导入法”、“督脉正脊灸导法”、“内调外养美护法”、“经络瘦身法”、“经脉奇穴足疗法”，七种方法。这七种方法穴位配伍科学，简单实用，都是通过任督二脉和十二正经上的主要相关穴，对预防和亚健康调理及养生保健，效果显著。

1．通督能量补给法

督脉：中医称“阳脉之海”，总督一身之阳经，是人体诸阳经的总汇，与肾脏及脑部关系非常密切。其功能主要是督率阳气，统摄真气。金代名医张洁古言：“督者都也，为阳脉之都纲”。十二经脉中的手三阳、足三阳经均会于督脉。督脉是人体的主宰，对调节和振奋全身经脉之气血起着重要的作用。

（1）通过疏通督脉，可以振奋阳经经脉之气，协调脏腑功能，纠正紊乱，改善全身气血循环，驱除邪气，填补阳气，供其脑海，增智开慧。

（2）通过督脉，可以调动脊神经功能，搜查体内潜藏疾患，疏通阻滞经络，畅通气血，有助于体内代谢毒素排出体外。因此，通督能量补给法，便可防治诸多疾病，如脑供血不足引起的头晕、头痛、健忘、耳鸣、记忆力减退、视物糢糊、脑萎缩以及脏腑功能失调等。

2．五行能量平衡法

任脉：总任一身之阴经经气，调节阴经之气血，为“阴脉之海”，循行于腹部正中，起于会阴处，上行关元、神阙、中脘、膻中、天突、承浆止。腹为阴，说明任脉对一身阴经经脉之气血具有总揽、总任的作用。另外，足三阴经在小腹与任脉相交，手三阴经借足三阴经与任脉相通，因此任脉对阴经之气血有调节作用，故有“总任诸阴”之说。

五行能量平衡法，是通过任督二脉和十二正经上的主要相关穴位，调节脏腑经络功能、纠正紊乱、扶正祛邪、实现阴阳平衡，促进供给的营养物质有效吸收，增强生命原动力。有效控制早衰，对内脏功能养护、固本求元，强身健体等功效。

3．通络能量导入法

经络在人体中不但具有内属脏腑，外络肢节的联系作用，而且还有行气血、营阴阳、濡筋骨，而利关节的濡养作用。《灵枢•经脉》篇曾经指出：“经脉者，所以，决死生，处百病，调虚实，不可不通”。通络能量导入法，通过经络体表穴位，将中药成份的膏滋灸导布，内蕴含的膏滋液，针对人体阿是穴，循经靶向输入，直达经络瘀滞点，发生调理作用。

4．督脉正脊灸导法

督脉正脊灸导法，是针对脊柱相关疾病的一种创新疗法。所谓脊柱相关性疾病是指脊椎周围软组织损伤、肌纤维排列顺序改变、小关节错位、增生退变及脊柱周围组织的无菌性炎症，导致脊柱生理曲度变形，刺激和压迫了脊神经、内脏神经所出现的一系列症候群。另外，人体随着年龄的增长或劳动强度加大以及坐姿、行姿、站姿、卧姿时间较长、劳累过度等都会影响或导致脊柱弯曲或生理曲度改变，从而致使督脉功能紊乱，这些将直接影响脏腑经络输布功能，使脏器机能衰退，引发诸多疾病。

通过疏通督脉，可以振奋阳经经脉之气，协调脏腑、纠正紊乱，促进其功能和谐，平衡阴阳，加强补充的营养物质消化吸收与代谢毒素排出体外，以达到活全身之气血，祛全身之毒邪的目的。

A.以经络灸导仪为主体，靠经络灸导仪两个电极输出的频率与频率的变化，循经由浅入深，由近及远灸导共振，疏通经脉、畅通气血，活跃细胞，松解粘连，可迅速修复组织功能。

B.将精制的膏滋灸导布，内蕴含的膏滋液循经靶向输入、直达调理部位，通过灸导共振产生了双项生物动力场综合效应，使督脉气机条达，空间功能改善，对血氧不足的细胞组织加以激活与修复，将代谢废物通过修复的经络通道排除体外。

C.借助于督脉，对脊柱错动的关节加以整复，调整脊柱的生理曲度，纠正脊柱弯曲现象，充补阳气，营养机体，从而达到正脊抗机体衰老的目的。

5．内调外养美护法

人体皮肤失养而粗糙，肌肤软弱无力，面容多皱，暗淡无光，其因是人体脾胃、肝肾亏虚及经络功能紊乱失衡所致。脾胃亏虚，后天的饮食精微不能充分运化；肝肾亏虚，肝不能主血及疏泄；肾不能主精气，精气亏就难以供髓，髓亏就难以造血。因此，脾胃肝肾亏虚，气血自然不足，便无法满足脏腑各组织器官气血营养物质的供应，也就难以抗衰保持容颜。

肌体如果没有平衡协调的内分泌系统，人体要保持健康状态是不可能的。人体的腺体分布于人体的各个部位，虽然都是一些小的组织，但如果缺少一个腺体或者某些腺体功能衰退，或者腺液分泌不均衡等，就会使相关脏器陷入麻痹状态，甚至导致各种疾病等等。腺体的细小管道如被堵塞，废物的排出及分泌液的输送，都将无法正常进行。通过任督二脉和十二正经上的主要相关穴位，循经灸导共振，靶向输入，即可促进腺体分泌，并疏通被堵塞的腺体之细小管道，改善其功能，保证腺体的正常运行。活跃细胞，清理毒素，循经补充营养物质。平衡内分泌系统，养护脏腑“生命之根”，以提高生命功能原动力，固本求元，延缓衰老，便可防皱、祛皱保持容颜。

6．经络瘦身法

中医认为，肥胖发生的主要原因与“湿”、“痰”、“虚”有关。根据症状不同，其预防方法也不同。肥胖病机主要为脾胃受损，脾不散精，或脾肾不足，水道不利，变生膏脂痰湿，郁积体内而成肥胖。标实以湿、水、痰、食、瘀为主；本虚则以脾肾虚弱，肝失疏泄为主。经络瘦身法利用中医三位一体灸导通络法，通过任督二脉和十二正经上的相关穴位，循经逐络，靶向输入，具有化湿、祛痰、利水、通腑、消积、疏肝、健脾、温阳等功效。

7. 经脉奇穴足疗法

中医的经络系统是运行全身气血，联络脏腑肢节，沟通上下内外的通路。而腧穴是人体脏腑组织气血输注于体表的部位，它与脏腑、经络有着密切的关系。

“经脉奇穴足疗法”，经多年临床实践研究，将足部划分为六个重点经络穴区，把涌泉划为一个主要穴区，以经络灸导仪为主体，KY膏滋灸导布为辅，借助于足部划分的六个重点经络穴区。按中医阴阳五行、辨证归经原理，预防疾病、抗衰老。尤其是老年性的气力不足、腰腿酸软、便秘效果较显著。通过温灸涌泉穴，可以达到对肾、肾经及全身起到由下到上的整体性调节和整体性温养及调理的目的。人体的足底部含有丰富的末梢神经网，以及毛细血管、毛细淋巴管等器官，它与人体各个系统、器官、组织有着密切的联系。通过对足部六个重点经络穴区的施灸，可以加强它们之间的相互联系，有效地改善局部毛细血管、毛细淋巴管的通透性，和有节律的运动性，从而促进了气血、淋巴液在体内的再循环，调整人体的代谢过程。

【注意事项】

1. 孕妇禁用。

2. 各种癌症患者、高血压、冠心病、心脏纤颤及严重皮肤过敏者慎用。

3. 身体过度虚弱患者慎用。

4. 如果没有获得医生的医嘱，使用植入式电子装置（例如心脏起搏器）的患者禁用。

中药药罐亚健康调理技术

【原　　理】 中药药罐是利用中草药以布做药包，用水煮半小时左右，再将完好的竹罐放在锅内1-3分钟，用子夹起竹罐用力甩干，利用产生的热力和药化因子、物理因子通过脉络和腧穴的循经感传共同达到温通经络、调节人体机能来治疗人体疾病。是以现代医学理论为指导，中医经络学说为基础，通过热量与药力在人体面、位、穴的强力渗透来调节人体各项机能。

【功　　效】能起到攻补兼施、温经散寒、活血化淤、消痰除湿的作用。

【适 应 症】肥胖、祛斑、女性卵巢保养、男性肾保养、视疲劳、失眠、青少年近视、颈项强直、腰腿疼痛、胃脘不适、失眠，多梦、大便干结、小便不畅、头昏、头晕、头痛、下肢麻木、酸胀疼痛、手脚畏寒、少腹冷痛等各类亚健康症状。

【应用方法】

（一）肥胖症

中医认识：

肥胖症的原因很多，从中医的角度来说，与脾胃及肝肾有关。肾气不足，肝失疏泻，脾不健运，导致痰湿停积，形成膏脂而生肥胖病。一些人过食油腻肥甘厚味的食物，缺乏运动容易肥胖，另外还有遗传因素，生活环境等也是肥胖形成的原因。

重点罐疗穴位：神阙、天枢。

（二）美容祛斑

中医认识：很多女性都患有黄褐斑和雀斑，多属于肌体代谢与内分泌有关。有以下三种原因，一是饮食内伤，喜食腥辣厚味之物，多属脾胃湿热积聚，反应在面部皮肤上的病罩现象。二是肾水不足，不能滋润肺气，肺不能主升荣肃降，面部肌肤孙脉受阻，形成黄褐色斑在面部沉淀。三是七情六淫至伤，体质虚弱，又加上喜怒忧思无常，会导致心绪郁结，心神忧烦致脾胃虚弱，面部营卫不足，加上六淫侵袭面部，若寒气过盛，热气过灼，使面部肌肤受损、脉络受阻，淤积变生色斑。

重点罐疗穴位：双合谷。

（三）妇女卵巢保养

中医认识：妇女卵巢是雌激素的产生、妇女生育、性功能等重要的生殖器官。妇女正常雌激素的产生是青春活力、生育力、性生活愉快的保障，它的健康与否直接关系到女性的健康和美丽，女性随着年龄增长卵巢功能会逐渐衰退发生萎缩，引起皮肤松弛，失去皮肤光泽，色素斑点增多等问题。

重点罐疗穴位：神阙、关元、中极、曲骨、子宫、围道、三阴交、八髎穴。

（四）男性肾保养

中医认识：肾为先天之本，藏真阴而实有元阳。宜固藏，不宜宣泄，男性16岁左右，“肾气盛，天癸至”，说明性发育基本成熟，故有精液泄出，开始具有生育能力。64岁左右，“则五脏皆衰”“天癸尽”说明性功能已衰竭，故生育能力丧失。所以肾病多为虚证，实则阴阳虚也。临床表现：水肿、遗精、阳痿、腰痛、耳鸣、耳聋、眩晕等症状。也有阴虚火旺之症。所以男性必保养肾，男性肾为之重要。以上已说明肾宜固，不宜泄，保养的实质就是说明不能重性欲，要有节制，自身调养很重要。

重点罐疗穴位：肾俞、神阙、关元、归来。

（五）延年益寿

中医认识：《素问·上古天真论》云：“上古之人，其知道者，法于阴阳，和于术数，食饮有节，起居有常，不妄作劳，故能形与神俱，而尽终其天年，度百岁乃去。”就精辟的撰述了中医养生延年益寿的观点，中医的灸疗在延缓衰老，延年益寿中通过临床实践，建立和总结出了，自己独特治疗衰老的一套学说。一是与阴阳失调有关，二是与脏腑衰弱有关，三是与精、气、神亏损有关。

重点罐疗穴位：神阙、关元、三阴交、风府、大椎、两侧脾俞、双肾俞、双足三里、（女性加）八髎穴、（男性加）长强穴。

（六）青少年近视

中医认识：

近视多因先天禀赋不足、劳伤心神，或久视伤血，使心肝气血阴阳受损，造成眼珠形态异常，或用眼习惯不良，如看书、写字目标太近，坐位姿势不正以及光线过强或不足等，使目络瘀阻，目失所养，导致本病。

重点罐疗穴位：双睛明穴、双鱼腰、双瞳子髎、双四白、双合谷。真性近视加灸风池、风府、大椎、肝俞。

【禁　　忌】眼外伤、眼底有明显出血、充血症状及各种病症的出血期、高血压并发症、心衰、孕妇、发热病人、哮喘等患者忌用，对老年人。

【注意事项】

（一）有外伤出血；皮肤溃烂，斑疹；严重心脏病；重度高血压；糖尿病出现并发症；醉酒等症状者不能使用此疗法。

（二）每次罐疗结束时必须喝一杯温开水以促排泄，且罐疗结束六小时内不能让局部接触风寒水湿等邪气。

热罐仪亚健康调理技术

热罐仪亚健康调理技术继承了中医拔罐、艾灸的传统技术，将这二种技术通过现代电子物理技术结合起来并增加了药物汽化和脉动功能，体现了中医传统养生保健技术的现代化。

【原　　理】

热罐仪是集拔罐、温灸、推拿、热疗、磁疗、为一体的。是具有综合功能的温通经络的理疗产品。用热罐进行理疗，补而不过，祛邪而不伤正，具有温通经络，祛风散寒，升阳举陷、扶正祛邪，调和气血，协调阴阳的作用。从现代医学角度来看，热罐能够改善血液微循环、软化血管、促进新陈代谢、活化细胞、平衡内分泌、改善组织营养状态，快速将阻滞在人体内的代谢产物通过皮肤和血液循环排出体外，最终增强和改善人体免疫系统的功能，达到抗衰老，消除疲劳，促进体力恢复的效果。

【适 应 症】

热罐仪对亚健康调理方法灵活，不同使用者可根据自己积累的经验对不同穴位进行辨证施治。对吃、排、睡、精神放松有较好的改善作用。针对失眠、多梦、心血供应不足、神经衰弱、精力减退、倦怠感、头晕、头痛、晕眩、焦躁、耳聋、耳鸣、更年期、畏冷症、大便秘结等各种亚健康症状。

【应用方法】

应用热罐仪进行亚健康的调理方法主要有：1、通调任督二脉；2、辩证取穴；3、补泻适宜。

任督二脉，是身体重要的经脉。任督二脉分别对十二经脉中的气和血的充盈和不足起着蓄积渗灌相互调节的作用。督脉联络于肾，上行入脑，与脑、脊髓、肾有密切联系。督脉主气，为“阳脉之海”，总督一身之阳经，是人体诸阳经的总汇，与肾、脑功能的正常发挥有密切的联系。督脉主要是督统人体全身阳气。金代名医张洁古言：“督者都也，为阳脉之都纲”。十二经脉中的手三阳、足三阳经均会于督脉。督脉是人体的主宰，对调节和振奋全身经脉之气血起着重要的作用。任脉主血，为阴脉之海，具有调节月经，促进女子生殖系统功能。

《备急千金要方》：“卒癫，……又灸督脉（发际穴）三十壮”。督脉对神志病，不寐，癫痫，昏迷，感冒高热等有很好的疗效。故有：「任督通则百脉皆通」。中医认为，针刺、艾灸等温热刺激的方法最能激发调节任督二脉之气。

主要以外加热能的透入补充体内能量不足；真空作用使药物快速渗透直达靶向目标；物理节律的脉动外力与体内气血、液体产生共振，激发人体经络的功能作用。

根据中医阴阳五行、循经配伍、辨证施治的原理。以外及内，内外同调之原则，摸索出对人体进行：通督能量补给、任督能量平衡、经络排毒、调养轻身、美容护肤、经脉奇穴通调法等六种方法。这六种方法穴位配伍科学，简单实用，都是通过任督二脉和十二正经上的主要相关穴，对预防和亚健康调理、养生保健及中医美容等效果显著。

1．通督能量补给法

（1）通过督脉主要大穴施与热能和药物分子作用，振奋阳经经脉之气，协调脏腑功能，纠正紊乱，改善全身气血循环，驱除邪气，填补阳气，供其脑海，增智开慧。

（2）通过督脉主要大穴施与真空加热技术结合药物作用，调节督脉上相关脊神经功能，自动排除体内潜藏疾患，疏通经络，使体内不能代谢的毒素排出体外。

因此，通督能量补给法，便可预防疾病的发生发展，如脑供血不足引起的头晕、头痛、健忘、耳鸣、记忆力减退、视物糢糊、脑萎缩以及脏腑功能失调等。

2．辩证取穴法；

中医对健康与疾病的认识不是西方“点对点”的靶点认识，而是“点对点，点对线，点对面。线对线，线对面。面对面”的系统化，整体化的全面把握的认知。这种系统性、整体性体现在对疾病的诊断和治疗中就是中医学的：

“上病下取，下病上治。急则治标，缓则治本，标本兼治，寻经取穴。肾为先天之本，脾为后天之本。男以肾为本，女以肝为本”。这些辩证取穴方法体现出中医学对疾病的诊断，转归，用药、治则的精准把握。

3．补泻适宜

中医内治法的补泻需要把握药物的性味和药量。外治法的补泻原则是把握虚、实、寒、热对气血的影响造成器官功能改变后的取穴位置。在技术实施中的补泻则与热能刺激量、真空物理刺激量和作用时间量的控制。仪器具有热量控制、负压显示、脉动频率控制、时间控制等多种控制功能。并可以根据操作者的经验和需要进行调节。热罐仪已经成为一种成熟可行的实用工具。

【操作方法】

一、失眠：

失眠是亚健康的常见症状之一。睡眠是预防疾病的第一道防线，身体防卫系统的增强主要是在睡眠中进行的。上半夜深睡眠，是增强人体免疫机能的最佳处方。失眠少睡，精力明显下降，衰老也就快。中医将失眠归于“不寐”“、“不得眠”范围，认为多由情志所伤，劳逸过度，久病体虚，饮食不节等。引起阴阳失交，阳不入阴而形成。通过热罐可补虚泻实，引阳入阴，从阳化阴，达到阴阳平衡。热罐仪操作方法如下：

（一）先让被调理者放松，轻闭双眼，做深慢呼吸以入静；

（二）滴芳香醒脾素后推拿腹部，然后用热罐仪温灸任脉、脾经、胃经上的穴位（如

中脘、神阙、气海、关元等穴位），再以神阙为中心环行顺时针推动热罐，最后还可温灸三阴交，涌泉、神门以引火归元，宁心安神。

二、风寒感冒：

由风寒之邪侵袭人体肺卫引起的常见外感病，以冬春季节多见。临床表现为鼻塞、声重、喷嚏、

流清涕、喉痒咳嗽、痰白稀薄、舌淡红、苔薄白、脉浮紧。中医治法以祛风散寒为主。扶阳罐温灸穴位，温刮经络能够达到扶正祛邪的目的。热罐仪操作方法如下：

（一）温灸头部穴位：风池、风府、大椎、翳风、太阳、肩井穴；

（二）温刮颈项部：风府至身柱，风池到巨骨，天柱至肺俞。温刮前颈项部涂抹经络通，以出痧为佳。

三、颈肩酸痛：

颈肩酸痛是长期伏案或整日在电脑前工作的人最常见的亚健康症状之一，中医认为是由于颈肩部气血瘀滞所致。温灸温刮疗法可以舒筋通络，活血化瘀，促进局部新陈代谢，使原本僵硬的肌肉放松。从而提高生活质量，调整亚健康状态。热罐仪具体操作方法如下：

（一）手法放松颈肩部；

（二）温灸穴位：百会、风府、大椎，双侧风池、颈百劳、肩井、肩髃，天宗等穴；

四、痛经：

女子正值经期或行经前后，出现周期性的小腹疼痛，为痛经，可因痛影响生活及工作。热罐有温通经络，祛风散寒的功效。热罐仪具体操作方法如下：

（一）疼痛时直接温灸小腹部，重点是关元、气海、中极、子宫等穴；

（二）平素多灸小腹部穴位，尤其在每次月经来潮前1周为最佳治疗时期。

【禁 忌 症】

1. 有严重心脑血管疾病（尤其带有心脏起搏器患者），肝肾功能不全者；

2. 孕妇的腹部，腰骶部及月经正常的妇女月经期间；

3.有传染性皮肤病或皮肤有破损者；

4.晕罐者慎用；

5. 急性外伤性骨折，严重水肿；

6. 婴幼儿；

7. 精神紧张，过饥过饱及饮酒后等。

宇泉多功能罐疗诊治仪亚健康调理技术

《黄帝内经》中记载：气为血之帅，血为气之母。人生百病，多因气血不通所致；气血畅通，健康一生。我们中华民族两千年来的中医理论的核心就是研究调理气血。身体内气血一旦运行不畅，则造成气血淤滞，瘀滞的部位就容易产生疾病，如果长期得不到调理，则日积月累，变成重病。

我们中华罐疗法已有几千年悠久的历史，罐疗法是我国古代劳动人民在生活实践中用来治疗疾病常用的一种方法。这种疗法由于操作简单，使用安全，千百年来始终在民间流行。罐疗法是祖国传统医学非药物疗法的一个重要组成部分；随着科学技术的发展，不少专家学者将现代技术与古代拔罐疗法相结合，发明出各种新型罐具，为防治疾病做出了贡献。

宇泉多功能罐疗诊治仪亚健康调理技术是由李玉泉先生发明的、山西宇泉医疗器械有限公司生产的集诊断、磁疗、罐疗、针疗、药疗为一体的既能诊病、又能治疗的多功能医疗设备。多功能罐疗诊治仪于2005年7月6日获得了国家专利证书，专利号：ZL200420047769.0

宇泉罐诊罐疗法的发明，是我们在继承中华传统拔罐的基础上，结合二十年大量的临床实验经验，把我国具有悠久历史的古代罐具与现代科技相结合，将我国传统中医的诊治方法与现代医疗诊断技术融为一体，独创的最新科技产品。

【原　　理】

“宇泉罐疗多功能诊治仪亚健康调理技术”的原理是根据中医阴阳理论，气血运行学说、经络学说、五行学说、磁疗学的辩证关系实施诊病、治病、调理气血。

【适应症及使用方法】

本技术以经络学为指导，强调整体的全身阴阳平衡扶正祛邪，具有疏通经络、活血止痛、健康预警的作用，可广泛用于疾病预警诊断、亚健康调理及家庭的自我保健。适应肥胖综合症、身体疼痛、腰颈椎功能减退、等多种亚健康症状。

【操作方法】

叩拔时将罐体对准穴位，先把罐体顶端的阀杆轻轻提起，再把真空枪枪口垂直套住罐体上端，然后提拉真空枪的拉杆 2—5 次，达到适当负压，把真空枪取下，并将罐体阀杆按回原处。当使用结束时，再将罐体顶端的阀杆轻轻提起，取下罐体，用消毒棉球擦干净。

叩拔困难时，罐口可涂凡士林或用标准粉做成罐具口大小的面圈，起到密封效果。每次调理 10—15 分钟，每日一次或隔日一次。7—10 次为一周期。休息 3—5 天后进行下一周期。

【禁 忌 症】

下列情况者慎用本产品调理：

患重度心脏病、晚期癌症、局部溃烂、骨折、神经病、皮肤过敏症、活动性肺结核、有出血倾向疾病、有痉挛抽搐不合作者、孕经期妇女前后阴部位、心脏搏动处。

【注意事项】

1．拔罐后，身体出现冷或患部出现麻木，经络有蚁行的感觉，局部出汗，全身关节部位一日比一日疼痛（发热胀痛，甚至比拔罐前还痛），此种情况为散风、散寒、散湿的过程，继续拔罐治疗 3—8 天后，疼痛减轻或消失，这是罐疗效力所至，需连续拔罐，直至痊愈。

2．如果拔罐后，患者感觉疼痛，可在拔罐后多饮水，可缓解疼痛。

3．在诊病、治病规定的时间内，如拔罐部位出现有白水泡，说明体内有寒气；如出现黄色水泡，说明体内有药毒；如出现黑血泡，说明体内有瘀肿；以上症状属正常反应，起罐后用消毒针把水泡、血泡刺破、挤出液体即可，不要停止治疗，直至痊愈。

4．拔罐后请将罐具进行消毒。

5．本技术（产品）应专人专用，避免多人使用导致交叉感染。

吸闻康制剂亚健康调理技术

“吸闻康亚健康调理技术”（以下简称“吸闻康”），是由黑龙江宗博堂众生医疗技术开发有限公司科研人员研发的一款帮助人体复原的产品，该科研成果是一种闻剂中药，通过鼻腔给药刺激大脑，从而让大脑调节人体运行，修复自愈力，符合中医《黄帝内经》记载：“气出于脑，即不邪干”的理论。

现代科学发现在鼻子的上腔，左右各有 **2,500** 万个神经细胞，这是大脑神经裸露在外的一部分神经细胞。该产品吸入鼻腔后，经鼻毛阻挡，落到鼻黏膜上，使这部分细胞开始发挥作用，调解全身的神经系统、经络系统，带动了整个的血液循环系统、呼吸系统、消化系统等，从而调节人体康复功能，调整亚健康症状。

【原　　理】

用“吸闻康”吸收、刺激和传导即可修复大脑的经络系统，并调整全身经络系统，促进血液循环，满足全身的营养供应！该产品，经过十几年的应用观察，效果显著。应用于治未病及亚健康康复，可以增强人体自愈能力并使其保持最佳的状态。

【应用范围】

由于“吸闻康”调理亚健康是从修复人体经络入手，恢复人体细胞生成调度分配能力，使人体的智能修复和诊断系统得到复原，所以可以针对广泛的亚健康症状，如颈肩不适、失眠、容易感冒、阴囊潮湿、胃肠功能紊乱、头痛、各种身体疼痛等，长期应用还有抗衰老的功效。

【功　　能】

通过激发大脑功能，调节神经系统、血液循环系统、呼吸系统、消化系统、免疫系统、改善微循环。长期使用，有益健康。

特点：

用量极少：鼻腔吸入每次用量极少；

迅速见效：很多症状可短时见效；

普适性高：通过激活大脑，调节经络，适合多种亚健康症状的调节；

无毒无瘾：纯中药精制闻剂，副作用小、无成瘾性。

【使用方法】

止痛：疼痛时使用，用少量（约耳勺大小用量）吸入鼻腔内，左边痛通过右鼻吸入，右边痛用左侧鼻腔吸入，5分钟见效。

其它症状：早、晚各一次，用少量（约耳勺大小用量）吸入鼻腔内，可出现喷嚏、流眼泪现象，说明已发挥其功效。

【注意事项】

置阴凉干燥处贮藏。

诗艾芳香调经通络亚健康调理技术

广州力欣公司自主研发的诗艾芳香调经通络亚健康调理技术，“净”有清理、净化的意思；“养”有调养、滋养的意思。运用植物天然、特殊的治疗作用，结合中医辨证论治的诊断方法，对细胞、血液、血管、淋巴、经络管道、脏腑进行清理，达到净化经络管道、净化脏腑体质、净化生殖内环境的作用；同时修复受损、滋养气血、强健脏腑功能，达到调养身心、纾解压力、强化体质的效果。

【原　　理】

经络是人体气血运行及毒素代谢的重要管道，通过经络穴位和反射区发现脏腑功能的失调问题，更具对症选择相应的精油对经络热感进行点对点的疏通、滋养，达到由表及里的调理作用。

【适 应 症】

肤色暗黄、长斑、长痘、腰酸背痛、疲劳、失眠、多梦、记忆力下降、头晕、 头痛、精神紧张，压力大、脊椎僵硬或疼痛、局部肥胖、更年期综合症、缺乏运动。

【调理方法】

一、四季五行能量经络养生套

【功　　效】

根椐春、夏、秋、冬不同季节的变化来进行脏腑的调理；特别调配对应的五脏专属精油，更好的强化脏腑之间的协调工作

1、组成：

品　名	规格	品　名	规格
五行木精油	30ml	养肝互配精油	15ml
五行火精油	30ml	养心互配精油	15ml
五行土精油	30ml	养脾互配精油	15ml
五行金精油	30ml	养肺互配精油	15ml
五行水精油	30ml	养肾互配精油	15ml

【使用方法】

- 清洁淋浴
- 经络导引治疗：五行精油
- 重点疏通治疗：导引刷
- 滋养经络脏腑：五行专属精油

二、能量玉石醒肤通穴套

【功　　效】

运用能量导引玉石来疏通面部的经络，打通面部的穴位，加速气血循环，行气止痛，提高细胞的再生及免疫系统，提高肌肤的氧气交换，有效强化肌肤代谢毒素；同时通过面部各个反射区还可达到辅助调节内在脏腑的蠕动功能。

1、组成：

品 名	规 格
保湿抗皱精致通穴精油	5ML
檀香丝滑锁水精油	5ML×2

【使用方法】

- 花茶：（护理前后）
- 导穴：面部通穴精油
- 疏经：能量导引玉石+面部通穴精油

梵媞玫瑰密语生殖养护亚健康调理技术

广州市力欣国际贸易有限公司的科研团队，通过对人体的全面研究，结合中医理念和芳疗技术，率先提出生殖美疗概念，利用芳疗产品及植物的特性在中医整体观的指导下，根据女性的生理结构特点及生殖保健需求，开发了梵媞玫瑰密语生殖养护疗法，以净化、滋养、紧致为调理目的对女性生殖进行全方位的呵护。本技术操作人员必须为女性。

【原　　理】

首创三步九曲养阴术：

第一步：净-- 清宫、排毒、消炎；

第二步：润-- 水润、调经、养巢；

第三步：紧-- 缩阴、粉嫩、性香；达到养颜、排毒、滋养、修护、提升两性生活品质的功效。

【功　　效】

针对如妇科炎症、慢性宫颈炎、宫颈糜烂物理治疗后的创伤愈合；月经失调；阴道干涩；阴道松弛；更年期提前等。

【应用方法】

一、玫瑰密语温养基初调理

【组　　成】

温养基润精油 100ml；温养修复精华 3ml*24支；温养芳香膜 4g*24 包

【主要成分】

葡萄籽油、荷荷巴油，月苋草油、薰衣草精油、生姜精油、玫瑰精油、益母草、当归、红花、人参、射干提取物

【功　　效】

1. 畅通经络，排除盆腔淤寒，改善腰骶疼痛、月经不调状况；

2. 调理体质平衡，温宫养宫。

【使用方法】

1. 配合荷尔蒙调理手法按摩

2. 涂抹私密处润泽

二、玫瑰密语净妍纯洁调理

【组　　成】

净妍纯洁馥胺油 5ml*3；净妍香丹 1.2g/粒；4.5PH 水嫩洗液 15ml；净妍修复凝胶 5g*5

【主要成分】

灵芝、金樱子、山慈菇、蛇床子、血竭、冰片、藏红花、乳香、没药、黄柏、当归、僵蚕、犀牛角、野菊、金银花、蜂胶提取物、藏红花、茶树精油、薰衣草精油、茉莉精油、蛇床子油、紫草籽油

【功　　效】

1. 清理阴道内部环境，清除阴道及宫内毒素垃圾，消除异味；

2. 含有天然抗菌素，对阴道和子宫内的病菌进行靶向性的杀灭；

3. 修复坏死细胞并使新细胞再生，活化肌肉组织，恢复阴道自洁自净的能力，修复受损部位。

【使用方法】

1. 配合荷尔蒙调理手法按摩

2. 使用 03 臭氧净化消炎

3. 涂抹私密处润泽

三、玫瑰密语水润青春调理

【组　　成】

玫瑰水润青春油 100ml；女性调理润润贴 2 片*12 袋；水润青春液 3ml*12；芭疗回春精油 5ml*6；幸福滋润乳 5ml*3

【主要成分】

玫瑰精油、檀香精油、甜杏仁油、荷荷巴油、月苋草油、维 E 醋酸酯、雪松精油

【功　　效】

1. 独特的荷尔蒙反射区激活配方精油，激活女性生殖区功能

2. 活血调经；调节荷尔蒙平衡，有效抗衰回复青春活力

3. 延缓生殖衰老，保持水润青春活力

【使用方法】

1. 配合荷尔蒙调理手法按摩。

2. 用振动按摩仪温和激活女性性腺轴，每次 20 分钟。

3. 涂抹私密处润泽。

4. 本调理每隔 5 天调理一次，四次为一疗程。

四、玫瑰密语紧香臻情调理

【组　　成】

紧香舒活精油 5ml*6；紧香臻情凝胶 5g*6；粉嫩佳人芳香膜 6 片；魅香乳 5ml*3；臻情调和精油（男）5ml*3；臻情调和精油（女）5ml*3

【主要成分】

月苋草油、玫瑰精油、依兰精油、生姜精油、天竺葵精油、檀香精油、茉莉精油、雪松精油

【功　　效】

1. 修复阴道粘膜组织

2. 加强肌肉张力改善盆底肌弹性

3. 有效排出黑色素和毒素，滋润私密处娇嫩肌肤

4. 激活女性性腺分泌，提高两性情趣

【使用方法】

1. 配合荷尔蒙调理手法按摩。

2. 用振动按摩仪加强盆底肌运动，每次 20 分钟。

3. 涂抹私密处润泽。

4. 本调理每隔 5 天调理一次，四次为一疗程。

五、玫瑰密语净妍水嫩日用调理

【组　　成】

净妍臻洁喷雾 30ml；赋妍芳香精油 5ml；4.5PH 水嫩洗液 30ml；幸福滋润乳 5ml*6；净妍修复凝胶 5g*3

【主要成分】

蜂胶提取物、藏红花、茶树精油、薰衣草精油、茉莉精油、蛇床子油、紫草籽油

【功　　效】

1. 天然抗菌素，全面保护私密健康

2. 全面促进阴道壁细胞的活跃，促进血液循环和细胞再生，使阴道弹力纤维和横纹皱壁恢复到鲜活状态

【使用方法】

1. 取 4.5PH 水嫩洗液清洁私密处。

2. 净妍臻洁喷雾取适量喷于私密处。

3. 幸福滋润乳涂抹于私密处。

4. 取净妍修复凝胶一支推入阴道，吸收。

五步养生法亚健康调理技术

五步养生法是由辨体辨证、排出毒素、疏通经络、食疗纠偏、阴阳平衡五个步骤来实现人体“阴平阳秘”的平和健康状态。五步养生法被评为“中国特色养生疗法”。

【原　　理】

“五步养生法”主要依据中医经络学说、藏象学说、阴阳学说及现代人体慢性中毒学说、细胞体液学说，以中医“清调补”为主要调理手段，“调气血，通经络”实现内养外调，通过五个步骤实现简单化养生。

【功　　用】

个性化调理，辩证施治、疏通经络、行气活血；调节脏腑，沟通内外提升脏腑功能；平衡阴阳，补虚泻实；改善体质，使面色红润；促进新陈代谢，

活化细胞；调和体内营养状态，平衡内分泌，使阻滞在人体内的毒素排出体外，使身心保持气血充盈、经络通畅、脏腑安和、使人体达到“阴平阳秘”的平和健康状态。

【适 应 症】

五步养生法主要应用于预防、调理亚健康，如白领综合症、美容综合症期、运动综合症、产后综合症、更年期综合症以及怕冷、烦热、气短、乏力、易怒等亚健康前端表现。

【应用方法】

1. 辨体辨证（辨），通过传统中医诊断方法结合经络检测仪进行个体化分析，以辨证施治原则实施下一步养生调理；

2. 排除毒素（清）排除体内毒素，改善体内生态环境；

3. 疏通经络（通）疏通经络，使人体气血畅通充盈，正本清源；

4. 食疗纠偏（养）用药食同源产品的四性五味纠正调理体内阴阳、营养之偏；

5. 平衡阴阳（和）平衡阴阳使脏腑功能协调，达到动态平衡，进而使人体达到“阴平阳秘”的平和状态。

一、外调

（一）、颈肩酸痛：

是现代白领最常见的亚健康症状之一，中医认为是由于颈肩部气血瘀滞、经络不通所致。通过疏通经络之肩颈护理可以舒筋通络，活血化瘀，促进局部新陈代谢，使原本僵硬的肌肉放松。从而提高生活质量，调整亚健康状态。

具体方法如下：

1．按照手三阳经循行路线，用磁疗棒，采用滚、揉、敲，方式疏通经络。

2．按照手三阴经循行路线，用磁疗棒，采用滚、揉、敲，方式疏通经络。

3．用经络磁疗棒，在颈椎和肩胛部位，采用滚、揉、敲，方式疏通经络。

4．壮方熏蒸，在熏蒸桶内熏蒸 15 分钟，通过负离子蒸汽温热作用，畅通毛孔，改善肌肤微循环，起到活血化瘀，温经散寒，消除疼痛。

（二）、脾胃虚寒：

中医认为脾胃虚寒，因饮食失调、过食生冷、劳倦过度、或久病或忧思伤脾等所致。

具体调理方法如下：

1. 取穴足三里、中脘、神阙，天枢，内关，脾胃腧。

2. 双手掌向上，双臂伸直，双腿平伸。取梅花香一根点燃一端，对准穴位，倾斜 45 度，在距肤 2～3cm 左右处进行灸疗。以局部有温热感而无灼痛为度。每日 1 次，10 次为一调理周期。

（三）、腰酸背痛：

腰酸背痛指腰部一侧或双侧以及脊椎疼痛的一种症状，是常见亚健康的症状之一。腰部是督脉和膀胱经的循行之处。腰酸背痛主要与督脉和膀胱经经气不畅有关。长期保持同一种姿势，加之风寒外袭，使腰背部经络气血阻滞，不通则痛。此外，亚健康与肾气虚损密切相关，“腰为肾之府”，肾虚导致腰部脉络失于温煦，濡养，也会导致腰痛。扶正固本，补益肝肾，疏通经络，祛风除湿，缓解肌肉疲劳与痉挛，从而缓解腰酸背痛。

1．经络磁疗棒，按膀胱经循行路线，从大椎穴开始采用，点、推、揉、滚、敲五种方式，疏通至涌泉穴。时间 30 分钟。

2．经络磁疗棒，按督脉循行路线，从大椎穴开始采用，点、推、揉、滚、敲五种方式，3．重点疏通夹脊穴，至长强穴。时间 30 分钟。

梅花香灸：大椎、命门、肾俞，八髎，涌泉 30 分钟。

二、内调：

药食同源疗法，在中医基础理论指导下，将百合，枸杞等具有调理脏腑作用又有营养价值的“药食两用”的品种，根据其性味归经原理，制成“松瑞源”归经食品便于食用和携带的药食两用食品。根据个人体质情况选择食用，达到保持健康，滋补强身，延年益寿的目的。

配方一：

主要成分：炒决明子、白菊花、白茯苓、枸杞子、甘草、荷叶、蒲公英、山楂等

功能：清肝泻火、滋阴润燥、降压减肥

配方二：

主要成分：黄精、枸杞子、菊花、龙眼肉、阿胶、白茯苓等

功能：养血凉血　滋阴润燥

配方三：

主要成分;龙眼肉、甘草、白茯苓、炒枣仁、枸杞子、砂仁、莲子等

功能：气血双补、养心安神

配方四：

主要成分：炒枣仁、甘草、枸杞子、茯苓、莲子、百合、阿胶等

功能：益气滋阴、养血安神

配方五：

主要成分：砂仁、山楂、山药、白茯苓、鸡内金、陈皮、枸杞子、高良姜等

功能：温胃消食、健脾理气

配方六：

主要成分：山楂、白茯苓、甘草、陈皮、砂仁、生薏米、香橼、苍术等

功能：健脾胃、清湿热、理肠胃

配方七：

主要成分：太子参、甜杏仁、陈皮、甘草、茯苓、山药、桂圆肉、莲子等

功能：补中益气、增强免疫

配方八：

主要成分：白果、金银花、黄精、芦根、白茯苓、胖大海、淡豆豉、杏仁等

功能：润肺滋阴、清热解毒、止咳化痰

配方九：

主要成分：肉桂、山药、益智仁、白茯苓、枸杞子、高良姜、大枣、核桃仁等

功能 ：温补壮阳、补肾填精、强壮筋骨、益智健脑

配方十：

主要成分：枸杞子、黄精、莲子、桑葚子、玉珠、山药、黑芝麻、百合、茯苓、龙眼肉

功能：滋补肾阴、祛热除烦、乌须黑发、坚筋壮骨

配方十一：

主要成分：佛手、茯苓、陈皮、鸡内金、香橼、砂仁、甘草、焦三仙等

功能：疏肝理气、宽胸解郁、软坚散结、健胃消食

（一）五更泄泻：

清晨五更时即泄。每天早晨天未亮之前即肠鸣泄泻，故名“晨泄”。原因主要是肾阳虚，命火不足，不能温养脾胃，故又名“肾泄”。又名鸡鸣泄、五更溏泄、晨泄、多因肾虚所致。

服用方法：上午 9 点——11 点服用配方五、配方九（各 4 粒）、配方三、配方七、配方十（各 2 粒）。

下午 15 点——17 点服用配方五、配方九（各 4 粒）、配方三、配方七、配方十（各 2 粒）。

（二）、月经不调、乳腺增生：

中医认为经水出诸肾，指出月经病和肾功能有关，和脾、肝、气血、冲脉、任脉、子宫也相关。主要分为两种：一是虚证，即“不荣则痛”，是由于气血虚弱或肝肾亏损造成的，这类人平时应注意调补，补气养血或滋补肝肾。二是实证，即“不通则痛”，是由于气血运行不畅造成的，这类人宜祛淤止痛，活血通气。

服用方法：

上午 9 点—11 点服用配方一、配方二、配方四、配方六、配方八、

配方十、配方十一（各 4 粒）、配方九（4 粒）。

下午 17 点—19 点服用配方一、配方二、配方四、配方六、配方八、

配方十、配方十一（各 4 粒）配方九（4 粒）。

（三）、失眠多梦：

多由于思虑劳神过度，耗伤心阴，或由于肝肾等脏器阴亏而累及心脏所致。

服用方法：上午口服配方四 2 粒，下午服用配方四 2 粒、配方二 4 粒、配方十 4 粒、配方九 1 粒。

【健康提示】

1．五步养生法是建立在愉快的心情、充足的睡眠和适当运动的基础上。

2．每天饮水量保持 2000~3000 毫升，多食五谷杂粮和蔬菜水果。

中和亚健康中医导引调理技术

中医导引术在中国起源很早，中国最早的医学经典《黄帝内经》中就将导引与砭石、草药、艾灸、针法并立为一种医疗治病的方法。其后，导引在中国养生及医疗方面的应用逐渐发展，至中国隋代，出现了官方编著的导引治病法大成的医书《诸病源候论》。此后，历代官方医学都将导引作为医学养生内容加以收录，并推崇其养生保健价值。

【原　　理】

导引主要通过“调形”、“调息”、“调神”来锻炼人体生命的三个要素“神（spirit）”、“气（Qi）”、“形（body）”来提高生命的自组织能力（Self-organization power），通过动作导引来锻炼形体，疏通经络系统，通过静态导引来增强元气，并通过宁静精神来使人体真气和形体相互和谐运作，从而使生命阴阳调谐，气血通畅，经络疏通，健康状态得以恢复，改善各种亚健康症状。

【功　　效】

1．中和亚健康中医导引调理技术主要以站桩为主，可激发人体经络通畅，从而促进气血运行；

2．通过动作导引沟通上下，使上下阴阳相交，促进人体到达古人所说的“阴平阳秘”的健康状态；

3．在站桩的同时，通过意念的导引，可引火归元，培补元气，增强身体免疫力。

【适 应 症】

1.　睡眠异常

中医认为阳主兴奋，阴主安静，阳在外，阴之使也，阴在内，阳之守也。所以如果夜晚人体阳气渐归于里，与阴相合，则人进入休息睡眠状态，如果阳不入阴，就会使人处于兴奋状态，不易入睡。所以失眠和早醒等的睡眠异常，都是由人体浮越在上、在外的阳气不能入归于里，与阴气相合，故而失眠、早醒等。现代人生活节奏快，生活压力大，且社会复杂，造成很多人生活不规律，或过于疲劳，或脑力劳动强度大，渐渐造成自身的阴阳运行失调，从而导致睡眠障碍。

中和中医导引术，重在引火归元，沟通阴阳，故而对睡眠障碍有很好的调理作用。

2.　鼻咽部不适

中医认为鼻炎、鼻咽部不适等症状，多由肺脾气虚，邪滞鼻窍所致，伤风鼻塞治疗不彻底，病后失调，损伤鼻肺；或因饥饱劳倦，脾失健运。若肺气不足，卫表不固，则易受邪毒的侵袭，肺失其清肃之功，以致邪毒滞留鼻窍；若脾胃虚弱，则运动不健，失去升清降浊之职，湿浊滞留鼻窍致鼻塞不通。

中和亚健康中医导引调理技术可通畅经络运行，通过增强肺卫之气，使鼻塞等鼻部不适症状迅速改善。

3.　容易感冒、免疫力低下

中医认为容易感冒是由于人体卫气不足，故而容易感受风邪所致。中和中医导引术可增强人体元气，同时改善卫气运行，增强人体免疫力，使易感人群免疫力提高，容易感冒的亚健康体质得以改善。

同时，在感冒初期锻炼可预防症状进一步发展，感冒中锻炼，可帮助缓解感冒症状，加速感冒痊愈。

4.　眼部不适

现代社会电脑的大量使用，使很多人都有眼部干涩的不适症状。中医认为，眼得血则能视，中和亚健康中医导引调理技术能通畅经络，改善气血循环，使眼部供血得以改善，使眼部的亚健康不适症状得到调理。

5.　改善精神抑郁

现代医学研究表明，精神状态的变化有其物质基础，中医认为，抑郁等状态是由于元气不足，肝气受抑制所致，中和亚健康中医导引调理技术在调理人体经络气血运行的同时，也通过宁静心理的锻炼，综合调理人体心身状态，改善精神抑郁的身心状况。

6.　改善手脚凉

多数女性冬天时自觉手脚凉，部分人甚至夏天也有此现象出现，主要原因是末端血液循环不畅所致，中医认为是气血运行受阻，通过此导引锻炼可通畅经络，改善气血运行，所以对手脚发凉的亚健康症状可以显著改善。

7. 出汗异常

中医认为“汗为心之液”，“阳加于阴则为汗”，多汗之人往往是因为卫气虚弱，不能固密阴液；或内热熏蒸，发越阳气外散，迫液外出而为汗；盗汗则是因为肾阴亏虚，不能收纳阳气，总之，出汗异常的病机多由营卫不和或阴阳失调所致。

中和亚健康中医导引调理技术，以交通阴阳，培养元气为主，可明显改善出汗异常人的体质。

8. 其它

中和亚健康中医导引调理技术能通畅经络，促进气血运行，故而对改善血液循环尤其是改善人体的微循环有显著的效果，长期练习，可使面部气血循环改善，有美容的功效。通过促进血液循环，改善心脏供血功能，调节人体的新陈代谢，有延缓衰老的效果，

【习练方法】

见附件 1：《中和亚健康中医导引调理技术》。

第一节 通达经络

此节源出于《易筋经》。术式简要，从通达手足三阴三阳经入手，促进气血流畅，使后节练习收到事半功倍的效果。

第二节　运转阴阳

此节源出于隋代《诸病源候论》，已有千年以上历史。本节动作通过上下易置导引，能促进身体内平衡而达到“阴平阳秘，精神乃治”之目的。

第三节　气注丹田

丹田者，气之“田”也，非一点或一穴，乃是一片空间，人体气机旺盛活泼之处。三田之说源出于《黄庭经》，本节导引法接上节后使三田留意注气，犹如赛车在中途加油，能促进体内气机运转活泼。

第四节　鼎立培本

此节源出于《性命圭旨》之“立禅”，但功用不同。此节动作通过下蹲和意念下守，激发人体气机上下沟通，引心火以归下丹田而改变上盛下虚之体质。

第五节　返朴归元

此节源出于明道家《性命圭旨》，本为卧式导引法，用于结尾收式，使人体外散之真气回收。

【注意事项】

1.有癫痫、精神疾病史、脑外伤后遗症者不可习练。

2.初期须有老师教授要领和正确方法后方可练习，不可看书自行习练。

3.不得在极度困倦、劳累、空腹的情况下练习，饭后一小时内不宜练习。

4.需循序渐进，时间由短而长，强度由低至高。每日保健锻炼时间以一小时为宜。

5.异常天气情况下切勿在室外练习。

6.练习环境应尽量安静，并选择空气流通，清新，温度适宜的练习场地。

7.练习导引术时，需穿适宜运动的衣物和舒适的平底鞋。

四季康贝少儿亚健康增肺卫、增体质推拿调理技术

【原　　理】

强肺卫、增体质推拿是根据少儿“肺常不足”的生理特点来养生保健调理。由于少儿脏腑娇嫩，腠理不密，卫外功能较弱，且肺为清虚之体，不耐寒热，易受邪侵，外邪入侵，常先伤肺，强肺卫、增体质推拿是通过增强肺脏的功能，提高对外邪的抵抗能力，预防外感病的发生。

【适宜人群】

体质虚弱、易疲劳、易感冒、头痛、反复咳喘的少儿。

【功　　效】

增强少儿肺卫功能，宣通肺脏，强卫固表，提高少儿机体抵抗外邪能力。

【调理方法】

取强肺卫、增体质中药草本精油适量用于下述穴位上并施以手法。

（一）体位：施术者端坐，根据选穴不同，受术者分别采用坐位、仰卧位和俯卧位。

（二）选穴：开天门 48 次　分推坎宫 48 次　揉太阳 2 分钟　揉迎香 2 分钟　拿揉风池 24 次　拿揉肩井 8 次　分推手阴阳 120 次　补肺经 360 次　揉板门 3 分钟　捏脊 7 遍

（三）操作时间：每次 30 分钟左右。

【注意事项】

施术者双手要保持清洁，勤修指甲，手法适度；

调理环境安静，室温适宜；

调理一般在饭前进行，调理完后避风寒；

调理体位：选择体位以便于手法操作和使少儿舒适为原则。施术者端坐，受术者，根据选穴不同，分别采用坐位、仰卧位和俯卧位；

疗程和时间：10 天为 1 疗程，每次推拿约 30 分钟。一疗程结束后可休息 2-3 天，观察并评价其疗效。

【禁　忌】

（一）某种急性传染病（如猩红热、水痘、肝炎、肺结核等）

（二）各种恶性肿瘤的局部

（三）出血性疾病及正在出血和内出血的部位

（四）骨与关节结核和化脓性关节炎

（五）烧、烫伤和皮肤破损的局部、各种皮肤病患处

（六）骨折早期和截瘫初期

（七）极度虚弱的危重症患者，严重的心脏、肝肾疾病，诊断不明的疾病

【意外情况】

实施少儿推拿过程中，可能出现皮肤破损、骨折等意外情况。

【处理措施】

（一）若用力不当导致少儿皮肤破损，较轻者可局部涂红药水，并避免在破损处操作，较严重者应做局部消毒处理，预防感染。

（二）推拿过程中，少儿出现烦躁、恐惧、哭闹、极度不配合的情况下，应暂停推拿，耐心与少儿沟通和交流，去的少儿信任后方可继续实施推拿。同时，必要情况下可请相关专科处理。

四季康贝少儿亚健康健脾胃、增食欲推拿调理技术

【原　理】

健脾胃、增食欲推拿是根据少儿“脾常不足”的生理特点来养生保健调理。脾胃为后天之本，气血生化之源。小儿生长发育所需要的一切营养物质，均需脾胃化生。而少儿脏腑娇嫩，形气未充，脾常不足，易为饮食及外邪所伤。另外小儿生长发育迅速，所需营养物质较多，故小儿脾胃运化水谷，吸收精微物质的负荷相对较大，脾胃的正常运转是小儿健康成长的基本保证。健脾胃、增食欲推拿是通过强健脾胃，增强食欲，调理气血，提高小儿身体素质，增强抵御疾病的能力，促进小儿生长发育。

【适宜人群】

厌食、挑食、积食、消化不良导致的腹泻、腹胀、口臭等

【功　效】

通过增强脾胃功能，使孩子脾运健旺，气血充足，体质健壮，发育正常。

【调理方法】

取健脾胃、增食欲中药草本精油适量用于下述穴位上并施以手法。

（一）体位：施术者端坐，根据选穴不同，受术者分别采用坐位、仰卧位和俯卧位。

（二）选穴：补脾经 480 次　揉板门 3 分钟　逆运内八卦 3 分钟　掐揉推四横纹 48 次

揉中脘 3 分钟　揉脐 3 分钟　摩腹 3 分钟　按揉足三里 2 分钟　揉脾俞 2 分钟　捏脊 7 遍

（三）操作时间：每次 30 分钟左右。

【注意事项】

施术者双手要保持清洁，勤修指甲，手法适度；

调理环境安静，室温适宜；

调理一般在饭前进行，调理完后避风寒；

调理体位：选择体位以便于手法操作和使少儿舒适为原则。施术者端坐，受术者，根据选穴不同，

分别采用坐位、仰卧位和俯卧位；

疗程和时间： 10天为1疗程，每次推拿约30分钟。一疗程结束后可休息2-3天，观察并评价其疗效。

【禁　忌】

(一）某种急性传染病（如猩红热、水痘、肝炎、肺结核等）

（二）各种恶性肿瘤的局部

（三）出血性疾病及正在出血和内出血的部位

（四）骨与关节结核和化脓性关节炎

(五）烧、烫伤和皮肤破损的局部、各种皮肤病患处

(六）骨折早期和截瘫初期

（七）极度虚弱的危重症患者，严重的心脏、肝肾疾病，诊断不明的疾病

【意外情况】

实施少儿推拿过程中，可能出现皮肤破损、骨折等意外情况。

【处理措施】

（一）若用力不当导致少儿皮肤破损，较轻者可局部涂红药水，并避免在破损处操作，较严重者应做局部消毒处理，预防感染。

（二）推拿过程中，少儿出现烦躁、恐惧、哭闹、极度不配合的情况下，应暂停推拿，耐心与少儿沟通和交流，去的少儿信任后方可继续实施推拿。同时，必要情况下可请相关专科处理。

扶阳罐对失眠多梦亚健康状态的调理技术

扶养罐是由株洲扶阳医疗器械有限公司自主研发的创新型医疗器械设备，与其配套的扶养罐温刮温灸温推亚健康调理技术入选我国与世界卫生组织合作研究“中医药‘上工治未病’工程项目以及中医药对亚健康防治干预研究”项目。

【原　理】

扶阳罐对失眠多梦亚健康状态的调理技术是一种新的调理方法，配合扶阳调理介质，以罐带手，补而不过，去邪而不伤正，具有扶正祛邪，调和气血，协调阴阳的功效。通过扶阳罐温灸、温刮、温推任脉、脾经、胃经和胆经上的穴位，可对腹部和远端穴位进行全面的疏通和调整，可以通经络、调气血、调气机、养其志、安其神。使人体气机通畅、上下通达、心肾相交，阴阳调和，神自安宁，进而安睡。

【功　用】

扶阳罐具有温通经络，祛风散寒，扶阳固脱，升阳举陷、扶正祛邪，调和气血，协调阴阳的作用。从现代医学角度来看，扶阳罐能够改善血液微循环、软化血管、促进新陈代谢、活化细胞、平衡内分泌、改善组织营养状态，快速将阻滞在人体内的病理代谢产物通过皮肤和血液循环排出体外，最终增强和改善人体免疫系统的功能，达到抗衰老，消除疲劳，促进体力恢复的效果。

【适 应 症】

失眠多梦、头痛头晕、肩颈酸痛、腰酸背痛、肠胃不适、痛经、肥胖等及日常保健。

【应用方法】

一、器械

扶阳罐　按摩床

二、介质

1.扶阳经络油

成分：黄芩、连翘、独活、红花、血竭、川芎、金银花、薄荷脑、玉桂油、食用植物油等。

适用：配合扶阳罐对四时感冒、脘腹疼痛、腰酸背痛、风湿痹痛等亚健康状态的调理。

2.扶阳素油（合柏）

成份：合欢皮、柏子仁、夜交藤、远志、珍珠母、食用植物油等。

适用：配合扶阳罐对阴阳失和、气血亏虚、虚烦多梦、健忘、疲倦焦虑等亚健康状态的调理。

三、失眠多梦亚健康状态的调理操作

1.先对扶阳罐用大林科菌液清洁、消毒并插上电源预热，准备好刮痧介质扶阳素油（合柏）、扶阳经络油，清洁好按摩床，准备好热毛巾和干净的毛巾各一条。

2.受术者排空小便，仰卧于按摩床上。

3.用手法对头部进行放松：开天门，分阴阳，运太阳，掌揉按颞侧部经络，按揉颈部。

4.扶阳开穴，涂抹扶阳素油（合柏）。持扶阳罐温灸、定灸、点揉百会、四神聪。

5.持扶阳罐温灸太阳，再温推头部颞侧，从太阳穴附近开始，沿胆经方向温推至乳突处和风池穴，予以温灸，重点点按安眠穴及风池。

持扶阳罐温刮头部颞侧胆经循行部位，以患者能够耐受为度，最后再逐渐减力轻刮，每侧刮拭9—18次为宜，使患者头部放松又感舒适为度。

同法操作头部另一侧（先左后右）。

6.用热毛巾擦拭腹部，手法放松腹部，均匀的涂抹扶阳素油（合柏），在腹部温灸、温推、温刮，交叉进行。

温灸：持扶阳罐温灸中脘、神阙、关元、天枢；

温推：持扶阳罐紧贴腹部，以神阙穴为圆心慢慢往外绕圈扩大，顺时针推揉腹部，再由大到小顺时针绕圈返回，最后回到神阙穴为一遍，共5遍；

温刮：温刮任脉，从中脘至关元（绕开神阙穴刮拭，刮拭力度要轻柔）9—18次为宜，用直线刮法刮拭两侧的脾经、胃经9—18次为宜（温刮区域以不碰到肋弓和髂棘为宜）。

7.持扶阳罐温灸少海及神门，温推并用直线刮法刮拭前臂的心经循行区域，从少海至神门，每侧9—18次，重点刮拭神门穴，也可点压、按揉。

8. 涂抹扶阳经络油，持扶阳罐温灸双下肢足三里、三阴交、涌泉，也可予以刮拭、点按。

9.按摩放松肩颈，嘱受术者饮用温开水，完成本次扶阳罐操作。

【使用提示】

1.扶阳罐的刮痧头采用高温瓷制作，使用中请注意勿重摔或掉落，否则瓷头可能破裂，若瓷头有破裂痕迹请勿使用，否则割伤皮肤。

2.若配合介质药油使用而有气味和脏物残留时，请先拔下电源插头，用刷子与特制清洁抗菌液进行清洁或用棉布沾少许消毒水加刷子擦试刮痧头，切勿用水浸泡和用水冲洗，以免损坏或漏电。

3.在使用过程中，刮痧头有高温，请不要乱摆放，以免烫伤。不用时请断开电源开关并拔下电源插头。

4.使用扶阳罐作理疗时，严禁用被褥等覆盖，若扶阳罐温度过高应从理疗处移开，待温度正常后再使用。

5.在受术者身体有寒湿的情况下，使用扶阳罐刮拭后会出现不同的痧象，属正常现象，在3-5天后会自然消退。

6.使用扶阳罐理疗时，还可以配合涂抹扶阳经络油或者扶阳素油，以提高疗效。

7.做完理疗，要饮足量温开水，以提高功效发挥。使用扶阳罐后三小时内不要用冷水洗澡，请勿进食冷饮食品，保持局部温度，以防寒邪侵入。

【禁 忌 症】

1.严重心脑血管疾病（尤其带有心脏起搏器患者），肝肾功能不全者禁用扶阳罐。

2.孕妇的腹部，腰骶部及月经正常的妇女月经期间禁用扶阳罐。

3.传染性皮肤病或皮肤有破损处不宜使用扶阳罐。

4.血小板减少性紫癜，白血病及血友病等出血性疾病及有出血倾向者禁用扶阳罐。

5.外伤性骨折，严重水肿禁用扶阳罐。

6.神经紧张，过饥过饱及饮酒后等情况下不宜使用扶阳罐。

7.为了避免对人体烫伤，生活不能自理或对热疗不敏感的患者不宜使用扶阳罐。

8.扶阳罐理疗时，若自觉不适、或有不良反应时，要立即停止理疗。

兴凯金元四家复合体质养生技术

人的体质是双重性和多重性的，在自然养生上也同时要以多方面，多种方法来调理。人的体质本身具有相对的稳定性、可变性和可调性，这就决定了我们体质是一种症状，而不是一种病状。体质养生是阻断体质向不利方面发展的调理，而不是治疗。体质养生是全方位的、立体的。“金元四家”不仅给予多种方法的养生调理，同时，告诉你养心、养气、养情、养性之道，还自然于一身。

【功　用】

“兴凯金元四家”复合体质养生技术。是针对不同的复合体质，辩证论治，辩体识症，采用不同的自然调理方法，改善体质，甚至是改变体质。

【适应体质调理】

一、安神滋阴养血养生调理

【原　理】

心为“阳中之阳”、“君主之官”、“五脏之大主”。心主血脉，心气充沛，才能维持正常的心力、心率，否则会心脑供血不足，出现心悸、心慌、失眠。中医所讲的“心”包括了中枢神经系统，心主神明，则是讲，心血不足则会神志不宁，反应迟钝、健忘、失眠多梦；心主血脉、心气虚，则不可固汗。无论是自汗，还是盗汗，皆与心气血虚弱有着直接的关系。中医讲“汗血同源”、“汗为心之液”，所以安神养血，即是养阴滋阴；心与小肠相表里，心其华在面，所以营养吸收与心血有关。心包为心之外围，易遭痰湿入侵，肾水失养，脾湿受困也会伤及心包，导致心阳、心阴受损。

【适用群体】

首先适用于阴虚体质，口干、咽干、多梦、自汗盗汗、神经衰弱，心气血两虚导致的心悸、心慌、心脑供血不足、早搏、窦性心律、心包积液、胸闷、气短、肠胃吸收不利、面色枯槁无华、手麻、头晕、记忆力减退、甲亢、甲减、月经不调、不孕不育、性冷淡、更年期综合症，肝血不足导致的月经量少，目干、双肋满涨、脾胃不和、胀气、腹冷、痛经、宫寒等症。

【功　效】

安神补血。心脉心包经受阻，任冲二脉不通，导致血不能濡养肝脏，肝无血可藏可供，则引起了妇科方面的多种疾病。调理心经心包经为主，使得心脑供血有余，则可安神。“静能生水，静能生阴”，以静养阴养血，再打通血之大海任冲二脉，以充盈肝脐，濡养胞宫，此疗程多以补法为宜。

【调理方法】

1. 以“安神本草液”双点心经心包经之大穴极泉、少海、神门、天泉、曲泽、内关、大陵，以拇指推心包经自天池至膻中至神阙下二寸横走心包经络脉4遍；

2. 以“补气养肝百草露”，三指行走任冲二脉，自上而下，轻缓为补10遍；自关元向章门划弧，推至期门，使任冲之血归肝经，行走10遍；

3. 以“静心滋阴露”推带脉10遍，抚肾50次，以使心肾相交；

4. 以“温元神灸宝”，温灸任脉、心包、肝经要穴10分钟；

5. 以“养阴补气贴”加热压敷于神阙、关元、气海、膻中、华盖任选；

6. “安神足浴百草粉”是以名贵安神补气中草药合成，予客人泡足。

【使用说明】

名称	容量	功效
安神本草液	50ml	养心安神，补血生津
补气养肝百草露	50ml	疏通肝脉，促肝血生成
静心滋阴露	10ml	助心肾相交，促肾水济心
温元神灸宝	50粒	温补中元，促周身血液循环
养阴补气贴	10贴	滋阴养血，疏通心脉
安神足浴百草粉	10包	提升肾水，接济心火，安神安眠

【注意事项】

心血不足，气血两虚，多为阴虚寒湿体质，人多急躁，要以温和的态度，轻柔的手法对待每一位调理客人；对宫胞的积滞、肌瘤、囊肿、皮肤上的积滞，不可直接触及、推拨、按摩，要以旁侧的经络、穴位刺激为主，促其周边的血液循环，以达到消滞的作用。

【温馨提示】

女性阴虚寒湿体质较多，睡眠不利影响许多女性，不能静心，何以养血？睡眠不利的根本原因是阴虚血亏，阳不入阴，无阴可入无血可入，如同烧热的铁器，无水可以冷却下来，除了推经络以外，临睡前要喝些阴性的饮料，比如牛奶、豆浆、柠檬水、蜂蜜水、山楂水，吃点水果，还要坚持泡足，促进血液循环，以利睡眠。

二、运脾养胃养生调理

【原　理】

中医认为脾胃为“气血化生之源”、“后天之本”，主运化、主运湿、主升清、主统血。运化，即是消化、运输，脾可将水谷精微物质吸收消化之后又输布至周身各个脏腑，以营养全身，同时将水液排出，脾气健运，化源充足，气血生成旺盛，则元气充沛，血液充盈，脏腑强盛。反之，若脾失健运，元气衰惫，周身乏力、少气，此为气血亏虚，多从脾胃论调。脾升清、胃降浊，脾将精微物质上输于心肺，以营养全身。胃降浊于大肠、小肠、膀胱以排出；脾又合胃，与胃称表里，脾主肌肉、主四肢，脾运不力，则四肢无力、肌肉不达。脾在液为涎，所以，脾虚者多有口疮、咽燥，脾志在思，思伤脾，过度伤脑则伤脾。

【适用群体】

脾胃不和导致的胃粘膜受损、浅表性胃炎、胃下垂、胃炎、肝气郁滞引起的胆管弯曲、慢性胆囊炎、肝息肉、肝囊肿、脂肪肝、酒精肝、胆结石、胆沙砾，脾运湿不利导致的下肢水肿，膀胱炎、尿道炎、肌无力、肌肉萎缩、慢性胃炎、便秘、便溏、痔疮等。

由于脾胃虚弱导致的气血双虚、低血压、低血糖、心动过缓、甲减等，也在此疗程的调理范围之内。

【功　效】

健脾养胃，利水化湿。调理脾胃就是一个字，“养”。推开脾胃两条大经，一阴一阳。要有着力、要慢、要渗透，操作上决不可急，不可用力过度。推膀胱经、胆经要用泻法，以利水化湿收官以提拿足三阴、足三阳为宜，以加强肌肉的活力，更能促进脾胃的健运。

【调理方法】

1．以“培土健脾本草液”双点脾胃经大穴太乙、大巨、髀关、伏兔、梁丘、足三里、丰隆、解溪、腹哀、冲门、箕门、血海、阴陵泉、三阴交，轮拨脾经自腹哀至隐白，胃经自不容至内庭各5遍；

2．以“温中理气中药油”寸点背部膀胱经大杼、附分至昆仑，胆经环跳至悬钟各3遍，以掌推膀胱经5遍，以挤压法推下肢胆经3遍；

3．以“运湿利水百草液”运脾胃10遍，以盘肠法运大肠10遍；

4．以“补脾健胃温灸宝”灸脾胃大穴，以温补脾土；

5．以提拿法，提拿足三阳、足三阴收官，以“中焦运通灵”贴敷上脘、中脘、里、神阙，以补中焦之气。

【使用说明】

名称	容量	功效
培土健脾本草液	50ml	补脾胃，和脾胃，畅通脾胃经络
温中理气中药油	50ml	温中补气，滋养中元
运湿利水百草液	10ml	健脾运湿，输布精微
补脾健胃温灸宝	50粒	补中益气，培土燥湿
中焦运通灸	10贴	活络驱寒，通达胞宫，提升中气

【注意事项】

1．对于脾不统血、体表有出血点、月经淋漓不止者，不可做强力推经络，以安抚脾胃、灸疗、熏蒸为主；

2．对于因脾胃不和、长期气血亏虚者，要施以生血、升压之大穴的药灸加敷姜片，黄芪片等灸足三里、三阴交、阴陵泉、梁丘、血海、阳陵泉、风市、委中、关元、气海、命门、腰阳关。

【温馨提示】

1．脾胃不和者要忌食生冷食物、不易消化食品、烧烤、辛辣食物；

2．配合体质经络养生，在食疗上也要十分注意，以粥疗为主，用薏米、小米、芡实、燕麦、高粱米等，加入淮山、土豆、胡萝卜、红枣、南瓜、红薯、魔芋、红豆、白豆、豇豆等任选二三；

3．饮食要定时，不可无度进食。

三、温肾固本养生技术

【原　理】

肾为“阴中之阴”、“先天之精”、“先天之本”，肾主一身之阴阳，真阴真阳。肾阴虚女子多见腰酸背痛、妇科杂症、尿急尿频、宫冷不孕。肾阳虚，后腰冰冷、脱发，男子阳不举、滑精、早泄，女子多见水肿，元阳火衰，污浊不可排泄，无蒸腾之力。肾主纳气，往往肺机病变与肾水有着密切的关系。肾主骨生髓，通脑，往往脊椎、肩颈的病变与肾阴阳两虚有关。

肾主水，又为元阳之所在，所以肾要温热，畏寒，固本即为收纳，肾气要收纳，所以讲“温肾固本”是调理肾虚的根本方针原则；“难经”上讲，“左者为肾,右者为命门”，在调理上只作为参考而已，不可作为考证。

【适用群体】

由肾阴虚引起的腰酸背痛、多梦失眠、尿急尿频、膀胱炎、尿道炎、盆腔炎、子宫内膜异位、附件炎、宫颈炎、阴道炎、月经不调、闭经、更年期综合症、痛经、宫寒等。由于肾阳虚导致的腰背寒冷、腰肌劳损、腰间盘突出、椎管狭窄、脱发、阳痿、早泄、下肢水肿、面部水肿、慢性肾小球肾炎、肾结石、内分泌紊乱、性冷淡、高血糖症、过敏性哮喘、鼻炎等。肾阴阳两虚会发生的健忘、记忆力减退、免疫力下降、乏力等也在此疗程的调理之中。

【功　效】

温肾助阳，中医在调理上以“益火之源”“壮水之主”为方针，推开肾阳之火，畅通肾经之水。肺金生肾水，通肺经以利肾水，开大阳之脉督脉、膀胱经，以助肾阳之火。

【调理方法】

1．以“助阳暖肾百草液”寸点背部膀胱经，包括外膀胱经，以盘摩法走膀胱经各5遍掌推督脉10遍，以补肾阳，利水道开通。

2．以“固本精华素”以拨法推肾经肝经，自腿根部始至涌泉、太冲4遍，如无妇科积滞推上身肾经任脉10遍，，开通肝肾之经脉。

3．以“升阳滋肾中药油”安抚肾区50至100遍，同时整理腰背、捏脊、推脊、点脊、压脊，适量。

4．以“温肾灵灸宝”温灸肾俞、腰阳关、关元俞、命门、三焦俞、肾区等。

5.以“天元补肾贴”敷于病变部位，以利温肾助阳。

【使用说明】

名称	容量	功效
助阳暖肾百草液	50ml	温补肾阳，兴旺肾火
固本精华素	50ml	滋肾平肝阳，促肝血生成，充盈肾精
升阳滋肾中药油	10ml	温补肾之火，促肾水济心
温肾灵灸宝	50粒	提升正气，温中补肾
天元补肾贴	20贴	活络驱寒，濡养胞宫

【注意事项】

1．心肾相交，肾经神藏、灵墟与心经络脉均是相通的，所以在推腹前肾经是要联心经同作手法，以利肾水济心，可自上而下拨推，以手法找补泻。

2．凡是腰椎骨质病变，要轻、要学会辩证论调。如：腰管狭窄，要强点脊椎旁，促进椎体循环；腰椎劳损，要以分法修复腰肌。总之，不同的情况，要不同对待，采取不同的方法调理。

【温馨提示】

1．肾阴虚多为血亏津液少，平时要多喝水，多食滋阴的食物，如：阿胶、桂圆、银鱼、海藻、红枣、菠菜、金针菇、苹果、猕猴桃；肾阳虚要常食补肾阳的食物，如：虫草、锁阳、坚果、板栗、桃仁、花生米、牛羊肉等，煲汤是好的选择。

2．骨质损害要注意补钙，牛奶、豆制品、豆类、虾皮、芹菜、茄子、海带、紫菜等要常食，另外要注意果胶原和骨胶原的摄入。

3．肾虚腰痛、痛经、宫寒可在调理的同时，敷上盐包、女贞子、车前子、杜仲粉做成的布包，打热后敷在患处。

和合能量球亚健康调理技术

【原　理】

和合能量球亚健康调理技术在医学上属于能量调理，能量调理属于物理理疗范畴，而药物治疗属于化学治疗范畴。能量调理又分为传统能量调理与现代能量调理两大类。传统能量调理主要包括针灸、砭石、火罐、刮痧、推拿、按摩等；现代能量治疗主要依靠各种仪器，如西医理疗中所用的多种声、光、电、热、磁等治疗仪。有些专家也把运动健康方法列为能量治疗范围，如太极拳、气功、瑜珈等。

能量调理除具有简便、经济、适用范围广等优势外，最大的优势是安全。现代医学发现各种药物在使用中造成的抗药性、依赖性等不良反应日益严重。

传统食疗调理是靠食材成份进入人体后，通过在体内一系列的化学反应来达到效果；能量调理则是靠向体内输入能量，提高肌体细胞的活力，调动人体自身抗御疾病的能力来治病，所以能量调理具有安全、起效快、适用范围广等特点。

【功　用】

经北京军区总医院检验科和中国预防医学科学院食品与营养研究所进行的实验表明，“和合能量场”能使微生物生长得更繁盛；可使血液保鲜期可延长；可使动物（小白鼠）血液供氧能力明显增强。“和合能量场”能提高血液细胞的代谢效率，具有保健价值。

详见附件实验报告（略）。

【适 应 症】

疲乏、头痛头晕、疼痛、失眠等各种亚健康调理。

【应用方法】

将产品放置在室内适当的地方，10 平方米范围内都可得到有效调理。

【注意事项】

能量球应无遮盖和其它物体阻挡才可有效。

和合治疗仪亚健康调理技术

【原　理】

和合治疗仪亚健康调理技术在医学上属于能量调理，能量调理属于物理理疗范畴，而药物治疗属于化学治疗范畴。能量调理又分为传统能量调理与现代能量调理两大类。传统能量调理主要包括针灸、砭石、火罐、刮痧、推拿、按摩等；现代能量治疗主要依靠各种仪器，如西医理疗中所用的多种声、光、电、热、磁等治疗仪。有些专家也把运动健康方法列为能量治疗范围，如太极拳、气功、瑜珈等。

能量调理除具有简便、经济、适用范围广等优势外，最大的优势是安全。现代医学发现各种药物在使用中造成的抗药性、依赖性等不良反应日益严重。

传统食疗调理是靠食材成份进入人体后，通过在体内一系列的化学反应来达到效果；能量调理则是靠向体内输入能量，提高肌体细胞的活力，调动人体自身抗御疾病的能力来治病，所以能量调理具有安全、起效快、适用范围广等特点。

【功　用】

经北京军区总医院检验科和中国预防医学科学院食品与营养研究所进行的实验表明，“和合能量场”能使微生物生长得更繁盛；可使血液保鲜期可延长；可使动物（小白鼠）血液供氧能力明显增强。“和合能量场”能提高血液细胞的代谢效率，具有保健价值。

详见附件实验报告（略）。

【适 应 症】

疼痛、失眠、疲乏、免疫力低下、容易感冒等各种亚健康调理。

【应用方法】

1.疼痛调理

将产品照射在相关疼痛部位，时间越长越有效。

2.中医保健调理

根据中医辨证，选择相应的脏腑和腧穴进行照射。可长时间使用，无副作用。

【注意事项】

和合治疗仪暂未发现副作用，可长时间使用在不适部位，未通电情况下也有效果。

岐伯堂血糖异常中医经络技术

亚健康是指介于疾病与健康之间的、在医学指标上未达到疾病标准的体能状况。在实践中包括血压异常、血糖异常、血脂异常、疼痛、疲倦及某些疾病的初期症状，如痛风病的初期症状，前列腺疾病的初期症状尿频、尿急，鼻炎、咽炎、乳腺增生的初期症状和便秘、失眠等。以下是岐伯堂通过二年半时间，在对二十多万人次的中医经络调理中对上述亚健康状况所总结出的技术。

本技术需要调理师熟练掌握中医基础理论知识，特别是可以把十二正经和任督二脉的经络循行和循经穴位融会贯通。本方法对手法也有一定要求，手法的熟练程度及如何在刺激穴位时恰当的运用，对疗效的好坏有直接影响。但最重要的是根据不同的亚健康状人群进行辨证调症，起到康复的作用。

【适应人群】

血糖异常，腰膝酸软、尿频气短、头昏眼花、五更泄泻、小便失禁或不通、下焦壅闭、或痛、或胀。

【功　　效】

利水消肿，滋阴益肾，补肾固本，宣通水道，补肾化浊。

【操作手法】

第一次：

1. 点穴位：点按脾俞（调节中气），膀胱俞（通调水道），华佗夹脊 34 穴（调节血糖），八髎穴（培补元气）各 1 分钟。

2．艾灸：肝俞（引血归肝）、脾俞（主运化），每穴 1 5 分钟。

注意：对肝俞和脾俞进行艾灸时须找一侧穴来调节阴阳均衡。男人左侧的阴和女人右侧的阳容易发虚，脾俞与肝俞相反，所以要为男人左肝俞和男人右脾俞进行灸治。要为女人右肝俞和女人左脾俞进行灸治。艾灸时可以在相反的方向，对肝俞穴和脾俞穴用指压点穴各 1 分钟来调节均衡。

3．刮痧祛热：隔俞（血会穴，起活血化瘀作用）、脾俞、三焦俞，祛除中焦郁火。

4．拔罐驱寒湿：大椎、肺俞（理气散郁）、肝俞、脾俞，聚集气血归于脏腑。

5．疏通肾经：功效：通过疏通肾经，有主骨，生髓，造血，藏精，主纳气，主水，滋阴固肾的作用。

【操作方法】

用拇指点涌泉十八下，顺着涌泉到然谷穴推十八下，点然谷穴十八下，太溪顺时针点十八下，从太溪穴到阴谷涂上油膏，把大钟、水泉、照海用指腹各按揉九下，复溜、交信揉十八下，双拇指向上推到阴谷五遍，双拇指滴水不漏法从太溪穴到阴谷穴五遍，拨阴谷穴九遍，用掌心向上推十八遍；两条经络共用时十四分钟。

第二次：

1．点穴：隔俞（活血化瘀）、脾俞、肾俞（滋阴固肾）、章门（降糖三穴之一）。

2．艾灸：关元，气海，中脘，每穴 1 5 分钟。培补元气。

3．穴位刮痧：章门，地机，足三里（提升气血）。

4．疏通脾经：功效：通过疏通脾经，增强脾主肌肉，主运化，主统血的作用。

【操作方法】用拇指点按隐白五下，点大都五遍，点太白五下，点公孙五下，点商丘五下，从商丘到血海双拇指叠压五遍，从血海到箕门揉拨五遍，经络锤敲 脾经九遍。两条经络共十分钟。

5．足部手法疏通：肾反射区，输尿管反射区，膀胱反射区，尿道反射区，胃、胰腺十二指肠反射区，脾反射区，上下身淋巴、全身淋巴反射区，进行每区一分钟约 20 下的疏通；通过疏通足部反射区有调节脏腑的作用。

第三次：

1．点穴：隔俞、脾俞每穴一分钟约 20 下左右。

2．经络刮痧：刮脾经，由隐白刮到阴陵泉，再由阴陵泉刮到箕门穴。

3．经络拔罐：三阴交、地机、阴陵泉、血海。留罐 10 分钟。

4．拍邪气：拍足三里和阴市、梁丘。脾胃有邪，其气留于两俾。

5．疏通三焦经，功效：通过疏通三焦经，作用于三焦的通行元气，运行水液， 疏通水道。

【操作方法】掌根揉肩臂{从肩井后稍下方到肩峰}五遍，双拇指排压五遍到中诸，点九下液门穴，无名指抻九下，点关冲九下，小锤敲九遍。两条经络共八分钟。

【效　　果】本技术每次调理 45-60 分钟，本技术在岐伯堂调理中显示出了良好的效果血糖高现象得以调节，经过一季度调理巩固可有所恢复。

孙云汉牌虫草软胶囊调理亚健康技术

孙云汉牌虫草软胶囊调理亚健康技术经 30 多年的研究成果。本产品的原材料和生产工艺——水解酶以及油包水技术，在国内独创并处于先进水平。

【原　　理】

本产品以拟青酶蝙蝠蛾真菌菌种为基础，授以独创的培养基，培养出多种有效成分均优于野生天然虫草的虫草菌液体，浓缩酶解后配伍紫苏籽油提取物（α-亚麻酸）精制而成。

有益肾壮阳，补肺平喘，活血化淤、促进血液循环的作用。

【功　　效】

1．提高人体的免疫能力，增强亚健康人群的抗病能力。

2．改善肾功能，提高性能力，对肾功能不全者有调理作用。

3．对呼吸系统疾病，如哮喘、慢性支气管炎等有调理作用。

4．降低血脂、胆固醇，对心脑血管疾病有预防和调理作用。

【适应人群】

1.　肾虚人群；

2.　老年慢性支气管炎、哮喘。

3.　身体因老成虚、病后久虚不复及免疫力低下者。

4.　心、脑血管疾病患者。

【应用方法】

1.　本产品为淡黄色透明软胶囊，每粒含量 1000 毫克。每 1000 毫克含腺苷>3.0 毫克

2.　本产品两种规格：分别是 100 粒（锡罐）包装和 60 粒（纸盒）包装

3.　空腹温开水口服，每日 2 次，每次 1—2 粒

【禁 忌 症】

本产品不适宜儿童服用，请置于孩童无法触及处。

【使用说明】

【成　　份】冬虫夏草及其培养物、 紫苏籽油、α-亚麻酸

【功能及作用】益肾壮阳，补肺平喘，活血化瘀。本品用于提高亚健康人群的免疫调节，增强抗病能力。

【用法与用量】口服，每日 2 次，每次 1-2 粒

【不 良反 应】暂无不良反应

【 注意事项 】不适宜儿童服用

【贮　　存】密封、置于干燥阴凉处

【保　质　期】18 个月（请于标注日期前使用）

贝乐元生机食疗亚健康调理技术

产品或技术简介：贝乐元生机食疗（是一种内分泌天然调理食品及其制备方法的应用，专利申请200910112442.4）系分子营养食疗，是分子生物对中医食疗的承传与发展，是传统中医药食同源实践的升华。

【原　　理】

以中医基础理论药食同源为指导，充分利用食物的偏性来纠正人体体质的偏性，同时，根据子午流注的规律，12时辰对应人体的12经脉，利用人体自身反馈、适应（记忆）和逆转的机能，再通过食物酶的专有特性（分子水平）诱导启动脂肪代谢，高效分解脂肪，从而降血脂、改善脂肪肝、减少体重、改善体型，提高糖代谢速率、稳定血糖，重塑体重、食欲、饥饿和饱感水平，快速使内分泌和代谢达到平衡，即传统中医所说的阴阳平衡，达到恢复健康的目的。因此，通过3-6周的时间改善“六高”现象（高血压、高血脂、高尿酸、高血糖、高血粘、高脂肪肝）以及肥胖、胃肠功能紊乱和妇女内分泌失调等引起的亚健康问题。

【功　　用】

在3-6周可以把代谢紊乱异常生理生化（高血脂、高血糖、高血压、高尿酸、高血粘）指标改善，对疲劳、体重过重、脂肪肝有明显改善效果。本技术可以通过第三方体检设备检验，重复性高，稳定性好。

【适 应 症】

代谢紊乱亚健康相关症状调节（高血压、高血脂、高尿酸、高血糖、高胰岛素血症、高血粘、脂肪肝、超重肥胖和妇女内分泌失调）。

【调理方法】

通过食疗，在短期（3-6星期）对饮食作稍许调整，无创伤，不呕吐、不腹泻、不厌食、无代餐，只建议步行运动，没有特定的食品、药品或运动的要求。稳定期过后，便恢复一切正常饮食和生活，不会限制或要求任何特定的药物、食物和运动。

该技术所使用的食疗产品，客户可以自行在市场上购买，须用天然绿色食品、无公害食品或有机食品，包括非转基因食品。在种植、养殖、採收、加工、运输过程未受农药、化肥、杀虫剂、除草剂、保鲜剂、防腐剂等等化学物污染的肉类、鱼、水果蔬菜等等。

使用的辅助产品包括全营养麦胚（富含胚芽酶）、全营养芝麻（富含芝麻素）、全营养花粉（富含酶及微量元素）、全营养火麻仁、冷榨亚麻油（富含 ω-3）、冷榨火麻油（富含 ω-3）等等保全生物酶活性的富含必需氨基酸、不饱和脂肪酸、微量元素、植物抗氧化剂及其它生物活性因子的全天然食品。

附2：高血脂调理方案

【禁 忌 症】

不适人群包括：精神病、肾病、急性胃炎及阑尾炎、侠心症等心脏病人、器官移植者、及其它医学临床病症患者；孕妇、哺乳、发育期儿童；酒精中毒、尿毒症；不重视健康、无自制力的人等。

【使用提示】

一、分期应用

1.食疗排毒期：1次/天，连续3天；

2.食疗调理期：1次/天，连续14-21天；

3.食疗稳定期：1次/天，连续7天。

每21-24天为1个食疗程。

二、保持良好习惯，如饮食有序、劳逸结合、生活规律、坚持步行锻炼。

三、每天饮水量保持3000-4000毫升，多食五谷杂粮和蔬菜水果。

中医平衡疗法亚健康调理技术

中医平衡疗法经临床应用反复实践，对常见多发的慢性颈肩腰腿痛、睡眠障碍及亚健康状态有特殊疗效的综合治疗方法。包括中医平衡推拿手法、中药调理、心理疏导 ，结合针灸、刺血、拔罐等传统疗法进行综合运用。

中医平衡疗法于2008年2月经厦门市科学技术情报研究所科技查新证实属于目前国内先进治疗调理亚健康状态的疗法。其题为《中医平衡疗法对亚健康状态调理的临床研究》通过厦门市科技局审批，并获得优秀课题三等奖。

【原　理】

人体的健康如宇宙的生存和发展需要日月星辰和万物的和谐一样，健康需要调节和维护人体机能的生态平衡，即"天人合一".机能失衡即会生病，平衡乃健康。慢性颈肩腰腿痛、睡眠障碍及亚健康状态等临床病症多是由于认识不足或治疗不当导致久治不愈或反复发作，致人终身痛苦。特别是在机体处于亚健康状态时，运用正确的方法干预，可控制向疾病方向的发生，提高生活质量。上述病症的发生发展，都涉及到人体机能的神经平衡、内分泌平衡、免疫平衡、代谢平衡、循环平衡等，还与人们日常生活中的心理平衡、环境平衡、运动平衡、饮食平衡、一张一弛的劳逸平衡等密切相关。在科技高度发达的现代社会，由于生态环境的改变，工作生活的紧张、节奏加快，生活习惯饮食结构的变化，心理压力增大等因素，导致了一些慢性疾病的发生，而仅仅靠营养和药物来保健或治疗，很难从根本上解决问题。而正明中医平衡疗法新技术是以中医学"整体观念"和"辨证施治"为理论基础，以"不治已病治未病，不治已乱治未乱"为指导思想，从心理、生理、微循环、抗衰老、饮食、运动、环境、习惯、药物治疗、物理治疗等10个方面入手，具有标本兼治、防治结合、准确高效的先进科学性。

中医平衡疗法是一种标本兼治、防治结合的综合治疗方法，包括中医平衡手法推拿、中药调理、心理疏导，结合针灸、刺血、拔罐等传统疗法并重综合诊治，使机体从整体上达到平衡的最佳状态。正明中医平衡疗法突出了上述机体平衡状态在健康方面的重要性和决定性，即"阴阳平衡"，"阴平阳秘、消长有制"，从而从根本上治疗调理慢性疾病和亚健康状态。中医推拿手法作用于人体经络穴位，通过手法推拿整脊、点穴等方法滑利机体关节、放松肌肉神经，改善微循环，消除疲劳；中药调理是通过对机体的辩证施治，选用上等中药材，科学组方，内服外用，调理机体脏腑功能，增强机体免疫力；心理疏导是通过心理咨询、辅导，指导个体进行自我思想减压，调整心态，使其精神乐观、豁达、积极向上。该疗法适用于所有健康和亚健康人群，无毒副作用，患者乐于接受，可谓新型绿色环保疗法，对亚健康状态延伸成疾病有控制和康复治疗作用。

【功　用】

中医平衡疗法突出了中医学"阴阳平衡"在机体健康方面的重要性和决定性。该疗法可使机体达到整体的平衡状态，从而从根本上治疗亚健康。

【适应症】

该疗法适用于所有健康和亚健康人群，对亚健康状态向疾病方向延伸有控制和康复治疗作用。

【应用方法】

1．中医平衡手法：每日一次，在午后或晚间8时左右进行为佳，10次为一疗程，疗程间休息2~3天，共3个疗程。

①、手法：一指禅推法、揉法、抹法、摩法、按法、点法、㨰法、拿法、擦法、捏法、振法。

②、取穴及部位：百会、四神聪、安眠I区（翳风与完骨穴之间），安眠II区（风池至完骨之间）、安眠III区（枕骨后缘至C3）、安眠IV区（C7横突压痛点）、安眠V区（斜方肌之颈根与肩部交界返折处）、失眠区（两侧颞部胆经与三焦经之间至枕骨乳突部）、大椎、肩井、印堂、攒竹、鱼腰、丝竹空、太阳、三阴交、神门等。

③、操作

基本治法：

A、患者坐位：此手法重点在头颈肩部，主要是放松颈肩部肌肉，头部神经。

I、先用拇指和食指指腹紧贴四神聪（对角为一组）以80-100次/分的频率按揉3-5分钟。

II、拇指腹用一指禅推安眠I区，以80-100次/分的频率，手法时长4-6分钟。

III、食、中、无名三指收紧并拢，用指尖点、旋、转、按、揉百会穴以80-100次/分的频率，时长3-5分钟。

IV、大鱼际以顺时针方向按揉安眠II区，频率60-80次/分，时长5-8分钟，对侧相同。

V、其余四指并拢与拇指分开运用指腹旋、拿、按、揉安眠III区，频率80-100次/分，时长5-8分钟。

VI、食中指并列，用指腹点、揉安眠IV区，频率80-100次/分，时长3-5分钟。

VII、时尖点按、揉、搓安眠V区，频率50-80次/分，3分钟左右。

VIII、用肘部后段内侧缘以大椎为中心，扌衮，揉至两侧肩井穴，频率50-80次/分，时长3分钟

ix、用掌根横擦搓揉大椎至两侧肩井穴（横向）；用掌根横擦搓揉大椎至胸5（竖向）；

X、活动颈椎：一时托住患者下鄂，另一手拇指与其余四指分开，用虎口托住枕骨后缘，向上提拉1-2次，每次停留5秒左右，然后缓慢放下。再用一手掌根按压前额，另一手虎口向上向下分别按压颈椎间隙两手相向用力。最后根据患者情况运用颈椎定位旋转复位法。

XI、提胸：患者两手指交叉置于后颈部，医者双手分别从患者腋下穿过握住患者两手前臂，然后将患者向后拉倒向医者，再顺势向上提拉。可听到胸椎喀嗒声。

B、俯卧位：此手法重点在背部，督脉及膀胱经。放松背部肌肉神经，调整脊柱。

I、掌根搓揉督脉，从大椎至C10往返数次，以透热为度。

II、掌根搓揉背部侧膀胱经，往返数次，以透热为度。

III、定穴点按揉两侧膀胱经心俞、肝俞、脾俞、胃俞、肾俞，频率80-100次/分，时长每穴1-2分钟。

IV、捏脊：以督脉为中心，包括两侧膀胱经，往返捏脊10-15次。

C、仰卧位：此手法重点在头面部、前额。主要是放松头面部神经。

I、在失眠区点、按、揉、梳理、扫散。

II、先用拇指指腹一指禅推法或按揉从印堂开始向上至神庭往返5—6次。

III、四指并拢，用指腹点揉按沿印堂→攒竹→鱼腰→丝竹空→太阳→听宫→下关→颊本→地仓→迎香→颧髎之顺序区域，穴位处点法刺激3-5次，对侧相同。

IV、双手同时搓揉双侧面颊，耳根至发热为度。

中医辩证加减：

A．实证：手法以泻法为主。

①、推拿两侧桥弓，每侧20余次，两侧交替进行。

②、按、揉两侧太冲、行间以酸麻为度，再擦两侧涌泉。以透热为度。

B．虚证：手法以补法为主。

①、加强按、揉心俞、肝俞、胃俞、脾俞、小肠俞、足三里、中脘、关元、气海、三阴交，每次约1-2分钟。

②、医者手擦胸部，左右往返，自上而下，往返10余次，以透热为度。

③、医者用掌摩顺时针方向6分钟左右，再按揉或一指禅推法旋于中脘、神阙、气海、关元各1-2分钟，指振各穴。

④、双掌自助下至小腹部从中间向两边平推3-5次。

⑤、掌振腹部约1-2分钟。

2．中药调理

① 基本方剂：镇静安神方10天为一疗程，共3疗程。

生龙骨 15g 牡蛎 15g 琥珀粉 9g 研细末冲水服，日服一剂，分二次。

② 心火炽盛者加北京同仁堂产牛黄清心丸，一次一粒，一日二次。

③ 肝郁化火用龙胆泻肝汤加减

④ 痰热内扰用黄连温胆汤加减。

⑤ 心脾两需者加北京同仁堂产牛黄清心丸，一次一粒，一日二次。

⑥ 阴虚火旺者用六味地黄丸合黄连阿胶汤加减。

⑦ 心虚胆怯用安神定志汤加减。

3．心理疏导

根据病人的心理具体情况采取心理咨询、辅导、音乐、暗示、催眠等疗法，帮助患者放松心情、

调整心态、保持积极乐观的情绪。

【禁 忌 症】

1.有严重心脑血管疾病，肝肾功能不全者；

2.孕妇；

3.有传染性皮肤病或皮肤有破损者；

4.血小板减少性紫癜，白血病及血友病等出血性疾病及有出血倾向者；

5.急性外伤性骨折，严重水肿；

6.结核病、恶性肿瘤、或严重骨质疏松。

四季康贝少儿亚健康养生保健推拿调理技术

【原　　理】少儿养生保健推拿调理技术是以中医理论为指导，运用手法技巧在少儿体表特定的部位或穴位上做特定手法，疏通经络，调和气血，平衡阴阳，扶助人体正气，调整脏腑功能，用以预防调理、保健身体和调理少儿亚健康的一门学科。通过少儿推拿调理综合干预，改善少儿健康状态，提升少儿抗病能力，全方位地呵护孩子的健康。

【适宜人群】0——14 岁的儿童。

【功　　效】补肺益气，健脾和胃，全方位养生保健。本品用于 0-14 岁的儿童养生保健调理。

b 取养生保健中药草本精油适量用于下述穴位上并施以手法。

一、体位：施术者端坐，根据选穴不同，受术者分别采用仰卧位、俯卧位和端坐。

二、选穴：开天门 48 次　分推坎宫 48 次　揉太阳 2 分钟　拿风池 24 次　补脾经 480 次　补肾经 480 次　揉板门 3 分钟　逆运内八卦 3 分钟　推三关 240 次　推六腑 240 次。

分推腹阴阳 24 遍　摩腹 3 分钟　捏脊 7 遍　擦腰骶部以热为度　按揉足三里 2 分钟，按揉三阴交 2 分钟。

三、 操作时间：每次 30 分钟左右。

【注意事项】

一、施术者双手要保持清洁，勤修指甲，手法适度；

二、调理环境安静，室温适宜；

三、调理一般在饭前进行，调理完后避风寒；

四、调理体位：选择体位以便于手法操作和使少儿舒适为原则。施术者端坐，受术者根据选穴不同，分别采用坐位、仰卧位和俯卧位；

五、疗程和时间： 10 天为 1 疗程，每次推拿约 30 分钟。一疗程结束后可休息 2-3 天，观察并评价其疗效。

【禁　　忌】

一、某种急性传染病（如猩红热、水痘、肝炎、肺结核等）

二、各种恶性肿瘤的局部

三、出血性疾病及正在出血和内出血的部位

四、骨与关节结核和化脓性关节炎

五、烧、烫伤和皮肤破损的局部、各种皮肤病患处

六、骨折早期和截瘫初期

七、极度虚弱的危重症患者，严重的心脏、肝肾疾病，诊断不明的疾病

【意外情况】实施少儿推拿过程中，可能出现皮肤破损、骨折等意外情况。

【处理措施】

一、若用力不当导致少儿皮肤破损，较轻者可局部涂红药水，并避免在破损处操作，较严重者应做局部消毒处理，预防感染。

二、推拿过程中，少儿出现烦躁、恐惧、哭闹、极度不配合的情况下，应暂停推拿，耐心与少儿沟通和交流，去的少儿信任后方可继续实施推拿。同时，必要情况下可请相关专科处理。

诗艾芳香性腺滋养亚健康调理技术

广州力欣公司自主研发的诗艾芳香性腺滋养亚健康调理干预技术，“净”有清理、净化的意思；“养”有调养、滋养的意思。运用植物天然、特殊的治疗作用，结合中医辨证论治的诊断方法，对细胞、血液、血管、淋巴、经络管道、脏腑进行清理，达到净化经络管道、净化脏腑体质、净化生殖内环境的作用；同时修复受损、滋养气血、强健脏腑功能，达到调养身心、纾解压力、强化体质的效果。本技术操作人员必须为女性。

【特色简介】

1、国内首创性腺净养疗法，通过吃、贴、薰、敷、按、塞、喷的多管道方式进行整体性调理；

2、采用西方的芳疗技术结合中医理论进行全方位调理 ；

3、独创分期养护，解决不同时期的症状需求。

【适 应 症】

经前症候群、乳房松弛、胀痛、增生、腰酸、乏力、精神萎靡、两性生活不和谐、月经不调、痛经、更年期症状等问题。

【调理方法】

一、 常规护理期：

适用未婚女性、已婚女性、更年期女性，可雕塑形体、延缓衰老，解决两性问题。

（一）乳香健康养疗调理：

【功　效】预防和治疗乳腺疾病，消除乳涨、乳痛症，消乳房结节，改善乳房增生、囊肿等，效果显著。

1、组 成：

品 名	规 格	品 名	规 格
乳香开穴精油	15ml	乳香薰散菁华	3ml*12
乳香循环精油	15ML	乳香舒散精油	5ml
乳香养疗精油	5ml*12	心轮精油	5 ml
乳香养疗 1 号	5ml	乳香薰散膜	2*10 包
乳香养疗 2 号	5ml		

2、诗艾魅养乳灸仪：

诗艾魅养乳灸仪根据中医经络学，养生学为基础，使传统的中医自然疗法与现在的高科技完美结合，将传统中草药与西方的芳香疗法相结合，真正的做到内调+外养，标本兼治的效果。是利用温度热效应，使热气在灸器内反复的回流，将毛孔打开，进一部帮助吸收精油及中药的能量，活血化瘀，打散瘀结，排除毒素。

【使用方法】

- 沐浴
- 开穴：使用乳香开穴精油
- 散结：使用乳香薰散菁华、乳香舒散精油并配合诗艾魅养乳灸仪进行散瘀活血
- 紧致：每次取一支调入乳香养疗 1 号 15 滴，2 号 15 滴，调匀后配合手法按摩使用
- 滋养：乳香薰散膜

（二）幸福保鲜至尊调理：

【功　效】温暖子宫，赶走寒症、改善痛经；清除子宫及阴道内的瘀毒，预防肿瘤；独有的抗菌配方，抑制炎症。

1. 组 成：

品 名	规 格	品 名	规 格
幸福保鲜养护精油	5ml*12	芭疗精油	5ml
幸福保鲜 1 号	5ml	芭疗贴	12 贴
幸福保鲜 2 号	5ml	幸福保鲜美翘精油	30ml*2
幸福保鲜暖暖膜	12 包	幸福保鲜暖足贴	4*3 包

2. 诗艾固元悬灸仪：

悬灸即为悬空施灸，是一种不用针、无接触、无伤害、无副作用，具有几千年历史的绿色古老养生项目。男女老少皆可通过悬灸进行养生保健、养颜驻容。取穴施灸时，灸条燃烧产生的远红外线可刺激人体穴位内的生物分子的氢键，产生刺激共振效应，同时激发人的经络感传现象，促进经气运行，产生循经走脉，为正常细胞、免疫活细胞及能量缺乏的病态细胞输送活化能，同时借助于反馈调节机制、纠正病理状态下能量代谢的紊乱状态，调控人体的免疫力，从而达到祛寒祛湿、打通经络，调和气血、协调阴阳、扶正固元的效果。对慢性病和亚健康状态有很好的调节作用。

【使用方法】

- 沐浴
- 疏散：幸福保鲜养护精油、幸福保鲜美翘精油
- 驱寒：幸福保鲜暖暖膜、芭疗贴、幸福保鲜暖足贴
- 滋养：芭疗精油、幸福保鲜 1 号、幸福保鲜 2 号

（三） 青春元素调理：

【功 效】 帮助清理阴道、子宫内的毒素，排出毒素；止痒抗菌，减少感染，预防妇科疾病；去味，清除尴尬的腥臭味；滋润保养不干涩，漂嫩粉红，紧缩放松的私密处。

1、组成：

品 名	规 格	品 名	规 格
青春 1 号	30ml	青春紧致元素	20ml
青春 2 号	5g*6 支	4.5 私密纯液	30ml
青春洗液	80ml*2 支		

【使用方法】

- 净化：青春 1 号、青春 2 号
- 疏散：青春洗液
- 紧致：青春紧致元素
- 滋养：4.5 私密纯液

二、 特殊护理期：

适用经期不顺，痛经、体寒、腰酸疲乏，乳房松软。

（一） 乳香健康养疗调理：

【功 效】

坚挺、丰满，养胸效果持久：独有养胸技术，可再现长久的坚挺丰盈；舒解情绪，美肤亮颜。

1、组 成

品 名	规 格	品 名	规 格
乳香聚脂精油	30ml	乳香养疗 4 号	5ml
养腋保养乳	30ml	乳香营养菁华	3ml*12
乳香养疗精油	5ml*12	心轮精油	5 ml
乳香养疗 3 号	5ml	乳香养疗膜	2*12 包

【使用方法】
- 沐浴
- 开穴：心轮精油
- 聚脂：乳香聚脂精油
- 紧致：乳香养疗精油、乳香养疗3号、乳香养疗4号
- 滋养：乳香营养菁华、养腋保养乳、乳香养疗膜
- 注：过程中需配合诗艾魅养乳灸仪

（二）月月舒养至尊调理：

【功　效】

改善经期不适症如腰酸、腹痛、无力感、烦燥、苍白；平衡内分泌，调理月经不调；改善更年期综合症；滋补经期流失的气血。

1、组 成

品　名	规　格	品　名	规　格
月月温养精油	5ml*12	幸福保鲜暖暖膜	12包
月月养护1号	5ml	月月舒养暖足膜	250ml
月月养护2号	5ml	根轮贴	12贴
月月舒缓精油	30ml*2	玫瑰粉	12包

【使用方法】
- 沐浴
- 疏散：月月舒缓精油、月月养护1号、月月养护2号
- 驱寒：根轮贴、月月舒养暖足膜、幸福保鲜暖暖膜
- 滋养：月月温养精油、玫瑰粉、
- 注：过程中需配合诗艾固阳悬灸仪

四季康贝少儿亚健康补肾益智推拿调理技术

【原　　理】补肾益智推拿，是根据少儿“肾常虚”的生理特点来养生保健调理。肾为先天之本，肾气的生发是推动小儿生长发育、脏腑功能成熟的根本动力。少儿智商的高低，取决于先后天肾精是否充盛。肾主藏精，精生髓，髓上通于脑，故又称脑为髓之海，精足则令人智慧聪明。补肾益智推拿可以促进小儿的脑部发育，补肾益精，健脑益智，令小儿智慧聪明。

【适宜人群】少儿早期智力开发、记忆力较差、上课注意力不集中、学习困难、口吃、语言发育迟缓、反应迟钝等

【功　　效】通过补肾气，充肾精，使肾气旺盛，肾精充盈，达到益智增高、壮骨强身之目的。

【调理方法】取补肾益智中药草本精油适量用于下述穴位上并施以手法。

（一）体位：施术者端坐，根据选穴不同，受术者分别采用坐位、仰卧位和俯卧位。

（二）选穴：补肾经480次，揉二马3分钟，摩囟门3分钟，揉中脘3分钟，揉丹田3分钟，按揉三阴交2分钟，揉涌泉3分钟，揉肾俞2分钟，擦腰骶部以热为度，捏脊7遍。

（三）操作时间：每次30分钟左右

【注意事项】

一、施术者双手要保持清洁，勤修指甲，手法适度；

二、调理环境安静，室温适宜；

三、调理一般在饭前进行，调理完后避风寒；

四、调理体位：选择体位以便于手法操作和使少儿舒适为原则。施术者端坐，受术者根据选穴不同，分别采用坐位、仰卧位和俯卧位；

五、疗程和时间：10 天为 1 疗程，每次推拿约 30 分钟。一疗程结束后可休息 2-3 天，观察并评价其疗效。

【禁　　忌】

一、某种急性传染病（如猩红热、水痘、肝炎、肺结核等）

二、各种恶性肿瘤的局部

三、出血性疾病及正在出血和内出血的部位

四、骨与关节结核和化脓性关节炎

五、烧、烫伤和皮肤破损的局部、各种皮肤病患处

六、骨折早期和截瘫初期

七、极度虚弱的危重症患者，严重的心脏、肝肾疾病，诊断不明的疾病

【意外情况】实施少儿推拿过程中，可能出现皮肤破损、骨折等意外情况。

【处理措施】

一、若用力不当导致少儿皮肤破损，较轻者可局部涂红药水，并避免在破损处操作，较严重者应做局部消毒处理，预防感染。

二、推拿过程中，少儿出现烦躁、恐惧、哭闹、极度不配合的情况下，应暂停推拿，耐心与少儿沟通和交流，去的少儿信任后方可继续实施推拿。同时，必要情况下可请相关专科处理。

润物生物御养堂亚健康调理技术

是根据道医、中医、佛医、玄医、历代皇宫膳食秘方，遵照中华传统医学膳食原理并结合现代生物科技低温萃取、细胞破壁、离子瞬间分离技术加工而成的膳食产品。

【原　　理】

本品根据中医的君臣左使的理论合理巧妙的配置而成，运用洋蓟这个君药。调理人体五脏。虫草起到在治理的过程中，补气血的作用，配以芦荟、卵磷脂、西洋参等配方，调理人体五脏，平衡人体阴阳。

【功　　用】

医学研究发现，人体内少量的毒素可以通过排便的方式排出，其余的大部分都存积在血液中。因此，要排毒单靠排便是远远不够的。

国外一些人体保健专家和学者认为：任何人如果不能保持健康的生活方式，并且不能经常、定期的清理自己的机体，那么在他们体内一定存有大量的垃圾。

在人体的所有器官中，包括血液、淋巴、皮肤乃至在每一组细胞中，都存在不同的垃圾。

当你身体健康时，你感受不到毒素的存在，那是因为人体的正常组织还比较强健，能够抵制病毒的侵蚀。所以，我们必须重视人体内的毒素，积极有效的排毒，排毒的问题应是针对全人类的。

主要功能-清除人体毒素，调理人体五脏、提升细胞活力。

【适 应 症】

肥胖综合症、疲劳、大便粘滞等亚健康症状。清除肝胆结石，排除体内毒素，活化细胞，增强免疫力，美容祛斑，延年益寿。

【应用方法】

1、食用时间：从第一天 18 点到第二天的 10 点。食用当日早餐和中餐不能吃油腻的食物（包括食用油、香油和肉食），14 点以后，除水以外，禁食其他食物。从 18 点为最佳，如遇特殊情况从 19 点开始食用，以后所有食用时间按顺序推迟 1 小时。

2、食用方法：食用时安静平躺效果更佳。

	食用时间	种类	备　注
第一天	晚 18 点	1	摇匀后饮用，饮后 5~10 分钟喝苹果汁或温开水 500ml,多运动并按摩腹部。
	晚 20 点	2	摇匀后饮用，饮后 5~10 分钟喝苹果汁或温开水 500ml,多运动并按摩腹部。
	晚 22 点	3、4	3 和 4 混合搅拌均匀后加热至 50℃左右时饮用（禁止喝水），如有恶心现象，可分 3-5 次喝完，并平躺休息。
第二天	早 6 点	5	摇匀后饮用，饮后 5~10 分钟喝苹果汁或温开水 500ml 左右。
	早 8 点		喝苹果汁或温开水 500ml 左右。
	10 点以后	—	喝 1~2 袋酸奶。
	12 点以后	—	可食用米粥、面条、蔬菜等，忌食肉类食品，两天后正常饮食。

【禁 忌 症】

严重体虚者、有严重肠道疾病者禁服。

四季康贝少儿亚健康养心安神推拿调理技术

【原　　理】养心安神推拿是根据少儿“神识未发,神气怯弱”的特点进行养生保健调理。小儿生理特点是神识未发，神气怯弱；病理特点为心气有余，神经系统发育未全，对外界事物刺激易引起强烈反应，见闻易动，易受惊吓，故病多惊悸哭叫，夜眠不安，手足动摇，神乱不安等。养心安神推拿有助于心神安宁，改善睡眠，利于心神的发育，使之少受外界环境变化的影响。

【适宜人群】先天不足、神气怯弱、易受惊吓、夜眠不安、睡中惊惕等

【功　　效】通过宁心安神，改善睡眠，使之少受外界环境变化影响，心情愉快，利于孩子心智的发育、健康成长。养心安神推拿是孩子心智发育与保健不可缺少的重要环节。

【调理方法】取强养心安神中药草本精油适量用于下述穴位上并施以手法。

一、体位：施术者端坐，根据选穴不同，受术者分别采用坐位、仰卧位和俯卧位。

二、选穴：补脾经 480 次　补肾经 480 次　捣揉小天心 3 分钟　清肝经 360 次　清天河水 240 次　掐揉五指节 5 遍　揉内劳宫 2 分钟　摩囟门 3 分钟

三、 操作时间：每次 20 分钟左右

【注意事项】

一、施术者双手要保持清洁，勤修指甲，手法适度；

二、调理环境安静，室温适宜；

三、调理一般在饭前进行，调理完后避风寒；

四、调理体位：选择体位以便于手法操作和使少儿舒适为原则。施术者端坐，受术者根据选穴不同，分别采用坐位、仰卧位和俯卧位；

五、疗程和时间： 10 天为 1 疗程，每次推拿约 30 分钟。一疗程结束后可休息 2-3 天，观察并评价其疗效。

【禁　　忌】

一、某种急性传染病（如猩红热、水痘、肝炎、肺结核等）

二、各种恶性肿瘤的局部

三、出血性疾病及正在出血和内出血的部位

四、骨与关节结核和化脓性关节炎

五、烧、烫伤和皮肤破损的局部、各种皮肤病患处

六、骨折早期和截瘫初期

七、极度虚弱的危重症患者，严重的心脏、肝肾疾病，诊断不明的疾病

【意外情况】实施少儿推拿过程中，可能出现皮肤破损、骨折等意外情况。

【处理措施】

一、若用力不当导致少儿皮肤破损，较轻者可局部涂红药水，并避免在破损处操作，较严重者应做局部消毒处理，预防感染。

二、推拿过程中，少儿出现烦躁、恐惧、哭闹、极度不配合的情况下，应暂停推拿，耐心与少儿沟通和交流，去的少儿信任后方可继续实施推拿。同时，必要情况下可请相关专科处理。

碳能（生物电）亚健康调理技术

碳能（生物电）亚健康调理技术是用药碳为配伍原料，用现代科技将药碳植入棉质纤维中，制成含有天然碳能量的布，是调节亚健康的新型产品，产品申请国家发明专利：GN201010584505.9。

【原　理】

碳能（生物电）亚健康调理技术是采用药碳配方经高温精炼成炭烯微晶体粒后，运用高科技技术植入棉质纤维中，再制作成被子。使用时产品能直接向人体输入0.06MA类生物电，有效给人体充电，调整人体阴阳平衡，促进人体神经、内分泌、免疫三大宏观系统和微观上的基因表达平衡，从而使身体健康。传统中医和现代科学研究表明：生命活动的基础是生物电，生物电充沛，身体就健康。

【功　用】

碳能（生物电）亚健康调理技术主要功能：提高机体免疫力，促进微循环及新陈代谢、通经活络、抗菌、消肿、镇痛、提高血氧水平、改善酸性体质、防电磁辐射。

【适 应 症】

各类亚健康人群。

【使用方法】

使用碳能（生物电）亚健康调理技术可因亚健康症状及不同的体质而定，从而在使用时间长短上做相应的调整，一般情况下常用晚间休息使用（晚间睡眠到第二天早上起床最佳），每天一次即可，如症状严重可增加中午休息 2 至 3 个小时。

【使用提示】

凡脑出血、内脏出血、心脏搭桥做支架者三个月内不能使用。

诗艾芳香体质净化亚健康调理技术

广州力欣公司自主研发的诗艾芳香体质净化亚健康调理技术，“净”有清理、净化的意思；“养”有调养、滋养的意思。运用植物天然、特殊的治疗作用，结合中医辨证论治的诊断方法，对细胞、血液、血管、淋巴、经络管道、脏腑进行清理，达到净化经络管道、净化脏腑体质、净化生殖内环境的作用；同时修复受损、滋养气血、强健脏腑功能，达到调养身心、纾解压力、强化体质的效果。

【原　理】

环境的污染、年龄的增长、各种压力、各种毒素在身体内的囤积，都是造成体质改变，各种亚健康问题发生的重要因素，调整体质从排毒开始。

【适 应 症】

头发干枯、油头、脱发、白头发；长斑、长痘、敏感、缺水、面色晦暗；白眼球红血丝、发黄、干涩、黑眼圈、眼袋；口臭异味、舌尖赤红、舌苔发黄、发白；抽筋、内分泌失调、皮肤瘙痒、湿疹、

消化不良、肠胃溃疡、便秘、肝火旺、各种肝类疾病、失眠、耳鸣、虚汗、精神不振、酸痛无力、腹部胀气、月经不调、妇科炎症、乳腺小叶增生、肥胖、瘦弱、酸性体质、性功能障碍。

【调理方法】

一、舒活美肤蔬果调理：

【功　效】

对肠胃毒素、废油脂肪、宿便水解成为水和二氧化碳排出体外，改善体质。6g*30 包/盒

【组成成分】

纳米技术萃取酵素粉末、强效凤梨酵素、酵母菌（龙根菌）、果寡糖、乳糖、营养均衡，汉方配伍

【使用方法】

● 酵素 1-2 包，兑 30° 温水 350ml 用摇杯摇匀后饮用

二、尊宝酵素调理：

【功　效】

具有激活细胞、修复黏膜和绒毛、提高免疫力、净化血液、抗自由基、抗氧化、改善体质的功效。

【组成成分】

灵芝、仙草、枸杞、草菇、香菇、大枣、黑木耳、牧草、茄子、苦瓜、冬瓜、红萝卜、白萝卜、南瓜、马铃薯、胡瓜、丝瓜、小黄瓜、九层塔、秋葵、青花椰菜、地瓜菜、空心菜、芋头、芹菜，茭白、玉米、大白菜、菠菜、苋菜等。720ml/瓶

【使用方法】

1. 农夫山泉水 3 升 + 液体酵素 720ml；

2. 每人每天早、晚餐前 30 分钟服用 150ml/餐，之后补充 350ml 水，每天喝水不少于 2000ml 水；

3. 全家人每月服用 2-3 瓶。

三、深层清苷净化调理：

【功　效】

净化肝胆、活化肝胆、修复肝胆、激活肝胆；软化胆管，促进胆汁分泌，代谢脂肪、恢复肝脏解毒滤血机能；降低胆固醇、甘油三脂、血脂、低密度脂蛋白、转氨酶。

1、组成

清苷净化液 A	1 瓶	100ml /瓶
清苷净化液 B	1 瓶	100ml /瓶
理肠能量动力精油	1 瓶	30ml/瓶

2、成分：

苦瓜、黄瓜、绿豆、青橄榄、叶绿素、锌 、硒、钙

核桃、腰果、松子、花生、不饱和脂肪酸、亚麻油酸、Ω3

【使用方法】

● 服用活力清苷液（A）+活力清苷液（B）

● 使用舒甘清丹套疏通经络，增强肝胆功能。

四、舒甘清丹养疗套

【功　效】

采用内外兼调的养生方式，结合传统中医经络拍，通过疏通肝胆经络来疏理肝胆之气，清血毒，消淤散结，强化肝胆的解毒功能。

1、组成：

品　名	规格	品 名	规格
舒甘清丹理疗精油	30ml	清甘 1 号	5ml

舒甘清丹疏导精油	30ml	清甘 2 号	5ml
舒甘清丹排解精油	30ml	舒甘清丹滋养精油	15ml
舒甘清丹耳穴精油	5ml		

2、**配合工具**：磁疗经络拍

【使用方法】

- 沐浴
- 去角质
- 通：肝胆宝贝套疏通肝胆经
- 背部按摩：舒甘清丹理疗精油
- 上腹部按摩：舒甘清丹疏导精油
- 肝胆清排：舒甘清丹排解精油+1 号+2 号+经络拍
- 滋养：舒甘清丹滋养精油
- 调理：舒甘清丹耳穴精油

苏克天然苏打水亚健康调理技术

苏克苏打水位于中国黑龙江克东县，坐标位置东经 126°25'、北纬 48°03'。此水源地经国家特产委员会命名为“天然苏打水之乡”，实行资源保护性限量开采。在中国境内唯有黑龙江省克东县的宝泉镇拥有该资源。

【原　　理】

经中国地震局地质研究所地震动力学国家重点实验室、地矿部黑龙江省中心化验室和吉林大学测试科学试验中心等机构，在不同时期对水质进行的 70 多项检验数据检测表明：该水系为 22800 多年地磁及地质变化所形成。是我国首次发现的可直接饮用的天然苏打水，富含 28 种以上微量元素及对人体有益的矿物质。

世一泉苏打水采集于此，它是天然苏打水，天然弱碱性，其水分子结构仅为 50HZ，为小分子团水，可有效的通过人体细胞壁，形成水通道，将人体必须的有益矿物质与微量元素渗透体内，促进新陈代谢，排出毒素，形成科学健康的身体完美循环。

【功　　效】

调节人体酸碱平衡。

【适 应 症】

对便秘，酸性体质有良好的调理作用。

【应用方法】

直接饮用，每天饮用 2L 可以有效的调节人体酸碱平衡。

【禁　　忌】

每日饮用不超过 2 L 为宜。

四季康贝少儿亚健康肥胖推拿调理技术

【原　　理】

少儿肥胖保健推拿调理技术是根据少儿“脾常不足”， 运化乏力，脏腑功能失调，疏泄失常，气机郁滞，升降失司，脂浊痰湿因而堆积体内，日久就会形成肥胖病或肥胖症倾向来养生保健调理。少儿脏腑娇嫩，形气未充，脾常不足，易为饮食及外邪所伤。脾气一伤，对水湿的运化功能减退，从而导致体内湿浊凝聚而成为痰湿。再加之家长喂养不当，纵孩所好，多食肥甘厚味，导致肥胖。此技术通过健脾益气，温阳化湿，消导利水来调理少儿肥胖症状，达到瘦身的目的。

【适宜人群】

0—14 岁的具有肥胖病或肥胖症倾向的少儿。

【功　　效】

调理原则为健脾益气，温阳化湿，消导利水，除湿化痰。

【调理方法】

取瘦身中药草本精油适量用于下述穴位上并施以手法。

一、体位：施术者端坐，根据选穴不同，受术者分别采用仰卧位、俯卧位和端坐。

二、选穴：

补脾经300次、补肺经100次、补肾经100次、揉外劳宫3分钟、推三关100次、揉板门5分钟、运内八卦50次、揉脾俞3~5分钟、揉肾俞3~5分钟、按揉足三里3~5分钟。

三、操作时间：每次30分钟左右

【注意事项】

一、施术者双手要保持清洁，勤修指甲，手法适度；

二、调理环境安静，室温适宜；

三、调理一般在饭前进行，调理完后避风寒；

四、调理体位：选择体位以便于手法操作和使少儿舒适为原则。施术者端坐，受术者根据选穴不同，分别采用坐位、仰卧位和俯卧位；

五、疗程和时间： 10天为1疗程，每次推拿约30分钟。一疗程结束后可休息2-3天，观察并评价其疗效。

【禁　　忌】

一、某种急性传染病（如猩红热、水痘、肝炎、肺结核等）

二、各种恶性肿瘤的局部

三、出血性疾病及正在出血和内出血的部位

四、骨与关节结核和化脓性关节炎

五、烧、烫伤和皮肤破损的局部、各种皮肤病患处

六、骨折早期和截瘫初期

七、极度虚弱的危重症患者，严重的心脏、肝肾疾病，诊断不明的疾病。

【意外情况】

实施少儿推拿过程中，可能出现皮肤破损、骨折等意外情况。

【处理措施】

一、若用力不当导致少儿皮肤破损，较轻者可局部涂红药水，并避免在破损处操作，较严重者应做局部消毒处理，预防感染。

二、推拿过程中，少儿出现烦躁、恐惧、哭闹、极度不配合的情况下，应暂停推拿，耐心与少儿沟通和交流，去的少儿信任后方可继续实施推拿。同时，必要情况下可请相关专科处理。

四季康贝少儿亚健康增高推拿调理技术

【原　　理】

少儿增高推拿是根据中医“肾主骨、肝主筋、脾主肌肉四肢”的理论来养生保健调理。肾主骨，少儿的长高首先需要骨骼健康发育，而骨骼的健康发育取决于肾气是否旺盛，骨骼的精华在骨髓，养肾就能养骨骼。肝主筋，筋必须依赖肝血的滋养才能维持它主司运动的功能，只有肝血充盈，才能盈气于筋，使筋膜得到濡养，从而维持正常的伸展和运动。脾胃为后天之本，气血生化之源，气血充足则肾精充足，肾精充足则骨髓充足，骨骼强健，气血旺盛则肌肉丰满，四肢强劲。少儿增高推拿就是通过调理肾、肝、脾三脏功能，促进少儿增高。

【适宜人群】

0—14岁的少儿。

【功　　效】

健脾益肾，补气养血，强筋健骨。

【调理方法】

取增高中药草本精油适量用于下述穴位上并施以手法。

（一）体位：施术者端坐，根据选穴不同，受术者分别采用仰卧位、俯卧位和端坐。

选穴：

补肾经480次　补脾经480次　推三关360次　揉脐3分钟　摩腹3分钟　点命门1分钟　擦命门（以发热为度）捏脊16次　点揉足三里1分钟　点揉涌泉1分钟　点揉肾腧1分钟　点揉委中

1分钟　点揉三阴交1分钟　点揉昆仑1分钟　屈伸肩关节、肘关节、腕关节、髋关节、膝关节和踝关节。

（三）操作时间：每次30分钟左右

【注意事项】

一、施术者双手要保持清洁，勤修指甲，手法适度；

二、调理环境安静，室温适宜；

三、调理一般在饭前进行，调理完后避风寒；

四、调理体位：选择体位以便于手法操作和使少儿舒适为原则。施术者端坐，根据选穴不同，受术者分别采用坐位、仰卧位和俯卧位；

疗程和时间：10天为1疗程，每次推拿约30分钟。一疗程结束后可休息2-3天，观察并评价其疗效。

【禁　忌】

一、某种急性传染病（如猩红热、水痘、肝炎、肺结核等）

二、各种恶性肿瘤的局部

三、出血性疾病及正在出血和内出血的部位

四、骨与关节结核和化脓性关节炎

五、烧、烫伤和皮肤破损的局部、各种皮肤病患处

六、骨折早期和截瘫初期

七、极度虚弱的危重症患者，严重的心脏、肝肾疾病，诊断不明的疾病。

【意外情况】

实施少儿推拿过程中，可能出现皮肤破损、骨折等意外情况。

【处理措施】

一、若用力不当导致少儿皮肤破损，较轻者可局部涂红药水，并避免在破损处操作，较严重者应做局部消毒处理，预防感染。

二、推拿过程中，少儿出现烦躁、恐惧、哭闹、极度不配合的情况下，应暂停推拿，耐心与少儿沟通和交流，去的少儿信任后方可继续实施推拿。同时，必要情况下可请相关专科处理。

本草拓灸亚健康中医调理技术

本草拓灸系列技术，是由北京颐芝道品牌管理有限公司与北京万龙源科技公司研发的亚健康调理产品和技术项目。

【原　理】

本草拓灸系列技术是根据中医尪庳理论，集烫熨、刮痧、药浴、敷贴、芳香调理、温灸、推拿、热疗和红外线为一体的创新高科技产品，此项目的独到之处在于是目前唯一具有综合能力的革新温通经络的理疗产品及技术。

拓灸技术的历史可以追溯到3000年前，古代中国的春秋时期，在《黄帝内经》的《灵枢·寿夭刚柔》篇中，最早提到“烫”，即指用布将药物包好加热后热敷患处的方法——这就是本草拓灸技术的起源。

中医理论有两个特点，一个是整体观念，另一个是辨证论治。所谓整体，即认为人与大自然是一个统一的整体，同时认为人体自身也是一个统一的整体。这种统一始终保持着阴阳双方的动态平衡，从而维持气血的顺畅运行。然后，由于天候异常，四时不正，情志不舒，跌打损伤等诸多原因。破坏了原有的统一与平衡，致使阴阳失调，气血淤滞，进而形成疾病。

本草拓灸系列技术旨在于人体失衡的亚健康状态之时，本着“治未病”的方针，遵循辨证论治的原则，通过药物的性能，精油的渗透，以及烫熨的温热作用，使人体的亚健康状态恢复到气血顺畅、阴平阳秘的健康状态。

（次项技术以中医名家焦树德先生尪痹理论为依据，本草拓灸系列八个套装的配方均为老先生一生临床方药精华）

【功　效】可以温经散寒、驱风祛湿、活血化瘀、理气、温补肾元等。

【适 应 症】本拓灸法共用不同的产品组合，结合相应的操作，对头疼失眠、记忆力下降、口苦

腹胀、眼目干涩等亚健康症状有很好的调理作用。

【应用方法】

1.本草肩颈舒缓拓灸套装产品说明

【规格】本草大灸拓　　6 个

本草精华油　　100ml×1

本草增效精油　　10ml×1

本草灸垫　　2 个

【主要成份】草乌、片姜黄、艾叶、羌活、没药、红花等

增效精油：檀香、薰衣草、甜杏仁油等

【功效】通经活络、通畅气血、驱风祛湿、正骨护颈、滋养健脑。

【适合人群】肩颈骨质增生及经络不通造成头部供氧不足、偏头痛、失眠健忘、头晕目眩、注意力不集中。

【调理周期】10 次为一个调理周期

【使用方法】

1、先用拓灸热身，后使用精油按摩，此程序重复 3 次以上。

2、根据体位不同使用灸垫，仰卧时置于颈部和命门穴，俯卧时置于神阙穴和关元穴；足部冷凉者置于涌泉穴。灸垫可重复加热使用。

3、灸拓避免沾油，拓内的药粉保持干燥，重复使用时可通过捏揉方法使内部药物串位疏通，以充分发挥药效。

4、掌握拓的热度分别采用点、熨、定、按摩等方法使用。

5、1 毫升增效精油与 10 毫升精华油混合均匀后使用，增强免疫力，提高调理效果。

【使用禁忌】孕妇、儿童禁用。皮肤过敏者慎用。

2.本草暖宫调理拓灸套装产品说明

【规格】本草大灸拓　　6 个

本草精华油　　100ml×1

本草增效精油　　10ml×1

本草灸垫　　2 个

【主要成份】艾叶、附子、小茴香、干姜、肉桂、草乌、血竭、香附、没药、乳香、益母草等

增效精油：檀香、薰衣草、甜杏仁油等

【功效】温宫养肾、驱寒散瘀、促进荷尔蒙分泌、益肾益阳，延缓衰老。

【适合人群】女性身体虚弱，月经失调、经血少、血块、痛经、经期前后下腹坠涨、白带增多，更年期精神压抑等症状。

【调理周期】10 次为一个调理周期

【使用方法】

1、先用拓灸热身，后使用精油按摩，此程序重复 3 次以上。

2、灸根据体位不同使用灸垫，仰卧时置于颈部和命门穴，俯卧时置于神阙穴和关元穴；足部冷凉者置于涌泉穴。灸垫可重复加热使用。

3、灸拓避免沾油，拓内的药粉保持干燥，重复使用时可通过捏揉方法使内部药物串位疏通，以充分发挥药效。

4、掌握拓的热度分别采用点、熨、定、按摩等方法使用。

5、1 毫升增效精油与 10 毫升精华油混合均匀后使用，增强免疫力，提高调理效果。

【使用禁忌】孕妇、儿童禁用。皮肤过敏者慎用。

3. 本草醒脑明目拓灸套装产品说明

【规格】本草小拓　　6 个

本草眼穴拓　　6 个

本草面膜精华　　100ml×1

面膜　　10 张

眼膜　　10 袋

甜杏仁油　　10ml×1

葡萄籽油　　100ml×1

【主要成份】决明子、艾叶、洋甘菊、薄荷、甜杏仁油、葡萄籽油、谷精草等

【功效】清肝明目、醒脑安神、改善眼部循环、去除黑眼圈、预防缓解眼袋

【适合人群】眼睛干涩、视力下降、睡眠不足造成的黑眼圈、眼袋等症状。

【调理周期】10 次为一个调理周期

【使用方法】

1、用葡萄籽油清洁眼、面部。

2、用小拓预热整个面部和眼部。

3、用眼膜及面膜贴敷眼、面部，疏通按摩胸、颈部。

4、用小拓热敷熨眼、面部，用眼穴拓点眼部重点穴位。

5、重复第“三”项，疏通按摩耳部。

6、重复第“四”项。

7、重复第“三”项，按摩头部。

8、用甜杏仁油护肤结束。

【使用禁忌】孕妇、儿童禁用。皮肤过敏者慎用。

郎椲郭原生态正骨亚健康调理技术

【原　理】以中医整体观调衡为基本大法。在调理过程中，以双向自然调节作用对身体进行调治。

【功　效】

主要功效有：

1．调节人体脏腑，促进人体内能修复能力

通过梋振器械的振动效应，施术者使用梋振仪进行人体体表的辩证循经疏导，达到“调畅经络，疏通气血，调理脏腑平衡，提高机体自身免疫修复内能，达到调理亚健康的目的。

2．人体骨关节复位的调衡修复

通过梋振器械的振动效应，施术者使用梋振仪在人体关节周围进行振动、松解，达到对关节周围及深层组织的松解松动作用，再利用手法，进行关节的调衡复位。在松解过程中，梋振效应，同样起到对关节周围环境的内能调节作用。

【适 应 症】

疼痛、失眠、腰颈椎不适等亚健康症状。

【应用方法】

适应症及操作方法：

1.肝气郁结：肝脉布胁肋，肝气郁结，脉络不畅故肋胀满右侧较重。肝气郁则疏泄失职，气机不畅，故胸闷善太息。郁则情志不畅、故急躁易怒，肝郁克脾脾胃相表里，脾气不运则胃气不降，故纳少恶心吞酸。

调理原则：疏肝理脾

方法：配五行音乐‘木音’，梋振频率谐音共振，振动弹击足厥阴肝经、足少阳胆经、足太阴脾经。频率振击太冲、中封、三阴交、阴陵泉、足三里、阴市等穴位。配合疏泄手法调理肝经腹部；补法调理脾经腹部。

郎梋郭原生态泥疗-----疏肝方对症调敷。（柴胡 当归　芍药　白术　栀子等）

2.落枕：落枕又称失枕。它是指颈项部某些肌肉的痉挛、肌张力骤然增高，造成颈项部疼痛，活动牵滞等为主要临床症状的一种亚健康症状。轻者一、二日可自行缓解，重者可拖延数日，妨碍正常生活和工作。

调理原则：松解软组织痉挛

方法：使用梋振仪频率振动颈部痉挛周围软组织，振动松解臂外侧手三阳经，用手法进行肌纤维粘连的松解剥离，按压列缺、手三里、曲池。

郎梋郭原生态泥疗—疼痛方对症调敷。

郎梋郭原生态泥疗

基质成分 ：矿物蜡、蜂蜡、矿物泥、蜂胶、松香、植物发热剂等。

疼痛成分：独角莲、川椒、白芥子、苏木、羌活、寄生、乳香、木鳖子等。

功效：温经散寒，活血止疼。

【禁 忌 症】：

1.各种传染性病症。

2.各种发热原因不明的病症。

3.各种骨折急性期。骨关节结核、骨肿瘤、严重的老年性骨质疏松。

4.有出血倾向或有血液病的。

5.有皮肤病或皮肤破损、过敏者。

四季康美能量床垫亚健康调理技术

本技术是由广州四季康美集团合作伙伴台湾玄兴国际事业股份有限公司研发的健康养生床垫，是调理亚健康、改善体质的养生仪器设备，被广泛应用于健康调理保养。广州四季康美集团将设备与中医养生项目及技术结合，用于亚健康调理。

【原　理】

本产品以传统中医学理论，包括经络、阴阳、寒热、气血等原理，加上现代科技的创新，将传统“天人合一”的养生概念体现出来，使人们透过大自然赏赐的天然元素，从气、血、水等基本层面改革、促进人体整体的健康。

气、血、水是构成生命的三要素，若三者失去平衡，或个别出现异常便会产生亚健康状态。有些在未病、潜病的状态，有些则成为已病。

气，有先天之气与后天之气，与生俱来的先天之气，即元气，为生命现象的根源，气乃生命的动能，亦可以帮助血与水的流动；当气虚（全身的气不足状态）时，身体会有气力减退、疲劳感、倦怠、食欲不振等现象；当气郁、气滞（气的流动障碍）时，身体会出现头重、身痛、喉咙紧绷、呼吸困难、肚子胀等现象；当气逆（气的反向流动）时，会有头晕、吐逆、心悸、发汗、不安感等现象。

本产品以卓越先进的科技产生温阳之气、祛邪之气、安神之气、复元之气等，透过这些气化的综合作用达到补气、行气、降气等作用，从而改善、促进我们身体的机能。

所谓温阳之气，即远红外线的热能作用，可以温经通络、除痹解痛。

祛邪之气，即负离子的作用，可以抑菌、抑癌、提升免疫力及改善自律神经系统，达到扶正祛风、顺气解郁的功效。

安神之气，乃透过黄玉石释放之α波，可以宁心安神、平肝解郁。

复元之气，是透过特定波长之红光，促进机体的修复，调理气血，有固本培元的功效。

血是代表循环滋润全身养分的运作，当瘀血（血液循环不良）时，会导致月经异常、便秘、肚子的压痛（一按压就会痛）、头痛、肢痛、色素沉淀等现象；当血虚（全身的血液不足）时，会出现贫血、皮肤干燥、掉发、血液循环不良等现象。

气与血息息相关，古云：气为血之帅、血为气之母。当气虚、气滞时，血之流动与生成就会产生障碍；阳气不足，寒气侵入还会引起瘀滞闭塞等现象，因此，以上述诸阳之气的综合作用，加上红光光子对血液产生的生化作用，可以增加血氧，优化血质，从而达到气血双调的作用。

水又称为“津液”被用来称为血液以外正常体液的总称。当水毒、水滞（身体体液的分布不均）时，身体会出现水肿、晕眩、头痛、腹泻、排尿异常等症状。

本产品具有温阳利湿，排汗宣发的作用，可以消肿、排毒、消痰饮。

光子体温床垫藉着纳米陶瓷（远红外线、负离子）、红光（光子，低功率雷射波）、黄玉石（生物频谱）与温热效应，全面性改善生理机能达到顺气安神、平肝祛郁、祛风除湿、活血祛瘀、扶正祛风、温经通络、宣痹除痛等作用。

【适 应 症】

一、本产品透过现代高科技技术能达到的主要功能与调理效果如以下所列：

（一）远红外线

- 使原子分子振动，产生热反应，使皮下深层的温度上升
- 微血管扩张，促进血液循环，祛除瘀血等代谢障碍
- 使组织细胞活化
- 经汗腺将积存在生物体内的老废物与不需要的有害蓄积物和水分一起排出体外
- 产生热效应使胶原组织、关节软化、缓解肌肉痉挛、消除水肿、缓解疼痛。

（二）负离子

- 改善大脑皮质功能，提高脑力，改善睡眠
- 调整自律神经系统
- 促进排痰、畅通呼吸道、改善肺功能

• 降压、调心律、改善血管硬化及心肌营养

• 减缓红血球沉淀速率，延长凝血时间，增加红血球、白血球、血小板数量

• 活跃网状内皮系统功能，增加血中球蛋白，提升免疫力

• 促进胃液分泌，增加食慾，促进新陈代谢。

（三）红光（低功率雷射波）

• 可穿透真皮下约 8~10mm

• 刺激纤维母细胞，促使肌肤大量增生胶原蛋白，改善细纹，让肌肤紧实

• 对手术后或青春痘红肿有不错的消炎功效

• 改善及重建过敏性肌肤

• 促进细胞 ATP 能量的释放及 DNA、RNA 的合成

• 增强细胞噬菌既能

• 应用于偏头痛、青春痘、落发、过敏等亚健康症状。

（四）生物频谱

• 共振产生“内生热效应”和“生化反应”

• 调节和平衡神经系统

• 促进新陈代谢

• 增进组织的恢复和再生功能

• 活血通气、缓解疼痛。

二、调理症状：

（一）“水”的不顺

水毒、水滞→体液的分布不均。水肿、晕眩、头痛、腹泻、排尿异常等。

释义：血液以外的全部体液，和水分代谢、免疫系统等相关。

（二）气的不顺

气虚→全身的气不足状态。气力减退、疲劳感、倦怠、食欲不振等。

气郁、气滞→气的流动障碍。头重、喉咙紧绷、呼吸困难、肚子胀等。

气逆→气的反向流动。头晕、心悸、发汗、不安感等。

释义：眼睛看不到的生命能量。「精神」、「气力」、「呼吸」之气。接近自律神经的运作。

（三）血的不顺

瘀血→血液循环不良。月经异常、便秘、肚子的压痛(一按压就会痛)、色素沉淀等。

血虚→全身的血液不足。贫血、皮肤干燥、掉发、血液循环不良等。

【应用方法】

温度可由控制器调控，由 0～70℃视个人状况调整。不同温度各有不同作用。温度愈高作用愈快，使用时间宜短；温度低作用缓，时间可长。

控制器温度	垫上温度	效应	适合体质
60~70℃	41~49℃	热疗	寒
50~60℃	37~41℃	温疗	凉
40~50℃	33~37℃	体温	(平)温
30~40℃	32~33℃	微温	热

微温状态可使用 6~8 小时。

体温状态可使用 4~6 小时，冬季可延长。

温疗状态可使用 1~2 小时。

热疗状态可使用 0.5~1 小时，夏季宜短。

使用本产品时可在垫上加上柔软大毛巾增加舒适感，当温、热疗时还有方便吸汗、卫生、清洁的优点。

本产品可以结合芳香调理、按摩导引、音乐治疗、氧气治疗、物理治疗、运动治疗、营养治疗、药物治疗等，可以起更大、更多的协同作用。

本产品采用多样设计，可以灵活运用在肩、颈、腰背、胸腹、膝、足等部位，既多样又安全方便，可以全面改善身体的状况。

【注意事项】

禁忌症一下列状况需慎用甚至禁用：

1.伤口缝合的人在拆线后使用。

2.怀孕者以30-40℃为佳（热疗50℃-70℃得生产完拆线后再使用）。

设备保养注意事项：

1.维修前请将电源线从插座拔出

2.使用吸尘器清理床垫表面

3.请以清水等湿布清理床垫

4.不使用床垫时可放进床垫提袋中

5.将床垫收藏于干燥通风处

6.收藏时请将本电暖床垫清理干淨

7.请勿置于潮湿处

8.请勿重压

9.请勿在电暖床垫上压出皱折

10.温度调节器及说明书请妥善保管

11.使用时请铺平，勿折叠使用

12.此勿使用此型号之外之温度调节器

13.病人、老人和儿童应在照料下使用，并请注意温度

14.电源线或插头有损坏时，请勿使用，需由服务人员更换处理，以避免危险

15.长时间不使用时，请拔掉电源

16.电线短路时此电器必需返回其代理商维修

四季康美贴心眠睡眠健康检测技术

睡眠是一项很重要的健康指标，它的时间占据我们1/3的人生。过去，受限于使用之方便，一般人很难透过科学仪器长期的监测睡眠健康状况，对于有睡眠困扰的人就很难真正找出睡眠问题，并从中找出改善自我睡眠最好的方法。

哈佛医学院研究团队自2003年起，接受美国卫生单位及医疗保险公司之委托，从事睡眠呼吸中止症与高血压、糖尿病、心脏病、心血管疾病之因果关系之研究。他们收集了美国各大医院睡眠中心之PSG资料，包括脑波、血氧、心跳、呼吸等人体之生理讯号，进行分析研究。

研究结果证实睡眠呼吸中止症将导致高血压、糖尿病、心脏病、其他心血管疾病等重大慢性疾病。另外一个发现是就观察睡眠品质而言，在各项生理讯号所呈现的甚为一致，这其中又以心跳及呼吸在这一方面呈现相当稳定而且容易收集(对睡眠干扰最小)，在睡眠品质检测上心跳及呼吸讯号亦已足够精准。

大部分人都认为自己的睡眠状况是自己可以了解的，也就是以自觉来衡量。不过根据许多检测的案例来看；睡眠自觉与实际睡眠状况约有50%的误差。如睡眠呼吸中止症患者，大部分自觉睡眠良好，因为他们一直处于疲累状态，一有时间就呼呼大睡，但大部分无法进入熟睡，也就是很容易就睡着了，但睡眠品质均不佳。在其他案例中也有人认为睡不好，好像整晚都在作梦，但由睡眠时态图可清楚看出，其时他仅在起床前有一段作梦期，或许记忆最清晰，感觉上一直处于作梦期。从许多检测案例来看，依靠自觉来判断睡眠健康是不够的，使用科学的仪器作睡眠健检是必要的。

每一段期间作一次睡眠健检，可以判断自己是否处于亚健康状态，科学的仪器的监测比自我感觉更可靠，从而健康更有保障。

【原　理】

本技术主要是运用心电图为基础的心肺耦合分析技术(CPC)，就是根据连续心电图讯号并利用傅立叶转换式(Fourier Transform)来分析心跳与呼吸交互作用的强弱程度与一致性，CPC从心电图讯号同时分析出两个特性：1)心率变异，即心跳间隔的变化(R-R interval dynamics)，及2)因呼吸而形成的R波振幅的变化，又称为ECG-derived respiration(EDR)，这是利用ECG电极于胸部表面张缩时其位置与心脏距离的观察，还有当肺部充满与吐出空气时对胸廓抗阻的变化来推导出呼吸的变化。

使用多重睡眠检查仪（polysomnography, PSG）来作检测，准确度达到90%以上，且无导线、无干扰，因此能量测睡眠品质(初入熟睡、熟睡、浅睡、梦/醒）。

功能说明：

养生健康的调理，应先了解个人的身体状况，再作适合个人的调理，睡眠障碍虽属亚健康阶段，但其影响日常行为如白天嗜睡、疲倦昏沉、沮丧易怒、学习力低落、判断力失常、反应力迟钝、注意力不集中、容易发生车祸等。医学研究亦证实，睡眠品质不佳，影响人体免疫系统的运作及减损记忆力，与高血压、心脏病、脑中风、糖尿病、肥胖、忧郁症等疾病有密切的关联。

本检测主要是检测之睡眠品质及睡眠呼吸中止症，依据为美国哈佛大学医学院提出健康睡眠的标准：

初入熟睡时间需在	30 分钟以内
熟睡比例需高于	41.1%
浅睡比例需低于	36.4%
梦/醒的比例需低于	21.6%
睡眠呼吸中止次数每小时需低于	5 次

【适 应 症】

基本上适合所有人。

一般人

进行睡眠状况的定期检查，就如同一般健康检查一样，睡眠的健康评量比一般健康检查能够更早期发现引起其他重大疾病的因素。

有睡眠障碍者

进一步了解睡眠问题，提供亚健康调理师确定调理方案。

做为睡眠障碍调理成效追踪的依据。

【应用方法】

仪器贴在胸口心脏右斜上方或正上方的位置皆可，因男女胸部构造稍有差异，如图示阴影区域代表仪器可黏贴位置，仪器可取得最佳记录的位置因人而异，如分析结果显示资料可靠度不足，请在阴影区域调整黏贴位置。

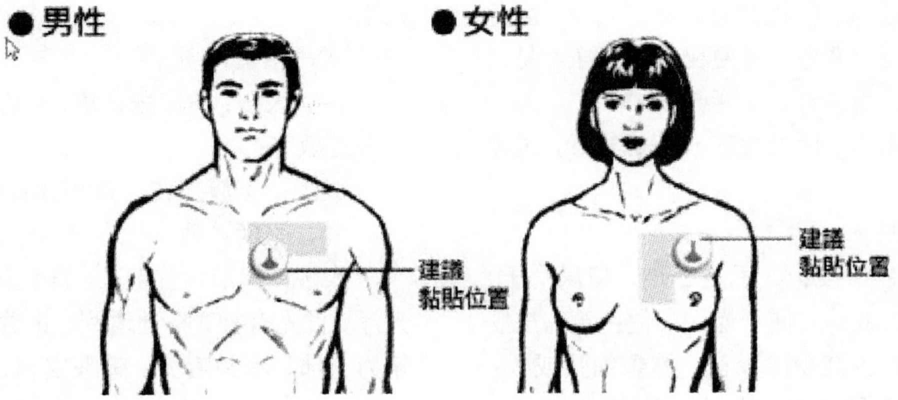

六.【禁忌症】及【注意事项】

本检测为非侵入性，且检测过程并不需接电，因此无特别之禁忌。

但此一技术是采用心肺讯号来作分析，有心律不整、或已加装心律调节器者，并无法检测出正确之睡眠品质。因此不建议使用。

四季康美能量亚健康调理技术

能量亚健康调理技术是由广州四季康美集团研究首创，是调理亚健康、改善体质的系统性调理法，被广泛应用于健康调理保养。广州四季康美集团通过自身的渠道优势，将该调理法与高科技养生仪器设备结合，在全国范围推广，在亚健康人群的健康养护方面产生卓著调理效果。

【原　　理】

本调理法以中医“治未病”思想和“九种体质”

理论为基础。

中医“治未病”的思想，始见于两千多年前《黄帝内经》提出“不治已病治未病，不治已乱治未乱”。历经长期的实践，形成独具特色、丰富多样的养生方法。其中根据不同的体质制定不同的养生方案是治疗未病的一个符合辨证论治的基本理念。光子能量调理法根据体质类型确定养生方案有针对性地分析亚健康状态，提出相应的健康调养原则，为进一步调整体质、改善亚健康状态打下基础。

光子能量调理法结合高科技养生设备仪器——玄兴光子健康床垫，借助其产生的热量、光波、远红外线、负离子、频谱振动等多重效应，采用独创的精湛手法及优质的中草药养生产品，还有独家研发的专用工具，在调理亚健康人群时能产生立竿见影的效果，具有快速、深层、安全、舒适等特点，普遍适用于男女老少的健康保养和调理。

【适 应 症】

一、气虚体质

症状表现：乏力、气短懒言、语音低弱、面色偏黄或㿠白、唇淡、喜静、易便秘、便不净、易出汗、肌肉不结实、舌淡红、脉象虚缓；

成因：先天本弱，后天失养或病后气亏，过度劳累。

二、阴虚体质

症状表现：体形瘦长，手足心热、口燥咽干、喜食冷饮、容易失眠、大便干燥、小便色黄、皮肤偏干、易生皱纹，舌红少津少苔，脉象细弦或数；

成因：先天不足，积劳阴亏，纵欲耗精。

三、阳虚体质

症状表现：怕冷、四肢不温、喜食热饮、精神不振，睡眠偏多、小便清长、大便溏薄、舌淡胖嫩、边有齿痕、苔润、脉象沉迟而弱；

成因：先天不足，或病后阳亏，恣食冷饮、医源伤阳、贪凉。

四、痰湿体质

症状表现：形体肥胖、腹部肥满、多粘汗、多痰、口中粘腻不爽，胸闷、四肢沉重，恣食肥甘厚味，舌体胖大，舌苔白腻，脉滑等

成因：先天禀赋、食速过快、过食肥甘、过度安逸、情志失调。

五、湿热体质

症状表现：形体偏胖或苍瘦，面垢油光、易生痤疮、口苦口干、食欲不振、大便黏滞不畅或燥结，小便短黄、舌质偏红、苔黄腻；

成因：先天禀赋、喜食肥甘、久居湿地、嗜烟嗜酒、滥用补品。

六、气郁体质

症状表现：性格内向、少言寡语、郁闷不乐、多愁善感、感情脆弱、常喜叹气、胸闷不舒、时有胸胁及小腹胀痛、胃脘胀痛，易受惊吓、舌淡红、苔薄白、脉动象弦细；

成因：先天禀赋、忧郁思虑、精神刺激。

七、血瘀体质

症状表现：易烦、急躁、健忘，肤色晦黯，色素沉着，容易出现瘀斑、易伴疼痛、唇色暗紫、眼眶暗黑、舌下络脉紫黯或增粗、易脱发痛经、经色紫黑有块

成因：先天禀赋、忧郁气滞、跌打损伤、久病入络。

八、特禀体质

症状表现：易皮肤过敏、食物过敏、医源过敏、遗传过敏等；

成因：家族遗传、或母体怀孕时有胎传疾病。

九、平衡体质

表现：体形匀称健壮、肤色润泽、头发稠密有光泽、目光有神、嗅觉通利、味觉正常、唇色红润、精力充沛、不易疲劳、睡眠安和、二便正常、舌色淡红、苔薄白、脉和有神、性格开朗、适应力强。

成因：先天禀赋良好，后天调养得当。

【应用方法】

咨询——专业调理师经过咨询判诊，判断被调理者体质。

检测——检测被调理者的亚健康状况，填写相应数据，以备对调理效果比照。

准备——预热光子健康床垫，使床垫调节到符合被调理者体质特征需求的温度。

温热——让被调理者躺于光子健康床垫上 15 分钟，温热躯体，促进血液循环，在调理身体的同时，使身体更易于接收养生产品，并使调理手法产生更大效果。

施术——被调理者躺于光子健康床垫上，专业调理师根据被调理者不同体质选择天然中草药成分产品，运用四季康美独创调理手法和特制专用养生工具，施术于患者身上的经络、腧穴、脏腑反应区等部位。

结束——让被调理者继续躺在光子健康床垫上15分钟，对调理效果进行加强，同时让被调理者得到进一步调理、休憩、放松。

【注意事项】

1.重症疾病患者不适宜采用光子能量调理法调理，但可适用光子健康床垫居家保养调理。

2.孕期妇女需经专业指导使用。

四、“治未病”健康工程论文

亚健康人群易发疾病体质基因检测标准化研究设想与展望

孙 涛

（中华中医药学会亚健康分会，北京 100027）

【摘 要】本文从亚健康状态界定和亚健康人群筛查的研究思路入手，提出“三步法”研究亚健康人群易发疾病体质基因检测标准化方案，研发中医体质基因分析软件和基于疾病发生的亚健康人群中医体质基因芯片。建立重点亚健康人群预警监测平台，为中医药综合调理亚健康状态提供科学的可靠的评价依据。建立全国示范性亚健康研究与技术推广应用基地，深化学科的内涵建设，带动相关产品的技术升级和产业的可持续发展，探索构建中医特色预防保健服务体系下的亚健康服务模式。

【关键词】亚健康；体质；基因；标准化

在贯彻落实《国务院关于扶持和促进中医药事业发展的若干意见》精神的新形势下，推进中医药事业“六位一体”发展战略，加快构建中医预防保健服务体系，这是当前中医药卫生事业发展的重点任务。亚健康状态是21世纪人类健康和疾病预防研究领域的重要课题[1]，近年来，随着研究的逐步深入，中医药在调治亚健康的思路和方法等方面取得了一定进展。国家10部委联合制定的《医学科技发展“十二五”规划》中提出，从“治已病”为主前移到“治未病”和养生保健，从“被动医学”转向“主动健康”。落实“预防为主”的战略方针，实现由“治已病”向“治未病”的转变。在此背景下，基于亚健康和中医体质方面的前期研究积累，我们提出实施亚健康人群易发疾病体质基因检测标准化研究，尽快建立重点亚健康人群的预警监测平台，进一步规范亚健康人群的综合干预方法和技术，建立全国示范性亚健康研究与技术推广应用基地。

1 亚健康状态的界定

亚健康状态的表现具有多样性、复杂性和非特异性，有关亚健康检测的技术、方法与评价标准一直是亚健康研究领域的热点和难点问题。我们认为亚健康状态是一种人体生命活力和功能的异常状态，不仅表现在生理功能或代谢功能的异常，也包含了心理状态的不适应和社会适应能力的异常，其最大的特点就是尚无确切的病变的客观指征，但却有明显的不适表现[2]。如未发现确切病变的客观指征，仅依靠结合临床症状主诉来诊断为“亚健康状态”，目前尚无针对这种功能性改变的诊断技术也无特殊的诊断方法，使亚健康人群的检测与亚健康状态调理的客观评价未能得到广泛的认可。

亚健康状态既非已具有明显症状或体征的疾病，亦非无病，而是指机体的阴阳气血、脏腑功能失调所导致的疾病前态或征兆[3]。因此，我们在中医“治未病”思想的指导下，提出亚健康“型态－证－体质”三位一体的判定方法和相关测评方法对亚健康状态者进行辨识、分类、评估和判定[2]。同时，在合作承担的中国 / 世界卫生组织卫生技术合作项目中，制定了《中医药干预亚健康人群的适用标准和评估方法》，中华中医药学会亚健康专业委员会也制定了《亚健康中医临床指南》等[4]，对亚健康状态做了大量的前期研究工作，对亚健康状态作出了较为合理的科学界定。

2 亚健康人群的筛查

亚健康状态的判定，虽然有着明确的标准，但亚健康人群的筛查并非易事，至少目前还缺乏客观的特异性很强的筛查或诊断标准被国内外学者所认可。我们认为，亚健康状态是机体的阴阳气血、脏腑功能失调所导致的疾病前态或征兆。所以，以“疾病的危险因素为依据，但尚未确立疾病的诊断”为筛查标准，结合亚健康“型态－证－体质”三位一体的判定方法和相关测评方法，是相对比较科学的亚健康人群筛查方法。目前现代医学已经对绝大多数身心类慢性疾病如心脑血管疾病、肿瘤等疾病的危险因素研究已非常明确，这些疾病对人类的危害和社会的负担极大。西医主要是通过二级预防来防控这些疾病的发生与发展，而中医对亚健康人群的筛查，建立在对亚健康状态中医药综合调理来防控这些疾病的发生与发展。相对而言，采用中医药的优势技术和方法防控疾病具有预防思想“前移”的趋势。

3 三步法研究亚健康人群易发疾病体质基因检测标准化方案

我们针对亚健康人群进行筛查，主要目的是降低疾病的发生率和提高疾病的防控率。如何能更客观地提高亚健康人群的检出率是目前亚健康领域研究的重点问题，也制约着亚健康相关技术和方法的推广应用。我们提出采用“三步法”研究亚健康人群易发疾病体质基因检测标准化方案。

3.1亚健康人群中医体质状态的分类标准化研究

如果我们对于亚健康人群的筛查是基于疾病危险因素且尚未明确疾病的筛查，那么，对其中医体质状态的分类必须是针对疾病的发生。在现有公认的中医体质九分法的基础上，进一步规范和研究基于疾病发生的亚健康人群中医体质状态分类标准化研究。这有利于亚健康干预或调理的客观评价，因为国际对干预措施的评价趋向于终点指标和长期的随访结果，所以，基于某一种疾病发生的亚健康人群中医体质状态研究是细化和深入亚健康状态，是与国际学术研究接轨的调整。

3.2亚健康人群易发疾病体质基因检测标准化研究

随着现代生物技术的发展，疾病易感性基因检测技术已被广泛应用于疾病的预警检测。而我们提出的亚健康人群筛查正是基于疾病发生的前期先兆筛查，因此，我们可以借鉴疾病易感性基因检测技术的优势，结合亚健康人群中医体质状态的分类标准化研究，进行基于疾病发生的亚健康人群中医体质基因检测标准化研究。

根据目前的基因组学研究进展，已发现并证实了一系列与疾病易感性相关的基因，不同个体对疾病的易感性与这些特定基因的基因型有关，而中医学方面不同的个体有其特定的体质。将疾病易感性基因检测技术和中医体质宏观辨识方法相结合，探索亚健康人群易发疾病体质基因检测分析方法是可行的。可以采用三个层次进行分析：一是寻找同一体质的相同基因型和不同体质的不同基因型，进行差异性定性分析，同时积累大量体质相关的基因型数据；二是采用统计学原理，将大量体质与基因型数据进行统计学规律分析；三是根据统计分析结果，建立相关模型数据库，在基因群中确立相关基因型与体质的特定关系。最终确立基于疾病发生的亚健康人群中医体质基因检测标准化方案，研制中医体质基因分析软件和基于疾病发生的亚健康人群中医体质基因芯片。

3.3亚健康人群易发疾病体质基因检测标准化方案的科学验证

对于任何一种亚健康状态检测技术和方法，都必须进行科学的验证。基于循证医学思想的随机对照试验研究方案是评价技术方法是否真实可靠的“金标准”。目前已有学者对中医药干预亚健康进行了临床随机对照试验的系统评价[5]。但我们还需要进一步针对疾病的发生整合和利用现有的中医药干预或调理亚健康状态中医体质的养生保健技术和方法，规范综合干预的技术方法，对亚健康人群的中医体质状态经调理后进行中医体质标准化量表评价方法和中医体质基因检测标准化方案评价方法的随机对照研究。通过循证医学的方法验证亚健康人群易发疾病体质基因检测标准化方案是科学的可靠的。这必将有利于研制的方案和相关技术产品推向国际市场，也是进行研究成果临床推广应用的技术保障。

4 建立重点亚健康人群预警监测平台

随着生物技术的发展，越来越多的亚健康检测技术和方法会不断涌现。现有的量子检测技术、超倍生物显微系统检测技术、脉搏法速度检测技术以及多层次多维度的综合评价指标体系等对亚健康人群检测的特异性和敏感性都不是很高[6-7]。我们认为，问题在于对于亚健康人群的筛查目的不明确所导致。因此，我们提出必须要基于疾病发生的亚健康人群进行相关检测技术和方法的研究才能保障亚健康状态的检测准确性和干预效果。因此，利用现有技术的优势和中医体质研究的前期成果，建立基于疾病发生的亚健康人群中医体质基因检测标准化方案为核心的重点亚健康人群预警监测平台，科学整合和评价多样的亚健康状态检测技术和方法是十分必要的。这必将为中医药综合干预或调理亚健康状态提供科学的可靠的依据。

5 展望

世界卫生组织对健康提出了全面而明确的定义："健康不仅是没有疾病和虚弱，而且是身体上、心理上和社会适应能力上三方面的完美状态。"从而使对健康的评价不仅基于医学和生物学的范畴，而且扩大到心理和社会学的领域。随着社会发展和科学技术的进步及人民生活水平提高，人们对自身健康状态的关注已经从"已病图治"转变为"养生保健，未病先防"，人们完全突破了原来的思维模式，医学模式也发生了转变，从原来的"纯生物模式"转变为"社会—心理—生物医学模式"，使得西医学从传统的"治疗型模式"转变为"预防、保健、群体和主动参与模式"。

我们提出的亚健康人群易发疾病体质基因检测标准化研究设想，不仅对于亚健康检测具有重要的意义，而且对于科学评价中医药亚健康干预措施也有着重要的实用价值。研制的基于疾病发生的亚健康人群中医体质基因分析软件和基因芯片，可以提升亚健康相关产品的技术堡垒，增强亚健康研究领域的核心竞争力，推动传统产业升级，推进具有中医特色和优势的健康产业发展，培育发展生物医药战略性新兴产业。建立重点亚健康人群预警监测平台，不仅可以为中医药综合干预或调理亚健康状态提供科学的可靠的评价依据，而且以此为核心所建立的全国示范性亚健康研究与技术推广应用基地，可以深化亚健康学科的内涵建设，带动相关产品的技术升级和产业的可持续发展，推进中医药优势技术的国际化进程，降低疾病的发生率，提高疾病的防控率。因此，这必将对于探索构建中医特色预防保健服务体系下的亚健康服务模式和推动我国医药卫生事业的发展具有十分重要的现实意义。

参考文献：

[1]王琦.调治亚健康状态是中医学在21世纪对人类的新贡献[J].北京中医药大学学报，2001,24(3):1-4.

[2]孙涛,樊新荣.亚健康型态分类研究的探索[J].医学综述,2010, 16(23): 3641-3643.

[3]刘保延,何丽云,谢雁鸣.亚健康状态的概念研究[J].中国中医基础医学杂志,2006,12(11):801-802.

[4]中华中医药学会亚健康专业委员会.亚健康中医临床指南[M].北京:中国中医药出版社,2006.10.

[5]吴名,居健,陈功德.中医药干预亚健康临床随机对照试验的系统评价[J].中国全科医学，2009,12(123):2265-2267.

[6]周辉,项平,曾强.亚健康状态的现代化评估[J].北京中医, 2009,28(11):852-854.

[7]罗仁,赖名慧,戴红芳.亚健康评估与干预[M].人民军医出版社,2010,12:13-19.

671例体检者中医体质分类与亚健康相关性研究[1]

王国玮，高飞，李健，尚菊菊，高新爽，刘红旭
（北京中医医院， 北京 100010）
（中国中医科学院，北京 100700）

【摘 要】目的：探讨体检人群中医体质分类与亚健康状态的相关性，为中医“治未病”调理偏颇体质提供参考依据。**方法**：①调查研究首都医科大学附属北京中医医院治未病中心体检者资料671份，其中男性调查对象资料211份，女性调查对象资料460份。参照中华中医药学会《中医体质分类与判定》标准将调查对象进行8种偏颇体质分类，并对所有调查对象进行亚健康状况评分，应用SPSS15.0统计软件进行中医偏颇体质与亚健康状态之间的关系分析。

结果： ①671例符合研究条件的被调查者中亚健康状态112例，占被调查者的16.69%。②在阴虚质、痰湿质、湿热质、血瘀质及气郁质人群亚健康状态的构成比明显高于非此种体质($P<0.05$)；③多元逐步回归分析在排除体质之间混杂因素影响后，气虚质、湿热质与气郁质是亚健康状态形成的危险体质，气郁质人群较非气郁质人群发生的亚健康状况的危险增加了75.40%，OR的95%CI为1.151-2.673。**结论** 不同体质人群中亚健康状态人数分布存在差异；气郁质是形成亚健康状态的重要危险因素。调整体质偏颇，可望提高生命质量，改进健康状况。

【关键词】体检调查 体质分类 亚健康状态

20世纪80年代前苏联N.布赫曼提出“第三状态”一词，即介于健康与非健康之间的中间状态。这部分人群自觉反映躯体及情绪的不适，生活质量低、影响学习工作效率，但经过现代医学设备检查各项身体指标无异常。国内学者提出中国式名称——亚健康[1-3]。中医认为针对亚健康状态的调理属于“治未病”范畴，本文通过对671例体检者进行体质分类研究，并探讨其与亚健康状态的相关性，旨在为中医“治未病”调理偏颇体质，改善亚健康状态提供参考依据。

1 研究对象与方法

1.1 研究对象 首都医科大学附属北京中医医院治未病中心2008年1月1日—2008年12月31日体检者作为调查对象。

1.2 研究方法

1.2.1 纳入标准：

①在首都医科大学附属北京中医医院治未病中心体检、经现代医学设备检查各项身体指标无异常、无明确器质性疾病的体检者。②自愿参加调查的体检者。

1.2.2 排除标准：

①年龄<18周岁、>75岁。②妊娠、哺乳期妇女。③已经患有严重器质性疾病并正在使用药物治疗者。④不愿意参加调查者。

1.2.3 体质分类标准：参照中华中医药学会《中医体质分类与判定》标准建立治未病中心健康体检资料的九种体质分类量表，分别由平和质、气虚质、阳虚质、阴虚质、痰湿质、湿热质、瘀血质、气郁质、特禀质(平和质为阴阳平衡的体质类型，其余8种体质均为偏颇体质类型) 9个亚量表构成的60个条目组成，各个亚量表含有7～9个条目。各个条目是从没有、偶尔、有时、经常、总是5段(1～5)的Likert尺度中选择适合的答案。各个条目是1～5的5段计分法，先计算各亚量表的原始分数，

[1]基金项目：北京市中医管理局治未病临床基地建设项目。王国玮：首都医科大学附属北京中医医院，副院长，治未病中心主任，主任医师；李建，主任医师；尚菊菊，主治医师；高新爽，主管护师；刘红旭，主任医师，通讯作者。高飞，中国中医科学院2010级博士生。通讯地址：北京市东城区美术馆后街23号，首都医科大学附属北京中医医院，100010

即:原始分数=亚量表各个条目分值相加。计算原始分数后再换算为转化分数，各亚量表的转化分数为0-100分。九种体质分类量表经心理测量学评价，信度、效度良好[4-6]。平和质诊断标准为：平和质亚量表中转化分≥60分，且其余8个偏颇体质亚量表转化分＜40分；8种偏颇体质诊断标准相同：即各个体质亚量表转化分≥40分且平和质亚量表中转化分＜60分。

1.2.4 亚健康诊断标准：参照刘保延等[7]《亚健康状态中医基本证候特征调查问卷的研制》，建立首都医科大学附属北京中医医院“治未病中心健康体检资料问卷”，问卷评价项目包括：躯体症状21项：神疲乏力，困倦，少气懒言，头晕，头痛，胸闷不舒，心慌心悸，关节肌肉疼痛等；体征3项：头发早白，牙齿松动等；心理症状10项：闷闷不乐，急躁易怒，失眠多梦，注意力不集中等；活力1项；社会适应能力1项；免疫力1项。每项评分为2分，≥22分并排除器质性病变的112例对象为亚健康状态，＜22分的559例对象为非亚健康状态。

1.2.5 健康体检调查表：首都医科大学附属北京中医医院治未病中心建立健康调查表，并与心血管科合作数字化CRF表格。

1.2.6 数据库建立与数据录入：北京市中医研究所临床流行病学研究室专业人员将CRF表格进行编码，建立Access数据库。经过培训的录入人员将调查资料逐一录入Access数据库，采取双录入的方式，并经差异逻辑法差错，处理缺失值及差异值。

1.2.7 数据分析：应用SPSS15.0统计分析软件对Access数据库进行偏颇体质分类中亚健康与非亚健康构成比的四格表卡方检验；以亚健康状况的二分类结果为因变量，以8种偏颇体质为自变量，应用多元逐步回归分析探讨他们之间的关系。

2 结果

2.1 共计收集671份符合研究标准的体检者资料，其中男性调查对象资料211份，女性调查对象资料460份。平均年龄42.14±13.80岁。共计112例体检者属于亚健康范畴，占被调查体检者的16.69%。

2.2 偏颇体质分类与非亚健康构成比：阴虚质人群中亚健康构成比21.05%，明显高于非阴虚质人群中亚健康的构成14.15%，两者有统计学差异（$P<0.05$）；湿热质人群中亚健康构成比21.03%，明显高于非湿热质人群中亚健康的构成比14.38%，两者有统计学差异（$P<0.05$）；血瘀质人群中亚健康构成比21.07%，明显高于非血瘀质人群中亚健康的构成比14.22%，两者有统计学差异（$P<0.05$）；气郁质人群中亚健康构成比22.75%，明显高于非气郁质人群中亚健康的构成比13.47%，两者有统计学差异（$P<0.05$）。其余体质分类（阳虚质、气虚质、痰湿质、特禀质）亚健康与非亚健康状态构成比无明显统计学差异（$P>0.05$）。不同偏颇体质中亚健康状态人数的构成比见表1。

表1 偏颇体质分类中亚健康与非亚健康构成比的差异比较

偏颇体质分类	人数	亚健康人数构成比（%）	卡方值	P值
阳虚质	107	11.21	2.746	0.119
非阳虚质	564	17.73		
气虚质	111	21.62	2.325	0.128
非气虚质	560	15.71		
阴虚质	247	21.05	5.346	0.021
非阴虚质	424	14.15		
痰湿质	280	18.21	0.801	0.401
非痰湿质	391	15.60		
湿热质	233	21.03*	4.832	0.028

非湿热质	438	14.38		
血瘀质	242	21.07*	5.229	0.022
非血瘀质	429	14.22		
气郁质	233	22.75*	9.412	0.002
非气郁质	438	13.47		
特禀质	93	21.51*	1.799	0.180
非特禀质	578	15.92		

2.3 对四种偏颇体质发展为亚健康状态的相对危险度分析：单纯阴虚质发展为亚健康状态的风险是非阴虚体质的 1.618 倍；单纯湿热质发展为亚健康状态的风险是非湿热体质的 1.585 倍；单纯血瘀质发展为亚健康状态的风险是非血瘀体质的 1.611 倍；单纯气郁质发展为亚健康状态的风险是非气郁体质的 1.891 倍。见表 2。

表 2　阴虚质、湿热质、血瘀质、气郁质易发展为亚健康状态的相对危险度分析

偏颇体质类型	相对危险度 (OR)	95%CI (Lower Upper)
阴虚质	1.618	1.074，2.438
湿热质	1.585	1.049，2.395
血瘀质	1.611	1.068，2.429
气郁质	1.891	1.254，2.853

2.4　671 例调查对象存在偏颇体质混杂（如痰湿与血瘀质可能出现在同一例调查对象中），应用 Logistic 进行多元逐步回归分析，在排除不同体质之间混杂因素影响后，气虚质、湿热质及气郁质为发展成亚健康状态的“危险体质”。气虚质人群较非气虚质人群发生的亚健康状况的危险增加了 44.70%；湿热质人群较非湿热质人群发生的亚健康状况的危险增加了 41.70%；气郁质人群较非气郁质人群发生的亚健康状况的危险增加了 75.40%，OR 的 95%CI 为 1.151-2.673。结果见表 3。

表 3　3 种“危险体质”对亚健康状况形成的影响。

偏颇体质	偏回归系数（β）	OR 值 Exp（β）	OR 的 95%CI Lower	Upper	卡方	P 值
气虚质	0.390	1.447	0.886，	2.462	13.693	0.003
湿热质	0.349	1.417	0.927，	2.164		
气郁质	0.562	1.754	1.151，	2.673		

3 讨论

3.1 国内外的研究表明，现代社会符合健康标准者占人群总数的 15%左右。人群中已被确诊为患病，属于疾病状态的占 15%左右。人群总数的 70%是处于健康与有病两者之间的过渡状态—亚健康。西安全国心理健康指导与教育科普工作研讨

会上报告指出：中国“亚健康”人群比例为70%，与国外研究比例相当。本组调查对象亚健康状态仅占全部调查者的16.69%，与采用的亚健康的判断标准有关。

3.2 不同体质人群中亚健康人数分布存在差异，先天遗传与性别因素是决定不同体质的基础，后天因素如地理环境、精神情志、饮食起居、劳动锻炼等也是体质形成的影响因素。本研究显示，与其他偏颇体质比较，在阴虚质、湿热质、血瘀质、气郁质这四种体质中亚健康状态人群的数量占有较高比例。不考虑体质之间相互影响前提下，上述4种偏颇体质未来发展为亚健康状态的风险较高。因此，对于这些体质人群在饮食、运动等生活方面的及早干预很重要，可减少这四种偏颇体质的亚健康人群数量，对于降低我国亚健康人群的构成比有重要意义。

3.3 多元逐步回归分析显示气虚质、湿热质及气郁质是形成亚健康状态的危险因素：人体是一个复杂的有机整体，阴阳气血津液的失衡状态可以相互影响。若情志郁结，气机不畅，则易致正气不生，血行瘀滞，酿痰生湿化热；反之，正气不足或邪气壅滞，均可阻碍气机，影响情志[8]。本研究多元逐步回归分析显示：气虚质人群较非气虚质人群发生的亚健康状况的危险增加44.70%；湿热质人群较非湿热质人群发生的亚健康状况的危险增加41.70%；气郁质人群较非气郁质人群发生的亚健康状况的危险增加75.40%。

3.4 《素问遗篇·刺法论》云：“正气存内，邪不可干。”当人体脏腑功能低下，正气相对虚弱，卫外不固的情况下，或外邪乘虚而入，或人体阴阳失调，病邪内生，均可使人体脏腑组织经络官窍功能紊乱，形成亚健康状态，进而发生疾病，所以气虚质人群较非气虚质人群发生亚健康情况概率大。明·王肯堂在《杂病证治准绳·痰饮》中云湿热之邪“停积日久，如沟渠壅遏淹久，则倒流逆上，瘀浊臭秽，无所不有”，湿性重浊、粘滞、趋下，热邪炎热燔灼，且易耗气伤阴，引起人体气血阴阳失衡，易形成亚健康状态。可见，湿热体质亦是形成亚健康的危险体质。中医理论认为，气是人体生命活动的动力和源泉，若气机调畅，升降适宜，经络通利，气血调和，则脏腑器官功能正常。若气机不畅，则影响脏腑功能活动，即《素问·举痛篇》所说的“百病生于气也。”《景岳全书·杂证谟》云“若思郁者，……思则气结，结于心而伤于脾也。及其既甚，则上连肺胃而为咳喘，为失血，为噎膈，为呕吐；下连肝肾则为带浊，为崩淋，为不月，为劳损。”可见，气郁之人因体内气机不畅，导致体内阴阳气血失衡及五脏六腑功能活动障碍，易形成不适症状或发展为疾病状态。现代医学观点认为持续的情绪焦虑、愤怒、抑郁等，必将使机体交感神经、植物神经、内分泌和免疫等产生系列的变化，进而发展成亚健康状态。与本研究得出气郁质人群是亚健康高危人群的结论一致。

3.5 体质是相对稳定的个体特征， 但又具有可调性[9]。对亚健康状态的高危体质人群，应通过中医养生、食疗、保健等方法，进行早期干预， 调整体质的偏颇，以期改善生活质量、促进健康、减少疾病。

4 结论：不同体质人群中亚健康状态人数分布存在差异；气郁质是形成亚健康状态的重要危险因素，调整体质偏颇，可望提高生命质量，改进健康状况。

参考文献：

[1]何裕民.关于亚健康一个新领域命名的商讨[J]. 医学与哲学,2000, 21(6):47-48.

[2]董玉整. 亚健康初探[J].广州医学院学报,1998,26(3):77-78.

[3]杨菊贤. 亚健康的发生与预防[J].上海预防医学杂志,2001,13(11):9-10.

[4]王琦,朱燕波,薛禾生,等.中医体质量表的初步编制[J].中国临床康复,2006,10(3):12-14

[5]朱燕波,王琦,薛禾生,等.中医体质量表性能的初步评价[J]. 中国临床康复,2006,10(3):15-17

[6]朱燕波,王琦,折笠秀樹.中医体質調查票の開発過程.日本公衆衛生雜誌,2005,52:383

[7]刘保延，何丽云，谢雁鸣，等.亚健康状态中医基本证候特征调查问卷的研制[J].中国中医基础医学杂志,2004,10(9):23.

[8]王琦.9种基本中医体质类型的分类及其诊断表述依据[J].北京中医药大学学报，2005,28(4):1-8

[9]王琦.论中医体质研究的3个关键问题[J].中医杂志,2006,47(5):329-332

马王堆养生思想浅谈

何清湖1，周　兴2

（1.湖南中医药大学，长沙 410208；2.湖南中医药大学第一附属医院，长沙 410007）

【摘要】以马王堆汉墓出土的14种古医书为依据，提出马王堆养生思想精髓：聚精、养气、存神。以精、气、神为基础，通过食养生精、房中守精（聚精），导引行气、寒头暖足护气、却谷食气、劳逸养气（养气），顺察天地之道、神形相安、喜怒制神（存神）而达“寿参日月”。

【关键词】马王堆；养生；聚精；养气；存神

马王堆汉墓出土古医书14种，包括：《足臂十一脉灸经》、《阴阳十一脉灸经》（甲本、乙本）、《脉法》、《阴阳脉死候》、《五十二病方》、《养生方》、《杂疗方》、《胎产方》、《却谷食气》、《十问》、《合阴阳》、《天下至道谈》、《杂禁方》、《导引图》。据考证，大部分书的成书年代早于《黄帝内经》，填补了我国医学史上的许多空白，为经络学、脉学、方药学、保健学以及性医学的溯源提供了更为久远的可考文献资料。其中有部分篇幅论述了养生的理论与方法，提出了以精、气、神为基础，通过聚精、养气、存神而达“寿参日月”，在今天仍有现实指导意义。笔者下面就这一养生思想作一浅谈。

1.聚精

“凡彼治身，务在积精。”（《天下至道谈》）“累迣（世）安乐长寿，长寿生于蓄积。”“以精为充，故能久长。”（《十问》）就是说凡调养身体，都必须积蓄精气，只有精气充满才能长生久视。如若过于耗泄阴精，则会经脉郁闭痿废，损身折命，即“坡（彼）生有央（殃），必亓（其）阴精（漏）泄，百脉宛（菀）废。”（《十问》）明确提出养生必须聚精、蓄精，勿使阴精漏泄。

1.1 食养生精

安生之本，必资于食，最有益于身体健康的莫过于饮食，故《天下至道谈》曰：“人产而所不学者二，一曰息，二曰食。非此二者无非学与服。故贰生者食也。”《十问》开篇也提出：“食阴（拟）阳，稽于神明。”通过服食滋阴之品养阴扶阳，就可通达于神明。以下是马王堆医书中有关食养生精的记载：

⑴柏实、牛羊乳　“君必食阴以为当（常），助以柏实盛良，饮走兽泉英，可以却老复壮，曼泽有光。”（《十问》）常食滋阴之品，加上柏实（《神农本草经》载柏实：久服令人悦泽美色，耳目聪明，不饥不老，轻身延年）、牛羊乳，可返老复壮，使肌肤细腻润泽有光。

⑵毒韭　“子泽（绎）之，卧时食何氏（是）有？淳酒毒韭。…草千岁者唯韭，故因而命之。亓（其）受天气也蚤（早），亓（其）受地气也葆，故辟聂（慑）懹胠（怯）者，食之恒张；目不蔡（察）者，食之恒明；耳不闻者，食之恒葱（聪）；春三月食之，苛疾不昌，筋骨益强，此胃（谓）百草之王。”（《十问》）毒（《说文》：毒，厚也。害人之草，往往而生。）韭，即厚腴的韭菜。其受天地之气，睡觉前食用，可使心志舒张，眼睛明亮，听觉灵敏，疾病不生，筋骨强健。

⑶淳酒　“酒者，五谷之精气也，亓（其）人（入）中散溜（流），亓（其）人（入）理也彻而周，不胥卧而九（究）理，故以为百药繇（由）。”（《十问》）酒由五谷精气凝聚而成，能通行周身，

助行药力。

⑷**鸡蛋** “夫鸡者，阳兽也，发明声葱（聪），信（伸）头羽张者也。复阴三月，与韭俱彻，故道者食之。”（《十问》）鸡属于动物中的阳类，可以改善人的视力、听力，以鸡蛋与韭菜配合食用，有补阴通阳之效。

对于饮食方法，马王堆医书中也有严格的要求，如“于味也移”，即饮食口味要多样化，不能偏食。因为美酒佳肴，五味之食，各有其功效（“酒食五味，以志治气”），只有这样才能达到“目明耳葱（聪），被（皮）革有光，百脉充盈，阴乃盈生，繇使则可以久交，可以远行，故能寿长。”（《十问》）

1.2 房中守精

房中养生是马王堆医书中的一个重要部分，《十问》、《合阴阳》、《天下至道谈》中都有许多关于积聚阴精的认识。《十问》曰：“人气莫如竣（朘）精。”就是说男阴之精是最重要的，“是以圣人合男女必有则也。”（《天下至道谈》）因此，我们在性生活中就应该遵循一定的原则与法度。主要包括：

⑴**节欲** “阴阳九（窍）十二节俱产而独先死，何也？…至多暴事而勿（无）礼，是故与身俱生而独先死。”（《天下至道谈》）男阴与身体其他器官同时产生，功能却最先衰萎，主要是由于性生活太频繁而无节制。因此要做到“必爱而喜之，教而谋之，饮而食之，使其题頯坚强而缓事之。”（《十问》）爱护它，掌握一定的性科学知识，用食物滋补它，节制房事，这样才能使男阴变得更为坚强。

⑵**固精少泻** “于（呜）虖（呼）譕（慎）才（哉），神明之事，在于所闭。审操玉闭，神明将至。”（《天下至道谈》）性生活关键在于闭精少泻，若能持守闭精之道，精神元气就会到来。但我们也应当认识到“闭精”并不是完全的不泄精，正确的理解当如《十问》所说：“精盈必写（泻），精出必补。”

⑶**七损八益** 是指在性生活中，有七种做法对人体精气有损害作用，即“一曰闭，二曰泄，三曰渴（竭），四曰勿，五曰烦，六曰绝，七曰费。”（《天下至道谈》）也有八种做法对人体精气有补益作用，包括：“一曰治气，二曰致沫，三曰智（知）时，四曰畜气，五曰和沫，六曰窃（积）气，七曰寺（待）赢，八曰定顷（倾）。”如果不能运用八益，除去七损，“则行年卌而阴气自半也，五十而起居衰，六十而耳目不葱（聪）明，七十下枯上涚（脱），阴气不用，溗泣留（流）出。”（《天下至道谈》）

⑷**不先女人** “人人有善者，不失女人，…如已不已，女乃大台（怡）。…（嬲）乐之要，务在（迟）久。句（苟）能迟久，女乃大喜。”（《天下至道谈》）善行房事者，绝不会在女子产生性冲动之前进行交合，这样才能使性生活舒缓持久，女子倍加欢喜。因此，《合阴阳》、《天下至道谈》篇提出了在性生活中做到不先女人的具体技巧与方法，如五欲、十动、十莭（节）、十脩（修）、八动、十已之徵等。

⑸**药食养精** “与竣(朘)饮食，饮食完竣(朘)，如养赤子。”（《十问》）告诉我们应像哺乳婴儿一样给男阴以饮食滋养，如用春雀卵、才开鸣的雄鸡等，即“椄（接）阴将众，繼（继）以蜚虫，春（爵）（雀）员骀，兴坡（彼）鸣雄，鸣雄有精，诚能服此，玉筴（策）复生。”《养生方》中也有治疗阳痿方，如老不起、不起等；壮阳方，如加、麦卵等；补益方，如轻身益力、除中益气等，这些都有益于阴精的积聚。

2. 养气

马王堆医书中有许多关于养气的理论，如《十问》中谈及的曹傲（第三问）、舜（第五问）、耇老（第七问）、师癸（第八问）等的接阴、养气之法，还提到具体方法与禁忌，“善治气者，使宿气夜散，新气朝最，以彻九徼（窍），而实六府。食气有禁，春辟（避）浊阳，夏辟（避）汤风，秋辟（避）霜（雾），冬辟（避）凌阴，必去四咎，乃棎（深）息以为寿。”（《十问》）笔者认为，最重要的是明确了养气与聚精之间的辩证关系：“治气有经，务在积精。”“翕（吸）气之道，必致之末，精生而不厥。”即积精是养气的基础，养气有利于精生。

2.1 导引行气

导引行气之法，首载于帛画《导引图》，开创了我国气功导引养生先河。书中绘有 44 个不同姿态的男女，配以标题。其中大都是徒手运动如通过上下肢、头、腰的姿势变换，也有少数是利用器械如盘、球、棍杖、袋等辅助运动以及呼吸运动等。

通过肢体运动、呼吸运动、意念活动的结合，使人体气血疏通，到达治疗某些疾病的目的，如烦、引颓、引聋、引膝痛、引胠积、引温病等；或保健养生的目的，如龙登、鹞背、鸟伸、熊经等。

2.2 寒头暖足护气

“寒头暖足”首载于《脉法》：“气（也）者到下而【害】上，从煖（暖）而去清焉。听（圣）人寒头而煖（暖）足。”就是说阳气的运行常常有利于人体上部而有害于下部，因为它秉性追随温暖，远离清凉，所以圣人养生治病都采用使头部清凉，足部暖和的方法，用以保护阳气。经后世医家发挥而成为一条重要的养生原则。

2.3 却谷食气

马王堆医书中有《却谷食气》专篇，主要记载的是有关服食养气的方法，如“去（却）谷者食石韦，朔日食质，日驾（加）一节，旬五而止；旬六始銚（匡），日□一节，至晦而复质，与月进退。”介绍了石韦的服食养气方法。还有呼吸养气，如“食气者为眗（呴）炊（吹），则以始卧与始兴。凡眗（呴）中息而炊（吹）。”以及四时的食气宜忌，“春食一去浊阳，和以銚光、朝暇（霞），昏清可。夏食一去汤风，…秋食一去□□，…冬食一去凌阴，…。”

2.4 劳逸养气

导引、呼吸吐纳、服食之法皆属于运动养生范畴，即《十问》所说：“非事也，无以动亓（其）四支（肢）而移去其疾。”通过四肢的运动可以去除疾病。马王堆医书中也同样强调休息的重要性，如要适当的使头脑放松，“于腦也失”；重视睡眠的作用，“子之长卧何邪？夫卧，非徒生民之事也。举凫雁、鹄、萧（鷫）相（鸘）、蚖檀（蟺）、鱼鳖（鼈）、耎（蝡）动之徒，胥食而生者也；食者，胥卧而成者也。夫卧，使食靡宵（消），散药以流刑者也。”（《十问》）因为睡眠是所有生物所必须的事，通过睡眠有利于食物的消化吸收；若是睡眠休息不好会导致“食不化”等。

3. 存神

《十问》第一问记载了天师服食神气的方法，第三问、第七问、第八问也有关于存神的记录，如通过固精勿泻之法或呼吸之法积聚神气，即“长生之稽，侦用玉闭（玉，生殖器之雅称；闭，闭精勿泻），玉闭时辟，神明来积。”“将欲寿神，必以奏（腠）理息。”还明确了聚精、养气与存神之间的关系，“故善治气槫（抟）精者，以无征为积，精神泉益（溢），翕（吸）甘潞（露）以为积，饮榣（瑶）泉灵尊以为经，去恶好俗，神乃溜刑。”就是说若善于养气、聚精，神气就会泉源而不竭。

3.1 顺察天地之道

《十问》首先讨论了万物与阴阳的关系，“（尔）察天地之请（情），阴阳为正，万勿（物）失之而不繼（继），得之而赢。”提出天地万物的变化都是以阴阳为准则。而人作为万物之一，要想养生长寿也必须遵循阴阳规律，故曰“君若欲寿，则顺察天地之道。…天地之至精，生于无征，长于无刑（形），成于无（体），得者寿长，失者夭死。”并以巫成柖“长生不死”为例，曰“巫成柖以四时为辅，天地为经，巫成柖与阴阳皆生。”进一步说明顺察天地之道对于存神的重要性。

3.2 神形相安

存神的另一个重要方面就是要做到神形相安，也可以说是“魂魄安形”，即《十问》所说“云云（魂）柏（魄）安刑（形），故能长生。”“神和内得，云（魂）柏（魄）皇□，五臧（藏）軲（固）白（薄），玉色重光，寿参日月，为天地英。”只有神志相合，魂魄内守，五脏精气凝聚，方可寿比日月。

3.3 喜怒制神

若是喜怒无常，就很容易损伤神气，如《十问》所说：“喜怒不时，不明大道，生气去之。”如能谨慎控制着心志、精神，就将长生久视，即“心（制）死生，孰为之败？慎守勿失，长生累迣（世）。”（《十问》）

注：本文中有关马王堆医书原文参考周一谋主编的《马王堆医书考注》（1988，天津科学技术出版社）。原文中的异体字、假借字随文注出，外加（）号；原有脱字，随文补出，外加【】号；不能辨认或无法补出的字用 □ 表示。

亚健康音乐调理概念及解读

魏育林
（世界中医药学会联合会亚健康专业委员会，北京 100027）
（中日友好医院临床医学研究所中心实验室，北京 100029）

“亚健康音乐调理是指以中医学、中国乐论、现代物理学、音乐心理学及西医学相关理论为基础，以亚健康状态者，尤其是情志和压力所致的亚健康状态者为调理对象，由音乐调理人员采用音乐调理应用系统，利用调理音乐的情态和物理特征，对调理对象开展基于症状评估和中医辨识的音乐调理及管理，达到改善亚健康状态者不适症状、调养心身功能失调状态，维护和促进其身心健康的目的的、具有中国特色的现代中医养生保健技术方法”。这不到 200 字的亚健康音乐调理概念是亚健康音乐调理多学科研究团队历经 10 年研究成果的浓缩和概括。亚健康音乐调理技术方法与中国亚健康产业同步发展，是在中国经济快速发展，亚健康状态发生率不断攀升的时代背景下提出，在研究中形成、还需在临床长期实践中不断总结、修正和发展。

一、对“亚健康”的解读

人体是客观存在并按照其内在的自组织、自调节的自然规律运转。人类在探讨人体生命奥秘的过程中，因其关注点、视角、采用的技术方法及标尺不同，就产生不同的理论和健康及疾病分类标准。例如，中国古人关注天-地-人之间关系和人心身之间关系，采用观察、数术、内证和临床望闻问切等方法进行临床实践，认为阴平阳秘代表健康，提出中医证候辨识标准，通过近千年的临床辩证施治的临床验证总结，提炼出中医理论并指导临床实践。现代医学关注人体物质实体，采用临床检查和现代科学技术进行外证，通过临床研究，提出健康者的正常值范围和疾病诊断标准并加以临床验证，总结提炼出现代医学理论并指导临床实践；精神心理学关注人的精神、心理和行为，将符合大多数人的精神、心理和行为作为正常标尺，并建立疾病诊断标准进行精神心理疾病的诊断。现代生命物理学关注构成人体的粒子振动及其电磁波共振场的驻波及和谐态，根据数理计算和临床测试，提出现代生命物理学理论及算法并在实践中加以验证，提出电磁波共振场的驻波及电磁波共振场和谐态正常和异常判断标准，评价人体心身功能状态。亚健康是指人体处于健康和疾病之间的一种状态。处于亚健康状态者，不能达到健康的标准，表现为一定时间内的活力降低、功能和适应能力减退的症状，但不符合现代医学有关疾病的临床或亚临床诊断标准。亚健康概念的提出和亚健康学科的建立发展代表人类对人体复杂生命系统认识的细化、深化和进步。

二、对“音乐”的认识

声、音、乐的基本字义告诉我们音乐是什么：“声”有两种含义，一是物体振动时所产生的能引起听觉的波。《礼记·乐记》记载“感于物而动，故形于声”；二是消息，音讯。“音”也有两种含义，一是生于心，有节于外的声谓之音。《礼记·乐记》所述，凡音之起，由人心生也。声成文，谓之音；二是信息，消息。“乐”也有两种含义，一是喜悦、愉悦；二是治病的物品。用现代物理学语言解释，音乐有两个特征，一是物理特征，音乐是具有一定频率、一定振幅、一定波形的声音在时间中先后或同时发响的组合体。其主要频率范围在人类能感知的 20-2KHz 范围，并具有振幅和能量；二是信息特征，音乐是作曲家和表演家用音乐语言及音响形式表现其内在的情绪情感、意境境界和生命状态的信息。由于作曲家、表演家和听众的情绪情感、意境境界和生命状态各不相同，音乐表达的信息和各自内心体验就存在差异。如果用音乐情态特征这个专业词汇表述人类的音乐情绪情感活动形式，大致分为积极性、平和性和消极性三类。人类对不同情态特征音乐可产生相应的情绪情感体验并直接引发自身产生相应的生理反应。

三、调理音乐和音乐调理技术方法的建立

中国优秀文人在艺术上追求平和静美的意境、大境界、大智慧和大欢喜，而非沉溺于个人的喜怒哀乐忧悲苦恼中。因此，在音乐形态特征上表现为和谐中和、在内心体验上强调平和静美，对宇宙自然方面讲究天人合一和天地之和。亚健康音乐调理是具有中国特色的现代中医养生保健技术方法，因此，调理音乐的情态特征追求平和静美的意境和内心体验，为此，我们建立了能使人体放松入静，调养心性，有助于人体生命系统恢复其自组织、自调节的功能音乐静养调理法。调理音乐的物理特征表现为富含与调理音乐中高频率旋律、节奏、音色相谐和的低频。为此，我们利用现代体感振动设备，在调理音乐的经脉腧穴接收传导特性及临床研究的基础上，建立音乐调理循经推拿技术方法和音乐体感振动放松法。此两种技术方法能使人体产生相应的音乐谐频生物共振效应。使亚健康人体电磁波共振场恢复到正常和谐态并通过调气血、调经络和调脏腑功能。达到改善亚健康状态者不适症状、调养心身功能失调状态，维护和促进其身心健康的目的。我们将音乐调理的谐频共振生物学效应原理和方法与中医及其他养生法相互整合，利用人体内声源引发的人体谐频共振生物学效应，建立音乐调理发音吟唱法。与中医导引术相结合建立音乐导引法，与心理疗法、色光调理、熏香调理、营养食疗等方法相结合，相互取长补短，形成被动与主动相结合、动静相结合的亚健康音乐调理的技术方法。为亚健康群体提供多种类型的、集安全性、有效性、科学性、艺术性、舒适易接受性、规范性和可行性为一体的音乐调理技术方法。

四、基于症状评估和中医辨识的音乐调理及管理

音乐调理的临床效果分即时、短、中、长期效果。一次性音乐调理体验效果大多为即时或短期效果，其效果大多维持 1 天或几天，如欲求达到中长期的效果，就应采用基于症状评估和中医辨识的音乐调理及管理方法。

基于症状评估和中医辨识的音乐调理及管理方法要采用亚健康音乐调理应用系统。亚健康音乐调理应用系统主要包括亚健康者的档案及管理系统，亚健康综合评估系统（症状评估、中医体质评估和五脏系评估）和调理音乐库及音乐调理系统。目的是在明确亚健康者身心状态的基础上，通过音乐调理师有针对性地进行相对个性化的音乐调理、指导和管理，确保亚健康音乐调理的效果。

评价音乐调理效果的方法有多种，归纳如下：1.采用症状自评或他评量表方法，评价音乐调理前后心身症状、中医体质和证候改善情况。如亚健康音乐调理多学科团队研制的量表测评软件有为亚健康躯体简易症状自评量表、亚健康与中医体质检测系统和五脏典型不适表现自评量表和目前国内常用的通用量表，如症状自评量表（SCL-90），焦虑自评量表、抑郁自评量表、简易应对方式、匹兹堡睡眠质量指数。2.采用神经生理测量仪器检测方法，评价音乐调理对自主神经及其生理功能的影响。如采用多导生理监测系统，监测脑电、心率、呼吸、血压、皮温、皮肤电阻、脑电、肌电等生理变化；采用动态心电监测设备，通过心率-心率变异性（HRV）分析，评价心率、心脏自主神经系统活性及其交感神经系统和副交感系统的活性及两者之间平衡关系等；3. 采用现代生物物理学技术如红外检测技术、人体和谐度检测技术等，评价亚健康音乐调理对人体电磁驻波和和谐态的影响及生物物理学机制。4、采用脑电图、脑功能核磁（fMRI）、事件相关电位（ERPs）、正电子断层扫描（PET）等指标，观察和分析不同音乐刺激激活大脑相关脑区，探讨不同类型音乐对不同研究对象大脑功能的影响及神经机制。除外症状自评或他评量表方法，音乐调理机构可根据自身条件选择采用相关客观评价技术。

五、亚健康音乐调理服务

在亚健康音乐调理服务中，要遵守知情、保密和诚信的职业道德；强调与客户进行良好沟通、交流和分享，要学会以诚相待、用简洁易懂的语言让客户了解和接受音乐调理，通过音乐调理体验让客户感受到音乐调理的作用，这是优质服务的前提。在亚健康音乐调理的实际应用中，要强调针对客户症状评估和中医辨识结果，选择使用与之匹配的适宜调理音乐及音乐调理技术方法。才能达到改善亚健康状态不适症状、调养心身功能失调状态，维护和促进其身心健康的目的。在完成音乐调理疗程后，一定要对客户进行评估、随访、管理并为客户提供日常音乐养生技术方法指导，使客户居家进行音乐养生并形成良好的日常生活方式。

音乐是人类的一种基本的活动，与人类共生共存。人类把音乐用于审美、移情、激发活力、人际交流、休闲、娱乐、锻炼、认知、沉思、养生保健等人类现实生活的诸多方面；在现今人类的文化活动中，没有任何事物像音乐这样具备如此全方位的弥散性，影响、塑造甚至是控制着人类的情绪、认知、社会行为、思维和躯体生理活动。音乐调理的本质是探讨音乐与人类生命之间的关系，研究音乐对人身心灵的影响。提倡科学、明智地选择和使用音乐，避免音乐的消极成分对人的损害，利用音乐的积极成分，改善自身的生存质量，调养心身、提升自我的生活品位和境界，从音乐获得健康、长寿、智慧和欢喜。

中医“治未病”及亚健康中医干预研究进展

何丽云

（中国中医科学院中医临床基础医学研究所， 北京 100027 ）

（中华中医药学会亚健康 ， 北京 100027）

随着社会进步与医学模式的转变，健康维护与健康保障逐渐成为世界各国医疗卫生工作的重点，疾病预防与养生保健的理论、方法与受到空前重视，顺应社会需求，亚健康问题研究被我国政府高度重视，国家不同层次的科研基金先后立项支持，如2000年始北京市科委、北京市中医管理局、国家中医药管理局分别在亚健康证候流行病学调查和中医药干预方面立项，国家自然基金委曾在亚健康量表方面立项研究。

在“十一五”期间，国家更加重视人口与健康的问题，为了体现中医治未病思想及其治疗视点前移的特点，充分发挥中医药养生预防保健服务作用，以社会上和医学界普遍关心的问题“亚健康”为切入点，国家科技部和国家中医药管理局设立专项“中医‘治未病’及亚健康中医干预研究”，举全国之力，围绕亚健康的内涵及其中医辨识、分类、干预等关键科学问题，开展了系统研究。该项目在亚健康范畴、评价标准、中医辨识与分类研究中，鼓励用科学规范的方法，结合中医药学科特点，深入研究和揭示亚健康的概念、内涵，得到可操作的判断标准、分类方法、评价标准，为今后的中医药干预奠定了基础；在中医干预研究中，针对亚健康以疲劳、失眠、疼痛为主要表现的症状，进行疗效评价和方法学示范研究，以中华中医药学会亚健康分会2006年发布的《亚健康中医临床指南》和项目组在实施之前专家组制定的《亚健康人群筛选原则与流程》为依据，初步统一了开展亚健康中医干预的纳入人群界定方法；在监测管理课题中，鼓励探索，建立了符合国情的健康管理模式和监测机制，为将来建立更具规模的健康管理体系奠定了基础。该项目在国家中医药管理局科技司及项目专家组带领下，从方案设计到实施，强化了方案实施中的质量控制方法，目前整个项目已经顺利完成。

项目产生了亚健康中医辨识分类技术与评价标准、亚健康中医干预技术、亚健康中医药干预方案、亚健康应用技术四类成果。初步解决了亚健康的测量和辨识方法，构建了健康测量研究的技术支撑平台，为干预效果评估提供了标准；形成了针对亚健康疲劳、失眠、疼痛、心理失调等常见类型的6种干预方案，方案研究过程科学严谨，从方法学上提供了示范；初步建立了亚健康人群监测机制，监测内容，探索了中国的健康管理模式，在健康管理内容中体现了中医内涵，为全国中医治未病中心的建设奠定了基础；总之，项目在中医治未病健康战略的重大举措中，以亚健康状态为切入点，从理论基础、测量方法、辨识技术、干预措施、健康管理模式、技术平台等方面提供了有力的支撑；在研究过程中不断总结提炼成果，及时应用于临床研究中，累计应用成果 16 项，发表论文 117 篇，其中国家级核心期刊 60 篇，国外发表 7 篇；研究生学位论文 22 篇；出版科技专著 11 部，该项目在亚健康研究领域中发挥了重要指导作用。

“消疲怡神”配方颗粒干预肝郁脾虚型疲劳性亚健康状态的前瞻性随机双盲安慰剂对照试验*

王天芳[1*]，薛晓琳[1]，张雅静[1]，韩萍[2]，李真[3]，王文萍[4]，邢建民[5]，王庆波[6]，汤宇[7]，李力[8]，王佳佳[1]，李冠儒[1]，季绍良[1]，武留信[9]，赵燕[1]，吴秀艳[1]，赵润栓[2]

（1. 北京中医药大学基础医学院中医诊断系，北京 100029）
（2. 北京小汤山医院，体检中心，北京 102211）
（3. 河南中医学院第一附属医院内分泌科，河南 郑州 450000）
（4. 辽宁中医药大学附属医院国家药物临床试验机构，辽宁 沈阳 110033）
（5. 北京中医药大学基础医学院循证医学中心，北京 100029）
（6. 河南中医学院第一附属医院针灸科，河南 郑州 450000）
（7. 辽宁中医药大学附属医院康复医学科，辽宁 沈阳 110033）
（8. 河南中医学院第一附属医院治未病健康管理中心，河南 郑州 450000）
（9. 中国人民解放军空军航空医学研究所 北京 100142）

背景：亚健康对人们生活、工作的影响及其高发生率，使得对亚健康状态有效干预措施的需求日益突显。而如何发挥中医药在调治亚健康方面的优势及评价中医药干预亚健康的效果，是今后亚健康干预研究的一个重要研究方向。

目的：评价“消疲怡神”配方颗粒干预肝郁脾虚型疲劳性亚健康状态的有效性及安全性。

设计、场所、受试者和干预措施：采用多中心、随机、双盲、安慰剂对照试验，观测时间为 18 周，其中干预 6 周，随访 12 周。将来自于北京小汤山医院、河南中医学院第一附属医院及辽宁中医药大学附属医院的体检中心及门诊的 200 例肝郁脾虚型疲劳性亚健康状态的受试者，随机分为“消疲怡神”配方颗粒组（简称消疲怡神组，n=100）和安慰剂组（n=100），分别给予“消疲怡神”配方颗粒和安慰剂干预 6 周。

*基金项目：“十一五”国家科技支撑计划项目(No. 2006BAI13B05)
*【 **Correspondence**】: Tian-fang Wang, MD, Ph.D, Professor; Tel: 010-64286661;
E-mail: tianfangwang2000@yahoo.com.cn, wangtf@bucm.edu.cn

主要结局指标： 运用疲劳量表-14（Fatigue Scale 14, FS-14）总分来判断疲劳状况，并进行中医证候（肝郁脾虚证）积分评价。

结果： 消疲怡神组有3例失访，最后200例进入全分析集（full analysis set, FAS），197例进入符合方案集（per-protocol set, PPS）。消疲怡神组与安慰剂组疲劳状态的疗效（FS-14分值）显示，完全缓解率分别为14.0%和9.0%（FAS）与14.4%和9.0%（PPS）；显效率分别为19.0%和15.0%（FAS）与19.6%和15.0%（PPS）；有效率分别为39.0%和26.0%（FAS）与39.2%和26.0%（PPS）；总有效率分别为72.0%和50.0%（FAS）与73.2%和50.0%（PPS）。Ridit分析显示"消疲怡神"配方颗粒改善疲劳状态的疗效优于安慰剂组。消疲怡神组与安慰剂组肝郁脾虚证候的疗效比较显示，完全缓解率分别为1.0%和0.0%（FAS）与1.0%和0.0%（PPS）；显效率分别为20.0%和7.0%（FAS）与19.6%和7.0%（PPS）；有效率分别为29.0%和24.0%（FAS）与29.9%和24.0%（PPS）；总有效率分别为50.0%和31.0%（FAS）与50.5%和31.0%（PPS）。Ridit分析显示"消疲怡神"配方颗粒改善肝郁脾虚证候的疗效优于安慰剂组（$P<0.05$）。第12周和18周的随访表明，消疲怡神组的FS-14分值明显低于安慰剂组。未发现试验药物的不良反应。

结论： "消疲怡神"配方颗粒治疗肝郁脾虚型疲劳性亚健康状态安全有效。

【关键词】： 中草药；疲劳性；亚健康；证候；随机对照试验；双盲法；安慰剂；前瞻性研究

亚健康是指介于健康及疾病之间的状态，处于亚健康状态者，不能达到健康的标准，表现为一定时间内的活力降低、功能和适应能力减退的症状，但不符合现代医学有关疾病的临床或亚临床诊断标准。亚健康的表现是多种多样的，目前将其初步归纳为躯体、精神心理和社会交往三个方面，其中以疲劳为主要表现的躯体亚健康者称为疲劳性亚健康[1,2]，而肝郁脾虚为其最常见的中医证候类型[3,4]。本研究采用以益气健脾，疏肝养血为组方原则的"消疲怡神"配方颗粒，通过随机、双盲、安慰剂对照试验设计，评价其对肝郁脾虚型疲劳性亚健康状态干预的有效性和安全性。

1 资料与方法

1.1 随机方案的产生及隐藏 采用多中心、随机、双盲、安慰剂平行对照的研究方法，由课题承担单位的数据管理人员制订随机方案。运用统计软件SAS 9.1.3的PROC PLAN语句，采用区组随机产生随机方案，随机方案及盲底采用信封密封并由课题组不参与临床试验具体实施的薛晓琳副教授专门管理。试验结束并完成数据录入后由统计分析人员对数据进行盲态审核，确认数据无误后进行一级揭盲，统计分析完成后进行二级揭盲。

1.2 受试对象来源及选择标准 纳入的受试者来源于2008年3月~2009年2月期间北京小汤山医院、河南中医学院第一附属医院及辽宁中医药大学附属医院的体检和门诊就诊人群，共计200例，样本量的确定依据公式$n=(U_\alpha+U_\beta)^2\times 2P\times(1-P)/(P_1-P_0)^2$计算而得，取$\alpha=0.05$，$\beta=0.1$，则$U_\alpha=1.65$，$U_\beta=1.28$。估计安慰剂组疲劳干预的有效率为20%（$P_0$），中药组有效率为40%（$P_1$），$P=(P_1+P_0)/2$，计算出每组样本量为91例，考虑到8%的剔出率，每组样本量最低为99例，取整数则为100例。200例样本中，北京小汤山医院为80例，河南中医学院第一附属医院和辽宁中医药大学附属医院各为60例。

1.2.1 诊断标准

1.2.1.1 疲劳性亚健康的判定标准 根据《亚健康中医临床指南》[1]，课题组制定的疲劳性亚健康判定标准为[2]：以疲劳为主诉，且疲劳持续或反复发作3个月以上，并排除可能引起疲劳的疾病，即运用西医学常规体检方法及指标体系检测无明显异常；且运用疲劳量表-14（Fatigue Scale-14，简称FS-14）[5,6]测评，疲劳总分值达到3分及以上者。其中体检指标至少包括血、尿、大便常规，血压，血液生化（包括肝肾功能、血脂、空腹血糖），腹部B超，心电图及胸片。

1.2.1.2　疲劳性亚健康肝郁脾虚证的中医辨证标准　根据1995年国家中医药管理局颁布的《中医病证诊断疗效标准》、《中医证候鉴别诊断学》及2002年《中药新药临床研究指导原则》，结合亚健康的特点，制订疲劳性亚健康肝郁脾虚证的辨证标准如下[2]：（1）胸或胁肋部出现胀满，或胀痛，或窜痛，或痞闷不适；（2）情绪低落，或急躁易怒，或情绪不稳定；（3）食欲不振，或腹部胀满喜按，或大便溏软，或泄泻；（4）大便溏结不调；（5）舌胖有齿痕。若同时满足（1）或（2）与（3）或（4）或（5），并且排除有明显热象者（如舌红苔黄），则可诊断有肝郁脾虚证（辨证时可参考脉象，如脉弦，或脉缓，或脉虚，或脉弱，或脉弦细等）。

1.2.2　纳入标准　（1）符合上述疲劳性亚健康的判定标准及疲劳性亚健康肝郁脾虚证的中医辨证标准；（2）年龄在18~60岁之间（含18岁与60岁）；（3）初中及以上文化水平；（4）近1个月内未采用针对疲劳的干预措施（包括服用相关抗疲劳保健品）；（5）签署知情同意书者。

1.2.3　排除标准　（1）近1周内有外感、外伤等急性病史者；（2）妊娠或哺乳期妇女及半年内计划受孕者；（3）有精神疾病史或精神疾病家族史者。

1.2.4　脱落标准　所有填写了知情同意书并经筛选合格进入随机化试验的受试者，无论何时何因退出，只要没有完成方案所规定的观察周期的受试者，均作为脱落病例（即为根据意向性分析，符合方案集中的脱落病例）。未满1个疗程病情痊愈而自行停药者，不作为脱落病例。

1.3　伦理学要求　整个研究均符合赫尔辛基宣言[7]及中国临床试验研究法规，研究方案通过了北京中医药大学东直门医院伦理委员会的审核与批准，所有受试者均签署知情同意书。

1.4　试验用药与方法　将200例受试者随机分成“消疲怡神”配方颗粒干预组（n=100，简称消疲怡神组）和安慰剂组（n=100），分别给予“消疲怡神”配方颗粒（炙黄芪10g、生晒参2g、醋制香附6g、陈皮6g、当归6g、枸杞子6g）或与“消疲怡神”配方颗粒外包装完全相同的安慰剂，每次1袋，每日2次，早、晚饭后半小时服用，连续服用6周。其中安慰剂的制备是依据“消疲怡神”配方颗粒各个组成药物的颜色，以糊精和焦糖色为原料，按照一定比例调制而成。

“消疲怡神”配方颗粒由北京康仁堂药业有限公司提供。其制备方法为：选用地道药材，采用现代制药技术，以严格按照传统炮制方法加工成的中药饮片作为原料，并以汤剂为标准，对单味中药进行提取、浓缩、干燥后制成颗粒剂，可供中医临床调剂中药汤剂。质量标准达到高于药典标准的企业内控标准，其中炙黄芪配方颗粒95%乙醇浸出物不低于24.0%，人参配方颗粒含人参皂苷Rg1（$C_{42}H_{72}O_{14}$）和人参皂苷Re（$C_{48}H_{82}O_{18}$）的总量不得少于0.80%、人参皂苷Rb1（$C_{54}H_{92}O_{23}$）不得少于0.18%，陈皮配方颗粒含橙皮苷不低于1.0%，醋制香附配方颗粒95%乙醇浸出物不低于10.0%，当归配方颗粒含阿魏酸不低于0.030%，枸杞子配方颗粒含枸杞子多糖不低于1.26%。

1.5　评价指标及方法

1.5.1　疗效评价指标

1.5.1.1　疲劳量表-14（FS-14）的疲劳总分值　FS-14量表包括14个条目，其中前8项反映躯体疲劳，后6项反映精神疲劳，每个条目的评定分为4级：“比平时好一些”、“跟平时差不多”、“比平时明显一些”、“比平时明显得多”，以0-0，1-1评定方法计分，即选择前2级者计为0分，选择后2级者计为1分。受试者根据自己近1-2周的疲劳情况，在每个条目下进行分级的选择。疲劳总分为14个条目的分值之和，分值越高说明疲劳越明显。

1.5.1.2　肝郁脾虚证候积分　以肝郁脾虚相关症状总分作为肝郁脾虚证候的积分，分值越高说明证候表现越明显。具体症状包括胸/胁部不适、急躁易怒、善太息、情绪低落、情绪不稳定、食欲不振、腹部胀满、泄泻、大便溏软、大便时干时稀、大便先干后溏等。症状分无、轻、中、重四级，分别以0、1、2、3分计算，个别不易分四级的症状，分有、无，分别记为1、0分。

1.5.2　疗效判定标准　以上述2个评价指标

的基线分值（干预前）分别减去第6周末（干预结束后）的分值变化作为疗效判断的依据，具体分为以下4级：（1）完全缓解：干预后比干预前总分减少≥85%；（2）显效：减少≥60%但<85%；（3）有效：减少≥30%但<60%；（4）无效：分值变化<30%。总有效率=完全缓解+显效+有效。

1.5.3 安全性评价 以安全性检测结果和不良事件的出现情况来评价。

1.5.3.1 安全性检测 在用药6周后进行安全性评价。安全性指标包括血、尿、便常规，心电图，肝、肾功能，正位胸片等。

1.5.3.2 不良事件与不良反应 密切观察不良事件与药物不良反应，在病历报告表中设计有不良事件记录表，记录其发生的时间、表现、处理经过及结果。并备有紧急破盲信封，供遇到不良反应时医生及时采取措施用。

1.5.4 其他指标——心理社会应激情况评价 为了观测干预效果是否与干预期间受试者的生活事件及应激反应有关，本研究采用"团体用心理社会应激调查表（Psychosocial Stress Survey for Groups，简称PSSG）"[8]对两组受试者干预前及干预期间的生活事件与应激反应进行评价。该调查表由44个条目组成，具体内容包括生活事件（L）、消极情绪体验（NE）、积极情绪体验（PE）、消极应对（NC）和积极应对（PC）5个因素。

1.5.5 随访 6周干预结束后，分别于第12周末、第18周末对受试人群进行了两次随访，通过对"消疲怡神组"及"安慰剂组"受试者第6周末、第12周末、第18周末FS-14总分均值的评定及比较，分析两组疲劳状况的变化情况。

1.6 数据录入及统计学分析 采用EpiDate2.0软件建立数据库，并完成双人双机背靠背录入，对两次录入的数据进行核查，根据原始数据核对两次录入不一致的数据并修改。

根据意向性分析（Intention-To-Treat Analysis，ITT）原则，分别对"全分析集"（Full analysis sets，FAS）和"符合方案集"（Per-protocol sets，PPS）的两个数据库进行分析。FAS包括所有入组的200例患者；PPS包括197例患者。3例脱落病例的情况分别为：1例因饮酒出现恶心、呕吐，自行停药并退出；1例发生肠粘连后脱落；1例在纳入的第2周因感冒自行停药1周，不符合研究方案而脱落。

计量资料采用均数±标准差（$\bar{x}\pm s$）表示，计数资料采用频数和构成比表示。统计推断以0.05作为检验水准。消疲怡神组与安慰剂组的人口学和临床基线特征的比较，计量资料采用t检验或Wilcoxon秩和检验，计数资料的组间比较采用卡方检验或Wilcoxon秩和检验；两组之间疗效构成比的差异采用卡方检验，率的比较采用Ridit分析；PSSG调查表各因子分值在第6周末两组间的比较采用Wilcoxon秩和检验。随访时，FS-14总分比较，组内比较采用重复测量的方差分析，组间比较采用Wilcoxon秩和检验。

1.7 质量控制与质量保证

1.7.1 实验室的质控措施 各参试单位实验室按标准操作规程和质量控制程序进行检测，并提供本单位"实验室检查正常值范围"，试验中如有变动及时补充说明。

1.7.2 临床试验开始前培训 通过临床试验前培训使研究人员对临床试验方案及各指标具体内涵有充分理解和认识，并按方案规定的时点和方法进行测评；观察不良反应或未预料到的毒副作用，并追踪观察。

1.7.3 依从性 对受试者做好解释工作，并由其签署知情同意书，每两周访视受试者一次，询问药物服用情况，每次访视发放两周药物，并做药物收发记录，保证受试者依从性良好。

2 结果

2.1 研究对象人口学资料及基线特征 分别比较干预前（基线）FAS和PPS两组人群的人口学特征及基线时疲劳状态、肝郁脾虚证候积分和心理社会应激情况，差异均无统计学意义（$P>0.05$，见表1~表3），说明两组基线基本均衡，干预结果具有可比性。随机试验流程见图1。

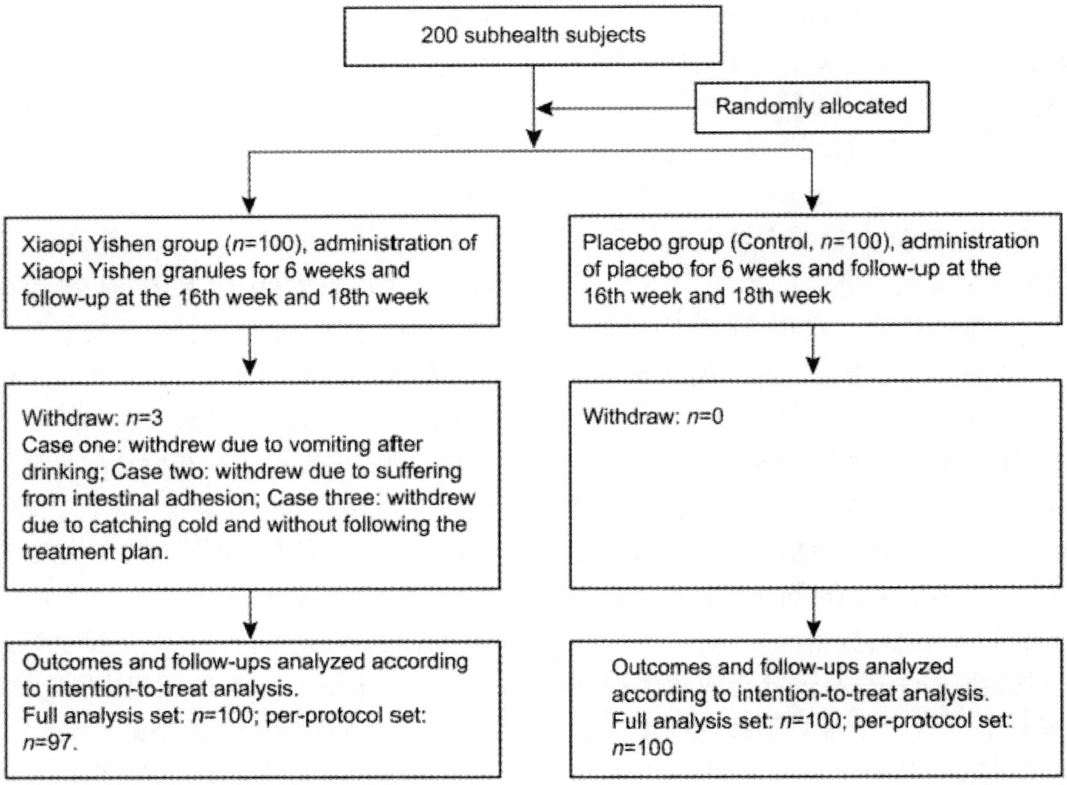

图 1　随机试验流程图

Figure1　Flow chart of this randomized trial

表 1　消疲怡神组与安慰剂组人口社会学资料比较

Table1　Baseline demographics Comparison Between the Two Groups

Characteristic	Placebo N（%）	XPYS N（%）	x^2	*P*
Gender				
FAS　male	29（29.00）	33（33.00）	0.374	0.541.
female	71（71.00）	67（67.00）		
PPS　male	29（29.00）	31（31.96）	0.204	0.652
female	71（71.00）	66（68.04）		
Ethnicity				
FAS　The Han nationality	96（96.00）	96（96.00）	-	0.683
Huis	4（4.00）	2（2.00）		
Manchus	0（0）	1（1.00）		
Mongolian	0（0）	1（1.00）		
PPS　The Han nationality	96（96.00）	93（95.88）	-	0.500
Huis	4（4.00）	2（2.06）		

Manchus	0（0.00）	1（1.03）		
Mongolian	0（0.00）	1（1.03）		
Marital Status				
FAS　Unmarried	16（16.00）	15（15.00）		
Married	81（81.00）	82（82.00）		
Widowed	1（1.00）	2（2.00）	-	0.712
Separated	0（0.00）	1（1.00）		
Divorced	2（2.00）	0（0）		
PPS　Unmarried	16（16.00）	14（14.43）		
Married	81（81.00）	80（82.47）		
Widowed	1（1.00）	2（2.06）	-	0.665
Separated	0（0.00）	1（1.03）		
Divorced	2（2.00）	0（0.00）		
Occupation				
FAS　Workman	4（4.00）	1（1.00）		
Peasant	1（1.00）	0（0）		
Manager	17（17.00）	26（26.00）		
Teaching staff	12（12.00）	14（14.00）		
Medical satff	30（30.00）	33（33.00）		
Researcher	1（1.00）	2（2.00）	-	0.217
Serviceman	2（2.00）	3（3.00）		
Self-employed staff	7（7.00）	5（5.00）		
Office worker	22（22.00）	9（9.00）		
Retiree	2（2.00）	2（2.00）		
Other	2（2.00）	5（5.00）		
PPS　Worker man	4（4.00）	0（0.00）		
Peasant	1（1.00）	0（0.00）		
Manager	17（17.00）	25（25.77）		
Teaching staff	12（12.00）	13（13.40）		
Medical staff	30（30.00）	33（34.02）		
Researcher	1（1.00）	2（2.06）	-	0.131
Serviceman	2（2.00）	3（3.09）		
Self-employed staff	7（7.00）	5（5.15）		
Office worker	22（22.00）	9（9.28）		
Retiree	2（2.00）	2（2.06）		
Other	2（2.00）	5（5.15）		
Educational status				
FAS　Junior high school	1（1.00）	3（3.00）	-	0.262
Senior high school and technical secondary school	22（22.00）	12（12.00）		

Junior college and college	63（63.00）	72（72.00）		
Graduate	14（14.00）	13（13.00）		
PPS Junior high school	1（1.00）	3（3.09）		
Senior high school and technical secondary school	22（22.00）	12（12.37）	-	0.262
Junior college and college	63（63.00）	69（71.13）		
Graduate	14（14.00）	13（13.40）		

注：民族、婚姻状况、职业、教育程度均采用 Fisher 精确概率法检验。

表 2 消疲怡神组与安慰剂组的年龄比较

Table2 The Comparison of Age Between the Two Groups

	$\overline{\chi} \pm s$ (years)		t	P
	Placebo	XPYS		
FAS	37.770±8.462	38.290±9.003	-0.421	0.674
PPS	37.770±8.462	38.186±8.938	-0.335	0.738

表 3 消疲怡神组与安慰剂组基线临床特征的比较

Table3 Baseline Comparison of the Fatigue, TCM Syndrome and Psychosocial Stress Mean Scores Between the Two Groups（$\overline{\chi} \pm s$）

Item	Factor	Placebo group	XPYS group	*Z*/*t*	*P* value
Fatigue Scale-14（FS-14）					
FAS	Physical fatigue	5.210±1.540	4.890±1.580	−1.300	0.193
	Mental fatigue	2.600±1.660	2.510±1.630	−0.483	0.629
	Total	7.810±2.450	7.400±2.320	−1.251	0.211
PPS	Physical fatigue	5.210±1.539	4.907±1.548	−1.309	0.191
	Mental fatigue	2.600±1.664	2.505±1.646	−0.509	0.610
	Total	7.810±2.452	7.412±2.340	−1.224	0.221
TCM Syndrome					
FAS		7.300±2.840	7.080±3.070	−0.660	0.509
PPS		7.300±2.837	6.949±2.963	−0.920	0.358
Psychosocial Stress Survey for Groups					
FAS	Life events（L）	3.140±1.886	2.770±1.644	−1.299	0.194
	Negative emotions（NE）	3.090±1.712	3.010±1.630	−0.485	0.628
	Positive emotions（PE）	1.250±1.329	1.480±1.329	−1.462	0.144
	Negative coping（NC）	3.270±1.769	3.160±1.674	−0.441	0.659

PPS	Positive coping（PC）	3.610±1.693	3.830±1.577	−1.102	0.271
	Life events（L）	3.140±1.886	2.750±1.659	−1.367	0.172
	Negative emotions（NE）	3.090±1.712	3.000±1.652	−0.551	0.609
	Positive emotions（PE）	1.250±1.329	1.490±1.324	−1.557	0.120
	Negative coping（NC）	3.270±1.769	3.100±1.642	−0.651	0.515
	Positive coping（PC）	3.610±1.693	3.860±1.534	−1.177	0.239

注：*为 t 统计量值，其他为 Z 值。

2.2 干预有效性评价

2.2.1 干预结束时 (第 6 周末) 基于 FS-14 疲劳总分变化的效果评价 干预结束时消疲怡神组与安慰剂组基于疲劳量表-14 评定的疗效比较见表 4，FAS 和 PPS 两个数据集的比较均有统计学意义（$P<0.05$），经 Ridit 分析消疲怡神组对疲劳状态的疗效优于安慰剂组（$P<0.05$）。

表 4 两组基于 FS-14 总分变化的干预效果比较（n（%））

Table4 The Effectiveness Comparison Between the Two Groups at 6 Weeks Based on the Total Score Changes of FS-14（n（%））

	Group	Effectiveness				Chi square test		Ridit analysis		
		Ineffective	Effective	Partial Remission	Complete Remission	x2	P	$\overline{R}$ (95%CI)	F	P
FAS	Placebo	50（50.0）	26（26.0）	15（15.0）	9（9.0）	10.363	0.016*	0.4460（0.3912，0.5007）	8.018	0.005*
	XPYS	28（28.0）	39（39.0）	19（19.0）	14（14.0）			0.5540（0.5017，0.6063）		
PPS	Placebo	50（50.0）	26（26.0）	15（15.0）	9（9.0）	11.343	0.010*	0.4433（0.3885，0.4980）	9.008	0.003*
	XPYS	26（26.8）	38（39.2）	19（19.6）	14（14.4）			0.5585（0.5056，0.6114）		

2.2.2 干预结束时（第6周末）基于肝郁脾虚证候积分变化的效果评价 干预结束时消疲怡神组与安慰剂组基于肝郁脾虚证候积分的疗效比较结果见表5，FAS和PPS两个数据集的比较均有统计学意义（P<0.05），经Ridit分析消疲怡神组对肝郁脾虚证候的疗效优于安慰剂组（P<0.05）。

表 5 两组基于肝郁脾虚证候积分变化的干预效果比较（n（%））

Table5 **The Effectiveness Comparison**

Between the Two Groups at 6 Weeks Based on the Total Score Changes of TCM Syndrome（n（%））

	Group	Effectiveness				Chi square test		Ridit analysis		
		Ineffective	Effective	Partial Remission	Complete Remission	x^2	P	$\overline{R}$ (95%CI)	F	P
FAS	Placebo	69（69.0）	24（24.0）	7（7.0）	0（0.0）	10.765	0.013*	0.4448(0.4000,0.4896)	9.894	0.002*
	XPYS	50（50.0）	29（29.0）	20（20.0）	1（1.0）			0.5552(0.5019,0.6085)		

PPS	Placebo	69（69.0）	24（24.0）	7（7.0）	0（0.0）	10.736	0.013*	0.4447(0.3998,0.4897)	10.076	0.002*
	XPYS	48（49.5）	29（29.9）	19（19.6）	1（1.0）			0.5570(0.5028,0.6111)		

2.3 安全性评价 安全性指标检测结果显示，“消疲怡神”配方颗粒在干预肝郁脾虚型疲劳性亚健康受试人群时，未产生不良反应。

2.4 其他指标 对FAS及PPS两个数据集的分析均显示，6周干预结束时消疲怡神与安慰剂两组“团体用心理社会应激调查表”5个因素均无统计学差异（$P>0.05$，见表6）。

表6 6周干预结束时两组“团体用心理社会应激调查表”各因子分值的比较

Table6 The Comparison of Factor Mean Scores of ‘Psychosocial Stress Survey for Groups’Between the Two Groups at 6 weeks （$\bar{\chi}\pm s$）

Factor	Placebo	XPYS	*Z* value	*P* value
Life events（L）				
FAS	2.960±1.853	2.650±1.714	-1.316	0.188
PPS	2.960±1.853	2.650±1.732	-1.312	0.189
Negative emotions（NE）				
FAS	2.890±1.792	2.720±1.511	-0.574	0.566
PPS	2.890±1.792	2.700±1.529	-0.662	0.508
Positive emotions（PE）				
FAS	1.360±1.307	1.610±1.333	-1.498	0.134
PPS	1.360±1.307	1.630±1.325	-1.609	0.108
Negative coping（NC）				
FAS	3.160±1.716	2.970±1.566	-0.615	0.539
PPS	3.160±1.716	2.910±1.521	-0.845	0.398
Positive coping（PC）				
FAS	3.510±1.709	3.770±1.543	-1.350	0.177
PPS	3.510±1.709	3.790±1.500	-1.421	0.155

2.5 随访情况 消疲怡神组受试者在干预结束时（第6周末）、第1次随访时（第12周末）及第2次随访时（第18周末）的FS-14总分均值如下。FAS：3.770±2.407、3.520±2.346、3.410±2.345（组内比较F=2.054，P=0.134）；PPS：3.711±2.393、3.454±2.323、3.340±2.318（组内比较F=2.056；P=0.134）。结果显示其疲劳分值变化呈下降趋势。

安慰剂组受试者在干预结束时（第6周末）、第1次随访时（第12周末）及第2次随访时（第18周末）的FS-14总分在FAS及PPS数据集的均值为4.990±2.908、5.110±3.235、5.190±3.139（组内比较 F=0.657；P=0.521）。结果显示其疲劳分值变化呈上升趋势。

两组比较，消疲怡神组在第1次随访时的FS-14总分均值低于安慰剂组，且差异有统计学意义（FAS：Z=-3.966，P=0.000； PPS：Z=-4.106，P=0.000）；消疲怡神组在第2次随访时的FS-14总分均值低于安慰剂组，且差异有统计学意义（FAS：Z=-4.466，P=0.000； PPS：Z=-4.624，P=0.000）。结果提示，在两个随访时点，消疲怡神组受试者的疲劳程度均低于安慰剂组。

3 讨 论

亚健康虽然是基于西医学健康概念而提出的一种新概念，但其所反映的理念早在中医《黄帝内经》时代的“治未病”思想中就有体现，即要重视疾病的预防，提高健康质量及生活质量，因此亚健康属于中医“治未病”的范畴。处于亚健康状态者，多表现为由不同症状组合而成的不同症状群，因此，以中医的辨证论治理论为指导，发挥中医药在调治亚健康方面的优势，是今后亚健康干预研究的一个重要研究方向[9,10]。

当前对于亚健康状态的判定和分类没有特异的实验室客观指标，并且有些表现（如疲劳感）容易受到社会心理因素的影响而波动，因此，如何客观评价中医药对亚健康的干预效果是一个值得探索的问题。本研究从亚健康状态的常见典型表现“疲劳”和常见中医证型“肝郁脾虚”入手，通过拟定详细、严格的诊断和纳入标准，选取同质性较强的受试人群，采取RCT的研究设计，以受试者最关注的“疲劳感”及肝郁脾虚证候的变化作为疗效评价的指标，在分别运用疲劳量表和中医证候积分对受试者在干预前、后疲劳状况和中医证候进行评定的基础上进行疗效判定。同时，为了观测干预效果是否与干预期间受试者的生活事件及应激反应有关，以排除影响干预效果评价的混杂因素，本研究采用“团体用心理社会应激调查表对两组受试者干预前及干预期间的生活事件与应激反应进行评价，力求最大程度地客观评价中医药的干预疗效[2,11]。评价结果显示，干预前（基线）及干预结束时（第6周末），两组FAS及PPS数据集的的生活事件（L）、消极情绪体验（NE）、积极情绪体验（PE）、消极应对（NC）和积极应对（PC）5个因素的分值均无统计学差异，说明两组在干预前后的疲劳情况未收到心理社会应激因素的明显影响。

课题组前期的研究[12]认为，疲劳的产生与中医肝、脾两脏的关系尤为密切。脾主运化和四肢肌肉，思虑或劳倦过度可损伤脾气，导致脾运失常，从而出现腹胀、便溏、食欲不振等消化吸收功能的异常；脾运障碍，谷气不充，气血匮乏，可致疲乏无力，不耐劳作。肝主疏泄，条畅气机，可调节精神情志、促进消化吸收等。若情志不遂导致肝失疏泄，不仅可出现精神情志及气血运行的异常，还可横克脾土，进而影响脾主运化的功能；肝藏血，与主疏泄的功能相辅相成，其所贮藏的血液可制约肝的阳气，维持肝的阴阳平衡，使肝的疏泄功能正常，若肝血不足，则可进一步致肝失疏泄；肝在体为筋，为“罢极之本”，肝藏血、主疏泄的功能异常，进而可导致筋脉功能的异常而出现不耐疲劳等。因此，本研究针对肝郁脾虚型疲劳性亚健康者的临床特征，采用“消疲怡神”配方颗粒对其进行干预。该方中黄芪、人参，益气健脾，陈皮、香附理气疏肝，当归、枸杞养血补肝，全方共奏益气健脾、疏肝养血的功效。

本研究结果表明，消疲怡神组改善疲劳状态及肝郁脾虚证候的疗效优于安慰剂组，且对疲劳的改善有较好的远期效应。结合干预期间的心理社会应激调查评定，可排除其优于安慰剂的疗效与心理社会应激无明显关联，而且其安全性指标的检测结果显示，“消疲怡神”配方颗粒在干预肝郁脾虚型疲劳性亚健康受试人群时无不良反应。提示“消疲怡神”配方颗粒对肝郁脾虚型疲劳性亚健康状态的干预安全有效。

REFERENCES

[1]. China Association of Chinese Medicine. Clinical Guidelines of Chinese Medicine on Sub-health. Beijing: Medicine in China Press of Traditional Chinese Medicine. 2006:1 . Chinese with abstract in English..

中华中医药学会. 亚健康中医临床指南. 北京: 中国中医药出版社. 2006: 1

[2].Zhang YJ,Wang TF, Xue XL,Wang JJ,Li GR. Exploration on Diagnostic Standardization of Fatigue-predominant Sub-health in combining between traditional Chinese and Western medicine Beijing Journal of Traditional Chine Meicine .2009; 28(4)：269-270 .Chinese

张雅静，王天芳，薛晓琳，王佳佳，李冠儒.中西医结合疲劳性亚健康判定标准的探讨.北京中医药. 2009; 28(4): 269-270

[3].Zhang YJ, Wang TF, Xue XL, Wang JJ, Li

GR, Han P. Characteristics of traditional Chinese medicine syndromes and their element distributions in sub-health status: a modern literature review. J Chin Integr Med/Zhong Xi Yi Jie He Xue Bao. 2008; 6(12): 1290-1293. Chinese

张雅静，王天芳，薛晓琳，王佳佳，李冠儒，韩萍.亚健康状态中医证候及证候要素分布特点的现代文献分析.中西医结合学报. 2008; 12(6); 1290-1293.

[4].Wang TF, Wang JJ, Xue XL, Han P, Zhang YJ, Li GR, Wu XY, Zhao Y, Tang LL, Liu YY, Sui CL, Fu C, Shang YM, Zhou B. Distribution characteristics of traditional Chinese medicine syndromes and their elements in people with subhealth fatigue. J Chin Integr Med / Zhong Xi Yi Jie He Xue Bao. 2010; 8(3): 220-223.Chinese

王天芳，王佳佳，薛晓琳，韩萍，张雅静，李冠儒，吴秀艳，赵燕，唐利龙，刘豫玥，睢丛璐，付晨，尚永梅，周波. 疲劳性亚健康状态中医证候及证候要素分布特点.中西医结合学报.2010; 8(3): 220-223

[5]. Chalder T, Berelowitz C, Pawlikowska T, et al. Development of a fatigue scale. J Psychosom Res. 1993; 37(2): 147-153

[6]. Wang TF, Zhang CZ. Fatigue Scale-14. Chinese Journal of Behavioral Medical Science. 2001; 10(S): 61.Chinese

王天芳，张翠珍. 疲劳量表-14.中国行为医学科学. 2001; 10(特刊): 61

[7]. World Medical Association Declaration of Helsinki: ethical principles for medical research involving human subjects. JAMA. 2000 ; 284: 3043-3045

[8]. Jiang QJ. Psychosocial Stress Survey for Groups.Chinese Journal of Behavioral Medical Science. 2001; 10(S): 40-41.Chinese

姜乾金. 团体用心理社会应激调查表.中国行为医学科学，2001;10(特刊)：40-41

[9]. Wang TF, Sun T. Exploration on the Concept and Category of Sub-health and Chinese Medicine"Treating P re-disease "Doctrine and the Relationship between Them. Chinese Journal of Integrative Medicine. 2009; 29(10): 929-933.Chinese

王天芳，孙涛. 亚健康与"治未病"的概念、范畴及其相互关系的探讨. 中国中西医结合杂志. 2009; 29(10): 929-933

[10].Xu WJ, Wang TF, LI L, Xue XL, Zhang YJ, Wang JJ, Li GR, Zhao Y. Advantages of researching sub-health state by Chinese medicine. Journal of Beijing University of Traditional Chinese Medicine. 2008; 31(1): 7-9.Chinese

徐雯洁，王天芳，李力，薛晓琳，张雅静，王佳佳，李冠儒，赵燕. 试论中医研究亚健康状态的优势.北京中医药大学学报. 2008; 31(1): 7-9

[11].Xue XL, Wang TF, Zhang YJ, Wang JJ, Li GR, Zheng MS, Zhao Y, Wu XY. Construction of effectiveness evaluation system for traditional Chinese medicine interventions in subhealth. J Chin Integr Med / Zhong Xi Yi Jie He Xue Bao. 2009; 7(3): 201-204 .Chinese

薛晓琳，王天芳，张雅静，王佳佳，李冠儒，郑孟姗，赵燕，吴秀艳. 亚健康中医药干预效果评价体系的构建思路.中西医结合学报. 2009; 7(3): 201-204

[12].Wang TF, Zhang CZ, Ji SL, Liu YF, Jiao Y, Zhang B, Wang L, Zheng JF, Yao JQ. The Characteristic of Fatigue of Patients with Chronic Fatigue Syndrome and the Therapeutic Effect of Chinese Medicine on them. China Journal of Traditional Chinese Medicine and Pharmacy. 2000; 15(4): 58-60.Chinese

王天芳，张翠珍，季绍良，刘雁峰，焦扬，张冰，王琳，郑君芳，姚俊清. 慢性疲劳综合征病人的疲劳特征及中药的治疗作用. 中国医药学报. 2000; 15(4): 58-60

Effect of Xiaopiyishen herbal extract granule in the treatment of people with fatigue-predominant sub-health due to liver-qi

stagnation and spleen-qi deficiency in TCM: a prospective, randomized, placebo-controlled and double-blind clinical trial

Tian-fang Wang,[1] Xiao-lin Xue,[1] Ya-jing Zhang[1], Ping Han[2], Zhen Li[3], Wen-ping Wang[4], Jian-min Xing[5], Qing-bo Wang[3], Yu Tang[4], Li Li[3], Jia-jia Wang[1], Guan-ru Li[1], Shao-liang Ji[1], Liu-xin Wu[6], Yan Zhao[1], Xiu-yan Wu[1], Run-shuan Zhao[2]

[1]. Department of Diagnostics of Traditional Chinese Medicine, Preclinical School, Beijing University of Chinese Medicine, Beijing, 100029, China

[2]. Health Examination Centre , Beijing Xiaotangshan Hospital, Beijing 102211, China

[3]. The First Affiliated Hospital of Henan University of TCM（Zhen Li-- Department of Endocrinology, Qing-bo WANG--Department of Acupuncture and Moxibustion, li Li--Preventive Treatment and Health Mangement Center）, Zhengzhou, 450000,China

[4]. The Affiliated Hospital of Liaoning University of TCM(Wen-ping Wang--Clinical Trial Institution,Yu Tang--Department of Rehabilitation Medicine), Shenyang 110032, Liaoning Province, China

[5]. Center of Evidence-based Medicine, Preclinical School, Beijing University of Chinese Medicine, Beijing 100029, China

[6]. Aeromedicine Institute of P.L.A, Beijing100142, China

Background: The demand of effective intervention on sub-health is growing with more and more people being in sub-health state and their poor life quality. It is an important direction in the future to search and evaluate the treatment methods for sub-health from Traditional Chinese Medicine aspect because of its special advantage.。

Objective: To evaluate the efficacy and safety of Xiaopiyishen herbal extract granule (XPYS-HEG) in the treatment of people with fatigue-predominant sub-health because of liver-qi stagnation and spleen-qi deficiency in TCM.

Design, locations, participants and interventions: Randomized controlled trial (RCT) is implemented in this study. The study period is 18 weeks (6weeks for intervention and 12 weeks for follow up). Participants were recruited from three cities of China: Beijing, Zhengzhou and Shenyang. Two hundred participants which meet with the criteria of fatigue-predominant sub-health and liver-qi stagnation and spleen-qi deficiency in TCM were allocated randomly to the treatment group (XPYS , n=100) and control group (placebo, n=100) .XPYS (Xiaopiyishen) is a formula of Herbal Extract Granule (XPYS-HEG)

Main outcome measures: Fatigue status (the total score of Fatigue Scale -14) and TCM syndrome (liver-qi stagnation and spleen-qi deficiency) score.

Results: (1) According to the score changes of FS-14, the effectiveness rates in XPYS group and placebo group are:as follows: 14.0% vs 9.0% (FAS) and 14.4% vs 9.0% (PPS) for .complete remission, 19.0% vs15.0% (FAS) and 19.6% vs 15.0% (PPS) for .partial remission, 39.0% vs 26.0% (FAS) and 39.2% vs 26.0% (PPS) for .effective, and 72.0% vs 50.0% (FAS) and 73.2% vs 50.0% (PPS) for total effective.. The efficacy of XPYS-HEG is superior than the placebo statistically ($P<0.05$). (2)According to the score changes of TCM syndrome,,the effectiveness rates in XPYS group and placebo group are:as follows: 1.0% vs 0.0%(FAS)and 1.0% vs 0.0% (PPS) for complete remission,20.0% vs7.0% (FAS) and 19.6% vs 7.0% (PPS) .for partial remission, 29.0% vs 24.0% (FAS) and 29.9% vs 24.0% (PPS) for effective and 50.0% vs 31.0%(FAS)and 50.5% *vs* 31.0%(PPS)for total effective. The efficacy of XPYS is superior than the placebo statistically ($P<0.05$).

(3)The follow up results at 12 weeks and 18 weeks showed that the efficacy of XPYS-HEG is superior than the placebo statistically ($P<0.05$).④No adverse effects were found in XPYS group.

Conclusion: It was demonstrated that XPYS-HEG is effective and safe in the treatment of people with fatigue-predominant sub-health because of liver-qi stagnation and spleen-qi deficiency in TCM.

Keywords: XPYS-HEG; fatigue-predominant sub-health; liver-qi stagnation and spleen-qi deficiency in TCM; randomized, placebo controlled and double-blind clinical trial

日本亚健康研究及其进展

柯彬　（医学博士，中医学硕士）
日本亚健康研究所所长
日本 YAHARA 万国诊所未病亚健康医学中心主任

日本亚健康研究概况

“亚健康（Sub-health）”是传统中国医学的“未病”概念在现代生活中的继承和发展，是一门新的集传统中医学理论，现代医学理论和现代科学技术应用为一体的综合性的健康科学。亚健康特指一种偏离了完全健康状态的处于健康和疾病之间的第三状态。亚健康者易于疲劳，活力下降，生理功能及适应能力减退，从而导致整体生活质量下降。现代社会中，由于饮食，精神压力、吸烟、饮酒、缺乏运动等生活习惯以及生活环境与节奏发生了激烈的变化，陷入“亚健康”状态的人口正在急剧增加。因此，对于亚健康机理，亚健康诊断以及摆脱亚健康方法的研究越来越受到了世人的广泛瞩目。

我们于本世纪初首先把亚健康的概念引进了日本，并展开了系统的亚健康研究工作。2005 年我们在日本出版了“摆脱亚健康宣言”一书，首次在日本正式地提出了亚健康的概念。随后成立了日本 EM 健康中心，展开了对亚健康的系统研究，并创立了对非疾病人群进行系统检查的“亚健康综合检诊”，在日本首次推出了系统性的亚健康状态的检查项目。并在日本检诊学会，日本抗老化学会，日本统合医学会等 6 个国家级学会的学术大会上发表了有关亚健康研究以及亚健康综合检诊的论文，获得了 4 种日本国家级学术杂志的约稿，得到了广泛的认同。

2002 年我们在“南京国际中医药论坛”大会上发表了题为“抗氧化食品对亚健康的影响”的论文，这是第一篇来自日本的关于亚健康研究的报告。

2003 年开始，我们把亚健康的研究结合到了代替医学，统合医学，抗老化医学，药膳和食疗等领域中，并探讨了亚健康的综合检查方法，研究了诊疗器械在亚健康的检诊和处置中的应用。

2004 年我们引进了超高倍数位相差生物显微镜，用直观的方法检测血液的变化状态，提高被检者的健康意识，促进了亚健康的检诊和研究。

2005 年我们出版了“摆脱亚健康宣言”一书，在日本正式提出了亚健康的概念，并借签日本成熟的常规体检方法在日本开展了亚健康综合检诊的工作，探索了亚健康检查和诊断的标准，并着手调查了日本人群的亚健康流行病学。

同年，我们成立了日本 EM 健康中心，该中心是一个以应用 EM 技术为主，环保，废水利用，集医疗、检诊、健康咨询、康复与运动设施、SPA、高级宾馆、饮食养生为一体的休闲养生中心。EM 健康中心的宗旨和目的是使用 EM 技术和产品为主，结合传统和现代代替医疗手段，提高人体自身的免疫力、抗氧化能力与自然治愈力，克服亚健康状态，改善与增进身心健康水平。EM 健康中心在以下四个方面系统地开展了亚健康干预的研究。

1，心疗：应用起源于英国的花精疗法结合常规心理疗法解决亚健康者的精神压力，改变其偏执性格，恢复心理疲劳。并应用五行音楽療法以改善调节经络平衡。

2，食疗：根据经络的改变状态，阴阳及气血的失衡状况，选择相应的机能性食材进行膳食调节。由具有日本国家资格的营养管理师指导饮食的营养平衡。

3，体疗：利用EM太空舱，EM岩板浴，EM桑拿，洗浴等温热疗法促进血液循环，加速体内有害物质及代谢产物的排泄以消除疲劳。利用能量吸取仪器中和与清除体内の活性氧与自由基，抑制活性氧与自由基对机体组织与细胞的损害。

4，环境疗法：利用复合有用微生物技术进行生活排放水的净化，生活有机垃圾的处理，食物的加工处理，恶臭的消除等，以改善居住环境，增进机体的健康。

2006年我们在“日本代替/相辅/传统医学联合会”学术会议大会上首次发表了有关运用EM技术干预亚健康的论文。同年，在“第47届日本人间检诊与第一届国际人间检诊大会”上作了“亚健康综合检诊---简易预防综合检诊”的大会发言，首次提出了“亚健康综合检诊”的概念（日文为“亜健康人間ドック”；英文为“Complete Sub-health Checkup”）。

2007年我出席了在人民大会堂召開的“中和亚健康服务中心”成立大会；同年出任世界中医联合会亚健康专业委员会常务理事，开始与国内的亚健康研究接轨。同年在中国黑龙江省中医药大学中医学硕士班毕业，获得中医硕士学位。这一年我在中国-青島营养药膳学会上发表了“EM健康中心与四季養生”论文；在日本京都“第7回日本抗衰老医学会总会”上作了“抗衰老与亚健康检诊的重要性”的报告。该报告得到了日本人間ドック学会副理事長笹森先生的推荐，获得了“抗衰老学会会誌”的英文杂志的约稿。

随着亚健康研究的深入发展，同年我们成立了日本亚健康研究所株式会社。我出任所长和董事长。就任后开展了以下工作；

1，在日本开展亚健康的启蒙运动，积极在日本宣传普及推动亚健康事业。

2，研究制定日本人亚健康的检查诊断标准。

3，开发干预亚健康的产品。

4，解决和改善各种亚健康问题。

5，把不生病与亚健康的概念结合起来，开展疾病的预防工作。

2008年在日本德岛“第49届日本人间检诊大会”上作了“亚健康综合检诊续报”的报告。之后在台湾“第二届国际自然医学会”上作了“地球亚健康和EM技术”的报告；在福冈“第一回统合医学会”上作了“统合医学范畴中亚健康综合检诊的重要性”的发言。

2009年出任日本冲绳照甦诊所副院长；出任世界中医联合会药膳食疗专业委员会常务理事。在東京“第9届抗衰老总会学术大会”上作了“抗衰老与亚健康检诊的重要性（第二报）」的发言；在北京“首届药膳养生学术研讨会”上发表了“ＥＭ环境与四季养生”的论文；在澳门“第二届世界亚健康大会”上作了“日本EM健康中心的亚健康诊治”的报告。同年获邀出席了東京 “日本检诊学会成立50周年纪念大会”，并受到了天皇夫婦的接見。

2010年我在“日本第17次未病工程学会”上作了“未病工程中亚健康综合检诊的重要性”的报告；在青岛“世界营养/药膳/食疗大会”上演讲了“EM技术与食材质量”的论文；在“南京世界自然医学大会”上发表了“有用微生物和自然医学”的演讲；以及在“世界首届健康生活方式大会”上发表了“有用微生物（EM）的健康生活方式”的文章。

同年，获得黑龙江省齐齐哈尔医学院授予客座教授；出任第4届世界自然医学学会連合総会副会長、理事；世界健康生活方式促進連合総会常务理事；ＮＰＯ日中文化交流中心理事长等职。

2011年4月出席了“第12届国际统合医学会学术集会”，发表了“EM健康中心的亚健康综合检诊”的论文，得到了与会者的广泛认同，并相继获得日本国家级学术杂志“医与食”主编渡边昌以及国际统合医学会会长阿部博幸的约稿。5月在“中国長沙第5届国学国医会”上做了“有用微生物与亚健康”的发言；5月底在厦门召开的“首届中日传统医学亚健康学术论坛”作了“日本亚健康研究进展与亚健康综合检诊”的专题发言；日本亚健康研究所研究员伊藤氏发表了“東日本大震灾避难所的亚健康干预活动”的演讲。同年6月日本医学雜誌“医和食”刊载了我们的“抗老化与亚健康综合检诊”学术论文。使亚健康综合检诊在日本医学界获得了更广泛的认可。7月，在马来西亚的“世界自然医学会上”作了“日本EM健康中心的亚健康诊治进展”的专题演讲，获得了好评。同年8月相继受“日本骏河银行”和“日本国际药膳师学会”的邀请，分别在東京给日本人听众和在东京“日本国际药膳师学会论坛”作了“亚健康与预防医学的最新进展”的演讲。同年10月邀请了中国中和亚健康服务中心副主任魏育林教授到日本冲绳访问及演讲，促进了日中亚健康研究的交流和推动了日本亚健康事业的发展。

2011年11月我在世界中医联合委员会亚健康专业委员会换届大会暨第三届中医药与亚健康学术大会上，作了“日本亚健康医学研究与实践”的专题主论坛发言。并当选为世界中联亚健康专业委员会第二届理事会副秘书长。

2011年7月，日本医疗法人TAPIC下属的YAHARA万国诊所未病·亚健康医学中心正式開業，我出任该中心主任。YAHARA万国诊所拥有诸如MRI检查，肿瘤基因检测，抗氧化机能检测，微量有害重金属检测等先进的检测仪器设备。YAHARA万国诊所未病·亚健康医学中心的建立为日本的亚健康研究提供了更加优良的环境和条件，日本的亚将康事业必将会取得更丰盛的成果。

日本亚健康综合检诊

由于亚健康者所表现的症状很复杂，而且很多情况下只是生理机能性的周期性改变，所以单一的简单的检查方法很难对亚健康人群进行全面的分析和判断。日本EM健康中心成立以来，我们运用了世界各国的先进设备（包括各种医疗和非医疗器械），借签日本成熟的常规体检方法，并结合中医的检查方法以及亚健康症状的调查评价方法，为非疾病人群进行了亚健康的检查和诊断，并对日本亚健康人群进行了比较系统的调查和评估。目前，日本“亚健康综合检诊”的主要内容为：

1，亚健康症状（身体，心理和社会适应性）自己检查的问卷调查。

2，一般检查及生活习惯病的检查（血压，代谢综合症的相关症状，心率，身高，腰围，体重，BMI，基础代谢，身体脂肪率，内脏脂肪，机体年龄等）。

3，中医症候及体质检查。

4，超倍生物显微镜检查（血液脂质状态，脂肪块，胆固醇团块，尿酸晶体，红细胞形态及氧合状态，粘滞性，白细胞阿米巴运动，血小板凝集状态，凝固血像的活性氧毒性物质-ROST，微小生命体等）。

5，血液抗氧化能力及氧化应激状态检查。

6，微小毛细血管循环的观察（废物淤积，心脏负担，糖代谢负担，过敏状态，微血管形状等）。

7，血管年龄测定（血管弹性，动脉硬化度等）。

8，十二经络电流测定（肝、心、肺、肾、脾、大肠、小肠、膀胱、胆、三焦、胃、心包等十二经络的阴阳平衡，活力度，能量状态，精神心理状态，自律神经与免疫状态等）。

9，疲劳检查（植物神经对压力应激反应和耐性检查等）。

10，健康状态综合评估和生活指导。

亚健康综合检诊可以早期发现身体亚健康状态的变化和线索，成为预防疾病的重要方法。由于检查的直观性，提高了受检者的预防疾病的意识。

“亚健康综合检诊”与临床疾病检查和一般健康体检的不同之处在于：

1，目的并非检查是否存在器质性病变，而在于发现病前机能低下等未病征兆，并进行实时干预，以防病于未然。

2，由于使用了大量的新的而且一般医院里没有设置的非医疗性检查仪器，亚健康综合检诊能发现临床检查和一般健康体检所不能发现的功能性异常状态及危险因子，使得亚健康状态得以早期发现和处置。

另外，亚健康综合检诊可以给受检者当场发出报告，而且在检诊中，受检者能够亲眼目睹自身各种检查的映像结果，所以对提高受检者的健康意识，改变不良生活方式，积极接受处置建议，起到了事半功倍的作用。我们对部分受检者的调查结果表明，95%受检者认为通过亚健康综合检诊“提高了健康意识”，“学习了健康知识”。86%的受检者对体检的内容感到满足。

我们对 2226 名日本人进行了亚健康流行病学调查，结果提示亚健康人群为 52%。另外亚健康综合检诊提示，受检者腰围，*BMI* 指数，血压的异常率分别为 15%，25%和 32%；血中胆固醇，脂肪块的增加率分别为 18%和 17%；氧化异常值率为 31%；抗氧化能力低下率为 61%；血流量低下率为 9%；毛细血管形态不良率为 90.5%；红血球，血小板粘度增加率分别为 40%和 38%；十二经络测定异常率从高到低依次为膀胱经，心经和肝经。

10 年来，我们为在日本普及亚健康的事业做了大量的工作，也取得了一定的成绩。2005 年在我们出版“摆脱亚健康宣言”一书之前，在当时日本最大的网站“雅虎日本”还检索不到日语的“亚健康”这个词。而现在已可以检索到包括中文在内的大約 7,300,000 条。

2011 年 8 月，日本亚健康研究所成为日本国冲绳县“万国医疗津梁协议会”的正式成员。这是一个由日本内阁府冲绳综合事务管理局，县政府，日本国立琉球大学以及民间企业合作成立的，旨在推动冲绳医疗观光与健康产业发展的冲绳县官民一体的企业协会。今后我们将借助该组织的力量加强与中国亚健康组织的合作，把日本亚健康事业推向一个新的阶段。

参考文献：

1. 亜健康人間ドックーー予防のための簡易綜合健診

柯彬、比嘉照夫など：第 47 回日本人間ドック学会学術大会・第 1 回国際人間ドック会議抄録集 p308、日本沖縄 9.14-15.2006.9

2. アンチ・エイジングにおける亜健康ドックの重要性

柯彬：第 7 回日本抗加齢医学会総会、2007.7,20—21（京都）

3. 亜健康ドック（第二報）予防のための簡易綜合健診

柯彬：第 49 回日本人間ドック学会学術大会 2008.9. 11—12,日本・德島

4. 地球亜健康與ＥＭ技術

柯彬：第 2 回世界自然医学大会 2008.10.22—23,台湾・台北

5. 統合医学における亜健康ドックの重要性

柯彬：第 1 回統合医療大会 p110, 2008.12. 福岡

6. アンチンエジングにおける亜健康ドックの重要性（第 2 報）

柯彬：第 9 回抗加齢総会大会 p198. 2009. 6 日本・東京

7. 日本 EM 健康中心开展亚健康诊治

柯彬，梁运飛，*比嘉照夫*：第二回世界亚健康大会 2009.11 澳门

8. 未病システムにおける亜健康人間ドックの重要性

柯彬・仲地廣順*杉本一朗*・田中佳 未病学会、2009.12 沖縄

9. 亜健康人間ドックについて

柯彬・仲地廣順 ： 第 17 回日本未病システム学会学術総会 沖縄 2010.11.

10. 柯彬，梁运飞，抗加齢と亜健康人間ドック， Clinical and Functional Nutriology Vol.3No.3,p137-140.

中药膏方对体质的改善研究

张晓天[1]，缪佳[2]
（1. 上海中医药大学附属曙光医院治未病中心，　上海 200023）
（2. 上海中医药大学传统诊疗技术研究所治未病研究室，上海 200023）

【摘 要】“中医体质”是中医“治未病”的重要依据。辨别易感人群，调整改善体质状态，减低发病率，提高人们的健康水平，这是中医学的最高境界。中药膏方辨证论治，针对各类型体质进行调理可取得较好的效果，是改善体质和“治未病”的重要方法。

【关键词】中医体质；治未病；膏方

1. 中医体质

中医体质，是指人体生命过程中，在先天禀赋和后天获得的基础上所形成的形态结构、生理功能和心理状态方面在综合的、相对稳定的固有特质。是人类在生长、发育过程中所形成的与自然、社会环境相适应的人体个性特征。[1]这种特征以个体脏腑气血盛衰为基础，同时对某些病因和疾病的易感性，以及产生病变的类型与疾病传变转归都具有某种倾向性。体质是机体在形态结构、功能活动方面固有的、相对稳定的个体特征，每个人的体质各不相同，可以通过形体、面色、皮肤、毛发、二便、舌脉来判定属于何种体质。偏颇体质出现气、血、阴、阳的偏盛或偏衰，这就造成了月经失调和许多损美性疾病。所以，了解每个人属于什么类型的体质，并从改善体质着手来维护健康和美丽，是当今最具前景的“治未病”的新领域，也突出了中医体质学养生的特色和优势。

2. 中医体质分类

历代医家在《内经》体质理论的基础上，历经千年的传承与发展，结合现代科学研究方法，现代中医学对体质的分型研究，一般是从临床角度根据疾病群体中的体质变化、表现特征及与疾病的关系等方面对体质进行分类。在目前存在的体质分类法中，以王氏的9分法较具代表性，能合理、全面地反映了体质类型。按照中华中医药协会发布的《中医体质分类与判定》[2]标准中的分类，体质共分为九型，分别是平和质、气虚质、阳虚质、阴虚质、痰湿质、湿热质、瘀血质、气虚质、异禀质。其中除了平和质，其余皆为偏颇体质。除平和质外的8种体质均会对某些损美性疾病有一定的易罹性和倾向性。

3. 中药膏方“治未病”

膏方（膏滋药）是膏剂中用于内服的一种，是经过特殊加工工艺制作成膏状的中药制剂。膏方的拟定是根据服食对象的四诊资料、体质、疾病性质等辨证论治结合因人因时因地制宜，按照君臣佐使的配伍原则选择中药组成方剂。具有滋补强身、抗衰延年、治病纠偏的功效。有关膏方的记载最早见于《神农本草经》，后经唐宋完善，明清逐渐发展成熟。近代膏方在临床应用广泛，由于其味道适宜，服用方便，疗效显著，所以特别受到女性人群的推崇。

中医膏方是中医学的重要组成部分，在我国有着悠久的历史，长期以来，在临床实践中不断发展，发挥着独特的功用。中医膏方是根据整体观念、辨证论治思想，研究滋补强身、抗衰延年、救偏祛病的中药方剂。长期以来，在临床实践中不断发展，发挥着独特的功用，在祛除疾病、改善体质、补益虚羸方面功不可没。服用膏方进补可分为平补、调补、清补、温补、峻补5大类。平补药性平和，无寒热之偏，可以补气养血，调整阴阳，适合应用于平时保养或一般的体质虚弱者；调补用于消化吸收功能减弱，即中医所说的脾胃虚弱者，稍有不慎即胃痛腹泻；清补则补中兼清，适用于体虚而有内热者，或见于热性病后期体质虚弱者；温补用于平素阳虚之人；峻补又称急补，主要用于体质极虚之时，如大出血、大病后、妇女产后等。膏方的选择应根据个人的具体情况而定。比如，气虚体质的人，表现为神疲倦怠、动则气喘、汗多、饮食无味、脉弱无力等，可以选用由人参、黄芪、茯苓、白术等中药制成的膏方；血虚体质的人，表现为面色苍白、头晕健忘、失眠少神、脉细无力等，可以选用由阿胶、熟地、当归、白芍等中药制成的膏方；阴虚体质者，表现为形体瘦削、口干咽燥、渴欲饮水、手足心热、潮热盗汗等，可以选用由麦冬、沙参、龟板、枸杞等中药制成的膏方；阳虚体质者，表现为畏寒肢冷、性欲淡漠、尿频遗尿、腹中冷痛等，可以选用由鹿角胶、杜仲、蛤蚧、核桃仁等中药制成的膏方。膏方既可在无病时单独服用，又可在病中与煎药同服或病后服用调养身体，以促进病后恢复健康。膏方调治方法，实为我国传统医药学之瑰宝，古为今用，我们应当很好继承、整理、研究和发展，使其对人类的健康和长寿发挥更大的作用。人是一个有机的整体，颜面五官只是整体的一部分，局部的美，依赖于整体的阴阳平衡、脏腑安定、经络通畅、气血流通。根据中医“治未病”的原则，女性可有针对性地服用膏方，做到防病和养颜并举。[3]养颜膏方在中医理论的指导下，根据每个人的体质特性，通过机体内在功能的一个较完整的周期的调整，使颜面气血通畅，全身内分泌代谢功能正常，来达到养颜祛斑的目的。养颜膏方润肤消斑，对黄褐斑、痤疮、脱发有较好的疗效，对妇科疾病引起的妇女面部色斑也有很好的消退作用。如养颜祛斑膏方通过疏肝理气、活血化瘀、补肾健脾，能有效使黄褐斑变淡或消退。祛病养颜类膏方根据中医“治病求本”的原则，在治疗妇科原发病的基础上消退色斑，治病和养颜并举。临床对各类疾病的体质研究主要局限于不同疾病的常见体质类型，而比较系统的中医药物干预与体质影响的相关性研究还未见报道，加强这方面的研究，从而促进体质预防学的发展，具有重要的现实意义。基于以上认识，我们通过辨识体质，得出偏颇体质者，给予前期研究归纳总结的固定膏方治疗后，观察其对体质的影响情况及治疗前后体质情况和相关症状，得出膏方对体质的改善程度，体现中医“治未病”理念，并以此作为更大范围内运用固定膏方养生对偏颇体质干预研究的基础，以及各型固定膏方对于各个体质干预研究的探索。

4. 曙光医院治未病中心膏方“治未病”

曙光医院治未病中心秉承KY3H健康保障服务理念，以“治其未生，治其未成”为核心思想，针对每个人的不同体质、不同健康状况，在中医“治未病”理论指导下，通过采取中药调理、针灸按摩、冬病夏治（敷贴疗法）、膏方调养（冬令进补）以实现中医治“未病”的根本目的。中心自成立以来一直致力于体质辨识和膏方干预的相关性研究，与KY3H合作对膏方治疗患者进行免费的体质辨识，并根据不同体质采用针对性地膏方治疗，同时监测服用膏方前后生化及中医指标，进行评估膏方养生作用。目前进行中医体质辨识的客户达850余人次，进行25音辨病的客户达300人次，进行服膏方前中医四诊仪器体质分析的客户达100余人次，进行“治未病”及膏方养生健康咨询的人数达9250余人次。前期对于益气复元膏方对气虚质人群的干预[4]及活血养颜膏方对女性气郁质及血瘀质体质的干预研究中我们总结出，体质反映发病过程中对某些致病因素的易罹性和病理过程中疾病发展的倾向性方面，而辨别易感人群，调整改善体质状态，减低发病率，提高人们的健康水平，这是中医体质学说所要达到的“治未病”的最高境界，而九种体质中气虚体质是许多疾病形成的内在基础，为偏颇体质中的第一位，所以对气虚体质的调治显得尤为重要。中药膏方是根据患者不同体质特点和不同症状、体征而组方，充分体现了辨证论治和因人、因时制宜的个体化治疗原则，针对性强。研究显示益气复元膏方确实对气虚体质的改善有一定的疗效，并且对整体情况方面也有一些改善。先后发表“治未病”、体质与亚健康关系论文数篇。

我中心自成立以来一直致力于中医“治未病”、膏方改善中医体质、“治未病”进社区等方面的研究。在前期“治未病”与体质的相关研究基础上，乘着我院传统特色诊疗技术研究所成立的东风，在未来3年内更要积极开展中医“治未病”膏方与体质相关研究，申请局级以上“治未病”相关课题，进一步加强科研精力投入，并将门诊及病房所得中医四诊资料用于科室科研课题，主要研究体质与中医四诊、甲皱微循环与疾病的关系及膏方对体质干预课题，建立起体质的诊断指标和膏方的疗效评估体系。研究成果将应用于制定全面、客观、简便、易行的最优化中医养生方案对偏颇体质进行干预，达到改善体质，保持健康的目的。

结 语：

综上所述，“中医体质”是中医“治未病”的重要依据。辨别易感人群，调整改善体质状态，减低发病率，提高人们的健康水平，这是中医学的最高境界。中药膏方辨证论治，针对各类型体质进行调理可取得较好的效果，是改善体质和“治未病”的重要方法。上海曙光医院治未病中心应用膏方对不同体质人群干预，在亚健康调理和中医治未病领域都取得很好的疗效，以期未来形成全面的中医养生方案来预防疾病、保持健康。

参考文献：

[1]王琦，朱燕波.中华中医药协会标准中医体质分类与判定[S]（ZYYXH/T157-2009）.中国中医药出版社，2009，1

[2]王琦.9种基本中医体质类型的分类及其诊断表述依据[J].北京中医药大学学报，2005，4（28）：1～8

[3]汪慧敏.国医养颜理容（第一版）.上海中医药大学出版社，2006，8：42-43

[4] 张晓天，刘慧俊.中医治未病和体质学说与亚健康的关系.中国民族民间杂志，2010，1（3）：82，86

躯体亚健康流行病学调查及相关因素分析

杨志敏 原嘉民 黄鹂

（广东省中医院 ，广东 510000）

【摘 要】目的 了解躯体亚健康人群的流行病学特点及与其相关的不适症状、体质等基本因素。**方法** 采用《个体身心健康调查量表》对2008年5月-2009年5月来自华东、华北、华南9家合作单位的体检人员进行健康状态及相关因素的调查。采用SPSS13.0统计软件包对368例躯体亚健康人群进行流行病学特点及与其相关的因素进行研究。**结果** 收集了3934例有效样本，其中2748例经检测为亚健康人群（包含可疑亚健康），368例确定为躯体亚健康。躯体亚健康人群发生率在年龄段分布方面以50-59岁年龄段最多（23.45%）。大于等于50岁年龄组的躯体亚健康发生率比小于50岁年龄组要高（$P<0.05$）。学历水平方面以高中、中专发生率最高。职业方面以农、林、牧、渔、水利业生产人员人群发生率最高（14.29%）。躯体亚健康与健康人群的阳虚质、阴虚质、淤血质阳性率有统计学意义（$P<0.05$）。34条躯体亚健康表现中以皮肤干燥、口唇发干或口干喝水多、常感到腰腿酸软最为常见（均占60%以上）。**结论** 根据躯体亚健康流行病学调查及其相关因素，对相关高危人群进行筛查，早发现早治疗。再根据其中医体质与不适症状的中医证候学特征，可以提供中医干预的思路。

【关键词】躯体亚健康；流行病学调查

亚健康状态是机体介于健康与疾病之间一种生理功能低下的特殊状态，是机体尚无器质性病变仅有某些功能性改变的“病前状态”或“亚临床潜病期”等[1]。亚健康状态可分为三种类型（心理亚健康、躯体亚健康、社会适应亚健康），其中躯体亚健康的特征是持续、难以恢复的疲劳[2]。现代生活与工作节奏加快，长期负荷工作，劳累过度，使到躯体亚健康发生率逐渐增加，已成为危害健康的隐形杀手，需要引起高度重视，如果不尽快阻断此状态将使到机体抵抗力下降，慢性病多等疾病发生[1]。

为了解躯体亚健康人群的流行病学特点及与

其相关的因素，为阻断此状态提供思路，本课题自研《个体身心健康调查量表》对广州、成都、上海等地 18-80 岁体检人群进行调研，收集了 3934 例有效样本，其中 2748 例经检测为亚健康人群（包含可疑亚健康），368 例确定为躯体亚健康。

1 对象与方法

1.1人群筛选流程：

（1）排除患病人群。应用《个体身心健康调查量表》根据受检者不适症状，筛选出可能的亚健康人群。（2）排除性诊断：通过 B 超、生化、影像等全身体检内容，排除明确有疾病的人群；如在体检过程中发现可疑问题，须进行进一步检查，以明确是否为疾病状态。（3）在初步筛检、排除性诊断的基础上，依据《亚健康中医临床指南》[3]标准：存在躯体、心理、社会适应能力等的不适状态或适应能力显著减退，持续 3 个月或以上，对个体造成明确影响者；或并发其他疾病，但对机体无明显影响，且与目前不适状态没有因果关系，可纳入受检人群。如不适状态达到一定影响程度超过 1 个月但未达 3 个月者判断为可疑亚健康状态[4-5]。

1.2 对象选择：

采用《个体身心健康调查量表》对2008年5月-2009年5月来自广东省中医院、北京广安门医院、北京解放军总医院、上海龙华医院、成都中医药大学附属医院、浙江省中医院等6家合作单位共3934例普通体检人员（其中2748个经判断为亚健康状态，躯体亚健康为368人）进行健康状态辨识及收集与其相关的不适症状、体质等相关因素的情况。

1.3 方法：

①由经培训的医师与及研究生发放已编号的《个体身心健康调查量表》。

②中医症候判断标准：按照国家标准中医临床诊疗术语-证候部分规范执行（ZY / T001-94）。

③应用 SPSS13.0 统计软件包进行数据分析。

2. 结果：

2.1 躯体亚健康人群基本信息

①**年龄分布**：躯体亚健康人群发生率在年龄段分布方面以 50-59 岁年龄段最多，为 23.45%，其次为 40-49 岁年龄段，为 12.00%。其它年龄段发生率均低于整体。大于等于 50 岁年龄组的躯体亚健康发生率比小于 50 岁年龄组要高，且 $\chi^2=56.15$，P＝0.01，有统计学意义。

表 1-1-1：躯体亚健康人群年龄分布情况

年龄（岁）	N	躯体亚健康人数	发生率（%）
18-29 岁	1278	80	6.26
30-39 岁	1370	97	7.08
40-49 岁	800	96	12.00
50-59 岁	371	87	23.45
60-69 岁	45	4	8.89
70-80 岁	22	2	9.09
合计	3886	366	9.42

表 1-1-2：躯体亚健康人群年龄分布卡方检验

性别	躯体亚健康例数	健康例数	合计	阳性率
小于 50 岁	273	652	925	29.5
大于等于 50 岁	93	61	154	60.4
合计	366	713	1079	33.9

$\chi^2=56.15$　$P=0.01$

②学历水平：主要以高中、中专学历水平躯体亚健康发生率最高，其次是小学、初中学历水平，两者均高于整体人群。大专、本科、研究生以上学历水平的躯体亚健康发生率低于整体人群。

表 1-2：人群学历分布情况

学 历	N	躯体亚健康人数	发生率（%）
小学、初中	257	29	11.28
高中、中专	684	88	12.87
大专、本科、研究生以上	2924	247	8.45
合 计	3865	364	9.42

③职业：躯体亚健康人群以农、林、牧、渔、水利业生产人员人群（14.29%）和办事人员（13.22%）的发生率最高，以学生（6.25%）的发生率最低。

表 1-3：人群职业分布情况：

年 龄（岁）	N	躯体亚健康人数	发生率（%）
专业技术人员	1065	89	8.36
国家机关、党群组织、企事业单位人员	839	80	9.54
办事人员	227	30	13.22
商业、服务业人员	748	62	8.29
农、林、牧、渔、水利业生产人员	21	3	14.29
学 生	48	3	6.25
生产、运输设备操作人员及有关人员	99	10	10.10
无职业(家庭妇女等)	121	12	9.92
其 它	480	50	10.42
合 计	3656	339	9.27

2.2 躯体亚健康人群的中医体质及症状分布情况：

①中医体质：躯体亚健康与健康人群的阳虚质、阴虚质、淤血质阳性率有统计学意义（P<0.05）。

表 2-1-1：调查人群、躯体亚健康人群的中医体质分布情况。

体质类型	调查人群体质分布构成比（%）N=3934 例	健康人群体质分布构成比（%）N=2380 例	躯体亚健康人群体质分布构成比（%）N3=346 例
平和质	1159（29.5）	511（21.5）	109（29.6）
气虚质	398（10.1）	284（11.9）	19（5.2）
阳虚质	788（20.0）	464（19.5）	104（28.3）
阴虚质	327（8.3）	193（8.1）	54（14.7）
瘀血质	137（3.5）	93（3.9）	18（4.9）
痰湿质	207（5.3）	129（5.4）	23（6.3）

湿热质	159（4.0）	106（4.5）	15（4.1）
气郁质	257（6.5）	193（8.1）	8（2.2）
特禀质	172（4.4）	93（3.9）	14（3.8）

表 2-1-2：躯体亚健康与健康人群体质分布卡方检验

分组	阳虚质		合计	阳性率
	是	否		
躯体亚健康	104	260	364	28.6
健 康	118	595	713	16.5
合 计	222	855	1077	20.6

$\chi^2=21.28$　$P=0.01$

表 2-1-3：躯体亚健康与健康人群体质分布卡方检验

分组	阴虚质		合计	阳性率
	是	否		
躯体亚健康	54	310	364	14.8
健 康	43	670	713	6.0
合 计	97	980	1077	9.0

$\chi^2=22.79$　$P=0.01$

表 2-1-4：躯体亚健康与健康人群体质分布卡方检验

分组	淤血质		合计	阳性率
	是	否		
躯体亚健康	18	346	364	4.9
健 康	12	701	713	1.7
合 计	30	1047	1077	2.8

$\chi^2=22.79$　$P=0.01$

②常见症状：34 条躯体亚健康表现中以,皮肤干燥；口唇发干或口干喝水多；常感到腰腿酸软；感到眼睛干涩；感到思睡嗜睡，晨不愿起；掉头发多；关节肌肉及身体其他部位疼痛；容易失眠、多梦，频率最高，均在 50%以上。

表 2-2：躯体亚健康人群的不适症状分布情况。

不适症状(N=368 例)	n	%
皮肤干燥	229	62.23
口唇发干或口干喝水多	226	61.41
常感到腰腿酸软	222	60.49
感到眼睛干涩	218	59.56
感到思睡嗜睡，晨不愿起	215	58.74

掉头发多	202	55.19
关节肌肉及身体其他部位疼痛	202	55.04
容易失眠、多梦	201	54.92

3. 讨论：

亚健康状态主要是指在躯体、心理及社会适应性三个方面因适应能力下降而出现的一系列的心身不适症状。其中躯体亚健康是以持续、难以恢复的疲劳为特征。根据其流行病学特征进行筛查，干预是阻断其向疾病状态转变的有效方法。

3.1 躯体亚健康的一般情况

年龄方面，躯体亚健康的发生率在50-59岁年龄段最多，为23.45%，其次在40-49岁年龄段，为12.00%。而大于等于50岁年龄组的躯体亚健康发生率比小于50岁年龄组高(P<0.05)。正如《素问·调经论》曰："阴阳均平，以充其形，九候若一，命曰平人。"《素问·阴阳应象大论》曰："年四十而阴气自半也，起居衰矣。" 40-50岁年龄段阴阳开始出现虚损，是躯体亚健康发生的基础，如不及时有效干预可能出现"起居衰"的躯体亚健康状态。

学历方面，躯体亚健康人群学历以中专以下水平发生率高于整体。深圳市人群的自测健康状况调查也表示[6]，中专以下等受教育程度较低的人群在自测健康评定量表(SRHMS V1.0)的生理健康模块，显著低于大专以上人群（P<0.05)。说明文化程度越低，生理健康状况越差，因此针对性的加强健康教育是一个重要环节。

职业方面，以农、林、牧、渔、水利业生产人员居首，办事人员、生产、运输设备操作人员为其次，都以体力劳动职业为主。正如《内经》曰："劳则气耗""久立伤骨，久行伤筋"，长期劳力劳动而致形体损伤，故出现躯体的不适症状。

综合以上特征考虑，40-50岁年龄段、低学历水平、体力劳动者是躯体亚健康发生的高危人群，针对以上人口学特征人群进行筛查，为一级预防提供方向，及早发现、及早干预。

3.2 中医体质与不适症状

躯体亚健康与健康人群的阳虚质、阴虚质、淤血质阳性率有统计学意义（P<0.05)。机体的健康状况主要取决于正气的盛衰，而体质正是正气盛衰偏颇的放映[7]。因此机体阴阳失衡，是躯体亚健康不适症状明显的根本原因，正如《内经》曰："阴平阳秘，精神乃治。"而淤血质是指体内有血液运行不畅的潜在倾向或瘀血内阻的病理基础[8]，经气不通"不通则疼"因此全身不适症状明显。根据体质的类型进行针对性预防也是中医干预的方向之一。

从中医证候角度，躯体亚健康不适症状出现比例集中于50%-60%的区间，虽然出现频率略低，但却是亚健康质变为疾病的积累过程，提示转变的方向，是中医干预的切入点。这些症状以阴虚症状为主，表现为皮肤干燥、口唇发干或口干喝水多、眼睛干涩。兼夹局部标实证，表现为关节肌肉及身体其他部位疼痛。脏腑定位以肾较为明显，常感到腰腿酸软、掉头发多、容易失眠、多梦，"肾主骨充髓，脑为髓海"故容易失眠，"腰为肾之腑""发为肾之余"故腰腿酸软、掉头发多。躯体亚健康以持续、难以恢复的疲劳为特征，正如"劳则伤肾"故出现肾脏特征。

综上所述，根据躯体亚健康流行病学调查及其相关因素，对相关高危人群进行筛查，早发现早治疗。再根据其中医体质与不适症状的中医证候学特征，可以提供中医干预的思路。这样中医干预躯体亚健康就有的放矢，事半功倍。

参考文献：

〔1〕龚海洋，王琦. 亚健康状态及其中医学研究进展述评〔J〕. 北京中医药大学学报，2003，26(5)：1.

〔2〕于春泉，张伯礼，马寰. 亚健康状态主要类型及流行病学调查现状〔J〕. 天津中医学院学报，2005，24（2)：91.

〔3〕Rocha FL, Guerra HL, Lima-Costa MFF. Prevalence of insomnia and associated social-demographic factors in a Brazilian community:the Bambui study〔J〕.Sleep med, 2002：121.

〔4〕彭建伟、张鹏、魏静雅.济南战区军人失眠状态调查分析〔J〕.解放军医学杂志，2007，32（1)：72.

〔5〕苏巧珍、杨志敏.四逆加柴桂龙骨牡蛎汤治疗阳虚型失眠32例疗效观察〔J〕.新中医，2008，40（6）：58.

〔6〕许军，罗乐宣，吴娴波等.深圳市不同受教育程度人群的自测健康状况调查分析〔J〕. 实用医学杂志，2006，22（11）：1322

〔7〕孙广仁.中医基础理论〔M〕.北京：中国中医药出版社，2007：209

〔8〕王琦.9种基本中医体质类型的分类及其诊断表述依据〔J〕.北京中医药大学学报,2005,28(4):1

中西医会师在“亚健康的阵地上”

曹东义

（河北省中医药研究院，石家庄 050031）

“亚健康”是介于健康和疾病之间的一种状态。亚健康的名称定义与世界卫生组织关于健康的概念有关，而健康概念的来源，甚至世界卫生组织的创立，都与中国的作用与影响密不可分。然而，一百多年以来，不断开展疾病诊断的研究，微观认识和仪器检查得到迅速发展，这就导致了诊治模式的转化，既把西医变为群体医学，加大了医生与病人之间的距离，加重了看病难、看病贵；也逐渐把依靠四诊的中医边缘化了，使国家倡导的“中西医并重”的卫生方针得不到应有的贯彻，中医学术特色不断淡化，严重影响了中医作用的发挥。而亚健康学术研究的繁荣，将为中西医团结合作，以及中医学术的振兴，带来巨大的推动力量。

1. 疾病模式绑架世界经济

1948 年世界卫生组织成立时，所能够认识到的疾病，主要是传染病、体内脏器损伤和各种病灶所形成的疾病，而原位癌、动脉硬化、病毒性携带者、高血脂、高血粘等很多现在能见查出来的疾病，那时还没有能力认识到，器官移植、血液透析也没有能力开展。随着分子生物学研究的不断深入，原来很多不被当作病的“异常结果”被检查出来，而且基因芯片技术的推广使用，又进一步把 DNA 测序存在的“隐患”，细胞因子表达的高、低都纳入疾病诊治的范围。当一个人进入老年之后，从头到脚细致检查一遍，很多没有进入临床状态的“潜在疾病”都会被检查出来。“有病人群”迅速扩军，医药费用成倍增长，GDP 世界第一的美国，也不敢保障全民享有医疗保险，即使是 85%的人群保障率，已经是达到了惊人的经济支出。

医疗支出用了那么多的资金，主要是用于吃药片和做手术。

那么，吃药片、做手术就能让人获得健康吗？

各种不正常的检测报告，它们是疾病的原因，还是疾病结果？

长寿老人有多少是靠吃药片、做手术获得的？

谁是健康的主宰？

如果说这些问题难于回答，我们可以换一个角度看问题。

谁是医学发展的原始动力？谁是吃药片、做手术医疗模式的最大受益者？很多人以为是医生。这是错误的。在现在的条件下，医生发明不了西药片，医生也发明不了检查设备、手术设备，他们只是使用者，就好像司机发明不了汽车一样，医生只是实现吃药片、做手术的最后一个环节。“第一推手”的投资人是制药企业的老板，是制造医疗器械的巨头。一项数据可以说明问题，美国十大制药企业的利润，远远超过了美国其他前五十强企业利润的总合。

奥巴马政府推行医疗改革方案难以获得通过，也说明这项医疗支出不是一件轻松的事情。

2. 疾病模式迫使中西医越走越远

中医与西医是完全不同的学术体系，在疾病的定义上也有很大的区别。中西医的区别，属于不同学术方法的区别，而不应该是不同领域的利益之争。但是，在国际世界经济一体化的大背景之下，中西医学术之争的背后，就凸显出国家利益的不同。中医也就属于我国软实力的一部分。

有学者举例说，对于感冒发烧初起，中医最简单的方法就是姜汤发汗，西医是感冒药。中医的诊治方法，可谓简单易行，几乎不花钱。而西医的感冒药则每年销售额在几十亿元以上。现在是商品经济时代，为了利润，整个西药体系恐怕都希望大家用西药而不用姜汤。其实二者的效果差不多，但是原理不一样，都是用各自的理论指导实践。排斥姜汤，选择西药，表面上是西药有抗病毒的科学依据，而姜汤没人愿意研究。其根源就是西药可以带来巨额利润，研究姜汤谁给钱？

那么，用姜汤治病的中医，他们的理论依据是什么呢？

说来话长，这与中医看世界的智慧有关。

中医认为，人是天地所生之人，每个人要想获得健康，就必须顺应天地四时气候的变化，“春夏养阳，秋冬养阴”，一旦养生不谨，外受风寒，内伤生冷，过度疲劳，正气下降，就可能伤风感冒。感冒初起，属于风寒在表，毛窍闭塞，就让人恶寒发热，身体酸楚，头痛不适，这个时候就应该鼓舞阳气，祛风散寒，即使有发热恶寒的情况，喝了姜汤，或者葱姜汤，让人阳气外发舒展，风寒随着微微的汗出而消散，感冒也就痊愈了。

当然，中医治疗疾病使用的术语“疏风解表，宣散风寒”，如果要用西医的理论来解释，那就复杂了。首先需要证明病人的感冒，是因为何种病毒侵犯，是H几？N几？姜汤里哪一种成分有抗病毒作用？含量是多少？是如何吸收的？如何代谢的？到底影响了哪些器官、哪些组织？这些数据不是随意提供的，需要动物实验严格设计之后，才能猜测出一个“大约如此”。要想开发出成药来，就需要分别提取成分，进行临床试验，有了结果，再进工厂生产。

其实，实验的过程，往往只考虑某种成分抗病毒的作用，而忽略了人体自身在病毒进犯时的抗病反应。发烧就是抗病反应，而不是病毒本身。中医诊治感冒，或者治疗疾病，都是既注意抗击邪气，也不忘扶助正气。即使是日常吃的东西，每一种食物，除了具有营养成分之外，还有寒热温凉、辛苦甘酸咸的气味，因此食物也具有调整身体状态的作用。所以，中医针对不同的感冒情况，可以配伍不同的食物、中药，或者针灸、拔罐、按摩、推拿、熏蒸、药浴、练太极拳，打五禽戏，等等，都是中医治疗感冒的常用方法。

然而，一百年以来，中医诊治疾病的理论和方法，被认为属于“不科学”，理由是中医说不出这个感冒是什么病毒感染，也证明不了中药的哪一个成分有效。所以，姜汤登不上《医学学术杂志》的大雅之堂，《感冒诊疗指南》里也就只有西药抗病毒药物，而不可能有姜汤。

在大多数的疾病问题上，中西医的观点都难以达成共识。

中医说，人是形神一体之人，心主神明，精神支配形体。养生首先是养心，治病首先是治神，神是整个生命活力的体现。治病的各种措施，都离不开调动患者的积极性。

西医说，脑主神明，心只是一个循环泵，与精神无关；精神因素可能起作用，但不是疾病的主要原因；治病需要分子靶点用药，精神不宁需要镇静药，或者服用兴奋剂；研发药物，观测治疗效果，首先要排除主观心理因素的作用。

3. 回归健康本意，告别亚健康

在疾病诊治的问题上，中西医争论不休，已经有百年以上的历史。那么，中西医就没有可以坐在一起的话题吗？当然不是。

中西医能够坐在一起，共同的话题就是：

关注人们的健康。以及如何告别亚健康？用什么方法保护健康？

1948 年世界卫生组织《宪章》关于健康的概念是：“健康不仅仅是没有疾病或虚弱表现，而要具有完好的身体素质、精神健全和和谐的社会关系。”

中华民族对于健康的追求，有着久远的历史，有成功的经验，也有失败的教训，值得大家思考，也值得大家借鉴。

《易经》说："天行健，君子以自强不息。"这就是说，一个健康的人，他有着矫捷身体，他的运动就像天上的太阳一样，东升西落，矫健有利，动作有序。

人不能只是运动二不休息，"自强不息"只是一个愿望，休息首先是心境的安详，因此"息"字用"心"做底，强调的是"自"我内心的宁静。自我内心的宁静也是有不同境界的。健康的"康"字，就是一个不同寻常的字，它的字旁"广"就是宽大的建筑，《说文》所谓"有殿无墙"才叫广，府库店庙都是高大的房屋，人在这样的居住条件之下，才有"康宁""康泰""康乐""安康""小康"的感觉。

因此，古人关于健康的概念，既包含了动与静，也包含了身体与精神的双重含义。古人追求"健康"，一个是"天行健，君子以自强不息"的运动，一个是"地势坤，君子以厚德载物"的康宁。这与世界卫生组织关于健康的定义，完全一致，没有分歧。

亚健康就是不健康，这个不健康，也就是达不到健康的标准，在身体上不能"天行健"，在心理上没有"厚德载物"的康宁。运用各种治疗疾病、养生保健措施，让人体告别亚健康，达到健康的境界，是医学的重要任务，也是历代执政者的责任。《汉书艺文志》说："方技者，皆生生之具，王官之一守也。"也就是说，医学技术，都是帮助人体生命获得健康长寿的工具，是执政者的一项职责。

医学步入了现代，在传染病基本被控制，慢性代谢性疾病对于人类的威胁逐年上升的时候，世界卫生组织更加关注医学模式的转化，和维护人类健康在医学目的之中的重要性。因此，在1996年《迎接21世纪挑战》的报告中，明确指出："21世纪的医学，不应继续以疾病为主要研究对象，而应以人类健康作为医学研究的主要方向。"这表明，世界医学的发展重心，已经从"治病"向"防病"、保健康的方向转移。

4. 中西医可以在"亚健康"的阵地上会师

80 年代中期，前苏联 N. 布赫曼教授通过研究发现，除了健康状态和疾病状态之外，人体还存在着一种非健康非患病的中间状态，称为"第三状态"，也称为"灰色状志"，这一发现随后被许多学者的研究所证实。

1996 年，我国医学工作者翻译出版了世界卫生组织的《疾病和有关健康问题的国际统计分类》，其中单独列出了一章，叫做"和健康有关的相关问题"，列举了人体无明确疾病却有种种不适的症状。为了改善这类人的健康状况，美国创立了生活方式医院，日本也建有生活习惯医院。青岛大学医学院王育学教授受到启发，为了更准确地对这部分人群定位和调研，就在上世纪末提出了"亚健康"这一名称，很快就赢得了国内同道的赞赏，被广泛传播和接受。王育学教授于2002年6月出版了《亚健康：21 世纪健康新概念》一书，奠定了亚健康的有关学术思想。

中国保健科技学会国际传统医药保健研究会2002年从全国16个省、直辖市内过百万人口以上的城市调查发现，北京亚健康的人群是 75.31%，上海是 73.49%，广东是 73.41%。以中国当时的人口情况来看，只有 15%属于健康人群；15%属于非健康人群，70%属于亚健康人群。据上海中医药大学一项近万人的调查，也证实 ，人群中只有 10 %～ 15 %的人处于心身完全健康状态 ，50 %～ 70 %的人处于亚健康状态。

对于上述观点，不同的人有不同的解读。

假如按照"疾病医学"可以诊断的病名来说，一个人很难被确定为没有病。因为，脱发、龋齿、雀斑、近视、脚气、寻常疣等都是病，世界上没有病的人可以说是少之又少的，连5%也达不到。"市场医学"以药养医的模式还用各种化验指标，把大量的毫无自觉症状的人判定为"现役的"、"预备役的病人"，从头到脚精细检查的结果，一个人可以同时有很多"找出来的病"。所以说，"没有病"是一个非常难达到的"境界"，绝对不是亚健康人数如此众多。也就是说，各种调查发布的亚健康数据，不是按照"有病灶"统计的，而是按照人体整体生理状态受影响的情况确定的。

中医认为，疾病首先是人体心里的苦恼，无论是形体疾病，还是精神的痛苦，只有影响到人体的生存状态，才能叫疾病，而不是靠仪器检查结果确定人有没有疾病。整体状态受到了影响，使人无法达到精神健全、和谐社会关系的健康状态，无论形体是否有病灶，都不健康。由病灶造成的这种整体状态，叫疾病；没有病灶直接造成的这种状态，就是亚健康状态。亚健康状态因为有明显的不舒适，所以“不健康”，中医可以通过四诊发现它，通过辨证论治改变它，因此，在亚健康的领域里，中医可以大有作为。

司马迁在《史记》里，记载中医学的宗师扁鹊的话说：“人之病，病疾多；医之病，病道少。”这里的病，都是担心、忧患的意思。自古以来，中医对疾病的认识，首先是各种原因影响了人体的生活状态，所以才可以称之为疾病。“无病呻吟”、“小病大养”都是古人所不取的生活态度。“却病延年”、健康长寿是古人追求的崇高理想。

亚健康概念的提出，可以让西医更加关注人的主观感受，对仪器检查结果在健康方面的意义重新审视，关注仪器难以发现的不健康问题，看到药物和手术之外有利于健康的养生保健方法。亚健康可以让中医辨证论治的方法，得到最大限度地发挥，个体化养生保健的特色登上学术殿堂，使中医事业的发展借助于产业化道路的途径。

在疾病诊治方面中西医的不同观念，在亚健康的领域里逐渐走到一起，互相交流，协同合作，一起促进人类健康，也可以更好地贯彻我国卫生体制“一体两翼”的方针。

5. 亚健康系列教材推动研究深化

健康概念由我国学者首倡，被记载于《世界卫生组织宪章》之中，成了全世界的“共识”；亚健康的概念也由我国专家最先提出，并且得到人们的普遍认同，相继开展了广泛深入的研究工作。

2004 年，国家中医药管理局人事与政策法规司正式对“中医学亚健康标准研究”课题立项，并委托中华中医药学会负责承担该项目。中华中医药学会于当年成立了“亚健康分会”，并且成立了专门的课题组织和《亚健康中医临床指南》起草小组。国家科技部从 2006 年开始，先后设立了“863”和“十一五”支撑计划，资助有关亚健康课题的研究，如“十一五”支撑计划项目中“亚健康的概念与范畴的研究”、“亚健康量表及评价指标体系研究”、“疲劳性亚健康中医药干预效果的评价及其方法学的研究”、“疼痛性亚健康中医药干预效果的评价”、“睡眠性疲劳亚健康的中医药干预效果评价”、“疲劳性亚健康的药膳干预研究”、“亚健康中医证候辨识的研究”等。另外，孙涛教授牵头承担了世界卫生组织课题《中医药“上工治未病”工程项目以及中医药对亚健康防治干预研究》课题。当然，还有众多专家承担的各类亚健康研究课题，难以一一列举。

2007 年，由孙涛和王天芳、武留信教授共同主编的《亚健康学》出版发行。该书将亚健康定义为人体处于健康和疾病之间的一种低质状态，表现为活力降低、功能和适应能力减退的症状，但不符合现有疾病分类中的疾病诊断标准。

2008 年，中华中医药学会发布了《亚健康中医临床指南》，并于 2008 年 1 月着手编纂、出版了《亚健康专业系列教材》共十几个分册，面向广大亚健康人群、普通读者与一般医务工作者，以期进一步推动亚健康学术系统化和规范化，促进亚健康知识的推广普及。

中华中医药学会亚健康分会孙涛主任委员介绍说，《亚健康专业系列教材》既重视基础理论研究，也介绍可行的诊治方法，以中医基础理论知识为基础、以健康和亚健康相关概念及中医辨证等理论为核心的亚健康基础理论知识体系，设置亚健康学基础、亚健康中医基础理论、亚健康管理等相关学科，促进亚健康基础知识体系更加充实、系统。亚健康调治方法，包括中药、饮食、针灸、推拿、运动、心理、音乐等多种养生方法，已经分门别类形成了专门教材；针对各地开设亚健康诊疗技能、亚健康药膳与食疗、保健品与亚健康、足疗与亚健康、中医养生保健与亚健康等，也将纳入相关的应用课程，进行规范培训和教学。

孙涛教授指出，加快培养一批中医基本功扎实、掌握中医养生康复知识和技能的专业骨干，大力发展职业技能教育，加大技能应用型人才的培养力度，为各类型亚健康服务机构输送大批专业技能扎实的优秀人才，以满足社会对于中医药防治亚健康的期待，是当前一项重要工作。而且“产学互动，可以促进亚健康学术研究持续发展。”

社区卫生服务中心不仅应该成为健康教育中心和慢性病防治中心，还应该成为亚健康服务的平台，中医药知识将随着亚健康知识的普及，走进千家万户，关爱世人一生一世。

“治未病”研究及将其循证医学证据化浅识

肖 燕

（湖南省中医药研究院文献信息研究所，湖南长沙 410006）

【摘 要】出自《黄帝内经》的中医“治未病”理论，是中医理论的重要构成，是符合现代循证医学目标的临证医学模式，追求以最简约的治疗达到最好的治疗效果。由于“治未病”理论历经长达千年以上的延续性应用，对其进行循证医学证据化研究，既有利于“治未病”理论得到更为广泛的认同和应用，也有利于丰富循证医学证据体系。从文献报道看，引入循证医学所进行的中医药研究，涉及理论研究、临床决策、教育应用等诸多方面，但是，对“治未病”理论的临证应用，无论是理论探讨还是临床实践，尚未见到按照现行循证的要求将其证据化的专门研究。然而由于中医学治未病思想的历史久远，可以看作在历史传承中，已经形成了对治未病方法纵向多中心、多样本应用的客观现实，对于一种已经被反复验证过且具有现代卫生经济学意义的诊疗模式，如何尽快完成其“证据化”研究，是循证医学和中医学双赢的课题。

1 “治未病”研究概况

1.1 当前对“治未病”的解读主要有两种

1.1.1 “治未病”是一种“预防医学”的思想

《黄帝内经》作为中医理论的奠基之作，所提出的“圣人不治已病治未病”，成为 “治未病”理论之滥觞。在众多对“治未病”理论进行研究探讨和临床实践的文献报道中，对“治未病”的解读，大体归结为“预防医学”，具体分解为“未病先防、已病防变、瘥后防复”。

毛婷婷认为：“时至今日，‘治未病’已经发展成为预防医学的一个领域，得到了现代医家的广泛认同”[1]。彭万年认为：“治未病是仲景六经辨证体系中的重要内容，它贯串于《伤寒杂病论》全书。所谓治未病，包括未病先防和既病防变两个方面。”[2]。杨文勇认为《素问·四气调神大论篇》“明确提出‘治未病’就是未病先防，预防疾病重于治疗的观念”；张仲景《伤寒杂病论·脏腑经络先后病脉证》“明确提出‘治未病’还应包括已病后防止疾病（病邪）传入未病脏腑的已病防传的预防观念”[3]。刘憬慷、鲁红玲认为：“《内经》‘治未病’思想的精神实质有两方面含义：一是‘未病先防’，即在未病之前采取各种措施积极预防，防止疾病的发生；二是‘既病防变’，即已病之后运用多种手段防止疾病的发展、传变。未病先防和既病防变，体现了中医防重于治的观点，亦是防治疾病所必须遵循的基本原则”[4]。张丽艳认为：“《金匮要略》中治未病不外乎未病先防和已病防传两层含义”[5]。刘焕兰认为：《内经》“治未病”的内容包括：(1)未病养身，防病于先。(2)见微知著，治病萌芽。(3)已病早治，防其传变。(4)瘥后防复。《内经》“治未病” 体现了中医预防为主，防重于治的思想[6]。

凡此种种，均引经据典，并逐渐为医患双方认同，带动了中医“冬病夏治”的日益普及，为大众健康作出了积极贡献。

1.1.2 “治未病”是体现中医整体观的一种诊疗模式

笔者认为，如果从中医学体系来认识“治未病”，尤其是作为一种思维方法来认识，它不仅仅是对疾病的事先预防和事后养护，还能指导临床诊疗中对病程传变、病症转归、病位分析的把握，提高疗效，降低复发率，是一种具有很高实用价值的临床思维方法，是一种高度体现中医治疗特色的诊疗模式，是中医整体观的具体应用[7]。

以“肝病实脾”为例，尹先达指出：疾病在脏腑间能否传变，没有具体、现成的模式，它须具备一定的条件。尤在泾《金匮要略心典》中指出：“脏病，惟虚者受之，而实则不受；脏邪，惟实则能传，而虚者不能传。”即在某一脏患实证时，若其所克之脏正气先虚，那么疾病就会传变。仍以肝病为例，只有在肝实脾虚的情况下，肝病才有可能传变到脾。因此，必须根据“治未病”的原则，在治疗本脏疾病的同时，注意调补其他正气先虚的脏腑，使其正气充足，抗邪有力，从而预防疾病从已病脏腑向未病脏腑传变，同时也须注意到“脾旺不受邪”的特点，灵活掌握，方不致误[8]。由此可见，“治未病”并不仅仅是治疗的战略前移，而是诊疗过程中视野要突破“已病”的靶器官，根据脏腑制衡关系，以整体观来把握疾病转归，谋求最佳治疗效果。换言之，“治未病”临床思维不同于当下盛行的“对抗治疗”临床模式，对临床信息的采集和处置都有所拓宽和突破，以整体观综合考量显症和隐症及其制衡关系，据此制订最佳治疗方案。

1.2 “治未病”理论的研究及应用概况

以“治未病”为检索词，在“中文科技期刊数据库（1989 年～2010 年）”检索，所得篇目近千（截图如下），所反映的理论研究和应用现状大致为；

检索条件：题名或关键词=治未病*年=1989-2010　　保存检索式

下载　打印　加入电子书架　查询结果：共找到 990条，耗时0.000272秒，当前页3/50标记数0条

全选	全文下载	标题	作者	出处
41		从“治未病”理论探讨非酒精性脂肪肝的防治思路　全文快照	苏蕾 徐宗佩...	吉林中医药-2010年3期
42		养生重在气养　全文快照	李忠东	家庭中医药-2010年3期
43		络病在心脑血管病治未病中的应用初探　全文快照	李静华 计小清...	河北医学-2010年2期
44		治未病	傅得兴	保健医苑-2010年3期
45		把中医“治未病”的理念引伸到动物中去　全文快照	杨再 陈佳铭...	中国动物保健-2010年3期
46		携手并进 推进中医“治未病”体系建设——“治未病”预防保健服务体系框架初具雏形　全文快照	无	健康大视野-2010年4期
47		再谈“治未病”　全文快照	杨文勇	甘肃中医-2010年3期
48		“治未病”在艾滋防治中的指导作用　全文快照	段翠萍 韩兆峰	医学信息：中旬刊-2010年2期
49		膏方赋　全文快照	朱杰	中医药通报-2010年1期
50		中医“治未病”思想在防治郁病中的运用　全文快照	叶金竹 郭霞珍	中医药学报-2010年1期
51		仲景“治未病”思想与亚健康状态的诊治　全文快照	王莹威	中医药学报-2010年1期
52		从中医“治未病”思想谈亚健康状态的防治　全文快照	刘丰兰 谢慧明	中医临床研究-2010年5期
53		浅谈瘀血舌诊辨证治未病—中风先兆　全文快照	肖兆威	中医临床研究-2010年3期
54		“治未病”与中医学临床　全文快照	周仲瑛	环球中医药-2010年2期
55		我国“治未病”预防保健服务体系框架初现雏形　全文快照	无	中医药导报-2010年2期
56		从“治未病”谈性早熟的防治　全文快照	肖云斌 董勤...	浙江中西医结合杂志-2010年3期

1.2.1 对“治未病”理念、疗效的肯定

张民等根据中医“春夏养阳”的“治未病”原则，3 年来采用“冬病夏治”疗法，以玉屏风散为主方加减，预防慢性支气管炎急性发作 63 例，取得较好的疗效[9]。

仝小林等报道：运用“治未病”思想，在降糖的同时，积极运用有效的活血通络药物对糖尿病前期、早中期进行干预，能够起到较好的微血管保护，有效防止早中期的微血管并发症[10]。

王永梅等报道：运用中医“治未病”理论，扶本固肾，对证治疗，提高艾滋病患者生存质量[11]。

周雍明等提出：“治未病”的学术思想对于肿瘤的治疗、防止其复发转移等方面均有十分重要的指导意义，采用“扶正培本”等中药配合手术、放化疗等综合治疗手段，能明显延长患者的生存期甚至治愈。运用中医药调整人体阴阳的偏盛偏衰，恢复其相对的平衡，可以有效防止肿瘤的复发和转移[12]。

1.2.2 对“治未病”诊疗方法的概念性解读

王朝阳认为：《黄帝内经》的“治未病”理论

的核心即“法于阴阳，和于术数，食饮有节，起居有常，不妄作劳”，通过这些手段，可以达到“阴平阳秘，精神乃治”的状态，从而远离亚健康的困扰，达到防治亚健康的目的[13]。

商庆新指出，“治未病”的基本方法，主要包括养护正气类调治方法和祛邪于未发、未传类调治方法。其中，养护正气类调治方法主要包括功能调节法、规律调节法、习惯调节法、心理调节法、环境调节法等。祛邪于未发、未传类调治方法主要包括针药祛邪法、扶正祛邪法、外避内养法、先安防变法等[14]。

董柳等报道：从及早防治、扭转病势和主动出击、截断防变两个方面探讨糖尿病合并脂肪肝的诊疗思路，提出减肥、降糖、消脂、保肝、降酶、防纤维化等治疗方法[15]。

1.2.3 临床类科研课题生理指标数据支持“治未病”理论

刘薇进行“中药咳喘贴对 COPD 生活质量的影响及治未病作用机制探讨”，通过临床对照试验，并参照同类研究文献，认为：“贴敷药物对气管有松驰作用，且具镇咳、平喘的作用，具有肾上腺素能β受体兴奋剂样作用，可增加支气管β肾上腺素能受体的反应性。3 项免疫指标红细胞 C3b 受体花环率、淋巴细胞绝对值及植物血凝素皮肤试验的结果，提示该法有调节免疫功能的作用”[16]。

韩钟等进行了灸法防治中风的实验研究和探讨，取穴中脘、关元、足三里(双)与大椎、脾俞(双)，二组隔药饼灸(药饼为丁桂散加黄芪、防风、当归等研粉制成)。将受试者分为健康组(符合身心健康要求)、潜病组(存在潜在发病信息，无明显临床表现)、欲病组(出现早期先兆症状或体征)，采用自身前后对照，结果显示灸治后各组细胞活性等各项指标均有明显改善，生活质量亦有显著提高[17]。

郑爱华等采取对照组的方式，通过应用细胞培养技术等方法证实，肝脾两脏在调节 TH0 细胞功能方面相关[18]。这一研究结论，为“治未病”之“见肝之病，当先实脾”提供了现代理论依据。

1.2.4 对“治未病”理论现代应用的方法探讨

宋为民以全息法、时间法、体质法、微医学法、基因法、遗传毒理法、微量元素法、环境医学法、疾病检测法、生活事件法等新方法作为“未病学”的研究手段，提出从基因水平来“治未病”[19]。

唐亚平分析总结认为：正常人出现滑脉、实脉、长脉、缓脉、迟脉，往往是机体精血充盈、气机健旺的表现，提示其身体健康，正气充足，抗病能力较强，不易感受病邪；而正常人出现数脉、细脉，往往是机体气血阴液不足的表现，提示其体质较为虚弱，抗病能力较弱，容易感受病邪，必须注意做好预防工作，用中医治未病的理论指导养生，加强锻炼[20]。

丁婷等提出：针对体质防未病；体证结合辨未病；辩体论药治未病[21]。

以上种种，说明“治未病”从理论研究到临床应用，都形成了一定的研究基础，无可辩驳地反映了“治未病”理法方药的临床价值，有必要在继续深入理论和临床研究的同时，探讨其扩大应用的有效途径，将中医“治未病”与现代循证医学相结合，不失为一种有效途径。

伍志刚、侯俊伟认为：“在西医作为主流医学的当今社会，中医由于受诸多因素的影响，尚难以用客观、准确、可重复的实验数据说明其疗效，长期被拒于科学体系之外。而循证医学作为一种新的临床思维理念淡化了基本原理的研究，仅对临床疗效作出客观的评价。这对于以疗效著称的中医无疑是一次被世人认可的机遇”[22]。

2、对“治未病”方法进行循证医学证据化的概况

2.1 “治未病”循证医学证据化必要且可能

世界卫生组织政策研究与合作司司长 Tikki Pang 先生严肃地指出：“随着全球金融危机的日益加剧，人们普遍担忧许多发展中国家在削减资源时可能会首先牺牲卫生预算。在财政紧缩和竞争优先权的时期，循证制定卫生政策以有效和高效利用资源，改善健康状况和卫生公平性显得尤为重要，即每一项干预措施和卫生政策都必须有‘证据足迹’的支持。”Tikki Pang 先生同时指出：“经典的‘一级’证据并非政策制订的唯一因素。目前多数 Cochranc 系统评价都关注来自随机对照试验（RCT）的‘金标准’证据，而忽略了来自高质量

观察性研究的‘可能合理’证据。这限制了合理卫生决策所需的证据基础。在公共卫生领域，综合不同来源的证据并整合‘最佳可得’证据制定政策并发现新的可能合理的评价研究比证据‘分级’更重要。在中低收入国家，这还包括其他形式的隐性知识的‘证据，’例如当地知识和“智慧”、“诀窍”、“经验”、“常识”等[23]”。

以上论说给我们两方面的提示，其一，要实现中医治未病理论更大的应用价值，提升其学术地位，将其循证医学证据化是很有必要的。其二，循证医学自身有修正证据体系的诉求，“治未病”理论符合这种需求。作为一种承载民族医学“智慧、诀窍、经验”的中医治未病理论，历经千年行之有效，并在当今仍不断得到临床验证，完全可能且应该进入循证医学证据体系

2.2 “治未病”循证医学证据化可借鉴的研究基础

循证医学以证据体系的客观性而被广为应用，在中医药领域也不例外。翟拥华报道：以重庆维普资讯有限公司的中文科技期刊数据库为数据统计来源，检索时间为1999～2007年，检索式为“循证”and“中医or中药or中医药”，共检出文献311篇。翟氏认为，从文献类型分布结果可以看出，2003年之后，理论研究型文献减少。循证临床决策及应用的文献明显增多，说明中医循证医学研究正由理论研究向实践应用迈进[24]。这无疑是实现“治未病”循证医学证据化可借鉴的研究基础。

笔者以“循证and中医”为检索词，检索时间段2008~2010，从“中文科技期刊数据库”检索所得文献115篇，反映出循证医学在中医药领域应用研究有如下方法或观点：

2.2.1 尝试对中医文献按照循证医学证据级别进行分类

伍志刚、侯俊伟总结道：“目前，中医学的证据有三类。第一类是四大经典，尤其是《黄帝内经》和《伤寒杂病论》，基本上是现在中医学证据当中的最基本也是最重要证据。第二类是四大经典之外的医学著作。这部分证据内容广博，数量繁多，其证据水平也参差不齐。第三类证据是按照现代科学思维方式研究所得到的临床证据。这些文献所报道的证据，从古至今一直指导着中医临床工作，尤其是具有中医特色的病案医话，在更广大的范围内指导着中医临床。临床中医师在循证医学实践中应重视第三类证据的质量和运用，但不能否定和排斥前两种证据。随着中医循证医学体系的建立和研究方法学的改进，今后势必对于已有的中医古籍文献进行评价，以加入到更高级别证据当中去运用[25]”。

2.2.2 提出适应循证要求的中西医病名双重诊断

刘清泉等“通过对循证医学，中医学病、证、症，西医病，病证结合等相关概念的认识和回顾，认为中西医对疾病病名的认识存在很大的差异．中医病名的不确定性和混乱导致运用中医病名进行循证医学研究存在很大的缺陷：然而中医历代医家的经验其实就是一种特殊意义上的循证医学的结果，不同于单纯的专家经验，应该给以足够的重视和评价；中医学要开展循证医学研究必须规范和统一病名的内涵和外延，病证结合是目前开展中医循证医学研究的基本方法之一，只有加强病证结合的研究，才是实现中医循证医学研究基本途径。”刘清泉等报道：“我们整理出一套既不同于西医，又不完全等同于传统中医的疾病分类方法。我们的病名不会和西医病名重合．但是通过和西医病名交叉使用，完全可以将疾病的分类明确化。所以，中西医病名双重诊断。将可以满足循证统计的要求”[26]。

2.2.3 提示中医循证医学需要方法学的创新

郭新峰、赖世隆认为：“中医药学需要循证医学；循证医学认可的证据并不仅仅是大样本的随机双盲对照试验和系统评价；中医药学的理论体系与临床诊疗有许多不同于现代医学的特点，需要针对这些特点进行方法学的创新性研究。” 他们还指出：“国外已经开展了许多传统医学临床试验方法学的研究，如针对中医汤剂辨证论治如何实施随机与双盲，及针刺的盲法(假针刺)研究等，最近十年发表了许多设计非常严谨的临床试验，其方法和精神很值得我们学习和借鉴 。而针对许多设计严谨的临床试验不断出现的一些似乎令我们不解的结果，如辨证论治与标准治疗效果相当、针刺疗法与假针刺均优于西医治疗但其二者无差别，甚至我们认可的针刺治疗方案却出现了阴性结果，都需要我

们去科学、理性地分析、交流。中医药临床研究人员亟待加强这方面的学习和交流[27]”。

2.2.4 以“循证医学实践方法”进行“中医古籍研究”的探索性构想

刘迈兰等提出的构想是：①以临床问题—治疗方法模式，分类挖掘整理临证案例。②完善数据库建设，将中医学特色与循证理念融入数据库建设。③借鉴循证医学证据的拟定，制定标准，对古籍本身及实践经验分级。④运用证据，指导临床实践。对古籍中蕴藏的实践经验的三级证据的运用，将一致认可的部分(I 级)予以成文推广，如制定成治疗指南、编写入教材等；将被时代淘汰的部分(III级)标注作为陈列以展示其在特定历史背景下的有效II；对于有争议的部分(II级)，可组织多中心、大样本、设计严格的临床试验，分中心，分阶段，分类别，分病种循序渐进的实践，根据试验的结果取其精华去其糟粕[28]。

3 中医“治未病”临床实践在循证医学中的证据意义

为获得能超越个人权威和理论的客观性，证据质量和证据体系的有效构建成为循证医学的核心。滕彦霞等介绍：循证医学证据质量是不一样的，不同的科研设计方案提供不同质量的科研成果，根据证据的质量和可靠程度由高到低排列如下：

一级证据：随机对照试验的系统评价或 Meta 分析；

二级证据：单个大样本的随机对照试验；

三级证据：非随机的对照试验；

四级证据：队列研究或病例对照研究；

五级证据：无对照的系列病例观察；

六级证据：专家意见，或是基于基础医学研究得出的证据[29]。

在中医文献中，不乏来自经过历代医家反复验证的“治未病”临床经验，它们可以分别归于上述证据等级中六至三级证据。如哮喘病，清代《张氏医通・卷四・诸气门下・喘》、清代《时方妙用・卷二・哮症》都记载该病宜于夏月着手治疗。以“哮喘 and 冬病夏治”为检索词，从“中文科技期刊数据库”检索所得文献 106 篇（检索结果截图如下），总体反映疗效较好。据此，有理由认为，对哮喘病采取冬病夏治，已为一种纵向的多中心、多样本反复验证有效。首都医学发展基金重点支持课题——冬病夏治消喘膏穴位贴敷疗法的社区推广经验[30]，在古方的基础上进行长达数十年的现代方药研究，在各级科研基金的资助下，完成了多个课题以验证其有效性和安全性，既启用了古人的经验，又经过现代多中心大样本实践。对其进行循证医学证据化是完全可行的，甚至可以理解为对古人治未病有效经验经现代科研方法实践后，使之成为循证医学的较高等级证据之实例。

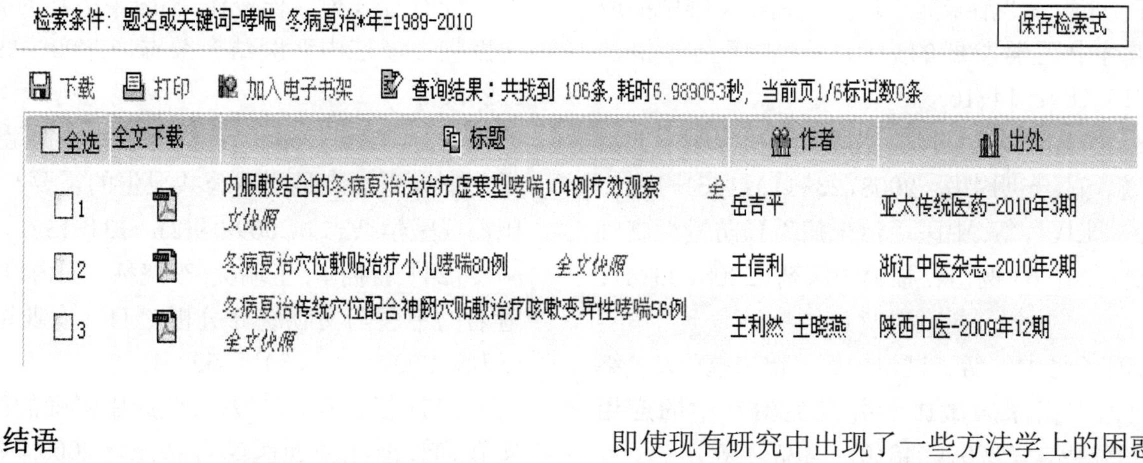

4 结语

循证医学在中医药领域的多方面研究探讨，为治未病理论的循证证据化提供了起码的研究基础。即使现有研究中出现了一些方法学上的困惑，如前文提到的针灸双盲法安慰组疗效与对照组无差别，认为有效的方案却出现阴性结果，这些状况并非中医独有，而是整个医学界都要面对的。现在业界认为，安慰剂对镇痛的有效率可达 60%，对忧郁症有效率可达 30%至 40%。对其他种类疾病，亦可见安慰剂也有不同程度治疗作用的报道[31]。临床上检测指标“向均值回归”现象，有可能造成某些实际并不起作用的治疗措施“有效”的错觉，中医疗效与辩证密切相关，辩证失误也是造成治疗措施得不到验证的原因之一。这些，都恰可以在证据化过程中得以修正，进而发现新的有效证据。如果实现“治未病”循证医学证据化过程中，能在方法学上有所创新，那将是中医治未病理论和循证医学双赢。

参考文献：

[1] 毛婷婷. “治未病”理论及临床研究进展[J]. 当代医学，2009，15（4）：13-15.

[2] 彭万年，关彤. 从理论及临床实践看张仲景治未病思想的科学性[J]. 广州中医药大学学报，1999，16（3）：173-175.

[3] 杨文勇. 再谈“治未病”[J]. 甘肃中医，2010, 23（3）：1-3

[4] 刘憬慷 ，鲁红玲.《内径》“治未病”理念解析[J]. 湖北中医学院学报，2009, 11（6）：43-44.

[5] 张丽艳，林大用.《金匮要略》治未病思想探微[J]. 吉林中医药，2009，29（11）：933

[6] 刘焕兰. 《内经》“治未病” 解读及其应用探讨[J]. 广州中医药大学学报，2009, 26(6)：583-586.

[7] 肖燕. “治未病”理论在临床思维中的应用及其对中医学发展的启示[J]. 中医药导报，2009，15（8）：14-16.

[8] 尹先达. 从“肝病 实脾”看祖国医学的治未病思想[J]. 光明中医，2008, 23(11)：1661-1662.

[9] 张民，等. 中医“治未病”预防慢性支气管炎急性发作 63 例[J]. 福建中医药，2008, 39(4)：9-10.

[10] 仝小林，等. 试论中医‘饴未痛’及‘络病’理论在糖尿病微血管并发症治疗中的应用[J]. 中医杂志，2007，48(6)：485-486.

[11] 王永梅，符林春. 从“治未病”入手论治艾滋病[J]. 河南中医学院学报，2006，21(1)：13-14

[12] 周雍明，朴炳奎. “治末病”思想在中西医结合肿瘤治疗中的指导作用[J]中华中医药学刊，2008，26(9)：2036-2038.

[13] 王朝阳.《黄帝内经》治未病理论与亚健康防治 [J]. 现代中西医结合杂志, 2010, 19(3):282-283.

[14] 商庆新. 中医“治未病”理论索解[J]山东中医杂志，2008，27(4)：226-227.

[15] 董柳，仝小林. 从“治未病”探讨糖尿病合并脂肪肝的诊疗思路[J]. 新中医，2007，39(2)：1-2.

[16] 刘薇. 中药咳喘贴对 COPD 生活质量的影响及治未病作用机制探讨 [J]. 中国医院用药评价与分析，2008，8（12）：938-939.

[17] 韩钟，居贤水.针灸治疗“未病”初步研究 [J]. 上海针灸杂志，1995，14(6)：245-246.

[18] 郑爱华，李家邦，蔡光先等. 肝气郁结证与脾气虚证的 Th 细胞分化中的相关性实验研究. [J] 中国医师杂志，，2004. 03. 10; 6(3) : 357-359.

[19] 宋为民. “未病” 现代观[J] 南京中医学院学报，1995， 11(1)：4-5.

[20] 唐亚平. 从诊脉谈治未病[J]. 世界中医药, 2008, 3(6):325-326.

[21] 丁婷，等. 运用中医体质学说“治未病”的研究进展[J]. 中医学与辩证法，2008，52(2)：60-64.

[22] 伍志刚，侯俊伟. 临床中医师的循证医学实践[J]. 浙江中西医结合杂志，2009，19（5)：292-293.

[23] Tikki Pang. 评价全球“证据足迹”：怎样使证据更加满足全球公共卫生的需要？[J]. 中国循证医学杂志，2009，9(2)：131-132.

[24] 翟拥华, 王瑞美, 李晓稀. 国内以“循证”冠名的中医药文献统计分析 [J]. 农业图书情报学刊，2009，21（5）：59-61.

[25] 伍志刚、侯俊伟. 临床中医师的循证医学实践[J]. 浙江中西医结合杂志，2009，9（5)：293-294.

[26] 刘清泉，等. 病证结合研究是中医循证医

学实现的基础[J].京中医药，2009，28（2）：101-104.

[26] 赵南.循证医学相关名词解释[J].循证医学，2001，01：54

[27] 郭新峰，赖世隆.对中医药领域开展循证医学研究的几点看法[J].中国循证医学杂志，2008，8(1)：10-12.

[28] 刘迈兰，等.借鉴循证医学实践方法研究中医古籍的思考[J].时珍国医国药，2010，21(3)：726-727.

[29] 滕彦霞，王洪秀.循证医学相关知识[J].青岛医药卫，2009，41(6)：474-475.

[30] 王蕾，等.冬病夏治消喘膏穴位贴敷疗法的社区推广经验 [J].中国中医药信息杂志，2009，16（11）：5-6.

[31] 毕京峰等.论循证医学思维模式下传统中医药疗效评价的偏倚[J].中药药理与临床，2008，24(4)：64-65.

少儿推拿 简便显效

孙德仁

（山西运城中医小儿推拿学校，山西 044000）

少儿推拿是推拿学科的一个重要分支，它是以中医理论为指导，辨证论治为原则，运用手法技巧在少儿体表特定的部位或穴位上，触摸做功，产生能量，通过信息传递，疏通经络，调和阴阳，扶助正气，促使机体的相应部位气血流畅，从而达到防病治病、保健身体和调理少儿亚健康的目的一门科学。这种简便而又经济的外治疗法，深受广大群众的欢迎，它是我国也是世界上最古老的一种医治疾病的物理疗法。相对于打针、输液和口服各种药物（包括名目繁多的保健品）治疗或预防疾病，它有着不可比拟的优势。

1、绿色疗法，安全有效

少儿推拿是一种单纯的手工操作、无痛苦、无任何毒副作用的绿色自然疗法，少儿容易接受，能在轻松愉快中使少儿恢复健康，避免家长“是药三分毒”的担心，完全符合当今医学界推崇的“无创伤医学”和“自然疗法”的要求，并且疗效显著。推拿调理避免了药物对身体的不良反应等毒副作用，只要对疾病诊断正确，依照少儿推拿的操作方法合理进行施治，一般不会出现危险或不安全问题，是一种有利无害的治疗方法。打针、输液必定给少儿带来身体和精神上的苦痛，就是服药，少儿也难以接受，经常给疾病治疗带来麻烦。临床常因少儿不能和医生配合而影响治疗效果。应用少儿推拿调理，少儿不会有任何痛苦感，甚至感到是一种享受，能够消除少儿在疾病治疗过程中的恐惧心理。

2、操作简便，易学好懂

少儿推拿操作简单，易学易懂，非常适合家庭操作。只要按照要求，遵循它的规律，几次操作练习就可以掌握基本的方法。少儿推拿除了有良好的治疗效果外，还有非常好的保健功能。经常运用少儿推拿，可以增强少儿体质、提高少儿的抗病能力。少儿推拿是一种自然疗法，不需要任何辅助器械及医疗设备，只是依靠双手在少儿体表特定的部位施行手法，就可以达到防治疾病的目的。它不受医疗条件的限制，随时随地都可以实施，而且是在少儿熟悉的家庭环境中操作，这样不仅应用简单方便，避免少儿对医院的恐惧感，还可以增进家长与孩子之间的感情，而且节省时间和费用。

3、增强体质，预防疾病

少儿推拿以中医理论为指导，辨证论治为原则，应用各种手法作用于少儿机体，以调整脏腑气血功能，达到经络通畅，阴阳平衡，气血调和，扶助少儿正气，增强免疫能力，促进成长，健脑益智，防治疾病的目的。实践证明，少儿推拿对少儿常见病、多发病都有良好的治疗效果，尤其对于呼吸系统和消化系统的疾病效果更佳。对许多慢性病、疑难病也有很好的疗效。中医学认为，慢性病复发的根本原因在于疾病所涉及脏腑或气血功能下降。少儿推拿就是根据中医基本理论，对于易反复发作的慢性病，辨证求因，审因论治，针对疾病的原因，在少儿体表特定的部位，通过不同的手法，施以治术，使滞者疏，瘀者通，雍者畅，浊者清，气血调和，恢复脏腑组织的正常功能，所以能达到治病去根的目的。对于急性病，本来其脏腑气血功能就没有多大损耗，再加之推拿过程非常注意平衡阴阳，调整脏腑气血的功能，既能急则治其标，更能护其根本，培补正气，故而不会产生遗留问题。对于反复发作的病症，则可依据少儿体质状况，虚则补之，实则泻之，“损其有余，益其不足”，使少儿体质强壮，减少甚至避免疾病再发的机会，这就是“正气存内，邪不可干”。对于少儿先天不足，身体虚弱者，推拿调理可以培补后天之本，增益先天之精，提高少儿的免疫功能及身体素质。

4、标本兼治，效果明显

为什么有的少儿总是生病?病好后总反复?体质虚弱，免疫功能低下是根本原因。随着新的医学模式的建立和人们保健意识的增强，少儿“亚健康”已经提到议事日程上。做为一个全新的概念，少儿亚健康状态给少儿带来的心理和身体上的损害有目共睹。处于“亚健康”状态的少儿，非常需要而且可以通过少儿推拿调理调整到健康状态。少儿推拿调理的是根本，是从平衡身体的阴阳着手，“阴平阳秘，精神乃治”，只有从根本上解决了亚健康问题，少儿的身体才能“长治久安”。穴位与经络的治疗功能，已被现代临床医学所证实。穴位即为经络上的最重要点，通过刺激穴位，就可以起到调整经络气血，平衡阴阳的作用，正气自然充足，正气存内，则邪不可干，也就是抵抗力增强，得病的机会就相应减少。大量的医疗实践证明，少儿推拿调理确有增强免疫功能的作用，提高少儿对疾病的抵抗力。同时，还可以保证少儿气血充盈，发育正常。另外，少儿得病后传变较快，易发生危急状态，少儿推拿可以起到防止疾病传变，阻止出现危急病症的作用。

5、保健益智，适应面广

临床医疗实践证明，对反复感冒、咳嗽、鼻炎、肺炎、支气管炎、哮喘、厌食、积滞、便秘、腹泻、湿疹、口疮、盗汗、夜啼、遗尿等疾病，少儿推拿调理的效果要明显优于口服中药及西医治疗。少儿推拿调理除了有良好的治疗效果外，还有非常好的保健功能。经常运用少儿推拿调理，可以显著增强少儿体质和智力水平，提高少儿的抗病能力。

时至今日，少儿推拿的范围和适应症也发生了变化。首先是年龄段由过去的 5 岁以内小儿为主要治疗对象发展到 14 岁以内的少儿也纳入到推拿治疗的范围，治疗疾病的内容也由原来的热、咳、吐、泻扩展到多动症、学习障碍、发育迟缓、智力低下等等。伴随着“生物－心理－社会”这一全新的医学模式的建立，更是将少儿亚健康也列为推拿调理的范畴，少儿推拿的理念发生了根本变化，由过去的以治疗为主转变为以调理机能、保健身体、预防疾病为主，形成了具有时代意义的少儿推拿调理。

推拿疗法是中国医学宝库的重要组成部分，它具备有病治病，无病健身，特别是对疑症、难症的特殊功效，为世界众多国家所接受。欧洲称它为无痛疗法或无创伤疗法，日本称其为“中国整体”，东南亚一些国家叫推拿或按摩。

推拿疗法正在海外悄然兴起。这一中国医学中最古老的疗法之一在国外得到日益广泛的重视和推广。日本、美国、英国、德国及东南亚各国都在盛行学习推广中国的推拿疗法。由于现代生活节奏的加快，颈椎病、神经官能症、坐骨神经痛、失眠、习惯性便秘困扰着越来越多的人。人们发现，推拿疗法经济、简便、易掌握。健康人每日接受适当的推拿可以帮助消除疲劳，增加身体抵抗力，对人的心理和生理康复都非常有益。

中国推拿疗法传入日本已经有 1800 年的历史。日本古今的推拿医家们在全盘继承中国的推拿导引疗法的基础上，顺应日本的生活习惯、风土人情和气候环境，以东洋医学和汉方医学的理论为治疗方针，总结出了一套颇具日本特色的推拿疗法，在世界的手法医学（manual medicine）之中极有声誉。日本京都府立医科大学教授今西二郎在其研究报告中指出，他领导的微生物学和精神学研究小组用芳香推拿疗法治疗抑郁症患者，取得了明显效果。

在英国，人们认为推拿疗法适合各种不同的人士，不管是新生婴儿还是老人。由于越来越多的临床证据显示推拿疗法对许多病症，例如背痛、失眠、便秘、头痛、运动受伤和关节炎有很好的疗效，认同使用推拿疗法的病人越来越多。许多接受过推拿治疗的病人都感到健康情况的改善，而且寻求推拿治疗和告诉他们亲朋好友这种疗法的好处。所以，社会对具有资格的注册推拿师需求越来越高。

近年来，推拿在美国各地发展迅速。有数字显示，仅纽约，从事推拿职业的华裔已达上万人。在纽约，推拿师月收入一般为四千美元左右，而技术高超的推拿师月收入能达上万美元。由于收入高，许多受过高等教育的中国人到美国后也选择了从事推拿职业，这些人中有大学教师，有医生还有国家干部。推拿的兴起反映出美国社会对中医的逐渐认可与接受。据纽约一家医学研究所的报告显示，目前仅纽约的医院、康复中心和养老院，就需要增加推拿师近万名，说明了市场需求量之大。

推拿疗法在海外的风行，说明了越来越多的外国人对这种起效快、安全、简便、易行的传统中医治疗方法的认同。这同时也提示了国内的中医院校、中医医院：如何让推拿疗法特别是少儿推拿这枝中国传统医学奇葩的生命之树长青，如何促进推拿疗法有统一的高标准教学、科研和实践，如何帮助公众对推拿疗法树立起正确的认识，已经成为一个需要我们认真思考的问题。

亚健康状态的中西医评价及干预研究

郭婕，甘可，张前德
（江苏省人民医院，　江苏南京 210029）

【摘要】亚健康状态在我国人群中普遍存在，已经引起我国医学界的广泛重视。近年来，我国学者在亚健康状态(Suboptimal health status)的评价和治疗方面做了大量的研究，已将亚健康状态的概念推向国际并赋予国际认可的英文名称。亚健康状态的主要的评价方法有量表（问卷）检测评价法、心理功能衰退指数（MDI）、实验室量化诊断法、主要症状标准诊断法、中医评价法等。治疗方法包括西药治疗、健康宣教、心理疗法、氧疗、音乐治疗等现代医学疗法，以及中医辨证论治和中医外治法等。通过对众多学者的研究成果以及文献的综合分析，得出以症状、症候诊断为基础的量表检测评价法是目前运用较广，且在许多学者的研究中被证实信度和效度较高的方法。结合现代医学的调查方法依靠现代科技进行数据的量化和规范，发挥中医辨证诊断的优势，跨学科实施中医学的信息化研究与应用，是形成完整规范的亚健康状态的评价标准的途径。只有有效、客观地建立具有中国特色的亚健康状态的诊断和评价标准，在标准的指导下规范治疗才能发挥中医药诊治亚健康状态的潜在优势。

【关键词】亚健康状态；评价；治疗；标准

20世纪80年代，前苏联学者N.Berkman提出，除了健康状态和疾病状态之外，人体还存在着一种非健康非疾病的中间状态，即“第三状态”。而我国学者王育学于上个世纪90年代中期创建了“亚健康”这个概念[1]，他认为，亚健康状态就是不健康但又没有疾病的状态。在多数情况下：健康、亚健康、疾病状态是一个不间断的连续过程，亚健康状态居中，其上游部分与健康状态重叠，其下游部分又与疾病相重叠，在重叠部分可能与健康或疾病状态模糊而难以区分。闫宇翔[2]等首次将亚健康状态(Suboptimal health status)的概念推向国际并赋予国际认可的英文名称。亚健康状态在我国人群中普遍存在，且经济发达地区明显高于其他地区[1]，已经引起我国医学界的广泛重视。近年来，我国学者在亚健康状态的评价和治疗方面做了大量的研究。

1．亚健康状态的中西医评价

中华中医药学会亚健康分会于2006年颁布了《亚健康中医临床指南》，其中指出：亚健康是指人体处于健康和疾病之间的一种状态。处于亚健康状态者不能达到健康的标准，表现为一定时间内的活力下降、功能和适应力减退的症状，但不符合现代医学有关疾病的临床或亚临床诊断标准[3]。其为亚健康的诊断标准确立了指导思想，目前研究多以此为依据，但尚未有真正意义上的亚健康诊断标准。目前国内外主要评价方法如下：

1.1 量表（问卷）检测评价法

目前对亚健康状态的检测主要依据量表（问卷）测量，常用的有Delphi法、康奈尔医学指数（CMI）、综合心理评定量表SCL-90、健康状况调查问卷（SF36）等[4]。许多学者在研究过程中，多根据研究需要采用自制亚健康状态量表。

闫宇翔[2]等以不适和能力减退为基本特点，根据慢性应激对人体主要系统的影响，制定亚健康状态的评价指标，并经过临床专家和流行病学专家的讨论，最终形成了包括5个维度（疲劳症状、心血管症状、胃肠道症状、免疫力症状和精神症状）、25个条目的正式调查问卷。将问卷在3000人中进行测试，获得了较好的信度和效度，该方法（SHSQ-25）得到了国际认可。

1.2 心理功能衰退指数（MDI）

健康评价法MDI是WHO对人类死亡危害最大的疾病所提示的各项指标进行测定，最后量化计分的一种健康评估方法，包括躯体、心理、社交障碍指标等，根据被测者的实际状况打分（满分为100分），85分以上为健康状态，70分以下为疾病状态，70~85分即为亚健康状态[5]。MDI所依据的提示包括依次排列的对心血管疾病监测集中风预报,恶性肿瘤征象提示,脏器病变提示,血液及过敏提示,体内污染测定,内分泌系统检查,肢体损害探测,服药效果探测等躯体性指标,以及几年来增加的心理和社交障碍指标。[6]

1.3 实验室量化诊断法

量化诊断法是指对检查的结果进行综合量化分析，分为一级检查（一般的体格检查）和二级检查。一级检查即一般的体格检查。如果没有明显的症状,一级检查不能查出病因时，就用二级检查，如运动试验、24小时动态血压检测、脑电图、标准量表的心理状态测试等。还可以借助微观手段进行个体化体检，如机体免疫细胞功能检测、血液超高倍形态检查与疾病相关的DNA和基因PCR检查等，都能发现人体微小的生理改变。如果各项检查结果基本为正常、正常高值或临界状态,起病呈急性或亚急性,任何一种临床症状持续6个月以上而又难以确诊为某一疾病时,即应诊断为亚健康。在明确亚健康诊断前,一定要排除器质性疾病。[7]

1.4 主要症状标准诊断法

常用的有美国疾病控制中心制定的慢性疲劳综合征（CFS）或“不定陈述综合症”的诊断标准，其他国家如日本、澳大利亚、英国，分别制定了各自的CFS标准。但有学者认为，医学界已明确指出“慢性疲劳综合征”是一种疾病，并不属于亚健康的范畴[8]，因此能否以CFS标准或“不定陈述综合症”的标准来评价亚健康状态还有待研究。

1.5 中医评价法

处于亚健康状态的人大多没有明显的器质性病变，但从中医辨证理论上，机体已处于阴阳失衡、脏腑气血改变的状态，这种状态就可以用中医学的“证”的诊断分类方法去判断和概括。随着信息技术的发展，中医学舌、面、脉诊等检测方法客观化，使中医对亚健康状态的诊断能够形成自己的标准。

王利敏[9]等根据2006年中华中医药学会发布的《亚健康中医临床指南》提出的亚健康中医常见的7种证候：肝气郁结、心脾两虚、肝肾阴虚、肺脾气虚、脾虚湿阻、肝郁化火、痰热内扰证[3]，提出以病性证素为切入点，建立气虚、气郁、火和湿4个维度，再结合病位证素，扩展为肺气虚、肝气虚、心气虚、脾气虚、湿、胃火、肝火、心火和肝郁共9个维度，通过临床流行病学、数学、统计学、循证医学等多学科的协同攻关，构建合理的亚健康状态证候诊断标准。

王学良[10]等将调查表结构分为3个部分:①躯体症状(疲倦等体现亚健康状态常出现的主要躯体症状、女性情况及体现睡眠、饮食、二便等日常生活中的基本情况);②心理症状(体现情绪异常的各个不同侧面);③社会症状(交往频率下降等社会交往方面的症状),初步定了72个条目,由被调查者自己完成。还有主诉、伴随症状、舌苔、脉象等中医望、闻、问、切部分,由调查医师与被调查者面对面地进行结构式访问来完成,作为中医证候诊断的依据。收集了 891 份合格调查表，获得了较高的信度和效度。

除了症候诊断法以外，采用经络测量信息也成为亚健康状态主要连续量生物标记之一。

2．亚健康状态的干预研究

2.1 现代医学治疗

主要的药物治疗有：谷维素 10mg tid，维生素 $B_1$10mg tid，两药并用起到维持和调节神经系统正常功能、调节植物神经功能、减少内分泌平衡障碍、改善神经失调症状的作用。维生素 C100mg tid，维生素 C 有平衡心理压力的作用，碳酸钙 D 片 300mg qd，钙剂具有安定情绪、强筋健骨、缓解肌肉酸痛的效果。

此外，现代医学治疗还包括健康宣教、心理疗法、氧疗、音乐治疗等。[11]

2.2 中医药治疗

中医学的综合调整、提高机体抵抗力和康复力的指导原则对于亚健康状态的治疗更加适合。更重要的是,中医学对人体非健康状态的调整,主要借助于天然药物和针灸、推拿、导引、食疗等非药物的自然疗法,这种针对“调整状态”的治疗方式较西药更加适合于亚健康状态的调治。[12]

2.2.1 辨证论治

各个医家如郭海涛、杨志刚、余静、武维屏、黄岚、于智敏、石氏、张氏等均从临床上对亚健康进行过辨证分型和方剂治疗。他们的辨证论治有相似之处,大体集中在以下几个证型:①肝气郁结:以情志抑郁、胸闷善太息、胸胁胀闷疼痛为特征,宜疏肝理气解郁,给予四逆散、逍遥散或柴胡疏肝散等加减;②瘀血内阻:以躯体刺痛、痛处不移为特征。若因虚致瘀者,可给予四物汤、当归芍药散类;若因实致瘀者,可选用逐瘀系列汤类如少腹逐瘀汤、膈下逐瘀汤等;③痰湿内生:以重、闷、呆、腻、濡为特征,应健脾渗湿,可选用二陈汤合香砂六君子汤或参苓白术散合藿朴夏苓汤加减;④胆郁痰扰:表现为失眠惊悸或眩晕耳鸣。舌苔黄腻为证治要点,宜利胆和胃化痰,可给予十味温胆汤加减;⑤阴虚火旺:一般以形体消瘦、五心烦热、失眠多梦、口干咽燥为特征,治宜养阴清热、偏肝肾阴虚者,可给予六味地黄丸、大补阴丸、知柏地黄丸等;偏肺肾阴虚者可选养阴清肺汤、百合固金汤类化裁;⑥心脾亏虚:以心慌失眠、健忘乏力、气短自汗为特征,治则益气养血,可给予人参归脾汤、归芍六君子汤等;⑦脾肾阳虚:以畏寒肢冷、少气懒言、夜尿频多为特征,治宜温肾健脾,予附子理中汤合金匮肾气丸加减[13、14]。

2.2.2 中医外治法

中医外治疗法是通过人体体表、孔窍、穴位给以不同制剂的药物或者物理治疗的方法，以调节脏腑组织功能，促使机体气血流通，达到防病治病的方法，主要包括针刺、推拿按摩、艾灸、耳穴等。①针刺疗法是调整亚健康状　态的一种有效方法，且具有简便、高效、安全等优点，通过针刺经络腧穴，调节脏腑组织功能，可促使机体气血畅通，增强人体免疫力，延缓衰老，改善人体亚健康状态。②推拿疗法在亚健康状态的症状及心理调整方面疗效确切，且具有安全舒适、易被患者接受等特点。根据整体观念和辨证施治的原则，通过手法作用于体表的一定穴位或部位，从而达到扶正祛邪、协调阴阳、调整脏腑气血的目的，使机体各脏腑组织器官的功能调节到最佳状态，起到防病治病的目的。③艾灸在中医学理论的指导下通过改善人体的脏腑气血功能，调整人体的亚健康状态，增强人体的免疫功能，促进人体各组织器官功能趋向正常与平衡。④耳穴疗法具有适应症广，见效快，简便易学易用，不受时间地点环境的限制，且安全无毒副作用等优点。《灵枢·口问》有“耳者，宗脉之所聚也”，认为耳与人体脏腑经络有密切的关系。当刺激耳廓某穴位时，能调整经脉及相应脏腑，使失调的相应脏腑恢复正常机能，气血调达，阴平阳秘，达到防病治病的目的，促进机体恢复健康。⑤其他疗法如太极拳、气功、五音疗法、拔罐、刮痧、中药敷贴、芳香疗法等也具有很好的临床疗效，对亚健康状态的调整同样具有良好的作用。[15]

3．讨论

围绕亚健康的提法，我国学术界长期存在一些争议，反对亚健康提法的学者主要是基于两点：其一，亚健康没有诊断标准；其二，亚健康的概念由我国学者提出后，在国际上没有认可。

如今，亚健康状态(Suboptimal health status)的概念及其英文名称已经推向国际[2]，对推动中国人群亚健康的研究具有重要意义。但亚健康的诊断仍没有一个公认的标准，从以上综述可以看出，以症状、症候诊断为基础的量表检测评价法是目前运用较广，且在许多学者的研究中被证实信度和效度较高的方法。闫宇翔[2]等制定的SHSQ-25法得到了国际认可，但仍存在不足，如症状种类不够全面，有的指标如食欲减退和胃部不适之间有部分影响的作用，指标低热或怕冷的概念模糊，影响人群对其理解选择能力导致信度降低等。且由于西医对亚健康状态的应对措施较少，单纯的西医症状标准对亚健康状态的治疗缺乏指导意义。王学良[10]等将躯体症状、心理症状、社会症状及中医诊断相结合制定了较为全面的调查表，由于该调查表调查对象的职业以教师和医务人员居多,其他职业的样本较少，因此其他职业人群反应度还需要在以后的调查中进行验证和调整。此调查表各部分的信度及总体信度均很高,结构效度的划分基本合理实用，这就为中医诊断和评价亚健康标准的制定奠定了基础，并且对临床的指导意义更强。可见，在亚健康状态的评价问题上，结合现代医学的调查方法，如上述提到的Delphi法、康奈尔医学指数（CMI）、综合心理评定量表SCL-90、健康状况调查问卷（SF36）等，依靠现代科技进行数据的量化和规范，发挥中医辨证诊断的优势，跨学科实施中医学的信息化研究与应用，才能形成完整规范的亚健康状态的评价标准。

中医药对亚健康状态治疗和调整有着较大的优势，但目前研究存在以下问题和不足:①临床研究缺乏统一的诊断标准和疗效判定标准，以致各种治法在运用中不够系统及规范。②中医治疗亚健康状态的研究方法各异，多停留在临床疗效的统计上，对其作用机理尚未能深入研究。③缺乏设计严谨的随机对照临床研究以及各种疗法的优势性分析。因此，我们还需要对其理论、机制和疗效标准等各个方面进行不断地探讨。笔者认为，中医药诊治亚健康状态必须与现代科学技术相结合，才能充分发挥其治疗特色和优势。建议：①建立有效、客观的具有中国特色的亚健康状态的临床诊断和疗效评价标准；②运用多学科多方法对现有亚健康状态的诊治措施进行优势性分析与筛选，寻求最佳治疗方法；③通过设计严谨科学的随机对照研究方法深化对亚健康状态的实验研究；④加强基础理论研究，继承发扬中医药“治未病”思想，建立可行的中西医结合治疗亚健康的理论体系。

参考文献：

[1]王育学．.亚健康问题纵横谈[J]．解放军健康，2005(1)：6-9.

[2] Yu-Xiang Yan, You-Qin Liu, Man Li, et al. Development and Evaluation of a Questionnaire for Measuring Suboptimal Health Status in Urban Chinese. J Epidemiol 2009;19(6):333-341.

[3] 中华中医药学会．亚健康中医临床指南．北京:中国中医药出版社,2006

China Association of Traditional Chinese Medicine and Pharmacy.Clinical Guidelines of Chinese Medicine on Sub-health.Beijing: China Press of TCM,2006

[4] 张桂欣，许军．亚健康的测量[J].中国全科医学，2007，10(11)：923-925.

[5] 彭娜，肖丹.亚健康诊断评估方法的研究现状[J].中华中医药学刊，2009，27(6)：1324-1326.

[6] 胡先明,白丽霞,李祥生.多功能超高倍纤维分析技术对亚健康状态的评估[J].中西医结合心脑血管病杂志,2006,4(11):1000-1002.

[7] 张爱华，杨凤霞，王润东.基于脉象信号的亚健康状态的识别[J].兰州理工大学学报，2006，32(6)：82-84.

[8] 陈晶，于征淼，赵晓山，等.中国亚健康研究的现状与分析[J].中国组织工程研究与临床康复，2007，11(47)：9566-9569.

[9] 王利敏，赵歆，陈家旭，等．亚健康状态综合评价指标体系研究思路探析[J].中华中医药杂志,2010,25(2):180-183.

[10] 王学良，霍云华，李俊，等．亚健康状态中医证候调查表的评价．南方医科大学学

报,2006,27(2):160-163.

[11] 杨丽. 中西医结合治疗亚健康探析. 首都医药,2009,(2):25.

[12] 许家佗，李蕾，包怡敏. 中医药诊疗干预亚健康状态的研究进展. 中国中医基础医学杂志,2010,16(1):85-87.

[13] 蒋文波，张大威.亚健康状态的中医调控综述[J].亚太传统医药, 2006, (3): 46-47.

[14] 杨一民，田俊丽，张宏利.从对亚健康的认识看中医学的特色与优势[J].中华实用中西医杂志, 2004, 4(17): 931-932.

[15] 刘佳霭，王继红，苏霞辉. 常用中医外治法在亚健康领域的应用研究进展. 新中医,2010,42(7):120-122.

亚健康状态中医基本证候调查分析

胡文忠，朱宏勋，李文泉，范春琦

（首都医科大学附属北京朝阳医院中医科， 北京 100020）

【摘要】目的：通过调查和分析北京市部分人群中亚健康状态的症状分布及亚健康人群的中医基本证候，为制订亚健康状态的中医辨证论治体系提供科学依据。**方法：**在北京市 15 家单位中筛选出一年内进行过健康体检的非疾病人群，采取问卷调查及中医临床专家现场访谈后进行中医证候判断相结合的方式进行流行病学调查，问卷结果应用 EpiData2.0 进行数据录入，SPSS12.0 进行统计分析，探讨亚健康状态的发生情况、身心症状及中医证候分布特点。**结果：**北京地区人群亚健康状态的发生率为 67.6%。亚健康人群身心症状以疲乏、身体疼痛、头昏沉等为主。亚健康状态人群的中医证候分布以虚证为主，其中又以阴虚证、气虚证为主；亚健康状态人群脏腑功能失调多见于脾脏、肾脏、心脏。**结论：**了解和分析了亚健康状态的发生情况、身心症状及中医证候分布特点。对今后亚健康状态的中医预防、干预有指导作用。

【关键词】亚健康状态；中医基本证候；流行病学调查

亚健康状态概念的提出首见于 1996 年 5 月在北京召开的“首届亚健康学术研讨会”，其间确定了“亚健康状态”这一名称以及广义的亚健康状态的概念[1]。亚健康状态，是指人的身心处于疾病与健康之间的一种健康低质状态(也称为“第三状态”、“中间状态”），这种状态多由人体组织结构退化以及生理机能或代谢机能低下、老化所致。亚健康状态人群虽无明确的疾病，但在躯体、心理上出现种种不适应的感觉和症状，从而呈现自身活力下降和对外界适应力降低的一种生理状态。亚健康状态的提出标志着应对疾病的策略从治疗转向预防，被誉为是 80 年代后半期的医学新思维，因此深入研究亚健康状态，将对下个世纪的人类健康作出巨大贡献。

中医学很早就提出了“治未病”的思想，《素问·四气调神大论》中明确指出“圣人不治已病治未病，不治已乱治未乱”。虽然当时提出的“未病”的概念与现在亚健康状态的概念不完全一致，但对于疾病应早期预防的思想是一致的。所谓“治未病”，不仅包括了未病先防，也包括了对非显性疾病的治疗，注重于“病”的临床前期、先兆症状。由于亚健康状态的判定以临床主症为核心，并强调个体感受及整体观念，因此中医学在诊断、预防、干预亚健康状态方面显示出独特优势，尤其是中医强调的辨证施治，在改善症状、提高疗效方面作用较为突出，更为现代医学不能准确把握的亚健康状态的干预提供了可能[2]。通过对亚健康状态主要症状群和中医证候分布的流行病学调查，可以为今后进一步开展亚健康状态中医临床治疗性研究提供依据，对中医证候的规范化、标准化、科学化具有十分重要的意义。

1. 对象与方法

1.1 调查对象

调查了北京市15家单位一年内进行过健康体检的非疾病人群，共发放调查问卷910份，回收有效问卷831份，合格率为91.3%。有效问卷中男性428人,女性403人。人群年龄范围35～55岁。

1.2 方法

采用统一发放问卷的形式对被调查人群进行调查。实地调查前要求被调查单位提供年龄35—55岁员工名单及体检表，筛除患有疾病的人群，在非疾病的适龄人群中发放问卷调查表并进行现场访谈，作出中医辨证及健康状态判定。现场调研完成后由核查人员对问卷进行二次核查。核查后合格的问卷由录入人员采用EpiData2.0软件作为数据录入软件，将问卷内容输入，数据录入采用不同人异地双录形式，并进行逐项核查、修正至2次录入数据完全一致。统计分析软件用SPSS12.0进行统计分析。

1.3 调查问卷及内容

本调查所采用的问卷为“亚健康状态中医证候调查问卷”，由北京市科委科研基金资助项目(H010910160119)—“亚健康状态中医基本证候流行病学调查”课题组研制。该问卷对预调研的340例问卷进行了信度和效度检验并严格按照量表制作的方法制作而成[3-4]。问卷内容包括自填和访谈两大部分，共124个问题。其中自填部分112个问题，反映亚健康状态人群主要症状特点及危险因素，包括：一般信息、躯体状况、生活状况、情志状况、精力状况、禀赋状况、社会环境状况、女性情况八个部分；访谈部分12个问题，包括中医四诊及中医证候诊断，最后根据患者的综合情况所做出健康状态判定。

1.4 诊断标准

1.4.1 亚健康诊断标准

采用中国中医研究院制定的亚健康判断标准：①持续3个月以上反复出现的不适状态或适应能力显著减退，但能维持正常工作。②无重大器官器质性疾病及精神心理疾病。③尽管有明确的具有非重大器官器质性疾病或精神心理疾病诊断，但无需用药维持，且与目前不适状态或适应能力的减退无因果联系。

1.4.2 中医证候诊断标准

中医证候诊断参照《中华人民共和国国家标准中医及临床诊疗术语证候部分》GB/T16751.2（国家技术监督局1997年发布)作为判定标准。

1.5 分析指标与数据处理

分析指标包括：亚健康状态的发生情况；亚健康状态的身心症状；亚健康状态中医证候分布情况。采用EpiData2.0软件作为数据录入软件。数据录入采用不同人异地双录形式，并进行逐项核查、修正至2次录入数据完全一致。统计分析软件用SPSS12.0进行统计分析。

2. 结果

2.1 亚健康状态的发生情况

本次调查显示：在北京市15家单位共831名员工中，健康人数为268名，占32.4%，亚健康人数为563名，亚健康状态的发生率为67.6%。亚健康状态的人群分布有显著的性别差异，女性人群中亚健康状态者占71.7%，而男性仅为64.0%，女性亚健康状态的发生率高于男性（$P<0.01$）。将调查人群按不同年龄段（各组年龄相差5年）划分，统计结果表明，亚健康状态的发生率随年龄的增长逐渐增高（$P<0.01$）。

2.2 亚健康状态的身心症状

2.2.1 躯体症状

表1 亚健康状态的躯体症状

躯体症状	亚健康人群症状出现百分率	z	p
疲乏	80.50%	-9.67	0.00
身体疼痛	63.90%	-10.01	0.00
头昏沉	61.50%	-10.04	0.00
疲乏休息后可缓解	59.30%	-9.68	0.00

记忆力下降	57.60%	-7.75	0.00
眼干	54.50%	-6.34	0.00
眼酸胀	52.90%	-7.01	0.00
咽干	52.40%	-6.57	0.00
腿沉	48.00%	-8.44	0.00
自汗	47.40%	-5.09	0.00
心悸	45.30%	-9.69	0.00
腹胀	43.50%	-6.91	0.00
气短	43.30%	-8.14	0.00
口苦	38.00%	-5.87	0.00
胸闷	36.10%	-8.82	0.00
饭量	24.00%	-0.02	0.99
进食规律	6.04%	-1.09	0.28
饮水量	3.73%	-0.52	0.60

表1显示：除了饭量、饮水量及进食规律三项外，其余的躯体症状在健康和亚健康两组人群中，都有非常显著性的差异(P<0.01)。其中亚健康人群中症状出现几率前十位依次为：疲乏、身体疼痛、头昏沉、疲乏在休息后能缓解、记忆力下降、眼干、眼酸胀、咽干、腿沉、自汗。

2.2.2 情志状况

表2 亚健康状态的情志状况

情志状况	健康状况	完全没有	很少有	有	多数有	几乎总是	Z	P
空虚感	健康	77	157	33	1	0	-4.851	0.000
	亚健康	109	301	138	10	5		
消极感	健康	88	142	35	2	1	-6.792	0.000
	亚健康	110	245	167	35	5		
情绪低落	健康	63	163	35	5	1	-5.441	0.000
	亚健康	80	302	146	30	5		
易怒	健康	25	160	82	1	0	-4.127	0.000
	亚健康	25	41	233	10	4		
感觉不幸	健康	123	129	16	0	0	-4.996	0.000
	亚健康	176	296	82	8	1		
震颤或冷热	健康	176	79	12	1	0	-7.575	0.000
	亚健康	216	263	72	11	1		
关注过度	健康	63	141	61	3	0	-5.463	0.000
	亚健康	71	265	200	23	4		

表2显示：空虚感、消极感、情绪低落、易怒、感觉不幸、震颤或冷热、关注过度七方面在健康和亚健康人群之间有显著性差异(P<0.01=。而在其他方面，两组人群无显著性差异(P>0.05)。

2.2.3 精力状况

表 3 亚健康状态的精力状况

精力状况	健康状况	完全没有	很少有	有	多数有	几乎总是	Z	P
工作效率下降	健　康	162	83	20	0	3	-5.362	0.000
	亚健康	244	191	107	9	9		
需要医疗帮助	健　康	149	99	16	4	0	-5.948	0.000
	亚健康	210	227	98	25	3		
日常生活能力	健　康	7	4	74	166	16	-3.744	0.000
	亚健康	10	42	200	285	24		
精力充沛	健　康	66	87	112	0	1	-4.980	0.078
	亚健康	87	148	299	29	0		
额外精力	健　康	18	53	145	38	13	-1.163	0.245
	亚健康	35	130	314	50	34		

表 3 显示：在工作效率下降、需要医疗帮助、日常生活能力评价方面，健康和亚健康人群是有显著性差异的(P＜0.01＝。而在精力和额外精力两方面，两个人群中未见有显著性的差异(P＞0.05)。

2.3 亚健康人群的中医证候分析

2.3.1 虚实辨证

表 4　亚健康状态虚实辨证

证候类别	虚证	实证	虚实夹杂证	合计
例　　数	225	138	177	640
百 分 比	35.16%	21.56%	27.66%	

亚健康人群的中医辨证主要以虚证为多见，其次为虚实夹杂证，而实证最少。

2.3.2 脏腑辨证

表 5 亚健康状态脏腑辨证

脏　腑	肝	脾	肾	心	肺
例　数	242	214	192	115	11
百分比	42.98%	38.01%	34.10%	20.43%	1.95%

从脏腑辨证角度看，亚健康人群中涉及肝脏最多，占 42.98%，其次依次为脾 38.01%，肾 34.10%，心 20.43%，最少的是肺脏，仅为 1.95%。

2.3.3 中医证候分布排序

表 6 亚健康状态的中医证候分布

证 候	排序	人数	百分比
肝肾阴虚证	1	35	6.22%
肝郁脾虚证	2	33	5.86%
脾气虚证	3	27	4.80%
肝肾亏虚证	4	20	3.55%
心气虚证	5	20	3.55%
脾虚湿困证	6	19	3.37%
肝热脾虚证	7	17	3.02%
肾阴虚证	8	17	3.02%
脾肾气虚证	9	15	2.67%
气虚血瘀证	10	15	2.67%

3.讨论

3.1 亚健康的人群分布特点

有研究表明[5]，处于经济较发达地区人群亚健康状态发生率为 70%，与本次调查亚健康状态发生率为 67.6%的结论基本一致。经济发达地区人群亚健康状态的高发原因可能主要是由于经济发达地区的生活节奏快，人们长期处于激烈竞争环境、心理压力过大、超负荷运转的紧张状态中，更多暴露于污染环境及营养过剩等不良因素都容易导致亚健康状态的形成。

本次调查发现亚健康状态的人群分布有显著的性别差异，女性高于男性。其原因可能是女性除了承担与男性同样的工作外，还要在培育子女、奉养老人、承担家务等方面付出更多精力，相对更少顾及自己的身心状态及自我保健，由此导致女性亚健康发生率高于男性。

在所调研的人群中，亚健康状态的发生率随着年龄的增长亦逐渐增高，这可能是由于随着身体的老年化，机体各器官机能都逐渐出现衰退的原因，由此机体不可避免的要从健康状态逐渐向疾病状态过渡，因此亚健康的发生率随着年龄的增长亦逐渐增高也是必然的。

3.2 亚健康状态的主要症状

本次调查结果显示：亚健康状态者出现的躯体症状排列前十位的依次为：疲乏、身体疼痛、头昏沉、疲乏在休息后能缓解、记忆力下降、眼干、眼酸胀、咽干、腿沉、自汗。亚健康状态者在情志异常方面表现为空虚感、消极感、情绪低落、易怒、感觉不幸、震颤或冷热、过度关注自我。亚健康状态者还表现为工作效率下降、需要医疗帮助、日常生活能力减低。

3.3 亚健康状态的中医证候分析

本次调查结果表明：亚健康人群的中医证候以虚证为主，其次为虚实夹杂证，而实证最少。虚证中，又以阴虚证、气虚证为主，而阳虚证、血虚证、气阴两虚证少见。从亚健康状态的症状及病因分析，阴虚的产生在亚健康状态人群中主要是由于人体功能活动过盛，阳亢导致阴阳失衡，阴液相对不足，而不同于久病伤阴所致阴液绝对不足的病理状态。明·张景岳认为，“夫生化之道，以气为本。”亚健康状态下生化失调，必首先伤及人体正气。《素问·评热论》指出：“邪之所凑，其气必虚”，人得气则生，气损则伤，气绝则亡。亚健康状态虽然尚未达到“虚以致病”的程度，但由于各种因素影响导致人体正气不足应为亚健康状态的病理基础。

从脏腑辨证角度看，亚健康人群中属于肝脏证候者最多，其次依次为脾脏、肾脏、心脏，最少的是肺脏疾病。其中前十位的中医证候依次是：肝肾阴虚证、肝郁脾虚证、脾气虚证、肝肾亏虚证、心气虚证、脾虚湿困证、肝热脾虚证、肾阴虚证、脾肾气虚证、气虚血瘀证。上述结果表明，亚健康状态主要受心理、精神因素影响，与饮食、生活习惯亦密切相关。现代人生活节奏加快，精神压力大，很容易产生心情压抑、精神空虚、情绪低落消极、焦虑易怒等不良情绪。不良的生活方式和精神刺激导致肝失疏泄，阴血暗耗；又由于随着年龄的增长，肾气逐渐亏虚；饮食不节，脾胃功能逐渐减退；五志过激，七情扰动，引起心动而神驰，最终导致脏腑虚损或气血逆乱，出现亚健康状态。

4. 总结

本次流行病学调查的特点是采用问卷调查和专家临床诊断相结合的方法从特定群体收集数据，并通过对数据的统计分析来认识或证实北京地区亚健康人群的中医证候规律，揭示了北京地区亚健康人群躯体症状为疲乏、身体疼痛、头昏沉等，在情志异常方面表现为空虚感、消极感、情绪低落、易怒等表现。通过本次对北京部分人群的亚健康状态流行病学调查，使我们进一步明确了亚健康的概念，对亚健康状态的身心症状分布及亚健康人群的中医证候分布特点有了初步了解，为今后进一步开展亚健康的中医临床治疗性研究奠定了基础。

参考文献

[1]袁云娥,吴小苏,谭燕.亚健康概念及其研究进展[J].中国医院,2004,8(4):55-59

[2]尚颖,曹东平.亚健康的康复医学干预[J].中国临床康复,2004,8(36):8374-5

[3]刘保延,何丽云,谢雁鸣，等.亚健康状态中医证候调查问卷的研制[J].中国中医基础医学杂志,2004,10(9) :23-28

[4]何丽云,刘保延,谢雁鸣等.亚健康状态中医基本证候调查问卷的评价[J].中国中医基础医学杂志，2004，10(10)：64-67.

[5]胡先明,白丽霞,赵杰，等.亚健康研究进展[J].中国健康教育,2007,23(2) :144-146

亚健康学若干问题思考

吴 良

（辽宁省科技馆，沈阳 110016）

【摘 要】亚健康学是一门新兴学科，它是研究人体从健康到疾病的演变过程，研究人体组织器官功能衰退和紊乱的原因和规律，进而探索抑制衰退、恢复正常和保持健康的方法的一门自然科学。以预防医学和中医“治未病”为基本理论依据，通过现代检测手段，评估人体的健康状态，然后采用多种干预手段使之恢复最佳机能，从而达到“发现隐患于孕育之初，消灭疾病于萌芽状态”的最终目的。

【关键词】亚健康学；亚健康干预；健康理念；健康管理

亚健康学分理论和实务两大部分。理论研究正方兴未艾，实务部分基本已确立为“检测-评估-干预”三大块。对应着医学的“检查-诊断-治疗”，两道防线完全平行。亚健康干预有可行性问题。根据多年实践，我们觉得，套用中医的“内治-外治-情治”比较合适。

健康理念普及教育“要从娃娃抓起”。亚健康学服务于实践，就是要建立“健康事务所”。

近年来，亚健康研究被社会各界广泛重视，亚健康学已逐渐脱颖成为一门独立学科。今年 6 月 19 日我们辽宁省亚健康学会正式注册成立，成为国内第一个亚健康学一级学会。

亚健康学的准确定义 亚健康学是一门新兴学科，它是研究人体从健康到疾病的演变过程，研究人体组织器官功能衰退和紊乱的原因和规律，进而探索抑制衰退、恢复正常和保持健康的方法的一门自然科学。以预防医学和中医“治未病”为基本理论依据，通过无创、无害、快速简捷的现代检测手段发现人体疾病的隐潜信息，从功能学和社会学的角度评估人体的健康状态，显示人体疾病前器官、组织、细胞的功能变化，提示和预警某些重大疾病（如心脑血管疾病和肿瘤）发生的危险程度，然后采用多种干预手段使之恢复最佳机能，从而达到“发现隐患于孕育之初，消灭疾病于萌芽状态”的最终目的。

关于健康的三道防线 亚健康学分理论和实务两大部分。理论研究正方兴未艾，实务部分基本已确立为“检测-评估-干预”三大块。有人把“健康教育-亚健康（保健苑）-医学（医院）”称为健康的三道防线，亚健康的“检测-评估-干预”对应着医学的“检查-诊断-治疗”，两道防线完全平行。中医学不要在高精尖领域和西医一拼上下高低了，田忌赛马，差异经营，不要只盯着占社会人群 5%的“有病人群”，要实行战略大转移，服务于占社会人群 80%的“亚健康人群”，想办法让他们恢复健康，而不是继续堕落到“有病人群”中，当人们都不得病或少得病了，政府最头痛的一大问题“看病难 看病贵”不就迎刃而解了！

提倡正确健康理念 健康是指一个人在肉体、精神和社会等方面都处于良好的状态，它包含了身体的健康和心理的健康。传统的健康观念主要是指一个人生理功能状态良好，没有疾病。世界卫生组织（WHO）提出“健康不仅仅是躯体没有疾病，而且还要具备心理健康、社会适应良好的道德健康”。中医又提出：除此之外，还要“感觉舒服”。

世界卫生组织（WHO）报告指出，健康与长寿取决于下列因素：①自我保健占 60 %；②遗传因素占 15 %；③社会因素占 10%；④医疗条件占 8%；⑤气候因素占 7%。报告十分强调加强健康教育、健康保护、健康促进，提倡自我保健。这种新观念要求人们把注意力由偏重于治疗（并非治疗不重要）转向积极地预防和保健，由依赖医生治病转向由自己把握健康不得病。

西方医学一直试图把人体做为一部机器去解剖、研究和修理，如果立论成立的话，问题就太简单了—“零件”坏了就修，修不好就换（现在几乎所有器官都能移植了）由此人类岂不可以长生不老了?! 但非常遗憾的事实是：上帝在造人时，一个人一个型号，即使是同卵双胞胎也决不重样！“宝马”的发动机虽好，但装在“捷达”上不行，因为不匹配。 所以，几乎所有器官移植都是苟延残喘，自体干细胞器官培养又没有实质性进展，“敢问路在何方？”

换个视野看问题，如果把细胞看成是人体的零件（数以百亿计!!!），事实就令我们非常兴奋了—因为你无论愿意不愿意，这些零件（细胞）无时无刻不在替换，新细胞不断产生，老细胞不断死亡。皮肤细胞寿命大概 28 天，口腔粘膜则是 2—3 天，原来认为神经细胞和大脑细胞不能再生，最新的研究否定了这一点。我们身上没有超过 10 岁的“零件”！问题的关键是，新换上来的一定是用优质材料（营养）制造出的优质零件（细胞），若干时间之后，一个器官或组织都是换由优质细胞组成，这个组织或器官岂不自然“康复”了！

生命在于运动；生命在于休息；生命在于心情；生命在于习惯（戒烟限酒、保护牙齿）；生命在于环境（空气、水、家居环境）；《生命首先在于营养》（北师大版）。但健康的真谛是平衡，体内各种生命要素的平衡，包括中医讲的“阴阳平衡”“五行平衡”。

中医早就认为，世界是个大宇宙，人体是个小宇宙，金水木火土对应肺肾肝心脾；西医已经认识到人体不是一部机器，至少是一个极其复杂的“自适应系统”，认识到人体由数以百亿细胞组成，每一个细胞在每一秒钟内都进行着上亿次的生化反应，把世界上所有的电脑都联在一起都远不及人体复杂… 所以，健康一定是个异常庞杂的系统工程。“体酸是百病之源”、“病从寒中来”、“水能治百病”…都有道理，但都以偏概全，更有甚者，出现了“满城都喝绿豆汤，满城都吃萝卜茄子”的极端局面，这是人们健康常识不够、健康理念不清惹的祸，所以，健康教育也要“从娃娃抓起”。

关于亚健康干预 亚健康检测和评估业内研究很多，干预研究很重要但却很薄弱。健康“五大基石”毋庸置疑，但用于亚健康干预有些可行性问题。根据多年实践，我们觉得，套用中医的“内治-外

治-情治”比较合适---

内治：轻度亚健康应注重饮食调节、辨证施膳、进行食物不耐受检查；人的一生要进食60吨食物，200吨水，把不住这“病从口入”关还生了得！强调食品的安全问题，解决食品中农药、化肥、激素、抗生素以及有害添加剂的残留问题，强调饮用安全、健康的水，这是我们亚健康干预的重中之重；中度亚健康一定要选用浓缩功能食品，营养保健品在社会上毁誉参半，原因是一些公司制假造假、夸大宣传、以偏盖全等，但我们不能因噎废食，关键是要有手段去辨别真伪、评价效果，这往往是亚健康理论工作者不敢触碰或不爱触碰的“雷区”，“正规军”不去占领的领域，张悟本等“匪贼”就要泛滥，各位专家不应回避，只能面对；重度亚健康一定要结合其它手段，包括应用中药。

外治：传统的手段包括按摩、推拿、刮痧甚至放血，发现整（正）脊和经络调理是重点，抓住这两点，有提纲挈领的作用；现代的手段有间动温热、干扰电、红光、臭氧、高电位等理疗仪器，林林总总。现在每一种技术差不多都声称能解决所有问题，其实同样是忽视健康的复杂性、同样是以偏概全，这也是打着“保健”“亚健康”旗号的业者在社会上美誉度不高的重要原因。要加强理论研究和实践探索，要因人而异制定外治干预方案才是。

情治：在实践中，我们越来越发现“心情”对人的健康影响极大，有时简直是起主导作用。如何开展这方面的工作，一定要借助社会科学的研究成果了，我们正在和心理咨询师协会协商，开展共同研究。

要特别强调的是，无论什么干预手段，关键是要有即时的评价技术来监测效果，以免适得其反。

关于健康管理 在干预的基础上为顾客提供持续的服务，施行会员制，配备“健康顾问”全天候监测跟进顾客的健康状况。社会上有律师事务所、会计师事务所……　我们就是要创办“健康事务所”。你尽管在社会上打拼、在商海中弄潮，后顾之忧-健康问题全权委托给我们！

亚健康学研究将促进人类健康文明进步。可以想象，正如欧美国家众多的社区医院围绕着一个中心医院，形成“众星拱月式”的社会医疗卫生网一样，具有中国特色的理想的“健康卫生医疗网”应该是：从幼儿园到大学再到敬老院的终生健康教育系统+遍布城市社区和农村乡镇的“保健苑”（邓铁涛语）+集中高精尖医疗技术和人才的城市中心医院。充分体现健康的“三道防线”。如此，多数人皆可活百岁、无疾而终；中心医院门庭冷落；“看病难看病贵”问题荡然无存矣。

“治未病”的意义与医改困境的破解

陈少宗
（山东省中医药研究院针灸研究所，　济南 250014）

【摘　要】医疗卫生工作主要包括预防、保健、治疗和康复四个方面。预防、保健的内容均属于中医“治未病”的范畴。在当前的大环境中，中医“治未病”的价值并没有得到应有的重视和体现。

一、“被动应战”治疗模式境况尴尬

二次大战之后，以治疗为目的的医学技术获得了飞速发展，这在解除患者病痛、延长人类寿命方面发挥了重要作用。然而，认真反思治疗医学的发展就会发现，以治疗为目的的医学技术的飞速发展陷入了一种十分尴尬的境地，即在在对付疾病方面成为了一场永远无法取胜的战争。

（一）“被动应战”治疗模式造成了低效率、高成本

治疗医学的典型特征是“被动应战”，即“等待症状”或“等待疾病的发生”，这是过去诊疗模式最大的缺陷和荒谬之处。从总体上讲，医学的目

标有两个，一是促进医学科学发展，二是促进医疗保健的公平。“被动应战”的治疗模式无助于构建合理的卫生保健服务体系，无助于医学科学地、可持续的发展，更无助于促进人人公平地享有保健。可以说以高技术为支撑的“被动应战”的治疗模式是造成效率低下、医疗费用不断攀升的主要原因之一。

效率低下是我国和其他许多国家的医疗保健服务都面临着两个最大的难题之一。世界上在对付慢性病方面虽然竭尽全力，诸如肿瘤、心脑血管疾病、高血压、糖尿病、老年病的发病率仍然持续增长，病死率也没有明显下降；二是费用不断攀升，国家和个人都难以承受。这种困难的出现，有卫生体制、医疗保障和国家投入不足等方面的原因，但也有医学自身方面的原因，而后者常常未能引起人们的重视。医学自身方面的原因，最突出的就是“被动应战”的治疗模式，即通过设立大医院，依靠专科医疗和高新技术，以对付威胁人类健康的各种疾病、特别是慢性病。此种医疗构思及其保健服务体系和方法存在难以克服的缺陷。正如WHO最近发表的报告所指出的那样：“对于医院和亚专科化的过度重视已成为卫生服务效率低下和不平等的主要源头。”[1,2]

以医院为中心，以专科医疗和高新技术为主要手段的医疗服务，着眼于“被动应战”的治疗模式，只能是越治病人愈治愈多，越治工作量越大。赵冬教授发表的1984年一1999年的15年间，有心绞痛或者心肌梗死的患者经过治疗减少了642个心肌梗死的死亡，而这里面贡献最大的是绿色通道，占41%；而搭桥和介入治疗稳定性心绞痛对死亡下降的贡献是2%；但在减少了642人的死亡同期，却增加了1822人新的死亡。而且心肌梗死更加年轻化，其中30岁至44岁的北京男性心肌梗死的死亡率增加了111%。为什么会是这样的结果？为什么以搭桥术、支架术为代表的治疗技术的飞速进步既没有减少病死率、也没有减少发病率？这是由治疗医学的“被动应战”模式造成的。因此，仅仅以治疗为目的而崇拜搭桥术、支架术，而不设法改善生活方式，不努力从预防层面进行控制，永远都是救了600多个，却多死1800多个。再如，近20年来，我国糖尿病患病率上升了4倍，2002年约有 糖尿病患者2200多万，另有近2000万人糖耐量低减。据国际糖尿病联盟估计，2007 年我国糖尿病患病人数约为3980万，2025年将达到5930万。根据2004年的一项调查，全国高血压现患人数1.6亿，比1991年增加7000万，其知晓率、治疗率和控制率分别为30.2%、24.7%和6.1%，仍处于较低水平[3]。其他慢性病的情况也大致如此。

医疗费用不堪承受是“被动应战”治疗模式所面临的另一个无法解决的大难题。以医院为中心、以专科医疗和高新技术为手段的“被动应战”模式，必然推动医疗费用的高速增长，将医学引向沿着愈来愈昂贵、愈来愈为少数人服务的发展方向，给医疗的可及性和公平性带来了严重的威胁。尽管医学家们对基因疗法、干细胞疗法寄予无限希望，但真正能够用得起这些疗法人并不多。正如早些年美国Hastings Center的一项研究报告中所预言的那样：“新的技术虽然能治愈疾病和延长寿命，但它表现了许多困难。较长的寿命常伴以发生更多的疾苦和花费更高昂的价格，对个人和对社会都是如此。技术进步常导致增加不平等，并难于支付费用。”[4]可以说“被动应战”治疗模式是造成看病贵、看病难的重要根源。

（二）“被动应战”治疗模式制造了许多灾难

以高新技术为手段的“被动应战”治疗模式在创造大量奇迹的同时，也在制造许多灾难。据新华社电：法国卫生部长罗斯利娜·巴舍洛·纳尔坎2009年1月13日证实了此前有关媒体的报道，法国每年约有1万人因医疗原因死亡。但她同时表示这一数字较以前已经有了大幅下降。巴舍洛·纳尔坎此番讲话由法国《星期日报》2009年1月11日发表的一篇报道引起。报道援引一家大型综合医院急救科主任、法国执政党人民运动联盟负责医疗事务的全国书记菲利普·朱万的话说，法国医院每年发生的重大医疗事故数量在30万到50万之间，至少有1万人由于各种医疗原因死亡。朱万说，如果措施得当，这些人其实可以避免死亡。

东方网2004年7月29日消息：据美国有线新闻网报道，美国科罗拉多州莱克沃德健康医疗评审公司近日称，美国自1999年以来，平均每年有19.5

万名患者死于医院的医疗事故。莱克沃德健康医疗评审公司是一家医疗标准评估和提供医疗健康保险策划信息的专业公司，该公司医疗事务副主席萨曼塔-科利尔说："我们进行的调查数据覆盖美国各地区，发现实际死于医疗事故的患者要比早先报道的数据多一倍。""如果美国疾病控制预防中心每年如实公布医疗事故死亡患者，这一数据将达到6位数，超过美国每年糖尿症、肺炎、阿尔茨海默病和肾病等疾病的死亡患者人数。"

根据公开的资料，中国每年的医疗事故死亡人数约40万人，其中约有20万人死于药物不良反应（http://www.kdnet.net）。另据统计，我国聋哑症的发病率约为2‰，按年均人口出生率计算，连同出生后2~3岁婴幼儿，每年总的聋哑群体达570万。中国药学会儿科药学组副组长吴季俭说："曾经做过调查，北京、上海、重庆等地聋哑学校中，70%的儿童是由于药物使用不当造成的。"（http://www.cdpf.org.cn/nj/a3a017/）

二、"治未病"的科学内涵与价值

（一）"治未病"的中医认识

中医历来非常重视预防，早在《黄帝内经》中，古人就提出了"治未病"的预防思想，并论述了"防病重于治病"的意义。《素问·四气通天论》中明确提出："圣人不治已病治未病，不治已乱治未乱，此之谓也。夫病已成而后药之，乱已成而后治之，譬若渴而穿井，斗而铸锥，不亦晚乎？"生动地指出了"治未病"的重要意义。《素问·上古通天论》中则强调："虚邪贼风，避之有时，恬淡虚无，真气从之，精神内守，病安从来？"从另一个角度精辟论述了养生之道和预防的重要意义。上工治未病，防病重于治病，这是中医学的重要思想，预防就是要切断患病途径和疾病不良转化的途径，使人体恢复阴阳的平衡，从而达到"阴平阳秘"的健康状态。对于疾病的的预防除了改善生活方式、生活环境，还应注意体质的改善。

（二）"治未病"的科学内涵

"治未病"应当包括三个方面的内涵，一是"未病先防"，像心肌梗塞、脑卒中、高血压、糖尿病、恶性肿瘤等严重危害人类健康的慢性疾病，都可以通过预防大大降低其危害性；二是"亚健康的调节"，即控制"亚健康"的转归，通过保健阻断其向临床疾病方向的发展；三是指疾病的再预防，即临床治愈后预防复发，目前"治未病"的研究多关注于前者，其实疾病的再预防也是其中的重要内容。

关于心肌梗塞、脑卒中、高血压、糖尿病、恶性肿瘤等疾病的危害，社会公众具有较深刻的认识，预防的意义也很明确；疾病再预防的意义也容易理解；唯独对"亚健康"的危害可能认识不足。

亚健康概念是由前苏联布赫曼教授于20世纪80年代率先提出的，他把人体存在的非健康非患病的中间状态，称为亚健康状态，又称"灰色状态"，"第三状态"，"病前状态"等。现代医学是一种以"探究结构、联系功能、结构和功能统一"为基础的医学科学理论体系，看重的是生物结构一个个具体的异常（病），主要是侧重于从病理解剖学结构变化的角度去研究和认识疾病过程，对人体疾病过程认识的基本单元是病。对于以"发生率高；无器质性病变，无确定病因或病因不明；属功能性改变，无病理改变；是一组繁杂的临床症状。"为特点的亚健康状态则凸现出其理论认识上的困惑和不足，因此，应对的有效对策和手段相当有限[5]。相反地，祖国医学从理论到方法均有独特优势。

许多疾病在临床治愈之后，都存在着预防复发的问题。预防疾病的复发也是"治未病"的重要范畴。很多疾病如过敏性疾病、胆系结石类疾病，在临床治愈之后，仍然面临着反复发作的问题。如何以方便、环保、安全、有效的干预手段预防其发作，现代医学同样缺乏应有的对策和手段。而中医针灸学对此也具有一定优势。

三、应提升"治未病"的作用和地位

以高技术支撑的"被动应战"治疗模式不但造成了低效率、高成本，而且还制造了许多灾难，试想这种"被动应战"模式能够能够打赢这场战争吗？显然不可能打赢。打赢场战争的重要条件是牢牢把握战争的主动权，而主动出击是把握战争的主动权的重要方式，要打赢战胜疾病的战争，就应当将医疗行为的中心逐步前移—把预防、保健放到第一位。

只有不得病、或少得病、或原本患重病而预防保健之后患轻病、或原本早发病而预防保健之后迟发病，才能从根本上解决“被动应战”治疗模式所造成的低效率、高成本，才能从根本上减少“被动应战”治疗模式所造成的各类医疗事故。

总之，许多疾病的发病率、死亡率没有得到有效控制，以及看病贵、看病难、医疗事故频发等问题，是以高技术为荣的“被动应战”治疗模式自身造成的，要较好地解决这些问题，只有提升“治未病”的作用和地位。政策的制定者和管理部门应当对此负主要责任。（本文根据笔者在全国高健委名医名院发展促进专业委员会2010年6月24号举办的“首届名中医治未病学术及实践研讨会”上的报告整理而成。）

参考文献：

[1] WHO．2008 年卫生报告：初级卫生保健[R]．北京：人民出版社，2008：14．

[2] 斯科特 •艾伦.美抗癌研究进展缓慢[N].参考消息，2007-12-04（07）．

[3] 姚长辉．未来 15 年疾病形势严峻[N]．中国财经报，2005-09-22（04）．

[4] Hastings Center. 14 国宣言号召审查医学目的[J]．医学与哲学，1997，18（4）：169．

[5] 赵瑞芹，冯敬．国内外亚健康问题的研究进展及对比分析[J]　国外医学情报，2002，（3）：23．

治未病的临床几点思考

钱彦方　　腰向颖

（海军总医院，北京 100048）

“治未病”是中医药治病保健的一大特色，越来越受到医学界的高度重视，代表着人类医学保持健康的发展方向。“治未病”一词最早见于《素问・四气调神大论》，曰：“是故圣人不治已病治未病，不治已乱治未乱，此之谓也”。其行为和思想早见于《淮南子》、《史记》等，实际上一直被历代医学家和养生家自觉不自觉地运用着。

1．“治未病”是人类健康、疾病学的发展方向　世界卫生组织(WHO)一项全球性调查表明，健康的人仅占 5%，患有疾病的人占 20%，而 75%的人处于亚健康状态。可见，占世界人口 95%的都处于疾病和亚健康状态，而且，亚健康的躯体又是孕育疾病的前奏；再有现代疾病的发生率逐年升高，对人类的健康构成了极大的威胁，如肺癌、肝癌、消化道癌、脑细胞癌、乳腺癌等恶性肿瘤发病率居诸病之首，其死亡率高；高脂血症、冠心病、脑血管病、免疫性病等发病率居高不下，其发病原因仍未能清楚，治疗措施、效果不能如意，甚至无计可施。因此，在治疗疾病的同时，对亚健康的调理、中医体质的调整，防止健康的恶化、疾病的形成，“治未病”的治疗思想的实现，便是医学保障人类健康的发展方向。正如国家卫生部、中医药管理局推崇的中医预防保健，以“治未病”为核心理念的预防保健受到前所未有的关注，“是促进全民健康素质提高的重要途径，有利于最大程度实现人民健康权益，保护和发展生产力……是引领人类健康发展方向的重要举措，有利于推动医学模式的转变，更好的实现调整后的医学目的”。中医“治未病”实现，是落实国家“人口与健康”战略，使疾病防治重心前移的重要举措，“治未病”这一具有高度前瞻性、充满智慧的健康理念必将为人类的健康事业作出巨大的贡献。

2．“治未病”是医学临床的最高境界。作为一个临床医生，或者说作为一个合格的临床医生、甚至说贤明的医生，不是说当疾病发作时、或者大病形成时，能给予治疗，而是在疾病尚未呈现，或者说疾病初露倪端，就能明确判定，给予及时的调理和治疗，将疾病治疗于萌芽之时。这才是高明的医生，如《黄帝内经》中的上工“治未病”；《淮南子》谓“治无病之病”，指出“良医者，常治无病之病，故无病。圣人者，常治无患之患，故无患也”。若仅能在疾病发作时给予合适的治疗，只能说是治病的“工匠”，还不能算是高明的医生。只有是在机体的阴阳、气血平衡失调，疾病初露倪端，或者说亚健康状态时，医生能及时地发现疾病，给予恰当的治疗和保养，未病先防，杜绝疾病的蔓延和传变，真正小病不发，大病不变，瘥后不复，才算是医生临床实践的最高境界。

3.“治未病”具有三种深刻的临床实践含义。“治未病”的“未病”含义有着狭义和广义之分，前者主要是指未发生或未形成疾病的状态，如《内经》有谓：“正气存内，邪不可干”状态；正气充实，气血旺盛，阴阳平衡，脏腑协调。素时谨防“虚邪贼风，避之有时，恬淡虚无，真气从之，精神内守，病安从来”。后者包括三种情况：第一是指狭义的含义。对此调理的目的在于如《温热论》所云:“务在先安未受邪之地”，体现了治未病的预防思想，在于及时调整机体阴阳平衡和脏腑功能，使机体经常处于“阴平阳秘，精神乃治”的健康状态。更让我们应注重的是“若五脏元真通畅，人即安和”，“若人能养慎，不令邪风干忤经络”，“不遗形体有衰，病则无由入其膜理”的机体状态，强调疾病是可以预防的。第二是指发生疾病但未进一步传变、或者恶化；《金匮要略》云:“适中经络，未流传脏腑，……四肢才觉重滞”；《金匮要略》中还有预见地认为“治未病者，见肝之病，知肝传脾，。”对已盛之病，应采取积极救治措施，防其逆变，前者当“导引、吐纳、针灸、膏摩，勿令九窍闭塞”；后者“当先实脾”。这是治未病思想的更深层次的体现，即治其病，又勿再使疾病传变、病情加重和恶化。否则如《伤寒论》中所说“一逆尚引日,再逆促命期”。第三是指疾病向愈或痊愈。疾病初愈，人体阴阳、气血平衡还未如常，机体功能还未完全恢复，此时不注意调摄，不但可以使病症重发，甚者可危及生命。这是“治未病”的又一含义。如张仲景对新愈的调摄非常重视，提出防病病复有食复、劳复、复感之分,《伤寒论》398 条“以病新瘥，人强与谷，脾胃气尚弱，不能消谷……”；原文 393 条“大病瘥后，劳复者……”。此时应采取辩证论治的调整策略。历代医家大都非常重视治未病，如《史记。扁鹊仓公列传》载扁鹊对齐恒公望色诊病，就是告诫治未病的重要，谓“君有疾在腠理，不治将深”、“君有疾在血脉，不治恐深”、“君有疾在肠胃间，不治将深”等。唐代医学家孙思邈重视治未病，将疾病分为“未病”、“欲病”、“已病”三个层次，“上医医未病之病，中医医欲病之病，下医医已病之病”。他反复告诫要消除未起之患，治未病之疾，医之于无事之前。

4.“治未病”与养生保健的内在关系

养生保健是中医治疗疾病的一种重要的方法和手段，既与药物的治疗并存，又是药物治疗的加强和补充。常言道“三分药七分养”，阐明了养生保健的重要性和在治疗中的意义。养生保健实际上它存在于人类健康和疾病抗争的各个环节，也是中医“治未病”的主要措施和内容；只有注重养生保健，才能达到“治未病”的目标。

中医养生保健，是以中医基本理论为指导，探索和研究生命的理论，以颐养身心、增强体质、预防疾病的理论和方法为宗旨，进行综合性的养生保健活动，从而达到强身防病，祛病延年益寿之目的。中医养生保健应遵循因时、因地、因人而异的原则，特别是讲究天人相应，顺应四时自然规律。其内容包括多个方面。

首先是调节情志。中医叫“七情”，喜、怒、忧、思、悲、恐、惊，七情失序，气机逆乱，脏腑气血失调，必生病灾，乃“百病皆生于气”。很多现代病积年累月的情绪低落、抑郁、烦怒、愤慨、恐惧、悲伤等皆可致病，如消化道出血、高血压、脑卒中、冠心病就与过怒有关，《素问·生气通天论》云:“大怒则形气绝,而血菀于上,使人薄厥”。《素问·举痛论》云“怒则气逆,甚则呕血及飧泄”。胃炎、胃溃疡、癌症多与思虑过度有关。既然七情是导致众多疾病的原因，进行情志养生就成为必然。

因此，在现代的社会环境下，要保持清心寡欲、逍遥自在、为而不争、荣辱不惊、厚积薄发，实现自我的社会价值，才能“恬淡虚无，真气从之，精神内守，病安从来？”保持乐观的心态，是情志养生中必不可少的。良好的心情对健康的积极作用是任何药物都无法代替的。此外，还可以通过向旁人倾诉、拓展兴趣爱好、加强体质锻炼来达到调整情绪的目的。

其次是饮食的调养，在“治未病”的作用非常重要。中医理论所示：脾胃为后天之本，气血生化之源。人的营养物质的消化吸收全赖于脾胃对饮食的生理的作用，未病和已病之时，没有脾胃饮食的吸收、营养的充实，难以身体健康和疾病向愈，“治未病”就成为一句空话。饮食的调养包括日常饮食的有节、有时，促进疾病痊愈的合理的饮食、品种的搭配等。

再有体育运动以养生。运动养生是治未病的济世良方，人的健康以体质为本，体质平和壮实则健康；而体质虚弱偏颇则为百病之因。运动养生是借助躯体、肢体有机的活动，活动筋骨,调节气息，静心宁神，来畅达经络、疏通气血、调节脏腑，实现强健体质、延年益寿之目标。《吕氏春秋》记载：“昔阴康之时,民气郁遏,筋骨不达,故作舞以宣导之”。

运动保健在我国的中医学史上有着辉煌的成功，历代医家开辟了很多的运动增强体质、养生保健的理论和方法，一直被当代医家在采用着、或加以补充的发扬着。如华佗的“五禽之戏”、导引、气功、太极拳等。

此外养生保健的方法还有起居有常、房事有度、药物养生等，都是促进健康的有效方法和手段。

5.“治未病”的中心环节是调理体质。人类疾病是具有不同体质特点的机体在内在或外在病原因素的直接、间接的作用下，而引发脏腑机能紊乱或气血亏虚、阴阳盛衰的状态。无论是疾病时刻，还是亚健康状态，无不是体质的内在因素或实或虚影响着机体对疾病因素的相互作用的结果，呈现着五脏六腑、气血、阴阳、津液的虚实、寒热、盛衰的各种证候。临床上诊疗疾病时，不但辨证论治各种疾病，而且还要着重地辨体论治调整个体的体质，真正意义上的治病和调体相结合，才是治疗疾病最有效的手段和方法。

体质是指人体生命过程中，在先天禀赋和后天获得的基础上所形成的形态结构、生理功能和心理状态方面综合的、相对稳定的固有特质。这种特质决定了某些形态特征和生理特性方面对自然、社会环境的适应能力和对疾病的抵抗能力，以及对病邪的易罹性和所患病证的倾向性。故分清人群的体质，针对性预防易感疾病比诊治疾病显得更为重要，以体质为依据进行防治调护，是“治未病”的中心环节。中医依据生命中阴阳、气血、津液的物质基础，及其盛衰变化的反应状态，从中医体质学角度分类，有平和质、气虚质、阳虚质、阴虚质、痰湿质、湿热质、血瘀质、气郁质和特禀质 9 种体质类型。如临床研究发现，肝癌、胃癌、高脂血症等多属于瘀血体质，血粘稠度偏高等，治疗时自觉不自觉的运用着活血行瘀的调理原则。无论疾病的早期、中期、后期等都离不开调理体质的基本法则。因此，抓住了体质就抓住了根本，抓住了疾病的治疗和预防的本质。

总之，在“治未病”过程中，我们应从具体的人出发，因人制宜，权衡干预措施。根据不同人群的体质类型以及人在婴儿、儿童、青少年、成年、中老年等阶段的体质差异，制定防治原则，选择相应的治疗、预防方法。

“治未病”的内涵

武月萍

（河南省中医院 传统医学诊疗中心，　河南郑州 450011）

“未病”一词首见于《素问·四气调神论》篇，“是故圣人不治已病治未病，不治已乱治未乱，此之谓也。夫病已成而后药之，乱已成而后治之，譬犹渴而穿井，斗而铸锥，不亦晚乎！”这段话从正反两方面强调治未病的重要性，已成为预防医学的座右铭。《内经》中出现“治未病”一词的还有 2

篇：《素问·刺热篇》说：“病虽未发，见赤色者刺之，名曰治未病”。此处所谓“未发”，实际上是已经有先兆小疾存在，即疾病时期症状较少且又较轻的阶段，类似于唐代孙思邈所说的“欲病”，在这种情况下，及时发现，早期诊断治疗无疑起着决定性作用。《灵枢经·逆顺》篇中谓：“上工刺其未生者也；其次，刺其未盛者也，……上工治未病，不治已病，此之谓也”。两篇均强调在疾病发作之先，把握时机，予以治疗，从而达到“治未病”的目的。唐代大医家孙思邈是位极重视治未病的医家，他比较科学地将疾病分为“未病”、“欲病”、“已病”三个层次，“上医医未病之病，中医医欲病之病，下医医已病之病”。他反复告诫人们要“消未起之患，治病之疾，医之于无事之前”。

总结前有人关“治未病”的思想，“治未病”之义有三：一是未病先防，即注意保健，养护身心，预防疾病的发生；二是既病防变，即有病要早治疗，防止疾病的传变发展；三是瘥后防复，指疾病痊愈后积极采取措施促使康复与防止复发。“治未病”理念深入中医学“预防-治疗-康复-养生”各个环节。

一、在预防方面，主要针对健康及亚健康人群。近年来，现代人越来越关注生命的质量与健康的状况。由于快节奏的生活以及不良的生活习惯，目前亚健康群体在人群中占有很大的比例，他们表现出易乏、心累、脾气暴躁、身心不适、体力恢复很慢等症状，但是面对各种仪器检查时，却显示不出什么问题。亚健康状态的发展是可逆的：一方面，如果机体长期处于亚健康状态而忽视调理，就可能导致疾病的发生；另一方面，通过合理的干预，也能使机体恢复至健康状态。

近年来，某些老年疾病如高血压、冠心病、脑血管病、肿瘤以及糖尿病等的患病人群，越来越年轻化。这不能不让人焦虑和担忧。而人一旦从亚健康进入疾病状态，尤其是这类心脑血管疾病、肿瘤类疾病，医疗费用的投入将是巨大的，而治疗效果却常常不够理想。此时，对病人个人的身心打击甚大，而其家人等亦受到很大影响。从医疗成本和GDP产出与消耗来看，这种“有病治病”的传统观念和医疗模式，给社会造成很大的浪费。以美国为例，据美国审计总署统计，2004 年医疗费用已占 GDP 的 15%，在整个联邦财政开支中占 19%，而同期美国的国防开支占 20%。若此趋势不根本扭转，“2028 年，美国医保体系将无钱可用”。这些危机，仅仅通过加大国家卫生投入、依赖科技的进步，是无法从根本上解决的。根据世界卫生组织报告，通过控制危险因素，至少可以预防 80%的心脏病、脑中风、2 型糖尿病以及 40%的肿瘤。慢性病干预对全世界，尤其是发展中国家，是最具成本一效益价值的。

二、在治疗方面，治未病思想体现在诊疗全过程。首先是提倡疾病的早期治疗，即所谓“上工治其萌芽”。我们联系当前的常见多发病，在其病发以前就应注意到该病常见的先兆症候（有些情况或被认为是现代医学所说的“亚健康”状态）而给予积极诊疗。如脑血管意外（脑梗塞、脑出血等，即中医所说的“中风”），发病前患者常有头昏脑胀，血压偏高，拇指、次指麻木，口、眼部或身体某些部位的肌肉不自主地瞤动……，这就提示医生应作早期诊疗，以提高效验、增强治愈率。其次是掌握疾病的发展变化趋势，医生根据中医阴阳五行、脏腑经络等理论，明确疾病发生、发展、传变的规律，提前预测疾病可能的发展趋势，及早控制病情，防止其进一步变化。张仲景《金匮要略》：“夫治未病者，见肝之病，知肝传脾，当先实脾。”就是典型的治未病例子。也就是说，即使生了病，医生采取的治疗措施，可以防止疾病的进展与恶化。

三、在康复养生方面，强调疾病治愈或缓解后，要继续综合辨治，采取适当的调养方法及干预措施，防止疾病的复发、保持身心健康。许多疾病都存在反复发作的特点，如中风、心悸、胸痹、偏头痛、哮喘、荨麻疹等，往往在“治愈”后症状完全控制，但之后常反复发作，病人发作一次，住一次院，一个病人因一种疾病多次住院的情况并不少见。解决疾病反复发作的问题仍然需要从辨体质、辨气象、辨证、辨病角度整体辨治，大量临床实践证明，中医学对于急性病愈后防复以及慢性病、疑难病病情缓解后防复或术后提高生活质量均能发挥重要作用。

中医导引术在慢性病康复及亚健康保健方面的价值概述

谢青云

（中和亚健康服务中心，北京　100027）

【摘　要】中医导引术是中华民族原创的一项医疗保健技术，它有着古老的历史，在现代又曾被广泛应用与研究。作为一种不消耗外部医疗资源，而通过生命自身能力提升生命健康的方法，它在亚健康保健及慢性病康复等方面有着巨大的社会价值，理应得到世界的重视与应用。

【关键词】中医；导引；气功

中医导引术起源较早，它最开始的产生，是一种中国古代哲人运用天人合一整体观作指导，进行自我修行从而认识生命和宇宙的方法。中国古代著作《老子》中曾提到："致虚极，守静笃。万物并作，吾以观复。夫物芸芸，各复归其根。"就是表达要进入"虚极"和"静笃"的状态去观察宇宙和自身的意思。后世一些养生家发现了其养生的价值，开始出现专门的导引人士希望通过它来延年益寿。如晚于《老子》的著作《庄子》一书中就提到："吹呴呼吸，吐故纳新，熊经鸟伸，为寿而已矣。此导引之士，养形之人，彭祖寿考者之所好也。"就是说在那个时代，专门有一些人习练导引以求长寿。再后世，导引的医疗价值也逐渐被发现而应用，中国最早的医籍经典《黄帝内经》中就提到："中央者，其地平以湿，天地所以生万物也众。其民食杂而不劳，故其病多痿厥寒热。其治宜导引按蹻，故导引按蹻者，亦从中央出也。"此处的"中央"乃是指今山西太原一代，《吕氏春秋·仲夏纪·古乐》中记述："陶唐氏之时，阴多滞伏而湛积，水道壅塞，不行其原，民气郁阏而滞著，筋骨瑟缩不达，故作为舞以宣导之。"这段记述正说明了导引被发明的经过以及功用。

在《黄帝内经》中，导引与砭石、草药、艾灸、针法并立为一种医疗治病的方法，说明古人对这种方法的重视。其后，导引在中国养生及医疗方面的应用逐渐发展，如三国时的名医华佗就自己创造发明了著名的套路导引术"五禽戏"并流传至今。至中国隋代，出现了官方编著的导引治病法大成的医书《诸病源候论》。该书共50卷，记载了67大类1739种疾病的发生原因，但没有附载一方一药，却收录了287条导引法用于对这些疾病的治疗。《诸病源候论》的伟大贡献在于将导引的医学应用做了一次全面的收录和总结，保留了前代积累的宝贵经验。

导引至隋以后进一步发展，但主要在于养生保健方面。因为中医针灸和草药技术的发达，作为一种医疗手段，导引与他们相比，用于治疗疾病方面并不普遍，但多数医家都重视其养生功用，并亲自实践，如唐代精于养生导引的"药王"孙思邈据说活了102岁，这些都说明导引与医学的不可分割与医家对导引养生保健作用的重视。导引技术的养生功用在中国明代发展到最辉煌的时期，因为宗教人士（主要为中国的道教人士如张三丰等）、医家（如李时珍等）、文人学士（如王阳明等）以及民间爱好者的推动，导引广泛传播，很多流传至今的著名导引法在当时就非常流行，如八段锦、五禽戏、六字诀等，另外，专门的导引学图书也非常受群众欢迎，如流行于明末的导引保健专书《万寿仙书》就曾被翻刻多次。

导引术至中国清代，因为异族的入侵与毁坏，导致汉族文明中的精华中医与导引一同衰落，导引术在社会主流阶层渐至不闻，以致湮灭。新中国成立后，由于政府的支持，这门医学手段又一度被发掘而兴盛起来（在新中国导引被统一改称"气功"），在新中国当时医疗技术不发达、医疗资源匮乏的情况下，这项不消耗医疗资源的治疗技术被广泛传播，大量的医学科研工作者们对这项古老的技术进行了广泛而深入的研究，其抗病防病的养生功用得到肯定，并进一步发展了其用于现代疾病、疑难病方面的康复工作，取得了可喜的成绩，具体表现在以下一些方面：

1.基础研究

基础研究方面有国内著名免疫学专家，原海军总医院副院长冯理达[1]领导的团队为代

表从生化学、免疫学等方面对导引所做的深入研究。他们的研究揭示了导引对生命发生作用时，所发生的生化和免疫方面的机理及过程，填补了导引术现代科学研究的空白，为导引学服务现代医学打下了基础。

2.临床应用

从相关文献[2]报道看，导引学曾被用于现代临床医学分类中的五官到内、外、儿、妇科等多种疾病的康复和治疗，其临床应用几乎涵盖了现代疾病中的所有病种，其有效性也得到了初步验证。

3.慢性病康复

以上海市高血压研究所王崇行、邝安堃等学者组成的团队为代表，对导引用于高血压病的康复做了广泛而深入的研究，他们不但对导引的降压效应进行临床基础方面的研究[3]，更对导引的降压作用进行了大样本的长期观察[4]，使得导引的临床研究积累了可贵的科学数据。

著名中医文化学者林中鹏，开展将导引用于糖尿病方面的康复研究工作，取得了满意的临床效果，结果证明大多数的II型糖尿病患者经过一定时间的导引锻炼，是可以抛弃药物而获得痊愈的。他在糖尿病康复的研究中突破性的提出了将“胰岛素活性”作为衡量糖尿病患者身体内部环境失调的指标[5]，以此作为糖尿病患者的临床诊断和治疗依据比单纯的血糖值指标更为合理，可惜这一思想少有人知，未能引起现代医学的重视。

导引，作为古代一项治疗和预防疾病的手段，是体现中医“治未病”思想的最佳方式之一，也是目前所有医疗保健手段中，唯一不消耗外部资源，而从生命本身获得健康能力的医学方法。世界卫生组织发布的一项全球性调查结果表明，全球有 48 亿人虽然没有被诊断出患有任何疾病，但却忍受着几十种亚健康症状所带来的烦恼与痛苦。而处于这种亚健康状态的人们，正是中医“治未病”理念所应该要介入和解决的问题，导引术，这项中国古老的医学技术，应该被世界所重视，并在此过程中发挥它应有的价值。

参考文献

[1] 冯理达.现代气功学,经济科学出版社.1994.

[2] 林中鹏.真气升华心悟，中国建材工业出版社.P87-183.1995.10.

[3] 王崇行 尤传一 徐定海 李迪元 赵光胜.高血压病患者气功锻炼时血浆多巴胺-β-羟化酶活性的变化，上海中医药杂志.1982，(6)：4.

[4] 邝安堃；王崇行；徐定海赵光胜 钱岳晟 蒋敏达 蔡明德 袁晓源 黄美玲 应爱娣.气功治疗高血压病 204 例 20 年疗效、预后对照观察和有关机理探讨.中国中西医结合杂志.1986-01-31.

[5] 林中鹏.胰岛素活性评估方程及其在指导糖尿病临床研究的价值.国际中华养生节文集.P57 .1997.

中医医院预防保健服务工作实践

孙伯青 王秋文 曹瑛 沈小虹 盛新勤 张伟

（江苏省昆山市中医医院，昆山 215300）

【关 键 词】治未病；预防保健；工作实践

昆山市中医医院作为第二批全国中医“治未病”预防保健试点单位、江苏省重点“治未病”试点单位之一，在国家中医药管理局、江苏省中医药局等上级主管部门的正确引导和大力支持下，将健康管理与中医“治未病”有机结合，积极开展以“人”为中心，以维持健康和减少疾病损伤为目的的中医

预防保健服务工作，弘扬中医文化，拓展中医药服务领域。

一、服务理念

以“治未病”理念为核心，提供健康辨识、健康咨询、健康评估、健康干预、健康管理、效果评估等中医养生保健服务，促进中医健康文化和养生保健技能的传播，构建中医特色预防保健体系。

二、服务准则

㈠ 中医为体，西医为用

以中医理论和技术方法为基础，同时借鉴、吸收、运用西医学及其他现代科学技术方法，继承创新，促使中西优势互补。

㈡ 形式多样，注重实效

在认真分析科室发展、患方需求和专业特点等因素的基础上，医院积极利用行业内、外的有效资源，并把“治未病”与疾病诊疗、临床服务、科学研究等有机结合起来，从而围绕中医预防保健工作的开展形成合力，积极开展多种形式的预防、保健、养生、康复、诊疗等服务，并在服务中总结效果。

三、服务对象

㈠关注健康的未病人群；

㈡体质偏颇，有疾病易患倾向者；

㈢自觉症状明显，但理化指标无异常者；

㈣理化检查指标处于临界值，但尚未达到疾病诊断标准者；

㈤大病或手术之后的康复者；

㈥慢性非传染性疾病需减缓发展，预防并发症者。

四、服务内容

以“防治疾病，维护身心健康”为中心，为服务对象提供健康状态信息采集与管理、健康状态辨识与评估、健康干预（包括健康咨询与指导、传统特色疗法干预、专科治疗干预以及健康宣教等）、干预效果评估等全面、综合、规范的中医预防保健服务。

㈠ 康状态信息采集

适时采集服务对象健康状况信息，包括西医体检、中医经络检测、各种功能检测以及起居饮食调查等。

㈡ 医健康状态辨识

凭借中医体质问卷自查表的调查结果和医生四诊合参的结果，利用各种技术方法，进行中医健康状态辨识，以了解包括体质、脏腑、经络等状况。

㈢ 康状态评估

根据采集到的服务对象的健康状态信息，利用各种技术方法，全面、多角度地对服务对象进行健康状态评估，使服务对象充分了解自身的健康状态和疾病风险。

㈣ 康状态信息管理

利用信息网络平台，对服务对象的健康状态信息，进行归档、整理，建立健康档案。同时在后续的跟踪服务过程中，不断增添新的健康信息，充实完善服务对象的健康档案

㈤ 健康干预

1. 体检后制定健康调养干预方案

依据中西医结合体质辨识体检的结果，为体检者制定体质调理方案，内容包括膳食调养方法、运动保健方法、精神调摄方法、经络调理方法。同时通过文献与筛选，结合临床实践的反馈，进行有效性、可行性等评估，不断修改完善9种体质的辨识调养方案，丰富干预手段。

2. 开设营养咨询门诊

营养师依据个体的健康状况和节气特点，为就诊者量身制定个性化的营养治疗方案，指导饮食。目前我院营养师与预防保健科的其他专家通力合作，编制了《家庭保健药膳》，通过市科协等多种渠道，已向全市百姓发放5000册。

3. 开设膏方门诊

服用膏滋药已成为昆山城乡居民防病治病、保健养生的一种时尚。为了满足广大百姓的进补需求，在立冬至大雪期间该院在呼吸科、消化科、肿瘤内科、名老中医工作室等场所，专门设立膏方门诊，目前已经连续举行了5届“膏方节”，仅2010年就定制膏滋13000料。

4. 开展健康教育，普及中医知识，传播养生技能

我院预防保健科组织优秀的中医师深入社区、企业、市民大讲坛等公共场所，以健康讲座、健康咨询、义诊、技能演示等开展健康教育活动全年近百场，同时与媒体紧密合作，充分利用报纸、电台、

电视台等多种手段，通过开辟专栏、录制专题节目等多种形式，参与昆山电视一台栏目 17 次、昆山二台栏目 34 次、苏州二台栏目 1 次，昆山日报刊登文章 26 篇、城市商报刊登文章 24 篇、昆山广播台直播 11 次，广泛传播中医养生保健知识。

5. 运用中医技能，开展绿色医疗保健

针灸推拿康复中心是我院中医预防保健服务体系重要的组成部分，针推康复中心依据体质和健康状态评估结果，为服务对象制定出具有中医特色的非药物疗法和中药外治法为主的中医干预治疗和健康调养方案，采用针灸、推拿、平衡火罐、中药熏蒸、穴位帖敷、穴位注射等技术，达到增强体质、防病抗衰的目的。同时，针推康复中心在预防保健科的指导下，与各专科合作，制定出多种专科疾病的中医非药物疗法干预措施和方案，为中医“治未病”工作提供了有效的干预手段。

6. 开展中医特色护理

骨二科采取冰袋冷敷与中药热敷相结合的护理措施，减轻软组织肿胀与疼痛、减少皮肤张力性水疱出现的机率，使患者尽早手术，缩短病程。泌尿外科护理人员在病人留置导尿管初期、术后返回病房后即刻将“穴位敷贴”贴于神阙、中极、三阴交、膀胱俞、秩边等穴位，借助敷贴对腧穴的刺激，达到舒筋活络，预防、减轻膀胱痉挛的目的。全院病区护理的经络拍打操，更使患者在接受日常诊疗的同时，感悟到中医的神奇。

五、预效果评估

利用各种技术和手段，分析服务对象的综合健康状态，同时从服务对象的生活方式改变度、健康文化理念的认知度、满意度、依从性等方面进行多角度评估干预效果。

1 取得初步成效

(一) 彰显中医药特色，促进医患和谐

自开展中药热敷和穴位贴敷以来，闭合性骨折患者和前列腺增生患者的住院天数和住院费用均有明显的下降，患者满意度始终保持 95%以上。同时，冬病夏治和冬令进补，帮助百姓抓住天时，祛除病邪，巩固根基，增强体质，减少了百姓的医疗支出，深受群众好评。门诊 300 份调查问卷反馈的信息显示，患者服用膏滋药后，感冒次数明显减少，医疗支出减少。另外，门诊统计数据显示：冬病夏治的就诊人次和服用膏滋药的人数逐年上升。

(二) 弘扬中医文化，夯实群众基础

据苏州大学科研课题《昆山市中医院发展环境和谐与制度创新研究报告》显示:昆山地区百姓对中医的认同度 71.38%，在本地就医首选昆山市中医院的占 68.62%，被访人员提出应该大力发展中医药事业的有 84.48%。2010 年昆山市中医医院先后还被评为苏州市健康管理学会会员单位、苏州市非物质文化遗产保护示范基地、四星级健康医院。

六、体会

以“治未病”理念为核心，针对服务对象的健康状态及其风险，应用中医多种特色手段与方法进行调理，并借鉴健康管理方法，改善和提升服务对象的整体功能状态，防范健康风险的发生、发展和变化的中医预防保健服务，是弘扬中医文化，普及中医知识，传授中医养生技能，提高大众自我保健的能力的有效途径，是继承中医药学术、彰显中医药特色的重要体现，也是拓展中医药服务领域的重要途径。

推拿对亚健康的保健作用循证分析

张冲[1]，万军[1]，罗建[2]，周志彬[2]
（1 四川省医学科学院·四川省人民医院中医科，四川成都 610072 ）
（ 2 成都中医药大学附属医院推拿科，四川成都 610075）

【摘 要】目的 采用循证医学方法分析推拿对亚健康的保健作用，为临床提供参考依据。**方法** 应用计算机在中国医院数字图书馆检索中国知网 CNKI 期刊全文数据库文献，以亚健康、推拿、保健为检索词，时间在 1994-01/2011-09 期间的相关文章，文章语言种类不限。按照 Cochrane 标准，对纳入研究进行循证分析，采用 SPSS13.0 软件进行统计分析。

结果 8 篇符合纳入标准的研究。随机对照试验中，中医保健推拿组与休息组比较，疼痛指数中的感觉、情感、评估、其他、疼痛评估指数和现存疼痛强度等维度评分，$p < 0.001$，差异具有极显著统计学意义；生存质量中的生存质量主观感觉、健康状况主观感觉、生理领域和心理领域几个维度评分，$p < 0.05$，差异具有统计学意义。运用灵龟八法保健推拿术治疗人体亚健康状态 120 例患者，治疗后症状积分和差值存在显著性差异，$p < 0.001$，差异具有极显著统计学意义。运用中医全身保健推拿调治 200 例亚健康状态人群，总有效率达 97%。

结论 中医保健推拿调治躯体疼痛性亚健康疗效确切，没有不良反应，而且灵龟八法保健推拿术优于标准方法，中医保健推拿也能明显改善亚健康身心不适所反映出来的疲劳、虚弱、情绪等症状，推拿是人体亚健康状态的一种切实有效的保健治疗手段，值得临床推广运用。

【关键词】 亚健康；推拿；保健

引言

人类亚健康状态是现代医学提出的一个新的医学概念，它是指介于健康与疾病的边缘状态，又称次健康状态、第三状态。亚健康状态既可向健康状态转化，也可向疾病状态转化，这取决于自我保健措施和自我免疫水平，向疾病转化是亚健康状态的自发过程，而向健康状态转化则需要自我防范和保健[1]。[2]中医在养生保健及亚健康调治方面具有优势且方法较多，但随着人们对生活质量要求的增高和非药物疗法的悄然兴起，以及推拿具有无服药之苦与毒副作用及无针刺之痛等特色优势，推拿因此已经成为目前人们首选的防病保健和调治亚健康的手段。目前，有关养生保健及亚健康的研究也已引起人们的普遍关注，有关亚健康的研究课题亦日益增多。

但是，推拿是否对亚健康具有保健作用，以及治疗机理如何，有许多方面需要进一步探讨与研究。因而本研究采用循证医学方法分析近17年公开发表的关于推拿干预亚健康的研究文献，以期比较客观地为临床推拿干预亚健康提供一定的证据支持。

1 资料与方法

1.1 资料检索

根据 Cochrane 国际协作网系统评价文献的检索方法，结合临床情况制定检索策略，对中国医院数字图书馆中国知网 CNKI 全文数据库（1994.01～2011.09）进行全面的计算机检索。

1.2 检索策略

以“亚健康、推拿、保健”为检索词。

方法：应用计算机在中国医院数字图书馆检索中国知网 CNKI 期刊全文数据库跨库初级检索，检索项题名，检索词亚健康，二次检索，检索项题名，检索词推拿，三次检索，检索项关键词，检索词推拿/保健，时间在 1994-01/2011-09 期间的相关文章。对资料进行初审，选取近 17 年的研究成果，筛除重复文献，对剩余的文献下载全文。从推拿对亚健康的保健作用的文献进行循证分析。

纳入标准：①跨库初级检索，检索项题名，检索词亚健康；②二次检索，检索项题名，检索词推拿；③三次检索，检索项关键词，检索词推拿/保健；④时间在 1994-01/2011-09 期间的相关文章，文章语言种类不限。

排除标准：对资料进行初审，选取近 17 年的研究成果，筛除重复文献，对剩余的文献下载全文，逐一阅读文献。

文献类型及资料分析：初检文题中含有亚健康文献 3702 篇，再在题名中以推拿为检索词共检索到 68 篇文献，第三次在关键词中以推拿/保健为检索词，共检索到有关推拿、保健相关描述与研究的文献 12 篇：CHKD 博硕士学位论文全文数据库2 篇，CHKD 期刊论文全文数据库10 篇，排除重复或类似的研究 4 篇，纳入 8 篇。

1.3 证据分级

采用高等医药院校 8 年制循证医学教材证据

分级方法：临床研究证据根据循证医学原则分为1、2、3、4、5级，其质量及可靠程度以1级最好，5级最差。1级：系统评价；2级：队列研究及RCT试验；3级：同质系统评价及单个病例对照研究；4级：未使用金标准及盲法对照的病例报告；5级：专家意见。

1.4 数据提取与资料合成及分析

使用Microsoft Excel软件设计资料提取表格，逐一阅读文献，并将数据资料录入相应表格，采用SPSS13.0软件进行统计分析。

2 结果

2.1 纳入研究文献证据类型

依据上文检索策略，共检出8篇文献，按照循证医学证据分类如下：

1级：未检出系统评价文献。2级：RCT试验1篇[3]。3级：单个病例随机对照研究2篇[4-5]，其中学位论文1篇[5]；4级：未使用金标准及盲法对照的病例报告1篇[6]；5级：专家意见4篇[1-2、7-8]。

2.2 纳入研究文献的方法学质量分析

1个RCT文献[3]中采用就诊顺序结合随机数字表法进行了随机，并按统计学样本量估算公式计算得出病例数，但未对具体计算方法进行描述，盲法只是对结果测评者及数据分析者实施。3级文献中，1篇[4]研究随机方法采用就诊顺序在计算机上产生随机序列，进行奇偶数随机方法；1篇[5]为硕士学位论文，使用计算机产生简单随机方法。2、3及文献均有较严格的诊断、纳入、排除标准，在治疗方法上均未提到使用盲法。因推拿目前尚难完成安慰对照研究，推测试验实施过程中无法采用盲法和分配隐藏。4级文献1篇[6]为临床观察，缺失对照，存在一定的因未采用随机和盲法而造成的测量偏倚。

2.3 纳入研究文献临床疗效分析

由于纳入RCT试验仅有一篇[3]，3级研究文献2篇[4-5]，其中一篇可能为2级文献的分中心研究，4级文献也仅有1篇[6]，故数据无法合成分析，对临床疗效分别进行比较分析。

2.3.1 随机对照试验

庞军等[3]采用随机、双盲（评价者、统计者）、空白平行对照试验设计，将540例躯体疼痛性亚健康患者随机分为推拿组和休息组，每组270例，推拿组用中医保健推拿，休息组静卧休息，干预时间均为45min/次，每周干预2次，疗程为3周，以麦吉疼痛问卷和WHO生存质量测定量表评定两组的疗效，结果表明中医保健推拿组与休息组比较，更能改善躯体疼痛性亚健康人群疼痛指数中的感觉、情感、评估、其他、疼痛评估指数和现存疼痛强度等维度的评分（$p<0.001$）；更能改善生存质量中的生存质量主观感觉、健康状况主观感觉、生理领域和心理领域几个维度的评分（$p<0.05$）。结果显示中医保健推拿调治躯体疼痛性亚健康疗效确切，没有不良反应，值得临床推广。

王继红等[4]采用随机对照试验的研究方法，运用灵龟八法保健推拿术治疗人体亚健康状态120例患者，并与严隽陶主编的普通高等教育“十五”国家级规划教材《推拿学》所记录的保健推拿方法作为治疗亚健康状态的标准方法为对照，每周5次，10次为1疗程，连续治疗两个疗程后评价疗效，结果治疗后症状积分和之差值存在显著性差异，$p<0.001$，见表1，结果提示：灵龟八法保健推拿术优于标准方法，运用灵龟八法保健推拿术治疗人体亚健康状态是一种切实有效的好手段，值得进行深入研究。

表1 灵龟八法保健推拿术与标准方法比较

组别	例数	优	良	中	差	X^2	P
试验组	120	32	76	12	0	46.97	0.00
对照组	120	6	62	41	11	72	0

2.3.2 回顾性分析

周海丰等[6]采用回顾性总结的方法，运用中医全身保健推拿调治200例亚健康状态人群，观察中医保健推拿对亚健康状态的调治作用及临床疗效。结果200例中，痊愈44例，显效110例，有效40例，无效6例，总有效率97%。结论显示中医保健推拿能明显改善亚健康身心不适所反映出来的疲劳、虚弱、情绪等症状。

3 讨论

3.1 亚健康概念的界定

亚健康状态是WHO提出的一组临床症状，介于健康与疾病的边缘状态，又称次健康状态、第三状态、灰色状态，由于其主诉症状多而不固定，故又称其为“不定陈述综合征”，日本人称之为“不定愁诉综合征”。中国药学会老年药亚健康研究会2001年8月在青岛举行的第一次学术委员会议上，将亚健康定义为:亚健康应是处于健康与疾病之间可相互转化的中间状态，其状态呈正态分布。目前，对于亚健康状态的认识，普遍的观点是指人们处于健康与疾病之间的一种生理功能低下的低质状态及其体验，是处于欲病而未作的中间阶段[1]。

3.2 形成亚健康状态的原因

“阴平阳秘，精神乃治”，中医学认为健康是人与自然及社会环境之间的动态平衡，而亚健康状态则是机体阴阳失衡、气血失调、脏腑功能紊乱的表现。中医学认为亚健康是饮食不节、起居失常、情志不遂、劳逸无度、年老体衰等原因导致脏腑气血阴阳失调或损耗正气而出现的一系列症状。现代医学认为导致亚健康的主要原因是生活、工作节奏加快、心理及社会压力不断加重、饮食不规律、长期处于紧张状态以及睡眠不足和自然衰老。显然中医学和现代医学对亚健康的认识是一致的[7]。

亚健康人群呈上升趋势的原因[1]，主要可概括为环境、社会及个人行为三方面因素。环境因素包括水、大气与食品的污染及噪音干扰等。社会因素主要指现代生活节奏加快和激烈竞争给人们带来的心理压力过大、工作负荷过重等。个人行为因素主要指由于现代生活、工作方式使人们在过劳的同时又缺乏合理的运动，以及作息无规律等等。

其中[8]科技的进步，社会的发展，是直接导致人们生活，工作，学习环境的压力增强。户外活动减少，脑力劳动增加，睡眠不足，无规律的起居，不合理的饮食，即可造成人体代谢功能的紊乱气血运行不畅，脏腑功能减弱，骨质结构退化，筋膜、韧带、肌肉纤维弹性降低。如果不及时进行调整，肌体则会从亚健康状态向病态发展。

3.3 亚健康状态的临床表现

根据1984年WHO对健康的定义，我们可以从躯体、心理及社会适应三个方面来归纳亚健康状态的具体临床症状表现[1]。躯体亚健康主要表现在:身倦乏力、少气懒言，容颜灰暗、毛枯发落，纳谷不馨、食欲减退，心慌胸闷、汗出气短，脘腹痞闷、胁肋胀满，腰腿酸软、性欲减退。心理亚健康主要表现在:精神不振、情绪低落，抑郁寡欢或急躁易怒，心中懊恼、焦虑紧张，睡眠不佳、易受惊吓，记忆力减退、注意力不集中等。社会适应亚健康表现为:不能较好地承担相应的社会角色，工作、学习困难，人际关系紧张，家庭关系不和谐，难以进行正常的社会交往。亚健康临床表现多种多样，但总的说来，则以慢性疲劳和失眠为其主要表现。

3.4 推拿对亚健康的保健作用

亚健康产生的成因[1]，现代医学多从细菌(病毒)感染、免疫系统抑制及内分泌代谢失调方面考虑，但到目前为止一直未能彻底阐明，因而治疗方法上缺乏针对性，只能对症治疗，传统医学，尤其是传统中医保健推拿，对亚健康的调治可谓一枝独秀。随着人们对生活质量要求的增高，非药物疗法悄然兴起。从目前现状可以看到，保健推拿与保健按摩是人们首选的防病保健、调治亚健康的主要手段。

[8]脊柱为中枢神经所在，内连五脏六腑，外达四肢百骸，故推拿可调理脏腑肢节的功能。督脉主一身之阳。夹脊属太阳膀胱经。推拿具有调理脏器的代谢，增强肌体免疫能力的功能。头部为诸阳之会，髓海之所在。头部推拿可醒脑开窍，明目，安眠增强记忆力的功效。颈肩部推拿可软化肌纤维，增加血管弹性，增加大脑的供血供氧防止颈肩综合症的发生。四肢的推拿牵拉，可松懈上肢腕，肘，肩关节，下肢的踝、膝、髋关节的僵硬，屈伸不利，防止关节盘、半月板的劳损，韧带、肌腱纤维化，导致腱

鞘炎,滑膜炎,骨质增生等退行性骨关节病。腰为肾之府, 主骨生髓生殖发育,为先天之根本,相火旺,脾胃腐熟五谷香,精微才能被人体运化吸收。人体活动的枢纽,腰为大梁,所以推拿腰部,即可调节肾功能,又可防止腰肌劳损,腰椎增生,腰间盘突出等困扰人们日常活动的不适症状。所以亚健康体的保健,直接关系着生活质量。

3.5 推拿保健作用机理分析

3.5.1中医学认识

从传统中医理论来看,推拿具有疏通经络、协调阴阳及调整脏腑的功能,其最基本的作用是调整,通过调整人体失衡的气血、阴阳与脏腑功能,从而达到调治亚健康的目的。具体表现在以下几个方面:

(1)推拿可以行气血,通壅滞,预防疾病发生。(2)推拿可以扶正气,祛病邪,防止疾病传变。(3)保健推拿具有调整筋骨、理筋整复、强身健体的作用。(4)保健推拿不仅仅是一种形体按摩,而且具有心理按摩作用[2]。

3.5.2 现代医学认识

有关推拿的养生保健作用及其对亚健康状态调治的作用机理[2],从现代生理学上解释:按摩手法作为外界施给感受器的刺激,能使感受器兴奋,通过神经反射最终对机体产生良性的调节作用。即它能调节亚健康状态下的神经功能[6],改善大脑皮质的兴奋抑制过程,解除大脑的紧张和疲劳,促进血液循环,加速新陈代谢,提高消化系统的功能,解除肌肉痉挛,消除身体疲劳,增强抗病能力,从而促使机体从亚健康状态向健康状态转化。有研究资料显示,亚健康状态存在轻度的微循环障碍,推断微循环障碍可能是亚健康状态的生理、病理基础,推拿能明显改善亚健康状态患者的甲襞微循环指标。从心理学角度分析[2]:认为推拿对受术者具有心理调整作用,保健推拿疗法具有明显的医患关系优势,因为从心理学角度来看,触摸、按、揉本身就能缓解精神紧张,释放紧张和压力,容易取得患者对医生的信任。有人从现代医学理论出发,证实了推拿法能明显改善亚健康状态患者的甲襞微循环指标,并提高其心理调节能力。

现代医学研究证明[7],经常接受推拿治疗,能够改善皮肤肌肉血液循环,加强组织器官的新陈代谢,促进肠胃功能,兴奋抑制神经从而产生止痛、镇静、消炎、利水、解痉及增强机体免疫力作用对心率、心律、心功能都有调节作用可以改善微循环,对偏高或偏低血压有明显调节作用可以改变血液的成分,影响血液流变学可以改善脑组织的供氧状况,改善大脑皮质的兴奋和抑制过程,解除大脑的紧张和疲劳可以促进消化功能,影响胃肠运动和分泌功能,对肺的通气、换气及肺活量具有较大的影响,能够影响内分泌功能,降低血糖,防治肥胖可以调节机体的免疫功能,具有抗衰老、延年益寿的功用。

3.6 制约推拿保健临床发展的因素

由于引起亚健康的原因是多方面的,因而推拿对亚健康的保健作用也受多方面相关因素的影响,如人体的生理、心理以及所处的社会环境、自然环境,尤其推拿手法方面的因素等。而且目前临床文献较少,诊断及干预方法不统一,疗效评价也无统一标准,因此目前的临床研究有一定的局限性,需要加强推拿干预亚健康的保健作用的临床及机理研究,使推拿干预亚健康的保健作用更加规范化、科学化。

4 展望

[1]亚健康问题是一个困扰人类健康的全球性问题。亚健康人群之庞大,是任何一种病的患病人数所无法相比的,仅在中国,处于亚健康状态的人群就达7亿之多!现代西医对亚健康的治疗近乎束手无策,正如1992年心身医学会权威人士所宣告,世界心身医学应当向中医寻找智慧。随着人类对大自然回归的崇尚和对自然疗法的热衷,令人身心愉悦的保健推拿成为人们养生保健与健康休闲的首选手段。

参考文献:

[1]庞军,雷龙鸣,伦轼芳,等.从人类亚健康看保健推拿市场蕴藏的无限商机.广西中医学院学报.2004;7(2):131-132

[2]雷龙鸣,庞军,甘炜,等.基于文献的推拿在养生保健及亚健康调治中的应用研究.辽宁中医杂志.2010;37(7):1357-9

[3]庞军,唐宏亮,高丽芳.中医保健推拿调治

躯体疼痛性亚健康的随机对照试验.中国针灸.2010；30（1）：55-59

[4]王继红,林国华.灵龟八法保健推拿术治疗人体亚健康状态120例疗效观察.按摩与导引.2006；22（11）：2-4

[5]黄勇.中医保健推拿调治躯体疼痛性亚健康研究.硕士学位论文.广州中医药大学.2009；

[6]周海丰,伦轼芳.中医保健推拿调治亚健康状态人群200例.长春中医药大学学报.2010;26(3):370-371

[7]刘彦岭,窦进敏,田帅.保健推拿与亚健康.河北中医.2005；27（7）：523-524

[8]童新宁.医疗推拿对亚健康体的保健.按摩与导引.2006;22(8):28-29

五、“治未病”健康工程试点单位

上海莱香企业为国民健康护航

中医文化源远流长，【素问•四气调神大论】中说：“圣人不治已病治未病，不治已乱治未乱，此之谓也。夫病已成而后药之，乱已成而后治之譬犹渴而穿井，斗而铸锥，不亦晚乎！”体现了治未病的重要性和必要性。

一、莱香企业荣誉

莱香企业积极推动“治未病”健康工程与亚健康产业发展，大力开展亚健康科普知识宣传教育普及工作。在治未病方面拥有自己独特的理念和技术，因此被选为“中医治未病•亚健康经络干预调理技术”全国推广合作单位唯一指定品牌、cctv中央电视台央视网•黄金展位合作伙伴、国家中医药管理局亚健康干预技术实验室战略合作单位、国家中医药管理局业务主管的中和亚健康服务中心战略合作伙伴、全国亚健康经络调理师培训与考试项目唯一推广单位、中华中医药学会亚健康分会战略协作单位、湖南中医药大学战略合作伙伴、辽宁中医药大学战略合作伙伴、合力防治亚健康•健康科技中国行全国推广合作单位。

二、莱香专业支持体系

莱香企业与全国亚健康经络调理学科组合作，北京中医药大学针推学院副院长于天源教授、辽宁中医药大学中医文献研究院院长鞠宝兆教授、针推学院曹锐教授、辽宁中医药大学护理学院院长田静教授、中华中医药学会亚健康分会亚健康经络调理专题组专家周明利、迟伯乐、陆军、毛袁媛、张雯婷等为莱香专家团顾问。

三、“治未病”养生文化宣传教育平台

1、2010-2012年莱香企业独家承办全国“合力防治亚健康•健康科技中国行大型公益系列活动：

以亚健康专业系列教材为蓝本，开展”亚健康科普知识宣教活动”

（1）在美容院店内设立“合力防治亚健康•健康科技中国行”文化长廊、图书角、声像传播系统，让人们认识、熟悉、学习、传播、“亚健康调理养生科普知识”

（2）以亚健康专业人才为基础，推广“亚健康调理干预技术项目”帮助美容院培养亚健康专业人才，规范推广“亚健康干预调理技术项目”

2、“合力防治亚健康•健康科技中国行”大型公益系列活动—-走进企业、学校、社区…融专家讲座、文艺演出、文化长廊与亚健康专业系列教材展示等多种元素于一体，邀请亚健康调理养生专家（领导、学者、全国亚健康经络调理学科组专家等）为人民大众宣讲“亚健康调理养生科普知识”等

3、“治未病”人才培养平台

莱香企业积极与“北京中医药大学”、“上海中医药大学”、“湖南中医药大学”、“辽宁中医药大学”等多所知名院校广泛交流合作，大力筹建亚健康学科人才教育培训基地，为全国各地输送大批优秀亚健康专业人才。

四、莱香企业积极参与承办亚健康产业学术会议

1、2009 年 10 月 20-22 日独家承办在北京人民大会堂召开的“中医治未病与亚健康高峰论坛暨首届经络调理学术研讨会”

2、2009 年 11 月 23-25 日独家协办在澳门召开的“第二届国际中医药与亚健康学术研讨会”

3、2010 年 5 月 20-23 日独家承办在湖南长沙召开的“中医治未病与亚健康高峰论坛暨第二届经络调理学术研讨会”

4、2010 年 10 月 24 日-26 日独家承办在辽宁沈阳召开的“第二届中韩传统医药与亚健康高峰论坛”

5、2011 年 5 月 27 日-30 日独家承办在福建厦门召开的“首届中日传统医药与亚健康高峰论坛暨酵素技术研讨会”

6、2011 年 10 月 27 日-30 日独家承办在北京钓鱼台国宾馆召开的“全国第三届亚健康经络调理学术研讨会”

五、建立 “中医治未病”亚健康经络调理示范推广单位

四种运营模式店：

1、莱香亚健康经络调理养生美容中心

运营模式：一看：在美容院店内设立“合力防治亚健康· 健康科技中国行”文化长廊、图书角、声像传播系统，二诊：配置亚健康诊断仪器做专业诊断，三调理：专业的亚健康调理产品、其主要成分为草本精元、原液、原露专业的亚健康经络调理技术及从业人员。

2、“欧宝经络调理应用方法”：

A:辩证论治:专业的亚健康经络诊断仪详细诊断客人的亚健康症状，以症状为切入点进行经络干预技术调理。从而使人达到健康状态。

B:按照国家级亚健康经络调理技术标准操作，通过一清：清除体内毒素，清除影响健康的因素；二通：通气血、通经络、通穴位；三调：调理专项、依四时五季调理脏腑、调理三焦；四补：补元阴、补元阳、提高身体免疫力；运用经络穴位调理”、“气血阴阳平衡调理”、“脏腑调理”为一体，通过“养气、养血、养经络”“三养疗法”塑造“好气色、好容颜、好身材”三好美人.

2、莱香亚健康体质调理养生美容中心

“唯健堂体质调理应用方法”：’

A：以“中医治未病”的理论为指导思想，以“莱香三养疗法”为特色，以“中医体质学”的体质划分和体质易感疾病为依据精选上乘的植物精华为原料配合亚健康体质调理疗法针对九种体质人群亚健康状态和易感疾病而进行防治和调理。

B:按照国家级亚健康体质调理技术标准操作，通过一排：先进行体内排毒清除肠道及脏腑中的毒素再进行体外排毒清除皮肤组织器官中的毒素，由内而外的排出体内毒素；二“通”通畅人体经络帮助气血运行，“经络通，百脉通”使人气血运行通畅无阻；三“调”调整人体脏腑功能，加强气血津液的代谢，平衡阴阳，濡养筋骨，调整偏颇体质；四“补”补充人体所需的能量提高人体免疫力以达到远离疾病的作用。

3、莱香妇科亚健康调理养生美容中心

“花姿婷妇科调理应用方法”：

A:以中医理论“整体观念”“辨证论治”为基础以“莱香三养疗法”为特色，运用医学仪器并配合草本植物针对女性妇科的亚健康状态进行调理，有效的预防妇科疾病，远离妇科亚健康。

B:按照国家级亚健康妇科调理技术标准操作：通过一“清”快速排出子宫和阴道长期堆积的老旧脱落细胞和血块、残留的有毒物质，消除细菌，排出毒素；二“调”调理女性性腺轴，让性腺轴平衡分泌正常，延缓衰老；三“补”对女性生殖系统受损黏膜进行修复再生，提升自身免疫力；四“养”恢复子宫及阴道年轻态。

4、莱香酵素亚健康调理养生美容中心

“酵素调理应用方法”：莱香草本植物酵素以中医理论“药食同源”为指导依据，采用先进的现代酵素生物科技技术，精选百余种草本植物名贵中草药如：桑黄、牛樟芝、当归、人参、灵芝、山药等以及百余种果蔬精华经过一到五年以上发酵而成，所生产的酵素活性极高。通过口服方法达到清除体内垃圾和毒素改善器官功能，恢复机体自愈能力.

六、莱香特色调理养生项目

莱香酵素产品包括三大品牌，即欧宝、花姿婷和唯健堂。它们针对不同的亚健康人群，采用不同成分含量的酵素进行亚健康的干预调理。其生产原料精选百余种草本植物名贵中草药如灵芝、牛樟芝、桑黄。山药、等及百余种果蔬精华经过一到五年以上发酵而成，通过口服方法达到清除体内垃圾和毒素改善器官功能。

“三养疗法”莱香酵素调理技术

（一）“青春泉生命饮”（调理型）

（1）主要成份：果蔬草本萃取综合酵素：人参、牛樟芝、灵芝、百合、冬虫夏草、木瓜、海苔、菠菜、山药等。

（2）针对症状：免疫力下降、溃疡、心肌梗塞、肠道机能障碍、更年期症候群等。

（3）产品功效：促进新陈代谢，改善血液循环，改善酸性体质，增加免疫力，净化血液，预防心脑血管疾病、延缓衰老。

（二）“畅优健康饮”（调理型）

（1）主要成份：从百余种纯天然果蔬草本植物中萃取：奇异果、火龙果、葡萄柚、桑葚、木瓜、凤梨、薄荷叶、桑叶等。

（2）针对症状：偏颇体质，脏腑功能不良，神经衰弱，先天性肠胃功能差，精神不振，体弱多病喜好肉食、不喜果蔬偏食的人。

（3）产品功效：调理偏颇体质，提升机体免疫力，提升脏腑机能延缓衰老，预防疾病。

（三）“益生青春饮”（调理型）套盒

（1）主要成份：百余种有机果蔬及百味草本精华：冬虫夏草、人参、灵芝、首乌、牛樟芝、五味子、益母草、莲花胎盘丝、榴莲、杨桃、火龙果、西兰花、猕猴桃、芒果、龙眼、荔枝、山药、木瓜等。

（2）针对症状：月经不调，痛经的女性，附件炎、盆腔炎患者，肝功能不良，神经衰弱，肠胃不好，记忆力下降，精神状态差，容易感染妇科疾病的人群。

（3）产品功效：改善妇科亚健康，抗菌消炎，增强免疫力，调整胃肠道，改善便秘腹泻，净化血液改善体质，分解毒素促进新陈代谢，迅速补充营养有效控制体重。

七、莱香“三养疗法”症状调理方法

“三养疗法”欧宝亚健康经络调理技术

【适应症】亚健康状态，如头晕、头痛、失眠、疲劳、便秘、身体疲劳、无食欲目干涩、内分泌失调、乳腺增生、情绪低落、烦躁易怒、畏寒、面色晦暗、下肢无力等症状，或痰湿等偏颇体质

【功用】疏通经络，行气活血；调节脏腑，沟通内外；平衡阴阳，补虚泻实，改善体质，使面色红润；促进新陈代谢，活化细胞；调和体内营养状态，平衡内分泌，使阻滞在人体内的毒素排出体外，使身心保持气血充盈、经络通畅、脏腑安和、阴阳平衡的健康状态。

【应用方法】

（一）清：

1、 泡浴：

“养元固本驱寒通络浴”套盒

（1）主要成分：枫荷叶、威灵仙、小木通等；

（2）针对症状：颈椎、腰椎劳损、风湿、类风湿、腰酸背痛、循环不畅、肌肉酸痛。

（3）产品功效：舒筋活络、活血化瘀、促进血液循环、对各种风热湿毒、关节 疼痛有显著改善作用

2、内服：

“益生通畅饮”套盒

（1）主要成分：山药、桑黄、百桦草等

（2）针对症状：肠道功能不适、便秘、毒素堆积、脂肪过多想减肥的人群。

（3）产品功效：可快速净化肠道清除体内毒素，调整肠胃系统，快速而有效的加强机体排毒代谢功能。

（二）通：

“三焦气血阴阳调理精品套”

（1）主要成份：植物生命精元3A、当归、红花、杏仁、西洋参、薄荷、柠檬草；

（2）针对症状：针对面色淡黄而暗，眼泡微浮、容易困倦等痰湿主治人群的亚健康调理效果显著。

（3）产品功效：运用肩背气机调理畅通三焦、行气活血和阴阳。恢复肩背功能，濡养三焦、神清气爽；改善肩颈疼痛、肩周炎、轻度颈椎病、腰背

寒痛、乏力失眠、疲劳等亚健康症状。

（三）调：

“三焦排毒轻身纤体精品套”

（1）主要成份：植物生命精元、玄参、麦冬、艾叶、细生地、葡萄柚、蛇麻草、茴香、乳香等。

（2）针对症状：体形肥胖或局部肥胖、对自我身材不满的人群；

（3）产品功效：对体形肥胖、腹部肥满松软、身重不爽等痰湿阻滞人群的亚健康调理效果显著。运用三焦排毒，周身轻松舒坦，通经健身，纤体塑形，提升人体磁场能量，展现阴阳相合，曲线玲珑之美，改善躯体臃肿、毒素堆积所导致的亚健康状态。

(四)补：

“青春泉生命饮”浓缩型

（1）主要成份：牛樟芝、灵芝、珊瑚菇、山药、木瓜、百合、冬虫夏草、人参、 火龙果、无花果、龙眼等。

（2）针对症状：免疫力下降、溃疡、心肌梗塞、肠道机能障碍、更年期症候群等。

（3）使用效果：防癌抗癌、防治慢性疾病，增强人体免疫力，改善体质，全家老少均适宜。

“三养疗法”唯健堂亚健康体质调理技术：

（一） 排：

“畅优通畅饮”

（1）主要成份：柠檬、梨、香蕉、牛樟芝、五味子、车前草、百合等。

（2）针对症状：肠道功能不适、便秘、毒素堆积、脂肪过多想减肥需要改善体质恢复健康的人群。

（3）产品功效：快速分解代谢肠内废物及毒素，提高大肠蠕动能力，增加肠壁粘液，清除宿便改善便秘净化血液、快速分解血液中的药物激素、毒素，将血液中的脂肪栓或脂肪块转换为脂肪酸，被人体作为营养直接吸收。

“三焦排毒套组”

（1）主要成份：当归、川穹、独活、羌活、养心草、人参、薄荷。

（2）针对症状：面部皮肤粗糙，肤色晦暗无光泽、长斑、偏食、便秘、便溏、常倦怠乏力，工作压力大，失眠健忘等各种亚健康症状人群。

（3）产品功效：排除体内毒素改善亚健康状态，给人以轻盈顺畅的舒适感。

（二） 通：

“补气强身(气虚)体质调理套”

（1）主要成份：多种草本植物酵素精华原液、当归、川芎、独活、苍术、藿香、杜松、肉桂等。

（2）针对症状：疲乏无力，精神萎靡不振，体质弱，免疫力低，易感冒的人群。

（3）产品功效：调和阴阳，促进气血循环，增强体质。

（三） 调：化瘀散寒温宫元灸套

（1）主要成份：当归、人参、丹参、红参、生姜等。

（2）针对人群：子宫寒凉，痛经，月经周期不规律，经血色暗，有血块等。

（3）产品功效：补气活血，温阳暖宫，月经不调，清除盆腔内毒素，改善月经不调，延缓更年期。

（四） 补 ：

“畅优健康饮”浓缩型

（1） 主要成份：从百余种纯天然果蔬草本植物中萃取：奇异果、火龙果、葡萄柚、桑葚、木瓜、凤梨、薄荷叶、桑叶等。

（2） 针对症状：偏颇体质，脏腑功能不良，神经衰弱，先天性肠胃功能差，精神不振，体弱多病喜好肉食、不喜果蔬偏食的人。

（3） 产品功效：调理偏颇体质，提升机体免疫力，提升脏腑机能延缓衰老，预防疾病。

“三养疗法”妇科亚健康调理技术：

（四）清：

“生理净化养生套”

（1）主要成份：多种草本植物酵素精华原液、百部、蛇床子、黑面神、菊花、栀子、当归、藏红花、苦椮等多种草本植物精华等组合而成。

（2） 针对症状：妇科炎症、月经不调、免疫力低下、性冷淡、白带异常、阴道干涩、松弛、身材变形、缺乏自信、魅力。

（3） 产品功效：快速排出子宫及阴道褶皱内

长期堆积的老旧坏死细胞和血块，消除和剥脱子宫里及阴道内残留的有毒物质，消除细菌病毒感染原，有效的预防和快速调理妇科炎症。

（二）调：

“幸福女人调理精品盒”

（1）主要成份：多种草本植物酵素精华原液、植物复合素、当归萃取液、人参萃取液，川穹萃取液、益母草萃取液、乳香精油等。

（2）针对症状：卵巢衰退、雌激素下降、更年期。

（3）产品功效：增强卵巢机能，促进分泌雌激素及黄体素。促进脑垂体分泌荷尔蒙激素。有提高女性荷尔蒙分泌及平衡调理内分泌系统。强化子宫功能，促进子宫收缩（改善人流、产后子宫虚脱、提高怀孕率、抗宫炎症…）延缓更年期，创造美好性生活。

（三）补：

“生命摇篮养生套盒”

（1）主要成份：多种草本植物酵素精华原液、植物复合素、肉苁蓉萃取液、淫羊藿萃取液当归萃取液、檀香萃取液、川穹萃取液、迷迭香及多种草本植物精华等组合而成。

（2）针对症状：皮肤干燥，长斑，体力下降，气血亏虚，水肿，腰酸，痛经，宫寒，内分泌失调，等症状。

（3）产品功效：酸性物质堆积在肾脏，并阻止它的活动，在不能充分发挥功能下无法排毒温补内分泌系统而出现、经量少、有血块、痛经等，生命摇篮养生套彻底改善经行热、腰膝酸软、痛经等症状。

（四）养：

“益生青春饮”浓缩型

（五）主要成份：百余种有机果蔬及百味草本精华：冬虫夏草，人参，灵芝，首乌，牛樟芝，五味子，益母草，莲花胎盘丝，榴莲，杨桃，火龙果，西兰花，猕猴桃，芒果，龙眼，荔枝，山药，木瓜等。

（六）针对症状：月经不调，痛经的女性，附件炎、盆腔炎患者，肝功能不良，神经衰弱，肠胃不好，记忆力下降，精神状态差，容易感染妇科疾病的人群。

（七）产品功效：改善妇科亚健康，抗菌消炎，增强免疫力，调整胃肠道，改善便秘腹泻，净化血液改善体质，分解毒素促进新城代谢，迅速补充营养有效控制体重。

“一枝独秀不是春，万紫千红才是春”！莱香企业愿与全国各界同仁：携手共进，积极推动“治未病”健康工程与亚健康产业发展，为国人的健康护航！

扶阳罐—株洲创造、世界同享

株洲扶阳医疗器械有限公司

谁也不曾想到，这么一个小小的扶阳罐会在国内以及众多国家引起如此的轰动，受到了广大亚健康群体的欢迎。

扶阳罐以其独特的理念，将中医疾病外治的多种手段和操作技法融合在一起。由于扶阳罐所具有的温热效应、红光功能和磁场作用，可以使肌肉组织更容易放松，施术的部位能够更快地提高组织温度，促进新陈代谢，改善血液循环，促进细胞合成，增加白血球的吞噬作用，促进愈合与恢复。其调理及治疗亚健康和有关疾病的效果，已经获得了业界一致的认可及同行的赞誉。在美容行业、足疗行业、养生行业、康复保健机构、医疗卫生机构、以及家庭保健方面得到了广泛的应用。

运用扶阳罐，能够以罐代手进行温刮、温灸、温推、温滚、温拨、点按等操作，以疏通人体经络，扶正祛邪、驱寒祛湿。使用扶阳罐循经刮痧，出痧快，痧印消退快，并且刮拭时舒适、无疼痛感，祛邪而又不伤正。扶阳罐底面积大，循经找穴更加容易，使用扶阳罐温灸，寻找穴位快，且无艾灸烫伤之弊，免除了烟熏火燎的窘况。而且扶阳罐体小巧、移动方便，既可循经络调理，也可进行局部穴位治疗。用扶阳罐以罐代手，可以减轻施术者的工作强度，更加有效地保护施术者的双手，并且更便于规范地操作。

扶阳罐，是由株洲扶阳医疗器械有限公司研创发明并生产。这个位于湖南省株洲市风景秀丽的国家级高新园区，集研发、生产、服务为一体的新兴公司，正以其创新的产品、完善的技术服务、极大的张力，像一朵奇葩，正在亚健康调理和治疗领域绽放。

为了更广泛地服务亚健康人群，该公司还相继发明、成功研制了扶阳带、扶阳刀、扶阳球、扶阳椅、扶阳护颈、扶阳护肩、扶阳护膝、扶阳经络油、扶阳素油等一系列扶阳产品。还编写教材和讲义、编印资料、印制辅导光碟、开展讲座、主办培训班、编印企业报纸、开展健康教育讲座，将扶阳罐及其系列产品的特点和操作方法进行推广。

在使用扶阳罐的同时，结合扶阳经络油、扶阳素油等穴位按摩油理疗，更是相得益彰，能够有效地调理不同的亚健康状态和适宜疾病症状。

扶阳罐等产品的研制成功，继承了国人千年的“治未病”思想观念，能够满足现代亚健康人群的需要。它功能多、使用简单、易学易用，应用前景十分广阔，很受广大的亚健康状态者喜爱。

应用扶阳罐调整、疏通人体经络、扶正祛邪、平衡阴阳，治疗和缓解疾病症状，保持了中医传统经络辩证施治和内病外治的特色，还创新了中医非药物治疗方法的运用，正符合当代全球崇尚天然、回归自然、绿色环保的这一大潮流，更加便于推广和普及。

扶阳罐及其系列产品已经在国内各省和美国、加拿大、澳大利亚、马来西亚、新加坡、部分欧洲国家及香港、澳门、台湾等国家和地区得到推广和应用。为增加扶阳罐在世界范围的影响力，顺利进军海外市场，扶阳罐产品已经成功注册了美国、加拿大、欧盟、香港、台湾、澳门、新加坡等多个国家的商标与专利。

该公司被国家中医药管理局业务主管的中和亚健康服务中心评为“亚健康干预产品示范基地”。“扶阳罐温刮温灸亚健康调理技术”、“扶阳罐对失眠多梦亚健康状态的调理技术”分别入选 2009 年度和 2010 年度中华中医药学会百项亚健康中医调理技术项目。由扶阳罐发明人、该公司总经理胡木明先生主持编写的亚健康专业系列教材配套用书《扶阳调理与扶阳罐》于 2011 年由中国中医药出版社出版。中华中医药学会亚健康分会授权中和亚健康服务中心制定、由中和亚健康服务中心和株洲扶阳医疗器械有限公司共同起草的《亚健康服务工作规范.扶阳罐调理（试行）》分册于 2011 年 5 月 21 日在湖南长沙第五届国医国药岳麓论坛宣布正式发行。

应用扶阳罐在临床治疗原发性失眠、更年期失眠、原发性痛经、儿科肺系疾病、儿科脾系疾病均取得很好的效果，一些医疗机构应用扶阳罐治疗疾病的有关医学论文也已陆续发表。

2011 年 10 月 9 日—16 日，湖南省各级中医院针灸理疗科负责人 130 多人参加的“湖南省第一届针灸特色技术高级研修班”，在湖南中医药大学第一附属医院召开，扶阳罐及其调理治疗技术方法被作为主要学习项目之一。

2011 年 12 月 6 日公布实行的《湖南省物价局、湖南省卫生厅关于新增和规范部分医疗服务项目价格的通知》，已经将“扶阳罐疗法”正式纳入。

扶阳罐，又必将促推株洲扶阳医疗器械有限公司在不断开拓中前进。

扶阳罐——株洲创造、世界同享

2012

國醫年鑒

十二 百家学说

三法合一治疗肿瘤的诊治方案

北京正奇岐黄国际肿瘤医学研究院　陈奇

笔者得恩师真传，依据中华数千年的岐黄术健康养生文化，结合现代医学理论基础，开发创新出了现代版的“陈奇岐黄术健身操”，长期习练可强身健体，辅助治疗。并于2003年研制出了“陈奇移位膏”，推出“三法合一治疗肿瘤诊治方案”不但减轻了患者的治疗费用，而且减少了国家的经济负担，适合于各类肿瘤患病人群。

三法合一指：1、药疗（外用陈奇移位膏、内服陈奇百积消）；2、体疗（通过练习陈奇岐黄健身操养生、自救）；3、心疗（心理疏导）。

一、药疗（口服+外用）

口服百积消饮剂

1、“百积消消瘤祛水组方”是本人在祖传秘方基础上加减化裁而来。多年来本着科学务实的态度，继而又从理论中得到充实，反复筛选出“百积消”中药组方，主要用于各种肿瘤出现胸水、腹水者。

2、适应症：胸腔积水、腹腔积水、心包积水、子宫积水、盆腔积水、鞘膜积水、关节腔积水、脑积水、肾积水、卵巢积水、睾丸积水、输卵管积水、肢体水肿等。

3、治则及功效：温阳化软，祛风除湿、通窍止痛，散结消肿、活血通络、软化散结、化瘀消肿、通窍化瘀、消肿攻毒等功效。普通患者无水后可停用或少用，肿瘤患者需医师指导用药。

外用“移位膏”

1、原理：通过脏腑经络与体表的联系，借助药物与物理的直接、间接作用而达内治病。通过对经络的刺激和调整，可产生温经通络、行气活血、祛湿散寒、止痛排毒的功效，可以调节体内植物神经功能，激发和调整免疫功能，从而增强抗病能力。药膏可通过皮肤由淋巴管吸收后达到体内可激活机体免疫系统，而产生全身药物作用，使局部体温升高，杀死病毒，达到预防和治疗作用。

2、病理反应：《尚书》云：“若药不瞑眩，厥疾弗疗”。“瞑眩”指痒、肿、脓、水、痛、汗、泻、吐、乏力等九种内外反应，病毒由内倒外移出，症候消失。陈奇移位膏采用排毒止痛、活血化瘀等中药成分，经现代科技提纯成膏体，通过经络传递激发阳气，经气，使机体阳气充盛，而提高机体免疫力，提升局部体温，杀死病毒，达到扶正祛邪，治病求本的目的。肿瘤患者经此治疗后，临床症状得到明显改善，瘤体不增长，不转移，甚至缩小或消失。

二、体疗（岐黄健身操）

《黄帝内经》云：“经脉者，所以决生死，处百病，调虚实，不可不通”。岐黄健身操的功能作用主要是能过规定的身体姿势和肢体动作来充分调动和运用自身内力对全身进行自我检测、调节、疏通和平衡，并对机体毒素自我排放，以此强身健体，益寿延年。体操内容有马步站桩22式，站桩扳指16式，摩丹田28式，搓丹田16式，压丹田24式，此外还有牵引法、拍抓法、猿勾猿甩法、盘腿打坐等。

三、心疗（心理疏导）

由于肿瘤对人类的危害日益加重，致使人们谈瘤色变，《黄帝内经》卷中：“病非人体固有之物，亦得亦能除，言不能除者，未得其术也”。清朝御医黄元御用“挪位膏”治好了乾隆的大背疮，至今山东昌邑还流传着“挪挪挪，翻江倒海挪大背”的谚语，上述我国古代治瘤就是外敷膏药发表，使病邪通过体表排出体外，简单至极。

心情愉悦可抗瘤。当人们面带微笑时，可以产生香甜的唾液，吞咽此唾液可改善胃肠功能，使人得到良好营养及人体所需的能量元素。日常生活中感受到了心情好了吃什么都香，心情郁闷了吃什么都消化不良。所以保持一个好的心情尤为重要。

以上详细论述了“三法合一治疗肿瘤诊治方案”。

本院通过 20 年临床研究，仅例举随机分组和双盲对照组 82 例的临床病例进行研究，实施“三法合一”诊治方案治疗观察组 51 例，非“三法合一方诊治方案”治疗对照组 31 例，两组临床疗效结果对比，观察组总有效率为 80.48%，对照总有效率为 46.87%，经统计学分析 P<0.01，有显著差异。观察组明显优于对照组，故观察组具有显著独特的临床疗效。

经中国医药文献检索中心查新报告结论，证明未见国内相同文献报道。经治疗肿瘤 1870 例临床观察总结的基础上研究整理而议定的三法合一治疗肿瘤诊治方案，运用现代肿瘤发病的理论及诊查手段，循经络的发病症候，进行中医辨证施治，提出本病病因病机属寒湿之邪，经络之中营血气滞留凝，气血内乱，邪毒淤积蕴结成瘤。在治则上采用温阳化软、通窍化瘀调理气机为主，软坚散结、消肿攻毒、渐消涣散为辅，弃清热解毒、活血化瘀、以毒攻毒、治疗肿瘤之惯例，其识见之颖，方法之异，选药之奇，经过近二十年的临床观察疗效安全可靠。

该项技术经过临床验证、学术交流、专家评审均达到国内先进水平。此技术经过 10 多家医院十多年临床应用与推广，使其成为成熟规范的临床路径中医特色技术。

三峡大学中西医结合高等教育教学体系探索与实践项目实施综合报告

三峡大学　陈 涛

一、项目的总体建设目标

实施中西医结合教育，是我校高等教育改革的一项重要内容。三峡大学是一所综合院校，具有多学科优势和雄厚的医学教学资源，是我们进行中西医结合教育得天独厚的优势所在。为此，我们从 1996 年开始着手在本科层次上创办中西医结合专业，构建基础与临床、中医与西医有机结合、多学科交叉渗透的课程体系，将培养目标由原来的培养单纯中医人才转变为培养中西医知识兼备的复合型应用人才，以增强市场适应性、竞争力，拓宽就业面。

二、主要改革措施及实施情况

1、课程体系和教学计划的改革

（1）中医专业课程设置得到精干强化。中医专业课居中西医结合专业课程体系核心地位，这一点始终不能动摇，对于该专业的学生来讲，学习中医药理论和知识，掌握中医诊治疾病的手段和方法，仍然是最根本的任务。因此，必须学好学透，学专学精。基于这一考虑，我们在新的教学计划中几乎保留了中医专业五年制所开设的全部课程门数，既保持其体系的完整性，又突出其主干课程的重要性，但考虑到以往的中医教学内容交叉重复，学时安排不合理的情况十分严重，我们也对部分中医课程的内容和学时作了适当的删减或调整，如将四门中医经典著作课程整合为一门课作精讲、精读；对临床课教学，主要讲授常见病，多发病，突出重点难点，至于其它方面的知识，可通过临床见习与实习进一步完成和丰富。

（2）西医课教学要求由以往的一般了解转变为系统掌握。针对以前中医学专业西医课门数和学时安排太少，学生毕业后，难以胜任病房和急诊工作，需要重新学习西医知识的情况，我们在新的教学计划中进一步增大了西医课程的比重。不仅增加了课程门数，而且还将学时数从以往中西医课的比例 7:3 调整到 5:5。前期西医基础课程与临床医学专业在教学内容和时数上同步，并安排西医临床实习（以内科学、外科学、妇科学、儿科学、西药为主，时间为 4 个月），通过这样的调整，使学生不只是满足对西医一般知识的了解，而且要达到系统掌握和熟练运用的程度。我们认为，使学生掌握中西医两套本领，对于完善他们的知识结构，提高他们的实际工作能力，为将来临床和科研奠定扎实的基础，是十分必要，而且，这样也利于学生从中西医不同角度，选择性发展。

（3）增设中西结合桥梁课。要使两种不同的医学能结合，必须增设一些桥梁课把中西医有机地结合在一起，为此，我们增设了中西医结合导论、中西医结合方法学、中药药理学、中西医结合基础实验课等。

（4）中医临床和西医临床课合而为一。目前，从全国兄弟院校试办的中西医结合专业实施的课程策略来看，大多数采用中医和西医两个独立的课程体系，经过适当的学时调配，拼到一起部署教学，这种捆绑式的课程体系（我们称之为“H”型模式），仅仅是形式上的合而为一，而实质上仍然是中医、西医各自为政，泾渭分明。而我们在新的教学计划中所采用的是一种“Y”型模式，即：西医、中医基础课程分列，并同时增设中西医桥梁课，中西医临床课则既保持各自理论知识的系统性，又相互融合，形成中西医结合新课程，包括中西医结合妇科学、中西医结合内科学、中西医结合儿科学、中西医结合骨伤科学、中西医结合外科学等，编写教材，组织教学。这种以桥梁课和临床课为结合点的全新构思，在促进中西医两种体系结合互补，融会贯通方面迈出了较大的步伐，进而为实现真正意义的中西医结合作出了有益的尝试。

（5）注重医学实验技术和诊疗技能的训练。为了使学生熟练掌握医学基本实验技术和临床诊疗基本技能，培养学生理论联系实际、分析问题和解决问题的能力，在新的教学计划中，我们采取了如下的措施：①开设中医基础学科实验课； ②在中医诊断学以及内、外、妇、儿科教学中安排到医院见习的时间；③增加西医基础课实验学时；④加强诊断学基础教学，将其分成实验诊断学和物理诊断学来讲授，从而强化对临床诊断知识和技能的教学。在实验中力求尽量让学生多参与、多思考、多动手、多操作。同时对临床见习和实习的各个环节，精心安排，严格要求，让学生在实践中强化临床知识的学习，全面锻炼运用知识解决临床实际问题的能力。

（6）注重人文素质教育。我们将人文素质教育纳入教学计划，适当加大课程比例，精选人文教育内容，构建和完善人文社科课程体系，使人文教育课程体系成为医学教育主要组成部分。

2、教学内容的改革

教学内容的改革主要侧重在中医基础课程实验、妇科学、骨伤科学等学科的教学内容改革上。

（1）中医基础课程实验教学内容的改革。其改革的内容有以下几点：①减少不必要的验证性实验。传统的实验教学属于理论教学，主要是对理论的验证。其教学缺乏系统性，学生没有机会参加实验设计、准备和实验全过程，仅根据教师规定步骤进行操作，动手机会少，这不利于学生实践能力的培养，不利于学生综合素质的培养。因此，应减少一些不必要的验证性实验，增加设计性、综合性实验，加强实验的系统性，以科学研究的思想组织实验教学。②开设与实际应用密切相关的实验。这种实验融知识性、理论性和实际应用于一体，把理论与实践紧密结合起来，使学生加深对理论的理解，大大激发学生的求知欲和探索意识。

（2）妇科学教学内容的改革。首先我们对妇科学课程结构进行了中西医结合设计，把所授内容分为两大版块，即基础理论部分和临床疾病部分。①在基础理论方面，注重中西医妇科学理论的优势互补，宏观与微观相结合，使学生获取的妇科学知识的结构尽可能完善。例如，我们把西医妇产科学中的女性骨盆、内外生殖器的解剖内容安排到最前面，以弥补中医对这方面认识的不足，使学生能够清楚地掌握女性内外生殖器的解剖知识，为下一步学习临床内容打下基础；把中医的经、孕、产、乳等生理，与西医相对应的内容安排到一起，便于学生对照互参；把中医对妇科疾病的基本治疗方法与西医妇科的内分泌及化学药物疗法及各种物理疗法、外科疗法等 内容安排在一起，使学生能够较全面地了解中西医对妇科疾病的多种治疗手段，提高他们妇科临床的应变能力。②在临床疾病方面，突出的特点是，中西医病证对应，辨病与辨证相结合，多种治疗途径、治疗方法相结合，尽可能明确中西妇科学结合点及对应关系。中、西医妇科学教材所列大部分病证，或为同一关系，或为交叉关系，或为包含关系，如：中医妇科的月经先期、月经先后不定期、经期延长、崩漏，见于西医功能失调性子宫出血；中医妇科的胎漏、胎动不安、坠胎、小产、滑胎，则属于西医的“流产”范围。我们把这些在实质上有着对应关系的中西病症章节安排到一起，便于讲授过程中进行分析比较，取长补短，开拓学生中西医结合的思路，为他们以后在临床实践和科研过程中能充分利用所学的中西医相关知识，解决实际问题打下一定的基础。

（3）骨伤科学教学内容的改革。我们在中医伤科学课程内容的改革中，吸取教材精华，同时适时增加伤科学发展的新知识、新内容。在教材内容的取舍上，既继承传统，又注意与现代临床实际相结合。如伤科学基础在讲授传统中医概念的基础上，增加现代医学内容，并专门增设骨伤生物力学这门课程；考虑伤科学临床学科的现状和发展需要，在强化人体解剖学知识的基础上，增加“现代影像诊断技术”的内容。骨伤临床方面，删掉其它临床课程中重复内容，重点以讲解骨伤疾病的临床诊断与治疗方法为主。对正骨手法和各种整复固定方法等骨伤技能的训练，则按照骨伤技能学习、掌握和运用的规律为主线，以课堂学习和临床实践为主，同时要求学生自我练习，使骨伤技能训练从课堂中走到课堂外，延伸骨伤技能训练的课堂教学。

3、教学方法的改革

（1）“理论——实践——理论”教学方法的运用。为了防止理论和临床分离，在讲授诊断学、内科学、伤科学、妇科学、针灸等学科时，我们采取的方法是理论课与临床见习课穿插进行，有意将部分理论课内容安排在见习中联系实例讲解，以加深学生对理论知识的理解和印象。

（2）根据医院病人的患病情况来安排教学内容。医院的病人不是根据我们的教材的顺序进出院的，为了让学生在学习疾病的有关理论知识与诊疗技能后能及时见到该病的实例，我们采取根据医院病人的病种变化来安排教学内容，如在内科学教学过程中，医院消化系统疾病的病人较多，但我们的教学进度还未到，我们就会将这一部分内容提前讲授，然后到医院去见习。

（3）组织病案讨论。病例分析虽是“纸上谈兵”，但它也是跨入实践的一种演练。通过病例分析，可以加深学生对理论知识的理解，也可以训练学生分析问题的能力，从而为学生走上临床解决实际问题打下扎实的基础。

（4）成立科研兴趣小组。我们从97级中医专业开始在学生中成立科研兴趣小组，一直至今。在科研兴趣小组中，我们对学生系统介绍基本的实验技术，训练基本的实验技能，让学生自己设计课题，从事科研活动，从而提高了学生的科研能力，同时也培养了学生严谨的科学态度和团结协作精神。

（5）推行导师制。从2000年开始，中医系给每班选派一名副高以上职称的教师全面负责，对学生专业学习、科研活动、考研准备进行指导。

4、教材的改革

我们组织和参加了多次全国性教材会议，并联合全国医学院校成立了中西医结合教材编写协作组，已编写了中西结合系列教材，如中西医结合导论、中医基础学科实验教程、中西医结合肿瘤病学（出版中）、中西医结合内科学（出版中），《中西医结合医学导论》（出版中）。

5、管理模式的改革

任何一项改革的完善都必须包括对其实施改革的机构进行改革，中西结合教育的改革当然也不例外。我们首先在原来的中医系基础上挂牌“中西医结合系”，校附属医院宜昌市中医院也相应挂牌“宜昌市中西医结合医院”，然后根据实际情况，分别从教研室、教师的编制、人才的引进等方面进行了革新，使其更有利于新的教学体系的形成，使中西医结合专业的教学得到长足的发展。教研室调整是机构改革的重点内容。随着社会的发展和科技的进步，医学作为一门综合性学科，其分门类别虽然越来越精细，但是本着医学大学科的思想和医学整体观念，我院根据实际情况对各学科教研室进行了整合，使其更有利于教学过程中各子学科之间的互相渗透和有机结合。在此基础上，我们将教学分成基础教学和临床教学两大模块，基础教研室负责基础学科的教学，包括《中医基础理论》、《中医诊断学》、《方剂学》、《中药学》、《中药药理学》等学科；临床教研室则负责各临床学科的教学，包括《内科学》、《外科学》、《妇产科学》《儿科学》《针灸》等，将西医基础部分的教学申请由基础医学院负责承担。

三、实践效果、社会影响（含同行专家的评价意见）、推广应用情况及理论水平（含本课题在国内外正式出版刊物上发表的论文）

1、 实践效果

(1)该教育教学体系实施后学生总体反映良好：在我们所作的问卷调查中，学生对本专业课程所安排的教学内容满意率为 92.75%，对本专业的中西医课程学时分配满意率占 93.91%，对本专业使用的教材满意率为 97.10%，对本专业授课老师的教学方式满意率为 97.10%，对本专业各门课程开设的学期安排满意率为 92.75%，对本专业课程考核方式满意和率为 88.41%，对本专业“两个基础一个临床”的结合模式满意和基本满意为 94.2%，对本专业必修课设置满意率为 94.20%，对中西医结合专业中医基础理论实验课满意率为 85.51%，对所开设的中西医结合导论、中药药理学、中西医结合方法学等中西医结合桥梁课满意率为 85.51%，对中西医结合妇科学课程满意率为 90.24%，对中西医结合内科学满意率为 92.68%，对中西医结合骨伤科学满意率为 97.10%。

（2）提高了学生临床诊疗技术水平：与通常的中医专业相比，中西医结合专业的学生对临床各科的常见病和多发病的治疗，能辨证与辨病相结合，拓宽了治疗思路，扩大了治疗手段和方法的选择范围，提高了疗效；对急重症的处理能力有所提高。能胜任临床工作，受到实习医院和用人单位的好评。

（3）培养了学生的实践动手能力和创新能力：传统的中医教学一般以理论传授为主，强调学生死记硬背，中西医结合教学以后，不仅增加了西医实验课的开设门数和时间，而且还开设了中医基础学科实验，学生的实践动手能力得到加强，创新能力得到提高。几年来，中西医结合专业的学生先后发表了多篇科研学术论文并获得了多项科研优秀成果奖，其中自 1999 年以来，有 7 项科研成果获得了湖北省大学生优秀科研成果和“挑战杯”课外学术科技作品竞赛二、三等奖。

（4）外语水平普遍提高，专业英语得到了加强，大学生英语 4、6 级通过率达到 90%以上。

（5）增强了学生考研的应试能力。学生具备宽范围选择报考专业的基础和较强应试能力，连续四届应届毕业生考研上线率平均在 26%以上。

2、社会影响

（1）专业改造的优势已见成效：在综合院校开办中医专业的定位和特色得到了充分体现，综合院校的文理优势、西医的教学资源得到了充分的利用。为全国综合院校开办中医专业提供了借鉴。

（2）专业的社会声誉逐年提高：表现在中西结合专业的办学质量得到了各用人单位的普遍认同，毕业生受到各医院的欢迎和好评。

（3）在全国医学界有一定的影响：我院是全国中西结合教育学会的理事单位；中医/中西医结合系是全国医学院校中医系教学改革协作组重要成员单位。全国医学院校中医系、中西医结合系第四届教育教学改革研讨会暨中西医结合教材编写协作会在我校召开；我院有三位老师参加了新世纪全国高等医药院校中西医结合临床医学专业规划教材（第一版）的编写工作。

3、推广应用情况及理论水平

我院中西结合人才培养模式和五年制本科教学计划在全国十七所综合院校和西医院校中医系、中西结合系中交流、应用，我院办学经验得到兄弟院校的推广和借鉴。

（1）公开出版教材

①《中医基础学科实验教程》（中国中医药出版社，2003）

②《中西医结合导论》（四川科技出版社，2000）

③《中西医结合肿瘤病学》（中国中医药出版社，出版中）

④《中西医结合医学导论》（中国中医药出版社，出版中）

⑤《中西医结合内科学》（中国中医药出版社，出版中）

（2）公开发表论文

①《五年制中西医结合专业课程设置研究与实施》（三峡大学学报，2001，8）

②《中医妇科学中西医结合教学改革实践》（中医教育，2001，3）

③《改革人才培养模式，增强学生竞争能力

——中医学专业发展之思考》（中华实用中西医杂志，2004，3）

④《提高中医妇科学课堂教学质量的探索》（湖北三峡学院学报，2000，10）

⑤《中医基础学科实验教学改革的探讨》（湖北中医学院学报，2003，6）

⑥《开展多媒体辅助教学，提高课堂教学质量》（中国高等医学教育研究进展，2002）

⑦《课堂讲授突出重点的方法》（中医教育，2000）

⑧《中药学的直观教学法探微》(中医函授通讯,1998)

（3）获三峡大学及医学院大学生优秀论文奖数十项

三峡大学大学生科技节中，中西医结合专业学生先后获得公共发表的作品奖、校挑战杯奖等共10多项，三峡大学医学院2000、2002、2003年大学生优秀论文汇编共收医学各专业学生科技论文90篇，其中中西医结合专业学生20篇，占22%。

（4）获湖北省人民政府教学成果奖1项

《中医妇科学》中西医结合教学改革的探索与实践，三等奖。（编号：2001870）

（5）获三峡大学第二届优秀高教科研论文奖1项

中医妇科学中西医结合教学改革的实践，一等奖。(2002)

（6）获湖北省大学生优秀科研成果奖7项

①《湖北海棠对小鼠血糖的影响》，二等奖。（编号：9917D1）

②《南瓜须镇痛抗炎药理作用实验研究》，二等奖。（编号：9919D3）

③《湖北海棠的微量元素测定》，二等奖。（编号：20002097）

④《小儿支气管哮喘临床研究进展》，三等奖。（编号：2001355）

⑤《小儿反复呼吸道感染的中医药防治近况》，三等奖。（编号：2001356）

⑥《金石穿胶囊对致石豚鼠胆汁主要成分的影响》，三等奖。（编号：200232）

⑦《喘安影响哮喘大鼠模型肺泡灌洗液及肺组织HE染色的实验观察》，三等奖。（编号：2003178）

作者简介：

陈涛，男，1962年1月生，上海人。中医学教授，硕士生导师，省级学科带头人。2002年获美国世界传统医学科学院Ph.D.博士学位。从1982年始先后在宜昌医学高等专科学校、湖北三峡学院医学院、三峡大学医学院任教，主讲中医基础理论、中药药理学、中医药与免疫、中西医结合导论等课程。1989年被聘为讲师，1994年破格晋升为副教授，2000年被评聘为教授。现任三峡大学研究生处副处长，三峡天然药物实验中心主任，英国伦敦应用技术学院研究员。

“1+X”模式防治疑难病

郑州新华中医院　陈厚霖

1、什么是“1+X”模式

所谓“1+X”模式，简言之，是把人体（遗传基因和后天环境因素积淀）当作1，把人体以外的社会和自然环境当作X。1与X互为存在前提，两者各有自己的相对独立稳定结构，没有绝对的界限，都可以分别细化为若干项：内部是五脏六腑、五行归类、气血经穴，外界是刚柔百态、有形无形之“风水”、五行归类纷繁事物。+号，表示来自人体内外的“无缝对接”或胶着匹配的互动力；+号把内外两个看似孤立的领域，表达成动态的连续介质的存在形式。随着医学对疾病的全面深刻认识，“1+X”模式适合常见病、多发病、疑难病和癌症的认识和防治。

内外环境互动，促成的生理调节机制，决定着人的生命状态，决定着变异细胞能否随时清除干净和再生增殖速度。

2、中医、西医治癌如何抉择

现在一谈到肿瘤和癌症，往往就认为是人类得的一种“终极疾病”，这几乎成为目前大众的思维定势或共识——不是意味着活不久或将要很快死亡就是唯一想到去做“手术、放疗和化疗”，至于别的，都不科学、不可靠，或归于迷信，甚至认为“都是骗子”。而现实中却又存在着一种奇怪的现象：一些“手术放化疗”之后、复发恶化再无有效措施可用的患者，抱着侥幸心理或幻想去找中医治疗，结果，竟然还真有奇迹出现：有的延长了生存期，有的提高了生存质量，有的长期带瘤生存接近常人甚或痊愈。原本当作救命的稻草，竟不可思议地变成了金条，于是又产生了中医能调治各种后期癌症的“荒唐”结论。试问，中医如果对晚期或放化疗之后的癌症有疗效，为什么那么多的人非要等到希望渺茫、希望甚微，即便是神仙也无力回天的地步才“豁出去”把一切交给中医呢?如果认为中医不单单有些“玄”而确实存在着治疗“奇能”，为什么不早做选择呢？

剖析中医在癌症（包括其它疾病）防治方面的角色由“无能”到无所不能的“万能”诡异转变，大概归结为如下几点原因：

（1）说到中医，就会联想到原始、古老、传统、廉价、粗劣、模糊、芜杂不纯粹甚至不科学，只适用于调养和一些慢性病的辅助治疗，说到西医就会认为是高科技、现代、时尚、精细、清晰、纯粹甚至是无所不能。

（2）西医生理、病理学问世之前，人类存在患癌的事实却没有癌症这个病名。有矛出就会有盾挡，古老、传统的方法免不了对癌症进行试治或无意中创造出奇迹，这些都难以说清楚。即认为中医治愈的癌症属于“十个癌症九个拐（拐或乖：不能治愈的意思），一个治好不是癌”。即便是真的治愈了，也无法界定是不是现代所指的癌症，逻辑上会存在三种情况：不是癌、治愈、自愈（任何疾病都存在自愈的可能性）。

（3）西医搞清楚了癌症的很多细节，并进行了复杂分类，相应起了很多的名字，并预言了癌症的严重性、危害程度和发展规律，并借助现代媒体快速广泛地传播这些成果。由于事关人的生死存亡，大众因此先从心理上震撼恐惧，很快普遍了解了这一“高科技学说”，并形成了以前没有癌症这一概念的时候根本没有人患癌症，现在的癌症太多、越来越多和太可怕了，西医发现了癌症、只有西医能治癌的一系列牢固观念；由于手术放化疗和介入等先进工具带来的快捷措施，可以让癌症暂时性或使早期特殊的癌症永久性消失，大众又很快地普遍认可接受了这一“高科技行为”（过度依赖机器，忽视整套认知疾病的逻辑）。因此，之前这条路就很容易地成了绝大多数患者唯一、坚信、不得不踊跃或必然选择的治疗途径。

（4）时间考验了一切，随着西医的引进、普及并很快形成主流，尤其是手术放化疗的治癌模式迅速推广，很多人发现事情却“不是那样”：疼痛的根本原因不清楚，只顾止痛；血压高、血糖高、血脂高的宏观原因不清楚，只顾降压、降糖、降脂；炎症的促成原因不清楚，只顾灭菌、杀病毒、消炎；缺钙的总体原因不清楚，只顾补钙；癌症诞生的具体位置和结构非常清楚了，形成原因不清楚，只顾切除，或揣测可能有癌细胞进入其它地方而普遍撒网式地放化疗。这些，都类似某一处保险丝爆了，不需要考虑电路负载、局部老化、整体电压过高等多种综合因素（树欲静而风不止），只是不停地换保险维持电路超负荷运行，直至薄弱部分彻底崩溃。如果不问缘由只顾一味杀伐癌细胞，病邪未除，正气复伤，一时的解围，换来了永久的献身，大多数患者再无反攻之力和反攻机会，在恐惧、精神崩溃、身体衰竭、痛苦的治疗中，因扩散恶化而人财两空。于是，知道这种情况的人越来越多，开始评估治疗风险和成本，开始了对西医这些治疗模式的反思。西方医学自身也开始反省，注意到癌细胞彻底杀灭并不意味着存活期延长。与此相反，一些传统医学整体观治疗的，并不刻意消灭癌细胞，通过整体功能调节养护，带瘤生存的生命质量和存活期，都有可取之处。

（5）敢死队出现了：死马当活马医，尝试的人越多，奇迹越来越多。以前没有证据，由于现在有了西医定了性的客观依据和比较样本，经中医治疗有效的、非常有效的甚至痊愈的，也越来越多地被证明统计了出来，这又使得由开始的极少数人的尝试，逐渐变成了更多的、别无选择的癌症患者的“坚信”和“踊跃”，手术放化疗的癌症患者和确诊癌症后直接选择中医治疗的病人越来越多。这种现象侧面证明了，医疗上有时候选择古老和原始，反而是一种进步。

（6）“死”不择医，一哄而上，鱼目混珠：必然的、偶然的、内行的、胡来的，一并涌现。这又给现代医学送去了更多否定中医的把柄。

3、癌症到底该如何治

辨癌、治癌须溯源，包括初始位置回溯、组织构成回溯和致癌因素回溯。不论癌发生在人体的哪个部位、具有多么微观上的复杂区别，最终都要落实在胚胎时期“三胚层”的某个胚层，源自“四种基本组织”（神经组织、肌组织、结缔组织、上皮组织）的某一组织。至于致癌因素，可以细化到人生的方方面面，刺激因素相同，可能导致癌变的类型殊异，同一种类型的癌，可能是由一种、多种或根本不同的因素所导致，这给治疗癌症提出了辨证论治的哲理依据。

以遗传学、胚胎学、组织学等为参照依据，结合现代医学细胞变异发展的生物学特点，如癌症的类型、发生部位、恶性程度（对正常功能活动和寿命的影响、转移几率、发展速度等），全方位、超长期追溯宏观和具体病因，根据筛选出的病因或最可能的病因，用中医的八纲、营卫气血、脏腑经穴等进行辨证和五行归类，甚至上升为卦象符号表达。在细化的内外环境因素中筛选出一个或多个“敏感”项，进行归类、抽象、量比、折算、数字化，甚至纳入到电脑“二进制”云计算、健康管理。寻找内外匹配规律，实行内外同步调整，建立匹配方程和操作模式，利用传统与现代相结合的多种手段，瞄准某些矛盾焦点或人体内外某些调整点位，力促外界五行与内部五行搭配合理，改变人体内外生态制约机制，重建人体强势生理平衡。即：做到某处拔毒、某处药攻、某处针灸导引、某脏某经某穴某位需补需泻，某处过劳亏损还是“超载过盛”等，一目了然。

如今的西医，明显欠缺哲学的约束；中医辨证，哲学层次还有待再提高；中医“证”的内容急待充实，要把自然科学的成就，如各种现代工具在诊断治疗方面获得的一系列理化数据、影像、体征和症状等主、客观信息材料，纳入到更全面、可以用来辨的“证”里边去。“证”的辨识范围应该扩大到生动的内、外环境内涵上来。

随着生物医学的快速发展，对人体认识的深化，健康理念有待更新，中医教材需脱胎换骨式的修改，西医的“串行”逻辑有待纠正；医学，需要一种更加科学完善的理论体系和“并行”的辩证逻辑支持。古典哲学《周易》的逻辑、理法，传统文化，现代医学和环境科学，运用电脑网络科技的云计算，将其充分整合起来，对人进行健康管理（比较、归类、抽象、科学归纳、建立模式），不仅不是神话，实际操作上完全能够变成现实。

疑难病治疗验案举例

癌症：骆某，男，42 岁，经北京某著名三甲医院确诊直肠内距肛门约三厘米有一个 12.7cm×13.9cm 的恶性胃肠间质瘤，因不能排便已腹部造瘘排大便四个月。使用靶向治疗药物“格列卫—甲磺酸伊马替尼”，半年没见丝毫效果，且体质明显下降。西医专家几乎异口同声：立即进行肛门全切，说不定只能活三月半年。最后（2006 年 9 月 16 日，）病人和家属下了决心：采纳了我的“1+X”模式。第一，外用灌肠药。第二，内服药。一个月后，病人体重增加一公斤，且灌肠药液已能顺利越过肿瘤。按“环境匹配原则”每周换处方（戒掉原来的大量饮酒、抽烟、熬夜、毫无节制的性生活），三个月后，CT 检查肿瘤明显变薄缩小、体质明显转佳。截止到 2009 年 8 月 7 日，病人打来电话：肿瘤已缩小了四分之三强，计划两个月后保肛、瘤体摘除手术。治疗期间，没耽误经商。后来，手术保肛成功，至今已四年多，没有任何复发迹象。

孙某，20 岁，北京某著名三甲医院确诊甲状腺癌，手术结合放化疗后不久复诊，又发现手术区血供丰富小肿物。经治医生说，没有别的什么先进办法，只有择期再手术。患者接受了我的“1+X”模式保守治疗（虽与我相熟，开始他还是首选了手术放化疗“主流”疗法）。

患者胖而敦实，自述平常喝酒、熬夜、抽烟远超同伴，一看就属于中医所指的那种“痰火郁结”“实证”类型，必须消除病因和治疗瘤体同步进行才不致于死火复燃。因其正值谈女朋友时期，只能背着外人服用中药，定期找我“点位反射”用“微创”火罐排排毒，原西药照服。坚持用中药，不断调换处方。后来多次复查肿块消失，至今已结婚生子。

张某，男，48 岁，肺非小细胞癌转移扩散，放化疗后不久，多次出现大咯血抢救，血止住后即接受“1+X”模式治疗，逐渐好转，至今带癌生存六年，能过正常生活。此患者最可能的致癌因素：第一，平均每天两包烟，第二，养牛专业户，从来不戴口罩用粉碎机加工大量饲料（粉尘和噪音），第三，过度劳累，长期熬夜。

李某，现 68 岁，56 岁时因乳腺癌晚期没受所在地之市医院手术放化疗，施以“1+X”模式中医药保守治疗，乳癌没有发展，现健在。

药物副作用病患：刘某，男，57 岁，教育界干部。因查出冠状动脉梗阻百分之八十而服用降血脂、降低血液黏稠度（俗称稀释血液）、芳香开窍、活血化瘀等药物（如，辛伐他汀类、阿司匹林、各种含冰片成分的中成药滴丸、单硝酸异山梨脂），冠状动脉梗阻虽然减轻到百分之四十，但不久出现了明显体重增加发胖，中度脂肪肝，尤其是全身性皮下脂肪瘤发展迅速（大的超过鹅蛋，小的如蚕豆、大枣）。

病因追溯：排除遗传因素，别无其他不良嗜好和特殊原因。应为普遍存在的“心脑血管用药不当引起的祸患”。中医有“诸香散真气”，冰片久服、过用——损寿之说，凡具有活血化瘀、芳香开窍、辛散解表功能的中、西药物、食物，过量使用、滥用、久用，都会或多或少地损伤乃至破坏人的正常基本构成或元气。身体上某一处不明原因或原因清楚的瘀阻病变，如都采用普遍撒网式的治疗（包括药物、手术、放化疗、推拿等干预措施），局部病变可能会有所好转或消除，但这期间会伤及无辜：身体经过因人而异地调节，可以把这种副作用或“压力”转移到不同的位置、转变为不同的症状表现。即同一种类的药物或措施，对于脏腑组织生理优劣势不同的人，会产生差别很大的结果，“不需要”的或没有问题的地方往往提前或明显难以承受，有的凸显于皮肤过敏，有的凸显于消化管腔内膜（如多处发炎、溃疡、腹泻），有的凸显于脑血管扩张韧性降低，有的凸显于肌肉“变脆”，有的凸显于某“脆弱”处关节发炎或退行性病变，有的甚至无法遵循原有生理机制而不得已进行基因重组“变异”转癌；位置或倾向于上，或倾向于下，或倾向于内，或倾向于外，或偏于左或偏于右，或综合杂糅，不一而足。

此例患者主要是因久用“辛散、香窜、通透、化瘀、‘稀释’”类的药物，构成了对皮肤的汗腺、皮脂腺、皮下组织等长期的发散扩张性刺激，药物欲使皮肌扩而薄，人体自我修复机制就要求皮肌厚而秘，这一对矛盾，因人体自复能力有限和调节紊乱，因此就出现了皮下脂类物质代谢异常代偿性堆积（湿、痰、浊，淤阻壅塞），无规则分布。这已非少量、孤立的脂肪瘤的病理意义，后果相当严重。

采用“1+X”模式治疗三个月，脂肪瘤和脂肪肝完全消失，且体重下降到正常范围，体质各方面远比治疗前增强。

赵某，男，58 岁，干部，横结肠中分化腺癌，手术化疗后四个月复发转移，放弃了西医治疗。

病因追溯：患者父亲因肺癌去世。患者自青少年时起就特别多汗，出汗时即使进入凉爽环境也不能马上止汗（患者描述为“出汗的惯性”），并因易汗、多汗产生生理和心理的恶性互动。平常极少用鼻子呼吸；自年轻时起打鼾特严重，为此，在学生和当兵时期就采取了睡前口唇粘贴胶带等多种方法未能奏效，后来不得不手术摘除“会厌”，但丝毫未能减轻打鼾。后来，连续多年靠服用阿托品止汗。用阿托品后虽出汗减少，但皮肤干燥，自觉心率明显加快，消化液分泌明显减少，胃肠蠕动明显减弱。其他，抽烟量多，不嗜酒，性格内向易生闷气（易产生内毒素）。

病机概析：中医有肺主皮、毛，开窍于鼻，与大肠为表里（深浅）关系。禀赋多汗体质，因用鼻呼吸极少，变相加大了肺和皮肤汗腺等相关器官的工作量，过用则损。服用阿托品虽然强行抑制了出汗，但心率加快耗氧量、产生毒素也相对增加，再加上阿托品对消化腺分泌的抑制和消化道平滑肌蠕动降低作用，更助于产毒蓄积，排解无路。因大肠含水量最多，运动力学意义和排毒功能会因而明显受影响最大，日积月累，无形中给大肠创造了壅塞乃至“变异”的机会和条件，最后定向发展成了恶性肿瘤。

接受“1+X”模式治疗，很快控制转移，一年后CT显示，癌组织完全消失。

作者简介：

陈厚霖，男。从事中医应诊30多年，先后在北京、上海、广州多次进修与研究，期间深入拜访求教于多省民间名老中医，并发起研究“周易环境医学”，研究“1+X”疗法。现被郑州新华中医院聘为特诊专家。

谈治疗顽固性颈肩腰腿疼的“整筋疗法”

陈建国

1、“整筋疗法”的核心内容

整筋疗法是在祖国医学筋骨伤中发展提炼出来的一门专治顽固性颈肩腰腿痛的疗法，它是解决手术、微创、针刀、正骨、整脊、膏药等屡治不好、反复发作的顽固性疑难杂症的最有效、最绿色的治疗方法。它最根本的理论核心是：

它把筋骨分开了，筋是筋、骨是骨。除了骨折以外的病，均算筋伤病。筋痉挛萎缩、硬化钙化，牵动椎骨变形、挤压。这就是手术、微创屡治屡犯的原因。筋（韧带）伤是主要的(因)，骨的病变是次要的（果）；骨的病变是筋造成的。只有治好了筋，所谓骨的病变则不治而愈。这就是整筋不扳骨的由来，几千例的治疗实践证明它是对的，并对顽固性的、久治不愈的病有特效。

实践证明，正骨派在治疗骨伤急症方面有明显效果，但它在治疗顽固性疾病方面显得力不从心，无所适从。这正是正骨派目前医院临床治疗的通病。顽固病无法治愈，就建议手术微创或小针刀治疗。而整筋疗法，则专门拨筋、理筋，不做扳骨动作，风险系数小。

2、我学整筋疗法的由来

我曾在公安系统工作，这个行业劳伤比较常见。因此，较早开始自学筋骨劳伤调治，从1975年开始，师从北京双桥老太太罗有明学习理筋疗法。当时正值政府号召推广民间名医特技，同时推荐的还有一位空军医院大夫的正骨手法。适逢我当时参加学医劳动，加入了这个行列。正骨疗法的特点是讲究技法，省时省力，任何人均可学；而罗有明的理筋法，费时费力，不经锻炼，达不到要求，不是任何人能达到的。由于只学了罗有明的理筋法，

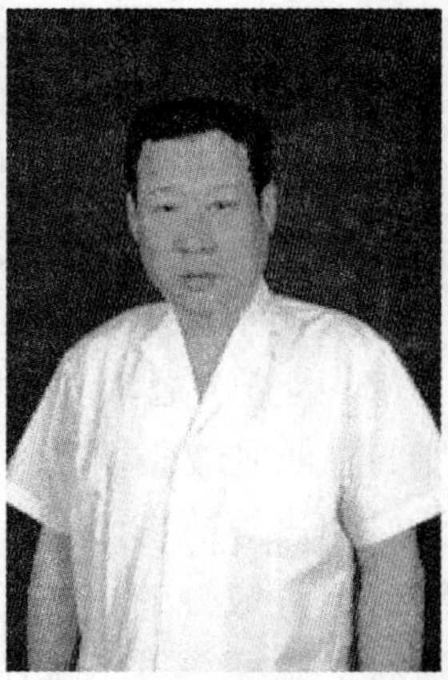

我只有一门心思搞理筋。谁知三个月后我理出了手感，并锻炼出了有力的手指，又坚持了一年，下课就去，寒暑假全都搭进去，锻炼出了能自主治病的能力。治病中我发现，所有的劳伤性顽固病，包括扳骨法屡治不愈的，拨筋却有明显疗效。我就不急着学新医正骨法了。自此，我坚持三十多年用整筋法给熟人治病，都取得了很好的效果。

通过实践，我得出结论：所有软组织损伤病都适于整筋疗法，包括那些被认为是骨伤病的脊椎系统疾病。如：颈椎、腰椎疾病（间盘突出、脱出与椎间孔狭窄），肩周炎、下颌肌炎、胸背综合症、网球肘、强直性脊柱炎、股骨头坏死、骶髂关节炎、膝部关节炎、骨刺、骨增生、手脚伤、运动软组织损伤、50%的瘫痪等。按“整筋疗法”的原理，这些统统属于软组织损伤疾病。

3、“整筋疗法”治未病

“整筋疗法”还能治未病，各种病症在它未形成时都有不适表现，这时发现，只需普通治疗一次，就可把它消灭。这种病，它是多发病、常见病，人群中有最少30%的发病率，把他消灭在萌芽阶段，只要把“整筋疗法”变成人们的日常保健项目就能做到。

总之，整筋疗法相对安全、快捷，从不扳骨，这也解决了外国人认为正骨法、扳颈腰椎危险的担心。因为没有大动作，不抬、不扳，所以老少皆宜。且治疗范围比正骨疗法大的多，除骨折以外的肢体损伤，都能治疗。

比较疼痛是整筋疗法的缺点。因而怕疼的病人不宜采用。

作者简介：

陈建国，男，1959年02月10日出生，1975年师从北京双桥老太太罗有名。2007年创建“整筋疗法”，专治顽固性颈肩腰腿痛，专治手术、微创、针刀、正骨、整脊屡治不好、反复发作的劳伤性疾病。现任中华传统医学会颈肩腰腿痛康复基地主任。

植物复方DC-M3P改善身体机能动物实验报告

陈进成

自18～19世纪工业革命后，机械代替了手工；畜牧业取代了放牧。都市兴起，人们的生活步调变得忙碌，空气污染、不均衡的饮食、颠倒的作息……使得种种文明病产生。

为达成寻求健康的渴望，我们遵循自然医学法则及中医理论，保留植物自然能量，完成纯植物复方DC-M3P。以调理肾脏代谢、温肾强精之医学理论基础，经医学中心之动物试验，证实能达到体力、耐力提升，促进睪固酮分泌等改善效果，达成天然、无副作用之中草药保健优势之诉求。

一、肾脏动力（肾激素）与人体健康之关系

中医的肾系类似现代医学下视丘—脑垂体—性腺轴的作用。肾气的盛衰可显示内分泌的功能及体质状况。

医学研究发现，与男性体力、精力、脑力息息相关的男性荷尔蒙“睪固酮”(testosterone)浓度，从30岁后逐年快速递减[1]。由于工作忙碌、压力增加，加上不良生活习惯影响，使男性睪固酮分泌水平更是提前走下坡。此与中医所谓肾气不足的征状确实不谋而合[2]。

以补充人工睪固酮来解决睪固酮低下或分泌不足，虽能在短时间内使血中睪固酮浓度增加，但将减少下视丘分泌促性腺荷尔蒙释放激素（GnRH），加促使人体内分泌紊乱，进而导致自我合成睪固酮能力丧失或减退[3,4,5]。

二、以中草药配伍应用调节男性生理机能之思路与方法

中医理论认为，肾是人体生命之根本，除了控制泌尿功能外，还与生殖、发育、内分泌等息息相关。精子的生成更仰赖肾阴滋养和肾阳的温煦；肾主命门之火乃促进生殖、发育的动力；并直接主宰着外生殖器勃起与排精的功能。《内经·素问》：“男子二八肾气盛，天癸至。精气溢泻，阴阳和，故能有子。……七八肝气衰，筋不能动，天癸竭，精少，肾藏衰，形体皆极”。“有癃者，一日数十溲，此不足也”。充分说明肾气与男性睪固酮分泌量、生殖能力、排尿顺畅与否息息相关。

综上所述，肾对人体机能相当重要。因此本试验配方DC-M3P首选具有滋肾阴、补肾阳之功效，及提升机体体力，增强免疫力的植物，以现代医学研究的观点，也具有增强肾上腺皮质及性腺的作用，促进新陈代谢，以及帮助睪固酮合成，促进精原细胞分裂和成熟。

表 1. 中草药改善男性机能有效成分与作用机制

作用机制	医学上常用成分及作用原理/副作用	药用植物效能
增加体内睾固酮浓度	**同化类固醇（Anabolic steroids）**会促进肌肉生成，增加骨骼重量，加强男性特征。 副作用：脾气暴躁或情绪低落、肝功能受损，甚至可能致癌、改变胆固醇浓度，造成高血压，增加罹患心血管疾病的机率……等。	结构与固醇类荷尔蒙相似，能刺激细胞制造脂质的皂素生物碱─diosgenin，促进内分泌、荷尔蒙的合成作用[6, 7, 8]。 1. **山药(Dioscorea Japonaca, Thunb)**主成分为皂素生物碱─diosgenin 及 DHEA。DHEA 由肾上腺分泌，再依人体需要转变为 Estrogen（雌激素）或 Testosterone（雄激素）[9, 10, 11, 12]。 2. **葫芦巴 (Trigonella foenum-graecum L.)** 含有 Indole-3 -carbinol 能够降低雌激素的分泌，及 diosgenin 能间接提高睾固酮的生成。[13, 14, 15, 16, 17, 18] 3. **冬虫夏草 (Cordyceps Sinensis (Berk.)Sacc.)** 临床证实具刺激肾上腺皮质激素作用，提高皮质醇含量，可提升肾脏制造睾固酮，治疗男性不孕症。扩张周边血管，促进勃起功能[19, 20, 21, 22, 23, 24, 25]。
	睾固酮(Testosterone)可促进红血球生成素的生成并增加骨髓造血的机能，增进磷酸肌酸的合成、减少尿中肌酸的排除，增加免疫功能，调节神经肌肉传导。	
松弛阴茎平滑肌而达到阴茎勃起	1. **罂粟碱 (Papaverine)** 是非特异性磷酸二酯酶抑制剂，通过阻断 cGMP 和 cAMP 降解，使细胞内钙离子浓度下降，导致海绵体平滑肌松弛而延长勃起 2. **前列腺素 (PGE1)** 通过平滑肌细胞表面受体刺激产生腺苷酸环化酶，该酶使 ATP 转化为 cAMP 3. **酚妥拉明 (Phentolamine)** 可降低引起平滑肌收缩的交感神经张力，使阴茎动脉平滑肌松弛，增加阴茎动脉血流，有利勃起	4. **黄精 (Polygonatum cyrtonema Hua)** 内含甾体皂甙(Steroidal saponins)能抑制钙依赖性的磷酸二酯酶(PDE)而使 cAMP 含量增加，故有增加血管流量、降血压。能提高机体免疫功能和促进 DNA、RNA 及蛋白质合成[26, 27, 28, 29, 30]。 5. **肉桂（Cortcx Cinnamoni）**具有中枢性和末梢性扩张血管作用、增加冠状动脉及脑血流量，故能促进脑部神经传导，增强记忆。肉桂对细胞内β肾上腺素受体及M胆碱受体两者的 cAMP 系统之间失衡情形，具有调整的作用，故能达到使人体内分泌系统回复平衡，促进肾上腺活化、提升肾上腺机能等作用[31, 32, 33, 34, 35]。
抑制 cGMP 分解，防止勃起阴茎软化	**威而钢 (Viagra)、犀利士 (Cialis)、立威大 (Levitra)** 皆属第 5 型磷酸二脂酶抑制剂(PDE-5 inhibiter)	
加强免疫调节、提升机体耐力	**锌(Zn)**是合成人体抗氧化酵素的必要营养素，也能提高人体的免疫力，是合成男性荷尔蒙及组成骨骼时的必需营养素，补充钙质的同时补充锌，能提高钙质的吸收率及更有效地预防骨质疏松症。	1. **鹿茸（Cervus Nippon Temminck）**能提高机体工作能力，减轻疲劳，加强免疫系统功能。并且含有高浓度的生长因子，可促进表皮、神经细胞、细胞分化、上皮细胞等活化[36, 37, 38]。 2. **刺五加 (Acanthopanax Senticosus)** 可提高人体摄氧量达 8.2%，有提高持久力及集中力的效果，以及促性腺、抗辐射、抗疲劳增强人体免疫以及抵抗自由基等作用[39, 40, 41, 42]。

三、 DC-M3P 应用在动物试验模式

1. **受试动物** 选用周龄 7 周雄性 ICR 小鼠，由乐斯科生物科技公司(BioLASCO Taiwan Co., Ltd.)供应，并饲养于马偕纪念医院实验动物中心之小鼠饲养室。分为 AB 两大组，组内再分成对照组及 3 组不同 DC-M3P 剂量之实验组，每小组各有 10 只，实验组喂饲样品摄取量分别为为 10mg/天/只、33mg/天/只、100mg/天/只 ，样品喂饲期间总计为八周（56 天）。

2. **游泳训练** A 组于第 4 周起开始进行游泳适应。喂食后 30～60 分钟，将鼠放入直径 15 cm、水深 20 cm、水温 27℃的玻璃水缸中，进行每周 3 次每次 15 分钟游泳训练，共计 11 次，第 8 周最末次强迫老鼠进行游泳挣扎，自落水开始游泳直至体力消耗殆尽，鼻孔沉入水中身体下沉即停止计算时间，此即为游泳时间。为缩短游泳训练及挣扎时间，本实验在小鼠背部绑上铅丝进行负重游泳，负重量为鼠体重的 4 %。B 组不进行游泳适应，持续喂食样品八周后后取肝脏进行肝醣含量测定。

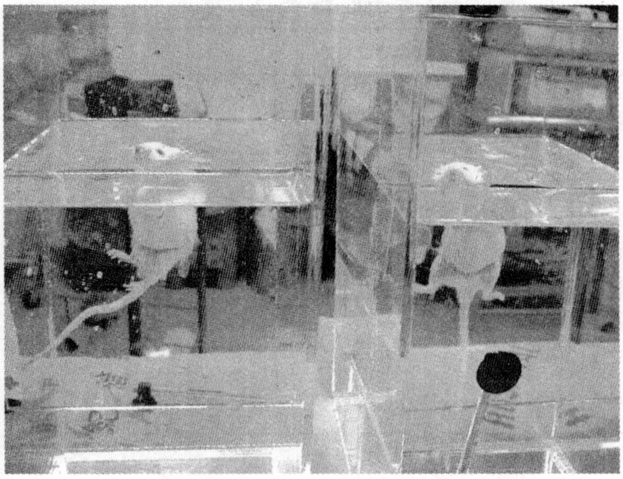

3. **血液生化数值评估** AB 两组皆于第 1 周喂食样品前，第 4 周游泳前及第 8 周游泳前采眼窝血测生化值 (Glucose, BUN, Cortisol, Testosterone, T.G., Glutamate pyruvate transaminase (GPT) 。BUN, T.G., Glucose, GPT were measured by Vitros 950 chemistry analyzer (Johnson & Johnson Clinical Diagnostics, Inc., Rochester, NY); Testosterone and cortisol were analyzed on radioimmuno assay (RIA, DSL Inc. USA)

四、 DC-M3P 动物试验结果

试验结果发现，喂食雄性 ICR 小鼠男性专用机能性配方(DC-M3P)达八周后，10mg，33mg，100mg 游泳耗竭时间达到对照组的 1.32，1.27，1.95 倍($p<0.05$)；肝脏中肝醣含量分别为对照组之 1.27，1.18，2.6 倍($p<0.05$)，两者证实 DC-M3P 确实能增加小鼠的体力，并表现在游泳耐力上。在血液生化检验值观察方面：第四周时，小鼠血清中 cortisol 含量皆较对照组明显增加，并达显著差异($p<0.05$)；在血中 testosterone 生化值比对，也可由组内变异量看出与服用时间跟剂量成正比提升，第八周时两者数据与对照组的组内变异量对比，皆得到与第四周一致的结果。

另外，血中 glucose 及 T.G.的数值，用以观察鼠体内葡萄糖、脂肪的利用率，皆较对照组为佳。而肝、肾的廓清率功能评估，则用血中 BUN 及 GPT 与对照比对，显示无不良影响，并且 33mg 这组在第四周的 BUN 数值，更达到显著提升肾代谢功能的结果。本研究之结果进行统计分析，实验数据均以 Mean±SD 表示，不同组间之差异采用变异系数分析(analysis of variance, ANOVA)中之独立样本单因子变异数分析(One-way ANOVA)进行统计分析，以 p 值 ＜0.05 表示统计上有显著性的差异。

图 1. 比较雄性 ICR 小鼠于喂食不同剂量 DC-M3P 八周后与对照组于游泳耗竭时间图

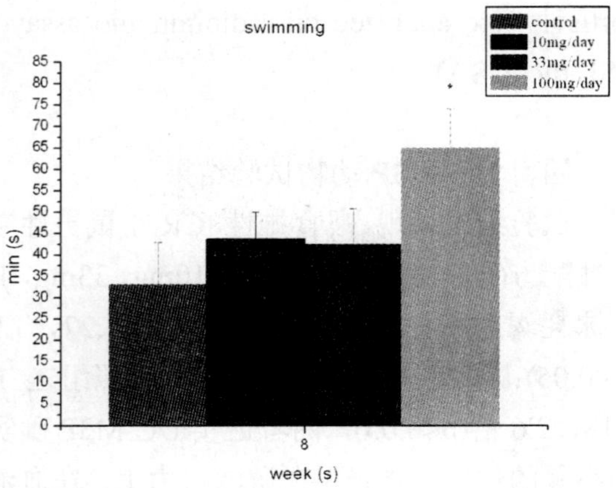

图 2. 雄性 ICR 小鼠于喂食不同剂量 DC-M3P 八周后与对照组测肝脏中肝醣之比较图

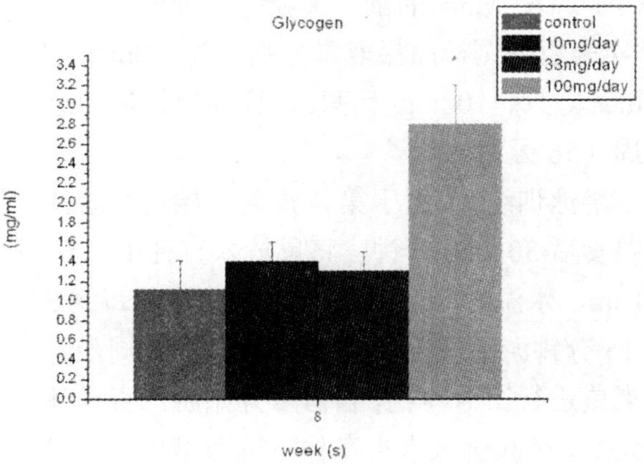

表 2. 游泳时间及肝糖含量

组别	游泳耗竭时间 分钟 ±SD	肝脏中肝糖含量 mg/ml ±SD
对照组	33.4 ±9.9	1.1 ±0.3
实验组		
10 mg/day	44.1 ±6.6	1.4 ±0.2
33 mg/day	42.4 ±8.4	1.3 ±0.2
100 mg/day	65.1 ±9.4*	2.9 ±0.4*

*(p<0.05)

表 3. 皮质醇(Cortisol)

采血周别 组别	1	4 μg/dL±SD (组内变化率%)	8
对照组	0.01±0	0.090±0.02 (90.0)	0.255±0.003 (255.0)
实验组			
10 mg/day	0.01±0	0.194±0.04* (194.0)	0.341±0.05 (341.0)
33 mg/day	0.01±0	0.243±0.04* (243.0)	0.243±0.02 (243.0)
100 mg/day	0.01±0	0.158±0.03* (158.0)	0.302±0.07 (302.0)

*(p<0.05)

表 4. 睾固酮 (testosterone)

采血周别 / 组别	1	4	8
		ng/ml±SD (组内变化率%)	
对照组	2.0±0.5	3.4±1.0 (170.0)	2.9±1.4 (145.0)
实验组			
10 mg/day	1.5±0.6	3.7±1.4 (246.7)	2.5±0.9 (166.7)
33 mg/day	2.0±0.6	3.7±1.8 (185.0)	4.3±1.8 (215.0)
100 mg/day	1.6±0.7	3.6±1.4 (225.0)	3.7±1.7 (231.2)

*($p<0.05$)

表 5. 血糖 (Glucose)

采血周别 / 组别	1	4	8
		mg/ml±SD (组内变化率%)	
对照组	146.5±4.8	176.3±8.0 (120.3)	182.3±3.5 (124.4)
实验组			
10 mg/day	141.6±4.3	177.0±12.9 (125.0)	152.4±12.5* (107.6)
33 mg/day	160.0±4.6	178.3±6.8 (111.4)	146.5±10.3* (91.6)
100 mg/day	155.4±3.8	181.4±10.1 (116.7)	160.4±5.0* (103.2)

*($p<0.05$)

表 6. 三酸甘油酯 (T.G.)

采血周别 / 组别	1	4	8
		mg/dL±SD (组内变化率%)	
对照组	187.9±8.9	122.0±6.3 (65.0)	220.0±18.7 (117.1)
实验组			
10 mg/day	187.4±10.1	73.2±3.3* (39.0)	183.7±11.9 (98.0)
33 mg/day	184.9±11.3	80.5±4.2 (43.5)	214.8±19.4 (116.2)
100 mg/day	187.0±10.7	82.6±3.8 (44.1)	216.8±13.2 (116.0)

*($p<0.05$)

表 7. 血清中尿素氮 (BUN)

采血周别 / 组别	1	4	8
		mg/ml±SD (组内变化率%)	
对照组	16.4±0.4	16.4±0.4 (100)	20.9±1.1(127.4)
实验组			
10 mg/day	15.4±0.5	16.7±0.7 (108.4)	17.2±1.1(111.6)
33 mg/day	15.3±0.4	13.5±0.6* (88.2)	17.6±0.5(115.0)
100 mg/day	14.7±0.3	14.8±0.6 (100.7)	18.1±0.9(123.1)

*($p<0.05$)

表 8. 血清麸胺酸丙酮酸转氨基 (GPT)

采血周别 组别	1	4		8	
		U/L±SD (组内变化率%)			
对照组	26.2±0.8	26.6±2.1	(101.5)	39.2±4.9	(149.6)
实验组					
10 mg/day	27.1±1.0	23.2±1.8	(85.6)	35.8±2.3	(132.1)
33 mg/day	25.6±0.5	25.4±1.7	(99.2)	33.3±5.2	(130.1)
100 mg/day	27.1±1.0	20.2±0.5	(74.5)	28.3±2.1	(140.4)

*($p<0.05$)

五、 未来展望与结语

《哈佛商业评论》预测，未来二十年最重要的四大产业：中草药现代化、生物科技、网络与行动通讯。据 WHO 统计，全球有 40 亿人口使用中草药来治病，占全世界人口 70%～80%！故中草药发展将是未来世界性的趋势，人类健康势必朝向自然医学、预防医学、平衡医学的新方向。

本男性机能性配方 DC-M3P 经现代医学动物试验证实，不仅能达到自然提升体力、耐力、精力的实际效果，更免除肝肾代谢负担。在此非常感谢马偕纪念医院动物实验室的试验人员，及放射肿瘤科陈裕仁博士专业指导，更感谢老德燕中医医院全体专业医护人员及德杏自然生物科技试验专业人员的协助。我们在此发现，若能透过对自然医学及中医学的认识与掌握，配合正确的中草药配伍，当可促进人体自愈并改善健康，这也是身为中医专业领域研究者之重要使命。

参考文献：

1. Nazem Bassil,1 Saad Alkaade,2 and John E Morley1,3 The benefits and risks of testosterone replacement therapy: a review. Ther Clin Risk Manag. 2009; 5: 427–448.

2. 杨惠如□以中医辩证理论基础验证西医理论之忧郁症相关研究□硕士论文□屏东教育大学体育学系研究所□台湾□2008

3. Mohamed O, Freundlich RE, Dakik HK, Grober ED, Najari B, Lipshultz LI, Khera M. The quantitative ADAM questionnaire: a new tool in quantifying the severity of hypogonadism. Int J Impot Res. 2010 Jan-Feb;22(1):20-4. Epub 2009 Aug 6.

4. Malcolm Carruthers. Time for international action on treating testosterone deficiency syndrome. Aging Male. 2009 March; 12(1): 21–28.

5. Malcolm Carruthers, Tom R. Trinick, and Michael J. Wheeler. The validity of androgen assays. Aging Male. 2007 September; 10(3): 165–172.

6. Anderson, K.E., et al. Diet-hormone interactions: protein/carbohydrate ratio alters reciprocally the plasma levels of testosterone and cortisol and their respective binding globulins in man. Life Sciences 40(18): 1,761-1,768, 1987.

7. Belanger, A., et al. Influence of diet on plasma steroid and sex plasma binding globulin levels in adult men. Journal of Steroid Biochemistry 32(6):829-833, 1989.

8. Ratamess, N.A., et al. Androgen receptor content following heavy resistance exercise in men. Journal of Steroid Biochemistry and Molecular Biology 93(1): 35-42, 2005.

9. Ying-Jui Ho, Ching-Fu Wang, Wen-Yu Hsu, Ting Tseng, Cheng-Chin Hsu, Mei-Ding Kao, and Yuan-Feen Tsai. Psychoimmunological effects of dioscorea（山药）in ovariectomized rats: role of anxiety level. Ann Gen Psychiatry. 2007; 6: 21.

10. Stacie E. Geller and Laura Studee. Contemporary Alternatives to Plant Estrogens for Menopause. Maturitas. 2006 November 1; 55(Suppl

1): S3–13.

11. Wu WH, Liu LY, Chung CJ, Jou HJ, Wang TA. Estrogenic effect of yam (山药) ingestion in healthy postmenopausal women. J Am Coll Nutr. 2005 Aug;24(4):235-43.

12. Araghiniknam M, Chung S, Nelson-White T, Eskelson C, Watson RR. Antioxidant activity of dioscorea (山药) and dehydroepiandrosterone (DHEA) in older humans. Life Sci. 1996; 59(11):PL147-57.

13. 兰卫，高晓黎，毛新民，葫芦巴药理作用的研究进展，西北药学杂志 2008, 23:5.

14. 颜正华，中药学（上、下），知音出版社，2003.

15. J.S. Grant Reid, Mary E. Edwards, Cathryn A. Dickson, Catherine Scott, and Michael J. Gidley. Tobacco Transgenic Lines That Express Fenugreek (葫芦巴) Galactomannan Galactosyltransferase Constitutively Have Structurally Altered Galactomannans in Their Seed Endosperm Cell Walls. Plant Physiol. 2003 March; 131(3): 1487–1495.

16. Richard Nahas and Matthew Moher. Complementary and alternative medicine for the treatment of type 2 diabetes. Can Fam Physician. 2009 June; 55(6): 591–596.

17. Anchalee Srichamroen, Catherine J. Field, Alan B.R. Thomson, and Tapan K. Basu. The Modifying Effects of Galactomannan from Canadian-Grown Fenugreek (葫芦巴) (Trigonella foenum-graecum L.) on the Glycemic and Lipidemic Status in Rats. J Clin Biochem Nutr. 2008 November; 43(3): 167–174.

18. Preetha Anand, Ajaikumar B. Kunnumakara, Chitra Sundaram, Kuzhuvelil B. Harikumar, Sheeja T. Tharakan, Oiki S. Lai, Bokyung Sung, and Bharat B. Aggarwal. Cancer is a Preventable Disease that Requires Major Lifestyle Changes. Pharm Res. 2008 September; 25(9): 2097–2116.

19. Hsu CC, Huang YL, Tsai SJ, Sheu CC, Huang BM. In vivo and in vitro stimulatory effects of Cordyceps sinensis (冬虫夏草) on testosterone production in mouse Leydig cells. Life Sci. 2003 Sep 5;73(16):2127-36.

20. Huang BM, Hsu CC, Tsai SJ, Sheu CC, Leu SF. Effects of Cordyceps sinensis (冬虫夏草) on testosterone production in normal mouse Leydig cells. Life Sci. 2001 Oct 19;69 (22):2593-602.

21. Huang BM, Ju SY, Wu CS, Chuang WJ, Sheu CC, Leu SF. Cordyceps sinensis (冬虫夏草) and its fractions stimulate MA-10 mouse Leydig tumor cell steroidogenesis. J Androl. 2001 Sep-Oct;22(5):831-7.

22. Zhu JS, Halpern GM, Jones K. The scientific rediscovery of a precious ancient Chinese herbal regimen: Cordyceps sinensis (冬虫夏草) : part II. J Altern Complement Med. 1998 Winter;4(4):429-57

23. Zhu JS, Halpern GM, Jones K. The scientific rediscovery of an ancient Chinese herbal medicine: Cordyceps sinensis (冬虫夏草) : part I. J Altern Complement Med. 1998 Fall;4(3):289-303.

24. 杨文质，等，冬虫夏草菌治疗性功能低下的临床研究，江西中医药 1985，5，46.

25. 陈以平，等，以"至灵胶囊"等虫草制剂为主治疗慢性肾功能衰竭 117 例总结，上海中医药杂志 1986，8，29.

26. 王冬梅，朱玲，张存莉，李登武，黄精化学成分及其生物活性□西北林学院学报，2006, 21(2):142-145.

27. 黄瑶，石林，黄精的药理研究及其开发利用，华西药学杂志 2002, 17:4, 278-279.

28. 广玉新，赵致，袁媛等，黄精的化学成分及药理作用，山地农业生物学报 2003, 22(6):547-550.

29. 朱红艳，许金俊，黄精延缓衰老研究进展，中草药 1999, 30(10): 795-797.

30. 陈淑清、马碧娜、谢敏，枸杞子、当归、枸杞、黄精、黄耆和竹节参总皂苷的实验研究-对小白鼠脯氨酸含量、耐缺氧研究，中药药理与临床，1990, 6(3) :28-29.

31. 周广明，肉桂粉治疗肾阳虚型腰痛 102 例疗效观察，中西医结合杂志 1984，2:115.

32. 陈家源，牙启康，卢文杰，等，中药肉桂的研究概况，广西医学 2009, 31(6).

33. 梅文莉，瞿书华，陈昌祥，等，锡兰肉桂中的黄酮类化合物，云南植物研究 2001(3).

34. Shen YC, Chou CJ, Wang YH, Chen CF, Chou YC, Lu MK. Anti-inflammatory activity of the extracts from mycelia of Antrodia camphorata cultured with water-soluble fractions from five different Cinnamomum(肉桂) species. FEMS Microbiol Lett. 2004, 231(1): 137-43.

35. 易宁育，赵胜利，一些滋阴助阳药调整 β 肾上腺素能受体 cAMP 系统及 M 胆碱受体 cGMP 系统间失平衡的分子机理，中药药理与临床，1994(6).

36. Chris Tuckwell. Velvet Antler(鹿茸) a summary of the literature on health benefits. Australian Government Rural Industries Research and Development Corporation. November 2003.

37. 张桂宝，鹿茸精注射液治疗肾虚泄泻16例，吉林中医药 1985，2，22.

38. 徐可福，等，鹿茸精穴位注治疗阳痿 42 例简介，浙江中医杂志 1983，11，498.

39. 赵洪斌，刺五加为主治疗脑血栓 20 例疗效观察，甘肃中医学院报 1988，1，27.

40. 傅克治，中国刺五加研究，黑龙江科技出版社，黑龙江，1981.

41. 杨国元，等，刺五加治疗白细胞减少症 22 例，湖北中医杂志 1982，6，52.

42. Jip Kuo, Hsiao-chi Yang, I-shaun Cheng, Ning-yuean Lee. Effects of radix acanthopanacis senticosi(刺五加) on anti-fatigue function in human. J Chin Med 2006, 17(3): 95-102.

碳能（生物电）自然疗法

广州神布医疗科技有限公司　陈康福

"碳能（生物电）自疗被"是属于非药物的自然疗法，它采用药碳配方的原料经高温精炼成炭烯微粒后，再通过高科技技术把它植入棉质纤维中做成被子，用于睡眠时垫盖进行养生保健，达到祛邪扶正、阴阳平衡的目的。

"碳能（生物电）自疗被"诞生以来，经使用者检验证实其养生保健功效。方法简便易行，容易落实到每个人的日常生活中去，既科学，又易于坚持长久，使用者能轻松获得精充、气足、神旺的回报。适应于不同人群，包括健康人、亚健康人和病患者，都可以通过使用"碳能（生物电）自疗被"达到"未病先防"、"既病防变"、"病后康复"的"治未病"效果。

"碳能（生物电）自疗被"的使用是以养生保健"治未病"为目的，其使用价值如下：

一、 祛邪

"黄帝内经"记载人为什么会生病："贼风邪气之伤人也，令人病焉……其所来者微，视之不见，听而不闻，故似鬼神。""邪气感则伤人五脏。"就中医学而论，人生病是受外感（外邪）风、寒、暑、湿、燥、火六淫邪气入侵的伤害，或受内伤（内邪）喜、怒、忧、思、悲、恐、惊七情内邪的影响。其实"六气""七情"每个人都需要，但要适中和谐才好，不能过或不及。过则错，过则祸，过或不及都将成为邪气令人病焉。李时珍在"本草纲目"中讲述辟邪的方法："上立炭带之，辟邪恶鬼气。立于户内，亦辟邪恶。""立"即存在的意思，在床上，在家中有炭（碳能(生物电)自疗被用的是炭烯微粒）的存在，就可以"辟邪恶鬼气"，使"正气存内，邪不可干"，人就健康不得病或病后加快康复。

二、 补充能量

人体疾病原因是能量变少导致的。人体生命活动必须消耗一定能量，不但行动消耗机械能，体温保持消耗热能，思维、经络等神经活动消耗生物能，合成代谢需要化学能。人体需要的能量大部分是从食物中获得的，从食物到能量要经过体内同化作用和异化作用转化成人体所需的能量。”碳能（生物电）自疗被”能直接快速向人体输入生物电能，提高细胞表面负电荷，不仅增强细胞和细胞、细胞和周围的物质之间的相互识别，也避免红细胞在血管中流动时相互粘附和与血管内皮细胞粘附，促进血液微循环，使气血畅通。

三、 促进血液微循环

血液里面包含人体所需的营养和进攻、防守所需的免疫物质。当肺的血液循环变差时，白血球、抗体无法顺利输入，细菌便容易滋生，因而产生肺炎。如果身体中有一个地方血液到不了，说明这个地方微循环不好，疾病就会从这里发生。所以，我们想不生病或根治疾病，就必须从血液循环着手，而血液循环的好坏关键在于血液循环中末梢的微循环，因为微循环是机体物质和能量交换的地方，它迂回曲折地深入到每个细胞之间，满足人体60～100万亿个细胞的需要。由于微动脉和微静脉的管腔极细，只有头发丝的1/20，只允许1～2个红细胞通过，血流的动力来自于血管细胞的伸缩运动把血液往前推动，所以，血流速度很慢。当血液粘度增高、“钱串”或脂质斑块垃圾太多时，血流速度更慢，连1个红细胞也难以通过，容易形成栓塞，阻塞血管，造成微细血管坏死。因此，血液微循环障碍的确是人体万病之源。

当你使用”碳能（生物电）自疗被”一小时后，通过血象检测就能清楚看到血液中的红血球不“钱串”了，分开单独流动了，解决了中医所谓“血不纳气”的难题。“气”指的是氧气，没有氧气人就不能生存，氧气是靠红血球带到每个细胞的。中医讲：“气为血之帅，血为气之母。”这里的“气”指的是能量。中医擅长“精”化“气”，指的是擅长把“精”（阴）化为“气”（能量），使阴阳平衡。平时讲“气旺不论命”指的是能量充足了，你的身体就健康，命运自然就好。要想病愈和健康不得病，解决好血能否纳气是关键的一环。

血象检测效果图

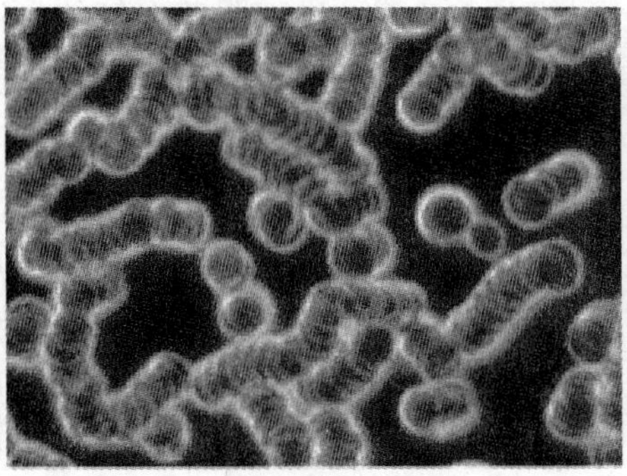

使用前

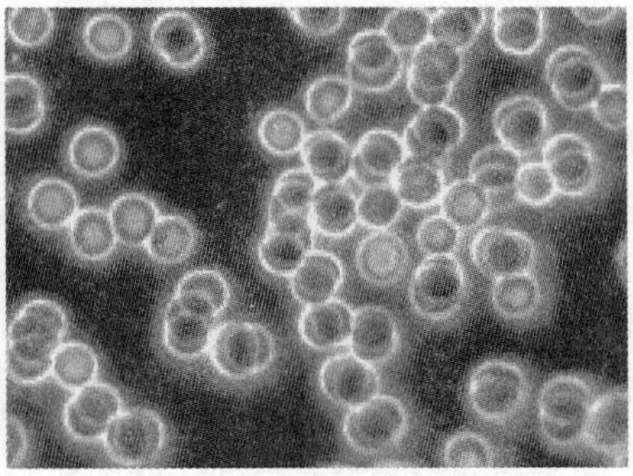

使用后

四、 调节阴阳平衡

平衡是自然界乃至大宇宙中万事万物和人类和谐共存的基础，是人体健康的自然法则。阴阳平衡的人就是最健康的人，什么是阳？阳就是气（能量），是无形看不到的东西；什么是阴？阴就是构成身体的物质，是有形的看得到的东西，如骨骼、肌肉。身体所以会生病是因为阴阳失去平衡。只要设法使太多的一方减少，太少的一方增加，阴阳就可以达到相对平衡。现代人生病大都是阴盛阳虚造成的。吊点滴会使阴更多，更造成阴阳失衡，加重病情。中医擅长精（阴）化气（阳），就是要使人体阴阳平衡。使用”碳能（生物电）自疗被”给人体充电，能量补充了，阴阳平衡了，身体自然健康。

五、 通经活络，信息畅通

经络是经脉和络脉的总称，是运行全身气血、沟通人体上下，内外感应传导信息的通路。经为路径，络为网络，可行气血，营阴阳，传递信息，协调平衡人体各部分的功能。经络是由人体空腔与肌肉腱膜间空隙构成的有利于光子态“气”的传输的能量通道。经络的英文是 Energy Channels，直译为能量通道。

“气”是中医的中心概念，贯穿于中医理论与实践的各个领域。“气”是以光子形态存在的能量，人体某一部位在一瞬间可以爆发出超常的能量是通过经络来完成的，所以，经络就是人体能量的快速传输通道。

被称为气血通道的经络，更重的是传递信息的功能。现代科学家认为，生命是“物质、能量、信息”三种要素的组合，科学家们认为，生命的基本问题是信息问题，是信息的传递控制着物质与能量的代谢和细胞的生长发育。人体细胞必须不断与外界进行物质、能量和信息的交换才能生存，细胞对外界刺激的感觉和反应，都是通过信息传导系统来实现的，人体内部信息的传递出现障碍，将会导致人体疾病的发生。

科学家们已经认定：人体是最精妙，最复杂的电磁兼容系统，所以生命体能发射生物电磁波。所讲的生物电磁波，是因为这种电磁波载有生命信息，所以才冠上生物两个字，即生物电。生物信息是一种能量，人体必须保持有足够生物电才能保证信息的传递，生物电的不足将导致生命信息的错乱。要治愈疾病和保持健康，用同一种方法：调整人体生物电信息使之正常，使人体“身心合一”，“形神一体”，异病就能同治，这是本质。所以，使用”碳能（生物电）自疗被”天天给身体补充生物电，使身体阴阳平衡，经络畅通，生命信息顺畅传递，保证生命活动有序进行，疾病就会自然痊愈，身体就能保持健康。

六、 提高免疫功能

所谓“免疫”，就是免于疾病的意思。人体慢性病 90%以上与自身免疫系统功能有直接关系，对抗任何疾病最好的武器乃是人类自身的免疫系统，它是地球上唯一能够实现自愈的力量，所有外界的医疗努力都只不过是一种辅助手段。

人体疾病和衰老，是人体免疫功能失衡的主要表现。人体健康的保证不是免疫系统是否强大低下，而是它的平衡状态。比如：老年性低钙综合病是衰老的最常见表现，细胞外液低钙，需要补钙，而细胞内却高钙，加速细胞死亡，这是一个医学难题，常规医学很难解决。而调节免疫系统平衡就可以解决，不用补充任何钙剂，只是通过调节免疫修复细胞膜上受体这个“泵”的损伤就能达到补钙的效果。使用”碳能（生物电）自疗被”由于身体得到能量的补充，达到双向调节免疫平衡，使细胞膜上的受体功能正常化。同时，由于气血畅通，体温明显比正常体温要高。科学研究证实，体温上升到比正常体温高 1 度时，免疫力会增强 5～6 倍。

中医说：“病从寒中来”，指的是体温低，免疫功能也低下，容易得病。我们运动本身虽然消耗体能，但由于通过运动能促进血液循环，使体温升高，免疫功能增强，使身体健康。老年人由于缺乏运动，体温处于低下状态，所以免疫功能也低下，就容易得病，使用”碳能（生物电）自疗被”能提高体温，对老年人提高免疫功能来说比吃任何补品都要实际可靠。

七、 增强性功能

使用”碳能（生物电）自疗被”后，人体补充了生物电，信息传递畅通，促进了体内各系统平衡，活化各腺体之后，很自然地精力得到提升，血液微循环得到改善，进入阴茎血管的血液量不知不觉也增加了，阴道的润滑度和敏感度也提升了，心情愉快了，从而增强了性的活力及欲望。

八、 养颜抗衰

使用”碳能（生物电）自疗被”后，你会发现脸色白里透红，呈现自然美。其实皮肤显现的颜色就是你血液的颜色，微循环好了，气血畅通了，皮肤颜色自然好看。体内自由基少了，皮肤变白，弹性增加，皱纹减少，背部韧带增加，腰不酸痛，精力增加，记忆力增强，这就是”碳能（生物电）自疗被”养颜抗衰老的使用价值。

九、 无毒一身轻

“碳能（生物电）自疗被”天天给人体补充生物电，使信息传递顺畅，阴阳平衡，祛邪扶正，食欲增加，睡眠改善，体力及抗病能力增加，让人体有能力进行自我改善，自我修复，有能力把体内的邪气和毒素逼出体外，让人体无毒一身轻。然而，人体排毒过程实际上是在恢复被毒死的神经的功能，使原本坏死的神经恢复知觉，身体反而会感到不适，甚至会痛苦难忍，这种现象是排毒的“好转反应”，中医谓之“瞑眩反应”。“好转反应”是人体迈向健康无病过程中最关键的一环，中医云：“病不瞑眩，其疾难愈”。有“好转反应”就是疾病已开始好转的自然现象，是好兆头。如果人无法彻悟其中道理，不能接受这种“好转反应”的观念时，疾病是无法痊愈的。

现代物理学告诉我们，宇宙中存在有两种基本的物质形态，一种是由电子、原子、分子等基本粒子构成的实物粒子形态；另一种是不具备实物粒子属性的“场”，包括引力场、电场、磁场、电磁场、可见光等。生命同样也存在着这两种基本的物质形态。

人类医学一直都是以“实物粒子形态”为核心，对生命进行着解剖分析式的控索。基因及由基因所决定的蛋白质，就是由电子、原子、分子等基本粒子构成的实物粒子形态。实物粒子只能构成生命机体的空间形态与大小，及由实物粒子参与的新陈代谢、生理生化过程。

然而，生命中以“场”为载体的结构形式至今仍然未能走进现代医学的科学殿堂。但这种结构形式却对生命功能在起着非常重要的作用，这也是很多生命现象不解之谜的形成原因。“碳能（生物电）自疗被”的应用，将进一步揭开这种生命现象神秘的面纱。

作者简介：

陈康福，男，52 岁，广东省阳西人，出生于中医世家，擅长中医药配伍，备有十多条专门针对疑难杂症的康复疗法和独特秘方。

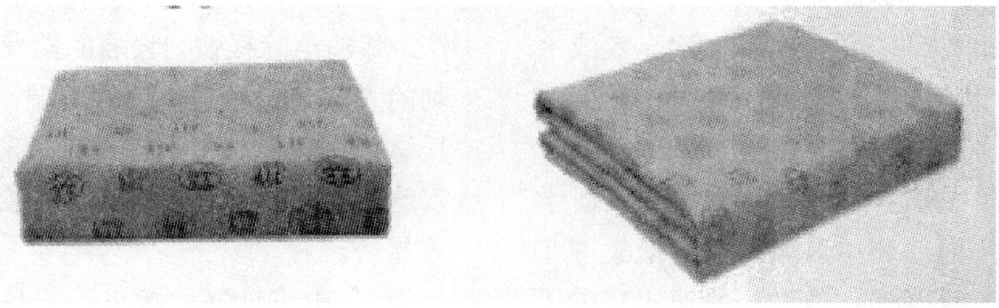

靳瑞教授和他的神奇“靳三针”

崔伟亮

靳瑞教授生于 1932 年，2010 年 1 月辞世。生前为广州中医药大学首席教授，中国针灸学会文献研究会副理事长。擅治脑病、视神经萎缩、儿童弱智等疑难杂症，在海内外有“靳三针”之称。靳瑞教授曾自述“靳三针”的来历：

靳三针是我 70 年代在海南脑型疟研究时，替一位患过敏性炎十多年的领导治疗，经过灸三次就治愈了。由于他长期治疗都无效，所以他问我这是什么疗法。当时我没有思想准备，我想既然三次就治愈，那就叫鼻三针吧。从此鼻三针治疗过敏性鼻炎就在群众中传开了。1979 年救治脑型疟研究结束，我返回广州中医学院筹办针灸系，并任针灸系主任和针灸研究所所长。国家中医药管理局要我总结建国四十年的中医药成就，我任编委，主持针灸学部分。于是我把建国以来全国最有代表性的针灸临床研究资料输入电脑，反馈出来，进行分析总结上报。以后我把最有代表性的针灸治疗常见病，最多人用的穴位，每种病选三个穴，并结合我几十年从事针灸临床、研究的经验，通过我有指导硕士、博士研究生的特殊条件，利用大学先进研究设备进行了大量的临床和实验研究，得出用三个穴位治疗一种疾病的方法。有一次记者来采访，由于病人太多，就请他自己去访问病人，采访完后，他见我的处方都是三针，于是他发表了“靳三针轰动巴黎”一文，由此，人们都称我“靳三针”。

正如靳瑞教授自己所说，由于他的“三针”都是研究项目，所以疗效很好。为纪念恩师，也为传扬恩师的学术，特记录靳瑞教授几组代表性的“三针”如下。

1、鼻三针。是“靳三针”最早的研究，靳老于1966 年文化大革命时期在海南岛研究治疗过敏性鼻炎，疗效显著，常常是针到病除，受到广大患者欢迎。

迎香穴、印堂穴。对属于过敏性鼻炎、干燥性鼻炎、萎缩性鼻炎、单纯性鼻炎、伤风鼻塞、鼻涕不止、鼻塞不通、不闻香臭用烧山火的手法即见效，许多可一次显效或治愈。对于肥厚性鼻炎、臭涕性鼻炎、鼻衄、鼻息肉、鼻痔、红鼻头、酒渣鼻、鼻疮等用透天凉手法即针即效，许多可一次显效或治愈；不精通手法者也有一定的疗效。同时对鼻部的美容效果也显著。

2、颞三针。从 1987 年认识靳老后就随其研学中风偏瘫后遗症，当时广州中风偏瘫康复最集中在市第六人民医院。为了简便、高效、快速康复中风患者，靳老研究了很长的时间、最后得出的结论：颞部三针。

耳尖上 2 寸为第一针，第一针向前平行 1.5 寸为第二针，向后平行 1.5 寸为第三针；左侧偏瘫针右颞三针，右侧偏病针左侧颞三针。颞三针若用法得当，其疗效神奇，妙手回春，立竿见影。如急性中风、近期中风后遗症的脑溢血者、血压高危者用透天凉手法、大泻或粗针，常常是针到即手足动或是即可行走。若是脑梗塞，血压不高的中风患者需用烧山火手法，让温热感或电行感放射到对侧患指、趾尖，针到手足动、再针即愈。在针刺之前还有一个重要的辨证：如用手按摩颞部头皮很硬、很痛者需先用刮痧板刮痧或悬灸至软后再针刺，否则针之极痛，或疗效不显著，且几乎用不了手法。若适当配合推拿、食疗等更是神奇得便捷。

3、皮三针。南方湿热，1988 年随靳老研治湿疹、皮炎、青春痘、荨麻疹、银肖病等皮肤病时，亲历了皮三针的效果：针即效，且在一二周内大部分可治愈。这三针很讲究精通经络的补泻，若不精通经络则疗效不高，为了简便推广，这三针一直未公开。

合谷、血海、三阴交穴。主要手法也是用靳老威震日本的“透天凉、烧山火”手法，为了对不精通经络、手法、辨证者也有较好的疗效，又对这三针穴位辨证采用刺络排毒或自血脱敏增免疗法，使疗效大大加快、增强。

4、膝三针。1988 年随靳老在诊治众多腰腿疼痛、关节炎时，为了精简和便于操作，定出膝三针，且膝三针当时有二组，第一组（未公开）为肺俞穴、鹤顶穴、曲泽穴；第二组为（公开）血海、梁丘、膝眼穴。用第一组穴位若精通补泻其疗效则立竿见影。

第二组的血海穴治内膝疼痛，梁丘穴治膝外疼痛，膝眼穴治疗膝前、膝内、膝后疼痛。若稍用手法，膝痛消除极快。膝痛的治疗除了手法外还有针刺的方向、角度是疗效的关键，如内膝疼痛，用梁丘透刺阴陵泉、或阴谷、或曲泉穴，外膝痛用血海穴透刺阳陵泉、或足三里、或委阳、或外膝眼等疗效显著。

5、中三针又称腰三针：是治疗腰腿疼痛的重要穴位。1988 年 12 月初靳老于法国讲学时，遇上跳天鹅舞的“小天鹅”折翘后，法国至整个欧洲专家认为三年后才能站起来、以后还不能跳舞，经“中三针”诊治两小时即可跳天鹅舞，即时轰动巴黎、震惊欧洲。

人中穴、委中三穴。对急慢性腰腿疼痛采用辨证论治、配合到位的治疗就是立竿见影的神奇。其实“三中穴”中，诊治得到位，任何一穴都可很快治腰腿疼痛（腰椎间盘突出、脱出、彭出、错位、损伤、风湿等），“中三针”辨证论治较复杂，故一直未公开。

腰三针（局部针）：肾俞、大肠俞、委中三穴。这三穴位用砭、针、灸、药的方法辨证施用到位其疗效佳。针刺辨用仰卧、俯卧、坐位、站位其疗效都不同，差异大，若针经不精，用俯卧位针刺，疗效不佳。

6、痔三针。1989 年靳老教我治疗痔疮，因当时我的脉诊不精，以传统的思路主要靠问诊为主，自感学得不够透彻。1990 年靳老把我带到江西鹰谭市中医院两天后就回广州，让我独自主理诊治。有一位大叔问我：你这么年轻，能治什么病？因把握不大，只反问，你要我给你治什么病？痔疮。你一个人来我不会医，要 5 位以上一起来治疗我就会医。7 人一起来，一周后全治愈。

人中穴、支沟穴、承山三穴。这简便、高效治疗痔疮的穴，若精通手法，一般 1～3 次可治愈。此三针未公开。

7、智三针。1988 年开始大量研究儿童奇难病变，康复儿童残疾。靳老带我们主研主攻儿童弱智，经过两年的大量临床研究，最佳结论是“智三针”。不同年龄、不同程度的弱智儿童都有很好的疗效，从 0～43 岁都有效，老年性痴呆的疗效也不错，据辨证综合治疗，弱智儿童的 IQ 从 30～80 可提升到 80～95，都可达到正常上学。

智三针又称神三针(提神醒脑，益智增慧)：统领诸阳的督脉神庭穴（印堂上 3.5 寸）、长阳气和助消化的胆经本神穴（眉心上 3.5 寸）。以补泻的手法、联盟的力量，使增智助聪疗效显著。

8、糖三针。从 2003 年起加强糖尿病的治疗研究，而传统的糖尿病以三多一少为主症，而今的糖尿病则以肥胖为主，又大多数人没有明显的症状，体检时查出来，故治疗糖尿病得以降糖、减肥为主。我们是营养过盛吗？不，而是营养不利用和利用不平衡。

为阴陵泉、肺俞、涌泉三穴。此三穴精用则糖尿病患者也就轻松康复啦，以后不用治疗吃药。

“靳三针”是靳教授学术的厚积薄发，要想真正领悟和传承靳教授的医术，需要同时传承靳教授精益求精的治学精神。象靳教授那样一生学无止境，用最好的医术为患者尽快解除痛苦，这将是对恩师最好的纪念。

作者简介：

崔伟亮，男，1965 年生。出生于中医世家，年逾百岁的祖母是当地产、儿科名医，伯祖母则擅长艾灸。家族中还有祖父、伯父、姑母等从医。崔伟亮因从小受家庭的影响，喜爱中医，在学习家传医学同时，于 1984 年进入高等职业中学医学班，1987 年毕业的同时考取广东省“个体行医执照”。为了做个好医生，崔伟亮慕名每天去观摩靳瑞教授门诊，最终得以打动靳瑞教授，成为靳瑞教授的入室弟子且随诊多年。

人体辉光与经络健身

邓华岳

媒体报道，国外科学家基尔纳在 1911 年透过双花青素染料刷过的玻璃，看到病人身体周围发出模糊光圈，称其为“人体辉光”（见图 1）。后美国生理学家托尼安夫妻摸仿此环境拍摄成照片，发表后轰动一时。自此以后，许多人纷纷进行研究。情况如下：

发现人体各部分的光的颜色不同，并有 741 个最亮点。

人体辉光就是我们有些气功师能看到的人体外气。即人体气场。

人体吸收宇宙能量，也向宇宙发射能量。

人体辉光仪能显示出印度瑜珈的左、右、中脉和 7 轮（见图 2）。

人体表面辉光的强弱分布如下：躯干，腿，臂＜脚，手＜手指尖。人体体表辉光，不同地方可相差几倍，甚至十几倍（见图 3）。

人的意念可增强人体场能 15%，少数人可增强 100%或更多；而受试者能够在暗室外面影响室内光电管的信号。即人体信息的传递，墙体不成为障碍。

在一定距离内，人与人之间能相互起作用。即对别人能产生健康的或不健康的作用。或者说给对方授予和施加作用。

两性拥抱接吻，辉光交织在一起，变得明亮许多（见图 4）。

这些研究证实了祖先对经脉研究的正确性：人体气场的存在，人能发放外气，尤其掌指，特别是手指，是人身向宇宙发射能量最强的部位。意念可增强人体场能。用手循经能通经脉排病气，人们既可用来健身养生，又可作为为他人治疗疾病的方法--手能疗法。

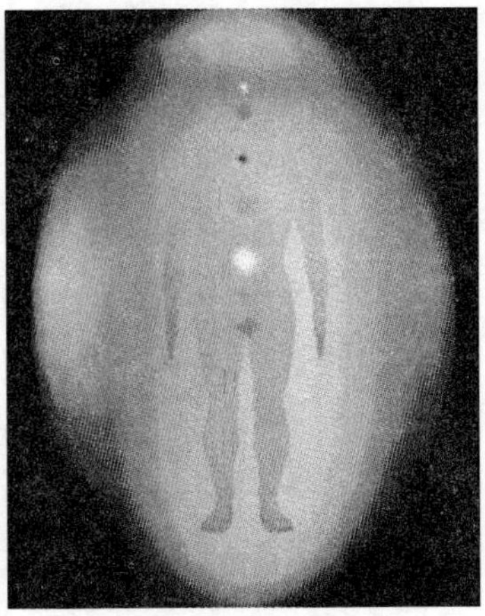

图 1 人体辉光和脉轮

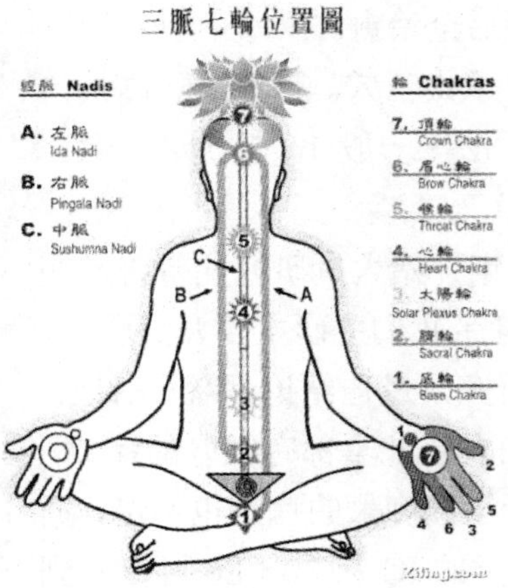

图 2 印度脉轮 左右中脉

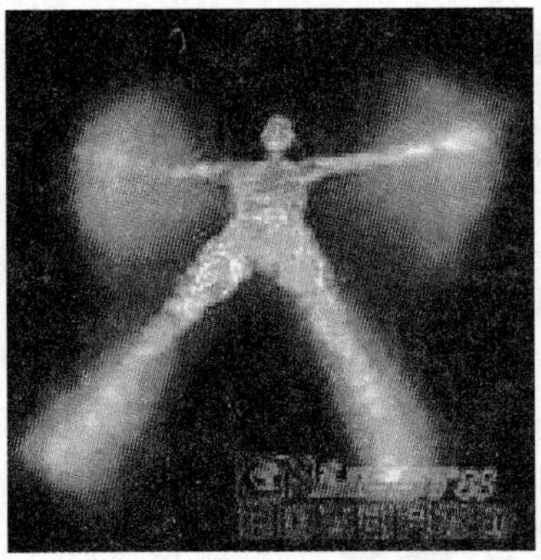

图 3 人体辉光

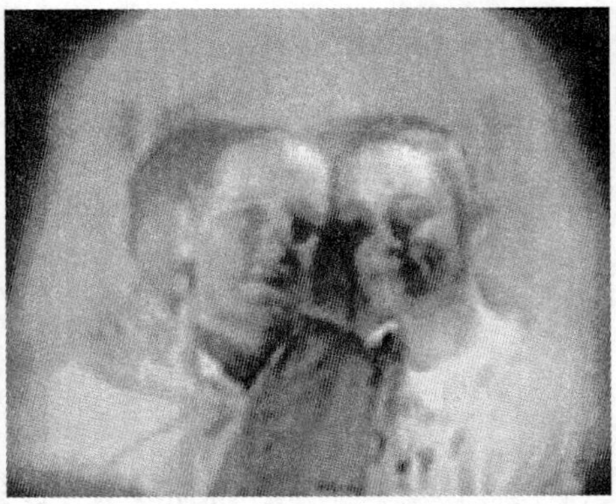

图 4 辉光交织一起

《黄帝内经》推崇“治未病”。治未病是指当身体状况还在未病时，察之于未形，防患于未然，能够察觉病的露头，或说欲病前的萌芽状态。《内经》认为能治未病者是为上医。量子测量仪和人体辉光摄像仪等，可查出早期亚健康信息。无论医生诊断或仪器检查，都存在两个问题：（1）去找医生诊断和仪器检查的人是少数，大多数人在这种情况下不会去医院就诊做检查。对这部分人（且是绝大多数人）如何处理？（2）诊断和检查出未病的病，说明有病的萌芽了。

因此，“治未病”更积极的态度是不让疾病萌芽，或者说，当欲病一露头（萌芽状）时即被消灭。就可以减少人们的“亚健康”状况。那么，如何能使“未病”不萌芽？

要使未病不萌芽，就要进行全方位的预防。但，病有成千上万种，且含经脉病和筋骨病，人们无法预测何时萌发何种病？如何防呢？

中医治病是用各种手段通经脉，排病气，病即可痊愈。治未病即防病，也应该用通经脉排病气方法。运动是通经脉的好方法。但是，现有任何健身运动，都无法知道将发的未病之病是否在它预防之列。因此，治未病要全面预防疾病，不但必须通全身经脉，还必须抻筋拨骨健关节。我们只要寻找到能通全身经脉的方法，寻找到抻筋拨骨健关节方法，把其编成健身运动，供人们习练，就可达到把未病之病消灭在萌芽中的目的。

脏俯与人体表面的皮部，通过经络进行联系。即脏腑---经脉---络脉---皮部，这个通道布满人体全身，调控着人体健康。如同打吊瓶针的透气管。打吊瓶针，若没有透气管，针液流不进人的血管。而对人体来说：没有经络通气，血液和其它体液流不动。生活在地球表面的任何生命体，都离不开空气（氧），都需要通气的管道，无数细胞体组成的机体，要组成一个输气系统，这个系统在人身上就是经络。人体有无数个透气管出口，分布在皮部，进行着里外气体交换，即呼吸。呼出的叫外气。皮部呼吸是人体进行自护，自治，达到自愈的手段。古医书有这样的说法：善治病者，先治皮，其次治肌，筋经，六腑，五赃，病到五脏者已至半死半活。

循通经脉，就是先从皮部开始，利用手的能量，通过皮部，循行全身经脉，作用于体内全身。使皮部呼吸好，经脉畅通，能将经脉所属的欲病（未病之病）消灭在萌芽中。

循经之所以能通经脉，是掌（或指）与其所贴近的肌体（含经脉）的能量（气）融为一体（包括病气滞气），称其为“合能”（ 或“合气”）。当手循经运行时，合能（或合气）随动。这个随动，便疏通了经脉，排除了经脉内外的病气。

人的病除经脉病外，还有筋骨病。尽管关节病不致命，但也影响人的正常生活，而且是气血运行的坎。“关节运动操”从上到下， 按顺序活动所关节，抻筋拔骨。每个部位都有多组动作，以锻炼和保护关节，能很好改善各种筋骨病，延缓和防止骨质增生，减轻骨刺带给人们的痛苦。

将循经通全身经脉手法，手印运行法和关节运动操综合在一起，就编制成“循经通脉健身系统工程”， 共 20 余套。它们都能够同时平衡各种不平衡状态，使未病之病无萌发机会。“循经通脉健身系统工程” 不仅是全方位健身养生方法，还是一种快速治疗手法---手能疗法。是完全依靠人体自身能量完成的纯天然方法。它还包含传承静功的手形通脉法，具有治疗作用。

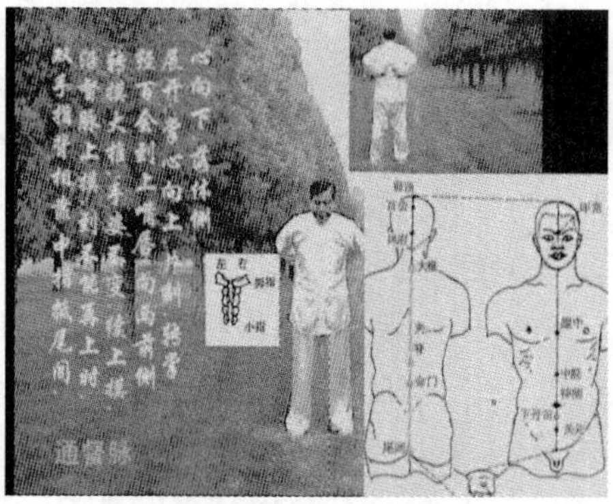

图 7 循经通督脉

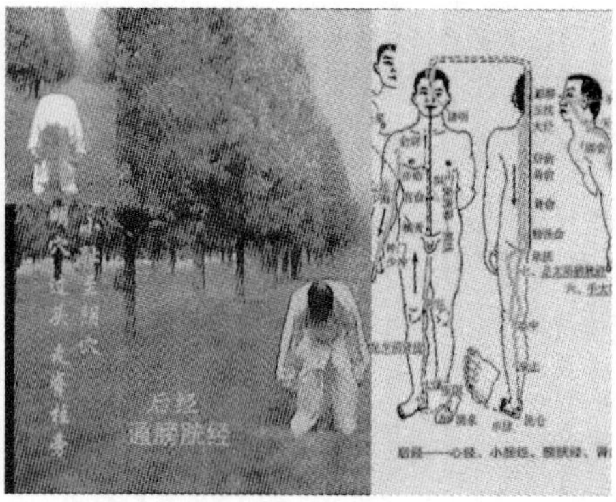

图 8 循经通膀胱经

扶阳罐走罐加温灸治疗女性更年期失眠 48 例临床观察

广东省高要市金利镇中心卫生院　冯高基
广东省新兴中药学校　王德燕

【摘 要】目的：观察扶阳罐走罐加温灸治疗女性更年期失眠的临床疗效。方法：将 84 例更年期失眠患者随机分为治疗组 48 例和对照组 36 例。治疗组用扶阳罐走罐加温灸治疗每日 1 次，连治 7

次，休息 3 次。对照组口服谷维素、维生素 B1 每日 3 次，必要时晚上睡前加服舒乐安定。两组均 30 天后评价疗效。**结果：**治疗组与对照组，总显效率与总有效率分别为 75.0%和 27.8%，97.9%和 80.6%。均 *p＜0.01*。治疗组总显效率与总有效率均优于对照组。**结论：**扶阳罐走罐加温灸治疗女性更年期失眠临床疗效好，且方法简单，副作用少，值得推广。

【关键词】女性更年期失眠；针灸疗法；扶阳罐；走罐加温灸；临床观察

失眠是指无法入睡或无法保持睡眠状态，导致睡眠不足，又称入睡和维持睡眠障碍(DlMS)。有资料显示，更年期妇女 60%左右有失眠症状[1]。该类患者常伴有日间精神不振，反应迟钝，体倦疲乏，甚则心烦易怒，多疑敏感，严重影响身心健康、工作、学习和生活的质量。笔者用扶阳罐走罐加温灸治疗女性更年期失眠患者 48 例，效果显著，现报告如下。

1 临床资料

1.1 一般资料　选取 2010 年 9 月至 2011 年 9 月更年期妇女以失眠为主诉就诊的门诊病人 84 例。按随机数字表法随机分为两组。治疗组 48 例，年龄 45～55 岁，平均 51.2 岁；病程 6～36 个月，平均 21 个月。对照组 36 例，年龄 46～55 岁，平均 51.8 岁；病程 6～32 个月，平均 20 个月。两组病程及年龄等经统计学处理无显著性差异(均 p＞0.05)，具有可比性。

1.2 诊断标准

西医按照美国精神科协会所制定的《精神障碍和统计手册(DSM-Ⅳ)》[2]中原发性失眠的诊断标准及 1999 年卫生部颁发的《中药新药临床研究指导原则》[3]中女性绝经期综合征的西医诊断标准。中医按照《中药新药的临床研究指导原则》绝经前后诸证的中医标准及中华人民共和国行业标准《中医病证诊断疗效标准》[4]"不寐"的诊断。

1.3 纳入标准

①符合上述诊断标准。②年龄 45～55 岁。③能积极配合完成临床观察者。

1.4　排除标准

①不符合上述诊断标准及纳入标准者；②虽符合诊断标准但同时伴有明显的心、脑、肾及消化系统等疾病的患者；有走罐治疗禁忌症的患者；③治疗期间未按规定配合治疗，或正在接受其他相关治疗或药物治疗，影响疗效观测者。

2 治疗方法

治疗组：用扶阳罐走罐加温灸。扶阳罐为湖南省株洲扶阳医疗器械有限公司生产，产品型号：FY(1)-001A。走罐前涂上扶阳活络通油，走罐经络沿腰背部督脉和足太阳膀胱经五条经络线路上下走罐。走罐至皮肤出现紫红色瘢纹。温灸亦用扶阳罐，选穴：百合、关元、三阴交、涌泉、神门；肝郁化火加行间、太冲，痰热内扰加丰隆，阴虚火旺加太溪，心脾两虚加内关、足三里，心胆气虚加四神聪。走罐 30 分钟，然后每次选取 3～5 穴，各穴轮换温灸共 30 分钟，每日 1 次，连治 7 次，休息 3 次，如此反复 30 天后评价疗效。

对照组：给予谷维素 20 mg、维生素 B 1 20 mg,，每天 3 次。必要时晚上睡前加服舒乐安定 1mg。30 天后评价疗效。

3 疗效评价

3. 1 疗效标准：根据《中医病证诊断疗效标准》[4]和 SPIEGEL 量表评分采用减分率进行疗效评价，共分 4 级。临床痊愈：症状完全或基本消失，SPIEGEL 量表减分率≥75%。显较：症状有所消失，SPIEGEL 量表减分率≥50%。有效：症状有所改善，或部分症状改善，SPIEGEL 量表减分率≥25%。无效：症状无改变，或反而加重。

3.2 统计学方法　所得数据应用 SPSS 13.0 统计软件包分析处理，计数资料应用 χ^2 检验。

4 治疗结果：

4.1 两组临床疗效 (见表 1)。

表 1 两组疗效比较[n（%）]

组别	n	临床痊愈（%）	显效（%）	有效（%）	无效（%）	总显效率（%）	总有效率（%）
治疗组	48	14(29.2)	22(45.8)	11(22.9)	1(2.1)	36(75.0)*	47(97.9)* *
对照组	36	1(2.8)	9(25.0)	19(52.8)	7(19.4)	10(27.8)	29(80.6)

注：治疗组与对照组总显效率与总有效率分别为 75.0%和 27.8%，97.9%和 80.6%。* $P<0.01$（$\chi^2=18.5172$）、** $P<0.01$（$\chi^2=7.1957$）。治疗组总显效率与总有效率均优于对照组。

4.2 副作用：治疗组走罐处皮肤可见红色或暗红色瘢纹，此为治疗时应见现象，无须处理，3～5天后自行消失；另要注意扶阳罐治疗的温度，以病人适应为度，不可因温度过高而烫伤皮肤。对照组谷维素等作用轻微，效果差；加用镇静药后，多数患者白天常有困倦、精力不集中、反应迟钝、记忆减退、眩晕等，个别有耐药和成隐性。

5 讨论

更年期女性失眠在现代医学中认为是雌激素水平下降，内分泌失衡及自主神经失调所致。治疗上多用调节自主神经药，镇静药和激素替代疗法。谷维素等能调节自主神经，但作用轻微，效果差。镇静药镇静作用强，但副作用大，白天常感困倦、精力不集中、反应迟钝、记忆减退、眩晕等，个别有耐药和成瘾性。激素替代疗法有严格的应用适应证及禁忌证，监测项目多，且有诱发卒中、心脏病、乳腺癌等危险[5]，病人多畏惧。运用扶阳罐走罐加温灸治疗女性更年期失眠，能调节阴阳，阴平阳秘，精神乃治，而使失眠消失，症状改善，提高生活质量。

失眠中医称为“不寐”，病位在心，与肾、肝、脾关系密切。《素问·上古天真论》曰：“女子二七天癸至，任脉通，太冲脉盛，月事以时下，故有子…七七任脉虚，太冲脉衰少，天癸竭，地道不通，故形坏而无子”。女性更年期失眠，多因肾气渐衰，冲任亏虚，天癸将竭，阴血不足，阴阳失衡。肾阴不足，阳失潜藏，上扰神明而致失眠；或肾阳虚衰、经脉失于温养，神不得养，亦致失眠。肾之阴阳虚衰，阴阳失恒是女性更年期失眠的主要原因。肾阴不足，水不涵木致阴虚阳亢，火扰心神；肾阳虚衰，火不暖土，心脾血虚，血不养神；肾不运脾，痰浊内生，郁而化火，痰火扰心等等均可导致失眠。

扶阳罐有“温刮温灸”的特点。能使热能、红外线、磁疗同步导入，直接疏通经络、温补虚损、入脏通脑、平调阴阳而治疗女性更年期失眠症。因膀胱经纵贯全身，行背之阳，与肾相表里；督脉总督全身之阳气，调整诸阳经，入肾。故走罐于膀胱经、督脉，可以平调阴阳，温肾填精，益脑安神。温灸取穴：因百合为百脉之会，百病所主，有安神定志之功；关元、三阴交、涌泉三穴可引火归原，宁心安神；神门为手少阴心经要穴，养心安神。另配行间、太冲、丰隆、太溪、内关、足三里、四神聪等随症加减，共治失眠。

综上所述：扶阳罐走罐加温灸治疗女性更年期失眠有较好的临床疗效，与医理相合，且方法简单，副作用少，易被患者接受，值得推广。

参考文献:

[1]李艳华,危秀青,郑巧玲,等.妇女围绝经期综合征发生率及相关因素的调查[J].海峡预防医学杂志, 2006, 12(4): 68-69.

[2] Amercian Psychiatric Association. The diagnostic and statistical ofmental disorders[M]. 4th ed. Washington DC: Amercian PsychiatricPress, 1994: 25.

[3]中华人民共和国卫生部.中药新药临床研究指导原则[S].第三辑.北京:人民卫生出版社, 1997: 98.

[4]中华人民共和国国家中医药管理局.中医病症诊断疗效标准[S].南京:南京大学出版社, 1994.

[5] TheNorthAmericanMenopause Society. Clinical challenge ofprimenopause: consensus opinion of the North American Menopause Society[J]. Menopause, 2000, 7(1): 5.

用最环保的医疗方法医病

香港创新理疗康复工作指导中心　冯锦满

华夏文明五千年，源远流长；中华文化博大精深，蕴藏丰富。作为华夏之子我们有责任继承中华民族的精髓，有义务弘扬华夏文明之智慧。

我自20世纪70年代开始研读中国传统中医药学、针灸学，曾获中医外科及针灸学证书。几十年来潜心钻研中医药、骨伤跌打治疗，为患者提供义诊，解决了众多患者的疼痛症及顽症，从而也在实践中积累了大量的临床经验。为了更好地掌握理疗方面的知识与技术，我于2000年继续深造，深入研究用理疗方法医治疾病，并取得香港城市大学中国理疗专业文凭，这为我日后的发明创造打下了坚实的理论基础。

我看到很多患者由于疼痛，长期服用各类止痛药及类固醇类药，由此产生诸多副作用，大大降低了患者的身体素质，可能由初发一种病引发为多种疾病，且痛症依然不能彻底根治，心中很是焦急。俗语说“是药三分毒”，化学药品在提炼、制作、合成过程中已造成对环境的一次污染，进入人体内，其药物的副作用造成二次污染，这种发展态势不利于人类社会与自然界的和谐。我希望以我的微薄之力改善这种状况，希望营造一个健康和谐的社会，以预防、保健、运动、食疗为主，尽可能减少服用化学药品，用最环保的医疗方法医病。

理疗在中华传统医学上早有记载，如用中草药敷于患处，用炒热的盐袋消肿止痛…… 现代医学理疗仪器多设置在医院，机器庞大，且作用慢。我们通常使用的传统理疗——红外线、超声波、高频等仪器，其原理都是在一定的热力下，靠渗透和震动来促进血液循环，达到消炎止痛目的，但其热力只能在人体皮肤所能接受的范围内，透过皮肤渗透到深层，治疗效果已打有一定折扣。我在探索和实验过程中，将中华民族传统的理疗技术精髓与现代科学技术相结合，利用聚能、聚焦、聚合的原理集中于温热导风套中，使其直接接触患者的皮肤，在电流的作用下逐渐升温，达到高于人体十二至十四度左右。由于仪器紧贴皮肤，降低了感觉神经敏感度，温度通过皮肤渗透深层肌肉、经络，影响体内的血管、淋巴，激活由于病变和劳损引起的细胞运动滞缓，加速新陈代谢，促进血液循环，从而平衡免疫功能，起到消炎止痛，改善身体素质作用。

经过反复研究，多次实验，2002年我发明了第一代《聚能理疗保健仪》，它轻巧、实用、环保，可节省天然资源，成本低，见效快，易操作，疗效稳定，尤其对治疗软骨、骨膜、筋腱发炎，肌肉肿胀等具有意想不到的效果，帮助患者解决了很多病痛。在实践过程中，我不断地总结经验，不断地进行改良，于2005年研制出了第二代《聚能理疗保健仪》，其温控和渗透能力都比第一代仪器有了长足的进步，在临床上发挥了巨大作用。

在临床期间，我发现很多疾病都因饮食不节，工作或运动劳损而造成失调，通过理疗，调节饮食，适当休息，病痛就能很快痊愈。对患者决不能“头痛医头，脚痛医脚”，要找出生病的起因，在疼痛点按经络的走向追溯到源头，这样可以迅速缓解病情，大大缩短治疗周期。另外，地域、气候、湿度、温度、空气等对人体的影响，也是不可忽视的问题。这些都是准确地诊断病情，及把握治疗方案的重要依据。

几年来我用《聚能理疗保健仪》治疗骨质增生、关节炎、滑膜炎、类风湿性关节炎、糖尿病有明显疗效；对中风后遗症、老年痴呆症、帕金森症、肿瘤等积累了一定经验，使病情得到控制和缓解。

我的发明创造得到了诸多方面的支持和认可。2005年香港政府特拨专利款10万元，以资鼓励我发明的《聚能理疗保健仪》。台湾、东莞、廊房、北京等地一些组织机构先后颁予我创新科技奖。《中国信息报》《大众科技报》《学术中国》等均发表文章，介绍并推广《聚能理疗保健仪》。

我的发明创造源于我对中国传统医学的赤诚之心，源于众多患者源源不断地为我提供病例，又锲而不舍地配合治疗直至获得良好的结果。民众对我的信任，给我的机会，更增添了我对理疗工作的热爱，我要继续工作在创新技术的第一线，为人类和社会创造更多的科技财富。在成绩面前我要“百尺竿头更进一步”， 让我手中的仪器为更多人造福，唤醒人们以预防保健为主，运动、健康、和谐、长寿。

聚能理疗仪采用针刺导入技术：用约三至十多吋定造之针具，刺入人体用作能量导入，针具的规格按作所需而定。

在临床上用于夹脊透刺，可改善各类病患，如脊柱则弯及弓背、慢阻肺病、各种心脏病、中风、脑部及神经系统疾患各类后遗症。

八缪透刺可改善前列腺、膀胱、大肠及子宫各种病患，如配合其它经络或阿是穴透刺，疗效更快。

聚能理疗仪配合创新理疗技术经八年临床使用，对于手术或药物及各类伤员后遗症，退化性病变如骨枯病，骨质增生等有独到功效。

本技术特点在于无需药物及手术、低成本、效益高、环保而见效快。

热疗背心提升体温御病强身

北京圣唐思邈国际中医研究院　高汉卿 朱国清

您量过体温吗，平常能保持在36.5℃吗？体温偏低可导致百病丛生、久治不愈。向您介绍一款远红外热疗背心(专利号:ZL 2004 2 0054099.5)，穿上它可以将您的体温提高1℃，加电热疗时可将体温提高到38.5℃以上，它可以象内衣一样贴身穿着，就象一个全天候的保健大夫，随时随地呵护着你的健康。

为什么要提高体温？科学研究证实：“百病从寒起”，体温降低 1℃免疫力下降 37%，高血压、糖尿病以及各种心脑血管疾病、肥胖、抑郁、疼痛等等，包括癌症，大多因寒凉所致。体温与疾病关系的临床研究已受到世界各国医学家越来越多的重视。3000 多年来，中国历代医家对各种疾病以及肿瘤的成因都有精辟的总结：《灵枢·百病始生》：“积之所生，得寒乃生，厥乃成积矣”；《素问·阴阳应象大论》：“寒则厥，厥则腹满，死”；隋·巢元方《诸病源候论》：“癥瘕病者，皆由久寒积冷，饮食不消所致也”。现代中医学家也有明确总结：现代人多数病症的病因均系风寒所使，病机为阳虚阴盛，“六淫之中，风寒湿邪为害十之八九，地不分南北，国不分中外，全球如此”，“不论是长江以北还是长江以南，也不论是沿海还是内地，寒型和偏寒型症候者最多，约 80%”。硕士生导师崔应珉教授通过长期临床观察、总结发现：虚寒体质是发生恶性肿瘤的基础，寒是此类病症的基本属性。约80%的恶性肿瘤属于寒痰瘀毒搏结而成。想让自己健康起来，求本之法是改变寒性体质，把体温提高到36.5℃以上。

“36.5℃决定健康”， 体温升高 1℃免疫力增强5～6 倍，人体代谢能力提高 17%；这是日本自然医学博士石原结实几十年临床医案的总结，日本前首相羽田孜、细川护熙等众多名人政要也受益于风靡日韩的体温革命。随着远红外三温暖、远红外温脚器、远红外暖房等器具的面市，20 世纪 70 年代末，体温疗法在日本掀起了热潮，众多慢性病、疑难病以及各类癌症患者因此重获新生。1980 年以来著名的医学博士松原英多、医学、理学博士山崎敏子、台湾远红外研究会等分别著有《远红外线疗法的效果与实例》、《科学的远红外疗法》、《远红外健康法》等专著，旨在总结和传播提升体温、活络气血、治愈疾病的科学理念和现代方法。我国有文字记载的温热驱寒疗法始于2000多年前，《黄帝内经》在肿瘤及诸多疾病的治疗上阐述了温阳散寒的必要性；张仲景《金匾要略》治疗上善于寒热并举；孙思邈《千金方》首开灸法和体外热敷治疗先河。我国现代中医学家同样强调：今人体质，可温之症多，可温者十之八九；治疗癌症及危重之症，以辛热温通、大攻大破为主。

远红外热疗背心正是基于80%人群温阳祛寒、活血通络的需要而研制的，本品于2004年取得了国家专利（专利号：200420054099.5），当时主要是针对癌症患者而开发，因临床疗效显著、影响广泛，受众面逐渐延及其他患者，颇受欢迎。随着科学技术的不断发展，近年来，通过对专利技术的改良升级，成功推出了功能更强大、使用更方便、穿着更舒适的内衣型多功效电热理疗背心（简称Ⅱ型热疗背心）。Ⅱ型热疗背心聚远红外、负离子、磁、温热之功能于一体，集温阳通络、祛寒活血、软坚散结、消肿止痛、排毒瘦身、养颜益寿等功效于一身。它可以象内衣一样随身穿着，感觉很舒适。需要通电加热时，在家里、在办公室、在汽车上，随时都可以插电升温，使用很方便。

Ⅱ型热疗背心采用内外双层设计，外层选用经特殊工艺纺制的远红外抗菌针织布，内层选用负离子磁性针织布，两层之间装配有大面积远红外电热片。

本品设计为内衣款式，薄厚适中、柔软舒适，平常可替代原有内衣贴身穿着，不加电时也可随时享有内外层布料辐射和释放的远红外、负离子、弱磁场等日常保健功效，介绍如下：

1．随身穿着的暖房

在人体热辐射的作用下，热疗背心外层布料的远红外分子会及时吸收人体热辐射中的远红外光波，然后又以远红外同波长的方式反射回人体，与人体细胞发生共振、摩擦生热。远红外具有暖身驱寒、活血散瘀、消肿止痛等多种功效，人们随身穿着可随时接收布料的远红外辐射，在缓解病痛的同时，可将体温提高1℃左右，改善血液循环和微循环，提高代谢能力，让你保持着一个能抵御疾病的体温，并逐渐恢复正常体质，可称之为穿在身上的暖房。

2．把负离子穿在身上

负离子有“空气维生素”之称，它不但有清新空气的作用，还具有细胞活化、净化血液、改善呼吸机能、促进新陈代谢、调节内分泌、消除疲劳、缓和紧张情绪、消除呼吸道炎症，缓解支气管哮喘、抑制肿瘤细胞等作用，纵观世界各长寿村，其生活环境都是负离子浓度极高的天然氧吧。由于人体体热、湿度变化以及布料和皮肤间的摩擦、震动，背心内层的负离子布料可不间断地释放出高达每立方厘米5000个的负离子并被皮肤吸收。把负离子穿在身上，让你仿佛置身于郊外、田野空气清新的环境之中，随时呵护着你的健康。

3．随时为身体补磁

磁，是人类赖以生存的要素之一，人体心脏、肺、大脑、肌肉、神经甚至毛囊、血液都有强度不同的微弱磁场。《本草纲目》倡导：人要多接地气，方可延年益寿，地气指得就是地磁。人类世世代代繁衍生长在0.35～0.7Gs的地磁场中间，体外磁场的变化直接影响着人们的健康。有资料表明：高血压、心脏病、脑中风等与地磁指数月平均值密切相关，俄罗斯库尔斯克（局部磁场异常区）高血压发病率比正常磁场区高125%～160%，我国黄河流域以北的磁场异常区，冠心病的发病率明显高于南方，水源含磁量很高的巴基斯坦罕萨地区，百岁寿星比比皆是，世界五大长寿村之一、我国广西的巴马县百岁寿星有70多人，其中一个鲜为人知的原因，就是长寿村的地磁强度远高于其它地区。

现代社会，高楼林立，人们生活在钢筋、水泥、管道、交通、通讯、电器、线缆从横交织、密如蛛网的环境中，这种环境对地磁形成了严重的干扰和屏蔽，进而使人体的生物磁场遭到了干扰和破坏，潜移默化之中导致疾病多发乃至久病难愈。研究资料表明：在高楼中、电梯上、汽车里，磁场强度减少40%～50%，久居其间，惟有补磁，方能消除疾病隐患。换一件内衣，穿上一套由磁性纤维布料制作的背心，简单易行，不失为补磁捷径。Ⅱ型远红外热疗背心内层选用的负离子磁性布料，无毒、无味、不刺激皮肤，无硬块磁性材料，其磁场强度很微弱，是地球磁场的十倍左右，它的安全、绿色、环保以及柔软、舒适的质地，完全可以消除人们对磁性保健护品的使用疑虑和使用不当造成的副作用。

Ⅱ型热疗背心可用于心脑血管、脏腑、脊柱、妇科等多种疾病的自我治疗、调养和保健，其疗效主要来源于远红外电热片的热辐射功能。热疗背心的胸腹部和背腰部分别有一块大面积电热片，其发热面积均可覆盖前后体表的三分之二以上。远红外电热片由针织型远红外电热布、保温棉毡、防水外套、电源连接线及插头、插座等组成，是本品实现舒适而高效热疗的核心部件。给远红外电热片通电后即可产生温和、舒适的远红外热辐射，同时激发更多的负离子产生，并保持特有的补磁功效。

远红外电热片采用非金属红辐线与棉纤织物一起织造而成的电热布为加热源，这种电热布是一种具有5～15微米波长、热剂量均匀并可调节的远红外低温辐射源。治疗时， 5～15 微米的远红外辐射恰与人体的吸收波长相对应，形成人体对热源的最佳吸收，使人体升温均匀、迅速、温和。电热片贴近体表的温度为 41.5℃左右，患者感觉很舒适，不会产生令人不乐的炙热感，避免了因局部温度过高而灼伤现象。为电热片供电的是24V、8档可调直流电源，不存在触电危险，患者可根据个体需要随时调节热疗片温度。

远红外对人体加温是直接作用于体内细胞和水分子而产生的生物热能，这个生物热能在体表、体内同时产生，使得升温过程温和、速度快、温升均匀，患者热感适中。远红外对人体良好的加温效果，来源于它极强的渗透力和独特的吸收、共振特性。人体固有的水分子运动频率恰好与远红外发射频率相吻合，可迅速吸收远红外辐射并与其形成共振而生热，同时，通过毛细血管网和血液循环的传导作用，使患者整体体温迅速升高，并同步温热人体脏腑等核心部位。主要功能如下：

1．暖身温阳

温阳是中医传统治法之一，尤其是对现代人而言，“现代人体质多虚,阳虚者十分之九”，“临证上的大多数病人，九成以上是阳虚证”。 阳气具有人体推动、温煦、气化、兴奋、升发等作用，阳虚可以导致气滞、血瘀、痰饮、水停，阳气的兴衰决定了人的生老病死。中医温阳之说源自《周易》、始于《内径》，并于医圣张仲景的《伤寒论》中得到了充分体现。众多古代医家和现代中医大师，多以附子为扶阳要药，“引补气药行十二经以追复散失之元阳，引补血药入血分以滋养不足之真阴，引发散药开腠理以驱逐在表之风寒，引温暖药达下焦去除在里之冷湿”，达到破阴回阳、起死回生之目的。

中药辛热之品可以发汗，温热全身，可以通过温阳、祛寒达到治愈疾病的目的。

远红外可以治疗100多种疾病，因为其波长较长，可将热渗透到身体内部，到达比皮肤更下层的肌肉及内脏，从身体的核心部分开始加温，它的生理效应、对免疫功能的影响以及改善血液循环、减弱肌张力、消炎、消肿、排毒、镇痛、抗癌等功效，在30年前已得到了国际公认，并广泛应用在医疗、保健领域。可见，远红外温热疗法与中医的药物温阳有着异曲同工之效。

2．通经活络

经络学说是祖国医学基础理论的核心之一，经络是运行全身气血，联络脏腑肢节，沟通上下内外的通路。通经活络是中医治疗各种疾病的常用方法，正所谓一通解百病。

疏通经络的方法很多，如推拿、按摩、刮痧、针灸、艾灸等等，灸法实际是对皮部的神经末稍进行温热刺激，具有温经散寒，行气通络，扶阳固脱，升阳举陷，拔毒泄热及保健强身，预防疾病等作用，相比之下，灸法更有其独到之处，如明朝《医学入门》所云：“凡病药之不及，针之不到，必须灸之”，说明灸疗可以弥补药疗与针疗之不足。

大面积的远红外热疗，实际上相当于数十个、数百个穴位灸疗同时进行，再加上远红外极强的热渗透力、独特的吸收、共振特性、生理效应，其效果不言而喻。

Ⅱ型远红外热疗背心胸腹部热辐射范围覆盖了包括任脉、足少阴肾经、足厥阴肝经、足太阴脾经、足阳明胃经等在内的140多个穴位，腰背部热辐射范围覆盖了包括督脉、手太阳小肠经、足太阳膀胱经等在内的100多个穴位。任督二脉为人体经络主脉，任脉主血，督脉主气，任督二脉若通，则八脉通；八脉通，则百脉通，进而能改善体质，强筋健骨，促进循环。通过对这些经络、穴位的温热刺激，可以有效治疗和预防胃肠、消化系统、泌尿、生殖系统、呼吸系统以及肿瘤、癌症、中风后遗症、乳腺增生、不孕不育、白细胞减少、胸闷气短、失眠、腰痛等多种疾病，长期使用还具有丰胸健乳、瘦身养颜、排毒益寿等功效。

3．活血化瘀

本品的临床应用，主要是从改善人体血液循环和微循环着手，达到活血化瘀、治疗和预防疾病的目的。

热疗背心大面积的远红外温热效应，负离子的细胞活化、净化血液功能以及可以降低血液粘度、加快血流、消除栓塞的补磁功效等多重作用，可以方便地实现暖身祛寒、提高体温、升发阳气、通经活络之目的，寒气少了，体温高了，阳气足了，经络通了，血液循环和微循环障碍自然会得以改善或消失。

人体内正常循环流动的血液，可以把氧气、食物、营养素和激素等营养物质输送到全身各处，同时将人体内代谢出来的二氧化碳和其它废物收集起来，输送到排泄器官，通过皮肤、呼吸道、汗液、尿液排出体外。血活了，清除和化解体内瘀腐则是水到渠成之事。

用于泌尿生殖系疾病的远红外热疗裤

北京圣唐思邈国际中医研究院　高汉卿 朱国清

远红外热疗短裤于 2003 年取得了国家发明专利（专利号 200320111454.3）。本品的发明及 10 多年的临床应用，为人类泌尿、生殖系统疾病的治疗提供了一种简便易行、疗效确切、见效快、疗程短、愈后稳定的独特方法。

远红外热疗短裤的核心发明在于：其发热源采用了非金属红辐线与棉纤织物一起织造而成电热布，是一种具有 5～15 微米波长、热剂量均匀并可调节的远红外低温辐射源。经量体裁制成质地柔软、穿着舒适的短裤，短裤热辐射面积较大，上端高出肚脐眼，下端接近膝盖。治疗时，患者将其穿在身上，热源紧贴皮肤，将体表均匀覆盖，在覆盖部位形成封闭式热疗环境，既有利于体表受热均匀，又有效地防止了热量经皮肤的散失。5～15 微米的远红外辐射恰与人体的吸收波长相对应，形成人体对热源的最佳吸收，使人体升温均匀、迅速、温和。该品贴近体表的温度仅为 41.5℃左右，因此，患者不会产生难以忍受的高热痛苦，避免了因局部温度过高而灼伤现象。

本品与中药外敷的巧妙结合，是发挥其临床疗效的特长之一。患者在治疗时，首先将调制好的中药粉剂均匀地贴敷在病灶或其对应的体表部位，然后穿好热疗短裤，开始通电热疗，这样就将中医的透皮疗法与远红外温热技术进行了科学的嫁接，让远红外的温热效应、生理效应与药物效应共同作用于病灶。

中药散剂外敷是传统的中医透皮疗法之一，它是以皮肤给药为途径,通过药力对肌体局部的渗透,内传经络脏腑,外达四肢百骸，达到疏畅气机、祛邪扶正之目的。其最大优点是，避免药物毒副作用对胃肠道及肝脏的损害，同时也避免了胃肠道及肝脏对药物有效作用的影响，提高药物的利用度。

现代医学研究认为：药物经皮肤吸收的主要途径是：

① 通过动脉通道，角质层转运（包括细胞及细胞间扩散）和表皮深层转运而被吸收；

② 水合作用，它是利用敷药处形成的一种汗水难以蒸发扩散的密闭状态,使角质层含水量提高并膨胀呈多孔状态,局部血液流动加快等现象,使药物易于透过皮肤快速渗透，通过动脉通道进入血液循环和微循环，直达病灶。

外敷中药与远红外体表热辐射相结合，使透皮疗法的功效和远红外的温热疗疾效应互为促进，共同提高，实现了事半功倍的治疗效果。

1．远红外温热作用使外敷药物汽化

借助远红外温热作用，使经特殊炮制的中药汽化，通过皮肤黏膜、汗腺、毛囊、角质层、细胞及其间隙等转运而吸收，达到温经通络、行气活血、祛湿散寒的目的。

角质层的含水量的增加可使药物透皮率增加3～5倍，并可使皮温从30℃提高到37℃以上，同时利用远红外与水分子的共振效应，使中药汽雾迅速渗透进入体内，经血液运送，直指靶向。在远红外温热效应的持续作用下，外敷中药清热解毒、消肿止痛、驱风祛腐、散结化瘀等功效得到了极致发挥。

2．药雾与热效应合力作用于病灶

远红外温热效应自身具有良好的改善人体微循环、促进新陈代谢、平衡身体的酸碱度、消炎、镇痛、祛风、散寒等医疗功效，其极强的温热渗透力可达皮下深处，使皮下组织深层部位产生温热效应，激活水分子、蛋白质等生物分子，加速人体需要的生物酶的合成、细胞与血液的物质交换、养分和酵素的供给，从而增强机体免疫力和生物细胞的组织再生能力，促进身体健康，起到医疗、保健的作用。

在热疗过程中，被汽化的外敷中药汽雾，通过远红外的共振效应，可达组织深层部位及五脏六腑，使远红外的温热效应与高浓度药物合力作用于病灶，迅速提高患者的抗病能力、恢复患者的自愈机能，实现愈后不复发的目的。

3．科学给药，将血药浓度提升到极致

药动学和药效学临床实践证明：血药浓度决定了疗效，最大限度的提高患者病灶部位或全身的血药浓度，才可有效地增强药理效应，促进疾病的快速痊愈。但仅凭加大用药剂量、增多药物种类，是不能达到目的的。

研究证明，药物进入机体后，要使组织、器官、细胞发生理想强度的生物效应，只有血药浓度迅速达到有效治疗水平，才能保证药物在病变部位的受体周围达到理想浓度，促进生物效应的发生和增强。因此，探索快速提高病变部位血药浓度的给药途径和方法，是寻求快速治愈各种顽疾的关键所在。

我们的方法是：将经科学组方和超微粉碎等独特炮制加工的中草药，通过口服（胃肠道给药）和外敷（皮肤给药）两种给药途径，通过热刺激法和利用远红外热辐射、热渗透及共振特性，迅速提高患者局部或全身血药浓度，以满足疗效要求。

4．中药热刺激与热敷相结合

⑴ 体表中药热刺激

中草药热刺激作为热疗的一个重要组成部分，一般在热疗之前进行。本方法是中医敷、熏、蒸、熨等治法的综合应用，它是将特制的中草药散剂放在布袋内，加热到较高的温度后，放置在体表病灶部位或有关的穴位上进行短时间熨烫和热敷，让药物热气体透过皮肤和穴位，经血液循环和经络传导，迅速进入体内，增加病灶的血药浓度。该方法可以迅速打通经络、改善循环，让药物更快的向病灶渗透和扩散，该法在晚期癌症的疼痛、腹水、水肿等治疗方面，往往会出现令人惊奇的疗效。

⑵ 体表中药热敷

为使热刺激疗效得以延续，并进一步增加病灶部位和全身的血药浓度，我们的做法是：在热刺激完成后，将外敷专用药剂敷于患者体表相关部位，再给患者穿上量体裁制的热疗短裤，并通电加热。几分钟后，热疗短裤的远红外辐射（热）使经特殊炮制的外敷药剂开始汽化、患者体表开始发汗、角质层的含水量迅速增加、药物透皮率大幅度上升，汽化的药物通过皮肤黏膜、汗腺、毛囊、角质层、细胞及其间隙等转运迅速进入血液循环，使患者全身及病灶部位的血药浓度快速增加到治疗水平。随着患者体温的升高以及热疗短裤长时间的温热效应和血药浓度的三重作用,可大大加快康复进程，缩短治疗时间。

中药热刺激及热敷的关键，除药物配伍调剂、炮制外，刺激部位及选穴亦同等重要。例如：我们在几乎所有疾病的治疗选穴上，都离不开神阙穴。这是因为：它为人体上下左右交会之中心，为精、气、神、血往来之要，与十二经脉相联、与五脏六腑相通、与四肢百骸相关。其表皮角质层最薄、皮下微血管丰富、无脂肪组织，通透性强，皮肤筋膜与腹膜及其丰富的静脉网直接相连，灵敏度高、渗透力强，药物分子较易透过脐部的角质层进入细胞间质，迅速弥散入血而通达全身，这样往往能收到立竿见影之效。

肿瘤中草药热疗

北京圣唐思邈国际中医研究院　高汉卿

【摘　要】 肿瘤中草药热疗，主要用于各种类型的早、中、晚期恶性肿瘤及合并症的治疗；其方法是运用亚高温肿瘤热疗机理，通过提升体温和中药的双重作用抗癌消瘤，包括了中药口服、穴（部）位中药热刺激、全身亚高温中药热疗 3 个主要环节和热疗服、中草药内衣、口服及外用中药等 7 项专利发明。

经 10 余年临床验证，该方法对寒凉体质患者的体表肿瘤、消化道肿瘤、乳腺癌、子宫癌、卵巢癌以及疼痛、积液、腹水、水肿、咳喘、噎食等合并症见效尤为迅速、愈后稳定。

该方法将古老的中医中药与现代远红外医疗技术成功嫁接，实现了中药口服、热敷的内外结合及中药温阳、远红外暖体、亚高温抗癌的强强联手。药效、热效，攻补并举，协同配合、相得益彰，对癌细胞的围剿形成了强大的立体攻势，疏而不漏、事半功倍，使肿瘤治疗常常呈现出令人惊奇的疗效。

肿瘤中草药热疗顾名思义，就是把古老的中医中药学与现代肿瘤热疗学相融汇的肿瘤治疗方法，该方法古今结合、中西并举，是一项包括了中医汗法、脐疗、热敷、药物透皮疗法和远红外医疗技术等多学科交叉的综合性临床技术；是一种以提升患者体温为核心，激发人体免疫、恢复自愈机能为目标，温阳扶正、驱邪救逆，无创安全，见效快，疗程短，愈后稳定的全身亚高温绿色疗法（国家专利200910071526.8一种用中草药热敷治疗肿瘤的药物）。

方法简介： 肿瘤中草药热疗包括了中药口服、穴（部）位中药热刺激、全身亚高温中药热疗 3 个主要环节。其中全身亚高温中药热疗是核心环节，该环节依据现代肿瘤热疗的机理，结合中草药温阳扶正、舒经活血、化瘀散结等功效，将中医汗法、中药脐疗、热敷、熏蒸等外治法与远红外辐射及医疗技术进行了科学的融汇，包括了远红外多点自控热疗服、热疗背心、热疗短裤、热疗护足靴、中草药短裤、口服和外敷中药 7 项专利发明。

全身亚高温中药热疗： 准备好外敷药粉、药袋、热疗内衣、热疗服、电源和温度控制器。患者首先穿好固定好药袋的热疗内衣，再穿好热疗服，躺在床上盖好被子，连接好电源和温度控制器。打开电源热疗服开始发热，随着时间的推移，患者体温将平稳上升。

30 分钟后，患者体温一般可提高到 38℃以上。热疗服的远红外辐射、渗透和共振作用，在提升患者体温的同时，促使经特殊炮制的外敷药剂开始汽化，患者体表开始发汗、角质层的含水量迅速增加、药物透皮率大幅度上升。汽化的药物通过皮肤黏膜、汗腺、毛囊、角质层、细胞及其间隙等转运迅速进入血液循环，由表入里、从浅入深，外而皮毛、内而脏腑、四肢百骸、五官九窍，造成全身高血药浓度。

1 小时后，患者体温可达到 39.5℃以上，随着患者体温的升高，体内热效应与高血药浓度共同作用于病灶及全身，合力杀伤癌细胞，促进循环、改善代谢，调节阴阳，提升免疫，促进患者自愈机能的恢复，实现肿瘤消退、愈后不复发之目标。

主治： 各种类型的早、中、晚期恶性肿瘤；广泛转移及术后复发的恶性肿瘤；疼痛、积液、腹水、水肿、咳喘、噎食等症状；减轻放化疗副作用及术后康复；寒凉体质患者、体表肿瘤、消化道肿瘤、肾癌及乳腺癌、子宫癌、卵巢癌等见效尤快、疗程短、愈后稳定。

疗效： 中草药与热疗的结合，较任何一种单一方法，对各类各期癌症患者，在疗效快、疗程短、愈后稳定等方面都表现出了明显的优势。

通过数百例临床医案的观察总结，中草药热疗抗癌、镇痛、消瘤等优势得到了明确验证。

对于 80%以上的患者而言，肿胀、疼痛、咳喘、胸闷、声音嘶哑等症状，治疗当天即可有明显缓解，一至两周内症状基本消除；吞咽困难、积液、腹水、水肿等症状明显、体征危重，常规方法难以奏效的患者，一周内症状明显缓解；对于广泛转移、在体表可以看到或触摸到肿瘤的患者，体表肿瘤二至四周可明显缩小或消失。早中期患者一至二个月可抑制扩散、转移和发展或肿瘤缩小， 3 厘米以下实体瘤患者、70%的人三至五个月可临床治愈；耐热较好的晚期及危重患者，六至十二个月有望临床治愈。

肿瘤中草药热疗 10 多年的临床应用，救治了数千名患者：生存期较长的是 2000 年 44 岁的北京肺癌患者，术后 40 天复发，热疗 15 天痊愈，正常生活 11 年至今健在； 2003 年 44 岁的临汾肺癌患者，50 天热疗痊愈，至今上班 8 年，没有用过任何药物和保健品，2010 年握力测试为 53.9 公斤，超出正常握力的 43.73%，肺活量 5570ml，超出正常值 59.15%；年龄最小的是 23 岁的骨癌并多发转移患者，热疗 6 个月重获新生；年龄最大的是 76 岁的肠癌患者，热疗 6 个月癌瘤消失，指标正常；疗程最短的是 2003 年 41 岁的山西子宫癌患者，中药热疗 7 天，病灶完全消失……

功能：中草药热疗是多学科交叉的综合性技术，其功能源于药物、温热和亚高温 3 个方面。

1.药物功能：扶阳固本、祛邪消积、活血通络、平衡阴阳、抗癌消瘤。

本法涉及了四种中药方剂，即：口服药茶、口服丸剂、穴（部）热位刺激外用药及全身热疗外敷药。其中口服丸剂和外敷用药两个基础方剂已申报了国家发明专利，两方剂是在继承祖传方剂密旨的基础上，结合当今患者群体的体质及饮片质地，应用现代“抗癌中药的生命动力元素与群子参数间的关系”，采用遵古炮制及现代纳米超微粉碎等技术，进行科学改良而成。治疗时，需根据患者的个体病情差异，通过中医的望、闻、问、切，精准辨证、审慎立法、严谨遣方；不同的患者以及同一个患者不同时期的用药,都需随证处方，而非一成不变，真正是一人一方，一时一方；同时，还需兼顾四个方剂之间的内外配合和相互辅佐。方剂中多以姜桂附（干姜、桂枝、附子）为要药，并对症配伍其它成分，目的是温热身体，提升阳气，并将其它药效引经入内，以达药到病除之功。由此可见，中草药热疗的药物功能是随证而定、不拘一格，治什么病开什么方，各类肿瘤所需的不同功能都可以通过随证处方、配伍调剂而解决。

2. 温热功能：温热全身、改善循环代谢、激发免疫、消炎镇痛、软坚散结。

温热功能除了来自于方剂中辛热之药，另一个来源主要为热疗服的远红外辐射。远红外辐射的全身生理效应主要由热引起，包括：小动脉、毛细血管和小静脉扩张，血液循环速度加快，脉搏加快；免疫能力增加；肌张力降低等。

远红外辐射：可以提高机体的免疫功能，包括细胞免疫和体液免疫；可以通过神经体液起到回答性反应，加强白细胞和网状内皮细胞的吞噬作用，达到消炎抗菌之目的；可以通过改善微循环和渗透压，促进有毒物质和代谢产物的排泄，加速渗出物的吸收，起到活血化瘀、消肿消炎作用；可促进局部组织五羟色胺含量的降低而抑制神经末梢的兴奋性，减轻神经末梢的化学性和机械性刺激，提高痛阈，起到镇痛作用；其共振作用可以活化细胞，加速体内新陈代谢，促进发汗，从汗腺和皮脂腺，将有害的重金属、乳酸、游离脂肪酸、脂肪、多余的钠离子、尿酸等，连同汗水一起排出，具有良好的排毒效果。

远红外线辐射可以温热全身并提高患部的温度，喜冷怕热的癌细胞在温暖的环境下会渐渐失去活动力，进入萎靡状态，因无法摄取到足够的营养而导致营养不良，起到抑制癌细胞扩散、转移，控制病情恶化的作用。

3.亚高温功能：直接杀死癌细胞、清除毒素、缩小肿瘤。

亚高温是指人体体温在 39.5～41.5℃的温度范围。国际上通用的肿瘤热疗机理和 40 年的临床实践证实：当人体体温达到 39.5～41.5℃时，肿瘤内部的温度可高于人体体温的 3～7℃，这个温度环境可以直接杀死癌细胞。

亚高温的功能，主要是通过热疗服的远红外辐射使人体体温升高而实现的。

热疗服简介：热疗服是全身热疗的必须产品，是圣唐思邈国际中医研究院的专利发明之一，其独到之处是：采用非金属红辐线与棉纤织物一起织造而成的电热布为加热源，这种电热布是一种具有5～15微米波长、热剂量均匀并可调节的远红外低温辐射源。根据病情需要，经量体裁制成质地柔软、穿着舒适的电热服装。治疗时，患者将其穿在身上，热源紧贴皮肤，并将体表均匀而全面覆盖，在头部以下形成封闭式全身热疗环境，既有利于全身受热均匀，又有效防止了热量经皮肤的散失。5～15微米的远红外辐射恰与人体的吸收波长相对应，形成人体对热源的最佳吸收，使人体升温均匀、迅速、温和。当患者体内温度达到并恒定在40℃左右时，贴近体表的热疗服温度仅为41.5℃左右，因此，患者不会产生难以忍受的炙热感，避免了因局部温度过高而灼伤现象。

远红外对人体加温是直接作用于体内细胞和水分子而产生的生物热能，这个生物热能在体表、体内同时产生，使得升温过程温和、速度快、全身温升均匀，患者热感适中。

远红外对人体良好的加温效果，来源于它极强的渗透力和独特的吸收、共振特性。人体固有的水分子运动频率恰好与远红外发射频率相吻合，可迅速吸收远红外辐射并与其形成共振而生热，同时，通过毛细血管网和血液循环的传导作用，使患者整体体温迅速升高，并同步温热人体脏腑等核心部位。正是热疗服这种远红外辐射与人体独有的吸收、共振特性，为患者提供了温和、快速的升温环境，为患者长时间耐受高温、全面杀灭癌细胞、缩短疗程、快速康复创造了良好的亚高温环境。

临床依据：中医立法遣方，讲究审病因、查病机、辨寒热、分虚实，总体考虑，平衡阴阳、辩证施治，治肿瘤亦当如此。

病因分析：中医对肿瘤的认识与治疗可追溯到3000年前，历代医家对肿瘤成因都有精辟的总结。《灵枢·百病始生》："积之所生，得寒乃生，厥乃成积矣"；《素问·阴阳应象大论》："寒则厥，厥则腹满，死"；隋·巢元方《诸病源候论》："癥瘕病者，皆由久寒积冷，饮食不消所致也"；《黄帝内经》在肿瘤的病因上强调寒邪致癌，治疗上阐述了温阳散寒的必要性；张仲景《金匮要略》对肿瘤的病因同样强调寒凝所致，治疗上善于寒热并举；孙思邈《千金方》重点强调了寒邪在肿瘤发生发展中的作用，并首开肿瘤的灸法和外敷治疗先河；宋代《扁鹊心书》侧重肿瘤的从寒论治……

众多现代医家经数十年的临床总结，认为现代人多数病症的病因均系风寒所使，病机为阳虚阴盛。现代著名中医大师卢崇汉："临证上的大多数病人，九成以上是阳虚证"，李可："现代人体质多虚，阳虚者十分之九，阴虚者百难见一，六淫之中，风寒湿邪为害十之八九，实热症百分之一二，地不分南北，国不分中外，全球如此"，祝味菊："余治医30年，习见可温者十之八九，可清者百无一二，今人体质，可温之症多，而可凉之症少"。硕士生导师崔应珉教授通过长期临床观察、总结发现：虚寒体质是发生恶性肿瘤的基础，寒是此类病症的基本属性。约80%的恶性胸肿瘤属于寒痰瘀毒搏结而成。采用温阳散寒、化痰逐痰、攻下祛毒治法，可稳定病情甚至临床治愈。已逝的著名中医肿瘤专家孙秉严老先生曾根据对1000名患者的总结分析得出结论：肿瘤患者，不论是长江以北还是长江以南，也不论是沿海还是内地，寒型和偏寒型症候者最多，约80%；故治疗以辛热温通、大攻大破为主。

圣唐思邈国际中医研究院4年来对168名未经手术的癌症患者辩证发现：寒型体征者158人，占94.1%，热型体征者不足6%。这正是肿瘤中草药热疗立法遣方的基础。

1.立法遣方："人活一口气"，气指的就是中医所说的阳气，起危症，必先扶阳。圣唐思邈国际中医研究院的肿瘤中草药热疗，均系承原方祖训：起危症先驱寒，治癌症重姜附，温阳以散寒，祛邪为扶正。复习古今医著，审视原方要药，恰与中医温阳救逆法大同小异。

阳气具有人体推动、温煦、气化、兴奋、升发等作用，阳虚可以导致气滞、血瘀、痰饮、水停，阳气的兴衰决定了人的生老病死。中医温阳之说源自《周易》、始于《内经》，并于医圣张仲景的《伤寒论》中得到了充分体现，其中113方，使用干姜、桂枝、附子者达90方，具有斩关夺门、破阴回阳、起死回生之效的四逆汤，用生附子达30克之多；桂枝附子汤、白术附子汤，用生附子约90克；药王孙思邈《千金药方》所载温脾汤，用附子高达

120 克。

1973 年美国生物学家对阳虚与体内环核苷酸的关系进行了研究，之后，我国邝安堃、戴维正、杨棒，上海中医学院、上海第一医学院、上海中医学院附属华龙医院等专家，分别对阳虚与神经系统、核酸代谢、内分泌、免疫功能等进行了大量研究，证实：阳虚则寒、阴虚则热，助阳药（附子、肉桂等）可使动物肝脾中 DNA 合成率明显提高……

“附子为扶阳要药，能引补气药行十二经以追复散失之元阳，引补血药入血分以滋养不足之真阴，引发散药开腠理以驱逐在表之风寒，引温暖药达下焦去除在里之冷湿”。据此，圣唐思邈国际中医研究院将温阳中药与远红外温热科学结合，使方药“可攻可补、可上可下、可内可外、可行可止，无所不至”的温阳扶正之功效，得到了极致的发挥。

2.温热扶正：现代临床研究证实：寒是万病之源，癌细胞在 35.5℃环境下繁殖最旺盛、扩散最迅速，36.8±0.34℃是人类正常体温，体温降低 1℃免疫力下降 37%，升高 1℃免疫力增强 5～6 倍，人体代谢能力提高 17%。

中药辛热之品可以发汗，温热全身，可以通过温阳、祛邪达到抗癌的目的。远红外同样可以温热身体，治疗 100 多种疾病。它的生理效应、对免疫功能的影响以及改善血液循环、减弱肌张力、消炎、消肿、排毒、镇痛、抗癌等功效，在 30 年前已得到了国际公认，并广泛应用在医疗、保健领域，包括 20 世纪 80 年日本代盛行的“三温暖”以及我国自行研发并于 2002 年投入临床使用的大型肿瘤热疗设备——远红外全身热疗太空舱。

国外将远红外辐射技术用于临床治疗始于 1973 年。1975 年日本东京关卓郎医师来华讲学，首次向我国介绍了远红外温热疗法；1976 年上海首先发表了“远红外在医疗上的应用”，报道了远红外辐射的临床应用。自 1980 年起，日本医学博士松原英多、山崎敏子、台湾远红外研究会、中国科学院上海物理所主任医师姚鼎山等分别著有《远红外疗法的效果与实例》、《远红外健康法》、《远红外医疗技术》、《科学的远红外疗法》、《远红外健康法·活络气血治百病》，这些著作科学地阐述了远红外的医疗、保健功能，并公布了大量慢性病、疑难病和癌症的治疗方法及治愈的病例。圣唐思邈国际中医研究院远红外热疗服、热疗背心、短裤、足靴等系列产品的发明，为寒性体征疾病包括肿瘤的治疗提供了极大方便。

远红外热疗服温热身体，不会给予皮肤突然的刺激，所以会令人产生很好的柔和温热感觉。并且因为波长较长，可将热渗透到身体内部，到达比皮肤更下层的肌肉及内脏，从身体的核心部分开始加温，使患部的温度提高，癌细胞便会渐渐失去活动力，本来就很怕热的癌细胞，无法摄取到足够的营养，癌细胞便会营养不良。同时用远红外线让身体温热之后，体内中的免疫细胞会刺激活化，自然治愈力的增加，便可以攻击消灭营养不良的病毒细胞。

3.亚高温抗癌：现代肿瘤热疗学证实：体温 38.5℃癌细胞开始萎靡，体温 39℃对癌细胞的识别和攻击能力显著增强，体温 39.5℃癌细胞凋亡、停止繁殖和扩散，体温 40～42℃降低放化疗对脑、骨骼肌、心、肝、肺的损伤并能刺激骨髓造血功能，体温≧42℃抑制机体免疫反应，体温≦43℃杀死癌细胞而不损伤正常细胞，体温＞43℃，造成机体免疫机制不可逆损伤。

肿瘤热疗是指运用物理学、化学和生物的方法，使人体组织升温杀灭肿瘤细胞，达到治疗肿瘤目的的技术和方法。肿瘤热疗根据加温温度的高低，可分为：亚高温热疗——39.5～41.5℃、高温热疗——41.5～43℃和超高温热疗——＞43℃。

肿瘤热疗是我国“863”计划项目和国家医学（八五）攻关课题。国际上肿瘤热疗的系统临床研究始于 1970 年前后， 1977 年我国开始系统的肿瘤热疗临床研究，到目前为止，我国已出版肿瘤热疗专著 10 余部，包括肿瘤热疗物理学、生物学、理论与临床实践等。用亚高温杀死癌细胞，是近 20 发展起来的、倍受国际肿瘤届推崇的肿瘤热疗的一个分支。

国内外 20 年临床研究及实践证实，全身亚高温热疗可以：产生热休克蛋白 Hsp70 高于不加热组 10 倍；提高人体血浆内的白细胞介素－1、6、8、10 和 G-CSF、TNF 等浓度；诱导 r 干扰素合成能力增加 10～16 倍，IL－2 合成能力增加 1.5～6 倍；增加 CD4、CD8 及 NK 细胞的活性和浓度，提高对瘤细胞的攻击能力；活化 T 和 B 淋巴细胞，增加对瘤细胞的识别和攻击力；保护机体重要脏器免受放化疗的损伤，并刺激骨髓造血功能；通过热休克蛋白保护机体重要脏器免受放化疗的损伤；是增强机体抗肿瘤免疫反应的主要方法之一。

圣唐思邈国际中医研究院就是运用了亚高温可以提高机体抗肿瘤免疫，使癌细胞凋亡，有效抑制肿瘤生长发展，防止肿瘤扩散转移等机理，将古老的中医中药与现代远红外医疗技术成功嫁接，实现了中药口服、热敷的内外结合，中药温阳、远红外暖体、亚高温抗癌的强强联手。药效、热效，攻补并举，协同配合、相得益彰，对癌细胞的围剿形成了强大的立体攻势，疏而不漏、事半功倍，使肿瘤中草药热疗常常呈现出令人惊奇的疗效。

慢性胆囊炎的辨证论治

海南省乐东县关大良诊所　关大良

一、 慢性胆囊炎的常见病因和病理

慢性胆囊炎的病因主要与肝郁气滞、饮食不节和外感湿热有关，久病则是因气滞而致血瘀，其病理主要为肝胆气滞湿热蕴阻和瘀血停着，以致影响肝胆失疏，内蕴湿热而成本病。

二、 慢性胆囊炎的临床表现

慢性胆囊炎是从右胁或右上腹部疼痛为主证，多为隐痛或胀痛，常在进食肥腻后疼痛加重，并有脘闷腹胀、厌食油腻、恶心呕吐等消化不良的表现。急性发作时，则为剧烈绞痛，常发生在饱食（尤其是油腻饮食）之后，疼痛持续性发作，阵发性加剧，并向右肩或腰背部放射，结石梗阻者，绞痛更为剧烈，伴有恶心呕吐，同时可见黄疸发热。严重感染时可右上腹绞痛，黄疸寒战高热相继出现，右上腹可触及肿大的胆囊。压痛显著，感染控制后，急性发作的症状随之缓解，发热黄疸消退而遗留在右胁或右上腹部隐痛或胀痛，或有低热及腹胀、厌食油腻等消化不良表现时，则又为慢性胆囊炎。

三、 湿热型胆囊炎的辨证治疗举例

病例：周某，男，45 岁，海南省乐东县人，1995 年 5 月份来就诊。

主证：患者自述在 5 天前有右胁疼痛，右上腹或胃脘胀闷疼痛，口苦纳呆、恶心呕吐、小便黄赤、舌苔黄腻、舌红、脉弦滑数。

诊断：湿热型慢性胆囊炎症

治法：疏泄肝胆，清热利湿，止痛消炎为主。

方药：龙胆泻肝汤加减

方组：龙胆草、枝子、黄芩、茵陈、知母、泽泻、车前子、柴胡、郁金、川楝子、元胡、公英、莲召、金钱草。

用法：水煎服，每天 1 剂，2 碗清水煎成 1 碗温服，连用 10 天而痊愈。

辩证分析：患者有右胁痛，右上腹或胃脘涨闷疼痛，口苦纳呆，恶心呕吐，小便黄赤，舌苔黄腻，舌红，脉弦滑数。以上说明患者的病是湿热型慢性胆囊炎症。治疗原则是疏肝胆，清热利湿，理气止痛消炎。方中的柴胡、郁金、川楝子、元胡都是疏肝胆、理气止痛的主药，而龙胆草、金钱草、枝子、黄芩、茵陈、车前子、知母、公英、莲召等药物都是清利肝胆湿热消炎的作用。共同作用有行气清热利湿止痛消炎的治疗功用。所以，湿热型慢性胆囊炎症患者应以龙胆泻肝汤加减来治疗能得到快速康复。

作者简介：

关大良，男，汉族，1959 年 6 月生。海南省乐东县人。1977 年 9 月-1980 年 6 月在乐东县卫生学校毕业。1981 年-1985 年在三亚市大东海医疗所工作。1985 年 9 月-1988 年 6 月在广州中医学院毕业(中医师)。1985 年 8 月-2008 年 6 月在海南省尖峰岭国家森林公园开办关大良中医诊所。期间：1983 年 4 月参加广东省全省乡村医生考核获中等专业医术水平证书。2008 年 1 月-2008 年 6 月在瑞金学校参加足疗师按摩培训获足疗师资格证。2008 年 9 月参加中医按摩师(中级)职业(技能)标准考核获得中医保健师(中级)职业证书。

中西医各有长短，患者就医当就长避短

东方疑难病治疗所　郭春玉

中医药资源丰富，其远期治疗功效远远强于化学药品。中药大多数安全无毒副作用。本人自学中医，专治疑难杂病十六载。

中药治病疗效稳定，费用低。中药组方灵活，若精通中药药理药性药力四气五味，归经及配伍禁忌，遇到稀有罕见疾病当弄清病因、病理后，可随即组合出治疗方剂。中医治疗急、慢性病毒性疾病方面更具优势。许多病毒抗药性强，不易在短时间内全部消除，而数日不能被消灭的病毒，很快会对药产抗体，并适应其药，单用一种药时间一长，其灭活病毒细菌的疗效大减，并不能再有效杀灭病毒，这些病毒和细菌会在体内照常繁殖、复制。对这类病毒灭活策略是选数种杀灭病毒好的药物，采取车轮滚杀战术，每种药连续使用数日后，不等未被消灭尽的病毒，对该药产生抗体，便更换另一种药物，病毒适应不了新药，又会有大部分病毒被消灭。采用如此滚杀战术，16 年行医以来治疗过许多种病毒性疾病，如狂犬病、出血热、尿毒症、病毒性肝炎等，还未曾遇到不能被制服的病毒和细菌。

西方医学带动了现代多种高科技医疗设备的问世，为现代人对实体、病变、肿瘤检测，在微观与深度精微到细胞基因。这些高科技诊检设备，在人体外可观测体内病灶、大小实体，西医外科也是奇迹不断，微创手术亦是先进，在对人体正常代谢免疫功能的细胞：白细胞、B 细胞、红细胞、巨噬细胞、淋巴细胞、粒细胞、免疫细胞、T 细胞、血小板等各自的结构成分、职责分工及功能做了形象比喻和解释，西医微生物学对病毒、细菌、生物特征、习性、繁殖周期、抗药性能、结构组织成份，以及寄生人体后，对组织细胞的破坏，产生的病理后果方面的医学理论，为医学界预防与治疗传染病作出了无可磨灭的贡献。现代营养学知识来源于西医文化，让人类了解了必须蛋白脂、维生素、矿物质三大基础营养对人体健康的重要性缺一不可，碳水化合物、纤维、水、脂肪亦是维持生命必须物质，失衡易导致疾病，总之西方医学文化在诸多方面为人类医学进步做出的贡献是无可非议的。

本人纯中医中药治病，多年潜心研究中医医学理论，重点对中草药的药理、药性、药力、五行、归经、四气五味及配伍禁忌反复研学，临床观察药下效能，作用时间，并对现代教科方剂和古代八仙、华佗等二十位神医方剂、剂型、剂量进行对比研究，取其精华，去其糟粕，发现大部分的方剂不科学，属垃圾方剂，不足以用和背记。还有部分方剂治疗效果尚可，有研用价值，可为初学者的模用，但仍需改良。真正精典方剂，不过百分之五左右，这些方剂思路新颖，配方精奇，用于临床有奇效，值得熟记研学。所以本人学医极少背方剂。多年来，本人临床对治病疗效要求颇高，都是随症组方，其效甚优。

本人虽纯中医药治病，但也时常翻阅西医内科学、病理学、传染病学，临床以中医宏观整体结合西医微观深度认识疾病知识，尤其在治疗热血病过程中，结合了西医恶性病毒患者解剖病理学知识，用于临床受益非浅。一般中医为热血病人进行治疗过程中，通过微弱欲绝脉象，可知其五脏六腑已严重衰竭，要采取的措施，当需大补气血，补血、凉血、止血、杀病毒，目的是强壮脏腑功能，但是一个不懂西方医学理论的中医，是不会真正知道衰竭的病因病理，不知道患者体内血液循环与微循环系统的血管内防渗膜已全部坏损，在血液循环过程中，引起血液外渗，致使五脏六腑组织结构内瘀满大量死血，而致使脏腑动弹不动了，引起的功能衰竭，如采取大补气血、行气活血，反加重出血和死血，纵然了解病理，中医补气血、凉血、止血，退虚热、杀病毒，亦不能有效防止血液外渗，反使瘀血更加死结。在血管内膜未修复之前，要解决血液外渗，这是目前国内外中西医界，还未能完全解决的医学难题。本人配制的中药方剂，在血管内防渗膜全部破损的情况下，可以大胆地大补气血、活血、凉血、祛瘀血、退虚热、杀病毒，而不会有新的血液外渗。至今大医院为此类患者补血、补血小板、输液时，这些液体都渗到血管之外，不仅加重瘀血和死血，更会由于肺内积液过多，引起肺积水死亡。西医专家们很清楚其病理，但他们没有有效防渗功能性的药。医学界离不开西医，也少不得中医，各有其长。西医不是全能，中医亦非全优，各有不足，患者当知就长避短，理智就医，不论什么病都去找西医，是错误的。

一个合格的中医要有悟性，不需要死记硬背，在于领会。要学会思维，分清知识中的精华与糟粕，要净化知识，升华知识，要灵活运用，有发明，有创新。一个死记硬背，不会变更的医生，行医百岁，也是庸医、俗医。社会在发展，人类在进步，医书上的方剂多是单方，是针对某一种病的，而现代尤其经过了长时间放化、抗生素治疗后的患者，已近死亡边缘，多种重病于一体，已被西医放弃。传统方剂已不能满足此类患者的就医需求。本人学医极少背方剂，多年潜心研究中药和医学理论，临床多是随症配方，对稀有罕见病只要分析清病因病理，可随即组合方剂，多能药到病除。若能精通多种中药的药理、药性、药力五行归经四气五味配伍及禁忌，临床对多种疑难病高危罕见疾病就不会慌神，只需为患者认真诊察分析，找出病因即明病理，治疗方剂悠然而生，随症配方，针对性可靠性把握性极高。医者做到识病、知药，药未下，可知几分钟患者可起死回生，高热不退大出血的病人数分钟止血退温……

循经刮痧——人类健康之宝

郭恩奇

刮痧疗法，是中国传统医学外治法中之佼佼者，它的深厚基础源于民间医疗保健理论与技术的积累，由于得到不同时期医学家们的关注并参与整理、提高、总结，从而上升为有了科学理论与技术上的逐渐规范，逐渐成为有理论指导技术实践的科学体系，融汇于中医学，成为中医学医疗卫生保健的重要组成部分。

刮痧疗法的优势，在于它始终以其简而易于掌握，便而易于携带，验而易于获得的特点，不断获得新生、发展与提高，为历代人群所关注与爱戴，也即其强大生命力之所在。

刮痧在当代的发展，已明显分为两大部分，或可分为两大学科体系。即以医疗为重点的刮痧疗法，与以养生保健为特点的保健刮痧法。前者主要用于若干疾病的医疗，而后者主要关注于解决亚健康人群的养生保健问题。

一、刮痧的理论基础是“经络学说”

“刮痧补氧健康法”是吕教授健康法的首法。即为人体的“细胞”补氧。细胞是表现生命现象的基本结构和功能单位。刮痧是正统中医六法（砭、针、灸、药、按跷、导引）中的第一法，是中医疗法的鼻祖，针灸之先驱。吕教授改革古代刮痧为现代的循经走穴刮痧法，擅治轻浅之患，对疑难症也有不可思议的效果，但凡对外感风寒，中暑，突发的肠胃病，扭伤，颈椎病，肩，背痛，脏腑慢性功能病等都有应手之效，经络学说是吕教授刮痧法的理论依据。经络学说是古人在长期医疗实践中总结出来的。《黄帝内经》曰："经络者，所以能决生死，处百病，调虚实，不可不通。"用其它现在科学技术手段和大量的临床实践证明确实存在着经络系统。1990～1995 年间国家科委"八五"攀登计划项目经络的研究结论中讲："传统中医在阴阳五行——生以阴阳、活以环境（金、木、水 火、土），"以生命为本天人合一"及"气血贯通经络调节脏腑"等基础理论指导下，按照同一性调节原理认识人体机能，历时 3000 多年，经络科学仍然能与当代最前沿的科学、信息科学，神经生物学，以及分子生物学技术结合建立学科。按照经络－皮肤－内脏相关学说，提出经络是独特系统的思想，沿建立经络科学求实之路，实现传统医疗保健与生命科学结合，开创中华科学传统先进医疗，保健文化的新纪元。同时讲："中华民族应该为自己创立的自主科学学科——经络科学造福人类健康事业而奋斗"（《经络科学》北京大学出版社）。

例如有些研究单位和科学家们用放射性同位素标记跟踪法，测得人体内确有物质和信息沿经络线传播，罗冬苏等研制的"经络穴位图示仪"，能清楚显示出各条经络的图形并能辨别有无病态。研究者提出"经络实体主要是体液，毛细血管，结缔组织构成的筋膜，气血沿经络运行、经络系统具有自身的运动方向、速度、周期、波长、实现物质能量的传递、维持生命"。人体健康状态都在经络系统有反应。通者为健康，不通者为有病。循经刮痧就是通过外力合理调节经络实现健康干预。

二、辩证施治立竿见影

中医六经辩证是以症状或证候群为标准分类的一种方法，主要描述的是机体在病理情况下的演变发展过程，是以症辨病的分析思路。循经走穴刮痧法是以经络本经病变辩辩证的。是其致病邪气存在的具体实物形式——经络循行形变组织为标准的一种辩证方法。主要通过刮拭使病症（邪气）病状呈现体表达到治疗与诊断双重目的。

如 1994 年一位 25 岁男青年家住河北农村，秋天在场园夜间睡着了，因受湿、寒而背痛，全身发紫，吃药、按摩等方法多年都不见效。来刮痧门诊部治疗，我按膀胱经病变对其刮拭 20 多分钟后，他背、腰、腿呈现的黑紫痧状上下连成一片，之后他说以前治疗从未有今天这样轻松的感觉而且不痛了。从他得病时间分析主要是感受秋湿、寒之邪所致。虽年青气盛，但侵袭于体内的邪气未及时排除体外，积累日久，药物，按摩效微，刮痧是循经走穴刺激活化细胞给细胞补氧，正邪之争，正胜邪祛故效果立竿见影。

三、扶正祛邪，因人而异

不论人们干什么事，都讲究个目的和达到目的的方法，刮痧治疗的目的同其它疗法一样，是为了治病健身。但各自达到目的的方法却不一样，循经刮痧借用外力干预生理机能，使之产生一种机体自动调节的功能，实现扶正祛邪而达到治病保健。刮痧手法的力量强弱，时间长短，施术部位的多少及施术技巧的应用，关系着脏器功能程序和发挥作用的大小。

1994 年的一天，著名画家齐白石的一位亲属因中风后遗症偏瘫，坐轮椅慕名找到吕教授刮痧，教授在门诊部刮痧后说您回去按法坚持刮就好。教授肯定的答复引起我的好奇心，后经了解齐老家中无能力为他刮痧，我出于好奇和另一位老师商量为他治疗，每周下班风雨无阻为他刮痧，并让他排毒，经三个多月治疗，他能在室内走十几步，不能握笔的手又能画画儿刻章了。

1995 年在山东分公司一名邮电医院职工的女儿 10 岁，因哮喘住院，已两周了还不见好转，出院后全家人疲劳无神，后求助我为其治疗，俗语曰："内不治喘"，不仅有 6 年哮喘史的一个儿童，且是逐年加重近年更甚，时常是急救车送省医院抢救，这次姥姥为了外孙女累的吃不下，睡不好，听后我第二天下午为她刮痧以调脏腑阴阳平衡为主重点对心、肺、肾的经穴进行刮拭，当天晚上小孩就不咳喘了，睡了一夜好觉，其姥姥也睡了个囫囵觉。第二天一早就向我报告这一喜讯。就这样经过三个月刮痧治疗得已痊愈。

四、调理脏腑以人为本

刮痧的机理就是通过刮拭相关经穴，同时给予脏腑器官以刺激力使活动起来。宏观调理整体调控作用后，各脏腑就能将各自潜在但独立运转时发挥不出来的能力发挥出来，具有了“协调脏腑疏通经络，抑邪，排邪，修复病理改变”等能力。表现在临床上就在不依靠任何外界实物（如药物等）帮助的情况下出现各种排病反应和治疗反应。这些反应完全依靠人体能宏观调控能力而“自生自灭”最后取得疾病获愈的疗效。

如1995年在山东时有一位20岁农村男孩患了“强直性脊柱炎”瘫痪在床生活无法自理，由其母亲照顾，其父辈兄弟三人只此独苗，为了治好儿子病，卖掉8间房子，在济南多处治疗不见效。后经人介绍找我治疗，我因在之前治愈过此病就接受了，并将他安排在公司院内，免费治疗。针对其情主要以补为主，先以扶正为主，通过调后天补先天，促使正气旺盛，利用“正旺邪自去”的道理而达到祛邪效果。但是，强直性脊柱炎属于风湿性关节炎病，随后在正气旺盛以后，正邪之争还要在刮拭相关经穴统一协调之下，采取补、泻、平补、平泻相关的手法及一些特殊技法和穴位对症施术，调动体内诸脏器的功能共同合作才能有可能达到治愈。在后天补足同时，加之先天肾脏调理从而驱逐湿邪对脊柱活动侵害达到扶正祛邪，消除症状减轻病情的疗效。经过三个多月刮调，他能吃饭了，一顿能吃两个馒头，原卧床到能骑车了，强直的腰也能活动了，生活能自理了。从中可看到人体奥妙的潜能。这种机体潜在的能量是人类先天具有的一种天然能力。

五、疏经活络通透为益

刮痧治疗要根据体表软组织的形变程度，按其归经所在的部位，结合经络系统的生理功能及其与脏腑的关系进行综合分析，以判断刮痧治疗前经络的整体实际工作状态，为制定正确的治疗方案提供依据。一般讲经络阻塞程度比较轻，病位就越浅，所涉及的各种病症程度也都较轻。病位处于半表半里之间，并使相应脏腑出现了程度逐渐加重的器质性病变。

如1998年我在北京二院刮痧门诊时，一位70岁的老太太，因长期居住潮湿，造成双膝严重关节骨质增生，走路成O型上楼，双手扶楼梯，蹲下起不来，已有近二十年了，生活十分困难。我第一次先为其疏通膀胱经从颈至足，平刮膝部，当时她感觉轻松舒服，之后三次重点刮膝关节相关穴位且重在以阳经为主，这时她感觉走路轻快，上楼不用扶了。第五次之后侧重刮脾、肝、肾脏穴以调脏气为主，同时补刮阳经，因肾主骨、肝主筋、脾主运化。主要在于调理增强内脏的功能，同时在膝部重点穴位采用点、按、挑、揉、疏、切、摩、压等不同适度手法对结缔组织的患部进行调理，达到经络的通畅，局部纵深通透。经8次刮痧治疗，同时排毒，老人上下楼如常人，能蹲下了，生活能自理了。经数年临床体会膝关节病是常见病，是元气衰弱的一种外在表现，无论是增生、风湿、损伤等，刮痧治疗可使之畅通，均可取得好的疗效。

综上所述，循经刮痧健康法从20世纪80年代至今走过了肯定认识、推广传播、普及受益、规范提高等四个过程。20世纪80年代，刮痧医疗保健迎来了第三个高峰（第一是汉代、第二是明末清初）。刮痧疗法保健迎来的第三个高峰，也可以说是21世纪自然疗法的新的高峰。

作者简介：

郭恩奇，男，1940年8月生。籍贯山西黎城。中共党员，大专文化。高级刮痧师。自幼随父学习制作中药丸、背汤头歌。青年时期入伍服役尚武30年。1990年退休后潜心学习中医针灸、按摩、拔罐、刮痧等外治方法。同期进修于“北京振兴中医函授学院”，后跟随吕季儒教授专攻“循经走穴刮痧健康法”。著有《图解吕教授经络排毒刮痧实用全书》，2010年8月由中国社会出版社出版发行。

中医补法治疗肿瘤的临床经验

淮安讶康中医药研究所有限公司　韩礼

几十年来，在治疗肿瘤过程中，曾用过以毒攻毒，清热解毒，活血化瘀，消痰软坚和补益气血，温补脾胃，滋补肝肾等法。最近在追访一些病例中，发现效果较好的病人，多系采用补法为主的治疗。现谈谈个人对用中医补法治疗肿瘤的一些体会。

一、补法对肿瘤的意义

在我国古代医书上对于肿瘤的记载很多。一般认为，肿瘤的形成与虚邪侵袭，寒热抟结，情志抑郁有关。如《妇人大全良方》说："肝脾郁怒，气血亏损，名曰乳岩"。《医宗必读》说："积之成也，正气不足而后邪气踞之"。很多古代医书都认为肿瘤的形成与正气虚弱有关。《难经》的五十五难提出，"积者五脏所生，聚者六腑所成也"。总之，祖国医学认为，肿瘤的形成是正气不足，脏腑失调留滞客邪而致气滞血瘀，痰凝毒聚互相抟结蕴郁成肿块。认为肿瘤是内生的。

据报道，目前已经找出许多化学性、物理性、生物性致癌因素，这些应属于外因，但并不是与这些因素接触的人都得肿瘤，说明外因只有通过机体的内因才能起作用。而内分泌失调，精神创伤，免疫状况低下以及某些先天性(缺损)等内因的存在，在肿瘤的发病中是个重要因素，七情六欲也会导致体内阴阳失调而产生肿瘤发病的因素。

近来，越来越多的人们认为肿瘤是全身性疾病的局部表现，而全身性的种种失调往往以虚证的形式表现出来，从中医辨证来看肿瘤晚期多呈现气血不足，肝肾阴虚，脾胃不运的状态，这样就为补法治疗肿瘤提供了客观依据。

中医的补法是通过扶正以祛邪，具体对治疗肿瘤来讲，正气是机体抵抗能力(包括免疫功能等)，邪气是肿瘤的存在。而正邪相克及其消长就是疾病的变化过程。邪盛正衰标志着肿瘤的进展，正盛邪衰标志着肿瘤得以控制或缩小。因此在治疗时要以正气为主体，正气是正邪相生相克的主导方面，正气盛衰是决定病因转化的关键。扶正是根本，祛邪是目的。所以当邪实正盛阶段，治疗时仍应以祛邪为先，应用攻法为主。现代医学的手术、放疗、化疗均为有力的祛邪手段，都是不可偏废的治疗方法。而补法的重要作用在于：调理脏腑，补益气血，增强机体免疫功能，对控制肿瘤复发，也有一定意义。

二、病例介绍

例一：刘××，男，81 岁，退休职工。市一院诊断肺癌。患者于 2008 年 4 月咳嗽，发烧 39° C，曾给对症治疗 26 天，不见好转，逐渐加重，高烧不退，胸闷气短，咳痰带血、食欲不振，经××医院急诊检查，发现病人羸瘦，左侧胸腔积液，怀疑结核或晚期肿瘤，先以青霉素、头孢治疗 20 天，体温仍在 38～39° C之间，症状未见改善，胸水增多，于同年 6 月 14 日进行胸腔穿刺，抽出胸水 650 毫升，呈浅红色，经病理科检查找出瘤细胞(病理标本号 652117)，经会诊确定为肺癌。劝其回家休养。于 9 月 27 日来我所要求用中药治疗。主症：高烧烦热，咳嗽白痰，偶尔带血，胸痛气短，咽干口燥，不思饮食，二便不能控制，舌红，质暗，脉沉弦数。证属气阴两伤，阴虚肺热。治以益气养阴清肺之法。

方选养阴清肺汤加减。处方：南沙参、石斛各 30 克，瓜蒌、桃仁、杏仁、佩兰各 7 克。每日 1 剂，煎汤频服。玉竹，元参各 15 克，竹茹、苦桔梗、银柴胡各 9 克。每日 1 剂，煎汤频服。(两方可同时分煎分服，也可以合并一方煎服。)

连服 7 日，体温渐退，食欲渐增。原方又加地骨皮 30 克（分煎者可加于任一方中），服用 30 剂，病人烧退咳减，胸闷气短随之改善，饮食倍增，二便如常，并能起床活动。复查胸水未长，体温不高。间断服用本方加减，有时因睡眠不好加用当归，有时因饮食不佳加用香稻芽、焦三仙，有时因体力较差加西洋参。大约服药 40 余剂，病人无明显不适，停药观察。2008、2009 年两次复查，均未见复发。

例二：王××，男， 54 岁，工人。市一院病历号 567349, ××医院门诊号 226395。诊断为甲状腺癌骨转移，截瘫。病人于 2008 年 5 月 7 日因劳动扭伤开始腰痛，坚持 1 个月轻劳动，病情加重，双下肢麻木，经当地治疗无效。同年 11 月腰腿无力，不能走路，经南京××医院诊断为晚期肿瘤转移性截瘫，服征癌片 1 周无效。于 2008 年 11 月 5 日到淮安××医院就诊，述腰痛腿软不能行动，卧床不起 4 月余。检查病人一般情况尚可，下肢截瘫，两腿肌肉萎缩，感觉减退，运动丧失，膝反射亢进，可引出踝阵挛。二便欠佳。发现甲状腺大，追溯病史已 5 年多，近来逐渐长大变硬，右侧甲状腺下肿物 1.5×1.4 厘米，左侧肿物 2.2×3 厘米，均随吞咽活动，质偏硬，无囊性感。左颈中部胸锁乳突肌下缘肿块 2.5×2.4 厘米，质硬，不移动，认为淋巴结转移。同位素扫描左侧甲状腺肿物为“冷结节”。X 线胸腰部摄片检查，右第 7 肋骨骨质破坏，为转移癌，第 6 胸椎及第 1 腰椎骨转移癌，第 11 胸椎为可疑癌转移。同位素骨扫描第 1 腰椎阳性。结合院内外资料，确诊为甲状腺癌，颈淋巴结转移，骨转移性截瘫。曾给予化疗，因药物反应较大而停药。病人于 2008 年 12 月 22 日来本所检查，一般情况同上，脉沉苔白，小便频数，有时不能控制。中医辨证为瘿瘤日久，郁结伤阴，肾气不足，脾湿不化而致痿症。治拟补肾健脾，消瘿散结。处方：①头孢静滴 4g/日，连用 9 日。②女贞子、旱莲草各 30 克、五味子、鹿角、山药、西洋参、牛膝、木瓜各 9 克，补骨脂，骨碎补，络石藤、海藻各 30 克。每日 1 剂煎服。

服 7 剂后，下肢麻木减轻，两脚稍能活动，继服前方；续用头孢静滴 4g/日，连用 9 日。2 周后小便恢复正常，左腿能抬起 15 度，右腿能抬起 5 度。第三周下肢感觉恢复，腿痛减轻，能自行坐起，扶床活动，加中药消积八路通汤剂。1 月后扶拐能走 100 多米，每日继续服用八路通汤剂，服后感觉四肢有力，病人配合锻炼，力日益增进。2 个月后扶拐能走 4 华里。2009 年 8 月 17 日经××医院会诊，作骨扫描及 X 线检查，肿瘤消失，建议继续服用八路通汤剂，观察。同年 12 月 22 日门诊复查，甲状正常，下肢感觉很好，肌肉较前丰满，每日可走数里之远，运动较灵活。胸透未见异常，肝功能，尿、便化验均正常，病人带药回原地观察。(本例病人系采用以补为主，消积为辅攻补兼施，效果理想)

三、讨论

补法治疗肿瘤的共性与个性问题。例一肺癌与例二脊髓瘤截瘫都是以补为主、攻补兼施。

这样辨证论治运用中医补法治疗肿瘤，既有共性也有个性，其共性的特点在于补，其个性的特点在于调。中医认为肿瘤发生发展过程与脏腑功能有密切关系。阴盛阳衰是导致肿瘤的病因，肿瘤的病因虽然说法很多(物理的、化学的、生物的等等)，其根本原因在于人体内部的气血性。某些肿瘤即或是外因引起发病，也与其内因密切相关。早在《内经》就有：“邪之所凑，其气必虚”，“正气内存，邪不可干”的记载。充分阐明了内因在发病中的重要作用这一论点。因此运用补法为主，调动内因，同时发挥病人主观能动作用，是治愈肿瘤的一个重要途径。

运用中医补法治疗肿瘤还要重视病人的特殊性。如肺癌发烧抽出胸水之后，要注意伤阴必生内热，所以要用养阴清热，使病情缓。脊髓瘤截瘫、甲状腺癌骨转移截瘫、锁骨恶性肿瘤等，虽有肾虚髓伤的共性，只用补肾显然不足，还要注意各有特殊。如脊髓瘤第二次手术后仍有截瘫，表现肾阳虚为主，重用温肾补阳取效，甲状腺癌骨转移截瘫，原系瘿瘤不化，兼用化瘀软坚见功；锁骨恶性肿瘤毒热蕴结，包块坚硬，先以解毒化瘀退其热势，又因病人年老肾虚，瘤在骨骼，当用补肾收功。运用补法生血汤治疗肿瘤病人由于放疗、化疗引起的血象下降，本着“辨证求因，审因论治”的原则，补肝肾以治其本，益气血兼治其标的方法，效果并不满意，又在方中加入五味子、鹿角及西洋参等药物，取得显著疗效。这都说明运用补法治疗肿瘤，必须注意共性与个性的辩证关系，才能取得满意疗效。

作者简介：

韩礼，男，汉族，1956 年 4 月生，江苏淮安人。拥有三项专利技术：一种治疗皮肤病的外用药（能治愈西医称牛皮癣等癣、神经性皮炎、湿疹等疹、红斑狼疮、瘙痒症、痤疮、青春痘、丹毒、毛囊炎、不愈合皮肤病等顽固性皮肤病），一种治疗骨关节病的外用药（能治愈强直性脊柱炎、股骨坏死、腰间盘突出，骨刺、肩周炎、颈椎病、风湿、类风湿、等骨关节病，无需打针手术）及一种治疗感冒及上呼吸道疾病的中药配方（对感冒、鼻炎、鼻癌、腮腺炎、肺炎、肺结核、肺出血、禽流感等能防能治）。

中医药治疗腰椎间盘突出症

湖南省涟源市桥头河镇贺家村广平堂诊所　贺柳桃

腰椎间盘突出症属中医“腰痛”、“痹证”的范畴，多因肾虚，外邪与风、寒、湿、热“挫闪”、“瘀血”有密切相关。

1、病因病机：

腰椎间的退行性病变是腰椎间突出的病理基础。有先天不足，后天失养，劳损及久病，使肾精亏虚，骨及经脉失营，而加剧椎间盘及脊柱的退变，椎管容积变窄，增生韧带变厚等。肾精亏虚是病之本，属“本虚”“标实”。寒实邪淫，跌仆闪挫作为诱因而导致经络痹阻，气血滞瘀，引发腰腿痛，这是腰椎间盘突出症的病机特症。

2、辨证论治：

诸邪所致，经脉瘀滞，症见腰膝酸软无力，腰部冷痛沉重，下肢麻胀，应以祛邪扶正并举，益气补肾，强身壮骨，活血通络而止痛。

方用独活寄生汤加减：人参、独活、防风、川芎、寄生、牛膝、秦艽、杜仲、当归、白芍、细辛、地黄、鸡血藤、白芷、桂枝、甘草、伸筋草、淫羊藿等。

本方所主痹证为肝、肾不足，气血两虚，风寒湿痹邪乘虚侵犯经络、肌肉、筋骨、关节而成，也可因风寒湿三气痹着日久，导致肝肾不足，气血两虚所致。腰为肾府，腰椎间盘突出症，可见腰膝关节疼痛，屈伸不利，麻木不仁等症，方中独活辛苦微温，祛下焦风寒湿邪，蠲痹止痛，重用为君药；秦艽防风助独活祛风胜湿；桂枝解肌祛寒，温经通阳；细辛辛温发散，祛寒止痛；伸筋草祛风除湿，舒筋活络；寄生、牛膝、杜仲、淫羊藿、补益肝肾，强壮筋骨；当归、白芍、地黄、川芎养血活血；人参、伏苓补气健脾，扶正气；白芷祛风止痛，鸡血藤补血行血并舒筋活络，甘草调和诸药。全方以祛风寒湿为主，辅以补肝肾，祛邪不伤正，扶正不碍邪。此方可以治疗一般腰椎间盘突出症初期病人。

3、病案例举：

笔者于 2004 年用纯中药治好的严重腰椎间盘突出的人很多，至今已治好有五百多例了，这些病人都在市级以上医院治疗，通过牵引，输液、吃药、封闭等治疗无明显效果的，其中重度腰椎间盘突出患者，大多数服用 20 剂至 40 剂中药，百分之八十以上基本恢复正常工作、劳动，都有好转，现查病案原始记录。

肖某，男，娄底市石井乡斗光村村民。于 2004 年 1 月患风湿腰痛，在基层医院吃药无效，疼痛加剧，后在娄底市中心医院 CT 检查诊断腰椎间盘突出，2-3-4 间盘脱出，并压迫下肢神经，经牵引、输液无效，病重加剧，到长沙省级医院治疗，当时都是西药、牵引，效果不理想，都要进行手术治疗，用去现金近 3 万元。于 2005 年春季继续入某市级医院中西结合治疗，日日加重，面临变形，医院多次 CT 检查，由于医疗水平，医院不能保证术后康复是否变形。经政府机关调解，补偿肖某医疗费三千多元，出院不治。无奈的情况下，于 2005 年 5 月由姐夫谢某某介绍服中药治疗。当时腰已无法伸直，脚只能蹲着行走，疼痛十分难受，每天靠多次吃止痛药过日子。气短乏力，脉细沉，舌淡紫、苔黄，辨证属久病体虚，肾督亏损之骨痹痛，以活血通络，补肾壮督，标本兼治。

方用一：骨碎补 10g、金毛狗脊 15g、六汗 10g、牛膝 12g、杜仲 15g、白芍 10g、威灵仙 15g、秦艽 15g、长生草 15g、生地 15g、鸡血藤 15g、独活 20g、当归 15 g、川芎 10g、全虫 5g.、扶芳藤 15g、寄生 10g、走马芥 10g、淫羊藿 10g、青风藤 10g、八角风 5g。

按此方随症加减 30 剂后，腰已能伸，可站立走路了。

2005 年 6 月虽能站立走路，但腰不能久伸，下肢还有麻胀。

方用二：党参 15g、茯苓 10g、王孙 20g、川芎 10g、独活 15g、防风 10g、生地黄 10g、鸡血藤 10g、牛膝 15g、奔马草 10g、余容 10g、五加皮 15g、灵仙 15g、伸筋 10g、铁马鞭 10g、南蛇藤 10g、补骨脂 10g、忍冬藤 15g、续断 15g、元胡 10g、石南藤 15g、全虫 5g。随症加减，一个月后，此人已能参加劳动。

2005 年 7 月，由于腰椎间盘突出症，给病人造成了很大的痛苦，在医院用去了将近 4 万元的医疗费，而病症加重，这次用中药好了，所以要求继续用中药巩固治疗。

方用三：当归 15g、川芎 10g、黄芪 20g、生地 15g、熟地 15g、牛膝 10g、奔马草 10g、扶芳藤 15g、夜交藤 15g、鸡血藤 15g、寄生 10g、过山龙 10g、白芍 10g、淫羊藿 10g、犬片 10g、杜仲 15g、灵仙 10g、马载天 15g、千年健 10g、木瓜 10g。于 2005 年 8 月，此人正常康复，在外打工、驾车，参加体力劳动。至今好。

纯中药治愈乙型肝炎、早期肝硬化的临床经验

胡康有

乙型肝炎是病毒性肝炎的一个类型，是由乙型病毒感染肝脏的传染性疾病，通称“乙肝病”。中医认为是湿热疫毒，饮食不节，胃肠虚弱，内伤不足而致。因其传染性较强、传播途径复杂、流行面广、发病率较高、治愈率较低、反复发作、迁延绵长、对肝实质性损害严重，成为世界范围内的一个严重危害公众健康的疾病。由于没有特效的杀灭乙肝病毒的药物，目前仍普遍采用抗病毒、消炎、营养调理的保肝治疗手段，有的虽配合中药治疗，却很少根据中医机理辨证施治，常着眼于如何抑制杀灭乙肝病毒的思维方法，施用清热解毒、舒肝攻下的寒凉性药物，疗效不佳，进而演变成晚期肝化一腹水一肝肾功能衰竭，不得救治。当今虽能行肝脏移植手术，解救垂危的生命，但也不是人人可行，成功率不高，花费昂贵，难以挽回大多数患者性命。

笔者于 2004 年 4 月偶遇两例乙型肝炎、早期肝硬化男性患者。医院化验检查结果做出同样的诊断，由于治疗手段不同，最后结果各异。一例一直沿用西药治疗，最后死于晚期肝硬化，年仅 42 岁；另一例七天之后，放弃西药治疗，采用中药治疗，后得以康复痊愈，经两年多时间的追踪观察，未见复发。

这个病案完全依据中医的阴阳五行学说和脏腑生克关系进行辨证施治的，仅四个多月的时间，患者得以临床治愈，对笔者的震动很大，是行医近五十年没有见过的。现将病例报告如下，以示共勉，不妥之处，切望指正。

患者刘××，男性，汉族，42 岁，广东梅卅五华人，机电工程师，现住深圳市宝安区，2004 年 4 月 21 日接诊。患者七天前经医院检查，诊断为乙型肝炎、早期肝硬化。遂行抗病毒、消炎、

保肝治疗。后效果不佳，症状加重，不思饮食，时有恶心呕吐出现，而放弃西药改用中药治疗。自述医院检查化验：乙肝大小三阳均为阳性，血清转氨酶化验指数高达 660，诊断为乙肝、早期肝硬化。

望其精神萎靡不振，行动无力，面色苍白，舌苔厚腻呈黄色，舌质呈褐色，呼吸有异味感。依据“急者治标，缓者治本，以急者为约”的治疗原则，首先解决胃纳问题，遂开五剂补中益气健脾汤。令其休息，服用五天后再来诊治，并着手从中医阴阳五行学说，脏腑生克关系，探讨其生理、病理机制。从脏腑生克机理中得出：肝病先犯胃，肝木盛而克脾土，培土生金以克木，采用培土（脾）生金（润肺）克木（平肝）的原则进行治疗。五天后患者已能进食，精神好转，面有血色，脉象虽沉迟，较平和。后对方剂按上述机理进行调正，仍以补脾、润肺、舒肝为主，配伍十剂，每日服用一剂。半月后患者情况大有好转，乙肝化验大三阳转阴，小三阳仍为阳性，转氨酶明显下降到 298。食欲增加，面色红润，精神良好，四肢有力，略加调正继续服用上方。经过近四个多月的辨证治疗，于 2004 年 9 月 6 日医院复查，乙肝大小三阳均转为阴性，肝功化验转氨酶指数为 38，属正常范围，身体状态良好，恢复正常工作，可谓乙肝、早期肝硬化彻底治愈，临床观察至今未见复发。

对本病例讨论：

一、根据医院的检查化验结果、症状和体征，诊断乙型肝炎、早期肝硬化无误。

二、除患者本人在医院行抗病毒、消炎、保肝治疗，用西药七天后，接受中医治疗，在整个治疗过程中没有用过任何西药制剂。

三、着眼点不是乙肝病毒，而是五脏六腑功能调理。

四、依据易经与中医的共同基石——阴阳五行学说，脏腑生克关系，进行辨证施治，合理用药。

五、抛弃以乙肝病毒为出发点，大量应用清热解毒寒性药物，伤其元气，而降低自身免疫自愈功能。

六、遵照人体在正常生理状态下，五脏六脏和宇宙万物一样，都是处于组异成同对待关系的动态平衡的稳定态中，正常情况下，机体总是处于中位，不偏不依，有其克制，必有其生发，人体处于病理状态下，培土生金以克木。正如《金匮·脏经络先后病脉证》篇中所言：“肤肝之病，补用酸，助用焦苦，应用甘味之药调正。酸入肝、苦入心、甘入脾、脾能克伤肾、肾气微，则水不行，水不行则心火气盛，则伤肺，肺气伤，则金气不行，金气不行，则肝气盛，所以补脾生金，肺则旺，金克木，肝自平而自愈，此治肝补脾之要妙也”。

七、本病例如此之快得以康复，进一步证明了中医传统理论的科学性和真实性。有人会问：没有用抗病毒消炎，乙肝病毒哪里去了？回答：不消自灭。经过中药调理改变了时空、改变了机体的内环境，达到了阴阳、脏腑的动态平衡，正气存，邪不可干，没有病毒生存和繁殖的基础和条件，自消自灭。

八、从反面也可以证明，刘某的同学一直用抗病毒消炎、保肝治疗，不仅病情没有减轻，反而逐渐加重，最后演变成晚期肝硬化而死亡。生前刘某打电话给笔者说：“教授，我的同学你还有没有办法？”我了解情况后说：“血性腹水出现，恐怕没有办法了。”不出所料，六天后他的同学已经走了。综合上述：事实可以说明在中医传统理论的指导下，依据阴阳五行学说，脏腑生克关系，进行辨证施治，完全可以治愈乙型肝炎和早期肝硬化。

作者简介：

胡康有，男，汉族，七十三岁。主任医师。青年时期学医八载，1963 年毕业于内诊蒙古医学院，国医泰斗宫杜若大弟子。从医从教五十余年，理论基础扎实，临床经验丰富，潜心钻研，祖国传统医术，将气功法、针灸法、推拿法三者有机融为一体，创建“拔经点穴法”，无须药石，尽除疾患。

小针刀对颈部阿是穴治疗抑郁症、焦虑症的临床研究

Bio Nice Medicare Group Sdn Bhd 主任医师(马来西亚) 黄丹民

【摘 要】抑郁症是以情绪低落、失眠、疲劳、烦躁、自我评价降低等一组症状为主要表现的疾病。焦虑症又称焦虑性神经症，是以广泛性焦虑症（慢性焦虑症）和发作性惊恐状态（急性焦虑症）为主要临床表现，常伴有头晕、胸闷、心悸、呼吸困难、口干、尿频、尿急、出汗、震颤和运动性不安等症，其焦虑并非由实际威胁所引起，或其紧张惊恐程度与现实情况很不相称。全球抑郁症人数呈增长趋势，全世界患有抑郁症的人数在不断增长。据世界卫生组织统计，全球抑郁症发病率约为 11%，全球约有 3.4 亿抑郁症患者。当前抑郁症已经成为世界第四大疾病，预计到 2020 年可能将成为仅次于心脏病的人类第二大疾患，抑郁症将成为 21 世纪人类的主要杀手。在未来的一年里，将有 5.8%的男子和 9.5%的女子会出现抑郁症症状。据统计，美国有 1500 万成年人患有抑郁症。当今社会愈来愈激烈的竞争环境给人们带来了精神上巨大的压力，由此诱发的以抑郁症为代表的精神疾病正成为人类健康和社会和谐的一大威胁。“世界上最消极悲伤的人”就是抑郁症患者，自杀率高达 14%，而自杀者中 60%左右都患有抑郁症。新加坡心理卫生学院去年对 6600 多名 18 岁和以上的成人，展开“全国精神健康调查”，调查发现：抑郁症是新加坡最常见的精神病，在每 16 名新加坡人当中，就有一人在一生中会患有严重抑郁症。结果令人震惊，该国 20 岁至 59 岁的成年人，一生中患抑郁症的可能性高达 6.3%，焦虑症也达 3.4%。

【关键词】抑郁症；小针刀；焦虑症

【病 因】抑郁症发病的原因复杂，迄今为止，医学界对抑郁症的致病原因并不十分清楚，但普遍的看法是，与遗传因素、社会环境因素、个性特质、自身内分泌功能、脑功能等有很大关系。

1、遗传基因：抑郁症跟家族病史有密切的关系。研究显示，父母其中 1 人得抑郁症，子女得病几率为 25%；若双亲都是抑郁症病人，子女患病率提高至 50%～75%。遗传因素只是说有发生抑郁症的倾向，并不是说父母有抑郁病其子女就一定会得抑郁症，这种遗传因素只有在外部环境的刺激下才会起作用。

2、社会环境因素：令人感到有压力的生活事件及失落感可以诱发抑郁症，如丧偶、尤其老年丧偶，离婚、丢掉工作，财务危机，失去健康等。社会的竞争激烈、心理压力过大、家庭结构以及婚姻的变化等，是造成抑郁人数增加的社会心理因素。

3、体质因素。抑郁症发生的基础是脑内一些化学物质代谢紊乱，有一类人调节能力比较差，容易造成代谢紊乱。现在研究比较透彻的生物学的因素，即中枢神经递质的功能及代谢异常。

4、躯体疾病。在综合医院的内科病人中，1/3 伴有抑郁症，外科病人中也有许多人伴有抑郁症。有资料显示：抑郁症状发生率在一般人群中是 5.8%、慢性躯体疾病患者是 9.4%、一般住院病人 33%、老年住院病人 36%、门诊癌症病人 33%、住院癌症病人 42%、脑卒中病人 47%、心肌梗塞病人 45%、帕金森氏病病人 39%。

5、性格特质：抑郁症和人的性格关系密切。有些人大大咧咧，心里不存事，这类人一般不会得抑郁症。通常两类人比较容易得抑郁症。一是自卑、自责，多愁善感的人，如林黛玉本身就是抑郁性格人物，整天悲悲切切，什么事都往坏处想，常常陷于极度自卑、自责、悲观情绪之中。另一类是过于追求完美的人，这类人凡事认真，追求完美，自尊心极强，对自己要求近似苛刻，不允许自己出差错。过于追求完美实际上也是一种人格的缺陷，这类人一旦遭到失败、挫折就很难摆脱出来，这也是为什么很多品质优秀、很有成就的人最后选择自杀的原因。

6、增龄引起的脑退行性改变。这是近几年研究发现的一个新的抑郁症发病原因，老年人在没有明显外因刺激的情况下，随着年龄的增长，脑功能发生退变，机体调节能力下降，抑郁症的发生率明显上升。

7、内分泌变化。女性抑郁症患病率是男性的2倍，女性抑郁症有三个发病高峰：一是青春期，很多女性月经前有抑郁和焦虑的症状，这说明内分泌的变化是改变人的情绪的重要因素；二是产后抑郁，国外有关调查显示，产后有30%左右的妇女患有不同程度的抑郁症，这是因为体内的激素水平发生了大幅变化；还有一个就是更年期患抑郁的比较高，同样也与内分泌的不稳定有关。

据新加坡心理卫生学院精神专科专家分析证实，和抑郁症相关的主要因素有患病、离婚或单身、失业、低收入等。其中，疾病缠身和抑郁症的关系最密切，而患越多种病，就越有可能得抑郁症。身患一两种疾病者，得此症的危险性较常人高出2.5倍。如果身患三种或更多病，则多出5.28倍。较之已婚者，单身人士得抑郁症的危险性高出2.6倍，离婚者高出1.4倍。丧失伴侣者则高出4倍。经济问题和抑郁症也有关联。失业人士得抑郁症的危险性，较有工作保障者高出3.8倍。家庭月入少过1000元的人，也较收入超过3000元者有高出3倍的危险性。和国际调查数据相比，新加坡的抑郁症病发率较其他亚洲国家来得高，焦虑症数据则接近。

欧美国家如美国、法国等所呈报的数据一般都比亚洲国家高为11%。我们认为，这相信主要是因为亚洲病人有许多因为面子问题，而选择逃避问题或不寻求专家诊治，因而造成调查数字偏低；也与新、马地区食用大量鱼肉、蔬果摄取不足有关，且有年轻化趋势。

【抑郁症多种表现形式】抑郁症是以情感低落、思维迟缓以及言语动作减少、迟缓为典型症状的一组情绪障碍综合征。概括起来为“三少六无”：即情感低落、思维迟钝、行为减少，无趣、无助、无能、无力、无望、无价值，严重时有自杀意向和行为。

心情抑郁：这是抑郁症患者最主要的特征，轻者心情不佳、苦恼、忧伤，终日唉声叹气；重者情绪低沉、悲观、绝望，有自杀倾向。

快感缺失：对日常生活的兴趣丧失，对各种娱乐或令人高兴的事体验不到乐趣。轻者尽量回避社交活动；重者闭门独居、疏远亲友、杜绝社交。

持续疲劳感：轻者感觉自己身体疲倦，力不从心，生活和工作丧失积极性和主动性；重者甚至连吃、喝、个人卫生都不能顾及。

睡眠障碍：表现有3种形式，一是入睡无困难，但几小时后即醒，醒后又处于抑郁心情之中；二是伴有焦虑症者表现为入睡困难和噩梦多；三是嗜睡，黑天白天连着睡也睡不够。这种嗜睡其实是潜意识里对现实的逃避，称为“多睡性抑郁”。

躯体不适：病人自己感受身体有某种难以忍受的痛苦，如不明原因的疼痛、疲劳、睡眠障碍、喉头及胸部的紧迫感、便秘、消化不良、肠胃胀气、心悸、气短等病症，医生经过反复检查，甚至是各种昂贵的实验室检查，却检查不出有什么异常，而医生对此又无能为力。不少患者为此四处就医，不能确诊，花了不少钱，吃了不少药，病症得不到缓解。

自我评价低：自卑、自责。轻者有自卑感、无用感、有无价值感；重者把自己说得一无是处，有强烈的内疚感和自责感，甚至选择自杀作为自我惩罚的途径。

自杀意向和行为：这是抑郁症表现中最危险的行为。患有严重抑郁症的患者常选择自杀来摆脱自己的痛苦。

除上述常见症状外，有些抑郁症具有“隐形”的特征，需要特别当心。

一是微笑型抑郁：这类患者表面若无其事，面带微笑，甚至给人以开朗、热情的假象，内心深处感到非常压抑与忧愁。他们可能早上还有说有笑，下午就割腕自杀。微笑抑郁常见于那些学历较高、有相当身份地位、自尊心很强的人，特别是高级管理和行政工作人员。

二是激越型抑郁：显著的特征就是容易动怒，其实是一种痛苦和压抑的释放，有时是一种寻求帮助的呼叫，其本质仍然是情绪低落，同时反映了抑郁症患者对现实的不满以及力求摆脱的心态，有时也是一种对抑郁情绪的掩饰。

因此，抑郁症的治疗是当前迫在眉睫的问题。近年来，笔者尝试采用小针刀从颈项取穴治疗本病，取得了满意的效果，现总结如下。

【临床治疗依据】现代研究发现，颈枕部投影区含有丰富的神经，血管和延髓，椎动脉在颈段行走过程中有4个生理弯曲，其中3个在上颈段，颈动脉通过第6～1颈椎横突的骨孔经枕骨大孔进入颅内，在脑桥下缘，左右椎动脉合成一条基底动脉，再分别供应大脑半球后2/5部分和脑干小脑的血液；颈项针穴位的纵向切面有枕动脉静脉分支，枕大神经，枕小神经等，与舌咽、迷走等神经纤维支配也有关。由于颈项部穴位生理解剖部位独特，在从集性刺激下，穴位之间相互协同，共同作用，对脑部的血液循环，中枢神经及其周围组织具有明显的调整作用，所以颈项针刀的刺激量较一般的针刺法要大得多，临床应用疗效肯定，尤其对脑源性疾病，精神、神经系统疾病，运动系统疾病有非常好的疗效。临床研究证实，颈项施试针刀可以改善心、脑血液循环，调节神经系统的兴奋或抑制状态，改善血生化的多项指标，故一定可用于对抑郁症，焦虑症的治疗。

【临床资料】

一般资料：从2005年10月至2011年10月中收集的800例门诊病例中，男233例，女567例；年龄最小18岁，最大79岁，其中35～55岁居多；病程最短1个月，最长20年。

【治疗方法】

(1) **刮拭项部两旁胆经诸穴**：在经脉线路上施以润滑剂，先用刮痧板刮胆经诸穴，重点放在胆经所过线上的诸穴，以寻肌腱所在的结节点（阿是穴），15分钟/每次。

(2) **针刀**：本着疏肝化瘀，调理气血，疏通经脉为治疗原则。主穴取：选以寻肌腱所在的结节点（阿是穴），用直径0.50 mm、4# HZ系列针刀，常规消毒，穴位得气后，左右前后剥离15分钟完成后，粘上胶布即可。如需要可每2天1次，7天为一疗程，其间休息2天，可再进行下一疗程。一般普通病例1～2疗程即可。

(3) **手法及术后处理**：治疗后当天避免让针疗部位触水（24小时内不要冲凉），针疗处保持高度卫生，无菌；患者治疗后在接下来3至7天复原期内会有正常阵痛；如果针口有轻微痒是正常情况。

【治疗效果】

根据《中医病证诊断疗效标准》治愈为症状全部消失，能坚持日常工作及家务，计653例，占81.67%；显效为症状消失2/3或全部症状减轻，计80例，占10%；无效：临床症状无变化或反复发作不能持续好转，计66例，占8.3%。总有效率91.67%。如果从年龄上分析，25到55岁的中青年人群是抑郁症的主要发病人群，占门诊量的83%。而无效或效果不显著的病例，多合并有1～2种以上的疾病，抑郁症及其伴发症状与病情好坏有关。

【讨论】

小针刀治病具有应用广泛、疗效确定的特点，因此对抑郁症及其伴发的或继发的躯体疾病也可以通过小针刀治疗。但是，小针刀治病也要综合患者的症状，结合舌象、脉象等，经过辨证才能决定治疗方法。在一般情况下，中医认为抑郁症与心肝脾肾的功能失调有密切关系。西药抗抑郁剂治疗虽有较好疗效，但尚有不同程度的副反应、过量的危险性和一定的禁忌证。我们通过长期临床实践及研究，积累了一套小针刀治疗该疾病的方法，再配合根据不同的证型辨证施治的中草药，疗效非常肯定，副作用也极小。已使东南亚无数失眠症，抑郁症，焦虑症患者摆脱了病魔的纠缠，全面恢复学习、工作和日常交流沟通，是安全，高效，无依赖性，不住院治愈的成功医学典范。使无数患者过上了健康的，快乐的，有活力的生活。

圆通经络自然疗法

中国圆通健康养生法调理中心　黄瑞明

圆通经络自然疗法是“黄氏圆通自然疗法”的“黄氏医术”部分，是经过多年临床实验验证的一种易、医、气相结合的传统自然医疗术，是以圆通圆道为核心理论的宏观整体医学，具体而言，即融易学、医学、数术、声功（音律）及传统养身摄生术为一体的自然疗法，属典型的综合自然疗法，有别于社会常规自然疗法。

所谓圆通是因为圆摄一切法门，天地循环，圆乃天地万物的概貌，自然界物质的显现形式都是圆；这个圆圈是天体的生化和主宰，它是天，地，人[包括大地上万事万物]的生化圈。此圆圈为空虚无物，故叫太虚。即是空无所有的无极状态，何谓无极？无极者，是空无所有，一无所有，什么也没有的一种状态。正如数字数到底，就是零，零者，空也。在远古时代，伏羲画八卦，至文王演周易，在易经六十四卦中的艮卦里早已有“行其庭，不见其人”之说，即为空也。此“无中生有，又归于无”八个大字，道尽了无极与太极这对矛盾统一体的相互关系，无极生太极，太极归无极，其根源总在于无极。数学上的零，看似一无所有，其实它包含万有，所有的数字均须由它开始，可以说：圆为真元、为混圆、圆为天地，内含阴阳；圆为整体、圆满、圆融；圆通和谐；圆为零、为空、圆为通，息息相通的整体和谐，说明圆通健康养生法用圆是圆通一切法，一通百通之意，医法圆通，符合宇宙运行的客观规律，符合人体生命生息，成长的自然规律。元精元气元神为生命的物质基础，正确的运动可达到三元和合，是一种相互平衡、相互滋生、相互制约的最佳稳定状态，也就是对生命的“气形质”的发展。在医学上运用的作用，强化能量，调节阴阳，阴阳相贯，如环无端，自然圆转、循环、圆通。故直取本意为黄氏圆通自然疗法。

圆通经络自然疗法是一门整体性综合型的自然疗法，它旨在以祖国传统易学中的唯物论思想和天人合一的整体观，生物全息律为指导；以阴阳五行等中医传统理论为基础，以圆通圆道为核心；以经络疗法为基本操作方法；以阴阳平衡为法则；坚持实践出真知，追求“实用实效”为功用；树立“天行健，君子以自强不息”、“地势坤，君子以厚德载物”的精神，探索圆通经络自然疗法合理的疗效效应；揭示生命的内在规律和传统中医学的优势，并提倡：健康从“心”开始；净化身心、修心养性、德道健康；正确使用身心，正确修养身心，享受幸福人生；倡导预防医学，养生“治未病”。

圆通经络自然疗法蕴涵人体生命的“本源性”和“全息性”的规律。中医学认为“正气内存，邪不可干”，“气是生化之道”其“本源性”即是“以气为本，治病求本和以人为本体”的根本规律。“全息性”即是“整体和局部的全息对应规律”，如在诊疗方面：从人体整体和局部的气色、形态、活动状况等，进行深入观察而达诊治疾病的目的。当脏腑有病变，其功能紊乱和相互关系失衡时，可以通过众多途径反应到体表的相应组织器官，表现出色泽，声音，形态，脉象诸多方面的异常变化，通过综合的望、闻、问、切四种诊法，同时根据五行学说来推断病情。注重讲究感觉医学，不提倡指标医学，并综合应用中医常用的六大法门：砭，针，灸，药，按跷，导引之法，应用人体经络及生理原理，通过整体、自然、自主的手段和开穴、点穴，启动真元等方法，按人体生命能量流医学原理配方组合，充分挖掘、调动人体本来就存在的自然自愈力、自我组织、自我防御、自我修复、自我调节的本身潜能，激活、激发、调动、凝聚体内的潜能即正气，使其进行整体调节，又能冲击局部“病灶”，补其不足，泻其有余。使人体生理病理的变化循五行生克制化之规律，人体病理状况自然得以改善，生命整体能量场从无序化状态转化为有序化状态。从而调节人体自身脏腑平衡、阴阳平衡及气血圆转经脉循环、五行生克有序圆通，调整增强了患者人体能场，沟通人体与自然大宇宙的统一，达到预防、保健、治疗的目的。

凡事必有因，凡病必有根。传统中医五行学提到人体五脏，合于五行，病分标本，源于五脏。百病之源，五脏为根。几千年的中医研究发现，当人体肝、心、脾、肺、肾受到损害，衰竭是一切疾病的根源。

圆通经络自然疗法是将中华易学、传统中医学和元气学结合于一体的中华特色整体疗法，更准确、深刻地把握中医理论的本质。不应该用《周易》来“神化”中医，不能认为《内经》是易学的直接推导，抹杀两者的区别。应该看到，《内经》的成书是在我国古代劳动人民医疗实践经验的基础上，以当时的哲学思想为指导而形成的，三者缺一不可。个性辨证，整体施治，综合应用。主张病不在治而重于在调。人类拥有真正健康的关键：调。

第一，调根本。针对各种疾病发生的根本原因——五脏失衡，进行直接调节。

第二，调自身。通过人体自身炼养提高人体自身的潜能。

第三，调整体。从人体的肝、心、脾、肺、肾来整体调节，运用自然全息穴位、吐声、数码、古法中草药熏蒸、药酒熏蒸、热敷、敷贴等。由五行方剂作用于五脏，同时配方五脏五大全息反射区的外五行法、六字决等，整体恢复五脏之间的平衡相通，让五脏重返先天有序化健康状态，达到最高标准——五脏有序衡通。践行“人天合一”的生命健康理念。

圆通经络自然疗法包括：基础疗法、强化疗法、辅助疗法。圆通医术的基础疗法，包括内五行：全息穴位，声波激络……外五行：行法，五个基本行法。

目的：整体恢复肝、心、脾、肺、肾的功能，达到五脏归位、五脏有序衡通，“人体气场”自然有序圆转、循环和圆通，生命自然恢复健康的平衡态。圆通健康养生法一经问世，迅速被各地患者和有识之士接受，在一定程度上广济病者并产生了极大的影响，被医学界有识之士形象宣称有中国特色的真正健康之道。

圆通运动医学即“黄氏圆通医道养生”，是个体身心内向性的修正修为的运动，注重“实修实证实悟”、“身心兼修”、“自然本能”。旨在“以圆觉为培养、以平易为至用、以健康为目的”，凸显人体本能的自然化、生活化、平常化的特点。其以养为主的养生精髓，以一圆生万法，以一圆通万法，以一圆融万法，体现了圆通圆道为核心理论的整体性和时空全息的应用的中医学特征，充分发挥展示了中国传统医学的优势和特色，使之与现代医学优势互补、相互融合，开创性推出具有中国特色的运动医学体系，在自然疗法的医学界中独树一帜。

其实，特有的中医运动医学自古有之，它伴随着中医学的发展不断成长壮大，是中医学科不可或缺的组成部分。例如，中医的按跷，导引之法等疗法流传千年，疗效独特，真正集中体现了中医学“以人为本”和“简、便、验、廉”的优势。

中医学是我中华民族独创的人体“生命之道”，是我国独有的自主文化资源。把传统中医的“潜力”发挥出来，会有力地推动中国未来“新医学”模式的发展，成为中国人对世界医学的重大贡献。这也是现代医学向更高境界提升和发展的一种必然趋势。

中国传统自然疗法因受历史条件的限制，尽管有它的局限性，但就其所揭示的自然规律及科学价值而论，仍堪称祖国医学的一份宝贵遗产。它无论在理论上、方法上都有关祖国医学自身的特点，闪耀着华夏文化的灿烂光辉，并被历代文献和长期的医疗实践所印证。所以，在弘扬中国传统自然医学这一优秀民族文化的基础上，要同时具有传统的“基础性”、时代的“现代性”和研究的“科学性”，这是历史赋予我们的重任。

当前，各种疾病呈上升趋势，并出现久治不愈的众多“疑难症”的现状，部分疾病中西医也缺乏有效的治疗方法，并且“现代的过度治疗”，有时未见其效，先受其害，严重威胁着人们的健康。而我们推出的以经络为主的综合性本源性的整体自然疗法是在遵循生命变化之自然规律，与疾病生发、转归等的变化相吻合，道法自然规律，顺从中医医理，以其独到的调治方法，对常见病和久治未愈的奇难怪病以及部分癌症,尿毒症等有常规药物和治疗方法难尽人意之症有拾遗补缺的独特功效。许多长期被疾病折磨的患者，最后求救于圆通经络自然疗法，终于绝处逢生。

作者简介：

黄瑞明，又名黄禹铭，道号“圆通山人”。1966出生，中国福建福清人。在长期修道练功习医过程中吸取了多位民间老师的精要，结合自身的经验，总结归纳了《圆通医学养生体系》和《圆通医疗体系》，现任中国圆通健康养生法调理中心主任，圆通自然疗法研究所所长。

杨麟富和他从事的灵气疗法

黄祝明

"灵气"(Reiki) 一词，源于日本，意指宇宙能量，是一种利用宇宙能量供应人体所欠缺的能量，加速自愈能力的方法。灵气治疗在西方医学已有用于镇痛，慢性疾病，病后康复护理，身心保健等等。除此之外，它亦可消除或舒缓在医疗过程中产主的副作用和身心上的不适。根据多年的临床实验支持，灵气的疗效已被确认，并可见应用于欧美，印度等不少医院、医疗机构和慈善团体。

杨麟富数字灵气导师生于 1963 年，自小跟随中医父亲学习气功及传统治疗，后来在 1999 年接触灵气疗法，并拜师学习。此后，他透过数百次的演练，进而强化对灵气疗法的信心。2004 年在一次禅坐中冥想，入定后定中生慧，悟出道理，进而用简单的数字密码代替复杂的符号，以简易方式传授给学员，创立"太乙能量医学理疗培训中心"。

"数字灵气"是杨麟富导师结合了"易经"和"灵气疗法"，并融入自己的领悟创立的。从复杂难记的符号灵气革新到简单易学的数字灵气，杨麟富认为，数字密码除了可集中能量，而且可以循序渐进的锁定、加强净化身体的力量，"尤其在做治疗一定要用数字密码，没有它就变成气功，气用完，能量就会耗尽。"数字灵气疗法，就是通过这无形的意念引导，通过按手治疗（Hands on Healing），把信息传送给自己或他人。如同语言、音乐有不同的生物刺激作用，不同的数字能量密码在治疗过程中各有不同的意义。因为灵气方法能让人体进行自身调节，因此是一种自然养生保健疗法，对慢性疾病或心理方面的问题都有疗效。念数字密码让人有"定"的效果，特别适合不太能静心的人，如此达至忘我境界，就能恢复体内所有正常波长。灵气的修炼程式可帮助人们取得自身体内潜伏的灵性光能，数字灵气不受宗教偏好或经验的干预，因不要求个人改变信仰体系，反而有助于深入禅定和祈祷，成效直接。

腰椎骨质增生治疗心得

赖健夫

腰椎骨质增生俗称"骨刺"，中医亦称之为"骨痹"。

腰椎骨质增生是几种"骨痹"中的一种，症状是腰痛，活动不便，牵及一侧或双侧臀部及下肢疼痛，麻木。

在多年的临床实践对此类病症进行了多方治疗，笔者从中综合总结，得出了治疗腰椎骨质增生更为有效的方法。治宜补益肝肾，去风散寒，除湿通络。特拟"三痹定痛方"治疗患者多例，均收到良好效果。

组方：独活 15 克，秦艽 18 克，防风 15 克，细辛 4 克，川芎 15 克，当归 12 克，熟地 20 克，白芍 15 克，桂枝 10 克，薏米 20 克，杜仲 15 克，续断 20 克，怀牛膝 15 克，黄芪 20 克，乳香 5 克，没药 5 克，甘草 5 克。

功效：补益肝肾，去风散寒，通络止痛。

主治：腰椎骨质增生引起的活动不便，疼痛，麻木。

用法：水煎服，每日1剂，早晚各服一次。

方解：独活，细辛能入足少阴肾经，温通血脉；配合秦艽，防风疏通经络，升发阳气而去风邪；杜仲，怀牛膝强筋健骨而固肝肾；熟地，当归，白药，川芎养血活血；桂枝，薏米温经通阳，除痹渗湿；黄芪，续断能治风，寒，湿痹；乳香，没药活血止痛；甘草调和诸药。诸药合伍，补益肝肾，去风散寒，通络止痛。加减；痛牵及右下肢疼痛、麻木加熟附子10克，猴骨15克；痛及左下肢并有酸麻胀加鹿角胶10克。

案例一：刘某，女，45岁，广东梅州大埔县人，在广东惠阳淡水经商。于1998年12月发病，腰及左腿延至足指疼痛，麻木，腰身难侧，卧床不起，生活几乎难于自理。经医院检查为腰椎骨质增生和腰椎间盘突出。经多方治疗均无明显效果，于1999年3月到我处诊疗。症状不能站立，腰及左腿至足指疼痛，麻木，表情痛苦难言，诊左脉弦数，右脉弦虚，舌质淡苔腻。此乃“骨痹”证，为肝肾劳损，风寒湿邪乘虚而入滞阻骨络。治宜通络定痛，补肝益肾。投予独活15克，秦艽18克，防风15克，细辛4克，川芎13克，当归14克，熟地20克，白芍15克，桂枝10克，薏米20克，杜仲15克，怀牛膝15克，续断20克，黄芪20克，乳香5克，没药5克，甘草5克。每日水煎服1剂，6剂后疼痛减轻，可侧卧；将原方再服10剂，可从床上坐起，疼痛更轻。复诊其脉左关弦紧显现，遂将原方加上鹿角胶10克，取10剂，服后症状大减，且可缓慢行走，嘱其再将上方10剂，症状全消，恢复正常，随访至今无复发。

案例二：卢某，男，50岁，香港人。患腰腿痛两年，前经医院检查为腰椎骨质增生压迫右侧神经所致。近几个月来，病情日益增剧，右臀及下肢疼痛麻木，步履艰难，每行10米须停片刻方可再续，经多方治疗均无明效。于2001年2月到我处诊疗，症状腰及右上下肢疼痛麻木，晚上睡觉痛苦难眠，诊脉象沉紧，尺脉均沉细。舌淡苔白略腻。此属“骨痹”证型，是肝肾劳损，风寒湿邪乘虚而入侵淫筋骨所致。治以祛风除湿，温经散寒。处方：独活15克，秦艽18克，防风15克，细辛4克，川芎15克，当归12克，熟地20克，白芍15克，桂枝10克，薏米20克，杜仲15克，怀牛膝15克，续断20克，黄芪20克，乳香5克，没药5克，甘草5克。每日水煎服1剂。7剂后疼痛大减，将原方为基础加上熟附片10克，猴骨10克，连服20剂，疼痛麻木全部消除，行走如常，已可上班。后嘱其将上方再服7剂以善其后，随访至今无复发。

腰椎骨质增生，好发于40岁以上的中老年人。腰椎之所以会增生，中医学认为系肝肾虚损所致。《内经云》：“肝主筋”，“藏血”，“肾主骨”，“生髓”，“八五肾气衰”。因此，人步入中年后，肝血肾精衰少，骨髓生化乏源，不能濡养筋骨，故出现骨筋痿弱而发生退行性病变。肝肾素虚，气血不足，风寒湿邪亦乘虚侵袭，流注经骨，导致气血运行不畅，而引起腰椎各关节肌肉和神经支配的肢体出现酸，痛，麻和活动受限，从而引发腰椎骨质增生有关系列症状的产生。基于此，根据中医的治疗原则，机体虚弱，邪恋不去，必须扶正去邪，故用此方具有补肝肾，益精髓，祛湿除风通络的作用，以治本为主，标本兼顾，就能对此症的治疗产生良好的效果。

提高从业综合素养 拓展社区卫生服务

南宁市江南区五一中路社区卫生服务站　李梦军

生老病死是自然规律，谁也无法改变。生，即生命的开始，老，即生的发展，病，即生的伤痛，死，即生命的结束。社区卫生服务站作为全社会医疗卫生服务体系的重要部分和服务平台，在服务社区居民卫生健康需要具有重要的作用。

五一中路社区卫生服务站自成立以来，把实现好、维护好、发展好人民群众的健康作为服务宗旨，全体医务人员勤学习、重医德、讲奉献，真诚、热情、耐心地为社区居民提供方便、优质、价廉、安全的社区卫生服务，为促进社区居民的身体健康，解决社区居民的病痛，方便社区居民防病治病和身体康复等发挥了积极的作用，得到了社区居民的衷心支持和爱戴。我们的主要做法：

一是明确任务，准确定位。我们按照国家卫生行政主管部门的要求，把做好居民健康档案、居民健康教育、预防接种、传染病防治、儿童保健、孕产妇保健、老年人保健、慢性非传染性疾病防治、重性精神疾病管理9项服务作为首要任务。在开展社区卫生服务工作中，严格按照九项公共卫生服务的工作的要求和工作规范，认真细致地做好各项工作，为社区居民的健康服务打下了坚实的基础。

二是全面推进，重点突出。社区卫生服务工作内容多，涉及面广，情况复杂。为切实做好社区卫生服务工作，我们在全面开展九项公共卫生服务的基础上，针对社区居民健康的特点，重点突出“三个服务”：

以建立和完善居民健康档案作为切入点，逐步建立和完善居民基本健康档案，为社区居民提供基本健康信息服务。

以开展健康教育作为着力点，为培养居民良好健康生活方式服务。两年来，本站通过发放健康教育印刷资料、播放健康教育音像资料、设置健康教育宣传、开展公共健康咨询活动、定期举办健康讲座等多种形式，积极向社区居民提供日常常见的防病治病知识，努力培养居民良好健康生活方式，为促进社区居民健康提供了有力保障。

以做好慢性病防治工作作为重点，为社区慢性病人提供良好的慢性病防病、治病服务。到目前，在本社区的居民中，经过筛选，共有慢性病人一人。为切实做好慢性病人防治工作，采取了多项措施。主要包括：对35岁以上人群实行门诊首诊测血；对社区高危人群的健康促进和行为干预；加强对确诊的高血压病及糖尿病患病人员的管理，以血压、血糖、血脂、体重等量化指标作为切入点，按慢性病管理流程对初治和复治的慢性病患者进行规范化管理。

三是强化素质，提高服务。医疗卫生服务质量是社区卫生服务事业能否健康发展的基础和前提。本站成立以来，把强化全体医务人员的业务素质作为一项大事、要事来抓。在具体实践中着力做到“一交流、二出去、三请进”。“一交流”即是加强站内医务人员的业务交流；“二出去”即是主动走出去参加自治区和南宁市卫生主管部门举办的业务培训；“三请进”即是针对本社区居民健康特点，热情邀请有关专家到本站讲学，传经送宝。到目前，本站分别邀请了中国平衡针灸学创始人王文远教到我站讲学、指导；邀请了广西江滨医院原院长吴森到本站就高血压病、糖尿病的防治进行了专门的指导。通过以上多种方式，积极构建医疗卫生质量体系，进一步增强全站医务人员的业务素质，着力解决医疗服务不方便、医疗质量不放心的问题，为提高和服务好社区居民的身体健康需要提供了有力保障。

四是崇尚医德，心有群众。大力弘扬良好的医德风尚，是服务好社区居民的基本要求。本站建立以来，以白求恩同志为榜样，正确树立救死扶伤、病人至上、热情服务、文明行医的行业风尚。在工作中，严格执行国家卫生部门有关的医德医风工作规范，大力弘扬新时期的职业道德和良好风尚。全站医务人员心中始终装着群众，想群众之所想，急群众之所急，没有发生吃、拿、卡、要的不良行为。

五是夯实基础，蓄芳明春。为进一步夯实社区医疗卫生服务基础，满足社区居民日益增长的医疗卫生健康需要，本站在原有的基础上，不断加大投入力度，逐步完善相关服务设施和设备。用房面积由原来的180平方提高到近500平方。医疗服务内容也得到不断充实，一批有特色、有特点的服务项目已逐步形成。我们坚信，在未来的工作中，在各级卫生行政主管部门的正确领导和社区居民的大力支持下，本社区卫生服务站将迎来更加美好的明天。

有一个吴姓病人，她年已70，长期患有糖尿病、高血压、冠心病等慢性病。当时，吴阿姨血糖高、心率过速、心慌、全身不舒服。我站刘主任接诊后，发现她患有多种并发症，并对她进行了细心的治疗。可是吴阿姨血糖还是很不稳定。为了配合医生治疗，笔者每天抽空陪吴阿姨聊天，把她当成自己亲人来看待。当得知吴阿姨心有纠结，家里发生状况时，耐心的为她做心理分析，慢慢的开导她。经过半年的身心调理，目前吴阿姨已摆脱了糖尿病的并发症，并且也不用吃降糖药了，每天打短效胰岛素的量也由原来的早上8个单位、中午6个单位、下午10个单位，降到现在的早上4个单位、中午2个单位、下午4个单位。

另有一位患有糖尿病、高血压的病人梁阿姨，患病期间，我站医生亲自送医上门到她家，并多次到她家耐心的照顾和安慰她，鼓励她树立战胜病痛的信心。2010年2月5日，梁阿姨给我站送来一封感谢信说："他们不是我亲人，胜似亲人一样，使我感受到无限之温暖和欣慰！"

社区卫生服务工作与社区居民健康息息相关，做好社区卫生服务工作，对促进经济发展和社会和谐具有重要作用。

浅谈民间中草药治疗腰椎间盘突出症疗效

李维忠

我国西南地区雨量充沛、气候潮湿，属亚热带气候，引发腰椎间盘突出症者甚多。我随师学艺14载，老师精通道家养生之术，尤以跌打损伤为上，并对腰腿痛颇有研究，老师一生从事道医学六十余年，独创了中草药外敷，内服奇方和治疗方法。我深得尊师真传，在我独立从医三十余年中，施治腰腿痛（腰椎间盘突出症）患者3000余例，治愈率达90%，为弘扬祖国民间医药，特将治疗方法介绍如下，以兹共同交流，不足之处敬请同道及专家、前辈指正。

1、临床症状

腰椎间盘突出症（民间统称腰腿痛）。好发于25～55岁人群，主要是患者有反复发作性腰腿痛，时轻时重，多见于第4腰椎与第5腰椎间，其次为第5腰椎与第1骶椎，再其次为第3腰椎与第4腰椎，检查时可见腰椎生理前凸减少、消失，甚至后凸，腰椎倾斜，腰部自主运动时，有不对称性运动受限。CT扫描能清楚地显示腰椎椎体，椎板横断面骨质情况，特别是骨性椎管的形态、大小、对小关节增生情况。

2、非手术中草药治疗

腰椎间盘突出症的非手术中草药治疗，既要考虑突出间盘的类型、症状经重、损害的程度，同时还要考虑患者的年龄、身体情况和工作性质。

腰椎间盘突出症主要是突出髓核压迫和刺激神经根。突出物本身和神经根都有水肿、充血和炎症反应，从而进一步加重对神经根的压迫和刺激。中草药治疗的目的就是去除水肿、充血，消除炎症，使突出物还纳或吸收，症状消失。治疗期间，患者应注意休息，卧硬板床，同时每天不低于两个小时的中草药热敷和三次服药。

3、内服、外敷方的应用

内服方：患者脉象沉浮，舌苔白腻属寒湿过重，应服驱寒除湿汤：

乌药15克、陈皮9克、牛膝15克、白芷12克、麻黄9克、僵蚕6克、干姜9克、甘草6克、乳香12克、没药12克、续断18克、破故纸9克、杜仲12克、桂枝12克、丝瓜络12克、肉桂9克、苡米12克、威灵仙15克，以生姜、大葱白为引。每三日一付，水煎日服三次。

患者脉沉弦舌降红属寒热，阴虚肝阳上亢，治疗应滋阴补阳，以水涵木，应服滋阴活血汤：

当归15克、茵陈12克、柴胡9克、白芍12克、金银花6克、苦胆草9克、白术12克、甘草6克、延胡索9克、续断9克、独活9克、木瓜9克、钩藤12克、香附9克、天麻6克、红花6克、玉米须6克、白茅根6克。水煎服日服三次，三天一付。

患者脉虚弱无力、面白、神差、舌苔黄腻，属阴虚型，治宜补气生津，养胃健脾。

法半夏12克、黄芪12克、柴胡12克、天冬

15克、防风9克、赤药12克、陈皮6克、桑枝15克、木瓜9克、威灵仙15克、姜黄6克、牛膝12克、地龙6克、枳壳12克、杜仲6克、红花6克、川芎6克、白茅根6克、甘草9克、茜草9克。具体在治疗中，如病者患高血压，处方中应加丹参12克；心速过快加苦参9克、桔梗6克；如患者食差、神弱应加五味子、白芍、龙骨、牡砺、枣仁各9克、鸡内金6克；如患者易失眠多梦，加远志、茯神、夜交藤、山萸肉各9克。

以上各处方均为三天吃一付，水煎服，每日服三次。

外敷方：1号：威灵仙1 kg，骨碎补3 kg、川杜仲1 kg、龙嘴草2 kg、鸡血藤1 kg、百花矮朵朵0.5 kg、藏红花0.5 kg、当归1 kg、白芷1 kg、铜皮0.5 kg、对节生1 kg、乌头0.5 kg。

上药有毒，制作需谨慎，将上药混合烤干研粉，每袋半市斤装塑料袋内备用。

使用时，取该药粉一袋，加药酒搅拌至潮湿为度，炒热后放药酒3俩左右，若无药酒可用50°米酒代替，再炒热装进30×20厘米的布袋内敷在患者腰椎痛点，然后再炒热沙2袋，交替放在药袋上，外敷2个小时，每日一次，7天为1疗程。一个治疗期为21天（即三个疗程）。在1疗程内，药和沙均不用更换，每日只加药酒炒即可。第8天重新换药和沙，第15天再重新换药和沙。操作治疗方法同第一个疗程。21天满即三个疗程整个治疗期结束，休息三天后，接着外敷2号：川芎、细辛、乳香、没药各250克，冰片60克、樟脑15克分别研为细末混合配用。塑料袋二层密封勿令泄气，每袋30克备用。用时取药末一袋打开装入长15厘米、宽10厘米的细布口袋，敷于病变处，外用宽胶布固定，每7天换药1次，一共换药三次即21天，一般治疗结束，患者病情均痊愈或明显好转。洗澡时将药先取下，洗完后再敷上。敷药后局部有温热舒适感，有些会有痒疹，停药后自行消失。特别注意在外敷2号药期间，患者每天必须吃一次魔芋片或魔芋粉量在20克左右，另外不管外敷1号或2号药期间，内服药一定是三天一付，每日服三次，效果就会更佳。

作者简介：

李维忠，男，汉族，生于1954年1月，甘肃宁县人，1974年9月参加工作，现任合水县中医院副院长兼县政协副主席。

《中华胜天阴阳五行气理疗系统》非药物治疗多种疾病

李秀实

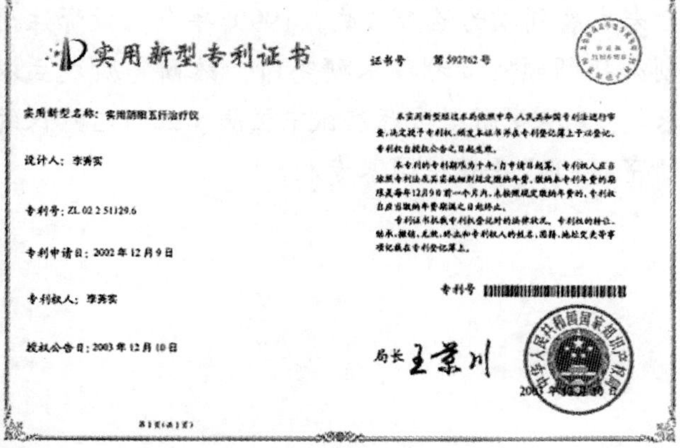
实用新型专利证书　证书号　第592762号

实用新型名称：实用阴阳五行治疗仪

设计人：李秀实

专利号：ZL 02 2 51129.6

专利申请日：2002年12月9日

专利权人：李秀实

授权公告日：2003年12月10日

本实用新型经过本局依照中华人民共和国专利法进行审查，决定授予专利权，颁发本证书并在专利登记簿上予以登记。专利权自授权公告之日起生效。

本专利的专利权期限为十年，自申请日起算。专利权人应当依照专利法及其实施细则规定缴纳年费。缴纳本专利年费的期限是每年12月9日前一个月内。未按照规定缴纳年费的，专利权自应当缴纳年费期满之日起终止。

专利证书记载专利权登记时的法律状况。专利权的转让、继承、撤销、无效、终止和专利权人的姓名、国籍、地址变更等事项记载在专利登记簿上。

专利号

局长　王景川

第1页（共1页）

中华中医药文化几千年来，为中华民族繁衍昌盛做出了重要贡献。党和政府高度高度重视中医药事业发展，给中医药的发展创造了前所未有的发展空间，中华胜天阴阳五行气理疗系统在这个历史时期诞生，并茁壮成长，其主要特点是完全弃药去战胜疾病。形成了一整套的实践方法与理论。具体的特色是："三全"、"三同"、"六新"。

三全是指在人体的全系统、全科、全部位都会产生治疗作用。

三同是指并发症各种疾病同时治疗、亚健康状态同时恢复、预防疾病同时产生的治疗过程。

六新是指"新实践——量子复合气治疗"、"新发现——病气对话"、"新创举——多病齐治"、"新成果——制出仪器气场"、"新学说——复合气场实质"、"新理论——天人合一发展论"。

由此可见这种离开药物去解决人类健康问题新发明的仪器产生的作用是很全面的。它是中医基础理论结合现代电子技术而发明的新型仪器。它可以产生阴阳五行气治疗人体内部脏器和肢体的疑难杂症。仪器有主机和治疗器件：隔衣服帖附人体起治疗作用的阴阳调节盘。它可以发出"金"、"木"、"水"、"火"、"土"性质的五行作用到人体实施治疗，完全不用药物。五行场可以透过人体产生阴阳五行作用进行辩证施治。可以治疗气、血、经络、组织、细胞的疾病。具有调节阴阳、扶正理气、除病祛邪、通经活络、舒筋活血、止痛化瘀、驱风散寒、去肿消炎、化解排毒功能。经过十年治疗疾病实践，说明它在治疗常见病、多见病方面没有常规药物治疗的耐药性和药物副作用现象。治疗颈椎病、腰椎病、风湿病、类风湿病效果很好。还可以治疗高血压、糖尿病、感冒、高低烧、肠胃病、疼痛病。在治疗心、脑血管疾病方面效果明显，可以不用手术疏通堵塞血管、消除积物。还可治疗脉管炎、静脉曲张等。有"植物人"、"截瘫"成功病例。

病案举例：治愈渐冻人

渐冻人疾病"渐冻人症"是运动神经元疾病的一种，医学上称肌萎缩侧索硬化症，其特征性表现是肌肉逐渐萎缩和无力，以至瘫痪，以及说话、吞咽和呼吸功能减退，直至呼吸衰竭而死亡，身体如同被逐渐冻住一样，故得此俗称。从出现症状开始，平均寿命在2-5年之间。我研究所利用创新中医理疗系统已经治愈一名渐冻人患者。该患者是经过北京四大有名医院诊断结论为运动神经元疾病右上肢患病已经萎缩。

运动神经元疾病患者年海夫治疗过程变化康复情况：

年海夫，男，50岁，右臂得病时不能正常生活。经北京大医院诊断确诊为运动神经元疾病。原来右臂向前抬、向侧抬都非常吃力。吃饭刷牙都只能用左手托着右手腕来进行，而且右上臂变细，肌肉萎缩右肩和右后背肩夹骨处也已肌肉萎缩。用中医五行理疗仪器治疗40天后，食欲非常好，早起后自己可以抬起右臂一次，但是侧抬还不行。治疗90天后，又有所好转，体重也增加了五斤，而且精神状态很好。

治疗到105天时，后背肩夹骨处的皮肤有紧绷感，好似长肉的感觉。治疗到115天时，右上臂也有紧绷感。治疗到150天时，右臂感觉稍有些力，能切一个土豆，而且治病的信心也大大增加了，精神状态特别好，体重继续增加。经过七个月的治疗，右臂可以向前抬3-4次，体重增加10多斤。自己用左手自测右肘部上一寸处也比以前粗了，后背的肌肉也更多了，在刷牙和吃饭时可以有几分钟内不用左手帮助。在随后的坚持治疗时效果越来越好。经过两年的连续治疗后，年海夫的右臂运动神经元疾病完全治好了，可以象正常人一样使用右臂了。有自述康复录像，有实际拿暖壶表演录像。有全部病例检查诊断和肌电图。

作者简介：

李秀实，男，1942年生。汉族，大专文化，自动化专业，破格晋升高级工程师。自幼钟情中医学，自学中医基础理论有较高造诣和悟性，在给自己治疗风湿的需求下独立研制现代电子治疗仪器，后来发展到成为治疗系统。1999年个人投资注册创办抚顺硕实专利技术研究所，该研究所成立以来，一直从事新型医疗器械中医阴阳五行治疗仪的研究，2003年获得国家专利。

热脊疗法——中医补阳新探索

北京俊雅中医医药研究院　梁俊

马克思主义的哲学认为，生产工具的改革必将带来技术创新和发展。

中医学中没有热脊疗法这个名词。但沿脊椎进行的疗法却很多，比如，捏脊疗法、针灸疗法、拔罐疗法、砭石疗法、艾灸疗法、按摩疗法、蜡疗法、点穴疗法等等。美国发现的整脊疗法也是沿着脊椎进行。沿脊柱两侧的疗法可归类为“热疗法”和“力刺激法”。如热疗法有：艾灸疗法、砭石疗法、蜡疗法等。力刺激法有：捏脊疗法、拔罐疗法、针灸疗法、按摩疗法、点穴疗法、整脊疗法等。不论哪种方法可能以热疗为主兼顾力刺激，或者以力刺激为主，兼顾热疗。热脊疗法是在作用工具改变后，将热疗法和力刺激法进行综合的应用。

督脉和膀胱经是中医补阳理论中的特殊部位，补阳的目的和结果是围绕人体是否处于“阴平阳泌”这样一种健康系统状态。《素问·调经篇》云：“若病在筋，则调之筋；若病在骨，则调之骨”。金宏柱教授把筋和骨分为静力结构和动力结构。动力结构主要指脊柱周围的肌肉和筋膜，静力结构以骨与关节为主。脊柱是大脑和躯体联系的桥梁，是多种疾病之源。通过手法对背部筋、骨的静力和动力结构的梳理，使督脉气机条达，督脉通则百脉通[1]。

现代生理学认为，人体背部脊椎两侧分布着丰富的神经丛，对这些神经节、干的物理刺激，起到对神经、体液电信号和化学信号的传递，调整内脏功能从而达到增强体质、治病保健的目的。最新研究发现，皮肤是人体最大的“免疫器官”。通过对皮肤的良性刺激，提高人体血红蛋白、血浆蛋白、血清淀粉酶指数，加强小肠吸收功能，改善了人体免疫功能。

不同疗法是根据使用工具特点来决定的。不同工具产生不同的操作方法和技术，同时影响着治病和养生的效果。热罐是近年来由贵州大学梁俊教授开发出来的中医疗、养新工具[2]。热罐是将艾灸拔罐融为一体，在拔罐加热的同时产生艾叶药物汽化和渗透功效。当热罐工具沿脊柱两侧使用时，可对人体产生“真空+热疗+中药高分子+力波脉动”的四重功效。

健康人在中医学中的描述是：阴平阳泌，精神乃治。用现代人的话，健康人是：“吃、排、睡正常，精力旺盛”。当热罐技术应用于脊柱两侧时，对亚健康人“吃、排、睡、精力”四大生命元素的调节使其回归健康时的状态。

为了对热脊疗法有一个提纲式的了解，我们将热脊疗法分为以下几个部分进行介绍：

1、热脊疗法使用的工具是热罐。

2、热脊疗法作用的部位是脊柱两侧比夹脊穴更宽的组织。

3、热脊疗法的特点是外热变内热，外能变内能（脉动机械能转换为内脏的蠕动能）。

4、热脊疗法不是创新而是在捏脊疗法基础上的继承和发展。继承是指继承了捏脊疗法的功效，发展是指使用工具不是手，而是热罐。现分别介绍如下：

1、热脊疗法使用的工具是热罐。

中医拔罐器材的发展经历了 2000 多年的过程，从古代人们发现了用牛角钻洞，用吸气的方式造成真空来治疗疾病，这种方式一直延续到现代的机械式拔罐器。藏医药中现在仍旧保留了这种古老的用牛角吸气治病的方法。体现了人类对治疗病工具优胜劣汰的过程。

拔罐工具随科技进步，也在不断发生着改变。不同罐疗工具的作用方式见下表：

传统拔罐器	牛角罐	陶瓷罐	竹罐	玻璃罐	塑料罐	**热罐**
作用方式	嘴吸	点火	热水煮	点火	抽气式	**自动、机械**

罐疗工具的作用方式与罐具使用的材料有关。热罐采用现代硅胶材料制作，才有了“轻轻一按就是拔罐”的既能自动排气又能机械抽气的效果。

热罐柔软，能快速产生负压力，对小关节或大面积实施罐疗技术非常适应。大大减轻了医生操作体力，是实施走罐、闪罐、留罐、颤罐等罐疗操作的良好工具。热罐的药物汽化技术，是通过热红外技术对药物采用无明火加热。在真空条件下药物的靶向透皮给药能提高 2.8~3 倍[3]，受温度作用挥发出的药物分子，则更容易透过人体皮肤，提高透皮给药的功效。

接触人体皮肤部分，温度被控制在 42 度左右，确保人体皮肤的舒适性。

热罐系列中，生命能场共振仪增加了颤罐和热罐的综合功能使罐疗技术更加深化。

拔罐器	**真空负压力的可控范围**	**温度的可控制范围**
(1) 手动热罐器	手动产生 0—35kpa 的负压力	
(2) 热罐美容仪	自动产生 0—45kpa 的负压力	
(3) 热罐拔罐仪	自动产生 0—45kpa 的负压力	皮肤接触温度为 0—42 度
(4) 生命能场共振仪	自动产生 0—60kpa 的负压力	皮肤接触温度为 0—42 度

2、热脊疗法作用的部位是脊柱两侧比夹脊穴更宽的身体组织。

热脊疗法的施术部位是督脉和膀胱经在背部经过的穴位，沿脊柱两侧约 5~8cm 的范围内，使用热、药、力、磁、电对身体组织产生物理和药物作用的方法。

中国中医研究院针灸所的马惠敏等对正常人体的研究认为：背部的平均温度值为 32.58℃，背部左右两侧的温度对称性较好。温度在局部组织的改变，与人体的血液循环和代谢密切相关，是研究人体亚健康状态或疾病状态的依据[4]。热脊疗法能够改变人体背部局部温度的变化其机理需要做进一步的研究。

3、热脊疗法的特点是外热变内热，外能变内能（脉动机械能转换为内脏的蠕动能）。

热罐的物理性能表

热脊疗法通过对背部的督脉、足太阳膀胱经的按摩罐、走罐、闪罐、转罐以及热罐中的药物汽化技术，促进外热变内热，外能变内能的转换。通过生物共振技术、药物渗透技术、理化指标控制等多种相关技术手法的联合应用，用物理加热和皮肤给药的方法起到补充人体内脏阳气，增加气血循环动力，疏通经络、活血化瘀、调理阴阳、促进气血运行以及增强脏腑机体的抗病能力等。对亚健康人的吃、排、睡、精力恢复指标的功效上尤为突出。

中国中医科学院张维波教授认为脉动罐疗技术是一种新的医学方式[5]，热罐技术则是在脉动技术基础上进一步增加了热、药的作用，使这种新的医学方法更趋完善。

热罐药物汽化技术是在真空环境下，使渗透动力加速，并根据不同病情进行辩证处方的药物渗透，打破了艾灸只管热疗，拔罐只管负压的分离式技术。热罐不是热和罐各自单一功能的叠加，而是体现了中医辩证施治外向化的整体性、整合性、复杂系统技术的综合性的技术特点。

4、热脊疗法不是创新而是在捏脊疗法基础上的继承和发展。继承是指继承了捏脊疗法的功效，发展是指使用工具不是手，而是热罐。

a、说明捏脊疗法功效的部分案例。

郑明等发表了捏脊疗法治疗哮喘儿童睡眠障碍22例[6]，总有效率90.9%。徐佩莉等发表了捏脊疗法治疗反复呼吸道感染患儿23例，附单纯西药治疗23例对照，具有可比性[7]。李小军等发表了改良捏脊疗法调治亚健康状态临床观察，采用捏脊疗法调治脾虚型亚健康状态48例,取得满意效果[8]。

b、对热脊疗法的推理验证。

热罐技术是艾灸和拔罐的传统综合型技术。艾灸是通过艾叶的燃烧产生的热和药物对人体产生温热灸作用（一般温度在42度以下的人体舒适温度），并采用无瘢痕灸。正常情况负压控制在35~50kpa/cm²，是安全、有效的负压值[9]。热罐的温度和负压值都在艾灸和拔罐的正常阀值范围。由此看出，热罐技术是在继承和保留了传统罐疗和艾灸技术基础上的综合技术。

c、热物理理论与实践检验法。

热物理是生命科学研究的理论工具。由热力学第二定律可知，自然界中是热向冷的单向流动。通过对热传导方程的解，我们得到了一条高斯曲线，见右图。

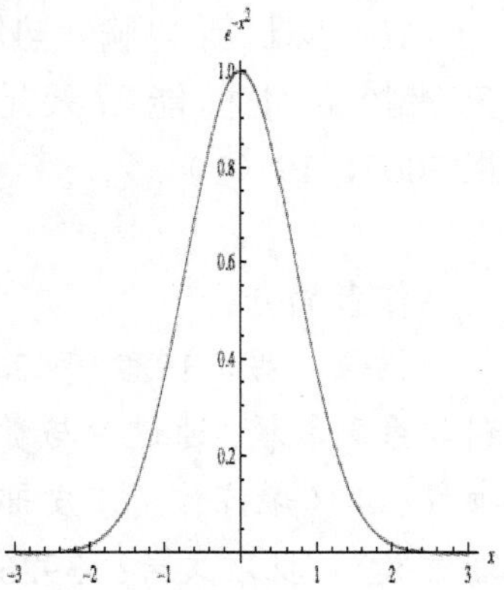

$$\frac{\partial u}{\partial t}=c^2\left(\frac{\partial^2 u}{\partial x^2}+\frac{\partial^2 u}{\partial y^2}+\frac{\partial^2 u}{\partial z^2}\right)$$

这条高斯曲线表示：在相同热当量条件下，靠近皮肤热源点的面积越小，其热当量越高，与皮肤内进行热交换做功的能也越大。

当我们忽略了热传导方程的求解过程，通过高斯曲线图我们来看艾灸的三种方法：

1、艾灸传统的雀灸法。雀灸法是传统艾灸的重要手法，疗效好，见效快。雀灸法以快速接近和快速离开人体皮肤为特征。从图可知，当艾条快速最接近皮肤点时，其热能值越高，能量的交换率也就越大。

2、"热敏灸"法。"热敏灸"法是江西陈日新教授近年新创的一种艾灸法。获得国家卫生部和国家中医药管理局的科研基金支持。热敏灸是通过燃烧的艾条接近皮肤时，寻找到热传导敏感点。当燃烧的艾条接近皮肤时，适当的灸量，是体外与体内局部热能交换的最佳热敏交换点[10]。

3、热罐法。热罐法是通过热罐功能器的微小面积的点热形式，将皮肤连续加热到舒适范围，实现体内外的热交换和热平衡的物理方法。一般的，热罐在同当量热源情况下，由于热源的接触面在$3\times3cm^2$，类似点接触。从高斯曲线图可知，微点上较大的热当量对人体皮肤内、外热交换的可能性也越大。这与实践结果相吻合。

以上三种方法的共同点是：人体皮肤能承受的最高热阀值与内外热平衡交换率呈正相关。在同等热量条件下，接触面积越小，内外交换的概率就越高。

（1）患者内寒症状的消失或改善的个案举例

案例1：某女23岁，在校研究生，在北京住宾馆吹空调后感觉全身发冷，疲倦不想活动，用体温计测量38.8℃，自觉喉咙痛，说话困难，盖多床被还觉冷，不想吃东西。用热罐仪拔大椎穴10分钟，自觉有一股热气化为二支：一支由大椎穴透入，经两肩到手臂，再下至指尖止。另一支热流同时流到胸部，上升至喉、鼻、面部、到额头，并出微汗，寒冷感觉消失。此时，她起身说："我好了"。测量体温计37.6℃。用热罐再拔20分钟，原喉咙肿痛完全消失。自觉身体恢复有力，走路到饭店吃饭，饭量如常。

案例2：某女12岁，咳喘4天，经医院医治有所减轻，但咳喘问题仍然没有痊愈，家长无奈自己买药治疗。后用热罐真空艾灸15分钟后，自觉有热流在体内流动，咳喘即止，自觉痊愈，未使用任何药物。因是邻居，一月后询问病情，咳喘已经痊愈。

（2）患者对热罐功能体会的感受描述的个案举例

案例1，第六届中华中医药论坛大会仪器给愿意试用者使用，某女35岁，在大椎穴拔热罐，试用6分钟后自己叙述：有热流流经前胸、到腹部；同时有热流流经右肩到手臂，到手指。最后感觉全身有热流感。

案例2，河南漯河妇幼保健院，某女，54岁，肩关节疼痛，在疼痛部位使用热罐，自觉有热流透入，肩关节疼痛缓解，经6次治疗，肩关节疼痛痊愈。

（3）机械能对胃肠蠕动功能的恢复案例

案例1，贵州苗族医院，某女67岁，有肠梗阻病史，患者自述3天未排便，腹痛。医院做常规处理后，用生命能场共振仪连续使用2小时，病人入睡。第二天排便、腹痛消失。患者自述身体感觉轻松，能下床慢走。

案例2，长春某女87岁，做过肠切除手术，在家长期卧床近二年，下床则弯腰，感觉腹部难受，只能由子女在床边陪其聊天。用生命能场共振仪和热罐仪同时治疗2小时，患者即想睡觉。连续做10天，自觉身体腹部轻松，并要求家人陪同外出散步。

生命能场共振仪是热罐系列产品，该产品能够产生0~64次/分的脉动力波，力波真空强度在0~60kpa/cm^{2}可控。当作用于腹部时，该脉波沿腹部各组织间传导，起到平衡人体阴阳，调理体内气血，恢复胃肠蠕动功能。吃排正常则睡眠正常。

以上探索了热脊疗法的起源、使用工具、补阳疗效的可行性，以及热脊疗法疗效指标要素等。说明热脊疗法具有快速补充人体热能，调节体内阴阳平衡，具有良好的疗、养作用。

参考文献：

1、张仕年.金宏柱教授疏经通督推拿治疗脊柱相关疾病经验[J].南京中医药大学学报.2010,26(1).

2、梁俊.热罐——一种拔罐艾灸结合的新仪器[M].《国医年鉴》2011 第三卷.北京：中医古籍出版社，2011,150-152.

3、张永萍等.罐疗提高盐酸维拉帕米透皮吸收的研究[J].中国药学杂志. 2003,12.

4、李顺月.正常人体背部温度分布及红外热像分析[J].生物医学工程与临床.2006，4.

5、张维波.脉动负压:一种新的医疗方式[C].中国针灸学会2005年学术年会论文.

6、郑明等.捏脊疗法治疗哮喘儿童睡眠障碍22例[J].中医研究. 2004,6.

7、徐佩莉等.捏脊疗法治疗反复呼吸道感染患儿23例--附单纯西药治疗23例对照[J].浙江中医杂志. 2004,7.

8、李小军等.改良捏脊疗法调治亚健康状态临床观察[J].实用中医药杂志.2008，8.

9、张维波等.不同拔罐负压对皮肤血流量影响的初步观察[J].针刺研究. 2007,6.

10、陈日新.以腧穴热敏化为入门向导,开创艾灸调控人体机能新天地[J].江西中医学院学报.2007，19（1）.

作者简介：

梁俊，男，1952年2月出生，贵州大学电子科学系副教授。通过对与贵阳中医学院合作的科研项目——《罐疗作用下皮部的形态机能变化及其病理意义》（批准文号：39260079）的研究和改造，研发出了柔质热罐和生命能场共振仪的多个系列产品。在研究实践中发现了热罐应用的二种新思路：一、在中医美容领域的应用：软质罐对人体面部皮肤的保健作用；二、在软质热罐的使用中积累了对人体生命能场共振作用的实践经验。发表了罐疗基础研究的独撰论文4篇。

运用气机升降理论治疗疑难病之思考

廖明发

何谓疑难病？人们习惯于把肿瘤癌症划归疑难病行列之首。祖国医学对肿瘤的发病机理历有论述，但说法不一，远在二千年前我国最古的医典《黄帝内经》以及后世医著中对肿瘤的症状和治疗就有记载。但限于当时的科学水平和礼教的约束，不可能有现代化的检测手段和诊断。因而在病名方面仅依据临床症状和形态而命名。如“癥瘕”、“积聚”、“石瘕”等大凡指的是肿瘤。关于肿瘤的成因更是各有己见。《大奇论》“三阳为癥”注云：“腹中积块、坚者曰癥”。《三因方》曰“气血凝滞，结瘿瘤”。《丹溪心法》云：“厥阳之气不行，故窍不通而不得出，以生乳岩”。《医宗金鉴》说：“乳岩由肝脾两伤，气郁凝结而成”。《医林改错》曰：“肚腹结块，心有形之血”。朱丹溪曰：“凡人身上中下有肿块者，多是痰”。高锦庭说：“癌瘤者，非阴阳正气所结肿，及五脏瘀血，浊气痰滞而成”。《素问至真要大论》曰：“诸痛疡疮，皆属于心”。刘河间云：“疮疡者，火之属”。祁坤曾说：“瘿瘤者，由五脏邪火浊气，瘀血、痰滞，各有所感而成”。丁甘仁认为“由情志抑郁，郁而生火，郁火挟血于凝结。”

诸如以上众说纷云，各有千秋。在治疗方法上，也在审症求因的原则下创立了“痰瘀同治”、“攻补兼施”等大法。无论从病机、病理、病因还是辩证施治，都与脏腑功能失调密切相关。而脏腑功能的协调运动，就是中医阴阳五行运势思想。具体到临床实践，则充分体现了人体气机升降出入运动的最高境界。即是真正体现了“生命在于运动”的客观存在。中医智慧创造治愈疑病的个案，其中某些病症的机理，如用现代医学知识与方法尚无法检验与解释。但用中医升降理论进行分析与调治。却往往可以收到预期的效果。这种由于学术理论体系不同而出现的差异是不足为奇的。

巢元方认为：癥瘕的形成因“虚劳之人，脾胃气弱，不能克消水谷，复为寒冷所乘，故结成此病也”。张景岳曰：“凡脾肾不足及虚弱失调之人，多有积聚之病”。肿瘤的发生，发展与变化过程的机理在病人则中期临床表现实证多于虚证，晚期则为虚证多于实证。即《素问·通平虚实论》说：“邪气盛则实，精气夺则虚”。《中藏经·积聚癥瘕杂病论》曰“积聚癥瘕杂病者，皆五脏六腑真气失而邪气并，遂乃生焉”。这充分说明肿瘤的形成正是人体五行运动正邪相争的必然结果，解决问题根本在于掌握其客观规律，从人体气机升降出入协调和谐运动入手更具有实践性，运用升降理论指导临床是从整体观、动态观的高度，对机理、生理、病理、病因、病机的全面分析，在一定程度上，寓有万病不离其宗的“机能诊断”意义。

余在实践中巧遇一些疑难病例，从解决问题的方法以及选药组方的运用简而易行，取得令人满意的效果。如果不从“气机升降出入协调和谐，免疫功能得到改善和提高、人体自我抗衡功能、抵御疾病获得疗效”这个寓义去解释，用现代医学手段从药物化验结果去解释治疗效果很难令人置信。但无论信不信，西医认为某些不治的疑病，中医却能使其完全康复，这已经不是个案。

下供二例偶遇病例，作为抛砖引玉。

例一：1981 年 3 月。某男，54 岁。患一症，左乳大如盘石，坚不可消，市医院诊为乳岩需住院手术。因患者经济困难，拒绝手术，视为不治而出院，回家准备后事。村民闻之挥泪探望。当时余而立之年，率而玩笑一句：“大惊小怪，兴师动众，咱有办法让他无恙。”不想被蹲点干部听见，硬让其家属劝余诊治。在没有任何把握的情况下，余临床视患者气色不坏，乳肿硬如碗口大，却不痛不痒，断起一念：“气机升降故障，痰瘀寒湿浊气，出入受阻，聚而不散而成形”。随之找来笔纸开了 3 剂“荆防败毒汤”，当晚一剂落肚，第二天肿物若失，患者欣喜至极。余对他说：“没那么容易，表面若失，内存尚在，小心反弹”。第二天果然乳肿如初。但有信心，连服汤剂 10 贴不改。此药拨动气机，肿物神散形不散，落下蛋大肿物，内服至此，改而短兵相接，启用草药一味，烧酒浸之外涂，坚持四个月无间断，奇迹终于发生，市医院诊为乳岩之肿物彻底根除，患者完全康复，活至八十一岁寿终。

例二：朱某，男，43 岁。毒蛇咬伤，在市人民医院与一蛇医理事会会员配合医治七天无果，呕血临危出院，回到家中不省人事，家人嚎哭无望。有举荐者经其家人请余最终定夺。家属问：“有无把握，多少钱，几万也行”。余笑曰：“人的生命是无价的，钱能解决问题吗？眼下最需要的是信心，把握只有百分之一，服下药后若有效可递增，如无效不要责怪余延误时机就谢天谢地。”家人感激不已，促余用药。余从其家中原有草药中取一指大小鲜品（原作煎剂配方药）用刀切碎嘱其用冷水灌服。

2小时后，患者小便，此药煎服活血、凉血，生用利尿速效。余既无妙药，却有妙法："治蛇不通，徒劳无功"。此药拨动气机，降而得效。嘱其按法再服一次。第二天改用自制"蛇药丹"继服七天完全康复，无任何后遗症。

因本人水平有限，确实不能在现代医学的概念中找到准确的解释方式，但得益于祖国传统医学精华之开悟，却能用辩证的方式思索于"气机升降理论"之中。升降之说，是祖国医学理论体系的重要组成部分，一直指导着临床实践。中医认为："气之升降，是天地万物发展、变化的运动形式，应即客观规律。自然界万物的生长收藏等亦无不以升降出入运动为动力。因"非出入，则无以生长壮老已。非升降则无以生长化收藏"（《六微旨大论》）。只有"高下相召，升降相应"，事物才能不断地永恒地发展前进，人生活在"气交"之中，"人身气机，合乎天地自然"（叶天士语），其机体功能活动及病理过程，亦即脏腑阴阳升降运动正常与否的过程。在正常的生理情况下，"机体升降得宜，则气机舒展"，人即安和。若"升降失调，枢机窒塞"即为病态。如果进一步发展到"升降息，则气立孤危"（《六微旨大论》），提示病已进入危重阶段。所以"自昔名医，无不以阴阳升降为剂量准"（赵晴初《存斋医话》）力求"明乎脏腑升降之理，凡病皆得其要领"（吴东旸《医学术是》）。证之临床，常见诸多表现较为重笃的病症，但细析病机，却往往与脏腑升降失调有关。如能针对病机进行调治，病情即见好转或痊愈。

养生保健的台湾翁梅汁

台湾全真教掌教 林琮源（口述） 林怡廷（记录）

中医药是历代祖先延绵数千年来分析归纳而成一套完整有系统的理论，现在有许多医学博士反以研究中医中药为荣，甚至弃西医药以中医为主西医为辅，进以医食同源的宏观思维手法运作，让患者用温和的保健方法实现祛病强身。今生有幸身为全真弟子更引以为荣，秉着学习全真教丘处机祖师亲民爱民的精神，以悲天悯人之情操，带给人们平安与和谐。宗教与养生习习相关，林林种种，如经典研习、太极拳、琴棋书画、丹道养生等古老养生概念来利益人群。

道法世间行、凡尘度众生，过去历代圣贤皆以法脉传承。《道德经》说："人法地，地法天，天法道，道法自然。"美的事物就在法地与法天，"地法天"意即"人法天"，为修辞之故而称"地法天"。同理"天法道"、"道法自然"亦即"人法道"与"人法自然"。心存善念、正信正念、正知正觉，引导后学尊行，身为宗教人也不敢怠慢，虽能量有限，但也紧密结合养生工作。弟子林琮源以易卦国医普化众生深研三十多载，且以恭敬虔诚之心，研发乌梅酵素养生，成立"阿基尼亚—瓮梅养生系列"，因而获得台湾政府的肯定及辅导，荣获政府多次的金牌奖。相传刘伯温过去曾经建言北梅南藏，以备急需。当时大家并不知他用意何在，忽然有一天全国爆发了瘟疫，殒命无数，全国医生束手无策。刘伯温赶告知朱元璋，以当时储藏乌梅等多味中药熬煮多时，热饮分送给病患服用，才免除一场浩劫。想当时，刘伯温就有体内环保的概念而未雨绸缪。尔后这些理念经过现代医学发达的今天，也证实了乌梅是经过烘培，属性温和产生多种氨基酸，且调理身体虚弱，也可补元气。

乌梅-乌梅最早记载在《本草》经中。乌梅能收敛、生津、健胃、驱虫，常用治肺虚久咳、久泻久痢、虚热口渴、蛔虫腹痛。乌梅成分中含有枸橼酸、苹果酸、琥珀酸、酒石酸及苦杏仁；乌梅能增强机体免疫功能，增强胆汁分泌，另外对多种致病菌及真菌有抑制作用。即可热饮。此方可生津、止渴、助消化、消痰，强化肝脏功能，有美容效果，帮助钙质吸收，可泻火清热解暑。

洛神花-近年来中草药的研究，洛神花含有丰富的花青素、黄酮素、多酚，可以养颜美容，能调整血脂。初步证实洛神花具有抗高血压、解热，维护肝脏健康的作用，还能平衡身体内的酸碱值。林口长庚医院中药局主任杨荣季表示国外对洛神花的研究，大多是萃取其抗氧化成分，如花青素、多醣类等，不过有一篇伊朗的研究已进展到人体试验，证实洛神花有降血压功效。

红枣-红枣不仅营养非常丰富，而且还能保护肝脏。中草药书籍《本经》中记载到，红枣味甘性温、归脾胃经，有补中益气、养血安神。而现代的药理学则发现，红枣含有蛋白质、脂肪、醣类、有机酸、维生素A、维生素C、微量钙多种氨基酸等丰富的营养成份。同时还发现，红枣能提高体内单核-吞噬细胞系统的吞噬功能，有保护肝脏，增强体力的作用。台大医学孙安迪博士大力提倡平时多吃红枣、黄芪、枸杞，能提升身体的元气，增强免疫力。

山渣-性微温。有活血化瘀、消食化积的功能。用于食积停滞、伤食而引起腹痛泄泻、产后瘀滞、腹痛、恶露不尽、疝气肿痛。现代以生山楂用于高血压、冠心病强心，增加冠狀动脉血流量及抗心肌缺血，降压，抗菌，解痉、镇静。可做为喜肉食的肥胖者体内环保，养生、美容。

陈皮-陈皮是传统的中药材。现代药理研究认为，橘皮中的胡萝卜素，维生素C、维生素P比果肉含量高。桔皮中含有硫胺素、核黄素、挥发油、黄酮类。橘皮中的挥发油对消化道有刺激作用。可以增加胃液分泌，促进胃肠蠕动，健胃祛风。橘皮还有消炎、抗溃疡、抑菌及利胆等效果。橘皮中的维生素P可加工提取制成注射液，对血管硬化症有显着疗效。另据科学家发现，他们从柑橘皮中提取出一种抗癌物质，在这种物质中还发现了具有降低血压的成分。

桂花-桂花若泡至成花草茶饮用，可平衡神经系统、止咳、化痰生津、除口臭、健肠整胃、缓和胃下垂及十二指肠溃疡症状，并能安定神经、滋润皮肤。桂花的根运用在中医药方上，可用来改善风湿、腰痛及跌打损伤、并可防止口干舌燥、消除胃胀气。

甘草-甘草既用于医药上，也用来制糖果，广受欢迎。甘草因为它的卓越功效，被视为治咳良方，使得它被应用在人们的生活之中已达两千三百年之久。古老的中国在公元前206年，西汉王朝所著作的神农百草经中，对甘草就已有详细的记述。美国食品药物管理局将甘草评定为具安全性的，所以可安心的饮用，来舒缓喉咙的不适症狀。

黑糖-中医认为，黑糖具有益气养血，健脾暖胃，驱风散寒，活血化瘀之效，特别适于产妇、儿童及贫血者食用。红糖所含有的葡萄糖释放能量快，吸收利用率高，可以快速地补充体力。有中气不足、食欲不振、营养不良等问题孩童，平日可适量饮用红糖水。受寒腹痛、月经来时易感冒、老年体弱，或大病初愈的人，红糖亦有极佳的疗虚进补作用，老人适量吃些红糖还能散瘀活血，利肠通便，缓肝明目。

黑糖除了养生功效外，更因为红糖中含有一种“糖蜜”成分，具有强力的解毒功效，能将过量的黑色素从真皮层中导出，并通过淋巴组织排出体外。除此之外，也蕴含了胡萝卜素、核黄素、烟酸、氨基酸、葡萄糖等成分，对细胞具有强效抗氧化及修护的作用，能使皮下细胞在排除黑色素后迅速生长，更彻底达到预防黑色素生成、持续美白的效果。这些美容与养生的功效，让红糖一跃成为追求美丽与健康的消费者津津乐道、争相购买的新宠。

期望人人都有医食同源的养生环保概念，掌教为了筹建全真医学养老院，开辟筹建资金的来源，首先也就成立了阿基尼亚-瓮梅有限公司，由掌教林琮源担任董事长，目前生产相关产品已在市场流通，尤其马口铁制造的易拉罐优质瓮梅汁，在市场上更倍受欢迎，能使人们有活力有朝气、身体健康、快乐，阿基尼亚-瓮梅值得大家的信赖。最后谨祝福大家旺美“瓮梅”。

基于修复胃粘膜的新型胃药研究报告

烟台美士林生物科技有限公司　林志光

【摘　要】本报告的研究成果是一种治疗急慢性胃炎和多种胃病的新型胃药（中药组方），是在传统中医药和现代生物医药相结合的基础上，创出“中药有效成分配伍”的理念，以保护和修复胃粘膜为主导，综合考虑了杀菌消炎、止痛和胃、调理气血、提高免疫力等多方面的功能，突破一症一治的模式，从千百实验方案中获取的最新成果。其配伍合理、制备科学、服用便捷，具有多项功能、适应面广、疗效显著、安全可靠等特点，无任何毒副作用，无药物依赖性。该成果已经申请国家发明专利（专利号 201010275739.5），具有良好的产业化开发前景。

【关键词】急慢性胃炎；胃粘膜；胃药；中医药

本项目研究目的在于寻求一种可治疗多种胃部疾病的新型中药药品，要求该药具有高度治疗效果、安全、普适、无任何毒副作用，长期服用也无药物依赖性。

在我国包括急慢性胃炎、胃溃疡、胃癌等在内的胃部疾病已属于常见病和多发病，且发病率有逐年上升趋势，虽然胃病的轻重各异，但都会令人痛苦不堪，影响身体健康，甚至危及生命，其发病率和死亡率均有上升的趋势。然而，大多数胃病是一种可逆性疾病，患者经过及时诊治可以在短期内控制病情、缩小病灶、进而痊愈康复。所以，急慢性胃炎、胃溃疡、胃癌等病只要诊断准确、用药适当、配合保健调理，都有望治愈。

目前治疗急慢性胃病大多采用药物方法，对于严重的胃溃疡、胃癌等还有手术方法。目前治疗胃病的药物，总体上可分为传统西药、传统中药、新型生物制药等三大类。其中传统西药多为合成药物，除了适用面窄外，其副作用也较大；传统中药的处方和服药比较繁琐，有的疗效不明确；新型生物制药大多尚不成熟，有待继续验证。

以往的大多数治疗方案都是从杀菌消炎角度出发，对胃脏器官本身考虑较少，更缺乏系统和综合的观点，选用药物较单调或有局限性，故而达不到最佳治疗效果。因此，目前需要在传统医药与现代生物科技、生物医药相结合的基础上，研发新型的胃药药品。

新型胃药的研究，是在继承先贤古训，博采众方的基础上，结合现代科技理论和成果，对胃病的病理和胃药的药理进行不懈探索和深入研究，筛选出多种适用的“药食同用”的中药材，改进了某些制备方法，十余年来经过数百次的实验和数千次的临床试用，终于研制成功一种新型胃药，其以修复胃粘膜全部功能为主，兼有杀灭病菌、调理脾胃、增强免疫力等功效。此项创新科研成果，已经申请国家发明专利，并得以受理。

本科研成果的意义在于，为胃病患者提供一种高效安全的治疗药品（中药剂型），从而，有助于保障生命健康，有利于提高国民体质，也符合中医药现代化的发展方向，且适于产业化开发，将有良好的社会效益和经济效益。

1　新型胃药研究所依据的原理

胃部疾病病理分析。各类胃病的成因，主要可归纳为两点：胃粘膜损伤和病菌感染。由于物理化学因素以及病菌感染都会损伤胃粘膜，以至于胃酸和食物等对胃壁刺激造成疼痛；而胃粘膜损伤又加重了病菌感染的范围和病情，所以两者必须加以同步医治。

治疗原则的分析。以往对于胃病的医治，多以杀灭病菌、消炎止痛等措施为主，较少考虑修复胃粘膜的问题，所以大多只起到“治标”效果。若能同步医治胃粘膜的损伤、快速修复胃粘膜，则可以加快胃病痊愈的进程。本研究项目的核心思想，是以保护胃粘膜和修复胃粘膜损伤为重点，兼顾消炎止痛和增强胃动力，同时结合传统中医理念，进行疏肝、健脾、调理胃肠以及增强身体抗病免疫能力等，以达到治标治本、康复保健的整体治疗效果。

创新组方原则的“中药有效成分配伍”理念。

传统中药材的药理、药性属于经验描述性的，没有化学理论和技术基础，缺乏科学严谨性。现代生物医药的成就，揭示了生物类中药材所含有的营养成分和治病有效成分，为我们提供了科学用药的强力支撑。由此经探索而创出中药"有效成分配伍"理念，从而形成"中药材——有效成分——治疗功能——合理配伍——方剂药品"的新药研制的科学思维，促进中药新药的研制取得突破性成果。

2　新型胃药研究的技术方法

新药所用的大多数中药材原料，均遵循有关"药食通用"的原则，从卫生部颁布的药食通用（及功能食品）名录中选取。少量非食用原料，若有"毒"性时，则通过某些方法（包括传统炮制法）进行处理使之减少或消去毒性。所有原料均符合国家药典规定的卫生质量标准，保证原料的合法性和安全性。

组方选料时，按照我国药典所列出的中药材的有效成分，逐一进行比对、筛选、组合、优化、实验、检测等，逐步渐进，探索出能有效保护胃粘膜和快速修复胃粘膜的数味中药材及其科学配比，成为新药的组方基础。

结合西医和生物医药的科学成就，选择部分具有杀菌、消炎、止痛的中药材，按照传统中医方剂学的配伍经验，增加有关疏肝、健脾、调理胃肠以及增强身体抗病免疫能力等方面的用药，依照"中药有效成分配伍"理念，探索各种不同组合、不同配比、不同方案，进行筛选和优化，历时十余年，经过数百次的实验和数千次的临床试用，从而取得新药研究的突破性成果。

新型胃药的研究实验借助了传统制药工具、少数机械和现代化验设备，是以半手工方式进行的。但从原料到成品制剂的制备过程，已经考虑到产业化大生产的需要，可以按标准工艺在规范车间加工生产。

3　新型胃药方剂的组分配比和功能特点

作为研究成果的新型胃药，其组方全部采用中药材原料，相应的组分配比（按重量配比称量之一例）为：白术 45 份、白芨 45 份、黄芪 20 份、山楂 10 份、莱菔子 10 份、鸡内金 15 份、神曲 15 份、麦芽 10 份、茯苓 20 份、蒲公英 30 份、沙棘 20 份以及蜂胶 30 份。上述配方以及从原料到成品的制备方法，已经申请国家发明专利并得以受理，专利号为 201010275739.5。

新型胃药的基本功能是，治疗各种急慢性胃炎、包括浅表性胃炎、萎缩性胃炎、胃溃疡等胃部疾病，还可以配合其他药物治疗胃癌等重症胃部疾病。由于其有较强大的保护和修复胃粘膜功能，所以也可用来防病抗病。例如，对于胃部和消化系统的"亚健康"问题，有很好的保健康复效果；从中医角度而言，还具有健脾益胃、益气温中、理气活血、散结止痛、养胃生津等养生功能。

新型胃药的特点。由于是以保护胃粘膜并尽快恢复胃粘膜全部功能为主，所以有可能从根本上彻底治愈胃部疾病，同时既可避免西医合成药物的副作用，也突破了传统中药方剂一人一方、一症一治的模式，克服了中成药的疗效缓慢或不确定的缺点。综合起来，新型胃药配伍合理、制备科学、疗效显著、防病治病、适应面广、服用便捷、安全可靠、无任何毒副作用。

4　新型胃药的检验化验

按照《中华人民共和国药典》一部附录 I A 的规定、GB/T 5009 的规定、GB/T 4789 的规定，对所研究的新型胃药，进行了理化检验和微生物检验，以及毒理学、功能学评价，结果表明本品完全符合有关规定。

理化检验，其中重金属、农药残留等多项指标都符合要求。

生化检验，其中菌落总数、大肠菌群等多项指标都符合要求，未检出沙门氏菌、志贺氏菌、金黄色葡萄球菌、溶血性链球菌等。

动物实验未发现有意义的病理改变。

功能学评价表明对胃粘膜损伤有辅助保护功能。

5　新型胃药的临床试验

本项目所研制的新型胃药，已经进行过千余例临床试用，对象包括因为吸烟饮酒导致胃部不适者、因服用西药而严重刺激胃肠者、不同程度急慢性胃炎及胃溃疡患者等，其治疗有效率达到 100%，治愈率高达 90%以上。所研制的新药在保护和修复胃粘膜方面，尤其对于缓止胃部不适、预防胃病发作及胃病初起时，效果非常明显。临床试验具有代表性的病例如下。

病例 1：徐某，女，56 岁，山东烟台栖霞人。于 2008 年 7 月在烟台 107 医院检查患有浅表性胃窦炎、萎缩性胃炎，伴有中度糜烂、门螺杆菌“++++”号等症状。此前曾于多家医院医治，无明显效果。2008 年 10 月，接受本项新型胃药治疗，第一个月效果尚不明显，第二个月后效果良好，第三个月疼痛消失、饮食正常，四个月后完全康复。

病例 2：陈某，男，53 岁，烟台港公安局副局长。2008 年医院检查患有严重胃溃疡。后接受本项新型胃药治疗，一个疗程后（一个月），病情明显好转，饮食（包括饮酒）趋于正常。两个疗程后，经检查完全康复，至今未再复发。

病例 3：王某，女，36 岁，山东临沂市人。曾患有浅表性胃窦炎、伴发萎缩性胃炎，出现经常性胃痛、失眠症状。曾接受西药医治，无明显效果，故常服止痛药止痛。后经诊所转来我处，接受本项新型胃药治疗，15 天后效果明显，一个月后疼痛消失、饮食正常，第三个月后完全康复。

病例 4：周某，女，68 岁，青岛莱西市人。曾患有严重萎缩性胃炎、大面积糜烂，几乎不能进食。后接受本项新型胃药治疗，服药 7 天后，疼痛消失，恢复进食。在服药 22 天后回访该患者时，该患者饮食正常，且能进行洗衣做饭等简单家务活。继续服药 4 个月后，经莱西市立医院检查，症状完全消失，一切恢复正常。

6　新型胃药的产业化前景

本项目研究成果的新型胃药，已经申请国家发明专利，且得以受理（专利号 201010275739.5），待审批通过后，则将取得独立自主的知识产权。

所研制的新型胃药，可以进行横向拓展，按照国家法规和有关部门的要求，可以分别进行药品、功能食品、保健品等不同类型产品的申报和认证许可，从而扩大服务群体、满足不同的需求，具有良好的市场前景。

所研制的新型胃药，原料来源稳定，可直接从中药材市场或食品市场购买，没有稀缺或贵重的原料，其生产工艺符合中药的规范标准，可按照国家有关中药制剂加工生产的规定，在获得 GMP 认证的标准制药车间内进行大批量生产。

结语

新型胃药研究过程中，创新提出的中药“有效成分配伍”的理念，始终起着指导作用，有必要对该理念做进一步研究并逐步完善，而且对探索中药现代化也有一定意义。在传统中药和现代生物医药基础上取得的研究成果，有突破性的进展，为医治多种胃部疾病提供了较佳的解决方案，其优异的功能和显著的疗效，已经获得实证验证。新型胃药在技术上已臻成熟，有着向产业化转化的良好条件。

致谢

在本项目研究过程中，得到诸多友好人士及试用志愿者的大力帮助和协作，谨在此致以诚挚的衷心感谢。

古代人应用草药于免割除疗法治疗浅谈一二

香港中医古方应用研究学会 刘伯俊

草药应用范围广泛，古代人一直应用于免割除疗法治疗中。常用免开刀免割除疗法：胆囊炎，消炎利胆方。心绞痛、心血管瘀塞，活血散瘀降血压养心方，通利血脉免手术。现代应用：颈肩腰腿疾病、肩周炎、肌筋膜炎、腰肌劳损、扭伤、血管瘀塞、慢性肝炎、肝硬化、脂肪肝、皮肤腐烂、皮肤炎。有能治理各种细菌病毒、肺炎病毒、热毒病毒、之临床治理处方药种。可以参考用作食肉菌种类病毒慢延之治理调理方，具有温和清热解毒功效，及能拔毒生肌祛腐。

中医祖传师承制传承法的智慧，来自远古的年代，始于五千年前的神农氏为广大民众治病。李时珍传记也有很多隐含免割除疗法的记载，供后人取用。今天讲一讲能广泛应用的复方处方：能治理多种细菌病毒、热性化脓性病毒、胆囊炎、皮肤腐烂、心肌炎、急性肺炎病毒、食肉菌种类病毒慢延。

此处方性能：消炎化脓，拔毒生肌祛腐，治疗急性热性病毒致病原。

古方改良治理保健“清热解毒保健方”（此处方可加可减，灵活应用）：

党参：10 克，性能：润肺化痰，养阴和胃，益气

土茯苓：10 克，性能：祛湿热，解毒清润，利关节，健脾胃

莪术：6 克，性能：破血行气，瘀伤止痛，补气健脾

地肤子：6 克，性能：清热利尿，止痒

罗汉果：6 克，性能：清热润肺，降燥气，通便

紫苏叶：6 克，性能：理气宽中，发表祛寒，（苏梗和胃，安胎）

苍耳子：5 克，性能：祛风解表，通鼻窍

大腹皮：6 克，性能：下气行水，调理胸胃不适

桑树根：12 克，性能：疏风解表，清热明目，缓血压，宁心神

茯苓：10 克，性能：利尿，有镇静作用

侧柏叶：6 克，性能：清热止血，收敛，通心脉，平血燥，润心肺

竹茹：6 克，性能：清热化痰，除烦止呕，清心肺，祛烦热

山大颜(枝叶)：10 克，性能：清热，解毒，消炎，消肿，活血散瘀，祛腐生新

鱼腥草：6 克，性能：清热润肺，化痰止咳，药性平和，排脓

山栀子：3 克，性能：祛风热毒，利尿，凉血解毒，明目

岗梅根：6 克，性能：清热杀毒，生津止渴

参考应用：多种病毒感染，脑炎，喉炎，高热，中耳炎，心肌炎等

香附(莎草根)：3 克，性能：理气解郁，调经止痛，祛心胸结气

蔓荆子：10 克，性能：疏散风热，清利头目，舒神经，偏头痛

夏枯草：6 克，性能：清火明目，散结消肿，安神，舒缓，降血压

桂枝：6 克，性能：补火助阳，散寒止痛，活血通经，利肋骨

干葛根：10 克，性能：解表退热，生津解喝，透疹，止泻，解肌，颈项梗痛

菊花：6 克，性能：散风清热，平肝明目，清头目，润心肺，安神

龙胆草：2 克，性能：清热燥湿，泻肝胆火，风热，胆囊炎

辛夷花：6 克，性能：散风寒，通鼻窃，敛鼻水，清鼻毒

枇杷叶：6 克，性能：清肺止咳，降逆止呕，清心润喉

厚朴：6 克，性能：燥湿消痰，下气除满，健胃消炎，保肠胃，和药性

白荳蔻：3 克，性能：化湿和胃，行气宽中，健胃镇呕，舒胸

豨莶草：6 克，性能：祛风湿，通经络，清热解毒

宣木瓜：6 克，性能：舒筋活络，化湿和胃，消食，祛烦闷，润心胸

高良姜：6 克，性能：温胃止痛，祛寒气，燥血

川楝子：6 克，性能：行气，止痛，杀虫

益母草：6 克，性能：活血祛瘀，消肿通利，清热解毒

台乌药：6 克，性能：顺气止痛，温肾，祛寒郁气滞

泽兰：6 克，性能：化湿和胃，活血祛瘀

(本处方特性：消炎杀菌，清热解毒，和胃，养肝，利胆，养心和血脉，配搭均衡，适应性大，体弱小者适当减少服食份量。煎药方法：八碗水或按压药草水浸药草上面，慢火煲剩余一碗半水，分三次服食，四小时服一次）

另加强药性消炎副配药物：

虎杖：6 克，性能：活血祛风，利湿，散瘀定痛，解毒，化痰

忍冬藤：6克，性能：清热解毒，杀菌，祛风湿，化脓，利尿

鸭脚木：6克，性能：疏风解表，行气消滞

参考应用：感冒，预防流感，流脑，湿疹

木患子树：6克，性能：清热解毒

参考应用：喉炎，中耳炎，感冒高热，预防流感

淡竹叶：10克，性能：清热利尿，清心火

艾叶：3克，性能：温经止血，散寒止痛

毛冬青：6克，性能：清热解毒，活血通脉，清心火，

参考应用：心肌炎

鸡血藤：10克，性能：活血补血，舒筋活络，手脚麻痹

制南星：2克，性能：祛顽痰

现代基因信息工程干细胞原理、技术与临床

刘祖海

干细胞的研究起源于对小鼠胚胎癌细胞研究。现代基因信息工程干细胞是用基因信息工程信息复制技术，把传统干细胞：胚胎干细胞、胎儿干细胞、成体干细胞、移核干细胞，进行干细胞基因信息表达，复制到和使用干细胞人群自身干细胞同步干细胞基因表达的信息。有效解决了干细胞在移植使用过程中免疫排斥问题。

目前，基因信息工程干细胞研究主要内容是干细胞的分离与鉴定、干细胞自我更新、干细胞可塑性、干细胞基因表达和信息复制及临床应用。干细胞是一类具有自我更新和分化潜能的细胞。传统分类多分为四类，最新分类则分为五类。在传统分类为成体干细胞、胚胎干细胞、胎儿干细胞、移核干细胞的基础上增加一种现代基因信息工程干细胞。胚胎干细胞除了来源不同外，其最大区别在于增殖能力和分化潜能不同，胚胎干细胞可无限增殖，而成体干细胞增殖能力是有限的，加上自身免疫排斥问题，有效期在1-3个月结束。胚胎干细胞的分化潜能要较成体干细胞宽。目前现代基因信息工程的干细胞已进入临床应用，具有广阔的临床应用前景。

目前现代基因信息工程已从骨髓、外周血、脑、背髓、血管、骨骼肌、肝、胰、角膜、视网膜、牙髓、肺、心脏、胆、膀胱、肾、皮肤、神经、胃肠道上皮及脂肪成功分离出了干细胞。

干细胞分离与鉴定：胚胎干细胞多取自白囊胚细胞团、胚胎或胎儿生殖嵴等处，从这些部位分离得出的干细胞基本上都是多能性。胚胎干细胞具有独特细胞形态，细胞多成集落状生长，细胞核显著，核质比较高，标志为Oct-4。碱性磷酸酶特异性胚胎抗原在干细胞中多显强阳性，成体干细胞在10万个细胞中才能有一个，而且缺乏特性表面标志分子。

干细胞有着巨大的医学应用前景，它可能作为种子细胞用于细胞替代疗法，治疗各种疑难性疾病，胚胎干细胞在体内如何保持不断增殖又维持不分化状态，干细胞是由白血病因子等外原性细胞因子来维持自我更新能力。

干细胞具有两个显著特征：一是它具有体外高度增殖潜能，即不需要补充碱基能量。二是它被定向诱导分化为体内各种细胞类型。

干细胞临床应用：干细胞如果来源于其他人，要解决两个问题，一是如何解决免疫排斥，二是安全性，建立检验合格程序，怎样避免细菌病毒在其HIV病毒感染。

干细胞的分类：根据分化潜能分类，分为全能干细胞、三胚层多能干细胞、单胚层多能干细胞、单能干细胞、基因信息工程干细胞。根据来源分类，

分为成体干细胞、胚胎干细胞、胎儿干细胞、移核干细胞、现代基因信息工程干细胞。

干细胞的维生物检测：应对干细胞库，生产车间及终极产品进行检测，无菌试验细菌、真菌污染的检测，应采用革兰染法对终极产品进行最后一次无菌试验，48-72H 无菌生长染色阳性作为终极产品签发标准。

支原体应在细胞培养物合并后洗涤，可取样检测支原体，而且同时对细胞培养进行检测，可以采用经过验证支原的 PCR 检测方法作为依据。

病毒外源因子检测：体外法进行病毒检测及体内法病毒检测，主要适用于使用细胞系体内细胞，即主细胞库进行检测。

特异性外源病毒检测：应在生产不同阶段检测，应采用 FDA 许可批准的标准，可使用 PCR 试剂对外源细胞进行检测，包括：CMV、HIV (Ⅰ型Ⅱ型) 、HBV 、HCV 、HTCV (Ⅰ型Ⅱ型)、EBV 及其它病毒。

纯度检测：残留物检测， 如细胞因子、生长因子、抗体及血清检测。热浮内毒性检测，内毒性检测最高限值不能超过 5EU/KG。

生物等效力检测：通检测合格干细胞，用干细胞基因信息检测仪检测干细胞的基因图谱、生物电场图谱和信息图谱检测干细内能量碱一碱二碱三合格后，应用干细胞信息工程仪进行基因表达复制调序到 zsgxb 完成后，最后信息同步患者确认合格后注射，按标准完成。基因信息工程干细胞应用范围：骨髓移植、造血、神经细胞、脑细胞修复、皮肤修复、器官移植及器官缺陷修复。

干细胞与临床：干细胞体外培养免疫排斥标准：胚胎干细胞免疫排斥为 3%-5%，胎儿干细胞免疫排斥为 5%-10%， 成体干细胞为 10%-15%，移核干细胞为 15-20% 。

干细胞许内存活标准：胚胎干细胞为 18 个月～24 个月，胎儿干细胞为 6～12 个月，成体干细胞为 1～3 个月，移核干细为 20～30 天。体内现代基因工程干细胞（胚胎）为 60～80 年，胎儿干细胞 50～60 年，成体干细胞 20 年，转移干细胞 10～20 年之间。

人类在不断发展，自然界也在不断发展，永远不会停止在一个水平上。现代基因信息干细胞工程技术要不断发明不断创造才能不断前进，才能适应解决人类不断进化和遗传带来的新问题，才能造福人类，迈向更加健康文明的世纪。

宇宙与人生

育英医学中心（Hero-Bearing Medical Center）
2225 S. King Road， San Jose CA 95122 U.S.A.(美国) 卢 戈

【摘 要】笔者提出无限并循环的宇宙模型。认为我们所能观察到的只是宇宙中无数个单位中的一个，称为本宇宙单位。它由宇宙单位黑洞(母黑洞)爆炸形成。无数个由母黑洞形成到爆炸，到宇宙单位发展、成熟，被另外在形成中的母黑洞“吞蚀”等不同发展阶段的宇宙单位构成了无限并循环的宇宙。母黑洞爆炸的壳层碎片及尘埃(暗物质)构成星系的、恒星的，甚至原始行星的核，并决定其运动型式；母黑洞中央由引力子裂解形成的无极子团，是宇宙单位爆炸、膨涨的斥力来源，属暗能量的一部分。邻宇宙单位对本宇宙单位的引力是暗能量的另一部分，是使本宇宙单位目前加速膨胀的主要能量。

1、提出宇宙三定律：

①宇宙是无限的：表现为承载万物及其变化的空间无边无际；描述万物变化快慢的时间无始无终。

②宇宙是循环的：以宇宙单位为单元。以宇宙单位黑洞(母黑洞)形成到爆炸，到宇宙单位发展，

成熟，被另外在形成中的母黑洞“吞蚀”等不同发展阶段的无数宇宙单位，共同构成了无限并循环的宇宙。

③宇宙是自有永有并全面自动地演化着：宇宙中的万物都在按照自然规律全面自动地衍化着，不以人的意志为转移。

2、提出人类发展的胚胎期，婴儿期，幼儿期，青年期，成年期和长生期。目前人类仅处在婴儿期向幼儿期的过渡阶段。

以进化论的观点分析，提出在本宇宙单位中衍化出“神”来的可能性极高，并且不只一种。

在宇宙中衍化出“神”来的可能性是 100%。“神”的定义是：具极高智慧并掌握了一切自然规律的灵体。他们可穿越时空，创造生命。进化是因，是过程；神是进化的最高境界，是果。无进化，神无源；无神，进化无果。人是进化过程中的一个重要环节，但不是最终结果。这可把进化与神统一起来。

3、提出人类不仅应崇敬神，祈求神的帮助，更应向神学习，去争取掌握一切自然规律，以永生长存。人类向神学习的方法是，要做到社会和谐，不断进行科学研究，促进人类发展，争取掌握一切自然规律。在地球毁灭之前能离开地球；在太阳毁灭之前能离开太阳系；在银河系毁灭之前能离开银河系；在本宇宙单位毁灭之前能离开本宇宙单位，能在宇宙中避凶趋吉，“自由行走”，永生长存。达不到这个目的，人类将在宇宙的衍化过程中毁灭。这不是人类的期望。此，应为人类的子孙后代永世不忘。

【大　纲】

一、无限并循环的宇宙模型 (The Cosmic Infinite And Circular Model，CICM)：

(一) 其它宇宙模型的简单回顾：

1，地心说；2，日心说；3，稳态说；4，吹出说；5，平行说；6，大爆炸说；7，弹射宇宙模型；8，“膜”宇宙模型；9，“弦”理论。

(二) 无限并循环的宇宙模型：宇宙由无数个宇宙单位构成

1，本宇宙单位：我们存在的这个宇宙单位称为本宇宙单位。它由高速旋转的宇宙单位黑洞(母黑洞)大爆炸而来。因而，它本身也在旋转，并成“膜片”状。

2，邻宇宙单位：在本宇宙单位周围的其它宇宙单位称为邻宇宙单位。它们的引力拉着本宇宙单位内的星系，星系群和星系超群加速向外奔驰。

3，单位间宇宙部份：是古老的宇宙单位被邻宇宙单位黑洞“吞蚀”而残留下来的部份。

4，宇宙单位的形成与演化：

(1) 宇宙单位黑洞(母黑洞)的形成：

(A) 前宇宙单位黑洞大爆炸时，其壳层残留下来的极大碎片，形成下一宇宙单位黑洞的原基（星籽），吸引其它天体物质，最终形成新的宇宙单位黑洞。

(B) 已有的超大的黑洞相互吸引，碰撞，合并，形成新的宇宙单位黑洞。

(2) 宇宙单位黑洞的结构：

(A) 壳：引力子层——最强的引力。宇宙中的一切物质被宇宙单位黑洞吸入后，最终均被裂解成引力子级的粒子，构成宇宙单位黑洞或其壳层。

(B) 中心：无极子团——引力子解体后的结构。 在宇宙单位黑洞中心，当温度，压力达某极高值时，闭弦的引力子裂解成开弦或碎片，称为无极子。无极子失去引力，是宇宙单位中斥力、膨涨力、爆炸力的来源。无极子是物质和能量的最小单位。

(3) 宇宙单位黑洞的爆炸：可能的原因：

(A) 引力子层(壳)与中心的无极子斥力平衡的失调；

(B) 巨大天体被吸引并碰撞，形成爆炸。

(4) 宇宙单位黑洞爆炸的初时为黑暗状态：由于宇宙单位黑洞是由引力子级粒子构成的壳层和无极子构成的核心共同组成，它们都比光子小很多，不发光，故称为黑洞。在宇宙单位黑洞爆炸的初时，爆炸的产物包括：壳层碎片，分离出来的引力子级粒子和无极子。它们也都不发光。因而，这段时期为黑暗状态。当然，人类不一定能观察到这一状态。

(5) 早期宇宙单位中的类星体较多：黑暗状态地进一步发展，其温度和压力降低。降到一定值时，由无极子，引力子等自组织成光子，电子等，而进入可观测时代。壳层碎片一直存在，作为星籽，只有到可观测时代才吸引到具引力的粒子物质，形成原始的星球、星系。原始的星球、星系密度较高，相撞机率较大；再则，宇宙单位黑洞未爆炸前，吸引到它周围的其它星球、星系也多，密度较高。爆炸后，壳层碎片（星籽）及新形成的星球、星系与原来存在于周围被吸引来的星球、星系相撞机率较高。因而，今日看到早期宇宙单位中的类星体（星球、星系相撞而爆炸）较近期宇宙单位中的多。

(6) 宇宙单位黑洞爆炸的结果：

(A) 壳层碎片：形成大大小小无数较小的黑洞或粉尘，构成星系的、恒星的，甚至原始的行星核。极大的碎片可能构成新宇宙单位黑洞最原始的核。爆炸瞬间形成原始壳层碎片 （星籽）的运动方式决定了原始星系、恒星，乃至行星的运动方式——左旋、右旋、棒旋、直行等，再受到周围星体的影响，在漫长的岁月中，最终形成我们今天看到的运动方式。以无极子和引力子构成的等离子体，经震荡，旋转以形成星球、星系的过程在宇宙单位中也可存在，但不是星球、星系形成的主流。这是特殊条件下的产物。

(B) 中心的无极子：小部份(不到 5%)在自组织能力的作用下；在压力，温度逐渐降低的过程中，形成各种引力子级的粒子；再组成光子、电子、夸克-胶子级的粒子；进而组成质子、中子、乃至分子、物质到人，与暗物质共同构成今日之世界及宇宙单位。其余的绝大部分作为宇宙单位中的斥力，促使早期及中期宇宙单位膨涨，并形成今日所见之“暗能量”的一部分。

(7) 宇宙单位的归宿：宇宙单位黑洞爆炸后形成的各种物体以全方位 360 度向外飞驰，并形成新的宇宙单位。宇宙单位的每一部分都由大爆炸诞生，结束于大坍缩。但坍缩是在宇宙单位的不同部位、不同时间进行的。这决定于该部位离吸引它最近宇宙单位黑洞的距离。也就是说，宇宙单位将分崩离析；各部分分别奔向不同的、离自己最近的宇宙单位黑洞。最终成为该黑洞的新原料。宇宙单位黑洞的成份来自于不同的宇宙单位。而不是一个宇宙单位的大爆炸-大嘎扎反复发生；更不是宇宙的该过程。宇宙就是由无数个宇宙单位这样反复变化，“代谢”构成的。只有这样，宇宙才可能是无限的，循环的，平直的，极大尺度上是均一的。时间，速度，多维空间，都是这无限空间中的变化函数。愿人类的智慧能够进一步证明这一切，或否定它。

5，能量释放的不同层次：

(1) 宏观层：符合牛顿定律。

(2) 微观层(光子层)：符合爱因斯坦的能量公式 $E=MC^2$

(3)引力-无极子层：未知。更极大的可能性是更极大。

6，暗物质与暗能量：

(1) 暗能量：由两部分组成：

(A) 无极子：宇宙单位黑洞(母黑洞)爆炸后，中心的无极子的 95%以上构成宇宙单位中的暗能量（暗能量Ⅰ）。它是促使早期及中期宇宙单位膨涨的主要能量。只有不到 5%，在不同条件下聚合，并与暗物质共同构成今日之本宇宙单位中之万物（普通物质）。

(B) 邻宇宙单位对本宇宙单位的引力（暗能量Ⅱ）：是促使中、晚期宇宙单位膨涨的能量。今日观察到本宇宙单位在加速膨涨，主要是此能的作用。

（2）暗物质：由两部分组成：

（A）宇宙单位黑洞爆炸后的壳层产物(部份可能释放或“挥发”)，是暗物质。

（B）星球、星系由于引力塌陷形成的黑洞，亦属暗物质。

这些暗物质可独立存在于宇宙中，也可存在于星球、星系中，特别是其核心。

7，本宇宙单位中质-能总和：按无限并循环的宇宙模型理论计算：以本宇宙单位内物质与能量总量为一常数（不变）为基础（实际上，本宇宙单位与邻宇宙单位在进行着能量的交换，如，引力交换。本宇宙单位也有能量的“漏失”。）可知，本宇宙单位黑洞在爆炸前，壳层的总质-能（暗物质）与中心无极子团的总质-能（暗能量I）基本相等，保持平衡。这样，宇宙单位黑洞才能存在很久。

宇宙单位黑洞对邻宇宙单位的势能应等于宇宙单位黑洞的总质-能。也就是说，把一个宇宙单位黑洞放到整个宇宙中来看时，宇宙单位黑洞对邻宇宙单位的势能（暗能量Ⅱ）占宇宙单位黑洞总质-能的 1/2： 宇宙单位黑洞的壳层（暗物质）占宇宙单位黑洞总质-能的 1/4： 宇宙单位黑洞中心无极子团的质-能（暗能量Ⅰ）占宇宙单位黑洞总质-能的 1/4。

当宇宙单位黑洞爆炸时，宇宙单位黑洞中心无极子团的质-能（暗能量Ⅰ）稍大于宇宙单位黑洞的壳层（暗物质）的质-能。这样，才可能爆炸。同时，宇宙单位黑洞的势能以引力加速度的方式转化成动能（暗能量Ⅱ），与暗能量Ⅰ共同使宇宙单位内物质向外飞奔。暗能量Ⅰ与暗能量Ⅱ的总和肯定更加大于暗物质的总质-能，因而，宇宙单位肯定无法自身回缩，塌陷成一个新的宇宙单位黑洞。这就否定了“宇宙可自身膨暴，大爆炸，再回缩，大嘎扎”的可能。

对本宇宙单位（目前各界均称为“宇宙”）中总质-能的比例，不同时期，不同方法，得出的结论稍有不同：

	暗能量	暗物质	普通物质
2006 年	73%	23%	4%

(Ken Freeman & Geoff McNamara)

	暗能量	暗物质	普通物质
2009 年	71.5%	24%	4%+0.5%

(Michael S. Turner)

	暗能量	暗物质	普通物质
2010 年	72.8%	22.7%	4.5%

(Ron Cowen)

这与无限并循环的宇宙模型中计算出暗能量75%，暗物质 25%，再考虑转普通物质是由暗物质和暗能量约各一半转变成的，则实际比例分别应为：

暗能量 75% - 2.25% = 72.75%

暗物质 25% - 2.25% = 22.75%

这与观测结果十分接近。也许，这就是本宇宙单位的真实存在。

我自己对上述结果有些疑问：宇宙单位黑洞中心的无极子团在大爆炸前聚在黑洞中心，对邻宇宙单位具势能。大爆炸后，无极子团是斥力，它是否还具有这一势能？这一势能能否转化成引力加速度动能？我自己怀疑。因而，提出另一种可能性：

本宇宙单位黑洞大爆炸时质-能总和比例：

暗物质(本宇宙单位黑洞壳层)约占 1/3 (33%):

暗能量（包括无极子团斥力和暗物质的势能）约占 2/3 (67%)。

大爆炸后，由暗物质和暗能量共同形成的普通物质约为 4.5%（如果目前的计算是正确的话）。则目前：

暗物质应是： 33% - 2.25% = 30.75%

暗能量应是： 67% - 2.25% = 64.75%

为什么与观测结果不符呢？

一种可能是，目前的观测对暗物质发现的不足，计算的太少。另一种可能是上一种计算正确；下一种计算错误。

8，不同的宇宙速度：

（1）第一宇宙速度：力可使物体速度达到与地球引力平衡，绕地球旋转而不落下，称之。

（2）第二宇宙速度：力可使物体速度达到冲出地球引力，可在太阳系中运行，称之。

（3）第三宇宙速度：力可使物体速度达到冲出太阳系，可在银河系中运行，称之。

（4）第四宇宙速度：力可使物体速度达到冲出银河系，可在本星系群中运行，称之。

（5）第五宇宙速度：力可使物体速度达到冲出本星系群，可在本星系超群中运行，称之。

（6）第六宇宙速度：力可使物体速度达到冲出本星系超群，可在本宇宙单位中运行，称之。

（7）第七宇宙速度：力可使物体速度达到冲出本宇宙单位，可在宇宙中运行，称之。

人类只有达到第六，第七宇宙速度，才有可能在宇宙中永存。而本宇宙单位黑洞大爆炸的威力肯定已超过第七宇宙速度的要求，才形成今日可见之本宇宙单位。

9，无限并循环的宇宙模型可解释的宇宙难题及物理问题：

(1)给宇宙学一个自圆其说的观点。宇宙是无限、循环、自有永有并全面自动地演化着。其它模型无法解释这些特征，特别是宇宙演化的动力学问题。这是笔者所知目前唯一能对宇宙结构、演化自圆其说的一种观点。许多细节有待后人验证或否定。但自圆其说是唯一的。希能供参考。

(2)可解释大吸引体(the Great Attractor)(可能为宇宙单位黑洞候选者)的存在。

(3)可解释星系、星球甚至原始行星的运动方式。宇宙单位黑洞大爆炸瞬间，其壳层形成大小不等、形状各异的无数碎片，可称为“星籽”。它们形成星系的、星球的甚至原始行星的核，吸引其它物质，逐渐形成星系、星球甚至原始行星。这些“星籽”的形态和运动方式决定了星系、星球甚至原始行星的运动方式。如，左旋星系：其星籽左旋并不光滑；右旋星系：其星籽右旋并不光滑；棒旋星系：其星籽成棒状并旋转；椭圆星系：其星籽光滑并稳定。经过 100 亿余年的相互吸引、碰撞、合并、爆炸等过程，形成今日所见之星系、星球乃至行星的形态和运动方式。

(4)可解释大爆炸后 10 亿年内就有星系形成。如果用“等离子振荡，旋转学说”解释，则需要 45 亿年。

(5) 可解释在遥远的视野边界，有较多的类星体爆炸。

(6)可解释本宇宙单位由膨暴、减速膨胀到目前加速膨涨的观察事实。目前观测到本宇宙单位在加速膨胀，是由于邻宇宙单位对本宇宙单位内星系的引力加速度造成的。

本宇宙单位早期膨胀极其迅速，为膨暴；以后为减速膨胀；现在为加速膨胀。也可解决宇宙学常数的问题。宇宙学常数不是一个常数，而是一个变量。

(7)对微观粒子波-粒二象性的解释。波动性可看成是粒子性的宏观概率。

(8)可预测本宇宙单位极早期的黑暗状态：是由无极子级粒子和引力子级粒子(都是比光子小很多的粒子；当时还包括不发光的本宇宙单位黑洞壳层碎片)构合成光子级粒子的过程。

(9)可能改变质-能公式。能量的最小单位是引力子裂解成的无极子，不是光子。

(10)物质-能量的大统一：在宇宙单位黑洞中心的高温高压下，一切物质和能量都变成物质能量共同的最小单位，无极子级粒子。无极子级粒子也散布在无垠的空间。它是无中生有的物质基础。

10，宇宙三定律（3 Laws of the cosmos）

(1)宇宙是无限的：表现为承载万物及其变化的空间无边无际；描述万物变化快慢的时间无始无终。空间有限制，时间有始终的是宇宙中的宇宙单位，不是宇宙。

(2)宇宙是循环的：以宇宙单位为单元。以宇宙单位黑洞(母黑洞)形成到爆炸，到宇宙单位发展、成熟，被另外在形成中的母黑洞“吞蚀”等，不同发展阶段的无数宇宙单位，构成了无限并循环的宇宙。

(3)宇宙是自有永有并全面自动的演化着：宇宙中的万物都在按照自然规律全面自动地衍化着，不以人的意志为转移。

二、地球在本宇宙单位中的地位(The Earth Status In Home Cosmic Unit)

(一)地球：是太阳系中的一个行星，很特殊的一个“水球”。衍化出生命来。

(二)太阳：银河系中最少有 2000 亿个类似太阳的恒星。

(三)银河系：本宇宙单位中，目前观察并计算，最少有 1000 亿个类似银河系的星系。

(四)星系群和星系超群：许多相近的星系构成星系群；许多相近的星系群又构成超群。由星系、星系群和星系超群构成本宇宙单位极大尺度上的网状结构。这些都是局部引力（星系内部引力，星系群内引力，超群内的引力。这些力对本宇宙单位而言，都是向内的力。）与邻宇宙单位引力（这些力对本宇宙单位而言，是向外的斥力。）相互作用的结果。

(五)目前人类能观测到的仅是本宇宙单位中很小的一部分。而本宇宙单位也仅仅是宇宙中很普通的一个单位。

三、人类的发展阶段(The Developing Phases Of The Human Beings)

(一) 人类的胚胎期：由无机物到人类有文字记载。

(二) 人类的婴儿期：由有文字记载到人类开始探索地外空间。

(三) 人类的幼儿期：由开始探索地外空间到可在太阳系中自由“行走”。

(四) 人类的青年期：由冲出太阳系到可在银河系中自由“行走”。

(五) 人类的成年期：由冲出银河系到可在本宇宙单位中自由“行走”。

(六) 人类的长生期：可冲出本宇宙单位到其它宇宙单位中“永生长存”。

目前，人类仅处在婴儿期到幼儿期的过渡阶段，即已伸出小脚去探索地球这个“摇篮”之外的星球，如月亮、火星、金星甚至太阳系的边缘，等等。

四、人与神的关系(Relationship Between Human Beings And Gods)

(一)“神”的定义：是具有极高智慧，即掌握了一切自然规律的灵体。他们可穿越时空，创造生命。

(二)“神”存在的可能性：仅就本宇宙单位而言，用进化的观点看，地球 46 亿年能演化出人类来。银河系存在约 130 余亿年，其中最少有 2000 亿个类太阳的恒星。不用 1%，不用万分之一，而用亿分之一的可能性来计算，银河系中也应有 2000 个恒星及其行星中存在有智慧的生命。大体估计，其中 1/3 的智慧低于人类；1/3 的智慧与人类相当；1/3 的智慧高于人类。这具有高于人类智慧的生命体的星球也应有 700 个左右。在本宇宙单位中，最少有 1000 亿个类银河系，其中亿分之一孕育生命，应有 1000 个。这其中有 300 个具高智慧生命，则本宇宙单位中应有 210000(二十一万)个星球有高于人类智慧的生命体存在。这其中 1%掌握了全部自然规律，也应有 2100 个智慧极高的生命体存在。他们也许能穿越时空，创造生命。如果用无限的宇宙来评估“神”的存在，答案应是肯定的。

(三)地球生命的来源：两种说法争论不休。

1，神创论(设计说)：从目前考古学，分子生物学，遗传学的研究资料来看，支持神创论(设计说)的，或说不支持进化论的资料估计占 60%～70%。

2，进化论：支持此说的资料估计有 30%～40%。

本人认为：进化是因，是过程；神是进化的最高境界，是果。无进化，神无源；无神，进化无果。人是进化过程中极重要的环节，但不是最终结果。目前，科学技术的发展使人已在做神才能做的最初级的东西，如：认识遗传物质 DNA；探索改造 DNA 以求治病的可能性；培养出生命的基本单位“细胞”，并向培养组织如肌肉、上皮等；培养器官如耳壳、肝、肾等进展。人类已登上月球并向火星等更远的方向探索发展。人类未来的进化不可限量。这就是在向神的方向发展。这就是进化与神创在认识上的结合点。 这可把进化与神统一起来，可看出人类应该努力的方向，而不是在概念上争论不休，延缓发展。

(四)人与“神”的关系：

1，进化论：是以科学的方法研究自然，找出规律，以达到人类能掌握自然规律，并进而利用，改造自然，为人类谋幸福和出路。一般不承认神的存在。

2，神创论：认为人及万物由神创造。人只能服从神，崇敬神，一切听从神的安排。我认为为“神”或说自然，给了人智慧和能力，但人如何做，是由人选择的。人除应该崇敬神，祈求神的帮助外，更应该向神学习，去掌握自然规律，以求达到神的智能与知识；以求达到人类的永生与长存。只崇敬和祈求，如同神给了人救生的船，而人不爬上那条船，只在原地叩头祈求不行动一样。神不能把人抱上救生船。人类要行动。这个行动就是研究科学，研究社会，研究宇宙，研究人体自身，以求掌握一切自然规律和人体自身的规律，达到改造自然，改造人体自身。最终，人类能在宇宙中自由“行走”，避凶趋吉，达到永生长存的目的。否则，人类是没有前途的，必然随各种天灾，包括星体碰撞、太阳毁灭、地球毁灭而毁灭。或者，人类自己毁灭了自己，如无控制的核战争，制造杀灭人类的微生物，等等。人类能否在向神学习的过程中自救，还有一个时间问题。一切成果都必须在：地球毁灭之前人类能离开地球；太阳毁灭之前人类能离开太阳系；银河系毁灭之前人类能离开银河系；本宇宙单位毁灭之前人类能离开本宇宙单位，在宇宙中永生长存。达不到这个程度，可说人类也是没有前途的。

(五)个人在人类长河中的作用：

个人在人类的这个长河中，仅仅是一个很快流失的点。由我们无数祖祖辈辈的努力下延绵至今的人类，也需要无数的子孙后代去继承与延绵。个人在这个长河中的作用：

1，在个人的一生中，制造、维持并享受与群体共同的生命、和谐与欢乐。

2，促进包括支持或参与社会的进步和科学研究的发展。

3，生育抚养后代，以求继承与延绵，以求人类的永生与长存。

总括上述进化与神创两种观点，人类的目的：一是制造，维持并享受与群体共同的生命、和谐与欢乐；二是以求人类的继承延绵与永生长存。而要达到这两个目的手段均在于保持社会和谐及科学研究的发展和创新，去争取掌握一切自然规律，使人类在宇宙中能获得最大的自由。因而，在目前，无论是“神创”还是“进化”，对人类的要求均是需要很好地去学习，去研究，以求社会的进步，包括人类与自然的和谐，人类社会内部的和谐；共同享受社会现实的快乐，科技的发展，养育后代，以求人类的永生长存。在人类永生长存这个终极目标上，“神创”与“进化”要求人类所做的事是一样的。当然，就目前的认识上还有差别。“神创论”者认为只要依靠神，人类不需要做什么，就可以达到神要求的目的。这种看法是不正确的。几千年的历史已证明了这一点。人类社会的进步，生活的改善，对自然认识的步步深入；在地球上活动度、自由度的大大提高，是人类不断努力的结果。只崇敬神，而无所事实的行为，只能使人类永远停留在“婴儿期”阶段而不得进步，甚至毁灭。如玛雅人文明的消失，复活节岛人的失踪，等等。但这并不等于我们可以不需要“神”的护佑、支持和帮助。相反，我们更需要“神”的指引、规范与启示。

五、人类所需采取的行动(Action To Be Taken By Human Beings)

(一)树立普世而美好的道德规范和公平又公正的社会准则，并尊从而行之：对个人而言，这是一件知易而行难的事。对整个社会而言，是知也难行也难的事。但人类必须知难而上，摸索前进。尊从神，圣贤先哲的见解，建立符合当代人类最大利益的道德规范，并尊从而行之。其难的原因有二：

1，个人因自身的祈求和利益与道德规范有冲突，则违背之。 就道德规范而言，从幼儿园、小学、中学、大学到社会的各种正面教育，包括各种宗教教义，都能很轻易得知道做人要诚实，要互爱，要尊老，要扶幼，要和平，要和谐，要公平， 要公正，要信守诺言，等等。然而，在利益间，在名誉间，有时也是为了生存，而争执不断，罪恶不断。

2，不同时代，不同社会，不同宗教，不同国家，所定道德规范有差异，而引起种种矛盾和冲突。在社会间，在民族间，在国家间，在宗教集团间，在利益集团间，因为种种的信仰冲突、名誉冲突、利益冲突以及文化冲突、种族冲突等等，而战争不断。就总体而言，这也是人类还幼稚，还不成熟的的表现。人类历史数千年，就是相互厮杀的数千年。回首看看，其中没有多少是为了推动人类的进步和发展而发生的。许多战争带给人类的仅仅是杀劫与倒退。时至今日，科学越发达，战争越残酷。许多领导人并没有从人类的战争历史中吸取教训，而是反复重演历史的罪恶。随社会的发展与科学的进步，社会更需要有高道德标准，高智慧的人来领导，来支配，来分配，才有可能向正确的方向发展。这又引出如何选拔出这些人来的问题：民主选举，党内考验，专人指定，世袭继承，等等不同的制度；或宫廷政变，或枪杆夺权，都为取得这一领导权。可喜可贺的是，今天，已有了一些好的楷模。如，战乱纷飞几千年的欧洲，现在已有了相互协商的欧盟共同体在各国间协调，以期达到统一。联合国虽然还不能完全发挥理想的效果，但也在数十年间起了许多好的作用。人们开始认识到和谈、协调、让步、互利、双赢、多赢的重要性。目前，诉诸武力的人和国家还不可能完全消失，但人类在逐步发展，逐步成熟的总趋势还是对的。

(二)提倡严谨而有益的科学研究，促进社会发展，向人类长生永存迈进。相对而言，这是一件知难行易的事。

1，科学的定义：

(1)广义而言：在当时的条件和认知的情况下，寻求最好的解决问题的方法并利用之，即为科学。

(2)狭义而言：近数百年来，以欧洲为中心发展起来的一套经实验，观察，到理论，实践的方法及系统。

2，科学研究的目的及意义：更多更准地认识自然规律，以便更好更美地适应自然环境，改善人类的生存条件，以求人类永生长存。

3，科学研究的可能结果：(正反两面)

六、人类面临的重大灾变和问题及应对(Major Catastrophes And Problems Facing Human Beings And Measures To Be Taken In Response)

(一)自然方面：

1，天体碰撞：

(1)对地球的碰撞：2005 年 7 月 4 日，美国航空航天局发射的“深撞探测器(Deep Impact)"一举击中坦普尔 1 号慧星(Comet Tempel Ⅰ).这为人类预防天体碰撞地球做出了可贵的一步。

(2)对太阳系的碰撞；

(3)星系碰撞；

(4)被大吸引体(可能为母黑洞)吸引而毁灭。

我们在宇宙中的运动：

A，地球以每小时 1000 英哩自转；

B，地球以每小时 6 万 7 千英哩绕太阳旋转；

C，太阳系以每小时 50 万英哩在银河系轨道上运动；

D，银河系随星系团以每小时 1 百 30 万英哩的速度向大吸引体(Great Attractor)（半人马座方向)飞驰。

2，太阳的变化：

(1)太阳温度的变化；

(2)太阳黑子的变化；

(3)太阳磁场的变化；

(4)太阳风暴。

3，地球自身的变化：

(1)地磁极的逆转：对生物生长，活动的影响。

(2)地球轴及轨迹的变化：冰川期的到来和消失。

(3)地核运动对地壳的影响：地震，海啸，火山爆发，地裂山崩，沧海桑田，等等。

(4)地球表面的自然分化：

A，沙漠化：在逐年增加，耕地面积越来越少。

B，水分布：灌溉水、饮用水的缺乏越来越严重。

C，气温变化：变暖，使冰川融化，海平面上升，淹没陆地；变冷，冰川期到来，许多生物灭绝，更加可怕。

D，植被：随气候的变化而变化；也随人的开伐而变化。反馈影响气候，环境和人类的生存。

(5)微生物的天然变异：对人类有害的变异将危害人类的生存。

(二)人类的行为：

1，宗教信仰的差异：要相互包容，否则战争不断。

2，文化习惯的差异：要相互尊重，否则争执不断。

3，政治制度的差异：要历史考验，不可诉诸武力，增大痛苦。

4，科学研究和保护人类：

(1)原子核及更深层次的研究；

(2)遗传物质(DNA，RNA 等)的研究：物种的改良和创新。

(3)人体的结构，功能和灵魂的研究；

(4)致命性微生物的研究；

(5)自然环境的改良和保护问题。

七、人生的目的和意义(Goal And Significance Of Human Life)

(一)人生的目的：

1，个体制造并享受与群体共同的生命、和谐与欢乐。

2，促进社会的进步及科学研究和发展。

3，生育，抚养后代，以求人类的继承延绵，永生长存。可以说永生长存是人类的最终的。

(二)人生的意义：

为上述三项目的中的一项，二项，或三项，做终生的努力与奉献，同时享受生活和欢乐，亦是人生最大的意义所在。最终的目的是达到人类的永生与长存。而这最终目的是由人类长河中无数个个体不断努力奋斗，希望达到的目的。能否达到人类的永生与长存这一最终的目取决于：

1，人类的努力与和谐；

2，神的指引与协助；

3，人类在宇宙中的机遇与命运。

而这三点中，人类能把握的只有第一点：自身的努力与和谐。努力了，达到目的了，是成功；是人类所盼；是人类之福。努力了，达不到目的，也不枉人类在宇宙中存在一场，如同个体来世界上行走一场一样。人类有这一机会而不把握，不努力，自相残杀，就不可能有成功的结果。最终将于毁灭。这应不是人类的期望。

作者简介：

卢戈，男。1962 年考入兰州医学院医疗系学习。1967 年毕业，在甘肃省酒泉市三敦医院任外科和妇产科医师。1973 年～1975 年参加甘肃省西医学习中医班学习，随后任三敦医院院长。1979 年考入同济医科大学（湖北省武汉市）读研究生，研究人体组织学和胚胎学；1982 年毕业并获得医学硕士学位，随后到兰州医学院任教。1986 年～1987 年以交流学者身份赴法国里昂大学 E.HERRIORT 医院进行交流和研究，并获该院校外籍助理教授之职称。回兰州医学院之后，历任副教授、教授、硕士研究生指导教师等职。1995 年旅美，获得美国加州针灸执照。2002 年获美国 ALU 大学东方医学哲学博士。

国家级非物质文化遗产传统医药类保护项目
——中医正骨疗法·罗氏正骨法

罗金殿

一、罗氏正骨法发展概要

中医骨伤科历史悠久，源远流长，是中华各族人民长期与骨伤疾病作斗争的经验总结，具有丰富的学术内容和卓著的医疗成就，是祖国医学重要的组成部分，对中华民族的繁衍昌盛和世界医学的发展产生了深远的影响。传统的中医正骨学是几千年来祖国医学遗产中的一门独特的专科医学，讲求骨当正、筋当顺，并有一套成体系的扶正复位手法。

“罗氏正骨法”传承至今已有三百余年的历史。罗氏中医正骨以手法治疗复位扶正、接骨、续筋、固定，并辅以家传用药，西方医学骨科相比有很多超越性的优势，是中国传统医药学骨伤科方面的典型代表，其本身就是中医悠久历史文化的载体，和亿万人民生活息息相关，具有很高的历史认识和医学研究价值，加强对它的保护和传承工作对弘扬民族传统文化，促进传统中医骨伤科发展有极其重要的作用。

罗有明老太太作为罗氏正骨法的重要传人和杰出代表，她乐善好施，救死扶伤，不求名利的高尚医德也同高超的医术一样得到了世人的广泛认可，皆称之为“双桥老太太”，誉为“接骨圣手”、“骨伤科圣手”、“良医仁心”。更得到了国家领导人的赞誉，罗有明这个响亮的名字就是周恩来总理生前接见她时慕名而起的。

1975 年，遵照周总理对有关部门所作的“一定要把罗有明的本事学到手”的指示，由原国家领导人邓小平、李先念及卫生部亲自支持，成立了骨伤科研究所，在全国调动了医学骨干，举办了三期学习班推广应用；1985 年 7 月，按照国建民办的方式，隶属于朝阳区卫生局，非营利性的唯一一家以个人名字命名的“罗有明中医骨伤科医院”，又在朝阳区高碑店北路建成正式开业，同时指定罗有明担任院长，罗金殿任业务副院长。现医院运转正常，产生了很好的社会效益。

鉴于上述有关情况，朝阳区文化馆、罗有明中医骨伤科医院对“罗氏正骨法”的历史传承关系、手法特色和生存现状进行了相关调研，并作出了详细的保护和传承规划。

二、罗氏正骨法历史渊源

中医骨伤科，古属“折疡”、“金镞”范畴，又称“接骨”、“正体”、“正骨”、“伤科”等，历史悠久，源远流长，是祖国传统医学重要的组成部分。

中华民族是世界上最古老最富有创造性的民族之一。伴随着历史的进步，致力于医学发展的先辈们不断地总结着前人的经验，并将其丰富、发展，由此，涌现出一批骨伤科方面的专家、专著，有力地推动了中国传统骨伤科的发展和完善。“罗氏正骨法”也不例外的在前进中。

“罗氏正骨法”发源于河南夏邑罗楼村。罗氏家族是中医正骨世家，至今已有300多年的历史，以手法轻、诊断准、见效快遐迩闻名。

罗有明自幼在家学习正骨医术，1921年，罗有明17岁时正式成为“罗氏正骨法”的第五代传人。18岁嫁到王家，她仍悬壶于夏邑。丈夫王治忠逃荒离家在外，参加了红军，在战斗中头、背部受伤。

1948年，北京解放前夕，王治忠所在部队将罗有明接到部队，安排在野战医院252总后二分院任护理大夫。随后与部队一起进驻华北通州北刘庄，尹各庄一带。

解放后，1950年王治忠随部队调往北京，罗有明也随军分二院进驻北京东郊双桥池家窑，从此在双桥骨伤科医院当医生。

2008年6月“罗氏正骨法”，已被评选为国家级非物质文化遗产传统医药类保护项目之一。罗氏中医药家族传承人众多，后继不乏其人。其中第六代传人罗金殿，已被评选为国家级非物质文化遗产传统医药类“罗氏正骨法”保护项目代表性的传承人，现他仍在医院继以延续传承工作。

三、罗氏正骨法内容简介

传统的中医正骨，是我国医学宝库中的重要组成部分，在我国古人还没有吸收欧美的艺术之前，中医正骨就对人体的肢体、骨骼、骨关节和人体软组织的损伤诊疗积累了丰富的经验。

罗氏正骨是将诊断、论证、治疗和接骨手法的分类、用药、固定、愈合时间、锻炼等一整套因素综合在一起，是人体筋骨、神经，骨与生命的各种论点的结合。俗话说“骨不健，人自衰也”。筋骨是人体的重要组成部分，人的寿命和健康都离不开筋骨的强健。

“罗氏正骨法”在对病人的诊断、治疗的一系列过程中处处能体现出自身的独到之处和我国传统中医特色优势，简介如下：

1、独到的口诀心法——“五言三十七字令”。在长期的临床实践中，罗氏家族将自身的手法诊疗特点总结为“摸接端提拉，扳拨按摩压。顶挤蹬揉捏，松解点穴“法”。捧拢复贴“用”，旋转“与”推拿。摇摆挂牵引，分离扣击打。

在整个正骨过程中，罗氏正骨法首先强调要通过手法治疗疏通气血、活血化瘀等手法。按照骨折损伤的部位，用适量的平衡拉力，将骨头接上。在给患者服药时，遵循“活血化瘀，补肾壮骨，补肝强筋，健脾胃，养肌血”的原则，促使患者早日康复。

2、手法治疗三要素。三要素指的是力点、力量和角度。对于不同的病况要根据具体情况采用正确的力点、力量和角度，三者融汇贯通，这是“罗氏正骨法”治愈率高的重要原因之一。

3、“罗氏正骨法”讲求手法对症使用。根据患者不同的身体条件，年龄阶段等具体情况，分别采用不同的适宜手法，对于不同的病症也有各自相配伍的治疗方法。在治疗过程中，必须要“借病人之力，用病人之实”，这样治疗起来就会得心应手。手法要轻而有力、重而揉之，使病人的生理结构及功能快速恢复，少受痛苦。

4、讲究“天人相应”、“阴阳相合”。《内径·四时调神大论篇》论述了人体相对平衡新的自然法则，指出疾病发生的根本原因是在于患者阴阳失调。我国传统中医对于人体生理的认识，正是根据这一些规律和法则，运用到人体生理学上的。“罗氏正骨法”非常注重这一规律和法则的，对于具体的病例的诊治都是与季节、时辰相结合的。四季之间如何养身健骨，对于不同年龄的患者如何以恰当的时间治疗，罗氏正骨法都有独到见解和详细的论述，并在临床实践过程中得到了充分的验证。

四、罗氏正骨法主要特征和特点

①手法诊断，手法治疗。无论在古代，还是在现代缺乏必要医疗设备的时期和情况下，罗氏家族的一大特色和优势便是“手法诊断”，对于病情的诊

断和检查完全依靠双手和眼睛，其后使用各种独特手法进行治疗。

②家族传承。无论在各个时期，“罗氏正骨法”的传承都是以罗氏家族的直系或旁氏亲属为主要传承主体。近代以来，罗氏家族逐步将正骨手法对外推广，但其精华和要诀依然由罗氏家族成员尽数掌握。因为办的30多期培训班，终归都是短期的、速成式的，学员只能学到一些简单技巧，皮毛功夫，对于“罗氏正骨法”的精髓不可能了解得非常彻底。现在罗氏家族传承人员众多，传承良好，后继不乏其人。中医大师的成长需要时间和大量临床实践的基础，如何保证长时间的教授和学习是我们应该考虑的问题。

③既经济又方便，疗效率高痛苦少。以开放性骨折为例，伤口另行处理（消炎止痛、合口、生肌）。外用药，能散瘀、止痛、消肿加快骨痂形成，内服药也同样。后期接骨强筋、活血化瘀、舒筋、理气补养，加以调理。整个治疗过程中所用的基本上都是常用中药，价格不高，一般家庭都能接受。由于消肿、止痛、散瘀、接骨几种处理得当，病人痛苦少，治愈快，疗效高。

④骨干部分粉碎性骨折、盆腔骨折有独特治疗方法，采用牵引、捧拢手法。大部分病例的康复期约为三个月。

⑤脊柱旋转复位法有巨大影响。这是罗氏独创的主要应用于治疗腰椎间盘突出症的方法，有较佳疗效。此法在全国已做推广应用，影响很大，扩展了骨科治疗此病症的方法，有力推动了相关领域的研究发展。

五、罗氏正骨法的历史文化价值

中国医药学具有数千年的悠久历史，它是中国人民长期以来与疾病作斗争的智慧结晶，是我们优秀民族文化遗产中的一颗璀璨明珠。千百年来，中国医药学为中华民族的繁衍昌盛和促进世界医学的发展做出了卓越的贡献。

中国骨伤科学是以中医理论体系为指导，研究防治人体皮、肉、筋、骨损伤与疾患的一门学科，中医学在骨伤科方面有极为丰富的经验与杰出贡献。骨伤科学术发展大体经历了起源、萌芽、形成、发展、充实提高和不断创新的阶段，各个时期的学术成就、文献著作、文物资料是中医骨伤科学发展的佐证。

“罗氏正骨法”作为中国传统医药学骨伤科方面的典型代表，其本身就是中医悠久历史文化的载体，和亿万人民生活息息相关，有很高的历史认识和医学研究价值。

六、罗氏正骨法的医学价值

“罗氏正骨法”的主要特点是：手法诊断，手法治疗。在对骨折、骨关节脱臼、颈椎综合症、椎间盘突出症、软组织损伤、骨质增生、多种腰疼病的治疗上，显效快、治愈率高。在没有任何仪器的帮助下，通过手的触诊检查，进行治疗。其手法具有稳、准、轻、快的特点。

这不但适合于战场、自然灾害的救护及应急抢救，也适合于慢性病和软伤的有效诊疗。

作者简介：

罗金殿，男，1931年生，河南夏邑人，中共党员。1948年毕业于私塾中医药。企业管理大学本科学历。现任北京朝阳罗有明中医骨伤科医院院长、副主任医师，罗氏正骨法教研室主任；兼任中国骨伤人才学会副理事长，中国药文化研究会现代医药委员会全国委员、理事，北京市中医协会理事，中国民间中医药研究开发协会、特效医术发掘整理委员会全国委员。罗氏中医药家族史的第六代传承人、国家级“罗氏正骨法”非物质文化遗产医药类保护项目代表性传承人。

体质与养生

潘才豪

亚健康人群根据不同的人在形质、功能、心理上存在着各自的特殊性，这种生理上的身心特性便称之体质。体质影响人对环境的适应能力和对疾病的抵抗能力，以及发病过程中疾病发展的顷向性，进而还影响着治疗的反应性，从而使人体的生、老、病、死等生命过程，带有明显的个别特异性。体质问题有助于分析疾病，对诊断、治疗、预防及养生均有重要意义。

体质养生即根据体质分型、健康状态、易患疾病等制定详细的个体化调养方案，同时根据每个人的具体情况合理选用药物干预和中医非药物疗法，从而达到“未病先防”维护健康的目的有着重要意义。

体质分型及养生策略

1、平和质：平和质即一般健康人的体质状态。是指阴阳平和脏腑气血功能正常，属先天禀赋良好，后天调养得当之人。

表现为体形匀称健壮，面色红润有光泽，头发润泽而稠密有光泽，有弹性，目光有神，鼻色明润，嗅觉通利，唇色红润，无口腔异味。舌头颜色呈淡红，舌苔薄而白，食欲、睡眠良好，大小便正常，脉和而有神不容易疲劳，精神充沛，寒热均有较好的耐受力，平时患病少，肌肉结实，性格随和开朗、乐观积极；若得病也能较快恢复；对自然环境和社会环境适应力均较强等特点。

2、气虚体质：气虚体质是由于元气不足，以气息低弱，机体、脏腑功能状态低下为主要特征的一种体质状态。气的推动，温煦、防御、固摄、气化、营养的功能下降，进而导致脏腑功能减退。

体质特点：形体消瘦或浮胖，体倦乏力，面色苍白，语声低怯，常自汗出，且动则尤甚，心悸食少，舌淡苔白，脉虚弱，是其基本特征。若患病则诸症加重，或伴有气短懒言、咳喘无力；或食少腹胀、大便溏泄；或脱肛、子宫脱垂；或心悸怔忡、精神疲惫；或腰膝痠软、小便频多，男子滑精早泄、女子白带清稀。

养生原则：补气养气，因肺主一身之气，肾藏元气，脾胃为“气生化之源”，故脾、胃、肺、肾皆当温补。

药物养生：平素气虚之人宜常服金匮薯蓣丸。脾气虚，宜选四君子汤，或参苓白术散；肺气虚，宜选补肺汤；肾气虚，多服肾气丸。

3、阳虚体质：阳虚体质是由人体阳气不足而导致的温煦，推动、蒸腾、气化的功能减弱，以虚寒现象为主要特征的体质状态。

体质特点：形体白胖或面色淡白无华、平素怕寒喜暖、四肢倦怠不温、喜热饮食，精神不振，睡眠偏多，毛发易落，面色柔白，小便清长、大便时稀、唇淡口和、常自汗出、脉沉乏力、舌淡胖。其人患病则易从寒化，可见畏寒蜷卧、四肢厥冷，或腹中绵绵作痛、喜温喜按；或身面浮肿、小便不利；或腰脊冷痛、下利清谷；或阳痿滑精、宫寒不孕；或胸背彻痛、咳喘心悸；或夜尿频多、小便失禁。

养生原则：补阳祛寒，温补脾肾。阳虚者关键在补阳。五脏之中，肾为一身的阳气之根，脾为阳气生化之源，故当着重补之。

药物治疗：偏心阳虚者，宜用桂枝加附子汤；偏脾阳虚者，选理中汤；偏肾阳虚者，宜服金匾肾气丸。

4、阴虚体质：阴阳是对立制约的，偏于阴虚者，由于阴不制阳而阳气易亢。肾阴是一身阴气的根本，阴虚应多食滋补肾阴食物，以滋阴潜阳为法。

体质特点：形体消瘦，面色潮红，平素口燥咽干，心中时烦，手足心热，眩晕耳鸣，目干涩，视物花，少眠，皮肤偏干，易生皱纹，便干、尿黄，不耐春夏，多喜冷饮，脉细数，舌红少苔。若患病则上述诸症更加明显，或伴有干咳少痰、潮热盗汗（肺阴虚）；或心悸健忘、失眠多梦（心阴虚）；或腰酸背痛、眩晕耳鸣、男子遗精、女子月经量少（肾阴虚）；或胁痛、视物昏花（肝阴虚）。

养生原则：补阴清热，滋养肝肾，阴虚体质者关键在补阴；五脏之中，肝藏血，肾藏精，同居下焦，所以，以滋养肝肾二脏为要。

药物治疗：肺阴虚者，宜服百合固金汤；心阴虚者，宜服天王补心丸；肾阴虚者宜服六味地黄丸；肝阴虚者，宜服一贯煎；其他滋阴生津中药女贞子、山茱萸、旱莲草、枸杞子亦可选用。

5、血虚体质：血虚体质就是人体血液质和量不足状态，人体血液不足，营养功能减退的一种表现。

体质特点：面色苍白无华或萎黄，肌肉不壮，指甲颜色淡白，唇色淡白、头晕眼花（特别是下蹲起立时），心悸失眠，手足发麻，易脱发或毛发易断等；舌质淡，脉细无力。

药物养生：可常服当归补血汤、四物汤或归脾汤。若气血两虚，则须气血双补，选八珍汤、十全大补汤或人参养荣汤，亦可改汤为丸长久服用。

6、痰湿体质：痰湿体质是由于水液内停而痰湿凝聚，以黏滞重浊导致气机不利，脾胃升降失调所致。

体质特点：形体肥胖、腹部肥满松软，嗜食肥甘，神倦、懒动、嗜睡、身重如裹，面部皮肤油垢较多、多汗且粘。或生痤疮粉刺，眼睛红赤，口中粘腻或口干口苦或口甜，便溏，脉濡而滑，平素舌体胖大、苔滑腻。若病则胸脘痞闷，咳喘痰多；面色淡黄而暗，眼睑微浮，容易困倦，或食少，恶心呕吐，大便溏泄；或四肢浮肿，按之凹陷，小便不利或浑浊；或头身重困，关节疼痛重着、肌肤麻木不仁；或妇女白带过多。

药物养生：痰湿之生，与肺脾肾三脏关系最为密切，故重点在于调补肺脾肾三脏，宜选苓桂术甘汤。若因肺失宣降，津失输布，液聚生痰者，当宣肺化痰，方选二陈汤；若因脾不健运，湿聚成痰者，当健脾化痰，方选六君子汤，或香砂六君子汤；若肾虚不能制水，水泛为痰者，当温阳化痰，方选金匮肾气丸。

7、湿热质：湿热质是以湿热内蕴为主要特征的体质状态。

体质特点：形体偏胖或偏瘦，平素面垢油光，易生痤疮粉刺，容易口苦、口干、身重困倦，心烦懈怠，眼睛红赤等。长期居住湿地，或长期饮酒的人也多数是湿热体质。

药物养生：一般要分湿重还是热重。湿重的以化湿为主，可选用六一散、三仁汤、平胃散等；热重以清热为主，可选用连朴饮、茵陈蒿汤，甚至葛根芩连汤。在这一原则下，再根据某些特殊表现选择相应的中药，如湿疹、疔疮加野菊花、紫花地丁、苦参、白鲜皮等；关节肿痛加桂枝、忍冬藤、桑枝等；腹泻甚至痢疾加白头翁、地榆、车前子等；血尿可加小蓟草、茅根、石苇、萹蓄等。

8、血瘀体质：血瘀体质是指体内有血液运行不畅的潜在的倾向或瘀血内阻的病理基础，并表现出一系列外在征象的体质状态。血瘀体质之人，宜疏通血气，忌固涩收敛。

体质特点：瘦人居多，面色晦滞，口唇色暗，眼眶暗黑，肌肤甲错，易出血，易有瘀斑，易患疼痛，心情急躁易怒，发易脱落，皮肤干燥，不耐风邪；舌紫暗或有瘀点，脉细涩或结代。若病则上述特征加重，可有头、胸、胁、少腹或四肢等处刺痛。口唇青紫或有出血倾向、吐血、便黑等，或腹内有症瘕积块，妇女痛经、经闭、崩漏等。

药物养生：瘀血体质可选用行气、活血养血之品，以活血药疏通气血，达到“以通为补”的目的。如柴胡、香附、郁金、当归、红花、薤白、枳壳、桃仁、参三七、银杏叶、地黄、丹参、川芎、五加皮、地榆、续断、茺蔚子等等行气、活血药，有助于改善气滞血瘀体质。著名的理气、活血化瘀方剂如柴胡疏肝散、血府逐瘀汤、失笑散，应根据气滞血瘀部位不同灵活选用。

中成药麝香保心丸、复方丹参滴丸，可用于心血管瘀阻初起，出现胸闷、胸痛等症状时服用。胃腹胀痛、嗳气、大便不爽或便秘，可用木香、陈皮、砂仁、槟榔、豆蔻、厚朴、大腹皮、莱菔子、大黄、神曲、山楂、谷麦芽、鸡内金等，或用保和丸、木香槟榔丸行气、止痛、消食、通便。 气滞血瘀体质如有情绪抑郁，应以心理疏导为主，配合疏肝理气解郁药物，如柴胡、郁金、青皮、香附、川芎、绿萼梅、八月札等。中成药逍遥丸、越鞠丸等，均有较好的解郁作用。

9、气郁体质：气郁质是由长期情志不畅、气机郁滞而成的情志不畅，此体质者性格多内向，不稳定，忧郁脆弱，敏感多疑。

体质特点：形体消瘦或偏胖，面色苍暗或萎黄，平素性情急躁易怒，易于激动，或忧郁寡欢，胸闷不舒，时欲太息，舌淡红，苔白，脉弦。若病则胸胁胀痛或窜痛；或乳房小腹胀痛，月经不调，痛经；或咽中梗阻，如有异物；或颈项瘿瘤；或胃脘胀痛，泛吐酸水，呃逆嗳气；或腹痛肠鸣，大便溏泄不爽；或气逆上冲，头痛眩晕，昏仆吐衄。

药物养生： 常用以香附、乌药、川楝子、小茴香、青皮、郁金等疏肝理气解郁的药为主组成的方剂，如越鞠丸等。若气郁引起血瘀，当配伍活血化瘀药。肝气郁结，应疏肝理气解郁，宜用柴胡疏肝饮。气滞痰郁，应化痰理气解郁，宜用半夏厚朴汤。心神失养，应养心安神，宜用甘麦大枣汤。心肾阴虚，应滋养心肾，宜用补心丹合六味地黄丸。若气郁引起血淤，应配活血化瘀药。

10、特禀质：特禀质是由于先天性或遗传因素所形成的一种特殊体质状态，如先天性、遗传性的生理缺陷，先天性遗传性疾病，变态性反应性疾病，原发性免疫缺陷等。

发病倾向，过敏体质者易患药物过敏，易患花粉症等；遗传疾病如血友病，先天愚型等；胎儿传染病如“五迟”、“五软”、“解颅”、“胎寒”“胎热”、“胎赤”、“胎肥”、“胎痫”、“胎弱”等。

药物养生：主要以调节免疫功能，增强内分泌的调节作用，清除自由基因，调节中枢神经功能以促进物质代谢，达到防病愈病目的。

作者简介：

潘才豪，学名虚空居士（1965–），浙江省台州人氏，三门县潘一堂保健养生医馆创办者。祖传中医世家出身，毕业于北京中医药大学。中国特色医疗医药协会专家委员、卫生部《健康新生活》杂志社首席顾问、全国百家知名特色医师、全国中医药领域“德艺双馨人物”。

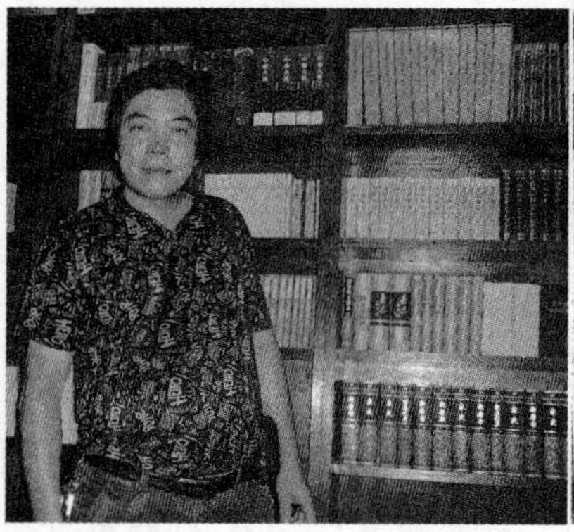

书店淘宝

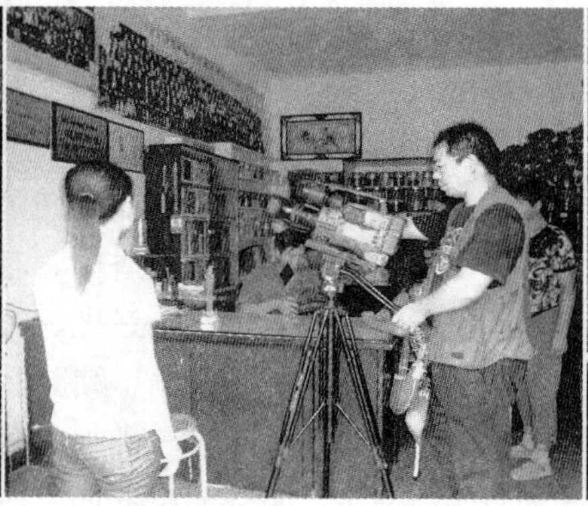

浙江省电视台采访潘一堂养生医馆

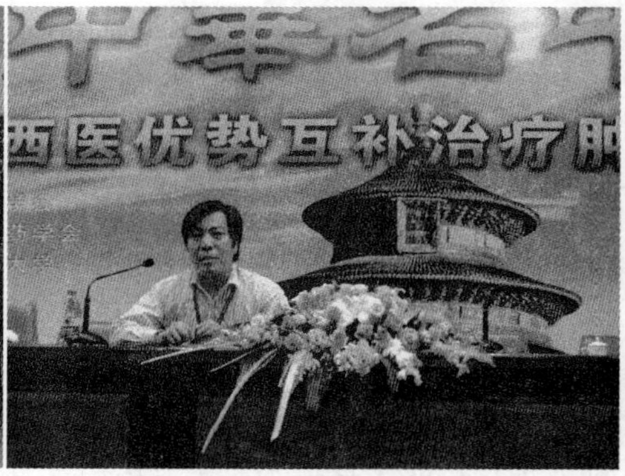

中华名中医暨肿瘤防治高峰论坛讲演

葛根应用于多种疑难病的临床研究

广西桂林彭耀诗中医诊所　彭耀诗

【摘 要】葛根是传统的药用植物，具有性凉、气平、味甘，具清热、降火、排毒诸功效。本文通过临床研究，得出葛根在治疗癫痫、儿童多动症、中风、头痛、面瘫、高血压等一些疑难病疗效卓著，特别是用野葛根疗效更胜。

【关键词】葛根；疑难病；疗效

葛根的传统药性：味甘、辛，性凉；功能：解肌退热，生津止渴，透疹，升阳止泻，通经活络，解酒毒。用于外感发热头痛，项背强痛，口渴，消渴，麻疹不透，热痢，泄泻，眩晕头痛，中风偏瘫，胸痹心痛，酒毒伤中，热病烦渴或消渴多饮。也可用于肝阳头痛、项强、耳鸣、突发性耳聋。《本经》记载："气甘辛平、无毒，主消渴，身大热，呕吐，诸痹，起阴气，解诸毒。"《别录》中指出："疗伤寒中风头痛，解肌，发表，出汗，开腠理。疗金疮，止痛，胁风痛。"特别是汉代张仲景尤善用葛根。《伤寒论》中或用其消热解痉，或用其开清止利，配伍精密，独具匠心。后世更有所发展，如《千金方》载张文仲用其治疗中风等颇有特色。

葛根的现代药理：葛根总黄酮可改善冠脉循环，缓解冠脉痉挛，抗心律失常，收宿和舒张平滑肌，降低外周血管阻力，降低血压，改善心肌代谢和心血功能，具有β肾上腺受体阻滞作用，抗血栓形成，降低血糖，调节血脂，镇痛，镇静，解热，抗菌，增强记忆，抗氧化等作用[1]。

一、医癫狂、癫痫，治痉挛、抽搐疗效卓著

经临床研究：葛根解痉通脉，善治项强；能扩强心脑血管，并有较强的缓解冠脉痉挛及筋经抽搐等作用。故在医治癫狂，癫痫，痉挛抽搐辩证用药时，重加葛根后疗效大增[2]。

例一：癫狂

李某，男，27岁。患"精神分裂症"三年，狂躁不安，心烦不寐，神志错乱，经某精神病医院给"氯丙嗪"、"奋乃静"、"舒必利"等药物治疗，临床症状基本消失而出院，不出数日，又心烦胸闷，躁扰不宁，时而高谈阔论，时而跪地磕头，扬手掷足，狂躁不定，毁物伤人，无所不为。昼夜不寐，心中烧灼，口唇焮肿，干燥开裂，面赤如朱，大渴大饮，饮不解渴，大便干结，旬日未更，生活不能自理，舌鲜红，苔黑黄而厚，燥起芒刺，六脉沉实滑数。病情逐日加剧。证属心经痰火交炽，兼阳明实火，非重剂急攻，荡涤实热，病必难除。

处方：黄连12g 黄芩15g 黄柏15g 黄栀子15g 全瓜蒌15g 法半夏15g 龙齿50g 大黄20g 枳实20g 石菖蒲20g。5付。

二诊，药后泻下燥矢数十枚，狂躁定，神志稍清，腑实已通，痰浊得降，而阳明燥火仍盛，火旺阴伤，拟滋阴泻火，重镇安神之法。

处方：生地30g 玄参30g 麦冬15g 知母15g 野葛根60g 花粉15g 丹皮10g 黄连10g 黄芩15g 黄栀子15g 石菖蒲20g 龙齿50g。15付。

三诊，大便得行，神志正常，口渴大减，睡眠安宁，但多梦易醒，焦虑多疑，心烦心悸，头晕健忘。效不更方，原方加远志，酸枣仁，白芍，连服1月余。诸症消失，病告痊愈。

例二：癫痫

屈某，女，25岁。患癫痫8年，每月数发，西医治疗多年，服用"苯托英纳"、"丙戊酸纳"等多种药物未能控制发作。近年来，发作频繁，发则目睛上翻，牙关紧闭，四肢痉搐不已，神识昏蒙，约数分钟后苏醒。发作前无意识，白天晚上均发。后经草医医治4月，白天停止犯病，但夜晚仍发作频繁，每晚发作2至3次，不定时，有刚入睡时发作，有半夜时发作，有黎明时发作。发作时精神烦乱，项背强直，四肢抽搐。观舌质，淡红苔少，脉弦数细弱。证属肝肾阴虚，虚风内动，治以补肾养血柔肝，凉血清热，熄风止痉。

处方：当归30g 白芍100g 天麻20g 勾藤30g 羚羊角粉5g 生地30g 枸杞子30g 何首乌30g 龙齿50g 龟板30g 鳖甲30g 珍珠母50g 野葛根50g 木瓜30g 鸡矢藤30g 熊胆粉2g（另冲服）。煎水服，日1剂分3次服。服10剂复诊，每晚减至一次，且动作轻微，效不更方，原方变通，服用3月病愈。后继续服用原方，隔日一剂或隔两日剂，又服3月以巩固疗效，半年后随访未复发。

例三：儿童多动症

李某，男，6岁半。3岁时，突然出现挤眉眨眼，且伴随左眼不时眨动，严重时牵引左面颊部及肩膀四肢抽动。曾在某医院做头颅CT及脑电图检查，均未发现异常。医院诊断为儿童多动症，予以西药治疗无效。患儿由母亲陪伴上培智幼儿园，上课时精神分散，大声说话，冒险冲动，好干扰别人。每天摇头努嘴，眨眼皱眉，耸肩，并四肢抽搐几十次。形消瘦，面色欠润泽，舌质淡嫩，脉细弱。辩证为心脾不足，治宜健脾益气，宁心安神。

处方：党参15g 白术15g 茯苓10g 当归10g 川芎6g 勾藤20g 白芍20g 熟地15g 龙骨20g 牡蛎20g 珍珠母20g。7剂。

二诊，上课较前安静，原方加野葛根 30g 木瓜 15g 鸡矢藤 15g。服 10 剂 ，其摇头耸肩，四肢抽搐减轻，每天抽动 3 至 5 次；

三诊，原方加枸杞子，益智仁各 10g，服 10 剂，不再抽动，情绪明显稳定；

四诊，原方又服 20 剂，上课安心听讲，基本接近正常；

五诊，原方出入再服 20 剂巩固，两年后，追访病情良好。

例四：儿童舞蹈症

唐某，女，15 岁。患病三年，每次犯病左侧肢体出现掣动，头面搐摇，喉中异响，受凉、疲劳诸症加重，入睡后四肢抖动不休，双手握拳。某医院诊断儿童舞蹈症，服用西药无效。诊时：体瘦纳少，面色无华，神情呆痴，目乏光泽，舌红苔腻浊，脉弦滑数。证属木强土弱，肝风内动。治以平肝潜阳，祛痰熄风。

处方：龙齿 30g 生石决明 30g 珍珠母 30g 威灵仙 20g 白芍 60g 地龙 15g 僵蚕 20g 生地 20g 枸杞 20g 葛根 30g 木瓜 15g 制甘草 15g。服药后诸症逐日减轻，上方出入共服药一月而病愈，后服香砂六君子汤巩固一月，三年后追访未复发。

二、治中风，头痛，面瘫，高血压效佳

据《实用临床中药手册》记载；葛根能降低血压、血糖和血清胆固醇，改善脑微循环障碍，扩张颅内动脉，增加脑血流量。 解热，解痉，解肌，提高常压耐缺氧能力[3]。因而在医治中风、头痛、面瘫、高血压病症时重用葛根临证中每用即效。

例一：中风

张某，男 ，58 岁。患者患高血压病十余载，本次因参加朋友寿宴饮酒而犯病，饮酒中突感右半身不利，手指麻木不仁，手中筷子坠地，头目眩晕，起身迈步困难，步覆膝软拖拉无力，言语謇涩。诊时：面红目赤，口苦咽干，心烦易躁，纳可，便干，二日一行，脉弦劲略滑，舌红体胖，苔白腻，血压 210/100mm Hg。证属肝肾阴虚，肝阳上亢，痰火上扰，清窍失宁，治法平肝清热，化痰通络。

处方：丹参 30g 党参 30 罗布麻 15 绞股兰 15g 野葛根 60g 僵蚕 20g。10 剂。

二诊，语言较前清晰，肢麻亦减，步覆较前有力，血压正常，原方续服 40 剂，诸症消失，恢复健康。

例二：头痛

陈某，女，42 岁。患者头部两侧剧烈疼痛，反复发作十余年，逐年加重，近些年来发作频繁，发作时头部剧烈抽痛，恶心呕吐，不能言语，否则痛甚。经多家医院检查，均诊为“血管神经头痛”，屡服中西药未能控制，须注射“杜冷丁”止痛。诊时：痛苦呻吟，患处血管显露，弹动不止，头晕眼花，神疲乏力，口苦纳差，渴不欲饮，大便稀溏，舌质红，苔薄白，脉弦细数。证属少阳胆火，肝气上逆之头痛，治法：和解少阳，清降肝胆。

处方：柴胡 15g 黄芩 15g 法半夏 15g 玉竹 18g 白芍 30g 竹茹 15g 甘草 6g 勾藤 20g 菊花 15g 野葛根 50g 白蒺藜 15g 石决明 30g。8 剂。

二诊，头痛较前减轻，效不更方，原方继续服用 20 剂。

三诊，头痛全止，但仍有神疲肢软，头晕眼花，寐差多梦，口干纳少，此乃肝胆火旺，阴血被灼，肝肾失养，拟滋阴养肝肾，调理善后。

处方：生地 20g 白芍 20g 制首乌 20g 当归 20g 金铃子 12g 玉竹 15g 沙参 15g 枸杞子 15g 白蒺藜 15g 麦冬 15g 菊花 12g 野葛根 50g。服 10 剂，病痊愈，追访 2 年未复发。

例三：面瘫

刘某，女，33 岁，老师。患者因寒假离校，乘汽车返家，抵家后发觉面肌拘紧，口眼㖞斜，吃饭则食物残留在左颊部，口涎时流，继之左眼不能全闭而流泪。诊见鼻唇沟变浅，左侧额纹消失，不能鼓气及吹口哨，左眼只能闭三分之二。脉浮，舌苔白而润。辩证：风中阳明经络，治法：驱阳明经络之风邪。

处方：野葛根 120g 麻黄 15g 白芍 50g 桂枝 30g 甘草 15g 白附子 15g 全虫 5g 蜈蚣 2 条，细辛 6g。服 15 付病愈。

葛根为豆棵植物野葛或甘葛藤的干燥根。甘葛藤习称“粉葛”，野葛在我国大部分地区均有产。在临床观察中发现，生津止渴，用甘葛药效较佳。而用于解痉通脉缓解冠脉痉挛及筋经抽搐，改善脑微循环障碍，扩张颅内动脉，增加脑血流量，降低血压，血糖和血清胆固醇时，野葛根疗效更胜，且用量必在 50 克以上。临床中发现用量越大疗效越好，对重症病人用量可用至 150 克。如用量低于 30 克则疗效较差。

参考文献

[1] 董泉珍，中药临床备要，人民卫生出版社，2008：132.

[2] 朱步先，何绍奇等，朱良春用药经验集，湖南科学技术出版社，2000：157.

[3] 朱克俭，实用临床中药手册，湖南科学技术出版社，2009：248.

作者简介：

彭耀诗，湖南衡阳人，1957 年 11 月生人，主治医师，研究方向：中医内科。

刘华为教授谈胃肠病的临床辨治

陕西省中医医院　屈小元 马战平(整理)　指导 刘华为

刘华为教授从医 40 余载，擅长治疗消化、肿瘤、内分泌、肾病、心脑血管疾病等疑难杂症。他认为胃肠病包括现代医学的功能性消化不良，消化道溃疡，各种急、慢性胃炎，反流性食道炎，胃癌等多种疾病。胃肠病从中医辩证的角度观察，病情虽然在胃肠道，症状很多，但胀和痛是其主要症状，寒热是其主要病机，抓住痛与胀、寒与热就抓住了辨证的纲领。因此他强调，治疗胃肠病的关键在于：谨守病机，从整体出发，综合治疗，使之平衡，康复在饮食，重点调情志。兹将刘教授治疗胃肠病的临床经验介绍如下。

1、　胃肠病的辩证要点

1.1 辨胀与痛

胃肠病的辨证要点：胃肠病的症状很多，但主要症状是胀痛。胃肠病的辩证纲领，胀与痛是西医当前无法用仪器诊断的，它是病人的自我感觉，是来自微观变化。通过胀痛之辨，就能了解胃肠病的病变部位，疾病的性质，气机的升降，邪正的强弱，疾病的进展，气血的运行，气血的盛衰，以及预后的良恶。胀痛之辨实质是表里、虚实、寒热、气血、阴阳辩证在胃肠病辩证上的体现。

胀满有胃胀、胁胀、腹胀之别，它与肝气不舒展或脾虚或脾虚湿聚有关，“气壅为胀”“湿聚太阴为满是也”。临床把胃脘胀满者称之为“胃痞”或“心下痞满”。所谓“满而不痛为痞”。中医认为肝之经脉过两胁，两胁胀满者为“肝气不舒”。

痛也有部位之分：有胃脘痛，腹痛，胁肋痛，或胃脘胁肋俱痛，或胃痛彻背等。其病机为寒热错杂，所谓“寒热错杂为痛是也”。痛还有性质之别，但无论痛在什么部位，其性质则一，（1）大凡刺痛者多实、多瘀，常伴舌色暗淡或舌下瘀点，或舌下脉络增粗。常出现在慢性萎缩性胃炎，或伴肠化生、不典型增生，或胃癌前病变者。若痛在胃脘宜选丹参饮，失笑散类方；痛在胁肋宜选金铃子散或膈下逐淤汤；痛在少腹宜选少腹逐瘀汤；痛在胸胁宜选血府逐瘀汤；（2）大凡隐痛者，喜温喜按。痛在胃脘或腹部者，多属虚寒证或气阴虚证。常伴面白，舌淡，神疲乏力，痛在胃宜选益胃汤或补中、调中益气汤，或四君子，六君子汤，或归芍六君子汤，麦味六君子汤；痛在肠宜选参苓白术散，当归生姜羊肉汤等。（3）凡似痛非痛者，在胃为嘈杂，为郁所致。宜选越鞠丸，或柴胡舒肝散，或丹栀逍遥散等。痛在肠为亏痛或痛泻，为肝郁脾虚所为。前者宜当归芍药散，后者宜痛泻要方。（4）绞痛者，有胃肠之不同。痛在胃脘多为肝、胆、胰之气横逆克伐胃肠，多伴寒热。宜大柴胡汤，或黄连温胆汤，或黄连温胆汤合半夏泻心汤化裁；痛在肠，多为热结，肉腐，虫积等，多伴寒热。热结宜承气类，肉腐宜大黄牡丹汤，虫积宜乌梅丸。肠梗阻者宜承气类，肠套叠或假性肠梗阻者宜厚朴三物汤。（5）空痛者，自觉胃或腹有向内收缩之感。多为中气虚，或脾肾阳虚。前者宜补中益气汤，或归脾汤之类，后者宜八味丸之类。(6) 冷痛者，自觉脘腹冰冷疼痛。痛在胃宜良附丸、香砂养胃之类，痛在腹宜理中、附子粳米汤，乌药顺气之辈。(7) 灼痛在胃称“烧心痛”，喜冷饮，或灼热感，多伴吞酸、嗳腐、呃逆，或便秘，属热。宜清胃散，或栀子豉汤；痛在肠称为“肠热”，多伴大便不畅，或大便臭腥，或暴注下迫，或肛灼，或里急后重，多为肝胆湿热所致。(8) 顶痛者自觉从内向外顶撞样感觉，痛在胃多为寒气，冷饮，食积所致。依次选藿香正气散，温胃散，保和丸等。(9) 窜痛指痛无定处，游走不定。常见胃及胸胁牵扯痛或胁腹连痛。多为肝气犯胃，肝气犯脾。

胃肠病为何以胀与痛为主呢？关键在于气机不畅。气机不畅主要表现在胃气（包括大肠之气）不降，脾气（包括小肠之气）不升。以胀为主兼痛者多为胃气不降所致，以痛为主兼胀者多为脾气不升所为。

1.2 辨寒与热

胃肠病在临床上除胀痛之外，常伴见两组兼证，一组常伴嗳气、呕吐、嘈杂、泛酸、灼痛、口干、口苦、急躁、大便干或便秘，肛灼，舌质红、或绛，苔黄或干黄或黄腻等。“热”的证侯。“热”从何而来？一是胃肠本身阳热偏盛。胃属阳明，腐熟水谷，为多气多血之腑，本身就是重要的产热源。若过食辛辣、烫食、烟酒、油炸食品或肥甘厚味亦是助热源。大肠乃胃之延伸部分，燥化万物，排泄废料，易聚热聚毒；二是肝郁化热犯胃。胃之通降全赖肝胆之疏泄，肝为刚脏，内寄相火，体阴用阳，主疏泄而气机条达，郁则易化热犯胃。三是胆热壅胃。胆为肝之相火，以降为顺，疏通畅达，郁则胆热犯胃。热自三方来，热郁后阻滞气机，出现气滞、气逆、气结，气愈滞热愈郁，热愈郁则气愈滞。气为阳，热为阳，两阳相劫，临床出现“热”的症候群。功能性消化不良或浅表性胃炎，临床多出现热郁的证侯。参照现代医学镜检和病理结果，浅表性胃炎镜下粘膜水肿，表面分泌物增多，或充血，或见糜烂点、充血点，及出现炎性细胞增多，浸润的病理，也提示了“热”的见证。另一组常伴食欲减退，心下痞满，痞硬，神疲乏力，四肢倦怠，甚或懒言，失眠多梦，畏寒肢冷，面色白或晦暗，舌淡或暗等“寒”的症候群。“寒”从何而来？一是胃肠病日久耗伤气阴累及于脾，脾胃机能严重受损，不能化生气血，温煦脏腑，出现了形寒肢冷，面色白，少气懒言，神疲乏力等阳气虚弱机能衰退的“寒”象，二是脾胃阳气虚，气化功能减退，浊气内生，气不化水成浊湿，气不化津成痰浊，气不行血血行不畅变为浊血，气不行水小便无力，或清冷涩滞，或水肿，一派阳虚生内寒，寒从中生的“寒”象。

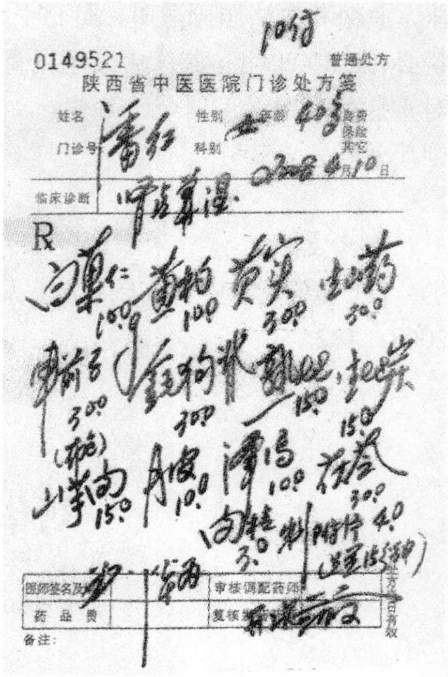

一般而论，胃肠病初期，病在胃肠，受肝胆侵犯阳热偏盛，为矛盾的主要方面，对脾是有影响，但还不是主要矛盾。如胃肠病初期或急性期临床常见胃与大肠，胆与肝的症状。如胃上吐，大肠就下泄；上见呕吐腐物，下见大便腐臭；上见泛酸、口苦、烧心，胃脘胀痛或胃脘胁肋痛，下见腹胀痛，或胁肋胀痛，大便色黄如金，或深黄，或不爽或里急后重、或暴热下注，或肛门灼热。浅表性胃炎，胆汁反流性胃炎，急性胃肠炎等胃肠病常出现此类症状。

病期日久才影响到脾和大肠的机能，阳虚生寒便成为矛盾的主要方面。出现脾阳气虚，气化失司，代谢功能减退的“寒”象。但由于代谢废物如废气、废水、废痰、废便郁久发生变化，一则寒化，一则热化。整体出现了寒热错杂虚实并见的病势。同时，脾虚水湿排泄不利，气血生化无源，气化功能减退，湿盛则阳气衰微，出现了阳虚生“寒”的病理变化，另一方面，胃在病态物质痰、浊、瘀的腐蚀下，出现了胃气壅实，郁久化“热”的病理变化，如胃热灼痛，吐酸，口干舌燥，口苦，舌暗红苔黄而干等郁热，痰热，瘀热见证，形成了脾胃寒热错杂的局面。代谢性废物日久化生的毒热是胃肠癌变的基础。

辨寒热不是辨体温高低，而是辨“寒”象“热”象，它是代表一组证侯。“热”象标志着人体在应激状态下的机能亢奋，表示肝胆郁热，胃气炽热的程度；“寒”象标志着机体气化功能的衰退，以及正气虚弱的程度。同时寒热还表示病程。热盛多见病之初。寒盛多见病之末。气热，痰热，湿热，瘀热，毒热，还表示了病邪的性质。津伤之虚热也表示了津液耗损的程度。

1.3 识肝郁

慢性胃肠道病，过去以脾胃相关的证侯最为常见，如脾胃气虚，脾胃湿热，大肠湿热等。但现在证候分布已发生了变迁。当今以肝郁相关的证候为主，如肝胃不和，气滞热郁（肝郁化热犯胃）肝郁脾虚，都与肝郁有关。这可能与当今社会生活节奏加快，竞争激烈，压力大，情志过劳，精神紧张，情志变化过激有关，容易导致肝气郁滞；另一方面饮食结构发生了变化，如过食肥甘厚味，过劳，过逸均会“土壅木郁”， 使肝之疏泄失常形成肝郁，影响脾胃气机升降和对饮食物的消化吸收和转输。所以，目前胃肠病辩证，把肝郁辨治放在重要位置。辩证要点：一是要注意精神情志因素的病史；二是要注意临床肝郁证侯特征。如胸胁满闷，善太息，心烦易怒，胁肋窜痛，口苦口酸、少腹胀满。治疗要点：一是在疏肝理气的同时，要对受影响的胃、脾、大小肠进行同治，才能疏达肝气的调畅。二是还要对病因进行祛除，包括外感淫邪，气滞，火热，痰瘀，食积等。这些都易造成肝郁。

1.4 察舌脉

肠胃病重在望舌。望舌对表里、虚实、寒热、气血辩证有不可忽视的作用。舌为心之苗，心主血脉主神明，望舌以察气血之盈亏，以及人体的精神状态。舌质的色泽包括淡、淡红、红、干红、嫩红、红、暗红、红绛，还要观察舌体的津液循环状态，尤其对胃络，肠络瘀阻的变化，显得更为重要。临床上往往舌质暗或有瘀点、瘀斑，舌下静脉增粗、曲张，是萎缩性胃炎或伴肠腺化生的不典型增生，胃癌前期病变，胃肠粘膜变性等病血瘀证的辩证要点。同时，更要注意舌苔的变化，苔禀胃气而生，五脏皆禀气于胃，故察苔可诊断脏腑的寒热，胃肠之虚实。一般而言黄苔主热，白苔主寒，腻苔主湿，厚为邪盛，苔厚腻、灰腻主湿浊与毒热交阻蕴结。提示癌毒化热。也多与幽门螺旋杆菌、大肠杆菌感染有关。

2、胃肠病治疗要点

中医认为，发病的过程是正气与邪气抗衡的过程。在这过程之前或之中，人体的脏腑、经络、气血、之间的正常协调关系失常，在病理状态下处于应激失衡和紊乱状态。所以，站在整体宏观的角度，祛除病邪，调整失衡状态的脏腑、气血、经络的关系，恢复人体自身组织机能的修复能力以祛除病邪，这是中医治病的总体思路。胃肠病治疗原则应是“中焦为衡，非平不安，平调寒热，以平为期”。

胃肠病胀与痛、寒与热，关键在于气机升降失常，气机升降之枢在脾胃，但其调节在肝胆。所以临床上有偏重肝胆气机失常和偏重脾胃气机失常的不同。

2.1 偏重肝的气机失调，侵犯胃肠，引发起胃肠病变

临床上常表现有三种病情表现。一是证见胁胀，胃脘胀痛，急躁易怒，口苦咽干，嗳气，泛酸，舌红，苔薄黄，脉弦数等。二是证见食后脘腹胀满，便前腹痛，便后痛减，或大便不调，神疲乏力，或大便不爽，舌淡苔腻脉虚弦。三是证见舌苔白厚，胸闷脘痞，四肢困重，不思饮食，口淡无味，溏泄或恶寒，脉迟缓等。

以上三种病情同为肝郁，第一种病情为肝气郁滞，或肝郁化热犯胃，影响胃肠气机通降。宜以疏肝理气为主，兼理中焦之气。适宜方药如柴胡疏肝散，小柴胡汤合金铃子散等，选疏肝理气药如柴胡、香附、川楝子、郁金、青皮、佛手，与理中焦之气药如木香、厚朴、枳壳、陈皮，理气止痛药如元胡、郁金、甘松。合并选用组方。若肝郁化热犯胃者，把清肝泻胃火药如山栀、黄芩、黄连、丹皮、生地、石膏寓疏肝理气药之中。泛酸重者加龙胆草、瓦楞子，糜烂加蒲公英，呃逆重者重用竹茹，嘈杂明显者重用黄连、苏叶、连翘。各种急性胃炎，肠炎，消化道溃疡及各类慢性胃炎的急性发作期，以及消化道溃疡病多见此类证候。第二种病情是肝郁脾虚。

肝郁是肝血不足而郁，木不克土所致脾虚兼湿，宜柔肝、缓肝以疏肝气。各种慢性胃炎，肠易激综合征，非特异性结肠炎，胃肠神经官能征，常见此类证候。现代研究认为肝郁脾湿证的主要变化之一是植物神经功能失调，情感精神异常是其主要发病环节。宜选逍遥散，四逆散，痛泻要方，柴芍六君子汤等；第三种病情是“土壅木郁”。木郁是因脾胃气机壅实，反侮肝木。化壅滞为主以疏肝郁。宜选柴平汤（小柴胡汤合平胃散），或柴苓汤（小柴胡汤合五苓散）。

2.2 偏重胆的气机失调，侵犯胃肠

临床表现有三种病情，第一，证见胁痛，口苦，胃脘胀痛，泛酸，嗳气，呃逆，急躁，大便干结，伴寒热。舌质红，苔黄腻，脉滑中带弦。第二，证见胃脘绞痛难忍，呕吐，口苦，伴寒热，舌质暗红，苔黄腻而干，脉弦滑而数。第三，证见腹痛，口苦，呕恶，大便色深黄，腐臭，或热结旁流，或大便不爽，舌苔黄厚腻。

第一为胆气犯胃，出现胆胃不和的症候。宜利胆和胃，方选黄连温胆汤合半夏泻心汤或小陷胸汤化裁。胆汁反流性胃炎，或反流性食管炎，或慢性消化道溃疡急性发作期均出现以上证侯。第二为胆郁热犯胃，宜利胆化郁通腑，方选大柴胡汤。胆囊炎或胆结石多见以上证侯。第三为胆热犯肠，气机不畅。方选黄芩汤，葛根芩连汤，黄连加半夏生姜汤。急性胃炎或慢性胃肠炎急性发作期常见此类证侯。

肝胆均有气机不畅犯胃者，都见口苦、泛酸、嗳气、胃脘胁痛之证，如何鉴别？此必验之于舌脉。肝气犯胃者，舌边尖红，苔薄黄而干，脉多弦数，弦细；胆气犯胃者，舌质红或暗红，苔黄而厚腻，脉多滑数或弦滑。因胆藏精汁化为湿热，致病易出现痰热、湿热见证。肝主疏泄，宜气机畅达，郁滞易化火，故舌干而苔黄。以此为辨。

2.3 偏重于胃气不降

临床常出现两种证侯，有虚实之辨。实者多为胃火，食滞，痰热，湿热，瘀热所致。一是胃脘胀痛，呕吐不消化食物，大便臭，或吞酸嗳腐，多为食滞。宜消食导滞，治宜保和丸。二是胃脘灼痛，消谷善饥，嘈杂，口舌生疮，牙龈肿痛者，多为胃火炽热，宜清胃散加味。三是胃脘胀痛，或胸闷脘痞，不思饮食，或食欲不振，无饥饿感，口腻或口甜，舌苔厚腻，（或黄或白），或上吐下泻，四肢困重者，多为痰热或湿热困乏脾胃。以祛湿为要。或苦温燥湿，或淡渗利湿，或芳香化湿，或健脾化痰利湿。宜选三仁汤，藿朴夏苓汤，加味藿香正气散等方。四是胃脘刺痛，痛有定处，疼痛不移者，舌下脉络粗乱或瘀斑，多为瘀阻胃络，伴见兼脾胃阳虚证者。慢性萎缩性胃炎伴肠化生，或胃癌前期病变者多见此证。虚者常见胃阴虚和胃阳虚证，（1）胃阴虚者，证见胃灼热，隐痛，或痞（阴虚痞）伴见口干，舌红少津或嫩红，脉弦细或细弱，反胃，大便干燥如羊屎等症，治以滋阴养胃为主，稍佐健脾补气之药。常用甘酸化阴加补气法，宜选沙参麦冬汤，或益胃散，或芍药甘草汤，稍佐四君子汤。寓意阳中求阴。“阳化气，阴成形”，器官萎缩，增生或异常增生多为“形”的病变。萎缩性胃炎或肠腺化生者多见此类证侯。（2）胃阳虚多出现胃肠动力不足。证见胃脘冷痛，喜温喜热，常虚中夹实，伴见湿、痰、寒邪伤阳见证。宜选良附丸，香砂养胃丸。慢性萎缩性胃炎也常见此证候。

2.4 偏重于中焦气机失调

临床多为脾（小肠）胃（大肠）本身的升降失常。寒热结于胃脘者，证见胃脘痞满，或硬满，寒热结于胃肠者，或出现上热下寒，证见胃脘灼热，痞满，伴见口苦或口舌糜烂，腹泻者，习惯称“胃热肠寒”，或出现上寒下热，证见胃脘痞痛，喜暖喜按，大便干结，或大便稀而急迫，或便脓血，或里急后重，习惯称“胃寒肠热"，均属寒热错杂，虚实并见。均可选用辛开苦降法，调理脾胃气机。此法选辛热药和苦寒药相配伍，一辛一苦，一热一寒，一薄一厚，一阴一阳。一者开散升浮，轻清宣上；一者通泄通降，重浊向下。升散之中寓通泄，通泄之中寄开散。平调寒热，相反相成。调畅中焦气机，平衡脾胃阴阳。通过调理中焦气机，恢复胃肠功能。临床可根据寒热之孰多孰少，升降紊乱之不同高低水平，增减苦寒和辛热药的用量，使胃肠气机恢复正常。常用方剂如半夏泻心汤，生姜泻心汤，甘草泻心汤，黄连加半夏生姜汤，葛根黄连汤，黄连温胆汤，小陷胸汤，栀子豉汤，升降散，升阳散火汤，乌梅丸等，均属辛开苦降范畴的方剂，可随证化裁。

2.5 偏重于脾的气机失调

临床常见四种病证：一是脾胃气虚，二是脾气阴虚，三是脾阳虚兼寒，四是脾阳虚兼瘀。（1）脾气虚。证见胃脘胀闷，多食则胀，嘈杂而饥，肠鸣便溏，或大便先干后稀，伴有乏力神疲，消瘦，面白，舌淡，苔薄白，舌边有齿痕，脉细弱。《内经》云“阳化气”。“阳气不足者补之以气”。常以四君子汤为主，或仿四君子汤方意。四君子汤配伍精当，方中参草益肺气，肺金制木，以防肝木乘脾土，有补土勿忘抑木之意，炒白术健脾，恐湿伤脾气，用茯苓以利湿，临床上参用太子参最好，兼胀满者加陈皮为异功散，兼见痰湿者加半夏为六君子汤。亦或二陈、五苓之类方剂化裁。（2）脾气阴虚。在脾气虚证候的基础上伴有口干舌燥，舌质嫩红，或干红者，多属脾气阴（血）不足的表现，宜补以气阴（血）。但不可纯补，腻补，壅补。补必兼通。把降气、理气融为补气之中，还需注意补土必抑木的思路。或选柴芍、归芍四君，柴芍、归芍六君，或麦味补中益气汤，或小建中汤，黄芪建中汤，或参苓白术散等。寓阴中求阳，阳中求阴。慢性萎缩性胃炎，慢性肠炎镜见粘膜红白相兼，以白为主，或苍白，或灰白、或灰黄。均为脾气阴（血）不荣之象。（3）脾阳虚兼寒。在脾气虚证侯的基础上伴见有四肢不温，胃肠冷痛，喜温喜按者，选用香砂六君子汤，或良附丸，或理中汤、附子理中汤，或半夏粳米汤（4）脾阳虚兼瘀。在脾阳虚的基础上，临床出现胃脘腹部隐痛，或刺痛，伴见舌瘀斑或舌下脉络粗乱者，多为阳气虚寒与络瘀互见之证，在胃为胃络瘀，在肠为肠络瘀。治宜温阳化瘀。在温阳散寒方药如香砂六君子汤，附子理中汤为主加活血化瘀药。瘀血轻者，养血活血，宜选当归、赤芍、桃仁、丹参；瘀血重者，破血散结，化瘀生肌宜加三棱、莪术、血竭，徐长卿，赤芍，丹参，增快胃肠粘膜血运，有利于粘膜腺体的再生。瘀从热化者，加白花蛇舌草，半枝莲，白英，败酱草，丹皮，红藤，冬瓜仁，桃仁。慢性萎缩性胃炎伴肠腺化生，或慢性结肠炎伴不典型增生等，癌前期病变多见此类证侯，此时，常见镜下局部粘膜粗糙不平，呈颗粒状隆起，部分粘膜下血管显露等阳虚络瘀见证。

综上所述，刘华为教授认为胃肠病的辨治思路应是：病位在胃肠，病机在寒热，主症在胀痛，责之于肝郁，治疗在综合，关键在平衡，康复在饮食，重点调情志。

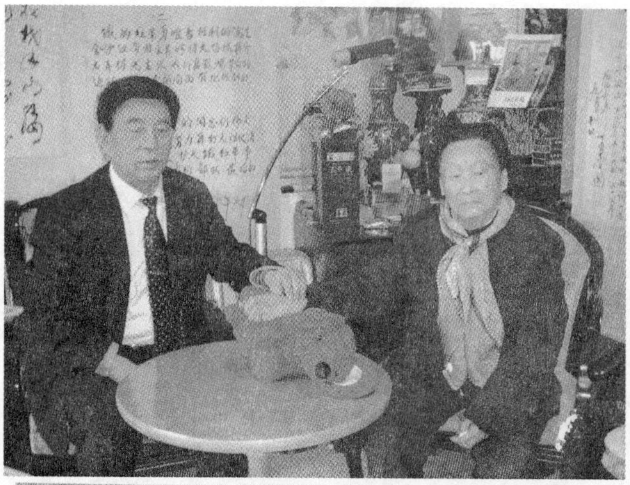

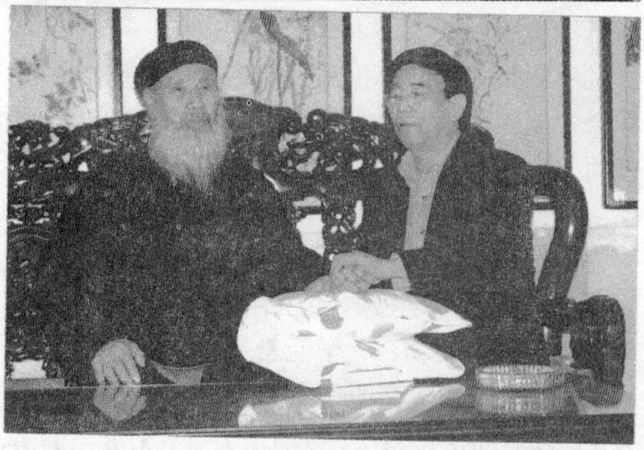

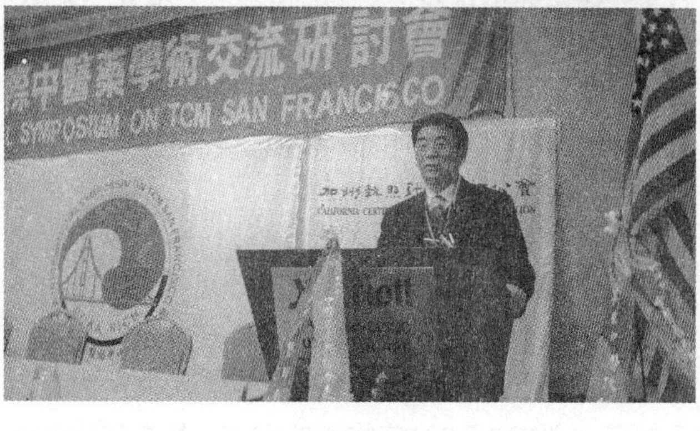

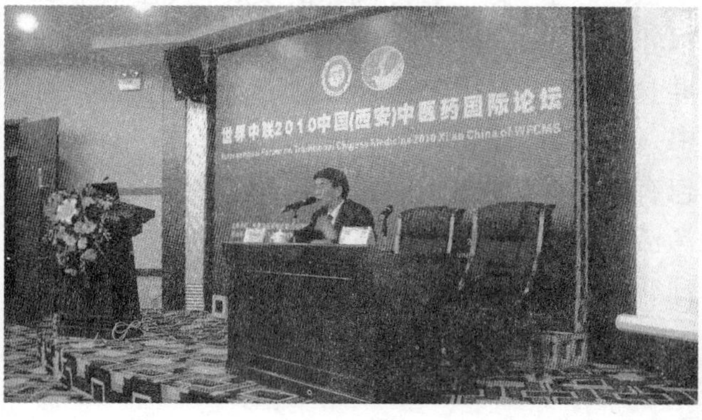

超级健康计划“ABC＋－×÷”养生论

宋鑫博　陈汝馨　宋方　宋歌　宋杨　高志云　万旭　孔令刚　李成生

一、释题

A：代表催吐养生疗法，一种“吐下汗”综合治疗方案，以调代治，以调超治的强化方法——每年1～3次。

B：代表太空返老还童机制浴长效药物渗透浸洗剂——按照生肖年生理周期安排，50岁以内每12年洗一疗程，50岁后每6年强化治疗一次。

C：代表胸腺激活抗衰保健法——每2～6年使用一次胸腺激活术。

＋：代表催吐养生系列保健养生的疗法方药，综合实施，联合发挥，组合使用，条理运用，极加使用。

－：代表以攻下为主，少用药甚至不用药，以素为主，以少为贵，以静为守，以攻下为上。

×：代表重复使用，交互生效，灵活运用阴阳、夫妻、天人、食物、化学元素等。

÷：代表简单简便使用方法药物，以效应机制为主，以驱邪扶正为法，以清洁为好，无毒＝健康，圣洁养生的免疫措施。

二、陈述

1、催吐养生攻下法未病治疗的渊源

中医《内经》有“其高者因而越之，其中满者因而泻，其皮者因而汗之……”，自秦汉以来已由张仲景、葛洪、张子和、张景岳等发挥，虽未进入满意发展，但已产生大的影响，特别南宋金元四大名医之一的“攻邪鼻祖”张子和出世以来大大推动了祖国医学“攻下”治疗临床的发展。其在临床85%以吐为主，各得其效，受到当时当代人们的欢迎，并且给我们留下了一本“取之不尽用之不完”的宝书《儒门事亲》。所以至张子和到解放初期元明清已有大批效仿张子和，采用吐下汗治病救人。攻下激活代谢包括催吐养生的系列疗法药物：催吐、发汗、泻下。

催吐养生因世界医学奠基者、西方医学之父——希波克拉底对催吐治疗的重视性而延绵，希氏在《养生学-性养生》性体验篇中提出：“你健康长寿，永葆青春性功能不衰老，建议干性（瘦人）体质每月呕吐一次，湿性（胖人）体质每月呕吐1～2次，即可保持性功能的不衰老。”

攻下激活代谢包括催吐养生的系列疗法药物：1、催吐、发汗、泻下；2、胸腺激活法、埋植法、外敷法；

经过融合中医西有关学说，催吐疗法逐渐被现代人接受和发展。该疗法“有病治病，无病防病，未病防治，超前治疗”。

2、还童机制浴延生益寿的研究

现代医学认为“多余自由基”是人生存的一个隐患。因此，人们若要健康，解决“多余自由基”是无可避免的。“返老还童机制浴”可稳定人体内环境，平衡细胞内液，调节机体酸碱度，兴奋神经，疏通经络，调节血质，清除多余自由基为细胞充电，加氧，用启动“机体原子核”及“生命原动力”的基本方法——修复细胞，防止细胞裂变老化，返老化为童化，恢复细胞功能，进而保持人的年轻化。

3、胸腺激活术免疫增强干预亚健康

“胸腺激活术”延缓衰老可追溯至道教的“檫胸术”。现代“胸腺激活术”按照谨慎用药的原则精选良药，从循证医学出发，按照现代人的需求设计，用于干预疾病，延缓衰老。胸腺激活法有埋植法、外敷法。

三、论述

二十世纪四十年代巴甫洛夫在《生理学》提到“什么叫治病，治病就是用外来的一种东西对神经产生的一种刺激，在这种刺激下，一个是使疾病走向治愈，一个是走向死亡。”也就是多次对神经的刺激无效时即失去了治疗意义与价值。因此人类在不断探索祛病保健的方法。

我们经过多年时间探索，治疗方案突破平常，凸现养生，以“攻下”为原则，治未病为主导思想，防病为上，祛病延衰益寿美容为理念，建立催吐养生思想，完善吐下汗机制，系统各种病的治疗方案，特别是治未病方案。其治疗机制：以鹰拔羽弃甲返老还童理念为启迪而建立的。

俄巴甫洛夫认为：生病是一个自体免疫过程，治疗用一种外来刺激物刺激一下，激活它的本能。所以，民间有猪剪耳朵、狗剁尾巴、种痘、刮痧等产生免疫之风俗；植物有火烧葡萄枝可活、晒葱挢秧、砍枣树增产之说。可想在我们生命旅程中，有时也必须作出一个困难而坚定的决定，再开始一个更新过程。

激活胸腺强化细胞防病与延生的研究

宋鑫博　陈汝馨　宋方　宋歌　宋杨　那保奇　万旭　孔大成　李成生

前 言

“胸腺”器官对人类的贡献是从20世纪80年代才开始发现的。鉴于“胸腺”生理性、自然性、病理性的萎缩对生命的威胁将是致命的。因“胸腺肽分泌激素腺”有37个，各负载人们机体方方面面健康资源和遗传基因密码，它的健康代表生命活力，萎缩代表免疫功能的低下、疾病的萌发，传染性、免疫性疾病的出现，乃至重大疾病包括癌症、糖尿病、艾滋病的出现，以及衰老的提早到来。所以，藉此从七个方面论述发展激活胸腺激素分泌的研究，以利开阔大家视野正确对待胸腺重视“胸腺”的研究，导向正确养生保健的实施方案。

“胸腺”在人体虽然不起眼，但作用超过人们所想象。它的存在，萎缩的速度与性激素——肾功能有极大关系，如男女无胸脯、乳房下垂、萎缩、灰暗失色……由其导致乳腺、妇科问题和免疫低下性疾病，男性也可诱发肾功能低下，男性激素不足的问题。又因它的分泌物与T淋巴细胞食粮有关，如胸腺分泌少、不分泌、淋巴细胞即失去了食粮，淋巴细胞降低50%时它们即自相吞噬残杀。因T淋巴细胞是决定免疫的细胞，淋巴细胞一旦减少则免疫力下降而疾病峰起。所以激活胸腺器官，保障T淋巴细胞的数量，增强抗体是必然之必然，健康的上策，养生的关键。

第一章　胸腺养生学概念与开发概论

一、养生胸腺激活法是缓衰健康之路

（一）鉴于未病学的研究，我院为丰富临床，决定把胸腺养生启动激活术、祛邪扶正的攻下调节疗法，应用于临床，更进一步完善张子和攻下之治的学术思想。其攻下之治主要是结合子和刺法思想的激活法达到激活神经，恢复神经解除病邪之毒而恢复健康的目的。

（二）“胸腺防衰启动激活术”启迪于现代疑难顽杂症的危害，富贵症的倍增及其人们生活质量的低下。因于人们追求对生活质量的提高及其保健养生的需要，寿命延长的企盼。

鉴于人体胸腺器官在人体的重要性及其特异作用。历年来我院对其代谢器官的认识研究及其做出的具体试验已经实践证明，胸腺器官有其优越的可塑性。只要人们有意的或针对性地对其腺体组织进行保护及其施行激活启动即可起到其腺体的正常兴奋性，饱和度，就不会过早的萎缩颓废，抑或可以产生此器官的质重的永葆性，延缓萎缩退化来达到人的寿命延长的目的。

（三）该“胸腺防衰启动激活术”启迪于中华古老医学的医学精华——针灸埋线术。针灸埋线术也是卫生部响应国务院十六大攻关项目发放农村的“百项临床推广技术”之一。

胸腺养生术，它是一项简便实效、现代科学的项目，可以有四种技术方法实现：A、现代科学的芯片植入；B、固体线植术；C、药贴激活术；D、药贴渗透激活术。从其发展来看，A式芯片密码代价尚高，但一次植入有六年疗效，等待开发。B式分两个方面：微创线植术和传统线植术。C式是通过药贴渗透式激活术。D式是气功玄机通络修持术。

二、胸腺与免疫细胞的关系

椐免疫学观点，人体 99%的病与免疫功能有关，但人类对于与自身生死存亡之关系密切的免疫系统所知有限。人体免疫系统的结构多而复杂，主要的是淋巴器官，由骨髓、胸腺组成，还包括扁桃体、脾、淋巴结集合淋巴结系，这些都是用来防堵入侵病毒及微生物。

免疫系统好似一个训练有素的有备战状态的队伍，在 1960 年前人们不清楚胸腺功能，当其肿大时即切除而产生病患，1990 年才知道胸腺是产生免疫细胞——T 细胞的重要地方，因此当时作了一个追踪调查，发现所有失去胸腺者，大部分人都成了癌症。

免疫细胞是执行免疫系统各项防御功能的分子，白细胞作用于卫兵岗哨，自然杀手细胞及细胞性 T 细胞的作用，如同阻击手辅助抑制 T 细胞负责发出警报，以及巨噬细胞负责清理战场等。血液里大部分白细胞是免疫细胞。免疫细胞大致分两大类 T 与 B 细胞，来自骨髓，但 T 细胞形成于胸腺，它的主要功能是吞噬外来侵袭物，T 细胞的强健，直接影响到癌的康复，谓司令官。B 细胞最主要功能是产生各种抗体，就像军队里面的武器，以便抵御外来入侵物，人类 B 细胞可产生超过 10 亿以上不同种类的抗体。巨细胞是人体的清道夫，主要吞噬外来物衰竭细胞和任何入侵物直到消灭。自然杀手细胞抵抗各种各样的癌细胞，而且可快速消灭掉癌细胞。所以胸腺是生命的卫士。简单说免疫系统有以下几功能：

1、保护作用，使人体免于病毒、细菌、污染物及疾病的攻击。

2、清除作用，新陈代谢后的废物以及免疫细胞与敌人打仗时遗留下来的尸体，都必须借由免疫细胞加以清除。

3、修补作用即修补受损的器官、组织，使其恢复到原来功能。

第一节　胸腺养生学概念及开发概论

作为淋巴细胞低下的原因，从生理学角度分析，胸腺是其根本，也是诱发导致淋巴细胞低下的根源。因淋巴细胞是人体唯一的一个寄生性细胞，靠胸腺的分泌物来生存。如分泌物不足，它则无法生存。

所以，我研究院从此方面设立了一个胸腺启动激活方案，来延缓胸腺衰退速度，并保持其兴奋度。这样，淋巴细胞不乏食物来源的情况下，其细胞值数即不会低下。几年来设计开发此胸腺激活方案，历近十年运作，发现其可行性。藉此，推荐胸腺养生的启动激活方案——XFQ 养生工程，为确保人们的健康作出贡献。

胸腺激活术也是笔者多年的思虑，并验证了个例个案，效果良好，深有发展潜力。2004 年美国科学院发布一条消息，美国科学院对 20～80 岁各年龄组的健康人，选择外表，体质，气体，精神，饮食智力等各方面良好，但淋巴细胞低下的健康人进行一次医学跟踪观察。经五年观察发现，此 100 名淋巴细胞低下而外观健康的人在此五年中相继死去，无一幸存。因淋巴细胞是胸腺的唯一宿主，因此也推论出淋巴细胞低来源于胸腺问题，所以只有强壮胸腺，淋巴细胞才不低下。

第二节　关于胸腺器官胸腺肽胸腺养生启动激活术的说明

胸腺在人体中虽然是一个附着于甲状腺来到人间的小器官，其生来仅 13 克，在 35 克时即停止了发育开始萎缩退化，萎缩至 13 克时人即进入衰亡——也就是人约在 45 岁之时胸腺生长最大值时进入退化。

胸腺肽是人生既有的胸腺肽分泌激素腺分泌激素，它的正常分泌完全足够机体使用。作为胸腺肽素主宰人类免疫功能，调节 T 细胞 B 细胞外，它也是当今盛行减肥热潮的一大研究课题。因现今一般提出的饮食、药物、手术、锻炼减肥均难以如人所愿。人进入中年后人体内分泌失调，各种激素偏低的情况下可能是肆长肥胖的根源，为中医的“阳裹不住阴”所产生，特别是雄、雌性激素、胸腺激素不足所及。所以调节维持饱和其激素是最佳的治疗方案，也是在此提供明智人去理解研究的论点。

鉴于人体脏器功能的衰败产生了疾病，人们已经以一种科学形式生产出一种胸腺肽激素来补充人体、增强免疫、治疗疾病。但是作为一种外来激素的补充，与人的原有功能产生的作用不同。人体免疫功能低下是胸腺本体器官的不健康——无能或功能不足，从生理的角度分析，临床治疗应该启动人体胸腺的原动力，恢复它的肽激素的生成功能是最重要的。

鉴于以上综合分析，笔者提出一种开拓式的人体胸腺器官的启动激活方案呈现临床。因其方式、方法、方药、论理符合科学，吻合生理，又因其简便易施，易于叫人接受，又是一个有益无损的疗法，呈于大家思考。

第三节　胸腺是免疫之主，决定寿命的主宰

胸腺随甲状腺降生。它降生时附着于甲状腺体重仅约 13 克，降生后才开始滑落至人双锁骨中向下伸展至四横指处安居下来。

此腺体虽个体小，但作用极大，它生长至 35 克时，也就是人到 45 岁时即停止生长，并开始随人的体质衰弱而萎缩，但速度不同，身体好回缩慢，身体弱多病则回缩快。回缩至降生时 13 克以下时，人的生命即进入终结程序。因此谓胸腺主宰寿命之官。“胸腺”由皮质和髓质组成，分左右两叶。它能“调节钨的代谢”，促进骨头的发育成长。性成熟前它可抑制“性腺”的发育。然而胸腺作用崭露头角，原来它是“主宰免疫”的器官，因而夺得“免疫中枢”的桂冠。

在人的生命中，我们机体每时每刻无不在同病菌和异种物质作斗争。这种与异种物质（特别叫抗原的物质）斗争的过程就叫“免疫反应”，体内的淋巴细胞是参加免疫反应的主力军。可是淋巴细胞从骨髓里生出来的时候并没有免疫的战斗力，只有经过“胸腺”的加强，给他配备枪支弹药，才能起免疫的作用。这点从动物实验得到充分说明，把刚生下来的小老鼠的“胸腺”切除，小老鼠便容易感染疾病。常见的症状是拉肚子，体重减轻，几个星期便死去了。如果检验一下它的淋巴细胞，淋巴细胞的数目大大减少。淋巴组织也萎缩了，免疫及抗体的功能当然也就减少了。假如在切除了小老鼠胸腺后不久再给它移植上同种小老鼠的胸腺，这时不仅纠正了上述病态，而且，淋巴细胞也随着增加，这就不难看出胸腺的作用了。

主导免疫是什么呢？因胸腺之胸腺肽分泌激素是喂养淋巴细胞——T 细胞，因胸腺分泌激素不足时，淋巴细胞即自相蚕食。所以在淋巴细胞低下时，人的自卫能力也就是免疫力开始低下，人在免疫低下时好些疾病即找上头来，在人抗拒不了疾病侵袭时即产生人的衰亡。因此谓胸腺是主宰免疫的器官。

第四节　胸腺萎缩的危害性与艾滋病的直接关系

20 世纪“黑死病”之称的“艾滋病”之所以可怕就是艾滋病毒毁坏了人体里的 T 细胞，弄垮了人体的免疫功能，致使患者因无力抵抗入侵人体的病原体，如细菌、病毒而发病死亡。

由骨髓形成的淋巴球，一部分经过胸腺（Thymus）的处理，变成了淋巴细胞，另一部分不经过胸腺可能在淋巴组织里成长，称为 B 淋巴细胞，T 细胞团队由于执行任务的不同，又分为以下类别的细胞：1、T 杀手细胞（T-KIHER），直接攻击并破坏异己物质；2、T 辅助细胞（T-helpert4）协助其他免疫细胞产生调节性物质，如作用于 B 细胞而促进 B 细胞产生抗体。3、T 抑制细胞（T-SUPPRESSOR.8T）与 T 辅助细胞相反，它们是限制免疫活动的淋巴激素，负责 T 细胞间的相互调节，我们身体的免疫反应就是这些免疫细胞的密切结合。

艾滋病毒所侵犯的就是 T 淋巴细胞，其中 T 辅助细胞的损伤比 T 抑制细胞多，而 T 淋巴细胞的减少，直接影响到 B 细胞的功能，以至于削弱了抗体的制造，若人失掉了 T 淋巴细胞的支持，整个免疫系统的功能就变得软弱无力，致使病原体可以肆无忌惮任意妄为，人体就容易发病，以至于不治而亡。人体随年龄的增长，显示出淋巴细胞的总数，特别是 T 淋巴细胞的数值渐降，在老年时下降到最低点，艾滋病为青年时期数值的一半。这是由胸腺的生长衰减所决定的。中医《素问·上古天真论》《景岳全书小儿补肾论》两书都曾将人的一生划分为以下几个阶段：1、8～10 岁肾气盛，胸腺增大；2、约 20 岁胸腺发育到最大限度；3、“年 40 而阴气自半”，肾气渐衰胸腺也渐衰退；4、年衰老，肾气衰弱，胸腺也完全萎缩。通过补肾，能显著提高 T 细胞水平，促使抗体提前形成，促进淋巴细胞转化，而使病得痊愈，但若胸腺萎缩，T 细胞增值能力降低，免疫监视功能下降，则容易引发癌、肿瘤等（引《免疫学》林建予，《认识艾滋病》吴铜坤）。

第五节　胸腺激活法与防衰延生的重要性

鉴于胸腺的生理特性，若要保持机体的健康，选用俄国二十世纪四十年代生理学家——巴甫洛夫“治病神经刺激论”的研究，现在来设计一种外来刺激物的方案——胸腺启动激活防衰术——来达到激活胸腺周围懈性组织，激发胸腺的最佳优势。作为一种治疗手段，主要是保持胸腺的兴奋性饱和度来达到一种保健防病延衰增寿的目的。

第二章　胸腺在生理解剖学上的重要位置与重要性

第一节　胸腺防衰启动激活术的说明

1、为什么用胸腺延衰启动激活术养生？

因胸腺是司管生命之器官，主宰免疫，但胸腺萎缩人的淋巴细胞即开始低下，淋巴细胞低人的生命即进入衰老。如果对胸腺进行适时的激活，通过延长人的胸腺寿命即可延缓衰老和提高抗病能力。

2、什么是胸腺启动激活术？

胸腺启动激活术即用芯片，药贴，生理羊肠线或气功按摩时对胸腺区的刺激使其保持一定兴奋度，延缓衰老。

3、胸腺激活术使用方法

此激活术非常简便，除按魔术外皆一次使用，长期有效。芯片为5～6年一次，埋置1～3年/次，药贴1～2周/一次。

4、为什么选择胸腺器官及在胸腺上作激活术？

因胸腺的萎缩程度决定了人的衰亡速度。

5、胸腺术选择哪种形式最好？

选择胸腺养生术原则：一是从效果；二是从经济价值；三是方便易施。

A、芯片是高档长效性，3～5年/次，需正规医院才能实施。B、生理羊肠线是简便经济久效之法，1～3年/次，可用于一般基层（生理羊肠线可选用微创术更好）。C、药贴是简便短效，需经常用，1～2周/次，可作为社区发展推广。D、九九按摩术是生活操练方法，可在疗养院社区开展教学，贵在坚持，早晚使用。

6、医生执术应注意什么？

医生要严格遵守操作规程，对患者的指导，应针对适应症。

7、患者应注意什么？

A、要了解胸腺的重要性；B、要规范使用胸腺术，按时使用；C、术后勿着凉，勿食用发物；D、早期要节制生活，以素为主，少房事。

8、胸腺激活术对其他养生保健方法方药有什么禁忌？

可综合使用，可相得益彰，有益无损，不影响任何疾病的正规治疗或保健，无饮食、药物禁忌。

第二节　胸腺生理解剖学上的正确位置与生理意义

胸腺在哪里？这是大家关注的问题，首先要知道锁骨的位置，锁骨在双下颌尖下，也就是颈动脉下方，横高骨中央，直下四指，一定要以自己的四指量，向下四指即为胸腺部位，一般以双手连着按摩30～50下，有的要按200下，胸腺内部即可产生一波一波的“热感应”。

主宰生命的腺体——胸腺是一个无定位的特殊腺体，但它决定人的免疫，主宰生命，人降生时，它随甲状腺同体同居同时降临人间，至人哇哇落地时，它才与甲状腺脱离关系，从甲状腺、颈、锁骨中线内壁下滑至两胸左右上角，它也像肝一样分左右两叶，出生时它的体重仅13克左右，在发长到35克时，即50岁左右开始萎缩，在缩至原生13克时人的生理器官功能即进入衰退凋亡，代谢失常，代偿缺无而老化死亡。所以小小胸腺对人体生理功能代谢分泌、免疫功能皆是非常重要的。

第三节　胸腺生理功能作用机理机制

1、胸腺与淋巴细胞的关系

淋巴细胞是人体唯一的一个无宿主的“寄生虫”。它的生消决定于胸腺器官强弱，淋巴细胞的生存是仅靠吞噬胸腺之分泌物而生存于人的血液中。但胸腺也是一个娇嫩器官，但在胸腺病衰或年老萎缩时，其胸腺分泌物产生不足，在其不足时T细胞在人血液中产生饥饿现象，此饥饿现象严重时各淋巴细胞即产生自相残，T细胞自卫能力即开始降低，此时人体各细胞皆失去了自控力，在其死亡到一定程度时，人的免疫力即开始低下而易生病，此时人体即处于免疫低下状态，失去抗病能力，进而病毒、细菌、癌细胞则泛滥横生，侵袭正常组织，至人体发生病衰，消亡。

2、淋巴细胞的作用

T细胞对人体产生免疫作用外，最重要的是对外来的客细胞多余的畸形细胞发生检疫作用，因它对人的整体负责，一旦发现有多余的外来的客细胞，它即发动人体各细胞进行检索追杀，但胸腺低下时胸腺肽分泌激素腺分泌不足时，T细胞即失去了防卫能力，就不能更好的发挥其免疫功能，也失去了调动众细胞的能力，不能自卫，无法战胜疾病。

第四节　胸腺加工淋巴细胞的重要性

从骨髓造血细胞分化出来的淋巴细胞进入血液后经过“胸腺激素”的作用或经过胸腺时受到胸腺的熏陶和影响发生了变化，变成了胸腺依赖细胞，又称“T细胞”。被武装起来的“T细胞”象长了眼睛具有很强的识别能力，能明辨敌友。凡是身体不需要的物质进入机体内，他们便集中起来打保卫战，直到把异物消灭干净，并清除体外方肯罢休。“肾脏移植”不易成功的原因，就是T细胞在查户口时发现了这个新户主不是自身肾脏而进行排斥的结果。

T细胞有好多种类型。现在已知有“效应型”、“杀伤型”、“抑制型”。不同的T细胞有不同的功能，它们互相协同，具有很强的战斗力。“胸腺”就是靠这些T细胞发挥免疫作用。由上述T细胞产生的免疫又叫做细胞免疫。细胞免疫功能正常是生物健康的保证。

还有一种淋巴细胞在淋巴中发展成B细胞，B细胞虽然未经过胸腺的加工武装。但需在辅助型细胞的帮助下演变成浆细胞，由浆细胞产生抗体后才能对付外来敌人，这种依靠抗体的免疫，称为体液免疫，体液免疫从胸腺武装的辅助型到T细胞那里得到武器，所以，它也是在胸腺的管辖范围内。

有些人的机体免疫异常，可产生免疫功能缺陷病和自身免疫性疾病，如与遗传有关的哮喘、过敏性休克、肾小球肾炎等。这些免疫病比较顽固难治。胸腺既然就是免疫的主要主宰，人们就研制胸腺激素来攻克它。目前，我国就研制胸腺已有不少单位从动物身上提取胸腺素试用于临床，取得可喜成果。如“非典”时期，一支“胸腺肽素”售价高达数百元。老年人得癌症的多，这与“胸腺衰减”、“退役细胞”、“免疫功能降低”有一定关系。

第五节　人体没有胸腺的主导将无法生存

研究用“胸腺素”防治癌症将会有广阔前景。到那时人们就象防止牛痘、预防天花，打防疫针预防传染病一样来征服“癌症”对抗“免疫性疾病”，减少好多疾病的发生，延缓衰老，身体更健康，生命更长久。以上不难看出“内分泌腺”是关系到人们“生死存亡”的“生命腺”，这点可通过动物实验得到证明。如把狗的“肾上腺”全部切除，狗在几天内便呜呼哀哉。如果把狗的“甲状腺”去掉，狗便迟迟不长，去掉“甲状腺”，即全身肌肉痉挛。割掉狗的“胰脏”只见它又渴又饿，吃喝虽多，但很消瘦，这就是“糖尿病”的表现。如果把狗的“脑垂体”割除，狗便停止生长，同时使“甲状腺、肾上腺皮质”、“性腺”、“乳腺”都发生萎缩，虽不能造成狗的死亡，但由于各种抵抗力降低可促使狗早死。

因此可以看出人的某一腺体出现故障——内分泌失调，大、小微循环障碍，整体内环境产生量到质的改变，进而导致病与衰的结局，所以胸腺萎缩导致淋巴细胞低下而出现健康衰败是其必然。藉此在发展养生工作中，应该重视胸腺对人体的重要性。XFQ养生工程之倡导的长效植入法，将是养生事业的新天地。

体育锻炼可调节“内分泌腺”的功能，促使身体正常而健康的发育。精神紧张，情绪波动，可导致内分泌的紊乱。特别是妇女月经期是生命期中内分泌调解枢纽，卵巢的修复，内激素——雌性激素保证的关键时刻，到了更年期内激素更为重要，这些都是协调内环境所需要的。

“催吐养生疗法”能作为一种人体脏腑“激动器”，催吐养生研究院已将其与“胸腺问题”作为一个“课题进行深化研究”，以资提供临床，作为现代人养生的选择之一。

第三章　胸腺生理部位的重要性与胸腺周围器官

“胸腺肽分泌激素腺”所处部位除心肺动静脉血管、神经以外还有“胸廓神经”及“奇经八脉”交会的经络。从中医阴阳五行分析，肺为五行之首，为金，金为物之骨架。从阴阳分析，肺为阳，与人的生命活动功能密切相关。从动脉讲，属于肺循环的主动脉。从静脉讲，属肺循环叫肺静脉，属于体循环又分上腔静脉和下腔静脉。从肺血管讲又分两个系统，一个是肺动脉，一个是肺静脉，其主要功能是直接参与气体交换，另一支是支气管静脉，主要是供应支气管营养。在有病时肺动脉气体交换不良，动静脉处就处于痉挛状态。从半奇动脉讲，胸腺生理部位为奇经八脉。从肋间血管主动脉讲，借循环胸腺连接于“奇经”动静脉。从胸廓内血管动静脉讲，内动脉在肋软骨，肋间肌延胸骨下行，沿途分肋间质进入腹肌直肌，廓内静脉与动脉瓣，向上注入无名静脉。

胸腺为人体的微不足道的分泌器官——胸腺肽分泌激素腺，该器官处双乳腺中点线“膻中”穴左右竖条状部位与锁骨对称四横指处。膻中是中医经络要穴，它内通脏腑外达经络，通调神经，调节血液，通调气息，它所占部位有几大要穴，如膻上、玄机、华盖、紫宫、玉堂；膻下有玉堂，膻左右有俞府、神藏、灵墟、神封、步廊。主穴治疗主要是心肺气血神经各症。

胸腺生理部位的重要性在于胸腺所居部位除中医的“膻中”穴上六至八公分左右，络于任脉线上，因“膻中”穴周围所处两条经络线路为“足少阴肾经”，也就是“神藏、灵墟、神封”等穴。其生理部位涉及到西医之神经血管，神经干支，纵横交互。

第四章　中医对胸腺的认识及经络分析

第一节　从中医生理关系看胸腺的作用

胸腺从中医的生理角度分析，包括脏腑、器官、骨骼、经络、毛发、神经、气血……及其与奇经八脉的关系、与毛细血管淋巴管的关系、与淋巴结的关系、与经络的生理功能、与神经血液循环脏腑代谢的机制、与经络的关系、与血管淋巴结系统和膻中的关系、与神经元神经突神经末梢的关系、胸腺膻中与神经元的关系。因其关系的组合，涉及到人的脏腑通条，淋巴排毒，肝脾代谢，气血通条，分泌正常，微循环协调，它们的组合从其生理的角度分析皆与胸腺有极大的关系，因此选择胸腺器官启动周围器官的激活对人体生理功能的通条性有其积极性，加强胸腺功能有利于保障脏腑器官的功能正常。

第二节　胸腺与奇经八脉的关系

胸腺多交与奇经八脉，人体的淋巴系统功能与形态上与奇经八脉基本相符，淋巴系统是循环辅助装置，它的主要机能在于将过剩的组织送返血液。与奇经助正经以“储蓄气血”完全一样。

第三节　胸腺与毛细血管、淋巴管的关系

胸腺为奇府之官，处玄机之处，司管气息，与全身毛细血管，淋巴血管，淋巴结共处，代谢分泌，代偿供应机体的正常动态气息及保持免疫抗拒疾病。

第四节　胸腺与淋巴结的重要关系

淋巴结为质软、灰红、扁圆体分布于淋巴管区域。淋巴是人体最重要的防卫器官，淋巴一般集合成群分布于身体的重要部位。连接器官和区域的淋巴管。某器官发生病变它即肿大产生抗体。淋巴结能制造淋巴细胞和吞噬进入人体的细菌和异物。对淋巴液起过滤和检疫作用。淋巴细胞低下象征生命已进入死亡。

第五节　胸腺与神经、血液循环脏腑代谢的机制

现代医学告诉我们新陈代谢是生命存在的必须条件。新陈代谢一旦停止生命即告结束。人体通过神经体液形成一体，脏腑机能与外界环境不断进行物质交换，形成新陈代谢，得以维护生命的正常性和自然的高度适应性。

第六节　胸腺与血管、淋巴结系统和膻中的关系

在人体中凡是有血管的地方皆有淋巴神经。胸腺激活术为了从生理解剖角度避开血管与神经但又要达到激活神经之目的。因经络之穴“膻中”不单独是神经血管更不单独于淋巴，它是神经系统血液循环，淋巴系统的统治者。所以选择此奇经之穴——膻中及旁开胸腺区域埋置“基因密码芯片”，“胸腺肽生理线”“药贴激活渗透法”“气功修持”等胸腺激活方法。

第七节　胸腺与膻中神经元的关系

每个神经元是一个独立的结构单位，各种神经元间有功能上的联系，但结构上的直接联系，这就是不同的神经分支。神经元靠神经细胞突触互相连接如解剖角度十四经穴部位，表皮下面都有神经干

和胆碱能神经末稍，而且与小血管的关系及其密切，在小动脉壁分布大量的植物神经纤维。“膻中”穴即是神经及神经末稍在机体的相互交织所构成的网状点，“胸腺释放器”是激活体依靠植物神经向外扩散的特性。其激活效应乃是神经细胞的一种特殊物理现象和生化作用产生经络网络效应。

第五章　胸腺激活的效应功能和治疗机制

原俄罗斯最早的生理解剖学家巴甫洛夫在什么是“生病治病”的论文中说：“用一种外来物质刺激所产生的作用叫治疗，此治疗机制一个是使疾病逐步走向自愈，一个是走向死亡”。因人体在生病或受到外来刺激时脑干网状结构通过各种感觉进行传导来接受皮肤内脏和各种因素的刺激再传至网状结构为激活系统，形成一种免疫增强效应，进而产生一定程度的兴奋，使机体保持平衡，增强健康，防御疾病。

为什么激活胸腺产生治病延衰的养生作用呢？因它是胸腺区神经元的复杂关系之故。人是一个复杂的巨系统微循环的代谢机制及中枢神经和周围神经不可分割的统一体。神经系统是人体机能活动的一个分支。和协调结构，也就说机体每一个器官和器官系统，皆有直接和间接的联系。当一个系统的改变或生病皆可影响它器官生理机能使之产生相应的改变，象针灸治病一样在所涉及的上下左右任何区域即可施针施灸达到机体脏腑功能的平衡。产生免疫驱走疾病，抑或达到延生益寿的目的。利用“激活胸腺”术保障腺体分泌旺盛；防止胸腺萎缩，延长青春生命。

神经系统的一切活动都是以反射的方式出现，一切反射弧都有感觉运动中间三种神经元参加，一种中间神经元又可连接数个神经元。同样，一个感觉神经元可借其侧枝数个神经元。中间神经元连接愈精细愈复杂，对刺激的反应变化机会也越大。这就是为什么当人体发生疾病的时候体表出现一个痛点或阳性物反应，并也是当今诊断的手段及辩证依据。胸腺激活效应器即是以此达到目的。

第六章　胸腺启动激活术的方式与方法

第一节　胸腺植入物的放置方法

1、胸腺养生微创埋植术：

该胸腺激活微创术主要是采用孙文善教授所倡导的微创器械结合笔者研究院所推崇的胸腺肽浸渍生理羊肠线，其区别仅在于在施术前（1）把生理羊肠线浸泡在胸腺激素肽水中 0.5～1 小时。（2）在选区用穴方便，主要是围绕胸腺区及针对个体因素及疾病而决定。

微创埋线技术克服了传统埋线方式“需要麻醉，痛苦大，易感染”的缺点，埋植材料也採用了可以被人体内的酶所分解的新型生物可降解材料，易于被人体所吸收，不易产生过敏排异和出现术后结节，具备安全方便，对各种体质的人群皆可。只要不是过敏发炎发热，血小板过低，五脏衰皆可。

2、胸腺养生埋植术：

即是把生理羊肠线浸泡于胸腺激素液中，施术埋植时采用原常规埋植术施放于所选定的胸腺区域 5 个点位，伍配穴取决个体与疾病类型与程度，另外胸腺激素肽的特殊埋置也是必要的

3、膏药外敷是一个廉价而麻烦的方法，其主要是药物对腺体的浸吸渗透，激活腺体功能而保持神经器官的正常兴奋性。

4、气功修持主要是以持之以恒的气功按摩法，达到激活腺体的目的。

第二节　胸腺放置前后的注意事项

1、气功修持法：无禁忌。

2、药敷方法：胸腺区无外伤、无肿瘤、无结核、无淋巴炎类皆可用。

3、埋植术：一般选择在身体状况良好、不发热的情况下进行。术后注意节食少动多素甜咸适宜。特别注意的是：胸腺是一个非常幼稚软弱的器官，怕冷怕气，希望术后宽忍慎怒，少生气，怡然自得为怀。

第三节　胸腺放置器的禁忌症

高白细胞、结核等发热、炎症性疾病。另外对此项目不了解者不宜治疗。

第四节　胸腺放置器的疗程安排

胸腺激活疗程大体分为以下方面：

1、芯片埋置：24～36 岁，12 年/次；36～48 岁，6 年/次；48～60 岁 4 年/次；60 岁后 3 年/次。

2、生理线埋置法：中年人 1～3 年/次；青少年 3～5 年/次。

3、药物帖敷：每月 1～2 次。

4、气功修持术：作为每天必修课，炼一周修一周也可。年龄越早越好。

第五节　胸腺放置器的疗法养护

1、主要是以德修身，勿躁勿怒，心情畅快。

2、勿挤压，勿受凉，多做按摩。

3、按时更换放置器。

4、及时操练胸腺启动修持功。

5、外敷有局限性应及时更替。

第七章　胸腺养生修持功

胸腺玄机通络修持功法激活术

1、预备功：双手心面，阴阳相叠，双手拇指环圈相扣，双手四指伸开尽力上举 3－5－10 吸，换旋脐。

2、旋脐功：双手叠压于脐上。男左手在上，左旋 36—48—100 圈；女右手在上，右旋 30—60—90 圈。

3、旋转后静候脐动为胎吸，时限 3—5—8 分钟。

胸腺玄机通络修持法其作用是缓慢而循序渐进的自修自养功法。能作为一生中持之以恒的修养。

第八章　胸腺激活术的开发应用

激活胸腺促进健康增强免疫延长生命，可以从以下几方面去开发利用：1、胸腺激动修持功（按摩术）；2、胸腺电压震颤激活器（仪）；3、胸腺敷贴激动贴；4、胸腺肽线载体激活埋植术；5、固体腺肽植入术；6、胸腺芯片激活器。

胸腺激活修持功，也叫胸腺激活按摩术。该功法主用于中老年，在家自我保健之用。此功法也可以培训班教学开发，并可用于疗养院，养老院及一切修养场所的保健操。

胸腺按摩功，在古老的气功操练中即已提及，此功是在练精法、固精功、抑精法中所操练的固养精功之一。

胸腺激活原理与胸腺养生的研究，最早可见于秦汉战国，养生气功操练范畴内皆有关于激活胸腺象征性生理部位按摩养生的论述，记载了养生层次上升到上乘时才可操练。因历史原因，当时也不叫气功，更不知道胸腺，哲人们特别道家在养生修行过程中实践知道，按摩胸肋是为上层修持法的上策。

胸肋（胸腺生理部位）乃是足少阴肾经及任督脉及膀胱经密集之要塞。可见古人已有智者发现了按摩胸腺擦揉肋背对健康确有积极作用。

（一）按摩促进胸腺肽激素分泌的作用机制：胸、背、肋三个方面是贯穿经络密积最重要的部位，从人体经络布局来看，胸腺上承载大脑高级思维，下监护着心肺吸纳氧气血的循环、心脏血流灌注，营运着周围经络条达通顺。

（二）擦胸是调节和提高胸腺素的重要方法之一。擦胸拍背可以刺激胸腺功能的恢复和提高，使胸腺细胞活跃起来，增加胸腺的分泌。擦胸方法很简便，取坐位或仰卧位即可，用手探取不同姿势进行按摩即可。擦胸养生法是我国最古代最简便有效的养生方法之一，很适合中老人学练，对提高人体免疫功能，减少诸种疾病的发生可起到很好的作用。

结　语

胸腺可导致以下生理性改变：1、胸腺的萎缩，腺素低可直线影响人的寿命。2、胸腺是免疫细胞决定者。3、胸腺异常可导致胆固醇升高。4、胸腺是免疫大王。5、胸腺低下是免疫性疾病，疑难症、老年等症的因缘。

生命学家指出人的寿命应是性成熟的 5～7 倍，若以 20 岁作为界限，人可以活到 100～140 岁，然而大多数人活不到这一岁数，主要是 35 岁以后生长素的分泌减少，使人各脏腑器官的萎缩而造成免疫功能降低。人上了年纪以后，受疾病感染的机会更多，容易被病魔夺去生命，感染上多种因免疫功能低下而导致的恶性疑难病症，如癌症、心脑血管病、糖尿病等。

胸腺对生长激素特别敏感，在儿童时期，因生长激素旺盛，青春期达到高峰，胸腺也增长到人生最高峰 30～40 克，但进入中年，生长激素降低，相应胸腺素也开始下降，腺体萎缩，所以胸腺是人体寿命最短的器官，进入老年后人体胸腺逐步被脂肪所代替。

从健康长寿者人群分析都有一个共同特征，就是体内都有很强的免疫力，而多病且不易恢复的主要原因与免疫力低下密切相关。正常情况下人的血液中存在着一定浓度的胸腺素，起着维持免疫功能和抵抗疾病的作用。现代科学研究发现，要获较强的免疫力，除了用一些药物调节外，擦胸腺调节胸腺素提高免疫力的一条重要途径。经常擦胸可使休眠的胸腺细胞处于活跃状态，可增加胸腺素分泌，作用于各脏器组织提高免疫功能，对防治疾病推迟衰老极为有益。擦胸压背有助于激活胸背部免疫细胞的活力，促进气血流通，调适五脏之功能。实践证明坚持擦胸锻炼，可改善脏腑血循环，促进胃肠和肺肾代谢和提高免疫功能，对冠心病、高血压、肺心病、糖尿病、肾炎、腰病和各种胃肠疾病有良好的辅助疗效。只要持之以恒就会出现奇效。患有肿瘤、出血时应停止锻炼。

无谈保健及降低病痛力

佛教临济宗龙华派斋教斋门佛弟子　苏耀南

这些天，斋友老吴常来，看他的表情，可能是身体老迈，加上些许病痛，所以言行有些烦恼。

任何人都会遭遇老化这种事情，没有例外的，也不能拒绝，贫、富、尊、卑都是同样待遇，若加上病痛的侵袭，有时候是相当痛苦的。所以最好是从年轻时．就开始照顾自己，所谓：幼年若能好好照顾身体，青年生活就健壮；青年时期若也重视健康，中年就勇健；中年也能勤维护，老年就容易安详生活。

邻居小余，前几天在路口发生车祸，虽然没有大碍，可是走路一拐一拐的，伤口还是阵阵疼痛，闲到发慌，来这儿找人谈话聊天，打发时间。

于是向小余说：“无病第一利，知足第一富，知亲第一友，泥洹第一乐。”

老吴听了，很感慨的说：“无病第一利。无病真的是第一利。”

小余激动的说：“发生车祸，身体受伤，是肉体病痛。心中的焦急，以及不满，造成心理方面的心病，内外夹攻，日子难过。”

想了想，小余问：“你刚才说的是佛法吗？”

“是佛教临济宗龙华派斋教斋门佛弟子说佛法。”

“无所得恭述出曜经卷第二十三泥洹品的部份经文——无病第一利，知足第一富，知亲第一友，泥洹第一乐。”

听了之后，斋友老吴说：“身体的疾病，因病症之不同，而请医生诊治，渐渐消除疾病。至于心病，须要智慧药方，时时服用，才能达到第一利的地步。”

小余也说：“当时，路口的交通号志灯，转为黄灯，我为了贪快，没有停车而继续抢黄灯，这是心病的贪症。”

老吴接着说：“是不是另一走向的开车老兄，也为了抢快，中了心病的贪症，绿灯将亮，就冲车，结果你们两方在路口撞上了，痛到哀号，被开了罚款单，还要面对赔偿工作……”

“为什么叫贪症？”

“对于快乐感受产生不满足而追求乐受称为贪，贪是自心产生出来的罪而称为原罪，嗔是另一种原罪。”

小余听了，有感而发地说：“自心为了追求乐受，意念被贪折服而造了贪罪这种原罪，后来就可能造了杀人罪、偷盗罪、迷奸罪、诈骗罪……”

老吴也说：“自心若没有贪病，就不会抢黄灯及造成交通事故，当然也没有后续的受伤之痛、赔偿之痛、缴罚款之痛。”

于是向小余说：“智慧保健是很重要的，任何时刻都可以运用。无病第一利。”

小余询问说：“现在已经又痛又难受，如何降低病痛的危害力？如何好好生活？”

于是善意的告诉他：“小余！你现在身体疼痛，是身体方面的病痛，还是必须让医生诊治及准时服药和抹药，一些时日之后，身体就健康了。但是目前，你大概可以避用贪嗔这些原罪而避免加工造做怨憎之苦、思念之苦、求不得苦吧？”

小余说：“我也不想苦上加苦。可是我不会避用原罪。”

很清晰地告诉他：“可以直接避用原罪。也可以依仗佛力加持而促进血液循环，消除孽障等。当你念佛号或持咒时，就没时间去动用原罪而已避免苦上加苦了。”

斋友很感兴趣的问：“怎么做？”

听到斋友的发问，想起了一些事情，很多人被假医生骗了而延误诊治时间，造成病情加重，或弄到断手或断脚、残疾、变成植物人或死亡。很多人被破戒比丘、破戒出家人骗了，结果满足了那些人的财欲、淫欲、名利地位，而被骗者的未来还必须去第十八层地狱报到及遭受极苦之苦报。

于是关怀的说：“平时应观察何人是真医生，何人是假医生，何人是品德高尚的真医生，何人是私德不好的真医生。有些粗线条的医生是太累而疏失，错割器官，或把甲当作乙而开错了刀，总之，小心为上，保护身体健全最重要。”

“平时应观察佛教的出家人，出家人分为比丘和比丘尼；比丘是印度话的直接音译，中文义译是乞士，必须穿露出右边肉肩的佛制袈裟去街上乞食物吃而称比丘，必须奉行比丘二百五十戒；比丘若拒穿露出右边肉肩的佛制袈裟，是名破戒比丘，破戒比丘不是佛弟子，所以也不是佛教徒，破戒比丘是大骗子。”

听了之后，小余说：“当初受伤之后，因为坚持到正式医院让品德好的真医生看诊，所以身体快速迈向健康方向。”

“当初因为听天人师佛的教导，‘众生可以去寺庙人员奉行佛经律论及戒定慧的寺庙礼拜佛及菩萨或捐献’。”

“众生不应去寺方人员不奉行佛经律论及戒定慧的寺庙及捐献”。所以避免被破戒比丘出家人骗，也避免到第十八层地狱受苦，既可保护自己的身心安全而又可免除地狱苦报的病痛力。听了之后，斋友很好奇的问：“告诉我，经名。”

于是无所得恭述佛藏经卷第二，净戒品第五的部份经文——

“舍利弗！如是之人于我法中，为是逆贼，为是法贼，为是欺诳诈伪之人，但求活命、贪重衣食，是则名为世乐奴仆。舍利弗！譬如黄门非男非女，破戒比丘亦复如是，不名在家，不名出家，命终之后、直入地狱……

复次，舍利弗！破戒比丘无有羞耻，诸根散乱，成就不净身口意业、不净威仪，所著衣服皆不如法，好喜妄语，不能护口，心常驰骋，染于垢秽……

……与破法者而共从事，是人成就不净身业、不净口业、不净意业、不净持戒，身死之后入于恶趣。云何恶趣？恶趣名为地狱、畜生、饿鬼、阿修罗道……

……何因缘故，名为破戒？破所受戒，难可教语，行无常准，多所违逆，常行贪着，多杂糅行，贪瞋痴行，乐诸杂语，名为破戒。”

听了之后，斋友说：“为了自己的安全，恭读佛经律论，信行佛法经律论，常常观想思考，知足第一富，可以避免贪着，避免被骗。”

小余用那种带有考试的口吻说：“现在怎么做？伤口好了之后，又怎么做？”

“知足第一富是三句话。知足，第一，富。”

“我以为是一句话。”

“知足就是知行心性本净的具足如来智慧德相，所以内心安宁的趣向善逝言行。第一就是念念能达无余涅盘，而以清净心性弘扬佛法、十善业。世世念念勤于诸恶莫作，众善奉行，自净其意，是诸佛教，即是富。”

“如何才能立刻产生效力？”

无所得恭述杂阿含经、五阴诵第一（大藏经大正版一○三经）的部份经文——

“……然后于五受阴，增进思惟、观察生灭；此色，此色集，此色灭；此受，……。想，……。行，……。识，此识集，此识灭。于五受阴如是观生灭已，我慢、我欲、我使、一切悉除，是名真实正观。”差摩比丘说此法时，彼诸上座远尘、离垢，得法眼净。差摩比丘不起诸漏，心得解脱；法喜利故，身病悉除。

此时，斋友很得意的向小余说：“差摩比丘法喜利故，身病悉除。小余！你平时不用功，所以现在你没有能力身病悉除。”

所谓法喜利，是佛加持，观想佛法或诵佛经咒真言能消恶业，弘法增加福慧及消罪业，促进血液循环，往善向走。

小余沉默了一会儿，说：“以后呢？”

“伤口走了之后，让皮肤好好的长半个月或一个月，然后可以做按摩或推拿。”

这时候，斋友很有经验的说：“按摩或推拿可以推除撞伤时而残留于肌肉组织内的滞留能量，促进血液畅通而长出新的正常细胞，朝向正常身体生活。”

“若未做按摩或推拿，年轻时，可能正常生活。可是体力衰退时，或年老时，撞伤处就作怪，疼、酸软、无力，甚至于不能举手、不能站立或行走。”

“怎么办？”

“在疼痛处或麻木处等，涂一些凡士林油（vaseline）或大豆油等而避免搓破皮肤；然后以手掌或手肘或脚推疼痛麻木等处，在体躯处可以往四周推，手脚处可以往四周推或往体躯推。推的范围应大于撞伤范围数倍。推的深度及力量分为浅、中、深，浅就是皮下附近，深就是到达骨骼或两只骨骼的接处，深与浅之间称为中。

推可以顺着肌肉或骨骼的走向而推，推十推而应休息数分钟或十五分钟，避免过于疼痛而患者哀号，也可以避免痛处发炎。之后，可以再推十推，休息之后，也可以再推十推，大约推三十推至七十推之间，避免伤及筋骨。

也可以以指关节或肘关节推；但避免以指头推，也应避免伤及自身的腕、肘、膝等。

若以右手推拿时，应以左手保护自己的手背或手腕；推完之后，可以以双掌按于已推处而用一些力作快速圈转式按摩或其它方式按摩，逼滞留能量由深处往外出，偶尔隔天可以看到深枣红色撞伤痕或深淤青色痕。

已推之处，最好是休息二十四小时或三十六小时之后而再作推拿。推拿之后，可以服用少量治伤药；推拿三或四次后而可以服用温补药。”

也可以以拳靠于椅背，摆动身体而推。

若以温暖湿毛巾盖于手背或脚踝，推动毛巾，就可以推到手背或脚踝。

躺在床上推，最省力，効力相当好。

小余想了想而说：“这种推法！可能很少人肯做这种费力的工作。”

老吴回答说：“可是很有效。”

请家人推，老婆、孩子。推了之后，你将渐渐了解：知亲第一友。

小余又想了想，然后说：“以前曾读佛医经，人得病有十因缘：一者、久坐、不饭，二者、食无贷，三者、忧愁，四者、疲极，五者、淫逸，六者、瞋恚，七者、忍大便，八者、忍小便，九者、制上风，十者、制下风，从是十因缘生病。”

斋友风趣的说：“就是犯了‘食无贷’，所以身体太肥了，分分秒秒都要扛着二十公斤的肥肉行动，太辛苦了，所以有些懊恼。啊懊恼就是犯了‘忧愁’，应该立刻消除得病的十因缘。”

于是顺口说：泥洹第一乐。清净生活无量无边无尽。

论述两则

孙八十

从黄帝内经说起

中华民族文明史与中医的发展史有着不可分割的关系，而中医是中华民族文化的一个重要的组成部分。从事中医的人，不管各种学术流派的争论与分歧，都是在四部经典著作《黄帝内经》、《伤寒杂病论》、《本草纲目》、《脉经》的基础上，而《黄帝内经》是中医的精髓，后续都是基于内经验证、总结、完善。

自有文字以来，《黄帝内经》总结了自然环境中的生老病死，与自然界各种环境影响、变化的规律，通过阴阳五行、对立、统一、相克、转化影响的辩证，运用到医学上。中医的基本原理就是以人为本，整体观念，辩证论治，根据因人、因时、因地的内因外因，通过对应的精神、药物、食疗、针灸等各种方法，扶正祛邪，达到阴阳平衡、精神乃治的目的。

从华佗刮骨疗毒开外科之先河，仲景《伤寒论》的产生，到李时针《本草纲目》，金元四大家的脾胃派、攻下派、滋阴派、气血论等等，他们都是在内经理论的基础上，在各个时代总结、完善人的生理与环境变化做斗争的结果。

随着人类社会文明进化的步伐，科学技术的日新月异，对医学的应用和影响，西医的兴起对中医的传统理论提出了挑战，这是社会进步的自然规律，只能说明宏观思想与微观思想在新时期、新情况下的新变化，探本求源、万变不离其宗，路不同而结果一致——抵御疾病，维护健康。

中医的理论是符合自然辩证，有科学基础，经得起历史、事实考验的，只有经过新的各种科学的验证，才能达到更准确的治疗效果。而西医是时代社会进化的科学产物、通过各种现代的光、电、化学、物理仪器设备，更直观地反映人体的生理、病理变化的规律，提供治疗的依据。

当前社会处于大变革、大动荡、大发展的历史时期，传统的道德思想意识与现实的科学、文明在发生着质的变化。人们的思想极度开放，信息、网络与现实，道德与罪恶，物质与精神，科学与伪科学，唯物论与唯心论……等都在转换着新的表现方式。精神传染、环境传染、生态失衡、自然灾害、温室效应等原因，对人类的生存、生理、精神产生了严峻的考验。如何应对新问题适应社会发展和人类的生存，这是在医学面前的新任务、只有在继承、发扬、学习、总结、实践、创新的基础上，结合当前社会各种新的科学技术和理论，与时俱进，创造新的医学理论和新的医学模式、适应社会、适应人类，不断迎接新的挑战。

谈四大名医说医德、医患关系

无论史传文学或医学发展史，都有神医扁鹊三见齐桓公而后避之，虢太子死而复生的美谈。但扁鹊遭秦太医李醯嫉妒而刺杀。华佗给关公刮骨疗毒，开外科之先河，给曹操针灸疗头痛之疾，而遭监禁，屈死牢狱。他们均死于非命，遭遇不公，这是社会时代的悲剧，医学界的损失。扁鹊留下的八十一难经，病有六不治；华佗的中藏经、五禽戏，以及他们的医术、医德，做人的精神，给后人留下了无限的深思。

明代医药学家李时珍，淡泊名利，虽穷困而尽毕生之力，献身医学，集中医药学之大成，给我们留下了《本草纲目》这部丰富的医学巨著，对中医药学的发展产生深远的影响。他从丰富的医疗实践中总结出病有两误：一医误、二自误；病有六不治：骄恣不伦于理一不治、轻身重财二不治、衣食不适三不治、阴阳并藏气不定四不治、形羸不能服药五不治、信巫不信医六不治；病有八要：一曰虚、二曰实、三曰冷、四曰热、五曰邪、六曰正、七曰内、八曰外，值得我们每个从医者认真学习、借鉴、领会其深刻含义。

隋唐医学家孙思邈，著有《千金要方》、《千金翼方》，他不光从诊断、治疗、药物、方剂、食疗、养生等方面给我们留下了丰富的学术思想，他精湛的医术、渊博的知识、丰富的阅历、淡薄名利、修德洁身的人格，尤其是他医贵多思、精勤不倦、大医精诚、医本济世的高贵医德更是后人和医者的模楷，无愧后人尊为药王，代代纪念。

社会在进步，科学在发展，人们的精神物质生活越来越丰富，传统的道德意识在更新，人们越来越注重物质要求和生活质量，追求自身价值，社会责任与公德慢慢淡化，医患关系变得紧张，目标一致而目的不同。现时流传着这样两句话，一句话：三年当个大大夫，十年当个小大夫；医生两只脚，一脚在医院，一脚在法院，说的就是医患关系。

医是治病救人的，人命关天，死而不能复生。人无全人，医无全术，稍有不慎，即成大错，意外难免。这就要求每个医生必须认真负责，要有良好的医术和医德，医患同心，互相理解沟通达到共识，排除干扰，净化医疗环境，保持正常的医疗关系和程序，避免医疗意外和人为的医疗事故。

另一句话说的是：做医生有三德（得），冻得、饿得、受得（德），冻得是指经得起风寒暑热，恶劣的自然环境的考验，饿得是指经得起肌饿贫穷物质利益的诱惑，受得是指经得起社会患者各方的误解指责心理精神考验。

医生是一个高尚的职业，辛苦的职业，有风险的职业，做一个真正的医生，他不光要有渊博的知识，专业的技术，实事求是的科学态度，还要有高于正常人的道德修养，无私的奉献精神，三德虽是一句简单的话，但其义极深，含义极重，辛苦甘甜，尽在其中。

每个人都生活在现实社会中，生存是人的本能，贪是万恶之源。不要做一知半解，似懂非懂的庸医误人，贪财坑人，不要做欺世盗名招摇撞骗、搞伪科学的假名医。医生是疗伤治病，救死扶伤的天使，是净化精神灵魂的美容师。

医无止境、医者仁心、大医精诚、医本济世。

安全排毒　健康无忧

王　玲

20 世纪初，人类发现了维生素，之后又发现了微量元素和矿物质，20 世纪 80 年代中期意识到酵素是最重要的营养素。诺贝尔医学奖获得者阿瑟·科恩伯格：“对我们的生命而言，自然界中再也找不到像酵素那样重要的其他物质。DNA 本身是无生命的，它的语言冰冷而威严，真正赋予细胞生命和个性的是酵素。它们控制着整个机体，哪怕仅仅一个酵素的功能异常都可能致命”；“酵素在我们生存的这个世界里，是一种无处不在的生命体，它们顽强，但却对环境十分敏感。酵素的本领极大，人类本身缺少酵素几乎无法生存”；“人的生老病死都与酵素有关。人体中酵素的量和活性决定着我们的健康与寿命”；“酵素是营养新概念，治病新疗法、养生的核心，也可能是解决现在人健康危机的唯一解决手段。”

大量的科研结论表明：身体的酵素耗损与老化之间有着极为密切的关系，每个人出生时体内的酵素都是充足的，像一块崭新的电池，你愈快耗尽你的能量，寿命就愈短。在我们的一生中有大量的酵素能量都被随意的浪费掉了；烹饪食物、精加工食物，以及食用酒精、药物及垃圾食物等，无酵素的食物就会过多的消耗我们体内的酵素，经常感冒、发烧也会消耗我们的酵素补给。当身体处于如此脆弱、酵素不足的状态时，就会成为癌症、肥胖、心脏病或其他退化问题的首选目标。以这种残害身体的方式生活通常会遭遇中年死亡的悲剧。酵素可以说是生命存在必不可少的物质，所有疾病的发生都是由于酵素的缺失或者不均衡引起的（《中国保健》2008.9）。

历史在前进，中国人摆脱了一穷二白的过去，迎来了小康社会的今天。科技很发达，可是却带来了无穷尽的烦恼——内外毒素交困，癌症风起云涌，心脑血管疾病成了头号杀手，肥胖病和糖尿病不甘示弱，昔日的青山绿水广阔的天地被慢阻肺所困扰——这就是我们在建设两个文明的同时，千万不要忘记：人人需要安全排毒。

高竞争、快节奏的现代生活带来了心灵毒素：压力、焦虑、恐惧、怨恨、怒气……臭氧层的破坏加剧紫外线的辐射；电脑、电视、手机等电子产品的电磁辐射；工厂排毒污、汽车排废气、二手烟的袭击；工业与家庭污水的水源毒素；添加剂、防腐剂、色素对食品的污染；基因改造与农药、化肥对五谷蔬菜的毒害；生长激素、抗生素、各类病菌对肉类家禽的伤害；洗洁净、洗发剂、肥皂等家庭用具的毒素；建材、家具、溶剂、油漆、地毯的再污染；石油附属品、重金属、化学药物的毒害；烟、酒、咖啡、可乐与好吃懒动坏习惯……已成了人人自危的无处不在的毒素，更有新陈代谢排放的自由基从人体内部袭击组织、器官、系统，带来衰老、病魔、死亡……

人体生命科学到了21世纪提出了严峻的三句话：血液要清洁、细胞要排毒、细胞要营养。其中2/3与排毒有关。

中国11个省有6个省40%肥胖人群，北京达到了50%；高脂血症至少有1.6亿；高血压1.5亿；高血糖8千万；加糖耐量低碱2千万，并年青化趋势；肥胖可引发20余种癌症（2006年美国南加州大学研究在流行病学杂志中发表）。以色列女性乳腺癌患病率是世界最高的，经历过两次或更多次的重大或中度打击的女性患乳腺癌的几率增加62%；“平时经常保持幸福和乐观感”的女性患乳腺癌风险降低 25%；国际癌症研究机构最新研究结果表明：理发师和美发师患癌症的风险较高，因为经常接触染发剂，而这种风险也涉及到经常自己染发的普通人；中国抗癌协会恶性淋巴瘤专业委员会指出目前全球平均每9分钟就有一例新发淋巴瘤病人，已列入10大高发及高死亡率肿瘤行列。我国发病率0.02‰，每年新增2.5万人死亡2万人。著名爱国人士霍英东父子两代均因恶性淋巴瘤过世，令人惋惜。

研究人员对40岁以上91540名吸烟家庭妇女肺癌发病情况随访观察结果是：丈夫不吸烟者妻子发生肺癌相对危险率为1；中等量吸烟者为1.31；重度吸烟者2.08；本身不吸烟又无被动吸烟的女性肺癌每年标准死亡率为8.7/10万；被动吸烟妇女肺癌每年标准死亡率为15.5/10万。大量研究得出结论是：如果同1个吸烟者共同生活，患癌症机会增加1.4倍；同2个吸烟者共同生活患癌症危险增加2.3倍；同3个以上吸烟者共同生活患癌症危险增加2.6倍，患白血病的机会也比一般人高6.8倍。上海最新报道肿瘤发生率1%，而女性癌症1/3是乳腺癌。研究者认为过量摄取脂肪会导致肥胖，是乳腺癌“主犯”。新近研究表明：不饱和脂肪酸摄入过多易导致乳腺癌发生，即过量食用植物油同样会诱发乳腺癌，导致游离脂肪酸增加，使雌激素分泌增加过量，长期刺激乳腺上皮细胞增生易发变性、癌变。有定理显示，肥胖几率更大与激素分泌紊乱有关。苹果型和内脏型肥胖（上身肥胖）女性乳腺癌发病危险明显增加。梨型肥胖（腰细，臀、腿肥胖）女性乳腺癌发病率并不增加，中年以后发胖尤绝经后腰部“发福”时发生率会更高。

四川火锅“麻、辣、烫”全国第一，四川胃肠癌全国第一，中国四川胃肠癌世界第一。因牛、羊、猪“红”肉基因与人体99%相似，物种越近，恐惧死亡，屠宰毒素越多，越易致癌……

综上所述，人人都在天、地之间，宇宙之中，地球村中，内外毒素交困，唯一有效措施——安全排毒。

病从口入，肠是健康的关键：小肠6米长，消化、吸收营养，100%营养由肠吸收。接触空气食物100%含有毒细菌，健康人1滴唾液1ml含1千万有害菌，0.1%漏网必死无疑。99%毒素由肠入，84%病菌由肠入。全世界有60%感染螺旋杆菌，人是唯一的传染源，螺旋杆菌导致 80%慢性胃炎、90%胃溃疡、100%十二指肠球部溃疡。已发现130种人体必需维生素食物不存在，仅靠肠道有益菌合成。亚洲人抗菌素耐药60%，抗菌素滥用导致菌群失调，中国人3亿肠胃功能紊乱。中国人40%严重胃炎、肠炎。肠益生细菌100万亿，排列绕地球2周，有害菌占上风。

中国老年人多便秘，从进食到排便在40小时以上即为宿便，大量致病菌、病毒入人体易生病：大便黑、臭，面色黄、灰、暗、粗糙、生痘生疮、口臭、体臭、屁臭。

中国人甲、乙、丙、丁、戊肝病1.2亿，还未包括大、小“三阳”及脂肪肝、酒精肝、药物中毒肝、肝硬化等等。肝小叶含50万个肝细胞，血液1500cc/分消化1000种/日，包括各种酶释放、80%胆固醇自行合成……糖代谢、蛋白质代谢、脂肪代谢、维生素代谢、激素代谢、水电解质平衡、免疫功能、合成凝血因子、分泌、排泄胆汁每日 500-1000ml由胆管入胆囊。由于遗传因素、情绪、饮食、睡眠、内分泌失调、运动不足，加上病原体感染、酒精中毒、营养不良等，脂肪肝—肝硬化—肝癌三部曲，病肝15-25%肝硬化，部分癌变，慢肝3千万，每年死亡50万，肝癌12人/小时，301人/天……很多人脂肪代谢功能紊乱、胆囊炎、胆石症、高血脂，胆切除后肝内结石、炎症、发热、胆汁性肝硬化……尤其乙肝时单细胞被病毒占领、破坏，而识别病毒和自身免疫细胞能力丧失，自行残杀形成慢肝，像伊拉克战伤废墟一样有待清理、重建……

病理学家、诺贝尔奖得主梅奇·尼科夫论：“大肠积聚的食物腐败之后形成有害物质毒素，有许多并无法经由肝脏来过滤化解而消除掉，所以还会跟随血液到达身体各部位，引起自身中毒，产生各种疾病和衰老现象。”众所周知人的第二心脏——微循环有300亿支之多，排列起来绕地球2周半，其中毒素对人体的危害如下表所示：

毒素对人体的危害		
亚健康		疾病
便秘；腹泻；肠胃功能紊乱；肥胖或消瘦；黑便	**肠胃**	慢性肠胃炎；溃疡病；息肉；瘤症
药毒肝；酒精肝；脂肪肝；肝胆；黄疸；白便；出血	**肝胆**	慢肝；胆结石；胆囊炎；息肉；瘤症
高血脂；高血糖；高尿酸；高血粘；微循环障碍；	**血液**	菌血症；毒血症；败血症；再障；血癌
胸闷心悸；心速；心缓；心律不齐；力不从心	**心脏**	心绞痛；冠心病；心梗；心衰；易猝死
失眠多梦；健忘抑郁；头痛头晕；手足麻木；烦躁易怒	**大脑**	动脉硬化；脑血栓；脑梗塞；脑癌；早老呆
易感；咳嗽哮喘；呼吸延长；紫绀	**肺**	鼻炎；咽喉炎；慢支；肺气肿；肺心；肺脑；肺癌
红斑；黑斑；色斑；红鼻头；黑头粉刺；干指甲皮裂；皱纹眼袋	**皮肤**	脂溢性皮炎；青春痘；牛皮癣；白癜风；皮肤癌
头晕耳鸣；腰酸背痛；脱发早衰；性功能下降	**肾脏**	肾炎；囊肿；结石；尿毒症；肾癌
阳痿早泄；闭经；不孕；浮肿；自汗；盗汗；狂躁颓废	**内分泌**	甲亢；甲减；干燥综合症；阿狄森综合症；更年期综合症
月经不调；痛经；功能出血；经前紧张综合症	**子宫卵巢**	乳腺小叶增生；纤维瘤；肌瘤；囊肿；各类癌症
发热；白血球减少；慢性溃疡久治不愈	**免疫系统**	白血病；淋巴癌
关节炎；肌炎；腱鞘炎；骨质增生；骨质疏松	**运动系统**	风湿；类风湿；痛风；骨瘤骨癌
增生；肥大	**睾丸前列腺**	炎症；癌症

排毒层次

排毒层次（浅—深）	部位	症状
第一层毒素	胃肠道	便秘、瘙痒、口臭、体臭
第二层毒素	肝、胆	黄疸、口苦、结石、瘙痒
第三层毒素	血、淋巴	血病、发热、炎症、老年斑、易感
第四层毒素	组织液	浮肿、酸碱失衡
第五层毒素	细胞内液	阴阳平衡失调

排毒目的

由浅入深，排除体内多层毒素，重建细胞健康生存的良好内环境，平衡酸碱，提高免疫，阴阳平衡。男人和女人要由内而外的健康美丽，才会有健康长寿的人生！

排毒途径

部位	形式
肠道	粪便
尿道	尿液
皮肤	汗液分泌物
肺	呼气

人体七大器官排毒

器官	特点	功能
肝脏	新陈代谢、排毒	将食物转化为营养；排食物毒素；过滤消除血液细菌病毒杂质；消解化学毒素（药、激素、色素、防腐剂、烟、酒精）
肾脏	“精密过滤器”	处理170kg血液/日，最忙最累；分辨过滤有用物质（如钠、钾、磷等）回输血液；多余水分废物转化尿液排出体外，占1%
肺	气体交换重要器官	吸入新鲜氧气送到血液供给器官组织细胞；呼出二氧化碳废气排出体外
皮肤	覆盖体表天然屏障，保护人体免受外来侵害，具分泌、调节、排泄功能	出汗排毒 夏天不出汗易中暑；冬季手足冰凉排毒不畅以致中风；缺乏运动微循环不良；饮水不足面赤血丝、手足心热影响美容；四季用空调易患空调病
肠	吸收营养、排泄废物	胃液分解食物；小肠消化吸收营养；大肠吸收水份、排泄废物
淋巴系统	是防御机能的核心，也是垃圾箱附：淋巴结是神奇小型处理厂，体内垃圾积攒速度超过清除速度时，淋巴结不堪重负而肿大，装满垃圾时，余下垃圾奔向下一个淋巴结。现代医学治癌放、化疗，治愈率低，存活年限短，若合理排毒让淋巴系统提升功能会收到意想不到的效果。	淋巴器官、淋巴细胞、淋巴管、淋巴液清道夫处理垃圾；大大小小淋巴结守卫通道阻断有害物质入侵，不断积极清除系统内部废物；淋巴管拉直接长超十万英里，绕地球四圈；体内淋巴液是血液三倍；淋巴系统吸收体液，收集细胞废物，通过复杂程序分解排出体外；淋巴系统参与白血球制造过程，白血球能辨识、吸收并消灭细菌，并将“侵入体内的物质”排出体外，超过99%可溶解毒素即抗原能被淋巴结俘虏
子宫卵巢	女性特有的排毒器官	
睾丸前列腺	男性特有的排毒器官	

从颈肩腰腿痛到浮肿，从肥胖、四高到动脉硬化，从易怒、烦躁到记忆力减退、焦虑不安，从瘙痒、夜尿到手足麻木、畏寒、瘀血，从睡眠障碍到心悸、胸闷、倦怠，从梅核气到性冷淡，从经前紧张综合症到更年期综合症系列……毒素无处不在。

古老的排毒方法以泻药为主，本身就有中毒之险；“神医”胡万林用大黄、芒硝两大缸水“治癌”终把自己送进了监牢；民间万变不离其宗——泻。在当今全天然、高科技指导下，我们迎来了日本长寿专利——酵素（消化酶）为主的肝、胆、肠排毒系列，终于摆脱了药毒危险。

以中医经络养生保健系统为指导、德国自然疗法、美国先进生物高科技、古印度生命智慧保健法，自然、轻松、快速在 36 小时内“三清”深层排毒净化法。看得见、摸得着、量得出，经精密科学医学验证是清理肝胆肠的高手：纤甘净 A&B 组合净肝排石，能量元素超浓缩高能饮品含人体必需氨基酸，用有机纤维素和肠清净作营养调理的珍宝，素清纤元素和纤体酵素是清理肠道的专家。排毒净化五大产品完美组合获美国 FDA 认证与国内 GMP 安心天然食品认证，100%纯天然食品，不含任何化学、药物添加剂，如泻药、抗生素、西药、消炎类、荷尔蒙、重金属、类固醇等。给身体洗个澡，保养器官，腰围细了，肚子小了，身体轻松了；美体瘦身，减压养生，排毒养颜，通经活络，调理气血，通便消痘，根除隐患，除皱美白，容光焕发，清除垃圾，如脂肪团、胆固醇、胆石结晶异物颗粒、重金属；泌尿系统毒素、桔色关节痛风毒素、褐色肝、肺、脂肪异物、深绿色胆囊毒素、重金属沉积黑色斑点。

作者简介：

王玲，女，汉族，1943 年出生于重庆，1963 届医疗专修科大专毕业，内科副主任医师，从医 46 年，擅长运用中西医结合手法攻克疑难杂症，用自然疗法进行身心调理。

养生保健歌

百寿堂诊所　王　森

旧时七十古来稀，今世九十非奇迹；百寿老人全国有，国泰民安享寿期。
要想人人都健康，养身保健莫忘记；外界病从口鼻入，饮食卫生莫小视。
不喝生水戒烟酒，肺胃肝病少得些；大鱼大肉少吃点，不会得上高血脂。
瓜果蔬菜多搭配，粗米杂粮作主食；一日三餐不可少，杜绝暴饮又暴食。
饭后忌干粗重活，活动一会才休息；早睡早起常锻炼，劳逸结合最舒适。
勤换衣服勤洗澡，内外环境干净些；绿色植物多接近，颐神健体人称奇。
遇事戒骄又戒躁，心神安康病不欺；青年不要体过胖，锻炼身体常坚持。
中年养老又抚小，保持稳健莫小视；老年稍瘦正适合，生化全套标准些。
指标偏高要减少，指标偏低升上去；不要乱吃食和药，多多请教中西医。
笑口常开十年少，五十好像三十几；顺应四时多活动，空调风扇少用些。
无病早防有病医，莫等重病才着急；少吃糖盐多饮水，体内废物多排些。
人人消除亚健康，感谢党和胡主席；民生工程抓得紧，世界强国谁能比。

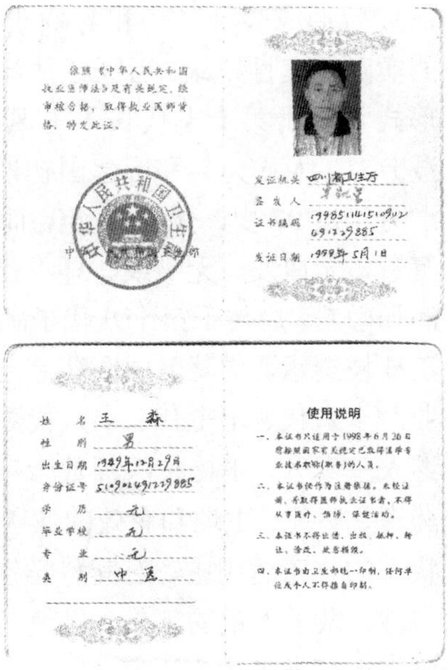
依照《中华人民共和国执业医师法》及有关规定，经审核合格，取得执业医师资格，特发此证。

中华人民共和国卫生部

发证机关 四川省卫生厅
签发人
证书编码 199851141510902 0491229885
发证日期 1999年5月1日

姓名 王森
性别 男
出生日期 1949年12月29日
身份证号 510902491229885
学历 无
毕业学校 无
专业 无
类别 中医

使用说明

一、本证书只适用于1998年6月26日前按照国家有关规定已取得医学专业技术职称(职务)的人员。

二、本证书仅作为注册依据，未经注册、并取得医师执业证书者，不得从事医疗、预防、保健活动。

三、本证书不得出借、出租、抵押、转让、涂改、故意损毁。

四、本证书由卫生部统一印制，任何单位或个人不得擅自印制。

参考书目：

1、《健康的秘诀》新华出版社　1981 年第 1 版

2、《老年医学知识》湖南科学技术出版社 1980 年版

作者简介：

王森，男，执业医师，中华中医药学会会员。1981 年考取行医资格，1982 年正式挂牌行医，1989 年～1991 年受聘于重庆北碚一医科学校任教，同时兼任校医。现执业于四川遂宁百寿堂诊所，擅长烧伤、胆肾

结石、带状疱疹等症的治疗。崇尚日常科学养生，反对过度医疗，行医的同时撰写自由诗传播健康生活方式，分别从饮食、起居、卫生、劳逸等多方面阐述防病养身延年益寿的道理。力求文字简明，通俗易懂、易记，使读者能从中获益，积极养身健体，永保健康，长命百岁。

家传宫廷秘方玉容膏的开发研究与应用

王泰升

一、玉容膏源流

六代中医世家第十五代太祖父任金陵太平天国宫内医官。第十六代祖王德民，字子正，生于古都金陵太平天国宫内御医苑。五岁时避战乱而入南京天主堂历30年任神父。通五国语言善拉丁文，承家业而精通内、妇、儿、外、各科疾病兼疗军马之疾。著有“温病探疑”、“妇人杂病十三章”“外科玉旨”“军马治要十六诀”“生男育女如意方”等论述，均毁于文革。玉容膏原名“易容膏”一方载于“妇人杂病十三章”论述中，对宫廷天国女性，从战场征战后形成多种杂病和容颜改变的诊疗做了一定的实践病案性记录。后因各种社会因素以家传口授形式下传于第十七代长子王凤岐字鸣州和夫人袁淑芳。二人均为共和国建国初期著名老中医师。袁淑芳年过97岁，行医81年，而面无老年斑和色素沉着，无白发、无皱纹、耳不聋、眼不花、面色红润如敷粉。后传于第十八代子副主任医师王泰升媳王桂枝继承。均著名中医药专家。该方从第十五代业经十六代、十七代、十八代数百年传承后，经承继人王泰升，王桂枝医师数十年临床应用，从现代药理、病理、生理和有效的改善人体气血阴阳失衡状态的临床运用中，对其科学性、可重复性、可推广性，做了大量的工作，已使其更加完美，其研究已接近可批量生产程度。

二、玉容膏药物组成归经与功效

补肝血：阿胶、桑寄生、首乌、鹿茸；补肝气：芋肉、杜仲。补心血：当归、龟胶；补心气：龙眼肉。补肺气：高丽参、黄芪；补肺津：熟蜜。滋肾：杞果、龟胶。补肾阴精：生地、黄精、蛤蚧、鹿胶。

鹿胶，专入肾，求真云：补阳益阴，强精活血，通督脉补命门，其性力缓味甘。不如茸之力峻。盖茸有通交阳维之功。“阳维起于诸阳之会，而维持诸阳”。胶有缘合冲脉之用，“冲脉起于胞中为诸脉之海”。

覆盆子，专入肾，甘酸微温，性中和，温肾而不燥，固精而不凝。故服阴痿能强，肌肤能泽，脏腑能和，须发不白，女子多孕，酒浸色红者真。

首乌禀春气以生，为风木之化，入通于肝，为阴中之阳药。可立救孤阳亢烈之危，补后天营血之需。常服长养精神，去病调元之饵。《何首乌传》云：何首乌者，顺洲南河县人，祖名能嗣，年六十无妻。忽见是药以服，因思人道，娶妻连生数子，寿一百六十岁，而著名。

桑蛸专入肝、肾、膀胱，得桑木之津，补肾愈诸疾，益精生子。促卵巢排卵并分泌性激素使天癸至任脉通。

三、玉容膏疗效分析

玉容膏在中医药四气五味、升降浮沉、引药归经的总体理论指导下，在心主血脉其华在面，肝为血海主于冲任，肾为先天之本，肾气、肾阳主温煦推动血液循十二经脉三百六十五别络良性平衡循环，在辩症论治理论指导下，玉容膏能使病体自身调节功能增强，达到推陈致新，去宛陈绰。《庄子·逍遥游》：“肌肤若冰雪，绰约若处子”，唐蒋防《霍小玉传》：“年可四十余，绰约多姿，谈笑甚媚”。促使孙络气血瘀阻开通，心肾不能相交形成的面部黄褐斑与色素沉着的黑褐斑病灶而冰释溶通，达到气行促血行，血行促斑溶的生态生理机能。达到行于面部的六部经脉微血流量加速，血管弹性加强，使四十女子少女面的红润鲜活成真。五千年来，每一个女人，都有追求沉鱼落雁，闭月羞花的美梦。特别是那些生活在宫廷里的美丽梦想更是如饥似渴。而玉容膏就是在当时宫廷里称“王氏易容术”又称“人面桃花术”而倍受君王喜欢受到封赏。特别是膏中的海马一物是药食两用的珍品，而海马体内的雌性雄性荷尔蒙又是促进成年女性，特别是四十以后女性，内分泌激素减少、衰退、竭绝的临床状态良性改变的有机物质。雌雄性激素失衡即气血失衡是导致女性更年期综合症并发症的主要因素之一。而玉容膏里的海马一品又是天然的性荷尔蒙生物补充剂，是女性易容术里的主要药物之一，是补充女性先天肾之阴精，促进和调节女性卵巢良性改变，调节四十女子内分泌失调和紊乱的主要生物药。它天然的多种脊椎关节活动游动的机能，又是女性调节颈椎、胸椎、腰椎、尾椎病态改变的治疗品。

四、女性容颜衰老无华的研究与玉容膏使用机理

现代研究发现女性体柔而属坤，太极之坤属黑色之阴。太极之阴与白色之阳，区分于“S”曲线，而女性曲性之美是形体美合于易经阴阳和合的象征。如《易·坤卦·文言》曰：“美在其中，而畅于四肢”，即言内体的健康是形体美的基础。所以中医讲究“有诸内必形于外”之说，而女子一生中的经、带、胎、产、耗伤阴血最大，所以内经云：“女子，五七阳明脉衰面始焦”。

人面是五脏六腑的外镜，面部是人体气血外荣的集中部位。是人体经络汇聚之处。如《灵枢·邪气藏府病形》篇曰：“十二经脉三百六十五络，其血气皆上于面而走空窍”。其中足阳明胃经，手少阴心经，手太阳小肠经，足太阳膀胱经，足少阳胆经，手少阳三焦经，皆汇于面。而《灵枢·天年》说“四十岁，腠理皮毛始疏，荣华颓落，发颜斑白”。这指明了，女性面部皮肤衰老是形体衰老的开始，也是早衰的开始，正如《灵枢·本脏》说：“肺合大肠，大肠者皮其应”。“肾合三焦膀胱，三焦膀胱者，腠理毫毛其应”。故内经指出“百病始生也，必先于皮毛”。所以玉容膏赤色之品入心而旺血，黑色之品，入肾而生精，精血互化、互生，色白之品入肺，而生皮毛，三者互生、互养、互荣而易容成矣！

五、有效医案

某女，初中女教师，因大病后额头、两颧骨处出现二块如鸡蛋大小黑斑，随年龄增长色素逐渐加重，多医无效，后经激素美容后加重，因容颜原因37 岁时离开讲堂，服用玉容膏煎剂一年后，又重新站上了讲台。

某女文艺工作者，因肝气阻滞，常期胸闷，胸痛，善太息，经少色暗有血块，舌边有多发性瘀斑，脉沉涩，面部从下眼睑发暗褐色开始，一年后面部至鼻朕迎香穴处出现黑褐色斑。因此丢掉了工作，分离了家庭，经玉容膏治疗 6 个月，临床病状消失，面色开始红润，黑褐色斑全部消失。一年后又建立美满家庭。

某女，高中学生，因父母离异后家境贫困，饮食不节，母亲靠务农生活，又患上肝硬化，长期服药，其生活压力、学习压力、感情压力导致常期失眠，常期靠吃萝卜干豆辨辣椒酱蒸馍生活，月经每2～3 个月一次，后因高中招考试时出现脱发严重面色突发黑褐色斑块，伴胸痛，便秘，服用玉容膏药方煎剂后，60 天容光焕发，脱发痊愈。后复习一年考上师专，建立了家庭，走上美好人生路。

某女，家族性病毒性肝炎，其母、兄弟均大三阳，其父肝腹水，肝癌已病故，后因本人面色青黄、两颧褐色斑而休学。经玉容膏调治后 60 天面色红润而外出深圳打工。

六、综述

玉容膏产品从授传人数十年自身临床验证，证明其科学性，实用性，可重复性，可推广性，确切真实。是一首传承数百年的养生美容健体的效方验方。在当今人类缺乏健康的大环境中，要切实遵循健博会上卫生部长陈竺提出的“和谐我生活，健康中国人”为主题的全民健康生活方式，推动合理膳食和适量运动的健康工程。故欲将玉容膏这膳食产品推广应用，为国民健康出力。

作者简介：

王泰升，男，生于 1955 年 10 月，汉族。中医世家传人，河南省西平县芦庙乡盘龙桥村人。毕业于河南中医学院，现任河南省现代医学研究院副院长、副主任中医师。

一种治疗癌症的专利药物

翁敬周

癌症，这一命题在医学上的发现至今还是一道难解之谜。二千六百年前的《黄帝内经》到神医华佗，癌症这一命题在理论和实践中都无法确认。明朝著名医学家李时珍《本草纲目》问世，为开拓中草药的临床应用提供了可靠的依据。到本世纪中叶各类癌症相继发现，中医中药西医西药临床普遍应用，但还是没能从根本上突破癌症治疗这一医学难题，以致于几乎人人谈癌色变。

一、癌症已严重威胁人类的健康与生命

癌症严重地危害着人民的健康与生命，引起世界人民的关注。根据世界卫生组织估计，全球 50 亿人口中，每年癌症发病率约 590 万人，死亡 400 余万人，约占世界人口总死亡人数的 10%，其中 200 余万人发生在发展中国家。

癌症同样严重地威胁着我国人民的身体健康，建国初期主要是结核病，各种传染病和新生儿疾病，癌症发病率不高。根据各项数据显示，50 岁左右的年龄组的癌症死亡率居各类疾病死亡之首，占总死亡率 20%以上，这些人很大一部分正当中年，年富力强，无论在家庭和事业中，都是中坚力量，由于癌症最后危及生命，令人扼腕。

当前，癌症发病大体有五种主要原因：1.有毒有害气体感染致癌。随着改革开放深入，城市面貌发生了根本性的变化，城市人口迅猛增加，城市工业化程度迅速提高，工厂林立，有害有毒气体排放增多，经济发展与环境治理未能同步，空气受到污染，肺癌发病率成倍增加。2.饮用水质降低和有毒有害食品致癌。城市生产污水、生活污水增多，污水净化远远落后于需要；农村因为办企业或大量使用化肥、农药而污染天然水源，饮用水中有毒成分增加。3.各类农药施用，农产品致癌物质增加，残毒危害健康。食道癌、贲门癌、胃癌、肠癌发病发病率增加。4.长期隐性慢性疾病病变致癌。很多人早期患有各类隐性疾病，如慢性肝病、胆囊病、脾脏病、心脏病、肠道病、肾脏病等，早期没有及时发现，发现病情治疗不及时，或发现治而不愈，都会留下隐患，一旦劳累过度，身体阴阳失去平衡，由慢性疾病转变为癌症。5.遗传基因致癌。近年来在调查研究肿瘤的遗传病因中，遗传因素已被专家学者普遍所认同。由于遗传基因彼此各不相同，人类的生命周期较长，世代相隔历史久远，各人的脏腑肌能差异，外界因素的作用复杂，造成人类肿瘤研究受到很大的制约。各类肿瘤好发于某一家庭，不同肿瘤在不同人种的发病基因也千差万别。区域性癌症高发地区，家族中癌症患者，近亲通婚等，都会造成癌症遗传。

二、九死还魂草的生物特性和药用效果

天台山是华夏名山，是道教南宗的发祥地，山水钟秀，素有仙山佛国，浙东名邑之美誉，高道名医辈出，历史悠久，源远流长。

唐开元中期的道教经典《道藏》记载中华仙草和李时珍编写的《本草纲目》中都记载了“还魂草”，它有三种称呼：一是生姜称之为还魂草；二是灵芝；三是长年生长于深山的还魂草，称之为九死还魂草。其味甘性凉，与其它中药合成，能产生一种合成元素，具有控制癌细胞端粒酶和抗黑色肿瘤病毒扩散，在临床应用实践中效果显著，药用价值极高。

九死还魂草生长在我国天台山旅游胜地华顶石梁、寒石山、九遮山、南海普陀山、仙居深山、温州雁荡山、江西龙虎山、湖北武当山、四川蛾眉山等名山，其生长习性喜高山不适宜平原沃野，不怕日晒雨淋，不怕天寒地冻，不怕干旱，死去活来，见水还阳，形状象把伞，常年郁郁葱葱，可作为盆景欣赏，又是名贵药材。所以道教仙师把这一仙草取名为九死还魂草。代代相传，名载史册。

以九死还魂草和石络莲等 20 多味中草药合成提取的紫阳还魂丹，在临床应用中进行了长时期的研究论证、药用效果显著。据国际学术界对癌细胞增殖的最新理论认为，正常的细胞和癌细胞的染色体末端都有一段 DNA，俗称端粒。正常细胞分裂

一次，其端粒就要缩短一点，直到分裂耗尽衰亡，癌细胞却有端粒酶保护端粒在分裂时不受损耗，从而使癌细胞有了无限增殖能力。而据我们长时期临床实践表明，在还魂草中提取高效合成元素其浓度含量能起到较好抑制癌细胞扩散作用，使其转化为有效细胞。

本专利以九死还魂草药名命名，其合成元素，能起到调整阴阳，调节肠胃功能，清热解毒，消肿止痛，散结肿瘤，防止控制癌细胞扩散。

三、治愈疑难杂症不是梦

长时期以来中医中药的临床应用积累了丰富的经验，对隐形气机和显形气机失调所致的各类疾病，有其特殊疗效，特别是各类慢性疾病疗效明显。随着医药卫生事业的发展，外因引起的传染性疾病迅速有效地得到控制，内因所致的慢性疾病和遗传基因引起各类疾病有增无减，西药合成元素药物的临床应用难以达到预期的效果，其副作用则日益被医学界的专家学者普遍认同。中医中药对癌症的治疗效果日益受到重视。还魂草的记载历史悠久，笔者在近三十年的临床应用中获得较好疗效，已获得药方专利（一种治疗癌症的药物、制备方法及其用途CN03156252.3），将有待于进一步开发，造福于人类。

腰痛的辨证论治

奚定一

腰痛是指以腰部疼痛为主要症状的一类病证，可表现在腰部的一侧或两侧。因腰为肾之府，故腰痛与肾的关系最为密切。腰痛一证，外感内伤均有之，书云：“腰者，肾之府，转摇不能，肾将惫矣。”根据经络阐述了足三阴、足三阳以及奇经八脉为病所出现的腰痛病证，肾着之病是其人身体重、腰中冷，如坐水中，腰以下冷痛，腹重如带五千贯，是为寒湿内侵所致。腰痛原因和少阴阳虚，风寒着于腰部，劳役伤肾，坠堕伤腰及寝卧湿地有关。“腰痛主湿热、肾虚、瘀血、挫闪、痰积有关，然痛有虚实之分，所谓虚者是两肾之精神气血虚也，凡言虚皆两肾自病耳。所谓实者非肾家自实，是两腰经络、血脉之中，为风、寒、湿之所侵，闪肭锉气之所得，腰内空腔之中为湿、痰、瘀之凝滞不通而为痛，当依据脉证辨悉而分治之。”至于治疗腰痛，治惟补肾为先，而后随邪之所见者以施治，标急则治标，本急则治本，初痛宜疏邪滞、理经隧，久痛宜补真元、养血气，分清标本先后缓急原则。

腰为肾之府，乃肾之精气所溉之域，肾与膀胱相表里足太阳经过之，此外，任、督、冲、带诸脉亦布其间，故内伤则不外乎肾虚，而外感风、寒、邪、热诸邪，以湿性粘滞，最易痹着腰部，所以外感总离不开湿邪为患。内外二因相互影响，腰痛是精气虚而邪客病也，肾虚其本也，风、寒、湿、痰饮、气滞、血瘀、闪挫其标也，或从标、或从本，贵无失其宜而已。说明肾虚是发病关键所在，风寒湿热的痹阻不行，常因肾虚而客，否则虽感外邪，亦不致出现腰痛，至于劳力扭伤则和瘀血有关，临床上亦不少见。

（1）寒湿腰痛——腰部冷痛重着，转侧不利，逐渐加重，静卧痛不减，遇阴雨天则加重，苔白腻、脉沉而迟缓。治法：散寒行湿，温经通络。方药：干姜芩术汤加味，合独活寄生汤加减。

（2）湿热腰痛——腰部驰痛，痛处伴有热感，热天或雨天疼痛加重，而活动后或可减轻，小便短赤，苔黄腻、脉濡数，或弦数。治法：清热利湿，舒筋止痛。方药：四妙丸加减。

（3）腰痛瘀血——腰痛如刺，痛有定处，日轻夜重，证轻者俯仰不便，重则不能转侧，痛处拒按，舌质暗紫，或有瘀斑。 脉涩，部分病人有外伤史。治法：活血化瘀，理气止痛。方药：身痛逐瘀汤加减，日久配合虫蚁收搜络邪。

（4）肾虚腰痛——腰痛以酸软为主，喜按喜揉，腿膝无力，遇劳更甚，卧则减轻，常反复发作，偏阳虚者，则少腹拘急、面色苍白、手足不温、少气乏力、舌淡、脉沉细。偏阴虚者，则心烦失眠、口燥咽干、面色潮红、手足心热、舌红少苔、脉弦细数。治法：偏阳虚者宜温补肾阳，偏阴虚者宜滋补肾阴。

方药：偏阳虚以右归丸为主温养命门之火。偏阴虚以左归丸为主可加大补阴丸。无阴阳偏虚者，可服青娥丸补肾以治腰痛。

肾为先天之本，脾为后天之本，二脏相济，温运周身。若肾虚日久不能温煦脾土，或久行久立、劳力太过，腰肌劳损，常致脾气亏虚，甚则下陷，临床除有肾虚见证外，可兼见气短、乏力、语声低弱、食少便溏或肾脏下垂等，治当补肾为主，佐以健脾益气、升举清阳，酌加党参、黄芪、升麻、紫胡、白术等补气升提之药，以助肾之举。

腰痛一证，外感内伤皆可产生，其病变化常表现出肾虚为本，感受外邪以跌仆闪挫为标的特点，因此治疗时除散寒行湿、清利湿热、活血祛瘀、舒筋活络外，多配合补肾强腰的药物，以达到扶正祛邪的目的。据上所见，单发型的少见，兼证型的多见，日久腰痛虚实挟杂，用药当需互参，标本兼顾为治。

中医治疗糖尿病新思维

杨永荣

1、糖尿病并非不治之症

近年来患糖尿病的人有愈来愈多的趋势，自十九世纪起，世界各国卫生组织就开始重视糖尿病的防治工作，到目前为止很多医生及病患还是认为糖尿病只能控制血糖无法治愈糖尿病，实际上只靠控制或治疗不当，最终必然会引起诸多并发症，诸如中风、末梢血管硬化、心肌梗塞、视网膜出血、白内障、性功能障碍、阳萎早泄、肾功能衰竭尿毒症等。

西医治疗糖尿病以立即降下血糖制订治疗手段，一般认为糖尿病只能控制无法治愈。中医治疗糖尿病以讲究整体疗法，彻底改善糖尿病体质，达到治本的疗效为目的。其实中医治疗糖尿病早在几千年前就有文献记载（即所谓消渴症）。糖尿病在胰脏功能尚未完全退化以前，若施以中药求以支持性疗法，很多病患是可以治愈的。个人行医三十多年生涯中，以治疗糖尿病为专长，更配合最新研发生物科技产物，针对糖尿病的保健，血糖的稳定，有其突破性的成效。曾经治愈众多糖尿病病患，轻的可以完全治愈，重的可以改善并发症，即使没有立即见效，也可将病情逐渐减轻。因此个人认为糖尿病并不可怕，只要早期发现，早期应用中药治疗，配合医师或营养师交代卫教知识，严谨地执行个人日常生活保健，大部分糖尿病是可以治好的。

2、治疗糖尿病要胰、肝、肾整体调理

根据个人经验糖尿病的治疗原则，除了需要恢复胰脏功能外，肝肾机能的恢复保健工作不能忽视。以中医治病原则离不开找出病源，辨症论治，对症下药，中医认为发生糖尿病的主要因素以先天遗传，体阴亏损，饮食不节，内热偏盛，七情所伤，喜怒不节，怒气伤肝，慾情纵欲，肝肾虚亏。以个人临床经验统计，现代人发生糖尿病的因素，最多机率还是生活过度紧张，引起压力过大所造成的最为普遍，更造成人体五脏五行不平衡，内脏功能紊乱导致糖尿病。治疗糖尿病以中医的理论从整体机能辩证论治，配合中药及生物科技产物的治疗，是纠正病因的治疗，更能达到治愈的目的。

台湾现代医学几乎一味认定糖尿病与肾功能衰竭是无药可治的疾病，仅以讲究控制血糖为主，不需任何治疗。如此说法往往病患听到自己所患等于是绝症，心理遭受打击，更使病情加重，甚至放弃治疗。吾人听此言论更是无奈，糖尿病等之治疗虽然不是所有病患都能完全治好，但也不至于全是绝症之病。个人擅长治疗糖尿病常用传统中医处方如消渴散、玉泉丸、玉女煎、白虎汤、肾气丸、生脉饮、柴胡清肝汤等。配合单味中药材如地骨皮、鬼箭羽、淫羊藿、荔枝核、天花粉、白僵蚕、玉竹、山七、旋覆花、十大功劳、白朮、山茱萸、香附子、淮山药、益智仁、黄芪、冬虫夏草、黄精等。除了依照中医优良传统辨症论治，求以对症下药治疗外，为了让病人更能感受到立即见效的体验成果，更配以传统中药体制外的所谓生物科技产物，以求增强免疫功能，促进新陈代谢为根基，如复方醣质营养素、褐藻醣胶、台湾本产牛樟芝、山苦瓜、芦荟、金线莲、香椿……等萃取物，依据病患不同体质需求，配以适合的台湾本产青草药或生物科技产物调治，更能达到立即见效及最好的治疗效果，中医治疗糖尿病应注重恢复肝脏、胰脏及肾脏的功能，到目前为止治疗糖尿病比较安全而有效的药物，还是传统的中医以分症治疗，依照上消、中消、下消等区别对症下药，效果更为可靠。

3、糖尿病日常保健需注意事项

糖尿病的治疗除了应用中药求以对症下药外，适当的运动相当重要。运动确实可以帮助降低血糖，吸收新鲜的空气，可以净化血液，但是糖尿病人要避免因运动过度影响血糖过低症状，比较适合饭后运动。其次是饮食的禁忌，只要严格管制热量、糖份及过量的淀粉吸收，可以防止血糖的升高及病情恶化现像。正餐主食最好少吃或不吃白米饭，以中药四神（淮山药、薏苡仁、芡实、莲子、麦片）煮成干饭取代正餐主食，可以避免热量及淀粉过度吸收的现像，针对糖尿病病患之维护保健有正面良好的效果。其次热量高的水果如香蕉、榴莲、荔枝、龙眼、甘蔗、芒果、菠萝等水果严格禁忌进食，对避免血糖过高有很大帮助。

4、生物科技成品介绍

本人为方便糖尿病病患立即改善血糖值及糖尿病者或癌症化疗后日常保健调理体质需求，特成立东风企业国际有限公司，生产多种相关保健产品如：俭糖赐保饮，景天宜糖，复方醣质营养素，褐藻醣胶，牛樟芝等，以液体、胶囊形态制成成品，方便病家自行调理。

根据近代治疗经验，在众多的第二型糖尿病人中，患者有越来越年轻化的现象，尤其发现年轻病患并发脂肪肝及病毒性肝炎的比率相当多。这在中医临床的治疗原则若配以清肝解毒兼活血散瘀中药处方，配合台湾本土盛产的牛樟芝生物萃取物，除了能达到降低血糖的目的，更能同时治疗慢性肝炎，给病人带来一举双效的成果。

4.1 俭糖赐保液主要功效及成份：

针对已经接受打因素林（胰岛素）病患，改善高血糖及肝功能指数异常及三高体质适用，主要成份以灵芝、何首乌、桑枝、益母草、黄连等萃取物制成食品级液体保健产品。

4.2 俭糖赐保胶囊主要功效及成份：

针对上、中消型糖尿病，高血糖值病患，具有降低血糖及减肥功能，主要成份以山苦瓜、山茶花、武靴叶等萃取物制成食品级胶囊保健产品。

4.3 景天宜糖胶囊主要功效及成份：

针对肝肾虚弱下消型糖尿病体质，具有平衡血糖及增强体力功能，主要成份以山苦瓜、人蔘、红景天、蕃石榴心叶等萃取物制成食品级胶囊保健产品。

4.4 复方醣质营养素胶囊主要功效及成份：

针对久病虚弱体质营养吸收不良，糖尿病及癌症各种久治不愈细胞缺乏养分体质，以八种单糖如半乳醣、甘露醣、岩藻醣、葡萄醣、木醣、N-乙酰葡萄醣胺、N-乙酰半乳醣胺、N-乙酰神经氨酸、配合牛樟芝、冬虫夏草、桑黄、白桦茸等萃取物制成食品级胶囊保健产品。

4.5 褐藻醣胶胶囊主要功效及成份：

Fucoidan 褐藻醣胶是由小分子岩藻醣 fucose 聚合而成，人体必需经过 34 种酵素的生化转换作用，才能产生。因此想要获得褐藻醣胶的保健功效，就必须额外补充。

Fucoidan 独特含硫基多醣体结构，让褐藻醣胶具有抗癌、增强免疫力、抗病毒、抑制胃幽门螺旋杆菌、抗凝血、抗血栓、降血脂、降血压、稳定血糖和改善消化道机能的保健功效。褐藻醣胶具有提升免疫力阻断癌细胞养分及诱导癌细胞凋零和抗辐射作用，针对久年顽固型糖尿病可降低糖尿病并发症，辅助糖尿病患提高体内氧化力的营养品，减少蛋白尿改善肾功能，减轻肝炎预防肝硬化症。

4.6 特纯牛樟芝胶囊主要功效及成份：

牛樟芝属于台湾特产主要功能为增强免疫、消炎解毒、抗癌、调降肝功能指数，为近期发现保健优良产品，主要成份以牛樟芝固态发酵、五味子、桑黄萃取物制成食品胶囊保健产品。

作者简介：

杨永荣医师，现任台湾人生中医诊所总主治医师、台中和平中医联合诊所董事长、东风企业国际有限公司负责人等职。获美国高登大学博士学位，以中医如何突破性治疗糖尿病为主题，在台湾行医 35 年，以专治糖尿病为专长，深获台湾民众肯定。

我对“中药免疫治疗法”的探索和认识

姚丰安

“中药免疫治疗”就是以医学免疫学为理论基础，对疾病的病因、病理与治疗进行分析，做出免疫学治疗方案；然后，根据“中药免疫药理学”选用具有增强相应免疫作用的中药，依据药性、药理、药物配伍的禁忌与依附关系合理搭配组成处方，激起、增强并扶助人体免疫功能，消除病原体，达到治疗疾病的医疗方法。此类药物苦味小、毒副作用不大，并且适应范围广。其重要的特点是：为激起免疫功能，用药量常超出常用量数倍，对治疗肿瘤、细菌、病毒感染与心脑血管疾病具有奇特的疗效和广阔的应用前景。

中药免疫药理学是于 20 世纪 70 年代中期由传统中药学与现代免疫药理学相结合而发展起来的一支新兴学科，近 10 年间该学科的发展引起了国内外学者的关注，尤其是 2001 年 11 月我国正式加入 WTO 以后，对充分发挥我国传统优势、加速中药现代化进程的要求更加迫切，许多中药被研制开发成新药应用于临床，使中药免疫药理学步入一个崭新的历史阶段。笔者早年拜师自费学习中医治疗，曾担任过赤脚医生，有过不少治愈疑难杂症的案例。治好家人的重病，是我钻研中医中药疗法的最大动力。多年来，在双方志愿的前提下，以中药免疫疗法为为亲友治病，比如为女儿肺结核试治成功，通过这一成功案例经理论推导，中药免疫疗法可以用于治疗病毒感染，可以作为向艾滋病进攻的武器，随着认识的不断提高现已用于治疗心脑血管病，并收到良好效果。人类对科学的认识总是不断升级，已经证明，一些具有抑制免疫与增强肾上腺皮质功能的中草药，对自身免疫性疾病有很好的疗效，这种“免疫抑制”的应用可以认为是“中药免疫治疗的负运用”。

一、中药免疫疗法治愈女儿肺结核的经过

我女儿 30 岁，中学化学教师。2002 年 7 月 24 日因长期咳嗽，到临沂市人民医院检查，确诊为肺结核。2002 年 7 月 28 日到专科医院拍胸片证实，病变部位在左侧二、四肋之间。连夜查资料暂定方：黄芪、党参、夏枯草、何首乌、女贞子、绞股蓝、百部：白及为 8：1 粉，狼毒煮鸡蛋每早空腹服一个。2002 年 7 月 28 日至 8 月 29 日，每天一剂，连用 32 天。用药一周后咳嗽有所减轻，但仍不能止，证明此方疗效不理想；此期间查阅资料，收集处方 671 个，都不能尽如人意！《结核病的现代诊断与治疗》第四章结核病免疫，经归纳整理如下几条：

1、中药免疫药物增强“Ⅳ型变态反应”

2、增强细胞毒 T 淋巴细胞功能

（1）、CD_4^+T 淋巴细胞（Th）

（2）、细胞毒性 CD_8^+T 淋巴细胞

3、增强自然杀伤细胞（NK）功能

4、增强白细胞介素 2（IL-2）分泌

5、提高 T_H/T_S 比值

6、增强体液免疫

7、诱生干扰素

8、增强抗菌作用

根据所需增强的免疫作用，有目的筛选中药，最后确定，党参、黄芪、白花蛇舌草。发现竟然与

治疗白血病的处方完全相同。再恰当配用辅佐品，8 月 30 日开始服用，5 剂后完全止咳，15 剂后可以正常授课。9 月 18 日胸片证实，病灶已大部分被吸收，体重增加 3.5 公斤。10 月 18 日再称体重略有下降，共服 50 剂，停用中药。至今无复发迹象。

根据白花蛇舌草在治疗白血病的应用中，在恰当化疗后消除幼稚细胞的能力是卡介苗能力的 10^3 ～10^4 倍。所以认为治疗肺结核效果可能会更好。《结核病的现代诊断与治疗》认为细胞免疫对结核菌的作用不同：细胞免疫是通过激活巨噬细胞来杀灭细胞内吞食的结核菌，而Ⅳ型变态反应则通过杀死含菌的未激活的巨噬细胞及其邻近组织来消除有利于细菌生长的细胞内环境，细胞免疫与Ⅳ型变态反应可被不同的代谢抑制药物阻断[1]。

药理研究已证实，白花蛇舌草可增加白细胞数目、增强迟发型(Ⅳ型)超敏反应，与黄芪配伍增加白细胞与巨噬细胞，所以既满足了细胞免疫的条件又满足了(Ⅳ型)超敏反应的条件，并且这些药具有扶正作用能保护不被代谢抑制药物所阻断。

1882 年 3 月 24 日科霍在德国柏林生理学会上宣布了结核菌是结核病的病原菌。将菌种减毒，它依然得以在人体内繁殖，强化人体对日后全毒菌种侵犯时的抵抗力，研究出卡介苗。接种成功的话，结核菌素测验将在三到六周内由阴性转为阳性。这种转变（conversion），确认人体对结核的抵抗力已经成功培养出来。这一整套关于卡介苗的观点和接种原则迄今未变，依然是突之不破的理论典范。

1891 郭霍首先描术了结核分枝杆菌培养滤液抗原皮内攻击已感染结核分枝杆菌 4－6 周的豚鼠引起接种局部皮肤和远处病变组织坏死性自愈的现象，后人称此为郭霍现象。郭霍以此治疗皮肤结核病，取得成功。但是，当扩展到治疗肺结核病时，得到的却是悲惨的回报[2]。

Koch 现象是结核菌重感染生物学现象，对重感染具有抵抗能力，但不能治愈初感染导致的肺结核病。应用中药免疫药物，增强细胞免疫与Ⅳ型变态反应的机理，实现 Koch 现象，达到治愈初感染导致的肺结核病，圆了当年郭霍想治疗肺结核的梦，是运用 Koch 现象治疗肺结核的新进展。说明中药免疫治疗可以纠正西医认为Ⅳ型超敏反是有害的错误认识。从此点可看出，中药免疫治疗的实践过程中发展了西医的理论，也证明了中医现代化的重要性。

2009 年 6 月 28 日，本人治疗肺结核的复方收到《发明专利证书》。

二、中药免疫疗法用于艾滋病的设想

$CD4^+$T 淋巴细胞是 HIV 的宿主细胞，单核巨噬细胞是 HIV 的主要贮存细胞。因此，任何一种药物，无论它在体外 T 细胞测定系统中具有怎样的抗 HIV 活性，只要对单核巨噬细胞中的 HIV 无作用，那么它在临床上的应用价值将受到限制。这也是艾滋病目前无法治愈的原因。

降低病毒载量的方法至少有 3 种：

1.用 HAART 治疗；2.因 HIV 增殖周期为 2.5 天，在人体血浆内的半衰期只有 6 小时，能抑制 HIV 增殖的药物如：用甘草甜素治疗，也可降低病毒载量；3.机体全面的抗病毒细胞免疫应答的一个主要组成部分就是 NK，它能以一种不依赖于主要组织相容性复合物（MHC）的方式识别和杀伤 HIV 感染的细胞，也可以通过单个核细胞的直接作用或通过 ADCC 作用来完成杀伤 HIV 感染的细胞[3]。中药免疫治疗药物就可以使 NK 增殖并增强活性，所以可降低病毒载量。

单核巨噬细胞是 HIV 的主要贮存细胞。细胞免疫是通过激活巨噬细胞来杀灭细胞内吞食的结核菌（HIV），而Ⅳ型变态反应则通过杀死含菌的未激活的巨噬细胞及其邻近组织来消除有利于细菌生长的细胞内环境[1]。这正是解决单核巨噬细胞是 HIV 的主要贮存细胞问题的方法，所以也适应于艾滋病的治疗。

某些胞内致病微生物（如病毒、胞内菌等）、真菌及某些原虫可在感染过程中引起以细胞免疫为基础的Ⅳ型超敏反应。病原体感染机体使 T 细胞致敏，在体内长期存留的病原体可持续与 T 细胞接触，促使其释放淋巴因子，引起一系列反应以清除病原体抗原，若该反应过强即可导致组织损伤。传染性超敏反应的发生往往代表机体已获得对特定病原体的免疫力[4]。故可知“Ⅳ型超敏反应”不单单可以消灭结核杆菌，同时也可杀灭细胞内病毒

（HIV），这些都可作为HIV减少到不可测的程度，也可以直接解释对艾滋病的治疗，并且Ⅳ型变态反应则通过杀死含菌的未激活的巨噬细胞及其邻近组织来消除有利于 HIV 生长的细胞内环境是治愈艾滋病的依据。

综上，肺结核治疗依据就是用中药满足了郭霍现象的条件；艾滋病的治疗已有三种降低病毒载量的方法最终归结到郭霍现象为好。

实践证明郭霍现象是“中药免疫治疗”的核心理论，现已证明它对细菌、病毒、人体脏器的器质性病变都有很好的疗效，其应用之广可想而知。

参考文献：

[1] 赵龙凤、张缭云 主编.结核病的现代诊断与治疗[M].中国医药科技出版社，2001：82.

[2] 彭卫生、王英年、肖成志 主编.新编结核病学[M].中国医学科学技术出版社，2003:110.

[3] 周先志\赵敏 主编.艾滋病诊疗新技术[M].人民军医出版社，2005：77.

[4] 张建中 主编.免疫与健康[M].化学工业出版社，2003:87.

作者简介：

姚丰安，男。1962 年初中毕业开始拜师学习中医、针灸，期间入读机电专业学校并入行就职。因家人重病而坚持业余时间自学中医中药。因有过治愈疾病的案例，曾被组织安排当赤脚医生。2007 年开始在专业期刊发表中医药治疗方面的认识和经验，如“中药免疫治疗肺结核”、“中药免疫治疗心脑血管病的再探与发现”、“中药免疫治疗艾滋病理论再探”、“从中药免疫治疗看中医现代化”、“中医现代化问题再探”等。由其发明研制的“一种用于治疗肺结核的中药制剂及其制备方法”已经申请国家专利，专利号为 ZL200510056784.0.该发明属于复配的中药制剂，具有补气固表、利尿生肌、清热润肺、激活人体免疫力杀灭结核杆菌之功效。

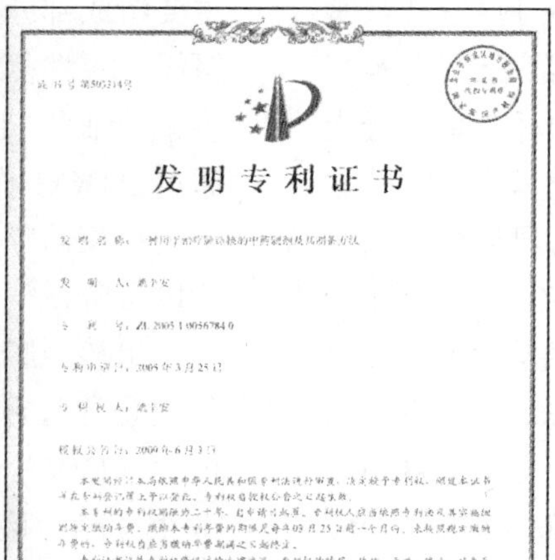
发明专利证书

局长 田力普

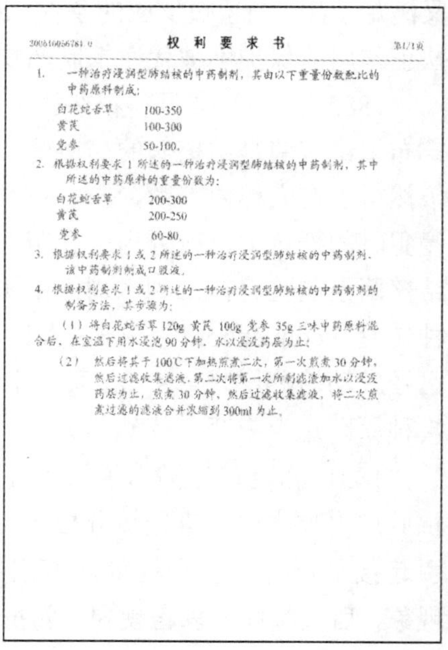
200510056784.0　　**权 利 要 求 书**　　第1/1页

1. 一种治疗浸润型肺结核的中药制剂，其由以下重量份数配比的中药原料制成：

白花蛇舌草	100-350
黄芪	100-300
党参	50-100.

2. 根据权利要求 1 所述的一种治疗浸润型肺结核的中药制剂，其中所述的中药原料的重量份数为：

白花蛇舌草	200-300
黄芪	200-250
党参	60-80.

3. 根据权利要求 1 或 2 所述的一种治疗浸润型肺结核的中药制剂，该中药制剂制成口服液。

4. 根据权利要求 1 或 2 所述的一种治疗浸润型肺结核的中药制剂的制备方法，其步骤为：

（1）将白花蛇舌草 120g 黄芪 100g 党参 35g 三味中药原料混合后，在室温下用水浸泡 90 分钟，水以浸没药层为止；

（2）然后将其于 100℃下加热煎煮二次，第一次煎煮 30 分钟，然后过滤收集滤液，第二次将第一次所剩滤渣加水以浸没药层为止，煎煮 30 分钟，然后过滤收集滤液，将二次煎煮过滤的滤液合并浓缩到 300ml 为止。

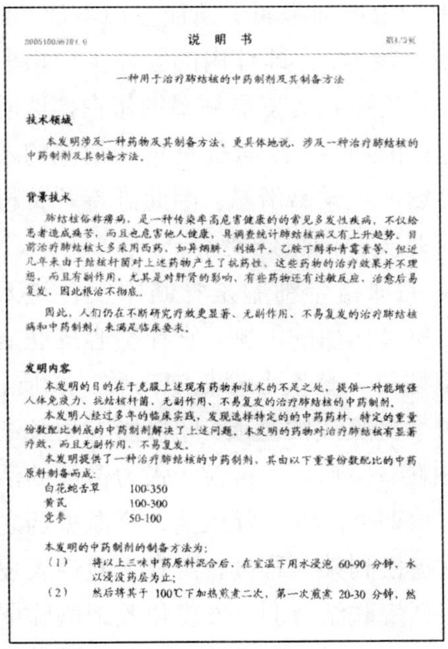
2005100567814.0　　说　明　书　　第1/3页

一种用于治疗肺结核的中药制剂及其制备方法

技术领域

本发明涉及一种药物及其制备方法，更具体地说，涉及一种治疗肺结核的中药制剂及其制备方法。

背景技术

肺结核俗称痨病，是一种传染率高危害健康的的常见多发性疾病，不仅给患者造成痛苦，而且也危害他人健康，且调查统计肺结核病又有上升趋势。目前治疗肺结核大多采用西药，如异烟肼、利福平、乙胺丁醇和青霉素等，但近几年来由于结核杆菌对上述药物产生了抗药性，这些药物的治疗效果并不理想，而且有副作用，尤其是对肝肾的影响，有些药物还有过敏反应，治愈后易复发，因此根治不彻底。

因此，人们仍在不断研究疗效更显著、无副作用、不易复发的治疗肺结核病和中药制剂，来满足临床要求。

发明内容

本发明的目的在于克服上述现有药物和技术的不足之处，提供一种能增强人体免疫力、抗结核杆菌、无副作用、不易复发的治疗肺结核的中药制剂。

本发明人经过多年的临床实践，发现选择特定的的中药药材、特定的重量份数配比制成的中药制剂解决了上述问题。本发明的药物对治疗肺结核有显著疗效，而且无副作用、不易复发。

本发明提供了一种治疗肺结核的中药制剂，其由以下重量份数配比的中药原料制备而成：

白花蛇舌草　100-350
黄芪　100-300
党参　50-100

本发明的中药制剂的制备方法为：

（1）　将以上三味中药原料混合后，在室温下用水浸泡 60-90 分钟，水以浸没药层为止；

（2）　然后将其于 100℃下加热煎煮二次，第一次煎煮 20-30 分钟，然

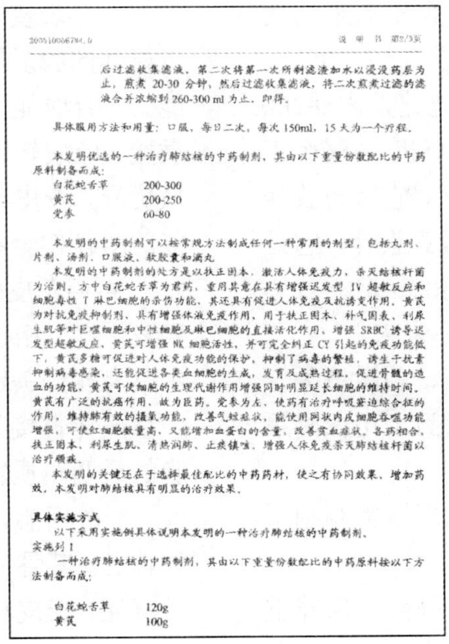
2005100567814.0　　说　明　书　第2/3页

后过滤收集滤液，第二次将第一次所剩滤渣加水以浸没药层为止，煎煮 20-30 分钟，然后过滤收集滤液，将二次煎煮过滤的滤液合并浓缩到 260-300 ml 为止，即得。

具体服用方法和用量：口服，每日二次，每次 150ml，15 天为一个疗程。

本发明优选的一种治疗肺结核的中药制剂，其由以下重量份数配比的中药原料制备而成：

白花蛇舌草　200-300
黄芪　200-250
党参　60-80

本发明的中药制剂可以按常规方法制成任何一种常用的剂型，包括丸剂、片剂、汤剂、口服液、软胶囊和滴丸

本发明的中药制剂的处方是以扶正固本，激活人体免疫力，杀灭结核杆菌为治则。方中白花蛇舌草为君药，重用其意在具有增强迟发型 IV 超敏反应和细胞毒性 T 淋巴细胞的杀伤功能，其还具有促进人体免疫及抗诱变作用。黄芪为对抗免疫抑制剂，具有增强体液免疫作用，用于扶正固本、补气固表、利尿生肌等对巨噬细胞和中性细胞及淋巴细胞的直接活化作用，增强 SRBC 诱导迟发型超敏反应，黄芪可增强 NK 细胞活性，并可完全纠正 CY 引起的免疫功能低下，黄芪多糖可促进对人体免疫功能的保护，抑制了病毒的繁殖，诱生干扰素抑制病毒感染，还能促进各类血细胞的生成，发育及成熟过程，促进骨髓的造血的功能，黄芪可使细胞的生理代谢作用增强同时明显延长细胞的维持时间。黄芪有广泛的抗癌作用，故为臣药。党参为佐，使药有治疗呼吸窘迫综合征的作用，维持肺有效的摄氧功能，改善气短症状，能使用网状内皮细胞吞噬功能增强，可使红细胞数量高，又能增加血蛋白的含量，改善贫血症状。各药相合，扶正固本、利尿生肌、清热润肺、止痰镇咳，增强人体免疫杀灭肺结核杆菌以治疗顽疾。

本发明的关键还在于选择最佳配比的中药药材，使之有协同效果，增加药效，本发明对肺结核具有明显的治疗效果。

具体实施方式

以下采用实施例具体说明本发明的一种治疗肺结核的中药制剂。

实施列 1

一种治疗肺结核的中药制剂，其由以下重量份数配比的中药原料按以下方法制备而成：

白花蛇舌草　120g
黄芪　100g

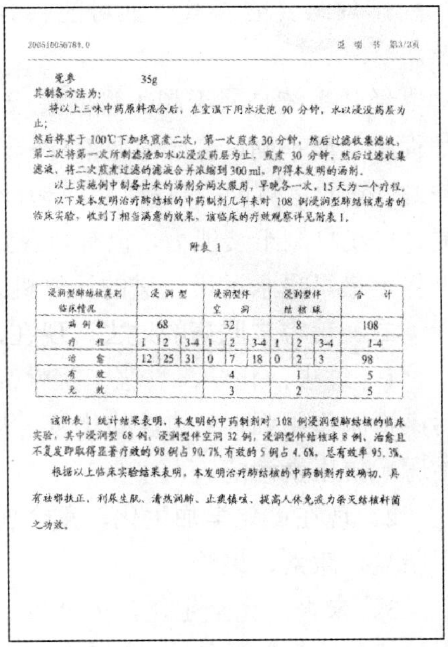
2005100567814.0　　说　明　书　第3/3页

党参　35g

其制备方法为：

将以上三味中药原料混合后，在室温下用水浸泡 90 分钟，水以浸没药层为止；

然后将其于 100℃下加热煎煮二次，第一次煎煮 30 分钟，然后过滤收集滤液，第二次将第一次所剩滤渣加水以浸没药层为止，煎煮 30 分钟，然后过滤收集滤液，将二次煎煮过滤的滤液合并浓缩到 300 ml，即得本发明的汤剂。

以上实施例中制备出来的汤剂分两次服用，早晚各一次，15 天为一个疗程。

以下是本发明治疗肺结核的中药制剂几年来对 108 例浸润型肺结核患者的临床实验，收到了相当满意的效果，该临床的疗效观察详见附表 1。

附表 1

浸润型肺结核类别 临床情况	浸润型			浸润型伴 空洞			浸润型伴 结核球			合计
病例数	68			32			8			108
疗程	1	2	3-4	1	2	3-4	1	2	3-4	1-4
治愈	12	25	31	0	7	18	0	2	3	98
有效				4			1			5
无效				3			2			5

该附表 1 统计结果表明，本发明的中药制剂对 108 例浸润型肺结核的临床实验，其中浸润型 68 例，浸润型伴空洞 32 例，浸润型伴结核球 8 例，治愈且不复发即取得显著疗效的 98 例占 90.7%，有效的 5 例占 4.6%，总有效率 95.3%。

根据以上临床实验结果表明，本发明治疗肺结核的中药制剂疗效确切，具有祛邪扶正、利尿生肌、清热润肺、止痰镇咳、提高人体免疫力杀灭结核杆菌之功效。

经络脉气调理在美容皮肤病领域的应用

叶灯辉

一、经脉脉气的最新体会

经络学是中华医学理论体系中的重要部份，中医的诊断、中药的归经、针炙的循经取穴、按摩的循经推拿、道家的气功导引、延年益寿，无不是基于经络理论的指导与实践。数千年来中华民族将经络学贯穿在中医学中的生理病理、诊断、治疗和养生保健、延年益寿，构成一套合乎理法医疗体系，灵活地指导中医的临床实践，由于其效果明确，所以经络脉气的应用，深入民间，广泛使用。

经脉系统是奇经八脉，十二经络各穴位群的串联系统，它在人体的结构和功能，好似电子仪器的电子回路，穴道好似计算机的IC组件，硅晶组件中储存有软件程序，穴位不同，程序各异，五腧穴，原、络、俞、募、会、隙、合，好似电容，电阻，电感，真空管，积体电子，调控电流加减变压管制系统。奇经八脉属于高压电源调控系统，也是蓄积储存和电流整流调控系统，它掌控大脑，下丘脑垂体——性腺轴——肾上腺轴及中枢神经系统，亦即人体生命力的维系系统，十二经络掌控十二脏腑，它透过左右两侧阴阳经气互动的机电功能，使十二脏腑，系统性自动化，再透过每个穴位的软件程序完成机体的生命现象。

奇经八脉和宇宙（天体）磁能共运，大地（地球）磁场共荣，和万物（动、植物）气场互动，赋予人类生命动能，配属十二经脉的机电性运作，吸收碳水化合物，行使新陈代谢，维持生命的周期循环机制。最奥妙的是由单一受精卵细胞分化为一个婴儿，然后这个成长后的人类机体可以具备200 多种不同细胞，各细胞不同，DNA 各异，DNA 不同其功能各有天份，各细胞恪守其职，在机体中透过经络系统串联，完成复杂消化、排泄、代谢、神经、淋巴、生殖、免疫、骨骼、血循、生理、心理、生化现象。尤其当机体行使其灵长优势时其思考创作力，运动场上竞技的超人技能，和与病毒，病菌，伤残做抵抗或修复的免疫能力，都是现今科学难以模拟的能力。当今科学，医学之高明，对许多慢性病症候群及世纪大病毒AIDS、癌，一直无法突破，就是一直漠视经络系统。目前虽全心投注在DNA

基因排列组合的探索，但可能会有舍本求末的遗憾。

经脉系统是属于超大型的集成电路，内储200种程序功能不同、总计14兆部586计算机，386个工作站，它的运算能力每秒1兆8千万次，它有自我修复、自我复制组装能力，也有自我毁灭设计，它是世界上最早也永远最先进的计算机系统。

二、美容皮肤病的过去，现在，未来

1、过去：化学毒性强、极性高、刺激值大、污染毒副作用强，单纯性的化妆，大致上用白降汞治斑，抗生素治疮。

2、现在：化学加生化，重金属严格管制则采用胎盘、激素、果酸。

3、未来：完全生化，内调重于外敷，保养重于治疗，无化学无毒性；健康保健与美容结合，经络美容、仪态美容、饮食卫生为主的全方位美容，美容业将是第三产业的热门行业，全球产值超过兆美元。

三、皮肤生理的三度空间解析

1、结构论：

表皮、真皮、皮下组织为其主要结构，其整体功能，有感觉作用、护卫机体、调节体温、免疫反应、脉气传输、新陈代谢、呼吸、排泄、协助内分泌。

2、从生理上来说：

a. 角质有防护、防尘、防水、防菌、抗紫外线、散热、保温的效果。

b. 真皮是角质层的后盾，筋骨的保护层，体液水份的储藏室，血循的交换场所。

c. 皮下组织是机体骨架结构，机械能，物理性功能的建构体。

3、从皮肤的组织学角度讨论：

表皮层的主要成员为角胶细胞，次要成员为郎格罕细胞和少数的黑色素细胞。神经上皮细胞、表皮层没有血管信道，营养物质的摄取，必须经由透明基底膜带，上述细胞由基底层分化以演化方式发育为棘细胞，颗粒细胞，透明角质细胞，无核角化角胶细胞。各细胞演化的基本物质为粘多糖蛋白，由真皮层输送供应外，经络脉气提供细胞核足够的电位能，直到细胞演化成角质蛋白。

——表皮中的上皮细胞属于角质蛋白本质，所以机体的胶质聚合能力，亦即体内的胶原蛋白摄取能力，合成能力，关系到真皮层粘多糖蛋白，透明质酸，硫酸软骨素的质量，质量优良角胶细胞的本质优异，表皮自然捆致柔嫩滑腻。因此维持肝肾机能的协调健全将是美容的第一要素。

——表皮中的郎格罕细胞是骨髓中发育进入表皮，具有相当免疫作用的细胞，它在美容皮肤病中具有相当关键地位。基本上骨髓中钙质、胶质、质量好坏直接关系到真皮的基质，间接影响角胶细胞的透明角质颗粒、桥粒、半桥粒、张力微丝的活性。经验所悉，长期类固醇、降压药、降血糖药之依赖者，其骨质疏松到某一程度，常有大疱性表皮松解症，表皮和真皮联结薄弱，表皮角胶细胞脆弱没弹性，皮下出血，皮质粗糙干燥。因此充盈骨髓中之钙质胶质对美容有绝对的帮助。

——表皮中的黑色素细胞，由胚胎神经细胞衍变进入表皮，具有神经细胞的特性，他和经络系统互动，护卫机体，如果气血失衡，阴虚阳亢，将导致神经亢奋或经络脉气不足都会影响黑色素细胞的稳定性，黑色素分泌过量，或细胞粒腺体活力不足将导致肤色灰暗，云状斑，块状斑。因此，维持气血平和，也是美容的基本条件。

真皮属于结缔组织由纤维母细胞及基质组成，纤维母细胞发展出胶原纤维、弹力纤维和网状纤维。基质内为硫酸软骨素，透明质酸等粘多糖蛋白，是各种水溶性物质，电解质等代谢物质的交换场所。

基质是体液的储藏所，代谢物质，电解质的交换场所，机体的血循系统、消化系统、内分泌系统、代谢系统、经络系统的健康状态都间接影响基质的内涵，所以中医的望诊，可以从皮肤的色泽、质地、弹性，分析一个机体的健康状态，系统机能。所以美容皮肤病对于肌肤，不仅仅就皮肤的解剖学观点、生理学状态、组织学检验、生化学化验，更须进一步的分析机体的化学性、物理性、机电性功能。

美容皮肤病的三度空间为：

直接观察（望诊）：皮肤的色泽亮丽或晦暗，皮肤的质地细致或粗糙，湿润或干燥。

接触感觉（触诊）：皮肤的弹性或松弛，滑腻或干涩，温暖或冰凉。

血流动力（脉诊）：机体生命力强与弱，气血平衡或失调，脉气平稳或亢奋

血流动力的信息，代表气血质量以及经络脉气的健康状态，依个人经验，经络脉气畅顺，气血必定平稳，机体的化学性功能，物理性反应，机电性机能，都能优质运作，皮质必定细致亮丽，细腻有弹性。

至于皮下组织从它的结构本体——脂肪，疏松结缔组织，以及他的附属毛发，汗腺，血管，淋巴，神经属于机体系统性管道，相关机体的机能运作，它们绝非单一个体，它们绝对和机体的化学性，物理性，机电性同步，它们和真皮层、表皮层更是同舟共济，共荣同辱。

四、颜面病态生理的内在因素探讨

1、偏食肉类、油爆、炸、熏及高热量食物，引起消化系统病变，排便障碍，肠粘膜恶质化，体质酸化，诱发体质亢进，于是肤色灰暗、痤疮、粉刺、脓疱，久之褐斑滋生，甚至筋骨酸痛，肥胖，白带，头晕，慢性肝炎，高血脂，高血压，痛风，关节炎，血管僵化，中风。

2、喜食冰凉生冷或堕胎、结扎、产期调理不当，挫伤脉气，损伤肾上腺活力，减低肾上腺皮质激素分泌能力，于是下巴色素斑，鱼尾块状斑，黑眼圈，眼袋明显，脸部皱纹，胸部痿垂，下腹凸挺。

3、熬夜、酗酒、暴饮暴食、人流、操劳过度、大病迁延，严重挫伤内分泌系统，干扰下丘脑自我衡定能力，下丘脑促激素不足，真皮基质质量恶化，则皮肤粗糙干燥，颜面如蒙尘，毛孔粗大，黑眼圈，眼眶干涩，皱纹浮现，黑头粉刺，下丘脑促激素亢进，则皮脂过多满脸油腻，色素明显或下巴痤疮。

4、六淫邪气干扰，大气环境失衡下，酷热酷寒，暑气、燥气、湿气冲击下，经脉系统在失调理的情况下，都会令经脉系统的调控程序紊乱，自动化能力下降，引起体内化学性功能失调，解毒能力大打折扣，脂肪、胆固醇因机体氧化、酶化、磷酸化机制失调，于是血脂升高，血液受阻，微循环不良，表皮细胞得不到优质氧气、电解质、营养物质，于是皮肤粗糙、干燥、苍白或灰暗无华、色斑、痤疮，等各种皮肤病都将一一呈现。

5、劣质化妆品污染，化学性强，刺激性大的化妆品在大陆高比例存在；防腐剂、乳化剂、消炎剂、抗过敏、漂白剂，在先进国家的化妆品比例也高。最可怕的是化妆品添加激素(类固醇)，果酸，A酸，对氯二苯，以上都会损伤表皮，真皮，引起一系列的美容皮肤病，甚至会进一步损伤机体；重则诱发细胞突变，轻则引起内分泌紊乱，机体提早老化。

6、化工毒气污染，塑料厂，煤碳厂等职业污染，空气中汽机车排放废气污染，厕所秽气污染，化学分子直接渗透、干扰、毒化，其直接造成的皮肤病，非一般药物可以改善，首先避开污染源，其次调理经络，提升自我解毒、中和毒素能力。

五、美容皮肤病与内分泌的关系

古代皇室挑选后妃有一定的规范。头发乌黑亮丽表示气血充盈，背脊挺拔，表示督脉旺盛先天先阳壮盛，腰围细束表示带脉健全，胸部坚挺，臀部丰满表示生儿育女无虞，皮肤细致柔软，表示温柔体贴，五官明媚表示心胸开朗。上叙描述都是具女性特征——美女的范例，一个健康美丽，雌性贺尔蒙发育良善的标准。

少女时期(14～21)健康状态良好，正值生长周期，拥有旺盛的生长激素，所以大致都气血充盈，头发乌黑亮丽，皮肤细致柔嫩，肤色亮丽红润，反之，如果贪吃冰凉生冷，好饮碳酸饮料，就会挫伤刚萌芽茁壮的肾上腺，耗损生命力，雌激素会因而受压抑，其明显的信号是肤色不红润，不亮丽，胸部扁平，严重者经来腹痛，面色晦暗，中年后必定褐斑片片，如果贪吃炸、爆类食物就容易长青春痘。

适婚女性(21～28)正值花样年华，此时的雌激素、助孕酮、卵泡激素，黄体激素都很旺盛，全身皮肤细致柔嫩富弹性。但是刚离开学校，谋生自立，及两性情愫互动，内分泌较多起伏，太多或不足都将引起美容皮肤病。这时期社交应酬、逛街，免不了化妆美容，化妆品选择不当，误用含激素的美容品，也容易种下将来美容皮肤病的恶因。

结婚产子(28～35)的妇女，其经潮累计在 150次以上，每次经潮多少损耗其胶质、钙质、铁质、镁、锰等营养物质，如果调补不当，钙、铁、镁、碘的缺乏，都会间接影响性腺，甲状腺，肾上腺，

雌激素渐渐失衡，不是太多就是太少，美容皮肤病渐次呈现。这个时期必定有节育措施，不是服避孕药，置避孕环，就是结扎、人流，那必定直接损伤性腺系统。黄体激素，卵泡激素，助孕酮，因被干扰和抑制而紊乱，退化，可能引发卵巢囊肿，子宫肌瘤，子宫颈病变，于是云状斑现于颧骨上，块状斑浮现眼尾，下巴黑气沉重，腰围渐粗，下腹凸挺。

这阶段的妇女很容易某种因素引起白带，因素复杂，治疗相对困难，于是有高比率(80%以上)妇女长期为白带所困扰，白带久不医治，引发一系列的杂病，其中之一是美容皮肤病，可能粉刺，痤疮，可能全脸肤色晦暗、肤质粗糙、干燥，都是因为(白带)生殖器病变，损耗雌激素，损伤肾上腺，间接影响真皮层基质质量，造成难以治疗的美容皮肤病，甚至加速老化。

中年妇女（35～45）年龄层的妇女，较为成熟，稳定，外来干扰因素大幅降低，由于此时的肾上腺活力已趋下降，雌激素相对退化中，保养得当，尚可见到红润的肤色，保养不当就可能有些皱纹，眼袋明显，眼部细纹充斥，皮肤失去弹性，颈部皮肤松弛。如在台湾可见到变形的脸庞（脸部整形后遗症），黑斑星罗密布（化妆品伤害）。如在美国，可见粗糙的皮肤，下坠的脸皮（咖啡饮用过量），这都是整体激素水平下降，雌激素退化到相当低水平，真皮基质的纤维因细胞生命力薄弱，于是各种纤维弹力消失，硫酸软骨素，透明质酸等粘多糖体严重匮乏，表皮的胶原来源不继所呈现的容颜状态。

六、激素衡定与经络脉气的关系

内分泌系统是现代医学所悉人体生命活力，生育力，机体免疫力重要的一个系统，该系统的认知，使人体生化运转机制有逐渐明朗之势，但是掌握内分泌混乱因素，及有效调节内分泌，使之永保健康美丽延年益寿，都是值得探讨研究的课题。

中医典藉中虽没有内分泌系统及各腺体之名称，但是类似激素功能的名称却很多，例如：元气、卫气、精气。尤其《难经》第九经形容最为贴切：“夫命门者，肾间动气也，所谓肾间动气者，生气之元，十二经脉之根，呼吸之门，五脏六腑之本，三焦之源，守邪之神。”命门在《医方集解》中，解释非常详细，他位于两肾中间的脊椎柱上，为一小片白色薄膜，和肾上腺相似且相连系，它向外输送脉气予十二经脉，向内提供五脏六腑的动力，故为十二经脉之根，五脏六腑之本，其所形容肾间动气的功能与肾上腺所分泌调控的机体功能相符合，所以中医学理论体系中常讨论，命门火衰，四肢痿软四末冰凉；命门火衰，水谷不化；命门火衰，气息不继，息贲喘急；命门火衰，气化不行，尿不得下。根据中医元气虚，卫气不足，命门火衰，肾间动气不足，阴阳两气不调合，阴虚阳亢，阴盛阳虚，阴阳两虚，气血两亏等之病候群，均与现代医学内分泌系统混乱，腺体功能亢奋抑或功能衰惫所显现的慢性症候群大致相类似。因此，就已知目前的内分泌学来对照中医内科学、妇科学、杂病学，可以说明中医对人体内分泌已有更进一步的认知，甚至已充分掌握内分泌学，并有效调节机体内分泌。

经脉系统有别于神经系统，更不是近代的内分泌系统，但是它的性能却又类似该两大系统，神经系统是以受大脑自主性，及半自动的指挥，而经脉系统有似软件程序性的全自动化反应，它和宇宙大地磁场共融共通，它所释放的经络脉气，有如大地电离子，提供大地万物生化运转能量，使大地万物随季节，春开芽抱夏开花朵，秋结种子冬落叶，万物依节气生育，长出不同水果、五谷、蔬菜。经脉系统依阴阳昼夜环境情绪反应其程序，控制内分泌系统自动化反应激素，依不同需要合成释放不同激素；是蛋白类激素或性类激素或酪胺酸衍生物，而下丘脑垂体仅是整体系统中，软件程序的控制总枢。亦即下丘脑垂体——腺体——受体——气化（去极化）反应的程序软件在经脉系统中，所以针刺穴位对机体自动化能力（化学性、物理性、电机性、机械性）障碍病候群有相当程度的效果，唯其技术层面，相当深奥，所以目前针炙穴位（针炙学）还不能治百病。

所有生物都由多种多数细胞，以复杂结构，组合而成。人类的生命机体是由200多种不同的细胞，总结约1014个细胞集合体，这么多细胞活力泉源来自两种物质，一则为血，即血循环中所送来的葡萄糖、蛋白质、脂肪、氧气、维生素、电解质及激素；一则为气，即经络脉气，而脉气却是气化主要转折点，有如植物从根部得来的水份及营养，还须叶面摄取阳光，行光合作用一样；有如瓦斯气必须要火花才能使之燃烧一般。举例证明：身体肥胖的人，大部份是体弱多病，照理说他身上累积了无数的脂肪，由脂肪转化为热量、能量，该是体力充沛，精力十足，百病不侵；但是就是有太多肥胖者，腰酸背痛，头昏眼花，倦怠嗜卧，不胜劳动，易喘多睡，易瘘多带，这都是经脉脉气不足，脉气不足以提供粒腺体动力，以促使ATP←→ADP 氧化，燃烧脂肪，反应热量——能量——机体活力。

依经验所得分析，经脉系统与内分泌系统是维持人体活力的两大系统，经脉系统较属于自动化的调控系统，供电系统。

1、它提供有线的神经系统重要电位能，以为身体活动的动力，至于不自主的神经网络的自动化程序运作，却是位于大脑的经脉系统所操控。这些物理性，机械性功能的IC芯片，一般都在肢体的穴道中。

2、它提供全身各种捆胞电位能，而各种细胞，即依其软件程序（DNA）自动化的运转、骨细胞的钙化、皮细胞的角质化，到腺体细胞的分泌激素，神经细胞分泌神经元。200多种经细胞依其性能，执行其任务就集合成各种器官组织，或汇集成各种系统，或总归类为皮、脉、肉、筋、骨、毛、发、神、智，而内分泌系统只是其中一个系统罢了。

内分泌系统自成一个系统自有其设计意义，亦即经脉系统的脉气供应，属于生命恒定系统，而内分泌系统是一种不恒定，备急系统，它经由神经系统所提供的信息，依其信息提供一切机体中必须的临时的分泌素，这属于化学性质的分泌素，可用以体力的透支，情绪起伏的平衡作用，可用以中和分解污染性毒素，可吞噬消灭细菌，可分解裂解特殊食物，可修补受破坏的机体，可合成机体所欠缺的物质，可急速供应大量的动能及热量，可分泌发育、生育的生长因子……它是一个后勤，备急支持系统，该系统尚在经脉系统的统辖管制中。

于是内分泌素的促分泌与抑制分泌的自动化控制阀在于经脉系统，而其不足与太过，除了外来因素之外，就是经脉系统的自动化机转失调，经验所悉，腺体亢进施以消灾退热清凉品，无助于病情的转变，而分泌不足施以高单位蛋白质氨基酸，热补温补，未必有效，但是如果施以芳香气化类羟甲基类中药材，却能有效的调节，亦即从经脉穴位调节经脉系统，能有效调节内分泌腺体的不平衡状况，而所谓调节有个重要原则，就是阴阳两气平衡。

七、经络调理的运筹帷幄

在奇经八脉如现代电力系统的动力高压电，而十二经脉是一般家庭用电，而奇经八脉又以任督两脉为主，督为阳经之首，任为阴脉之主，督脉透过大脑主导全身自动化运转机制，督脉引导命门能量传输电位能予十二经脉，透过左右两极之十二经脉的互动，全身脏腑及皮脉肉筋骨的细胞得以有生命力，于是引发精密且复杂的化学性、物理性、机电性、机械性的生命运转机能，任脉统领阴性经脉，它和冲脉，带脉主导女性生殖系统及雌性激素，孕育经产事宜。

八、美丽必须建筑在健康的基础上

总之，皮肤是人体面积最大的器官，他的结构护卫机体、架构骨骼、血管神经、储藏水份、脂肪、行使感觉、散热、保湿、防护、抗紫外线作用，串联机体的血循系统，淋巴系统，神经系统，脉气传输，他的营养来自血循，他的动力来自经络脉气，他的代谢经由表皮毛孔、汗腺、淋巴，他的湿润（表皮营养）来自内分泌系统的皮脂腺，透过经络脉气协助机体对大地气流（六淫邪气）作调适，（抵抗）的免疫防卫机制，他吸收阳光制造维他命D。

皮肤有自我防护机制，自我调适环境，自我修护损伤能力，它可是机体各系统、各器官中最强韧的组织，因为他要护卫全体各系统各组织器官，所以他不容易病变，一旦病变（全身性病变），那绝对是内部化学性，机电性功能病变，绝非一般皮肤科领域所能治疗，更不是市面上美容沙龙化妆美容品所能扭转，它所涉及的病变也非任何一个器官或是任何一个系统的问题，而是好几个系统功能性混乱，功能性退化所造成，而且是经年累月，由饮食习惯的偏好，生活习惯的偏差，到职业上的污染伤害所铸成，要扭转绝非片面药物消炎、止痛、抑制、干扰、抗生素、激素、所能痊愈。

依个人经验，机体化学性功能障碍，机电性功能混乱，绝非吃药、打针、手术所能治疗，其所导致之美容皮肤病亦然，必须同时调节内分泌系统，调理经络脉气；该两大系统一旦健康，机体的生化机能健全，营养的摄取与应用正常，热量来源充足，能量就可不断孳生，经络脉气得以提供全身细胞充裕的电位能，于是机体自我调适，自我修复，健康状态逐渐恢复，皮肤各层的机能自然渐次恢复健康状态，美容皮肤病不药而愈，所以说，健康亮丽的肌肤必须建立在健康的基础上。

生命的“保护神”——神奇的SOD

中医大道国际集团科技有限公司 游全贵

一、人能够长生不老吗？

古代统治者向往长生不老，虽然不断炼丹和四处寻找灵丹妙药，但始终未能达到这一目的，在科学不发达的年代，显然这只是一种空想。随着社会的进步和科学的发展，人类从另一种意义在接近这种理想。一方面是平均寿命在延长，更重要的是，健康生命在延长，生活得健康而有活力。这与古代统治者的梦想是迥然不同的，是完全建立在现代科学基础之上的，特别是SOD的发现。

二、SOD的发现

超氧化物歧化酶(Superoxide Dismutase)，别名肝蛋白、奥谷蛋白（Orgotein），简称SOD。SOD是一种源于生命体的活性物质，能消除生物体在新陈代谢过程中产生的有害物质。对人体不断地补充SOD具有抗衰老的特殊效果。自1938年Marn等人首次从牛红血球中分离得到超氧化物歧化酶开始算起，人们对SOD的研究已有七十多年的历史。1969年McCord等重新发现这种蛋白，并且发现了它们的生物活性，弄清了它催化过氧阴离子发生歧化反应的性质，所以正式将其命名为超氧化物歧化酶。

目前发现几乎所有疾病的产生都和自由基相关。千百年来，我们对长寿的追求，对疾病的抵抗事实就是和自由基做斗争的过程，那么人体在自由基面前，是否就束手无策了呢？1985年在罗马召开的世界第四次自由基生物学理论研讨会上，来自全世界一百多个国家的数百位科学家一致公认，人体内存在着一套对抗自由基的机制，这套机制由体内一种叫做超氧化物歧化酶的生物酶支配和调控，超氧化物歧化酶是对抗和突破自由基的核心力量，是体力唯一与自由基为抵物的清除剂，科学家用英文缩写简称这种酶为SOD。

三、人为什么会衰老？

1950年，美国的著名生化专家弗雷德维奇（FRIDOVICH）等人最先发现自由基与衰老密切相关。1965年，英国哈曼博士提出自由基导致生物体衰老及死亡学说，哈曼博士认为衰老是由自由基引起的，自由基对细胞大分子基因和蛋白质的损伤以及氧化损伤是衰老的直接原因。细胞是人体的基本生命单位，他的活动离不开氧气，也就是需要较高的氧代谢，由此形成了自由基。自由基过多的生成，引起细胞和个体的的衰老，即所谓的细胞活动以衰老为代价或者说细胞活动必然伴随着衰老，这种生伴随着死，必是人类无法摆脱死亡的夙命，是任何人也无法抗拒的自然规律。

四、什么是自由基？

科学家们在实验中发现，自由基是在最外层分子或原子轨道上含有单个不成对电子的带电高能原子、原子团、分子或离子。比如正常氧原子有四对电子，机体代谢可以使原子失去一个电子，这样就形成了氧自由基。

简单的说，在我们这个由原子组成的世界中，有一个特别的法则，这就是，只要有两个以上的原子组合在一起，它的外围电子就一定要配对，如果不配对，它们就要去寻找另一个电子，使自己变成稳定的元素。科学家们把这种有着不成对的电子的原子或分子叫做自由基。

氧自由基可分为两类：

(1)无机氧自由基：超氧自由基、羟基自由基

(2)有机氧自由基：过氧自由基、烷氧自由基、多元不饱和脂肪酸自由基 RUFA、半醌自由基。另外，单线态氧 1O2、H2O2、NO2、NO 等分子虽然没有奇数电子，但氧化能力强，因此有人把它们和上述氧自由基放在一起，统称为活性氧。

五、自由基是怎样对人体造成损害的？

自由基是一类非常活跃的化学物质，其中最重要的是氧自由基，它可聚集体表、心脏、血管、肝脏和脑细胞中。如果沉积在血管壁上，会使血管发生纤维性病变，导致动脉管硬化，高血压，心肌梗塞；沉积在脑细胞时，会引起老年人神经官能不全，导致记忆、智力障碍以及抑郁症，甚至老年性痴呆等，是造成人类衰老和疾病的元凶。

自由基中的不成对电子总是企图寻找一个伙伴，甚至不惜同其他分子已经成对的电子中抢走一个电子与之配对，从而干扰了正常细胞的功能，损坏了膜蛋白、酶和基因导致人体衰老和死亡。当自由基从细胞膜夺取一个电子后就产生了另一个新的自由基，并开始了电子夺取的连锁反应（非常不安分。就像第三者插足，被破坏的家庭就有可能形成连锁反应，导致更多家庭的不稳定）。这种连锁反应侵袭细胞膜导致细胞完整性的散失，为高血压，糖尿病，癌症和其他疾病打开了方便之门。日本八木国夫教授研究报道，自由基引起的体内脂质过氧化物的增加会直接导致糖尿病和血管障碍，美国科学家罗伯、费瑞和洛伊格纳洛通过实验论证，自由基是生病与衰老的元凶，自由基引起分子结构和性质的改变，必然会导致许多生物学、生理学及病理学过程发生变化，必然改变信息传导，基因表达，细胞凋亡及其他生命的破坏，他们认为自由基对细胞膜组织的损伤是其致病的基础，由于人体是由各种不同功能的细胞组成，因而自由基对不同细胞的损伤可导致各种类型的疾病。自由基氧化血液中的脂蛋白造成胆固醇向血管壁尘积，引起心脏病和中风动脉硬化，脑血栓，脑溢血，偏瘫，高血压等心脑血管疾病，自由基侵蚀胰脏细胞，引起糖尿病，自由基攻击正在复制的基因，造成基因突变诱发癌症发生，自由基激活人体免疫系统，使人体表现出过敏反应，出现过敏性鼻炎、过敏性孝喘、过敏性皮炎或红斑狠疮等自体免疫疾病，自由基侵袭脑细胞，使人易患老年痴呆症。

1998 年，罗伯、费瑞和洛伊格纳洛三位著名科学家向全世界宣布：SOD 的缺少和活性降低是人类生老病死的根本原因，补充 SOD 可以达到预防和治疗各种疾病，延缓衰老的目的。他们三人的这一发现震惊了世界各国医学界、生物学界，而罗伯、费瑞和洛伊格纳洛三人也因此被瑞典皇家诺贝尔评定委员会授予 1998 年度诺贝尔生理医学奖。

六、SOD 的能量是人们所需的延年益寿丹

没有哪一种学说或理论能够单独解释全部的衰老现象，衰老是多种因素综合作用的结果，但最为人们担心不长寿的原因还是来自自由基。自由基堆积在身体里面严重危害到了我们的长寿因子，自由基反应在正常的细胞生理过程中是相当普遍的，如自由基反应异常或失控就会损害细胞的功能。随着年龄增长，人体修复自由基的能力也随之下降；若未能及时补充抗氧化物，细胞就开始损伤，疾病于是产生。越来越多的证据显示，体内自由基含量越高，寿命越短。超氧化物歧化酶（ SOD ）作为超氧阴离子的整合剂，它既是目前临床上常用的治疗药物，可以制成 SOD 胶囊。例如超浓缩的黄金蛋白 SOD 胶囊，能有效俘获自由基，抵御自由基对机体蛋白质的破坏。

七、超氧化物歧化酶产品在中国的批号

SOD 是中国卫生部批准的具有抗衰老、免疫调节、调节血脂、抗辐射、美容功能的物质之一，法定编号:ECI.15.1.1 ；CAS:9054-89-1

SOD 功效中国卫生部批准文号：

抗衰老：97-748，98-81

免疫调节：97-221，97-598

调节血脂：97-9，97-267

美容：97-795

抗辐射：97-697

八、SOD 怎样清除自由基？

SOD 是一种富含金属离子蛋白质，由于其特殊的分子结构，SOD 能给出一个电子自由基，使自由基变成无害物质，而 SOD 自身又不会因此形成有害的，能引发连锁氧化反应的危险物质，因此科学家们把 SOD 喻为人类打开健康长寿之门的金

钥匙。

SOD 能专一地清除体内有害的自由基，以解除自由基氧化体内的某些组成成分而造成的机体损害。如氧中毒、急性炎症、水肿、自身免疫性疾病、辐射病等疾病都与活性氧的毒性有关。实验证明，SOD 能够清除自由基，因此可消除上述疾病的病因。此解毒反应过程是两步。

第一步是，作为有害物质的超氧阴离子在 SOD 的作用下和氢离子反应，生成另一种物质——过氧化氢；第二步是，过氧化氢又在过氧化氢酶的作用下和氢离子反应，最终生成了一种对人体无害的物质——水。

在体内，此第一步反应所生成的过氧化氢酶或谷胱甘肽过氧化氢酶体系给予清除，因而作为治疗手段的药用 SOD 如与过氧化氢酶或谷胱甘肽过氧化氢酶合并使用，其治疗效果将更好。

SOD 超氧化物岐化酶催化如下的反应：$2O_2$-+2H+→H_2O_2+O_2

O_2-称为超氧阴离子自由基，是生物体多种生理反应中自然生成的中间产物。它是活性氧的一种，具有极强的氧化能力，是生物氧毒害的重要因素之一。

九、SOD 的医疗作用

随着科技的进步和人类文明的不断发展，除了呼吸和代谢等内在因素产生自由基外，环境污染，精神压力等外部因素的影响，使得自由基的产生和危害变本加励，自由基无处不在，比如炒菜时产生的油烟，汽车尾气，工业生产废气和污染等人类活动都能造成自由基的生成，从而引起一系列威胁人类生病的疾病。而如何有效的清除自由基，在现代生活中就显示的更加迫切和重要，如果把人体比喻一台精密的机器，SOD 就象一台自动运行的监视器时刻监视着人体内的状况，并及时给予清除。由基被俘获，细胞就活泼和健康，人体就健康，SOD 缺失，细胞受自由基侵害，发生变异衰老和死亡，人体就面临生病和死亡。SOD 在生物体内的水平高低是健康评价的一种直观指标。

遗憾的是人体在 25 岁后体内 SOD 的浓度和活性就会开始向下，自身合成 SOD 的能力也开始下降，尤其是在 40 岁后，随着 SOD 的缺失，人体机能下降越来越快，开始出现血压不稳定，血脂偏高，糖尿病，癌症等一系列疾病和老年斑、皱纹等衰老症兆，其中的过氧化阴离子自由基会像“飞毛腿导弹”一样，直接攻杀损害人体的蛋白质、核酸、细胞膜和细胞器，从而使人体的实质性组织器官等发生衰老破坏。在这种情况下提高体内 SOD 的含量和活性的有效方法是补充外援性 SOD，清除体内自由基，从而维持人体器官组织的正常运行。体内 SOD 的活性越高，寿命也就越长。

中医对尿床症的研究和治疗

泉州石井溪东医疗门诊 余培恒

尿床在医学上称为遗尿症，尿床严重影响孩子的身心健康，致使孩子缺乏自信心，恐惧集体生活，长期尿床的孩子容易出现身材偏小，身体虚弱、面色萎黄、注意力不集中、身体免疫力下降。中医认为该病为脾胃虚弱。肺脾气虚，肾气不足所致。临床又分为两种。其一表现小便频数，淋漓不断，不能自禁，白昼为多，称为小便失禁，此症多见于老人；其二病后体虚者，睡中遗尿，醒后方知，称为尿床，多见于儿童。

一、诱因

1、脾胃虚弱：平素脾胃虚弱、大便失常、脾不健运、升举无力、消化不良。

2、肾气不足：形体虚弱、元气不固、久病体虚、精气耗伤、营养不良。

3、肝胆火旺：肝经有火，火易化热，热扰膀胱，湿热下移。

二、病因分析

1、遗尿症中医认为脾胃虚弱是发病的根源，肾气不足是该病的实质，肺经火热是该病的转化。

2、该病由于脾胃虚弱，脾主运化，升清统血，所以营养物质吸收失调，日久导致肾气不足元气不固，膀胱传化功能失常，而产生遗尿症。

3、尿床虽不会引发严重的后果，但对人体的身心健康有极大的影响，自卑感重，恐惧合群生活，日久精神抑郁，肝经火热，热扰膀胱，致使膀胱水液不藏，关门不固，小便失禁。

三、治疗原则

益胃升气，调补脾肺，温补肾气。

四、方剂及功效

方用：益脾止尿安。功效：益胃升气，调补脾肺，温补肾气。主治：尿遗症、中老年人夜尿多，小便失禁。方药：桑螵蛸 10g 覆盆子 10g 山茱萸 10g 仙茅 6g 益智仁 10g 菟丝子 10g 淮山药 15g 枸杞子 15g 远志肉 6g 制附子 5g 五味子 5g。

注：上药为成人剂量，小儿根据年龄段适量减，亦可配制浓缩丸，或胶囊，蜜丸制剂。

五、方解

桑螵蛸：甘、咸、平、归肾、膀胱经，功效：补肾助阳，固精缩尿。覆盆子：甘、酸、微温、归肝、肾、膀胱经，功效：补益肝肾、固精缩尿、明目补肾。山茱萸：酸、涩、微温、归肺肾经，功效：补益肝肾、涩精止遗、敛汗固脱。仙茅：辛、热、归肝、肾经，功效：温肾壮阳，固精缩尿，祛寒除湿。益智仁：辛、温、归脾、肾经，功效：温脾止泻、暖肾固精。菟丝子：甘、温归肝、肾、脾经，功效：补肾益精、健脾止泻、养肝明目。淮山药：甘、平、归脾、肺、肾经，功效：健脾益气、养肺养阴、补肾涩精。枸杞子：甘、平、归肺、肾经，功效：滋补肝肾、益精明目。远志肉：辛、苦、微温、归心、肺、肾经，功效：宁心安神、祛痰开窍。制附子：辛、甘、热、归心、脾经，功效：回阳救逆、补火助阳、散寒止痛。五味子：酸、甘、温、归心、肺、肾经，功效：敛肺滋肾、益气生津、涩精止泻。

方中主用桑螵蛸，其味甘咸、性平，既能助阳又能固涩缩尿，配上覆盆子、山茱萸、仙茅，以温补肝肾，敛肺滋肾，辅以益智仁、菟丝子、淮山药、枸杞子，以健脾调胃，益肺养阴，又可固精缩尿，以加强药效，远志肉、制附子，温阳救逆，宁心安神，再配上五味子，敛心气，而加强宁心安神的疗效。

六、总结

本方配方合理，通过综合调补脾胃、益肺升气、温阳救逆，宁心安神，调补肝肾，使脾胃健壮，肾气充足，固元涩精，从而达到治疗尿床的目的。

真菌多糖与人类健康

湖南森康生物技术有限公司　张景元　张志光　施枝军

【摘　要】真菌多糖是从真菌子实体、菌丝体、发酵液中分离出来的一类多糖。多糖是食药用蕈菌中的主要活性物质之一，具有免疫调节、抗肿瘤、降血脂、降血糖、保护神经元、抗病原微生物等药理作用。真菌多糖的化学组成、空间结构、分子量、支链等对其理化性质和生物学活性有重大影响。本文分析了真菌多糖的结构与活性的关系，并综述近年来国内外真菌多糖生活活性研究的新进展。

【关键字】真菌多糖；糖苷键；生物活性；药理活性

1. 概述

多糖（Polysaccharide）是由单糖或二糖通过糖苷键连接而成的线性或有支链的聚合糖高分子碳水化合物，一般至少要超过 10 个以上的单糖组成的。真菌多糖是从真菌子实体、菌丝体、发酵液中分离出来的一类多糖。近年来报道，其真菌多糖，可全面调节人体生命活动平衡，被学术界归于生物反应调节剂（Biological Response Modifier，BRM）的范畴[1]，因此，真菌多糖已成为免疫调节乃至生命科学领域的研究热点。

2. 真菌多糖的结构和活性

2.1 单糖组成

根据组成多糖的单糖种类的不同，多糖分为同聚糖或叫均聚糖（homoglycan）和杂聚糖（heteroglycan），前者由单一的一种单糖重复连接而成，后者由两种或以上单糖重复连接而成。真菌多糖既有同聚糖又有杂聚糖，例如灵芝多糖中的PL-3是葡聚糖，而PL-1是鼠李糖(Rha)：半乳糖(Gal)：葡萄糖(Glc)=1:4:13的杂聚糖[2]。有些多糖与蛋白质、脂质等非糖物质结合成蛋白聚糖、肽聚糖和脂多糖等复合分子，属于为结合糖（glycoconjugate）的范畴，如灰树花多糖D组分是一种含蛋白为16.2%的蛋白聚糖[3]。根据存在的位置不同，真菌多糖主要包括胞外多糖(exopolysaccharides, EPS)和胞内多糖(Intracellular polysaccharide，IPS)，前者多从液体发酵的发酵液中获得，而后者主要存在于子实体和菌丝体，此外，蕈菌菌丝体的细胞壁主要成分为几丁质和纤维素，两者也都是多糖。

2.2 真菌多糖的一级结构

作为生物大分子，多糖与蛋白质、核酸一样具有多级结构，多糖的一级结构是指其单糖残基的组成、排列序列、连接方式等。构成多糖的单糖组分种类很多，除了葡萄糖外，尚有甘露糖（Man）、半乳糖、鼠李糖、阿拉伯糖(Ara)、岩藻糖（Fuc）、木糖(Xyl)等，含有不同单糖组分的多糖往往性质迥异。研究表明，除了单糖种类差异外，单糖分子的结构和连接方式的差异可能导致更大的差异，如纤维素和淀粉，两者均为葡聚糖，但是理化性质和生物活性相去甚远。研究表明，葡萄糖分子成环时，C-1的醛基和C-5的羟基发生分子内反应形成环状半缩醛即吡喃环，此时羰基碳（C-1）变成了不对称碳即异头碳。葡萄糖糖分子吡喃环上的每个原子的原子轨道都是SP3杂化（四面体）的，因此葡萄糖分子并非平面结构，二是形成船式或椅式的空间结构。在该两种构像中，如果异头碳（anomeric carbon）上的羟基处于赤道位置，所形成的糖苷键为β-糖苷键，如果异头碳上的羟基处于轴向位置，所形成的糖苷键为α-糖苷键。1→3、1→4,1→6糖苷键比较常见，也可以有1→2和1→1糖苷键[4]。在常见的多糖中，淀粉、糖原是通过α-糖苷键相连，哺乳动物体内的淀粉酶可以水解淀粉和糖原；而纤维素、几丁质以及大部分的真菌多糖是通过β-糖苷键相连，人体和大多数动物的消化道中往往缺乏能够水解β-糖苷键的酶，如纤维素酶、几丁质酶等。因此，人体往往无法吸收利用这些β-糖苷键相连的多糖或只能以多糖的形式吸收，这也是多糖类物质具有生物活性的重要基础[5]。

2.3 真菌多糖的高级结构

多糖的高级结构包括二、三四级结构。多糖的二级结构是指多糖骨架链间以氢键结合形成的各种聚合体，三级结构是由多糖中糖残基的羟基、羧基、氨基及其他官能团间通过非共价作用形成的有序的、规则而粗大的空间构象，四级结构是多糖链间以非共价作用结合而形成的聚集体。多糖的构型有可拉伸带状、不规则卷曲状、单螺旋、双螺旋、三螺旋等。X衍射结果显示 三股螺旋构型是真菌多糖最具活性的空间构象[6]。天然香菇多糖的空间结构为 三股绳状螺旋立体结构具有生物活性 但用脲或胍处理过的香菇多糖却没有活性 这种现象是由于脲或胍的作用改变其空间构型而引起的[7-8]。

Surenjav等从4种香菇中分离出的4种高分子抗肿瘤活性多糖，经检测都是(1→3)-β–D-葡聚糖，并含有4.6%～15.2%的蛋白质。但当用超声波破坏这4种多糖分的三螺旋结构并被除去结合蛋白质后，其抗肿瘤活性比天然物质有所降低[9]。

2.4 分子量大小与生物活性

分子量大小是药用真菌多糖具备生物活性的必要条件，这可能与药用真菌多糖分子形成的高级构型有关药用真菌多糖发挥生物学活性通常需要其分子质量在一定范围内药用真菌多糖分子量越大分子表观体积越大不利于多糖跨越多重细胞膜障碍进入生物体内发挥生物学活性但分子量过低无法形成产生活性的聚合结构高分子量的β-(1

→3)–D-葡聚糖的高度有序结构三股螺旋对于调节免疫活性至关重要 而只有分子量大于 9.0×104 的分子才能形成三股螺旋，而且这种三股螺旋结构要靠 β 葡萄糖苷键的分支才能稳定[10] 。而且不同多糖产生生物学活性的最佳相对分子质量的范围不同。在现有的认识水平下已发现不同的药用真菌多糖产生生物学活性的最佳相对分子质量的范围亦有差异一般认为分子量大于 16kD 时才有抗肿瘤活性如分子量为 16kD 的虫草多糖有促进小鼠巨噬细胞吞噬作用的活性 而分子量为 12kD 的虫草多糖就失去此活性。分子量大 100kD 且有三股螺旋的裂褶菌多糖具有较强的抗肿瘤活性而分子量小于 50kD 的裂褶菌多糖却无任何生物活性[11]。

2.5 支链与生物活性

支链的分支度（degree of branch，DB），是指平均每个糖单位所具有的分支数目。分支度大小与多糖生物活性关系并不是一种线性关系，分支度适中的多糖往往具有较高的活性，而分支度过大或过小都无法使多糖生物活性达到理想状态。具有生物活性的真菌多糖的分支度变化较大，一般为 0.02～0.75。有研究结果表明，只有分支度在 0.2～0.33 的那些 β（1→3）-D-葡聚糖才具有较强的生物活性如活性很强的香菇多糖和裂褶菌多糖仅在 C-6 上有分支，分支度为 0.33。DB 为 0.31～0.36 的灰树花多糖、DB 为 0.2 的猪苓多糖均显示出较强的免疫活性[12]。支链对多糖生物活性的影响不仅与分支度有关，支与链的长短也有关系，这是因为支链的存在能够调节糖链的空间结构。对于具有螺旋结构的多糖来说，一方面侧链可以使螺旋结构更加稳定，另一方面分布于螺旋结构周围的亲水基对于维持多糖的生物活性是极其重要的。茯苓多糖由于支链过长而不具有抗肿瘤活性，如果将其中的一些侧链切除，茯苓多糖则表现出强烈的抗肿瘤活性[13] 。

2.6 官能团修饰与生物活性

目前，人们已经可以利用一些化学修饰方法对某些官能团进行改造，从而改变多糖的活性。常用于多糖官能团改造的方法有硫酸化、乙酰化、磺酰化、烷基化、碘化、羧甲基化、磷酸化、棕榈酰化、硬脂酰化等。证实硫酸基团是某些硫酸酯多糖抗病毒活性的决定成分。有研究证实硫酸化多糖抗病毒活性不仅与浓度呈量效关系，与硫酸根含量也有关。一般认为，硫酸根含量在每个糖残基平均含 1.5-2.0 时，抗 HIV 活性为最佳，当该值小于 1.3 时，抗 HⅣ活性明显降低。烷基化对硫酸多糖的抗 H I V 活性有促进作用。多糖甲基化或羧甲基化后，抗肿瘤活性增强。无活性的纤维素羧基化为 O-甲基纤维素和 O-羧甲基纤维素，则具有了抗肿瘤活性 [14] 。

3. 多糖的药理活性

3.1 增强免疫能力

免疫是生物体的一种最基本的生理功能，人体免疫功能可分为非特异性免疫和特异性免疫。李文娟等报道，黑灵芝多糖可以显著环磷酰胺导致的非特异性免疫抑制小鼠的脾脏和胸腺指数，促进小鼠脾脏 T、B 淋巴细胞增殖[15]。田广燕等猪苓菌核和菌丝体中提取多糖，予昆明小鼠口服给药 7 天后，取小鼠肝脏、胸腺和脾脏称重，发现与未饲喂猪苓多糖组相比，实验组小鼠的肝脏、胸腺和脾脏指数均有显著提高[16]。陈群等报道，在体外，5、50、500μg/mL 的茯苓多糖硫酸酯都可显著提高 NK 细胞的杀伤小鼠淋巴瘤细胞株 Yac-1 细胞的能力，500μg/mL 剂量的茯苓多糖硫酸酯可提高 NK 细胞杀伤率高达 4.2 倍[17]。

真菌多糖还能增强特异性的细胞和体液免疫。抗原提成是特异性免疫发生的第一步，真菌多糖能促进特异性免疫的进行。孙丽华等报道灵芝孢子粉能够促进荷瘤小鼠髓源性 DC 的分化、成熟及表面分子 CD11a、CD86 的表达，增强树突状细胞诱导的细胞毒性 T 淋巴细胞反应[18] 。国内知名学者林志彬研究表明：灵芝多糖能增强树突状细胞对肿瘤抗原的捕获、处理、提呈能力，增强树突状细胞诱导的特异性细胞毒性 T 细胞的细胞毒活性即促进活化的细胞毒性 T 细胞释放更多 INF-γ 和颗粒酶 B，从而发挥直接和间接的抑瘤作用 [19] 。T 细胞免疫是细胞免疫的重要组成部分。台湾学者发现：一种纯化自牛樟芝的多糖 AC-PS 腹腔和口服给药都能强烈刺激 S180 荷瘤小鼠的 IL-12、TNF-α 和 IFN-γ 的生成。IL-12 可由 Th1 产生又可以刺激 Th0 细胞向 Th1 细胞转化，因此 I2-12 的生成增多意味着 CD4+Th1 细胞激活。作者由此推测，牛樟芝多糖 AC-PS 主要通过 CD4+Th1 细胞亚群活化，释放诸如 IL-12、TNF-α 和 IFN-γ 等多种细胞因子，介导炎症反应而发挥抑瘤功能[20]。真菌多糖也可以特异性体液免疫。姜涛等用冬虫夏草煎剂给小鼠连续灌胃 10 次，发现与对照组相比，实验组小鼠 IgG 抗体滴度显著提高，表明口服冬虫夏草煎剂有明显提高免疫力的作用[21]。

3.2 抗肿瘤活性

真菌多糖抗肿瘤所涉及的机制很多，包括抗肿瘤抑制肿瘤细胞增殖、促进细胞凋亡、抑制粘附性和侵袭性、抑制血管新生等。

吕金超等研究发现树舌发酵液多糖对人大肠癌细胞 SWWC116 细胞株、人宫颈癌细胞 Hela 细胞株、人肺腺癌细胞 NCI-446 细胞株的最高抑制率分别为 80.3%、74.1%、78.5%[22]。

树舌多糖能阻止肿瘤细胞由 G_1 期进入 S 期、延缓细胞周期进程，降低受体型酪氨酸蛋白激酶 EGFR 的表达、阻断细胞增殖信号转导途径，从而抑制人胃癌 MGC-803 细胞增殖[23]。

牟华等探讨了低分子量姬松茸多糖(LMPAB)对肿瘤细胞与内皮细胞侵袭和黏附的影响和作用。不同剂量 LMPAB(5，10，20 mg·L-1)对人结肠癌细胞(HT-29)和人脐静脉内皮细胞(HUVECs 增殖无显著性作用，但可使 HT-29 黏附于单层 HUVECs 的数量得到了明显的抑制，抑制率分别为 26.96%，23.60%，27.66%；对 HT-29 迁移穿过 HUVECs 也具有抑制作用,抑制率分别为 23.96%，23.59%，41.36%。表明低分子量姬松茸多糖通过抑制 HT-29 肿瘤细胞与内皮细胞的黏附以及肿瘤细胞迁移穿过内皮细胞而发挥其抗肿瘤转移作用[24]。

吴凯南等报道了云芝胞内多糖可以显著抑制荷乳腺梭形细胞癌 BalB/C 小鼠的瘤结节周围皮肤新生血管数，并发现云芝胞内多糖抑制血管新生与降低小鼠体内 TGF-β1 的含量有关[25]。

3.3 降血脂作用

孙可等研究发现松杉灵芝多糖可以降低高血脂模型大鼠和小鼠的总胆固醇(TC)、和低密度脂蛋白胆固醇(LDL-C）的含量，并可抑制肝癌 HepG2 细胞中 HMG-CoA 还原酶 mRNA 的表达，提示松杉灵芝多糖可能是通过抑制该限速酶来实现降低血浆胆固醇含量的[26]。刘爱东等报道，无论是采用灌胃还是腹腔注射的方式，松杉灵芝多糖都能降低高脂模型小鼠的血清甘油三酯水平，实验同时还发现松杉灵芝多糖降低了甘油三酯合成关键酶即脂肪酸合成酶（FAS）的 mRNA 水平，推测松杉灵芝多糖是通过减少脂肪酸合成酶的合成来抑制甘油三酯合成的[27]。

3.4 抗血栓作用

申建和等研究了黑木耳多糖、银耳多糖和银耳孢子多糖的抗凝血作用，体外实验发现，三者都对家兔血液有很强的抗凝血作用。小鼠实验发现，无论是口服给药、静脉注射还是腹腔注射给药，三种物质都有明显的抗凝血作用，其中黑木耳多糖的抗凝活性最强，此外，口服给药的抗凝血性优于其他两种给药途径。该研究还发现，这三种物质不影响凝血酶原时间，但却能延长部分凝血活酶时间，影响推测你其抗凝血的机制可能与影响内源性凝血系统有关环节有关[28]。Yoon SJ 等从黑木耳中分离出一种分子量约为 160KD 的多糖，具有显著的卡怪凝血酶活性，并认为葡萄糖醛酸残基是该多糖抗凝血酶的必需基团[29]。

3.5 改善造血功能

灰树花多糖的 MD 组分是一种主链为 β-1，6 糖苷键支链为 β-1，3 糖苷键的纯化葡聚糖，Masuda Y 等发现该成分不仅可以增强顺铂导致的骨髓抑制小鼠的免疫细胞功能，还可以显著增加脾细胞 G-CSF、G-CSF、M - CSF、干扰素-γ 等具有刺激造血干细胞活化的细胞因子的表达，并能逆转顺铂导致的粒-巨噬细胞系集落形成单位（CFU-GM）的减少，表明灰树花多糖的 MD 组分可能通过免疫调节等作用增强骨髓抑制条件下的造血功能[30]。

3.6 降低血糖

Kim YW 等报道分子量为 30-50KD 的姬松茸 β 葡聚糖以及水解这些 β 葡聚糖得到的一些寡糖（二糖和三糖为主）对糖尿病大鼠均具有明显的降糖作用，并可提高胰岛素的水平。这表明姬松茸 β-葡聚糖和寡糖都是通过能增强胰岛功能、刺激胰岛分泌胰岛素，从而起到降糖的效果的。颇为有趣的是，姬松茸寡糖的降糖作用是其β-葡聚糖的两倍，其原因尚不清楚[31]。

张玲芝等探讨了灵芝多糖对糖尿病大鼠的降血糖作用及其机理。研究发现，0.1、0.2、0.4g/kg/d的的灵芝多糖灌胃可明显降低糖尿病SD大鼠的血糖，并呈现一定的量效关系，还表现出随着灌胃时间延长，大鼠血糖可持续下降。作者发现，灵芝多糖对肝糖原合成的影响不明显，但对胰岛素水平影响显著。织学研究发现，灵芝多糖可以不同程度的修复受损的胰岛B细胞，这直观的证明了修复胰岛细胞、促进胰岛素分泌是灵芝多糖降血糖的重要机制之一[32]。

3.7 保肝作用

CCl4是一种常见的环境污染源和肝脏毒性物质，CCl4肝损伤是目前肝病研究的重要模型之一。李怡芳等建立CCl4小鼠急性肝损伤模型，并探讨金针菇多糖对肝损伤的保护作用。结果表明金针菇多糖能显著降低CCl4致急性肝损伤小鼠血清ALT、AST活性，提高肝匀浆SOD的活性,降低MDA的含量。可见金针菇多糖对CCl4诱发的小鼠应激性肝损伤有一定的保护作用[33]。

赵立群等在2000年和2005年间观察了乙型肝炎后肝硬化患者口服复方冬虫夏草多糖脂质体口服液的疗效情况。60例对照组常规治疗，120例治疗组患者在常规治疗的基础上口服复方冬虫夏草多糖脂质体。结果，治疗组总有效率为88．33%，对照组为58．33%。两组有统计学差异(P<0．05)。服药期间未发现明显毒副作用。表明冬虫夏草多糖可以有效改善肝硬化患者的肝功能，缓解症状[34]。

3.8 抗病原微生物作用

刘莹探讨了褐蘑菇、香菇和滑子菇粗多糖对大肠杆菌、沙门氏菌、金黄色葡萄球菌的抑菌作用。结果显示香菇多糖对金黄色葡萄球菌的最低抑菌质量浓度（MIC）≤2.5mg/ml 对大肠杆菌沙门氏菌的MIC≤1.25mg/ml；滑子菇多糖对金黄色葡萄球菌的MIC≤5mg/ml，对大肠杆菌沙门氏菌的MIC≤2.5mg/ml；褐蘑菇多糖对金黄色葡萄球菌的MIC≤5mg/ml，对大肠杆菌沙门氏菌的MIC≤2.5mg/ml[35]。

刘静等报道，将分离自灵芝菌丝体的灵芝多糖（GLP）与Vero细胞共同孵育后再感染单纯疱疹I型病毒，其半数效应浓度EC50为11μg/mL，如果在细胞被病毒吸附感染2h后将GLP加入到感染的细胞中共同培养14h，然后再移去GLP，则GLP对病毒的感染没有任何抑制作用。作者认为，该结果表明GLP对病毒的生物大分子的合成无影响。进一步研究发现，GLP可以有效地阻止病毒与细胞之间的相互作用，阻断了病毒对细胞的吸附，从而也就抑制了病毒的感染[36]。

3.9 抗病原微生物作用

逯爱梅等报道香菇多糖 H_2O_2 损伤体外原代培养大鼠皮层神经细胞的保护作用，能显著提高氧化损伤神经细胞的生存率，降低培养液中乳酸脱氢酶(LDH)的漏出量和一氧化氮(NO)含量，抑制细胞内丙二醛(MDA)的生成，提高细胞内超氧歧化酶(SOD)的活性。可见香菇多糖也可以通过抗氧化机制而具有神经保护作用[37]。

郭燕君等报道，用5mg/ml灵芝多糖按50mg/kg的剂量腹腔注射Aβ25-35诱导阿尔茨海默病模型大鼠7天后，脑组织中的胶质原纤维酸性蛋白（GFAP）阳性细胞数量减少，胞体细小，突起纤细，并观察到海马组织病理变化有所减轻。提示灵芝多糖的作用之一可能是通过免疫调节机制抑制了Aβ25-35诱导的AD大鼠体内的星形胶质细胞的激活及反应性增加,削弱活化的星形胶质细胞释放炎性细胞因子的效应，阻断细胞通过细胞因子的相互作用而发挥抗炎和抗增殖作用[38]。

4. 展望

真菌是生物界一个古老而重大的类群，真菌多糖因其生物学活性多样，药理作用显著，几乎无毒副作用等特点，正不断受到人们的关注，越来越多的研究正不断揭示出真菌多糖的神奇活性。但是作为一种生物大分子，多糖因其结构的多样性和复杂性，它所携带的信息量可能远远超过了核酸或蛋白质，因此真菌多糖的结构和功能的奥秘还远远没有解开。所幸运的是，糖组学（Glycomics）——一门研究糖链组成及其功能的学科正悄然兴起[39]。素有蕈菌之父之称的张树庭教授预言，21世纪人类将经历一场蕈菌的非绿色革命[40]，我们有理由相信，随着人类对蕈菌认识和利用的不断深入，以及糖组学的不断发展，真菌多糖必将为人类健康带来不小的惊喜。

参考文献：

[1] Wasser SP.Medicinal mushrooms as a source of antitumor and immunomodulating polysaccharides[J].Appl Microbiol Biotechnol. 2002 Nov;60(3):258-274.

[2] 林志彬.灵芝的现代研究[M].第二版.北京：北京大学医学出版社，2007:129.

[3] 何荣军.灰树花多糖 D-组份的分离纯化及理化性质的研究[D].杭州：浙江理工大学，2004.

[4] 刘 洁，李文香，王文亮，等.多糖空间结构与生物活性相关性研究进展[J].农业机械，2011,12:153-155

[5] 钟 昕，周素梅，王 强.药用真菌多糖研究进展[J].科技导报,2009,27(9):97-101.

[6] Adachi Y, Ohno N, Ohsawa M, et al.Physiochemical properties and antitumor activities of chemically modified derivatives of antitumor glucan "grifolan LE" from Grifola frondosa[J].Chem Pharm Bull (Tokyo). 1989 ,37(7):1838-1843.

[7] Matsuoka H. Lentinan potentiates immunity and prolongs the survival time of some patients[J].Anticancer Res,1997,17(4A): 2751.

[8] Zhang P，Zhang L，Cheng S. Effect of urea and sodium hydroxide on the molecular weight and conformation of β-(1,3)-D-glucan from letinus edodes in aqueous solution [J].Carbohydr Res,2000,327(2): 431.

[9] Unursaikhan S, Xu X, Zeng F,et al.Antitumor activities of O-sulfonated derivatives of (1-->3)-alpha-D-glucan from different Lentinus edodes[J].Biosci Biotechnol Biochem. 2006 Jan;70(1):38-46.

[10] Mantovani MS, Bellini MF, Angeli JP,et al.beta-Glucans in promoting health: prevention against mutation and cancer[J].Mutat Res. 2008 Mar-Apr;658(3):154-161.

[11] 龚敏，朱勤，王彤，等.冬虫夏草多糖的分子结构与免疫 活性[J].生物化学杂志，1990,6(6):486-491.

[12] 郝瑞芳，景浩.真菌多糖的研究进展[J].中国食物与营养,2008,4:19-22.

[13] 程金生 ，赵进 ,黄徽.羧甲基茯苓多糖的制备及抗肿瘤药效学研[J].2008,36(4):386-388.

[14] 王黎明.植物活性多糖构效关系研究进展[J].安徽农学通报，2008,14（23）:45-49.

[15] 李文娟，聂少平，余强，等.黑灵芝多糖对免疫抑制小鼠的免疫调节作用[J].食品科学，2009，30（19）：297-299.

[16] 田广燕，李太元，许广波，等.猪苓菌核与猪苓菌丝体中提取多糖对小鼠免疫器官重量影响的比较研究[J].延边大学农学学报，2005,27（2）:83-86.

[17] 陈群，王爱云，焦庆才.茯苓多糖硫酸酯的制备与鉴定及其增强小鼠 NK 细胞活性[J].食用菌学报，2009,16（3）：48-52.

[18] 孙丽华，赵明耀，黄幼田，等.灵芝孢子粉对荷瘤小鼠树突状细胞的影响及其抗瘤效应[J].山西医药杂志,35(8):698-700.

[19] 林志彬.灵芝抗肿瘤活性和免疫调节作用的研究进展[J].北京大学学报（医学版）.2002,34(5):493-498.

[20] Liu JJ, Huang TS, Hsu ML, et al.Antitumor effects of the partially purified polysaccharides from Antrodia camphorata and the mechanism of its action[J].Toxicol Appl Pharmacol.2004 ,201(2):186-93.

[21] 姜涛，刘蛟，杜镇镇，等.冬虫夏草对抗体形成细胞的作用研究[J].时珍国医国药，2008,19（5）：1121-1122.

[22] 吕金超，宋慧，苏玲，等.4 种真菌粗多糖体外抗肿瘤作用研究[J].安徽农业科学，2010,38（13）：7160-7161.

[23] 李荣辉，王 玉，郑丽红，等.树舌多糖抑制胃癌 MGC-803 细胞增殖及对 EGFR 表达的影响[J].时珍国医国药，2010，21（3）：582-584.

[24] 牟华.姬松茸多糖对 HT．29 细胞与内皮细胞侵袭、黏附的影响和作用[J].中国实验方剂学

杂志,2011,17(9):216-218.

[25] 吴凯南,林辉,孔令泉,等.云芝胞内多糖抑制肿瘤血管生成和移植性乳腺癌生长的实验研究[J].中华普通外科杂志,2001,16(2): 124.

[26] 孙可.灵芝多糖抗高血脂症作用研究[D].长春，吉林大学，2008.

[27] 刘爱东.松杉灵芝多糖调节高脂血症及其机制的研究[D].长春,长春中医药大学,2007.

[28] 申建和，陈琼华.黑木耳多糖、银耳多糖、银耳孢子多糖的抗凝血作用[J].中国药科大学学报，1987，18（2）：137-140.

[29] Yoon SJ, Yu MA, Pyun YR,et al.The nontoxic mushroom Auricularia auricula contains a polysaccharide with anticoagulant activity mediated by antithrombin[J].Thromb Res. 2003,112(3):151-158.

[30] Masuda Y, Inoue M, Miyata A,et al.Maitake beta-glucan enhances therapeutic effect and reduces myelosupression and nephrotoxicity of cisplatin in mice[J].Int Immunopharmacol. 2009 ,9(5):620-626.

[31] Kim YW, Kim KH, Choi HJ, et al.Anti-diabetic activity of beta-glucans and their enzymatically hydrolyzed oligosaccharides from Agaricus blazei[J].Biotechnol Lett. 2005 Apr;27(7):483-487.

[32] 张玲芝.灵芝多糖降血糖的机理探讨[D].杭州：浙江大学，2002.

[33] 李怡芳，曾怀苇，王敏，等.金针菇多糖对小鼠急性肝损伤的保护作用[J].广东药学院学报,2010，26(2):162-165

[34] 赵立群，王军，于红.复方冬虫夏草多糖脂质体口服液治疗肝炎后肝硬化 120 例疗效观察[J].中医药学刊，2005，23（7）:1300

[35] 刘莹.三种食用菌粗多糖体外抗菌活性研究[J].食用菌，2009,2:66-69.

[36] 刘,静，阳帆，李珊珊，等.灵芝多糖 GLP 的抗疱疹病毒作用机理[J].中国病毒学，2005,20（4）：362-365.

[37] 逯爱梅，于天贵.香菇多糖对 H202 损伤神经细胞保护作用的研究[J]中国现代应用药学杂志，2008,25（5）：393-396

[38] 郭燕君，袁华，甘胜伟，等.灵芝多糖对 Aβ25-35 诱导阿尔茨海默病模型大鼠脑组织的保护作用[J].中国组织化学与细胞化学杂志,2005,15(4):447-451

[39] Mahal LK.Glycomics: towards bioinformatic approaches to understanding glycosylation[J].Anticancer Agents Med Chem. 2008,8(1):37-51.

[40] 张树庭.展望一场非绿色的革命——蕈菌的全球影响力及在 21 世纪对人类的重大意义[J].浙江食用菌，2009,17（3）：1-5.

作者简介：

张景元，男。湖南森康生物技术有限公司总经理。国家专利“椴木菌丝体熬制液及加工方法“（专利号 ZL96118223.7）发明人。

张志光，男，1934 年出生。湖南师范大学生命科学学院教授、博士生导师、第一批享受国务院政府特殊津贴的真菌学专家，从事真菌学科研 50 多年，完成国家省部级科研项目 30 余 项。现任湖南省植物学会名誉理事长、湖南省食用菌协会高级科技顾问、湖南森康生物技术有限公司首席专家。

施枝军，南华大学药物药理研究所工作。湖南森康生物技术有限公司专家。

静态养生疗法

张文博

文博自幼深得父亲周易真传，并先后拜多位民间高人为师，1998年-2000年系统学习传统中医药学。曾云游四海、拜访高人，普结善缘，并在深山中苦修数载，学、悟相参，把传统养生文化和复杂的周易理论“化繁为简、以简治繁”，把古老神秘的养生之法，创造发展为适合现代都市人的养生之道，形成了一套完整的自然养生体系——静态养生疗法。

静态养生疗法是由文博结合传统养生理论和周易理论，经过多年推广实践，研发整理出来的一套适合现代人身心双修的自然养生疗法。

所谓“静”源于《大学》：“大学之道，在明明德，在亲民，在止于至善。知止而后有定，定而后能静，静而后能安，安而后能虑，虑而后能得。物有本末，事有终始。知所先后，则近道矣。”

物欲横流的现代社会，每个人都充满了这样或那样的“欲望”，都想“得到”更多一些。然而却从来不知该从何而得，如何而得。致使绝大多数人，如盲人摸象，不知所然！透过《大学》这句话就可以很明确的告诉我们：“止”而后“定”，定而后“静”，静而后“安”，安而后“虑”，虑而后才能“得到”！古人教会了我们一个简单的“得到”的公式。在这个公式中，每一项都是至关重要的！并且都是相互关联的！而这个公式中起决定性作用的就是“静”！古人很明了“静”重要性，如“三思而后行”“沉心静气”“静极思动”“神闲气静”都是旨在要我们学会“静”。因为“静则慧”“静则安”只有这样我们才能达到最后的“得到”！一个人如果不能“静”又何谈“得到”？

“态”就是三重生态关系，大千世界就是通过彼此错综复杂的关系而形成的。但归根结底，不外乎三重关系！即：自己和自己的关系；自己和别人的关系；自己和自然的关系。这是构成一切关系的根基，一个人只有处理好了这三种关系，才能真正意义上实现五福临门的完美人生。在古人和现代人眼里，只有完整的“五福临门的人生”才能称上完美的人生。“五福”指，长寿，康宁，富贵，好德，善终。

静态养生疗法理论融入了儒家“存心养性，执中贯一”、释家“明心见性，万法归一”、道家“修心炼性，抱元守一”的思想精华。从心性入手，直指本心，瞬间让人豁然开朗。

静态养生疗法通过结合群经之首《周易》的精髓。运用中医的五运六气和天人合一的理论为断病方法，知晓病根，明确先天脏腑缺陷，后天保养。剖析病根所在，针对性极强，可以更为有效地调整健康。

静态养生疗法是一套身心双修的养生疗法，这套疗法首先从饮食入手，运用传统的“清、调、补”的方法，把身体渐渐恢复到健康的生理状态，“清”就是清除身体的垃圾，如自由基、宿便、尿酸、乳酸，过量的胆固醇、脂肪，以及湿毒和瘀血。“调”是调理身体、调整心态、净化心灵。“补”是补先天之缺和后天的身体能量。让人自然而然地建立一套完整健康的生活习惯。同时，深层净化心灵，还原本心，实现五福临门的完美人生。

作者简介：

张文博，男，中医师。现任中国修真观养生总部首席养生师、中国西安重阳宫养生文化研究中心副主任、香港中华古医协会特聘讲师、中国武医协会特聘讲师等职。

中医药在肿瘤恢复期治疗中的应用

泰国中医药学会　张永发

肿瘤分良性肿瘤与恶性肿瘤，良性肿瘤一般可以根治。恶性肿瘤又称癌症，是人们闻之丧胆的疾病。中医学对于肿瘤很早就有记载，《黄帝内经》中就提到肿瘤的病因是："邪气居其间"。汉代医圣华佗指出："疽痈疮肿之作，皆五脏六腑蓄毒不流，非独营卫壅塞而发也……"等等。以后历代医家对肿瘤均有详细的记载与论述，包括肿瘤的部位、症状和治疗方法，以及民间流传治疗肿瘤的中草药单方和验方。实践证明，有的肿瘤病人，经过中医中药治疗，不但症状缓解，而且肿瘤也见缩小或消失。

中医对于肿瘤发生机理的详述不外乎外因与内因两方面：外因是邪气、邪毒，内因则是五脏六腑的蓄毒，气血流行失常，七情刺激和身体的虚亏。外邪之所以能侵入致病，还是由于人体先有内虚，正所谓"邪之所凑，其气必虚也"。中医学强调整体观念，辩证施治，同时也注意到年龄，生活习惯，水土，长期慢性刺激对癌症的诱发作用。由于致病因素影响，致使机体功能失调，肿瘤因而发生。其病理机制包括气滞，血瘀，湿聚，痰结，邪毒瘟热，正虚等。

人类与肿瘤交战多年，特别是二十世纪七十年代以来，中医与现代医学相结合治疗肿瘤，积累了不少经验，获得了实质性的进展，对于人类最终战胜肿瘤已经露出曙光。

关于肿瘤的病因，病理，发生机理以及诊断、治疗、预后等，诸多文章已分别详述。本文谨对中医药在肿瘤恢复期治疗中的应用作粗略介绍。

现代医学对于肿瘤的治疗，常规是经科学手段确诊后对患者进行包括手术、放疗、化疗，结合中医防治，配合免疫疗法与食疗，重建防御机制等综合治疗，以达到缓解病情，延长患者寿命的目的。由于有的恶性肿瘤病因尚不详，病情复杂多变，且患者正气日渐衰退，邪气日益增长，故治疗时必须掌握其机体内在功能失调之所在，以及当时的临床表现，应用中医学认真辩证施治，标本兼治，攻补兼施，局部与整体兼顾。

恢复期宜卫护正气，对放疗或化疗后副作用如白血球减少，贫血，体虚乏力，面色萎黄或苍白，食欲减少等，应用益气养血，健脾补肾法，选用人参、黄芪、党参、白术、熟地黄、白芍、阿胶、菟丝子、覆盆子等中药，以提升白血球及改善贫血等症状。针对化疗后的肝损害，患者可出现恶心、呕吐、腹胀腹泻、乏力、肝区疼痛，严重时出现腹水、出血、肝昏迷等，应用养血柔肝，理气护肝。有热象者兼采清热解毒法，针对肝实质的损害，活血化瘀药也可适当加以使用，如柴胡、白芍、枳壳、黄芩、金银花、丹参等。放化疗引起的肾功能损害，临床上可出现水肿，贫血，疲乏甚至头晕，恶心，呕吐，血尿，肾功能衰竭等。针对蛋白尿或血中尿素氮，肌酐清除率升高，可采用温补肾阳及活血化瘀法。对有水肿患者宜用健脾益肾利水法。另外，对放疗所致膀胱炎而出现尿频尿急尿痛、血尿、腰酸腰痛，应以补益肾气，清利膀胱为主。至于放疗所致直肠炎症，患者表现泄泻粘液血便，大便次数增多，或水样便，治疗以健脾固肾，清凉去湿为主，可选用党参、茯苓、淮山、扁豆、莲子，苡仁、金银花、丹皮、槐花等。鼻咽癌放疗后所致的口腔溃疡，唇部干裂，咽喉疼痛，声音嘶哑，患者常见舌红光滑无苔、系热灼津液致津涸液燥，呈一派热毒伤津之象，此时应养阴生津，常用黄芩、丹皮、菊花、北沙参、生地黄、麦冬、石斛、玄参等，以改善溃疡与口干唾粘现象。

健脾益肾，扶正培本中药可提升免疫力并对肿瘤细胞有直接和间接抑制作用，而某些活血化瘀中药并有放射增敏作用。

金银花、白花蛇舌草能增强网状内皮系统巨噬细胞的功能，提高T细胞免疫功能，蒲公英、半枝莲有消炎清热、解毒等功能，西洋参、生地黄，玄参能养阴清热。

病邪日久，耗精伤血，多见气血双亏等症；手术治疗后气阴大伤，晚期病患脏腑气血阴阳失调，导致阴虚或阳虚，机体抗病能力降低，早期介入人参、黄芪、旱莲草、女贞子、川红花、三七、冬虫夏草等可以扶助正气，调整气血，纠正阴阳失调，提高抵抗力，提高疗效，达到延长病者寿命的目的。中国科学院科研产品灵芝孢子油能抑制癌细胞的生长和提高免疫功能，为肿瘤患者治疗和康复发挥积极作用。

《上海新民晚报》2008 年 1 月 2 日报导：针对化疗和放疗都存在重创癌细胞和健康细胞此一缺点，科学家都试图找到一种完美的治疗药物，能识别出癌细胞与健康细胞，在治疗癌细胞的同时，不会伤害健康细胞。近年来，我国科学家从传统中药人参和三七中提取多种能治疗癌症的有效成分，与人类理想中抗癌药物非常吻合，人参对肿瘤的化疗具有增效和减毒作用，还可增强免疫系统功能，是理想的抗癌药物。

综上所述，中医药在肿瘤恢复期治疗中起着不可忽视的作用，只要我们根据肿瘤病人各个时期的临床变化，因时因人因地制宜，认真辩证，合理用药，就一定能减轻放化疗的毒副作用，卫扶正气，提高患者的抵抗力，达到缓解病情，延长病人寿命的目的。

作者简介：

张永发，医师，1968 年毕业后，一直于广东省陆丰县人民医院、潮阳县人民医院从事内科临床医疗工作，并先后多次被医院选送往省市进修中医师专科，从事中西医结合临床工作至今己 40 余年，在报刊杂志上发表论文近 10 篇。1990 年旅泰至今一直从事中医临床工作，参加泰王储殿下辖下慈善医疗机构巡回医疗队，并获泰王储殿下授予医疗勋章。现为泰国中医药学会付会长，泰京桐发中医院院长。

大中医概论

张永鹏

一、大中医概念

1、中医言大，因其涵义渊博，广涉天文、地理、人文；中医言大，因其历史悠久，亘古达今永无止境；中医言大，因其以人类健康、长寿为宗旨；中医言大，因其随人类而生存，永无终结……一言以蔽之中医言大当之无愧。

2、中医就是中华民族医药学，是相对于世界各国医药学中，具有中华民族特色的医药学。大中医包括传统医药学和科技医药学两个子系统，二者有机统一互补，故称大中医。

3、中医是千万年来中国人防病、治病、养生、保健的法宝，从黄帝内经、神农本草经、伤寒杂病论、针灸甲乙经、温病条辨到当代中医的科学发展，无一不是众人的智慧总结。随着现代科技的发展，更加丰富了中国医药学的内涵，因此大中医是传统医药学跨越时空与现代科技医药学有机结合的整体。大中医是世界医药学中，唯一具有从人类原始感性认知，逐步传承演化至今，漫步现在，并代表未来医药学发展方向的医药学。

二、大中医特色

1、产生与生存特色：

大中医以中国本土为基础、以中华文化为背景、以中庸之道为理想、以中原中国为中心、以德道儒法为依托、是兼容性极广的目标医学，是大中华“和”文化的产物，是非排他性而万变不离其宗的中庸和缓医学。从数以万年计的原始感性认识，到文字出现后数以千年计的众人经验总结，再到春秋时期的百花齐放，传统医学和科技医学经历了漫长的发展过程；秦汉时期德道法盛行，祝由医学、科技医学略占上风；唐后引进佛学并汉化，宋后独尊儒术，传统医学快速发展，科技医学相对滞后。新文化运动后科技医学崛起，国民党时期传统医学受排挤，解放后传统中医药受到一定程度的保护，但较科技医学的发展速度逊色不少。总之大中医休整于战乱变革年代，发展于和平时期。大中医以万物通息、顺应自然法则为大道，没有起点、没有终极，无须革命，是永无终结的开放型医学体系。

2、诊疗特色：

1）医乃仁术，无德不成医，大中医以仁德为本，以人类健康长寿为目标，以综辨制宜（综纳合参、辩证剖析、因是制宜）为特色，以人的性命完整为至尊。

2）中医人行医如从政，施药如用兵，诊疗如治国，视病如敌，待人似己。有菩萨心，慈悲为怀，大肚能容；有宰相智，穷究理因，扶正纠偏。传统医，科技医融为一体，综辨制宜观，精廉救苍生。

3）大中医以中国文字为载体、以原始道德自律为准绳，理性化思维、全方位思考、人性化采集标本素材；充分利用智慧和一切可利用的技巧、设备为诊断疾病提供依据；充分利用天然环保药物、简便廉验的诊疗技巧和方法，为祛除疾病，恢复健康，延年益寿服务。

4）大中医充分利用高科技诊疗设备及先进的新技术、方法、药物，但并非优先利用，而是优先利用简便廉验的传统方法、技术娴熟的诊疗技巧，天然环保的传统药物为诊疗疾病服务。它承认一切先进的理念、逻辑的思维、科学的方法、但不首先选用新的理念、思维、方法，只有当传统方法技巧不能满足客观现实需要时，才作为必要利用之。

3、大中医与其它医学概念的区别：

1）大中医与传统医学：大中医包括我国传统医药学和科技医药学两个子系统。其中传统医药学就是我国 56 个民族传统医药学，是与世界各国传统医药学对应的医药学，是中医药学的核心、脊梁、特色，并具有与其它国家相区别的标志性医药学，是需要我们制定标准向国际铺轨的医药学体系。

2）大中医与科技医药学：科技医药学是大中医的重要组成部分，以科学技术为支撑是目前国际通用的医药学，也是当前我国使用范围最广、从业人员最多、行政法规普遍认可的主流医药学。是需要与国际接轨的医药学体系。

3）大中医与新中医：大中医是亘古达今生存、发展永无止境的概念没有新旧之分。新与旧是相对概念，何为旧中医不得而知，因为大中医是一个延续发展的过程，是一个有机联系的整体，不能以某一时间段划分以前的就是旧中医以后的就是新中医。因此新中医之说不存在。

4）大中医与民族医药学：大中医是我国 56 个民族医药学的集合体，我国 56 个民族传统医药学都是大中医的重要组成部分。

5）大中医与外国医药学：各国有各国的医药学体系，科技医学部分多数国家认可，传统医学部分各具特色，也是大中医发展过程中需要参考借鉴的内容。

6）大中医与西医：‘西’与‘东’是对应的方位性概念，何为东医不得而知，西医又是西方哪一国家特色医学不得而知，因此西医药称谓不存在。国人误把科技医学当西医，误把化学药品当西药，剥夺了中医掌握、利用科技医学化学药品的权利，必须纠正。

7）大中医与未来医药学：科技要发展，人类要进步，但人类健康、长寿、安居乐业的总体目标不会变，大中医是目标医学，它既是继承的过去，又是存在的现实，更是未来的需求。因此大中医是未来医学毋容置疑。

三、大中医未来

1、大中医的择优适宜性，是构建节俭、低碳、环保、和谐社会的必由之路。五四运动之后，提倡新文化，传统文化受打压；国民党时期，引进科技医药学，但却冠之以西医药称谓，传统医学遭排挤；解放后传统中医药受到一定程度的保护，但较科技医学的发展逊色不少。改革开放后以经济建设为中心，以科技创新为龙头，依法治国，科技医学取得了举世瞩目的成就，但是新的环境污染，新形势下的看病难、看病贵的现实，又给人们敲响了警钟，因此重新审视大中医，宏扬传统医学成了国人的共识和未来医学发展的必然选择。

2、未来大中医首先就是在我国解放中医药，把局限在传统医药的概念从人们心灵的桎梏中解放出来，归回中医药主权。从概念上、思想上、政策法规上解放中医药，制定传统医药保护法，把国之瑰宝传承下来。要使人类回归理性医药需求，走出科技医药学误区。当前大中医存在问题主要是科技医药唯经济论和传统中医药理论发展的滞后性。

3、未来大中医发展要明确中医药主权概念与特色，把大中医分为科技医和传统医药两个子系统。

1）医务工作者分为科技医（护）师、传统医（护）师、全科医（护）师、专科医技师等。

2）把中药分为传统中药、中成药、中草药、提取加工药、生物制剂、化学合成药等。

3）行政上卫生部应下设传统医药管理局、外国医药管理局、科技医药管理局、药品食品管理局、康复保健管理局等。

4）定期人才选拔，成立传统药学院、传统药理学院、传统医学院、康复保健学院、科技药学院、科技药理学院、科技医学院、科技护理学院、科技设备学院、外国医药研究院等。

5、医疗执业与管理，允许医师多地点执业，建立诚信考核制度。科研开发不搞名牌战略，而搞可持续发展、环保道地药材战略，以疗效定成果。

参考文献：

[1]张永鹏.中医辩证论治诊疗特色探析[J].医学与哲学,1999 增刊 60-61 页

[2]张永鹏.读现代中医药发展的冷思考有感[N].中国中医药报,2003 年 2 月 17 日（7）

[3]张永鹏.浅议中医药主权[N].中国中医药报,2004 年 11 月 25 日（5）

[4]曲黎敏.中医与传统文化[M].北京,人民卫生出版社,2005 年 1 月

[5]张永鹏.中医药理论的发展与创新[M].北京,第 2 届中医药发展大会会刊,中国中医药报社,2005 年 11 月,372-374 页

[6]张永鹏.浅议中医医疗机构生存现状与发展面临的主要困难问题及对策[M].北京,第 2 届中医药发展大会会刊,中国中医药报社,2005 年 11 月,694-696 页

[7]贾谦,张晓彤,李宗友,等.遵循自身发展规律发挥中医药优势特色的政策研究（分报告集）[M].北京,国家中医药管理局委托课题,中国科学技术信息研究所,北京谦益和中医药研究院,2008 年 8 月

[8]张永鹏.科学发展观与中国医药学展望[M].北京,第 3 届中医药发展论坛会刊,中华国际医学交流基金会,中国民族卫生协会,2008 年 12 月，95-96 页

[9]黄河.世界重大学术创新成果获奖精典（中文版）珍藏本[M].北京,中国国际交流出版社,2009 年,710-713 页

[10]张永鹏.中医在构建和谐社会中的重要性研究[M].西安,2009 中医药文化博览会暨中医药文化高峰论坛论文集,85-91 页

[11]张永鹏.2008 年中国管理科学研究院重大理论研究立项课题[M].香港,第七届香港国际现代化中医药大会《走向世界的中医药特色疗法》专刊,（中英文对照）2009 年，206-218 页

[12]张永鹏.中医流派新划分， [M]，开封，中华中医药学会 首届学术流派研讨会 2009.10.31 论文集（68～72 页）。[J].医学信息，2011 年 02 月 02 期 24 卷 中旬刊（700～702 页）

[13]张永鹏.中医药国际化之路，[M]，荷兰，世界中医药学会联合会，2010 第七届世界中医药大会（论文摘要汇编）135～136 页 。[J]中国中医药咨询 2010 年 11 月下第 2 卷 第 33 期（67～69 页）

“吴氏经筋疗法”技术要点

北京天地中源医药科技中心　赵中华

吴竺锵医师擅长整脊术，根据 40 余年临床经验，总结出“整脊全息法”。“吴氏经筋疗法”是整脊全息疗法中的第二大环节：经筋点穴松解法，是为整脊术作前提准备的调治手法。在整脊之前，须在

全息诊断很透明的情况下先柔筋，后正脊。“筋柔骨易正，骨正筋易顺，筋顺气血畅，血畅病自痊。”让骨入其位，筋归其槽。善于观之于人，悟之于心，应之于手，以知为度，以痛为腧，以通为用。机触于外，巧生于内，手随心转，法从手出。遵循“大道至简，至诚合天”的自然法则；强调“触诊感知效应”；以解剖学和治疗学相结合。此法开启了“通灵感物”的“意在法先”的先河，以“筋柔骨正，正则通，通则不痛。骨正筋柔，柔则畅，畅则愈”的中医理论为基础，以外测内，审证求因，以外治内，辨证施法，标本兼治，筋骨并重。

吴氏经筋疗法坚持三项施治原则：（1）整体观和辨证施治；（2）以痛为腧；（3）以通为用。通过传统八法等精准度高的手法，让机体恢复结构平衡，促进损伤组织与健康组织的动态平衡，激发自愈能力，达到生理机能的自然和谐、以平为期（以平衡为期待）、以和为度（以和谐为准度）的境界。

吴氏经筋疗法认为：人体内部存在着一个网状的经络系统，行气血而营阴阳，濡筋骨而利关节。经络系统从形态上看是“有无相生，难易相成，奇正互用，形气相感，隐显相通”的，有形的经筋，无形的经络，经筋为体，经络为用。体用一源，无形寓于有形之中。经络是无形的隧道，经筋是有形的载体。无形支配有形，共为人体能量与信息的全方位立体循环网络。经络的无形实为先天一元之气，以元精为生化之源。在元神有序化的调节制约下，形成了一个闭合回路的生命网络，用良性刺激可调整局部，反射全息，治疗多系统疑难杂症。

“吴氏经筋疗法”是一种以外治内的顺势疗法，可以用于肌肉骨骼和关节损伤，内可以调节脏腑、经络、气血、阴阳、筋骨的动态平衡。

经筋病症可导致比较特殊症状，包括：（1）筋性疲劳综合症；（2）筋性眩晕；（3）隐筋症；（4）筋凝症；（5）“冷症”；（6）筋紧张综合症。经筋疗法是一种传统的中医特色疗法，长期湮没于民间，得不到重视。现今随着人们生活水平的提高，在重视身心健康、追求生活高质量、崇尚自然疗法的今天，人们越来越重视回归自然的绿色疗法。

现代医学证明：经筋疗法对 92 种脊椎相关病症都有独特疗效，是中医临床上比较实用的治疗手法。经过现代科学技术的参与和补充变得更加完善和成熟，能切实有效地解决现在医学解决不了的诸多亚健康及疑难顽症。具有独特性、有效性、实用性、科学性和可操作性。体现了“道法自然”的科学理念。

一种预防根治高压病的中草药

周婉豫

本发明涉及中草药对于高血压病的预防和治疗的研究，对高血压、高血脂、高胆固醇、高血粘有根治的效果。

高血压是构成心脑血管疾病引起死亡的重要原因之一，目前无根治的药物。正在采用的降压药物，多是通过抑制交感神经系统的不同部位，或者直接作用于血管平滑肌引起小动脉扩张而发挥作用的。以及利尿药也有降压效应。长期降压治疗，只能推迟动脉硬化，减少并发症降低死亡率。但是，一般药物治标不治本，毒副作用大。患者长期服用易形成抗药性。临床中发现有 20%的患者服用一般药物后，会出现心慌心悸，全身无力，甚至出现心绞痛，40 分钟左右症状才能逐渐消失。也有的患者服用了扩张血管的药物，会出现头痛、头晕、面色赤红，40 分钟左右症状才能逐渐消失。类似这样的患者求治无良方，最终导致心脑肾严重受伤害，甚至死亡。

本发明人走访了河南医科大学、郑州铁路局中心医院、省康复中心等，十多家省级医院的二十多位有关专家，均称尚未使用有根治高血压病的药物。最近一年来，市场出现有根治高血压病的中成药，但大多疗程长至一年，临床显效率不高。尚未见有对高血压病有预防功能的药物。

针对一般药物治标不治本，副作用大，或需长期服药的弊端。本发明人长期注重人体亚健康状态时微循环变化的研究，认为人体微循环的变化，内分泌的失调，是患心脑血管等疾病的前兆。如：人们的喜、怒、忧伤、悲、劳碌、饮食不周、起居无常，均可以导致人体微循环起变化，内分泌失调。如果得不到及时的调理，拖上一两年，就可能引大病上身。因此，本发明除了提醒人们注意日常保健养生，调解情志，保持人体机能平衡，达到强身健体的目的以外，而最重要的是：为人们提供了一种既能预防又能根治高血压病的中草药。

本发明人解决其技术问题所采用的技术方案是：

一种预防根治高血压病的中草药，由：女贞子、磁石、荷叶、姜汁、竹沥、香油、蜂蜜、甘草等，30多味名贵中草药组成，其中有藏药和粤药配伍。

用法：上方女贞子、磁石、荷叶、甘草煎浓汁10~30ml与诸药混合成液体，晨起空腹一次服用30~160ml。

临床病历记录抽查：本发明人共设计治疗组236例，对照组126例。

1.选择病历的标准：（治疗组和对照组高血压病选择标准相同）

高血压病：

① 压测量在120/80mmHg~130/90mmHg之间者，被定为临界性高血压；

② 血压测量在130/90mmHg以上者，X光透、血清生化检验，以及心电图测试，患者心、脑、肾有其中之一种并发症的为Ⅰ、Ⅱ、Ⅲ期高血压；

③ 高血压病伴有高血脂和高胆固醇症的患者。高血脂和高胆固醇症，是指甘油三酯在1.8mmol/L以上，以及总胆固醇在5.8mmol/L以上的患者。

2.诊断标准：（治疗组和对照组高血压病诊断标准相同）

中医诊断：

高血压初期属肝火亢盛型；中期属阳盛伤阴型；晚期属阴阳两虚型。即：高血压的初、中两期，患者通常以肝热炽盛，上冲头目，病见眩晕、耳鸣、头痛头胀、面红耳赤、口苦咽干，每因烦劳或恼怒而头晕头痛增剧，急躁易怒、少寐多梦、心中烦热、大便秘结、小便短赤、舌红苔黄、脉弦或脉细为见证。

高血压晚期阴阳两虚型，头晕目眩、耳鸣、腰膝酸痛、周身乏力、恶冷喜热、两足痿弱、下肢浮肿、小便不利或夜尿频多、精液清冷、舌淡少苔、脉虚弱无力为见证。

西医诊断：

根据世界卫生组织规定的高血压诊断标准，血压测量在120/80mmHg~130/90mmHg之间者，诊断为临界性高血压；血压测量在130/90mmHg以上者，诊断为高血压病。

另外，根据我国心血管疾病会议按临床表现将高血压病分为三期：

第一期：血压达到确诊高血压水平，临床无心脑肾并发症。

第二期：血压达到确诊高血压水平并有下列一项者，体检X线，心电图或超声检查，见有左心室肥大，眼底动脉普遍或局部变窄；蛋白尿和（或）血浆肌酐浓度轻度升高。

第三期： 血压达到确诊高血压水平，并有下列一项者：急性脑血管疾病或高血压病；左心室衰竭；肾功能衰竭；眼底出血或渗出，有或无视神经乳头水肿。

3.设计治疗方案：

治疗组236例，是采用本发明人的“一种预防根治高血压病的中草药”来进行治疗。

对照组126例，是采用医生处方的一般降压药来进行治疗。用药及方法遵医嘱。

① 根据中医诊断为肝火亢盛的患者，西医诊断为临界高血压病。

治宜：平肝潜阳，平衡血压。

处方：“该药组份”在早餐前空心冷服30~160ml，另配以植物蛋白、蔬菜、水果为主的食疗方一套。

嘱：忌烟酒，忌油炸、油腻、高糖食物。加强体育锻炼。

接受治疗后的患者，30 天后不良症状消失，血压达到正常指标后，可继续治疗 2 个月以巩固疗效。要求患者在每年春夏和初秋之际再服用 30 天“该药组份”，即可保证高血压病不再复发。

② 根据中医诊断：为肝火亢盛的，阳亢伤阴，血运不畅的患者；西医诊断：为Ⅰ、Ⅱ期高血压病。

治宜：平肝潜阳，降压，滋阴，活血化瘀。

处方：该药组份，在早餐前空心冷服 30~160ml

另用“该药组份”凉调变蛋两个口服，并配以植物蛋白、蔬菜、水果为主的食疗方一套。并配以降压滋阴，活血化瘀的纯中药综合治疗。

嘱：忌烟酒。忌油炸、油腻、高糖食物。加强体育锻炼，不生气。

患者在接受治疗后的 2~3 个月，血压平稳，即可停用其他药物。“该药组份”继续服用 30 天，即可停药。要求患者在每年春夏和初秋之际再服 30 天“该药组份，”即可保证高血压病不再复发。

③ 根据中医诊断：为阴阳两虚，痰湿壅盛的患者；西医诊断：为Ⅲ期高血压病。

治宜：阴阳双补，祛痰利水，补虚降压。

处方：该药组份，在早餐前空心热服 30~160ml

另“该药组份”凉调变蛋两个口服，并配以植物蛋白、蔬菜、水果为主的食疗方一套。并配以阴阳双补，降压补气的纯中药综合治疗。

嘱：注意保暖，休息，适当运动。忌烟酒。忌油炸，油腻食物。

患者在接受治疗后的 2~3 个月，血压平稳，即可停用其他药物。“该药组份”继续服用 30 天，即可停药。要求患者在每年春夏和初秋之际再服 30 天“该药组份”，即可保证高血压病不再复发。

另注明：由于中药药性慢，在患者接受治疗后的一周内，饭后仍需服用一般药物降压，7-15 天后可停用，改用中药类药物降压。

对于高血脂，高胆固醇的患者，只需口服“该药组份”或在早餐用“该药组份”调蔬菜、水果食用 1-2 月，即可使血脂胆固醇降至正常指标。

4.随访追踪：

随访方法：

① 对治疗组 236 例和对照组 126 例，全部进行跟踪随访（每半年至一年随访一次）。

② 对正在治疗中的病人进行 7-15 天随访一次。

随访内容：

①询问症状是否消失或好转。

②测量血压是否在正常范围。

③让病人到指定医院做生化检查（主要是血脂、胆固醇等是否正常）。

随访年限和病例数为：

本发明人总共记录治疗组 236 例，对照组 126 例，跟踪访问时间最长达 13 年，最短为 3 年。

① 治疗组的随访情况：

3~4 年的 73 例；5~7 年的 32 例；8~10 年的 113 例；11~13 年的 18 例。

② 对照组的随访情况：

3~4 年的 26 例；4~7 年的 38 例；8~10 年的 31 例；11~13 年的 30 例。

临床病历记录抽查：

徐××，38 岁，女，营业员。1995 年 8 月 21 日就诊。

主诉：失眠多梦，心烦，头痛头晕。

血压测量： 130/90mmHg

望：面色赤红，舌苔厚黄。

脉象：脉弦。

诊断：中医诊断：肝火上亢；西医诊断：临界高血压。

治宜：平肝潜阳

处方：该药组份 在早餐前空心冷服 30~160ml

嘱： 早餐用“该药组份”凉调变蛋或蔬菜水果食用。忌烟酒。忌油炸、油腻、高糖食物，忌烟酒。按时服药，不生闷气，加强锻炼。

二诊：1996 年 9 月 20 日，血压测量 120/70 mmHg。诸症消失。神清气爽。嘱：继续服用“该药组份”30 天。

再诊： 血压测量 120/70 mmHg,

嘱：要求每年春夏和初秋之际再服“该药组份”30 天。即可保证高血压不再复发。

随访 9 年高血压未见反弹。疗程 30 天，该病案有 106 例。

顾××，男，62 岁，离休干部。1999 年 8 月 3 日初诊。

主诉：高血压病史达 16~20 年，一直服用一般药物降压未间断。但是，最近不管用什么药，血压仍然忽高忽低，自觉头昏耳鸣，心慌心悸，口干舌燥，胸闷气短，眼底出血，视力模糊，大小便正常。

测量血压：135/95 mmHg。生化检验：甘油三酯 1.82mmol/L

望：面色紫暗，肤黎黑有焦枯色，舌紫暗苔薄，眼神呆滞，舌略强口齿不清，表情痛苦，焦虑急躁。

脉象：脉弦细。

辩证：阳亢阴虚,气血瘀滞。

诊断：中医诊：阳盛伤阴型；西医诊：III期高血压。

治宜：平肝潜阳，滋补肝肾，活血化瘀。

处方：该药组份，早餐前空心冷服 30~160ml；另配以活血养阴，降压的中药，综合治疗。

嘱： 早餐用“该药组份”凉调变蛋或蔬菜水果食用。忌烟酒。忌油炸、油腻、高糖食物，忌烟酒。按时服药。

二诊：9 月 2 日，诸症缓。主诉：有时口还干，问及饮食，患者食量大，每天斤半主食，且喜肥甘、油炸食物。测量血压：120/80mmHg。

嘱：饮食清淡，食牛奶、豆制品、海产品。忌：油炸肥肉，过量食物。继续服用“该药组份”45 天。其它药可停用。

再诊测量血压：120/80mmHg。血清生化检甘油三酯 1.6mmol/L。

医嘱：要求每年春夏和初秋之际，再服“该药组份”30 天。即可保证高血压不再复发。

随访 5 年高血压未见反弹。总疗程 75 天，该病案有 31 例。

5.治疗效果及分析：

疗效评定标准：

a、有效：服用降压药后，血压降至正常，停药后血压又反弹，临床症状随血压升降而消除或出现。

b、无效：服用降压药后，血压不能降至正常，临床症状不能消除。

c、治愈：服用降压药后，血压降至正常。停用降压药后，血压仍不出现反弹。长达 3 年以上，临床症状全部消失。

（注：目前国际国内卫生组织，对高血压的治愈标准，还没有界定。笔者认为采用“一种预防根治高血压病的中草药”治疗高血压病，停药后能长达 3 年以上不反弹者，视为治愈。）

两组效果比较：

a、有效

治疗组和对照组，在相同的，治疗时间内的有效病例数和有效率是：

治疗组：服用 10 天，236 例中，182 例有效，有效率为 71.12%；对照组：服用 10 天，126 例中 126 例有效，有效率为 100%；

治疗组：服用 30 天，236 例中 208 例有效，有效率为 88.14%；对照组：服用 30 天，126 例中 126 例有效，有效率为 100%；

治疗组：服用 60 天，236 例中 236 例有效，有效率为 100%；对照组：服用 30 天，126 例中 126 例有效，有效率为 100%。

分析：服用一般降压药，一开始就会出现明显效果，所以有效率一直为 100%。服用笔者的“一种预防根治高血压病的中草药”后，刚开始有效率低，随着服药时间的延长，有效率也可达 100%。这是因为中药药性慢的缘故。但是，该药无毒副作用，患者也不会产生依赖性。

b、无效：对治疗组 236 例，经过一段时间治疗后，无效病例数为 0；对照组无效病例同样为 0。

c、治愈：治疗组和对照组，在治疗 3 个月停服降压药后，血压不反弹的病例数和不反弹率为：治疗组 3-4 年的为 71 例，不反弹率为 97.26%；5-7 年的为 29 例，不反弹率为 90.63%；8-10 年的为 10 例，不反弹率为 89.38%；11-13 年的为 15 例，不反弹率为 83.33%。

对照组：3-4 年的为 16 例，不反弹率为 61.54%；5-7 年的为 6 例，不反弹率为 19.135%；8-10 年的为 5 例，不反弹率为 13.16%；11-13 年的为 3 例，不反弹率为 10%。

治疗组 236 例，总的血压不反弹病例为 206 例，总的不反弹率为 87.2%；对照组 126 例，总的血压不反弹病例为 30 例，总的不反弹率为 25%。

结果统计：

① 两组观察 3~4 年的血压不反弹病例数和不反弹率，经检验有显著差异（$X^2=19.74$，$P<0.01$）。

② 两组观察 5~7 年的血压不反弹病例数和不反弹率，经检验有显著差异（$X^2=38.91$，$P<0.01$）。

③ 两组观察 8~10 年的血压不反弹病例数和不反弹率，经检验有显著差异（$X^2=67.20$，$P<0.01$）。

④ 两组观察 11~13 年的血压不反弹病例数和不反弹率，经检验有显著差异（$X^2=25.81$，$P<0.01$）。

⑤ 两组观察的总的血压不反弹病例数和不反弹率，经检验有显著差异（$X^2=145.87$，$P<0.01$）。

6.结论分析：

笔者的“一种预防根治高血压病的中草药”，所治疗 236 例病人，经过长达 3~13 年的跟踪随访，取得了非常好的治疗效果。与对照组 126 例病人相比，两组无论在各个随访年限段的血压不反弹病例数和不反弹率，或总的血压不反弹病例数和不反弹率，均高于对照组。两组经统计学处理后，在各个随访年限段，及总的年限上，均出现了非常显著性差异。且观察两组无效率为 0，有效率为 100%。

就高血压病人的临床症状而言，一般是随着血压的逐渐平稳而消失。而高血脂症、高胆固醇症，我们未进行统计。是因为一部分病人伴有上述两高症，一部分病人不伴有。两高症经“一种预防根治高血压病的中草药”治疗后，均能降至正常生化指标，从个案病例中可以看出。

总之，笔者认为：只要认真，按笔者的治疗设计方案进行实施，高血压病（或高血脂症、高胆固醇症）能够得到彻底根治。在我们的治疗中，“该药组份”始终都要用。即使治愈后，每年春夏和初秋之际，也要服用 30 天。之所以要这样做，就是因为“该药组份”有非常好的恒压作用。每天只需 1~2 次，服用量小，且能软化血管、降血脂、降胆固醇、缓解周围小动脉的压力等，从而保证血压不再反弹。亚健康的人群，每年服用“该药组份”30 天，即可预防患高血压病，高血脂、高胆固醇症，其成本低廉，无任何毒副作用。

作者简介：

周婉豫，女，医学博士，从医四十多年来，救治病人数万例。在省市报刊、电台等发表了中医学和养生类文章 300 多篇。继祖传医学结合当代临床实践，又整理和成功研究出三十几种药方可预防根治疑难杂症，在乳腺肿瘤肝脏肿瘤等有丰富诊疗经验。

2012

國醫年鑒

十三 杏林故事

文化建设助推中医药发展

2011年10月,中共十七届六中全会通过了《中共中央关于深化文化体制改革 推动社会主义文化大发展大繁荣若干重大问题的决定》,提出了文化体制改革、推动社会主义文化大发展大繁荣的指导思想、重要方针、目标任务和政策举措。

中医药文化是中医药事业的重要组成部分,近年来,国家中医药管理局充分认识发展中医药文化的重要性,将其纳入事业发展“六位一体”的战略规划,采取有力措施推动文化建设,取得了明显成绩。2007年,由23个部委共同主办的中医药科普宣传活动——中医中药中国行,规格最高、规模最大、群众欢迎、影响深远。3年中通过组织文化科普讲座、赠送中医药科普图书和医疗物资、举办社区和乡村医生培训等活动,不仅把“简便验廉”的中医药诊疗手段和养生保健知识送到了千家万户,夯实了中医药事业发展的群众基础,更促进了各级党委政府和相关部门对中医药工作的重视、支持与投入,增强了各地中医药管理部门以及中医药人员的责任感和使命感,凝聚了中医药行业的人心和力量。

2009年,国务院《关于扶持和促进中医药事业发展的若干意见》中强调“推进中医药机构文化建设,弘扬行业传统职业道德。开展中医药科学文化普及教育,加强宣传教育基地建设。加强中医药文化资源开发利用,打造中医药文化品牌。加强舆论引导,营造全社会尊重、保护中医药传统知识和关心、支持中医药事业发展的良好氛围。”国家中医药管理局印下发了《关于加强中医医院中医药文化建设的指导意见》,明确了中医医院文化建设的指导思想、基本原则、主要目标和工作措施,在全国范围内选择部分中医医院作为中医药文化建设试点单位。

从2008年开始,由财政部和国家中医药管理局联合在全国范围内组织实施了中医药知识宣传普及项目,由中央财政安排专项资金支持开展中医药知识宣传普及工作。此外,到“十二五”末,国家中医药管理局在现有基础上,将总共确立50个包括中医药博物馆、遗迹遗址、教育机构、医疗机构及有关企业中医药文化科普馆等在内的全国中医药文化基地,到2015年,将在全国初步建立起特色突出、门类齐全、布局合理、作用显著的中医药文化基地网络。

2011年11月1日,国家中医药管理局在四川成都召开全国中医药文化建设工作会议,全面总结近年来中医药文化建设工作进展,研究部署“十二五”中医药文化建设工作。卫生部副部长、国家中医药管理局局长王国强提出了今后一段时期中医药文化建设工作的指导思想、工作目标和主要任务,四川省副省长陈文华出席会议开幕式并讲话,国家中医药管理局副局长吴刚主持会议,国家中医药管理局办公室主任王炼作了中医药文化建设工作报告。通过《中国中医药报》公布了“全国中医药文化建设先进单位和先进个人名单”,先进单位共计107家,先进个人共计200名。

2011年12月26日,国家中医药管理局向全国各中医药管理部门发布了《关于加强中医药文化建设的指导意见》,号召切实加强中医药文化建设工作,充分发挥中医药文化对中医药事业改革发展的引领和推动作用,提升中医药文化在经济社会发展中的贡献度,实现中医药文化大发展大繁荣。《指导意见》提出,中医药文化是中医药学的根基和灵魂,是中医药事业持续发展的内在动力,是中医药学术创新进步的不竭源泉,也是中医药行业凝聚力量、振奋精神、彰显形象的重要抓手。要增强传承和发展中医药文化的自觉性和主动性,从发展繁荣社会主义文化、建设社会主义文化强国的全局来认识和把握加强中医药文化建设的重要性和紧迫性。《指导意见》指出,要从中医药核心价值体系构建、中医药文化源流及内涵研究和中医药非物质文化遗产保护与传承等方面做好中医药文化传承与保护工作,同时积极推进中医药机构文化建设、促进中医药文化传播与普及、加强中医药文化人才队伍建设、加快中医药文化机构设施建设、推动中医药文化产业发展和加强中医药文化对外交流与合作、加大对民族医药文化的保护与传承、完善中医药文化建设保障措施。

王国强重视中医流派传承工作[1]

在2011年2月召开的“第六届著名中医药学家学术传承高层论坛”上，卫生部副部长、国家中医药管理局局长王国强在会上指出，当前和今后一个时期，要进一步确立师承教育地位，明确现代中医药师承教育制度的定位、形式、作用、保障等，探索开展中医学术流派传承工作，做好确有专长师承人员的行医资格认定和规范，加快探索院校教育和师承教育相结合的人才培养模式。原卫生部副部长朱庆生，世界中医药学会联合会主席佘靖，全国人大外事委员会副主任委员、广东省科协主席卢钟鹤，广东省人大常委会副主任钟阳胜，广东省副省长雷于蓝等约500人参加了论坛。

王国强说，要着力做好四个方面的工作：一是加强名中医工作室建设工作，支持名中医学术经验整理、学习、交流、传承工作，构建老中医药专家学术经验继承平台；二是探索开展中医学术流派传承工作，建立一批中医学术流派工作室，全面系统地整理、发掘、总结各学术流派的学术思想，培养中医学术流派新一代传人；三是开展老中医药专家学术经验继承工作，做好确有专长师承人员的行医资格认定和规范，积极稳妥地开展基层老中医药专家学术经验继承工作，提高基层中医药人员素质；四是抓住国家教育体制改革的良好契机，加快探索院校教育和师承教育相结合的人才培养模式，开展院校中医药师承教育改革的试点，形成符合中医药人才成长规律的高等中医药教育模式。

论坛由邓铁涛、任继学、朱良春等10多位全国著名中医药学家联合发起，旨在推动全国中医学术交流，让中医药学薪火相传，发扬光大。本届论坛以“中医药传承与创新”为主题。国医大师陆广莘对近年来开展的著名中医药学家学术传承高层论坛做了总结，并对近些年的中医药传承工作给予了高度评价。中国中医科学院常务副院长刘保延作了“中医传承创新发展模式的挑战和机遇”的讲座。论坛上，由王国强主编的《国医大师》一书正式发布。六年来，该论坛对于促进挖掘、整理名老中医药专家学术思想和临证经验，促进中医药学术继承与创新，促进中医药人才培养发挥了积极作用，其重要成果《名师与高徒》丛书成为继续教育工作的重要读本。

中国中医科学院余瀛鳌研究员撰文指出“对于学术流派，要学而不泥”[2]，他说，在我国中医药发展漫长的历史阶段中，影响最广泛的应该是以下四大家：张仲景、刘完素、李东垣、朱丹溪。明代医学大家王纶在《明医杂著》中提出：医者在诊治各类病症时应该是“外感法仲景，内伤法东垣，热病用河间，杂病用丹溪”。此外，历史上各具特色诸多名医、名著中的学术经验，均应加以重视。全国各地涌现出来的学术流派多不胜数，往往各有侧重，各有所长。但影响广泛、有代表性的学术流派，应该是我们学习的重点。以新安医家为例，在新安地区六个县中，又以县所占的名医比例更多一些，他们在学术临床的贡献很大，特别是明、清两代，较有代表性的如江瓘、吴崑、方有执、程国彭、吴谦、郑梅涧等。在当前的中医界，经常可见有些医家精于临证，对某些病证的治疗，有独到的经验。我们应该认识到，古今呈现的学术流派，有各具特色的学术风貌，其中在历史上主要的学术流派，应该是我们学习的重点。但是也要认识到，有学术代表性的医学流派，也存在它的相对性和局限性。而其他众多的学术流派，也有不少值得后学者们认真学习，并应结合自己的专业予以选读，有助于我们提高学术品位和诊疗经验，这就需要后学者加强理解与认识，从不同层面吸取其中的精华内涵，或在学习后提出个人的学术思想，抒发创意性的见解。

孟庆云教授指出，中医学发展呼唤新学派新流派。在中医的学术史上，在不同历史时期的理论研

---

1 http://www.cntcmvideo.com/zgzyyb/html/2011-02/28/content_44801.htm

2 http://www.cntcmvideo.com/zgzyyb/html/2011-07/25/node_5.htm

究和论战中，曾经形成不同的学派和流派。学派流派和医学观、医学特色是既相区别又相联系的两个概念。医学观医学特色蕴铸中医学成为独特的理论体系，但在这个体系中，因研究主旨不同，见解之异、技术至臻殊，则可产生不同的学术思想和流派。当代中医学正处于一个新的历史时期，其理论发展的一个重要任务，就是自觉地推进学派流派体系的建设。

学派属于时期，为中时段或更长，流派为短时段；学派以自成理论体系为标识，流派则属于学派或学科中的一分支，以经验称著，以诊治风格见长。但是，学派与流派还是难以截然划分。如当今称著的火神派，在南宋时就曾称著一时。在宋代胡仔的《苕溪渔隐丛话后集》、陆游的《老学庵笔记》及方勻的《泊宅编》等几家笔记中，都记载南宋杭州有名医石藏用字用之者，喜用热药附子，又有名医陈承喜用寒凉药，以至群医中流传谚谣曰："藏用担头三斗火，陈承匣中一盘冰"。历代名医中以擅用附子并传承为流派者为数不少，如南宋针灸家窦材也有"附子先生"之称。近代重庆陈寅安、成都人行医于上海的郑钦安、香港陈伯坛、云南吴佩衡、四川范中林等皆重用附子，近几年又有"火神派"的旗帜高扬，对流派和学术研究都很有意义。

学派和理论发展是互相促进的。一个学派的形成起码应具备三项条件：一是要有宗师，即一个有影响有威望的学术带头人。二是一部或数部反映学派观点的传世之作，并保持该学派的研究方法和风格。三是一大批跟随宗师的弟子，他们本身必须是具有一定学术水平的人才。学派的成败兴衰，此三者不可缺一，这也表明学派形成和发展的关键在师承。在中国医学史上，伤寒学派、河间学派、易水学派、温补学派、温病学派等重要学派，因传承而称胜，派中名家辈出，就足以说明传承对于学派乃至学术发展的重要了。自《内经》奠基中医理论以后，在各具体问题和环节上，不断创新并发展充实，演为各家学说，各学说的人才萃集为学派，二者互动，不断发展。其学术生态是：创新之学术始基于经典，又发展了经典。正如明末清初王夫之先生在《周易外传》中所言中国学术发展是"新生于故，而新故相资新其故"，这也是中医自身发展规律之一。

在中国医学史上，有些学派因其理论思潮先进，成为一面旗帜，而推动中医理论的全面发展。学术思想的演进有时呈现为思潮。在宗师、思潮、学派流派三者中，宗师辟创了学派或流派，学派和流派又反映一定的学术思潮。思潮是学术自身运动规律的最高体现。例如温病学派就是在首用凉药的思潮下形成的。这也是长期实践经渐变而催生的。唐代孙思邈治疗热病就已经在辛温药物中配以辛凉之品，有千金葳蕤汤，金代刘完素已倡主火论，用凉药治热病，明代吴又可治瘟疫则以凉药为治，至清代叶天士等温病学家们，首用辛凉治疗温病就成为势所必然的学术思潮。在此思潮中，再合以察舌验齿诊断经验、用药经验、经典依据，进行卫气营血和三焦辨证，就确立了温病学派。在温病学派下又有温热派、湿热派、瘟疫派以及温病伤寒派等支派，各支派可堪其为流派。研究学派和流派，抓住思潮，从其学术思想发展的线索和理论本质，才能弄清人物成就纷繁和理论多姿的医学现象。

山东中医药大学李绍林、刘更生认为，在"当代名老中医学术流派分析整理研究"课题中，对个人流派归属的命名缺乏统一的体例。例如"孟河医派"，有"孟河学派"、"孟河流派"、"孟河派"等多种提法，"脾胃学派"也有诸如"'脾胃学说'流派"、"东垣学派"等说法，从一定程度上反映出学术流派命名的不规范性，影响了学术流派的相关研究。提出中医学派，是指中医学中经过长期传承而形成的以某种独特的理论主张或尊奉经典为基础的不同学术派别。中医学派大多是经过长期发展而形成的，具有较长的历史积淀。特点是以"学"（如学术理论、主张、学说等）为核心，影响较大（甚至是中医学中的重要理论），几乎人人都可以学习并传承，但传承途径、方式不同（特点是有传承，无谱系）。如伤寒学派、温补学派、脾胃学派、攻下学派、活血化瘀学派等，其理论主张对于中医临床具有较为普遍的指导意义。中医学术流派简称中医流派，有广义、狭义之分。广义中医流派可涵盖中医学派、中医医派及狭义中医学术流派。医派，大多是以范围论派，如地域范围（新安医派、孟河医派）、服务范围（御医、少林）或其他。狭义学术流派即通常认为的典型中医流派，一般局限于某个科内，有“学”（或法、或术、或技），有“人”（代表人物），有“承”（有传承，有谱系），有“度”（知名度，在一定范围内或行业领域内，往往通过比较而言有特色，有知名度）。中医学派属于广义学术流派范畴，与医派、典型流派有联系，亦有明显的区别。学派以“学”为主，有传承，无谱系（人人均可学而习之，人物之间可以是平行关系），影响大。学派和医派下可再划分不同流派（狭义流派），如伤寒学派可分为维护旧论派、错简重订派等，“海派中医”又有骨伤之魏氏伤科、施氏伤科，妇科之蔡氏妇科、朱氏妇科等。新学说的出现，是新学派产生的基石。一个学派必须形成特色鲜明的学术观点，才能够独树一帜。通常，新学说的出现，往往还引发学派之间因对相同的学术问题持有不同的学术见解而产生的分歧，随之引发的必然是学术争鸣。因此，在某种意义上来讲，中医学派是中医学术争鸣的动力。

李振吉谈中医药标准化问题

标准化的重要性，在我国古代就很受重视，至迟在春秋时期，诸侯国大型军事战车的制造就采用了标准化的要求，秦始皇统一度量衡更是国家标准化的早期推行者。崇尚辨证论治，主张个性化治疗的中医药，是否可以推行标准化？中医药的标准化规定应该如何制定？世界中医药学会联合会（简称“世中联”）副主席兼秘书长李振吉，就中医药国际标准建设的有关问题、国际组织标准在国际标准体系中的地位和作用、国际标准建设面临的问题与挑战，中医药国际标准竞争战略等相关内容，接受了《中国中医药报》记者的采访。

所谓“标准”，其原意为目的，也就是标靶，是“如何与其他事物区别的规则”的意思。将“用来判定技术或成果好不好的根据”推广开，就得到了“用来判定是不是某一事物的根据”技术意义上的标准，也就是一种以文件形式发布的统一协定，其中包含可以用来为某一范围内的活动及其结果制定规则、导则或特性定义的技术规范，或者用其他精确准则，其目的是确保材料、产品、过程和服务能够符合需要。标准往往对应该严肃对待的方面（比如机器和工具的安全、可靠性和效率，玩具，医学设备）有深远影响。

李振吉说：“2003 年，在我担任国家中医药管理局副局长期间，在国家标准化管理委员会（简称国家标准委）的支持下召开了全面推进中医药标准化建设的专题研讨会。当时，我意识到标准化已成为世界科技与经济发展的一种趋势。各国都把标准化作为科技与经济发展的重要战略，能否制定或参与制定国际标准，可以体现一个国家的科学技术与经济发展水平。中医药国际标准化建设具有重要意义。标准化是中医药法制建设的重要组成部分，是转变政府职能、规范行业管理、推进依法行政的必要手段，是提高中医药行业管理水平，加强中医药安全性和质量控制，推动中医药现代化和国际化的重要途径。”

他介绍说，标准是对一定范围内的重复性事物和概念所作的统一规定。它最终表现为一种以科学、技术和实践经验的综合成果为基础，经有关方面协商一致，由权威机构批准，以特定形式发布，作为共同遵守的准则和依据的文件。标准制定的出发点、基本目标是建立最佳秩序、取得最佳效益。国际标准有广义和狭义之分。狭义的国际标准分为两部分，一是由国际标准化组织（ISO）、国际电工委员会（IEC）、国际电信联盟（ITU）制定的标准，二是由 ISO 认可并在 ISO 标准目录上公布的其他国际组织制定的标准。广义的国际标准还包括国际组织标准和国际区域标准。国际组织标准也分为两个部分，一是 ISO 认可的 39 个国际组织制定的标准未纳入目录的部分，二是 ISO 尚未认可的其他 200 多个国际组织制定的标准；国际区域标准是指国际区域性标准化机构制定的标准。

“事实上的国际标准”是指在一些专业领域中，由权威机构发布的，在世界范围内具有广泛影响，不仅代表着该领域的先进技术，左右着国际市场的技术格局，而且已经被众多国家和产业界广泛应用的标准。与严格意义上的国际标准相比，“事实上的国际标准”在制定主体、协商一致的过程等方面有较大的不同。

那么，中医药是否需要标准化呢？

李振吉说，制定标准是为了保证产品和服务的安全性、加强质量控制和促进贸易自由化。中医药产业价值链涉及到医疗、保健、教育、科研、产品和贸易等多个环节，每个环节都需要有标准来保证产品和服务的质量。

中医药标准化的意义，到底有多大？

李振吉说：中医药国际发展的目的就是要推动中医药国际化。中医药国际化是指中医诊疗思想、方法及科学性得到国际科学界的广泛认同；中医、针灸和中药全面融于世界各国主流社会，并广泛应用到各国的医疗保健实践中；中医药的诊疗服务合法化，并被纳入各国的医疗保险体系；中医药所使用的专属物品在世界各国经正式注册为药品和医疗器械；具有现代人文思想和传统文化内涵的医疗康复保健理念在国际社会得到广泛传播和普遍接受。中医药国际化需要中医药国际标准化建设作为支撑。中医药国际标准化建设是一项庞大的系统工程，既有学术问题、又有管理问题。既要认识到它的重要性、紧迫性，又要看到它的特殊性、复杂性、艰巨性。

中医药标准化的过程中，如何利用世界卫生组织（WHO）这个权威机构？

李振吉说：WHO 是制定 ISO 标准的 57 个 ISO 技术机构的合作伙伴之一。WHO 制定的标准可以通过 ISO 成为国际标准。WHO 的主要任务是通过制定国际标准和支持各国实施有效管制，确保药物的质量、安全性和有效性，以及改善专业卫生人员和消费者合理使用药物。WHO 在药品领域的全球规范职能和政策为政府和国际组织提供了基本指导，并因其科学依据和政治独立性而得到广泛尊重。但 WHO 在药物方面主要是推广使用西药的 GMP 标准、开展医疗与健康服务方面的国际标准制定。在传统医药方面 WHO 并没有成熟的标准。WHO 制定的标准应用实施的方式要遵照《世界卫生组织法》第十九条：“卫生大会应有采定在本组织权限内任何事宜之国际协定或公约之权。此项公约及协定须获出席并投票会员国之三分之二多数票通过，并须经各该会员国宪法程序接受后，对于各该会员国始发生效力。”由此可以看出，通过 WHO 来制定和推广中医药国际标准，效率低，速度慢，不易操作。

西医的《疾病诊疗指南》，大多是由西方国家制定的，中医药的标准是否应该由我们中国主导？

李振吉说：国家中医药管理局在《中医药标准化发展规划（2006-2010）》中明确指出，积极主动参与中医药国际标准化活动，推进我国中医药标准化成果向国际标准转化。逐步将以往自发、分散、被动地参与转变为有目的、集中、全面深入地参与。提出国际标准草案，加强政府间和国际组织的合作，参与中医药国际标准的推广。建立信息渠道、激励机制，成立研究机构，开展专业人才培养。初步勾画了统筹规划、多点推进的总体框架。现在需要的是进一步丰富、完善并采取切实措施，将规划落到实处。为了推进中医药国际标准化的进程，让中医药在国际最高级别的标准化体系占领一席之地，需要在标准化组织中搭建工作平台，即建立 ISO 中医技术委员会。经过多方努力，ISO 中医技术委员会（ISO/TC249）已成立，秘书处设在中国，为中医药进入 WTO 认可的国际标准化体系铺平了道路，在中医药国际标准化建设史上，具有划时代的意义。它标志着深深扎根于中华民族传统文化的中医药学，进一步得到国际社会的认可，由于中医药的广泛国际传播，建立统一的国际标准，已经成为国际社会的需求。

中医走向世界，中医影响世界，是已经发生和正在发生的事情。如何利用中医药已经走向世界的这个事实，来推行中医药的标准化？世界中医药学合会（世中联）将起到什么作用？

李振吉说：世中联秘书处设在中国，自成立以来，一直致力于中医药国际组织标准建设。世中联现在已涵盖五大洲 58 个国家和地区，拥有 201 个会员单位。它的机构组成和 41 个专业委员会，几乎包容了各国中医药界大部分知名人士，在国际上有较大影响，同 ISO 认可的 40 个与国际标准化有关的组织具有相同特性。由其制定国际组织标准符合国际惯例。世中联充分发挥中医药国际组织的专家资源优势，积极主动参与国际标准化活动，利用国际学术组织平台，依据国际惯例，推进我国中医药标准化成果向国际标准转化或成为“事实上的国际标准”。世中联已完成了中药配方颗粒国际组织标准等草案起草工作。世中联制定和发布的这些国际组织标准，类似于企业联盟标准，也可以成为“事实上的国际标准”。它不仅可以满足国际市场上目前对中医医疗、保健、教育和贸易等方面对标准的需求，也可为中医药 ISO 国际标准体系建设打下良好的发展基础，实现中医药借道 ISO 走向世界的中长期战略目标。我国中医药标准化建设经过 20 年的发展，已经取得了很大的成绩。特别是国家中医药管理局在《中医药标准化发展规划（2006-2010)》中，提出了全面实施中医药标准化战略，初步建立与中医药事业发展和人民群众健康需求相适应的中医药标准体系的目标，几年来中医药标准发布量快速增长，引用频次增加，研究工作活跃，论文数量逐年递增，相对独立、完整的中医药标准体系框架初步形成，在基础、技术和管理领域发挥越来越重要的作用。

我国出口中药在国际上的份额没有取得应有的地位，日本、韩国等国家大力宣扬“汉医”、“东方医学”、“韩医”，一会儿申遗，一会儿要主导针灸穴位标准化工作，毫无疑问对于我国在中医药国际标准制定方面，形成了相当大的压力。我们的应对措施有哪些？

李振吉说：应当指出的是，ISO/TC249 的建立后，各种深层次的矛盾仍然错综复杂，任务更加艰巨。以中医学为基础，结合本民族传统，加以应用的一些东亚国家，对 TCM 的名称、ISO/TC249 的建立，一直持消极态度，他们希望以“东亚医学”和“东方医学”的名称，借中医学的科学内涵，提高本国的学术地位，增加本国的竞争力。其次，由于各国文化背景不同，制度各异，中医药发展的不平衡，对中医药国际标准的需求和理解也有很大差异，反映在标准制订过程中，争议会很大。其三，由于中医药国际标准化建设历史较短，我们的工作基础、实践经验、国际规则、人才储备还不适应新形势发展的要求。国际标准竞争有三种战略：第一是追随者战略，即采用别人的标准，跟在别人的标准后面生产，这是价值链最低端的竞争战略；第二是参与者战略，即参与国际标准的设计、制定与构建；第三是领导者战略，即在标准竞争中成为领导者，掌握国际标准的制定权、承担起草权，让别人使用领导者制定的标准。

俗话说，一流企业卖标准，二流企业卖服务，三流企业卖产品。中医药标准的制定，事关中医药的未来，在这一点上，我们应该大力关注，掌控局面。

经过最近 20 多年的发展，我国与世界 70 个国家（地区）签订了含有中医药合作的政府协议 89 个，其中专门的中医药合作协议为 34 个。但是，这些协议多缺乏实质性的合作内涵，交流的层面较低，总体而言以普通的参观访问为主，实质性的合作较少。据统计，2004～2008 年，来我国开展中医药合作的国际友人中，按照其来访交流的目的分类统计发现，参观访问占到总来访人数的 39.9%；医疗占 26.4%；教育为 13.5%。而且来访人员仍以港澳台、东北亚的韩国和日本为主。虽然来访人员数量大幅增加，进行中医药短期培训及长期学历教育的人员也不断增多，但是大量仍以针灸学习培训为主。而在这 5 年内，我国人员出访则以科研学术交流最多，占到总人数的 38%；而且，每年各方面所占比例基本一致。应该说，开展中医药国际合作交流的目标在于将我国的中医药诊疗技术、方法、设备和中医药治疗疾病的思想理论体系推入到国际医疗市场，在国际的药品市场中占取更大的份额。而从目前发展形势看，改革开放以来，尤其是“十一五”这 5 年期间，中医药的国际合作交流虽然取得了显著的进步，但合作交流必须进一步深入实质。尽管目前世界上有 90 多个国家制定了植物药注册标准，但整体而言，主要还是参照西药标准而制定的。中医药产品的质量控制、生产工艺、药理毒理、临床评价和产品注册等标准不能完全仿制现代西药和植物药。具有中医药特点、被国际社会普遍认可的标准规范尚未建立。因此为了进一步提高中医药在国际市场上的竞争力，确立中医药在世界传统医药的主导地位，我国已开始逐步调整中医药国际发展战略，由以往的被动适应国际准则的发展模式调向探索以我为主的中医药国际合作和交流，促进国际社会对中医药的理解和以中医药为代表的传统医药的推广应用，并以此为突破口，带动我国科技竞争力的提高。

中药在欧盟遭遇退市风险[1]

2011 年从 4 月份起，中国中药面临着在欧盟全面退市的风险，10 万从业人员可能 因此失业，这个话题引起了包括据央视在内的广泛关注。一时间，“中药面临退出欧盟困境”、“中国中草药在欧盟遭生死劫”、“中药在欧洲或将全军覆没”、“中药国际化梦断欧洲”等等，舆论哗然，大有中药“天塌下来”的感觉。其实，很多报道者对《欧盟传统草药注册指令》的内容并不十分清楚，存在许多误读。

欧盟是世界上最大的植物药市场，年销售额上百亿欧元。7 年前欧盟出台《传统植物药注册程序令》，要求曾以食品、保健品、甚至农副土特产品名义进口的所有中草药生产企业必须在 2011 年 3 月 31 号前达到注册标准，才能留在欧盟市场。但因为申请注册费用高昂，也拿不出在欧盟内销售 15 年以上的证明，没有一家中国中药企业完成注册。对此最着急的是欧洲中医诊所的经营者和依赖中医治疗的患者。目前英国有 1000 多家的中医诊所，也是当地华人第二大产业。中药存货用完后，也面临诸多问题。

2011 年 7 月在兰州召开的“中药欧盟注册高层应对研讨会”上，通过有关专家的讲解，澄清对中药欧盟注册的一些误读。7 年并非简易注册关门期限，中药进入欧盟路仍畅通。2004 年欧盟发布《指令》，并规定了“简易注册”程序。一方面标志着欧盟对草药药品市场的管理进入了一个新的历史时期，另一方面也为中药以药品形式进入欧盟市场提供了契机。同时，这个《指令》也给了已在欧盟上市的草药 7 年的销售过渡期，在过渡期内，草药可以继续在欧盟市场销售，但在指令实施之日起，未经注册的草药被禁止销售。对于这一规定，不知为何 7 年的销售过渡期被一些媒体炒成了“7 年过渡期到后中药就不能在欧盟注册了”、“欧盟全面禁止了中药进入欧盟”等等。

随国家中医药管理局考察团到欧洲针对传统草药注册考察归来的中药复方新药开发国家工程研究中心常务副主任叶祖光，从 2003 年就开始关注传统草药在欧洲注册，对《指令》进行过深入研读，此次又与欧洲一些国家负责草药注册官员进行了面对面的沟通。他明确指出，“指令并没有说中药企业就不能申报了，7 年过渡期是针对过去已在欧洲上市销售的中成药的，不注册就不能卖了，不是针对企业注册的。也就是说，中国企业的产品在欧洲注册随时都可以申报，和这 7 年过渡期毫无关系。”叶祖光认为，中药作为食品销售，也有一定的风险。因为欧洲对食品标签有着严格的规定，不允许说能治疗什么疾病，所以，对宣传有严格的限制。如果食品部门要管你，难免会出现问题。叶祖光还介绍，15 年“传统”时限是有灵活性的，如果一个中药大处方有 15 年历史的证据，你申报的小处方包含在里面，可按同类产品，成为被接受的证据。另外，即使产品应用没有 15 年，但其他条件都符合，也可以接受，但要报草药委员会认可，成员国无权决定。叶祖光表示，目前申报资料中最核心的是安全性问题，这是能否成功申报的关键。它体现在包括质量标准、有效性、安全性在内的专家报告中，而依据就是发表的文献和实验结果。但我们遇到的问题，一是很多的东西没有英文发表的材料。二是我们的中文杂志往往不愿意发表阴性结果的安全性实验文章，给我们有关安全性的文献发表带来很大的困难。为此，他建议科研人员要多发表一些有关安全性的文章。同时希望在管理部门协调下，能够尽快在一些英文杂志上组织一批中药文献的文章发表。

---

1 http://www.cntcmvideo.com/zgzyyb/html/2011-04/07/content_46202.htm

大家关注的一个说法是，一个企业注册某个品种（比如六味地黄丸），以后其他厂家也都可以跟着过去了。对此，世界中医药学会联合会副主席、全欧洲中医联合会主席董志林告诉记者，不存在注册结果共享的问题。因为注册是要对企业的生产线进行 GMP 认证的，注册只对这条生产线的产品生效。董志林说："目前，在荷兰、比利时，中成药仍允许进口商经销，还是按食品销售。许多欧洲国家的中医诊所也可以从荷兰、比利时进中成药。因为过去中药就一直是按食品保健品卖的，所以，没有任何改变，中医诊所的用药没有问题，也没有危机感。"

现在在欧洲的中国中医药从业人员有 10 万人左右，按照规定，如果中药注册不成功，那这些人员将因无药可用而陷入非常尴尬的境地，甚至失业。而对于那些错过了 7 年期限的中药企业来说，如果以后再想给旗下的药品申请合法身份，将面临成本暴涨百倍的困境。中药企业为什么放弃核发准入的机会呢？同仁堂国际公司副总经理郭桂芹表示，主要是申请注册的费用太高了，尤其是昂贵的中介费用让他们不堪重负。郭桂芹说：我们现在刚刚把一个荷兰的中介公司请过来，请过来之后他们给我们报价说，曝光品种的费用是 27 万欧元。后来我们说，你要这么弄的话我们就不做了，这个太离谱了。这里面有几大块费用，有咨询费、材料整理费、翻译费；在欧盟注册需要由在欧盟国家注册的公司来递交资料和作为资质证持有人，所以还有一个相当于委托费，在那进行管理，加在一块是 27 万欧元，他们收费都按小时收。企业所说的申请费用高是一个方面，另外一项申请标准还包括，药品在欧盟内至少已有 15 年的使用历史。虽然中药早在 1995 年之前就进入了欧盟市场。令人遗憾的是，我国中药企业缺乏自我保护意识，忽视了药品销售的往来记录。六味地黄丸、乌鸡白凤丸这些早为欧盟群众所熟悉和欢迎的药品，因为没有保存资料凭证，即使连同仁堂这样的百年老店，也难以提供在欧盟各国市场具有 15 年使用历史的证明。不熟悉国际市场的企业希望在这方面国家能伸出援手。

对于出口欧盟有些心灰意冷的中药企业，中国商务部旗下的中国医药保健品进出口商会副会长刘张林做出了回应。刘张林说：几十个中药品种一次性注册的话费用肯定是比较高，我们也一直就参与欧盟传统药立法，中期有一个评议我们也提出了意见，进入欧盟市场的话，还是有相当大的困难，我们寄希望他们把过渡期延长到 2019 年。按照刘会长的说法，虽然 2011 年的期限已过，但中国仍在集体争取更为宽松的时间以便继续申请，但是审批的标准不会降低。如果现状不改变，即便再有一个 7 年，企业仍难保持申请的积极性。对此，刘张林说：现在也算是一个观望的态度吧。因为费用太大了，而且欧盟市场对中成药认可的程度和百姓的认知程度并不太高。还有一个可能，即使注册进去了也还有一个市场拓展期，投入后要形成回报，我觉得可能还有相当长的一段时间。所以很多企业很难动，很难往前做，因此我觉得应再呼吁国家要赶快启动一些政策。

铁杆中医局长的情怀

河北省涉县座落在太行山深山之中，是当年八路军 129 师抗战的指挥部所在地，很多老革命在此浴血奋战多年，邓小平几个子女就出生在这里。当然，这里也曾经是一个缺医少药的老区，它的卫生状况的改善过程，离不开一个党的领导，具体执行政策的就是涉县卫生局局长、涉县中医药管理局局长付正良。他是一个铁杆中医，也是涉县中医药事业发展的领头人。

1983 年秋天，付正良怀揣着大学梦，与那个时代的年轻人一样，来到了省城，成了河北中医学院的一名大学生。农村的艰苦，省城的繁荣，使他如饥似渴地饱读了中西医的有关知识。1988 年毕业前的一天，河北中医学院的领导找他谈话，希望他留校工作。同时，几所省属医院也都有他可以就职成为一名大医院住院医师的意向，老师和同学们都劝他留在省城发展自己的事业。

但是，付正良是一个有理想的人，也是一个不忘报恩的人。

他觉得自己应该回到生他、养他的故乡去。他之所以有这样的想方法，与他孩提时代所经历的两件事有很大关系。

一件事是，本村一名新婚不久的青年在房顶上干活儿，不小心摔下，左腿骨折，紧急时只找本村的赤脚医生简单做了处理，结果终生残疾。新媳妇见状离家出走，一个好端端的家庭就这样陷入困境。

另一件是一名妇女，由于难产导致母子双亡，家里人撕心裂肺般恸哭，至今记忆犹新。更有一些江湖游医、赤脚郎中，走村串户，胡乱诊治，给山里的群众造成许多不幸。从那时起，自己就发誓要当一名好医生，为了救人，也为了挽救不幸的家庭。

眼下，大学生涯结束了。五年中，付正良门门功课名列前茅，在校期间就被推荐入了党。他谢绝了恩师和同学们的挽留，毅然回到家乡，实践他别样的人生追求。

上世纪八十年代，涉县医疗技术人员只占总人口 1.9‰，医师以上仅占 0.2‰，远远低于全国平均水平，27 个乡镇卫生院连一个中专生也没有。科班出生的付正良在那时可谓凤毛麟角。1988 年 12 月，县里组建中医院，他作为中医人才被“挖掘”进来，这一呆就是二十多年。先在医院门诊上班，后分配到中风科，其开方以“简便轻灵”见长，对患者能针灸、拔罐治疗的，坚决不开药。扎实的理论基础和在校名师的言传身教，使这位初出茅庐的年轻医生显示出扎实过硬的业务技能。他还率先在全县开展了手针、头针、耳针、口针等技术项目，先后为 300 余位急性腰背扭伤、神经性头痛、落枕、急性胃脘痛患者应用，大都一针治愈。这一来顿时名声鹊起，求诊者开始增多。为进一步提高技术水平，他采众家之长，虚心向前贤名著求知识，注重经验总结，向知名的老中医虔诚请教，并敢于大胆创新，试验民间验方、秘方，写出近 10 万字的读书笔记和病案笔记。

天道酬勤。短短几年时间，付正良诊治疑难病症水平有了长足进步。235 名摆脱疼痛折磨的腰腿痛患者、93 名重新站起来的半身不遂患者、19 名恢复健康的糖尿病病人，见证了他在疑难病症方面的独到见解和精湛技艺。求他治病的人远远超出涉县，黎城、左权、邯郸、武安等县市前来寻诊者络绎不绝。就在他初为人医的 1991 年春天，这个大山里的年轻中医被中共中央宣传部等四部委联合授予“全国八十年代优秀大学毕业生”荣誉称号。

有人说，当医生要有大爱。大爱是什么？大爱就是对病人温暖的呵护。井店一街村李会平患白血病至今已 20 余年，起初他到北京、石家庄、邯郸等地医院求诊治疗，化疗一段时间后，身体出现严重不适，饮食难进，病痛难耐，绝望中他找到付正良。付正良认真了解李会平患病、治疗过程后，坚持辨证论治，制订了“清热解毒、凉血止血、活血化瘀、补气养血、固本培元”的治疗方案。治疗过程中，他仔细观察患者病情，反复推敲每一张处方、每一味药量，并多次向母校老师求教，同时研读相关医学名著和现代医学杂志。李会平病了 20 年，付正良为他治了 20 年。提及李会平的病情，乡里乡亲们经常重复着这样一句话“一个得了绝症的人，能活到今天，多亏了人家付医生。”

卫生系统有同行曾问起付正良，当一名好医生最应该注意培养什么样的职业特质。他说：“果敢、忘我、胆大、心细”。在他身上，无不处处体现着这样优秀的品质。那一年，一位身体极度羸弱的年轻姑娘在家人搀扶下找到付正良，家人说：“付医生，给俺开点中药吃吧。”原来，姑娘患有严重子宫功能性出血，看过几家医院，专家一致认为必须切除子宫。家人心存一念，想用中医治疗。付正良一面仔细看检查诊断结果，一面给患者诊脉，详细询问病情，一面反复思索患者的血色素仅剩 2 克，血流不止，手术治疗确实较为妥当。可是，对一个年纪轻轻的姑娘如果切除了子宫，那将意味着什么呢？他想：如果接受患者家人请求，开方用药，一旦效果不佳，延误治疗，定会遭到责难。这时，患者的家人从付正良眉宇间似乎看出了他两难的抉择，无助地说：“付医生，你就给试试吧，救救俺吧！”他对患者说：“先不要手术，我开一付药，如果有变化，就继续吃药，如果效果不明显，再手术也不耽误。”他果敢、缜密的思维，让他又一次挽救了病人的生命，为年轻姑娘日后的幸福生活，保留了健全的体魄。一付药使姑娘的病情陡然好转，最后痊愈。

涉县龙泉寺村民杨冬果提起付正良，总是神情激动，唠叨不止：“那年，俺得了胰瘘，家里把棺材、寿衣都给我准备好了，眼看就要死了，是付医生一连给俺看了一个多月，保住了俺这个小命，俺这辈子忘不了付医生。”

正当付正良在中医师的岗位上发挥作用的时候，一个更具挑战性的任务摆在他的面前。群众推荐，领导选拔，希望他成为医院的领导，带领条件很差的县中医院，打一个翻身仗。

地处晋冀豫三省交界的涉县，属于深山区，境内沟谷纵横。自古以来，“吃水难、行路难、就医难”困扰了一辈又一辈涉县人。上世纪八十年代，吃水难、行路难问题基本上得到解决，但就医难问题却仍未缓解。尤其是刚成立两年的中医院，仅有27名医务人员、30张床位，二十世纪五十年代建造的门诊楼和病房都已成为危房，医疗设备还是“老三件”，体温表、听诊器、血压计。院内一派萧条冷落景象，病人不愿到这里就医，医护人员不安心工作。1991年5月，付正良由一名普通医生走上领导岗位。他的出现，使正为医院发展前途忧心忡忡的老院长心里燃起一线希望，也许是有意锻炼他，老院长几乎把所有担子都压在他肩上。过去付正良不问政事，一心扑在行医治病上，顾不得过多关心医院“大事”，一旦走上领导岗位，面对医院“凄凉”情景，着实令他彻夜难眠。

改善中医院现状，改善中医药发展环境的决心驱使他咬紧牙关，为中医院的建设艰辛的迈出了第一步，建中医院门诊大楼。1995年6月，在一片欢呼和鞭炮声中，中医院门诊大楼举行了隆重的开工典礼。在大楼施工中，他唯恐出现质量问题，总是在上班前到工地转转，下班后还要到工地看看，每天不去工地转转，心里就不踏实。外出采购配料期间，为省下几块钱，他一不住宾馆酒店，住的是路边小店；二不进饭店吃饭，吃的是小摊、方便面，甚至吃饭都不能按时按顿；三不雇佣人、车，亲自肩扛人背。

为筹措建设资金，他一次次向领导汇报情况，一趟趟跑有关部门。那一段日子，找了多少个部门，连他自己也难以记得清楚。功夫不负有心人，他的真诚和执著赢得有关领导和部门的支持，感动了周围的朋友。国家中医药管理局、河北省中医药管理局、省财政厅、县财政局、发展银行等部门资助资金累计达220万元。驻涉国企一五0电厂也伸来“橄榄枝”，先将一台使用多年的旧锅炉，进行了全面维修；门诊楼峻工后，又送来20张铁制病床和20个输液吊杆，还派人专程赴郑州买来专用设备，利用废旧玻璃边角料制作了科室标牌。当部分药品供应中断时，邯郸医药大厦送来17万元的药品。井店镇第一烧结厂无私援助医院10万元。一笔笔救急的资金，一件件救命的物品，不仅使中医院门诊病房大楼如期竣工投用，还保证了中医院各项工作的正常运转。

在强化基础设施建设的同时，他不忘狠抓医技队伍培养和专科建设，从“育才、引才、用才”入手，采取送出去、引进来、师带徒的办法，与上级医院达成免费培养协议，在本院开展院内学术讲座，引进名医专家带教，逐渐壮大了医技队伍，培养了专科人才，为医院长远发展提供了技术支撑，彻底扭转了人才留不住、患者不进来的尴尬局面。并以鲜明的中医特色打造成为了区域品牌。涉县中医院一跃成为国家二级甲等中医院、 河北省示范中医院、邯郸市百佳医院，成为晋冀豫三省交界一颗璀璨的中医明珠。

2004年早春，寒意还未完全退去。他就带领一班人深入27个乡镇卫生院，帮助建立中医指导站，培养专（兼）职中医管理人员。经过半年努力，以中医院为中心的县、乡中医资源共享、优势互补、互惠互利的中医服务网络基本轮廓逐步形成。

2008年10月，付正良走上了县卫生局局长岗位。身份的转变，使他肩上担子更重，责任更大了，但推进中医事业快速发展的脚步却时刻没有停歇。在他坚持和努力下，涉县成立了河北省首家县级中医药管理局。他提出以“简而便、验而廉”为切入点，统筹全县中医药资源，完善中医服务网络。在全市率先组建了以中医院为龙头，乡卫生院为枢纽，村卫生室为网点的三级中医药服务网络。建置中医网点614个，覆盖全县各个村落及山西临界部分乡村。全县中医工作形成点-线-网融会贯通、优势互补、资源共享、双向转诊、互惠互利的“一盘棋”新局面。并先后从国内各知名医科大学引进76名中医本科毕业生，充实到中医网络队伍中，建立起中医专病专科53个，使全县中医年门诊量达到19.7万人次，通过网络转诊病人达1200余人次，为患者节约费用70余万元。

为了取得县领导对于中医工作的支持，他还把中医药古典书籍和养生保健常识传送到县领导手中，加深了县领导对中医药工作的认知，取得了县领导对中医药工作的关心和支持。还率先在全省筹建县级野生中药材博物馆保护基地8个，对野生中药材进行资源保护、合理开发和科学研究。

在中医院建设了中医药科普馆，面向公众全面开放，大力弘扬中医药文化，使更多的百姓认识中药材，学会并运用中医药。利用中医三级医疗网络以中医院为师资培训教育基地推广中医适宜技术，分批分次，定人定量，对全县乡村医生和卫生院工作者进行了中医适宜技术的推广培训，人均培训均达两遍以上。目前，全县乡村医生均能用中西两法为群众医病防病，在很大程度上缓解了山区百姓看病就医难问题。

为了缓解人民群众看病难、看病贵的问题，他努力挖掘本地的中药材资源，以求降低用药成本，彻底改变着山区老百姓小病拖，大病扛，看不起病，吃不起药的状况，让中医药简便廉验的作用造福于民。“咱这沟沟壑壑里都是‘宝’，守着太行山这个大药库，不去认识、开发中草药，岂不是暴殄天物。”付正良惋惜地感慨。然而研究开发野生中草药，不仅需要大量的植物学和药学知识，更需要足够的时间和毅力，是一项常人无法完成的工作。困难面前，再一次选择了挑战。他挤出节假日时间，开展了对涉县野生中药材资源调查与品质的研究。为确保研究的科学性，他还拜邯郸市药检所中药专家孔增科教授为师，潜心学习中药学知识。由于这项调查时常需要爬山越岭，付正良胳膊上、腿上留下多处伤疤。

多少个日落黄昏，他步履踉跄，腰疼的直不起来；多少次他得了感冒，强打着精神上山，累的大汗淋漓；多少次在山上遇到大雨，淋得像落汤鸡一样，他不吭不声，依然面对。7年多来，他和他的同道、挚友，走遍了涉县的山山岭岭、沟沟壑壑，凭借对中医药研究的执著，发现涉县野生中药材1600多种，其中常用药300多种，道地药材100多种。还首次发现涉县境内生长的大吴风草、野生灵芝、二叶舌唇兰、络石藤、淡味当药、扁蕾等30余个新品种。同时发现世界珍稀濒危植物缘毛太行花，并对太行花在涉县的分布和生态进行了调查研究。拍下20000余张不同时段中药植物照片，制作出800余份中药材蜡页标本。在此基础上，编纂成《涉县中药志》初稿。

在付正良呼吁和指导下，涉县成立了太行山药材实业有限公司，专门发展中药材产业，引导农民科学种植。特别是在万亩退耕还林地上立体交叉种植了柴胡、丹参、牛膝、甘草、菊花等10多种中药材，不但使农民经济收入大幅提高，而且促进了行业发展，绿化了荒山，改善了生态环境。

距县城40公里的关防村，是涉县出了名的贫穷村。村民史礼山逢人就说：“俺们这山旮旯里，十年九旱，靠天而收，没有经济作物。老百姓想致富，苦于没有技术、没有信息。自从付局长来了后，手把手教我种药材，我种的丹参第一年就取得了好收成，按亩产350公斤计算，每公斤8元，我一亩地就可收入2800元。第二年，广大群众看到种药材确实比种粮食划算，便自发地在自家地里种上了荆芥、菊花等药材，收入都相当可观”。目前，全县已发展到17个乡镇、50多个村，种植中药材面积达2万余亩，涉及4000余农户，人均年增收650元，社会效益明显。2009年11月，涉县被国家中医药管理局命名为全国农村中医工作先进县。涉县中医药事业在他的带动下已逐步发展成为振兴涉县农村经济的一种产业，一种文化，一项惠民利民的民生工程。

“弘扬中医药文化是我的事业，可以追求一生”付正良是这么说的，也是这么做的。正是这样一位铁杆中医，怀着“先天下之忧而忧，后天下之乐而乐”的胸怀，殚精竭虑，以中医药来解决山区百姓看病就医难题为已任，全面推动了涉县的中医药事业的发展，成功开启了涉县中医药事业的新篇章。

百年骨科挺坚强

2010 年 5 月，浙江“章氏骨伤科”被列为第三批国家级非物质文化遗产名录。据《黄岩县志》记载，“章氏骨伤科”开创于清代，世代相传已有七代，第六代传人、浙江省台州骨伤医院院长章友棣继承发扬传统医药的业绩，特别引人注目。

清道光三年（1823 年），浙江黄岩焦坑乡江田村郎中章正传，得少林寺僧人传授医术，为当地百姓治伤，“章氏骨伤科”由此诞生。至第三代传人，“章氏骨伤科”发展成为以外疗为主、内外结合的一整套接骨治伤疗法。1927 年，曾为辛亥革命将领的黄岩县长给“章氏伤科”赠送“术妙华佗”的金匾。抗战期间，日机多次轰炸黄岩，“章氏伤科”弟子奋力救治伤员，曾受国民政府通告嘉奖。第五代传人章显法，培养了 6 个儿子从事祖传骨伤科，使“章氏骨伤科”至今成为一脉相传七代，传承历史最为悠久的中医世家之一。

第六代传人章章友棣，1966 年初中毕业，正值文化大革命发动时期。饱经风霜的老中医，看到外面世界乱纷纷的，他就跟儿子章友棣说：“不要去造反了，你就跟着我学医吧！”就这样，章友棣 16 岁便跟父亲学医。悉心钻研和临床实践，他掌握了祖传骨伤科“理、法、方、药”整套医术，其中包括“正骨十法”。在此基础上他不断创新，探索出别具一格的骨折、脱位手法复位，夹板固定，内外用药，功能锻炼的“四联疗法”；坚持整体辨证、筋骨并重、内外兼治的治疗原则，对非手术治疗骨折伤病有独到之处。

但后来他看到西医发展迅速，“光靠中医治病会落后”。于是赶赴浙江大学医学院附属二院骨科、浙江中医学院骨伤科研究室进修学习，师从吴希圣、周炳辉、沈敦道、周林宽等专家教授，学业进步很快，并在毕业后被分配到了温岭的石粘公社防治院。来到防治院，它只有三间破木屋，此前一直亏损，每年靠卫生经费补助度日。面对困境，他没有气馁，凭着黄岩章氏祖传伤科的优势，开设了骨伤科。“黄岩的接骨能手到温岭来了！”慕名前来求治的病人越来越多，防治院当年就扭亏为盈，章友棣的知名度也逐渐提高。1985 年，“转正”不到五年的章友棣担任了防治院院长。四年后防治院更名为石粘卫生院，到 1991 年底，原城北卫生院作价转让给石粘镇卫生院。这个卫生院家底也很薄，财政没有钱来支持乡镇级卫生院，一间两层楼是租借过来的，还是危房，病床加起来不过 10 来张，手术室更是奢想。加上体制上的层层限制，“就是有钱也不能买 X 光机，即使买了也没法安装。”看到一个个患者在过道、廊檐下寄身，看到一些急需开刀的农民因为医疗条件限制留下不同程度的残疾，章友棣萌动了改变现状的大胆设想，那时也正是邓小平南巡讲话发表之后，各项改革迅猛发展的时期。

改革的思路在章友棣脑海里一点点成型，“国家拨不出款，能不能自己集资扩建卫生院？卫生院能不能按照企业模式搞股份制？”章友棣向市卫生局和市政府提交了可行性报告，要求建立一所股份制专科医院。1993 年 11 月，在台州市、温岭市两级政府的支持下，温岭市政府迅速批准了“转制办院”的报告。以职工参股联合办医为主，总投资 1200 多万元，拥有 150 多张床位、医疗设施齐全的现代化的股份制专科新医院——温岭骨伤科医院在新区城东街道洋河村悄然诞生。温岭骨伤科医院被认为是“掀开了温岭乃至台州医疗卫生行业民营股份制改革的新篇章”。此后，整个台州多种形式、多种性质的民营医院、股份制医院应运而生，迄今总数已经达到 10 多家，占到全省民营医院总数的四分之一。

改制后的医院焕发出了新的生机与活力，投入巨资引进美国、日本等国的先进医疗设备；又请来北京、上海、西安等地一批骨科、显微外科专家教授来医院开展学术讲座和指导帮助。他们还和上海华山医院、无锡手外科医院、青岛海军 401 医院等一批国内知名医院建立协作关系，并先后和上海华山医院手外科和浙大附属二院脑科中心建立了联合医院。中国工程院院士顾玉东教授还被聘请为名誉院长，担任医院首席技术顾问。

他们探索传统的骨伤医学与现代高科技的有机结合。

传统的骨科主要是“骨折手法复位加上小夹板固定”，他们运用中医正骨、手法理筋复位、中药熏蒸、针灸、推拿、内服中药、外用膏药等综合疗法，对筋伤、骨伤和椎间盘突出症等，疗效很好。再根据具体情况，适当结合手术治疗。在以骨伤科为特色的基础上又发展了手显微外科、脊柱外科、关节外科、脑外科、筋伤科等学科，能熟练开展包括断指（肢）再植、拇手指再造、手功能重建、游离组织移植、脊柱颈椎损伤手术、椎间盘突出摘除、骨科矫形和人工肩关节、膝关节、全髋关节置换等高难度手术，与骨科相关的科室就有 20 多个。创伤骨科、手显微外科医疗技术达到国内先进水平，有多项技术填补了浙江省内医疗空白。

他们自制“章氏正骨伤痛贴”和“热敷散”、“活血膏”外用；研制治疗骨折伤病的中药协定处方 10 余种，其骨伤疗法别具一格，力争将骨伤专科做强做细做精。近年来，章友棣致力于祖传伤科的研究。他总结了 40 余年的治伤验方，研制出“章氏伤痛胶囊”治疗软组织损伤以及骨折疼痛，获市级科技进步优秀奖。“章氏伤痛胶囊”被评为浙江省名优科技产品，获国家发明专利。

2002 年，章友棣投资 2000 多万元，在江苏省大丰市创办大丰同仁医院；2004 年初，一座投资 7000 多万元、建筑面积 18000 多平方米、设置 400 张床位的 13 层智能化新住院大楼在温岭城东开始兴建，两年后竣工；2006 年，温岭骨伤科医院被评为国家二级甲等医院；2007 年 3 月，温岭骨伤科医院正式更名为台州骨伤医院。与 12 年前相比，台州骨伤现在有了温岭总院、江苏大丰同仁骨科医院和江厦门诊部三所医疗机构及两家公司。医院的占地面积从不足一亩增加到了 40 多亩，建筑面积从 600 多平方米增加到了 26000 多平方米，员工三四百名，床位数 250 多张，每年住院人次近 5000，门诊人次接近 10 万，堪称全国服务骨伤患者人次最多的医院之一，也是浙江省最大的手外科中心。

“章氏骨伤科”在传承近 200 年后，该院在产权制度改革方面的成功经验，已经成为卫生部鼓励多种经济形式兴办各类医疗机构的一个样板，同时也是台州市民营医院的排头兵。

章友棣不忘历史传统，他说：“我最崇拜的是我的爸爸，我从小耳闻目染了他的医术医德。我爸爸是名医，从早到晚一天平均下来要看一百多人，老百姓很信赖他，我从小立志要成为父亲一样的医生。”他回忆说：“一次，我和爸爸在杭州为一个孩子治疗，这种疗法叫做闭合诊法。必须要关在密不透风的暗房里进行。当时正值酷暑，我们在暗房里为孩子一边复位一边复查，爸爸和我的衣服裤子都已经完全被汗水所浸透，仿佛从水里面捞出来的一样。半个小时过去了，病人的复位差不多了，我以为终于可以出去凉快一下了。不料，爸爸义正言辞地说，不行，需要再复查一遍，我们要对病人百分百的尽责。”

父亲的医德也是他的榜样，他清楚地记得父亲曾经拒绝了病人送上门的一头羊。“那时候，人人饿得面黄肌瘦，走路都没有力气。有一位来自黄岩山区的穷苦农民，患了绝症后抱着试试看的念头找到了我爸爸，不久后，在爸爸的医治下，他康复了。山里人没钱，家里最大的财产就是一头羊，这位病人回家后，立即牵了羊到我们家一定要我们接收下。爸爸没有收，不料，那位农民扑通一声跪在地上一定要报恩。爸爸和颜悦色地扶起他说：‘回家去吧，你全家还要靠这头羊活命！’”

父亲用行动去诠释了中医的妙术仁心，也给章友棣留下了深刻的影响。他组织医疗志愿服务队，带领大家深入革命老区、贫困山区、偏僻海岛及敬老院等地送医送药；他倡导开通医院“医疗救助生命绿色通道”，为特困患者捐钱送物，排忧解难；他为孤儿义诊时，发现两位分别患先天性桡骨缺损、马蹄内翻足的患儿，当即决定提供免费手术治疗。2009 年 11 月 27 日凌晨，河南籍农民工兄弟李爱军、李群双双被飞驰的摩托车撞到，导致兄弟俩左胫骨严重骨折，而肇事者逃逸了。患者承担不起昂贵的医疗费，章友棣获悉其遭遇后非常同情，决定给予免费救治。李氏兄弟在台州骨伤医院住院一个多月，免去的各项费用达 3 万余元。出院时，章友棣还对患者一再叮嘱：3 个月内每月一次来院复查拍片，费用全免。李氏兄弟终于康复，重返劳动岗位。2010 年 3 月 12 日，李氏兄弟特地将“赠医舍药济贫民，救死扶伤不为利”的锦旗送到章友棣手中。

章友棣酷爱摄影，在他工资是 45 元一个月的时候，他竟然花了几乎所有的积蓄 1500 元去上海买了新款的美能达相机。到了 90 年代以后，随着自己创办的台州骨伤医院逐步进入轨道，加上出差频繁，他有了更多的机会可以去搞摄影创作。于是，他就拜本地的摄影名家为师，开始学习摄影知识和摄影技巧。功夫不负有心人，他日后果然成了摄影名家，中国摄影家协会会员之一，他擅长风光摄影，足迹所至已有 46 个国家和地区，精美的摄影作品让人叹服，出版有《中国摄影家·章友棣专辑》。

基层中医鲁有强事迹感人

国家中医药管理局的网站上，刊登着陕西省中医药管理局向全省 2000 余家乡镇卫生院和社区卫生服务机构发出《致全省基层中医药工作者的一封信》，对全省基层中医药工作者的辛勤工作表示感谢并慰问。信件概述了鲁有强的先进事迹，通过示范引路、典型带动，引导全省中医药系统尤其是基层中医工作者学习先进、心系群众、勤奋工作、扎根基层、乐于奉献，坚持用中医药为群众生命健康保驾护航。号召全省中医药系统尤其是基层医疗机构中医药工作者认真学习鲁有强先进事迹，以鲁有强为榜样，牢记服务宗旨，弘扬救死扶伤精神；以“真学、真懂、真用中医药”为目标，提高业务技能，为实现好、维护好、发展好群众的健康利益，推进全省中医药事业又好又快发展做出新贡献。鲁有强生前是宝鸡市岐山县益店中心卫生院党支部书记、院长、副主任医师，因长年忘我工作，积劳成疾，身患癌症，不幸以身殉职，年仅 52 岁。他曾先后荣获宝鸡市“优秀共产党员”称号和全省卫生系统“白求恩精神奖”等荣誉，宝鸡市委和省卫生厅党组分别作出向鲁有强学习的决定。

鲁有强 10 岁那年，得了肚子疼的病，打针吃药都不见效，后来，家人把他领到一个中医诊所就诊。坐堂的老中医顺手取出一枚细细的银针，找准穴位，手指轻捻，稍许，肚子竟不疼了！从那时起，鲁有强便立下了悬壶济世的志向。后来他如愿考上了宝鸡市中医学校，他从此刻苦学习，每次考试成绩都在班级名列前茅。刚开始练习针灸时，常因找不准穴位而把自己的四肢扎得青一块紫一块，但他没有退缩，更没有抱怨，而是通过一次又一次的摸索来提高自己，他的同学们对其赞叹不已。

1982 年，年仅 21 岁的鲁有强从学校毕业，分配到益店卫生院工作。益店镇有 10 个村 3 万多人，前些年过高的医疗费却让很多人因病致困、因病返贫，已成为严重的社会问题。乡村的夜晚格外寂寥，鲁有强借着昏黄的灯光，细心钻研《黄帝内经》、《针灸甲乙经》等医学典籍，决心在针灸领域做出成绩。“自古银针治百病，我辈岂能无作为！”

鲁有强坚信祖国医学的精微，坚持用小小银针专攻疑难杂症，解除了成千上万患者的病痛，甚至把一些病人从死亡线上拉了回来。

1986 年的一天，来了一个哑了整整三年的老太太，她是官庄村人。三年前不慎摔了一跤，从此失去了语言功能，多方求医问诊也没有效果。老人的儿子听别人夸赞鲁有强医术超群，便抱着试试看的想法请求他给其母治失语症。鲁有强知道哑门穴可以治疗这个病，但是这个穴位紧挨脑干，针刺稍有不当，就会致人丧命。喜好针刺之术的年轻医生鲁有强，思忖再三决定为老人针刺哑门穴。第一针刺进去后，他问老人：“怎么样？”老人摆摆手。失望和歉意一下子浮上了他的心头。过了一会儿，同病房一位病人买来饭菜，顺口问老人说：“姨，你吃不吃？”老人张开口，竟破天荒说出了一个字：“吃！”虽然吐字还不清晰，但这是她失语三年后第一次开口说话！连续三次针灸后，老人恢复了语言功能。

经历了 2003 年的非典疫情，国家开始加强三级医疗网建设，就在 2004 年鲁有强当选为卫生院的院长。当时卫生院一派凋敝，院舍破败，人员流失，处在倒闭的边缘。文弱消瘦的鲁有强是一个美名远播的良医，但能否成为一个合格的农村基层卫生院的领导呢？大家为他捏了一把汗。

上任伊始，鲁有强把改变卫生院基础设施条件作为工作的突破口。搞基础设施谈何容易，钱从哪里来？一副书卷气的鲁有强说：“我这人能吃苦，背着干粮蹲在省厅门口，遇见领导就缠住不放，可能是把领导找烦了，给我们一下子就拨了 40 万元。”只有政府的大力支持，才能改善卫生院的面貌。“农村群众生活苦，看病难，只有建好乡镇卫生院，大伙儿看病不出乡，才能让他们享受到基本的医疗保障，我那样做，也是出于无奈。”鲁有强没有辜负领导与大家的重托，在他的带领下，卫生院的面貌得到了很大的改变。

2005 年 全院的业务流水 40 多万元，2006 年 60 多万元，2007 年 110 万元，2008 年 160 万元，2009 年更是达到了 190 万元。卫生院办得红红火火，鲁有强的确是功不可没。

当年与鲁有强一起考入宝鸡中医学校的同学，他们之中的绝大多数离开了农村卫生院，只有鲁有强选择了坚守。近几年，鲁有强在医疗行业的名声越来越大，西安、宝鸡一些民营医院慕名前来“挖”他。这些医院开出了很高的价码，其中一家还承诺赠送他一套住宅。面对这些诱惑，鲁有强不为所动，一个个婉言谢绝了。后来，这些事情传了出去，有人背后议论他，“放着大城市不去，高工资不挣，真有点傻。”这些议论传进了鲁有强的耳朵，他只是微微一笑。晚上，妻子问他“为啥不考虑一下呢？”鲁有强沉默了半晌，只说了一句话：我撇不下益店的父老乡亲啊！

鲁有强说：“我是农民的儿子，能为他们解除病痛是我最大的心愿。”他有个习惯坚持了几十年，每天早晨六点多，当别人还沉浸在甜美的梦乡时他就起床洗漱了。七点钟，他到达科室门口时，已经有患者从四面八方赶来在此等候了。早上八点钟医院正式上班，职工们发现，鲁有强的诊室里已挤满了人，鲁有强已经工作了一个小时。中午，鲁有强的妻子做好了饭，催他回家吃饭，他总是回答：“我这还忙着呢，你先把饭热到锅里，我等一会儿就回去吃。”这一拖就到两三点。至于下午六点按时下班，对鲁有强来说也是一件难以做到的事，啥时候接诊完最后一个病人，啥时候就是他的下班时间。

刚给鲁有强做助手辛丽萍，细心地发现鲁有强一般每天要接诊五六十名患者，几乎没有空闲的时候，几乎连水也不喝。当她就此提醒鲁医生时，鲁医生回答她说：“喝水多，上厕所就频繁，耽搁时间。” 在鲁有强的诊室里，慕名前来针灸、按摩的人经常排着长队，诊室里放置着的两张病床几乎没有闲暇的时候。推拿按摩不仅是个技术活，还是个体力活，而腰椎间盘突出患者大多是胖人，这对于身高 1 米 7，体重仅有 110 斤的鲁有强来说，按摩患者的体力支出，绝不亚于重度体力劳动！而他竟用瘦弱的身躯，一干就是 20 多年！

2003 年冬季，董老汉跌了一跤，生命垂危。凌晨一点，董老汉的老伴跑到卫生院，慌里慌张地敲开鲁有强的家门，请他出诊去救老伴。时值隆冬，天寒地冻。鲁有强二话没说，背起药箱，摸黑小跑了半个多小时，来到老人家中，对董老汉进行了紧急抢救，让老人脱离生命危险。第二天，他又把董老汉接到卫生院进行了系统治疗。董老汉的子女在外地，老两口在家相依为命。住院期间，老人的吃饭无法保证，鲁有强便让妻子给老人做饭，送去可口的饭菜。在鲁有强的精心治疗下，半个多月后，董老汉康复出院。从那以后，老人逢人便说，“鲁有强是我的救命恩人，更是我的亲人，比子女都亲的亲人”。只要到益店街道来赶集，老人总要抽空去卫生院看望他。有时候，鲁有强看病忙，董老汉也不说话，只是远远地望一望。他说，只要他啥都好，我就打心里感到高兴！

鲁有强给乡亲做的好事数不清，他除了给病人诊病送饭，垫钱买药的事儿也屡见不鲜。有些病人看病时带的钱不够，药方开好了取不了药，心急如焚。遇到这种情况，鲁有强总是掏出自己的钱为病人垫付药费。后来，有些人及时还了钱，有些人病好了，还钱的事儿却忘了，鲁有强也忘了。

鲁有强的好脾气是出了名的，他的脸上时常挂着温和的笑容，行医多年从未对患者大声说过重话，更不用说给他们发火。有时，小辛看到老师实在太疲倦了，就劝他休息一会儿。鲁有强回答说：“你没看病人都在旁边等着吗？我休息一会儿，他们就要多承受一会儿痛苦。”也有热心人建议鲁有强说："你看你这么辛苦，扎一次针才收 5 元钱，按摩一次也收 5 元钱，做一次牵引还是 5 元钱，国家收费标准早都几十元钱了，你不如把费用也提高一点。"对此，鲁有强说："我也是农民子弟，农民挣的每一分钱都是用一滴一滴的汗水换来的。城里人可能把几十块钱不当啥，但农民把五元、十元钱攥在手里捂出了汗水都舍不得花。我要是把收费标准提高了，一些群众就会选择小病拖、大病扛！"

积劳成疾，前年他发现自己腹部莫名隆起。是长胖了，还是有其他原因？然而，面对繁忙的工作，他一次又一次对自己说：等忙过这段时间再看。在承担 1800 多名老人体检任务后，医院的工作更多了，他更顾不得自己的身体。在连续 40 多天的时间里，他和同事们每天早晨 4 点多起床，5 点钟给老人们体检，8 点钟又开始在门诊正常上班。晚上，他还要加班做体检报告。直到完成大部分体检任务后，他才抽空去给自己做了个体检。这一查，竟然是"阑尾粘液性囊腺癌并腹腔广泛转移"。

听到鲁有强有病了，很多乡亲痛惜不已。2010 年 5 月 11 日，省卫生厅党组、省卫生厅作出决定，授予鲁有强同志"白求恩精神奖"，并在全省卫生系统开展向鲁有强同志学习活动。在他的追悼会上，全县十里八乡的千余乡亲冒雨自发来到现场，送别这位"百姓放心的好医生"。看着遗像上默默微笑的鲁有强，在场所有的人已泪流满面。

岐山是周礼之乡，也是中医始祖——岐伯的故里。鲁有强身上的优秀人格和道德力量，感动了很多人。宝鸡市委书记唐俊昌说鲁有强同志是"一个大写的人"，这是一个中肯而饱含深情的评价。一个副主任医师扎根基层 28 年，在平凡的工作岗位上干出了不平凡的成绩，那是需要一种精神支撑的。2010 年 4 月 14 日，在《宝鸡日报》头版头条刊登了关于鲁有强的长篇通讯：《苦无奇方医俗病　唯有良知报乡民》。《中国中医药报》也在 2010 年 12 月 22 日第一版，刊登了他的事迹：《一位乡村中医的 28 年坚守》。他真是"春蚕到死丝方尽，蜡炬成灰泪始干"的真实写照，鲁有强成为基层中医的楷模，也是基层中医的骄傲。

"王授现象"引起大家关注

网络里署名"王教授"的长篇网文《我负中医，中医负我》，引起人们广泛关注[1]。"王教授"自称学了一辈子"中医理论"，用"中医理论"当了一辈子中医生，教了 30 多年的"中医理论"，年近退休才弄懂"中医理论"是怎么回事，来了一个全盘否定中医。他希望留一个"时间囊"，把他这个教授的"真知灼见"留在世界上，慢慢地发酵，产生深远的历史影响，并且很自信地夸口可以"任人评说"。来势汹汹，影响很大。中医事业经历了 2006 年反中医思潮，促使人民大众正确认识中医，国家加大了对中医事业的扶持力度，出台了振兴中医的系列政策。中医药文化正在产生广泛而深远的影响，一个中医药走向世界、走向伟大复兴的时刻即将到来，这时出现"王教授"这样的噪音，而且打着"中医教授"的旗号反中医，其不良影响是显而易见的。

"王教授"自称 19 岁进入中医学院，成了一名中医的大学生，经过实习、工作，留校任教，一步一步地晋升为"教授"，应该说"功成名就"了。他认为"中医负我、中医误我"，无非是在市场经济到来的时刻，得了红眼病，把发财多的、当官大的人与自己比，认为自己太失落了。尽管中医给了他名分，给了他社会地位，给了他为人师表的讲台，但是没有让他大红大紫，发大财、升大官，所以退休之后，连呼"中医负我、中医误我！"这样的教授，其思想境界之低，实在可悲可叹！

[1] http://www.zhongyiyao.net/bbs/thread-34697-1-1.html；
http://www.cntcmvideo.com/zgzyyb/html/2011-04/08/content_46267.htm；
http://www.cntcmvideo.com/zgzyyb/html/2011-04/25/node_4.htm；
ttp://www.baidu.com/s?wd=%CD%F5%BD%CC%CA%DA%CF%D6%CF%F3&rsv_bp=0&rsv_spt=3&inputT=44547；

"王教授"评价中医理论的标准，是西医的解剖实证，经常用细胞、细菌、化学分析、物理定量来评价中医，对中医感到失望和厌倦，自然就不会把心血花在钻研中医业务上，辨证论治的水平一直停留在刚入门的基础上。甚至因为厌恶自己的身份，他不是为了提高自己的中医水平而学习，而为了批判中医理论而整材料。因此，在"王教授"的文章里，既有对余云岫的赞美，也有对中南大学"张教授"攻击中医的羡慕，他实际上已经完全站在反中医的角度来谈论中医。也许正因为如此，他长达数万言的网络文章，才取名《我负中医，中医负我》。

国医大师邓铁涛教授阅读了2011年4月8日3《中国中医药报》刊登的曹东义文章《"王教授现象"应引起中医人警醒》后，内心很不平静。对这个问题做了认真思考，他认为"王教授现象"的出现敲响了重视中医教育存在不足的警钟，目前中医教育内涵的改革刻不容缓[1]。他说"王教授现象"不是单指一个人，而是一种现象，既有个人的原因，也有教育的原因。"作为中医老教师，我认为是我们老一辈中医教授没有教育好下一辈中医教授，老一辈有失职之责；但责任不应全由我们承担，这是中医教育重西轻中的结果。当年，卫生部部长崔月犁对现行中医教育体制就提出不同的看法，认为中医院校培养出来的学生只能达到两个中专的水平，即：中医是中专水平，西医也是中专水平。文中王教授也承认自己只达到三四流的西医水平，这是我们中医教育的失败。由此，我觉得深化中医教育体制改革刻不容缓，要摒弃重西轻中的思想，以中为主，吸收西医精华。"邓老还说，"王教授现象"只是个别现象，称职的中医教师还是占主流。"广西中医学院的刘力红教授写了一本畅销的中医书籍《思考中医》，这本书影响巨大，受到广大读者的称赞。尽管他获得如此多的赞誉，但仍虚心拜一位副教授为师，不断提高自己的中医水平，做出一个主动接受再教育的好榜样，是一位称职的中医教授。中医院校还有很多称职的教师，我们不需要因为'王教授现象'而对中医感到悲观失望。"邓老认为：学习中医，个人的努力是最重要的，个人的信仰、个人的实践、个人的努力方向是决定因素。"中医大师岳美中教授只参加过函授中医的短期培训班，并没经过高等中医教育，但由于他持之以恒地在中医药宝库里去挖掘，最后成为一代中医大师。周总理曾多次派岳美中为外国元首治病，其中最著名的就是会诊印尼总统苏加诺。当时世界各国名医都说只能将苏加诺的病肾切除掉，只有岳美中说不用切，用中药和针灸可以治疗，结果将苏加诺的肾病治好了。反过来，王教授尽管是高等中医院校毕业，但由于不重视中医，不去钻研，就导致了'王教授现象'。所以，'王教授现象'是他自己造成的，应该由他自己负责，如果他将这个责任推给中医，说中医负他，这是完全没有道理的。"

针对认为"中医不科学"的提法，邓老指出，其实是中医的理论太过高深，很多人理解不了就说中医不科学。实践才是检验真理的唯一标准。原子论是西医的理论基础，而中医走的是系统论的路。伟大科学家钱学森研究的是系统论，他曾说过将来西医学要走中医学的道路。2003年"非典"肆虐，由于采用中医药治疗，广州中医药大学第一附属医院创造了治疗"非典"四个零（零死亡，零转院，零感染，零后遗症）的好成绩。该院还有许多成功使用纯中医药治好西医无法治好的病例。我国中医大师王绵之先生为国家宇航员制订个性化的中医保健调理方案，经他调理的三批宇航员的航天运动病发病率为零。这些事实再次证明中医是尖端的科学。"目前，我国医学有两个主流：中医和西医，我们必须将中医这个主流医学不断发展，对世界做出贡献。世界医学将来也必然有两个主流医学，这是'王教授现象'所不能左右的。"邓老希望中医药工作者要将中医药学这个伟大宝库发扬光大。中医的持续发展、中医的发扬光大、走向世界要靠中医教育，教育深化改革乃当务之急。

刘世峰撰文说，拜读《中国中医药报》曹东义《"王教授现象"应引起中医人警醒》一文，使笔者感到震惊。虽然有人认为中医最大的失误在教

---

1 http://www.cntcmvideo.com/zgzyyb/html/2011-04/25/content_46942.htm

育，但现在看来教师因素也不可忽视[1]。中医是一门实践性很强的学科，中医具有独特的思维方式，而且中医的思维方式只能通过学习中医经典和临床实践获得。要说王教授没有读过中医经典，水平不高并不客观。我相信没读过中医经典、水平不高是晋升不了中医教授职称的，也写不出 10 余万字的《我负中医　中医负我》。笔者猜测，问题可能出在缺乏中医临床经验上，因而对中医缺乏信心，反而认为中医不科学；或许他根本就不知道中医的生命力就在疗效。这也充分说明王教授不但脱离了获取中医能力的重要临床实践环节，并且涉猎了大量现代科技知识，用受西方实证、还原科学影响的西医标准来衡量中医，最终得出了中医不科学的结论。

刘世峰认为，现在中医高校教师队伍中，“王教授现象”应该不是个别现象。目前在中医高校任教的中青年教师，大都是硕士研究生或博士出身，很多人的毕业论文都是通过喂养小白鼠完成的。他们从学校到学校，从书本到书本，中医理论水平不可谓不高，现代科技知识也掌握得相当多，但就是缺乏中医临床经验这一关键环节。中医要发展，教育是根本。记得解放后全国中医学院成立之初，当时的师资力量都是从民间中医的佼佼者中选拔产生。比如北京中医学院的秦伯未、董建华；成都中医学院的王渭川、李斯炽等均是中医临床大家，让他们充任中医教授，教出来的学生效果当然好。并且他们本身就对中医坚信不疑且具有丰富的临床经验。他们在教学中理论联系临床实际，言之有物，言之有味，讲出来的中医知识内容生动活泼，学生听起来有趣，毕业后拿到临床用得上、有实效，因而为中医药事业培养了大批有用人才，功不可没。很值得我们今天的中医教育借鉴。笔者从 1975 年以来，长期坚持在中医临床一线，深感中医药在防病治病方面有不可替代的作用，也深受病人群众喜爱和信赖。中医诊疗技术来源于临床，中医的生命在疗效。因此，要想获得中医知识和技术离不开临床实践，要教好中医学生必须具有丰富的临床知识和经验。现今中医高等教育学府中出现“王教授现象”。而中医界（包括中医爱好者）对此的看法、反应却大相径庭。有的网友发出“王教授有这样可恶吗？”的疑问。认为不能苛求王教授，王教授没有错，是无辜的是受害者。但大多数网友对王教授的做法是持反对意见的。笔者深感，中医的传承和发展，中医学子是否能学到真本事、硬功夫与授课老师的基本功、临床经验和理论素养关系密切，因此不能不说：发展中医教育为本，而教育的关键在教师是否合格。

所以中医教育改革势在必行，中医教育当以教师为重。虽然目前中医教育改革已经在进行并初见成效，各中医药高等院校，缩减了西医课程，增加了中医古典医籍教学课时，并且有的院校已经开始将院校教育与师承教育相结合。笔者相信，这样对于中医药人才的培养必然会取得更好效果。然而，既然中医高校已经出现了“王教授现象”，那么这种教授就肯定不止一人。主管部门是不是需要采取切实可行的有效措施，将那些失去中医信念，没有临床经验，只知道夸夸其谈，纸上谈兵的“教授”请出中医高校教师队伍。让他们到临床实践中去重新了解中医、认识中医、感悟中医、传承中医。从根本上杜绝这种现象再次出现呢？我想很有必要，但需要极大的勇气、胆略和气魄。当前，酝酿了 20 多年的《中医药法》修订草案正在征求意见中。对此，笔者建议，为了确保中医药事业后继有人，对中医高等院校教师的资格认定，不能只强调在何学历以上，应具有 10 年以上从事中医临床工作经验，才有资格担任。另一方面，为了“亡羊补牢”，还应该将中医高教队伍中极少数不合格的“教授”请出高校。同时，在中医基层一线选调一批既有较高中医理论素养，又有丰富临床经验的中医人才，充实中医高校教师队伍。大量有真才实学的中医人才需要我们的高校人事部门去发掘。在政策的支持下，让他们去充实中医高校教育队伍，必将是中医之幸，中医学子之幸。如此，才能提高中医药院校教师的素质，才能确保中医药事业后继有人，繁荣昌盛。

---

[1] http://www.cntcmvideo.com/zgzyyb/html/2011-04/25/content_46945.htm

酷爱中医药文物收藏的刘在群

在人类同疾病作斗争的漫长历史进程之中，逐渐出现了医药知识的积累，到春秋战国时期形成了体系完整的中医药学。

毛泽东说“中国医药学是一个伟大的宝库”，这个宝库的建成，是历代中医人不断奋斗的结果。从神农尝百草、伏羲制九针、黄帝论医药、仲景治伤寒、金元四大家学派争流，直到明清时期，中医药经过几千年的积累，不断得到丰富，使中医药学达到了历史上前所未有的高度。可以说，中国中医药学源远流长，博大精深，是中国传统文化的代表，传统文化的瑰宝。漫长的中医药发展历程，也给我们留下了难以计数的文物。中医药文物作为中医药文化发展过程中遗留下来的遗迹，从不同的侧面反映了各个历史时期人类对中医药挖掘、利用、整理的社会活动，是人类宝贵的历史文化遗产。

长期以来，中医药文物如同敦煌卷子散佚国外一样，在民间自生自灭地不断产生，也不断地消失，真正受到重视、受到保护的中医药文物是非常少的，甚至不及“九牛一毛”。

有物为实，无物属虚。没有物质传承，中医药文化就难以展示其历史成就的辉煌，也难以长期久远地传承下去。因此，抢救中医药文物，保护中医药文物，既是国家的大政方针，也是每一位中医药工作者的历史责任。但是，目前国家诸事繁忙，还无暇顾及细碎繁琐的中医药文物收藏与保护工作，民间文物爱好者，中医药工作者，出于爱好和历史责任心，不断收集文物，研究文物，展示中医药文物，以翔实的历史资料，丰富的藏品向世界打开了一个让世人了解中医药、爱护中医药的窗口。

但是，目前在中医药文化建设的过程里，很多新成立的中医药博物馆、文化馆，大多是图文不少，文物罕见。因为文物的收藏，不是一朝一夕的事情，也不是有钱就可以买到的普通商品，而是需要长期积累，甚至是众里寻他千百度、踏破铁鞋也难见的。中医药文物的收藏，不仅需要慧眼，需要耐心，需要金钱，还需要缘分。可见中医药文物收藏，已经迫在眉睫的大事情，应该引起大家广泛关注。

在全国中医药文物收藏的队伍里，衡水群星不孕不育风湿病研究所所长刘在群，是一位颇有成就的人物。说起他的成功，还有很多鲜为人知的故事。

刘在群，上个世纪60年代初出生在河北枣强，幼年受家庭影响，喜爱中医，后跟外祖父习武，出于对跌打损伤秘方疗效的好奇，平时注重对中医外科秘方的收集整理。

1988 年毕业于北京军医学校，先后创办中医门诊部，衡水不孕不育风湿病研究所，在完成临床科研工作后，利用业余时间，收藏中医文物文献3千余件，其中，他对名医刘杏五编注的《女科三要》一书的研究，可知其中的甘苦。据《中国医籍大辞典》记载，《女科三要》清、刘杏五撰，成书年代及内容未详（民国二十三年《晋县志》）。

2006 年 6 月 8 日，刘在群根据《中国医籍大辞典》一书零星记载的线索，独身一人，带着水和干粮，前往河北晋县寻找名医刘杏五的后人，人地生疏，没有确信，去调查考评这样一位清代的名医，就如大海捞针，谈何容易。刘在群出于对中医事业的热爱，凭着直觉，带着强烈的使命感和责任感，首先前往晋县卫生局询问，后来又去了县地方志办公室、文史办去查询资料，一晃就半月过去了，却好无结果。晋州的同事告诉他：“回去吧，清代的名医，文献记载少，何必这样费力，自寻苦吃！”

刘在群却执着地说：“刘杏五，是我们河北的名医，即然《中国医籍大辞典》有记载，肯定名医就在我们晋州，而文字记载不详，需要实地调查才能知道其人其事，确定他的医学贡献大小。”同事们被他感动了，发动所有的亲朋好友，帮助刘在群查询刘杏五的线索。

过了一个月，晋州文史办的同志提醒说，我们晋州政协副主席张魁虎知道的多，你不如去问问他。刘在群前往晋州政协，找到了张魁虎，说明了来意，张魁虎副主席，对他热爱中医药事业的精神所感动，当即联系晋州档案局，档案局局长派工作人员协助刘在群，查询了民间二十三年《民国县志》，据该志人物卷记载：“刘杏五，杨家庄人，性沉静，精医道；凡临症，诊脉即知病源，用药无不立效。若遇不治之症，即以婉言谢之，以故医名大噪，当时有刘扁鹊之名，迄今人虽羽化，著有《女科三要》一书，进士杨亶骅作序，盛行于世。”

读到这则记载，已经时至中午，刘在群忘记了吃饭，立即打出租车去晋州杨家庄。到达杨家庄后，找支部书记、村委主任，说明来意，请帮助查询刘杏五的后人。支部书记、村委主任，发动全体村民提供线索，可是，时隔百年，村无记载，加之刘氏嫡传后人已经不在杨家庄居住，线索再次中断，无法考证刘杏五这位清代大名医。

怎么办？他离家出来一个多月了，手中带的住宿费用眼看花光了，是否还继续寻找这位清代大名医刘杏五的后人？还考证不考证《女科三要》这部妇科奇书著作时的历史线索？刘在群再次下定决心，找不出结果，决不回家，这时村委会主任提出，咱们村刘某某在县里编过县志，又是刘杏五的远门后人，应该找他了解了解情况。

他带着一线希望，与村支书、村委会主任三人前去拜访了刘杏五这位远门后人，找到了刘某某（是城里的一位教员）说明来意。这位后人说，我在县里编过县志，又是刘氏的后人，我知道一些情况，据《刘氏家谱》记载：刘杏五，兄弟五人，儒医，著有《女科三要》，士大夫家家珍藏，以为宝也，生平以仁术济人，没世以善编传后，恩德积于后人。根据族人的口传：刘杏五（1840 年前后在世）早年行医，路过深泽县城，遇见进士家妻子出殡，见棺木中滴的是鲜血，他急忙拦柱，说：“快去告诉你家的主人，棺木之中应该是活人！”抬棺的人说：“棺木之中的女子，因难产而死亡，决不可能是活的！”刘杏五再次拦住他们，他绝不放过救人于万一的机会。抬棺的没办法，回去告知事主。事主说：“咱们家过事，他来添乱，给他几个钱，让他走了算了！”刘杏五拒不收钱，第三次拦棺，并立下军令状：“如果棺木之中是死人，我医治不活，将我送入大牢！”事主被他的真情所感动，立即找人打开棺木。刘杏五当即诊脉，见有微微脉搏，取出三寸银针扎下，棺中女子随即苏醒，不久她的孩子顺利出生。进士为报达刘杏五的恩情，要带他去北平行医。刘杏五说：“去北平行医，可以。你得帮我出版 10 部《女科三要》，以便留于后人。”进士满口答应，并于清代后期出版了《女科三要》一书。该书由当时晋州楼底村人，杨亶骅进士作序。民国初期，刘杏五的后人，相继都搬家迁往北平，世事沧桑，民众漂泊，刘杏五的后人们，如今大部分去了美国，成了海外华侨。历经战火，加之后人都搬走了，所以《女科三要》一书，也就失佚了。

经过一个多月的寻访，终于找到了满意的答案，刘在群带着喜悦的心情，回到了衡水，把他的研究体会和访问经历，整理成了《寻找名医刘杏五》一书。

刘在群认识到，中医药学是中华民族灿烂文化的重要组成部分，几千年来为中华民族的繁荣昌盛做出了卓越的贡献，并以显著的疗效、浓郁的民族特色、独特的诊疗方法、系统的理论体系、浩瀚的文献史料，屹立于世界医学之林，成为人类医学宝库的共同财富。中医药学历数千年而不衰，显示了自身强大的生命力，它与现代医药共同构成了我国卫生事业，是中国医药卫生事业所具有的特色和优势。中医药文物包含着丰富的古代文化信息，表明了我国传统医学文化的博大精深，为我们展现了一幅幅古代中医药的生动图景。对中医药文物的研究，将有助于我们对古代医学起源、古代动植物药的来源、古人的人体结构和生理病理特点、古代医疗卫生习俗等问题的认识和了解。从此，刘在群以强烈的责任感和使命感，进一步跨入中医药文物收藏的大门，一发而不可收，而且无怨无悔，矢志不移。

久已失传、历来被医药界视为珍籍的《乌金丸方》手稿，就是于 2003 年被刘在群发现并收藏的。据《中国医籍大辞典》记载，《乌金丸方》不分卷，不著撰者，成书于清光绪 23 年（1897 年）。原抄本藏于天津中医学院图书馆，经查未见。刘在群所珍藏的《乌金丸方》手稿，刊于光绪 15 年，较《中国医籍大辞典》所载还早 8 年。该书系介绍女科良方丸药的专著，全面介绍了乌金丸方的组成及炮制方法，并阐述其与不同药物配伍，煎汤送服，可以治疗很多病症，比如月经病、妊娠、临产、小产等约 70 余种。据业内权威人士阅后透露，《乌金丸方》的发掘，不仅有很高的科研学术价值，而且有珍贵的史料价值，填补了我国一项医学科技文献的空白。

收藏文物需要机遇，刘在群收藏的《三义堂药会图全传》，也是国内绝版孤本。《三义堂药会图全传》又名《新增药会图全集》、《稽古摘要》。据《中国医籍大辞典》记载：该书“不分卷。不著撰者。约成书于清代后期”。本书是一部以药物拟人化编写的“剧本”，共十八回。如“第一回黄连金殿代本”、“第六回百合母子遇难”等，其中的角色生、旦、丑、末，皆为常用中药，演绎出各种故事，在故事中穿插介绍药物的药性、功效、主治等。该书序言称：“兹编，药是戏也，而识者以为非戏也，其中有义存焉……审而明之，济世之道在焉，疗病之法存焉”。出版者是衡水三义堂活字本。

据《河北省出版志》记载：衡水“三义堂”书铺，其前身是文林堂，约建于 1858 年，是清朝时期衡水附近著名的刻书、买书的书局。1939 年，日军侵占县城，三义堂关门歇业，将书版运回衡水石家庄村。1942 年冬初，日军窜至村中，用书版烧水、烤火，致使书版全部被破坏掉，三义堂彻底毁失。

刘在群还收集到国内沦为绝版的《本草春秋》，发现了释迦失传多年的印尼禅师所著的《外科秘要》手稿，国内沦为绝版的竹林寺《妇科秘书》。这些文献资料的发现，为新药开发奠定了扎实的基础，得到了国家卫生部、国家中医药管理局领导的高度评价。此外，刘在群组织了《衡水中草药》、《衡水历代名医录》、《伤寒五法考评》、《名医刘杏五考评》等中医文献的考评校注工作。

“文物是人民的，应该让大家都有机会分享。”刘在群决定把全部收藏品向全社会展示，让更多的人了解和热爱中华民族古代文明和灿烂文化。

2007 年，刘在群响应国家号召，积极配合“中医中药中国行”活动，先后参加北京、石家庄、衡水三站的大型中医中药中国行活动，同时举办了刘在群中医药传承文物珍品展，得到了中医中药中国行组委会及各级领导的高度评价，并取得了良好的社会效益，其事迹被国家卫生部、国家中医药管理局及全国多家新闻媒体、网络报道。在这些珍品展上，明代《木版铜人明堂之图》、清代河北定州《马元龙秘制疗目保睛散原稿》、清末状元书法大家刘春霖撰写的《杏林名家羡丹林拓片孤本》、清代河北名医刘杏五的《女科三要》孤本、举世闻名的《同仁堂秘方手稿》和《同仁堂药目》，年久失传的、国内少有的《中华医学杂志外文版》等古籍孤本善本，让参观者大饱眼福。古石砵、古脉枕、悬壶济世宝葫芦、古代人参药铫、清皇宫妙药箱等古代医疗器械，让参观者叹为观止。德国拜耳大药厂广告、日本七宝堂广告、日本大阪中村药品及包装盒，又让参观者大开眼界。刘在群收藏整理的这些古籍孤本善本、古代医疗器械、国外医药广告展示等，在全省乃至全国都具有重要史料价值，传承我国源远流长的中医药文化。

为传承和发扬中医药优秀文化，促进中医药事业的继承与发展，刘在群充分利用 30 余年收藏的 1000 余件中医药文物及珍贵文献资料，申报了河北中医药博物馆。国家中医药管理局文化专家胡春福教授说：“河北中医药博物馆的建立，不仅填补了河北省博物馆的空白，而且可以在中医药文化宣传教育方面，推动中医药事业发展方面，起到不可估量的作用。”

从走上收藏之路初始，刘在群就没有把收藏品的升值、保值作为目标，不考虑能给自己带来多少回报，他心中想的是一个中医药工作者对祖国历史文化遗产所应尽的责任和义务。在他的心目中，这些宝物是国家和人民的宝物，自己暂时保存在手中，只是自己有缘与它们相识、相聚。回首近 30 年的收藏路，刘在群对曾经经历的风险和苦难虽然历历在目，但是仍然一往情深热心于收藏和保护、研究。每探得古物信息，不管路途多么遥远，刘在群必将亲自前往，一探究竟。为了收藏，几十年中，一家人省吃俭用，有时甚至还要举债度日。但是守着那些价值千万的宝物，即使在最困难时，一家人也从未起过卖掉宝物的念头，因此，一些亲戚朋友常戏言他们一家守着财富过穷日子。

几十年中，刘在群在收藏路上所遭受的苦和难，是常人难以体会的。在经济出现困难的情况下，面对省内外和国外的一些商家和企业高价收购藏品的诱惑，刘在群考虑的是，如果分散出售或是转卖出去，价格将非常可观。但为了确保数十年来苦心经营、历尽艰辛收藏的大批珍贵文物，不被流失、流散或外流，毅然决然留存下来，等待合适的机会奉献于社会。而建立中医药博物馆，就是保护、研究、展示、宣传中医药文物、文化的最好形式，为了实现这一梦想，他如今仍然奋斗在一般人难理解的征途上。

加拿大成立中药资讯委员会

加拿大卫生部长利昂娜·阿格卢卡克 2012 年 1 月 12 日在多伦多宣布，加拿大政府正式成立传统中药咨询委员会，其主要职责是就目前及今后出现的有关中药进口、销售和使用等问题向加拿大卫生部天然保健品计划管理局提供反馈、意见和建议。这个委员会由来自加拿大中医药行业的生产商、进口商、零售商、消费者、专家学者等在内的 30 名代表组成。阿格卢卡克表示，该委员会的成立有助于加拿大人在安全而有效的传统中药方面获得更多选择。近年来，中医药正被越来越多的加拿大人当成健康保健的重要选择。目前有超过 1400 种中国传统中药在加拿大销售。认识到传统中药的独特作用，加拿大卫生部于 2011 年 10 月和 12 月分别在温哥华和多伦多与当地中医药界举行圆桌会议，听取更多来自传统中医药界的意见。传统中药咨询委员会就是这些讨论的一个结果。

加拿大是多民族的移民国家，政府倡导多元文化政策，支持各民族保持本民族的生活方式和风俗习惯。因此，在确保医疗安全的前提下，中国传统医学可以在加拿大自由传播和使用。

李靖介绍说，中医药早在 19 世纪末就由中国移民带入加拿大，但随后的发展比较缓慢。直至 20 世纪 70 年代，加拿大著名医师、安大略大学医学院斯鲍尔教授应周总理邀请到中国考察，回国后大力支持加拿大的中医工作，从此加拿大的针灸热潮渐起。1983 年加拿大成立了全国性的中医针灸学术组织：中医药针灸学会（CMAAC）。90 年代后期，卑诗省（B.C.）、魁北克省（Quebec）及艾伯塔省（Alberta）相继立法，确立了中医行医的合法地位，并颁布了相关管理制度。近 30 年（特别是最近 10 年）来，随着大量拥有中医专业文凭和行医经验的移民涌入，中医药在加拿大的影响迅速扩大，中医诊所数量已达到 3000 多个[1]。

加拿大的中医教育始于 1985 年，华人陈慰中在维多利亚市创办了加拿大第一个全日制中医专业学校。随后各省中医教育机构相继成立，在加拿大人口最多的安大略省（Ontario）目前已有 10 多所中医学校。加拿大的中医教育属于职业教育，均是私立学校，开办者主要是华人。中医学校的教师既讲授多门中医课程，又在学校的诊所从事临床工作。大多数教师是中国移民，在中国已取得中医硕士或博士学位，具有一定的临床经验，能熟练使用英语授课；少数教师是欧美人，热爱中医，曾在中国、日本、美国、加拿大等地接受过中医学系统教育。开设的专业主要有中医、中药、针灸及推拿等，学制 3~5 年，每专业 10~30 人。开设的课程以中医学课程为主，以现代医学课程为辅，所有专业均不开设语文、英语、政治、计算机等课程，因此各专业实际用于中医教学的学时量相当大。临床实习占总学时的 1/3，实习地点是学校开办的学生诊所。学生在具备了一定基础理论和基本操作技能后，可以在教师的严格监督下为顾客提供治疗或保健服务。

中医学校的报名条件通常是高中以上文化，英语熟练，对传统医学兴趣浓厚者。报名者不需要考试，通过递交申请表、推荐信和面试即可录取。大多数学生并非华裔，而是西方人，但是他们欣赏中国的文化，信任中医的功效，有的学生甚至还想在毕业后，自费到中国进一步学习中医。除了全日制专业外，不少中医学校还设有兴趣班、继续教育及讲座等教育形式。兴趣班有针灸、推拿、中药等类

---

1 http://health.people.com.cn/GB/200501/210400/13878539.html

别，学时短、课程少、内容浅，作为中医爱好者的入门教育。继续教育有病案研究、中医经典等课程，为毕业者及开业者提供再教育服务。讲座则面向大众，以宣传推广中医为主，内容诸如中医药对焦虑的治疗、疼痛的针刺治疗等，这类讲座有时是免费的。

目前加拿大政府对中医没有专门的监督和管理机构，中医执业立法权限由各省掌握。在已对中医行业立法的省份，只有通过中医执业资格考试才可以开业。卑诗省是加拿大，也是西方国家里，最早立法承认中医和针灸医疗地位的省份。1996 年该省首先成立中医针灸管理局(CTCMA)，这是省级中医药监理机构。1999 年起正式发放针灸师执照，2003 年起发放中药师和中医师执照。卑诗省的中医执业资格考试分为针灸师、中药师及中医师 3 种。针灸师可以进行针灸治疗，中药师可以开中药处方，中医师则既可以针灸，也可以开中药处方，还可以开展推拿治疗，治疗手段更加灵活多样。针灸师和中药师的报考条件是学习相关专业 3 年以上，总学时为 1900，其中临床实习 450 学时，拥有毕业证书者。中医师的报考条件为学习中医专业 4 年以上，总学时为 2600，其中临床实习 650 学时，且拥有毕业证书者。非北美中医教育机构毕业的考生，报考时要提供学历认证报告；如果学时不足，则要补修学时，修满才可以参加执业资格考试。卑诗省中药师和针灸师的执业资格考试均分为笔试及临床技能考试两部分，而中医师的执业资格考试则包括以上 4 个部分。考试用语可以选择英语或汉语。笔试试卷由 200 道单项选择题组成，考试时间为 4 小时。针灸师的笔试包括中医基础、针灸、解剖、生理等内容；中药师的笔试包括中医基础、方剂、中药、中医内外妇儿科、解剖、生理、药理等内容。其中现代医学知识占 15%。笔试通过者才可以参加临床考试。临床考试为 55 分钟，针灸师测试针刺操作、穴位定位，并口试针灸和中西医诊断等知识。中药师测试生药鉴别、舌诊和病案分析等。笔试及临床考试全部通过者在 3 年内必须申请执照，执照申请成功后，每 2 年还要换照 1 次。继卑诗省之后，魁北克省及艾伯塔省也陆续出台了中医执业资格法规，但各省的具体要求略有不同。安大略省将于 2012 年正式推行中医师注册制度，目前正处于执行中医立法前的过渡期。在过渡期内，具有中医文凭者只要向省中医监管机构申请注册即可自行执业，不需要参加执业资格考试；如果是非英语国家移民，必须说明与顾客沟通的办法，并提交以前诊治过的患者病历，也可以成为注册成员。在没有对中医行业立法的省份，具有中医学校文凭者就可以开业。尽管开业条件宽松，但由于缺少政府的认可和严格管理，公众对中医的接受程度也受到较大影响。

加拿大政府及民众对中医针刺消毒要求十分严格。在已对中医行医立法的省份，执业者必须严格执行规范的针刺消毒技术。针刺治疗全部使用一次性无菌管针，从进针到出针的全过程，医生手指均不可以接触针身；如果针刺部位出血或针刺腹股沟、口腔、咽喉等部位，医生还必须戴上手套操作。这一要求完全参照《美国针灸师操作规范（NCCAOM）》，比我们国内要严格很多。如果医生不遵照执行，患者有权起诉，将丧失从业资格。即使在未立法的省份，许多中医从业者从满足加拿大民众心理需求和提高诊所声誉的角度出发，也自觉执行上述规范。

加拿大的中药主要从中国进口，种类十分丰富，既有生药饮片，也有颗粒剂和各种配方和剂型的中成药，消费者以西方人为主。加拿大政府按照国际药品生产质量管理规范(GMP)对中药的安全性及药效的真实性实行严格监管。中药制药厂家的环境卫生条件及工作人员的工作服、手套、鞋、帽等均要符合管理规范。制药厂家要详细列明药物的成分，并提供产品符合标准的有效证明；对进口批发商储存药物场所的卫生及通风等条件也有相当严格的规定。由于中药难以满足上述全部要求，在加拿大没有被视为合法药品，不能作为药品出售，只被当作食品类物品。在尚未正式立法的省，中医执业者可以为顾客配制中药，但不能视之为药品，只是作为保健品。在已立法的省份只有中药师或中医师才具有中药处方权，而且所使用的中药必须在省中医针灸管理局所颁布的目录之中。

加拿大是一个高福利国家，公民享受医疗保险，通常不需要自己支付医疗费用，但是各保险公司医疗保险的范围有所不同。在已立法承认中医行医地位的省份，相对较多的保险公司愿意承担患者的中医中药费用，因此中医诊所的患者人数也相对较多。而在尚未立法的省份，中医药享有的医疗保险十分有限。患者只有在加拿大中医药针灸协会、加拿大中医药针灸学会及加拿大中医学会等组织注册的诊所就医，才享有医疗保险；且很多保险公司只提供每年500加元的针灸开支，超出的费用及其他中医治疗的费用均由患者自付。

实际上，加拿大每年医药费开支十分庞大，占联邦和省政府总预算的40%，政府负担沉重。而中医药医疗费用较低，中医行医合法化将有助于政府节省财政开支，因此未立法省份目前也在积极推进中医立法工作。加拿大的中医诊所全部是私立的，遍及全国各省区。这些中医诊所通常营业面积不大，环境整洁优雅，每位患者一间治疗室，患者就诊要事前预约。每天的营业时间自上午 9、10 点起直至傍晚 8、9 点；开展针灸、推拿、中药、刮痧、整骨等服务。顾客多半是失眠、便秘、肥胖、消化不良、颈肩腰腿痛等功能性疾病或慢性病患者，也有患疑难杂症且经西医治疗久未见效者。一般各治疗项目单次治疗费用为 30 加元左右。由于消费水平及西方人占总人口的比例较大等实际因素，各诊所的顾客主要是西方人。

此外，在加拿大还有一类借中医保健按摩手段为顾客服务的营业场所，带有一定的色情服务性质。因此，普通民众很容易将中医治疗、保健与某些色情按摩混为一谈，这在一定程度上影响了中医行业的整体声誉。总之，中医药在加拿大尚未进入主流医界，这与政府对中医药行业缺少资金投入和政策支持有关。中医药在加拿大的发展之路还十分漫长。

另据报道，加拿大中医针灸医疗，生要是以私人诊所形式开展的，中医针灸诊所遍及全国。这些诊所大多为华侨开办的，且都附设药店。每个诊所一般有五六位医护及工作人员，工作效率很高，一人数职，即当大夫又能抓药，又会制剂。诊所主人不仅会看病，而且又会经营采购，销售中药，服务热情周到，看病疗效好，深受患者的欢迎。因此，在加拿大的中医针灸开业者，经济情况都很好，即使受诊所聘用的中医师，收入也不菲。在加拿大中医针灸疗法被用于治疗多种疾病，如：偏头痛、头痛、风湿病、类风湿关节炎、三叉神经痛、面瘫、腰背痛、坐骨神经痛、高血压病、中风后遗症、小儿中耳炎、多发性硬化症、哮喘、失眠、各种过敏症、高凝症、胆石症、慢性鼻炎、鼻衄、落枕、糖尿病、足跟痛等。此外，还试用针灸戒烟、针灸减肥、针灸治疗某些免疫缺陷疾病，均取得良好的疗效。因此，目前在加拿大不论华侨还是纯欧美人，信服中医针灸疗法的越来越多。

香港中医药发展概况

自古以来，港人就有运用中医中药治疗疾病和养生保健的传统习惯[1]。1840 年鸦片战争后，香港就沦为了英国的殖民地，英政府正式统治香港时，曾作出过承诺，表示尊重中国人的传统风俗习惯，允许保留一切中国的传统习俗，中医药作为传统习俗之一，才得以生存和发展。

英政府接管香港后，对中医药行业不加干预，也无法律管理，因此华人在香港用传统医术行医，无须向卫生署办理登记，只须向税务部门办理商业登记即可挂牌行医。由于中医资格无一定标准，无论中医药水平如何，都可自称中医而悬壶行医，因此中医师在港岛、九龙、新界之高楼大厦、街头巷尾，直至屯里乡间，处处可见，有人称之为“十步百步移，抬头见中医”，可见中医在香港之普遍；但另一方面，这也造成了庸医充斥，使中医名誉受到了严重的损害。1884 年，香港颁布了《医药登记条例》，颁布这条法例的用意，主要是确定西医的标准，并非限制中医中药。条例中明文规定，凡使用西方医学必须依法进行登记，而中医不受该条

1
http://health.enorth.com.cn/system/2007/06/18/001724300.shtml

例的限制，这是因为香港开埠之初，西方医学尚未在中国普及，所以必须依法登记。当时，制定该条例是因为本港地区中西医各立门户，而华人习惯于中医治疗，故有第三条华医不受该条例限制的规定，给予华人自由是壶行医的权力；另一方面，对于西医执业则严加取缔，因为当时本港华人尚不能接受西方医学，西医执业者多为西方人，而就诊于西医者也以西方人为多。因此从“开埠”到 1945 年，实际担负香港医疗保健工作的是中医，而以整个十九世纪里最为显著。据统计，十九世纪末香港人口已增至 24 万人，中医门诊平均每年为 11.6 万名，即超过 45%的人曾就诊过中医，放在此期间中医药已成为香港医疗保健的主体，对香港人民的健康起到了不可磨灭的贡献。

1941 年 12 月 8 日，太平洋战争爆发，日军占领香港后，香港中医药事业也发生了重大转折。1942 年 7 月，日方在港成立了“总督部香港中医学会”，制定中医资格标准，办理中医登记，容许中医继续行医；但另一方面，日方认为中药服用需煎煮，手续烦琐不适合战时需要；下令取消了东华医院的中医门诊和病房，只留用原来的西医。这样，有数十年历史的东华三院中医门诊，从此一蹶不振。战后东华医院虽仍保留中医门诊，但已停止赠施中药，只保留了一间小房象征性维持中医药治疗。所以日本帝国主义占领香港的 5 年，严重摧残了香港中医药的发展。另外，由于二战期间抗生素的问世，使中医在内科领域的优势大不如以前。而且当时诊治的疾病中，80%属传染病，即中医所指的时病。自抗生素面世后，中医疗效明显处于下风，香港医药界出现“中消西长”的局面。另外，中药价格不断上涨，使西医门诊及西药房日渐增多，而中医药行业则出现不景气的现象。

五十年代初期，国内外著名中医学者大批涌入香港定居，人材济济，成为香港中医人材最鼎盛时期。 1953 年间，香港中医药界首次与国际东方医学家展开交流，各界对中医药感兴趣的人士也开始了对中医药的学术研究。

根据向春涛先生在网上发布的《台、港、澳中医发展》资料介绍[1]，1955 年 4 月 2 日至 3 日，日本东洋医学会在日本京都大学召开第六届学术大会，香港有些中医团体首次接获此类国际学术大会请柬(注：大会用个人名义发出的请柬，香港中医界共有张公让、陈存仁、谢永光、罗世民四人接到此项邀请)。从五十年代开始，香港已逐渐成为国际重要商埠，国际间的交往越来越频繁。五十年代中期，香港针灸界邀请日本针灸名家中谷义雄博士一行十人来港讲学，为港日两地学术交流奠下基础。战后最先开办的中医学校，是谭宝钧主办的“香港中国国医学院”，该院创立于 1947 年秋。另一家由范兆津主办的“香港菁华中医学院”，创立于 1953 年，校址原设轩尼诗道 539 号 2 楼，1961 年夏迁到湾仔马师道国民大厦 4 楼 3 号上课。五十年代初期在香港开办的中医学院，还有王道中医学院(院长陈济民)、现代中医药学院(院长陈居霖)、复旦中医学院(院长谢礼卿)、汉兴中医学院(院长方德华)、中国新医药研究院(院长张公让)、香港中医学院(院长梁翰芝)、侨港中医学院(院长徐汉屏)、岭南国医学院(院长马丽江)、东方中医学院(院长罗世民)、岭南伤科研究院(院长梁永亨)、健民国医学院(院长潘茂容)等等。

七十年代初，世界掀起“针灸”热潮，加上香港脑科专家创造针刺戒毒取得了较好疗效，引起世人的瞩目，给针灸界带来了一片空前未有的兴旺。短期针灸培训班的设立有如雨后春笋，不少外国人还专程来香港求学取经。1985 年 7 月 16～19 日世界卫生组织在香港召开了“针灸穴名标准化会议”，参加会议的有 11 个国家和地区的代表。1991 年 7 月，香港中医学会在港举办了一次国际性中医药学术会议，有国内、台湾、澳大利亚、美国、东南亚等地专家学者 200 多人参加，成为香港有史以来规模最大的一次中医药学术会议。随着国际性学术交流活动的不断开展，香港中医药学术研究正在日益繁荣。

进入 90 年代，香港中医药界先后出现多件令人瞩目的事件，一是全港中医师公会联合会成立，象征港九中医药界正加紧团结，为争取中医药专业

[1] http://www.cntcm.org/cgi-bin/printpage.cgi?forum=61&topic=847

地位向前跨进了一步；二是香港中医学会成立，给中医药界带来新的希望；三是国际中医药学术研讨会在香港首次召开，这些都是令人振奋的事情。但目前，香港中医药界仍以个体性经营为主体，且以中医中药商业性经营为主。一方面经营者的生产和经营具有极大的盲目性；另一方面，由于缺乏专业部门的规范性管理，中医药产品的用药安全也得不到一定的保障，造成了香港中医药发展的滞后。但根据香港的地域、经济影响以及传统市场，香港一直是我国中药集散出口的重要基地，回归后的香港必将在我国中药出口创汇中起到关键性作用；另外，由于香港的高科技优势及资金优势，其中医药学术研究必将成为内地中医药领域的有力补充，对促进中医中药走向世界起到不可估量的作用。

傅文录介绍说[1]，在香港，中医不仅能治常见病，多发病，而且对现代医学束手无策的疑难杂症，也能显现让世人惊奇的效果。曾在香港唐文义医师的诊所看到一例这样的病人：一个在香港工作的美国人，被确诊为“前列腺癌及全身性骨转移”，疼痛剧烈，每天需要大量的吗啡等镇痛剂仍无法消除疼痛。后经唐医师用中医药精心调治，不仅停用镇痛剂，而且多项临床指标均达到正常范围之内，现已可步行就诊。香港的法律规定，一个中医师是不可以开西药的，如果开西药，是要坐牢的。因此，他们都练就了过硬的中医本领，单纯用中医的针灸、推拿、按摩、汤剂、经典中成药，就可以治好许多的病症。香港是没有公立中医院的，所有的公立医院都是西医院，而且香港是全民医疗，到医院看病都免费。而在中医诊所看病要自费，虽然中医药的收费价格也很高，但仍有大量的病人选择中医药治疗，这其中包括很多外国人。香港中医界的同仁们真是把中医的精华原原本本地传承了下来，并在临床中发扬光大。向全世界人民展示了中医药的神奇疗效，而在这背后花费了多少功夫是可以想象的。

香港的中医诊所一般分为三大类：一类是以骨伤疼痛为主，所谓的跌打损伤诊所，他们以手法整骨为主，配合针灸、按摩、整脊、汤药，但以中药辨证外敷为主，纯粹都是中医无损伤的疗法。如何国伟医师的骨伤诊所，治疗一例女性下肢疼痛，不吃药、不针灸，主要应用辨证后开出的中药粉剂，加水煮热后趁热放在小腿部与踝部，采用现代的包扎疗法，作用可持续8小时左右，临床效果很好。二是以内科杂病为主的诊所，他们都配合针灸、推拿及物理疗法，但主要的还是以辨证论治开出汤药方剂最为擅长，特别是扶阳疗法在临床应用过程中，随着临床疗效的提高，增加了新病源。三是以康复诊疗为主，主要面对亚健康人群及一些慢性疼痛为主的病群，大都采用现代整脊手法，并借助现代先进的医疗器械手段，配合按摩、热疗等综合方法，同时也配合中药汤剂辨证治疗，以达到最佳疗效。所以说香港中医界的同仁们都是一专多能，以发挥中医药及现代理疗器械互补的最大疗效。中药汤剂为主，针灸、推拿、整脊为辅的综合治疗性措施，真正发挥了多种疗法互补的优势，为同一个病症的治疗取得了最大的临床效果。

香港是一个快节奏的大都市，经典的方药如何适用于当代的人群，黄志医师探索出了一个非常成功的方法。比如需用麻黄细辛附子汤、桂枝汤等治疗疾病，而中药汤剂无法快速服用而难以取效，他则采用香港生产的大瓶装散粒剂，0.5克颗粒剂就相当于原生药10克，配制一付麻黄细辛附子汤药，就相当于宾馆内的小包袋泡茶，冲水即可服用，20分钟即可产生疗效，半小时后感冒症状即可改善或消失，比一般西药效果还要迅速而且疗效持久。这种方法对于香港快节奏的人来说，是非常合适的，故而很受病人的欢迎。对于一些慢性病人，他们还把经典的中医名方，如桂枝汤、麻黄汤、葛根汤、小青龙汤、真武汤、补阳还五汤、银翘散、桑菊饮、理中汤等，制成中成药。他们的中成药不是丸剂，而是片剂，每片相当于几克，服起来不仅剂量非常准确，而且口感好且疗效肯定，这些中成药大部分产地都来自香港、台湾、日本或东南亚。

中新社香港记者吴冠雄报道[2]，香港中医药专家指出，根据中国中药协会的数据，内地中药产业以每年20%的速度增长，2015年总产值有望突破1万亿人民币。但同时有数据显示，中国中药出口额

[1] http://health.people.com.cn/GB/200501/210400/13878510.html

[2] http://news.ifeng.com/gundong/detail_2011_08/02/8128883_0.shtml

仅占世界草药贸易额的 3%。杨国晋说，今年“十二五”规划出台，内地中医药产业将得到提升，国家鼓励企业“走出去”，而香港中医药展可以成为内地中药走向国际市场的桥梁。走向国际市场，曾指责是“伪科学”的中医药理论是否存在文化隔膜？“中医药在中国都不是所有人都能理解，走向海外的确存在理解问题，”现代化中医药国际协会创会会长黄伯伟对中新社记者表示，“但并不是所有的东西都要是理性的，中医要靠体验。”“目前向国际市场推广中医药，一方面要把故事讲好，比如讲中国古代对某样药物如何发现和使用的故事，外国人是可以理解接受的，”黄伯伟说，“另一方面，中医药拥有两、三千年历史，有些东西暂时解释不清楚，就好像人类最初不理解雷电现象一样。但是目前有高校正在研究，例如分析灵芝到底有哪些成分，起到什么样的作用，相信最终可以科学解释中医药。”另外，黄伯伟说，港府目前正在筹划组建中药行业的检测和认证机构，亦将是一个巨大的机会。“中药的质量是第一位，有广告说‘药材好，药才好’，我要加上‘医才好，病才好’。内地有个别企业出口假冒伪劣药材，这方面香港可以牵头做好检测和认证，从源头把关。”

香港举办的中医药展览，全称“国际现代化中医药及健康产品展览会暨会议”，由香港贸易发展局及现代化中医药国际协会合办，2011 年已经是第十届，8 月 11 日至 15 日举办，吸引了内地、港澳台、加拿大、日本、马来西亚、新加坡等国家和地区近 130 家参展商。另外，贵州、黑龙江、吉林、青海、江苏、四川及台湾地区，将在会上设置地区展馆。展会首两日只供业内人士参观，中国工程院院士、广州呼吸疾病研究所所长钟南山，中国中医药管理局副局长李大宁，中国科学院院士、香港浸会大学校长陈新滋将发表主题演讲。最后三日对公众开放，市民可以挑选产品，参加保健讲座等。

《国医大师》隆重面世[1]

由卫生部副部长、国家中医药管理局局长、中华中医药学会会长王国强主编的《国医大师》一书（人民卫生出版社出版），展示了 30 位国医大师的人生经历，学术成就。30 位大师治病救人光荣历史，德艺双馨的宝贵经验，令人感动。认真拜读《国医大师》一书，王玉川、王绵之、方和谦、邓铁涛、朱良春、任继学、苏荣扎布、李玉奇、李济仁、李振华、李辅仁、吴咸中、何任、张琪、张灿玾、张学文、张镜人、陆广莘、周仲瑛、贺普仁、班秀文、徐景藩、郭子光、唐由之、程莘农、强巴赤列、裘沛然、路志正、颜正华、颜德馨等 30 位专家的事迹历历在目，凝结着他们各自奋斗不止、拼搏进取精神的艰辛和苦乐，凝集着成千上万名中医大家们的智慧和业绩，他们是中医的骄傲、民族的光荣。

温长路先说，通过《国医大师》可以看出，国医大师们都有各自不同的奋斗历程，大多熟读四书五经，博采诸家之长，长期的文化熏陶积成了他们博学的基础。精读《内经》、《难经》、《伤寒》、《金匮》及各家学说，更见大师们的功夫。他们学而诵之，习而用之，许多人对中医的经典著作能倒背如流，终生受用，终生受益。

家传和师承，是正规学校教育出现之前中医人才和学术的主要传承方式，即使在完备的学校教育出现之后，这一形式仍然是中医学独具特色的重要手段。大师们成长的道路告诉人们，在每一个成功者的背后，都有无数人梯的支撑。“经典通大道，临证知真谛”、“学以致用，实践创新绽奇葩”，郭子光、周仲瑛大师总结出的这些格言，是所有大师切身经验的写照和对后学的谆谆训诫。临床是中医最具要害的学问，非坚持长期临床和围绕临床从事教学、研究，就很难成就真正的中医药人才。聪颖与睿智的融合，造就了大师们的高超医术；刻苦与心血的结晶，铸成了大师们的高尚人生。

[1] http://www.cntcmvideo.com/zgzyyb/html/2011-02/21/content_44539.htm

30位大师中，年纪最“轻”的是76岁的张学文教授和79岁的郭子光教授，其他大师均为80岁高寿之上，超过90岁的已有11人。就在大师称号命名的当年，已有张镜人、王绵之、方和谦三位老人相继仙逝；之后，又有任继学、裘沛然、李玉奇、强巴赤列四位教授相继驾鹤西去，令人们悲伤。读书思人，他们的经验亟待抢救，中医人的使命感是沉重的；读书想事，中医学的发展亟待推出新人，中医人的责任感是沉重的。作为国家宝藏、民族精粹的中医，要传承、要发展，要进步，要有更大的作为，没有大批社会信誉度高、群众认可度高、中医诊疗水平高的人才不行。岁达期颐之岁而健者寡，术待耄耋之年方传之迟。成就人才、推出人才，“一万年太久，只争朝夕。”（毛泽东《满江红·和郭沫若同志》）要创造条件，使大批的从心、耳顺、大衍、不惑乃至立年、始冠等多年龄段的人才脱颖而出，时代呼唤在各级医疗机构中有一批具有学科带头人才华的中医帅才、掌握全面技能的中医全才和具有特色技能的中医“怪”才梯队。国医大师们爱才、惜才、育才之宽阔胸怀，催化出桃李芬芳、硕果累累，为后人做出了榜样。

很多学者建议加强跟师学习[1]，因为师承教育是我国培养临床医生的主要传统方式，父传子受，师授徒承，名医的医疗经验及学术特色依靠师承教育的形式代代相传，师承教育为青年中医的个性发展提供了重要的途径。在跟师的过程中，教育由被动变为主动，成为个人的自主选择。跟师学习更多地成为学生发现问题、提出问题、分析问题、解决问题的过程，学生的中医思维和观念将会在此过程中得到锻炼和提升。明确了师承关系，会大大增进师生之间的情感和交流。有了更深入的了解，老师会依据学生的不同特点和特长进行个性指导，教学相长；教师传授的是真技法，学生学到的是真功夫。师承教育通过老师口传心授，举手投足影响着学生；学生在潜移默化中体会为医的道理，感受学术的精髓，体悟大医的真谛。在师承过程中，学术经验得以保留，学术思想得以发扬，具有独特地域和文化特征的学术流派就能得到传承和发展。

中医是实践性的科学，实践是创造力的源泉。师承过程强调 “早临床、多临床、反复临床”，实践会大大激发学生的潜能，在跟师过程中面对各种层出不穷，接踵而来的疑难问题，不断创新、不断创造。师承不是万能药，我们不能指望其解决一切问题，在现今大众化教育背景下，中医师承不可能完成替代院校教育。发展中医师承也绝不是单纯的教育问题，而是一个宏大的系统工程。

《国家中长期教育改革和发展规划纲要（2010-2020年）》提出，要“注重因材施教。关注学生不同特点和个性差异，发展每一个学生的优势潜能。推进分层教学、走班制、学分制、导师制等教学管理制度改革。”这与中医师承制教育的特征不谋而合。通过对师承教育现状和存在实际问题的研究，构建规范性、操作性较强的教学质量保障体系，通过教育改革，健全调控机制，加强宏观管理，实行规范运作。积极借鉴牛津导师制等现代大学教育制度，开展分层教学，实现个性培养，使之成为培养中医药人才的一种制度化教育。

“拜师”已经成为中医药高等学府里莘莘学子们的流行语，广纳学徒、发扬学术已经成为中医界的时代风尚，中医迎来新一轮的大发展。

怀念国医大师李玉奇

国医大师李玉奇教授因病医治无效，于2011年2月8日在沈阳逝世，享年95岁。

1917年，李玉奇出生在辽宁银州(今之铁岭)，他天资聪颖、饱读诗书，有感于穷苦百姓身染疾疴无法医治的痛苦，而立志学医，1932年他进入银州中西医学校学习，先后拜银州名医明星垣、丁乙青、姜弼臣三位先贤为师，刻苦学习医术。1939年毕业留校任教，为学生讲授《温病条辨》。在此

[1] http://www.wujue.com/bkwz/jiaoyu/201105/43342.html

期间，他继续跟随三位老师研读《内经》、《伤寒》，学习临床技能[1]。1944年，李玉奇开始在银州天和堂独立应诊，悬壶乡里。1947年，李玉奇凭借精湛的医技，良好的医德，被推选为奉天省西安县(现吉林省辽源市)中西医师联合会会长。

新中国成立后，政府加强中医师资力量的培训，1952年在北京中医进修学校举办师资班。李玉奇与路志正先生等一批名医进入师资班学习，毕业后领取了中央人民政府卫生部颁发的中医师合格证书。

上世纪50年代初，李玉奇亲手创办了辽宁省中医进修学校和省中医院，后又被任命为辽宁省卫生厅中医处第一任处长。1958年，在辽宁省政府、省卫生厅的指示下，李玉奇负责组建了辽宁中医学院，并亲自组织编写教材，拟定教学大纲。文革时期，辽宁中医被解体，李玉奇在批斗中右耳被打聋，左膝盖髌骨被打骨折，但这些遭遇并没有击垮他对中医事业的热爱。

1975年承担“七五”课题“萎缩性胃炎”的研究工作。

1978年任辽宁省中医学院副院长、辽宁省中医学院附属医院院长，为辽宁中医的复兴费尽心血。针对中医医师的自身特点，李玉奇认为必须成立专门的中医职称评审小组。他多次向省里进言，经过努力，省政府同意另行成立中医职称晋级委员会，落实了中医政策。

随着改革开放及社会交往的不断扩大和深入，李玉奇于上世纪90年代初走访了苏联、美国、斯里兰卡、韩国、台湾等多个国家和地区，进行了广泛的学术交流。

1989年，应前苏联卫生部长的邀请，李玉奇赴莫斯科洽谈在苏联最高疗养院中成立中医馆事宜，当时苏方有意让李玉奇出任馆长。此后苏联解体而作罢。

1991年享受第一批国务院特殊津贴待遇，入选人事部、卫生部遴选的全国五百名老中医。

1991年，李玉奇组织了沈阳中医药国际学术会议，来自十多个国家和地区的代表700多人参会，吸引了海内外多家媒体关注。

同年，李玉奇应邀率团出席在斯里兰卡首都科伦坡举行的第24届世界传统医学大会，于主席台就座，并在会上做了“中国传统医学将为世界人类健康做出巨大贡献”的报告。斯里兰卡国际医学交流大学为此授予李玉奇“传统医学博士”学位，该国政府授予其“红宝石”勋章。斯里兰卡总统夫人在会上代表总统亲自授予李玉奇勋章和学位。

1992年，李玉奇应邀前往美国斯坦福大学的中药科学研究中心访问，该中心负责人有意留李玉奇合作，并承诺可以为其办理全家移民。面对诱惑，他想到的是国内的中医事业和他的患者，谢绝了对方的请求。之后转道纽约，该中心为李玉奇举办了一场记者招待会，时任中国驻联合国大使也出席了招待会。来自美国各大媒体的记者提出很多对中医乃至对中国的质疑，问题极为苛刻，但李玉奇应付自如，回答了他们的提问，展现了中医的魅力和中国人的尊严。

1994年被聘为辽宁中医学院教授、硕土生导师，沈阳药科大学中药系兼职教授。

李玉奇多年来一直担任学校教授、博士生导师，治学严谨、精心育人，培养了40余位弟子传人。在他60多年的行医生涯中，尽心竭力为患者诊治，奉献着他全部的知识与能量，时时刻刻心系国医发展，全心全意为中医事业而奋斗。他一生清贫守志，将毕生心血奉献给了中医事业，福泽中医后辈，深受中医界的敬仰和爱戴。他说：“老骥伏枥，志在千里。我希望能在有生之年发挥余热，把我的医术、思想传授给更多的医生，让他们把中医事业发扬光大！”

他在临床上擅长舌诊，功擅内科，尤其精研脾胃病30多年，先后主持了国家“六五”、“七五”、“八五”攻关课题，研制出胃福冲剂、养阴清胃冲剂等部批三类新药，在中医脾胃病领域独树一帜，享有很高的声誉。

他揣摩医理，师古而不泥古，大胆探索，勇于学术创新。经过对萎缩性胃炎及胃癌前病变的十余年潜心研究，积累了丰富的临床经验，结合《黄帝内经》、《圣济总录》等古代医家的论述，以及现代医学检测手段对本病的的认识，在国内首先提出了

[1] http://www.xywy.com/zy/zywh/yydg/684652.html

著名的“萎缩性胃炎以痈论治”的学术观点。

李玉奇认为，胃痈之为病，乃胃阳之气不得宣发而受遏抑。所谓胃阳遏抑亦可视为胃之表证，既寒气隔阳。所谓胃的里证乃热聚于胃口。故治疗萎缩性胃炎，不以“胃痞”论治，不以“胃痛”论治，不以“九心痛”论治，是因脾胃俱病而出现的寒热交错诱发为瘤痈。可见虚寒则胀呕，实热则胃脘灼热而不适，瘀血则吐血便血，非调气所能治之于病本。现代医学检测手段证明萎缩性胃炎病变的发展也是由量变到质变的过程，这和胃痈形成因于寒凉不备、饮食不节、劳役伤胃、抑郁伤脾，久而积郁为瘀，瘀久化腐，败腐为痈相对照十分吻合。此观点为中医辨证提供了新的思路，在中医学术界产生了极大的反响。

在此学术思想指导下，李玉奇对萎缩性胃炎进行了病因学分类，并将病势演变过程分为三期：初期治以平肝和胃理脾，中期治以益胃养阴、消痈散结，中晚期治以消痈化瘀、去腐生新。实践证明萎缩性胃炎以痈论治，病理恢复达 72.3%，收到了预期的良效，这为进一步阻断癌变的研究打下了良好的基础，并且打破了西医认为胃癌不可逆转的说法。

李玉奇先后主持了卫生部、科技部多项攻关课题，并组建了胃炎研究组，对萎缩性胃炎发生发展的病因学分类和病势演变分期提出新的见解，总结出萎缩性胃炎的中医辨证施治体系。

李玉奇的“萎缩性胃炎以痈论治”学说，与澳大利亚科学家巴里·马歇尔和罗宾·沃伦于上个世纪 80 年代发现了胃幽门螺杆菌在学术原理上，具有异曲同工之妙，都为慢性胃炎的治疗提供了新的依据，使医学又前进了一大步。但是巴里·马歇尔和罗宾·沃伦因发现幽门螺杆菌，在 2005 年被授予诺贝尔医学奖。早在几十年前，李玉奇便应用清热解毒、去腐消痈之法治愈了上千例该病患者。其清热解毒即包涵了现代医学的抗菌消炎之原理。正所谓殊途同归、法异而方同，中医的思想也完全可以启迪现代科技。假如以先进性的思维作指导、肯于深入研究及探索，中医也可以有发展和飞跃。美国中医药专业学会会长李永明就此在《中国中医药报》发表文章称“李玉奇的中医治疗胃炎与诺贝尔奖失之交臂……在祝贺澳大利亚医学家获奖的同时，应当认识到李玉奇教授对胃炎治疗的科研贡献”。

李玉奇在多年的临床工作中，在舌诊方面有所发现和创造。他能凭借舌脉合参判定病人体内是否存在占位性病变。李玉奇认为，当患者体内有占位性病变时，舌象表现为无神无根，脉象呈李氏排斥现象。他由此提出的“观舌识病”及“排斥脉象”的诊疗技法丰富了中医舌诊的内容，取得了观舌识病的重大进展，成为“医林一绝”。

上世纪 90 年代初，经常有湖北蒲圻(现赤壁市)的农民不远千里来沈阳找李玉奇看胃病。每年来的患者都有数百人。李玉奇在跟病人的交谈中得知，当地农民患胃病的人很多，望着风尘仆仆赶来求医的农民，他心里很不是滋味。经与有关部门联系，李玉奇决定去湖北义诊。当时没有买到卧铺票，已经 76 岁高龄的李玉奇硬是坐着硬座，辗转 2 天，赶到了千里之外的湖北蒲圻。

蒲圻一带多丘陵，李玉奇要来义诊的消息早已传遍各个乡村，乡民们站满了山包，夹道欢迎。四乡八里的患者扛着铺盖、带着干粮，早早地赶来排队，仅一两天的工夫，队伍排出数里长。看到这样的情景，李玉奇内心十分激动，不顾旅途劳顿，到了之后立即开始诊治，每天都是从早到晚，要看一百多人，有时甚至顾不上吃饭。后来甚至汉口、长沙等地的患者闻讯也赶来求医。在蒲圻的一个多月，李玉奇诊治数千人次，不仅没收群众一分钱挂号费，还谢绝了当地医院给的 3000 元酬劳。乡民们为了表示感谢，送来一堆一堆新采的菱角。在诊病过程中，李玉奇不断总结，并开课带徒，把自己治疗脾胃病的经验结合当地疾病特点，无私地传授给蒲圻的医生。如今，当地的脾胃病治疗已经达到了较高的水平，使得许多患者免于车马劳顿之苦，在家门口就能得到很好的治疗。像这样为民解难的事在李玉奇从医生涯中屡见不鲜。而且他的处方用药精少，价格便宜，每服药一般七八元。曾经有一农村妇女带着高烧不退的女儿来沈阳看病，在各大综合医院就诊，几天来几乎花光了身上所有钱，孩子烧却没退，后经人介绍来找李玉奇。李玉奇经过诊断，开了张只有 5 味中药的处方。妇女在将信将疑下抓了药给孩子服用，没想到第二天孩子体温降到了 38℃，第三天就降到了 36.7℃。“几十块钱治好了西医上千元没治好的病！”

多年来，他拒收患者送的钱物已记不清楚有多少，遇有穷苦病人不但分文不收，还时常解囊相助，深得病人的信赖与敬仰。慕名前来的海内外患者众多，为了能得到他的诊治，常常需要提前数天排队挂号。李玉奇深知患者看病难，虽然年事已高，仍多次带病坚持出诊，而且经常超负荷工作。

李玉奇行医 60 余载，承岐黄之术、扬国医精华。他深知学海无涯、医术无边，虽已有成，仍孜孜不倦精研医经真谛、博采古今之长，遇有沉疴痼疾临证投药屡奏奇效，以崇高的医德和精湛的医术救治了数以万计的患者，被誉为“北国杏林泰斗，辽沈中医柱石”，多次被卫生部授予“文明工作者”，“医德高尚医务工作者”。辽宁日报曾在头版头条以“清贫守志、造福人间”为题报道了李老的高尚医德。

李玉奇著有《中医验方》《萎缩性胃炎以痈论治与研究》《脾胃病与胃癌癌前期病变研究》《医门心镜》《临床中医家李玉奇》《中医药国际学术会议论文集》6 本专著。先后获中华中医药学会首届中医药传承特别贡献奖、卫生部先进卫生工作者称号等。2009 年 6 月获得国医大师称号。

李玉奇传给关门弟子张会永一个小药方：“不少人吃完饭不久就饥饿难耐，其实这叫做饥饿无度症。山药 40 克，黄莲 15 克，用水煎服，保证药到病除。”

2009 年，记者采访李玉奇时，李老总结说：“最好的养生之道是，有一颗善良的心，平心静气。”李老解释说，人每做一件善事都会产生发自内心的喜悦，人的内脏经络就会变得通畅。人要平心静气，因为气伤心，忧伤肺，每气一次都会对心肺损伤一次。

国医大师强巴赤列逝世[1]

2011 年 2 月 21 日，国医大师强巴赤列因病医治无效，在拉萨逝世，享年 83 岁。

强巴赤列 1929 年出生于西藏拉萨，历任拉萨市藏医院院长，自治区藏医院党委副书记、院长，自治区卫生厅党组成员、副厅长，自治区科协主席等职。他先后编写有关藏医藏药和天文历算方面论文 100 余篇、论著 20 多部、教科书 13 种。主持编写的《四部医典彩色挂图全集》（藏汉、藏英版）被誉为国内藏医界第一部教学彩色挂图。《历代藏医名人传略》、《四部医典形象论集》分别荣获 1991 年中国医史文献图书评比优秀奖和金奖，填补了藏医学的空白。

从二十世纪 80 年代初开始，强巴赤列先后组织攻关十多项省级以上科研项目，6 项获得自治区级以上科技进步奖。曾先后获得全国医院优秀院长、全国民族团结先进个人、西藏十佳新闻人物、全国“八五科技成果”奖、全国卫生科技进步奖、国务院图书奖等，并获得了国际藏医药论文金奖和金杯奖。2009 年 6 月 19 日本报曾以《藏医巨擘》为题对强巴赤列进行了特别报道。

青藏高原是世界上海拔最高的高原，其特殊的地理及气候条件，使其具有涵养水源、净化水质和空气、改善气候、维持地球生命系统的功能，是全国乃至亚洲的生态屏障。青藏高原孕育了非常独特藏族文化和藏医养生之道。由于受浓厚宗教色彩的藏文化影响，高原藏族具有丰富的生态环保习惯，体现为以下自然禁忌，认为对这些自然禁忌的违犯，会带来不同程度的惩罚[2]。

第一，对神山的禁忌：禁忌在神山上挖掘、打猎。第二，对神湖的禁忌：禁忌将污秽之物扔到湖（泉、河）里，或捕捞水中动物（鱼、青蛙等）。第三，对土地的禁忌：严禁在草地胡乱挖掘。第四，对鸟类、兽类的禁忌：禁忌食用鸟类肉；坚决禁止猎捕神兽（兔、虎、熊、野牦牛、狗等）。第五，

[1] http://www.cntcmvideo.com/zgzyyb/html/2011-02/23/content_44614.htm

[2] http://www.21nx.com/21nx/html/zhuanti/minzuyiyao/2011/0615/22124.html

对家畜的禁忌：禁忌伤害“神牛”与“神羊”（即专门放生的），只能任其自然死亡。但近几十年来，生态系统逐渐恶化，物种及遗传多样性在以惊人的速度减少。究其原因，主要来自人为的破坏。对此，完全可以通过立法的形式来遏制，进而实现对生态环境的保护。

藏医学认为生命的形成是从胚胎开始的，一个人的健康状况基本上在胚胎发育时期就已决定。因此，藏医养生首先要从科学地孕育胚胎说起。孕育健康胚胎的先决条件是健康优质的父精母血。父精生成胎儿的骨、脑、髓。母血生成胎儿的血肉、脏腑。

2011 年《国家中医药管理局关于支持西藏自治区藏医药事业发展的意见》正式出台，提出建立健全西藏藏医药服务体系、开展藏药资源保护与利用和藏医药知识产权保护研究、加强藏医药法规和标准化建设等九项发展藏医药重点任务。九项重点任务包括：建立健全西藏藏医药服务体系、提升藏医药服务能力和水平、加强藏医药人才队伍建设、推动藏医药科技继承与创新、开展藏药资源保护与利用和藏医药知识产权保护研究、加强藏医药法规和标准化建设、加强藏医药文化建设、扩大藏医药对外交流与合作以及制定藏医药事业发展“十二五”规划。

藏医药是我国目前最为完整、最有影响的民族医药之一，是藏族人民在艰苦的自然环境中，通过长期丰富的生产和生活实践，博采中医学、古印度医学和古阿拉伯医学之长，逐步积累、完善而形成的独具特色、具有完整理论体系和丰富临床实践经验的传统医学体系。在雪域高原上传承了 2000 多年的藏医药，至今仍在西藏广大农牧区备受人们的青睐。作为西藏特色支柱产业之一的藏医药，藏药生产已从手工作坊发展到工业化生产，藏医药产业体系基本形成。目前，全区藏药生产企业发展到 18 家，均通过国家 GMP 认证，能够生产 360 多个藏药品种，其中获得国药准字号的有 298 个品种。

怀念老领导田景福先生

原国家中医管理局副局长、离休干部田景福 2011 年 7 月 3 日病逝，遗体告别仪式 7 月 7 日在北京八宝山殡仪馆举行。卫生部副部长陈啸宏，国家中医药局副局长吴刚受卫生部副部长、国家中医药局局长王国强委托代表局党组和他本人，出席告别仪式，向田景福的家属表示亲切慰问。卫生部原副部长、国家中医药局原局长朱庆生，国家中医药局副局长李大宁，局党组成员、中国中医科学院党委书记王志勇，原副局长朱杰、张洪魁、李振吉、房书亭，局机关各部门、各直属单位、部分省（区、市）卫生及中医药管理部门负责人，以及田景福的生前友好、同事等近 200 人，怀着沉痛的心情，在田景福遗体前肃立、默哀、鞠躬，与他作最后的告别。田景福病重期间及逝世后，国家中医药局有关领导以及原副局长诸国本、于生龙等，分别以不同方式看望和慰问了田景福及其家属。

诸国本先生回忆说，田景福是一部当代中医史难得的当事人和见证人之一。1954 年初，他从东北调到中央卫生部人事司工作，正值卫生部个别领导在中医工作上犯了方针性错误，受到中央严厉批评和处分。田景福身临其境，感受极深。他在大学里学的是西医。1957 年反右运动中受到不公正对待，下放青海，自学中医，善用中西两法治病，积累了丰富的临床经验，也尝到了中医工作的甘苦。十一届三中全会以后，他回到卫生部工作，不久任命为中医司司长，为中医工作的恢复和发展尽心竭力。他深谋远虑，迎难而上，在原卫生部部长崔月犁和胡熙明支持下，中医司一方面拨乱反正，深入贯彻中医政策，恢复和加强中医机构建设；一方面举全国之力，成立了中风、厥脱、血证、痛证、热病（南北两片）、剂改等七个中医急证协作组，以图从根本上提高中医临床水平，改变中医“慢郎中”的形象。1984 年 1 月 4 日，他和崔月犁、胡熙明一起参加了国务院第 94 次常务会议，亲历了国务院决定成立国家中医管理局的那一刻，回来后立即写了《国务院第 94 次常务会议记录》。这份手稿已经成为国家中医药管理局重要的历史档案。田景福1958年到青海，1980年回北京。这段时间，我也在青海工作，但彼此并不相识。1978年以后，我开始在青海省卫生厅负责中医工作，经常到北京开会，才与田景福有了交往。1985 年三四月间，青海省卫生厅接到中医司通知，派我参加代表团于年底赴斯里兰卡和泰国访问。那时斯里兰卡政府成立了传统医学部（我们翻译为土医部），卫生部利用世界卫生组织提供的经费，让中医司派人去考察，田景福为代表团团长。这是我和景福第一次亲密接触，觉得他既有水平，又有风度，心甚仪之。1986 年我调国家中医管理局工作，与景福朝夕相处，更感到十分亲切。那时整个领导班子，好像一驾艰难爬坡的马车，只知道使劲地往前拉。对中医事业的共同理解，重如泰山的振兴责任，拂之不去的忧患意识，把我们紧紧地团结在一起。田景福作为胡熙明的主要副手，四处奔波，多方协调，殚精竭虑，不知疲倦。领导班子中，他年龄最大。退休以后，我和原国家中医药管理局副局长洪魁私底下叫他“老大”。一起参加什么活动，只要“老大”在，我们就很放心。如今景福一走，我有一种茫然若失、不知所措的感觉。景福年长。1987 年上半年赴南方调研，劳累过度，病了一场。此后心脏功能一直不好。但他善于调摄，健康状况维持得不错，大家都称他养生有方。今年 4 月底他体检以后，5 月初患了感冒，住院治疗。我到朝阳医院去看他。他说，“不是感冒，是肺炎”。但他精神很好，自认为只要抗过感染，调理一下，即可出院。加上他自我保健意识较强，因此我对他这次住院，没有十分在意。谁知几天以后，说是肺部真菌感染，病情危重。即着又转入急救病房，陷入昏迷。苏醒后，6 月 26 日，我和洪魁去探视。他特别兴奋，戴着氧气面罩，用颤抖的手，在小板上写“肾（可能是“肺”字之误）功能衰竭了”。我们尽力安慰，依依不舍而别。7 月 3 日晚，局离退休干部办公室马继红主任告诉我，田局长走了。正好我次日早晨要去广西调查仫佬、毛南、京三个少数民族的民族医药，于是连夜赶到他家里，在灵堂前默哀。我告诉他我要出差，要走得很远，这几天回不来了。我向他告别。他从来就是最支持我工作的，我请他原谅。夜很黑，灵堂的灯光很暗。他的遗像带着亲切的笑容，却显得特别清晰。这笑容一直留在我心里。我和景福，与其说是同事，不如说是君子之交。他礼贤下士，洁身自好。我过分拘谨，不善社交。他走了以后，我写了两句话：亦师亦兄亦友，长者风范，学者风度，宰相肚里曾行船。无酒无剑无琴，青年从医，中年从政，百姓眼中不朽人。他就是这样一个大写的人，不朽的人。他到了天上，一定会安息的。

“真气运行”发明人李少波仙逝

真气运行学创始人，著名医学养生家、甘肃省第五届政协委员、甘肃省名中医、甘肃中医学院原真气运行研究所所长李少波教授于2011年9月28日17时29分在甘肃平凉崆峒山逝世，享年102岁。甘肃省中医药管理局局长、甘肃省卫生厅党组成员甘培尚，甘肃中医学院党委书记叶小平、副院长王安平参加了追悼会[1]。

李少波教授1910年3月25日出生于河北省安平县， 1943年开始行医。

李少波的祖上辈辈有中医，到他祖父这一代，不仅精通医术，而且素谙“吐纳导引”之术。1931年，20 岁出头的李少波在一家制碱厂工作，身染尘肺等多种疾病，在医药久治无效，生命垂危之际，祖父教他练习一种“吐纳导引”法，并授《勿药元诠》一部，叮嘱他说，治病最好的药就在自己身上，关键是自己要有恒心、有毅力，做到书上说的“恬淡虚无、精神内守”，用它把自己的生命夺回来。他遵照祖父的嘱咐，按照所教的方法进行练习，专心锻炼一个多月后，竟然觉得各种症状已明显减轻。呼吸已经顺畅，咳嗽少了，面色红润了，人也感到有了力气。三个多月后疾患痊愈，就像换了一

1 http://edu.gansudaily.com.cn/system/2011/10/24/012234292.shtml

个人一样。从此后他立志继承祖父事业，做一名医生，济世活人，独善其身，兼善天下。他一边坚持锻炼“吐纳导引”，一边研读《黄帝内经》、《道德经》、《易经》等经典，攻读《伤寒论》，成为一名医者。

新中国建立初期，他在甘南的临潭县医院工作期间，召集了住院的各种慢性病患者30多人，有肠胃病、肝胆病、心脏病、高血压等症。向患者讲解了练习的方法，用祖父教自己练的“吐纳导引”法施治。不到一个月，好消息一个接一个。有些肠胃病人找他说：“李大夫，我现在好像换了一个胃，特别能吃，而且觉得吃的东西比以往任何时候都香。”有肝胆病的患者经检查，各项化验指标都趋于正常。院长和内科的一些医生也都感到惊讶。对此，李少波也不止一次地想：祖父给自己教了方法，但没有说明道理。如今，要用它为别人治病，再要沿用“吐纳导引”的名称是不科学的，也容易引起人们的误解。带着这些问题，他反复研读《黄帝内经》。《素问·上古天真论》的一段话引起了他的注意：“上古圣人之教下也，虚邪贼风，避之有时。恬淡虚无，真气从之，精神内守，病安从来。”他反复思索，明白了其中的道理。圣人教人养生，应当顺应人天信息。宇宙之间，六合之内，凡于人有益者则近之受之，于人有害者则远之避之。安静下来什么也不要去想，真气便从之而生，旺盛地在体内运行；内守自身，神不外驰，正气存内邪不可干，疾病从何而产生呢？“真气者，经气也。”《素问·离合真邪论》的这句话，使他茅塞顿开。人身体中的经络，其实质就是真气。真气存，经络在；真气亡，经络无。同样，经络通畅，身体无恙；经络不通，百病丛生。正如《灵枢·经别篇》所云：“夫十二经脉者，人之可以生，病之可以成，人之所以治，病之所以起。”《黄帝内经》中类似这方面的论述，他一一认真研究，终于理清了思路。再读《勿药元诠》，更加使他心里豁亮。练“吐纳导引”就是练真气，使真气运行通畅。人之疾患大都是因经络不畅而起，只有用真气贯通之，体病方可痊愈。行医治病，有此一得，算是找到了根本。他终于为“吐纳导引”更名了，使它以科学的面目登上大雅之殿。于是，“真气运行法”这一名称便在20世纪50年代甘肃的一个小县城里诞生[1]。

李少波在临潭县医院的医德医术颇受人称道，用静坐方法治病的消息也不胫而走。1961年，甘肃省卫生厅遂将他调往甘肃省中医院，设“真气运行法室”。

内科病房住了一位叫王连庆的病人，病症是感觉心口窝上似乎有一个东西堵着，吃不下饭。人非常消瘦，一米七几的个头，体重才30多公斤。住院治疗了一个多月，毫无起色，病人失去了信心，度日如年。李少波让该病人到功法室，学练真气运行法。一开始练功，由于身体太虚弱进步很慢。慢慢地病人感到心口窝部位发热，比以前舒服多了，信心大增，锻炼得更加认真了。大约3个月后的一天，感到心口上有一个像鸡蛋一样的东西，“咕咚”一下掉进了肚子里，在丹田部位散开了。起初，病人很怕，不知是吉是凶。到了晚上，感到饥饿难忍，早起后胃口大开，一个月后体重增加至60公斤，恢复了健康，愉快地出院了。

类似王连庆这样的慢性疑难病，通过真气运行法治疗，虽快慢程度有差异，但最后都痊愈而出院。院内各科的医生们都惊诧不已，要求学练功法，他不厌其烦地逐个教练。他一方面教功，一方面指导病人自己按摩，既治了病，又能学到本领，病人很高兴。

一位退休医生回忆说：“李少波大夫的科室常常人满为患，各科疑难杂症的患者都有，有很多应该是其它科室的病人也慕名往李少波的科室跑，有的患者不管什么病，一来就要求看李大夫，后来大家索性将他的科室称呼为‘李少波科室’。”

1962年，李少波根据研究和临床所得，撰写了标题为《意守丹田及其它》的署名文章，发表于当年4月5日的《甘肃日报》。在此基础上，他撰写了《真气运行法》专著，1979年由甘肃人民出版社出版发行，并被评为全国新长征优秀科普作品三等奖。同年，又被甘肃省评为甘肃省新

1 http://www.cntcmvideo.com/zgzyyb/html/2011-07/08/content_49680.htm

长征优秀科普作品一等奖。1982 年，甘肃人民出版社将《真气运行法》一书推荐到前西德、日本、朝鲜等国展出，引起了强烈反响。前西德医学博士约塞菲娜·蔡勒尔夫人来信称："《真气运行法》我读了，并且亲身实践了。书中描述真气的活动，我都体验到了，增加了不少新知识，彻底改变了我的世界观。我已译成德文，将把这一新知识用于临床。" 1986 年，他对《真气运行法》又进行了补充完善，题名《增订真气运行法》，由甘肃人民出版社出版发行。1995 年，他在原著的基础上，增补了素日所撰写的论文，定名为《真气运行论》，由甘肃文化出版社出版发行。后又经补充完善，撰写了《真气运行学》，于 2000 年在国内和海外同时出版发行，从而形成了完整的真气运行学术体系。

很多专家学者对真气运行专著给予很高的评价。如原卫生部中医司司长，被誉为"中医泰斗"的吕炳奎说："李少波老医师提出的'真气'与'真气运行法'，道出了人体生命活动的真谛。经多年实践证明，功理功法密切结合，易懂易学，易于普及，确为科学的医疗保健功法，深受广大群众好评。"原甘肃省卫生厅副厅长、甘肃省中医学会理事长柯与参说："喜读《真气运行法》，不觉耳目为之一新。该书理论采自《内经》及前人有关著述，抉择适当，援引新颖。所提出的'真气'一词和'真气运行法'，以有别于所谓'气功'的概念，非为标新立异之意，实有深究正名之心。简明实用，易学易会。若能依法练功，见验之日屈指可数。有病可治，无病可防，乃健身延年之良法。李少波老医师，年已七旬，鹤发童颜，举步轻捷，一望而知为此法有得之人。他自己行之有效，许多病例经他指导也行之有效，其价值是可以肯定的。是书问世，必将有不少全功速成者涌现。"

李少波教授 1978 年当选为甘肃省第五届政协委员;1979 年被兰州大学、甘肃老年大学聘为名誉教授;1987 年，入编《甘肃省教育人名录》;1994 年，被中国国际名人研究院编入《中国名医列传》;1996 年 8 月，入选《当代世界传统医学杰出人物》;2000 年 2 月，入选《中国世纪专家传略》;2005 年初，入选《中国传世通鉴》;2004 年 12 月，被甘肃省政府评选为"甘肃省名中医"。

李少波教授秉承"济人救世"的精神，一生致力于中医内科、针灸和真气运行学术的潜心研究和实践诊疗。自上世纪三十年代末始，长期从事中医内科、针灸诊疗工作，医德医术颇受好评。更为难能可贵的是经过多年的自身实践，临床观察，科学研究，创立了以"中医预防"为核心思想的真气运行法，以其独特的疗效而蜚声海内外。并尽毕生心血构建了真气运行学术体系，补充了<<黄帝内经>>"师之隐之"的第七卷"全真导气"内容，揭示上古真人之奉生秘技，为祖国传统医学作出了卓越的贡献。同时，他通过不懈的努力，克服重重困难把祖国医学的瑰宝广为推广传播，带给民众健康益智的福音，从而开创了医学史上以真法调控之先河。以"真气运行法"为主的真气运行学术先后荣获了甘肃省卫生厅临床验证科技二等奖等十多个省级与国家级奖项。

李少波教授热爱党的医疗卫生事业和高等中医药教育事业，医德高尚，医技精湛，甘为人梯，无私奉献，德艺双馨，桃李满天下。无论在城市还是在艰苦的农村基层，无论悬壶行医还是执教育人，他几十年如一日，呕心沥血，殚精竭虑，襟怀坦荡，虚怀若谷，淡泊名利，为人正派，发扬家学，弘扬国粹，勤奋钻研业务，严谨治学，铸就了高尚的品德情操和炽烈的人格力量。他心系患者疾苦，救死扶伤，长期坚持从事临床医疗和医学养身工作，为众多患者解除了病痛，是享誉国内外的著名医学养生专家;他为人师表，特别关心青年教师和青年学子的学习生活和成长成才，常以"艰难困苦、玉汝于成"教诲学子，十分注重培养学生的独立思考和创造性思维能力，扶植菁英，为医学养生的发扬光大培养了一大批年青优秀人才;他学识渊博，勇于创新，注重科学研究，开创了真气运行学养生研究实践的新领域;他以强烈的事业心，终生辛勤耕耘，在病重期间直至生命的最后一息，仍然想着学院的建设和人才培养，想着中医养生、中医药事业的不断发展。

国家中医药管理局连续三年将真气运行法定为执业医师继续教育培训项目，规定了学分。甘肃省卫生厅将真气运行对慢性肠胃病、高血压、心脏病、乙型肝炎、矽肺病等的作用观察，作为临床科研课题而立项，有些课题已初步取得了满意的结果。下一步还将进行真气运行作用于艾滋病和戒毒人群的尝试。兰州市将真气运行养生健身法列为非物质文化遗产予以保护，并且打算继续申报省和国家的非物质文化遗产项目。

安徽打造新安医药文博园[1]

2011 年 4 月，安徽中医学院和黄山市黄山华泰建设投资有限公司在黄山市举行战略合作协议签字仪式，双方合作着力打造中国黄山新安医药文化博物园项目。该项目是黄山市推动文化与旅游深度融合的积极探索。博物园坐落在黄山市休宁县东临溪镇一心村，用地面积 108.5 公顷，建筑面积 31.3 万平方米，总投资约 5.5 亿元，分新安医药文化展示园、新安养生谷、新安医药生态园、生态旅游新农村等功能区，拥有新安医药博物馆、新安名医一条街、新安康复中心、新安养生会所及新安医学研究中心等一批具有徽派建筑特色的公共建筑群。

双方本着“优势与补、互惠互利、真诚合作、讲究实效”的原则，在黄山市政府与安徽中医学院已签订的合作协议框架内进行校企战略合作，即安徽中医学院将为黄山华泰建设投资有限公司中国黄山新安医药文化博物园项目提供技术支撑，推动“产学研” 合作。合作重点内容包括新安医学研究与开发、新安药材的种植与开发、旅游养生的研究与开发、合作建立安徽中医学学院黄山分院——新安医学院、中药研发生产基地建设等。其中，旅游养生的研究与开发方面将突出研究提供中医药传统保健技术、培训旅游保健人员、开发具有保健养生功效的药膳系列品种等。

新安医学是我国传统医学中独树一帜的著名流派，见于资料记载的新安医家达 900 余人。新安医学现已被列入安徽省级非物质文化遗产名录。该项目弘扬徽派文化，倡导自然养生，更将新安医药文化融入到黄山旅游文化中，寻求新安医药文化与旅游休闲完美结合，建成后将成为集新安医药文化展示、中医药研发、中医保健培训、中药示范种植、中药生产销售于一体的产业园和以养生保健、休闲度假为主的旅游休闲基地。打造高品位的富有徽文化特色、项目丰富、体系健全、功能配套、服务一流的新型旅游业态。项目于 2009 年 12 月正式动工，目前已完成投资 2 亿多元。

军营见证平衡针神奇疗效

美国空军军医部 2008 年冬季宣布：“空军军医部部长已宣布开展一项旨在训练现役军医掌握战场实用中医针灸治疗技术的试点项目，其目的是将针灸治疗与军事医学的实践在实战环境中相结合”。中国军队里广泛使用针灸疗法的历史，远比美国军队早得多。上个世纪的针灸热里，就有许多军医创造的针灸奇迹。

16 岁时王文远就开始学习中医，是解放后国家第一批名老中医师带徒学员。19 岁入伍来到北京，从此就与军队训练伤结下了不解之缘。传统针灸治疗部队训练伤有上百个穴位，一扎一大片，还要留针半小时，很难适应现代军事医学的需要。中医能不能治疗急症？能不能为军事医学服务？这些问题摆在王文远面前。通过在家积累的中医知识功底和来部队后补习的西医基础，王文远大胆提出以部队训练伤为突破口，安全针

[1] http://www.cntcmvideo.com/zgzyyb/html/2011-04/04/content_46123.htm

灸，单穴治疗[1]。

20 世纪 60 年代，当时部队军事训练科目是以投弹为主，引起的外伤性肩周炎特别多，王文远医生首先选择了传统针灸治疗肩周炎，他用 20 多个穴位作为研究重点，从神经入手进行研究，终于在下肢腓浅神经上出现了远距离触电式针感，用到肩周炎患者身上 3 秒钟即时效应出现了。随后又陆续研究出了针对坦克训练中容易造成急性腰痛的治疗穴位——腰痛穴，针对越野训练中容易造成膝关节损伤的治疗穴位——膝痛穴。

经过长达 20 多年的实践探索，他在数万次的针感体验中终于逐渐发现了人体“大脑交叉对应平衡靶点的应激”现象，提出了“中枢平衡、中枢调控、中枢修复”理论，逐步创立了平衡针灸新学科，11 个平衡穴位可以治疗全身所有的训练伤，安全、单穴、3 秒钟见效，赢得了广大官兵的欢迎。38 个平衡穴位可以治疗训练伤、肩周炎、颈椎病、腰椎间盘突出症、高血压、高血脂、糖尿病、冠心病、内外妇儿等 800 多种疾病。形成了取穴少、痛苦小、见效快、无副作用的中医技术优势，被卫生部、国家中医药管理局列为“农村与社区适宜技术推广项目”，被总后勤部列为“全军基层部队中医药技术适宜推广项目”。

王文远曾先后为 1984、1999、2009 年国庆首都阅兵部队和 2008 年北京奥运会、2005 年国际军演参演部队诊疗训练伤。王文远常说：“没有部队就没有平衡针灸的创立，没有官兵就没有平衡针灸的发展。”“我要永远感谢军队这所大熔炉培养了我，铸就了平衡针灸学科的创立！”

自 2009 年 9 月国家中医药管理局和总后卫生部联合发起的“全军中医中药军营行”活动以来，在北京军区总医院华益慰医疗队队长徐黎明副院长率领下，全军平衡针灸治疗培训中心主任王文远教授及其学科继承人毛效军博士等弟子为军民巡诊 7000 多人，培养部队训练伤骨干、军地两用人才 1260 余名，深受广大官兵的欢迎和当地老百姓的赞誉。平衡针灸源于部队，因为官兵需求中医。解放军这所大学校的创新精神激励了中医走出创新之路的决心。广大官兵来源于老百姓，从小植根于民间中医的沃土之中，不少战士主动去找王文远看中医，扎针灸，使王文远感到部队正是中医针灸创新发展的广阔沃土。

2010 年 3 月，北京军区总医院东郊训练基地的电教室里，一堂别开生面的讲课正在进行。“大家有什么不舒服的地方，我可以给大家做一个现场演示。一人一针，一病一穴，3 秒钟见效。” 王文远的话音刚落，20 多位医生举起了手。接着王文远不到 30 分钟治疗了颈肩腰腿痛、胃痛、牙痛、耳鸣等 30 多个学员，全部 3 秒钟见效。又一次震惊了西医的骨干人才。

“今天我就给大家讲一讲：平衡针灸的本质、特点和在常见病、多发病方面的应用，希望能在健体疗伤、服务战友、服务维和方面，发挥它特有的作用”，这是王文远正在为北京军区总医院赴利比里亚维和医疗分队的队员们进行平衡针灸技术培训。针对维和分队训练时间紧、出国后远离后方保障、当地病情复杂等特点，王文远确定了“以常见病、多发病治疗为中心，以实际应用为重点”的培训方针，培训在维和医疗分队中引起热烈反响，队员徐春峰说：“这是组训以来收到的最可贵、最实用的礼物。”来自军事医学科学院的队员于学东说：“在军事医学行业这么多年，第一次见到这么简便、这么有效的针灸技术。中医中药真是神奇。”

全军中医中药军营行活动启动以来，王文远率领毛效军博士先后深入华北战区的基层部队、卫戍区部队、边防部队，3 年进行了 11 期培训，成立了阿拉善军分区、呼伦贝尔军分区平衡针灸防治训练伤基地。2010 年 6 月，“2010 年北京军区军事训练健康保护行动・平衡针灸培训班”第一、二、三期，先后在北京卫戍区、太原某集团军卫训队举办。3 个卫训队的学员和部分基层卫生人员共 382 人参加培训；期间，结合教学王文远为基层官兵诊疗训练伤和常见病 1120 人次。2011 年“北京军区军事训练健康保护行动・平衡针灸培训班”共计划举办 9 期，分别在北京、包头、太原、长治、张家口、保定进行，预计参训 1000 余人。为部队留下不走的专家，让战士们能够得到最及时、最有效的治疗，让战士们时刻保持强健的体魄，是王文远

[1] http://www.zysj.com.cn/zaji/7/79971.html

最大的心愿。如今，年近七旬的王文远仍然每天奔波在临床第一线，王文远经常自豪地说：“当了一辈子军旅郎中，一辈子做了一件事，就是创立了平衡针灸，扎根于军营是我毕生的宗旨。正是王文远的这种精神，持之以恒，终于历尽千辛万苦，揭开了针灸医学新篇章。

甘肃构建中西医并重公卫体系

甘肃省卫生厅党组书记、厅长刘维忠提出，2011 年全省要认真落实《国家中医药管理局甘肃省人民政府共建中医药发展综合改革试点示范省协议》，要给县乡村配备必要中医设备，培养、引进人才。落实中医政策，做到村村有中医药，所有乡、社区办成中医特色，三个中医药 1/3 全覆盖，所有县医院成立中医管理科，建立中医师到西医科查房制度，全省门诊、住院使用中医药城乡 100% 报销。所有县以上医院要开展中西医结合、ICU 配中医。号召所有医护人员学习真气运行，并负责免费教病人；医院要推行中医式护理；西医科要订《中国中医药报》。用中医探索解决尘肺病、艾滋病等几个病种；用真气运行法等 10 种中医措施治疗若干种肿瘤。搞好“创建中医药工作先进县”的各项宣传工作。对“先进县”奖励 100 万～200 万元的中医药设备，并纳入年底考核加分。配合国家在甘肃开展全国中药材资源普查试点工作，进一步研究敦煌医学和甘肃民间方药，支持定西等地区开展道地中药材生产加工基地建设和中医药生态园建设，扶持陇药产业可持续发展。要打造甘肃中医药文化品牌。建设 4 个中医药文化宣传教育基地，4 个左右中医药生态旅游区，做好 3 部戏剧和一台综艺节目的巡演活动。要大力推行中医治未病工作。要加强民族医药和对外交流及中医药宣传工作。

2010 年，在重大自然灾害面前，甘肃卫生机构在灾区疾病防控中充分发挥中医药防治作用，实现了大灾之后无大疫的工作目标。青海玉树地震后，甘肃省卫生厅在指导救治转入兰州的 340 名灾区伤病员中，调剂特色院内中药制剂在 9 所定点收治医院间免费使用，中医药参与治疗率达 90%以上。在舟曲泥石流灾害时，省卫生厅积极协调，发放中药汤剂 40 多万人次，在控制传染病、预防抑郁症等方面收效。

在疾病防控方面，省疾控中心率先成立中医药防病科，加强对中医治疗艾滋病、慢性乙肝、肺结核、手足口病、糖尿病等传染病和慢性病的科学研究，采取编辑出版《中医养生保健读本》等措施，发挥中医药预防保健服务作用。全省 14 个市（州）疾控中心，11 个成立了中医药防病科；86 个县（区、市）疾控机构中，60 多个成立了中医药防病科，均已开展中医药防病相关工作。

在卫生监督方面，省卫生厅卫生监督所成立中医监督科，对综合医院使用院内中药制剂的品种和数量，中医药收入占总收入比例和西医科室中药消耗量、中医治疗人数等中医药服务开展情况监督，其结果作为省卫生厅考核综合医院的指标之一。

在妇幼保健方面，甘肃各级妇幼保健机构先后成立中医科，开展基本中医药服务。金昌市和白银市等 4 个地级妇幼机构成立中医科，金塔县、民乐县和通渭县等 7 个县级妇幼机构利用有利条件，开展针灸、推拿、按摩、火罐、理疗等特色诊疗服务，使多项中医药服务在公共卫生服务中惠及到妇幼人群。

在健康教育方面，省卫生厅要求各市州、县市区的卫生行政部门选聘的健康教育巡讲专家中必须有不少于 30%的中医药专家。2010 年共开展有中医药防病内容的健康教育巡讲 43 场次。省健康教育所编辑出版了《中医养生保健歌诀》，以指导基层健康教育机构在公共卫生领域开展中医预防保健工作。

在基层医疗卫生服务机构方面，全省现有的 189 个社区卫生服务中心中，中医科和中药房的设置比例均达到 98%以上；能提供中医药服务的社区卫生服务站的比例是 69.5%。全省社区卫生服务中心和服务站共有中医类别医师 883 人，中医师比例达 20%。中心大多能开展中医药、针灸、按摩、拔罐、刮痧等基本中医服务项目。截至2010年底，全省已建成190个中医药特色乡镇卫生院，占总数的15%。此外，甘肃在乡（镇）政府成立乡镇卫生办公室，负责乡镇级的公共卫生工作，并设置专人抓中医，把中医药工作真正渗透到公共卫生领域的网底。尽管中医药在甘肃公共卫生领域已经初显成效，省卫生厅为增强中医药的公共卫生职能，还加快中医药“治未病”的健康步伐，满足群众对中医药预防、养生、保健、康复的不同需求。

卫生厅长刘维忠因力推多项医改中发挥中医药特色的政策措施，2010年当选“年度中医药新闻人物”；甘肃省卫生厅2011年8月4日向全省发出号召，组织省内1000名五级中医药师承指导老师和1500名临床类别执业医师，在新浪网和腾讯网开通个人微博，为广大群众提供健康咨询。号召千名中医“微博问诊”，一时间引发社会各路媒体纷纷关注。有学者认为，让名医建微博，实际是架构起了一座百姓与专家对话的桥梁。百姓看病难，突出的问题就是苦于找不到专家，找不到权威的医生。有了名医微博，百姓可以直接与专家对话，直接听到专家的建议。1000名名中医亲自上微博，为社会大众解答中医养生保健、却病延年的问题，百姓觉得可靠，凸显出以人为本理念的全面贯彻。皋永利先生说，名医建立微博，不仅是名医单方面的指导，同时也在接受社会的监督。这就要求博主要以名医的标准严格要求自己，既要有较高的医术，又要有较好的医德；既要有精益求精的科学精神，又要有细致耐心的工作作风；既要医术高明，还能认真负责。所以，中医微博的建立，将起到双向促进作用，名医在为大众解疑答难的同时也在规范自己，也在提高自身的素养和水平。

刘维忠说：“中医药的社会宣传任务很重，目前一些西医院推广中医很困难，估计还得三、五年时间。甘肃目前已解决了这个问题，不论西医还是百姓对中医都很认可。我们要在全国推广这个经验。”

他介绍说，甘肃是中医药的发源地之一，8000年前“味百药而制九针”的伏羲是甘肃天水人，应该说是中国最早的中医。3000年前甘肃庆阳又出了个名中医岐伯，黄帝请教了岐伯一些中医养生的问题，岐伯一一作了回答，汉代医学家们把这段对话整理成书——《黄帝内经》。2010年我们给庆阳市投资50万元，计划今年再投50万元，庆阳市拿100万元，总共200万元，年内排一个陇剧《医祖岐伯》。晋代著名医学专家、《针灸甲乙经》作者、针灸鼻祖皇甫谧也是甘肃(灵台县)人。2010年省卫生厅拿了100万元，平凉市拿了100万元，排了秦腔《皇甫谧》，国家中医药管理局安排在北京汇演，之后在省内演了三十几场，我们安排每个县医院拿2万元，每个地区医院拿2万元，准备再演100多场。2010年我们总共排了4部戏，还有1台综艺节目，其中两部半是宣传中医药的。因为甘肃是中医药的发源地之一，甘肃中医药做不好，是说不过去的。

甘肃在医改中确定了一个思路，就是“用最简单的方法解决最基础的问题，用尽可能少的费用维护人民群众健康，走中医特色的甘肃医改之路”。一是中医药能解决问题；二是中医药便宜。为此，一方面治理过度医疗，一方面发展中医。现在超级细菌在全球蔓延，中国也有了，抗生素的大量使用，治理过度医疗成为突出问题。抗生素降下来，用什么来代替，只有中医药来代替。

“疏堵”结合规范中医养生

仅在几年前，提起中医保健和养生，很多人还会联想到足疗店、美容馆和一些气功大师的身影。而近两年，中医养生保健迅速从街角走向荧屏，不少养生保健类节目长期稳居电视收视率的前三位，各大书店的中医养生保健类书籍更是无不畅销，中医保健名人受到前所未有的追捧与尊敬。于是，中医养生保健似乎在一夜之间成为了时尚，无论男女老少，不管白领蓝领，对一些流行的养生保健理论与方法几乎达到如数家珍的地步。随之而来的是自诊自疗的人越来越多，好像都成了养生大师，好像什么病都能通过“大师”们的指点而“方”到病除，可实际情况并非如此。

中医养生市场经历了短暂的混乱，逐渐走向规范。随着中医药知识不断普及，全社会涌起中医养生保健热潮，一时间泥沙俱下。各色“养生大师”和中医保健图书充斥社会。从“食疗第一人”张悟本到“神仙道长”李一，从《刘太医谈养生》到《把吃出来的病吃回去》，误导民众，危害中医事业。在全国两会期间，全国政协医卫界别小组讨论会间隙，卫生部副部长、国家中医药管理局局长王国强委员被众多媒体记者围堵采访中医药养生保健问题。王国强表示，这些现象说明人民群众的健康观念已经转变，由治已病转为治未病，老百姓对养生保健知识的需求迅速增长。国家中医药管理局将协调有关部门对中医养生保健人员和机构加以规范。多名全国政协委员对此表示赞同，一方面呼吁尽快规范中医药养生保健市场，建立严格的审查机制，堵住漏洞；另一方面加大科普宣传的力度，正确引导媒体科学宣传中医药养生知识，帮助人们树立正确的养生观念[1]。

多位委员专家建议国家出台法规，建立养生科普资质审查机制。伪养生大师、伪科普专家能迅速成名，火爆全国，其原因一是部分媒体谋其利益，缺乏社会责任，对主讲人或作者的资质、节目或图书的内容审查不够，甚至为博取收视率和销量，刻意以出格的语言吸引人。二是相关管理部门未能尽责，缺乏监管。

国医大师李辅仁说：“近年来，中医治未病理念得到了群众的广泛接受，但也有一些‘伪中医’给中医抹了黑，自己却从中渔利。这种行为应当严厉打击。”河南中医学院基础医学院副院长司富春委员认为，很多所谓的“养生专家”却非医学出身，媒体片面宣传一些个性养生方法，过分夸张某种养生方法或食物，歪曲中医养生，给中医药行业带来了负面影响。中国中医科学院针灸研究所副所长杨金生委员建议，尽快建立并明确划分中医科普养生保健领域职责的管理体制，健全执法主体和执法机制，设定科学高效的管理机制，全面加强医学健康、养生科普类知识视听节目及出版物的管理。

2010 年，国家新闻出版总署、国家广电总局等部门下发通知，要求对中医药科普养生保健图书和音像制品以及电视节目建立审查制度，但现实中却是认真执行不够。南京中医药大学中医医史文献研究所所长王旭东委员被江苏卫视聘为健康养生节目的总顾问，然而聘书下发已有多半年，“既没有人顾，也没有人问。”王旭东说，中医药科普图书也建立了审查制度，然而评审的专家不是中医药专家，而是出版方面的专家。“这让审查制度流于形式，并没有真正执行。”杨金生建议中宣部、国家新闻出版总署、国家广电总局、国家中医药管理局等相关部门，建立联动协调机制，长期依法公开检查、经常性不定时地抽查、常设监查，形成一个强大的全面覆盖的管理阵势，让造假者、始作俑者无机可乘。

委员们提出，应设立出版物公开出版前送审制度、专业科学审阅制度、作者编辑出版资质认定制度，还应建立图书退出机制。建议新闻出版署应联合国家中医药管理局成立如“中医药图书审查委员会”的机构，对确有问题的出版物或音像制品进行召回、停售、销毁、处罚等退出处理。政府部门除加强监管外，更有责任引导人民群众树立正确的养生观，培养一批科普专家为老百姓讲授正确的中医药养生保健方法。“应该让规范化的声音宣传中医药。”司富春认为，政府应将中医养生保健纳入预防医学体系，充分发挥高校、医院、研究机构专家作用。加强养生保健从业人员培训，确定准入资格职业技能考试。医院可增设中医养生保健专科门诊，中医药院校增设养生保健专业，加强中医养生保健理论技术方法研究和产品研发。让那些夸大疗效、弄虚作假的医疗保健厂家无处藏身。

卫生部中日友好医院肿瘤科原主任李佩文委员说：“病人常常会有病乱投医，医生有责任指导病人，要正确宣传中医防病治病知识，避免其上当受骗。”浙江中医药大学原副校长连建伟委员强调，做中医科普一定得准确，要传播正确的养生保健知识，“不能把‘经’给念歪了！”

杨金生等委员认为，规范目前混乱的养生科普

[1] http://health.people.com.cn/GB/200501/14110250.html

市场，政府必须起主导作用。首先，应进一步加大财政投入，支持卫生部门承担起大众健康科普宣传的主导任务。同时，定点一批国家专业医药卫生科学文化出版机构，发挥专业主力军作用，多出版读者喜欢的医学健康养生科普读物。另外，发挥新闻媒体作用，加大科普宣传力度，提高广大民众对中医科普知识的认知度。

随着我国人民物质生活水平的不断提高，营养保健、养生等健康服务类产业也随之兴起，并成为可持续发展的朝阳产业。在这个新兴产业中，中医药正发挥着举足轻重的作用。但是，由于该产业中的很多从业者都是“半路出家”，或者鱼龙混杂，使得这个朝阳产业存在着种种隐忧。对此，中医药界理应担负起自己的责任，培养大量合格的、高水平的养生保健专业人才。

世界卫生组织早在 1996 年的《迎接二十一世纪的挑战》报告中就指出：21 世纪的医学，将从疾病医学向健康医学发展，从重治疗向重预防发展，从强调医生的作用向重视病人的自我保健作用发展。

老百姓对养生保健的热切需求与我国养生保健类专业人才培养缺失，存在着严重的矛盾。今后养生保健等“治未病”服务必将会顺应社会的需求而越来越多[1]。令人欣慰鼓舞的是，国家正在大力支持中医药和社区医院、乡村医院的建设与发展，培养大量的养生保健类专业人才以适应社会的需要。这是值得中医药界深入思考并急需很好解决的问题。值得注意的是，与近年来全民养生保健日益趋热不同，不少中医药类高等院校养生保健类专业人才的就业情况却一直不如人意。不少学生毕业后从事着与所学专业几乎截然不同的所谓保健养生工作，或者转行做起了医药代表。最终，不少中医高等院校的养生保健类专业已经被迫停止招生。我国《执业医师法》将医师执业类别分为临床、口腔、公共卫生、中医 4 大类别。而中医学院毕业的养生保健专业（方向）的本科生只能选择中医类别的考试，但是在就业面上几乎没有什么优势可言。比针灸推拿，功底显然不如针灸推拿专业毕业的学生；比康复保健，显然相对于西医康复专业的毕业生没有什么实际优势。结果是，很多中医养生康复专业毕业生求职时一筹莫展。有养生保健类专业的人才毕业后就业形势一片大好的，常常是一个班被“挖走”。但是，隐忧也随之出现了，“挖走”他们的不是医院，也不是科研院所，更不是大专院校，而是看准了养生保健商机的商家们。他们借用一些中医养生保健的理念，再掺杂一些国外流行的保健方法，来一个大杂烩，并加以高水准的包装，而商业效果也确实不错。于是，外行领导内行的现象就越来越多、越来越普遍了。

健康产业是可持续发展的朝阳产业已成为共识。而健康产业又大致可分为医疗产业和养生保健产业两大类。值得注意的是，随着越来越多保健养生产业的出现，老百姓原来“生病去医院”的意识开始有所改变，一部分民众即使不生病也要主动到保健养生机构“治未病”。即使生了病，也要先去保健，实在不行再去医院。要么索性直接接受所谓的保健养生疗法，连医院都不去了。但实际效果是，因为过度迷信一些不规范的养生保健方法而贻误病情、加重病情甚至赔上性命的新闻在各大媒体上屡见不鲜。这不得不说是摆在中医养生保健专业人士面前的尴尬。

中医药养生保健具有“简验验廉、贴近生活、贴近群众”的优点，深受广大人民群众欢迎。但目前养生保健类专业人才的数量偏少，不能满足广大民众的养生保健需求。这将给中医药院校养生保健类专业学生提供良好的就业空间。特别是从事养老服务、健康管理、健康教育、健康培训，参与新建立的疗养院、康复医院、治未病中心、体检中心、体育健身中心、养老机构等工作。科班出身的养生保健类专业人才只有真正投入到规范、专业的养生保健类事业中来，才能真正发挥自己的力量，成为真正意义上的养生保健专家，才能不断满足人民群众对养生保健的真正需求。

随着我国人民物质生活水平的不断提高，营养保健、养生等健康服务类产业也随之兴起，并成为可持续发展的朝阳产业。在这个新兴产业中，中医药正发挥着举足轻重的作用。但是，由于该产业中

---

1 http://wenku.baidu.com/view/429e157b1711cc7931b7168f.html

的很多从业者都是“半路出家”，或者鱼龙混杂，使得这个朝阳产业存在着种种隐忧。对此，中医药界理应担负起自己的责任，培养大量合格的、高水平的养生保健专业人才。

加快中医药立法迫在眉睫

《河北日报》记者苏励 、《中国中医药报》驻地记者周文平报道，2012 年 2 月 12 日下午，河北省委书记张庆黎在石家庄会见了卫生部副部长、国家中医药管理局局长王国强、国家中医药管理局副局长于文明一行。省委常委、秘书长景春华，副省长孙士彬、杨汭参加会见。王国强此行是前来出席由国家中医药管理局主办、河北省中医药管理局承办的“全国中医药立法工作座谈会”并考察河北省中医药工作的。张庆黎首先对王国强一行的到来表示热烈欢迎，并感谢卫生部和国家中医药管理局长期以来给予河北工作的重视、关心和支持。他说，近年来，卫生部在医改政策、资金投入、项目建设等方面对河北给予重点支持和倾斜，国家中医药管理局对河北中医药工作给予大力支持和帮助，有力促进了河北卫生事业和中医药事业发展。当前，全省卫生事业改革发展成效明显，已基本建立覆盖城乡的医疗卫生服务体系，特别是中医药事业也取得长足发展，为保障人民群众健康，促进经济社会又好又快发展发挥了重要作用。

王国强充分肯定了河北中医药发展取得的成绩，并表示将一如既往地支持河北省中医药事业，做大做强中医药产业。王国强说，发展中医药事业，无论是对深化医药卫生体制改革，还是对解决城乡群众医疗难题，建设社会主义和谐社会都具有重要意义。河北是中医药学的重要发祥地之一，历史悠久，名医辈出，在中医药发展史上具有举足轻重的地位，发展中医药事业具有较好的群众基础、优越的资源条件和明显的人才优势。希望河北进一步发挥优势，努力推动中医药医疗、保健、科研、教育、产业、文化“六位一体”全面协调发展。

在 2011 年两会期间，很多全国人大、政协委员对于中医立法工作，畅谈了自己的看法，接受过记者采访。在 2012 年全国人大、政协两会即将召开的时刻，大家聚在一起谈论中医立法工作具有重要意义。

中医药立法工作，发起于自 1983 年，是由已故中医学家董建华等全国人大代表首次提出至今，中医药立法一直是历年两会议案提案呼声强烈的内容，已逾 29 年，可谓几代中医药人翘首期盼。2008 年十一届全国人大常委会将《中医药法》列入了本届人大立法规划，近来国家中医药管理局在相关部委的配合下，已完成《中医药法（草拟稿）》并报送卫生部。今年是本届人大最后一年，在一年倒计时的时刻，中医药立法再次引发关注。

在去年的两会期间，农工民主党中央常委、国家中医药管理局副局长于文明委员接受记者采访时说：“加快中医药立法，不仅是应对国际社会中医药发展迅速的客观需要，也是我国深化医改、建立中国特色医药卫生体制的必然要求。”他提交了《加快中医药立法，依法保障中医药传承发展》等 3 份与中医药立法有关的提案，建议国务院有关部门将中医药法列入今年立法计划，加快起草，及早上报全国人大常委会。同时，建议全国人大进一步加强对中医药法立法起草工作的指导和督促，及早发布实施。

于文明副局长介绍说，面对国际、国内中医药的发展形势，加快中医药立法进程已迫在眉睫。从国际来说，目前，国际社会对以中医药为代表的传统医药认识发生了积极变化，中医走向世界的步伐加快。据世界卫生组织统计，目前世界上有 54 个国家制定了传统医学相关法案，92 个国家颁布了草药相关法案，做到了对传统医药单独立法管理和保护本国传统医学的发展。同时，一些国家凭借其雄厚的经济实力和先进的技术手段，研究开发中医药，甚至力图通过立法、制定标准等手段，将中医药的理论知识和诊疗技术方法据为己有。因此，通过立法促进我国中医药传承发展，保持我们在世界传统医药中的领先地位，迫在眉睫。从国内看，面对中医药继承不足、创新不够的现状，加快建立符合中医药发展规律的管理制度；面对中医医疗机构特色优势淡化的现状，急需加快建立有利于中医药特色优势发挥的投入补偿机制；面对中药材资源日益短缺，紧缺濒危品种日渐增多的现状，加快建立中药材资源的保护制度，同样都迫在眉睫。“而且，中医药立法的条件也已成熟。” 于文明说，新中国成立 60 年来中医药事业发展积累了丰富的经验，中医药在国家经济社会发展中的作用和价值日益凸显。尤其是近年来，党中央、国务院高度重视中医药，广大人民群众信赖中医药，中医药医疗、保健、教育、科研、产业、文化全面协调发展的格局初步形成，特别是《国务院关于扶持和促进中医药事业发展的若干意见》的发布实施，解决了中医药发展的许多重大问题，为立法奠定了坚实的基础。

于文明认为，党中央、国务院一直强调要扶持和促进中医药事业发展，非常有必要通过立法，把党的政策以法律的形式固定和明确下来，增强政策执行的刚性，使之转化为国家的行为和政府的行动，从而使党和国家的中医药政策切实得到贯彻执行。在立法过程中，在做好与相关法律衔接的同时，应妥善处理涉及中医药自身发展的关键问题，建立符合中医药发展规律、有利于中医药特色优势发挥的体制、机制和制度。比如，设立中医医师分类管理制度、师承教育制度、中医药传统知识保护制度、医疗机构中药制剂分类管理制度、发展和保护中医传统行医方式等。同时，于文明建议这部中医药法还应解决中医药发展面临的具体问题。比如，明确政府发展中医药事业的责任，保障中医药发展的投入；规定国家实行公立中医医疗机构财政补助制度；改革现行中医药服务价格政策，建立体现中医药服务成本和技术劳务价值的价格形成制度；建立鼓励中医药服务优先提供的医疗保障政策；鼓励和支持社会资本举办各类中医医疗机构等。

有人认为：中医的治疗经验不具备可重复性，不能经统计学处理，因而它是一种经验医学。其实，中医诊疗有严格的规程，就体现在辨证论治上。用现在的语言来说，辨证论治就是中医处理人体疾病信息所采用的科学方法。辨证有严密的逻辑，论治有严格的规定，不是可以任意妄为的。这与光凭经验用药的“经验医学”有本质的差别。举例来说，《伤寒论》第 13 条：“太阳病，头痛，发热，汗出，恶风，桂枝汤主之。”在这里，头痛、发热、汗出、恶风四种症状，就是患者得病后体内发出的四种信息，这一组信息经分析、归纳后，抽象、上升为风寒表虚证，而后用桂枝汤治疗。由桂枝、白芍、甘草、生姜、大枣五味药构成的桂枝汤这个“信息组”，在输入患者体内后，使体内原来发出的头痛、发热、汗出、恶风这一组信息迅速消失。于是，这种特定信息的输出与输入，形成了一个范式。清代伤寒名家柯琴称之为“桂枝汤证”，并且将伤寒方所适应的证分别命名为麻黄汤证、小柴胡汤证、白虎汤证等，继而提出以“汤证结合”为纲学习《伤寒论》的方法。“汤证结合”或“方证结合”概念的提出，使输出信息与输入信息的搭配标准化、规范化，达到了信息处理的最佳效果。掌握和贯彻了《伤寒论》的辨证论治方法，就可以使中医摆脱经验医学的桎梏，上升到科学理论的高度，大幅度提高治病的疗效。为什么中医临床家总是反复强调治病时要“认证无差”？因为对疾病信息的归纳、分析、判断一旦有错，再多、再好的方子也不会有效；为什么经方派医家一再叮嘱用伤寒方必须用原方，“不可随意挪动”？因为几乎每一首伤寒方都有严谨的结构，而且被多次证明：这是对应于某一个证的最佳输入信息组合，如果随意加减，破坏了它的结构，即使辨证再准，输入了错误的信息，治疗同样会失败。

总之，只需要掌握好辨证论治这个中医处理人体信息时所采用的科学方法，就能有效地治疗疾病。因此，中医治疗是有章可循的，但它的方法是辨证论治而不是辨病论治，标准是“证”而不是“病”。如果是针对中医所说的证，中医无数方药的疗效不仅经得起亿万次的统计学处理，而且精确的辨证论治可以取得极高的疗效。如果一概用评价现代医学的科学标准来评价中医，一概用研究西医的科研方法来研究中医，必然导致中医发展乏力。但这何尝不是当代科学的缺憾？明明看到那些临床经验丰富的老中医治某种病疗效卓著，用他的方子去做实验，却得不出阳性结果，没有统计学意义，只好否定。为了遵从现代医学的科研标准，不知挫伤了多少中医和中西医结合科研人员的积极性，搞了几十年的科研，却拿不出世界级的中医成果来。这不是中医不科学，更不能证明中医治病无效，只能说中医还没有建立起一套符合自己这门学科的“金标准”。

由于现代社会几乎再找不到类似于中医这样的古代自然科学，没有参照物，要建立自己的“金标准”，实属不易！百般无奈，只好先借别人的鞋来紧自己的脚。中医的科研要想扬眉吐气，取得真正的突破，必须走自己的路，而要走自己的路，必须先做自己的鞋，建立一套适合本门学科的科研方法和评估体系。如果一时做不到，不妨把全面继承放在首位，耐心等待当代科学的嬗变，否则是难有出头之日的。

如果硬把当代科学当作检验真理的唯一标准，把自己完全不懂并且根本不想去弄懂的东西统统斥之为非科学，岂不是太狭隘了吗？倘若我们的科学工作者能够意识到当代科学和当代医学的某些不足和缺陷，留意一下中医独到的临床方法论，也许能从另一个角度找到当代科学的原动力。中医需要建立符合自己特色的评价体系[1]。

在2012年全国中医药工作会议上，王国强副部长关于中医立法工作，提出几点要求：要抓住重点、难点问题各个击破。

一是继续加大力度，对立法中涉及的一些重点、难点问题组织开展深入研究。

二是组织开展专题调研。要主动配合相关部门开展系列专题调研，总结梳理地方的成功探索和立法实践，学习其他国家和地区传统医药乃至中医药立法的经验，为中医药立法提供借鉴。

三是进一步加强协调、争取支持。推进立法的过程，在很大程度上也是一个协调过程，要继续加大协调力度，争取更多共识。同时，要加快推进中医药系统法治政府建设，扎实做好“六五”普法工作。继续加强中医药监督工作，完善监督机制。

四是扎实推进标准化工作。加快中医药标准体系的构建，指导中医药标准制修订。加强中医药标准化工作支撑体系建设；开展中医药标准研究基地建设；推进中医药标准推广基地建设，加强中医药标准的宣贯和应用评价。

五是加快推进中医药信息化。以中医药信息平台建设和应用系统建设为重点，推动中医药信息资源共享和利用，进一步加强行业政府网站建设，强化政务公开，保障群众权益。

为乡村定向培养千名中医

按照国家发改委等五部委发布的《关于开展农村订单定向医学生免费培养工作的实施意见》，2011年3月卫生部下发通知，今年中央财政将继续补助计划招收第二批5315名医学生，为农村定向免费培养，其中含中医（含民族医）1000人。这是该意见实施以来在培养计划中首次明确中医培养的人数比例。此举旨在落实国家发展改革委等六部门制定的《以全科医生为重点的基层医疗卫生队伍建设规划》，加强农村卫生人才队伍建设。今年的农村订单定向医学生免费培养将全部集中在中西部地区，包括河北、山西、内蒙古、安徽、新疆等22个中西部的省（区、市）和新疆生产建设兵团。其中，河北、山西、吉林、黑龙江、安徽、江西、河南、湖北、湖南、广西、重庆、贵州、云南、陕西、甘肃、新疆各计划培养50名中医类医学生，内蒙古、四川各计划培养100名中医类医学生（内蒙古含蒙医50人）。该项人才培养近期规划为三年（2010年到2012年），远期规划到2020年，以全科医生为重点，涵盖社区卫生服务机构、乡镇卫生院、村卫生室（含社会办医）的基层医疗卫生队伍建设。同时，加强县级医院医疗卫生人才培养。长期以来，我国农村存在着执业医师尤其是

[1] http://www.cnki.com.cn/article/cjfdtotal-zyhs200802015.htm

全科医师数量严重不足，基层医疗卫生队伍素质不高、不稳定等现象。国家拟通过该计划，三年为中西部地区每个乡镇卫生院培养一名拟从事全科医疗的医学毕业生。

据湘乡市卫生局党委书记朱振强介绍，湘乡市2010年计划招聘20名乡镇卫生院医生。虽然将年龄放宽到38岁，还承诺在乡镇服务5年就能进市直医疗机构，最终仍只录用到18人，且有一位拥有执业医师资格证的医生拒绝报到上班。湖南省卫生系统有近三成的乡镇卫生院甚至常年录不到医学科班毕业生。近几年，省卫生厅每年都要组织几次面向农村的卫技人员招聘会，但每次与乡镇卫生院达成意向的只有百八十人，真正到岗的更是少之又少。一些大学毕业生宁肯留在城市待业，也不愿到卫生院工作。在湖南某乡镇中心卫生院担任多年院长的傅广卫说，很多人把乡镇卫生院作为参加执业医师考试前的“培训基地”，一旦考证成功立即“跳槽”。在收治小宇的卫生院，最近有5名护士参加资格考试，其中3人已经明言考了证就会辞职。洞庭湖区一个乡镇卫生院5年进修培养了37名医生，才3年工夫就走掉了26人。

朱振强说[1]，如今很多地方卫生体系人才流动格局，沿着“全国性著名医院——省、市级医院——县级医院——乡镇卫生院”的路径，这意味着，人才被“一级挖一级”，位于“食物链”最底层的乡镇卫生院，人才流失特别严重。目前，乡镇卫生院人才培养主要靠县市财政拿钱，如湘乡市近3年强化培训的人员就达1400多人次，但人才可能刚培养成熟就“飞了”。一些乡村医生为了进城，弃档案关系和身份于不顾，令不少县市卫生局长和乡镇卫生院长不敢输送人才培训，这又导致乡镇卫生院医护人员素质难以提高。

乡镇卫生院的生活条件也很难吸引人才，医护人员宿舍老旧简陋、破败不堪，大多没有独立的卫生间和厨房。乡镇卫生院因为工作性质特殊，一线医护人员几乎都得24小时待命，职工需要住房。但卫生院往往很难解决职工的住房问题，职工要么在卫生院外面租房，要么住的是危房，要么几个人一间房。而在乡镇卫生院的外面，街道脏乱、商业文化等配套设施落后，子女就学、爱人就业等条件都比较差。虽然各级财政近几年为乡镇卫生院添置了一些医疗器材，但远未改变多数乡镇卫生院装备原始落后的状况。比如，很多乡镇卫生院仍在使用原始的小型非数码X光机，成像效果很差。这种落后的装备，也是农村医护人员发生误诊的一个原因，这在无形中加大了医护人员的从业风险。而在近年“医闹”愈演愈烈的背景下，农村社会治安保障覆盖力度较为薄弱，也让一些在乡镇卫生院工作的医护人员惴惴不安。

朱振强表示，近些年国家越来越重视农村卫生体系建设，但当务之急是要帮助农村改变乡镇卫生院人才“失血”的状况。他提出4条建议：

其一，实行财政拨款、收支两条线管理。将乡镇卫生院的业务收入全部上缴财政，财政根据乡镇卫生院的服务项目、服务内容、服务数量以及人员编制全额拨付人员工资和工作经费。同时实行全成本核算，加强成本管理，严格控制和确定农村卫生服务的总成本，通过确立基本服务包，实行成本测算，对基本医疗部分实施质量监控，对公共卫生部分进行定期检查，对辖区农民群众进行满意度调查等方式来达到监督管理的目的。即使不能实行全额拨款，也要参照国家对社区卫生服务机构的政策，明确乡镇卫生院为财政补助的事业单位性质，并按服务量由各级财政共同承担工作与运行经费。在此基础上，对乡镇卫生院实行全额预算编制管理，明确人员身份为全额拨款事业编制性质，或参照国家对社区卫生服务机构的政策，明确乡镇卫生院为财政补助的事业单位性质。

其二，强化定向培养和技术支援。在每年高校招生时，与家庭困难，或志愿服务农村卫生事业的考生签订合同，毕业后按合同要求保证在乡镇卫生院连续工作8年以上。对这些考生，可采取适当降低分数线、免除学杂费、给予高校学习期间补贴、优先申请国家助学贷款等形式，定向招生、定向培养、定向服务。对目前乡镇卫生院在岗人员，则应适当调整政策，对现有不具备报考执业医师或执业助理医师资格而又在乡镇卫生院或村卫生室工作的卫技人员，开展大专层次的学历教育，毕业后允

[1] http://www.chinanews.com/jk/2010/12-13/2718032.shtml

许他们参加执业医师或执业助理医师资格考试。同时，利用有关培训项目经费，开展乡镇卫生院报考执业(助理)医师资格人员考前集中培训，提高参考人员考试及格率。同时，将农村卫技人员培训经费列入每年的财政预算，保证每 3～5 年每个农村卫生技术人员有 1 次培训进修的机会，培养造就“本土名医”。

其三，建立激励机制。对乡镇卫生院工作人员全面落实国家规定的政策性福利，如住房公积金等，同时，为这一群体晋升职称、子女就学等设计“绿色通道”。如可以单独设置基层卫生人员高级技术职务任职资格评审系列，对在乡镇卫生院等基层医疗卫生机构工作的专业技术人员，晋升高级技术职称时适当放宽学历、资历及专业理论水平等条件，并明确规定基层专业技术职务任职资格仅在基层医疗卫生单位工作时有效，如果要到二级以上医疗机构工作，则要另外参加二级以上医疗机构的职称晋升考试。

其四，切实改善生活条件，特别是住房条件。应将乡镇卫生院职工小户型公转房建设纳入乡镇卫生院项目建设内容，建设经费由各级财政和职工个人共同解决，具体构成为国家、省级财级拿大头、市县财政拿小头、卫生院职工以息代租出点钱。房屋所有权归乡镇卫生院，如果职工离开卫生院时必须交还。

温家宝总理在第十一届全国人民代表大会第四次会议上所作的政府工作报告。报告指出，2011 年国家将推进医药卫生事业改革发展，大力发展中医药和民族医药事业，落实各项扶持政策。报告在“十二五”时期的主要目标和任务中提出，要进一步深化医药卫生体制改革，健全基本医疗卫生制度，加快实现人人享有基本医疗卫生服务的目标。城乡基本养老、基本医疗保障制度实现全覆盖，提高并稳定城乡三项基本医疗保险参保率，政策范围内的医保基金支付水平提高到 70%以上。报告指出，今年是医改三年实施方案的攻坚年，要确保完成各项目标任务。

一是在基层全面实施国家基本药物制度。建立完善基本药物保障供应体系，加强药品监管，确保用药安全，切实降低药价。

二是抓好公立医院改革试点。鼓励各地在医院管理体制、医疗服务价格形成机制和监管机制等方面大胆探索。完善医疗纠纷调处机制，改善医患关系。

三是提高基本医疗保障水平。稳定提高城镇职工、居民医保参保率和新农合参合率。今年要把新农合和城镇居民医保财政补助标准提高到 200 元。

四是完成农村三级卫生服务网络和城市社区卫生服务机构建设任务。今年全国人均基本公共卫生服务经费标准提高到 25 元。加强重大传染病、慢性病、职业病、地方病和精神疾病的预防控制和规范管理。加强妇幼保健工作，继续推进妇女宫颈癌、乳腺癌免费检查和救治保障试点。认真做好艾滋病防治工作。大力发展中医药和民族医药事业，落实各项扶持政策。

五是鼓励社会资本举办医疗机构。放宽社会资本和外资举办医疗机构的准入范围。完善和推进医生多点执业制度，鼓励医生在各类医疗机构之间合理流动和在基层开设诊所，为人民群众提供便捷的医疗卫生服务。

河北省加快振兴中医步伐

“河北省振兴中医药事业大会”于 2011 年 12 月 3 日在石家庄召开，提出要“开创中医药强省建设新局面”。河北省委书记张庆黎作批示，卫生部部长陈竺、河北省代省长张庆伟、副省长孙士彬出席并讲话。河北省委常委、常务副省长杨崇勇，省委常委、石家庄市市长艾文礼，省人大常委会副主任马兰翠，省政协副主席段惠军、王刚，国家中医药管理局副局长马建中出席会议。

孙士彬副省长在工作报告中强调，加强六个方面工作：一是健全中医药服务体系。要高标准建设省中医院；强化市、县中医医院标准化建设；改善基层中医药服务条件。二是加快中医药人才队伍建设。要大力发展中医药高等教育；加强中医药高层次人才培养；加大基层实用型人才培养力度。三是提升中医药科技创新能力。要建立能体现中医药学科特点的科学研究方法，抓好中医药重大基础理论和关键共性技术研究；加大对常见病、多发病、慢性病、疑难病以及预防保健优势领域的研究力度；加强中医药重点研究室和临床研究基地建设。四是壮大中药产业。要实施“十县百村中药材基地建设工程”；建设现代中药产业园区；打造具有核心竞争力的中药大品种。五是加强中医药文化建设。要挖掘中医药文化积淀，加强中医药文化资源开发利用，打造具有河北省特色的中医药文化品牌；推动中医院中医药文化建设，打造弘扬中医药文化特色的主阵地；加强中医药文化宣传教育。六是优化中医药发展环境。要完善政策机制；强化中医药监督管理；加强对中医药知识产权的保护和利用。

陈竺部长希望河北省以此为契机，充分发挥中医药在深化医药卫生体制改革中的作用，促进中医药事业持续健康发展。要贯彻落实《国务院关于扶持和促进中医药事业发展的若干意见》；要完善中医药服务体系，提高中医药服务的覆盖面和可及性；要加强中医药文化建设，构建中医药核心价值体系；要推进中医药继承与创新，保持和发挥中医药的特色优势；要强化中医药人才培养，提高中医药人才队伍素质；要坚持中医与中药协调发展，做大做强中药产业。卫生部、国家中医药管理局将全力支持河北的工作。

张庆伟省长要求各级政府把振兴中医药事业列入发展规划，要完善政策、加大投入。建立稳定的财政投入保障机制，加大对中医药事业的经费投入，确保全省各级中医药事业费占医疗卫生经费的比例逐年提高。要加强宣传、营造氛围。正确引导舆论，加强对中医药的宣传，大力弘扬中医药文化。

从2005年开始，河北省中医药管理局开展基层中医药人员的系统培训，主要是开展中医专业中专学历教育，对象为在乡、村两级卫生机构中以中医药知识技能为主或应用中西医防病治病、具有乡村医生执业证书、年龄45周岁以下、具有初中以上文化程度的在职乡村医生。培训内容除中医药基本理论、基础知识和基本技能外，还加强了农村中医药适宜技术的学习和中医临床能力的训练。目前已培训5期，每期2～3年，每年集中培训2次，共计培训5163名。已有2863名乡村医生领到了河北医科大学等院校颁发的中医专业普通中专学历证书。已培训乡村医生、乡镇卫生院和城市社区中医药人员7523名，直接惠及百姓。

在完善政策方面，河北省发布了《河北省人民政府关于加快中医药强省建设的决定》。落实好新农合统筹补偿方案中提高使用中医药有关费用补偿比例政策。编制特色中医药制剂目录，纳入新农合报销范围，并在技术协作、对口支援的医疗机构之间调剂使用。

在健全服务体系方面，遴选3～5个县（市、区）创建省级基层中医药先进单位。组织实施乡镇卫生院中医科、中药房标准化建设，开展社区卫生服务中心中医特色诊疗建设试点，提升乡镇和城市社区中医药服务能力，继续推广中医药适宜技术。

在医院管理和内涵建设方面，进一步深化中医医院管理年活动，召开中医医院建设经验交流会议。在国家和省级重点中医专科中遴选3～5个省内一流、全国知名的优势中医专科打造特色品牌。举办全省中医医院护理技能培训班，开展中医护理技能大赛。

在人才培养方面，启动“杏林千人培养工程”，遴选首批项目学员组织开展理论培训和专科进修，每年为基层培养一批中医药技术骨干。继续实施中医类别全科医师岗位培训项目和乡村医生中医专业中专学历教育项目。

在科技创新方面，围绕疾病防治中的重大问题，凝练科研课题，打造核心团队，建设科研平台，重点提高市、县级中医药人员的科研设计水平和课题执行能力。

在推进文化建设方面，成立了由省卫生厅分管厅长任组长的中医药知识宣传普及项目领导小组，从项目目标、项目内容、组织实施、监督评估等方面提出了明确要求，使实施方案更具有针对性和可操作性。各项目单位也成立了相应的组织领导机构，形成了主要领导亲自抓、分管领导直接抓、保证专人具体抓的工作机制。

成立中医药文化建设和科学普及专家委员会，

组建中医药文化科普巡讲团，深入开展“中医中药中国行·进农村，进社区，进家庭”大型科普宣传活动，推动中医药文化的广泛传播。随着科普宣传工作的深入开展，各地各单位对中医药科普人才的选拔和培养越来越重视。许多中医药单位设置了专门的部门，配备了专职人员，负责科普宣传工作的具体开展。邀请相关专家对科普宣传人员进行业务技能培训，各地也根据工作需要组织开展了相关业务培训，提高了科普队伍的业务素质。同时各地在工作中密切联系，加强交流，采取实地参观、座谈交流等多种方式，互通有无，取长补短，推动了科普宣传工作水平的提升。选择8～10所中医医院，打造文化建设亮点。为大力弘扬中医药文化，进一步加强群众对中医药的了解和认识，自2008年以来，河北省中医药管理局认真组织实施了中医药知识宣传普及项目，为把“中医中药中国行”河北省活动办出特色，该省多次召开专题会议进行筹划，细化措施，制订工作方案。各市、县通过中医药文体节目表演、义诊和健康咨询活动、百米展廊展示、签名墙签名活动、科普资料发放等形式集中展示中医药的特色和优势，同时还深入社区，举办医生培训和健康讲座活动。“大篷车队”配备省内一流的中医药专家，送医送药下基层、进军营、进农村。活动期间，共捐赠医疗物资400万元，举行义诊活动百余场，参加的专家2000多人，接待义诊咨询群众近10万人次，向基层卫生医疗机构和从业人员赠送图书3万册，发放中医药科普宣传资料近20万份，组织基层中医药从业人员培训100多场，开展健康讲座80多场。

三年来，确定河北省中医院和15家县级中医院为中医药科普宣教项目单位，各项目单位因地制宜，以彰显特色、营造氛围、扩大影响为目的，积极开展形式多样的科普宣传活动，取得良好社会反响。基地制作了中医药科普健康教育光盘，寓教于乐，免费发放，传播自我治疗和预防的知识。基地中医药专家坚持每周深入厂矿、社区、农村开展义诊活动，为群众分忧解难，普及中医药知识。基地还与法国里昂中医药学校开展合作办学，每年定期接受该校学员来基地学习，打造了国际交流的平台。保定市组织开展“名老中医进太行”活动，先后在7个山区县举办大型义诊活动100次，出动车辆2000多台次，组织名老中医1000多人次，为5万多名患者义诊，发放药品26种、价值30多万元，发放中医药科普宣传资料60多万份。河北省中医院与石家庄市桥东区49家卫生院（站）建立中医药服务协作机制，实行“一帮一”对口协作，老百姓在家门口就可以享受优质中医药服务，了解养生保健知识。青龙等县设立“中医药科普宣传服务日”，利用农村集市，举办义诊咨询、免费体检等活动。鹿泉市举办中医药知识宣传消夏晚会、开办中医药防治疾病电视专题栏目。活动内容丰富，形式活泼，进一步拉近了中医药与广大群众的距离。保定市中医院·守真祠堂是首批全国中医药文化宣传教育基地之一，由市中医院、守真祠堂、中医史展厅、中草药综合展厅、保定中医史展厅、百草园、名医碑廊等部分组成，以壁展、实物、图片、文字等形式生动地展示了当地中医药史的发展历程和主要成就。

加强与省内电视、广播、报刊、网站等大众媒体的合作，围绕中心工作，结合河北省政府《关于扶持和促进中医药事业发展的实施意见》的颁布实施，对名中医评选等重大事件进行重点宣传，营造良好的社会舆论环境。

编辑出版《河北中医五千年》、《河北中医名师图录》、《养生保健手册》等中医药图书近万册，向全省各级党政机关领导、各有关部门和各中医药单位免费赠送。以河北省中医院为首的16个项目单位均编写制作了宣传册、光盘、展牌、图书等，向社会群众发放。同时，各项目单位积极与新闻媒体合作，开设专题、专栏、专版，定期推出中医药特色专题讲座。各地各单位还在本单位门户网站上开设中医药科普栏目，进行专项宣传，丰富了活动内容。

河北省中医药管理局和省财政厅联合出台了《河北省名中医传承工作室建设项目实施方案》，提出今后一个时期，要为河北省“名中医”陆续设立传承工作室，配备相对稳定的传承团队，建立资源共享平台，系统整理、研究和传承名中医的临床经验和学术思想，推进“名医、名科、名院”战略的实施。原则上为县级以上中医医院（中西医结合医院）或条件较好的综合医院，要有省级名中医，有合格的工作团队。有专门的工作用房，具备接收外单位人员进修的条件。在研究继承工作方面，要选择名中医擅长治疗的1~3个常见病、疑难病，进行系统的“同病异治，异病同治”总结研究，形成院内制剂或临床诊疗方案（方法），推广应用于临床；在进行临床资料的整理分析方面，要对名中医临床资料重点进行回顾性挖掘整理研究，提炼形成临床经验和学术思想，发表论文或出版专著等；在名中医信息网络系统建设方面，要建立工作室网站，将名中医有关研究资料信息化，实现名中医典型医案、影像资料、传承工作成果等资源共享。《方案》规定名中医传承工作室建设周期为三年。所需经费由政府和单位共同承担，其中省级财政安排每个工作室专项经费10万~20万元，承担单位要按照不少于1：1的比例予以经费匹配。

重庆多项措施助推中医药发展

重庆市采取多项强有力措施加快中医药事业发展，计划到2015年实现建立与“健康重庆”相适应的功能完善、特色明显、方便有效的中医药服务体系，重庆市中医药事业总体水平达到西部地区前列和全国中等水平。

一是完善中医药服务体系，合理布局中医医疗资源。加快区县级以上中医医院基础设施的改扩建，提升中医医院的服务能力；科学规划中医医疗服务体系，加强综合医院和基层中医科室建设，提高中医药的知名度和影响力。

二是加强中医药特色优势建设。大力推广应用中医药适宜技术，开展中医预防保健服务，加强中医药重点学科和专科建设，力争到2015年建成10个国家和市级重点学科，20个国家和市级重点专科，60个特色专科，5个中医药适宜技术推广基地。

三是培育壮大中医药人才队伍。筹建独立的中医药高等院校，加快中医药教育机构建设；采取培养和引进相结合的方式，培育学科带头人，推进高层次人才培养；坚持职业教育和继续教育的并重，壮大和稳定基层中医药人才队伍。

四是提高中医药科技创新能力。通过深化中医药科技体制改革，推进科研资源整合，加强中医药科研机构建设；支持中医理论与诊疗技术的系统研究、诊疗仪器与设备的研发；组织开展学术经验交流，有效传承中医药理论与技术，简化中药制剂审批流程，支持中药制剂的研究与利用。

五是大力发展中药产业。开展中医药资源普查，加快中药资源监测和信息网络建设，加强中药资源的保护、研究、开发和利用；规范中药种植，实施中药种植万元增收科技示范工程；鼓励中药企业优势资源整合，培育壮大中药产业；通过政策引导与扶持，构建规范、高效、安全的新型中药流通体系。

六是弘扬中医药文化。整合中医药文化资源，打造中医药文化品牌，建成一批国家或市级中医药文化示范单位；利用报刊、电视台、网络等媒体开展中医药知识宣传，扩大中医药文化的影响力；鼓励中医药机构加强对外交流，拓展国际市场，提升国际影响力。

2011年6月，由重庆市卫生局主办的首届“国医名师大讲堂”开课，“国医大师”郭子光教授、国内知名中医药专家钱超尘教授、曹东义主任医师、马有度教授、张西俭主任医师共5位专家，他们将用3天的时间，就传承千年的古方《伤寒杂病论》这一主题做客讲堂，为重庆400余名中医药人员授课。重庆市卫生局局长屈谦表示，国医名师大讲堂以“聚国医名师、扬中华国粹、传岐黄妙术、造巴蜀名医”为宗旨，定期聘请国内著名中医药专家讲课。重庆将在2011年到2013年之间，举办10届“国医名师大讲堂”，邀请在国内获得“国医大师”、“院士”称号的中医药大师来渝讲座。重庆市卫生局副局长方明金介绍，在本次大讲堂上，郭子光以翔实鲜活的病例讲述了其运用《伤寒论》的经验体会，提出外感热病寒温统一论的观点。北京中医药大学教授钱超尘关于伤寒论不同版本对临床影响、重庆医科大学马有度灵活运用仲景方、河北省中医药研究院曹东义寒温统一与传染病的论述，都得到了学员的好评。重庆将在 2011 年到 2013 年之间，举办 10 届“国医名师大讲堂”，邀请在国内获得“国医大师”、“院士”称号的中医药大师来渝讲座。

时年 95 周岁的国医大师邓铁涛先生，听说重庆市要举办“首届国医名师大讲堂”，欣然命笔，为大讲堂文集题写书名，并且题词鼓励说：“重庆是我国之名城，抗战胜利起过重要作用，今天振兴中医，亦必发挥重要之作用。国医名师大讲堂乃实现振兴中医途径之一。中医之腾飞已列上日程。祝重庆市成为国医名师传播造福人类健康福音之平台。”

重庆中医药学会名誉会长马有度先生回忆说，记得是 1994 年，全国第四届中医药科普学术研讨会即将在成都杜甫草堂疗养院召开，远在广东的邓铁老欣然题词：“中医学呼唤科普。”这短短的七个字，真是意味深长，在那许多人对中医科普无暇兼顾，甚至不屑一顾的年代，这一声呼唤，吹响了向中医药科普进军的号角。时至今日，“中医中药中国行”大型科普宣传活动，深入千家万户，惠及亿万民众，实在令人鼓舞，邓老的“呼唤”功不可没。我在新版《家庭中医顾问》中醒目地刊登出这七字真言，我在新版《感悟中医》中还专门写了一篇“中医学呼唤科普”的文章，这七字真言已在海内外广为流传。2007 年在重庆召开的“全国传承创新中医药高层论坛暨批判‘废医验药’优秀论文颁奖大会”前夕，从广州传真而来，邓老写到：“‘告别中医’之闹剧，已成民族虚无主义者的回光返照，振兴中医永远是我们光荣的任务。”正是在全国众多中医人士和邓老的鼓励下，我们重庆中医药界十几名专家在电视台《龙门阵》节目中，集中火力，面对面地炮轰一些人废医验药的谬论，影响深远。时至今日，历史已经证明，由个别人合演的“告别中医”，确实是一场可笑的闹剧，确实是回光返照，早已烟消云散。

重庆继首届国医名师大讲堂之后，根据广大中医药工作者的要求，于 2011 年 11 月 4-6 日，重庆市中医药学会在重庆渝通宾馆举办“重庆市第二届国医名师大讲堂”。来自重庆市各区县及市级各中医院、综合医院、专科医院的中医、中西医结合专业技术人员共 220 余人参加了学习。本次大讲堂的主题为“中医脑病的临床诊治及研究”。以研究经典学说与经方、专病、专科临床诊治独特经验及发展动向为主要内容。特邀请了国医大师、陕西中医学院张学文教授进行了《中风的防治与调护》的专题讲座；天津中医药大学附属武清医院陈宝贵教授为广大学员讲授了《老年期痴呆的中医诊治思路》；重庆市名中医、重庆医科大学附属第二医院王辉武教授及第三军医大学新桥医院黄文权教授分别做了《失眠的中医研究与方证辨治》和《脑卒中的中西医康复治疗》的讲座。来自临床一线的学员们对国医名师们严谨的治学精神、缜密的临床思维方式、深厚的中医药学术功底深表钦佩。对本届讲堂效果反应良好，收获很大。纷纷表示回到临床岗位后将所学知识实践运用，认真做好临床工作。

连续两届讲堂的举办初步形成了一种持续培训机制。讲堂将坚持举办下去，使重庆市的中医药人才队伍能尽快成长，更好的为广大人民群众服务。

治未病理念焕发时代活力

“治未病”是中医学一个理念，形成于《黄帝内经》之中，运用于《伤寒杂病论》等历代中医典籍之内。但是由于近年来中医特色淡化，中医诊疗思想深受西医标准影响，“治未病”思想长期没有得到人们的重视。经历了 2006 年反中医思潮的冲击，重新审视中医的现实作用，“治未病”思想被赋予了新的时代使命。

2008 年，国家中医药管理局在全国启动中医“治未病”工程试点工作。在今年 1 月召开的全国中医药工作会议上，该局提出的“十二五”中医药发展 9 项重点任务中，加强中医医疗预防保健服务体系建设位列其首。

2011年1月16日，在第三届“治未病”高峰论坛在钓鱼台国宾馆召开，王国强副部长介绍说，首届“治未病”高峰论坛，以“治未病——健康的基石”为主题，深刻阐述了“治未病”的概念和意义，交流了开展“治未病”实践的初步经验，提出了构建中医预防保健服务体系的总体思路，并启动了“治未病”健康工程，引起了社会强烈反响。第二届“治未病”高峰论坛，以“治未病——把握健康”为主题，总结交流了“治未病”健康工程的实施进展，更加明确了“治未病”的目的意义，深入探讨了中医特色健康保障—服务模式的内涵及其规范，发挥了回顾总结、巩固成果、示范引领、推动发展的作用。

王国强说，以扩大服务覆盖面为核心，着力推进试点工作。到2011年，已先后确定4批共103家“治未病”预防保健服务试点单位，涵盖了除西藏以外的30个省(区、市)和部队系统，涉及中医医院、社区卫生服务机构、预防保健机构及其他医疗卫生机构。此外，还确定了5个试点地区及上海、广东两个试点省市，以推进区域性试点工作。上海市长宁区已在全区范围内全面开展“治未病”服务；广东省已有9个市、20个单位开展试点，并明确提出到2020年覆盖全省；还有不少省市也开展了省级试点，中国中医药科技开发交流中心会同昆仑—炎黄公司等采用“治未病”战略联盟的形式探索了构建服务体系的组织形式。从总体上看，“治未病”预防保健服务提供体系的框架正在逐步形成。总结“治未病”服务实践并利用研究成果，制定了《中医特色健康保障—服务模式服务基本规范(试行)》和《中医预防保健服务提供平台建设基本规范(试行)》。按照《规范》要求，开展“治未病”服务的单位不断加强基础设施、人才队伍和服务规范等方面的建设，提供以健康为核心的个体、系统、全程、递进的“治未病”服务，服务技术和服务流程逐步规范，服务水平明显提升，服务对象的满意度不断提高。同时，以中医体质辨识等为主要内容的中医预防保健服务，纳入了2009版国家基本公共卫生服务规范。以丰富服务内涵为重点，着力推进科学研究；以扩大社会影响为目标，着力强化普及宣传。“治未病”的现场展示，受到中央领导和广大群众的关注。首届军队“治未病”论坛和第四期“治未病”高峰论坛系列专题讲坛成功举办，取得了良好效果。包括试点单位在内的许多机构和单位，采取各种方式，面向社会大众，积极开展“治未病”知识与方法的普及和宣传，受到广大群众欢迎。新闻媒体持续关注“治未病”工作，中央电视台新闻联播报道了首届军队“治未病”论坛、上海长宁区的试点启动等活动。通过宣传，“治未病”的理念得到广泛普及，全社会对“治未病”的认知度不断提高，社会影响明显扩大。

我们也应看到，当前，在实施“治未病”健康工程、发展中医预防保健服务中，还存在不少困难和问题，主要表现在，工作进展不平衡，地区之间、试点单位之间、构建中医预防保健服务体系的各项工作之间存在较大差异。人才需求非常迫切，开展“治未病”工作的复合型人才和“治未病”服务专业技术人员十分缺乏。科技支撑更显紧迫，健康状态辨识、评估和干预的技术方法及其产品急需大力开发，相关标准和规范需要加快完善。效果评价急待跟进，“治未病”服务效果评价方法和指标体系需要尽快建立。政策协调有待加强，需要进一步发挥政策的保障和推动作用。

王国强在2011中国科协年会的“中医药国际发展论坛”上表示，下一步我国将积极发展“治未病”预防保健服务，用传统医学为人民群众织就一张健康防护网。他说中医药在中国有着良好的社会基础。据一项专门调查结果显示，90%的民众关注中医药，88%的民众用过中药，53%的民众看病首选中医。随着生活水平提高，人们更加注重健康保养和生存质量，中医以未病先防、已病防变、愈后防复发的“治未病”理念为核心，强调个人的养生保健，显示出独特的优势和旺盛的生命力。近年来，我国积极发展中医预防保健服务，开展了“治未病”试点探索工作。试点结果显示，接受“治未病”服务的人群健康状况得到改善。下一步，我国将充分发挥中医药在预防、保健、养生、康复等方面的重要作用，推动中医医院和基层医疗卫生机构开展中医预防保健服务，提高人民群众的健康水平。

2012年1月10日王国强在全国中医药工作会

议的报告中5次提到“治未病”，强调中医预防保健服务急需加强。他说“治未病”是中医预防保健的重要理论基础和准则。此前，中国提出了从“治疗疾病”向“预防疾病”重点转变的“前移战略”。有分析认为，这种健康维护理念的变化与中医治未病的主导思想息息相关。在会上谈到医改时，王国强表示，推进基本公共卫生服务均等化工作中，以充分发挥中医“治未病”预防保健的特色优势为目标，全面总结和继续开展基本公共卫生服务中中医药服务项目试点工作，提出服务项目，明确服务内容，统一服务标准。

国家中医药管理局副局长马建中指出，中医药预防保健在实现人人享有基本医疗卫生服务的战略目标中，可以大有作为。近年来，相关部门开展了一系列中医预防保健宣传推广工作，推动了中医预防保健理念及知识的传播，中医预防保健意识深入人心。但人们更需要的是质量更高、价格低廉、服务正规、方便快捷的中医预防保健服务。

国家中医药管理局医政司司长许志仁表示，“治未病”试点工作将古老的“治未病”理念和思想以现代方式贯彻和落实，焕发出新的生机。近年来，中医预防保健工作得到快速发展，成效明显。居民中医预防保健意识不断提高；部分区域性服务网络体系初步形成；陆续建立一批中医预防保健服务机构；中医预防保健服务内容日益完善等。国家中医药管理局医政司一项调查显示，许多医院在提供中医预防保健服务方面的探索实践如提供冬病夏治、膏方等服务，都取得了很好的效果，受到欢迎。如今，膏方已从南方发展到北方，有些地方医院膏方的业务收入已达3000万元，服用人员几万人。

许志仁介绍，目前中医预防保健专业队伍正在形成，区域性抽样调查数字，已远远超过中医师的队伍。国家中医药管理局医政司最近做的一个样本调查显示，南方某1000万人口的改革开放前沿城市，打着中医招牌从事预防保健的机构就有2000多家，从业人员10万多人；河北一个地级市，这样的机构也有2000多家，从业人员2万人。许志仁坦言，目前摆在面前的一个重要问题，是预防保健机构的规范、标准和准入方面。他表示，中医养生保健人员准入由国家中医药管理局管理，但据调查，现在有8～9个部门都在搞培训和发证。“好事一定要做好，管理亟待加强。”许志仁说。

当前，中医预防保健理念正深入人心，社会对中医预防保健的需求也在不断增加。4月17～18日，世界中医药学会联合会康复保健专业委员会第二届年会暨全国中医预防保健发展论坛在河南郑州举行，与会专家一致认为，随着国际健康观念和医学模式的转变，中医“治未病”这一古老而前沿的理念正显示出独特的优势和魅力，对当前重大疾病及老年病、亚健康等的防治意义重大。

岭南医学研究不断深化

所谓岭南是指五岭以南，古为百越之地。学者指出[1]，岭南医学发端于岭南地区，其形成和发展均与岭南文化息息相关。岭南地区很早就有人类的生产活动。在粤北曲江发现的“马坝人”距今已有13万年。岭南古称南越，土著居民为越族。岭南文化虽起源于土著越族文化，但自晋朝南渡、宋代逾岭而来的两次开发，中原文化随民众南移岭外；又因地域通海，得风气之先。岭南文化在继承华夏优秀传统文化的基础上，荟萃外来文化精华，形成独特的风格。岭南唐代诞生了佛教禅宗祖师六祖惠能；明代陈献章“白沙之学”传湛若水甘泉先生，所谓“孔孟之学在濂溪，而濂溪之学在白沙”。近代维新派康有为与梁启超、民主革命家孙中山和朱执信等均为有重大影响的文化名人，纷纷从岭南走向全国。

学界认为岭南文化具有三个主要特点：其一，兼容性与创新性的多元文化。由南越土著文化与中

1 http://wenku.baidu.com/view/e2b8651052d380eb62946dd1.html

原文化融合，并受到荆楚、闽越、吴越文化的影响，吸收西洋文化的优点，形成自身的特色。其二，开放性与辐射性的海洋文化。中国古代文明以河流文化为特征，如中原文化发端于黄河流域；而近代文明则以海洋文化为特征，具有更广泛的开放性，以及外向型的辐射性。其三，具有实用性与世俗性商业文化。广州是中国古代对外通商的重要港口之一，是“海上丝绸之路”的起点。在唐宋年间，广州的对外贸易已十分繁荣，是全国最大的贸易港口。因此，商务活动中灵活、务实，讲求诚信，注重实效的特点，以及善于在竞争中发展的精神亦渗透到岭南文化之中。岭南文化的特质体现在岭南医学、岭南画派、岭南园林与建筑流派、岭南戏剧、岭南茶道等领域，形成独特的风格，在历史的长河中绽放出绚丽的光彩。

岭南医学充分体现岭南文化的兼容性、开放性和实用性。一方面扎根于民间，应用岭南特有之生草药，以凉茶、汤醴等特有的药膳模式融入百姓生活，发挥养生保健和防病治病作用；另一方面，彰显海洋文化之优势，得风气之先，引入“海药”，取西方医学之长，衷中参西，融会贯通，并适应地方疾病谱的变化，在防治伤寒、温病、时疫以及骨伤、妇科、儿科等疾病方面传承创新，提出新的学术观点，形成新的学说，促进中医学术的进步与专科的发展。

岭南医学流派的研究积累了几代人的心血，是一个不断深入的过程。

1949 年 3 月，苏寿琪在《广东文物特辑》发表“清代广东中医药文献”，收集 102 种广东中医药古籍目录，文曰：“予对于本省人士所著医籍，颇肯留心，数十年来所见者，不下百种，以为如能翻印成岭南医学丛书，则嘉惠于本省人民之健康者至大。盖疾病与地理有连带关系，采本省医界前哲之宝贵临床经验，以治疗本省之病者，当较胜采用其他书本多矣。”

1957 年 6 月，《广东省中医药展览会画刊》有“广东名医及其著作”专栏。文曰：“晋朝自永嘉南渡，广州的支法存以治脚气，名闻全国。葛洪来到广东，总结了劳动人民和疾病作斗争的经验，使祖国医学开展了全面性的南北交流。……广东历代有著述的医学家，据统计共 128 人，其中以南海籍最多，顺德籍次之，医学著述总计 319 册 370 卷。”

1962 年，广东省卫生厅、广东省中医药研究所、广州中医学院联合在《广东中医》发出“征集广东历代名医、现代名中医医案医话启事”通知，同年 10 月就有报道：广东历代较有名望的中医中药人员 550 多人，已知著作 394 人 465 种，1150 多卷册。

1975 年，广东省医药研究所中医研究室编写《广州近代老中医医案医话选编》，辑录潘兰坪、程康圃、易巨荪、陈伯壇、黎庇留、吕楚白、吕安卿、杨鹤龄等 8 位已故广州近代名医论著摘要。

从学术层面深入研究岭南医学是在上世纪 70 年代末 80 年代初。1979 年改革开放先从广东开始，我国著名中医学家邓铁涛教授当时已有远见，认为我国中医药学术重心，有从黄河流域到长江流域再到珠江流域逐渐转移的趋势。邓铁涛教授首先开拓岭南医学领域的研究，指导研究生进行岭南医学的研究。如果说邓铁涛教授是岭南医学研究开拓者的话，彭胜权教授则是这一研究的积极倡导者。记得当时有人提出疑问：医学难道也有岭南岭北之分吗？《素问》曰“地势使然也”。邓老躬身实践，1980 年点注出版岭南名医何梦瑶《医碥》，其后又点校出版清代程康圃、民国杨鹤龄《岭南儿科双璧》，成为研究岭南医学不可缺少的珍贵读本。彭胜权教授主持的“岭南温病理论与临床系列研究”，获 1999 年度广东省科技进步二等奖，是岭南医学研究首次获得省部级奖励的项目。

2006 年广东省中医药局贯彻中共广东省委、广东省人民政府关于建设中医药强省的决定，设立广东中医药强省建设科研专项，如 2007 年立项《岭南中医药名家》研究。该项研究收录岭南中医药名家共 162 人，完成了对岭南中医药名家的界定，即古代岭南中医药名家，根据历代中医药文献查阅检索以及他们存世著述调研整理结果拟定；近代岭南中医药名家，应当是受近代百年国内同行公认的已故老一辈知名中医药名家；现代岭南中医药名家，是广东省学术造诣高深同时受国内同行公认的知名中医；当代岭南中医药名家，是广东省中医药学科带头人或领军人物或大师级学者。主要是 1962 年、1978 年广东省人民政府授予两批广东省名老中医称号者；1993 年、2000 年广东省人民政府授予两批广东省名中医称号者；自 1992 年起两部（卫生部、人事部）一局（国家中医药局）开展全国老中医药专家学术经验继承工作的三批指导老师。他们是在长期为民众医疗卫生服务过程中疗效得到认可、并经政府管理部门批准的名医。岭南中医药名家及其著作的整理发掘，为岭南医学流派的研究奠定坚实基础。

广州中医药大学岭南名医荟萃，刘赤选、陶葆荪、冯德瑜、周子容、李藻云、朱敬修、罗元恺、邓铁涛、李仲守、黄耀燊、关济民、司徒铃、林建德、钟耀奎、何志雄、关汝耀、蔡荣、杨志仁、刘仕昌、赵思兢等老一辈名医是医院的奠基者，他们是全国知名的大师级人物，从 20 世纪 60 年代开始在医院临证与教学；广东省名中医靳瑞、刘亦选、王德鉴、熊曼琪、陈纪藩、丘和明、劳绍贤、赵立诚、彭胜权、杨文辉、欧阳惠卿、陈镜合、许鑫梅等承上启下，是各个学科传承与发展的学术带头人。

20 世纪 90 年代以来，医院扎扎实实、积极而有步骤地开展对岭南名医学术经验的传承工作。根据国家中医药管理局的要求，为全国老中医药专家学术经验继承工作第 1-4 批导师邓铁涛、罗元恺、黄耀燊、刘仕昌、钟耀奎、赵思兢、黎炳南、王德鉴、靳瑞、刘亦选、熊曼琪、陈纪藩、丘和明、彭胜权、许鑫梅、赵立诚、周岱翰、陈镜合、欧阳惠卿、陈基长、王士贞、关国华、崔学教等遴选学术继承人，目前已有三批结业出师。另一方面，也对已故的老一辈名医学术经验进行整理研究，成果收载入广东科技出版社 2010 年出版《岭南中医药文库》，形成名医、名科、名院“三名”战略发展良性循环。

国医大师邓铁涛教授提出用“五脏相关学说”发展“五行学说”，五脏相关学说与五行学说区别在于：五脏相关学说强调实践优位而五行学说有推演成分，五脏相关学说是中医术语而五行学说是哲学语言，五脏相关学说有主次（层次）之分而五行相生相克关系循环对等。因此，五脏相关学说能够更加准确表达五行与五脏关系，成为中医临床诊治的一种思维模式，也是名老中医运用现代语言诠释古代中医五行学说的一种方式。邓铁涛学术团队完成“中医五脏相关理论基础与应用”，获广东省科学技术一等奖，作为国家重点基础研究发展计划（973 计划）课题 2010 年 12 月也顺利通过验收。

我国关于中医使用中药的种种限制，也造成了中医药事业的萎缩和停滞，这是“出口不畅”造成的。长沙退休老中医陈勇说[1]，在现行的中医药管理法规中，不准中医师自制药剂为患者治病，不问其制剂的疗效如何，均属违法，以假药论处。这种法规使中医药遭到了灭顶之灾，它剥夺了广大中医师治病的技能，特别是中医外科，中医外治，历来都是中医师自制丹、散、软膏、薄贴、掺药等，具有简、便、廉、验的特点，深受广大患者欢迎与喜爱，据清代中医外科名医吴尚先自序说：虽因战乱避住乡间，其名声“地去一二百里，人来五六十船”，“余曾于一月中治二万余人，遂得心疾，力却不诊者数月；今但日限以百人而已”，又如近代北京外科学家房（芝萱）、哈（锐川）、赵（炳南）、均能自制外用药剂上百种，在京城享有盛誉，他们的绝技恐怕都已失传。卫生行政主管部门制定的金科玉律，其名为加强管理，防止伪劣、假药泛滥，而事实呢？真的绝迹了，而假药、游医却大肆泛滥起来，何也？因为中医药在中国流传几千年，卓越的疗效在百姓中享有极高信誉，好东西被禁止灭绝了，一些不法之徒利用人们对中医药的信誉，趁机打着祖传秘方旗号（其实没有），骗人钱财，败坏中医药名声。历代中医均可自制药物为患者治病，而未见这类骗子，如今卫生行政部门越管理，骗子反而越多，难道不值得卫生行政部门深思吗？

陈勇介绍说，在美国中医师是可以自制中药制剂的，但要在药瓶上注明：“未经 FDA 批准，并标明成份，需要遵照医嘱服用。”只要患者同意，就可以服用，当然出了事故，由医生自己负责。深海鱼油丸在美国是在超市中出售，在药瓶上的说明书中注明：“未经 FDA 批准，不能作为诊断，预防、治疗任何疾病的药物看待”。在中国深海鱼油丸可

[1] http://www.zhongyiyao.net/bbs/thread-46477-1-1.html

在电视、报刊上大肆宣传治疗功效，这种广告，需经卫生行政主管部门批准的，是主管部门的无知，还是其他？美国允许的（允许中医自制中药制剂）不引进，美国不允许的（如深海鱼油丸）都在中国大行其道，实在令人不解。

中药材市场面临现代转变

在中医药发展的历史长河里，自然形成了中药材集散地，比较有名的有河北的安国，安徽的亳州等，大多是一家一户的药材、饮片经营户，属于个体经营性质。建国后一个很长时期里，中药材属于国家统购物资。近年来，随着市场经济的快速发展，很多社会资金进入中药材流通领域，把一些中药材当做炒作的货物，有的紧缺药材甚至被炒到天价，也有的农民用硫黄熏蒸药材，以便在外观上好看，让中药材管理、中药材质量等业界多年难以解决的顽疾一下子展现到了世人眼前，而这无不与药材市场有关[1]。

中国中药协会中药材市场专业委员会主任周雷说："我们现在的中药材市场缺乏规范、缺乏管理、缺乏统一的标准。"随着市场经济的发展，中药界多年来一直在讨论中药材市场如何从传统走向现代的问题，我国政府在 1996 年更是对全国的中药材专业市场进行了一次大的整顿以进行规范，原有的 117 家中药材市场只保留了 17 家。然而时至今日，我国的中药材市场仍然没有走向现代化。周雷说："我们去年对全国 17 个中药材专业市场进行了一年的实地深入调查研究，得出的结论是，这些市场基本还是一个原始、传统、落后的农贸集散市场。"有的市场人员表示，"甚至还不如 100 年前清朝的药材市场"。我国中药材专业市场的管理涉及十几个部委，联合管又都不管。有的地方政府由于拿不到市场税收干脆放任不管。17 家市场之间信息不沟通，还相互保密，农民种药信息也不沟通。然而在国际上，中国的中药只占很小的市场份额，日本、韩国、台湾的中药大行其事，这一现象值得业内人士叹息和反思。针对这些情况，多年前就有很多专家学者提出中药材交易要搞电子商务，但对于一个不规范的农贸市场来说，走向现代化的过渡时期恐怕还要很长的时间。

中国中药协会中药材市场专业委员会常务秘书长周洵说，目前的中药材市场，还都是农贸交易市场，就是卖药材，没有各自的特色。一些投机商将药材拉来倒去，比如亳州的亳芍，今天广西玉林价高了就拉到玉林去，明天安国价涨了又拉到安国，过一阵儿亳州缺货了又拉回来，在运转中亳芍的价钱就被抬高了。一种药材多时可被拉来拉去五六次。药材价高了，药农并没有赚到钱，政府也没有获得税收。

专家建议，要将现在的中药材的农贸交易市场转变为现代化仓储物流市场，必须要有一个定位。我们通过调查感到，现在所有市场不论现在、还是未来的发展规划和方向基本都是一样的。17 家市场如果都按共性去发展，可能有的市场将来的生存空间就会越来越小。

周洵说，当代物流是一个集散的概念。集什么？散什么？各个市场要结合自己周边的资源情况以及与其他市场之间的关系分析寻找，而不应像现在这样将天南地北的药材都弄到自己这里再往全国散。不能只盯着自己这一亩三分地，应该寻找外延，考虑与种植业和下游产业怎么衔接。

中国中药协会会长房书亭提出，药材市场要以地产药材为主，其他药材为辅，这样的市场才有生命力。

李时珍的故乡湖北蕲春，当地政府认为，发展中药经济，产业化是方向，贸易物流平台是支撑。因此，2009 年，他们以蕲春中药材专业市场迁址重建为契机，确立了构建大平台、打造大药市、促进大流通的思路，开始探索一条品牌引领、项目支撑的发展路子。黄凤金董事长精心策划的"湖北李时珍国际医药港"项目，提出打造长江中下游最大

1 http://blog.sina.com.cn/s/blog_801fdcee0100sify.html

的中药材集散地、大别山道地中药材采购基地和国内一流、国际知名的中药材、医药和健康产品商贸物流平台，延伸李时珍中医药产业链。并且全面带动大别山地区3省19县市和长江流域天然植物药物种植基地的建设和农业产业结构的调整以及中药材加工业的大发展。她设计的项目与湖北省和蕲春县的产业发展战略不谋而合，并被湖北省列为“十二五”重点建设项目。

现任医药港总经理杨兴国说，湖北中药材资源居全国第四、收购量居全国第五，除了蕲春道地药材蕲艾，还有全国叫得响的英山、罗田的茯苓、天麻，利川的黄莲，板桥的党参等几十个地产道地药材，这些都是我们的优势。我们就是要做好这些地产药材大品种，依托李时珍这个“独一无二”的品牌，构建中药材种植基地、中药材集散基地、中药和健康产品加工基地和贸易物流基地、中医药健康文化休闲旅游基地，这样就可形成一条完整的李时珍中医药产业链。蕲春县委书记徐和木提出，蕲春中医药产业链将充分利用湖北“九省通衢”国际流通大平台的贸易优势、人才和信息优势，向品牌化、基地化、科技化、现代化、集群化战略聚集。

周雷说，湖南廉桥药市过去乱得要命，掺杂使假现象严重，由于客商都不愿来，市场经营人员越来越少，只剩200多户，年销售额2亿～3亿元。2008年当地政府派人来领导，民主选举管委会，管委会成员按公务员待遇，发工资，并与经营户签订合同。3年来市场变了样，造假的人越来越少了，市场经营户还互相监督，自觉维护市场声誉。市场规范了，客商来得多了，效益也好了，去年年销售额突破50亿元，经营户超过了1000户。政府还引进深加工企业，税收达到近5亿元。他说：“规范化管理很重要。如果没有统一标准，搞仓储物流不可能、电子交易也不可能。我们已与李时珍国际医药港签订战略合作意向，将指导并帮助他们确定发展规划和定位，设计适合的运营模式。同时，在建立产品标准、产业规范、集中仓储和现代物流体系、电子交易平台和中药材可追溯体系方面进行一些探索。我们准备先把市场基本标准统一起来，统一管理体制，争取几年内推出10个特色市场。”

对于市场的管理，既要规范化，又要疏堵结合。周雷说，硫黄熏蒸药材，中国药农这样传统加工几百年了，有增白、防潮、防虫、防霉变的作用。现在我国《药典》规定一律不允许用硫黄熏蒸药材，取消了这一加工方法。传统硫黄熏蒸加工方式有不足的一面，我们可以对农民加强宣传和引导。但农民收的鲜药不处理无法卖出，怎么解决？没有人管。这应该是政府要解决的，请专家论证，拿出解决的办法。为了解决这个问题，中国中药协会中药材市场专业委员会去年调研了各种烘干机，并做了采用烘干机烘干药材与硫黄熏蒸或晒干成本比较试验。比如天麻，从收到干需要3个月至半年时间，其间要不断晾晒，费工费力。机器烘干只需24～30小时，也就一天多时间，每千克成本却只增加几分钱。他们向药农推荐后，农民说：“值！我们可以接受。”

设计和推广一些产地可追溯防伪药材包装，将来药材可以追溯源头，质量会更有保证，让使用者放心。

现在一些地方发展药材生产，在不了解需求量多大的情况下，就盲目提出扩大种植面积的现象很令人忧虑。周雷说：“我们已经初步摸清了全国中药材地理分布情况，产地药材一年的总产量和发展量，国内需求量和国际需求量。将来再把产地市场建起来，每个市场几十个品种，统一仓储，建立交易平台，实行电子交易，通过市场间联网保证信息公开透明，就规范化了。信息透明后，可与药农签订合同，进行技术指导，保底价，包收。这样炒作者没有了，药材价格就不会涨那么高了。”现在有一大批有实力的企业愿意投资，做市场、做中药材仓储物流和电子商务。下一步需要拿出一个从种植到质量保证、到仓储物流、到成药的标准，包括药材产地认证、质量追溯的标准。周雷认为，将来规范化的国家级中药材专业市场本身就是仓库，仓储建好了，库存解决了，政府再支持一下，就可以成为国家中药材储备库。“按照现在各地在建的物流规模，有一半就够用了。”

李佃贵论中医发展九个重点

中医学的发展已有数千年的历史，但在近代西医学的冲击下却逐步萎缩。国家中医药管理局提出“六位一体”发展中医的战略，为中医事业的健康发展指明了道路。中医界专家建言献策，深入研讨未来发展问题。河北省十二大名中医李佃贵教授撰文指出，近年来随着医学模式的深刻变革，中医正逐渐为世界各国人民所接受。中医应如何认清当前的形势和未来的发展呢？有几点看法，在此和大家共同探讨[1]。

一、发展中医要创新理论：理论是用来指导临床的，但理论也是来源于临床的，随着社会、历史等原因的改变，我们所面对的临床也发生了变化，疾病谱发生了改变，人类的年龄结构、饮食、体质等等都发生了变化，这就要求我们在新的形式下，在继承中医理论的基础上进行创新，“百花齐放，百家争鸣”。只要是临床证明有效的新理论、新学说就应该大力支持和发扬。但前提是任何理论创新都不能脱离中医本来的面目，否则也就谈不上是中医理论创新了。

二、强化治未病的思想：中医治未病理念源远流长，是中医学理论体系中颇具影响的理论之一。未雨绸缪，凡事预防在先，是中国人谨遵的古训。中医治未病理念的形成，正是根植于中国文化的“肥沃土壤”。中医的治未病思想虽源于2000多年前的《黄帝内经》，但至今仍对人民的健康有着重要的指导意义，现在国家提出了从“治疗疾病”向“预防疾病”重点转变的“前移战略”，这种健康维护理念的变化与中医治未病的主导思想息息相关。目前我们的医疗行为主要进行的是治已病。这不仅给患者造成了很大的身心损害和经济负担，也使得医疗资源遭到极大的浪费，因此我们今后应加大对治未病思想的宣传普及工作。各医院设立治未病专科，未病先防，既病防变。以最大限度地节约医疗资源，保障人民身心健康。

三、实行三位一体治疗方法：三位一体即是药疗、心疗和食疗的有机结合。其中，药疗是核心。通过四诊以辨别证候，依证施法，以法遣药，随证加减，以收防病治病之功。如治疗慢性萎缩性胃炎，我们采用四步调胃法：疏肝和胃、活血化瘀、解毒化浊和健脾益气，分阶段辨证治疗，取得良好的疗效。心疗是前提：人的情绪因素对疾病的影响很大，中医说百病皆生于气，因此心理疗法也是一项重要的疗法。它包括心理调适法：（自我调节、自我激励、自我超脱、自我放松），以及改变错误思想认识、固有观念和心态，使患者树立战胜信念，忘记自己的疼痛。食疗药膳是基础。食疗药膳具有悠久的历史，辨证施膳是中医辨证施治在食疗中的具体应用、“证”是食疗的前提，“施膳”以“证”为依据，证同治同，证异治异。辨证施膳包括因证施膳，因时施膳、因地施膳和因人施膳四个方面。总之，体现“虚则补之”，“实则泻之”，“热者寒之”，“寒者热之”等基本原则。

四、必须与时俱进：在中医发展的问题上，既要避免走所谓的纯中医之路，又要杜绝一味的“拿来主义”，要善于运用现代科学技术手段，以我为主，为我所用。只有不断吸收人类文明先进成果，才能为人类健康创造更多福祉。由于中医是个性化治疗，再加上中医各家对疾病的认识上有一定的区别，所以在辨证用药的过程中个个不同，缺乏定量的东西，或者说一个标准，需要建立中医的诊疗标准，这项工作任重而道远，需要全国的同仁共同努力。

五、加大中医教学科研改革力度：中医教学科研不能盲目效仿西医的方式，中医院校的课程设置是关系到中医后继人才前途和命运的大事。由于中医学专业的课程体系是仿照西医学的教学模式设立的，中西医课时为6：4的比例，以致出现了面面俱到，不能突出重点、不能保持中医特色的弊端。我们应该按照中医的教育特点和理论体系进行改革（包括教材、课程安排等）。要遵循中医自身的基本规律和理论体系，建立有中医特色的、符合中医基本理论的科研方法，对中医的理论、临床进行

[1] http://news.hexun.com/2011-05-13/129589561.html

改革，才能做出属于中医的科研来。

六、技术只是载体，文化才是根本：中医先是一种文化才是一门技术，不能单纯、孤立地作为一种手段来使用，因为她其中包含了哲学的概念，是在哲学指导之下的一门技术，发展她的文化意义，比单纯的改变她的技术更有意义。学习文化不能离开她的根源，中医的根在于中国古代优秀的古典哲学，如对老庄、易学的学习和深刻理解才是学好中医最关键的地方。

七、建立中医评价标准和体系：我们不应盲从于西医的评价标准和体系，而应该根据中医自身的特点，建立起属于自己的评价标准和体系，把中医的特色发挥出来，把中医的优势体现出来，只有这样才能使人们正确地认识中医、喜欢中医、接受中医。中医的复兴大业才有希望。

八、防止所谓纯中医之路：在临床上很多时候，我们会遇到病人有这样的疑问："你们不是中医嘛，为什么还要让我去做各项检查啊？为什么我还要同时进行西医的治疗啊？"等等。在人们眼里，中医的诊疗手法就应该只有望、闻、问、切，但是我们自己不能掉进这个误区里。很多人认为中医就是把脉看舌苔就可以了，其实大错特错了。很多现代检查手段只不过是中医四诊的延伸，如各种内镜的检查就是中医望诊的一种延伸。所谓的纯中医之路反而恰恰违背了中医的精神。我们必须在发展好传统的中医诊疗技术的基础上，借鉴现代的诊疗手段和方法，综合看待问题，防止所谓的纯中医之路。

九、发展中医要从娃娃做起：中医是中华民族5000 年文明的重要组成部分，是华夏文明中的瑰宝，现在一些国家如日本、韩国、美国等都在花大力气对中医药进行研究，而我国作为中医药文化的发源地却发展滞后，这不能说不是一种悲哀。为什么会出现这种"墙内种花墙外香"的局面，确实值得我们深思。如果在这样下去，或许若干年以后，我们的后人要想学习中医，得跑到日本、韩国、美国去学。振兴中医是我们现代中医工作者义不容辞的责任和神圣的使命，任重而道远，它需要几代甚至几十代人的不懈努力。所以我们说要想振兴中医，还要从娃娃抓起，从小就要向他们灌输中医文化的精华和智慧，使中国的孩子们爱中医、信中医、支持中医、弘扬中医。代代相继，传承不息，只有这样，中医文化才可能长盛不衰，中医才能实现伟大的复兴！

重庆市黔江区中医院的吴文超撰文，指出"构建中医医院核心竞争力的七大因素"[1]：

1、资本力是基石：资本力是中医医院核心竞争力的基石。医院需多渠道筹集资金，除争取财政投入和提高办院收入外，还需以项目为载体，与相关部门一道，争取中央财政、地方财政的项目资金投入；通过吸纳社会闲散资金壮大医院经济载体，增强经济实力。同时，强化资产管理，提高资金利用率。全面改善诊疗环境，为患者提供更优化、更舒适的诊疗环境，做大做强中医医院实体。

2、人力资源力是源泉：人力资源力是中医医院核心竞争力的源泉。医院不但需多渠道引进名老中医专家，还需大力引进专科型人才；尤其是管理人才的引进与培养，打造梯队型人才结构模式。建立人才培训、奖励、晋升等政策导向机制，不断提高人力资源贡献率、整体素质和综合能力，努力调动积极性，挖掘潜力，增强凝聚力和团队力。在人力资源管理方面，需按照医院实际、医院发展方向、本地区患者需求情况明确医务人员的培养方向及目标，根据医院发展制订适合于中医药事业发展的中长期人才培育计划（规划），有针对性地培养中医药人才，做好中医药人才的传帮带。培育人才需具有前瞻性、实用性、配套性和专科化，让医疗队伍、护理队伍、管理队伍均呈"金字塔"模式发展，不断优化人才结构，无断层，逐步实现向高、精、尖方向发展。通过人才的培育为医院发展提供技术和人才支撑。

3、管理力是关键：管理力是中医医院核心竞争力的关键。医院需始终坚持科学的发展理念，创新管理模式，提升领导班子的领导力和创新性管理能力，强化中层干部的科室管理能力和执行力，加强医疗护理质量管理、药事管理、行政后勤保障、财务管理、专科建设管理，充分发挥中医药特色优势的管理，积极培育医务人员的团队意识，着力打

1

http://health.people.com.cn/GB/200501/210400/14921778.html

造专科团队，强化制度化管理，促使各项工作常态化、规范化、精细化、科学化，确保各项工作落到实处。

4、文化力是灵魂：文化力是中医医院核心竞争力的灵魂。医院需按照《中医医院中医药文化建设指南（试行）》丰富中医药文化。院领导需高度注重医院文化建设，创新理念思路。从物质层面、行为层面、制度层面、精神层面强化文化建设，尤其是明晰和完善办院宗旨、精神理念、办院方向等长期坚守和秉持的原则和理念。同时，从行为文化、制度文化和物质文化等层面着手营造良好的中医药文化氛围，有效发挥文化的指引作用。

5、教学科研力是支撑：科研力是中医医院核心竞争力的支撑。大力营造浓郁的医学教学科研氛围，充分利用国家、地方对中医药事业发展的政策、资金投入的倾斜优势，积极申报科研项目，强化公关工作，争取各级各部门的科研立项支持，加大科研管理力度，确保科研项目见成效、出成果，让科研成果落地生根，促进医院新技术、新项目开展，拓展业务范围，做实科研工作。同时，要强化学术交流，浓厚学术氛围，培养医务人员的沟通和授课能力，全面提升医务人员的教学能力，为中医药事业发展提供强有力的学术支撑。

6、品牌力是秘诀：品牌力是中医医院核心竞争力的秘诀。中医医院要在当今竞争激烈的医疗市场中胜出，品牌效应尤其重要。中医药特色优势是中医医院发展壮大的源泉，要充分发挥中医药的防病治病优势，尤其是中医药治未病、治慢病、疑难杂症的优势。做好名老中医治疗特殊疾病偏方、秘方的传承、推广工作。重视重点专科、特色专科的影响力和带动力，通过重点专科、特色专科建设树专科品牌；通过创新管理、优化管理模式，提炼管理中的经典案例和成功做法，树管理品牌；通过优化诊疗流程，积极开展创先争优，树服务品牌；强化医德医风建设、政风行风建设，树医德医风品牌；发挥中医药特色优势，树中医品牌。

7、贡献力是生命：贡献力是中医医院核心竞争力的生命。中医医院的发展壮大旨在提高中医医院的诊疗水平、服务能力，为更多的患者提供优质、高效、便捷、价廉的诊疗服务，更好地传承祖国中医药文化，更好地发挥中医药特色优势，更好地服务于广大人民群众。故此，中医医院要发挥中医药“简、便、验、廉”的优势，中医药治慢病、疑难杂症优势，中医偏方、秘方治疗特殊疾病的优势。

面对农村缺少中医药人员的状况，湖北省天门市黄潭医院张济洲等建议[1]：一是动员老中医从城市退休后，回到乡镇服务于农村百姓。政府应出台政策鼓励城市退休老中医回到农村乡镇开办中医诊所。二是鼓励城市在职中医人员到乡镇村办中医服务机构，多点执业。三是对原有乡镇老中医退休后，管理部门应主动送证上门，让其在居地开设诊所。四是国家统一发文鼓励乡镇在职中医、退休老中医多带中医学徒。五是将毕业学生分配到乡镇，而且国家财政拨款，优先扶持乡镇，帮助建立乡镇中医院。广大农村有了中医人才与机构，农村乡镇中医药事业就发展了，基础夯实了，党的中医药事业必然会快速发展。

张伯礼院士改判肺癌冤案

一次张伯礼看完门诊，刚出诊室就被一位病人家属拦住，家属哭着说：“我们从农村来，没挂上号。他得了肺癌，花了2万多也不见好，快撑不住了，您救救我们吧。”张伯礼把病人让进诊室，仔细询问病人情况，认真查阅各种检查报告，发现病人虽消瘦、剧烈呛咳，但CT、支气管镜检查没有肯定结果。病人咳嗽始于服用降压药“开博通”后，引起了他的注意，他判断呛咳很可能是药物副作用引起的，病人心理负担重导致消瘦。他给病人调整了降压药，开了中药汤剂，亲切地对病人说：“你

[1] http://www.zhzyw.org/zyxx/zyxw/1111171413I240D4EE06D1K19.html

很可能不是癌症，先喝点中药调理调理”。一周后病人复诊时症状明显改善，又用了一段时间的中药，病人就康复了。病人家属拉着张伯礼的手说：“您真是我们的救命恩人啊！”。接触过张伯礼的人都说，张主任一点儿没有专家的架子，他对病人永远都是那么耐心细致、和蔼可亲。

杏林慈颜
——记我认识的香港医生陈燕颜女士

郝 莹　张 洁

我认识的香港人,为数不多。陈燕颜医生无疑是令我印象最深刻的一位了。说起来与陈医生的交往，还得追溯到上世纪七十年代我岳父齐连森与她的那段医缘。

1972 年，时为水口山四厂横罐炼锌冶炼工的我岳父齐连森（陈医生称之为老齐），突感身体不适，头痛难耐，手脚无法正常活动，连张口说话都十分困难了，几经周折，无法确诊，转到省城长沙的湘雅医院神经科，也没有结果，后来才转到陈燕颜医生所在的耳鼻喉科。

陈医生五十年代末期毕业于湘雅医学院，留校后专攻肿瘤，为全国著名的肿瘤专家潘世宬、林筱周及彭勇炎教授的得意门生，1959 年春天她开始学中医。凭着她在“湘雅”从医 13 年的丰富实践经验，尝试用中西医结合的办法对付癌魔。经过先后几次切片化验，专家会诊，最后陈医生确诊“老齐”患的是末期鼻咽粉化癌。

上个世纪的七十年代，正是中国的“多事之秋”，加上医院人手少，陈医生一天要看 30－40 多个专科病人，累得喘不过气来，但她横下一条心，接下为身患绝症的“老齐”当主治医师的“重任”。要知道，当时有家肿瘤医院断言“老齐”最多只能存活半年了。于是，陈医生果断决定中西医结合双管齐下攻下末期鼻咽癌的诊治难关，中草药加化学疗法的中西医结合果然见效。两个月后，“老齐”能下床行走几步了，半年后，每餐能吃一碗米饭了，九个月后，就回厂上班去了，且从未复发，也没有留下任何后遗症。

虽说 1976 年后定居香港行医，陈医生却没有忘记我的岳父“老齐”。她不仅保留着我岳父的全部病历，还多次为他复诊。1994 年“湘雅”80 岁大庆，陈医生再次叫岳父去长沙复诊，让他在专题报告会上现身说法，讲述他被“上帝之手帮助”起死回生的经过，这也成了陈医生行医生涯中创造的一件不平凡的“得意之作”。据说当时报告会上别的院士医学博士满嘴洋理论，听得人昏昏欲睡，目不识丁的“大老粗”“老齐”，上台一番实在话，就赢得满堂喝彩。

二十多年来，陈医生仍然牵挂着我岳父“老齐”的安康，时常驰书问候，回信通常都是由我这位当报纸编辑的女婿代笔，因此，我对这段 28 年的医缘有所了解。

当年，陈医生大胆采用中西医结合的新法治癌，独辟蹊径，妙手回春，使我岳父齐连森逃脱黑衣死神的纠缠，创造了末期鼻咽癌患者存活 28 年零 8 个月的生命奇迹。陈医生也据此经历写成医学论文《一例末期鼻咽癌治疗成功的故事》，收进陈燕颜教授代表湘雅医学院主编的《中英文版鼻咽癌论文选集》，被英国剑桥大学图书馆等权威机构收藏，仗着它，陈医生还先后进了英国伊利莎白医院、英国剑桥大学、美国耶鲁大学、美国康奈尔大学眼耳鼻喉科、美国明尼苏达州的梅氏医学中心、法国波多医学院头颈科肿瘤医院、佐治博明耳鼻喉及耳头微外科研究院及德国海德堡大学头颈部医院第八所医院进修及中西医结合的文化交流。

陈医生用她的回春妙手证明，晚期鼻咽癌并非绝症，还是可以治疗的，而中西医结合的治疗是一种好的选择，成功的选择，因为鼻咽癌是中国南方常见的恶性肿瘤之一，陈医生治癌成功的例子并非绝无仅有，由她主治的另一例鼻咽癌患者存活期也长达 18 个年头了。因其精湛的医道，她被吸收为中国中西结合研究会会员，中国针灸学会会员，香港中医学会会员、香港中西医结合治疗研究所所长，香港耳针学会副理事长，被聘为中南大学湘雅医院名誉教授。

最让我们全家人感动的是，陈医生 28 年来，一直像关心自己的亲人一样，从不间断地关心我岳父的身心健康。1999 年 10 月，当我在回信中提到我岳父因患脑血栓中风身体欠佳时，陈医生闻讯后，先是打电话到我家询问病情，接着又不顾我的劝阻不远千里，亲赴岳父所在的百年老矿水口山探望，为他捎药看病，不仅分文不取，还留下壹仟元人民币和一份鼓励他战胜病魔迎接明天的信心，矿务局电视台闻讯赶拍了《香港医生 28 年关怀患者》的新闻，在当地传为佳话。

接待陈医生乃我份内之事，一番迎来送往，耳濡目染，使我对陈医生待病人不是亲人胜似亲人的高尚医风，有了切身体会。就在我去衡阳车站接她的当天，她还答应在列车上邻座的一位打工青年之约，赶到市郊的其家，免费为那位青年中风的老父看病开药和耳穴贴压法治疗呢，许多人都说："这样热心肠的好医生，如今打着灯笼也难找呀！"

2000 年 12 月 27 日，我岳父齐连森终因中风不治驾鹤西去。料理完后事，12 月 31 日晚上，我给远在香港的陈医生打电话，告诉她这个噩耗。她伤感地说："几天前我刚给老齐寄了贺卡，遗憾他看不到了。"我在电话中一再代家人向 28 年一直关心我岳父的陈医生及全家致谢。果真过了几天，陈医生的贺卡翩然而至，这张迟到的贺卡，恰好是我岳父去世的当天发出的。妻子对我说："也许这是老天爷的心灵感应吧？"

在后来的电话问候中，陈医生还一再表示愿意抽空专程到我岳父生前所在的矿区，为求医无门的患者义诊……

说来就来了，陈医生利用羊年春节回乡省亲的机会，如约而至我们这个百年老矿，在水口山职工医院举行义诊活动，虽然只有短短的一天时间，却是扎扎实实的一天，她为慕名而来的患者，或作耳针治疗，或问诊开药方，忙得连上洗手间的时间都没有。粗粗一算，一天下来接受义诊的患者竟有近 30 位之多。直到晚上 6 时，她才恋恋不舍地回到所住的招待房间。第二天与我话别时，她还牵挂着那些接受的患者，托我叮嘱再三……

一个人做点好事并不难，难得的是一辈子做好事。几十年来，陈燕颜医生以她一以贯之的良好医德和敬业精神，为这位慈眉善面的香港医生定格大善者的美好形象。

记得前些时候，我从网上看到一条《香港人对中医信心增强》的新闻，说的是香港政府实行中医注册制度后，记者电话访问的香港市民绝大多数愿意看中医，认为中医可提高免疫力及帮助预防疾病恶化。我想，精于此道勤于此道的陈燕颜医生，也许今后大有用武之地吧？远在香港的陈医生，但愿您在今后的行医生涯中，创造更多妙手回春的生命奇迹！

《科学中国人》2009 年第 08 期

医坛老友：海外谱就杏林佳话
——访美国加州知名中医师何仲贤、苏若洵

董江坤

一位是德高望重、医术高明的名老中医，治病救人无数，以一身绝技享誉华夏；一位则是投身医道，几经辗转，在大洋彼岸创办中药行的药行老板兼医师。

壮阔、辽远的太平洋形成的天然鸿沟，足以阻隔一切。若按原有的生活轨迹，这样的两个人，或许永无相见之期，但伴随着命运之轮的转动，退休后赴美的何仲贤老医师，却与在美国旧金山开馆坐堂的苏若洵医师偶然相遇。再一相逢，便开启了一段共同开创中医海外辉煌篇章的杏林佳话。

师徒齐心，其力断金。在位于旧金山的这个万华中药行，三十多年来，何仲贤、苏若洵两人亦师亦友中经历的风风雨雨，三十多年的口碑相传，不仅使苏若洵创办的这个中药行名扬四海，为中医的传承立下丰功伟绩，也让两位知名中医师的传奇故事，成为中医界的一座不朽丰碑。

一个是踌躇满志，希望在美国医学界打响亮的名头，为中医在海外的传播略尽绵薄之力的药行老板；一个是退休之后远赴异国他乡休养生息，却不忘四处走访考察，持续关注中医在海外发展境遇的名老中医。

这样的两个人，在一次偶然中相识了。

苏若洵开馆坐堂之中，何仲贤来美后四处走访当地的中药行。一次，何仲贤来到苏若洵的中药行走访，正好遇到一个被父母带来看病的3岁孩子，孩子咳嗽了几个月，看了很多医生都没看好，于是小孩的父母把孩子带到了他的诊所，恰逢刚来不久的何医师给他们看病，开药方。小孩回去后，只吃了三天何医师的药，晚上睡觉就不咳嗽了。孩子的病痊愈了。

这次的相识给苏若洵带来了很大的触动。他想，这样一位学术渊博、医术如神的老先生，不正是自己一直苦苦寻觅的医道良师吗？苏若洵当机立断，诚恳地邀请何仲贤医师到药行坐诊，自己则退居幕后专配药工作。

至此，一段延续三十多年、亦师亦友的杏林佳话正式拉开序幕。

何仲贤医师的加盟，使万华中药行如虎添翼，药行很快闻名当地医学界。不仅在中医同行中有着超然的地位，一些西医也对原本排斥的中医刮目相看。有一次，一位被私人医生判定不能生育的患者在朋友的介绍下找到万华中药行，何仲贤医师为她诊治了几个月，患者竟成功地怀上了孩子。当其私人医生得知此事后，大为惊奇。从此，每当遇到棘手的病症，他都会推荐何医师给患者。两人虽然从未谋面，但何医师的医术却得到了西医的推崇和敬仰。

何仲贤医师不仅医术如神，武术高超，诗词歌赋亦为人称道。他曾为万华中药行写下对联：万华尽灵丹，救人千百万；华侨扬国粹，与我大中华。此联为著名武侠小说家梁羽生称道不已，还专门收录进自己的联集之中。

2011年1月，在旧金山举办的杰出华商颁奖典礼上，何仲贤医师获颁“杰出华人成就奖”，在颁奖的红地毯上，他十分谦虚地借用鲁迅诗句抒怀：“惯于长夜过春时，一事无成两鬓丝。今受殊荣心有愧，佛曰罪过我奚辞。”

如今，何仲贤医师已八十有余，苏若洵医师也是早已不再年轻。但由两人所共同开创、发扬光大的万华中药行却铭刻了所有的辉煌，其对中医的海外传播所作贡献，将被世人铭记。这对老友共同造就的杏林佳话，也必将流芳百世，成为后辈人之楷模。

名人语录：万华尽灵丹，救人千百万；华侨扬国粹，与我大中华。

来源：《中国发展观察》 2011年9月

妙“指”回春续写中医传奇
——专访北京健康晟业国际医药科学研究院教授、博士生导师李树

文/记者 王林强 李美玲

著名武侠小说家古龙笔下的陆小凤，以灵犀一指的神功绝技扫奸锄恶，名震江湖，侠义风范令人景仰。而今，中医世家出身的李树，独创出中医电指系列发明专利成果，给大众祛病疗疾带来了不凡疗效，其侠义情怀和创新勇气令社会各界称道。“仙果李树含天露，灵犀一指至神明。”李树在传承中医中奋力开拓，贡献价值诠释着多年来坚持的医道精神。

——题 记

中医电指针灸治疗仪、中医电指哮喘治疗仪、中医电指妇科病治疗仪、中医电指前列腺电液通输治疗仪、中医电指糖尿病、肾病综合症治疗仪……李树教授的10多项创新成果，都冠以“中医”的名称，这是有深意的。在他看来，源远流长的中医文化博大精深，是扬名世界的国粹，自己能在这方领域取得进展与突破，得益于对中医的虔诚传承，得益于时代发展需要的医道创新精神。

李树教授是北京健康晟业国际医药科学研究院教授，博士生导师，北京华针泓医疗技术研究所所长，北京树坤科技有限公司董事长。他积多年心血研发的中医电指系列疗法，独具特色，把中医传统经络学理论结合中医针灸穴位与手术，应用于临床实践，开创了中医史上的新篇章。目前，中医电指疗法受到国内外医学界的广泛关注，并得到医学界多名权威专家、政府官员的赞誉，中医电指疗法被称之为“现代物理疗法”、“绿色疗法”、“无副作用疗法”。

“灵犀一指，贯通中西。”李树教授的妙“指”回春，让中医光辉再次炫目绽放。

“三个有利于”彰显奉献情怀

我国中医理论博大精深之处就辨证论治，活血化瘀、疏通经络、理气止痛、调节人体机能，从而达到阴阳平衡之目的。近年来，随着我国医学不断发展，中医理论与临床应用的基础内涵更加得到中外人士的重视，特别是经络学、针灸学被广泛应用于临床，为广大患者解除病痛，使越来越多的人们对中医针灸学青睐有加。

李树教授的发明创新成果，遵循着“三个有利于”原则，即有利于国家资金减少支出，有利于医院和医生临床实践的活跃，有利于百姓便捷就医和康复。这“三个有利于”的背后，是一种舍小我、顾大体的情怀，是一种产业报国、无私奉献精神。李树教授的“一种电指治疗器械”以及在此基础上研制出的一系列治疗仪器，不仅得到了中西医两方面学术界的高度好评，而且已经得到国家知识产权局颁发的专利证书，获得国际尤卡里金奖，被科技部和国家知识产权局推荐为“新世纪最有开发潜力和市场前景的专利技术”。第一个开发出来的治疗仪——前列腺电液通输治疗仪在北京的几个大医院（例如北医三院、北京武警总医院、301医院及外省市一些医院）已投入使用，治疗效果显著。

电指所向顽症消除

中医电指疗法究意是怎样的一种安全、有效的疗法？何以深受业界看好和广大群众的信赖？遵循了哪些治疗原理？对现代社会的医疗新体系构建有哪些深远意义？带着这些问题，记者向李树教授进行了详细了解。

据李树教授介绍，中医电指系列疗法，具有四大特点，首先是有奇效，中医电指治疗以电波刺激的疗法取代了传统针灸刺激的方法，当强生多导波进入人体的经络时，它所产生的快捷、强烈、辐射面广等特点，是传统的针灸根本无法比拟的。如果说传统的针灸传导是一条线，“中医电指治疗”的传导则是面、线结合。对于脑血栓、哮喘、糖尿病、男女生殖系统疾病，它甚至一再创造一至两个疗程（仅治疗十次左右）就治愈的奇效。其次是标本兼治，既着眼于修复人体内部的阴阳平衡，提高人体的免疫力，又在病灶处活血化瘀、消炎止痛，患者每一次治疗都能获得身体里“病去如拨茧抽丝”般的畅快感觉。再次是治疗简单，几根银针，一台体积不大的治疗仪，一个操作医师足矣。痛苦小，局部感染的可能性小，有的治疗仪，如比女性生殖系统治疗仪（大小和精巧程度如同一部手机），甚至在患者家里由患者自己就能够完成治疗。最后是治疗和保健并重，由于中医电指治疗着眼于修复人体内的阴阳平衡，提高人的免疫力，所以在治疗的过程中，当疾病逐渐得到控制并最终得到根治的时候，治疗仪就开始发挥它的有病治病、没病保健的功能，全面修复人体内的阴阳平衡。可以说，病人治病的过程，就是唤醒和激发其生命力的过程。

给传统针灸嵌入科技力量

谈到与传统中医针灸的区别，李树教授表示，传统中医在针灸治疗时，是在人体的相应穴位上进行针刺，这种多次往复的针刺到人体的治疗方法，易给患者带来痛苦。另外，处理不当易于感染。更重要是传统针灸治疗可对治疗的相关病痛，通常只能起到局部的、暂时的缓解作用，其疗效有限。针灸刺激穴位传导一条线，而电指针灸传导是面、线相结合的作用机理。

中医电指针灸治疗仪是依据电指疗法机理，通过人体自身的阻抗来调节强生多导波电，直接对人体穴位点进行治疗，通过电传导、电渗透，使电能通过正、负离子的交换，转换成相应的能量，作用于患者相关穴位点上，以达到疏通经络、活血化瘀之目的。电指疗法作用于经络穴位上，比针灸刺激穴位的反应更快捷、更强烈。且结构合理，操作简便。医生可视患者的病情和体质的适应度，适当调整电波值，以达到最佳治疗效果。此专利产品是高科技与传统方法的完美结合。

中医认为，人体患病是因为经络不通、阴阳失衡、内分泌失调导致气滞血凝而引发的，故经络者决生死，处百病，调虚实，不可不通。现代医学证明，人体的经络具有传感特性和低电阻的传导体。传统针灸手法，每捻转或提插一次，其实质就是产生一个脉冲电刺激，这个刺激能够疏通经络，并沿着这个低阻线向其所属的脏腑器官传导，为该器官的神经系统进行修复和调整。同时，平衡阴阳，调节内分泌，益气活血，增强肌体免疫力，从而达到治疗目的。中医电指则是在患者的相关穴位和部位，直接作用于人体，周身上下在电磁场作用下电刺激治疗，所产生的生理现象表明：人体具有非常的接收电信号电刺激的能力，人体五脏六腑均能在电磁场的刺激下得到治疗，患者感觉非常好。由于人体组织功能代谢系统经过治疗调整，使人体能提高免疫机能的抗病能力，运用强生多导波渗透平衡的治疗，通过疏通经络达到治疗目的。其功效是传统针灸治疗的百倍。

比如中医电指喘哮治疗仪，直接作用于人体，产生电消炎，电分解，电渗透，电排气、排毒、排湿、排热、排寒，可到到健脾胃、纳肾气、益肺气、活血化瘀疏风解表，宜肺止咳，清热解毒的功效。从而提高机体免疫功能，彻底治愈气管炎、哮喘病等及引发的并发症。

“造福大众，服务社会。”这是李树教授的心愿。谈到未来的新规划，他希望尽快把这些科研成果转化成产品投放市场，为实现“三个有利于”，为我国医疗事业的创新发展和大众防病与保健尽到一份力量。

【人物介绍】

李树，男，生于1959年4月，北京，汉族，中共党员。1983年毕业于北京医学院传染病学专业，1995年在北京师范大学教育学院进修中医学专业两年，1997年在香港教育学院进修学习两年，2000年在北京金龙康国际医药卫生科学研究院高级中医针灸师专业学习三年。现任中国临床医学研究中心研究员，香港医学科学院医学顾问，英国伦敦应用技术研究院研究员，博士生 导师。北京健康晟业国际医药科学研究院分院院长，北京华针泓医疗技术研究所所长。北京树坤科技有限公司董事长。长期从事临床医疗器械研究，发明的中医电指系列疗法在临床实践中显示出明显特色与优势，在社会各界广受好评。

来源：《中国网》

2012

國醫年鑒

JIAN

十四　海外中医药

海外中医药机构

随着中医药在世界范围的迅速传播，世界各国纷纷成立各种各样的中医药机构，包括各种学会、协会、公会、总会、学院、研究所、大学等，极大地促进了中医药在国外的传播。其中较有影响力的机构按五大洲分列如下：

亚洲

新加坡中医师管理局	日本临床中医药学会
新加坡中医师公会	日本中医食养学会
新加坡中医药促进会	日本国际传统医学理论研究所
新加坡中华医学会	全日本中医学会
新加坡中医协会	全日本针灸学会
新加坡针灸协会	日本中医药研究会
大韩中医协会	泰国中医药协会
大韩针灸师协会	泰国联华药业公会
韩国东医针灸医学研究院	泰国中医药学会
韩国东西针灸学会	泰国中医总会
韩国一针针灸学会	印尼中医学会
韩国无等中医针灸研究所	马来西亚华人医药总会
韩国东洋针灸学会	印度草药传统医学会
大韩针灸学会	阿联酋中医药协会

欧洲

全欧洲中医药专家联合会	意大利欧洲中医药中心
欧洲针灸协会	意大利中华医药学会
欧洲中医协会	意大利中医针灸联合会
欧洲草药师协会	意大利针灸中医学会
欧洲中医基金会	意大利针灸协会
英国中医基金会	葡萄牙中医学院
英国中医药学会	葡萄牙中医协会
英国中医学会	葡萄牙针灸及相关学科协会
英国针灸学会	奥地利传统中医协会
英国注册针灸医师协会	奥地利针灸学会

英国针灸委员会	奥地利中医药学院
英国伦敦中医注册学会	法国针灸继续教育委员会
英格兰整体东方医学学会	法国针灸学校与针灸学会
英国中医药联合总会	法国杵针中医学院
英国中医执业医师学会	法国王氏黄家中医学院
英国西南中医学院	西班牙塞维利亚皇帝针灸学会
英国国际中医学院	西班牙中医学院
英国北方针灸学院	西班牙东洋针术教养学会
英国传统针灸学院	瑞士国际中医学会
英国伦敦针灸与中医学院	瑞士中医针灸学会
英国五行针灸学校	瑞士中医药学会
英国综合中医学院	瑞士中医药协会
爱尔兰针灸基金会	瑞华中医协会(瑞典)
爱尔兰针灸联合会	瑞典内经学会
爱尔兰针灸中医药学会	丹麦中医协会
德国中医传统医药学会	希腊中医学会
德国针灸协会	希腊针灸学会
德国针灸与自然疗法学会	希腊针灸协会
德国中医学院	拉脱维亚中医针灸协会
德国魁茨汀中医医院	拉脱维亚针灸及相关手法学会
德国草药协会	挪威中医协会
比利时中医药学会	立陶宛中医协会
比利时中医药培训中心	保加利亚物理治疗针灸学
比利时中医药学院	捷克波希米亚中医学会
比利时针灸联合会	俄罗斯中医药中心
比利时中草药协会	古希腊和中国医学学院
荷兰中医药学会	法国中医药联合会
荷兰神州中医药大学	匈牙利中医药学会

美洲

全美中医公会	中华传统医学文化推展委员会(美国)
全美中医学会	美国大西洋中医学院
全美华裔中医组织联合会	美国佛州中医学院

美国中医药协会	美国东南中医药学院
美国传统中医药协会	美国德州中医学院
美国国际整体医学研究所	美国迈阿密中医学院
美国中医针灸学会	美国堪萨斯中医学院
美国麻州中医学会	纽约中医药联合总会
美国华美中医学院	芝加哥中医中心
美国加州中医师联合总会	华盛顿特区中医针灸学会
美国中医药学研究院	全加中医药针灸协会(加拿大)
美国纽约东西中医药针灸联合会	加拿大中医药学会
美国国际中医推拿手法学会	加拿大执业中医师公会
美国中西整合医药学会	加拿大亚省针灸中医学会
美国中医中药学院	加拿大魁北克中医药针灸学会
美国中西部中医学院	加拿大中医学院
美国马里兰中医学院	加拿大多伦多中医研究院
美国纽约中医学院	加拿大针灸与中医学院
美国国际针灸学院	加拿大安省中医学院
美国新英格兰针灸学校	加拿大针灸与中医学院
美国五系中医学院	加拿大国际中医学院
美国太平洋中医学院	加拿大中医药学会
美国美洲中医学院	全国医师及针灸联合会(墨西哥)
美国黄帝传统中医学院	巴西中医学会
美国临床针灸与中医学院	巴西针灸按摩协会
美国明治中医学院	巴西中医针灸学会
美国俄勒冈中医学院	阿根廷中医公会
美国夏威夷中医学院	智利中国医疗研究中心
美国五行道针灸学校	玻利维亚中医药学会
美国国际中医学院	秘中传统医学协会(秘鲁)
美国西南针灸学院	巴西中医药学会
美国五行针灸研究所	墨西哥中医药学会
美国中医学会暨纽约州针灸执照医师联合公会	

大洋洲

澳洲全国中医药针灸学会联合会	墨尔本皇家理工大学中医部
澳洲中西医结合研究会	纽西兰注册中医师公会
澳洲中医药研究会	新西兰注册针灸师学会
澳洲全国中医药协会	新西兰中医药针灸学会
澳大利亚维多利亚大学中医部	新西兰中医学院
澳大利亚针灸中医协会	新西兰针灸中医学校
澳大利亚针灸学院	

非洲

南部非洲中医学会	尼中自然医学研究院

中医药国际考试介绍

中国举行的中医药国际考试，起始于 20 世纪 80 年代末期。1989 年底，由国家中医药管理局批准成立了“国家中医药考试中心”和“国际针灸考试中心”。设在当时的北京中医学院，业务主管单位为国家中医药管理局。国家中医药考试中心的任务主要是根据当时《中医师、士管理条例(试行)》的规定，承担中医师资格考试、检查中医院校教学质量及国家规定的其他统一考试。国际针灸考试中心主要承担国际针灸专业人员的水平考试。

1996 年，针对当时本科留学生办学中的问题，为保证来华本科留学生的教学质量，国家教育委员会、国家中医药管理局决定对中国高等院校中医药本科留学生毕业综合水平联合考试，具体工作由考试中心实施。

1998 年以后，随着《执业医师法》的颁布和政府机构改革要求，经中编办批准，成立了独立的法人机构——国家中医药管理局中医师资格认证中心，与北京中医药大学脱钩。其主要任务是承担国内中医师资格准入考试，同时承担中医、针灸的国际水平考试工作。

十多年来，参加中医药(针灸)国际水平考试的人员有 4000 多人，分别来自韩国、日本、西班牙、法国、比利时、瑞士、新加坡、泰国、台湾等国家和地区，对于普及中医药知识、提高业务水平发挥了重要的作用，在国际上产生了一定的影响。但是，随着我国政治体制改革的深化和法治化建设的完善，以国家中医药管理局中医师资格认证中心的名义组织国际考试，既不符合我国政府职能转变的要求，又与国际惯例相悖，由此产生的一些法律问题也难以解释。因此，国家中医药管理局决定自 2004 年 3 月 5 日起，中医师资格认证中心“不能再以国家中医药管理局中医师资格认证中心及其下设机构的名义，组织开展对境外各种考试”。鉴于目前各国对境外从业人员的水平、资格考试多由中介组织承担的现状，根据国际惯例和我国国情，国际中医药的各类考试属国际学术机构开展的工作，应由总部设在中国、由各国代表组成的世界中医药学会联合会会同世界针灸学会联合会组织实施。

近年来，“世界中联”会同“世界针联”进行多次磋商与研究，一方面采取多种措施，保持国际考试的连续性，不因职能的转移而脱节，避免造成负面影响；另一方面，认真总结以往的经验、教训，研究各国的医师执业制度和国际中医药人才的现状与需求，广泛听取各方面意见，制订人才标准，积极创造条件，规范考试程序，努力把中医药国际考试办成科学、公平、公正、国际认可度高的一种国际考试制度。

中国向马耳他捐赠中医医疗设备

2011年3月22日，中国驻马耳他共和国大使张克远代表我国政府在马耳他国立圣母医院向该院捐赠了价值近7万元人民币的中医医疗设备，旨在有效缓解马耳他国立圣母医院中医科当地病人等候接受针灸治疗时间太长的窘迫状况。

张克远大使在捐赠仪式上说，中马自建交以来，两国关系持续健康发展，双方高层互访频繁，在经贸、文教、卫生、司法等各领域进行了卓有成效的合作，两国人民间的友谊也不断加深。中国与马耳他政府在中医药领域合作项目“地中海地区中医中心”已有近20年的发展历史，每年都为大批马耳他病人解除疾患，也深受马耳他人民所接受。中医药能有效地治疗很多疾病，针灸与推拿只是中医药领域的组成部分；前几天由于肩周炎，我接受了中医中心医生的针灸与推拿治疗，效果非常显著，现在已完全治愈疼痛症状。张克远大使希望今后两国进一步加强和扩大在中医领域的交流与合作，使中国的中医药更好地造福于马耳他人民的健康。

马卫生、老龄与社区服务部乔·卡萨尔部长表示，他首先代表马耳他政府和人民感谢张克远大使和中国政府的慷慨捐赠，这是马耳他与中国两国间的密切合作与深厚友谊的具体体现。1991年7月，两国政府正式签署了协议，合作建立提供技术培训和中医医疗服务的“地中海地区中医中心”，1994年4月正式对外开业。由于最后一个版本的协议是2002年6月签订的，所以现在双方正在进行讨论协商，准备签署一个新的协议。目前，地中海地区中医中心由中国医疗队队长李波负责管理和运作，中国中医师分别国立圣母医院、戈佐总医院和考拉第诺中医门诊部工作，每周诊疗病例约为200人次。在最近的三年期间，中国政府已先后捐赠了价值约 8.5万 欧元的医疗设备、药品、针灸针等物资。最后，他再次衷心感谢张克远大使和以李波为队长的中国医疗队，并希望中国政府捐赠的医疗设备将有助于提高和改善马耳他人民的健康水平。

中国驻马耳他大使馆商务参赞刘美崑和使馆工作人员，马耳他国立圣母医院首席执行官马里恩·里佐女士和院方代表，马耳他卫生、老龄与社区服务部的官员，以及中国医疗队的代表等30多人，当天共同出席了捐赠仪式。

旧金山中医药界将办义诊活动推广中医药在美发展

据美国《侨报》报道，旧金山中华文化中心联同美国中医跌打伤科协会、加州执照针灸医师公会、加州中医师联会总会和美国中药联商会等中医团体，3月24日共同宣布2011年中医义诊活动将于4月2日上午11时至下午3时在花园角通往旧金山文化中心的天桥上举行，倘若届时下雨的话，义诊活动则在中心内举行。共有27位中医师参加此次义诊活动，多为中医跌打伤科和执照针灸医师。

旧金山中华中心行政总监邓式美表示，这是该中心首次和旧金山湾区中医界合作举行中医义诊。她代表中心感谢湾区中医界对此次义诊活动的支持，很多中医师利用周末时间义务为旧金山居民看诊，精神可贵，令人感佩。邓指出，此次义诊有两个目的，一是为社区居民义诊，二是向美国主流介绍中医药，推广中医药在美国的发展。

邓进一步指出，该中心将根据自身和美国主流保持良好关系的优势，努力向美国主流推介中医药。故此当日除了义诊，还会举行两场座谈会，一场讲解中医养生和四季食疗，另一场则是用英文讲解中医与癌症治疗。(吴卓明)

中药欧盟退市因为门槛太高吗

2004 年欧盟颁布指令，使传统植物药可通过简易注册获得药品身份，但 7 年中没有一款中成药完成注册。年销售额 50 亿欧元的欧盟植物药市场，即将于 4 月底无情地对中成药关上大门。

来自业界的说法是：简易注册虽无需进行安全和功效测试，但要求提供药品使用至少 15 年的证据；植物药单个注册成本约 100 万元人民币，且生产车间须通过欧盟 GMP（药品生产质量管理规范）认证，投入动辄上亿元；欧盟要求每味药材均进行定量分析，复方搭配的中药不易采集数据；中医“同病不同药”具有哲学意味，西方对此缺乏文化认同等。仅从这些理由难以得出歧视结论，反而印证了中医药发展滞后的现状。

“是药三分毒”，药品作为特殊商品，应严格管理、科学使用方能防病治病。因此，现代药物质量管理要求药物组分清晰、机理明确、效果稳定、质量可控，有细胞、分子水平的药理研究，经实验室和大样本随机对照双盲临床试验方可上市。而这些恰恰是中药目前无法克服的“短板”，虽有较大改善，仍步履艰难。

2004 年后，美国不再要求植物药鉴定或提纯活性成分，但必须用科学方法做有安慰剂对照的随机双盲临床试验证明其安全性和有效性。

对比西药的说明书不难发现，中成药（包括知名品牌）的禁忌、不良反应项目多为“尚不明确”这样的含糊描述，更少见“药理毒理”和“药代动力学”内容。在国内，尚可依赖国家给予传统医药的保护政策，但在对药品质量安全管理异常严格的欧美而言，关键技术指标缺失、凭经验或中医理论“自证”有效、不能明确毒副作用的产品，显然不可能获得准入。

欧美市场准入条件相对苛刻，但从保护生命健康的角度讲无可厚非。事实上，我国尚无中药品种达到欧美药品申报标准，只能以“保健品、食品”进行销售，无法提供作为药品使用至少 15 年的证据。GMP 认证和注册成本方面的困难，则证明中成药质量标准缺乏、生产工艺参差不齐、海外市场份额偏小。

中药制剂不是文化产品

近年来盛行的“文化差异说”实质是强调中医的哲学色彩，强调不能单纯用自然科学的标准评价中医药。我们承认中医理论的社会科学属性，但中药制剂作为治病救人的技术手段，显然应归入自然科学范畴。如把这个问题化繁为简，思考进入人体发生作用的，是具体的中药成分还是抽象的中医文化呢？答案不言而喻。

虽然有用药理论与指导方法的不同，但无论何种药物，作用于机体的都是具体的化学成分而不是“形而上”的某种文化。

随着药品不良反应监测日益规范，龙胆泻肝丸、鱼腥草注射液等中药品种不良反应事件连续发生，中药产业已无法回避中药现代病理毒理研究缺失的问题。

事实上，中医药并非只能在“东方文化”的旗号下，而游离于现代医学体系之外，青蒿素就是一个成功的产品。2008 年，陈竺院士的团队用生物化学方法解释“君臣佐使”配伍原则，从分子水平阐明复方黄黛片治疗白血病的多成分多靶点作用机理，更是重要的标志性事件。但遗憾的是，这种有突破性质的探索太少。

反观日本、韩国在植物药剂药效评价（临床试验）、用法用量及安全性、标签声明等信息提供、副作用报告、售后调查等方面大力推进标准化、国际化，已经走在了我国前面。

不能因强调辨证论治而无视现实

辨证论治是中医认识、治疗疾病的基本原则，但“望闻问切”四诊法有很大的主观性，据此判断“证型”并施以“同病异治”、“异病同治”难以克服某些主观偏差。

中医师靠个人经验积累、师从高年资医生、学习医学资料等方法提高临床技能，这其中有循证医学的影子。现代循证医学的核心思想是在医疗决策中将临床证据、个人经验与患者状况相结合，但个人经验不是首要的决策条件。

的确，有业内人士提出，不可重复正是中医临床“灵活辨证”的魅力和优势所在。但在现今社会，如果把一种有效成分辨识不清、缺乏关联性机理研究、难以进行重复验证的药物，和一种成分稳定、机理明确、经重复性实验和大量临床证据证明有效的药物放在一起，很多患者会选择后者。

可见中药突围国际市场的关键在于正视事实、奋起直追；在积极宣传，让公众接受中医药理论的同时，要运用现代科技理论和方法建立安全性、有效性和稳定性标准、技术体系。而不是单单以文化理念差异为由，掩饰科技水平差距，靠国内政策的保护伞得过且过。

国家中医药管理局：中医药文化巡讲走近驻华大使

国家中医药管理局 2011 年在京举办“中医药文化科普巡讲使团专场”，来自美国、法国、韩国等 35 个驻华使领馆的大使、参赞和工作人员参加。拥有二十多年中医临床经验的程彦杰博士围绕“冬令进补话膏滋”的主题介绍了中医药膏滋养生保健知识。国家中医药管理局局长王国强表示，中医药正得到国际社会和越来越多国家和地区民众的认可，中医药产品和服务已遍布 160 多个国家和地区，作为中国特有的具有原创思维的医药卫生资源、科技资源和文化资源，中医药正越来越显示出广阔的发展前景和旺盛的生命力。

墨西哥政府承认中医针灸治疗的合法地位

墨西哥全国医师和针灸师联合会 2011 年 7 月 18 日在墨西哥 21 世纪国家医疗中心举行特别会议，庆祝墨西哥政府给予中医针灸治疗合法地位。

墨西哥全国医师和针灸师联合会主席托马斯教授在大会致辞中说，自中国和墨西哥在上世纪 70 年代建交以来，中国政府对针灸治疗在墨西哥的推广提供了极大的帮助，大批墨西哥学生前往中国学习针灸治疗。托马斯说，实践证明，作为中国传统医学精华的针灸在临床治疗中具有良好的疗效，而且具有成本低、易学、易操作等优势。墨西哥政府给予针灸治疗合法地位将大大促进针灸治疗在墨西哥的传播和发展。

东方传统医学和西方现代医学具有很强的互补性。墨西哥医疗界对于针灸治疗一直很感兴趣，20 世纪 80 年代中期墨西哥前总统埃切维里亚曾经就针灸治疗的合法化问题专门召开会议进行研究。近几十年来，墨西哥从事针灸治疗的医师和针灸师数量不断增加，目前已经超过了 1 万人，水平也在不断提高，从而给针灸治疗在墨西哥取得合法地位创造了有利条件。高齐民教授说，墨西哥医学界应当利用这一良机积极发展针灸治疗，为更多的墨西哥患者造福。

出席 18 日特别会议的墨西哥全国各地的针灸师代表和社会各界人士有 400 多人。中医针灸治疗于 2011 年 5 月 8 日在墨西哥获得合法地位。

中药治“甲流”效果获国际认可

2011 年 8 月 16 日，国际权威医学期刊《内科学年鉴》发表了我国学者的临床研究结果。这一研究显示，中药汤剂可以显著降低甲流发热持续时间，其效果与达菲相仿或有更加优效趋势。

该研究由首都医科大学附属北京朝阳医院-北京呼吸疾病研究所、卫生部北京医院王辰教授领衔、国内 11 家医院组成课题组，完成了关于奥司他韦(达菲)和传统中药汤剂(麻杏石甘汤和银翘散加减方)治疗新型甲型 H1N1 流感的临床研究。

该研究是国际上首次以严格的随机对照试验证实达菲对于新甲流有效，该项研究以科学的方法向世界展示了中医药在人类应对新发呼吸道传染病和突发公共卫生事件中的作用，并得到了国际上的认同与关注。研究成果在《内科学年鉴》的发表，标志着国际权威医学刊物对我国中医药学研究的认可。经中国医学科学院医学信息研究所初步检索，该论文是中国大陆地区采用随机对照试验方法评价中药汤剂的第一篇登载于国际著名 SCI 期刊的研究论文。

该研究采用规范、严格的现代循证医学研究方法，将 410 例确诊为轻症甲流的成年患者随机分为 4 组：对照组，达菲组，中药组(应用麻杏石甘汤和银翘散加减方汤剂)，达菲加中药组。统计分析显示，三个用药组的发热时间均显著短于对照组，中药汤剂可以显著降低甲流发热持续时间。

文章发表后受到国际主流媒体的广泛关注。美国《纽约时报》、英国路透社等立即进行了报道。报道发表后二天内，国际上已有逾 3.25 万个网站对其进行了转载，其中包括美国卫生部网站及美国新闻、雅虎、微软等国际主流网站。

《内科学年鉴》创刊于 1927 年，是美国内科医师学院的官方杂志，为世界权威医学杂志，被公认为国际内科学领域“第一刊”。

世界针灸学会联合会巴西国际针灸学术研讨会召开

世界针灸学会联合会 2011 巴西国际针灸学术研讨会日前召开，旨在加强针灸医学的国际交流与合作，提高针灸业者的技术水平，推动针灸在包括巴西、南美在内的全球传播与发展。国家中医药管理局副局长于文明、世界针灸学会联合会主席邓良月出席，来自世界各国的 980 名代表参加。

世界针联成立 24 年来推动针灸在世界传播和发展，成果丰硕。其通过开展针灸培训班、针灸国际考试提高了人们对针灸价值的认识和从业人员的专业水平；开展学术交流，提高了针灸执业者水平，扩大针灸影响力。通过制订针灸国际标准，推动针灸的安全性，促进针灸在各国的立法，并使其进入医疗卫生保障体系，为增进各国人民健康做贡献。

法国掀起“中医药热” 经典中医被推崇

“在中国医院中普遍使用的现代技术与传统中医理论相结合的产物——电针仪，在法国并不受欢迎，法国民众更推崇不掺加任何现代元素的经典中医药，排斥我们目前正在大力推广的现代中医药。”在由国家中医药管理局主办、中澳合作协会承办的中医药国际论坛上，法国高等社会学学院社会人类学博士、已在法国定居多年的贺霆教授语惊四座。贺霆的论点在美国某些业内人士的口中得到了证实。

一、中医在法国是“奢侈品”

据了解，法国是欧洲最早使用中医药的国家之一，具有临床意义的针灸始于上世纪 30 年代，发展至今，注册针灸医生稳定在 1200 名左右，在西方算得上是“针灸大国”。曾有人在在 1996 年对 300 名法国针灸医生做过问卷调查，发现在这个“针灸大国”，经常使用电针仪的针灸医生不到 5%，使用其他高新技术针灸产品的更少。

“在法国民众中流行的中医，尽量不使用现代技术，特别是已在西医临床中使用的技术，如电刺激、消毒术等，法国患者更喜欢最原始、最传统的中医药。”业内人士认为，这与西方国家的所谓“中国印象”有关，在法国，凡带有“中国标签”

的事物，比如与中国有关的餐馆、展览、演出、电影……都会尽量夸张“中国元素”，来与当地环境形成强烈反差。

据贺霆介绍，近 15 年来，中医中药、推拿、气功等逐渐被法国居民所熟悉，各类中医学校、气功/太极班的数量逐渐增加，招收人数也持续上升；中医在媒体上的曝光度增加，而且几乎都是正面报道；在每年的另类医疗大型展销会上，中医药展台、讲座比例逐年上升。在法国，由于诊费、药价居高不下且大部分无法由社会保险报销，因而中医在法国几乎成了一种“奢侈品”，而并非中国内地习惯的“简廉”医疗。因此，法国的“中医药热”现象与中国目前的中医药发展状态并不相对应。“法国民众对中医药现代技术的‘疏远’，基本属于文化现象，有其更深层、稳固的文化基础。”贺霆说，法国居民喜爱、保存甚至夸张中医药的传统色彩，最“玄妙”的传统理论如《黄帝内经》、《易经》，“古怪”的民间医术如“拔水罐”等更能引起人们的兴趣。“我认为我们不必去纠缠西方国家的‘中国印象’的真实性，但要好好研究它对市场产生的影响。”

二、建议保持中医药的多元性

“中医药不仅属于中国，更属于世界上的每个国家和地区。”据国外业有关人士介绍，越来越多的老外开始接受中医药，不仅因为西医西药的局限性和副作用，还因为人们越来越对自我负责。以前人们找西医师看病，就是把自我交给了医生，一切听从医生的安排。而中医的个性化诊疗，需要医生与病人交流、配合，表现的是团队精神，使病人更了解自己的病情。

“老外对中医药的积极看法是：中医药蕴含智慧，是一种以病人为中心的个体化治疗的全新医学模式，是一种自然疗法，有很好的经验及结果。消极的方面是，由于中西方教育、文化方面的差异，还存在信任问题，对中医的诊断、方法和实践不了解。”

国外业内人士认为，中医药文化传播到欧美地区的前提是对科学、文化以及对中医的共同认识。她说，目前中国中医药界对科学的定义与欧美学术界的理解是不同的，在西方国家，理解科学垄断真理的时代早已过去，他们现在所说的科学是指实践科学。她认为，中医药具有多元性，不应以演进论观点看待中医药史。中医彻底“西化”就会走向灭亡。

国外业内人士说，对科学的不同理解，导致了中西方对理论和实践的不同认识。中国中医药界认为中医必须有完整的、系统的理论，不然就不能称其为科学的理论，目前中国国内所用的中医教材均是在这种理念下编写而成的，这就把中医药多元性的原貌变成了统一的、单一的整理出来的“规范”理论。其实，中医虽没有像西医或其他现代自然科学那样先进，但是它却具有绿色安全的特点，所以受到广大国外患者的欢迎。

国外业内人士建议，中国要保留纯正的中医药，并努力使它传播到其他国家，发展纯正的中医和中西医结合，纠正中医翻译里的一些错误的理解和概念，建立好属于中医自己的循证医学，同时要注意中医教育的再评估。他说：“中医药国际化和现代化，并不意味着全面‘西化’”，而是指在保留原有医学精华的基础上，逐渐与国际医学水平接轨，以求更好地稳步推进发展。

闯入西方世界的中医药

“适量饮食、健身、针灸、推拿、草药药方……如果追溯历史，我们会发现中医的先辈们曾创造和使用一套完整的治疗体系使人远离疾病保持健康，今天中医要发展必须牢记祖先留下来的遗产并真正继承它。”这是一位美国青年对中医发展提出的建议。今天，世界是否了解中医药，从这条建议中兴许可以看出一二，西方视野中中医药的面貌逐渐清晰。

“一根银针”带动整个产业

1973 年，第一个中医法在美国内华达州诞生，针灸在国际上首次取得了合法地位。转眼30多年，以针灸为代表的中医药早已声名远播。

“中医药在美国乃至整个世界的发展得益于对针灸疗效的认可，这一根小小的银针带动了一个产业的国际发展！”世界中医药学会联合会副秘书长黄建银说。

今天，针灸服务已陆续得到美国、加拿大、澳大利亚、新加坡等多个国家和地区的法律认可，有了合法身份的针灸市场发展空间愈加广阔。根据世界中医药学会联合会的问卷调查分析和测算，在世界各地从事中医针灸服务的各类针灸师至少有20万人，美国获得资格认证的针灸医生已经超过1.4万人，在欧洲，包括法国、德国、西班牙、意大利和荷兰，大约每1.5万人中就有1家中医或针灸诊所。针灸的服务产值每年约100多亿美元。

这意味着，中医针灸服务已成为中医药国际发展的核心力量。除了为针灸立法，一些国家（地区）还设立了专门的中医药管理机构，规范对中医药的管理，保障医疗和用药的安全，有些国家（地区）还将中医药纳入医疗保险范畴。

接受中医药为“替代医学”

“中医在治疗慢性疾病上更有优势。比如容易感冒的人是因为免疫系统不佳，西医的做法一般是直接用药，杀死病毒，阻止病毒对身体的侵害，虽然这是治疗病人的重要一步，但对提高病人自身的免疫系统帮助不大，他将来还会再次患病。而中医则不仅仅是治疗病症，而是寻其免疫系统不佳的原因，依患者个体的差异开出药方，最终使患者身体机能达到平衡健康。”让人惊讶的是，这样一番论述出自一个美国青年之口。

杰富礼，这位在香港功夫电影的熏陶下长大的美国男孩自小就对武术和中医产生了兴趣，他曾在加利福尼亚州的一间中医诊所实习，现在是美国天然产品协会的驻华首席代表。他介绍，全世界大约有80%的制药和药膳原材料来自中国。“中医与其他一些传统疗法在美国逐渐步入主流，一个简单的原因是它曾经被忽视。我现在的工作就是促进中美中医药产业方面的贸易交流。”杰富礼说。

事实上，中医、中药包括针灸在美国和很多国家是作为一种“替代医学”的方式存在。黄建银解释，“替代医学”是相对于西方主流医学而言，现在美国采用补充替代医学治疗的公众正在逐年增多。在2007年，占美国人口38.3%的公众选择了至少一种补充替代医学治疗，其中儿童占11.8%。美国公众采用的补充替代医学治疗的常见疾患为：腰背痛、颈痛、关节痛、高血脂症、呼吸道感染、骨关节肌肉疾病、头痛及失眠等。中医中药、针灸、推拿按摩、气功和太极拳等中医疗法在美国很受欢迎。

中医药研究延伸到世界领域

在国内，中国政府一直十分重视中医药各项领域的研究，去年国务院出台了扶植中医药事业发展的专项政策，中央财政全年投入就达47亿元人民币，是60年来力度最大的一次。而自2003年防治SARS到现在的甲型H1N1流感，政府针对数次传染疾病的中医药攻关都起到了重要作用。今年初，北京市特别表彰了为防治甲型H1N1流感作出突出贡献的6位中医药专家，他们领衔研制的中药制剂“金花清感颗粒”在预防和治疗甲流的过程中得到了很好的治疗效果。今年，北京市政府还决定每年投入2亿元，计划在未来几年内对如艾滋病、结核、心血管病、糖尿病、部分肿瘤等十类重大危险性疾病进行科研公关，特别是挖掘中医药的重要作用，打造“十病十方”。

原北京中医药大学校长龙致贤介绍，针对这些世界疑难病症，我国很早已经开始研究，中医中药对于类似肿瘤、肝炎、心脑血管病等慢性疾病是有办法的，一些初期轻症患者可以治好，重型的后期的可以调理，减轻症状延长寿命。他表示，“中医和西医其实各有优势、各有缺点，中西医应优势互补。”

现在，中医药研究已经延伸到世界领域。欧美等西方发达国家对中医药的科学研究越来越重视，研究经费投入不断增加。据统计，国外有140多所知名大学、研究机构设立了专项研究资金，170多家大型国际制药公司开展了包括中药在内的传统药物的研究开发工作。现在，许多国家已开展中医药人才的自主培养，形式多样，规模不断扩大，仅美国就有约50所高校有资格提供中医课程，中医药“本土化”趋势日益明显。

中药材在韩国即将提高检测标准

专家指出，由于韩国是我国中药出口的第三大市场，而且出口该国的中药95%都为药材，为此韩发布提案，将提高对我国中药材检测标准，这将影响到我国对韩国的中药材出口。

资料显示，韩国70%以上的韩药生产依赖从我国进口的中药材，而我国出口到韩国的中药多以中药材为主。近年来，我国对韩国中药出口增长迅速：2006年对韩国出口中药金额为6000多万美元；2007年有望在此基础上增长 20%。韩国作为我国内地中药材出口的主要市场之一，排在日本和中国香港之后列第3位。韩国此次修订的提案涉及我国对韩中药材出口的大部分品种，该修订提案一旦通过，将会对我国内地出口韩国的部分中药材品种产生巨大影响。

据了解，韩国此次修订的中药材品种涉及范围非常广泛，包括姜黄、大黄等在内的72种中草药，新增60种草药及23种源自岩土矿物的传统中药材。72种中药材中二氧化硫残留限量规定从200ppm（毫克/公斤）、500ppm、1000ppm和1500ppm全部修订为30ppm，最高的标准提高了50倍，同时增加了对60种草药进行二氧化硫残留项的检测，并对23种源自岩石和矿物的传统药物中重金属（包括铅和砷）含量的最高限量进行了规定。

香港特区中成药注册申请成效性评估的探讨

赵 勤 陈凌峯 林文健
香港特别行政区政府卫生署

中医药在香港特别行政区(以下简称：香港特区)的医疗保健服务及疾病预防方面一直担当着重要的角色，香港特区在1997年回归祖国以后，极力推动中医药的发展，并在1997及1998年的政府施政方针已提出将香港特区发展成为国际中医中药中心。为配合中医药的全面发展，《中医药条例》[1] (香港法例第549章)在1999年7月14日获立法会通过。根据这项法例而设立的中医药规管制度，既可加强保障公众健康，亦确立了中医药的地位。

香港特区中医药管理委员会(下称管委会)是根据《中医药条例》成立的法定组织，负责制定及执行中医药的规管措施。管委会辖下的中药组负责有关中成药注册的规管事宜。

根据《条例》规定，所有中成药必须经注册后，方可在市场上销售、进口或管有。该注册制度于2010年12月全面落实，此为香港特区中医药发展的一个重要的里程碑。回顾制定中成药安全、品质及成效的要求，相对而言，确认中药的成效的是一个最具争议性的课题，也是最值得探讨的。本文论述中药组对中成药注册评估成效性的理念和分析。

中成药注册申请的背景、制度及现况

1. 背景

在香港特区，中医药一直广为市民使用，政府统计处在2002年进行的主题性住户统计调查显示，有19.6%的求诊个案由中医提供[2]。香港中文大学较早前的研究亦显示，约六成市民曾经服用中药[3]。

由于生活节奏急促，市民除服用经煎煮的中药外，亦经常会服用中成药来预防、治疗疾病或保健身体，因此在中成药制度未实施前，市面上已存在很多口碑良好的中成药。同时，中医药界专业人士在临床治病时亦经常因应季节、地域、体质、病情等不同情况的变化在古方基础上研制出不少疗效确切的经验方，并将其研制成中成药。

2. 注册制度

为了保留及发展这些已在市面上有悠久销售历史的中成药，且促进中成药注册制度的顺利实施，《中医药条例》在第128条订明，于1999年3月1日时在香港特区制造、销售或为销售而供应的

中成药，可循过渡性安排向中药组申请中成药过渡性注册。至于1999年3月1日后才销售、进口或管有的中成药，《中医药条例》第119条订明，有关的中成药须根据第121条注册(正式注册)。

因应香港特区中成药正式注册申请的实际情况，中药组在《中成药注册申请手册》[4]订明：根据中成药的组成、用途及销售历史等，中成药的注册类别分为"固有药类别"(包括古方、古方加减、药典方、其它中华人民共和国国家药品标准、单味制剂)、"非固有药类别"(包括保健品、单味中成药颗粒)及"新药类别"。申请人须按其中成药的注册类别分别提交安全性、成效性、品质性资料予中药组审核。

3. 现况

截至2011年3月，中药组共收到约16,800宗申请中成药注册的个案，其中约14,100宗同时申请过渡性注册。中药组面对庞大数量的申请，努力不懈积极处理。目前，约有9,160种中成药已获得过渡性注册。此外，有26种中成药已获得正式注册。约5,900宗中成药注册申请因未能提交保障公共卫生基本资料(包括重金属及有毒元素含量、农药残留量、微生物限度等)、中药组要求的资料、注册详情、或不符合中成药定义而遭拒绝注册。所有获得过渡性注册的中成药，必须进一步提供安全、成效及品质性资料后，才可以获批正式注册。

中成药注册申请的成效性评估情况分析

基于香港特区中成药发展的历史背景，中药组在审核中成药成效性时主要根据以下三种不同情况来评估：

（1）正式注册申请中申报"固有药类别—包括古方、药典方、其它中华人民共和国国家药品标准"的中成药。

属这种情况的申请人须提交文件证明其中成药的处方、制造工艺及功能主治均与古方、药典方、其它中华人民共和国国家药品标准相同。由于属古方及国家药品标准的中成药疗效比较确切，故中药组认为能支持有关中成药的成效。

（2）正式注册申请中申报"新药类别"的中成药。

属这种情况的申请人须提交全面的成效性资料，包括主要药效学研究报告、一般药理学研究报告、临床试验研究方案及总结报告等。由于上述资料较客观及系统地反映中成药的成效，故中药组认为能支持有关中成药的成效。

（3）已获得过渡性注册的中成药、正式注册申请中申报"固有药类别—古方加减"、"非固有药类别—保健品"的中成药。

纵观中医药发展的历史长河，药物知识是人类在长期生活、生产实践和不断与疾病作斗争的过程中，通过点滴经验的积累而逐渐总结得来的[5]。《药学专论》中有文献[6]提出"药物评价指从多角度对药物发现到临床应用全过程的系统认识"。对药物的临床评价主要经历了3个阶段：

第1阶段是以个案化、经验式的研究方法建立起来的临床评价药物疗效即毒性的标准。在此阶段，对药物的评价主要以经验为主，即医师根据经验、直觉或临床表现等对患者使用药物...

鉴于目前以上述情况申请注册的中成药多处于药物评价第1阶段(即：对疗效的评价主要以经验为主)，且有关中成药已有多年临床使用历史，成效性具有一定保证，故此，申请人提交的成效性资料主要是以销售/制造历史证明文件、源于清代或之前中医药文献所记载的古方依据为主。

此外，基于古方悠久的使用历史，疗效及安全性已得到一定的支持，中药组在参照了其它地区中成药注册申请的情况后(如"台湾基准方"也是在古方基础上作出的加减)，要求申请人须根据传统中医药理论"辨证论治"[7]的思路，提交由专业人士撰写的组方原则及方解，以支持有关中成药的功能主治。在该文件中，须根据中医药理论就古方中减去的药味或现新增加的药味进行解释，且须针对疾病的病因、病机、证候特点进行简要阐述，提出辨证结论和立法原则。然后再根据主证、治法论方析药，对组方中的每味药物按照君、臣、佐、使的配伍关系分析其在方中的功效和作用。

在中成药注册制度实施初期，这样的评估方法是可行的，也是中成药注册发展必经阶段。

但由于上述评估方法的局限性，故存在一些不足之处，例如：该类中成药的成效性主要是以申请人提交的销售/制造历史证明文件、古方依据、组方原则及方解来评估，缺乏临床试验数据支持，故其功能主治、用法用量等方面尚欠客观数据支持；另外，成效性评估主要审核组方的配伍是否合理，并无考虑制造工艺方面的数据，而中成药的成效性与制造工艺、辅料使用息息相关，故这样的评估不够全面，有待进一步的完善。

对将来发展方向的探讨及展望

香港特区的中成药注册要求是集合保障公众健康、香港实际情况、与国际要求接轨而制定的，显然很多方面尚需要进一步微调而达到广泛性的认受，例如：将来是否应要求除国家药品标准外的所有中成药提交临床试验报告来证明其成效性；此外，可参照其它地区仿制药申请的情况，进一步完善有关的制度；待时机成熟后，着手编订注册中成药的标准等等，都是未来可探讨的方向。

我们相信，随着时间的推移，中成药注册制度一定会不断成熟及完善，从而带动香港特区中医药的飞速发展，希望各位中医药界同仁们能团结一致，共同发扬光大祖国的中医药事业。

参考文献：

1. 中医药条例(第549章),香港特别行政区政府印务局局长印行.

2. 香港特别行政区政府统计处,主题性住户统计调查第十二号报告书.

3. 香港中文大学中药研究中心(1991年1月),香港传统中医药调查报告.

4. 香港中医药管理委员会,中成药注册申请手册.

5. 国家中医药管理局《中华本草》编委会,中华本草,上海科学技术出版社.

6. 衷敬华, 王勇, 刘瑞林,循证药学在临床用药中的作用, 药学专论,2008. 17(18)19-20

7. 孙广仁,中医基础理论(供中医药类专业使用),中国中医药出版社

加拿大中医教育及行业监管掠影

南京体育学院运动与健康科学系　李靖

加拿大是多民族的移民国家，政府倡导多元文化政策，支持各民族保持本民族的生活方式和风俗习惯。因此，在确保医疗安全的前提下，中国传统医学可以在加拿大自由传播和使用。

中医药早在19世纪末就由中国移民带入加拿大，但随后的发展比较缓慢。直至20世纪70年代，加拿大著名医师、安大略大学医学院斯鲍尔教授应周总理邀请到中国考察，回国后大力支持加拿大的中医工作，从此加拿大的针灸热潮渐起。

1983年加拿大成立了全国性的中医针灸学术组织：中医药针灸学会（CMAAC）。90年代后期，卑诗省（B.C.）、魁北克省（Quebec）及艾伯塔省（Alberta）相继立法，确立了中医行医的合法地位，并颁布了相关管理制度。近30年（特别是最近10年）来，随着大量拥有中医专业文凭和行医经验的移民涌入，中医药在加拿大的影响迅速扩大，中医诊所数量已达到3000多个。

中医教育重临床需要

加拿大的中医教育始于1985年，华人陈慰中在维多利亚市创办了加拿大第一个全日制中医专业学校。随后各省中医教育机构相继成立，在加拿大人口最多的安大略省（Ontario）目前已有10多所中医学校。

加拿大的中医教育属于职业教育，均是私立学校，开办者主要是华人。中医学校的教师既讲授多门中医课程，又在学校的诊所从事临床工作。大多数教师是中国移民，在中国已取得中医硕士或博士学位，具有一定的临床经验，能熟练使用英语授课；少数教师是欧美人，热爱中医，曾在中国、日本、美国、加拿大等地接受过中医学系统教育。开设的专业主要有中医、中药、针灸及推拿等，学制3~5年，每专业10~30人。开设的课程以中医学课程为主，以现代医学课程为辅，所有专业均不开设语文、英语、政治、计算机等课程，因此各专业实际用于

中医教学的学时量相当大。临床实习占总学时的1/3，实习地点是学校开办的学生诊所。学生在具备了一定基础理论和基本操作技能后，可以在教师的严格监督下为顾客提供治疗或保健服务。

笔者有幸参观了多伦多一所中医学校的学生门诊。该校针灸专业三年级的学生已能熟练地运用望、闻、问、切等手段采集患者的症状和体征，并且注重对舌象和双手寸、关、尺各部脉象的辨证。开列的针灸处方中既有体穴也有耳穴，并能娴熟地进行针刺、艾灸、拔罐等技术操作。可见，这里的中医教育不但教学内容系统详尽，而且十分重视基础理论与实践能力两方面的结合和磨练。

中医学校的报名条件通常是高中以上文化，英语熟练，对传统医学兴趣浓厚者。报名者不需要考试，通过递交申请表、推荐信和面试即可录取。大多数学生并非华裔，而是西方人，但是他们欣赏中国的文化，信任中医的功效，有的学生甚至还想在毕业后，自费到中国进一步学习中医。

除了全日制专业外，不少中医学校还设有兴趣班、继续教育及讲座等教育形式。兴趣班有针灸、推拿、中药等类别，学时短、课程少、内容浅，作为中医爱好者的入门教育。继续教育有病案研究、中医经典等课程，为毕业者及开业者提供再教育服务。讲座则面向大众，以宣传推广中医为主，内容诸如中医药对焦虑的治疗、疼痛的针刺治疗等，这类讲座有时是免费的。

立法监管中医药行业
执业资格考试规定严格

加拿大政府对中医没有专门的监督和管理机构，中医执业立法权限由各省掌握。在已对中医行业立法的省份，只有通过中医执业资格考试才可以开业。

卑诗省是加拿大，也是西方国家里，最早立法承认中医和针灸医疗地位的省份。1996 年该省首先成立中医针灸管理局(CTCMA)，这是省级中医药监理机构。1999 年起正式发放针灸师执照，2003 年起发放中药师和中医师执照。

卑诗省的中医执业资格考试分为针灸师、中药师及中医师 3 种。针灸师可以进行针灸治疗，中药师可以开中药处方，中医师则既可以针灸，也可以开中药处方，还可以开展推拿治疗，治疗手段更加灵活多样。针灸师和中药师的报考条件是学习相关专业 3 年以上，总学时为 1900，其中临床实习 450 学时，拥有毕业证书者。中医师的报考条件为学习中医专业 4 年以上，总学时为 2600，其中临床实习 650 学时，且拥有毕业证书者。非北美中医教育机构毕业的考生，报考时要提供学历认证报告；如果学时不足，则要补修学时，修满才可以参加执业资格考试。

卑诗省中药师和针灸师的执业资格考试均分为笔试及临床技能考试两部分，而中医师的执业资格考试则包括以上 4 个部分。考试用语可以选择英语或汉语。笔试试卷由 200 道单项选择题组成，考试时间为 4 小时。针灸师的笔试包括中医基础、针灸、解剖、生理等内容；中药师的笔试包括中医基础、方剂、中药、中医内外妇儿科、解剖、生理、药理等内容。其中现代医学知识占 15%。笔试通过者才可以参加临床考试。临床考试为 55 分钟，针灸师测试针刺操作、穴位定位，并口试针灸和中西医诊断等知识。中药师测试生药鉴别、舌诊和病案分析等。笔试及临床考试全部通过者在 3 年内必须申请执照，执照申请成功后，每 2 年还要换照 1 次。

继卑诗省之后，魁北克省及艾伯塔省也陆续出台了中医执业资格法规，但各省的具体要求略有不同。安大略省将于 2012 年正式推行中医师注册制度，目前正处于执行中医立法前的过渡期。在过渡期内，具有中医文凭者只要向省中医监管机构申请注册即可自行执业，不需要参加执业资格考试；如果是非英语国家移民，必须说明与顾客沟通的办法，并提交以前诊治过的患者病历，也可以成为注册成员。

在没有对中医行业立法的省份，具有中医学校文凭者就可以开业。尽管开业条件宽松，但由于缺少政府的认可和严格管理，公众对中医的接受程度也受到较大影响。

对针刺消毒的要求极严

加拿大政府及民众对中医针刺消毒要求十分严格。

在已对中医行医立法的省份，执业者必须严格执行规范的针刺消毒技术。针刺治疗全部使用一次性无菌管针，从进针到出针的全过程，医生手指均不可以接触针身；如果针刺部位出血或针刺腹股沟、口腔、咽喉等部位，医生还必须戴上手套操作。这一要求完全参照《美国针灸师操作规范（NCCAOM）》，比我们国内要严格很多。如果医生不遵照执行，患者有权起诉，将丧失从业资格。

即使在未立法的省份，许多中医从业者从满足加拿大民众心理需求和提高诊所声誉的角度出发，也自觉执行上述规范。

对中药监管标准高

加拿大的中药主要从中国进口，种类十分丰富，既有生药饮片，也有颗粒剂和各种配方和剂型的中成药，消费者以西方人为主。

加拿大政府按照国际药品生产质量管理规范(GMP)对中药的安全性及药效的真实性实行严格监管。中药制药厂家的环境卫生条件及工作人员的工作服、手套、鞋、帽等均要符合管理规范。制药厂家要详细列明药物的成分，并提供产品符合标准的有效证明；对进口批发商储存药物场所的卫生及通风等条件也有相当严格的规定。

由于中药难以满足上述全部要求，在加拿大没有被视为合法药品，不能作为药品出售，只被当作食品类物品。在尚未正式立法的省，中医执业者可以为顾客配制中药，但不能视之为药品，只是作为保健品。在已立法的省份只有中药师或中医师才具有中药处方权，而且所使用的中药必须在省中医针灸管理局所颁布的目录之中。

中医药进入部分省份医疗保险

加拿大是一个高福利国家，公民享受医疗保险，通常不需要自己支付医疗费用，但是各保险公司医疗保险的范围有所不同。在已立法承认中医行医地位的省份，相对较多的保险公司愿意承担患者的中医中药费用，因此中医诊所的患者人数也相对较多。而在尚未立法的省份，中医药享有的医疗保险十分有限。患者只有在加拿大中医药针灸协会、加拿大中医药针灸学会及加拿大中医学会等组织注册的诊所就医，才享有医疗保险；且很多保险公司只提供每年500加元的针灸开支，超出的费用及其他中医治疗的费用均由患者自付。

实际上，加拿大每年医药费开支十分庞大，占联邦和省政府总预算的40%，政府负担沉重。而中医药医疗费用较低，中医行医合法化将有助于政府节省财政开支，因此未立法省份目前也在积极推进中医立法工作。

中医诊所服务规模尚小

加拿大的中医诊所全部是私立的，遍及全国各省区。这些中医诊所通常营业面积不大，环境整洁优雅，每位患者一间治疗室，患者就诊要事前预约。每天的营业时间自上午9、10点起直至傍晚8、9点；开展针灸、推拿、中药、刮痧、整骨等服务。顾客多半是失眠、便秘、肥胖、消化不良、颈肩腰腿痛等功能性疾病或慢性病患者，也有患疑难杂症且经西医治疗久未见效者。一般各治疗项目单次治疗费用为30加元左右。由于消费水平及西方人占总人口的比例较大等实际因素，各诊所的顾客主要是西方人。

此外，在加拿大还有一类借中医保健按摩手段为顾客服务的营业场所，带有一定的色情服务性质。因此，普通民众很容易将中医治疗、保健与某些色情按摩混为一谈，这在一定程度上影响了中医行业的整体声誉。

总之，中医药在加拿大尚未进入主流医界，这与政府对中医药行业缺少资金投入和政策支持有关。中医药在加拿大的发展之路还十分漫长。

马、新两地中医药史海钩沉

柔佛州中医学院院务委员　刘元华

中医药是中华民族流传数千年之实践结晶，为民族的健康与繁衍作出宝贵的贡献，是中国的“国医”。它不仅对中华民族的繁衍起到至关重要的作用，而且对海外许多地区人们健康维护也极其重要，它流传至何处便在该处产生巨大的贡献。这是不容争辩的事实。

马来西亚和新加坡两地，早在十四世纪，中国明代永乐年间，郑和七下西洋之际，便有五次莅临马六甲的“满剌加王朝”，在那时中医药已经传至马新地区，而本地的土产药材也同时被运销中国，被称为“南药”，互通有无。更早之前，宋代大将之子（据传说为狄青之子）传闻与该地国王之公主结亲，即现今之沙巴（又称北婆罗洲），推测中医药当时便随着流传入该地的可能性是存在的。

医药是人类悠关生命之大事，因此也必然随着中国人的移民海外而流传至该地区，惟形成中医中药行业则是在十八世纪末及十九世纪初，随着中国局势动荡之际，许多人民为求生存或避难而大量移民南来涌入马、新地区始形成的。

随着移民海外人群的增加，依靠中医药维护健康的团体也自然应运而生。由甲必丹叶亚来创立的首间中医留医所——“回春馆”便在1878年诞生，但由于1890年“回春馆”内发生了八名患人相继死亡而遭到英殖民地政府下令烧毁该馆。直至1909年始在吉隆坡半山芭地区复办，但却于1932年再次遭到英殖民地政府函令必须按照西医管理系统由西医督办“回春馆”馆务。为此，“回春馆”负责人经集体商议之后，鉴于若按有关规定，其经费过于庞大，被迫决定停办，“回春馆”终于走进历史。

紧接着“回春馆”之创立，1881年由另一华人甲必丹叶观盛亦创办“培善堂”为矿工提供免费医疗服务及替贫病身故之矿工施棺殓葬。“培善堂”于1894年改为“同善留医院”，至今已经历壹佰余年。同期，北马之槟城“南华医院”亦于1884年创立，为该区人民的健康、病痛提供中医医疗服务。

十八世纪末和十九世纪初，这期间除了马来西亚中医慈善医院相继成立，为中医之大爱精神在当地奠基、播种作出巨大贡献外，在新柔海峡、新柔长堤对岸之新加坡，亦因中国移民之激增而创立中医慈善医院，如“同济医社”便早在1867年即已率先成立，后改名为“同济医院”至今，历时壹佰余年。其它如1901年成立的“善济医社”、1910年成立的“广惠肇方便留医院”（民办医院），至今亦历时百年。

第二次世界大战后，马、新人民在经历战火之洗礼后，劫后之人民当中有远见的先辈相继应时代的感召又创立了多所中医慈善医院，如新柔长堤彼岸之“中华医院”于1952年创立，新加坡得教会紫新阁医药义诊部于1954年创立，他如佛教施诊所亦于同时期成立。至1957年之新加坡“观音救苦会流动施诊所”与1973年新加坡“大众医院”等等之成立，均代表着中医同道之服务不同种族人群之义举。

在马来西亚方面，1954年由马中医师公会创立的“中华施诊所”，1956年由霹雳中医师公会创立的“中华医院”及随后在全马各州相继成立数十间中医慈善诊所，都是中医界的光荣。

随着民办中医医院、诊疗机构之相继成立，中医师为巩固集体创立之中医医院、诊疗机构，相应之组织亦成立并壮大起来。发扬团结精神，以便为中医义诊医院、诊疗机构作靠山、作后援团体。

其中早在1924年，麻坡中医研究院率先成立，1925年雪兰莪“杏林别墅”成立，1925年“霹雳药材行公会”成立，1928年槟城“中医联合会”成立，而十九世纪中期之“中马中医师公会”、1955年成立的“马来西亚华人医药总会”（属下有42间伞形组织）等。至此全马已约有百间中医药组织的存在。在东马方面，“沙巴中医师公会”（前身为北婆罗洲中医师公会）约成立于二战之前。砂洲“诗巫中医师公会”成立于1930年，“砂劳越中医中药联合会”成立于1949年等等。而新加坡之同道亦在先后时期组织中医药业公会，其中“中医中药联合会”成立于1929年，“新加坡中药公会”成立于1940年，“新加坡中医师公会”成立于1946年，“新加坡中医药促进会”约于十九世纪70年代亦成立起来。

随着中医慈善医院、诊疗机构之涌现，中医、中药行业团体之成立，这都是客观环境的需要下而出现的。但客观环境的变化却不以人们主观意识为转变的，1950 年以前中医师大多来自中国、香港，中医医院、诊所不面对医师短缺的问题，但随着英殖民地政府颁布移民条例限制移民自由进出之后，切断了中医师的来源，中医界面临了后继无人的问题。为解决此难题，中医界先辈们集体研究之后，提倡创办"中医专门学校"以培养中医接班人继承中医学术。

首间"马来西亚中医学院"于 1955 年 10 月 1 日举行开学典礼，以同善医院及中华施诊所作为学生的临床实习基地，订四年学制后于 1975 年改为五年学制。随后在全马创立了十数所中医院校。新加坡"中医专门学校"更早于 1953 年创立，后改为"新加坡中医学院"。十九世纪 70 年代"新加坡中医学研究院"亦相继创立。其他如私办的"康民中医学院"，"同济医院"亦曾开办了"同济医学研究院"等等。所有这些中医院校均共同培养了不少中医专业人才，为中医药的传承作出不可磨灭的贡献。

随着中国的改革开放，中国中医大专院校的开放，许多有志学习及进修更高的中医学术之士，更前往中国中医大学、学院深造或短期研究不等。

中医药行业的队伍越来越大，打着中医师旗帜者越来越多，从事中医药事业者不断增加，其中有本科毕业，有师传、祖传、自学等等，良莠不齐，资格参差，出现中医界的鱼目混珠现象。因此，马、新两地政府卫生部当局终于在二十世纪初相继研究立法管制，按实际之专业分为中医师、治疗师、针灸师、技术师、中药师等。至 2010 年，新加坡注册之中医师已有 2421 名，而马来西亚至 2010 年为止，根据"马来西亚华人医药总会"提供之统计，中医师、治疗师针灸师、中药师、技术师计共 4602 名。若包括其他有权代办注册之团体，预计总计将不少于 7 千名。

自中医中药传入马、新两地，已有至少六百年之历史，为两地人们之健康、祛疾做出了不朽的贡献。随着中医药专业在其发源地中国得到人民政府之扶持，中医院、中医专家学者、中医医疗人员自强不息、百家争鸣，许多奇难杂症、来势急剧之疫病均取得令人刮目的成绩，是以世界卫生组织专家们终于认同中医之学术价值，承认"中，西"医为当今世界之两大医药体系。

马，新两地之大专院校亦因中医药的学术地位与其价值而相继开办"中医系"，两地政府的西医院亦个别增设"中医部"，提供病患者另一选择。

马，新两地的中医界正在进行质的变化，中西医结合，应如何"合"，两地的中医又不能使用西药治病。因此，在中医学的理论学习上，临床治疗上，应发挥中医本身的独特长处，紧记姓"中"，而不姓"西"，是中医学可持续发展的必然选择。

资料来源：

1. 新加坡大巴窑中华医院落成纪念特刊
2. 新加坡卫生部中医师注册部
3. 马来西亚华人医药总会。

作者简介：

刘元华，1938 年出生。中医师。1976 年毕业于新加坡中医学院。现任马来西亚柔佛州"刘中医诊所"驻诊医师兼东主。马来西亚柔佛州中医师公会理事，柔佛州中医学院院务委员，柔佛州中医学院讲师。

部分资料来源于：《人民日报》、《光明日报》、《中国中医药报》、《中国新闻网》

2012

國醫年鑒

GUO YI NIAN JIAN

十五　警示台

国家食品药品监督管理局销毁假劣药品 60 余吨

2011 年 1 月 18 日，国家食品药品监督管理局在北京开展集中销毁假劣药品活动。

此次活动组织销毁了北京市药监局在专项整治实施以来查获的假劣药品、医疗器械，共计 130 多种，3000 余件，约 60 余吨，货值 4000 余万元。

国家食品药品监督管理局副局长边振甲表示，去年以来，食品药品监管部门针对药品监管工作的要求，连续开展了药品安全专项整治、依法打击利用互联网宣传销售假药的专项行动，特别是按照国务院的部署，全面深入开展了打击侵犯知识产权和假冒伪劣商品的专项行动。依法查处利用互联网宣传销售假药的违法行为，以查办大案要案为突破口，查处了一批制售假劣药品的案件。

据了解，2010 年全国各级药监部门查办的重点案件 81 起，配合公安机关集中捣毁了一批生产假药的窝点，摧毁销售假药的网络。专项整治以来，仅北京市药监局就出动人员 2000 多人次，开展联合执法 44 次，与公安等相关部门合作破获制售假劣药品案件 7 起，抓捕涉案人员百余名。

新闻出版总署规范养生保健图书

为进一步规范养生保健类出版物管理，新闻出版总署公布了《别让不懂营养学的医生害了你》《特效穴位使用手册》等 24 种编校质量不合格的养生保健类图书（见附件），要求出版单位将其全部收回销毁。同时，向社会公布了包括科学出版社、人民卫生出版社、中国中医药出版社在内的 53 家具备养生保健类出版资质的出版单位名单。

据介绍，为加强养生保健类出版物管理、促进出版市场健康有序发展，新闻出版总署于去年 10 月下发《关于加强养生保健类出版物管理的通知》，要求各出版单位主管部门组织开展养生保健类出版物的专项检查，实施养生保健类出版物出版资质准入制度。

根据通知要求，新闻出版总署出版产品质量监督检测中心检查了 50 种养生保健类畅销图书。从检查结果看，50 种图书中有 26 种图书编校质量合格，24 种图书编校质量不合格。鉴于养生保健类图书事关人民群众的身体健康，对于此次检查中不合格的图书，新闻出版总署明确要求出版单位必须自检查结果公布之日起 30 日内将其全部收回销毁。

据悉，各地出版单位主管部门此前已依照通知要求处理了检查中发现的不合格图书，停止发行图书 104 种，撤销养生保健类选题 69 种。

按照通知要求，有关出版单位报送了养生保健类出版资质申报材料。新闻出版总署结合出版单位的出版范围和通知要求，对申报材料进行了严格审核，目前有 53 家出版单位具备养生保健类出版资质。今后若有其他出版单位申报养生保健类出版物出版资质，新闻出版总署将另行安排审核。

新闻出版总署要求，不具备养生保健类出版资质的出版单位不得再安排养生保健类选题，不得超范围出版。各级出版行政管理部门和出版单位主管部门要切实履行监管职责，进一步加强对出版单位养生保健类出版资质的管理，督促出版单位严格选题论证制度，对作者的学科背景和编辑人员的专业水准严格把关，切实提高养生保健类出版物的内容质量和编校质量，促进出版物市场健康有序发展。

24 种编校质量不合格的养生保健类图书名单和 53 家具备养生保健类出版资质的出版单位名单可在新闻出版总署网站查询。

附件

24种编校质量不合格养生保健类图书名单

序号	书 名	作者	出版单位	版次	编校差错率（‰）
1	九种体质使用手册	王琦 著	北方妇女儿童出版社	2010年5月第1版第1次印刷	1.19
2	这才是中医	罗大伦 著	吉林出版集团有限责任公司	2009年11月第1版第2次印刷	1.23
3	察颜观色	王鸿谟 著	学苑出版社	2009年5月第1版第3次印刷	1.49
4	小穴位，大健康	李智 著	上海锦绣文章出版社	2010年1月第1版第1次印刷	1.52
5	把健康彻底说清楚	曲黎敏 著	北方妇女儿童出版社	2010年4月第1版第1次印刷	1.64
6	从头到脚说健康	曲黎敏 著	长江文艺出版社	2008年7月第1版第2次印刷	1.66
7	百年程氏养生经：养生大穴家用说明书	程凯 著	石油工业出版社	2010年1月第1版第1次印刷	1.72
8	张秀勤刮痧保健康	张秀勤 编著	吉林科学技术出版社	2009年2月第1版第5次印刷	1.92
9	《黄帝内经》中的女人养颜经 《本草纲目》中的女人养颜经大全集	游一行 编著	华文出版社	2010年3月第1版第1次印刷	2.02
10	阴阳一调百病消	罗大伦 著	吉林出版集团有限责任公司	2010年5月第1版第1次印刷	2.02
11	把吃出来的病吃回去	张悟本 著	人民日报出版社	2010年4月第2版第1次印刷	2.07
12	不上火的生活	佟彤 著	江苏文艺出版社	2010年4月第1版第5次印刷	2.16
13	手到病自除2——“圣手医师”杨奕的家庭保健处方	杨奕 著	江苏人民出版社	2010年2月第1版第7次印刷	2.21
14	图解经络穴位按摩速查手册	东方教育研究院 编著	沈阳出版社	2009年5月第1版第2次印刷	2.23
15	不生病的智慧	马悦凌 著	江苏文艺出版社	2008年5月第3版第35次印刷	2.23
16	黄帝内经使用手册	武国忠 著	上海锦绣文章出版社	2009年6月第1版第2次印刷	2.60

17	不生病的智慧3 ——易经养生说明书	栾加芹 著	江苏文艺出版社	2008年6月第1版 第1次印刷	2.66
18	五代中医救命养生帖	张维钧 著	京华出版社	2009年12月第1版 第1次印刷	2.88
19	黄帝内经使用手册2	武国忠 著	上海锦绣文章出版社	2010年4月第1版	3.22
20	天道康复 ——一招十步祛病综合疗养法	夏德均 著	吉林科学技术出版社	2009年1月第1版 第1次印刷	4.39
21	特效穴位使用手册	萧言生 著	江苏文艺出版社	2007年10月第1版 第22次印刷	5.10
22	打开五脏说养生：《黄帝内经》中的“清调补”五行养生观	陈大为 编著	天津科学技术出版社	2009年12月第1版 第1次印刷	5.35
23	别让不懂营养学的医生害了你	【美】雷·D·斯全德 著	北京燕山出版社	2008年9月第2版	6.22
24	单桂敏灸除百病 ——寻病祛病养生艾灸自疗法	单桂敏 著	吉林科学技术出版社	2010年1月第1版 第2次印刷	9.59

河北：中药掺杂使假一律吊销批号

2011年1月从河北省食品药品监督管理局获悉，河北省将开展为期一年的中药生产专项整治行动，凡故意偷工减料的或凡掺杂使假的，一律吊销该品种批准文号，收回《药品认证证书》，6~10个月内不受理重新认证申请，企业法人代表及生产、质量负责人10年内不得从事药品生产经营活动；情节严重的一律吊销《药品生产许可证》，货值超过5万元的，移送公安机关处理。

此次专项行动将全面整顿和规范中药生产秩序，深挖中药生产环节存在的安全隐患。在工艺流程环节，重点检查企业是否按照注册批准的处方、工艺及药品GMP组织生产。在原料采购环节，重点检查药材和饮片购入，检查应炮制的药材是否按规定进行炮制、是否存在用非药用原料或不符合药品标准规定的药用原料生产。在生产环节，检查是否落实药品质量受权人制度、是否建立基本药物生产报告制度、是否存在以假充真和以次充好等违法违规生产行为。

未注册、假研制单位6种假药被查处

2011年2月12日，国家食品药品监督管理局曝光“欧亚新症王胶囊”等6种假药，要求各地药监部门加强对辖区内药品经营企业、医疗机构的监督检查，对发现的假药依法查处。

这6种假药未经批准注册，所标示的研制单位均为虚假机构：“欧亚新症王胶囊”、“强效症立康”、“康症灵胶囊”，标示研制单位为“国际症病救治联合会北京总部”、“中国医学药物研究总院（京）疝气康复中心”、“中国医学药物研究总院”；“百草珍珠降压胶囊”、“活胰健肾胶囊”，标示研制单位为“中国人民解放军总后卫生部研制中心”；“益肾糖灵胶囊”，标示研制单位为“中国人民解放军军事医学科学院糖尿病研究中心”、“国际生物医药研究院”。

杭州首推中药材“硫残留”限量标准

媒体披露甘肃省定西市部分药农和经销商使用硫磺熏蒸部分中药材的违规加工经营行为后，引起浙江省杭州市有关部门高度重视。日前，杭州市食品药品监督管理局出台“打磺”新政，向辖区内所有中药行业提出：二氧化硫残留量控制在60ppm（每千克60毫克）以下，杭州地区销售的山药、当归、人参等26个品种的中药材，今年起按此标准进行监督检测。

据悉，杭州为全国首个由政府部门推出中药材“硫残留”限量标准的。

硫磺熏蒸是中药材加工、贮藏过程中作为杀虫、防虫的传统手段之一，还可使中药材漂白、增艳，但硫磺熏蒸中会产生对人体有害的二氧化硫。

医学研究表明，硫磺熏蒸过的中药材如果服用量较大或长期服用，会引起慢性中毒，会使消化道和呼吸道系统黏膜受损，导致变异，对肝、肾等器官也有损害。

业内人士认为，按此“硫残留”限量标准熏蒸药材，中药材的品相可能会难看一点，但吃得更安全。

7个药品保健品违法广告曝光

2011年4月28日，国家食品药品监督管理局曝光药品、保健品等7品种，违法发布广告频次高、违法情节严重，严重欺骗和误导消费者。

国家食品药品监督管理局《关于发布2011年第1期违法药品 医疗器械 保健食品广告公告汇总的通知》中予以曝光的有：湖南乐邦制药有限公司生产的药品“龟蛇酒”、陕西东泰制药有限公司生产的药品“脉管复康胶囊”、辽宁中医学院药业有限公司生产的药品“珍红颗粒”、吉林亚泰明星制药有限公司生产的药品“醒脑再造胶囊（广告中宣传名称：华风再造胶囊）”、保健食品“东方之子牌双歧胶囊”（广告中标识的名称为“双奇”，国食健字G20050741）、保健食品“创星牌多维苦荞胶囊”（卫食健字（2003）第0144号）、保健食品“今雄牌苍芎胶囊”（国食健字G20090331号）。

通知披露的数字显示，本期公告汇总期间，各地药监部门通报并移送同级工商行政管理部门查处的违法药品广告10990次、违法医疗器械广告1584次、违法保健食品广告3668次；共撤销了3个药品广告批准文号，对违法广告涉及产品采取了331次暂停销售的行政强制措施。

四种保健食品违法广告被查处

2011年5月17日，国家食品药品监督管理局集中曝光了智灵牌冬虫夏草胶丸、赐富牌化维纤胶囊、首乌抗衰宝、名实牌金舒通胶囊等四种保健食品违法广告。目前，药监部门已经将这些违法广告移送有关部门查处。

国家药监局指出，这四种保健食品的广告中含有不科学表示产品功效断言、利用专家为产品功效作证明、暗示具有疾病治疗作用等违法内容，严重欺骗和误导了消费者。

2011年全国部分报纸中医医疗广告信息监测（第一批）一览表

（2011年3月1日—31日）

地区	报刊种类	报刊名称	发布条数	虚假违法条数	虚假违法率	虚假违法描述
北京	都市类	北京晚报	15	15	100%	1、3、5、6、7、11
		北京晨报	2	2	100%	3、5、6、7、11
		京华时报	7	7	100%	1、3、4、5、6、7、11
	文摘类	健康文摘报	0	0	0	
		文摘报	1	1	100%	3、6、7
		法制文萃报	0	0	0	
		作家文摘	0	0	0	
		精品购物指南	0	0	0	
天津	都市类	今晚报	126	126	100%	3、4、6、7、8、11、12
		渤海早报	78	78	100%	3、6、7、8、11
	文摘类	书报文摘.朋友	0	0	0	
		采风报	0	0	0	
河北	都市类	燕赵都市报	6	6	100%	1、3、6、7、11、12
		燕赵晚报	3	3	100%	3、6、7、11、12
	文摘类	书刊报	0	0	0	
山西	都市类	三晋都市报	0	0	0	
		生活晨报	0	0	0	
	文摘类	生活文摘报	0	0	0	
		良友周报	0	0	0	
内蒙古	都市类	北方新报（汉）	0	0	0	
		科尔沁都市报（汉）	7	7	100%	3、4、6、7、11
	文摘类	环球周刊报	0	0	0	
辽宁	都市类	半岛晨报	17	17	100%	1、3、4、6、7、11
		辽沈晚报	6	6	100%	1、2、3、4、6、7、11、12
吉林	都市类	城市晚报	7	7	100%	3、4、6、7、11、12
		长春晚报	1	1	100%	3、4、6、7、11、12
	文摘类	文摘旬刊	7	7	100%	1、3、6、7、11、12
黑龙江	都市类	生活报	10	10	100%	1、3、5、6、7、11
		黑龙江晨报	0	0	0	
上海	文摘类	报刊文摘	0	0	0	
		新华书摘报	0	0	0	
江苏	都市类	都市晨报	3	3	100%	3、6、7

	文摘类	中国剪报	0	0	0	
		凤凰资讯报	0	0	0	
浙江	都市类	都市快报	0	0	0	
福建	文摘类	每周文摘	0	0	0	
江西	都市类	信息日报	26	26	100%	1、3、4、6、7、11、12
	文摘类	新参考文摘	12	12	100%	1、3、5、6、7、11
地区	报刊种类	报刊名称	发布条数	虚假违法条数	虚假违法率	虚假违法描述
山东	都市类	齐鲁晚报	0	0	0	
河南	都市类	大河报	19	19	100%	2、3、4、5、6、7、11、12
		郑州晚报	1	1	100%	3、5、6、7、11
	文摘类	大河文摘报	11	11	100%	1、3、6、7、11、12
湖北	都市类	三峡晚报	8	8	100%	3、4、5、6、7、11
	文摘类	大家文摘报	0	0	0	
		老年文汇报	2	2	100%	3、4、6、7、11
湖南	文摘类	文萃报	9	9	100%	1、3、4、6、7、11、12
		知识博览报.探索发现	2	2	100%	3、6、7、11
广东	文摘类	广州文摘报	0	0	0	
		南方周末	0	0	0	
广西	文摘类	南方科技报.南方文摘	1	1	100%	3、6、7、11
		华声晨报.华声周刊	0	0	0	
海南	文摘类	特区文摘报	0	0	100%	
四川	文摘类	人力资源报.旧闻	0	0	0	
		文摘周报	0	0	0	
重庆	都市类	重庆晚报	0	0	0	
		武陵都市报	0	0	0	
贵州	文摘类	天下文摘	10	10	100%	1、3、5、6、7、11、12
云南	文摘类	文摘周刊	3	3	100%	3、5、6、7、11
陕西	都市类	三秦都市报	0	0	0	
		西安晚报	3	3	100%	3、6、7、11
	文摘类	文化艺术报.书刊参考	0	0	0	
甘肃	都市类	兰州晚报	147	147	100%	1、3、4、6、7、11、12
青海	都市类	西宁晚报	14	14	100%	6、7
		西海都市报	14	4	29%	3、6、7、11
新疆	都市类	乌鲁木齐晚报（汉）	11	11	100%	1、3、5、6、7、11、12
		新疆都市报（汉）	21	21	100%	1、3、5、6、7、11、12
合计			610	600		

说明：一、排列顺序按行政区划排列。

二、虚假违法描述是按《医疗广告管理办法》规定的相关事项进行列举：

1．无《医疗广告审查证明》发布医疗广告的；

2．已被撤销《医疗广告审查证明》发布医疗广告的；

3．没有注明医疗机构第一名称或《医疗广告审查证明》文号的；

4．以内部科室名义发布医疗广告的；

5．变相发布医疗广告的；

6．涉及医疗技术、诊疗方法、疾病名称、药物的；

7．保证治愈或者隐含保证治愈的；

8．宣传治愈率、有效率等诊疗效果的；

9．淫秽、迷信、荒诞的；

10．贬低他人的；

11．利用患者、卫生技术人员、医学教育科研机构及人员以及其他社会社团、组织的名义、形象作证明的；

12．使用解放军和武警部队名义的；

13．非医疗机构发布医疗广告的；

14．法律、行政法规规定禁止的其他形式。

国家食品药品监督管理局通知禁用台湾问题食品和添加剂

2011年6月2日，国家食品药品监督管理局下发紧急通知，禁止餐饮服务单位采购和使用国家质检总局公布的《暂停进口台湾食品及食品添加剂生产企业名单》中企业生产的食品和食品添加剂。

通知要求，为防止相关食品和食品添加剂流入餐饮服务环节，餐饮服务单位不得采购和使用名单所公布的企业生产的食品和食品添加剂。对于已采购相关食品和食品添加剂的，应立即停止销售和使用，并积极配合有关部门做好问题产品召回工作。

通知要求地方各级监管部门要立即通知辖区内餐饮服务单位，并加大监督检查力度，发现相关问题，要及时将信息上报当地政府，并通报相关部门。

据国家质检总局6月5日再次更新的受塑化剂污染的问题企业及其相关产品名单，问题企业增加到276家，相关产品增加到924种。

国家食品药品监督管理局曝光15家违法网站

2011年6月23日，国家食品药品监督管理局发布公告，对15家发布虚假药品信息销售假劣药品违法网站进行曝光。这些违法网站已被依法移送有关部门进行查处。

最近，国家药监局在监督检查中发现，部分网站伪造或假冒开办单位，发布虚假药品信息，销售假劣药品，严重危害公众用药安全。这些违法网站都是通过使用绝对化、承诺性的语言，对“产品”疗效进行虚假宣传。

这些违法网站销售的假劣药品包括，降糖甲胶囊、银癣基因1号、生物速杀毒胶囊、痛风定片、［速康］安神胶囊、BR锐德洛、正清风痛宁胶囊、清脑清肝降压宁、联邦·胰岛再生素、百珍风痛安胶囊、同仁肤癣康胶囊、格诺·舒灵系列、扶胰还原片、国泰·排毒癣康宁。

国家药监局提醒消费者，可以登录该局网站，浏览“网上购药安全警示”栏目（http://www.sfda.gov.cn/WS01/CL0441/）了解具体信息。

国家食品药品监督管理局要求查处12种假药

2011年6月27日，国家食品药品监督管理局曝光了“中国中医药（国际）精神病医学研究总院”的诺康舒眠宁等12种假药，要求各省（市、区）食品药品监督管理部门加强对辖区内药品经营企业、医疗机构的监督检查，一旦发现，依法查处。

假药及标示研制单位还有辉瑞健脑回春丹，“中国科学院脑病研究中心”；宜康活力胶囊，“北京糖尿病研究所”、“中国生物科学制药有限公司”；舒络疝立消，“中华国际疝病治疗中心”、“中华国际疝病（京）治疗中心”；安神解郁养心胶囊，“北京中医药研究总院”、“北京巨仁堂药业股份有限公司”；清脑清血清肝降压胶囊，“中国中医学会高血压专研中心”；拜耳·愈压宁，“中国(国际)中医药高血压研究总院”；拜耳·胰康王、红星一号胶囊、奥邦·生胰肽、奥邦·生胰素、诺尔·骨肽，“中国人民解放军军事医学科学糖尿病专研院”、“中国（国际）中医药糖尿病研究总院”、“中国（国际）中医药糖尿病联合会”、“北京东城区东单同芝堂大药房”、“首都协和医学院骨病专科”、“中国国际红十字会总会糖尿病救助中心”、“中科院糖尿病研究中心”。

24种编校质量不合格图书名单

书 名	出版单位
九种体质使用手册	（北方妇女儿童出版社）
这才是中医	（吉林出版集团有限责任公司）
察颜观色	（学苑出版社）
小穴位，大健康	（上海锦绣文章出版社）
把健康彻底说清楚	（北方妇女儿童出版社）
从头到脚说健康	（长江文艺出版社）
百年程氏养生经：养生大穴家用说明书	（石油工业出版社）
张秀勤刮痧保健康	（吉林科学技术出版社）
《黄帝内经》中的女人养颜经	（华文出版社）
《本草纲目》中的女人养颜经大全集	（华文出版社）
阴阳一调百病消	（吉林出版集团有限责任公司）
把吃出来的病吃回去	（人民日报出版社）
不上火的生活	（江苏文艺出版社）
手到病自除2——“圣手医师”	（江苏人民出版社）
杨奕的家庭保健处方	（江苏人民出版社）
图解经络穴位按摩速查手册	（沈阳出版社）
不生病的智慧	（江苏文艺出版社）
黄帝内经使用手册	（上海锦绣文章出版社）
不生病的智慧3——易经养生说明书	（江苏文艺出版社）
五代中医救命养生帖	（京华出版社）
黄帝内经使用手册2	（上海锦绣文章出版社）

天道康复——一招十步祛病综合疗养法	（吉林科学技术出版社）
特效穴位使用手册	（江苏文艺出版社）
打开五脏说养生：《黄帝内经》中的“清调补”五行养生观	（天津科学技术出版社）
别让不懂营养学的医生害了你	（北京燕山出版社）
单桂敏灸除百病——寻病祛病养生艾灸自疗法	（吉林科学技术出版社）

国家中医药管理局曝光一批虚假违法中医广告

国家中医药管理局在其网站公布了部分机构发布的虚假违法中医医疗广告。山西和陕西两地发布虚假违法中医医疗广告的机构数量较多，而刊登这些广告的杂志以健康类为主。

2011 年 8 月，国家中医药管理局政策法规与监督司对全国部分机构发布虚假违法中医医疗广告情况进行监测，共发现虚假违法中医医疗广告 29 条次，发布虚假违法中医医疗广告的机构分布于北京等 9 个地区，其中以山西和陕西发布虚假违法中医医疗广告数量较多。

而从刊载虚假违法中医医疗广告的杂志来看，大多为健康类，其中仅吉林《求医问药》就刊登 9 条次。

国家医疗器械质量抽验无菌注射器不合格产品涉 9 企业

国家食品药品监督管理局 2011 年 8 月 2 日发布的国家医疗器械质量公告显示，一次性使用无菌注射器（带针）质量监督抽验 16 批产品被抽验主要项目不合格。此次共抽验一次性使用无菌注射器（带针）产品 1050 批次，涉及全国 31 个省（区、市）730 家使用单位、128 家生产企业。

不合格的一次性使用无菌注射器（带针）产品涉及 9 家生产企业，标示生产企业及商标分别是：江苏康友医用器械有限公司（康友，4 批次）、成都市新津事丰医疗器械有限公司（新叶，3 批次）、湖北仙明医疗器械有限公司（仙明，2 批次）、四川新世纪医用高分子制品有限公司（良友，2 批次），岳阳民康医用材料有限公司（恩康）、江苏苏云医疗器材有限公司（苏云）、上海米沙瓦医科工业有限公司（梭牌）、湖南康利来医疗器械有限公司（KANGLILAI）、四川新世纪医用高分子制品有限公司（良友）、杭州龙德医用器械有限公司（图文），均为 1 批次。

国家基本药物品种抽验 3 个中药制剂全部合格 5 批次益母草制剂不合格

2011 年 8 月 2 日，国家食品药品监督管理局发布 2011 年第 2 期国家药品质量公告。国家基本药物品种抽验结果显示，对苦参素注射液、细辛脑注射液、盐酸川芎嗪注射液等 4 个制剂品种的质量抽验中发现，全部符合标准规定；益母草制剂有 5 批次产品不符合标准规定。

抽查不合格产品为莱阳市江波制药有限责任公司生产的批号为 1004041 的益母草膏、武汉鄂中药业有限公司生产的批号为 090802 的益母草膏、湖北康源药业有限公司生产的批号为 1004141 的益母草膏，均为含量测定不合格；广西灵峰药业有限公司生产的批号为 1509105、1509117 的益母草颗粒检查项目（细菌数）不合格。

此次抽查国家基本药物品种共计 17 个品种，中药品种还有妇科千金制剂、鼻炎康片、连翘败毒制剂、川芎茶调制剂、保和丸，结果显示，2075

批次中，2066 批次产品符合标准规定，9 批次产品不符合标准规定。被抽验产品总体质量良好。

国家食品药品监督管理局已要求各地食品药品监督管理部门对抽验结果不符合标准规定的药品及相关单位依法查处。

2011 年部分机构发布虚假违法中医医疗广告（杂志第二批）信息监测一览表

（2011 年 8 月 1 日—31 日）

违规发布广告机构	地 区	违规广告详目	违规描述	建议处理意见	杂志名称（地区）
北京京城帕金森中医研究院	北京市	患帕金森求医 5 年多幸遇名医得康复（2011 年 8 月第 71 页）	3、5、6、7、11	撤销《医疗广告审查证明》，并在一年内不受理该医疗机构的广告审查申请	《求医问药》（吉林）
北京市红十字会国龙皮肤病治疗中心		治白奇人安国良（2011 年 8 月第 71 页）	3、6、7、11	撤销《医疗广告审查证明》，并在一年内不受理该医疗机构的广告审查申请	
北京中医药鱼鳞病研究总院		鱼鳞病新药震撼上市（2011 年 8 月第 63 页）	1、3、6、7、11	停业整顿、吊销有关诊疗科目	《人生与伴侣》（河南）
石家庄白求恩中医学院附属医院	河北省	一次性治愈皮肤顽癣 病好三年再付款（2011 年 8 月第 70 页）	1、3、6、7、11	停业整顿、吊销有关诊疗科目	《求医问药》（吉林）
山西百草堂中医药研究院	山西省	气管炎、哮喘大型免费赠药义诊（2011 年 8 月第 69 页）	1、3、5、6、7、11	停业整顿、吊销有关诊疗科目	《求医问药》（吉林）
山西省运城市中医眼底病医院		防治眼底病 免费大赠送（2011 年 8 月第 69 页）	1、3、5、6、7	停业整顿、吊销有关诊疗科目	
山西中医学院附属医院		阶梯型中医特色疗法---终结气管炎、哮喘、肺气肿（2011 年 8 月第 70 页）	1、3、6、7、11	停业整顿、吊销有关诊疗科目	
山西中华中医药研究院		肺宝（白+黑）治愈气管炎、哮喘 从此不咳喘（2011 年 8 月第 58 页）	6、7、11	撤销《医疗广告审查证明》，并在一年内不受理该医疗机构的广告审查申请	《祝您健康》（江苏）
山西医科大学附属医院		早晚双向组合疗法（2011 年 8 月第 64 页）	1、3、6、7、11	停业整顿、吊销有关诊疗科目	《健康必读》（湖南）

山西太原市大济堂中医药研究院		中医疗法、内服外贴“二十六味平喘丸”终结气管炎、哮喘（2011年8月封面）	1、3、6、7、11	停业整顿、吊销有关诊疗科目	《伴侣》（新疆）
山西太原市旭日堂中医药研究院		纯中药治疗皮肤病病好三年付药款（2011年8月封面）	1、3、6、7、11	停业整顿、吊销有关诊疗科目	
辽宁奉天中医院	辽宁省	中医治疗肿瘤显优势（2011年8月第45页）	1、3、6、7、11	停业整顿、吊销有关诊疗科目	《医食参考》（辽宁）
沈阳中医脉管炎病医院		沈阳中医脉管炎病医院（2011年8月第71页）	1、3、6、7、11	停业整顿、吊销有关诊疗科目	《求医问药》（吉林）
河南省郑州市十方中医院	河南省	中医攻克股骨头坏死 专病专治 病好付款（2011年8月第18页）	1、3、4、6、7、11	停业整顿、吊销有关诊疗科目	《家庭生活指南》（黑龙江）
		三步免疫疗法——治愈气管炎、哮喘、肺气肿（2011年8月第18页）	1、3、4、6、7、11	停业整顿、吊销有关诊疗科目	
		中医攻克股骨头坏死 专病专治 病好付款（2011年8月第39页）	1、3、4、6、7、11	停业整顿、吊销有关诊疗科目	《祝您健康》（江苏）
		三步免疫疗法——治愈气管炎、哮喘、肺气肿（2011年8月第39页）	1、3、4、6、7、11	停业整顿、吊销有关诊疗科目	
湖北省武汉市磨山医院	湖北省	骨质增生 腰椎间盘突出能治愈（2011年8月第69页）	3、5、6、7、11	撤销《医疗广告审查证明》，并在一年内不受理该医疗机构的广告审查申请	《求医问药》（吉林）
		骨质增生 腰椎间盘突出能治愈（2011年8月第63页）	3、5、6、7、11	撤销《医疗广告审查证明》，并在一年内不受理该医疗机构的广告审查申请	《人生与伴侣》（河南）
广州仁康医院眼病研治中心	广东省	还您一双健康明亮的眼睛（2011年8月第68页）	3、4、6、7、11	撤销《医疗广告审查证明》，并在一年内不受理该医疗机构的广告审查申请	《求医问药》（吉林）
陕西华西医院	陕西省	耳聋耳鸣患者重获新“声”（2011年8月第61页）	3、4、6、7、11	撤销《医疗广告审查证明》，并在一年内不受理该医疗机构的广告审查申请	《人生与伴侣》（河南）

		治癣奇人贾淑芳（2011 年 8 月封面）	3、4、6、7、11	撤销《医疗广告审查证明》，并在一年内不受理该医疗机构的广告审查申请	《伴侣》（新疆）
西安北大医院		糖尿病为什么总治不好？（2011 年 8 月第 61 页）	3、5、6、7	撤销《医疗广告审查证明》，并在一年内不受理该医疗机构的广告审查申请	《人生与伴侣》（河南）
西安圣和医院		胃肠无病人长寿（2011 年 8 月第 61 页）	3、4、6、7、11	撤销《医疗广告审查证明》，并在一年内不受理该医疗机构的广告审查申请	
西安民族医院		衣、支原体感染并非不可治愈（2011 年 8 月第 61 页）	3、4、5、6、7、11	撤销《医疗广告审查证明》，并在一年内不受理该医疗机构的广告审查申请	《人生与伴侣》（河南）
西安市藻露堂中医院	陕西省	癫痫、精神病一个清醒的头脑（2011 年 8 月封面）	1、3、6、7	停业整顿、吊销有关诊疗科目	《伴侣》（新疆）
海南医科大学第一附属医院	海南省	中医治疗癫痫病、失眠、抑郁症、精神分裂、三叉神经痛（2011 年 8 月 63 页）	3、4、6、7、11	撤销《医疗广告审查证明》，并在一年内不受理该医疗机构的广告审查申请	《人生与伴侣》（河南）
		中医治疗癫痫病、失眠、抑郁症、精神分裂、三叉神经痛（2011 年 8 月 37 页）	3、4、6、7、11	撤销《医疗广告审查证明》，并在一年内不受理该医疗机构的广告审查申请	《家庭生活指南》（黑龙江）
		中医治疗癫痫病、失眠、抑郁症、精神分裂、三叉神经痛（2011 年 8 月封面）	3、4、6、7、11	撤销《医疗广告审查证明》，并在一年内不受理该医疗机构的广告审查申请	《伴侣》（新疆）
合　计	29 条				

说明：一、“违规广告详目”格式为：广告名称（医疗机构第一名称）（日期及页码）

二、违规描述是按《医疗广告管理办法》规定的相关事项进行列举：

1、无《医疗广告审查证明》发布医疗广告的；

2、已被撤销《医疗广告审查证明》发布医疗广告的；

3、没有标注医疗机构第一名称或《医疗广告审查证明》文号的；

4、以内部科室名义发布医疗广告的；

5、变相发布医疗广告的；

6、涉及医疗技术、诊疗方法、疾病名称、药物的；

7、保证治愈或者隐含保证治愈的；

8、宣传治愈率、有效率等诊疗效果的；

9、淫秽、迷信、荒诞的；

10、贬低他人的；

11、利用患者、卫生技术人员、医学教育科研机构及人员以及其他社会社团、组织的名义、形象作证明的；

12、使用解放军和武警部队名义的；

13、非医疗机构发布医疗广告的；

14、法律、行政法规规定禁止的其他形式。

国家食品药品监督管理局曝光四种违法医疗器械

2011 年 9 月 7 日，国家食品药品监督管理局曝光 4 种医疗器械违法广告，广告宣传内容均超出了食品药品监督管理部门批准的内容，含有不科学表示产品功效的断言和保证等内容，严重欺骗和误导消费者。

被曝光的 4 种医疗器械为：青岛伍龙生物科技有限公司生产的“超强辐射治疗器（广告中宣传名称：铁腰板）”、大连雄伟电子有限公司生产的“降压健心仪”、弛誉科工贸（集团）有限总公司生产的“弛誉药磁鞋”、长春市科新生化药械研究所生产的“纳米银抗菌水凝胶系列（痔疮净）”。

食品药品监督管理部门已对上述违法广告的医疗器械及生产企业进行了处理，同时依法移送工商行政管理部门查处。国家药监局提醒消费者：患有疾病应在医生的指导下治疗，不要相信违法广告的宣传。

2011 年部队机构发布虚假违法中医医疗广告（报纸第三批）监测情况统计表及其违规广告样件

违规发布广告机构	违规广告详目	违规描述	报纸名称（地区）	违规条数
北京武警三院	武警三院科研成果，还您健康肠胃！9.16（44）	6、7、11、12	《北京晚报》（北京市）	3
	胃病治疗史上震撼的医学成果 9.13（48）	6、7、11、12		
	国家发明专利治胃病疗效显著 9.27（46）	4、6、7、11、12		
	武警三院科研成果，还您健康肠胃！9.15（A35）	6、7、11、12	《京华时报》（北京市）	1

天津 8630 部队医院	治好皮肤病通知 9.6（44）9.8（43）9.10（27）9.12（47）9.15（25）9.18（21）9.19（7）9.20（27）9.21（21）9.22（61）9.24（21）9.26（27）9.29（35）	6、7、12	《渤海早报》（天津市）	13
广州第一军医大学附属第二医院	名医妙药根除湿疣、疱疹、尿道炎、前列腺炎 9.16（17）9.23（17）	5、6、7、11、12	《知识博览报》（湖南省）	2
西宁 536 医院	肝病健康促进工程西宁站正式启动 9.9（D59）	6、7、11、12	《西海都市报》（青海省）	1
	肝病健康促进工程西宁站正式启动 9.16（B02）	6、7、11、12	《西宁晚报》（青海省）	1
合计				21

说明：一、“违规广告详目”格式为：广告名称（医疗机构第一名称）（日期及页码）

二、违规描述是按《医疗广告管理办法》规定的相关事项进行列举：

1、无《医疗广告审查证明》发布医疗广告的；

2、已被撤销《医疗广告审查证明》发布医疗广告的；

3、没有标注医疗机构第一名称或《医疗广告审查证明》文号的；

4、以内部科室名义发布医疗广告的；

5、变相发布医疗广告的；

6、涉及医疗技术、诊疗方法、疾病名称、药物的；

7、保证治愈或者隐含保证治愈的；

8、宣传治愈率、有效率等诊疗效果的；

9、淫秽、迷信、荒诞的；

10、贬低他人的；

11、利用患者、卫生技术人员、医学教育科研机构及人员以及其他社会社团、组织的名义、形象作证明的；

12、使用解放军和武警部队名义的；

13、非医疗机构发布医疗广告的；

14、法律、行政法规规定禁止的其他形式。

国家中医药管理局通告

国中医药通〔2011〕4号

2011 年 9 月，我局在互联网上监测到 20 家虚假中医药机构网站，发现这些网站存在严重欺骗行为，多宣称可以治疗如糖尿病、牛皮癣、癫痫等慢性顽固性疾病，并非法使用“中国”、“国际”、“中华”、“首都”等词语，夸大宣传，迷惑欺骗消费者。

现将《2011 年第三批虚假中医药机构网站名单》予以公布，以保护广大人民群众的切身利益，营造安全的网络医疗服务环境。

特此通告。

附件：

2011年第三批虚假中医医疗机构网站名单

序号	单位	网址	地区
1	国际疑难病研究总所皮肤病康复中心	http://www.zyyxbw.com	北京
2	国际癫痫疾病研究联盟——中华癫痫疾病研究中心	http://www.dx886.net	北京
3	亚太国际脑病北京康复诊疗中心	http://www.pjs323.com	北京
4	中研国际糖尿病医院	http://www.60878921.com	北京
5	中华国际骨病中医院康复中心	http://gubing120kfw.com	北京
6	中国国际脑病医学北京康复治疗中心	http://www.nkw555.com	北京
7	中国中医药临床总院呼吸道疾病康复中心	http://xckf008.com	北京
8	中国中医基因皮肤病研究康复中心	http://www.zmxks.com	北京
9	中国中医药疑难病研究中心北京鱼鳞病治疗中心	http://www.yulinbing8.com	北京
10	中国中医药研究院戒毒康复治疗中心	http://www.ypjd.com.cn	北京
11	中国中医临床医学鱼鳞病专科研究中心	http://zyylbzk688.com	北京
12	中国中医疑难病牛皮癣康复治疗中心	http://www.niupixian39.com	北京
13	中国中医疑难病牛皮癣康复治疗中心	http://www.niupixuan3721.com	北京
14	中国国际前列腺康复工程院	http://www.qlx556.com	北京
15	中国糖尿病防治中心北京糖尿病总医院	http://www.tangniaobing999.info/dtgx.htm	北京
16	中国中医药研究院心脑血管专研中心	http://www.gxylszlw.com	北京
17	北京黎明医院失眠抑郁康复治疗中心	http://shimianyiyu.net	北京
18	北京糖尿病诊疗中心	http://www.hblczl.info	北京
19	北京医科大学癫痫病康复治疗中心	http://www.dianxiankfw.info	北京
20	北京癫痫病中医研究院	http://www.dx799.com	北京

缴5800元可获中医“荣誉院士”？

缴纳5800元赞助活动经费，就可被授予中国中医科学院“荣誉院士”。中医师崔大夫近日就遇到了这样的“好事”，心存疑虑的他托人前往中国中医科学院求证，才发现是一场骗局。

2011年，崔大夫接到一份“中国中医科学院职称评审委员会”和“中国临床医学研究中心”联合下发的《关于全国名中医、知名专家、教授中增补荣誉院士的通知》。上面写道，鉴于其在中医药领域取得的成就，经中国中医科学院职称评审委员会研究，决定破格授予其中医“荣誉院士”。

随通知附有《荣誉院士入会申请表》，要求填写简历和专业擅长等内容。在条件要求中，仅需要具有中医药科研或临床经验、在中医药科技创新和继承方面有杰出贡献即可，地方评定的名老中医、中医世家子弟优先。通知称，“荣誉院士”为终身资格，将获得勋章和铜牌，进入中国中医科学院专家数据库，可优先推荐参加各类学术活动，还可成为“中国临床医学研究中心”研究员。

面对这样一个唾手可得的“荣誉”，崔大夫也不敢相信，但落款的“中国中医科学院”和“中国临床医学研究中心”大红公章，又让他将信将疑。于是托北京的朋友向中国中医科学院求证。

按照通知所留联系方式，记者拨打电话始终无人接听。同时，记者查证，通知所留的北京市海淀区复兴路48号实为一家医学整形美容机构，并未有“中国中医科学院”和“中国临床医学研究中心”的登记信息。此外，记者在卫生部、民政部等部门网站均未查到“中国临床医学研究中心”的注册资料，向卫生行业人士求证，众人均表示从未听说过该中心。

记者2011年9月7日致电中国中医科学院，院办负责人表示，该院从未印发这一通知，也从未与所谓“中国临床医学研究中心”合作此事。院方已向警方报案，并在其网站发出声明。

北京市药品监督管理局曝光23种药品广告违规

北京市药品监督管理局2011年9月2 1日对外公布2 3种药品和医疗器械发布的广告存在违规行为，其中“胡氏一绝耳聪贴”“眼部冰贴贴”和“孝铭肛宝” 3个产品的广告违规条数较多，广告中含有功效断言及保证、利用不应使用的名义和形象作证明的内容。

此次监测到的“胡氏一绝耳聪贴”和“孝铭肛宝”由东单同芝堂大药房生产、“眼部冰贴贴”由三九朝阳生产。北京市药监局已将上述违规情况移交北京市工商行政管理局核查处理，并已将违规药品和医疗器械在相关网站公示。

三广告违法药品被国家药监局点名

2011年10月31日，国家食品药品监督管理局发布了2011年第3期违法药品、医疗器械、保健食品广告公告汇总。肾宁散胶囊等3药品、百合康牌葡萄籽大豆提取物软胶囊等 3 个保健食品及一个医疗器械被点名。

被点名的产品均存在广告功能主治的宣传超出食品药品监督管理部门批准的内容，含有不科学地表示功效的断言和保证，严重欺骗和误导消费者，违法情节严重、违法发布广告频次高的问题。包括开封大宋制药有限公司生产的药品“肾宁散胶囊”、广东华天宝药业集团有限公司生产的药品“腰椎痹痛丸”、盘锦恒昌隆药业有限公司生产的药品“菊明降压丸”、北京福顺康科贸有限公司生产的保健食品“安泰降压宝胶囊”、荣成百合生物技术有限公司生产的保健食品“百合康牌葡萄籽大豆提取物软胶囊”、北京御生堂生物工程有限公司生产的保健食品“御生堂牌丹参红花茶”、以及大连雄伟电子有限公司生产的医疗器械“降压健心仪”。

北京市药品监督管理局曝光9批次不合格药品

北京市药监局2011年11月发布今年第三季度药品质量公告，三黄片、肠炎宁、感冒清热颗粒等9批次常用药由于性状、含量不符，被曝不合格。北京市药监局表示，对曝光的不合格药品将依法处理，并对其加强跟踪抽验。

9批次不合格药品分别为：吉林道君药业股份有限公司生产的布洛芬缓释胶囊；海南新中正制药有限公司生产的肠炎宁颗粒；山东鑫齐药业有限公司生产的辛伐他汀片；山东健民药业有限公司生产的三黄片；青岛华仁太医药业有限公司生产的开塞露；吉林抚松县中药有限责任公司生产的银黄颗粒；广西天天乐药业股份有限公司生产的感冒清热颗粒；吉林柳河方大制药有限公司生产的速效止泻胶囊；北京亚威中药饮片有限公司生产的山豆根。

国家食品药品监督管理局要求查处生津胰康肽胶囊等两种假药

2011年11月9日，国家食品药品监督管理局要求各省（区、市）食品药品监督管理局依法加强辖区药品市场监督检查，严肃查处生津胰康肽胶囊和胰蛋白胶囊等两种假药。

据了解，近日，国家食品药品监督管理局接到北京市药品监督管理局报告，发现市场上有邮售名为生津胰康肽胶囊、胰蛋白胶囊产品，均为未经批准注册的假药。

生津胰康肽胶囊标示研制单位名称为北京中医疑难病研究会，胰蛋白胶囊邮售单位名称为北京市中医院中药研究院。经核实，上述标示单位均为虚假机构。

该局提醒患者，去正规有资质的药店或医疗机构购买药品。

河南查获6种假药

国家食品药品监督管理局2011年11月10日要求各地药监部门在全国加强药品市场监督检查，查处“川羚定喘胶囊丸”等6种假药。

近日，河南省食品药品监督管理部门与公安机关密切配合，破获了一起通过电话和信箱等形式制售“川羚定喘胶囊丸”等假药的违法案件。经查，该案件涉及的“川羚定喘胶囊丸”等6种假药所标示的生产企业、批准文号均系伪造。

6种假药的具体情况是：

“川羚定喘胶囊丸”标签标示国家申请专利号98106800.6，未标示生产厂家；

“康复关节炎胶丸”标签标示国家申请专利号98106800.6，未标示生产厂家；

“风湿骨痛胶囊”，标示生产企业“河南省新光制药厂”，标示批准文号“国药准字H37020562”；

“秘特灵”，标示生产企业“河南广明药业有限责任公司”，标示批准文号“国药准字Z41022638”；

“喘必治胶囊”，标示生产企业“鲁·龙康制药股份有限公司”，标示批准文号“辽卫药制字2001DJ-129号”；

“刘氏康复关节炎胶丸”，未标示生产企业、批准文号。

国家食品药品监督管理局曝光10家违法网站

2011年12月2日，国家食品药品监督管理局曝光10家违法发布虚假药品信息销售药品的网站。经核实，这些违法网站伪造或假冒开办单位，通过使用绝对化、承诺性的语言，对药品疗效进行虚假宣传。

这10家网站分别为：久久信息网、我要查体网，违法宣传产品为克罗米芬（多仔丸）；药房120肿瘤药物频道、国药抗癌网、抗癌在线、北京京隆堂大药房、南京抗癌网、济南真正医药连锁总店、辽宁肿瘤药物网、长青树肿瘤，违法宣传产品为清肺散结丸。

国家药监局表示，目前，这些相关违法网站已被依法移送有关部门进行查处。

国家药监局提醒消费者，经过食品药品监督管理部门批准的正规网站，首页显著位置必须标明互联网药品交易服务机构资格证书编号。未经批准网上销售药品的行为都是违法行为。

两中药饮片企业涉嫌产销假药被查处

2011年12月10日，国家食品药品监督管理局下发《关于严厉查处药品生产经营企业制售假药违法犯罪行为的通知》，表示对违法违规行为决不姑息，将对姑息迁就、查处不力的相关部门和责任人追究责任。此前，两家中药饮片企业等一批药企涉嫌生产销售假药被立案查处。

这两家中药饮片企业是四川泰山中药饮片有限公司和四川锦云堂中药饮片有限公司。同时被立案查处的还有涉嫌生产销售假药的药品生产企业芜湖三益制药有限公司、江西福仁堂药业有限公司等。

保健品市场乱象丛生 盲目消费纵容造假行为

近年来，保健品市场发展迅猛，年销售规模已达1000亿元。但笔者调查发现，在市场快速增长的同时，保健品行业也逐渐成为掺杂造假的“重灾区”——在经济利益的驱使下，不法分子用非食用物质加工名贵药材，在保健品中添加多种违禁成分，或者假冒药品进行销售，给消费者的健康安全埋下重重隐患。更令人担忧的是，此类违规现象不仅屡禁难止，而且花样不断翻新。

名贵药材造假利益惊人

用普通人参加胶水拼接而成的“野生参”，浸水后能搓出一团泥巴的“冬虫夏草”，腹腔中灌入了石灰粉的“海马”，色素染成的“血燕”，硫黄熏制的“白参”……随着近年来市场需求持续攀升，各种名贵中药材的价格一路走高，部分品种甚至供不应求。

“名贵中药材价格动辄每千克上千元，造假的利润相当惊人。”上海市中药质量监督检验室叶愈青教授介绍说，国内名贵中药材造假主要有三种手段：

其一，“易容术”。除了比较常见的用硫黄熏蒸药材进行美白之外，一些不法分子还把个头较小的野生参，甚至普通的园参作为原料，使用强力胶等一些化学黏合剂，拼接成体型较大的野山参，然后高价出售。

其二，“增肥术”。冬虫夏草被称为“软黄金”，造假者会用胶水在虫体表面黏上铅粉，用高锰酸钾等化学药剂浸泡，或者将铅丝插入虫体。经过类似增重处理的冬虫夏草，重量可以比实际份量翻一番。

其三，傍名牌。中药材品种繁多，普通消费者根本无法区别。有的造假者用外观比较接近的植物，如石仙草、羊舌兰等冒充石斛；用亚香棒虫草、尼泊尔虫草等冒充冬虫夏草，而其功效、价格等都相差甚远。

违规添加“满天飞”

按照上海市政府为期半年的集中食品安全专项整治活动统一部署，上海公安、食品药品监管部门近期联合开展“亮剑”行动，依法打击危害食品药品安全犯罪行为。5 月 18 日以来，相关部门连续 3 次发布查禁通知，对被检出违禁成分的“粒可瘦田田雪清减润肠胶囊”等 37 个批次保健品实施全面封杀。

“在产品中违规添加西布曲明、酚酞等成分，已成为国内减肥类保健品的一大顽症。”上海市食品药品监管局食品监察处副处长戚柳彬说，“西布曲明是一种中枢神经抑制剂，具有兴奋、抑食作用，我国已于 2010 年停止西布曲明的生产销售，但一些地下窝点仍然偷偷使用。”

戚柳彬告诉笔者，在所谓的性保健品和减肥类、降血糖类保健食品中，违规添加的现象较为普遍。“在卫生部核准的保健食品的 27 项功效中，根本没有改善或提高性功能这一项，也就是说我国从未批准过任何一种性保健品上市。许多打着改善性功能旗号销售的保健品，很可能是添加了西药成分，而这些西药成分通常是要在医生的严格指导下服用的。”

今年 1 月至 5 月，上海重点对减肥、辅助降糖、辅助降血压、抗疲劳、提高免疫类保健食品中违规添加西布曲明、酚酞、降压类、拉非类、那非类等药物或化学物质进行了快速检测。在 150 项次检测中，有 96 件次产品被确认为非法添加，其中减肥类保健品的合格率仅为 25.2%。

非药品当作“药品”卖

今年 1 月 17 日，公安部门在上海、广州、河北廊坊三地同时行动，一举捣毁一个生产销售假药的团伙，现场查获万艾可(俗称“伟哥”)、西力士、利维他等非法产品 140 余种，案值约 2000 万元，依法刑拘 12 人，其中有 66 种为假药。目前，这起案件已由检察院提起公诉，依法追究相关犯罪嫌疑人的刑事责任。

笔者了解到，在产品名称、包装、说明上做文章，假冒药品，或者直接冒用药品的批准文号进行销售，是保健品市场的又一乱象。

上海市食品药品监管局稽查处处长王有志向笔者展示了一个大塑料袋，里面装满了执法人员在保健品市场查获的各种“假药”。其中，一种名为“鹿茸肾宝”的胶囊，包装盒上标的是“藏食准字号”。

王有志解释说，按照规定，鹿茸入药需要国家食品药品监管局或卫生等部门依法批准，标注“国药准字”等字样，在政府部门网站上可直接查询。而这种胶囊根本没有药品批准文号，属于典型“假药”。

根据规定，产品名称与药品通用名称相同或相似的；标识与药品通用标识相同或相似，并足以让公众认为是药品的；标识或说明书宣称预防、治疗人的疾病，并规定适应症或功能主治、用法用量的；主要成分是药物成分的等，都属于非药品冒充药品。而这些非药品在“冒充”药品时，常常把卫生许可证号等其他号码打印在包装盒去，以假乱真、冒充批准文号，甚至直接假冒一个已经批准的其他药品的文号，导致一个文号出现多种产品的乱象。

盲目消费纵容造假行为

有市场基础，才会有利益驱动下的违法冲动。虽然监管部门强调“国家从未批准过任何一种改善性功能的保健食品”，但仍有部分顾客会在违法分子的忽悠下购买；虽然国家规定所有保健食品广告中均应说明“本品不代替药品”的忠告语，但仍会有消费者轻信违法分子花言巧语下的“神奇疗效”。

据介绍，很多不法分子利用保健品设置推销骗局，通常采用免费试用、体检、“专家”义诊等方式，先吸引消费者试用，然后用虚高的检测结果吓唬消费者，催促赶快服用保健品。戚柳彬介绍，不少保健食品的消费者都是中老年群体，很多不法分子会在住宅小区、菜场或公园附近设摊，免费量血压测血糖，取得居民相关资料，然后电话邀请老人去参加免费的“健康讲座”，再谋取利益。而很多老年人由于不太会辨别真假，极易上当受骗。

复旦大学公共卫生学院厉曙光教授表示，例如降血糖的药物其主要成分需要进行严格的控制，但是很多假冒伪劣的产品甚至每一粒药物所含成分多少都不固定，不法分子会利用偏大的剂量、“立竿见影”显现的效果迷惑消费者，却伤害了消费者的身体。包括减肥、美容等领域也一样，科普宣传等没有做到位，很多消费者并不知道“健康减肥”的方法到底是什么。

而且，消费者通过肉眼其实非常难分辨这一保健品是否存有违规行为。王有志介绍，从表面上看消费者无从知晓批准文号是否正确；而鉴别人参、冬虫夏草等贵重药材也需要足够的专业知识。（周琳　俞丽虹　周蕊）

资料来源：《国家中医药管理局》网站，《中国中医药报》

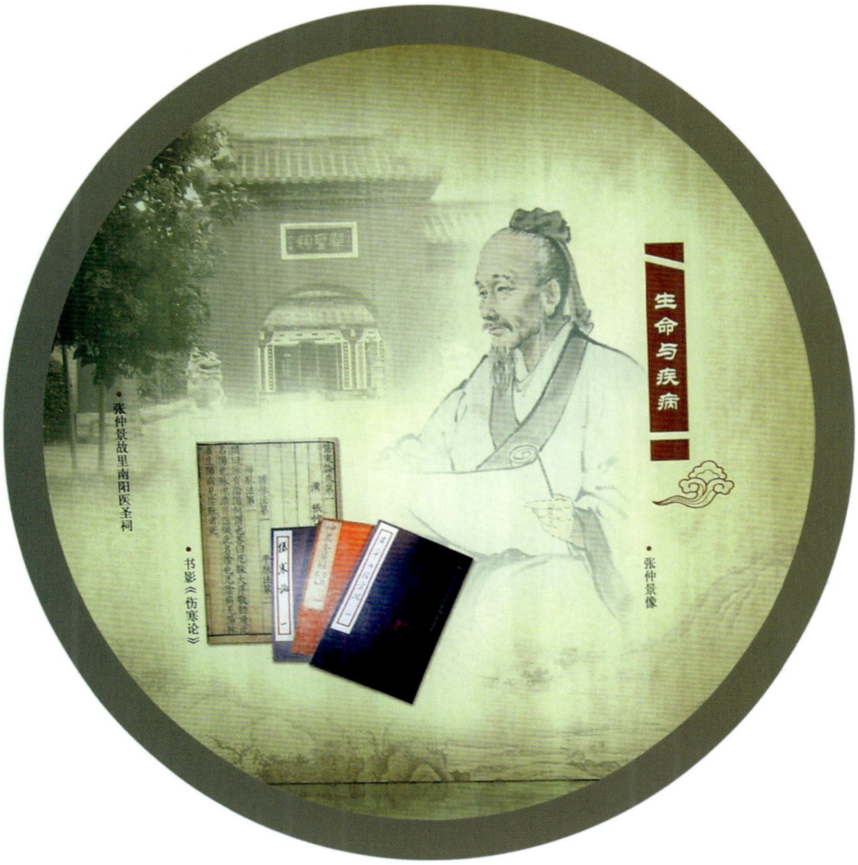

张仲景故里南阳医圣祠

书影《伤寒论》

张仲景像

中和亚健康服务中心

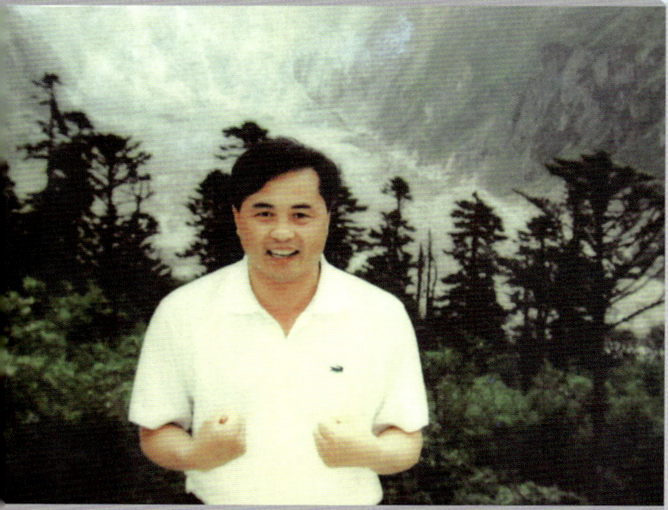

主任致辞

亚健康事业是功在千秋的大事业已是不争的事实了。

随着人类健康观念的变化和世界医学模式的转变，21世纪的医学，将从疾病医学向健康医学发展，人们对自身健康状态的关注，已从“已病图治”转变为“养生保健，未病先防”。处于健康与疾病之间低质状态的亚健康，伴随着时代的脉搏，成为21世纪最时尚的概念之一。关注与调治亚健康，成为健康医学的主题之一，符合世界医学发展趋势，对世界卫生组织提出的实现“人人享有卫生保健”的目标具有积极的促进作用。

我个人认为，亚健康问题、慢性复杂性疾病问题、老年人健康问题成为二十一世纪人类共同面临的三大健康问题。亚健康问题因其人群广泛，亚健康者多是创造社会财富的中坚力量以及亚健康问题以往不被重视等原因，使其位居三者之首。毋庸置疑，社会需求是任何学科和产业发展的第一推动力，鉴于此，亚健康既是一门新兴学科，更是一个朝阳产业。

让我们以中和亚健康服务中心为平台，为了亚健康事业，坚定信心、迎难而上、携手共进、开拓创新、科学发展。

我坚信，亚健康事业必将为二十一世纪人类的健康做出巨大的贡献！

中和亚健康服务中心主任　孙涛

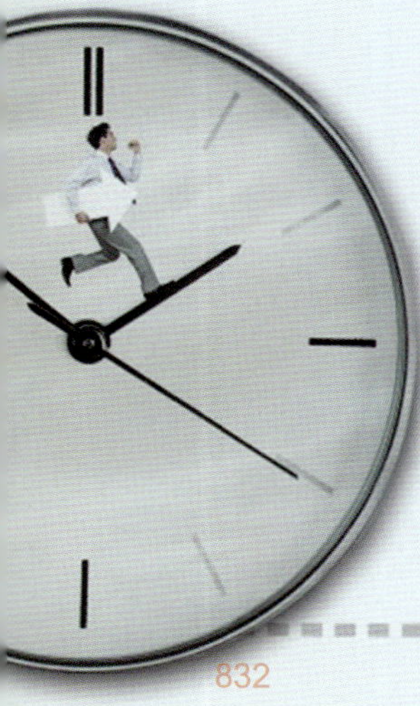

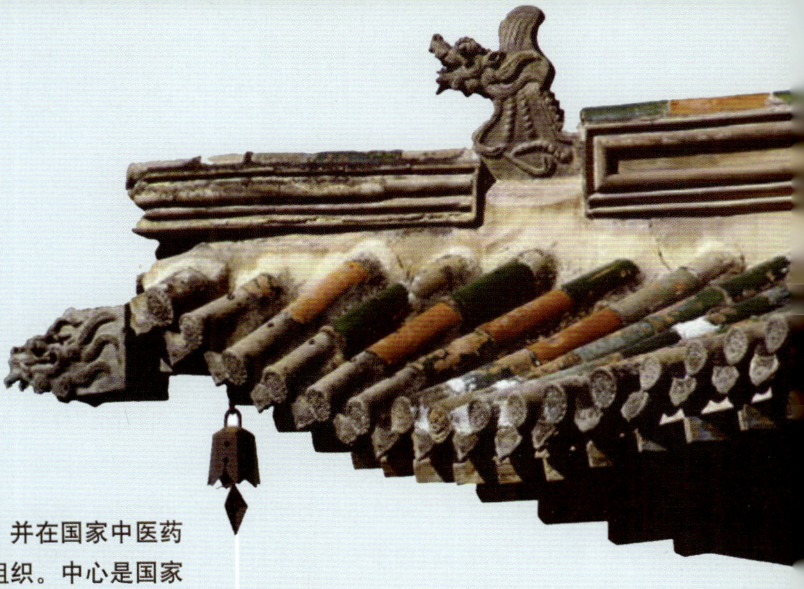

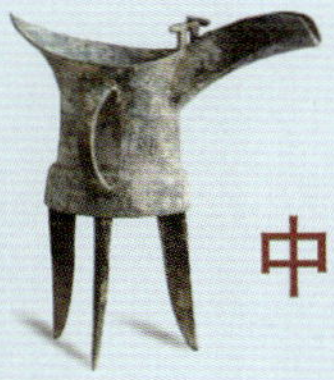

中心简介

中和亚健康服务中心（以下简称中心）是经民政部批准，并在国家中医药管理局的业务指导和监督管理下，具有独立法人资格的社会组织。中心是国家批准的惟一的从事亚健康研究、服务、管理，并构建亚健康服务体系，培养亚健康专业人才的一级专业组织。

中心秉承以产业拉动学术，学术推进产业的理念，以传播中医药文化为先导，以推广中医常用养生保健方法为主要手段，以预防保健专业服务人才培养为突破点，联合有志于亚健康服务的各类机构和企业，共同发展亚健康产业、服务全民健康。构建一个集学术、产业推广；第三方权威质量监督；标准、规范制定；专业人才培训；新产品、新技术研发为一体的产业平台。中心将联合社会各界人士，从以下几个方面共同构建和发展我国的亚健康事业：

★ 政策／规范

(1) 在国家中医药管理局等上级主管部门的正确指导下，从事亚健康产业各个环节相关规范的制定。

(2) 积极参与并推进亚健康产业管理的规范化进程。

(3) 经主管部门同意或授权进行相关行业统计，收集、分析、发布相关行业信息。

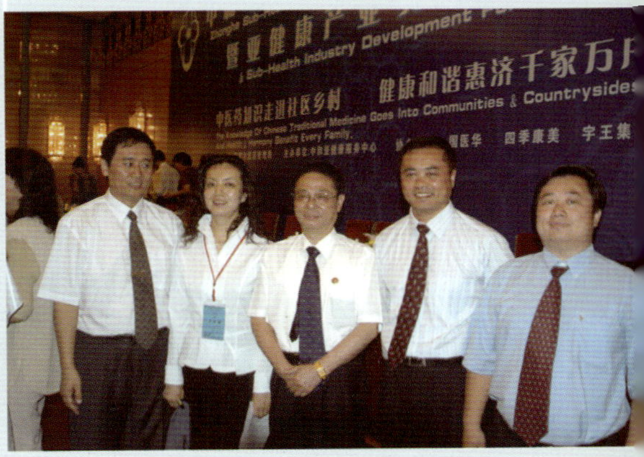

★ 学术/标准

(1) 开展各种形式的学术活动，组织重点学术课题的研究和考察活动。

(2) 编辑出版有关亚健康方面的学术专著、最新科研成果信息、科普期刊、科普图书及音像制品。

(3) 研究并制定亚健康临床干预指南等标准。

(4) 建立和推广亚健康检测、干预、管理体系。

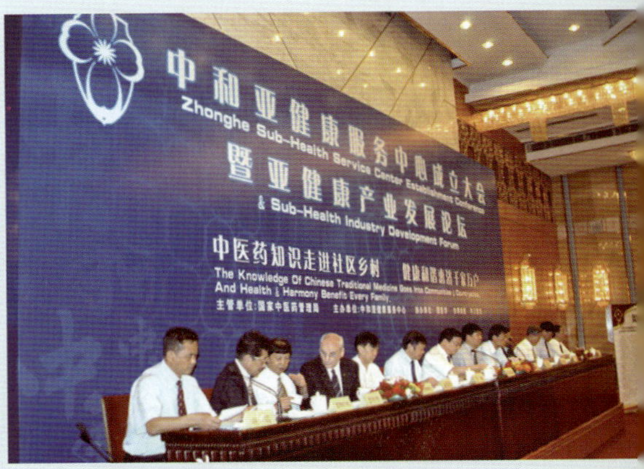

★ 人才/教育

(1) 开发亚健康咨询师等新的职业。开展亚健康咨询师等的培训、认证、考评、管理等各项工作。

(2) 编撰亚健康专业系列教材，构建亚健康学科体系。

★ 交流/合作

(1) 联系政府和社会公益资源，展开整合传播与推广。

(2) 举办各种学术会议和论坛，普及和宣传亚健康知识。

(3) 通过培训、咨询、市场调查、技术推广、展览展示、组织文化艺术交流活动等方式，拓展亚健康产业的宽度和内涵。

(4) 通过接受企业或个人捐赠、组织成立基金会组织，为亚健康产业的发展贡献力量。

国家亚健康干预技术重点实验室

重点实验室

中和亚健康服务中心联合湖南农业大学、中华中医药学会亚健康分会及湖南中医药大学，以湖南农业大学中药资源与开发系为基础，以国家科技部作物种质创新与资源利用重点实验室、和湖南省亚健康诊断与干预工程技术研究中心为研究平台，成立了“国家中医药管理局亚健康干预技术实验室”。在国家中医药管理局指导下，依托中医药学术团体和机构的资源，从事健康、亚健康的教学、研究、管理、服务。推广亚健康知识，培养中医药亚健康专业服务人才，致力于服务全民健康，推进亚健康产业发展。

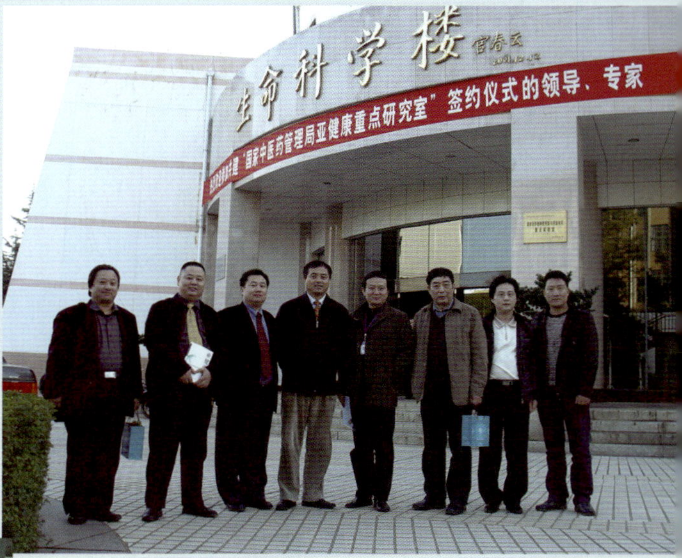

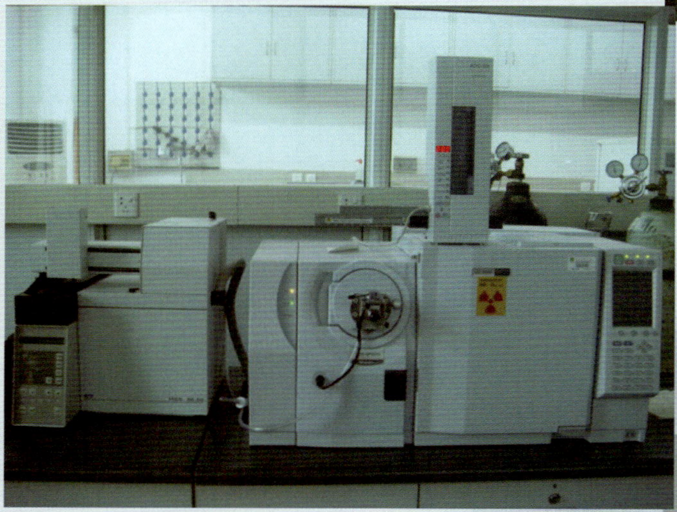

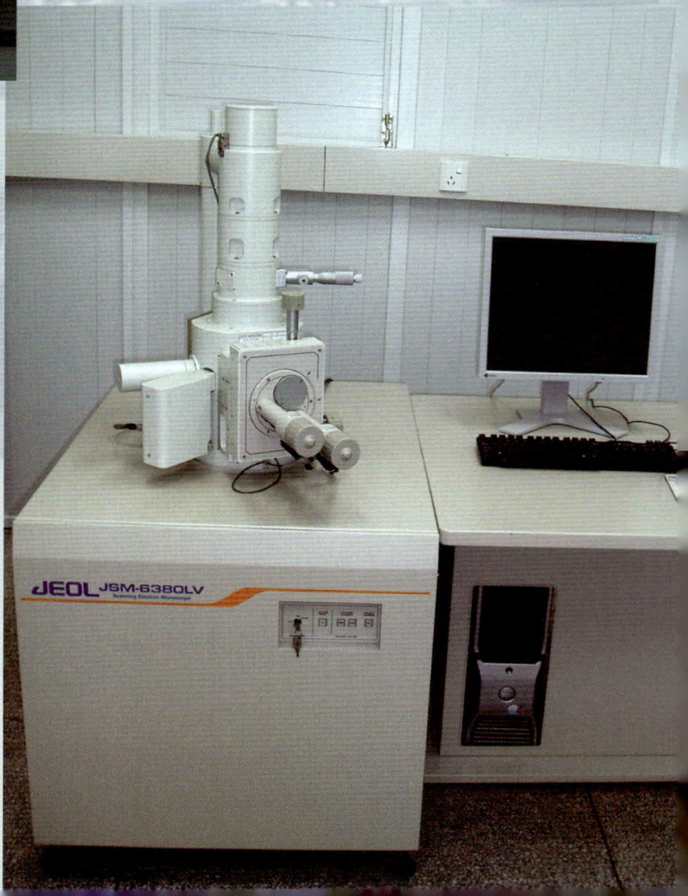

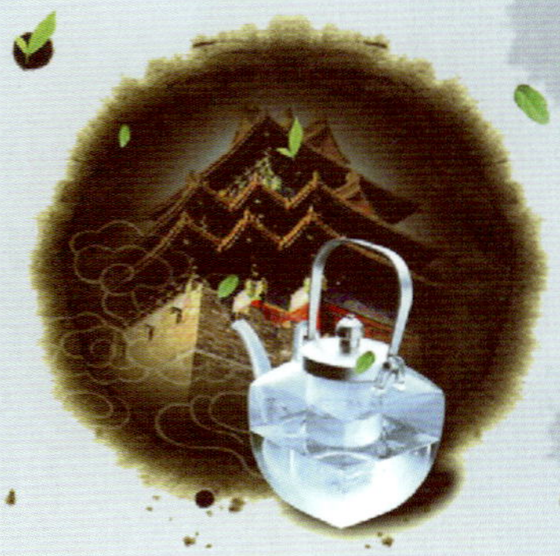

國學國醫岳麓論壇

主办单位： 中华中医药学会　中和亚健康服务中心

承办单位： 富智中和集团

中华国学国医养生文化第一品牌

全国亚健康产业标准规范发布、理论技术推广的最高平台

发布中医养生、亚健康产业市场发展的最前沿资讯

宏扬中医药养生文化的盛宴

养生保健产品推广、展示、交流的国际平台

论坛三大特色

权威的学术交流平台

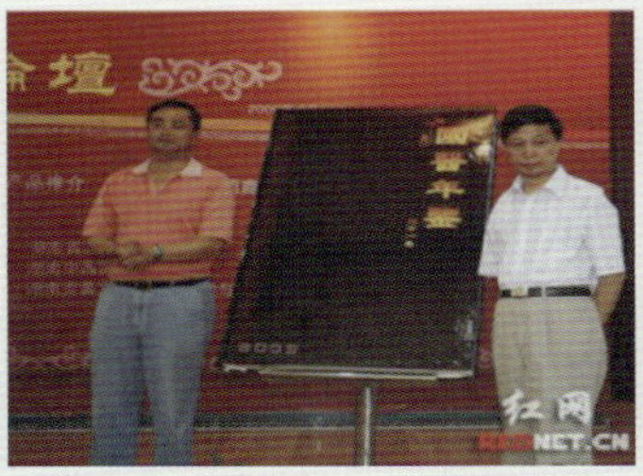

中华中医药学会秘书长李俊德和中和亚健康服务中心主任孙涛在国学国医岳麓论坛为2009《国医年鉴》首发揭幕

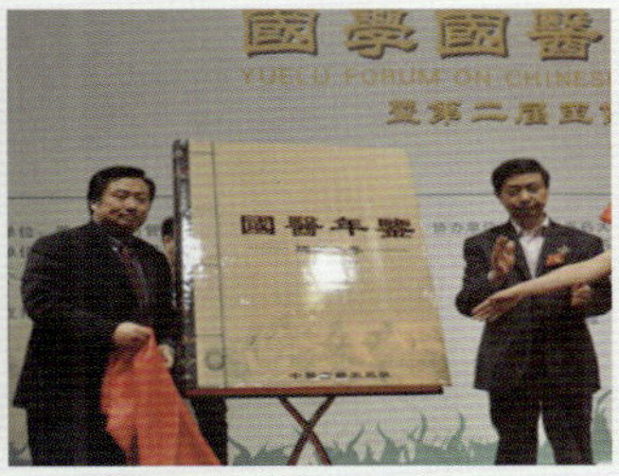

中华中医药学会秘书长李俊德和中和亚健康服务中心副主任朱嵘在国学国医岳麓论坛为2010《国医年鉴》首发揭幕

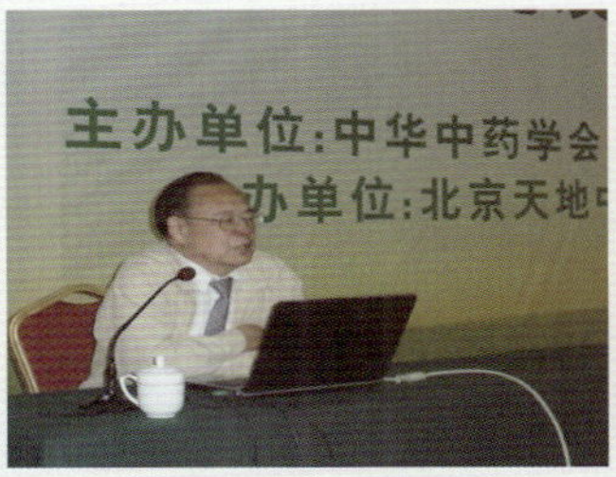

中华中医药学会骨伤专业委员会主任委员孙树春在国学国医岳麓论坛·国医论坛上做主题演讲

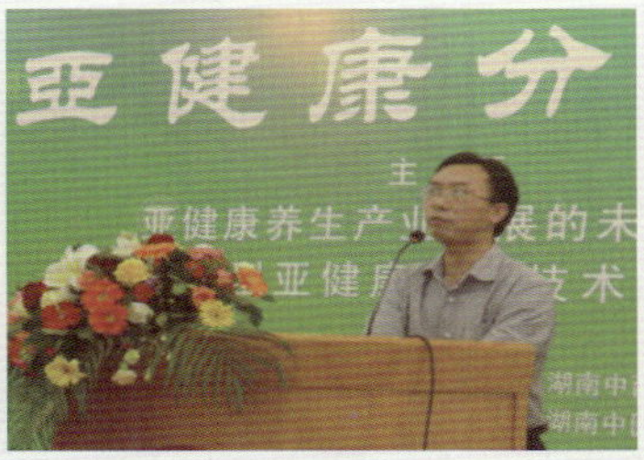

湖南中医药大学副校长何清湖在国学国医岳麓论坛·亚健康论坛做主题演讲

高端的政府媒体平台

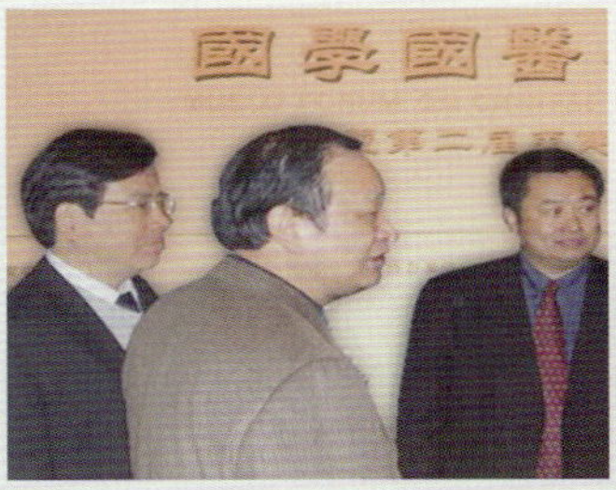

卫生部副部长、国家中医药管理局局长王国强和湖南卫生厅厅长张健亲临论坛活动基地指导工作

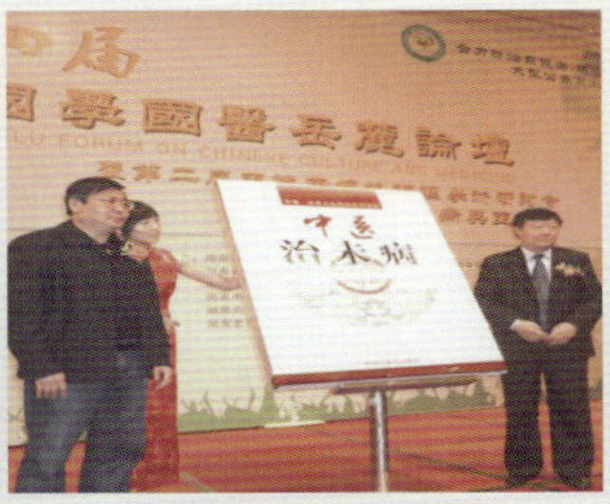

国家中医药管理局副局长吴刚和湖南中医药管理局局长邵湘宁在国学国医岳麓论坛上为《中医治未病》首发揭幕

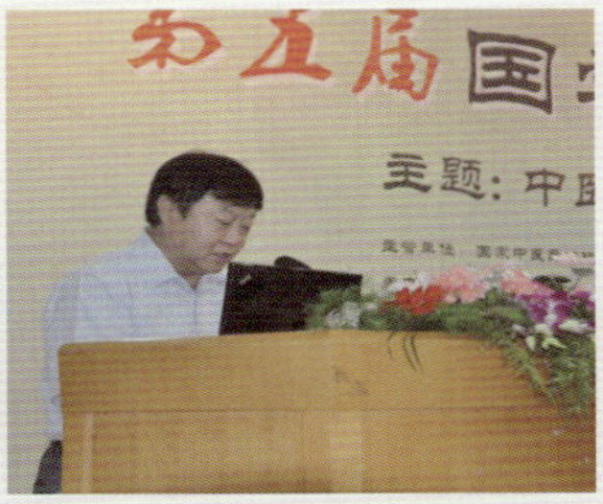

国家中医药管理局副局长吴刚在国学国医岳麓论坛上做重要讲话

长沙晚报　CCTV.com 喜乐乐 xilele.cctv.com xilele.com　红网 www.rednet.com　潇湘晨报　湖南卫视

湖南卫视、红网、央视喜乐乐网、潇湘晨报、长沙晚报

丰富的营销资源平台

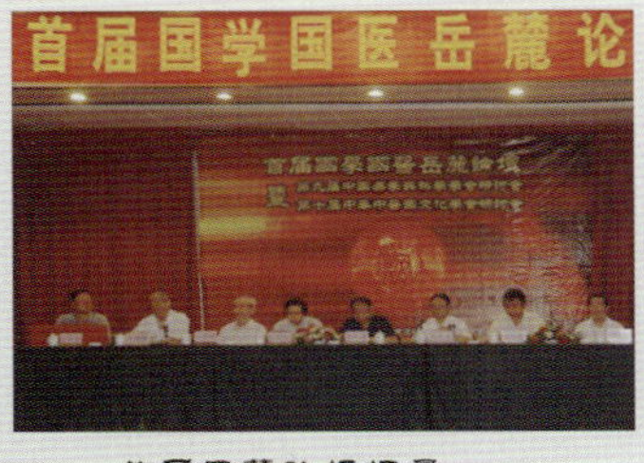

首届岳麓论坛场景
树立论坛品牌

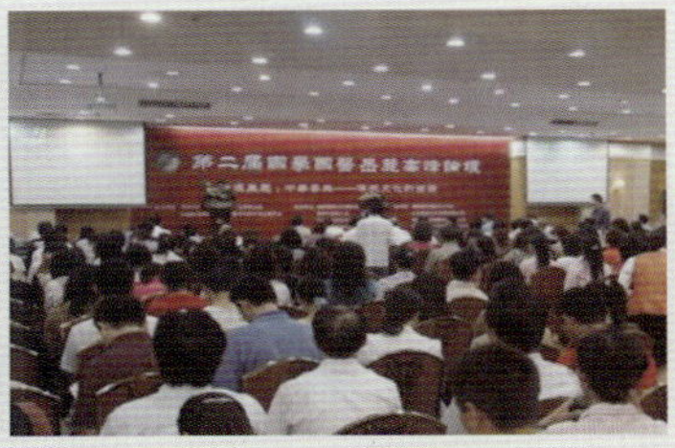

第二届岳麓论坛场景
扩大影响，关注亚健康

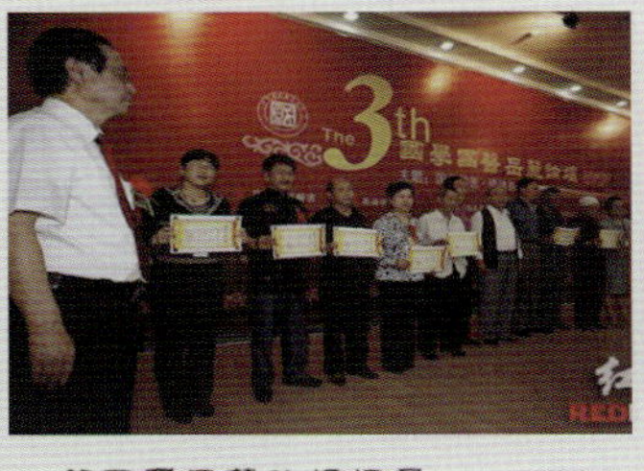

第三届岳麓论坛场景
开花结果 确定论坛模式
定位养生文化品牌

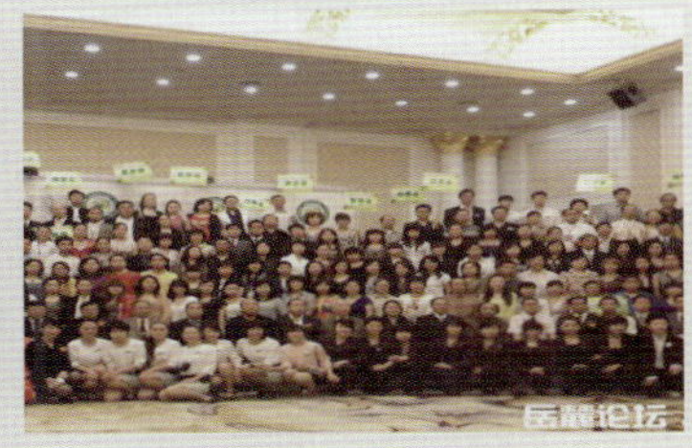

第四届岳麓论坛场景
以学术为基础 打造中华养生文化第一品牌

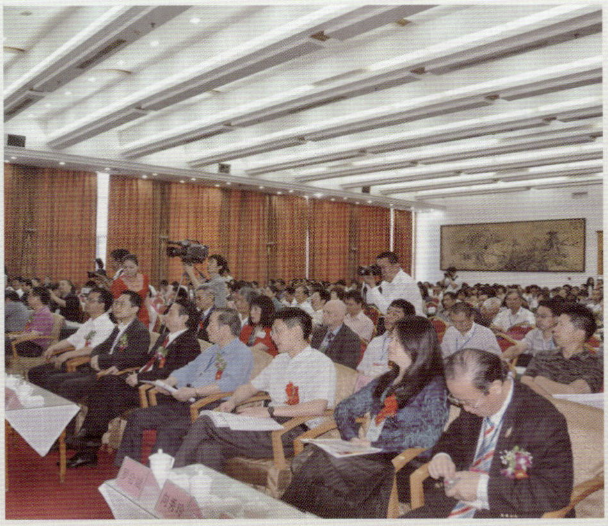

第五届岳麓论坛场景
以学术为基础 打造中华养生文化第一品牌

国学国医岳麓论坛组委会：
办公室主任：李丽慧　　会务组组长：孙瑞洁 史亚文 赵琼
电话：010-64150586 6416629　　传真：010-64130087
网址：http://www.gxgy.org
地址：北京市朝阳区幸福一村55号国家中医药管理局机关服务局312室
邮编：100027

华因康和(北京)基因应用科技有限责任公司

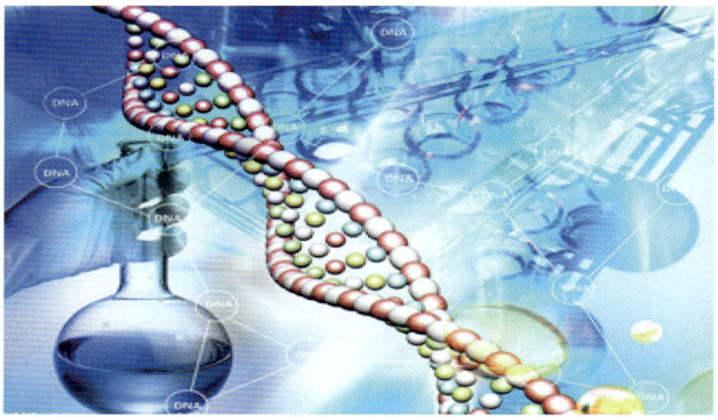

基因技术与亚健康和中医药的完美结合

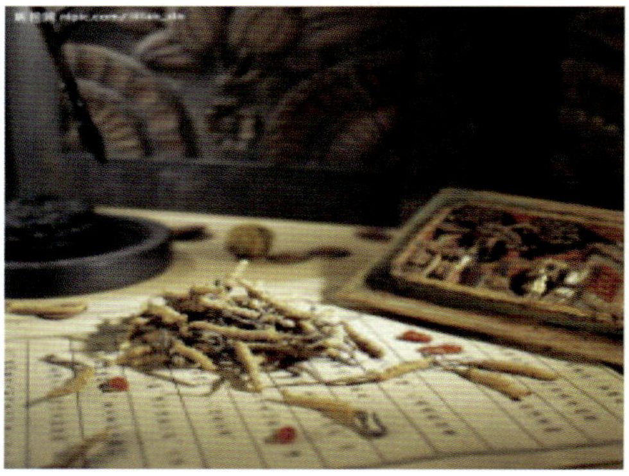

从基因检测到个性化干预的专业服务

产品介绍

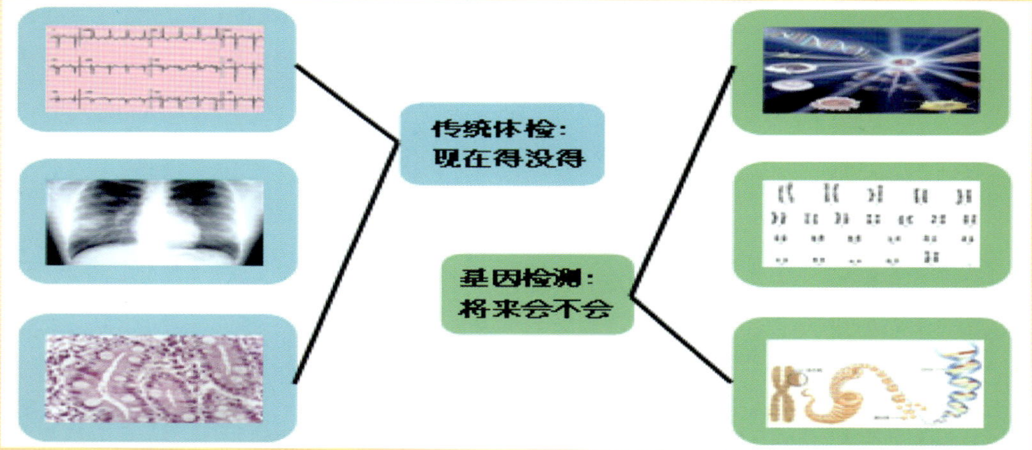

华因康和中医体质基因检测仪

华因康和体质检测仪是运用基因检测的多项创新知识产权的核心技术，结合最新的中医药学及亚健康领域的科研成果研发、生产的，可以为医疗卫生行业提供富有中医特色的基因检测服务，并给予相应的个性化干预、调理解决方案。

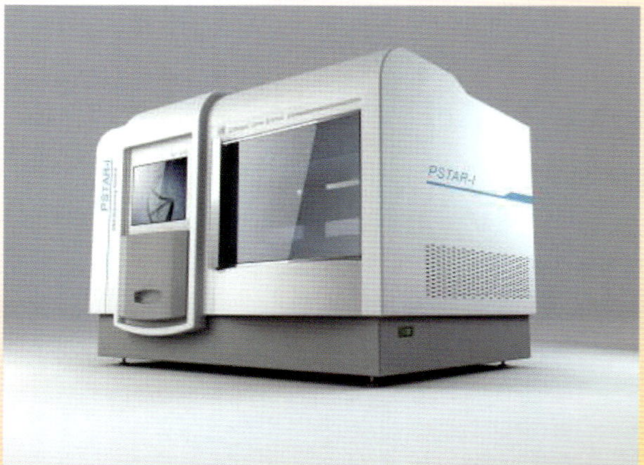

服务项目

华因康和

中医体质检测中心：痰湿、阴虚、阳虚、气郁、血瘀、特禀、湿热、气虚体质基因检测

亚健康基因检测中心：亚健康人群易感疾病基因检测

生物治疗中心：
- 肿瘤易感性基因检测
- 个性化用药指导基因检测
- 免疫功能基因检测
- 营养指导基因检测

基因常规检测：
- 单基因检测
- 心血管疾病易感基因检测

生活指导和干预方案：根据个人体质类型提供针对性的生活指导和干预调理方案

技术优势

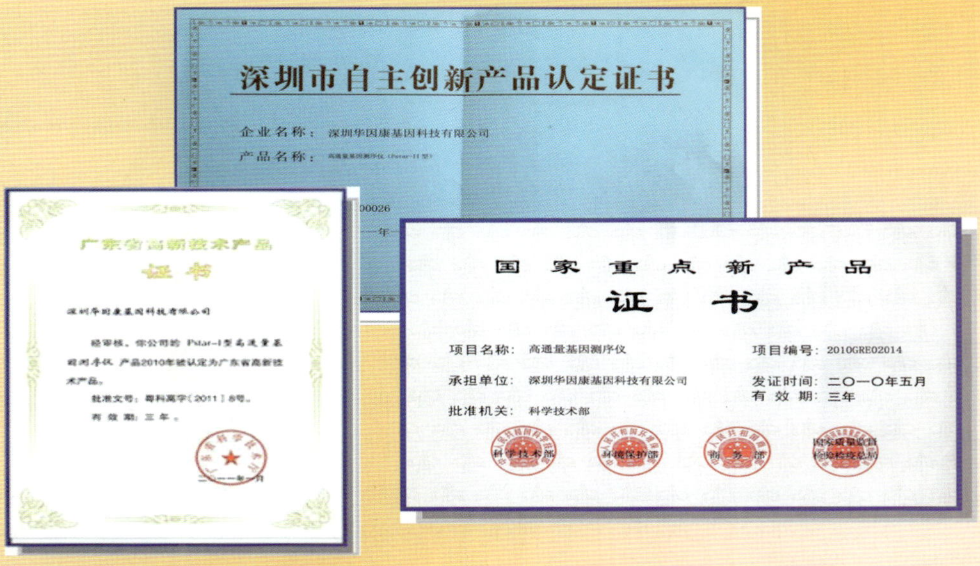

联系人：孙先生
联系电话：010-64168726
网址：http://www.yjkchina.com
地址：北京市朝阳区幸福一村55号国家中医药管理局机关服务局311室
邮编：100027

富智中和（北京）音乐调理健康科技有限公司

解密千年中医五音

独创音波谐振调理

♪♪♪ 中和亚健康音乐调理，独树一帜的中医调养方法！

四大特色

富智中和音乐

- **全球首创**：一个亚健康音乐调理专业机构的诞生
- **中国特色**：将五音与人体体质、五脏相结合
- **独家技术**：
  1、中和亚健康音乐调理一体仪；
  2、亚健康音乐调理一体仪配套设备；
  3、亚健康音乐调理配套干预产品。
- **科学规范**：亚健康音乐调理师的培训

创新产品

1、中和亚健康音乐调理一体仪

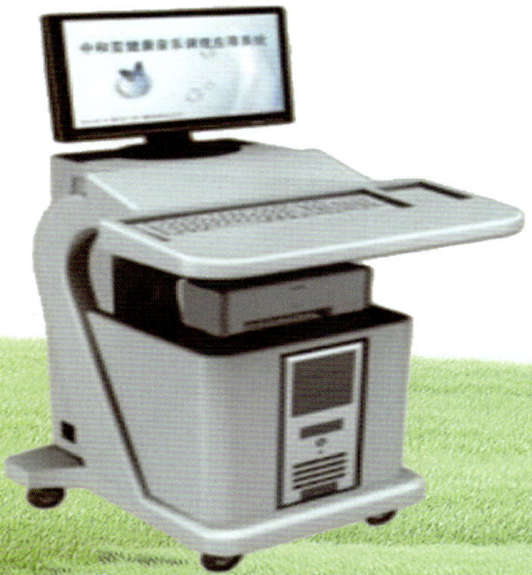

集亚健康评估及管理、亚健康音乐调理方案制定、调理音乐库及其音乐的试听选择及管理、亚健康音乐调理效果评估及客户档案管理为一体的亚健康音乐调理-养生专家系统，可用于专业养生机构，亦可用于个人家庭。

2、中和亚健康音乐调理播控器

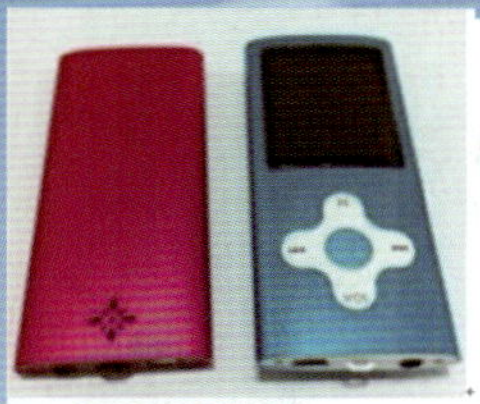
YJK-PLAYER-001

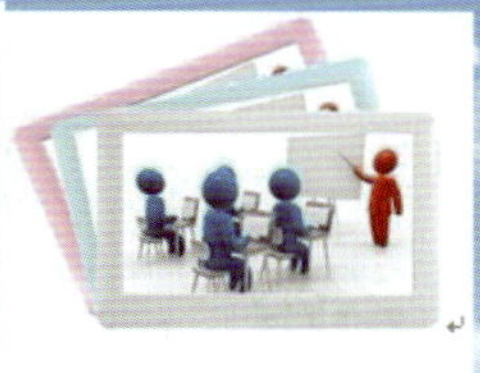
YJK-PLAYER-002

用于个人、家庭日常生活中的调理音乐播放。根据用户情况，播控器每次存放一定的亚健康调理音乐，可更换音乐。

3、配套设备

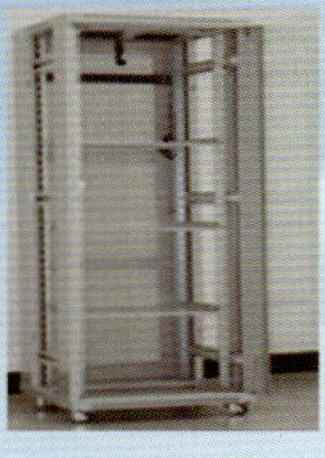
亚健康音乐调理控制台

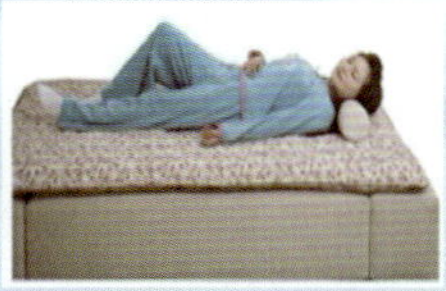
体感音波床垫

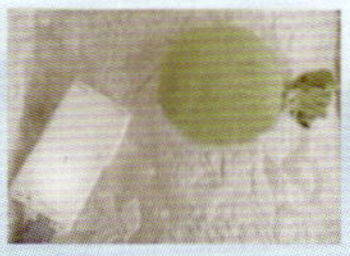
循经按摩器

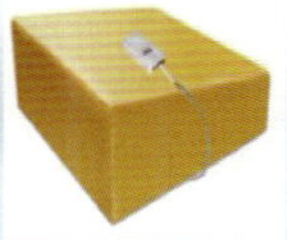
体感音波打坐台

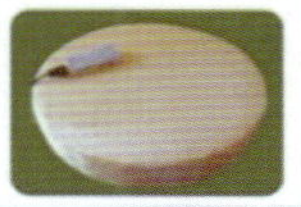
体感音波蒲团

4、干预产品

纠偏食品系列：

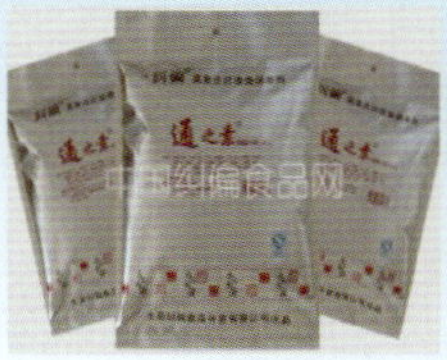
纠偏通之素冲调粉

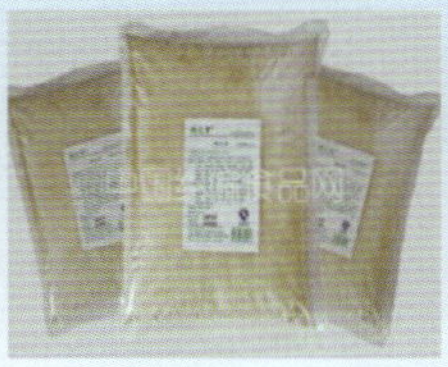
纠偏健之素馒头粉

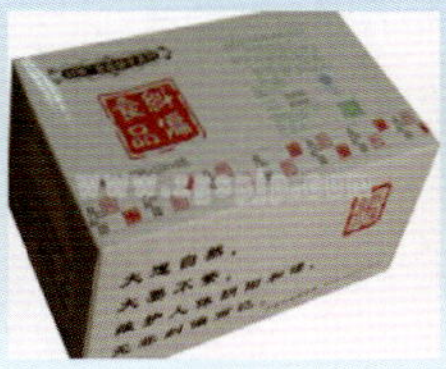
纠偏健之素饼干

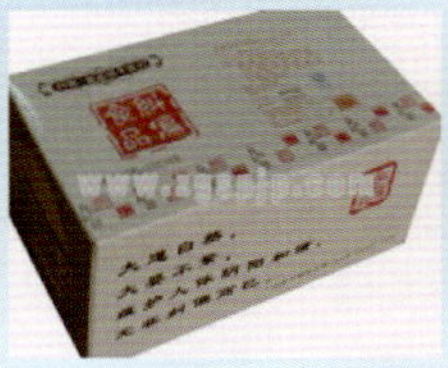
纠偏寿之素饼干

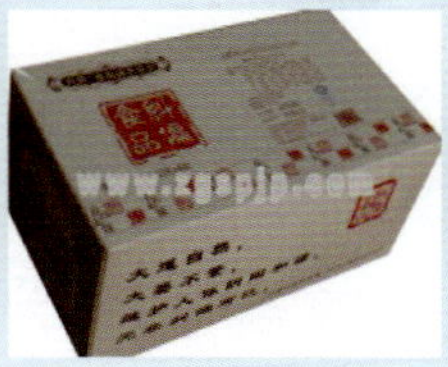
纠偏通之素饼干

芳香精油系列：

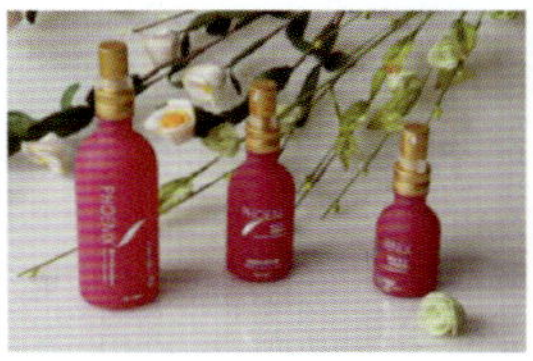

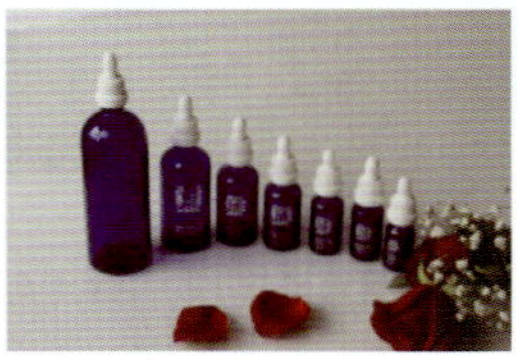

亚健康芳香精油调理系列产品

独家优势

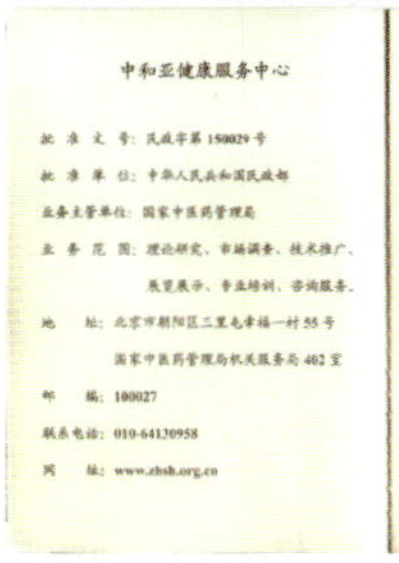

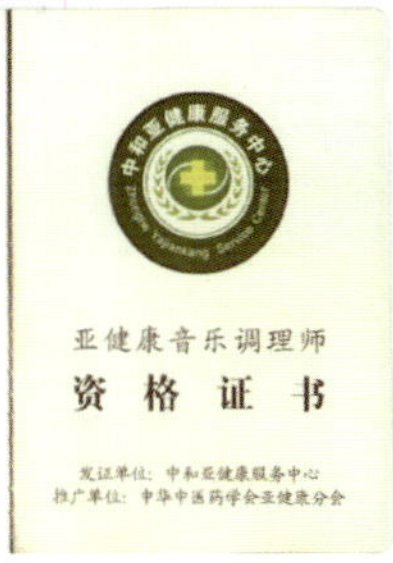

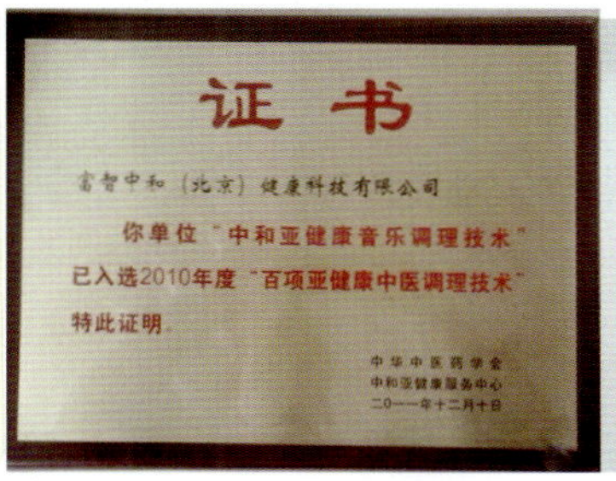

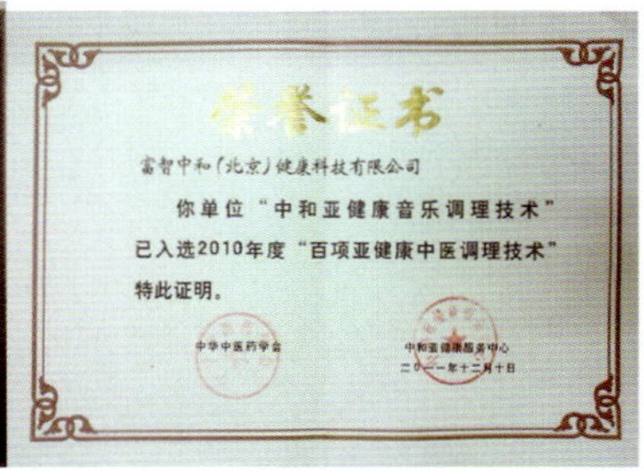

富智中和（北京）音乐调理科技有限公司
市场联系人：黄先生　市场部电话：010-64168716、64168726　传真：010-64130087
研发联系人：左女士　研发部电话：0731-85357582　传真：0731-82866993
网址：亚健康音乐调理网 http:// www.yjkchina.cn ; http://www.yjkchina.com
地址：北京市朝阳区幸福一村55号国家中医药管理局机关服务局309室
邮编：100027

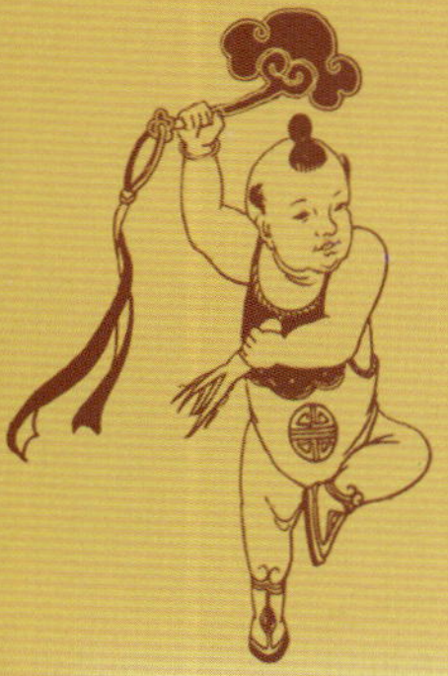

四季康贝健康科技有限公司

Four seasons combi (Beijing) health science and technology limited company

- ★中国首家权威少儿亚健康推拿调理专业机构
- ★国家行业中医养生保健技术操作规范少儿推拿唯一合作单位
- ★全国高等教育指定亚健康专业系列教材之《少儿亚健康推拿调理》唯一合作单位。

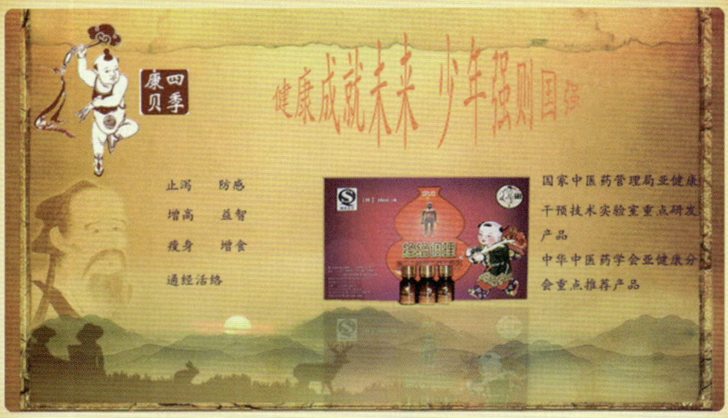

特色服务项目：

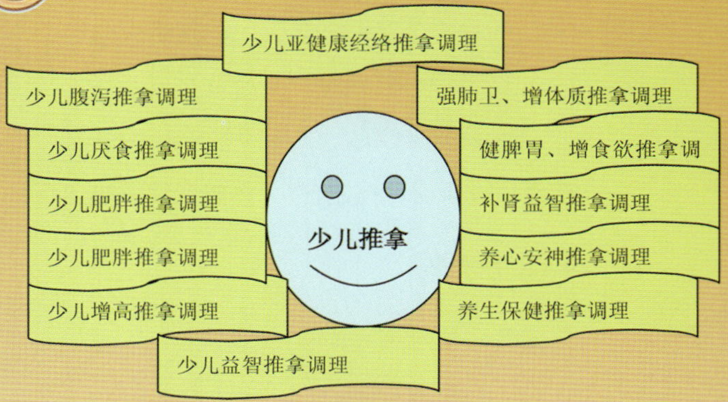

技术优势：

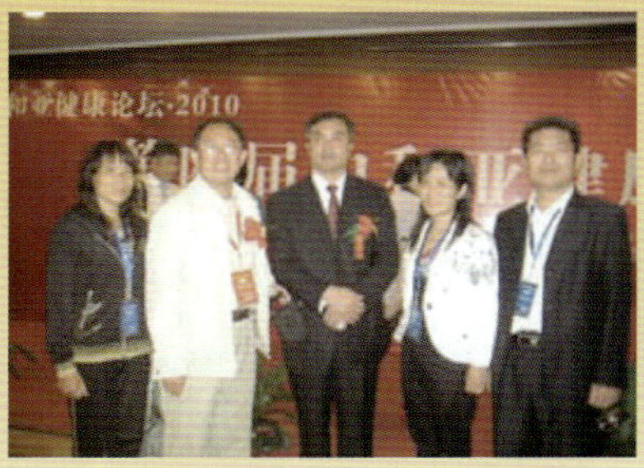

公司董事长兼技术总监孙德仁教授是该领域的全国领军人物

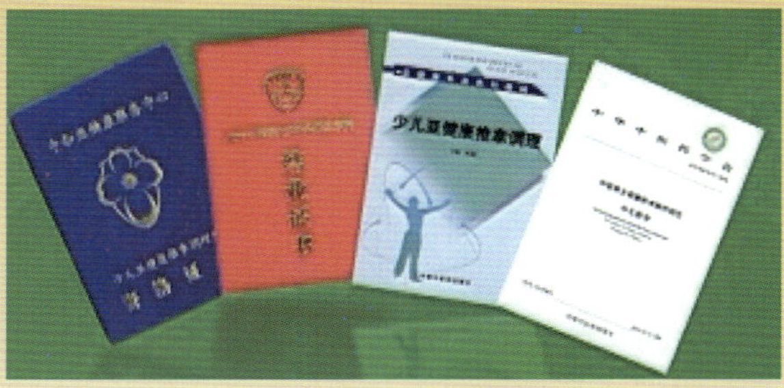

公司是国家行业中医养生保健技术操作规范少儿推拿唯一合作单位

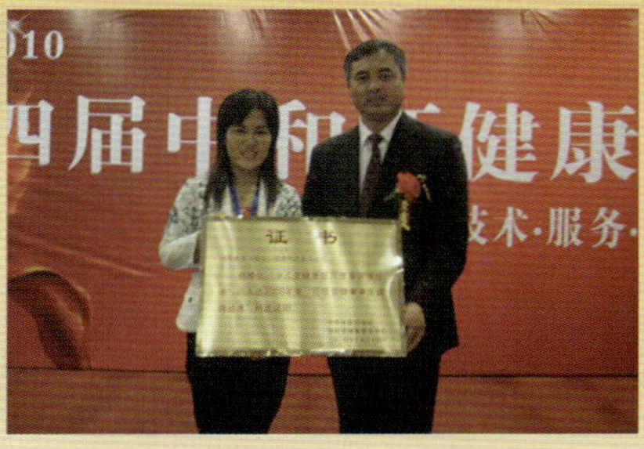

少儿亚健康推拿调理技术入选了2009年度以及2010年度百项亚健康中医调理技术

资源优势：

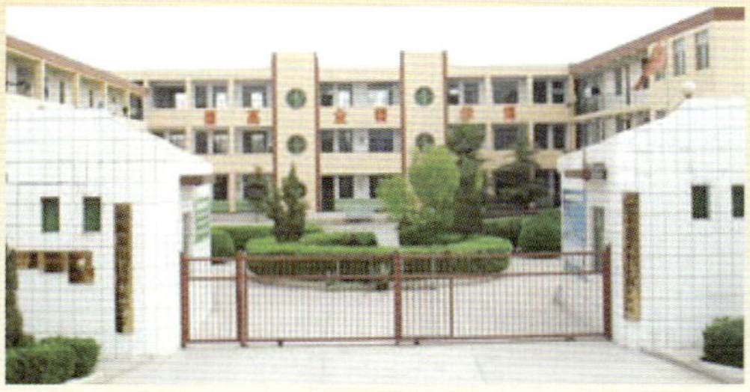

实训基地

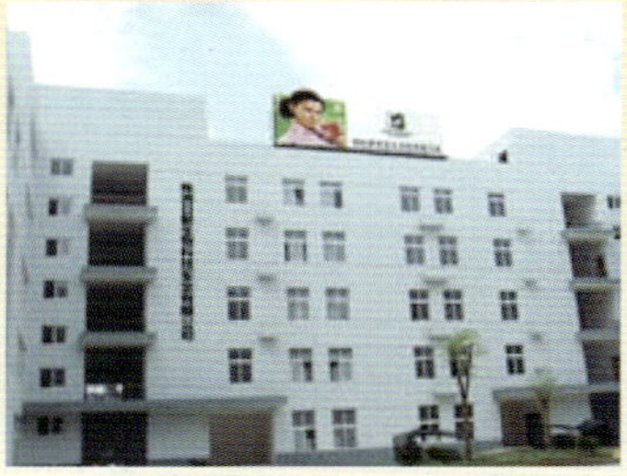

生产基地

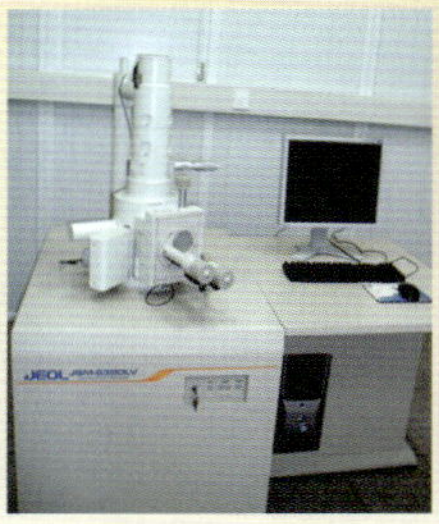

国家中医药管理局亚健康干预技术实验室

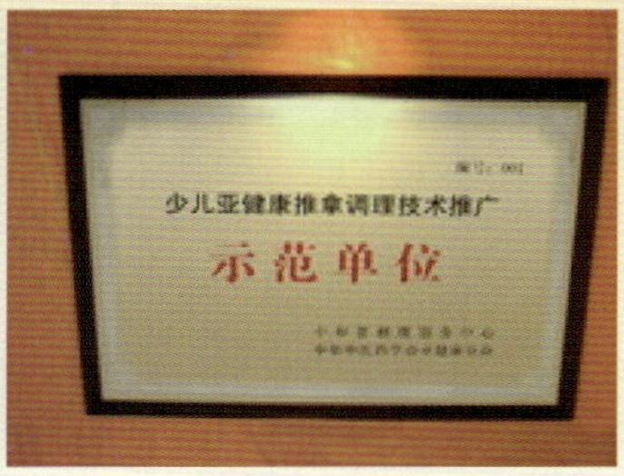

四季康贝被评为少儿亚健康调理技术示范单位

营销优势：

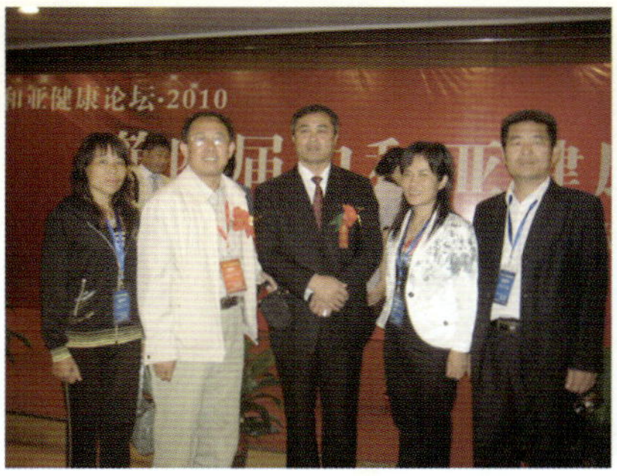

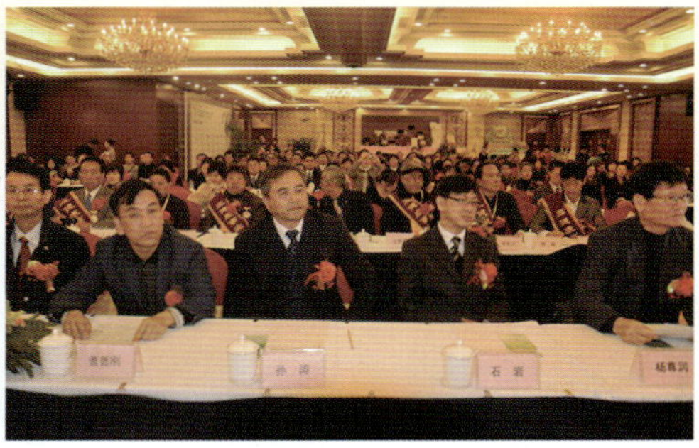

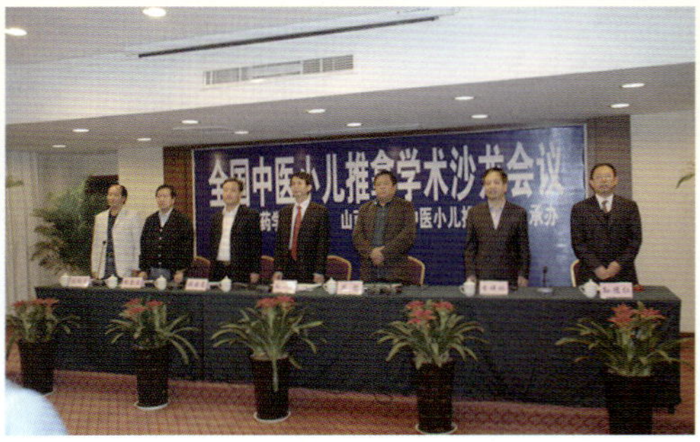

公司技术总监孙德仁教授参加国内及国际少儿推拿调理学术研讨会和亚健康产业

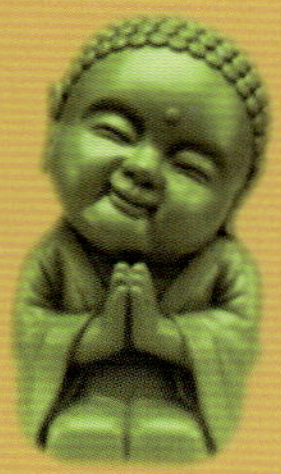

宣传活动：

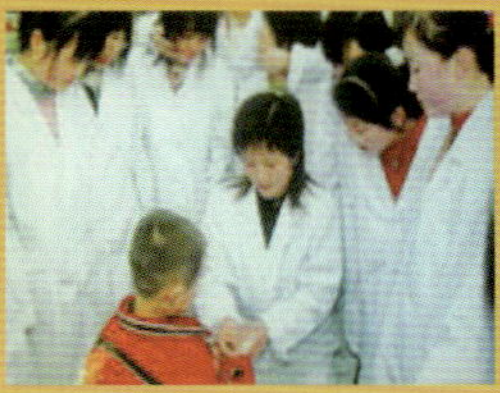

少儿推拿社区活动

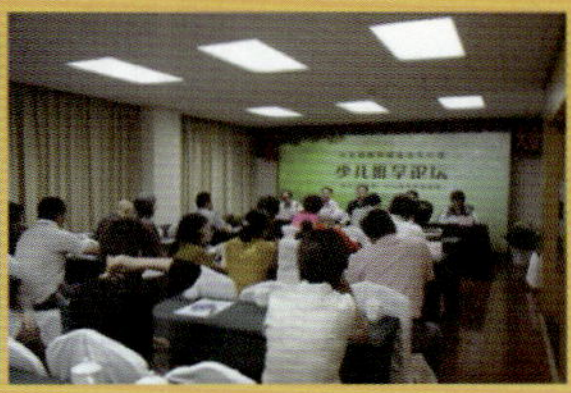

专家讲座

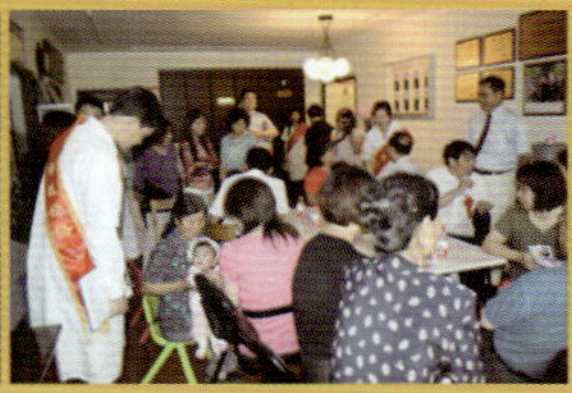

手护孩子健康工程北京启动

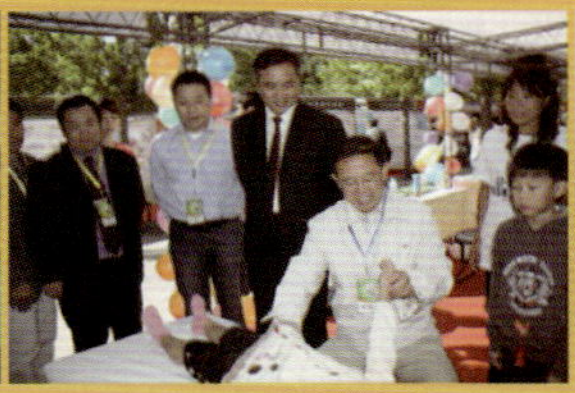

北京中医药文化宣传活动

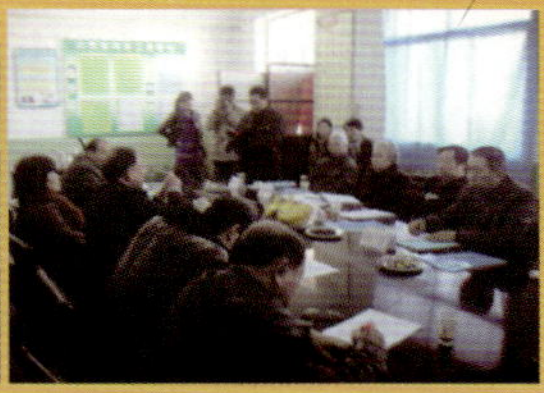

守护母婴健康山西行

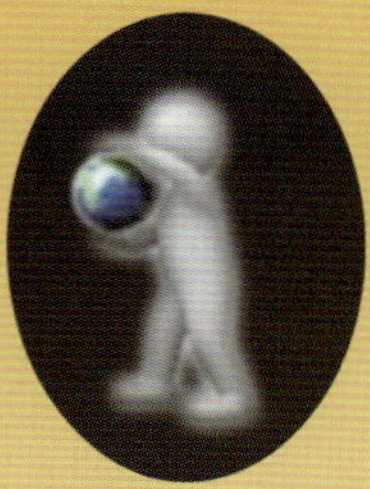

合作伙伴：

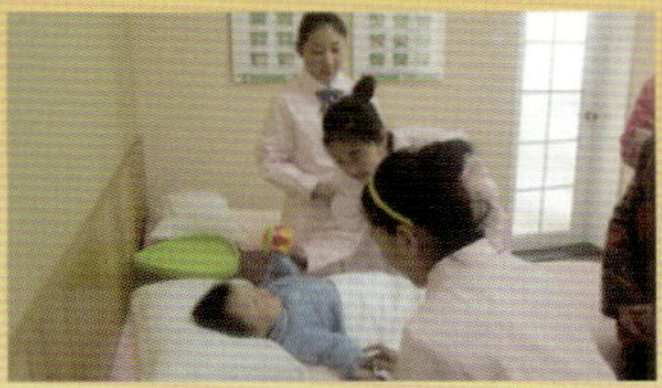

湖南长沙标准四季康贝店

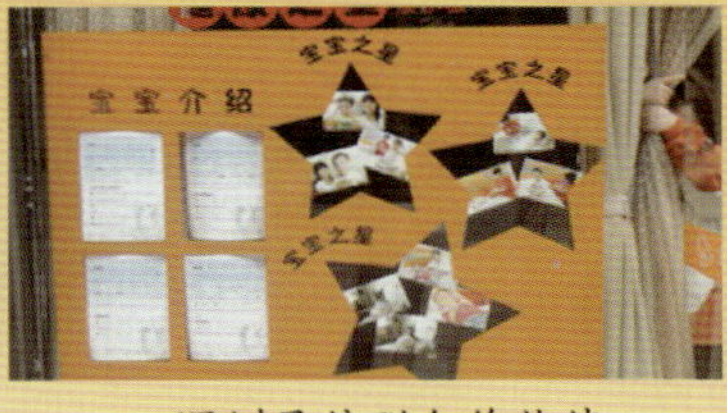

深圳贝倍聪合作伙伴

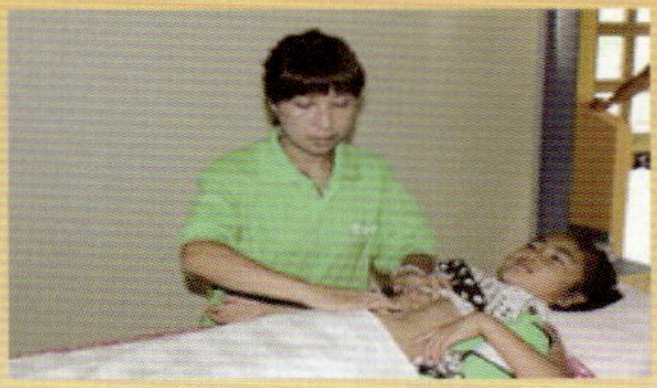

四季康贝苏州加盟店童元堂

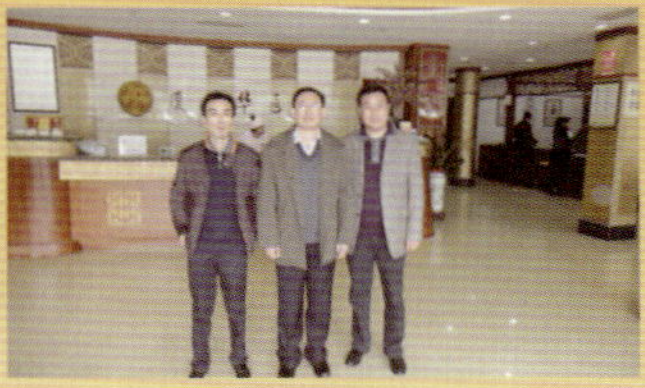

厦门华医馆合作伙伴

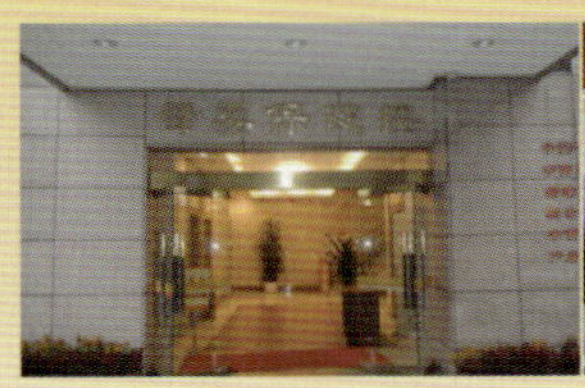

广州南海战略合作伙伴

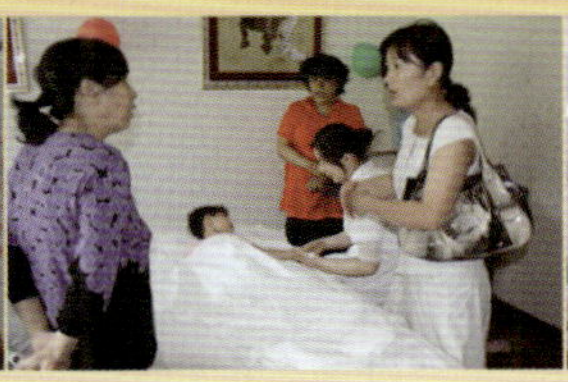

北京岐伯堂加盟店

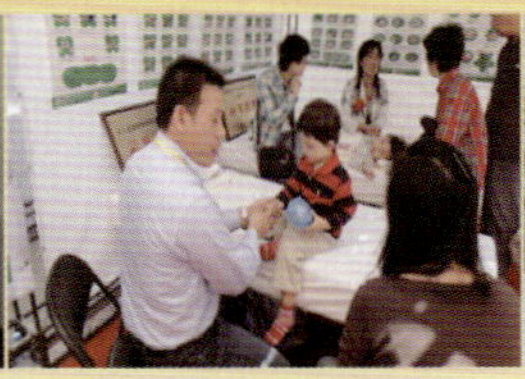

北京五步养生堂加盟店

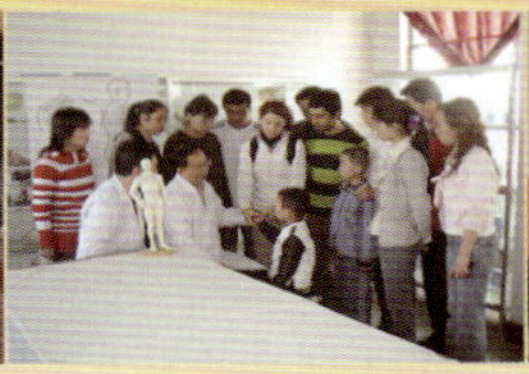

山西运城旗舰店

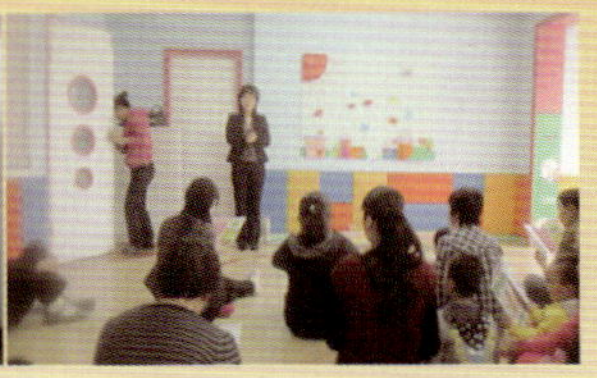

四季康贝妈妈培训

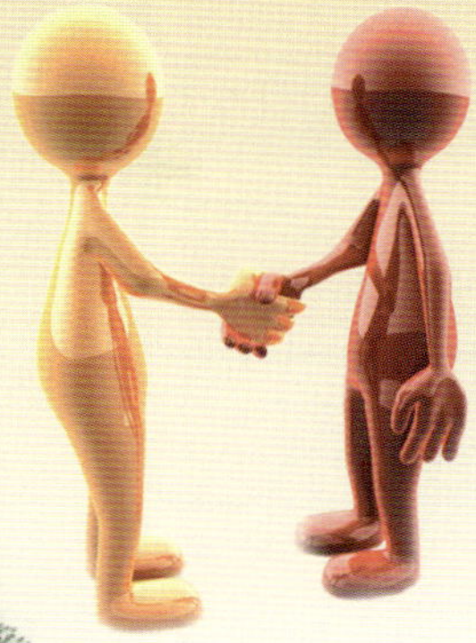

诚邀您的加盟代理！！！

营销中心电话：010—64168716 010—64168726

传　　真：010—64130087

网　　址：http:// www.sjkb.cn　　http://www.yjkchina.com

邮　　箱：sjkb123@126.com

地　　址：北京市朝阳区三里屯幸福一村55号
国家中医药管理局机关服务局309室

邮　　编：100027

把握机会 不容错过 实现双赢

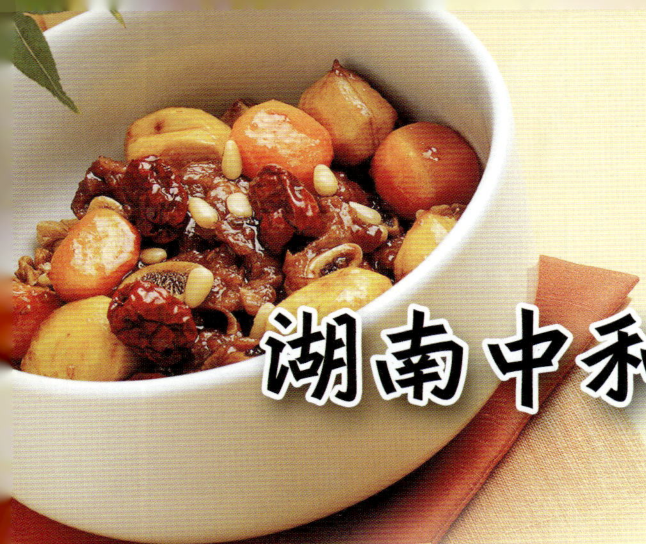

湖南中和亚健康服务中心

湖南中和亚健康服务中心是在中华中医药学会的大力支持下，受中和亚健康服务中心的业务指导从事亚健康服务、亚健康技术研发与推广、亚健康人才培训的新型健康服务机构。2009 年 7 月，我中心负责中国/世界卫生组织合作项目“中医治未病”在长沙地区实施，得到国家中医药管理局和世界卫生组织高度评价。

分中心亚健康服务网络

为响应国家构建中医预防保健体系的号召，推动构建规范的中医预防保健机构，实现亚健康服务行业稳步、快速发展，在中和亚健康服务中心指导、支持下，湖南中和亚健康服务中心已在湖南省 14 个地市建立以分中心为基础的亚健康服务网络。

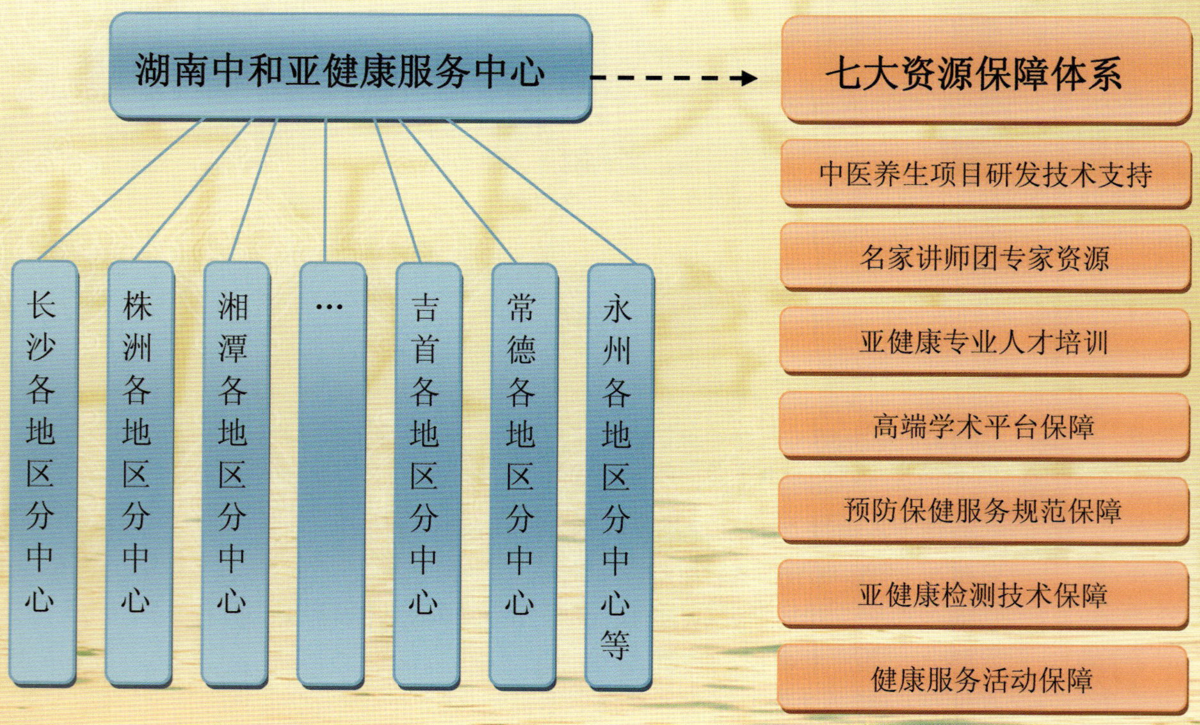

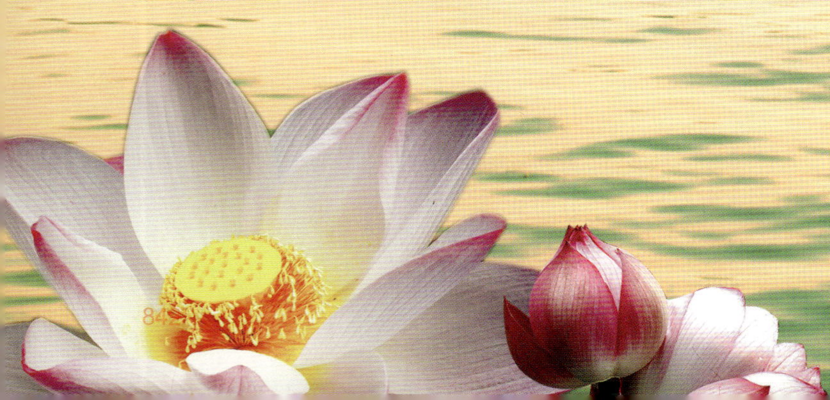

北京天地中源医药科技中心

天人合一，诚行天下。北京天地中源医药科技中心秉承有能力、可信赖、品牌形象的核心竞争力就是诚信与科技的经营理念，专注于以传播中医药文化，提高中国传统医药和养生文化在世界的声誉和地位，推广中医常用养生保健方法，联盟有志于亚健康服务的各类机构和企业，共同为中医药、亚健康事业的发展起到传承、推广的桥梁纽带作用。

北京天地中源医药科技中心作为国家中医药管理局中和亚健康服务中心的战略合作伙伴，具有独立法人资格。中心的远景及核心能力在于全心致力于中医、亚健康的研究、服务、管理领域。尤其积极促进亚健康事业在“医疗、保健、教育、科研、产业、文化六位一体协调发展”；以成熟细腻的市场规划运作，为同盟者提供高品质的一流专业化服务；以笃守诚信、互惠共赢的价值观凝聚智慧，共赢未来。

北京天地中源医药科技中心的优势在于：能充分发挥自身品牌实践经验，将客户有限的品牌资源通过整合，使其发挥出优于品质的社会效应。

参与构建并推进亚健康产业管理的规范化进程，积极开展各种形式的学术活动，组织重点学术课题的研究和考察活动，以期为参与单位发展提供动力，共创佳境。

为健康产业的基地建设、学术研究、交流、教育培训、信息咨询、产品研发、科技成果及推广应用等多方面提供交流、展示、服务平台。成为合作单位事业发展的忠诚的、最佳的战略合作伙伴。

开拓前进中的株洲扶阳医疗器械有限公司

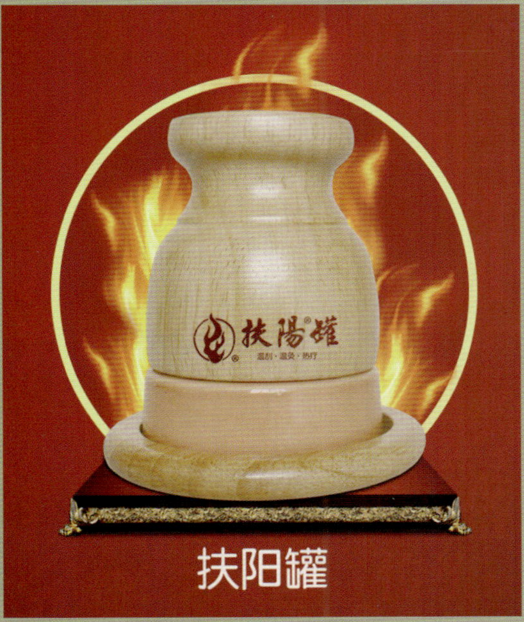

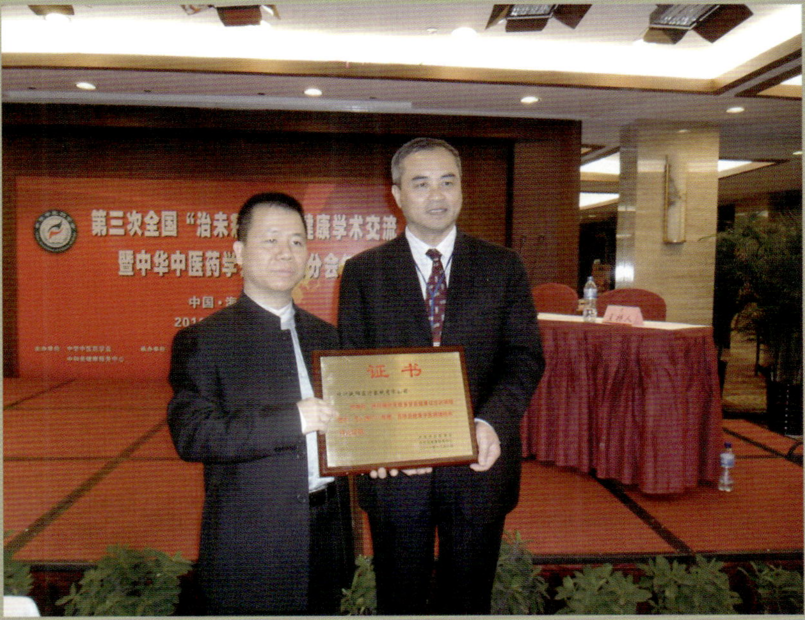

国家中医药管理局机关服务局孙涛局长向扶阳罐发明人胡木明颁奖

株洲扶阳医疗器械有限公司——这个位于湖南省株洲市风景秀丽的国家级高新园区，集研发、生产、服务为一体的新兴公司，正以其创新的产品、完善的技术服务、极大的张力，像一朵奇葩，正在亚健康调理和治疗领域绽放。

该公司秉承中医扶阳理论所研发、生产的扶阳罐，将中医疾病外治的多种手段和操作技法融合在一起。其调理及治疗亚健康和有关疾病的效果，已经获得了业界一致的认可及同行的赞誉。在美容行业、足疗行业、养生行业、康复保健机构、医疗卫生机构、以及家庭保健方面得到了广泛的应用。

为了更广泛地服务亚健康人群，该公司还相继发明、成功研制了扶阳带、扶阳刀、扶阳球、扶阳椅、扶阳护颈、扶阳护肩、扶阳护膝、扶阳经络油、扶阳素油等一系列扶阳产品。还编印资料、开展讲座、主办培训班，将扶阳罐及其系列产品的特点和操作方法进行推广。

扶阳罐及其系列产品已经在国内各省和美国、加拿大、澳大利亚、马来西亚、新加坡、部分欧洲国家及香港、澳门、台湾等国家和地区得到推广和应用。

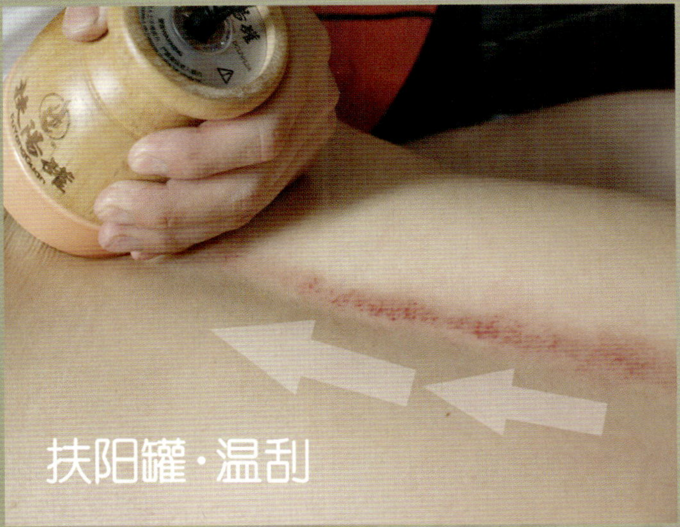

扶阳罐–温刮

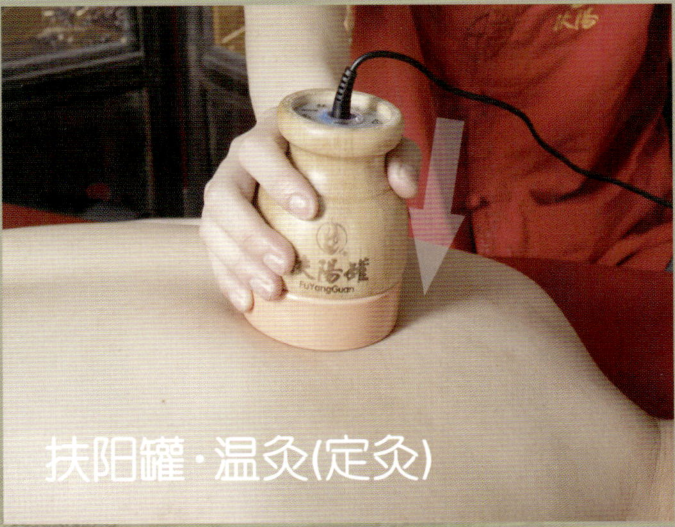

扶阳罐–温灸定灸

品牌招商加盟热线：0731—22663206　22825959

“合力防治亚健康·健康科技中国行”大型公益系列活动

Lifesun
莱香
Lifesun
International Beauty Organization
香港、上海、北京、广州、沈阳……
莱香（国际）美容连锁

中国亚健康调理养生美容第一品牌

AUBADE®
欧宝
亚健康经络调理专家

WEI JIAN TANG™
唯健堂
亚健康体质调理专家

花姿婷™
Health and beauty every day
妇科亚健康调理专家

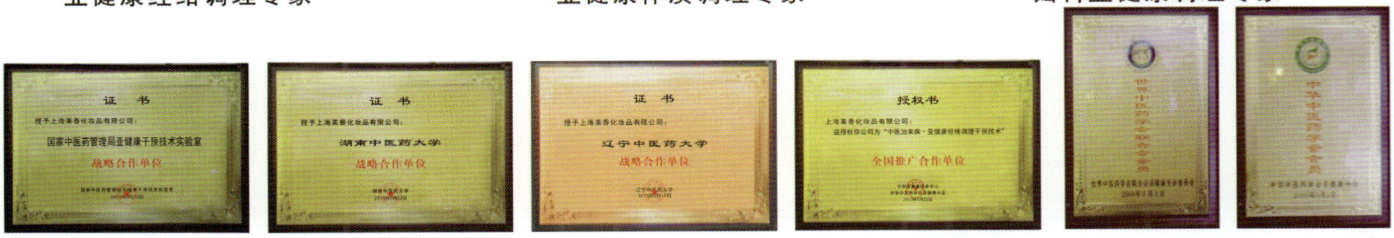

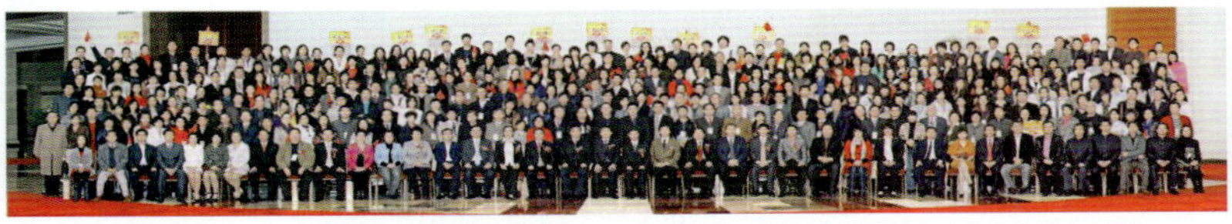

2009年10月20日上海莱香携全国优秀经销商与国家中医药管理局领导合影留念（北京人民大会堂）

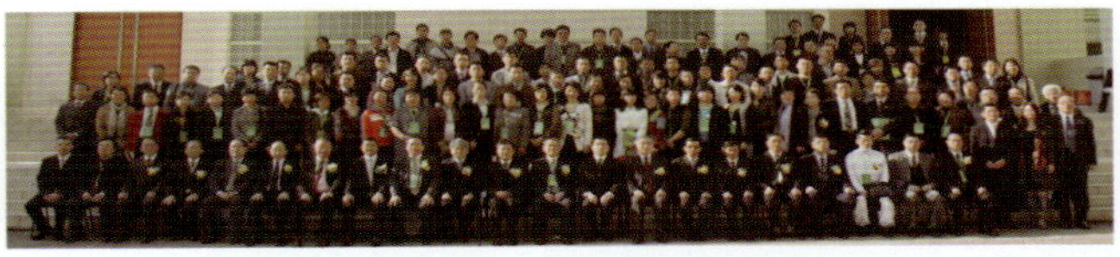

2009年11月24日上海莱香携全国优秀经销商与国家中医药管理局领导合影留念（澳门科技大学）

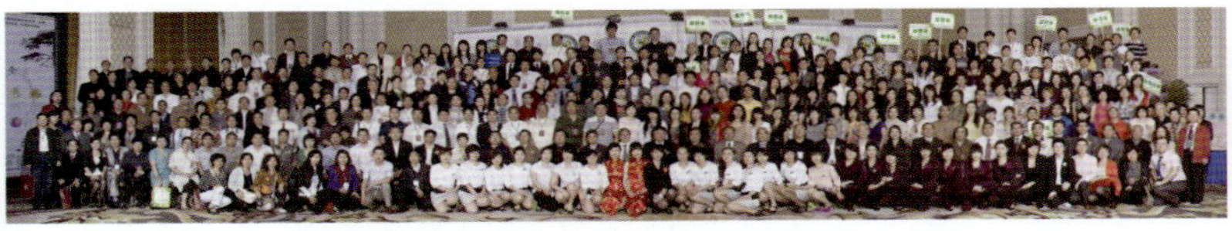

2010年5月22日上海莱香携全国优秀经销商与国家中医药管理局领导合影留念（湖南·长沙）

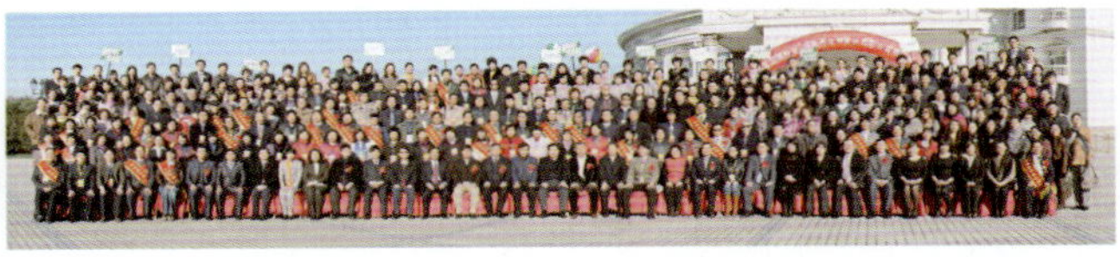

2010年10月25日上海莱香携全国优秀经销商与国家中医药管理局领导合影留念（辽宁·沈阳）

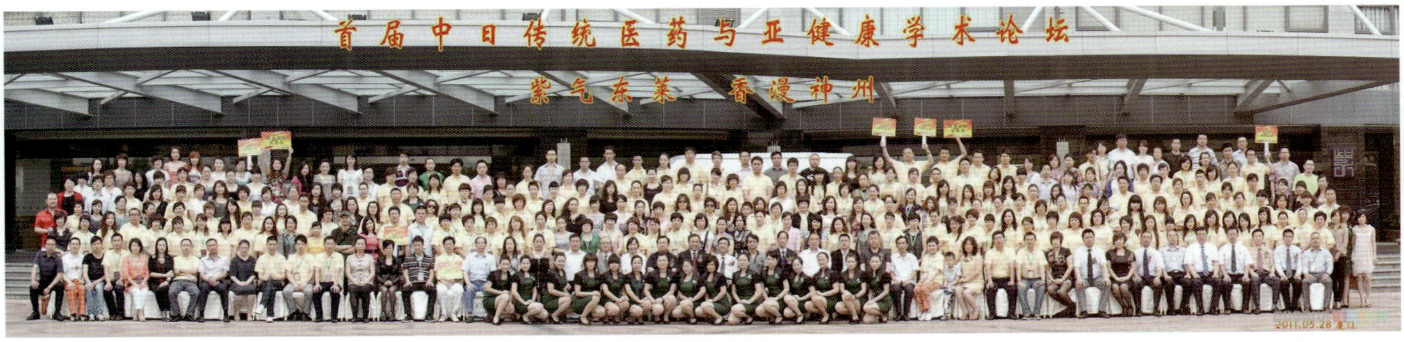

2011年5月28日上海莱香携全国优秀经销商与国家中医药管理局领导合影留念（福建·厦门）

紫气东莱 香漫神州 第三次全国亚健康经络调理学术交流会

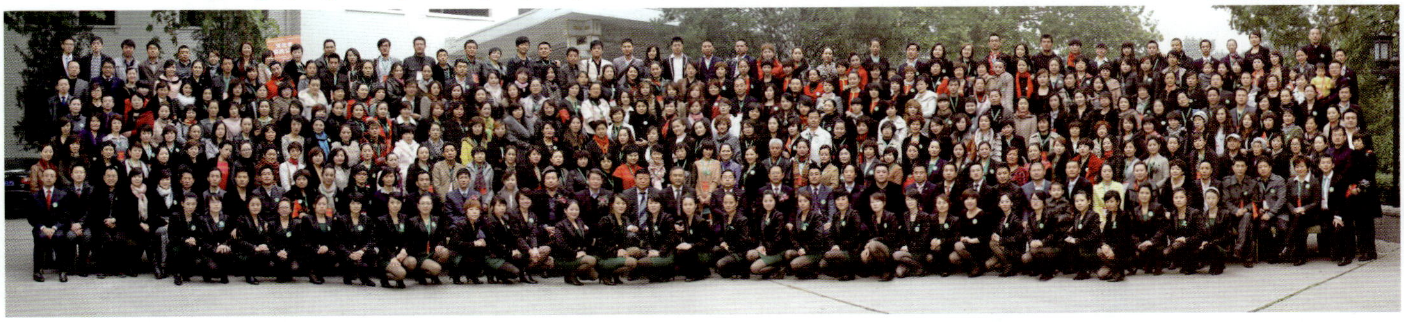

2011年10月30日上海莱香携全国优秀经销商与国家中医药管理局领导合影留念（北京·钓鱼台）

五步養生堂

SONG RUI YUAN

五步

「Yin Yang」

平衡阴阳—阴平阳秘 百病自愈

「Shi Liao」

食疗纠偏—食治为先 养生智慧

「Jing Luo」

疏通经络

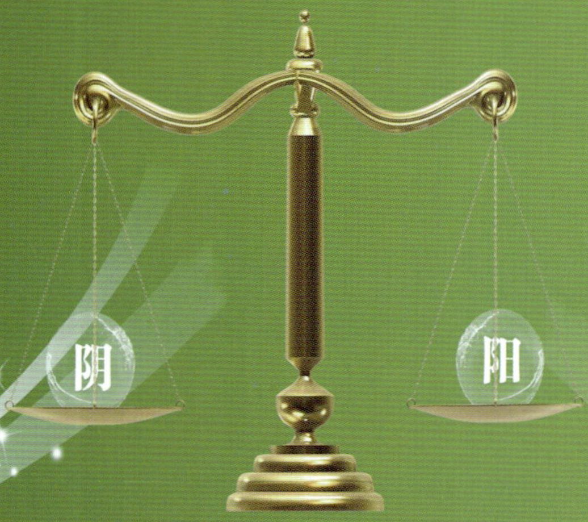

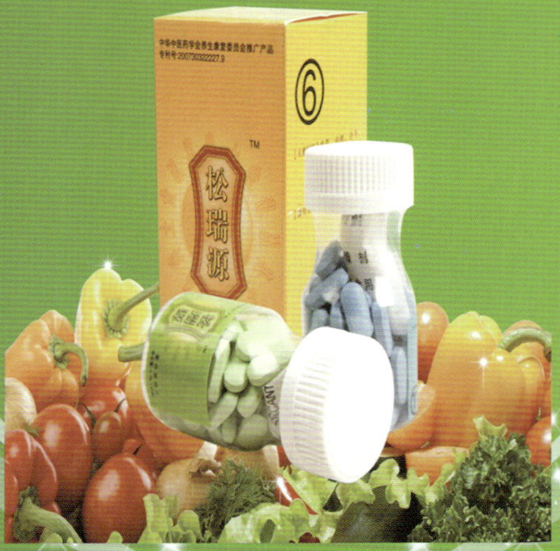

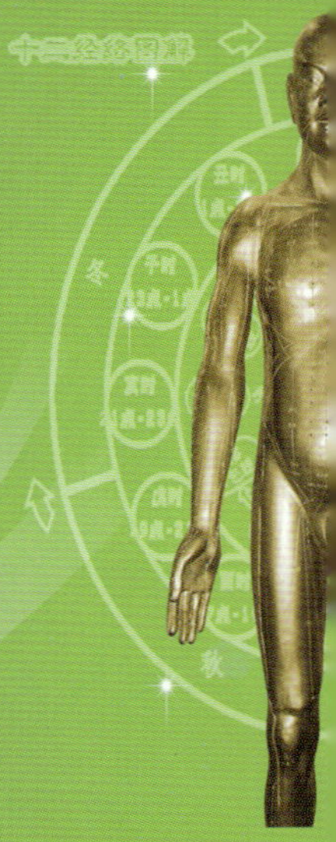

五步養生法之【伍 平衡阴阳】

第五步:（和）平衡阴阳，使脏腑功能协调，达到动态平衡，使人达到平和健康状态。

中医阴阳学说认为人体的正常生命活动是阴阳两个方面保持着既对立又统一，互相依存，互相为用，相对平衡的结果。中医讲“阴阳平衡百病自愈，阴阳失衡杂病丛生”，人体的阴阳平衡，对人的身体健康起着至关重要的作用。

五步养生就是要使人体达到“阴平阳秘”的平和健康状态!

五步養生法之【肆 食疗纠偏】

第四步:(调) 食疗纠偏，用药食同源产品的四性五味，包括饮碱性能量水，纠正调理体内阴阳、酸碱之偏。

中医学自古以来就有“药食同源”理论。这一理论认为：许多食物既是食物也是药物。中药有四性（寒热温凉）五味（辛甘酸苦咸）及归经之说，食物也同样具有四性五味的特性及食物归经的理论，合理地食疗养生能够达到调理脏腑阴阳、均衡营养的目的。饮用碱性能量水，改善体内酸性环境。

五步

第三步:（通）疏通经

清源。

经络是人体组织结构

是气血在人体内运行的通

百骸，将人体各部的组织

持相对协调统一而完成人

通则不痛”所以只有经络

得到气血充分的滋养，而

的最基本最重要的物质，

各组织结构功能协调，人

生法

畅通 气血充盈

排出毒素（Du Su）—清出毒素 一身轻松

辨体辨证（Bian Ti）—辨证施法 准确定位

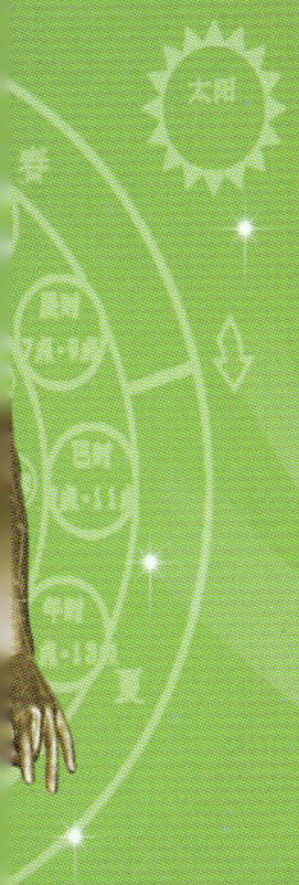

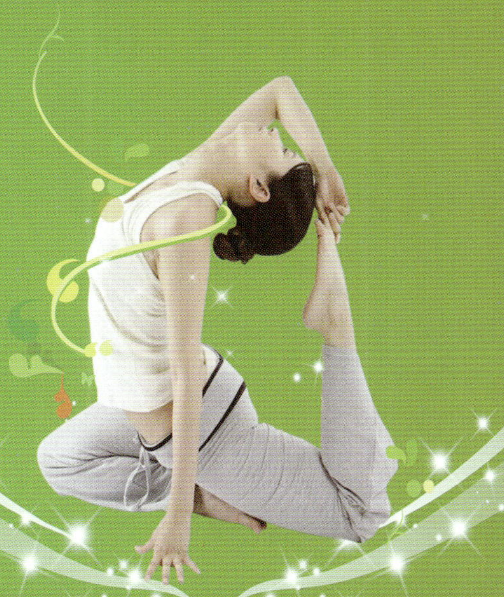

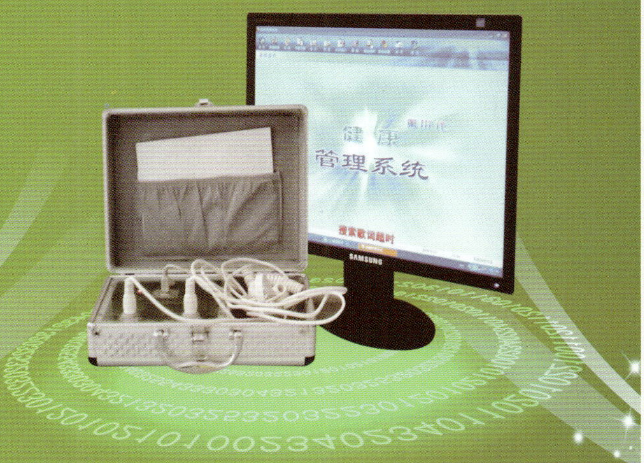

法之叁 疏通经络

体气血畅通充盈，正本

成部分，遍布人体全身，
属五脏六腑，外络四肢
成一个有机整体，并保
生理活动。“痛则不通，
能保证全身各脏腑组织
体和维持人体生命活动
，气血充足，阴阳平衡，

五步養生法之贰 排出毒素

第二步:（清）排出体内毒素，改善体内生态环境。

《中医疑难杂症探究》发现，毒素是隐藏在多发病、慢性病、突发病的幕后真凶！肝、心、脾、肺、肾五大系统内的毒素就是中医所说的“五毒”。毒素不排，直接会影响新陈代谢，严重的会导致癌症、心脑血管等众多慢性疾病。

专家倡导：先排毒素、再补能量；以清为补、通补结合，才能全面提升人体“四力”，即代谢力、吸收力、自愈力、生命力！

五步養生法之壹 辨体辨证

第一步:（辨）辨体辨证，通过传统中医诊断方法结合经络检测仪，进行个体化分析，以辨证施治原则实施下一步养生调理。

中医学历来强调因人制宜，重视个体化差异。辨体辨证中的辨，是分辨，辨别的意思。辨体就是针对不同个体进行分析；辨证，就是用传统中医诊断方法如望、闻、问等，结合现代科技手段，综合分析并加以概括判断，确定相应的个性化调理方案。

南通良春风湿病医院

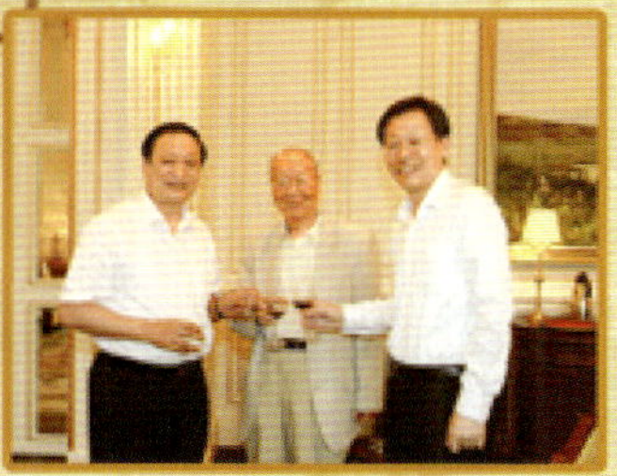

2011年7月23日，江苏省政府与国家中医药管理局将南京中医药大学合作办成国内一流、国际著名的大学的会议上，李学勇省长（右）、王国强部长（左）亲切会见朱良春教授。

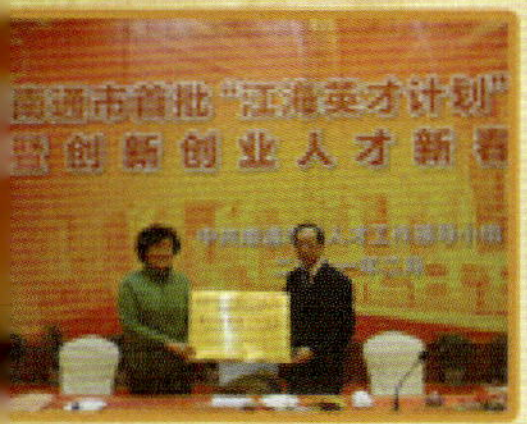

2011年2月19日，南通市杨展里副市长为我院博士后科研工作分站授牌。

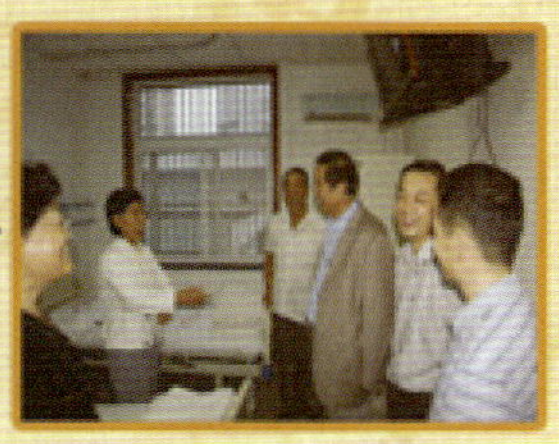

2011年9月10日，许志仁司长和省中医药管理局、市卫生局等领导在视察我院病房时，长春市类风湿患者在治疗半月后，生活能够自理，关节活动自如，对医院用中医疗法，疗效显著，向许司长表达了对医院的感激之情。

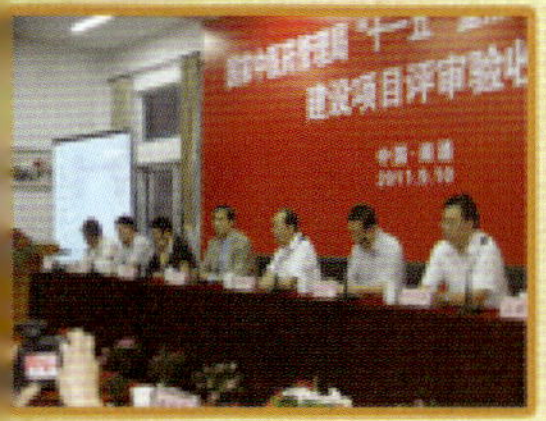

2011年9月10日我院通过国家中医药管理局“十一五”重点专科（风湿病科）项目评审验收，会上许司长给我院作了七点评价：“士气高、发展快、特色浓、疗效好、影响大、有创新、工作实。”

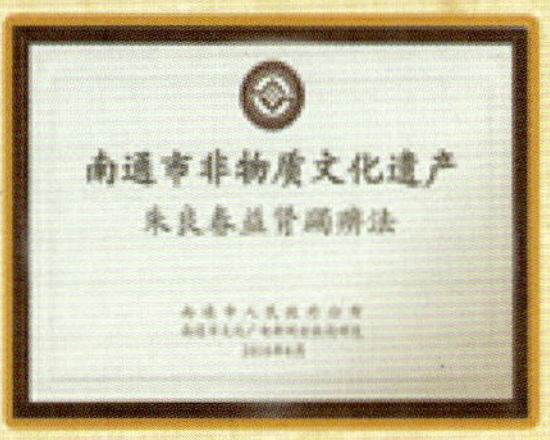

2010年8月，“朱良春益肾蠲痹法治疗风湿病”列入南通市“第二批非物质文化遗产”目录，同年已申报江苏省非物质文化遗产。

南通良春风湿病医院（前身是南通市良春中医药临床研究所）是一所由国医大师、著名虫类药专家、风湿病泰斗朱良春教授和他的学术继承人朱婉华主任中医师领衔创办的江苏省第一所市级风湿病专科医院，南通市医保定点单位。中国中医科学院基础临床研究所博士后流动工作室（站）和南京中医药大学临床实习基地。2011年9月10日通过国家中医药管理局“十一五”重点专科（风湿病科）建设项目验收。

医院以风湿病专科、肿瘤专科、康复养生科为医院的特色专科。建有达GPP要求的制剂室用房2800平方米，生产治疗风湿病、肿瘤、肝病、脾胃病、肾病、肺病等疑难杂病的21种有自主知识产权的医院制剂。

以朱良春和朱婉华为首的学术团队在中医药治疗风湿病、恶性肿瘤领域已形成自己独特的临床治疗体系，“益肾蠲痹法治疗风湿病”具有疗效肯定，毒副作用少的特点，居国内领先水平，显示出中医药的特色优势。多年来“良春人”秉承着国医大师朱良春“经典是基础，师传是关键，实践是根本”和“经验不保守，知识不带走”的理念，艰苦创业，走出了一条“名医、名科、名院”的成功之路，通过五年的不懈努力，医院的发展取得了阶段性的成果。

1、承担和参与国家“十一五”科技支撑计划课题2项，承担江苏省科技支撑计划课题1项：

（1）国家“十一五”科技支撑计划中医药治疗常见病研究项目“痛风性关节炎中医综合治疗方案研究”课题（课题编号：2007BAI20B034）。

（2）国家“十一五”科技支撑计划“重大疑难病中医防治研究”项目“基于二次临床研究的中医药治疗类风湿性关节炎的临床评价”课题（课题编号：2006BAI04A10）。

（3）江苏省科技支撑计划“朱良春诊疗经验传承创新及运用示范”课题（课题编号：BE2009614）。

2、获得国家发明专利3项，专利受理3项

（1）复方首乌痛风颗粒，专利号：ZL200610038350.2；

（2）痛风颗粒，专利号：ZL200610088103.3；

（3）益肾蠲痹丸作为治疗痛风慢性期药物的应用，专利号：ZL200610097393.8；

（4）新癀片在制备治疗痛风急性发作的药物中的应用，专利受理号：201110000885.1；

（5）痛宁胶囊及其生产方法和用途，专利受理号：201110000884.7。

（6）保健养生粥及其制作方法，专利受理号：201010152683.4。

3、科研成果及荣誉

（1）2005年“益肾蠲痹法治疗风湿病（类风湿、强脊炎、骨关节炎、颈胸腰椎退变、痛风、红斑狼疮等）”被列为国家中医药管理局科技成果推广项目。

（2）2009年6月，董事长朱良春被评为建国以来由人力资源和社会保障部、卫生部和国家中医药管理局联合评选的首批国医大师（全国共30人，地市级仅此一人）。

（3）2010年8月，“朱良春益肾蠲痹法”被列为南通市非物质文化遗产保护名录。

（4）2010年8月，世界中医药学会联合会风湿病专业委员会成立，“益肾蠲痹法”创始人朱良春任名誉会长，传承人朱婉华任常务理事，第三代传承人蒋恬任青联委员。

（5）2010年10月，人力资源和社会保障部与全国博士后管委会批准我院设立全国博士后科研工作分站。

4、技术培训方面

（1）2009年和2010年我院举办的两期全国性学习班吸引了300多名国内外的高层次学员，推动了各地风湿病专科的建立，受到学员的一致好评。

（2）2006年9月21日，与广东省中医院吕玉波院长签订合作协议，建成后的“良春中医专科医院”将成为广东省中医院主办卫生部高级研修院教学基地和国家中医药管理局中医现代化典范的实习基地。

（3）2009年11月，我院与南京中医药大学签订建立教学基地关系的协议。

（4）2011年3月10日，广州中医药大学副校长广东省中医院吕玉波院长等一行送陈党红博士前来拜师，向国医大师朱良春跟师学徒两年。

（5）2011年4月30日，上海中医药大学党委谢建群书记，二军大陈群平政委，江苏省中医院刘沈林院长带博士后方邦江，周媛，孙伟教授、主任医师，纪伟教授、主任医师四人前来，举行了隆重的拜师仪式。

“良春人”的自力更生、艰苦创业，以“医乃仁术、医术求精、服务至上、管理有序”的经营理念为来自世界各地数十万疑难病患者解除了疾苦。现已95岁高龄的国医大师朱良春教授仍战斗在第一线。朱良春先生的老师章次公在朱老出师临别时曾赠予他一方印章“儿女性情，英雄肝胆，神仙手眼，菩萨心肠”，朱老以这十六字箴言为鉴，作为他做人、行医的准则，同时也以此教诲“良春人”。“良春人”深感章次公老、朱良春老的瞩意之重，以这十六字为座右铭，将章次公先生的遗风在良春医院发扬光大。

如果说“十一五”是谋发展的五年，那么“十二五”将是实现跨越的五年。良春人将以国家中医药管理局“十一五”重点专科（风湿病科）验收和二级医院评审为契机，齐心协力，在新的发展起点上不断拓展创新，吴仪副总理提出的“名医、名科、名院”三名工程战略，已在这块土地上生根、开花，我们坚信一定会结出更加丰硕的成果。

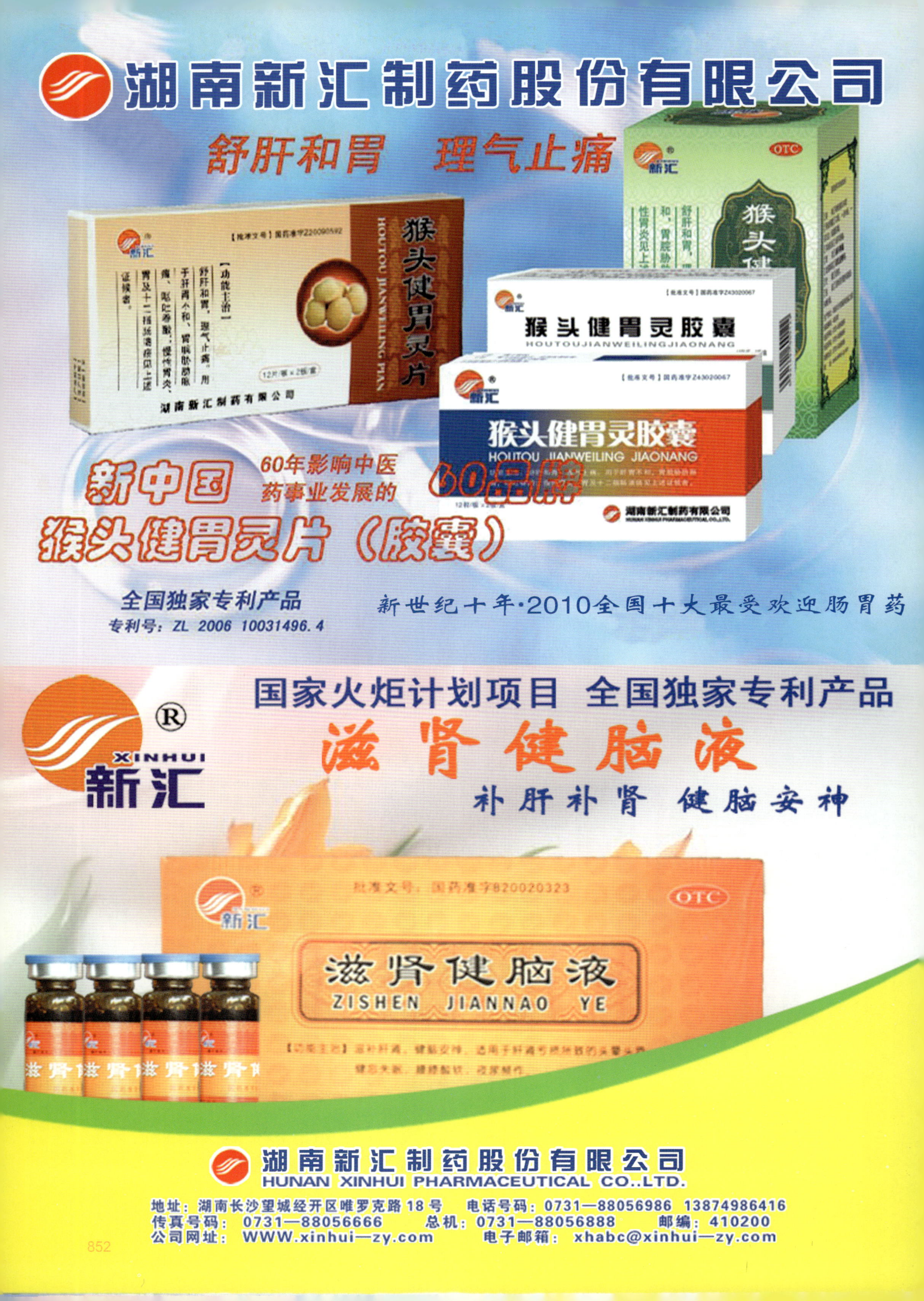
湖南新汇制药股份有限公司
舒肝和胃 理气止痛
猴头健胃灵片
HOUTOU JIANWEILING PIAN
湖南新汇制药有限公司
猴头健胃灵胶囊
HOUTOUJIANWEILINGJIAONANG
猴头健胃灵胶囊
HOUTOU JIANWEILING JIAONANG
湖南新汇制药有限公司
新中国
60年影响中医药事业发展的
60品牌
猴头健胃灵片（胶囊）
全国独家专利产品
专利号：ZL 2006 10031496.4
新世纪十年·2010全国十大最受欢迎肠胃药
国家火炬计划项目 全国独家专利产品
XINHUI
新汇
滋肾健脑液
补肝补肾 健脑安神
OTC
滋肾健脑液
ZISHEN JIANNAO YE
湖南新汇制药股份有限公司
HUNAN XINHUI PHARMACEUTICAL CO.,LTD.
地址：湖南长沙望城经开区唯罗克路18号 电话号码：0731—88056986 13874986416
传真号码：0731—88056666 总机：0731—88056888 邮编：410200
公司网址：WWW.xinhui—zy.com 电子邮箱：xhabc@xinhui—zy.com

老陽山庄

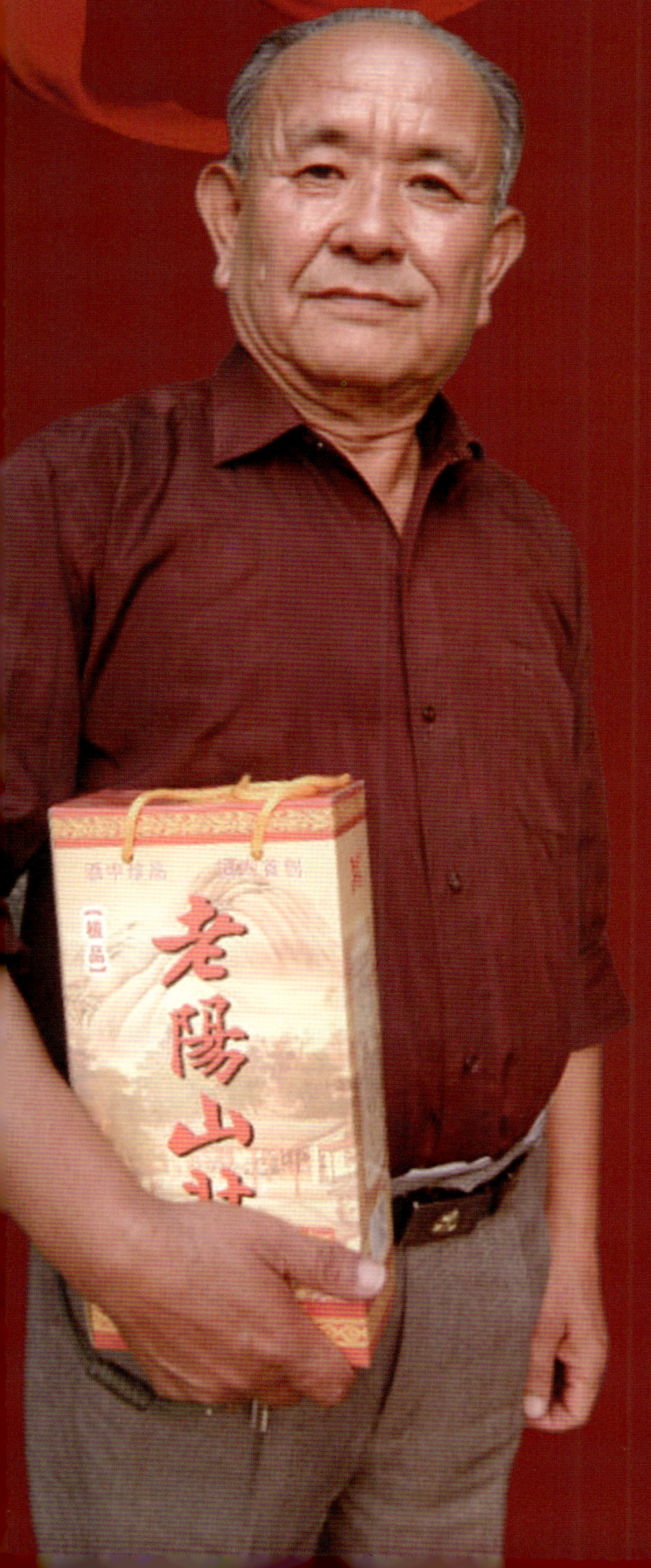

专利号：ZL200910218276.6

专利发明人：蔡兴荣

本发明是一种壮酒，它是由下列各味原药材的重量份比例混合加酒高温高压浸泡，过滤后获得的产品：人参1份；鹿茸0.5－1份；狗肾0.1－5份；海马0.5－1份；当归0.5－1份；50－60度酒30－100份。尚可加入元肉、红花、桃仁中的一种或多种，添加比例按原药重量份计，各味按0.5－1份加入，加压浸泡在高压釜中进行，温度为100－150℃，以120℃上下5度为宜。压力2－3个大气压，并保持1－3小时，狗肾可用鹿鞭、牦牛鞭、海狗肾代替或混用，混用时可以任意比例混合，混合后对于人参的重量份比例不变。高压浸出后，冷却、沉淀、过滤即可获得最终产品。本发明获得的产品，色泽为棕色，口感良好，具有收涩、固肾、壮阳，提神，提高性欲望，对男性早泄特别有效。

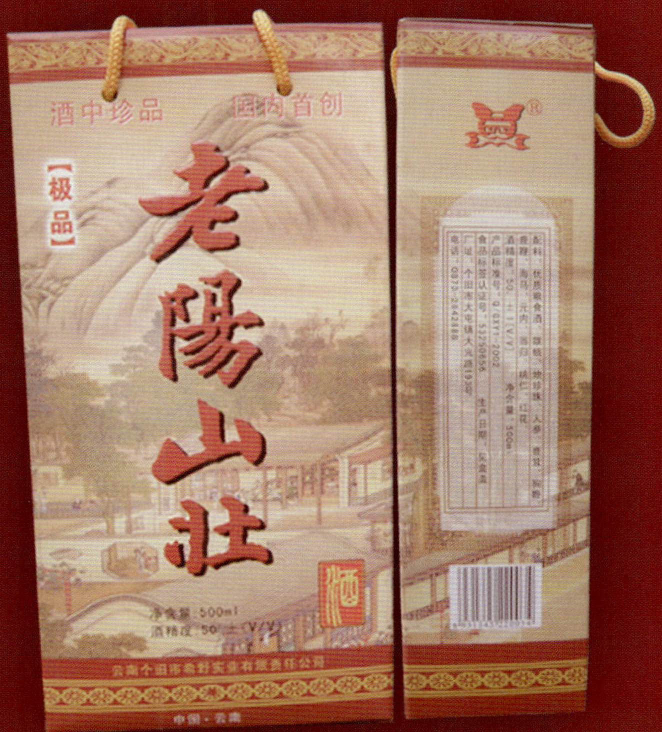

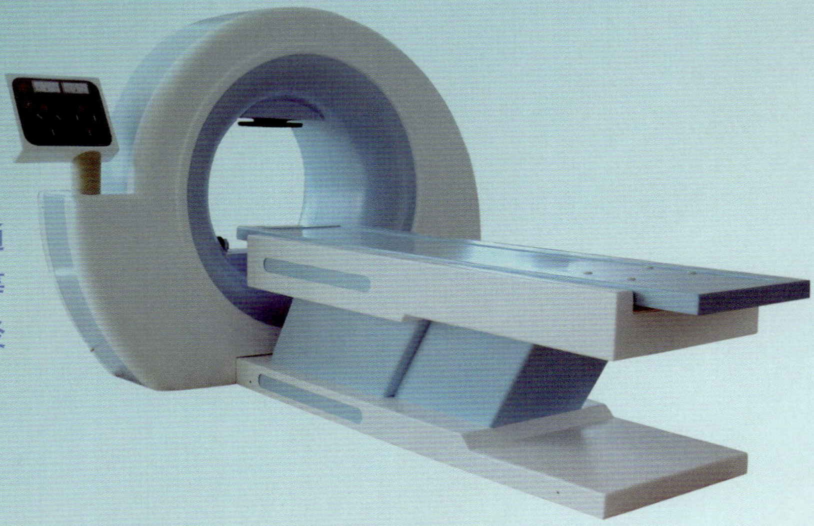

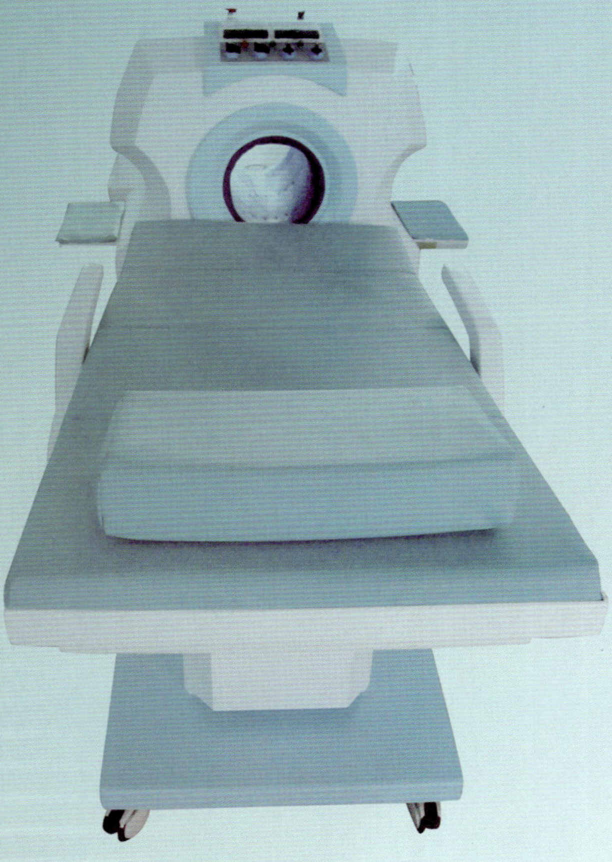

北京罗有明中医骨伤专科医院

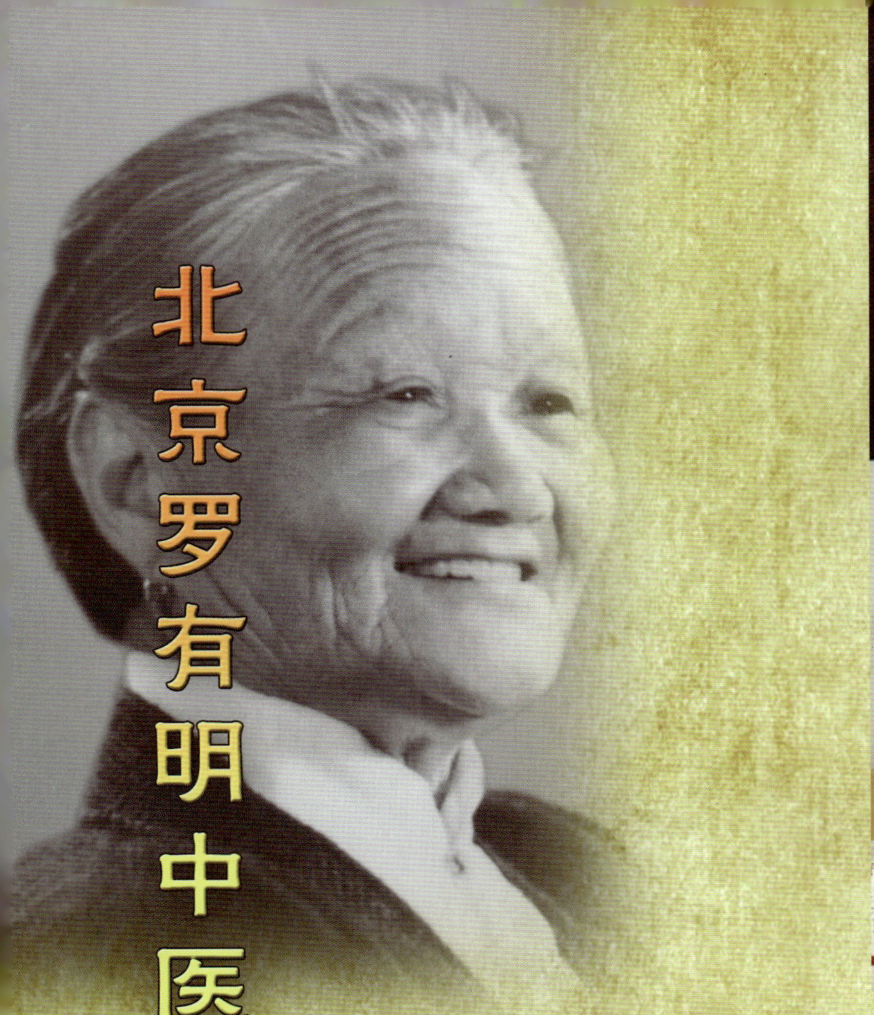

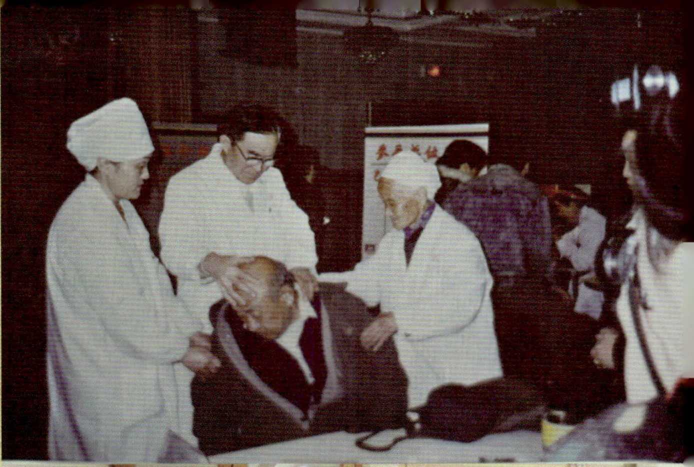

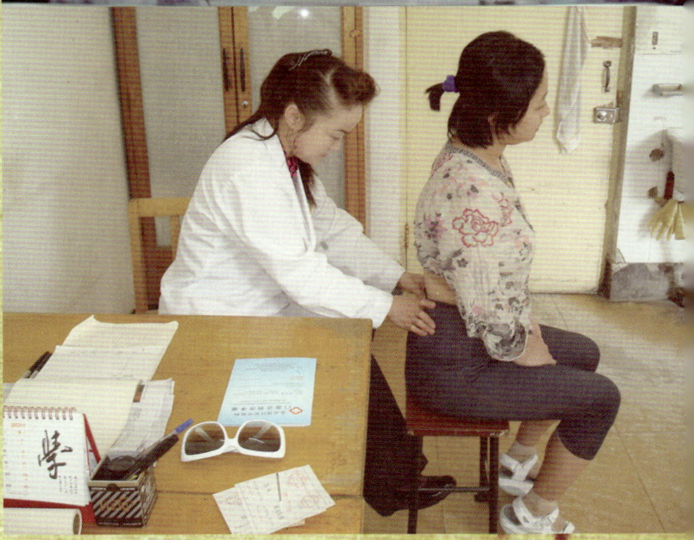

罗有明中医骨伤专科医院，位于北京市朝阳区高碑店北路甲8号，于1985年7月开业，隶属于北京市朝阳区卫生局。国建，非营利性医院。设有门诊、病房、药房、X光、化验、后勤服务等科室。治疗骨折、骨关节脱臼（外固定）、颈椎病、椎间盘突出症、风湿性骨关节病、肩周炎、骨质增生症、一般软组织损伤等病症。罗氏中医药家族史第六代传人罗金殿是该院主要负责人、国家级非物质文化遗产“罗氏正骨法”保护项目代表性传承人。

医院特色：采用“罗氏正骨法”及中医药等内外用药。“罗氏正骨法”其医学光辉史，均适应了历代的需要而延续至今。罗氏中医药家族已延续至第六代、第七代，他（她）们经过高等医学院校的深造，后继不乏其人。他们将传统医学和现代科学有机结合，发展了业已成熟的“罗氏正骨法”，为数以万计的骨伤患者治好了病。受到了国内外医、患者的信任和欢迎。人民日报、光明日报、北京日报、中央电视台、北京电视台、河南电视台、国外电视台等多家媒体，曾做过罗氏行医的报道，遐迩闻名。

开诊当天朝阳区卫生局领导主持会议，原北京市副市长封明为、原国家中医管理局局长胡熙明为医院开院正式剪彩。卫生部、市政府、北京军区首长、朝阳区政府及中医界各级领导、专家教授200余人前来祝贺。

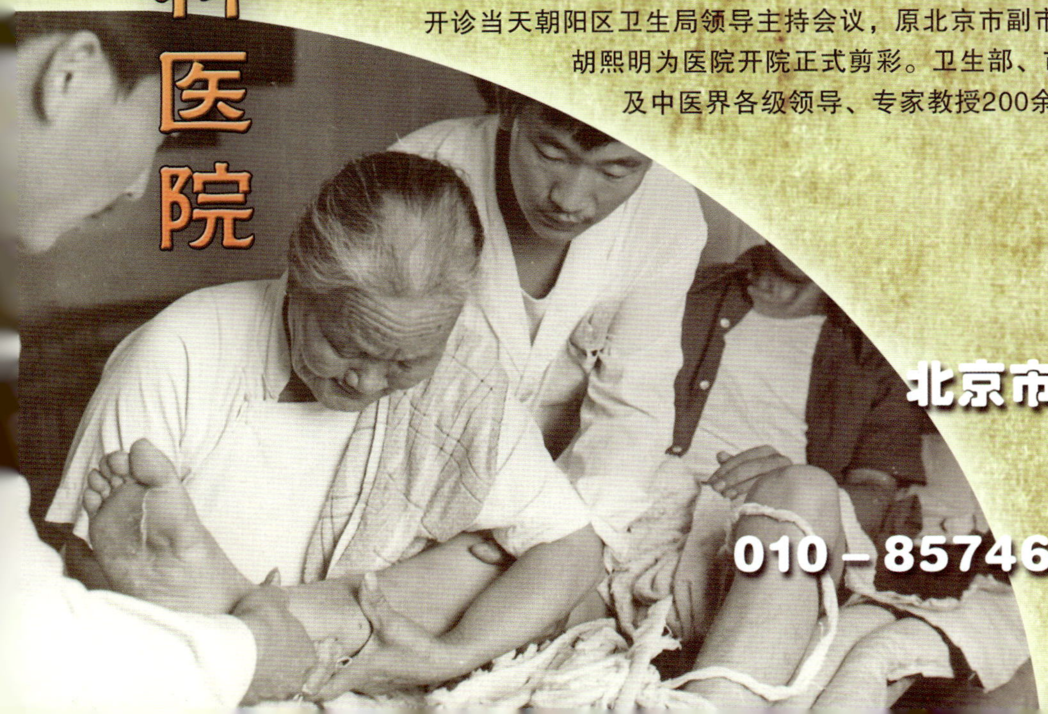

地　址

北京市朝阳区高碑店北路

联系电话

010－85746943、85753101

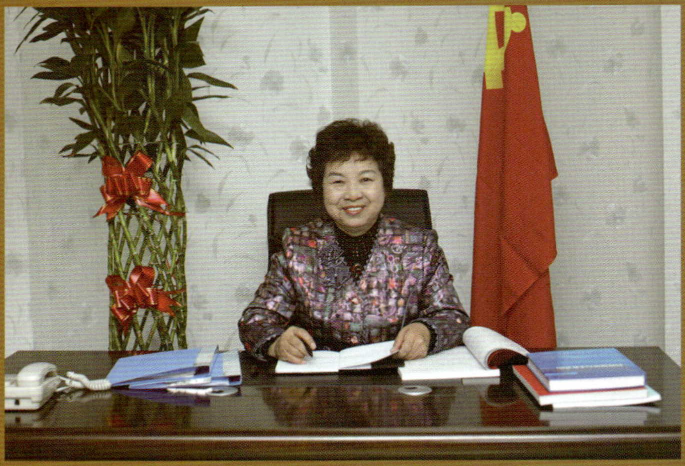

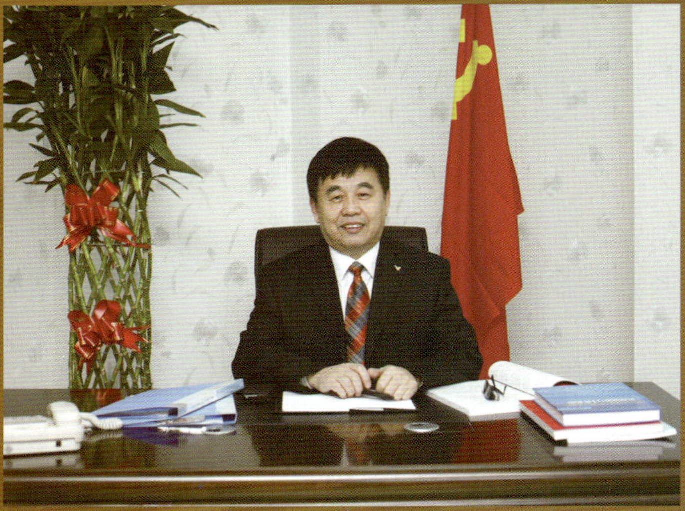

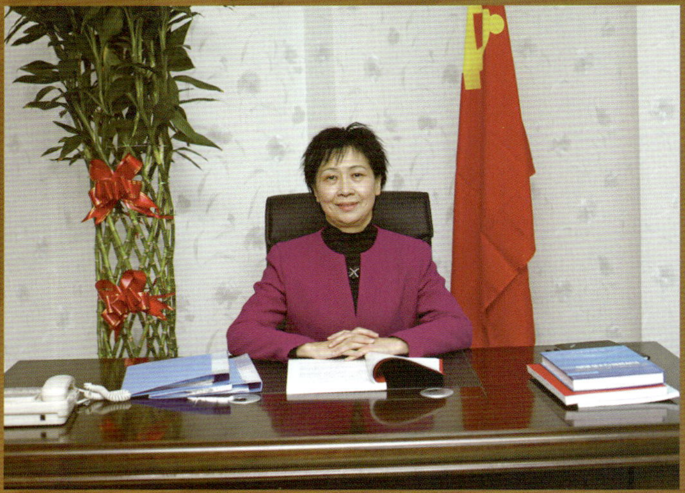

哈尔滨

【概况】哈尔滨市中医医院位于哈尔滨市道里区建国街副270号，建筑面积3万平方米,开设床位760张。医院设临床科室16个，医技科室11个，临床分科和专家专病门诊28个。现有省政府重点学科1个、省中医管理局重点学科3个，市政府重点学科1个，国家二级实验室2个，省级继续教育基地3个。 此外，2010年度中医心内科、肾病科、糖尿病及其神经病变等，被确认为黑龙江省中医管理局中医重点专科（专病）建设单位。

【中医护理】2010年医院开展了刮痧和艾灸的中医护理继续教育活动，制定了中医优质护理服务实施方案，确定了医院第一批中医护理示范病房。

2010年，医院护理部获得中华中医药学会授予的“第二届全国中医护理先进集体”的荣誉称号，医院选派的选手在“哈尔滨市创优质服务护理岗位技能大赛”中获得个人一等奖和团体二等奖的成绩。

【重点学科】中医脑病专科现为国家级重点专科。该学科以突出中医特色为主，采用中医中药、针灸、理疗按摩、心理疗法等方法治疗脑血管疾病。通过临床论证辩证分型，配制成醒脑Ⅰ—Ⅳ号、抗栓Ⅰ—Ⅳ号及补肾益髓醒脑丸。恢复期辩证施治，口服汤剂中药，采用针灸、按摩、体疗、肢体训练、智能训练、心里调适等综合疗法，解决了偏瘫痪者急性期过后单纯药物及自行恢复的难题。在偏瘫治疗方面把康复医师、护士、康复训练技师与中医学、心理学、社会学、综合治疗结合起，采用现代医学与传统医学相结合的治疗手段，对因脑部各种疾病如脑卒中及其术后状态所致的瘫痪等进行治疗康复。把脑血管病的急性期治疗和恢复期康复有机地结合在一起，对脑血管意外所致的后遗症进行肢体康复、言语康复和功能恢复，为病人提供了更好和更全面的服务。

国家重点专科肛肠科总结多年诊治肛肠疾病的中医治疗方法，梳理出痔、肛瘘、肛周脓肿3个优势病种诊疗方案，采用院内自制的生肌软膏、 四黄膏、九痔膏、痔瘘外洗1号液、痔瘘外洗2号液等中药，治疗肛周脓肿、炎性外痔、血栓痔、伤口愈合缓慢等病症，达到加速伤口愈合、消炎、止痛、生肌的临床效果。采用中药口服、中西药灌肠、腔内治疗相结合，治疗溃疡性结肠炎、克隆氏病等炎症性肠病。采用中西药合剂治疗便秘、运用中药加放化疗，治疗结-直肠癌术后和癌症晚期患者，使用生物反馈治疗功能性便秘、瘘道肛管皮下移植术治疗经括约肌间瘘等疾病。

黑龙江省重点学科小儿推拿科，治疗采用中医推拿治疗手法，“按、揉、牵”三法治疗小儿肌性斜颈，该疗法充实了推拿领域的有关理论，填补了治疗小儿斜颈分型、分度的理论空白，获得了黑龙江省科技进步三等奖。该手法具有疗

市中医医院

效高，无任何副作用等特点，疗程最短的一天，最长3个月，治愈率98.5%，有效率100%，免去小儿手术之苦，深受广大患者欢迎，拓展了推拿治疗领域。新近开展推拿治疗小儿厌食症、小儿遗尿、新生儿呕吐、夜啼、先天性马蹄内翻足等项目。

【特色专科】小儿脑瘫治疗中心采用脑部区域推拿功能训练法治疗小儿脑瘫，按照人体脑组织区域的分布进行穴位与大脑相对应，突破以往传统方法单纯按摩与单纯功能训练不配合的难关，形成了一套中医推拿功能训练独特的体系，由于疗效确切，远在俄罗斯患儿也慕名来我院治疗。此项技术获得2010年黑龙江省科技进步三等奖。

【开展适宜技术】肛肠科在坚持发展重点研究方向的同时，开展多种特色治疗，开发出临床疗效可靠的药物，如九痔膏、祛毒坐浴剂、生肌软膏，起到生肌、止血、消肿、止痛等作用，避免手术或减轻患者术后疼痛，肠宁胶囊用于治疗炎性肠病，如溃疡性结肠炎等。瘘道肛管皮下移植术治疗括约肌间肛瘘的学术研究，取得了较好的临床疗效，为临床推广打好基础。

同时医院在肛肠手术后镇痛，运用超声刀、血管闭合器、氩气手术刀等开展微创手术，采用“双侧臀大肌移植术”治疗肛门失禁及先天性肛门发育缺陷病人等适宜技术方面，也有很大的突破。

【科研成果】2010年医院获得黑龙江省科技进步三等奖1项、黑龙江省卫生厅新技术引进应用奖1项、哈尔滨市卫生局新技术引进应用奖1项、黑龙江省中医药管理局科研中标5项。

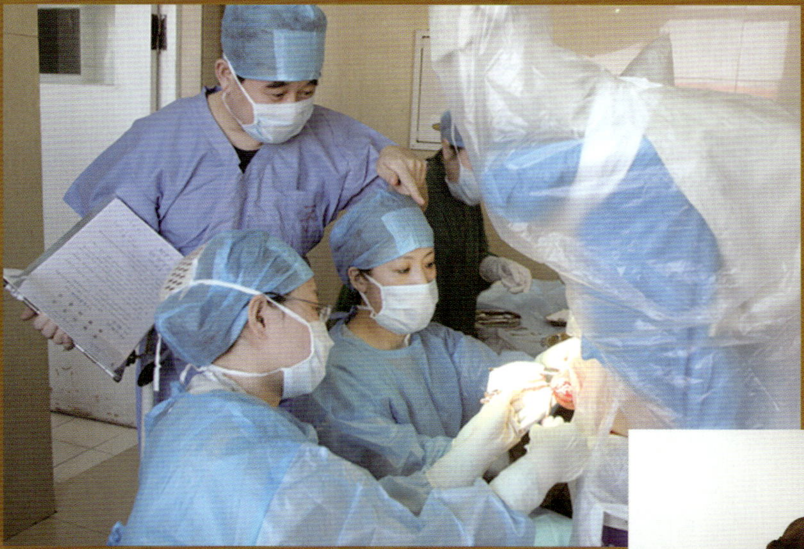

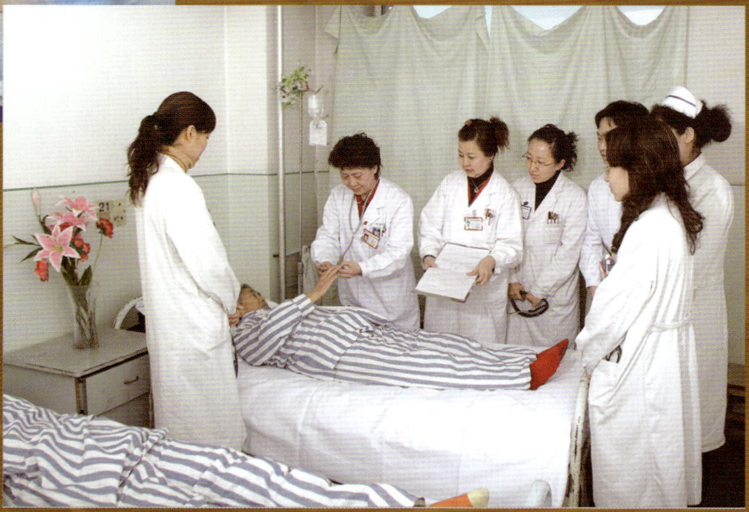

安徽中医学院中西医结合医院

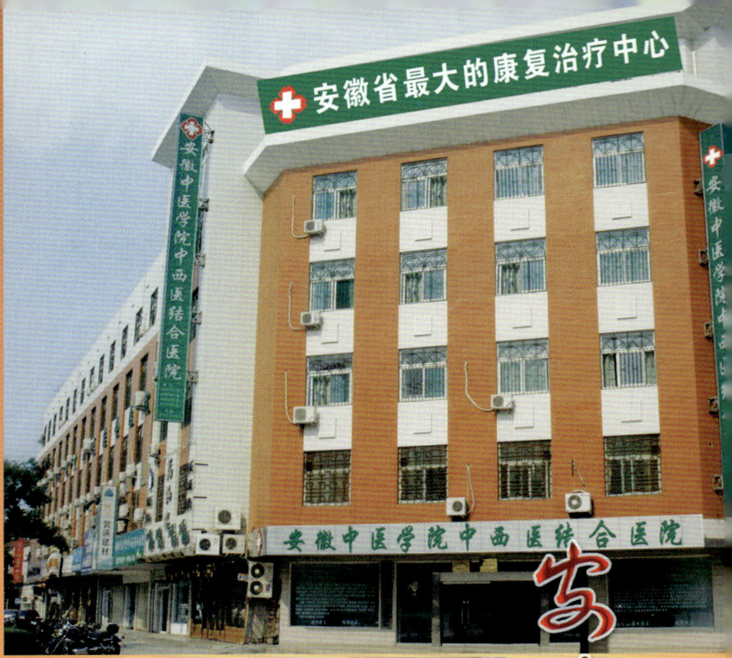

安徽中医学院中西医结合医院经过八年的创建，现为安徽省三级建制的省级中西医结合医院，安徽中医学院教学医院，承担着全省中西医结合医疗、教学、科研、预防和保健的重要任务，年承担安徽中医学院临床教学2000学时，是培养中医药及中西医结合临床人才的摇篮。目前医院正在筹建三级甲等“安徽省中西医结合医院”。医院是省、市城镇职工医保定点医院，合肥市居民医保定点单位，合肥市工伤医保定点医院，安徽省新型农村合作医疗定点医院。安徽省推拿专业委员会主任委员单位，安徽省灸法研究会会长单位。

医院占地面积1.2万平方米，建筑面积2.7万平方米，分为东、西二区。开放床位400张，固定资产近1亿元。医院拥有一批省内外著名专家、教授及名老中医，博士、硕士研究生导师10余人，博士、硕士研究生30余人，国家级名老中医1人，享受国务院特殊津贴专家2人。设有内科、外科、妇科、儿科、针灸推拿科、中医骨伤科、康复科、心血管病科、肿瘤科、内分泌科、烧伤科等30余个临床科室，其中针灸推拿科是安徽省“十二五”中医重点专科，中医骨伤科是“十二五”省级中医重点专科续建专科，针灸（针刀）科为合肥市第三周期重点学科建设单位。医院拥有传统疗法中心、康复中心、体检中心、名医工作室等多个诊疗服务中心，开设10个中西医结合特色门诊。医院年门诊约18万人次，年出院约9000余人次。

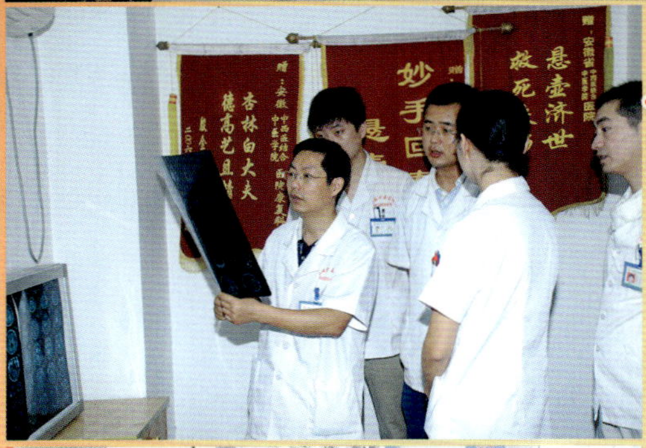

医院拥有先进的美国GE多排螺旋CT、意大利esaote全身多普勒彩超、德国STOZ腹腔镜、日本岛津C臂机、全自动生化分析仪、高压氧舱、体外碎石机和脑彩超及中医诊疗设备等价值近3500万元的医疗设备。医院实施“科教兴院”战略，依托安徽中医学院重点实验室开展相关临床及实验研究。近三年来，先后承担了国家级、省部级等各类研究课题16项，发表学术论文60余篇、主编或参编专著10余部。

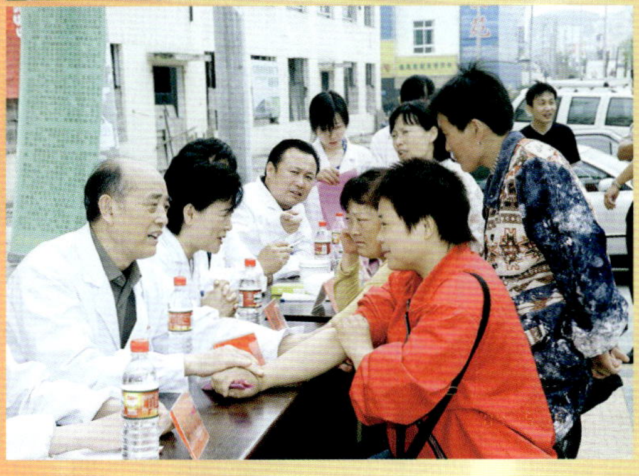

医院始终坚持“中西医并重、中西医结合”的办院方针，始终坚持“您的康复，我的追求”的服务宗旨，始终坚持以严谨的医疗作风、崇高的医疗道德、精湛的医疗技术、热情的服务态度、低廉的医疗价格服务于省内外患者。省内外慕名前来的求治患者络绎不绝，取得了良好的社会效益。

医院地址：
东区：安徽省合肥市敬亭山路1号（敬亭山路与临泉路交叉口）
西区：安徽省合肥市青阳南路1号（青阳路与贵池路交叉口）
咨询电话：东区：0551-2839969　2839949
西区：0551-5169198
总值班电话：13855123129

何光远院长简介

何光远，副主任医师，医院管理硕士，安徽中医学院中西医结合医院院长。1992年毕业至2003年一直师从于著名的神经病学专家杨任民教授，从事神经内科和神经康复科临床、教学和科研，发表医学论文十余篇，近五年出版专著有：《实用小儿推拿》、《实用美容推拿》、《推拿学》、《中国疾病相关基因与基因诊断》、《中医康复学》、《运动系统常见疾病临床检查图解》。其中《实用小儿推拿》、《推拿学》被安徽中医学院选为本科生教材，《中医康复学》为全国高等中医药院校教材。

曾主持并参加国家自然科学基金、国家中管局、省卫生厅、省教育厅、省科技厅等多项科研课题项目研究，获省科技成果奖1项，安徽省“十二五”重点中医专科建设项目针灸推拿学科带头人，安徽省推拿名医李业甫教授学术继承人。2007年度被评为“全国中医院优秀院长”，2008年荣获“合肥市科技创新优秀工作者”，并多次荣获安徽中医学院先进工作者称号。

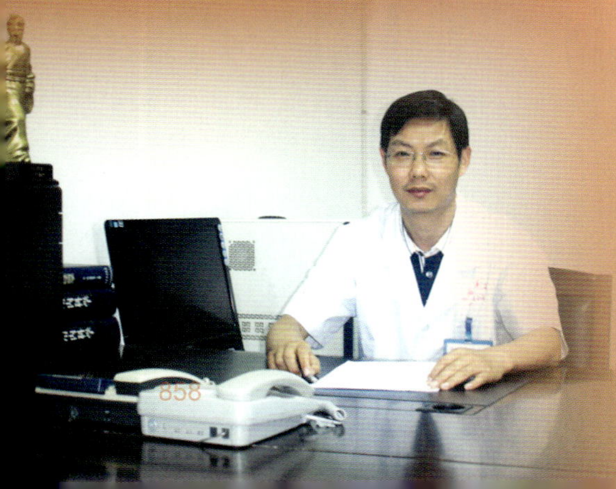

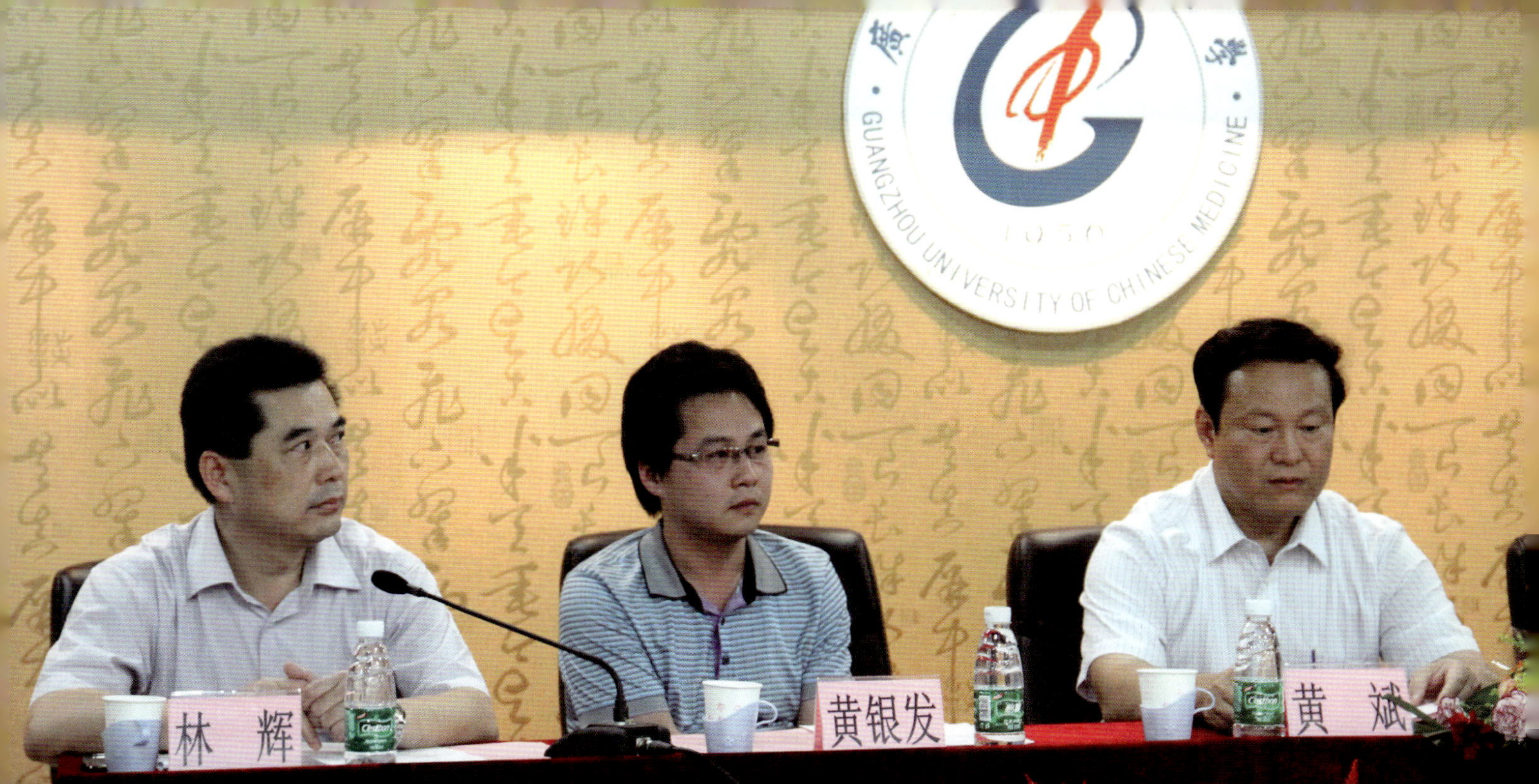

北京荔博园医药研究所

北京荔博园医药研究所是一家专门投资中药新药产业发展的高科技企业，成立于2002年11月25日，坐落于北京中关村高科技园昌平园区。

作为中医药产业家族新的成员，本企业致力于“勇于探索、锐意创新、积极进取、后来居上”的气魄，在铸造自己的辉煌轨迹中，为丰富和发展中医药事业、提高人类生命健康与生活质量做出积极的贡献。

本企业具有很强的中药新药研发能力，不仅有经验丰富的制药专家、临床研究专家指导，研发人员整体素质较高，文化水平高；另外还具有良好的药学、临床研究合作伙伴，覆盖全国十几个省市，包括了知名制药企业、研究院所及三甲医院。本公司主要研究方向、经营范围是：医药、保健品技术开发、技术转让。

怀着坚定的企业发展目标和脚踏实地的务实创业精神，几年来本企业已投资7个中药新药的研究，覆盖妇科、老年性疾病、神经内科等领域，包括气雾剂、颗粒剂、胶囊剂等剂型，剂型新颖且包含了高新技术。所研发的中药新药中，4个新药正在临床研究阶段，1个新药即将投入临床研究，2个新药已完成临床研究正在申报新药证书。在这些项目中，多项属于创新项目。其中所研发的项目治疗老年人肾虚夜尿增多、老年人肾虚耳鸣耳聋的中药新药均为首创，开拓了治疗老年性疾病的中药先河；治疗慢性宫颈炎宫颈糜烂的剂型气雾剂为首创，很好地解决了治疗宫颈糜烂这类药物的依附性问题；治疗妇科疑难病子宫内膜异位症的中药颗粒剂，居国内研发前列（目前上市的中药仅有两种，一种为胶囊剂、一种为煎膏剂），不仅可以发挥中药治疗本病的特色，而且可以解决西药治疗本病副作用较多的问题。本企业同时还拥有其中多个中药新药的发明专利。目前，正在积极筹建药品生产基地。药品研发、生产、销售整体发展规划正在形成。

北京荔博园医药研究所董事长、法定代表人黄文峰，是一个非常成功的中年企业家，出身于福建一个朴实的农民家庭，15岁独身闯“关东”，走上了辛勤的人生创业之路。读书少是他终身一大憾事。他对事业的追求十分坚毅而执著，对需要帮助者慷慨解囊。他每年捐款50万元给北京中医药大学、上海中医药大学、成都中医药大学和广州中医药大学，资助经济贫困优秀学子以安心完成学业，并计划在近几年再捐1000万元给各名牌中医药大学培养人才，共同为中医药的发展而努力。

企业目标：以严谨、科学的经营管理，实现优质、高效、安全的企业目标

企业使命：继承中华医药文化，引领现代医药潮流，为提高人类生命健康与生活质量服务。

管理信念：以人为本、科技创新

服务铭：健康是所有快乐的源泉，拥有了健康，我们才得到了快乐！

创新的理念统领着企业迅速发展的航程，朴实无华的务实精神保证这远大目标的实现，为保障人民的健康水平，向社会提供优质产品是我们义不容辞的责任。

本企业将坚持以人为本，依靠科技进步，注重发展、生产、销售、科研的完美结合，力争不断提高企业的核心竞争力。竭诚希望与各相关单位和企业开展全方位的合作，共同推动传统医药行业的进步，为人类的健康做出贡献。

百沛健（细胞讯息）复健贴片
Good Health Card" Patch biohola chip

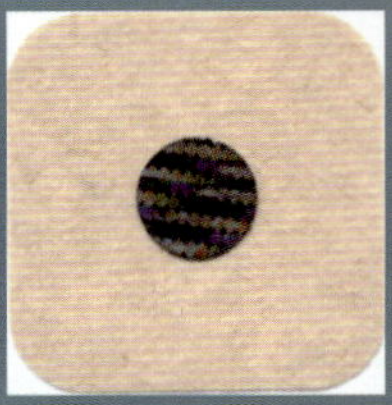

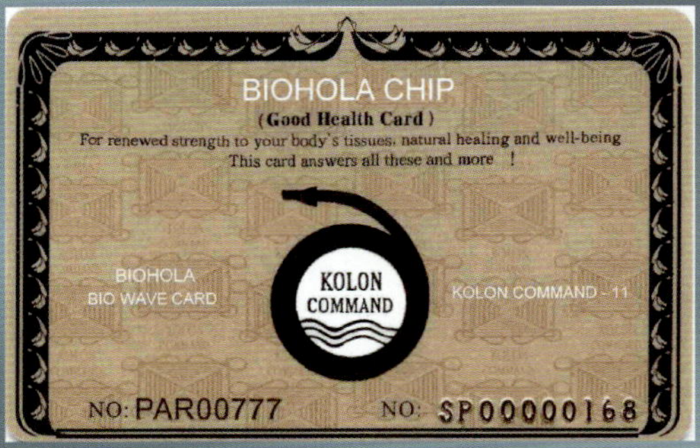

护身基础：能产生柔顺的【生物微磁作用】效果，这种轻柔与微磁力的作用可以释放到身体穴位上辅助自律神经机能来帮助身体恢复到正常状态。从生理学及解剖学的观点我们的身体径络穴位周围，当精致分支血管出现闭塞现象时，在适当【经络穴位】上受到刺激活络，让血管扩张与收缩来调节维持正常的血液流量及氧气量，同时也增强疾病的抵抗力【同属运动健身功效】。根据中国的经络（Jing Luo）理论，在十二经络部分经过适当的按摩，可缓解身体的疼痛和疲劳。

结构：根据上述理论国际专利设计出（biohola chip生物讯息晶片）以多重光讯息作用在微晶片中，在精密的制程技术下完成{生物讯息贴片"Good Health Card" Patch}。百沛健讯息贴片，贴覆於疼痛部位{最疼痛穴位点}时，产生优质的青春讯息传达{细胞讯号}在生物能共振作用下，可以激活促进血液中离子增加，而自律神经兴奋传导，改善循环并滋润修补增生受损细胞，促进新陈代谢减缓肌肉减缓肌肉僵硬疼痛，能有效舒解疼痛不适感，具有温热活络养生效果（自我治愈self—healing）的功效，而获得改善良好的生活品质。

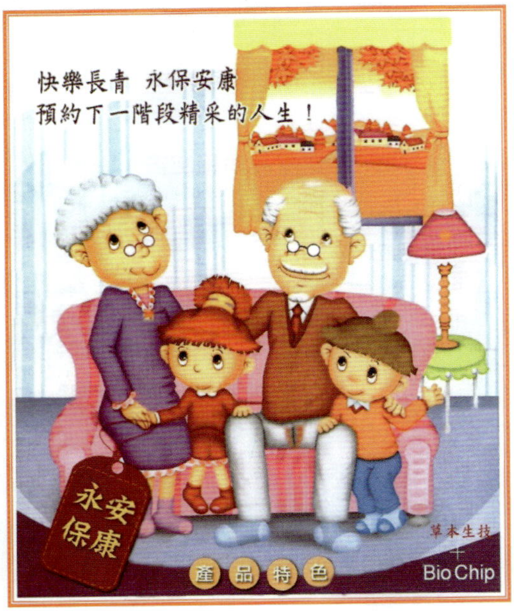

"百沛健"活力卡 & 復健貼片

百沛健（细胞讯息）活力卡
"Good Health Card" Patch biohola chip

预防医学、抗衰老、活化机能、增加免疫能力

护身基础：能产生柔顺的【生物微磁作用】效果，这种轻柔与微磁力的作用可以释放到身体穴位上辅助自律神经机能来帮助身体恢复到正常状态。从生理学及解剖学的观点我们的身体径络穴位周围，当精致分支血管出现闭塞现象时，在适当【经络穴位】上受到刺激活络，让血管扩张与收缩来调节维持正常的血液流量及氧气量，同时也增强疾病的抵抗力【同属运动健身功效】。根据中国的经络（Jing Luo）理论，在十二经络部分经过适当的按摩，可缓解身体的疼痛和疲劳。

结构：根据上述理论国际专利设计出【biohola chip 生物讯息晶片】以多重光讯息作用在微晶片中，在精密制程技术下完成【Good Health Card 生物讯息晶片卡】又称谷龙活力卡，佩挂于身体部位时，产生优质的青春讯息传迅【细胞讯号】在生物能共振作用下，可以激活血液中离子增加，而自律神经兴奋传导改善微循环并滋润修补、增生受损细胞、抗氧化衰老消除自由基、增加免疫力及抗病能力，使肌肤保持弹性，减缓肌肉的僵硬能有效缓解酸痛不适感，具有自我治愈（Self–healing）的功效活络养生的效果，需正常作息和饮食让您更青春更健康。

一、市场评估：

1.政府积极创造文明社会，公共场所推行禁烟

2.先进国家所有公共场所绝对禁烟

3.个人多已了解吸烟伤身，戒烟既省钱又健康

4.基于以上原因，市场远景甚佳

二、百沛健之性质：

1.本产品无毒、无色、无臭、无味、无酒精、无挥发性气体（VOC）及无杂质之液体，喷入口中数次，吸烟者即刻断绝吸烟之意愿，感觉口中淡无烟味，经数十年研发与长时间体验，效果显著。

2、本产品经国际检证：美（N.F.L）卫生卫食品检验及新加坡国家（P.S.B）通过无毒证明，生技中心环生验字项目通过。

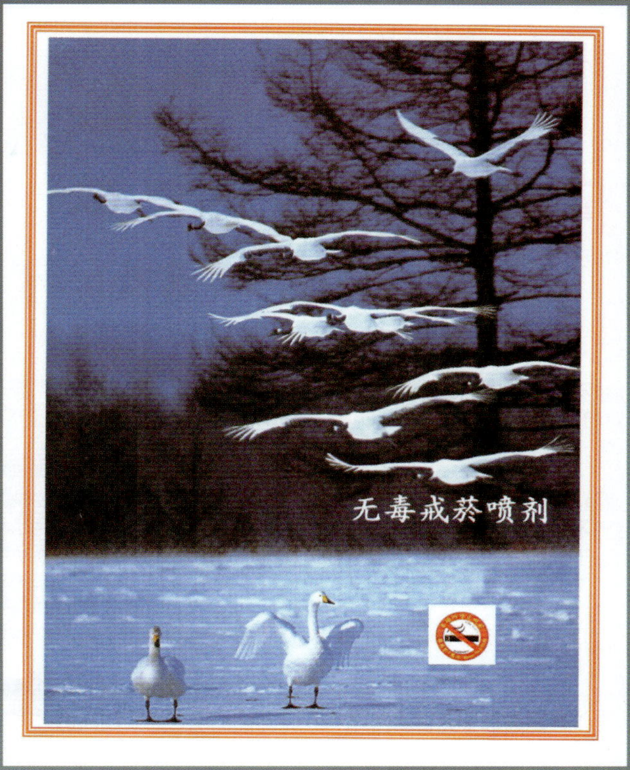

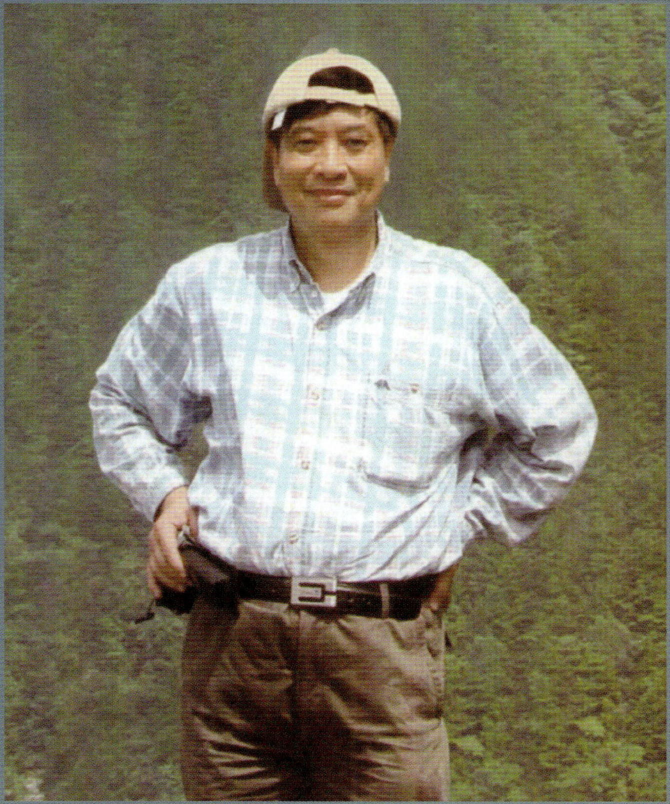

欧润生简历

B.S. 空军技术学院

M.A.马黎拉州立大学

美国A.O.COMMAND 光学中心生奈材料研究员

美国COMMAND CORPORATIOV 光学产品亚洲区总代理

中国富营养化湖泊及其流域治理、欧盟环保国际研讨会新加坡公司团代表

中华齐鲁文经协会常务监事

退休警察人员协会总会医药咨询顾问

台湾发展研究院生物科技研究所所长（2003–2009）

新加坡 Kolon Fire Safety Solution International Pte Ltd 公司负责人

国内外发明文献著作：中、美　等世界发明专利16篇及作品

获国际外销产品优良设计标志奖（1983）及外贸产品最佳优良设计奖等奖牌

海陆高科（北京）基因医学研究院

海陆高科（北京）基因医学研究院由国内外著名基因信息专家、世界生命科学杰出贡献者刘祖海博导为院长，国内外一批杰出基因和医学专家为学术顾问，亚洲香港基因信息集团为支持，中国基因科学院（香港）等为后盾而成立的基因和医学研究机构。海陆高科（北京）基因医学研究院经工商局批准办理营业执照，依法从事科研经营机构。

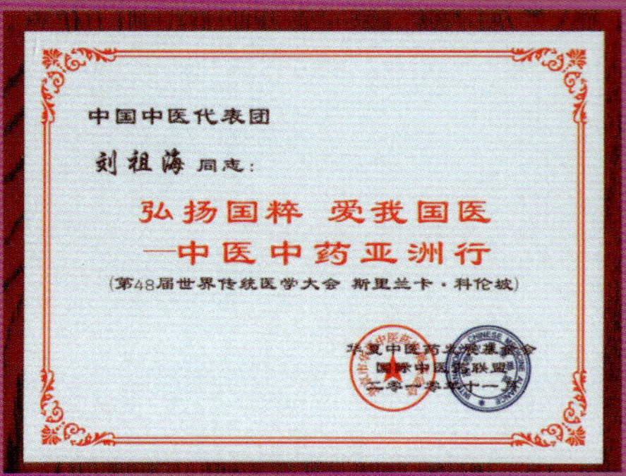

主营范围：

一、基因信息研究工程，基因信息医学研究工程，基因信息食品工程，基因信息中医药研究工程，基因信息健康管理工程。利用基因信息技术对疾病进行早期预防及治疗。

二、开展科研工作，在国内外建立分院，推广最新医疗技术。

三、开展联合科研，在医疗器械、治疗手段、中医药、基因信息药品方面进行科研。

四、进行前沿医学的培训、考试及发证（基因信息健康指导师，营养师）等工作，以及医务人员的出国公派工作和管理水平资质的提升。

五、医院的股份制改造，硬件设施的改造，康复医院的建设工作、健康管理工程推进。

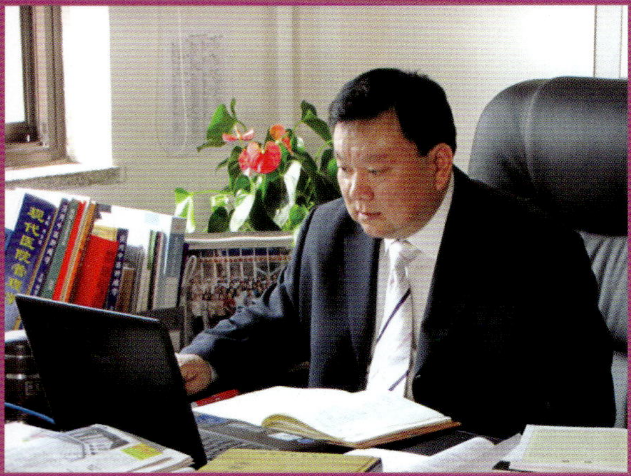

刘祖海先生简介

刘祖海，男，1959年出生，基因信息学创始人之一。1992年在美国Sea--Land基因信息科学家集团从事生命科学应用科研和基因信息工程产品的生产与临床应用研究。现任香港亚州健康基因信息（集团）发展有限公司亚洲执行总裁、中国社会工作协会康复医学工作委员会常务理事、健康扶贫工程组织委员会的执行主任、全国健康扶贫工程服务中心主任、全国肿瘤防治工程服务中心主任、全国糖尿病防治服务中心主任、中华医学会肿瘤分会顾问。发表了《基因信息的表达和生物电磁能量》、《生物能量的储存和电磁场的能量转化》、《生物基因信息制品的原理》、《基因重组工程、升级工程及人类种族的适应性》、《基因信息工程重组的原理和升级原理 》、《中国中医药基因信息学的发展与应用》等20多篇论文。并获得世界卫生组织世界传统医药文化保护与发展委员会、国际中医药联盟颁发的“人类杰出贡献奖”，《弘扬国粹爱我国医——中医中药亚洲行》、《世界医科传统医学大学客座教授》、《世界传统医科医学大学博士学位》、《传统医学杰出贡献奖》、《传统医学终身荣誉奖》、《英国皇家医学大学金手指证书》、《世界卫生组织慈善大使》等荣誉。

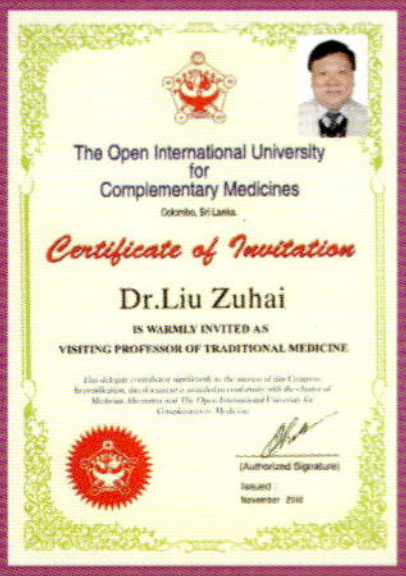

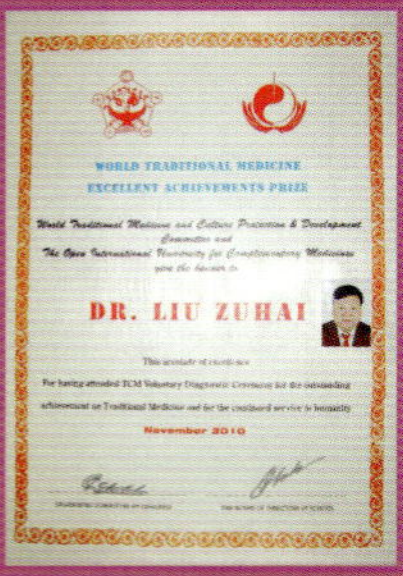

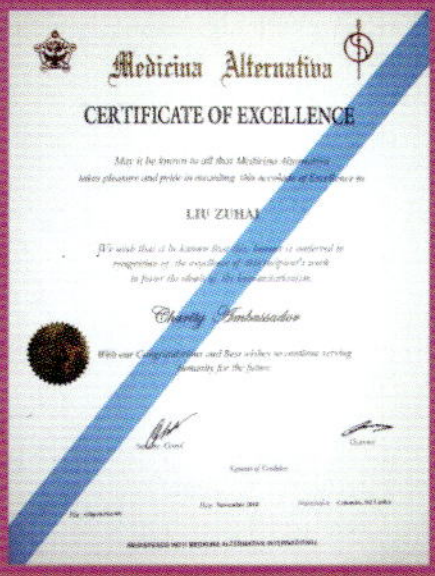

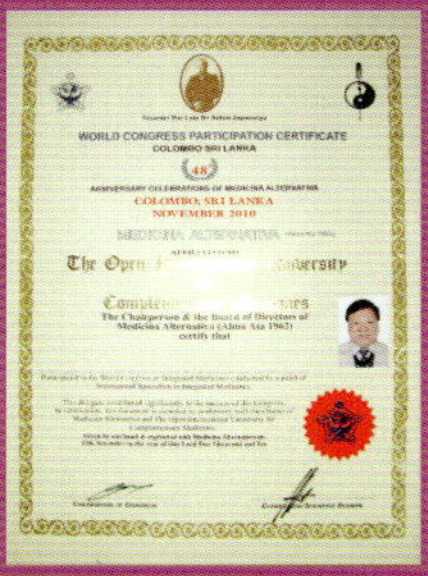
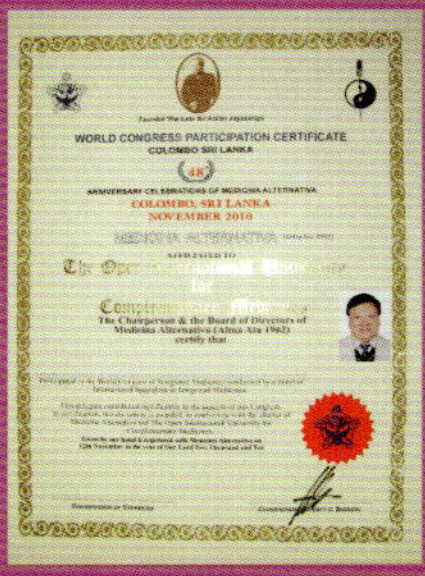
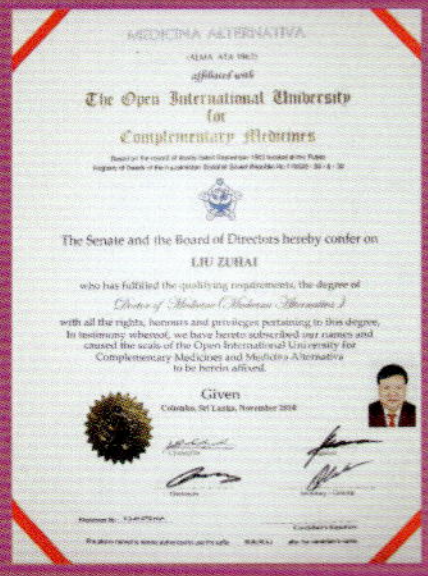
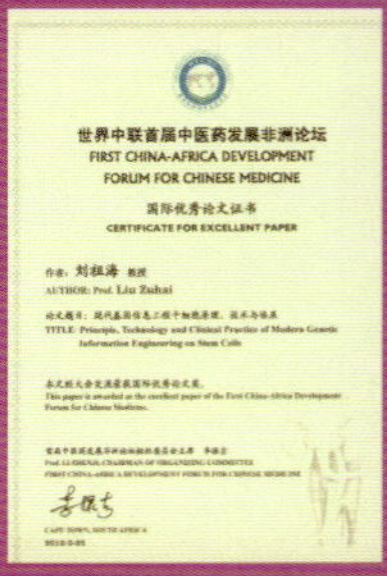

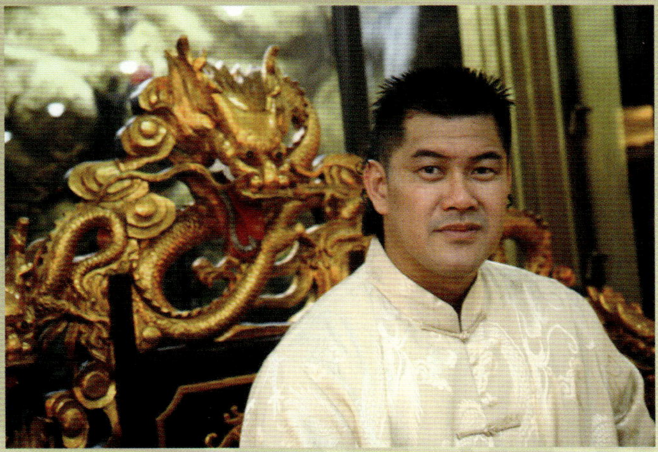

康复理疗师——高天霸

高天霸，康复理疗师，教授，主要通过中医保健、按摩推拿等手法，打通患者的经络，达到活络行血的效果。历年来，高教授运用该治疗法，曾经为数以万计身患疑难杂症的人进行康复理疗。

高教授是以推、按、捏的方法，把病人身体里的毒素排出体外或把柱塞的经络打通，让病人体内的血液得到良好循环，达到防病保健的目的。这种独特的治疗手法不需要吃药、打针、开刀，效果良好，一传十，十传百的在民间传播，上门求治者络绎不绝。

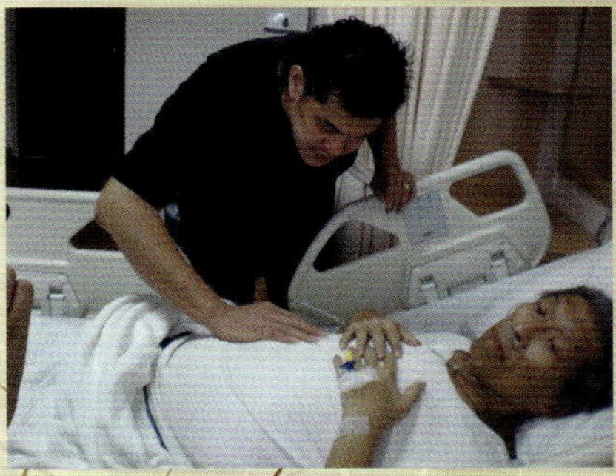

通过高教授的双手康复的患者不计其数，从轻微的腰骨疼痛、麻痹，到严重的疑难杂症等，都被高教授的精湛技术所征服，这为他赢得了来自世界各地的承认和荣誉。

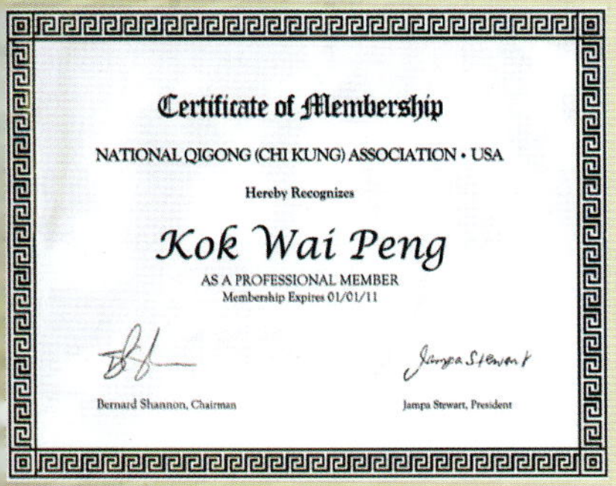
Certificate of Membership
NATIONAL QIGONG (CHI KUNG) ASSOCIATION • USA
Hereby Recognizes
Kok Wai Peng
AS A PROFESSIONAL MEMBER
Membership Expires 01/01/11
Bernard Shannon, Chairman
Jampa Stewart, President

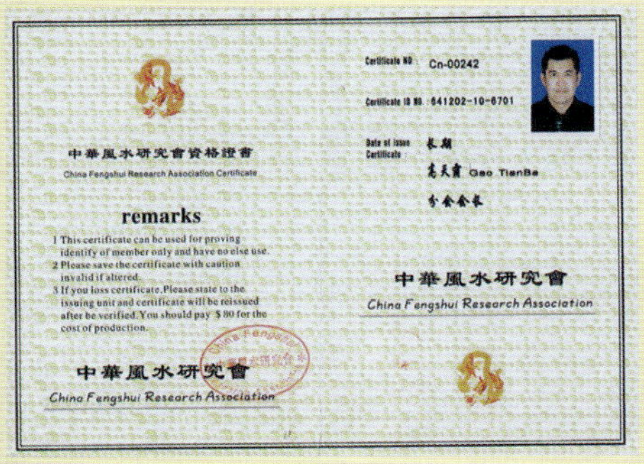
Certificate NO Cn-00242
Certificate ID NO. 641202-10-6701
中華風水研究會資格證書
China Fengshui Research Association Certificate
remarks
1 This certificate can be used for proving identify of member only and have no else use.
2 Please save the certificate with caution invalid if altered.
3 If you loss certificate, Please state to the issuing unit and certificate will be reissued after be verified. You should pay $80 for the cost of production.
高天霸 Gao TianBa
中華風水研究會
China Fengshui Research Association
中華風水研究會
China Fengshui Research Association

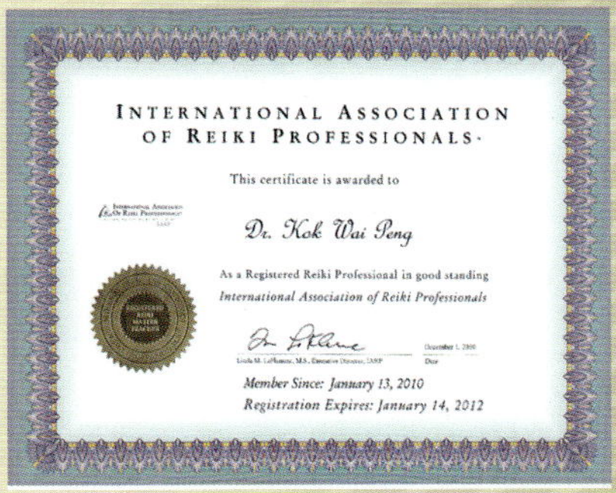
INTERNATIONAL ASSOCIATION OF REIKI PROFESSIONALS
This certificate is awarded to
Dr. Kok Wai Peng
As a Registered Reiki Professional in good standing
International Association of Reiki Professionals
Member Since: January 13, 2010
Registration Expires: January 14, 2012

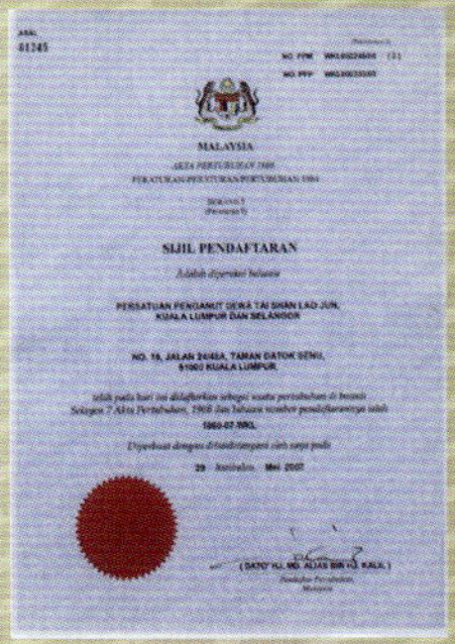

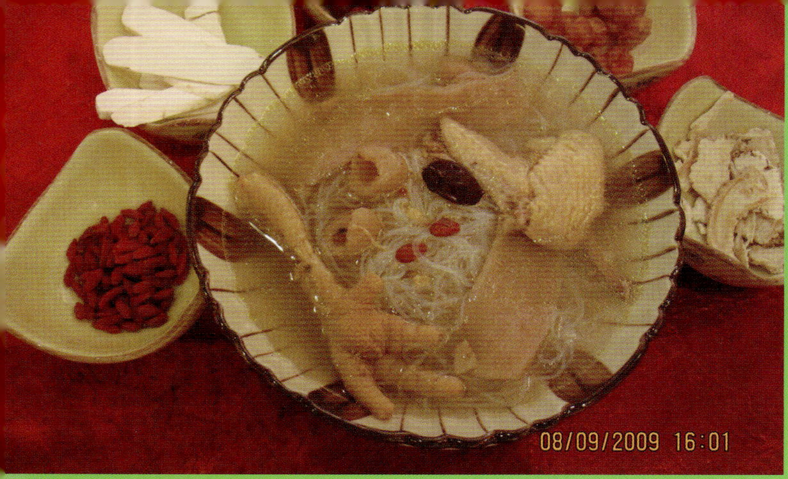

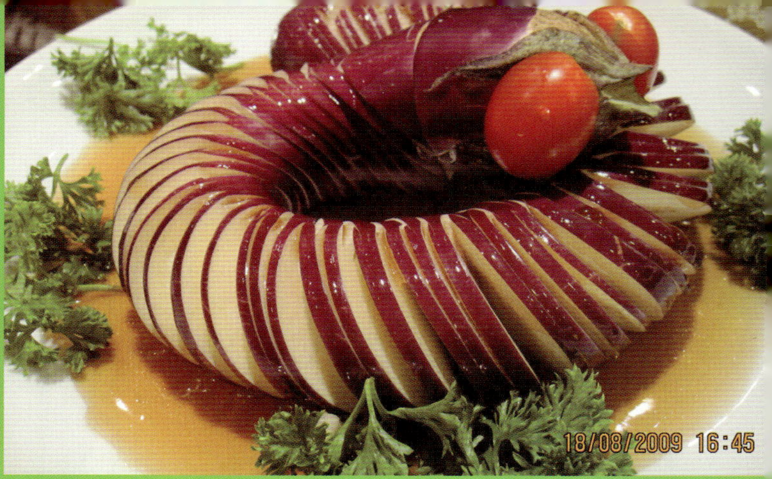

成名之道

"咏藜园"与港人"同呼吸、共生活";情系香港,"面"向世界,将传统饮食文化发扬光大。

公司特写

「咏藜园」始创于1947年,在香港经营逾半世纪;创办人杨氏家族先祖为清朝御厨,拥有多款菜式属御膳及家传秘方。特色出品为手制担担面,面条入口软滑爽口,配以精制汤底和秘制调料,香味浓郁;2007年更被日本《朝日新闻》报导,咏藜园担担面是世界标准,不单风靡香港,在外国亦广受传颂,成为市民和访港游客不容错过的必尝美食。

品牌风采

为拓展海外业务,"咏藜园"于2009年在佛山成立供面后勤基地,并培训10位全手工制作打面师傅,确保面质和面量可配合市场需要;2010年投入大量资源,培训有志入行的青年,这些青年厨师更有机会派往日本、迪拜、美国、中国内地等分店工作。

多年来"咏藜园"获奖无数。2010年,获中国贸促会主办的《品牌中国》典礼颁发"中国著名老字号品牌金谱奖";2010年荣获香港品牌发展局颁发"香港服务名牌"。

杨氏家族以"饮水思源"的感恩情怀,一直用"咏藜园"和香港市民的共同名义捐献社会。

例如,在江苏省江都县修建大悲寺古庙、捐助中国烛光教育基金"希望工程小学"、赞助香港理工学院应用生物及化学科技学系"咏藜园奖学金"、以及捐款给香港13间受惠机构,包括:长者安居服务协会、公益金、香港失明人互联会等;2008年,更在北京万里长城居庸关功德榜刻上"香港咏藜园与香港市民,心系祖国,情系香港,面向世界",寓意"咏藜园"与香港市民共在万里长城上流芳百世。

咏藜园10年来赢取奖项及嘉许奖状目录

2010年「北京人民大会堂」中国贸促局主办品牌中国,获"中国著名老字号品牌金谱奖"(代表香港行业中冠军)
2010年获国际饭店与餐馆协会颁发"国际餐饮名店"
2010年获国际饭店与餐馆协会颁发"国际美食质量金奖"
2010年获入选为香港饮食年鉴
2010年获中国最具影响力知名老字号企业
2009-2010年中国饭店"金马奖"
2009-2010最受赞赏中华老字号餐饮品牌
2009年"十八区关爱雇主"嘉许状
2009年九龙城区国际"伤健共融"暨关爱雇主嘉许状
2009年荣获"U Magazine"颁发网上投票"我最喜爱的餐厅"奖
2008年第二十二届广州(国际)美食节荣获"名牌美食"称号(咏藜园四川担担面)
2008年经世界中国烹饪联合会被评为"国际中餐名店"
2008年荣获国际中餐业著名企业
2008年荣获中华爱国英才长城贡献奖
2008年荣获弘扬川菜文化突出贡献奖
2007年四川省颁发"锦尚奖"弘扬川菜文化突出贡献奖
2007年获香港公益金颁发"咏藜园心系香港六十年魔膳回馈齐心同公益"表彰
2007年盛世澳门卓越品牌荣获"卓越中式食府品牌"
2007年荣获第四届《广州日报》颁发"港澳优质诚信商号"
2002-2010年香港"商界展关怀"连续9年获嘉许状
1997年荣获"日本地球之友"颁发"香港担担面大王"

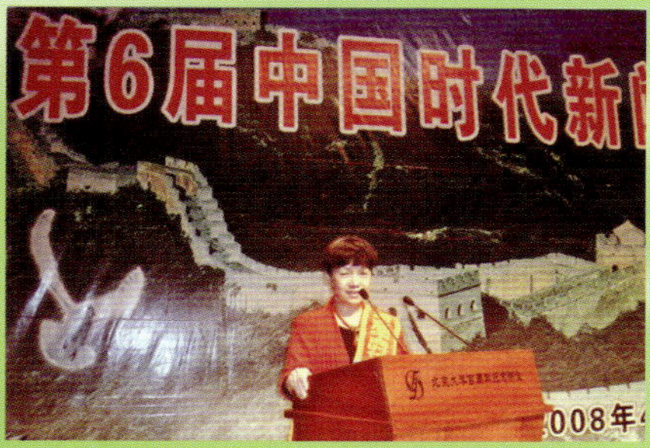

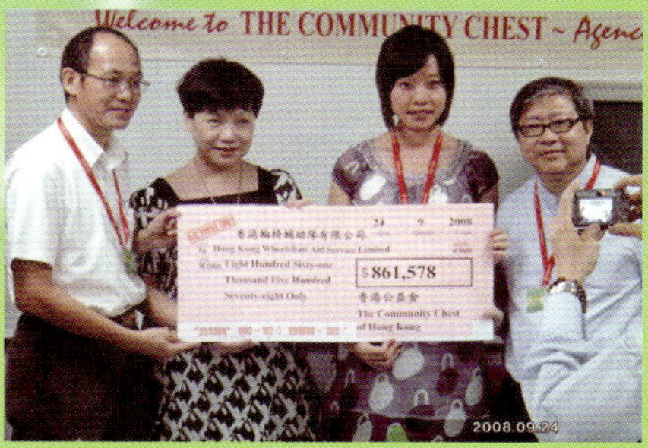

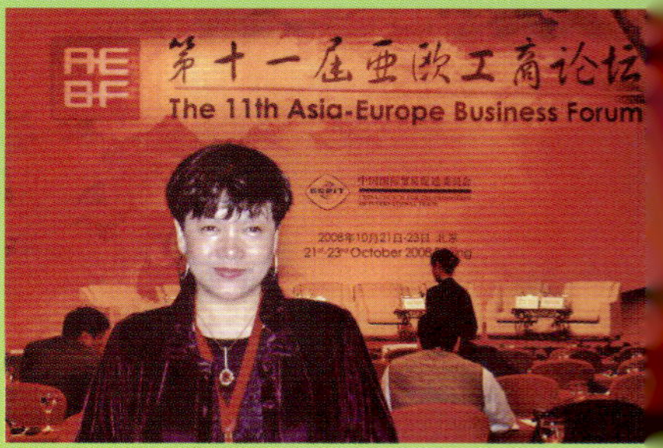

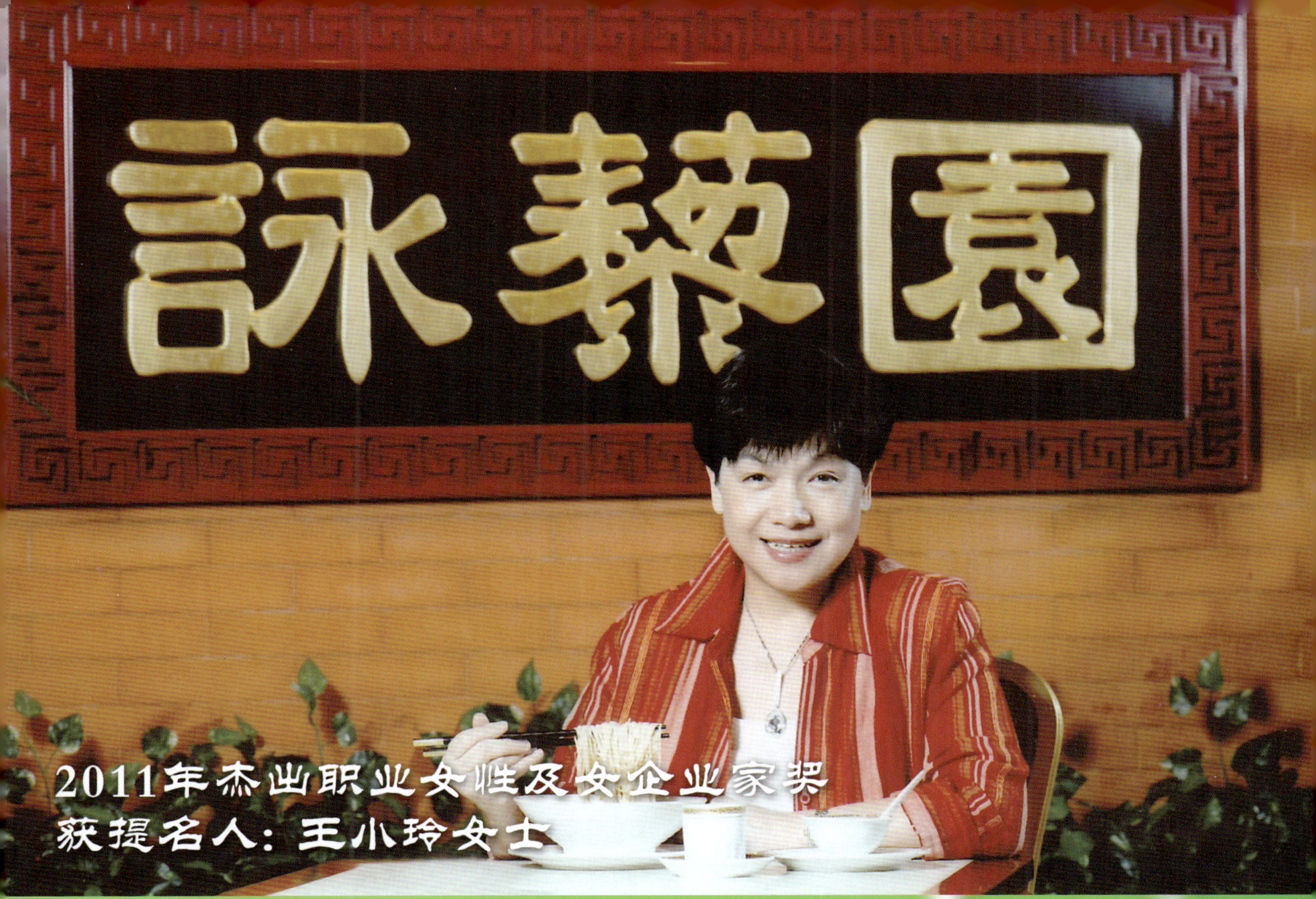

2011年杰出职业女性及女企业家奖
获提名人：王小玲女士

为实现婆婆的遗愿并将家族的清朝御厨厨艺发扬光大，王小玲女士由一名家庭主妇成长为一位成功的企业家。咏藜园是一家具有六十三年悠久历史的家族餐馆，以其独特的川味担担面而闻名。自从十年前王女士成为当家人以来，此餐馆已经在香港乃至全世界赢得极高的声誉。

完成圣罗撒书院中三课程之后，王女士为咏藜园的声誉和发展倾注了大量的心血。通过理论联系实际，王女士已将该餐馆建设成为一家国际性的餐饮企业，同时也赢得了众多颇具影响力的奖项。2010年，咏藜园荣获“品牌中国金谱奖”，被中国世界烹饪协会授予“中国国际品牌”，同时它也是香港的川味餐馆冠军。

如今，咏藜园在日本的分店和澳大利亚的分店都已开业，并计划不久后将在美国和中国大陆（广州和北京）开设分店。

咏藜园的成功彰显了香港人宝贵的质量——坚毅执着，关爱社会。几年前，咏藜园因参与出资修复长城而受到表彰时，王女士表示这项荣誉既属于咏藜园，也属于全香港人民。她坚信咏藜园的成功不仅来自于她个人的努力，也来自于所有员工的付出和香港人民的支持。

钻石山火灾之后，王女士以其非凡的智慧和魄力，让咏藜园不断发展壮大。她也一直积极回馈社会，几乎倾其所有，建立了以婆婆名字命名的“咏藜园陈凤英慈善基金”，为需要帮助的老人送去关爱。

为了让餐馆员工能够安享退休后的生活，王女士已决定接受特许连锁加盟，其条件是每个连锁加盟商必须同意以优惠条件雇佣一位咏藜园即将退休的员工。同时，王女士也将为特许连锁加盟商提供咏藜园的菜谱，确保特许连锁加盟店服务的质量。

王女士是受人尊敬的企业家，也是乐于奉献的典范。她不仅成功地经营了企业，也为中国大陆、香港的餐饮品牌走向世界做出巨大贡献。

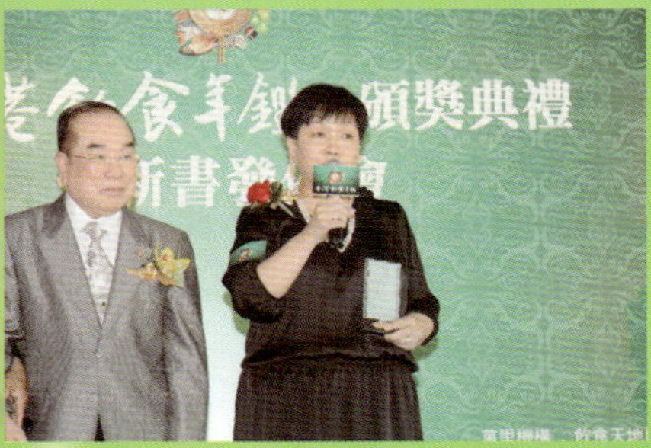

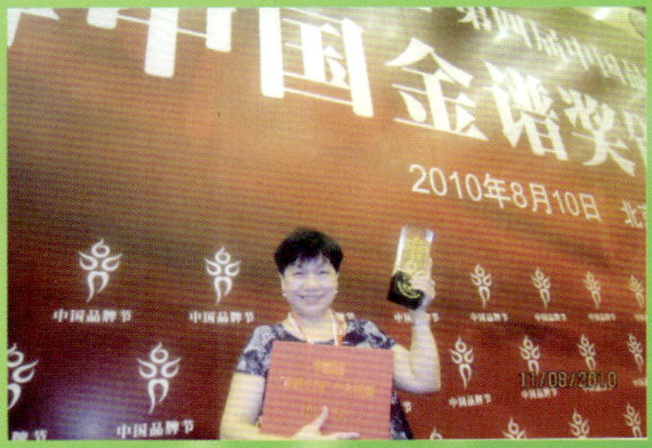

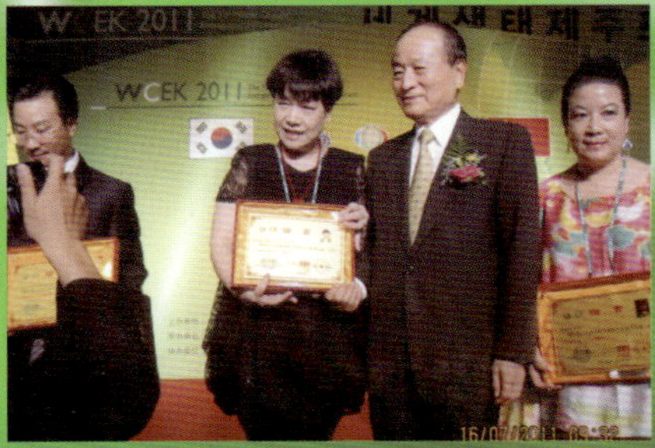

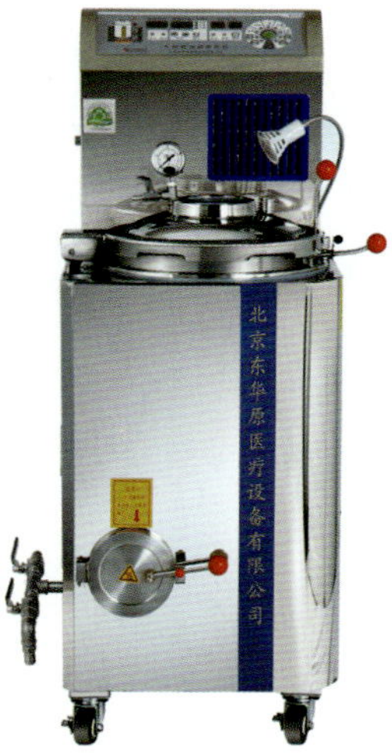
北京东华原医疗设备有限公司

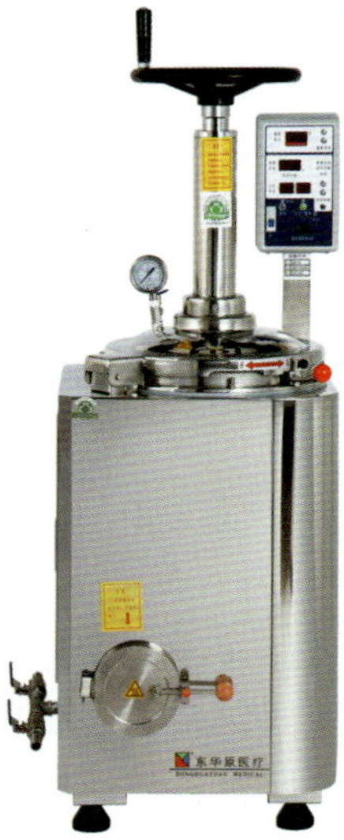

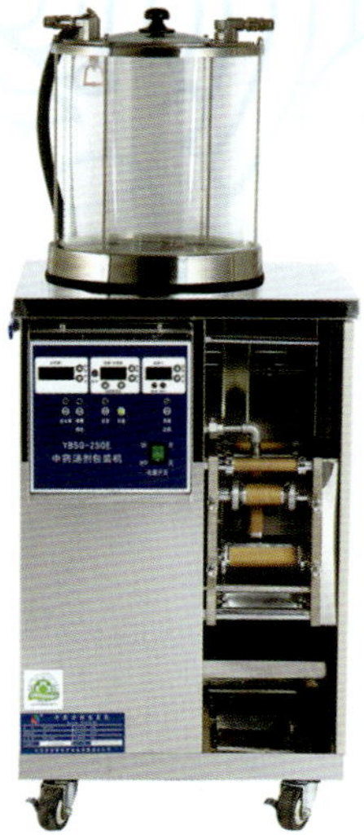

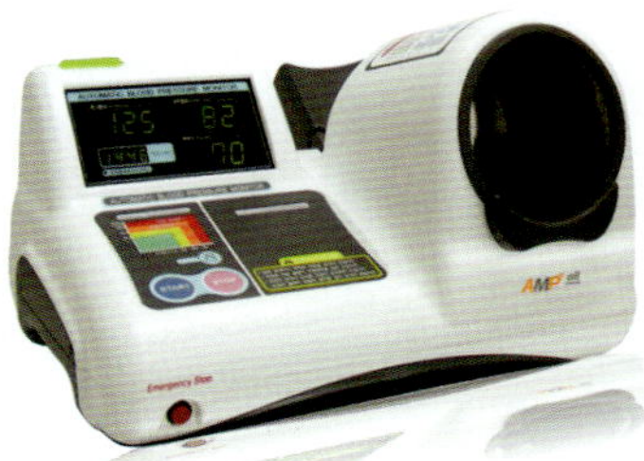

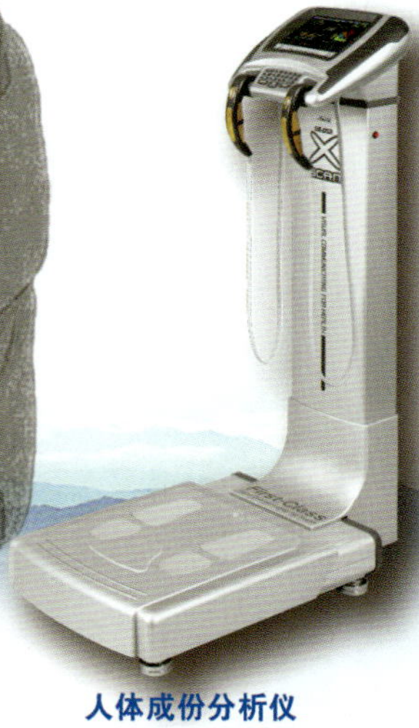

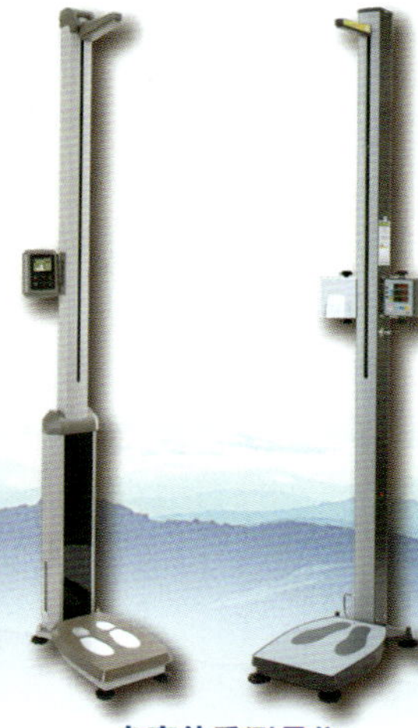

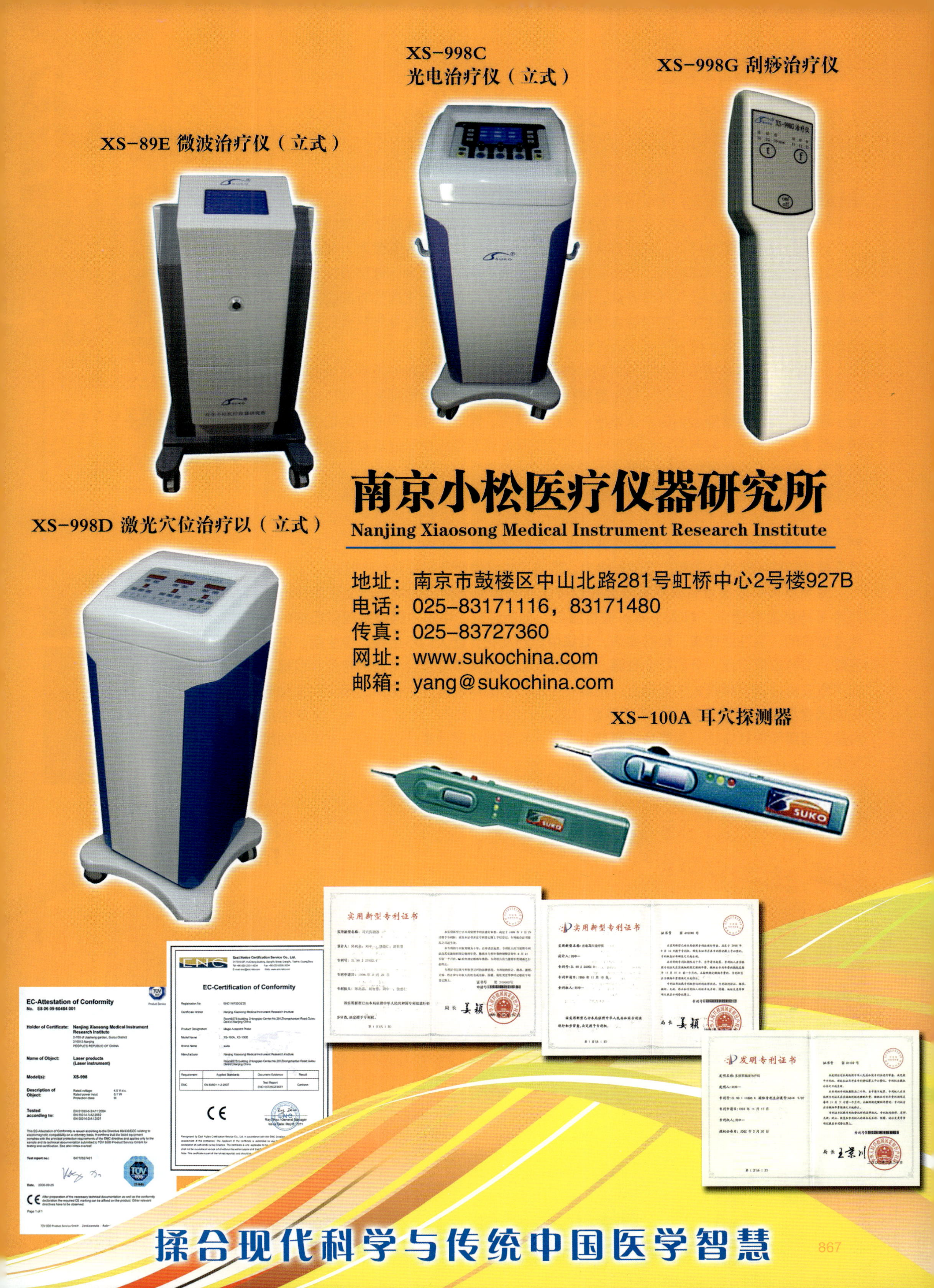
XS-998C
光电治疗仪（立式）
XS-998G 刮痧治疗仪
XS-89E 微波治疗仪（立式）
XS-998D 激光穴位治疗以（立式）
南京小松医疗仪器研究所
Nanjing Xiaosong Medical Instrument Research Institute
地址：南京市鼓楼区中山北路281号虹桥中心2号楼927B
电话：025-83171116，83171480
传真：025-83727360
网址：www.sukochina.com
邮箱：yang@sukochina.com
XS-100A 耳穴探测器
SUKO
EC-Attestation of Conformity
EC-Certification of Conformity
实用新型专利证书
实用新型专利证书
发明专利证书
揉合现代科学与传统中国医学智慧

深圳市神采爱康投资发展有限公司

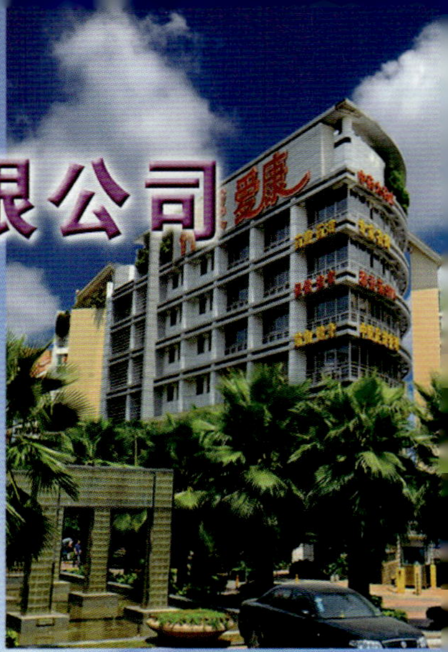

深圳市神采爱康投资发展有限公司是一家专门从事以中医药为基础、中华文化为内涵的亚健康养生保健企业，是以国际化、系统化、专业化、个性化的一站式亚健康管理服务的投资管理机构。主要在应用中医药文化、技术与现代养生保健技术相结合的基础上，针对当前社会普遍存在亚健康群体的实际情况，研究开发适合亚健康人群的养生保健方法和技术。公司环境优雅、设备先进，知名中医药及营养专家、健康管理专家、亚健康检测、心理专家、运动医学专家、传统养生专家、特级厨师主理的专家团队，为社会提供系统化、一站式的五星级健康管理服务。此外，企业还积极参与社会公益活动，为我国的医药卫生事业做出了一定的贡献。

19年来公司目前拥有：神采爱康国际健康管理中心、深圳市银湖国际健康水会、神采雅香莱健康旗舰会所、深圳市神采爱康传统养生研究院、深圳市神州生物科技有限公司、深圳市神采门诊部、中医专家诊所、大型中药房、深圳市神采职业技能培训中心、神采爱康生态农庄、遍布深圳市各区十余家雅香莱品牌专业大中型健康养生会所；拥有各类专业技术人员和员工近1000余人。并拥有“雅香莱”民族品牌。

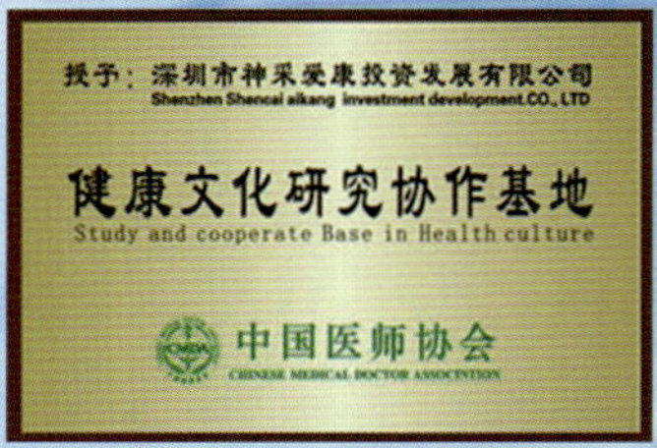

2002年公司品牌创始人柴錡雅女士创立民族品牌“雅香莱”系列产品，创立中医SPA完整体系的开发和运用，并得到广泛的欢迎与认同，研发的多项产品荣获国家专利。同年神采企业又从另一个新的高度提出“挑战亚健康，从face 到body”的口号，公司凭借着较强的竞争优势和广泛的影响力，取得了较好的社会效益和经济效益。

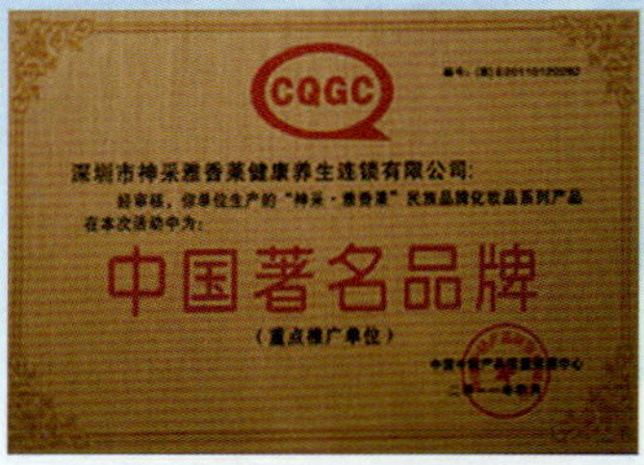

深圳市神采爱康投资发展有限公司以中国几千年博大精深的中医药文化为核心，坚持可持续发展理念、以人为本、诚信服务，创新经营。中华中医药是我们民族的，也是世界的，关注亚健康、预防疾病，弘扬中医药文化，让人们不生病、少生病、少去医院、节约家庭资源、节约社会资源、共建和谐社会是神采爱康公司新的定位和目标。在不断完善经营管理模式的基础上，把具有中国特色的中医药养生保健的理念和文化积极融入世界健康管理产业，为实现不断提高人们的健康水平、远离亚健康、提高生活质量、创建和谐社会这一崇高目标而努力奋斗，构筑起中国健康管理产业一道绚丽的风景线！

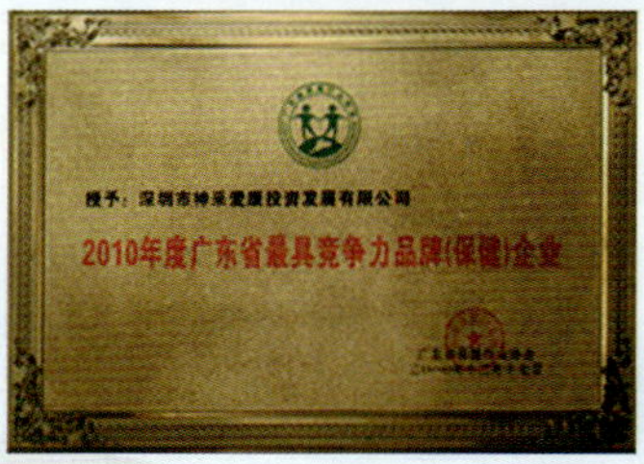

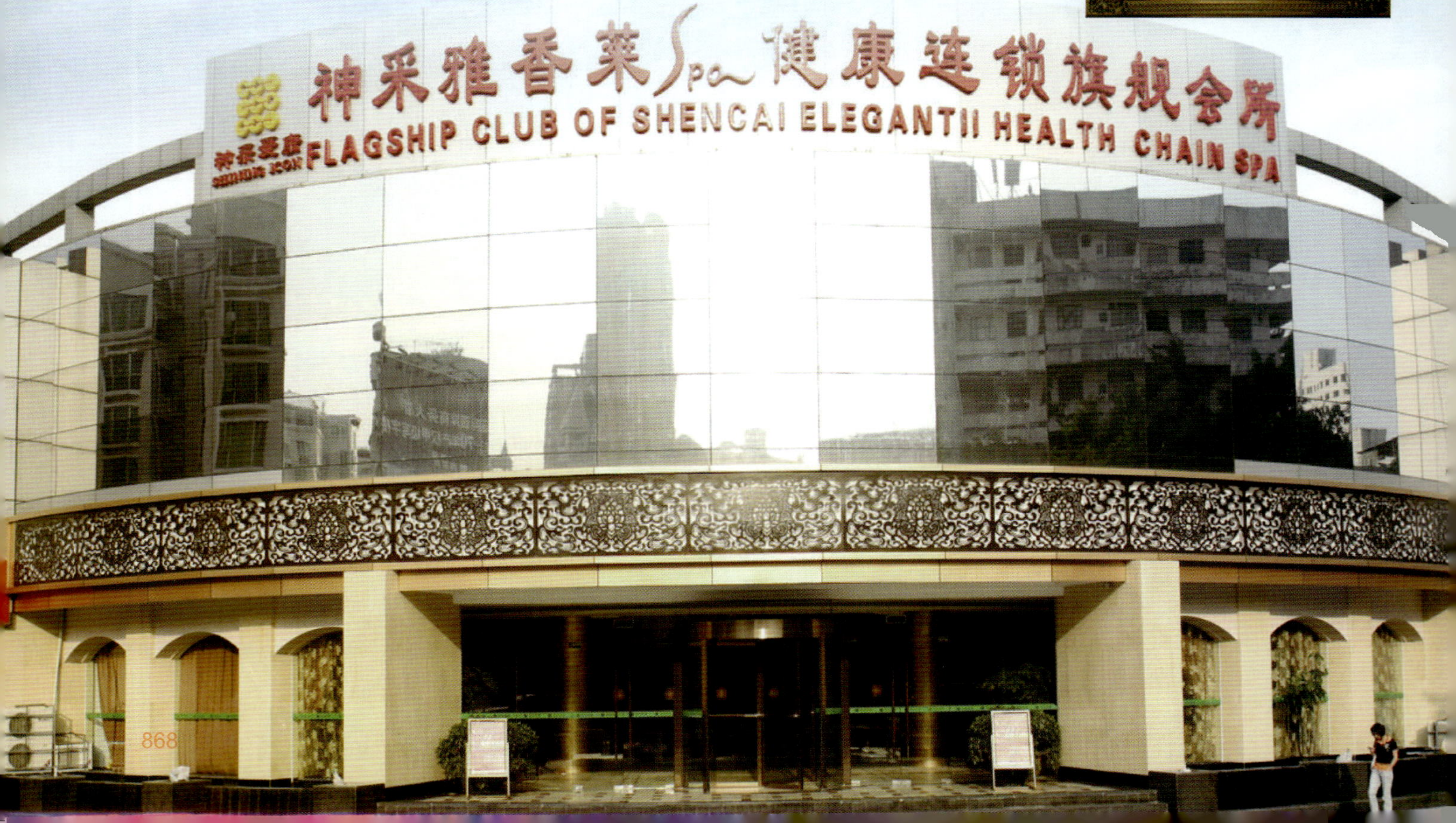

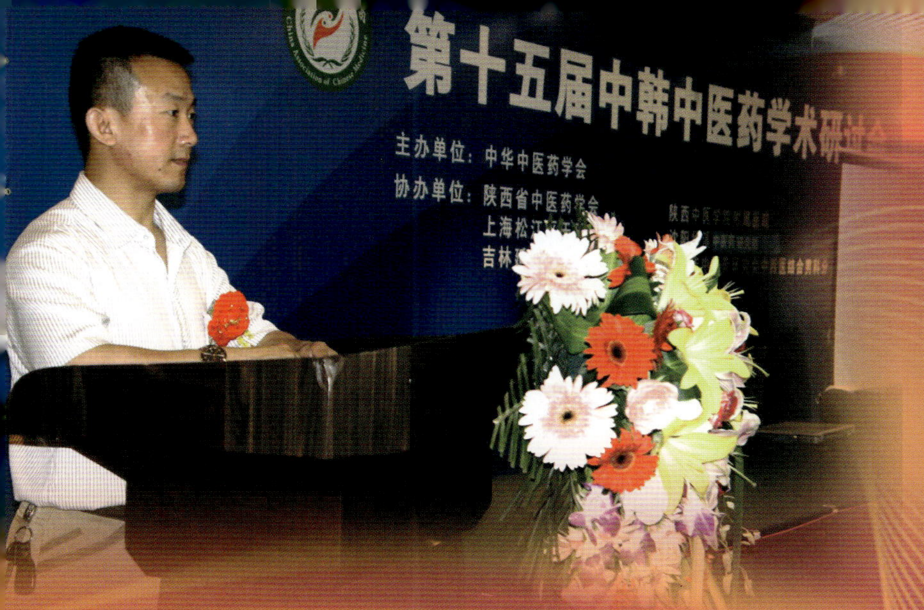

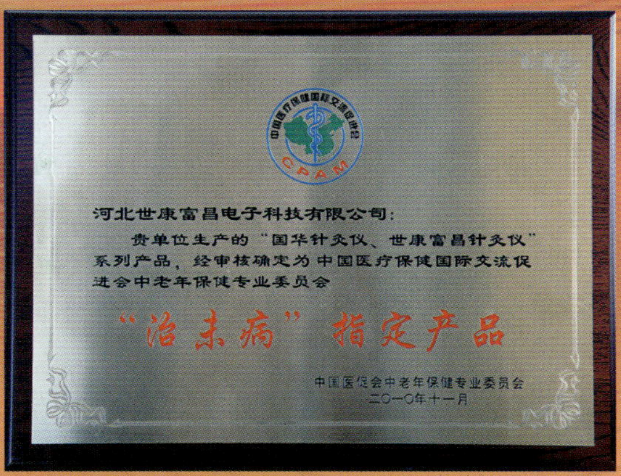

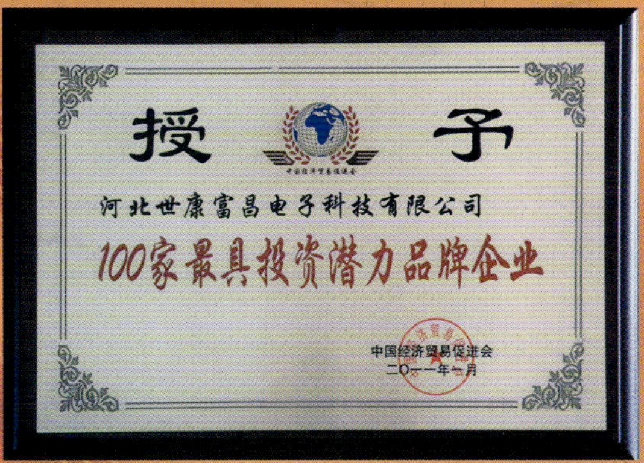

世康富昌科技公司

世康富昌健康电子科技有限公司以普及中医科学文化知识、中医科学养生理念、继承发扬我国传统中医针灸技术为龙头，以健康电子科技产品的研发、生产、销售为载体，以提高我国国民整体身体素质、健康水平、增强国民疾病预防观念为宗旨；以为国民综合健康管理、疾病防治服务为一体的高新技术企业。

世康富昌健康电子科技有限公司拥有完全自主知识产权，拥有一流管理团队、一流营销团队和一流的专业培训团队，并和中国中医科学院、中国针灸学会、中医医疗促进会等国家机构紧密合作的创新型股份制企业。

公司下属的中医科学养生科普中心是国内专业从事国粹中医经络学、经络五腧穴、阴阳五行学、伤寒论等中医基础理论研究、技术创新和中医文化普及的科普机构。

公司的系列产品秉承传统中医针灸技术精华，在融入现代高新电子技术的基础上形成自己独具特色、效果显著、安全合格的特种针灸高科技产品。其《四位一体》特种针灸技术疗法克服了传统中医针灸技术发展的壁垒和障碍，可快速促进气血循环、疏通经络、激活细胞、增强新陈代谢，疏通“十二经脉、奇经八脉、快速补充人体元阳之气”，使人体经络畅通、阴阳平衡、气血调和、实现快速康复之效果。为中国中医针灸技术的普及推广发展注入新鲜血液、并得到国内众多患者认可、推崇和领导部门的深切关注。

公司健康养生科普中心积极响应国家疾病预防工程和国家卫生部“防重于治”的医疗卫生原则，依据传统中医学的多学科基础理论和五千年的中医针灸技术积累，采取“截断急慢性疾病传变根源、增强患者病变脏器功能和体质为基础，对五行对应脏器进行养护调理，施以固本培元、激活患者自身气血循环、恢复患者自身康复系统使其充分发挥自我调节功能的技术手段，配合科学营养饮食方式，实现中医治病、防病、保健养生之功效。

公司把弘扬发展中医文化知识、振兴中医针灸事业为己任，以提高国民整体身体素质、强壮中华民族为宗旨，致力于打造中医知识文化普及、特种针灸技术培训推广的国家级培训机构，为中华民族的全民健康贡献微薄之力，创建民族文化优秀品牌、服务中国走向世界，用事实向世界人民证明中医和针灸技术的博大精深！力做健康行业的低碳先锋！把中华民族的宝贵遗产发扬光大，让中华民族之光照亮全世界、健康全世界！

位于石家庄近郊开发区（距北京2小时高速）即将开工兴建、占地近500亩的世康富昌中医科技园区，是集健康生态园、中医技能速成学校、中医康复医院、星级中医健康生态疗养院、产品研发生产为一体的省级高新技术科技园区。随世康福昌中医生态康复中心的建成，必将引起全国乃至全世界的注视，也将会引领全国乃至全世界各国人民的健康需求，形成世界健康领域导向标！努力争做国家的重点项目，为中医争光、为中医针灸事业的发展添砖加瓦、为中医人才的培训贡献力量！

地址：石家庄市友谊大街23号美迪亚大厦C座17层 电话：0311--89870637

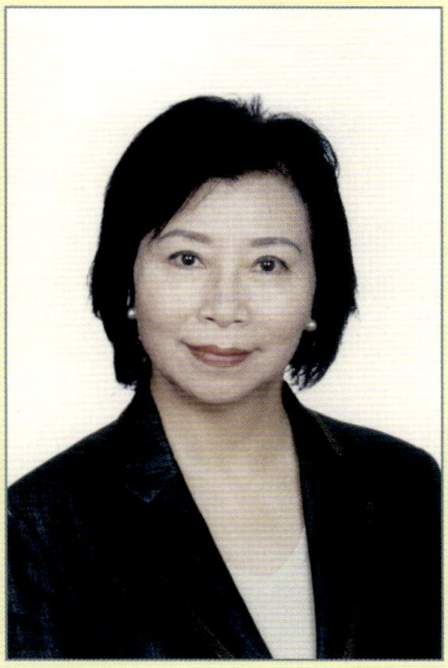

俞焕彬，女，生于上海，原籍广丰，定居香港。早在上世纪80年代开始，至今三十余年来尽心尽力为祖国传统医学在全世界的传播作出良多贡献。现任中华人民共和国第十二届港区人大代表选举委员，香港新华中医中药促进会会长兼理事长，香港新华扶贫助学教育基金会主席，香港注册中医学会创会人之一兼常务委员，广州中医药大学客座教授，世界中西区结合学会（美国加州）副会长，美国“中国医学科学院”（美国加州）名誉教授，中华中医药学会肛肠分会常务理事，香港中医骨伤学会名誉会长，香港专业注册中医协会名誉会长。曾任中华人民共和国第十一届港区人大代表选举委员，1991年-2011年香港中医药会理委员会委员，中医组委员，中医学位评审组委员，中医注册组委员。

在临床上从事研究应用中医中药，结合针灸以及经络叩刼调整法，综合医治医学界至今棘手的疑难之症，取得显著的治疗效果。例如：针对多发性脑硬化症，配制植物养生膏，通过临床应用，对于治疗某些慢性疾病，如慢性迂性疾病、妇女更年期综合症等有显著疗效。于1993年荣获第五届东方医学针灸国际会议颁发的“中医治疗杰出成就奖”，并发表了《穴位养生美颜操》论文，获得与会人员好评。

2011年5月份至今，香港新华中医中药促进会先后向广州中医药大学捐赠了人民币30万元，用于设立励志助学金，徐志伟校长代表学校向俞焕彬颁发了捐赠证书。

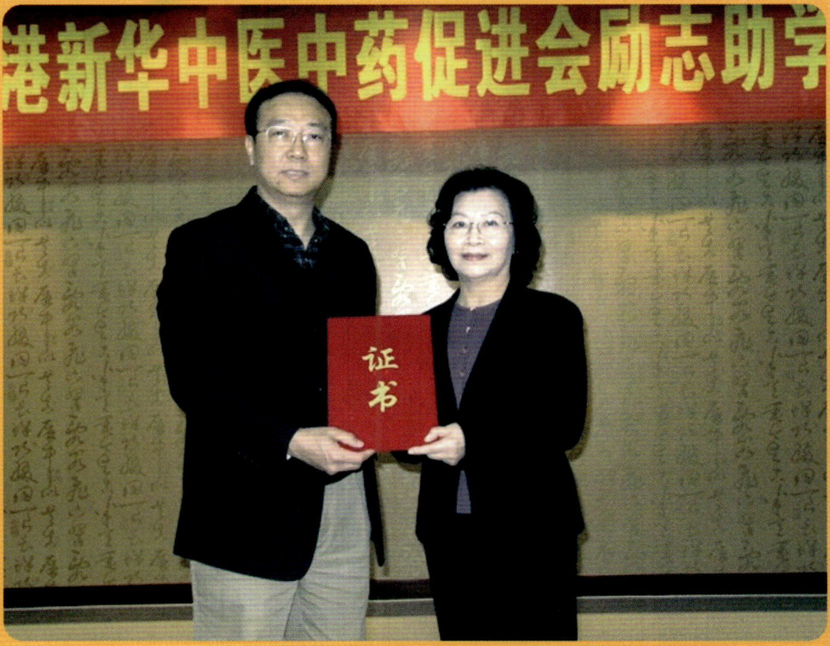

徐志伟校长为俞焕彬颁发捐赠证书

百年（马来西亚）有限公司

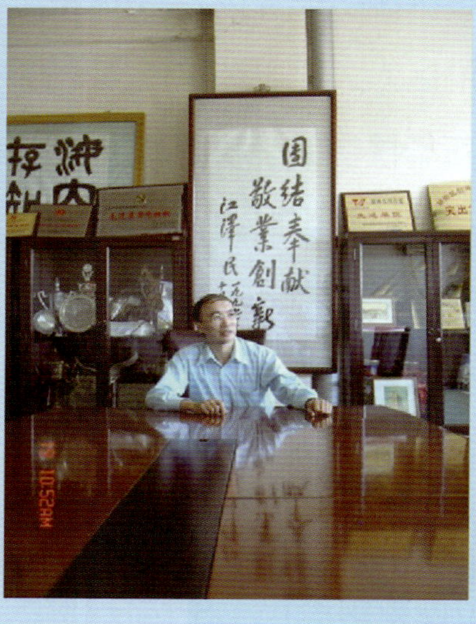

黄丹民，男，1960年出生于福建省龙岩市。北京中医药大学硕士、博士。百年（马）有限公司董事主席兼总裁，中国国际华夏医学会副会长，马来西亚民康中医专科院主任医师，百年生命科技制药厂首席研发专家，百年草本世界有限公司执行总裁。百年生物科技有限公司是一家集研发、生产，销售、为一体的高科技生物制药企业，历年来专注于人类健康事业，以传承中华民族文化精髓、造福人民健康为己任，向社会推广普及了“百年”品牌的一系列优秀医疗保健品，造福于世。公司位于马来西亚吉隆坡市繁华的商业中心富都大厦，现拥有30余位世界各地优秀科技、医药、营销人才，共同推动东南亚亚健康事业飞速发展！

目前，公司主要从事以中医药文化为背景的世界各地民间植物药及历代宫廷，名医保健养生秘方的开发与推广，使古老神秘的民间疗法与现代高科技有机结合。

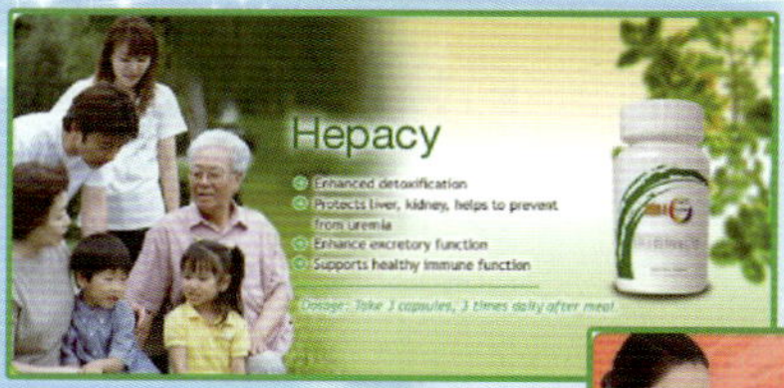

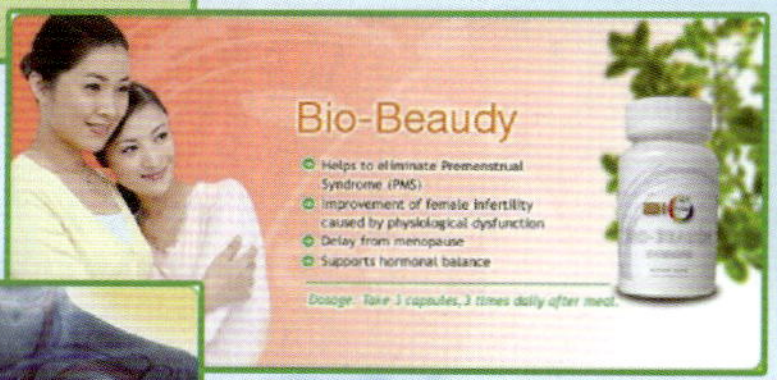

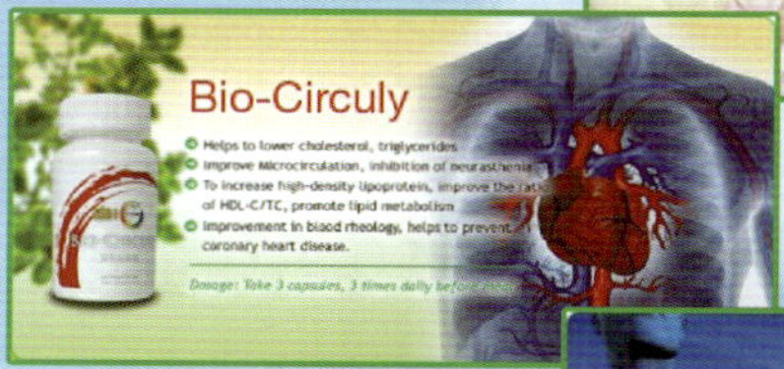

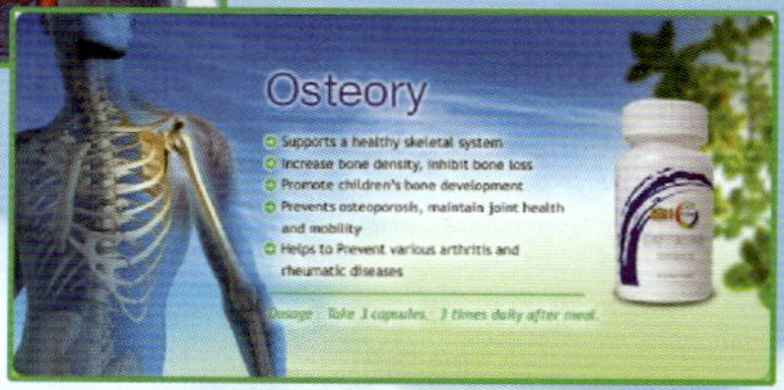

公司已有自己的药厂、植物药研发机构、植物药种植基地，专科医药诊所及中美各地的医药专家(教授，博士)搭建的战略合作平台，共同致力于推广“百年”传世品牌。百年品牌的亚健康养生加盟经销店以加盟费用低、专业技术要求少、无严格店面要求、治疗疗效显著、走大众消费路线为基础。更好的解决了现在普通百姓养生难、保健难、调理难和保健保养消费更难的特点。经过公司团队各销售精英3年时间的努力发展，现在马来西亚全国市场加盟商已超18家。目前，Bionice品牌已扩张到新加坡、印尼，中东，美国等全球多个国家和地区。

公司致力于发展中医文化、光大“百年”品牌，造福人类、回报社会，愿与社会各界有识之士共谋发展，共图大业！现今在国内市场达到各州、市基本都有公司的加盟经销网点。为更好配合终端市场的推广与开拓，企业今年更加大力度发展企业活动策划、专家养生、培训等团队。扩大市场扶持力度；力争将百年加盟经销店推到县城、乡镇。争取在2年内全国市场营运的加盟经销店达到300家。扩大品牌影响力，实现保健理疗类亚健康养生模式从城市辐射乡村的构想，力争做到市市有百年，县县有亚健康养生。带动养生保健理疗产业的一次革命；创造一个百年从无到有的产业神话。

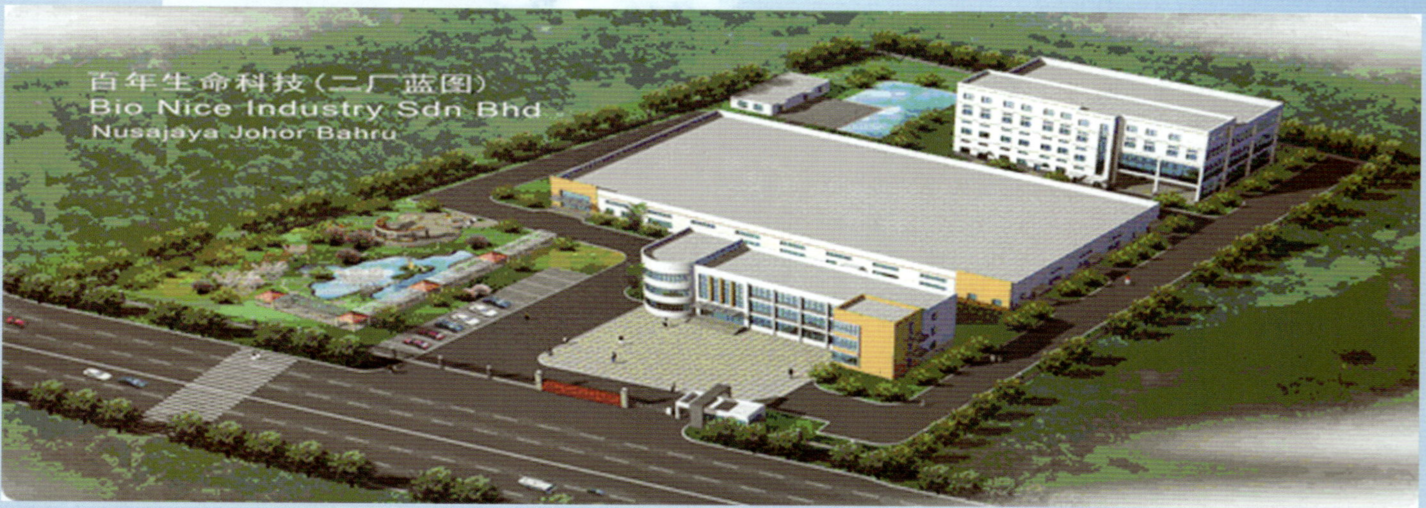

欢迎进入公司网站：www.bionice.com.my　　www.bionic2u.com

重庆市垫江县中医院

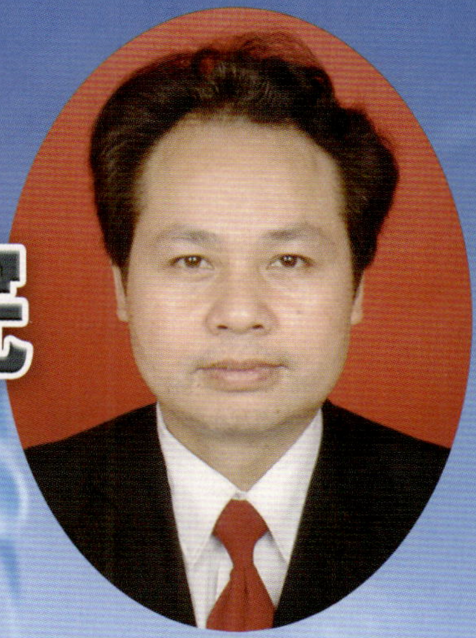

重庆市垫江县中医院是一所集中医医疗、教学、科研于一体的国家三级甲等中医院，重庆市示范中医院，白求恩精神示范医院。先后荣获人民群众放心（满意）医院、行风评议优良单位、重庆市文明单位、重庆市卫生系统先进集体、重庆市诚信文明先进单位、重庆市五一劳动奖状、全国卫生系统先进集体等荣誉。是成都中医药大学、重庆医科大学、重庆医药高等专科学校教学医院。湖南中医药大学、三峡医药高等专科学校非直管附属医院。辖西欧、大石、太平三个分院及桂南社区卫生服务中心。

全院占地面积52亩，业务用房4.16万平方米，编制病床500张，开放病床560张。有职工829人（其中硕士39人），高级职称74人（其中正高职称21人），中级职称112人，国务院特殊津贴专家2人，全国基层名中医1人，重庆市突出贡献中青年专家1人，重庆市名中医1人、县级名中医6人。

拥有意大利产百胜DU—8彩色多普勒超声诊断仪（彩超）、飞利浦16层全身螺旋CT、核磁共振、遥控屏幕1000毫安X光机、CR、DR数字成像系统、移动C臂、全自动生化分析仪、电子胃镜、超声聚焦刀、血液透析机等国际国内先进医疗设备。

医院设有门诊部、住院部、医技部、急救部、药学部。门诊部设有内、外、妇、儿、口腔、五官、皮肤、肛肠、骨伤、康复等一级诊疗科室17个。住院部内科设有肺病科、心.脑.血管疾病科、脾胃病科、疼痛.风湿病科、肿瘤.血液病科、内分泌.肾病科、儿科、感染科、介入治疗室、ICU重症监护室、治未病中心，外科设有肝胆.心胸外科、乳腺.甲状腺.胃肠外科、妇产科、脑外科、泌尿.烧伤.整形外科，骨伤科分为脊柱病区、关节病区、创伤病区。针灸理疗科于2011年7月被国家中医药管理局评审为"国家级特色专科"，骨伤科于2001年11月被重庆市卫生局评审为"重庆市重点骨伤专科"、心脑血管疾病科于2006年12月被重庆市卫生局评审为"重庆市重点专科"，风湿科2011年11月被重庆市卫生局评审为"重庆市重点专科"，肿瘤科2010年　8月被国家中医药管理局确定为"国家级重点专科"建设单位，风湿科2012年2月被国家中医药管理局确定为"国家级重点专科"建设单位，肺病科2010年11月被重庆市卫生局确定为"重庆市重点专科"建设单位。各科都能采用中医药方法治疗临床常见病、多发病、疑难病。运用中医手法复位、小夹板固定治疗骨折、关节脱臼。并能开展颅内肿瘤切除、肺叶切除、肝叶、胰腺、胃及十二指肠切除、脊髓肿瘤切除、全髋关节置换、心脏介入、射频消融等手术。门诊中医治疗率85%，住院中医治疗率75%。急救部加入了我县的120急救平台。

垫江县中医院将秉承弘扬国粹、锐意创新、以人为本、铸造辉煌的院训，着力打造全国名院，竭诚为广大患者提供安全、有效、方便、价廉的医疗服务。

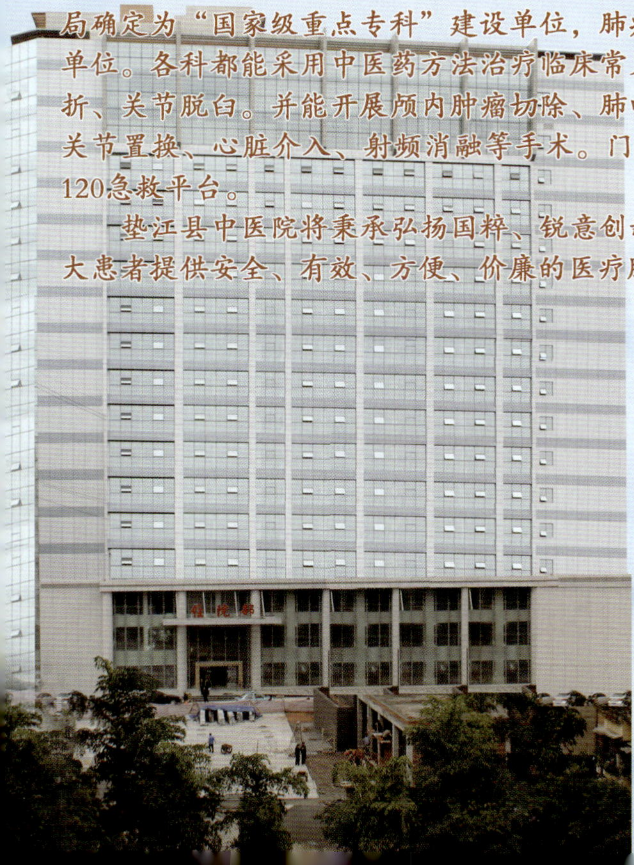

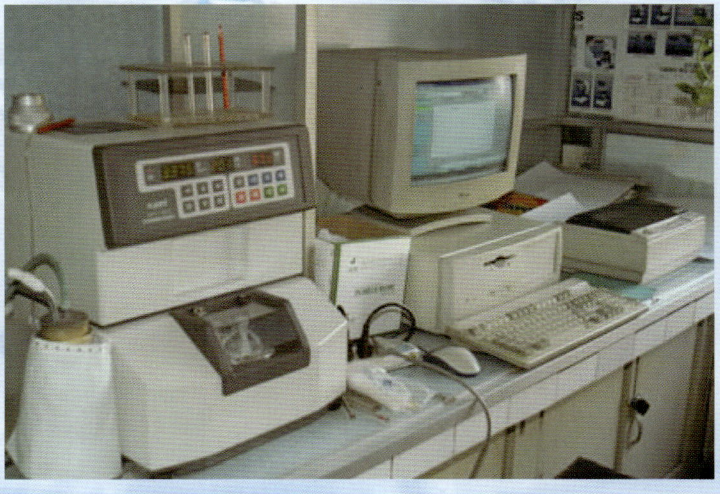

陈康福

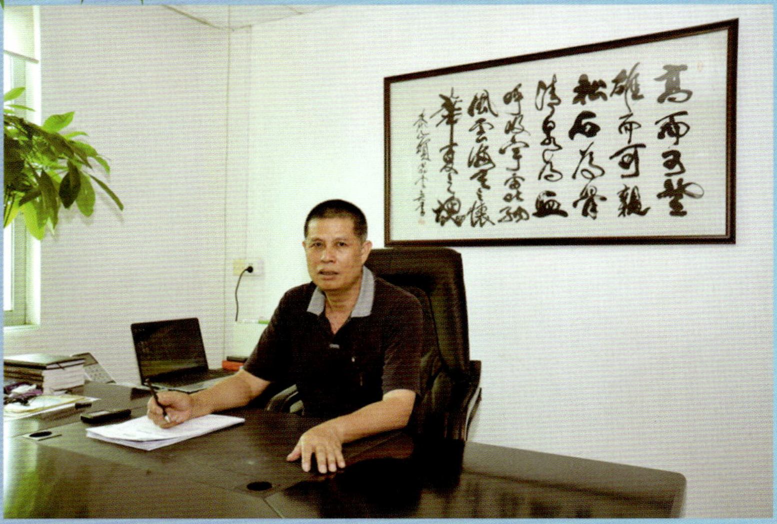

陈康福，52岁，广东省阳西人，出生于中医世家，从小跟随父亲上山采药，尝尽所有药材气味，更从祖父的亲书秘笈中吸取中医之精髓。青年时期从师多名经典名医隐士，由于他中医天赋和悟性极高，深得师傅喜欢和真传（熏陶），中医诊断及治疗功底深厚莫测，具有中医师执业资格。一般通过望诊（舌、眼）就能诊断，若加脉诊判断则更加准确，擅长中医药配伍，备有十多条专门针对疑难杂症的康复疗法和独特秘方。

陈康福先生2010年在广州市注册成立广州神布医疗科技有限公司，立志弘扬中医养生文化，用自己的发明《碳能（生物电）自疗被》给千家万户打造既科学又能坚持长久的养生“治未病”平台，再加上中医药调理的售后服务，让不同人群，包括健康人、亚健康人和病患者都可以通过使用《碳能（生物电）自疗被》达到“未病先防”、“既病防变”、“病后康复”的“治未病”效果。让《碳能（生物电）自疗被》来领跑“治未病”领域，掀起持久的群众性养生保健“治未病”热潮。为构建和谐社会，振兴中医药文化和人类健康事业作出贡献。

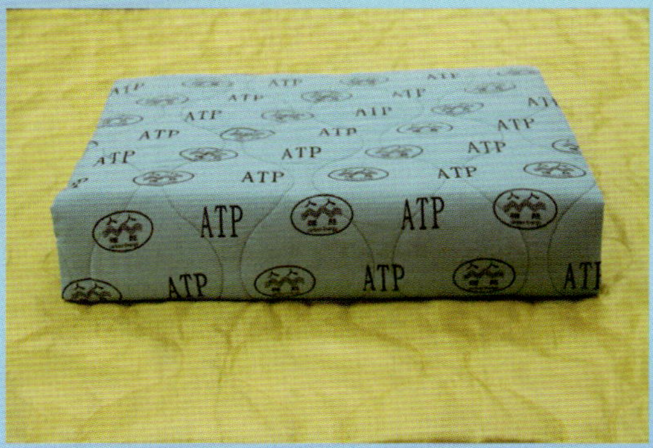

陈康福认为人类健康需要西医更需要中医，西医很强大，但中医很伟大。他很发奋图强，无论以前从事激光、防辐射等高科技产品的研发，还是在发明《碳能（生物电）自疗被》成功后，都一直保持低调，从不炫耀成绩，对待工作从不言败，从不言倦，也不抱怨困难，相信一切都是可能的。他理想在自己家乡阳西，美丽的月亮湾创建中药粉厂和开办中医调理技术推广示范基地，决心为中医养生“治未病”贡献毕业精力，造福全人类。

广州神布医疗科技有限公司

广州神布医疗科技有限公司是一家集自主研发、自主生产、自主经营为一体的高科技企业。董事长兼总经理陈康福先生发明的碳能（生物电）自疗被是世界上第一种（目前为止也是唯一的一种）既能防治亚健康又能防辐射的高科技产品，为人类摆脱亚健康的困扰提供了一种科学、安全、简便的自然方法。

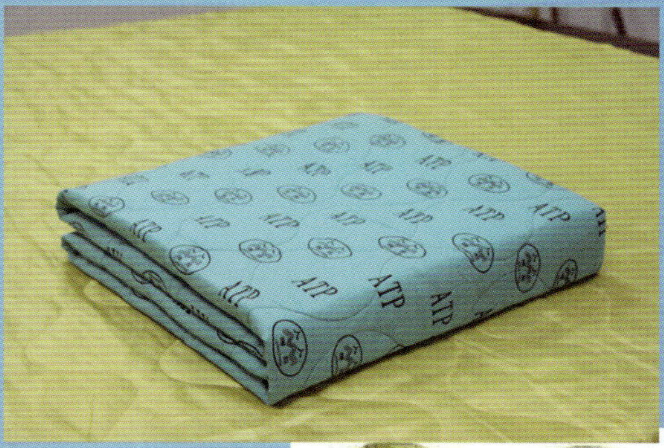

《碳能（生物电）自疗被》是陈康福先生于 2004 年发明的，迄今多年实践检验证实，《碳能（生物电）自疗被》对很多疾病的康复都能起到一定的疗效，产品于 2010 年申请国家专利，专利号：GN201010584505.9。

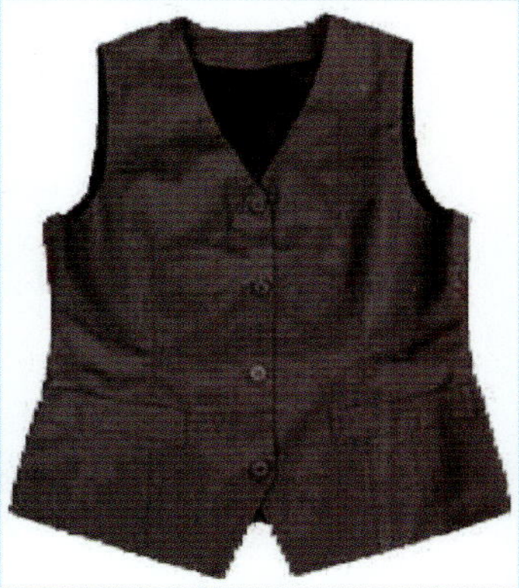

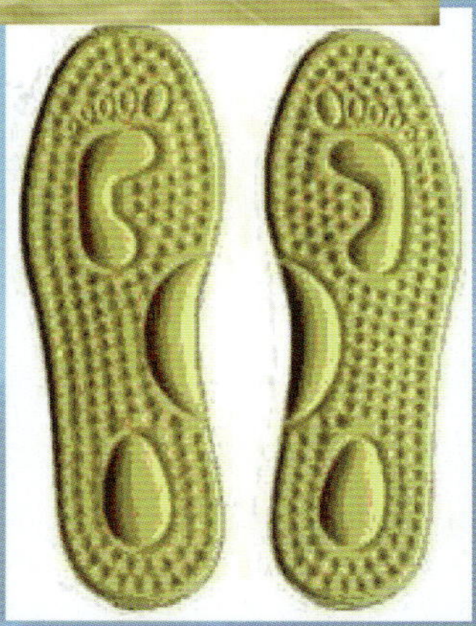

公司以“民族振兴、和谐世界、惠及全球、造福人类”作为崇高使命。坚持“以人为本、上善若水、厚德载物”的博大胸怀，弘扬自然疗法，将健康、快乐、和谐传播到世界每一个角落。公司以“分享健康、关爱他人；您健康、我快乐。”作为宗旨帮助千千万万人重拾健康，再现欢颜。让“治未病”、“预防胜于治疗”的思想深入人心。

公司的经营理念是“传递爱心，诚信共赢，造福人类。”

公司总部：广州市越秀区越秀北路222号1208室

全国免费热线：400-660-2313

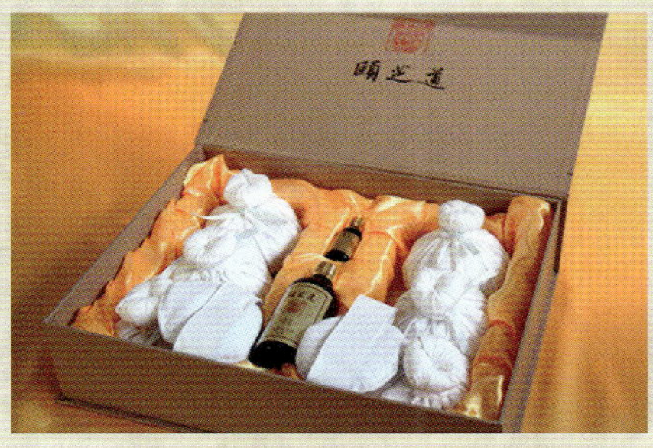

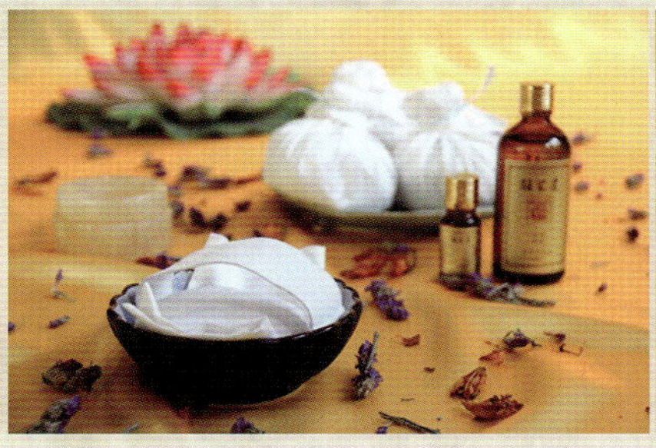

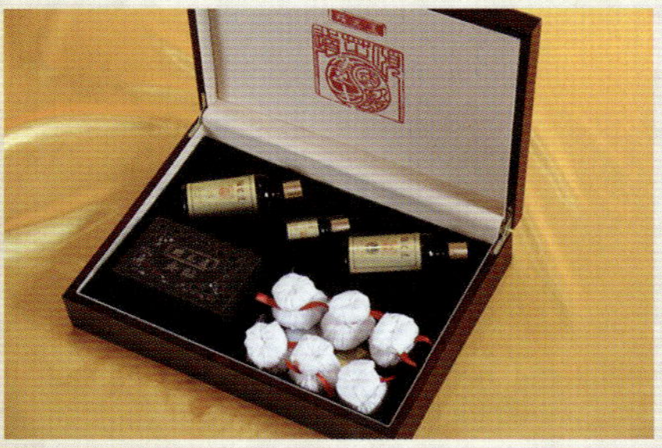

衢州市润物生物科技有限公司

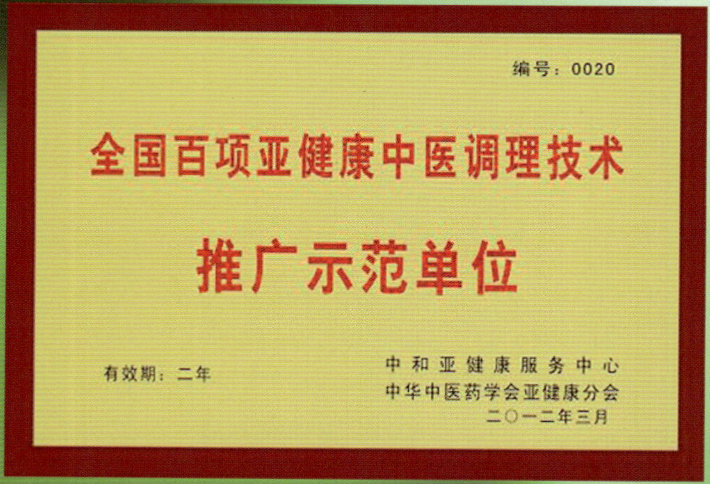

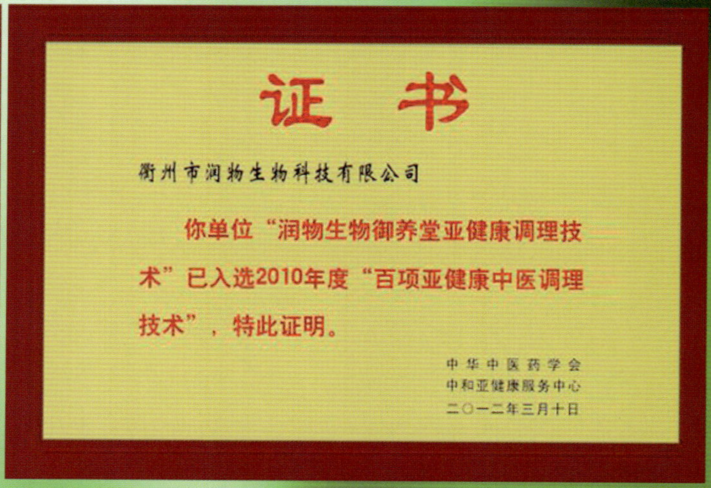

衢州市润物生物科技有限公司成立于2007年，是一家致力于打造集健康食品、医疗器械、养生地产、老年公寓、生物制品研发、老年用品、绿色食品生产基地、度假山庄、旅游公司、品牌运营中心为一体的多元化集团。

公司下设衢州市都市假日旅游有限公司、江山市都市旅游农业疗养观光基地、常山润物生物科技有限公司、江山润物生物科技有限公司、龙游润物生物科技有限公司、巨化润物生物科技有限公司等6家子公司。

杭州御养堂品牌建设管理运营中心是衢州市润物生物科技有限公司的又一大发展力作，它凭借和世界中医药学会联合会亚健康专业委员会的强强合作，致力于打造中国特色的中医养生品牌连锁机构。

御养堂清毒组合是衢州润物公司推出的第一款重磅产品，本着《黄帝内经》记载：“心肝脾肺肾，五脏藏精气者，乃吾身之重，当清而又清，不可浊也。清者，气脉常通，精神内守，身轻体健，唇齿生香，寿敝天年，可以百岁也。浊者，气脉阻滞，精神疏泄，深沉劳乏，气味不正，疾病于内，半百而衰也。”这一坚定理论，汲取道家净化（排毒）养生疗法的经验基础，与现代医学量子技术完美结合，开发出具有民族特色和独特功效的高科技健康排毒养生产品。

云南中医学院老教授协会

云南中医学院老教授协会，由云南从事中医高等教育的教授、主任医师、副教授、副主任医师组成，会长吕光荣，副会长彭泉，秘书长尹亚君，副秘书长韩洪亮，理事龙德昭、杜建友、任保国等。会员95人，正高43人，副高38人，高级实验师3人，处级调研员1人，党支部书记2人，主治医师1人。其中国家有突出贡献的优秀科学技术专家(国突)1名、享受国务院特殊津贴(国贴)3名，省级有突出贡献的优秀科学技术专家(省突)2名，省级重点学科硕士研究生点学术带头人5人，桃李满天下，科研成果累累，医疗技术精湛。现正就实现人类第三次寿命革命目标，为人类的健康和中医药事业的发展而不停地努力工作着。

近10年来，团结广大离退休老科技工作者，开展各种有益的活动，做到老有所为，继续为社会作出了积极贡献。有的教师继续完成硕士研究生的带教工作，担任各门课的教学工组，指导青年教师数十人，培训外国留学生，传播中医药学，如吕光荣刘楚玉教授举办了多期针灸培训班。来学习的有英国、法国、比利时、日本、韩国等学生，尹亚君教授在云南省中医医院带教的外国留学生有希腊、意大利、越南及港?台湾等。有一定的国际影响，受到社会的好评。

2010年云南中医学院50周年校庆之际，老教授协会收集整理了老一辈医家，如首任院长吴佩衡和当今已退休的名教师、名中医，老专家的优秀研究论文198篇约120万字，编辑出版了《老教授学术论文选集》。这是院历史上第一部为离退休老教师编印的学术论文集，该论文集保存了大量诊贵的科技资料。

为使老教授老有所为，发挥余热，为社会服务，为人民的健康事业服务，协会于2010年成立了《云南中医学院老教授协会门诊部》(其前身为云南中医学院老科技工作者协会门市部)。成立8年来，接诊各类患者十万余人次，治愈了许多疑难重症，为广大患者解除了疾病痛苦。除了在老教授门诊部接诊外，也在云南中医学院门诊部其他医疗单位应诊。有的老教授年逾80，亦在古稀之年仍精神矍铄，一丝不苟地为患者接诊，如刘振邦、李冬青、雷梦兰等老教授。老专家们的精谌医术和高尚医德受到了社会的广泛赞誉。

协会成立10年来，团结广大离退休老科技工作者，开展各种有益的活动，做到老有所为，继续为社会作出了积极贡献。

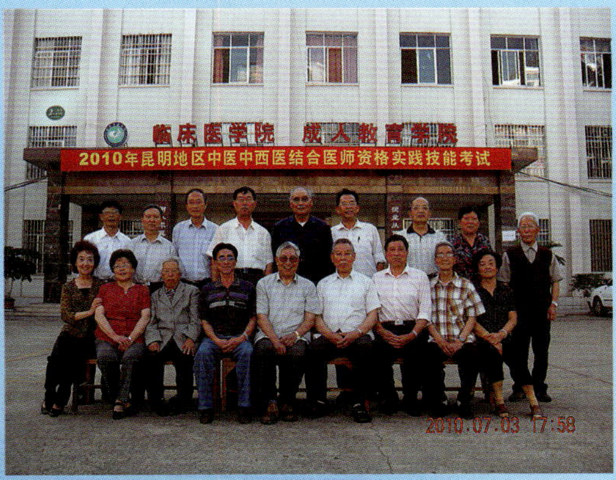

云南中医学院老教授协会领导合影照

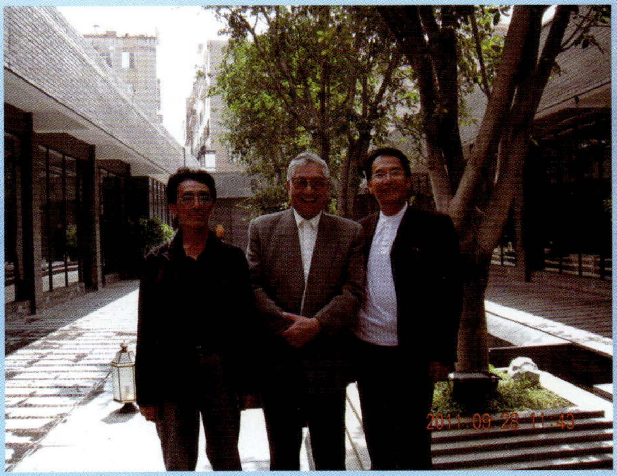

副会长彭泉（左）会长吕光荣（中）
秘书长尹亚君（右）

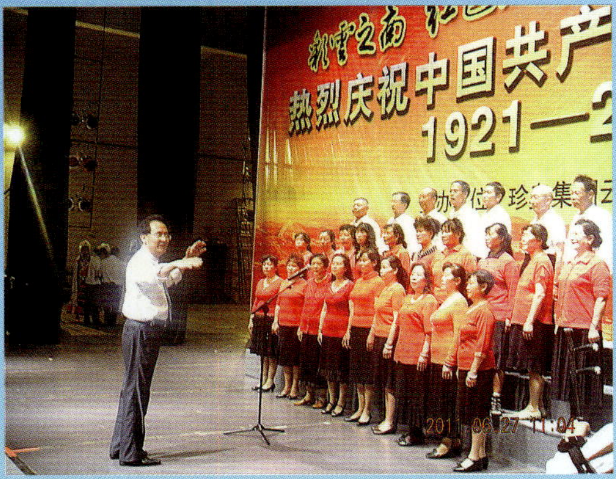

尹亚君教授在庆祝建党90周年红歌赛上
担任艺术团合唱指挥

第三军医大学新桥医院肾内科

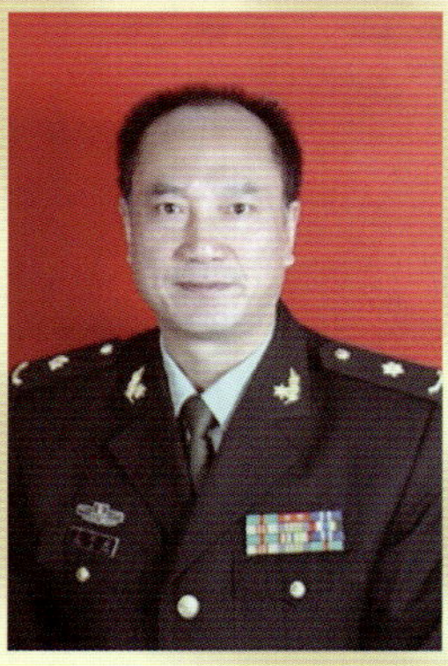

【学科带头人】科主任袁发焕教授，博士，博士生导师，曾留学意大利。是中国中西医结合学会肾脏病专委会常委、重庆市中西结合肾脏病专委会主任委员、两届全军肾脏病专业委员会副主任委员、中国医院协会血液净化委员会委员、中国医师协会肾脏病专委会委员，《中国中西结合肾脏病杂志》等8个杂志编委。获得国家自然科学基金等各类课题12项，总经费173万元，发表科研文章118篇，SCI论文5篇，主编专著2部，获得专利3项，获得省部级科技进步二等奖2项、三等奖3项、中西医结合学会科技三等奖1项。招收博士研究生9名，硕士研究生21名。在军队和全国有一定的声誉和影响力。2011年获中国中西医结合学会第二届中西医结合贡献奖、中国中西医结合肾脏病专委会特殊贡献奖。

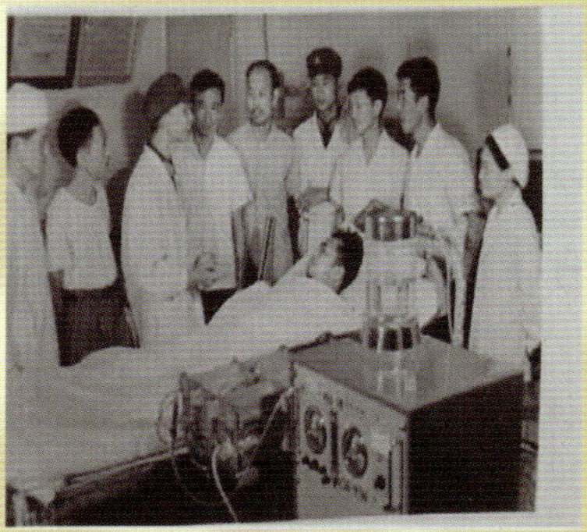

【学科概况】新桥医院肾内科始建于1970年，是全国最早建立的肾脏病专科之一。1973年自行研制成功国内第一台平板型人工，并在动物实验的基础上用于肾衰患者的血液透析治疗，开创了国内血液透析的先河，于1978年获全国科学大会奖。1985年成为硕士授权学科。1986年主持召开首届全国腹膜透析大会。1987组建西南地区最大的血液净化中心。1988年成为第三军医大学肾脏病中心。2000年成为博士授权学科、全军肾脏病中心、国家临床药物试验机构、重庆市肾脏病研究所。2006年成为国家中医药管理局重点专科，综合实力处于国内先进水平。

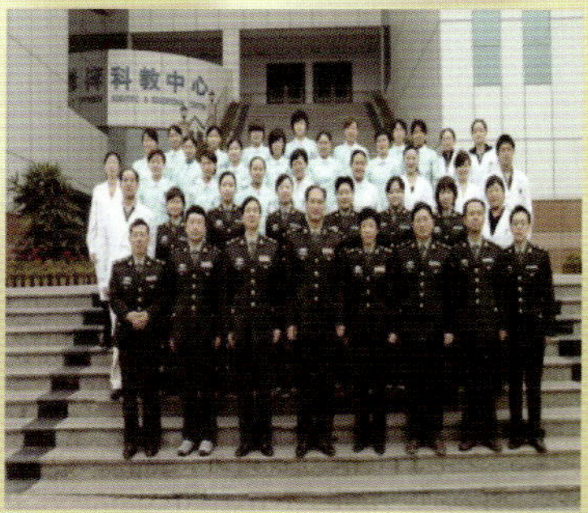

【教学科研】我科有博士生导师1名，硕士生导师7名。20多年来，为全军各大军区和28个省市的军内外医院培养了近400名高级肾脏病专业技术人才、47名硕士、7名博士，这些同志大多已成为军地肾脏病领域的学科带头人和学术骨干。获得11项国家自然科学基金、12项省部级基金、5项省部级科技成果奖，出版专著2部，获专利4项，每年发表SCI论文5−7篇，核心期刊论文30余篇。

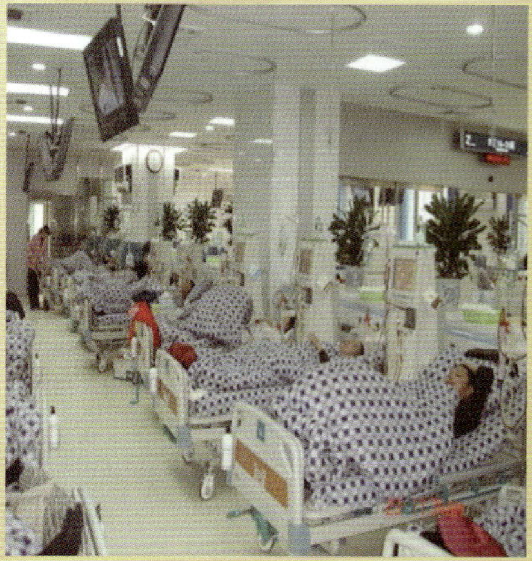

【临床特色】急性肾衰和慢性肾衰的鉴别诊断及其中西医结合治疗；疑难重症肾衰患者透析及其综合救治；连续性血液净化治疗、血液滤过、血液透析滤过、血液灌流、免疫吸附、腹水浓缩回收等；疑难复杂动静脉内瘘手术及其动脉瘤修复术、疑难复杂腹膜透析植管手术及其腹透堵管的修复手术；肾炎：急性肾炎与慢性肾炎的鉴别诊断，急性肾炎与急进性肾炎的鉴别诊断，隐匿性肾炎与生理性血尿和生理性蛋白尿的鉴别诊断，各型肾炎的治疗；肾病综合征：原发性和继发性肾病综合征的鉴别诊断及其治疗，难治性肾病综合征的治疗；肾活检、肾小球和肾小管功能的系列检查和评价、ANCA等检查，血尿和蛋白尿的鉴别诊断；中毒性肾病诊治；肾小管酸中毒的诊治。

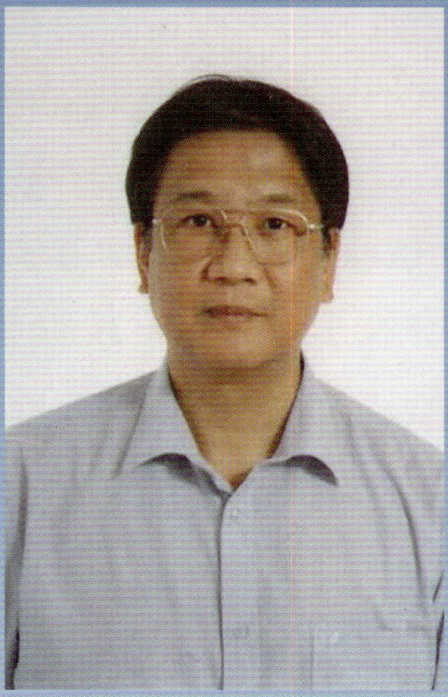

何明生医师，加拿大籍华人，加拿大中医学会会员。1954年在香港出生，祖籍广东顺德。1973年在香港九龙中医学院学习针灸。近年髓美国冯宝兰与杆华大师深造中医及针灸临床。何医师自幼爱好医学及习武，上世纪70年代，拜香港精武会张俊庭老师学习翻了门鹰爪拳；80年代随万籁声嫡传徒弟潘雄乾老师学习自然门气功，茁老伤科及南少林的放血疗法；90年代从福建归侨张慕华学习治病手法。

2006年，到北京参加中医新技术“脐针和易医班”，为齐永宗教授的脐针第一个加拿大弟子。何医师曾到广西张家俊老师学习肚医放血疗法，经过近三十年的放血学习与治病经验，形成一种独特的放血手法。

为回报各老师的悉心教导，提高并发扬中医文化，2010年，在美国出版了《Lord Liu Chun’s Secret 0f Longevity》的英文版；2011年，在香港出版了中英文版《中国太医养生与现代医学研究》两本书。

随着网络的发展，何明生对中医与现在医学的关系研究有了更深入的体会。下面是学习中归纳总结的口诀：

◆ 医术乃仁术，行医即为行善

◆ 寒手热背肿在梅，瘘肌痛沿麻终央，惟有痒疾抓长子，各疾施灸不离乡（壮族药线口诀）

◆ 扎针最高境界：万物类象，万物归象，天人相应，天人合一，就是时空象数

◆ 推拿最高境界：机触于处，巧生于内，手随心转，法从手出

◆ 世间万事万物，都是一个太极体，在运动中，相对中，变化中

◆ 学医者要厚德载物，思维才能打开

◆ 用天道、地道、时空概念治病，以调和“人道”

◆ 取法于天地之阴阳，调和于五行之术数

◆ 明朝喻嘉言治病心得：凡是我治疗疾病，我都要静下心来，全部贯注思考，甚至连感觉、呼吸都和病人一样，将身体与病人化成一体，患者的孤独、无助、痛苦、呻吟仿佛来到自己身上，如果病患没有好，我会精竭虑地思考如何为病患者治好病。

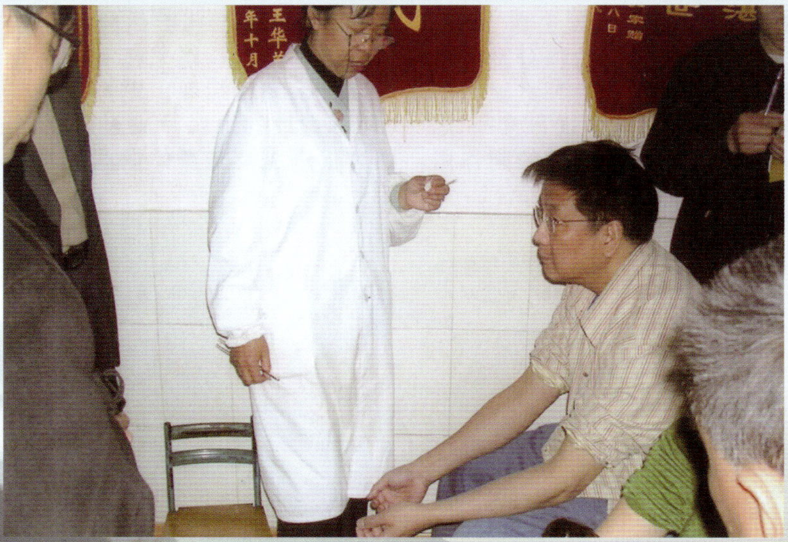

廊坊市立石和蔬菜有限公司 Langfang

Langfang city lishihe vegetable CO.,Ltd

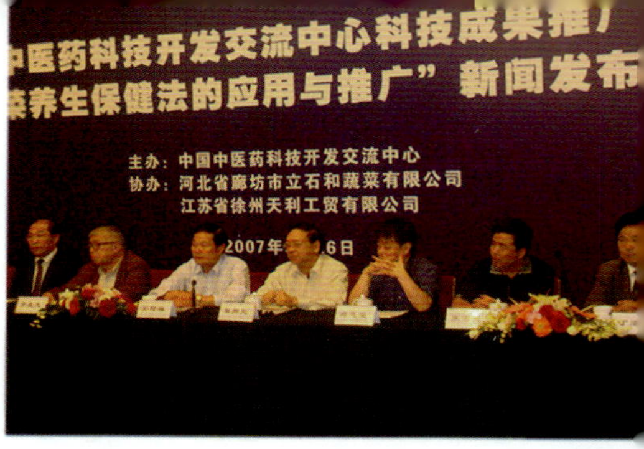

简介

廊坊市立石和蔬菜有限公司是从事农副产品的生产、加工和销售的专业公司。成立以来，逐步走出了一条立足资源创特色，龙头带动扩规模，一体化经营增效益的发展之路。经国家进出口检验检疫局（CIQ）评审，达到了出口保鲜蔬菜厂、库卫生要求。由于品种全、信誉高，受到日本、韩国、台湾、泰国、菲律宾、新加坡、马来西亚、美国等客商的好评。在全体员工的共同努力下，廊坊市立石和蔬菜有限公司现已发展成为立足于中国功能食品的研发、生产和销售推广的大型健康食品生产企业。

中国中医药科技开发交流中心

全国重点推广项目

第四届世界养生大会指定产品

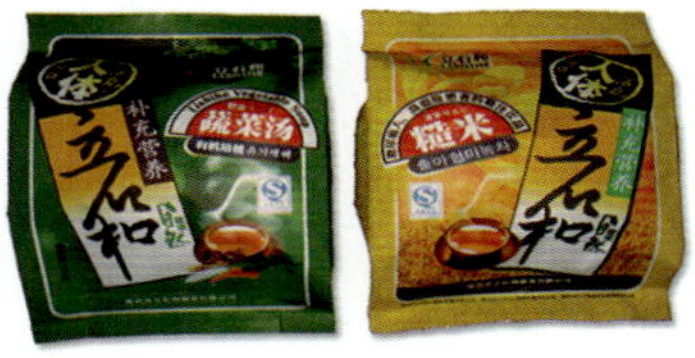

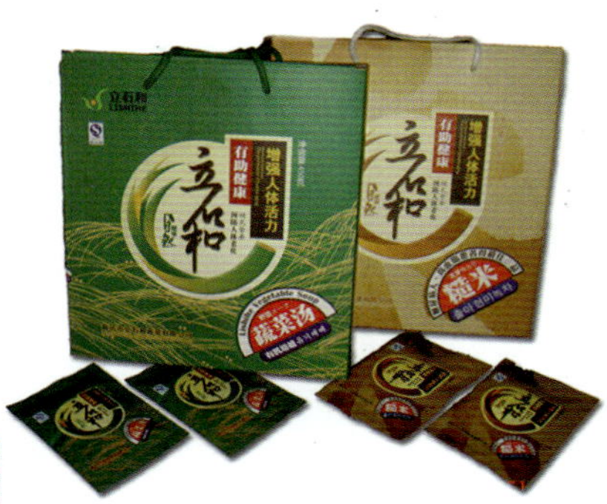

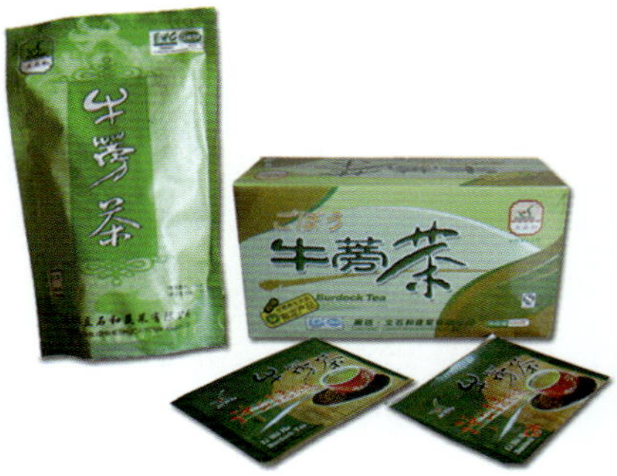

蔬菜汤+糙米茶 新世纪神奇健康饮品

蔬菜汤及糙米茶为什么能产生如此神奇的养生效果呢？答案在于五行蔬菜的营养精华产生相乘、相合、相生的化学作用，可以修复人体内被化学药品、压力、电磁波、代谢毒素破坏的体细胞。体细胞一旦有了正常的活力，各种文明病便逐渐消失，身体也变得更年轻。

这些营养精华分别是：萝卜含有大量消化酵素及淀粉酶，能修复胃膜组织，并有可抑制癌细胞的INDD；萝卜叶含有大量β胡萝卜素及钙、铁、维他命C、维他命B1、维他命B2等营养元素；胡萝卜含有大量β胡萝卜素、维他命B1、维他命B2、叶酸、INDD等，能改善微血管功能，降低血压；牛蒡含有高纤维、维他命A及B，可以帮助消化，对预防癌症及动脉硬化亦具功效；香菇则含有多糖体，可以促进人体T细胞作用，活化巨噬细胞，增强抗病力，并具有抗癌作用。

以上五种蔬菜组合而成的蔬菜汤，进入人体后会产生许多微妙变化。它能促进人体珍贵的骨胶原生成，在体内产生三十种以上抗生物质，这些物质可帮助细胞吸收有用营养、排除有害物质、减少细胞内自由基生成，促进体细胞生成及强化，增强白血球、血小板、T细胞活力，提高免疫力，加速新生健康细胞。以上种种作用相乘后，身体便会充满活力，疾病就会慢慢减轻，甚至痊愈。

糙米茶有[三通]及[除三臭]功效，即通血、通便、通尿与除大、小便臭及口臭。糙米可清血脂，分解胆固醇，让血管畅通无阻，提供细胞充足的养分及氧气，维持器官活力。糙米是天然无害的利尿剂，可促进胰岛素分泌、降低血糖，对糖尿病患者颇有助益，糙米中的纤维能帮助肠胃消化、消除宿便，可预防大肠癌、直肠癌、结肠癌。

将糙米茶及蔬菜汤当成日常茶饮，代替不健康的饮料，成人可改善已退化的身体机能，并能预防癌症及各种文明病；孩子则可消除速食、零食带来的副作用，同时促进脑部与身体健康发育。

全国免费咨询电话

400-8121-566

国内销售网络

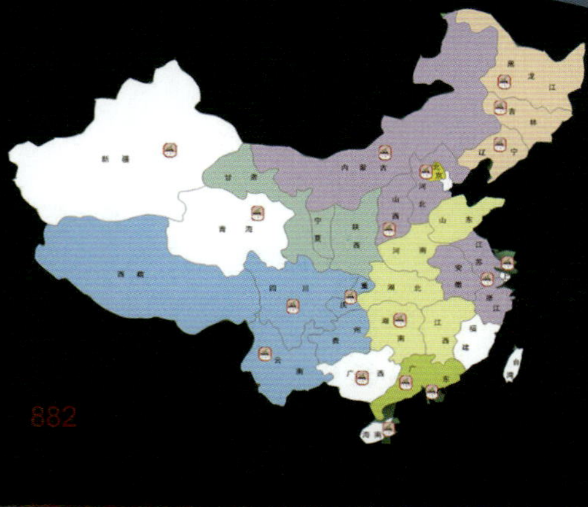

廊坊市立石和蔬菜有限公司
地　址：廊坊市廊霸路中段166号
电　话：0316-5122197
传　真：0316-5120958
网　址：http://www.lishihe.cn

天益 Tanyee

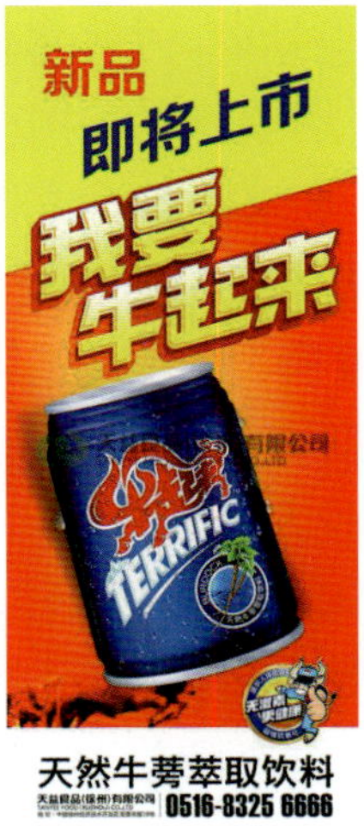

天益食品（徐州）有限公司由香港天益国际集团投资兴建，成立于2009年9月，是一家专门以牛蒡为主要原材料的农副产品绿色深加工企业，在基地种植、产品研发、生产规模、市场份额及品牌知名度等综合实力比拼下，天益食品已经在牛蒡养生行业中遥遥领先，并稳居行业龙头企业榜首。

公司是目前国内最具专业、最具成长潜力的大型牛蒡生产企业之一，以传统中医五行养生的理论为基础，已成功研发、投产并热销的产品有：五行蔬菜汤、糙米茶、牛蒡茶、牛蒡酥、牛蒡酱、牛蒡萃取饮料等6大系列80多种产品，已在全国成功设立2000多家专卖店，市场占有率连续多年位居本行业第一。

牛蒡是我国古老的药食两用食物蔬菜，明朝李时珍称其：“剪苗淘为蔬，取根煮，曝为脯，云其益人”，《本草纲目》中详载其“牛蒡性温，味甘无毒，通十二经脉，除五脏恶气，久服轻身耐老”；世界著名的营养保健专家艾尔?敏德尔博士在其所著的《抗衰老圣典》中这样描述：“牛蒡的根部受到全世界人的喜爱，它是一种可以帮助身体维持良好工作状态的温和营养药草。牛蒡可每日食用而无任何副作用，且对体内各系统的平衡具有复原功能”。

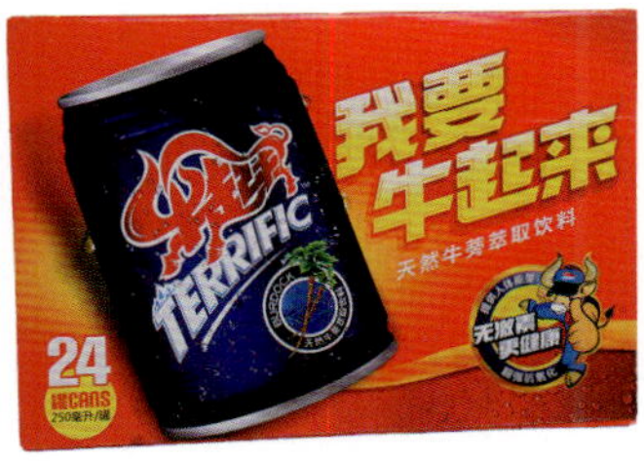

2011年初在母品牌“天利”的旗帜下，公司重磅推出 “牛起来系列牛蒡茶”、“牛起来牛蒡萃取饮料”，整个“牛起来”系列在产品包装、广告制作、媒体投放上都进行了大规模的创新与突破。公司追寻原有产品的成功经验，专注于养生行业的发展脉络，始终将成为牛蒡养生行业的领导品牌作为公司发展的目标。

“牛起来”天然牛蒡萃取饮料是香港天益集团委托江南大学食品研发教授研制的一款养生饮料。其产品主要萃取上等牛蒡、菊花、甘草等草本精华，通过科学研究精心配制而成，采用UHT超高温灭菌工艺和灌装包装，安全卫生，是理想的强健体魄、补充体能的绿色健康饮品。

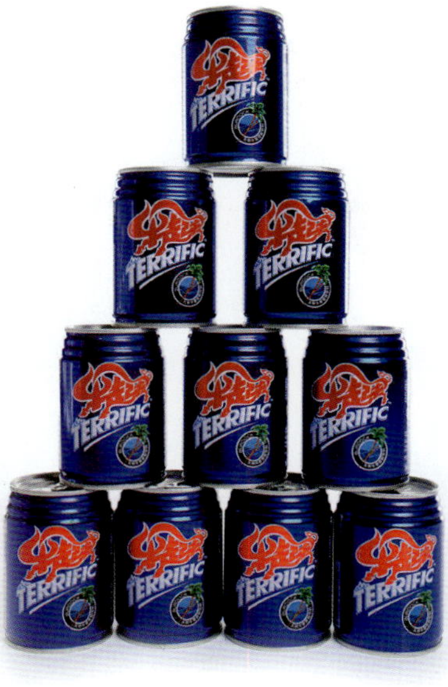

公司的快速发展离不开一支高素质团队的高效运作，引入了先进管理模式，以“专卖店+专柜+专门场所”三专模式作为销售平台和服务平台，集形象展示、沟通交流、产品销售、售后服务为一体，通过服务平台支撑销售系统，通过销售平台保障和延伸服务系统，从而形成和构建起一个长效的自控体系，真正实现了在服务平台上的销售网络建设，使企业由传统的食品加工逐步向现代服务型转变。用爱感动世界，用心经营健康。真诚欢迎您的加入，我们始终致力于您的健康与成功。

先进的国际化标准生产线

标准环境：十万级的生产车间，保证了产品不受细菌污染，确保了生产区域符合洁净和卫生的高标准；

优质原料：精选优质、无损原料，最大程度保留营养成分；

进口设备：投资两千万元，引进国际先进的现代化生产线，产品技术含量高，保障产品品质；

独特工艺：根据产品的设计，自主创新，研发出具有优良品质的一流产品；

精细管理：“牛起来”强调严谨细致的生产管理，注重每一个工作细节，生产出顾客满意的产品。

蒡你，牛起来！

地址：徐州市金山桥经济开发区宝莲寺路18号 电话：0516-83256666 83309999 邮编：221000
http://www.shucaitang.com

鞍山市洪文中医肿瘤研究所

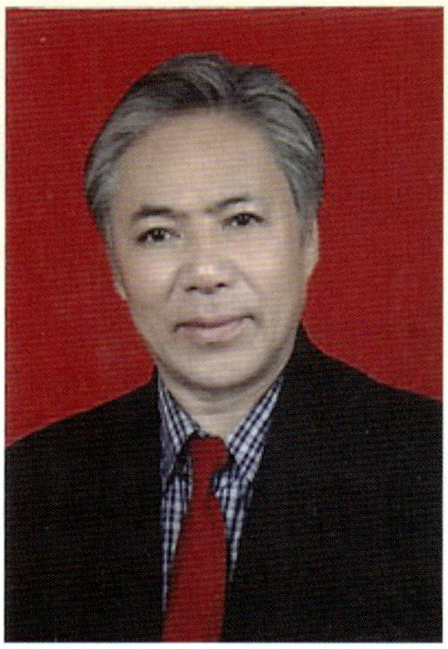

郭洪文，男，1945年生，辽宁省海城市人，主任医师、研究员、鞍山市洪文中医肿瘤研究所所长，现为中国文化研究会传统医学专业委员会委员，中央电视台《健康之路》中医肿瘤咨询专家，辽宁省中医药学会肿瘤专业委员会委员，鞍山市老科协民间中医研究会理事。他的业绩被中央电视台等多家媒体报导、他领导的研究所被市卫生局评为先进民营单位，本人评为市先进卫生工作者荣誉称号。

郭洪文医师出身于近代中医世家，自幼酷爱祖国传统医学，受外祖父的熏陶，再加上本人刻苦钻研，于1964年考取了辽宁中医学院医疗系，品学兼优。毕业后专攻中医肿瘤及内、妇科疑难顽症，从医四十余年，勤求古训，博采众长，善良勤学，聪明聪慧博得了众多各有所长的名医厚爱和赐教。由其受中医泰斗、著名中医临床学家、虫类学家朱良春老师治疗疑难病、独擅运用虫类药学术影响最大，效其法用其方，博采诸师之长，广集民间秘方，潜心研究，功夫不负有心人，终于总结出一套完整的治疗恶性肿瘤及内、妇科疑难杂症有特效可行方案。

郭洪文医师从医四十余年，精内科、擅妇科、通男科，学验俱丰，善用虫类药佐秘验方内外结合攻克肿瘤，独具特色，中西汇通；辨病辨证治疗内、妇科疑难杂症效果显著。1978年在辽宁省举办的“中医基础医技竞赛”中夺冠；还献出治肝硬化、肾炎秘方，载入省中医学会创刊国庆征文和验方选编。

他先后编撰数十篇学术论文在国内外学术会和书刊杂志发表，其《扶正抗癌散系列药》经市政府签发 96（12）号文件批准赴美国洛梦矶出席首届国际中医药杰出成果展示会，并获“国际金奖”，被授誉“东方名医”；《内补外攻治疗中晚期癌症》选入《国际中医药现代研究》及《中国名医特技精典》获国家级医论一等奖，国家九五攻关项目入录；《抗癌消瘤散》获21世纪国际医药发展大会国际医药特殊成就金象金奖；《糖尿病中医证治十法》入编《实用中医临床新探》；《男女不育症证治十法》编入《中华医学新论》；《阳痿病中医证治十法》偏入《男科医论》。

鞍山市洪文中医肿瘤研究所由郭洪文医师及其传人郭宇创办并任主治医生，以中医治疗为主，中西结合，四联疗法康复肿瘤，独具特色。

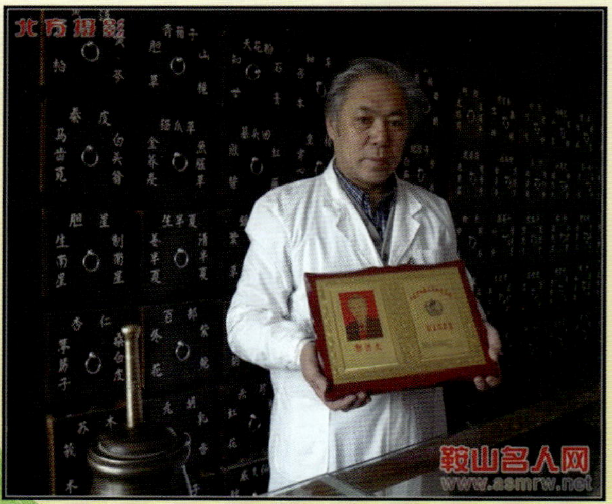

肿瘤中心接治的病人，来自全国各地，包括港澳台及海外。根据患者需求，中心编印了肿瘤防治指导、求医指南等导刊免费赠送患者。为了使患者早日走出治疗误区，建立健全回访制度，中心统一建立了电脑管理制度，开辟了网上咨询及信诊、电话咨询各种业务，方便患者就医。

本中心将一如既往，开拓创新，为组建一所设备先进、服务优质、医德高尚、医术精湛、患者至上、环境优秀的现代化中医肿瘤医院不懈努力。

地址：鞍山市千山区建国南路82号楼
电话：0411--2311935

临沂同德中医医院

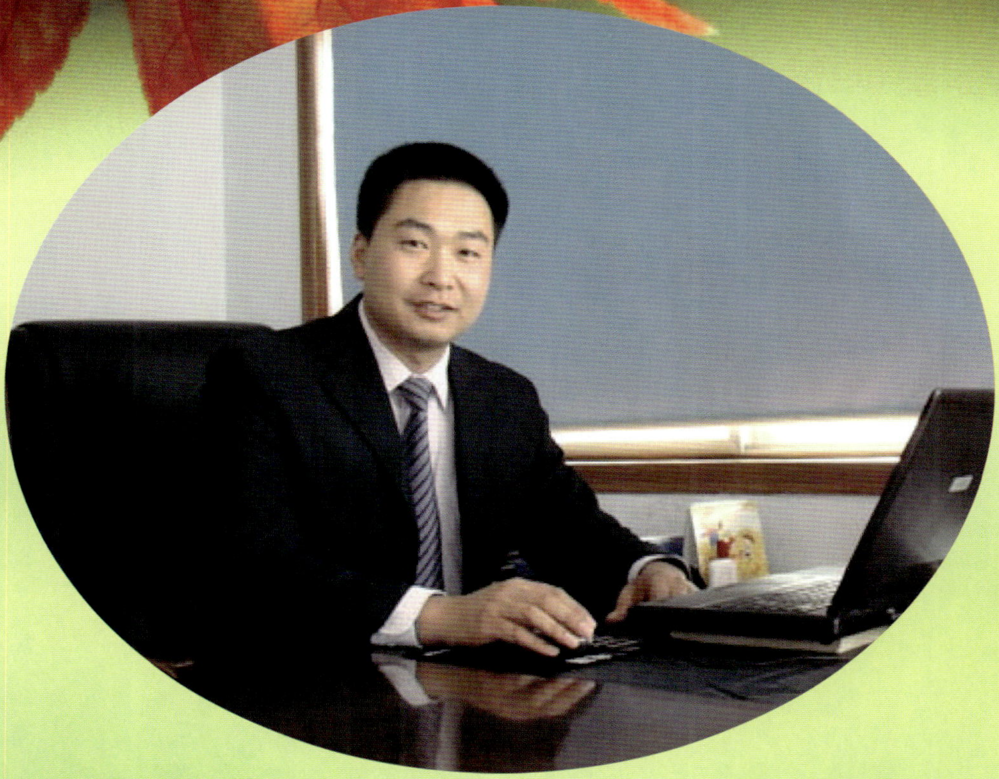

临沂同德中医医院是在原“尤家村卫生站”的基础上创办的，是临沂市唯一一家非政府办、非营利性的综合性中医医院，位于临西工业二路与涑河交汇处。

尤英志，男，1974年出生，中共党员，大专文化，现任临沂同德中医院院长。自2002年上任以来，他团结医院领导班子，带领全院60多名医护人员，求真务实，解放思想，开拓进取，经过不懈努力，把一个普通的乡村卫生站建设成为全省著名的农村卫生机构，医院总体服务水平和综合竞争实力不断增强，医疗水平和服务质量得到社会各界认可。2005年，尤英志被山东省卫生厅授予“山东省优秀乡村医生”称号、2008年被兰山区委区政府授予“抗震救灾先进个人”称号、2010年被授予“兰山区劳动模范”称号。

医院现有门诊楼、康复楼、影像楼各一座，建筑面积5000多平方米；设内科、外科、妇科、儿科、痔瘘科、眼科、牙科、康复理疗科、化验室、特检科、放射科等十六个科室；医护人员近百人，聘用市级专家10人；现有病床60张；配有电子胃镜、Leep刀治疗仪、偏瘫治疗仪、脑彩超、X光机、脑电图、心电图、B超、精子分析仪、微量元素分析仪、血流变仪、电子阴道镜、红外乳腺诊断仪、血生化分析仪、中药煎药机等二十多种先进医疗设备。

临沂同德中医医院突出中医特色，坚持中西医结合，对中风偏瘫、胃肠、肛肠、妇科、儿科、不孕不育、各类结石等疾病的治疗具有独特疗法和疗效，深受广大患者的信赖，服务面遍布三区九县甚至省外。是临沂市城镇职工医疗保险定点医院、兰山区新农合医疗定点医院、中国人寿保险定点医院。先后被评为“全市特色创新医疗十强”、“全市特色医疗行业新锐”、“振兴沂蒙功臣单位”、“劳动关系和谐医院”、“全国中医之家会员单位”、“山东省富民强省先模集体”、“科技成果一等奖”等。

外国人到云南求治白癜风
中国中医在世界上

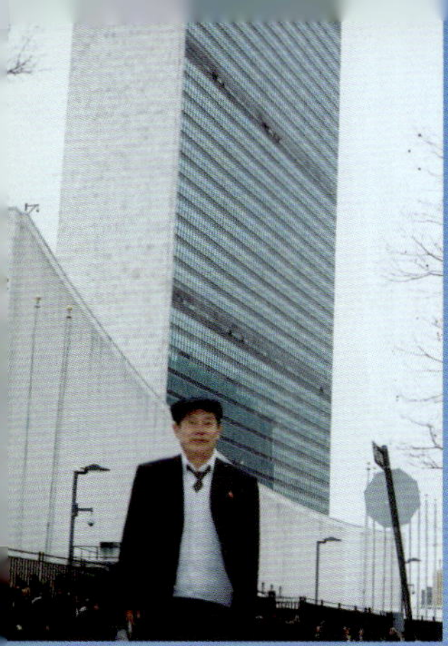

冯德孔在联合国总部前

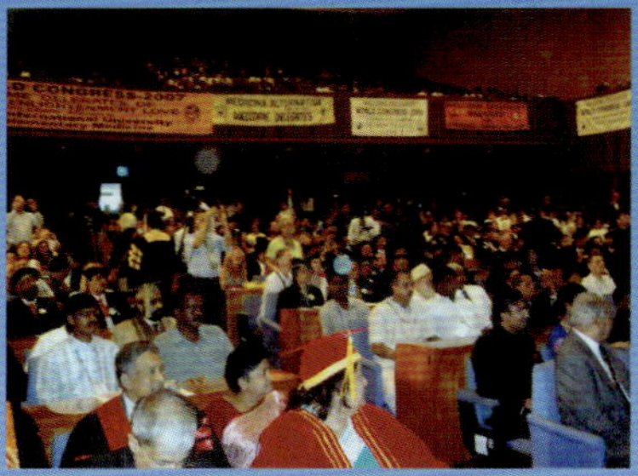

新华社、中央电视台和全国各大网站报道：在斯里兰卡举行的第45届世界传统医学大会上，有165个国家、5000多学者参会，云南白癜风专科冯德孔等九位中国中医专家荣获第45届世界传统医学贡献奖。图为：各国专家听取冯德孔的白癜风报告

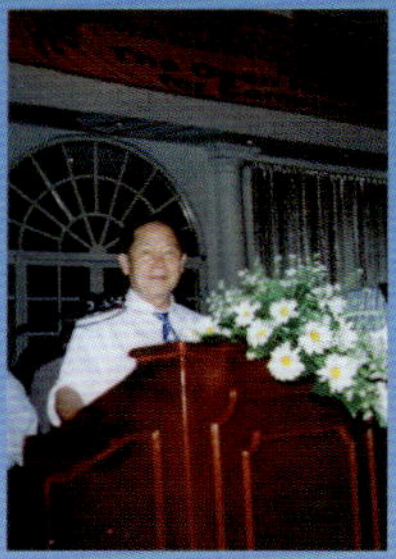

冯德孔在第45届世界传统医学大会上对5000多学者做白癜风学术报告：关于发现白癜风新问题

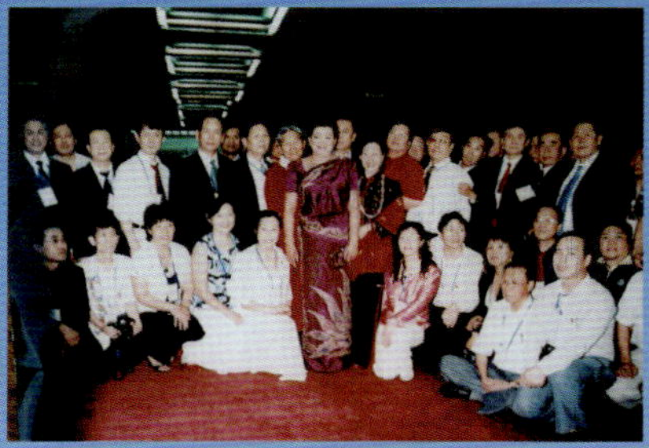

斯里兰卡总统夫人接见中国中医代表团，右立第一人为冯德孔

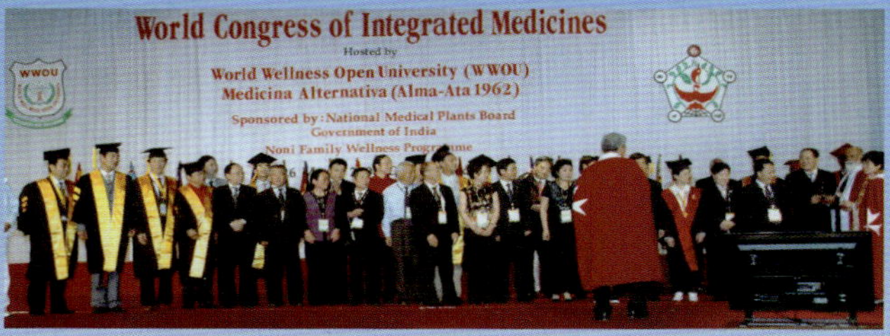

中国中医代表团在第46届世界传统医学大会上阵容庞大，冯德孔首先获得世界传统医学贡献奖（右起第三人）（印度、金奈2008年3月21日）

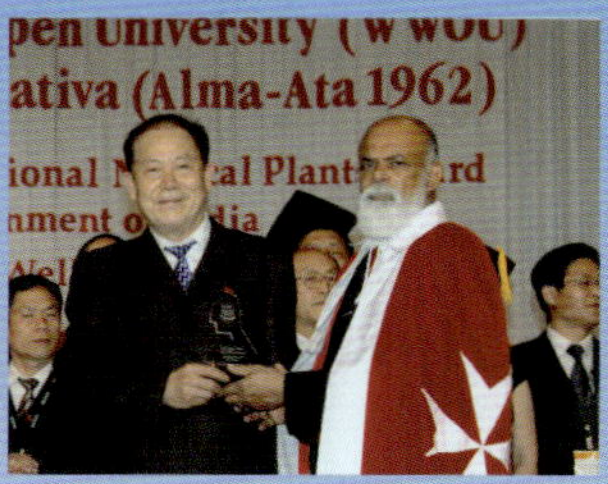

第46届世界传统医学大会主席彼德尔亲自为中国中医冯德孔颁发传统医药发展杰出奖

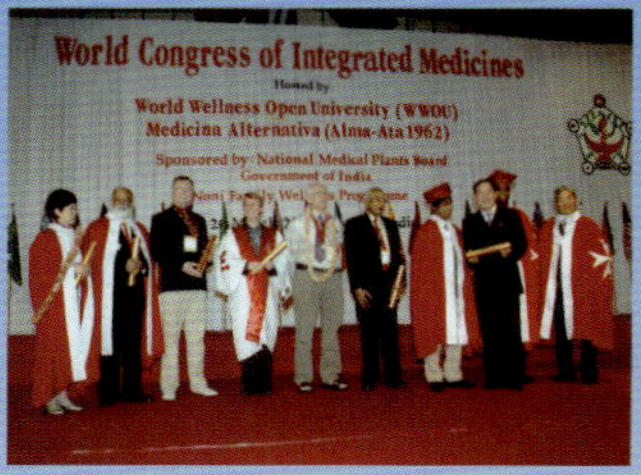

2008年3月25日联合国国际交流医科大学在印度金奈举行的第46届世界传统医学大会上，冯德孔再次荣获世界传统医学贡献奖和杰出成就奖，成为我国目前唯一一位连续两届获此奖和多奖项的中国中医专家

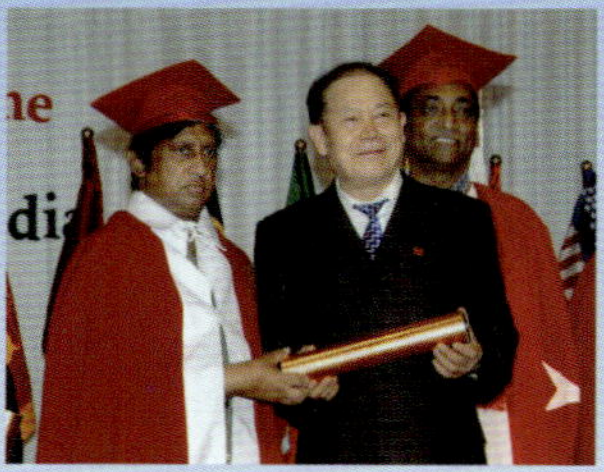

国际医科大学校长班迪斯为冯德孔颁发传统医学贡献奖、并聘冯德孔为该校访问教授

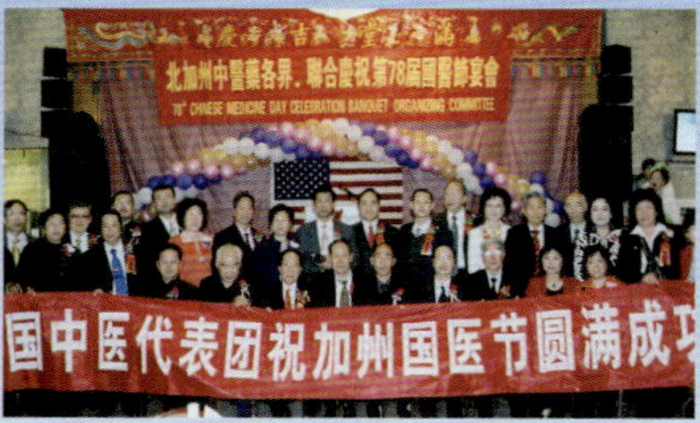

中国中医代表团出席美国中医节，照片正中为冯德孔

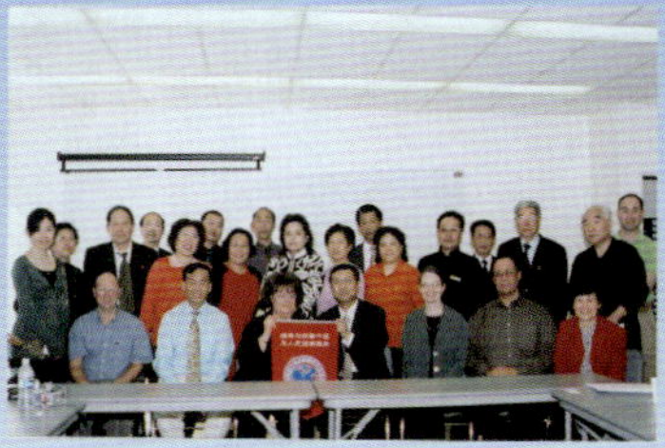

冯德孔在美国国际医药大学做学术报告后，中美两国专家合影

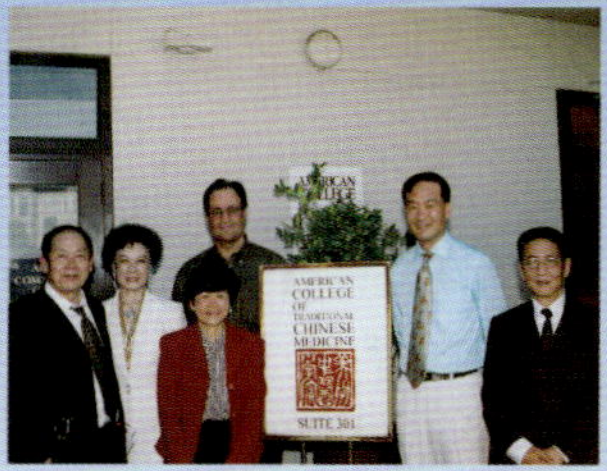

冯德孔在美国旧金山美洲中医学院交流后与该院教授合影（左起第一人，冯德孔）

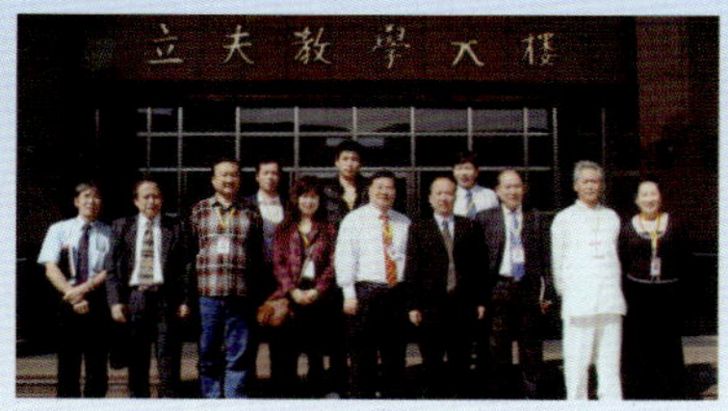

两岸三通后，北京中医药学会委聘冯德孔为大陆中医代表团团长率团访问台湾，在台湾中国医药大学交流。右三：冯德孔，右四：张永贤副校长迎接代表团

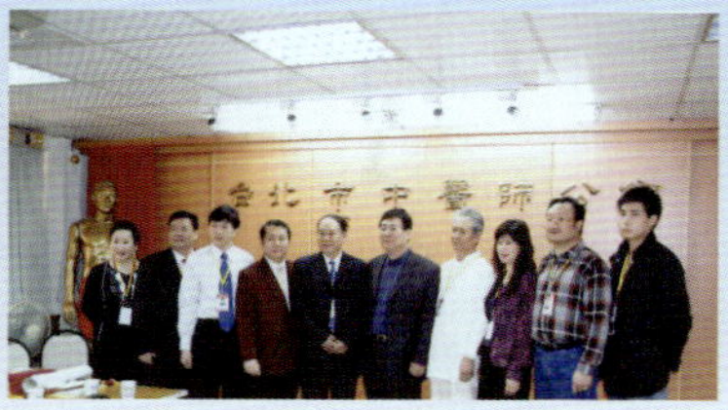

首个大陆中医代表团在台北市中医师公会交流

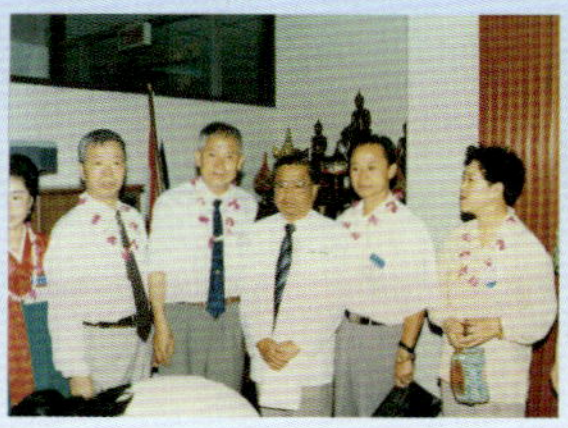

中国中医专家代表团赴泰国学术交流合影，左四冯德孔、左三泰国树津院长

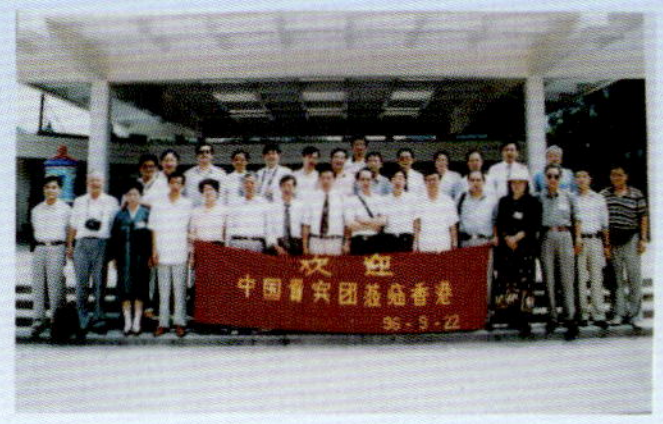

香港回归前，冯德孔出席道届世界中医药学研究会年会，中国中医专家代表团到达香港

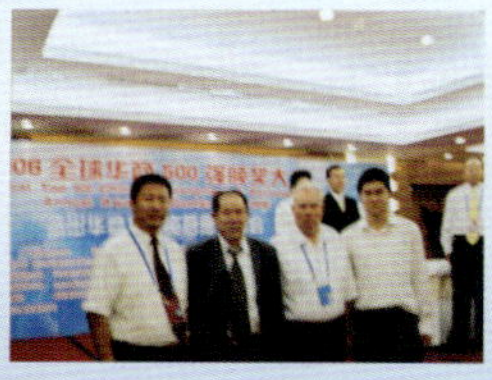

冯德孔、冯伟以贵宾身份与俄罗斯医药企业家基里亚克出席全球华商500强2006年北京峰会

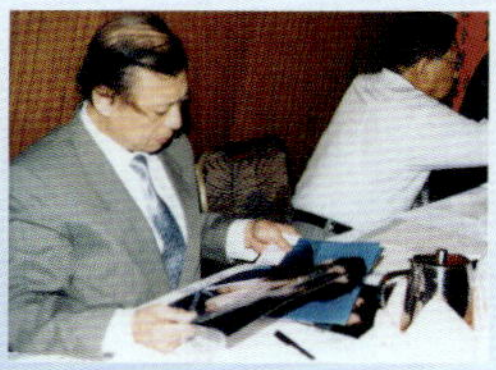

在香港举行的首届世界中医药学会年会大会主席台上，各国专家传阅冯德孔治愈的大量白癜风疗效照片

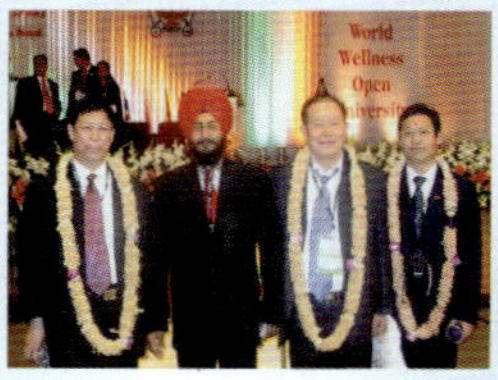

获第46届世界传统医学大会贡献奖后，非洲医学专家与冯德孔合影

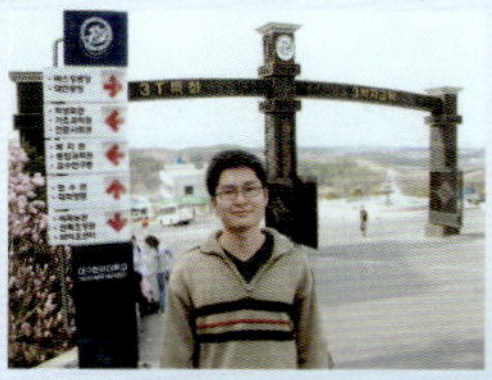

冯伟在韩国大邱韩医大学学习、交流

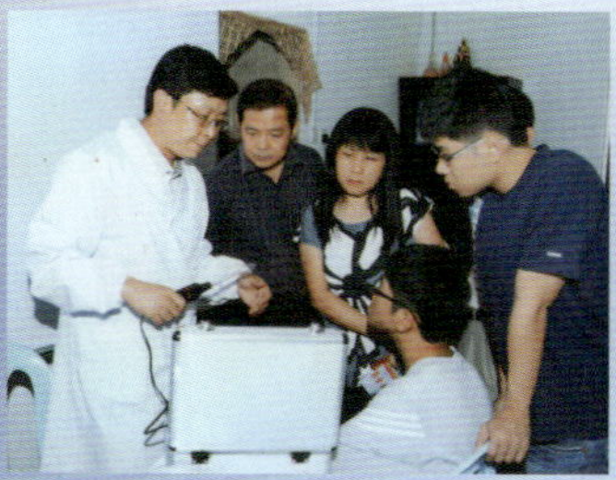

受北京中医管理局委派，冯华赴马来西亚、新加坡为患者慈善义诊

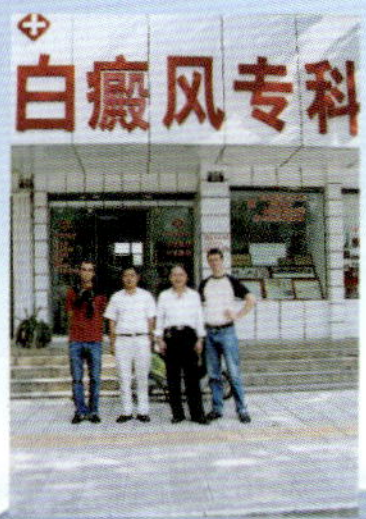

德国、瑞典学者到云南白癜风专科交流学习

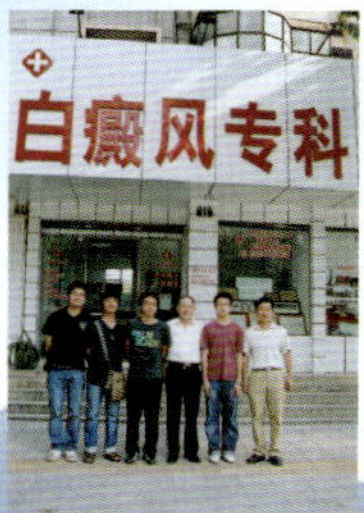

韩国学者黄医生到院交流

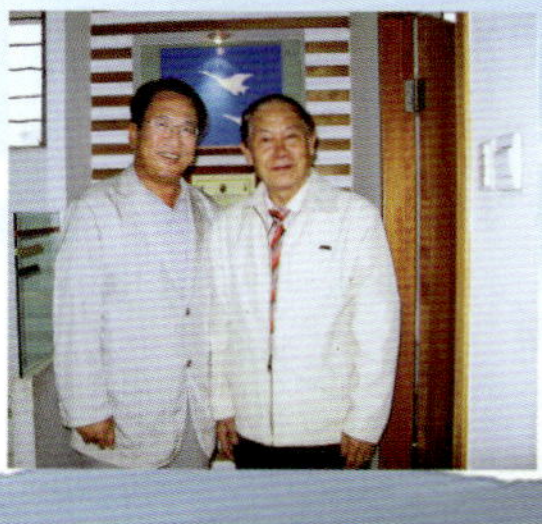

韩国大邱韩医大学国际教育院长南基守教授（左）与冯德孔教授交流后合影

外国人到云南求治白癜风
中国中医在世界上

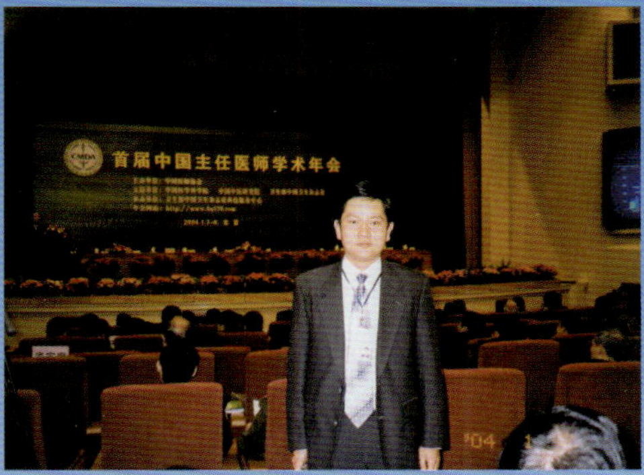

冯华医师在北京人民大会堂出席中国首届主任医师学术年会

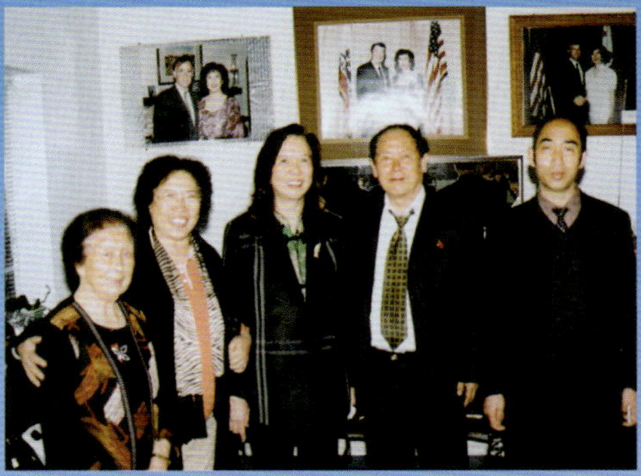

中美两国名医相聚洛杉矶、图为美国著名中医梁兆佳与中国著名中医冯德孔合影

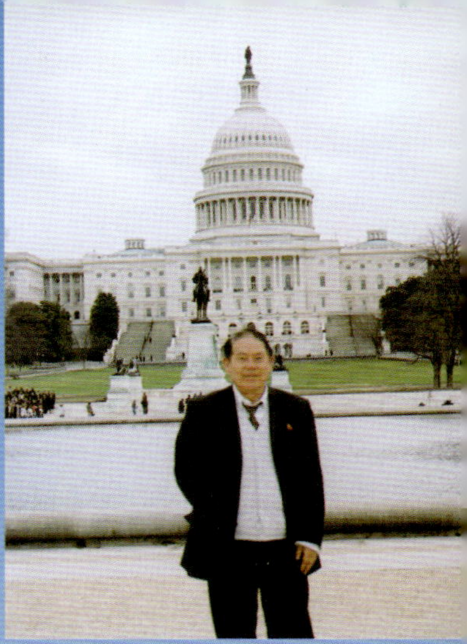

冯德孔在美国国会前

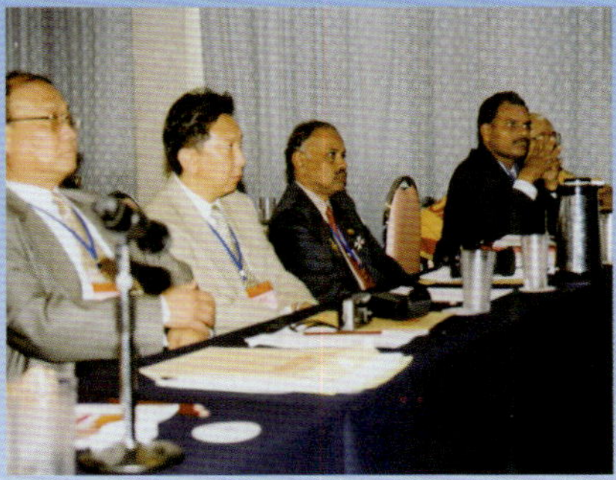

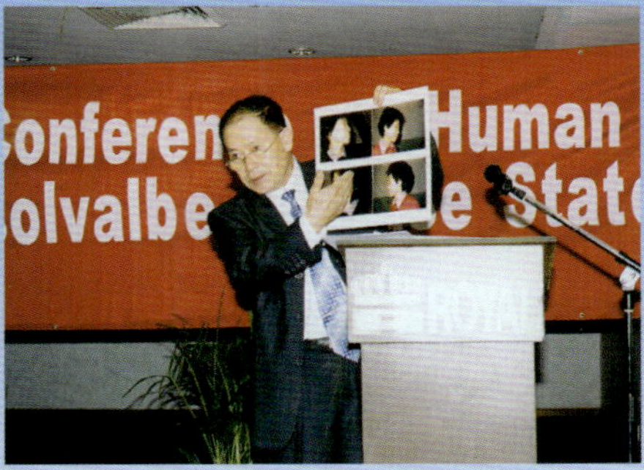

冯德孔在新加坡做白癜风学术报告，印度、日本专家聚精会神听取报告

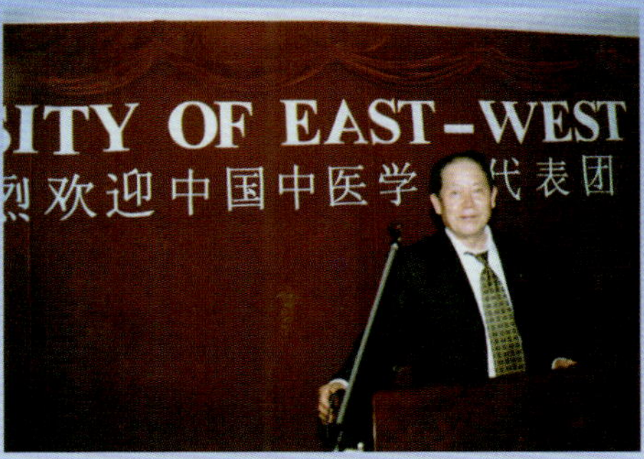

冯德孔在美国国际医药大学做白癜风学术报告

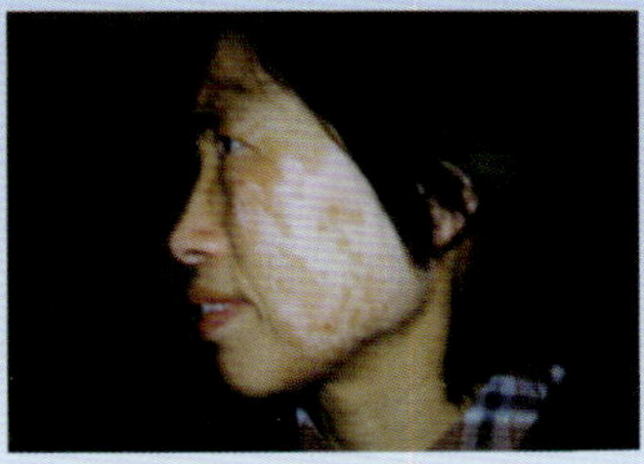

一位大学教授治疗前面部严重白癜风

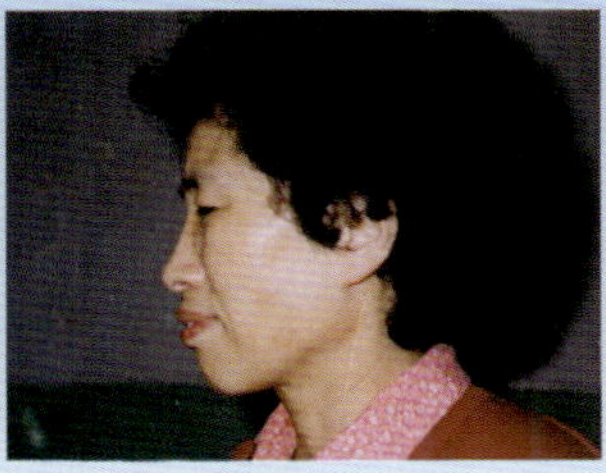

治疗八个月全部痊愈至今十六年未复发

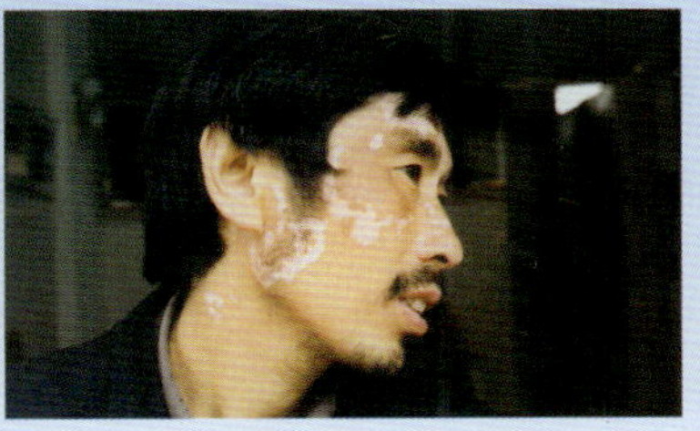

一位工人面部严重白癜风

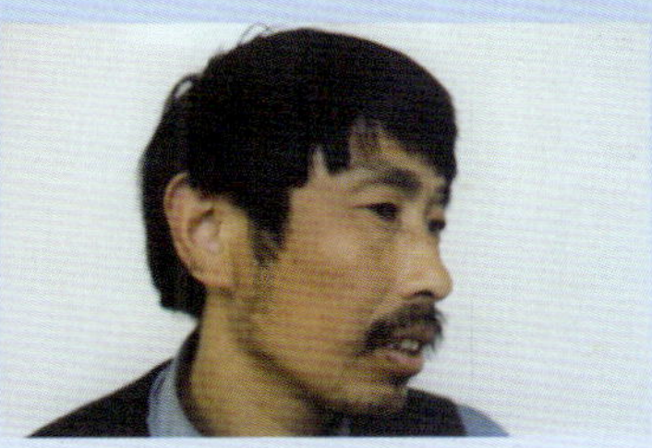

治疗半年，顺利治愈

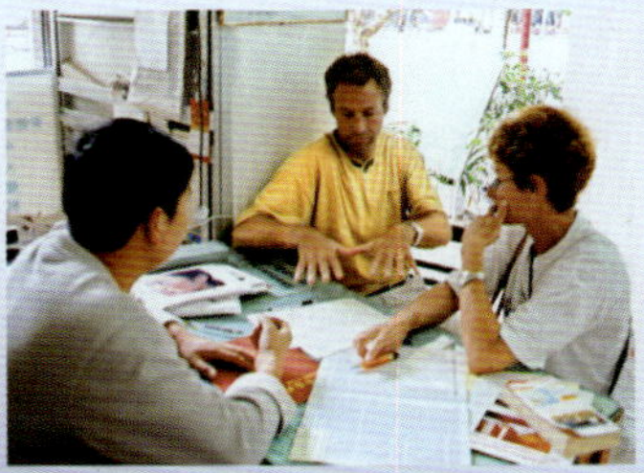

法国患者不远万里到云南求治白癜风

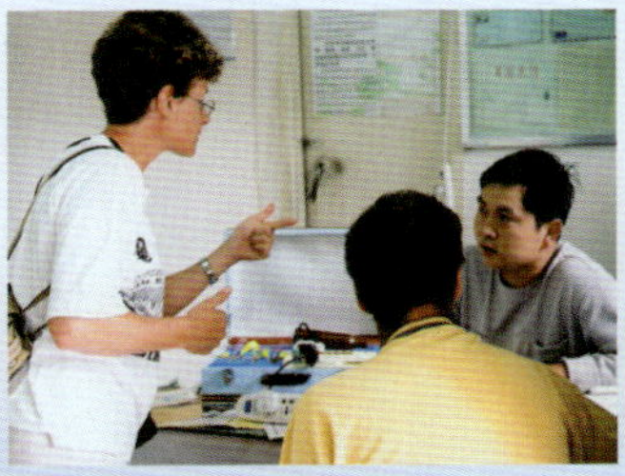

冯华医师接诊法国患者

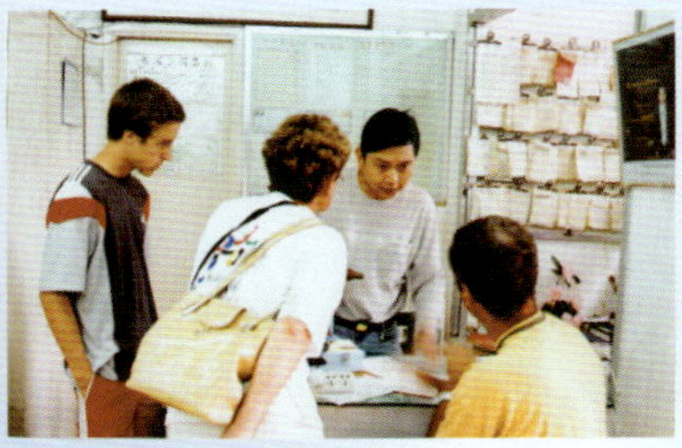

冯华医师认真解答法国患者问题，并指导法国患者如何治疗白癜风

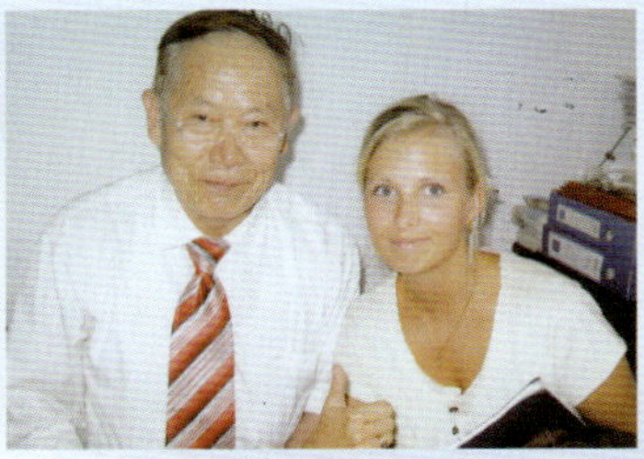

冯德孔医师接诊外国患者

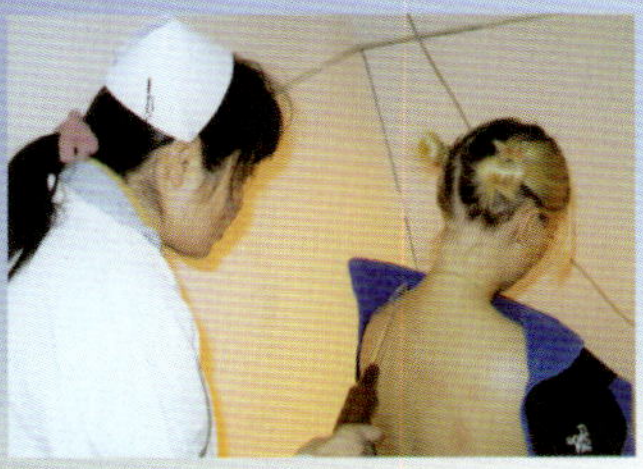

现在正治疗中的外国患者已经获得初步疗效

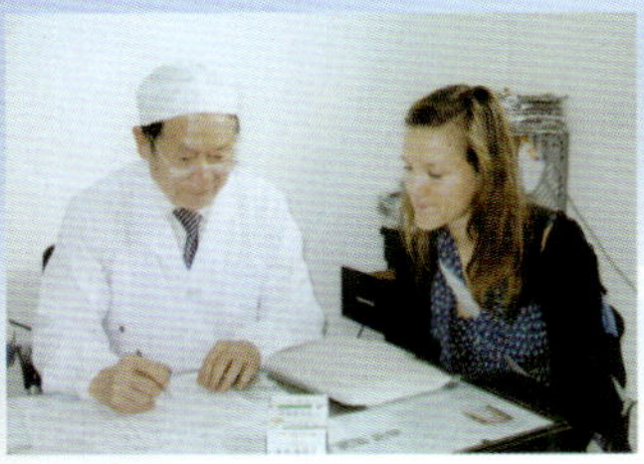

冯德孔医师接诊外国患者

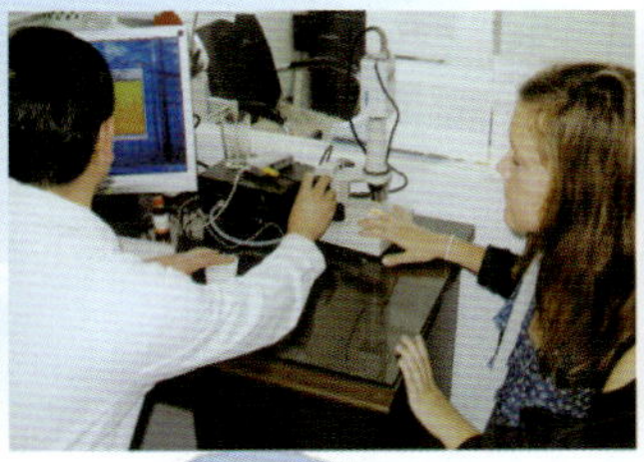

冯华医师为外国患者做微循环检测

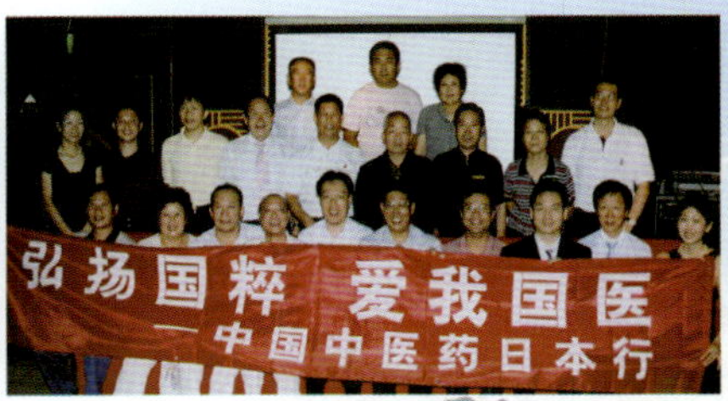

中国中医代表团在日本东京大孤交流后合影

地址：云南省昆明市金碧路83号 邮编：650032 电话：0871-3629358 3621308 http://www.cnbdf.cn E-mail:ynbdf@163.com

新疆阿勒泰地区哈萨克医医院

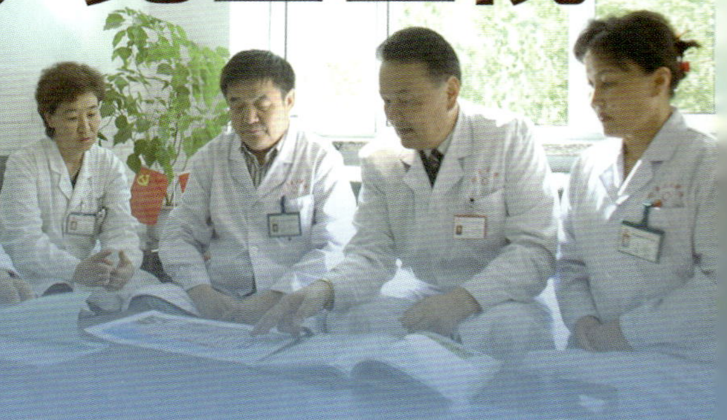

新疆阿勒泰地区哈萨克医医院成立于1985年，是一所集哈萨克医为主、兼中西医结合治疗为一体的地区级二级民族医医院。医院占地15250平方米，建筑面积8080平方米，固定资产1700万元。床位编制100张。在职职工145人，其中少数民族工作人员138人，116名专业卫生技术人员，其中有高级职称17人。近年来被评为全国“百家优秀哈医健康俱乐部”、“治未病”健康指导工作站、自治区“精神文明单位”、“卫生红旗单位”，“专利示范单位”、“科研示范单位”、“知识产权工作试点单位”等荣誉称号。

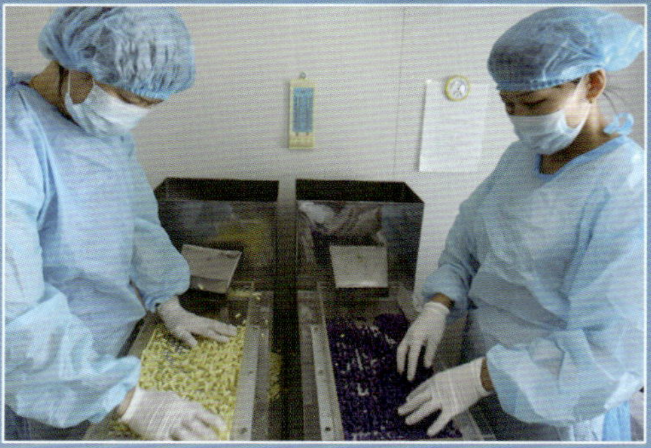

建院二十余年来，在地委、行署的领导下，挖掘、整理、研究和传承了哈萨克民族医药学，在突出特色诊疗、人才培训、哈医药开发方面取得了长足的进步。组织编写了《哈萨克族医学理论基础》与相关培训资料，相继出版了《哈萨克药志》（二、三册）、《哈萨克族医学概论》、《哈萨克医史》等医学书籍。学历教材《纳日克塔勒格》（哈萨克医诊断学）、《奇帕夏克巴延》（哈萨克医方剂学）、《达日木扎热瓦特巴延》（哈萨克医药物学）、《门斯孜部特思纳玛》（哈萨克医二十四脏器解剖学）、《哈萨克医学基础理论》、《阿依合特尔格》（临床各科：内儿科、外妇科、骨伤科、布拉吾学、皮肤科学等）等正在编写出版。经与国家教育部、卫生部，以及自治区卫生厅、教育厅、中医药管理局多方争取，哈萨克医学专业现已在新疆医科大学和阿勒泰地区卫生学校开设并招收150名学员。哈萨克医学专业人才培养目标实现了从继承型逐步转向研究型、专业型人才培养的重要历史变革，标志着哈医药正在全面完成传统继承的前提下逐步转向现代化发展。

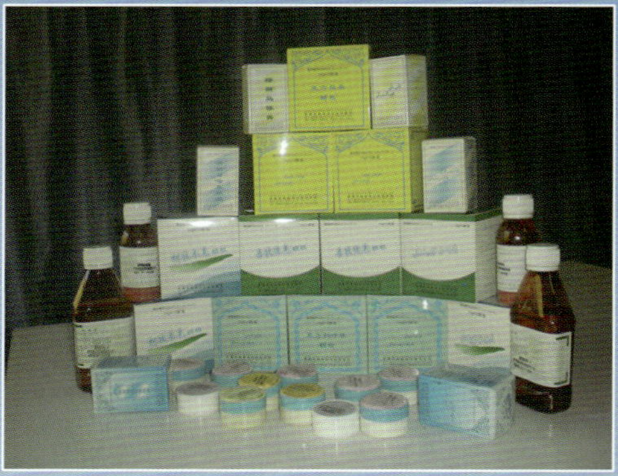

医院除设有内、外、妇、儿、皮肤科、哈萨克医药研究室等常规科室外，还设有特色科室：哈医药浴治疗科、哈医放血治疗科、哈医皮肤科、哈萨克药制剂室等。建院以来在传承的基础上，几十余种哈医适宜技术在以上特色科室临床广泛使用，取得了显著的治疗效果。布拉吾（哈医药浴）技术、汗达勒玛（舌下放血）技术、塔尔多尔巴（预防褥疮护理）技术等十余种哈萨克诊疗技术已上报相关部门，其中哈萨克医整骨“柳木夹板固定及临床应用技术”获得国家中医药管理局适宜技术推广项目，握塔什勒克专科（哈萨克医骨伤）获得了自治区级专病专科项目，同时确定为确定为国家民族医重点专科建设项目。哈医护理专业成功申报并确定为国家民族医重点专科建设项目，至此成为全国唯一的民族医护理专科专业。积极做好5个哈萨克医各项非物质文化遗产项目申报工作，其中3项已列入自治区级非物质文化遗产，同时“哈萨克医药”文化项目成功申报国家级非物质文化遗产。通过以上特色优势的发挥，医院积极申报国家重点民族医医院，现已被国家中医药管理局纳入全国“十二五”重点民族医医院，成为继藏医、蒙医、维医、壮医、傣医等民族医之后的又一国家重点民族医。

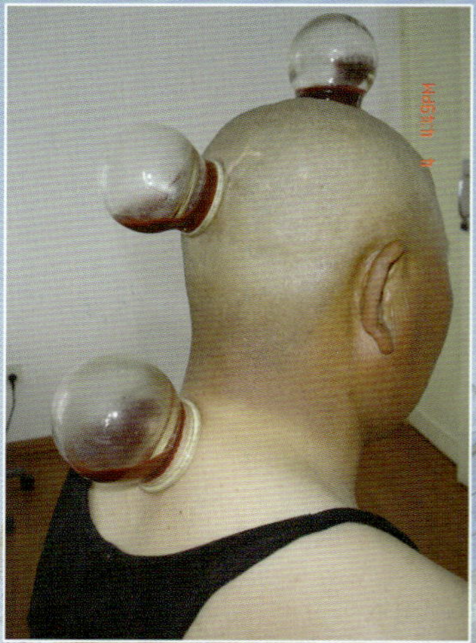

医院近年来有百余种哈萨克药古方、单味方和效果较好的几十余种哈萨克药在临床使用，其中19种已取得自治区药制批准文号，批量生产并在临床中使用，深受区域广大患者的喜爱。近期扎合帕尔等品种院内制剂与萨斯尔等单药材的质量标准已制定，部分院内制剂已申请批号，部分作为提升国药准字号药上报，几十余种制剂与相关研发部门、开发企业联合申报国药的前期工作正在进行。

展望未来，在国家和各级部门的大力支持下，医院将努力传承和发展哈萨克医药事业，精益求精，开拓创新，为广大各族患者提供更具特色的诊疗服务。

地址：新疆阿勒泰市公园路54号
电话：0906-2153536（内科）0906-2153526（外科）
电话：0906-2154037（办公室、党办）
传真：0906-2154037
网址：altkazyyy@163.com

一、宗旨：

中医大道国际集团科技有限公司是一家致力于弘扬祖国中医学文化、中医（疑难杂症）特色诊疗、中医养生文化事业的创新型机构，致力于将现代化科技与祖国传统中医学文化有机结合，秉持“融贯古今，传承创新”的理念，拓展中医学文化的市场新切点。

本公司重视中医（疑难杂症）特色诊疗的临床治例、重视与各临床单位的密切合作并设立名家讲坛，运用国际互联网科技和多媒体教学技术，在传承和融贯祖国中医学临床实践的基础上，在中医文化的教学模式中，进行不断的变革和创新。

二、意义

二十一世纪，是文化寻租的时代，更是中国文化走出国门，走向世界的大好契机。国发（2009）22号《国务院关于扶持和促进中医药事业发展的若干意见》指出：“随着经济全球化、科技进步和现代医学的快速发展，我国中医药发展环境发生了深刻变化，面临许多新情况、新问题。中医药特色优势逐渐淡化，服务领域趋于萎缩；老中医药专家很多学术思想和经验得不到传承，一些特色诊疗技术、方法濒临失传，中医药理论和技术方法创新不足；中医中药发展不协调，野生中药资源破坏严重；中医药发展基础条件差，人才匮乏。”

公司为了响应“国务院关于促进中医药事业发展的若干意见”国发【2009】22号指示精神，以及卫生部关于构建全民健康养生方式和“治未病”的全新理念，设立名家讲坛，融合了多位中医界名家、各大中医院校研究机构、研究院、敬老养生示范基地共同参与到公司的文化建设中来。

中医最大的危机是后继缺人。神农大道，岐黄之学，历经五千余年的发展，理论和医术都已经相当完备，然而，随着时代的变迁，中医药治疗模式特别是中医养生模式的变革和发展，关心患者疾苦，探究医理的深邃，医德医风的革新，却成了从医者必须面对的大问题。

三、定位

公司不仅要鼎力打造中医学文化的亮点，更重视疑难杂症简单易治的临床实践，养生产品的开发研究、生产和推广。《中医大道》如今已成为众多医疗机构，中医养生、康复、理疗基地的合作伙伴；也是中国夕阳红产业工程，国家级高品质“敬老养生示范基地”、慈铭体检中心（金华）特聘中医学养生专家顾问单位。

公司在国家人力资源和社会保障部认证的中医《养生指导师》、《中医美容师》培训项目，以及《中医基础理论》、《中医药基础》、《中医内病外治法》、《中医（疑难杂症）特色疗法》的培训项目中，创新培训机制，在学术交流、研讨、远程会议、视频教学、现场诊疗、品牌文化咨询与推广等均创出新的亮点。

公司将以规范化、国际化、多元化的方式拓展中医文化，创新养生理念，真正做到把中医文化请出玄坛，将中医养生普及大众，让中医技能人人都懂，变疑难杂症简单易治。

中国是一个文化大国，文明古国。中国的文化，特别是中医学文化在世界人民心目中的地位与日俱增，不知有多少人在学习、借鉴并运用中医文化，亦不知有多少人陶醉其中。面对如此伟大的文化宝藏，作为华夏子孙的我们当义不容辞的尽我们的责任与义务去传承和发扬。

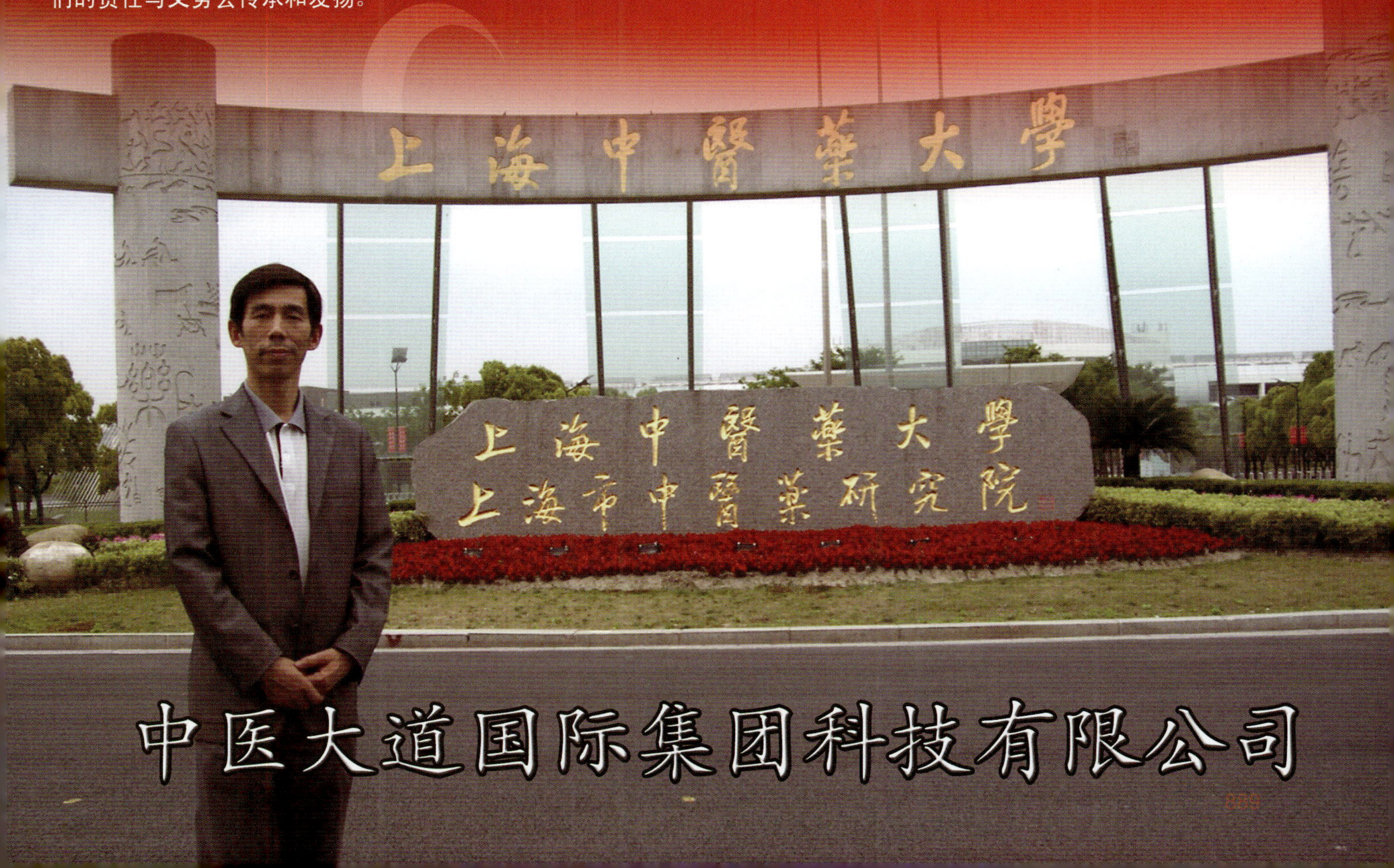

中医大道国际集团科技有限公司

陈乃如，男，广西人。出生于中医世家，从14岁起跟随祖父及父亲学习中医，后独立开业，已行医四十余载，现为中国医师协会会员。多年的中医生涯中，常常是白天看病，夜晚挑灯攻读医书，读书明理，详审病机，广求效方。正是对中医学的不断钻研与丰富的临床经验，使陈乃如赢得一方口碑，多次参加学术交流会介绍自己的医疗经验。

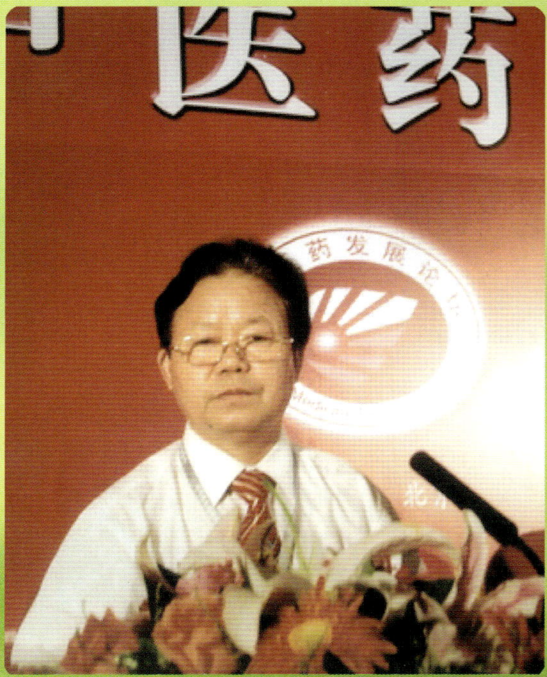

应邀出席国际医疗会议

治疗顽固性失眠验方

对于失眠，特别是顽固性失眠，一般都是用西药安眠剂，殊不知长期服用会引许多副作用，而且因耐药性效果往往不理想。对于中药的安眠作用，一般人不大重视，甚至抱怀疑态度。实际上有些中药不光有一定的安眠作用，而且中医中药治疗失眠是从整体的角度调整人体的功能，按照辨证性质的特点，根据失眠的不同症表现，采取不同的治疗方法，往往取得满意的疗效。

陈乃如采用家传秘方配制成“安逸A号散剂”，以用于治疗失眠有良好疗效。

病例：张某，女，41岁。病史：患者丈夫出走后心情不畅失眠已达3年多，经常神志不安，头昏胀痛、耳鸣目眩、心悸胆怯、烦燥易怒、食少时多、记忆力下降。

检查：精神委靡、脸色灰白、舌干口苦、舌淡红、苔脉细。

辨证：肝胆不和，虚热内拢。

治疗：疏肝温肝、镇惊安神，服：“安逸A号散剂”并加减方调服。加减方药：酸枣仁、夜交藤、党参、麦冬、元胡、珍珠母、黄芪、竹沥水适量，每晚用“安逸1号散剂”同瘦肉炖食。复诊示服药3剂后，夜寝转佳，可入睡1小时增至3小时，食纳也转佳，其它症状改善不明显。按原方加白芍、公英、磁石、苡仁，续服十剂至三诊，又服十剂，夜寝明显好转，已能入睡6小时以上，无恶梦，头昏、耳鸣等症状大大减轻。续服上方26剂，夜寝完全正常，无其它不适。

湖南省涟源市桥头河镇贺家村广平堂

贺柳桃，男，1958年2月12日出生于湖南省涟源市桥头河镇贺家村，民间中医师。1976年毕业于涟源市第四中学，父亲是民间骨科、无名肿毒、蛇伤科医生，母亲是赤脚医生。从小爱好医学研读《中医药大辞典》、《千金要方》、《脉经》、《方剂学》、《医宗金鉴》、《新编四百味》、《常用八百味》等等。主要论文有：《实用临床医学》2009年10月10期，“严重中风后遗症的中药治疗”和“银屑病的中药治疗”；《实用临床医学》2011年11月第12卷11期，“中医药治疗腰间盘突出症”。

贺崇波，男，湖南省涟源市桥头河镇贺家村人，传统中医，2006年毕业于湖南省娄底市卫生学校，2007年在涟源市人民医院进修学习，毕业后行医。

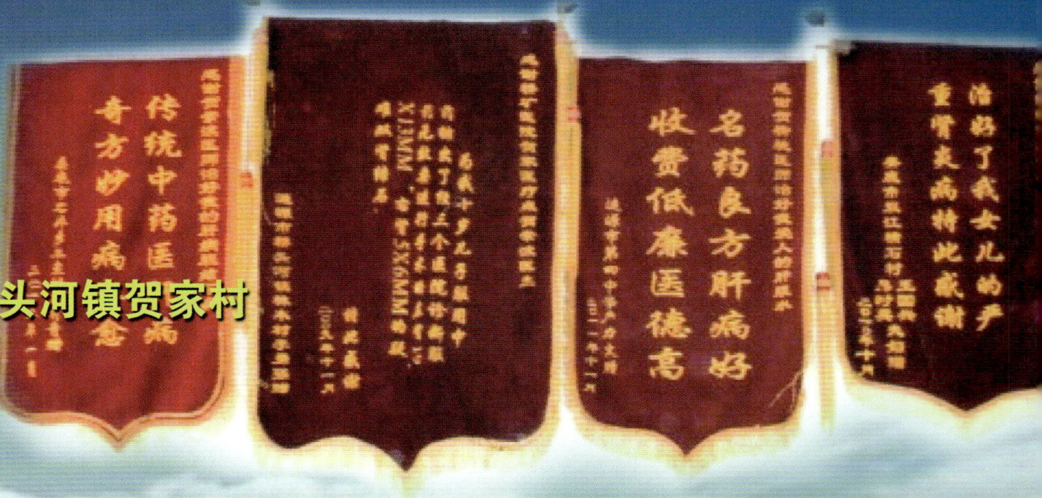

地址：湖南省涟源市桥头河镇贺家村
邮编：417114
电话：0738-4110477

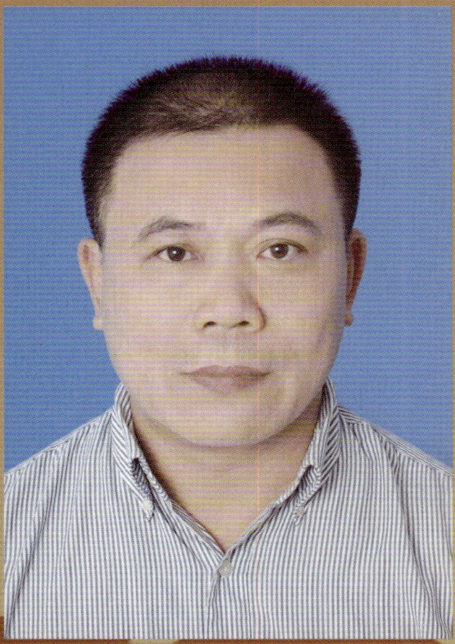

彭雍翔保健熏蒸足疗法属于中医常用的外治方法之一，它是以中医学基本理论为指导，选用中药通过负离子蒸汽机产生的药物足疗熏蒸，达到双足血液循环，温通人体血脉，舒经活络，对防治风湿关节炎、双腿麻木、失眠，防治感冒，祛寒暖身，消除疲劳，能使人感到身心愉快。

彭雍翔，中国香港人，中医世家，从小习医，对针灸、电疗、推拿有独特的研究治疗方法，目前对来健康病态、颈椎病、腰椎间盘突出症、肩周炎、面神经麻痹、恶性头痛、头晕、偏头痛，有独特手法、疗法。目前致力研究中医养生保健，竭尽所能为广大市民健康服务，愿出仁爱之心，奉献社会。

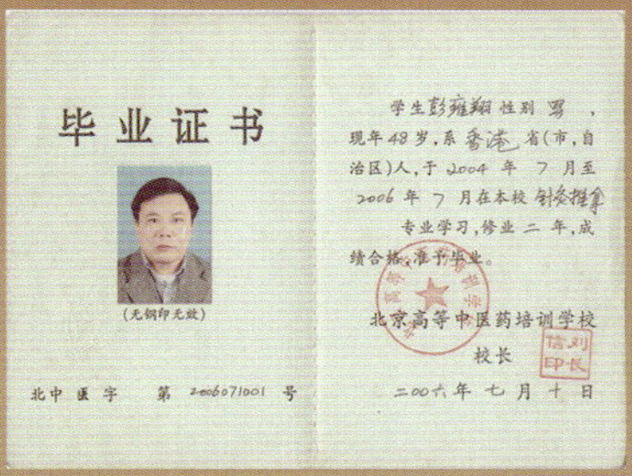

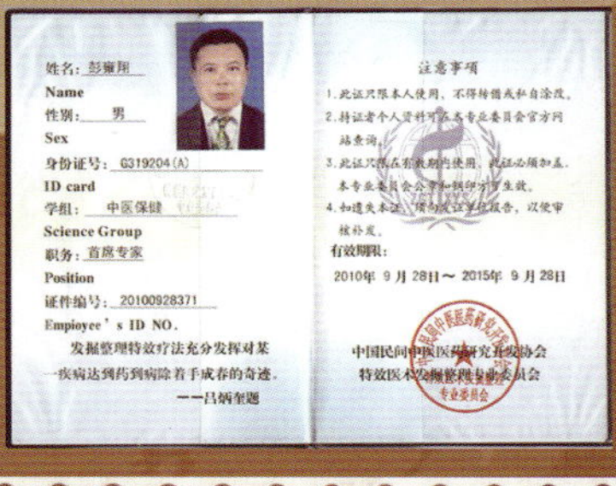

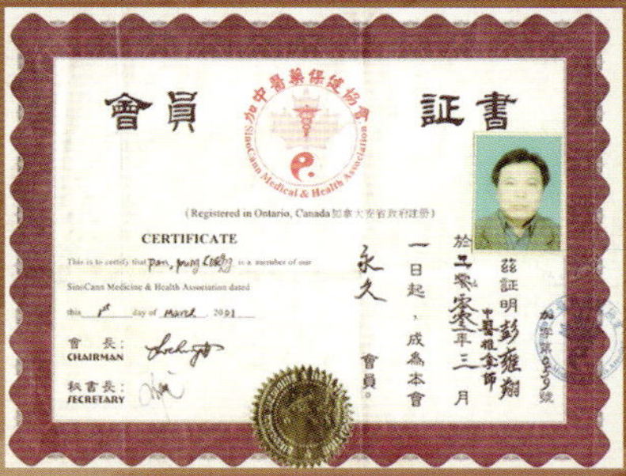

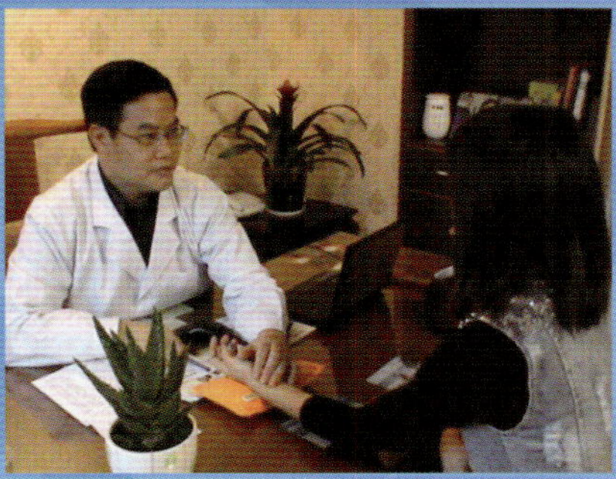

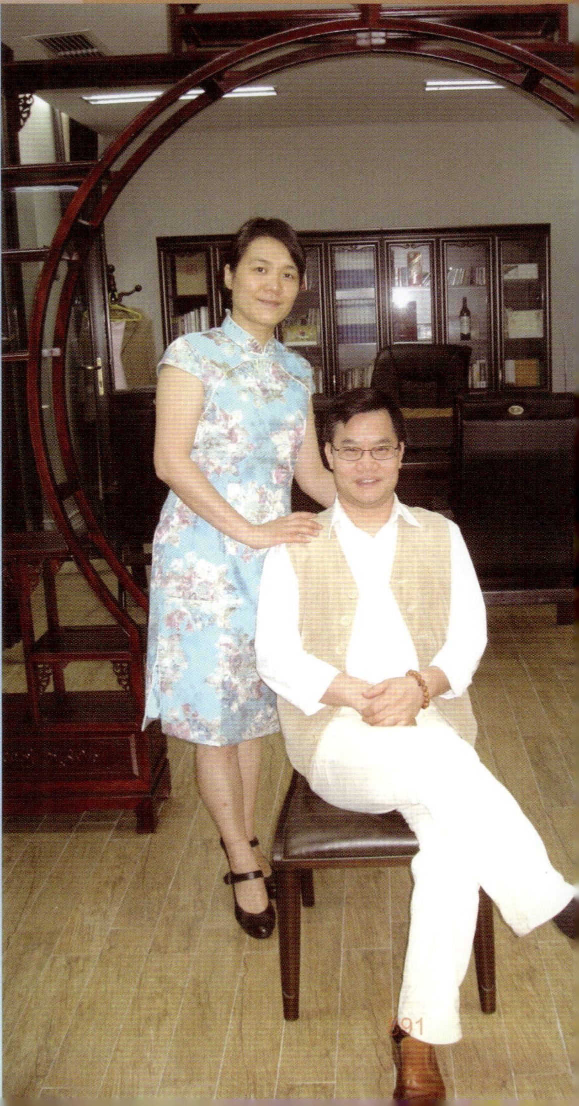

昀辉堂是1998年由王京辉博士和朱潇昀医师共同在马来西亚创建，致力于中医传统文化的发扬和推广的中医养生、中医治疗的高级会所，经过十几年的不懈努力，因其疗效显著而誉满东南亚。2010年在浙江省有关部门的引荐下，在杭州设立杭州昀辉堂养生会所。因故乡亲情的牵挂回国发展，在东阳、杭州等地设立昀辉堂门诊部和昀辉堂养生会所。

昀辉堂的养生调制特点为辩证论治、内外并重。内则以针对性的药为汤、散、膏灵活运用；外则针对性的穴位针刺、灸、推拿、刮痧以及根据不同体质研制的中药熏蒸等，达到扶正祛邪、疏经通络、畅通气血、交通阴阳的和谐状态。

昀辉堂为每位会员建立特色健康档案，量身定制调理方案，并作长期跟踪观察，让每位会员享受高雅的保健服务，深为社会名流、名媛贵妇或企业家、职场精英所欢迎。

王京辉博士于1967年1月2日出生于浙江省东阳，1990年毕业于上海中医药大学，并于1995年7月成为上海中医药大学第一批医学临床博士，师承上海数十位名老中医，于1996年赴马来西亚行医，后因马六甲首席部长邀请为马六甲皇家太子医院成立中医科，专门为政府元首和当地名流提供私人保健服务，并且多次受到马六甲元首及夫人的亲自接见。因一直致力于中马两地的文化交流，2007年在省政协和省侨办的促成下成立了马六甲浙江友好交流协会，并任秘书长，同年被委任为浙江省政协港澳台侨特邀委员。

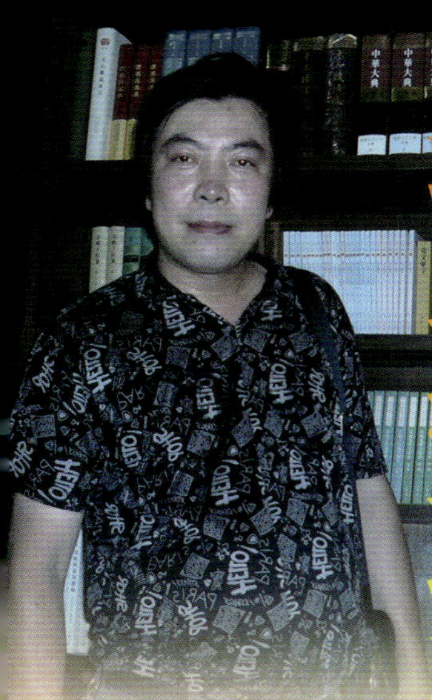

三门县潘一堂保健养生医馆

三门县潘一堂保健养生医馆位于中国民营经济发源地——台州，是一家集中医体质养生、康复保健为一体的民营服务机构，由有着30多年中医临床经验的潘才豪医师常年把诊。三门县潘一堂保健养生医馆创办者潘才豪，浙江省台州人氏，祖传中医世家出身，毕业于北京中医药大学，中华中医药学会会员，以望、闻、问、切四诊结合八纲辨证为依据，因人、因地、因时而对症施药，纠盛衰、和阴阳、资四气，治已病，防未病，健身延年。

他秉承国医精华，根据孙思邈以服用药物以延缓衰老的思想，在《千金方》中提出："药能恬神养性，以资四气"。

他才思敏捷，学医明理；他兼收并蓄，思辨功深，学验俱丰，人言其达；他声名远扬，勤勉和蔼，人敬之尊；他高屋建瓴，见解独到，卓然自立，人赞之才；他谨遵师训，济贫困、救苦难，本来就不富裕的他，从不计较利益，只要患者愈病为乐。

潘才豪医师的宗旨：心存好生之德不为成佛，志在人民健康振兴中医！

通讯地址：浙江省三门县珠岙祥里新村（317100）
电话/传真：0576—83501298
电子信箱：zyspch@163.com

邱延深，男，1947年7月出生，广东省清远市人，毕业于海军424医院卫生员基本知识培训班一年。曾任镇级卫生院等医疗单位的痔疮科医师。从事行医事业有30多年，持有西医医师职称文凭，并有专医痔疮一技之长。

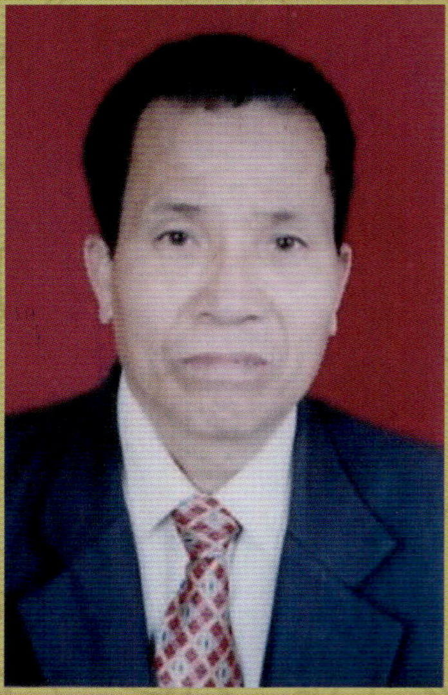

邱延深

从1984年3月开始应用自己研制的脱痔敞和脱痔精，专职从事医治男、女、内、外、混合各种痔疮及顽痔，是不用开刀、结扎、打针，也无需服药，更不用痔疮治疗仪和激光，而只是采用外敷脱痔散和脱痔精的方法，以药代刀。是国际首创、达国际技术一流，并填补了目前社会上对各种痔疮及顽痔的治疗，这是一种操作简单、还可以搞家庭病床，又被广大痔疮患者们乐于接受治疗而具有独特的民间疗法治疗痔疮新的方法。

这种治疗方法，经过十多年的临床实践证明，确实是具有独特的疗效，而且疗效可靠，安全，疗程短，收到了良好的疗效和比较理想的社会效益、经济效益。

邱延深的《应用脱痔散和脱痔精治疗360例痔疮患者报告》和《采用独特民间疗法冲破"禁区"治疗痔疮》及《采用外敷药物治疗痔疮是国际首创达国际技术一流》三篇文章分别被中国人文社会科学研究院和世界学术成果研究院评选为"世界和谐优秀人文社会科学成果一等奖"和"世界重大学术成果特等奖"等荣誉称号。

2011年3月，邱延深被广东省卫生厅、广东省中医药局评为2010年度"广东省优秀名医"荣誉称号。

温克强自序

能够成为一名中医是我一生中最值得欣慰的奇遇。

我18岁高中毕业后，在和乐公社当一名会计，1975年组织送读广东省中医学院未满。因为家庭原因，23岁辍学，所幸多年时光未敢虚度，逆境中学习中医。 35年来的中医生涯中，闯过重重难关，并在1987年全省统考录用中医师。可谓：塞翁失马，焉知祸福！

我一生大部时间奔波于穷乡僻壤，缺医少药的农村，农民生活困苦，一旦患病只能望医院而兴叹，为解救病人，我苦练针灸搜集了很多的简方简药中医治法。力求使农民少花钱而治大病，又因求医者病种繁多，贫病交困，，推出去于心不忍，接下来则力难胜任。窘况煎人，只好现买现卖，急用先学的治法。以解患者燃眉之意，故一生所学甚杂，内、外、儿、妇、五官、皮肤各科均有涉及，自迈入医门，常为破解一则医学难题，弄得焦头烂额，废寝忘食，至今虽年近五十有余，但不敢稍懈，世上无难事，只要肯登攀，正是这特殊的年代，特殊的患者群，以及身处逆境奋发苦斗、锻炼造就了我攻克多种疑难病的能力。

更由于农村患者非到危及生命，不敢言医，一发病就成九死一生之局，因不及时救治而死者，屡见不鲜，人间惨事，莫过于此，为救危亡于倾刻，我被逼上急症攻关之路，婵心竭滤探索，探索仲圣先师六经八钢辩证论治的理、法、方、药，借鉴后世百家的成功经验，搜集了大量针灸，救急要方，自针穴位，亲验针灸感应，亲尝毒药及研制速效解毒诸法，参与中毒急救以积累经验，超常破格用药，独闯新路。在自学中医的第8年，终于研制出破格救心汤，攻毒承气汤，攻癌破瘤汤，救治各类型心衰危症及多种危重急腹症颇获成功，擅治急症，是中医学的固有传统，历代中医名家大师，人人都是起死回生，妙手回春的高手，何以现代中医退出急症阵地？时下世人视中医为“慢郎中”，这是中医的奇耻大辱！我呼吁中医老中青三代起而雪耻，不要自卑，不要妄自菲薄，自甘附庸。要充满自信心与豪情，走中医自身发展的道路，攻克世界医学难题。

辽宁省朝阳市双塔区邢广新中医诊所

邢广新，男，汉族，1971年12月生，中医主治医师，1996年毕业于辽宁中医学院，现为辽宁省朝阳市双塔区邢广新中医诊所负责人，执业中药师。在从事中医临床工作中，本着疗效是检验临床实践的唯一标准，虚心研习历代名家医案和著作，受曹颖甫、江尔逊、胡希恕老前辈和黄煌教授的影响，熟读《伤寒论》、《金匮要略》、《内经》等经典著作，运作其经验心得，在临床实践中，治疗发热、感冒、咳嗽等外感疾病，一剂知、二剂大大缩短疗程，解决了无数患者的痛苦。

为了弥补临床缺陷，邢广新曾先后几次到北京中国中医科学院、广州中医药大学参加国家中医药管理局主办的“名中医临证经验汇讲”和“全国经方临床运用”等研修班，并有缘拜读了《李可老中医学术思想研讨会》、《扶阳讲记》、《姜附剂》等火神著作，真正感悟了中医真谛的博大精深。2008年10月至2010年，先后三次参加“李可老中医学术思想研讨会”、“扶阳论坛”以及由冯世伦教授传承经方大师“胡希恕学术思想暨全国经方论坛”，发表多篇论文。

在卢教授、李可老和冯世伦教授的指导下，邢广新积累了丰富的临床经验，用经方和扶阳理念在中医临床各科疾病中取得显著疗效。尤其内科的心脑血管、呼吸、消化、泌尿系统的疾病拥有丰富经验，通过知常达变，对中风后遗症、冠心病、高血压、眩晕、头痛、顽固性失眠、急慢性支气管炎、哮喘、肺心病、慢性胃炎、胆囊炎、风湿性关节炎、颈腰椎疾病及泌尿系统感染、前列腺增生等慢性肾病的治疗有独到之处。

妇科运用益气健脾、温肾理论对月经不调，乳腺增生、痛经、附件炎、慢性盆腔炎、盆腔积液、卵巢囊肿、不孕症、更年期综合症等有特殊疗效。

皮肤外科运用肺主皮毛理论，解表、清热、利湿、温阳、益气治疗过敏性皮炎、荨麻疹、顽固性面部痤疮、湿疹以及下肢静脉曲张、脉管炎等损容性疾病有神奇效果。

地址：辽宁省朝阳市双塔区营州路三段76-8号
电话：13942189338
邮编：122000
邮箱：xgx9338@163.com

爱心妈妈——唐建华

唐建华，女，1961年12月22日生于湖南省衡东县一个中医世家，医师。自2004年起，唐建华开始从事免费医疗保健、弱势群体救助的工作。回顾这些年来在党和政府领导下的从医之路，她治病救人、关心他人、无私奉献，用高超的祖传火针医术和博大的爱心全心全意为民服务。在平凡的工作中，她用自己的实际行动，为弱势群体谱写了一段灿烂的人生。

唐建华所实施的医疗救助已经给无数国内外贫困绝望的小脑萎缩、脑瘫、脑出血、尿毒症、肿瘤、植物人、老年痴呆、痛风、白血病、类风湿患者以极大的帮助，使他们在很大程度上恢复了健康，为治愈求助的病人总计免费金额达300余万元。2007年，唐建华荣获“长沙市十大感动新闻人物”称号；2010年，唐建华被国际万商论坛授予“关注公益事业爱心人士”称号，《环球慈善》杂志社授予唐建华“2010环球慈善贡献个人”称号。

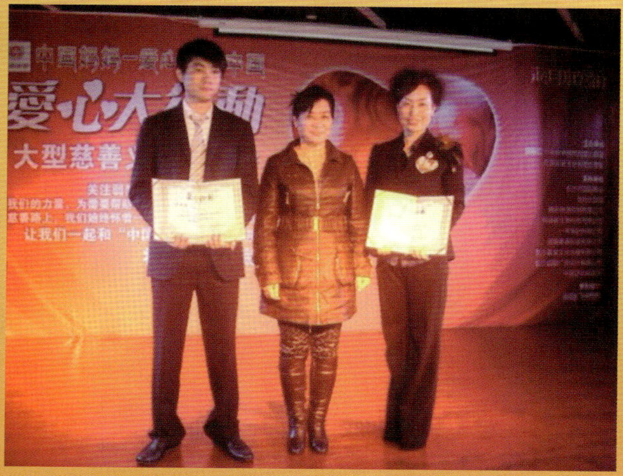

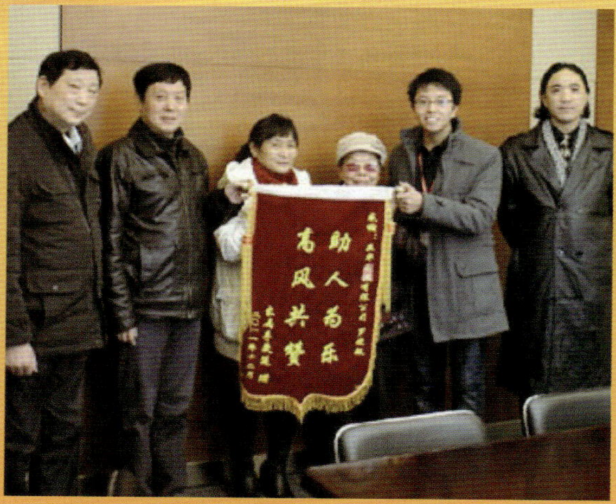

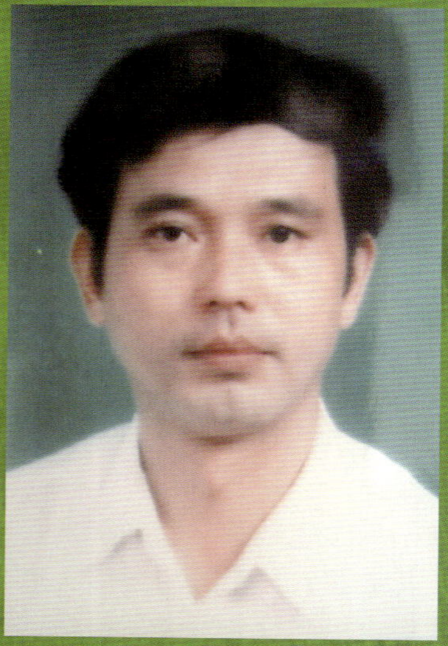

湖里现清诊所

张现清，男，福建省漳州市平和县小溪镇古楼村人，1958年3月出生。现在厦门市开办“湖里现清诊所”。张医师系福建近代名医沈国良的关门弟子，尽得其传。本着“弘扬祖国医药学，为人类健康服务”的理念，在二十余年的门诊生涯中，不断探索，遵古而不泥古，其自创的小儿散、消积散、健脾散，疗效显著，特别在治疗疑难杂症方面，如妇科杂病、输卵管堵塞引起的不孕症，更是远近闻名。其撰写的《师传烧烫伤油膏治疗烧烫伤的经验体会》一文在2011年8月“首届中医外治创伤军地专家论坛”获二等奖；其撰写的《中医治未病与国民健康》在2011年11月18日“首届中国健康产业发展论坛”上交流，独树一帜地建议把祖国医学精华、科学养生观溶入素质教育内容。

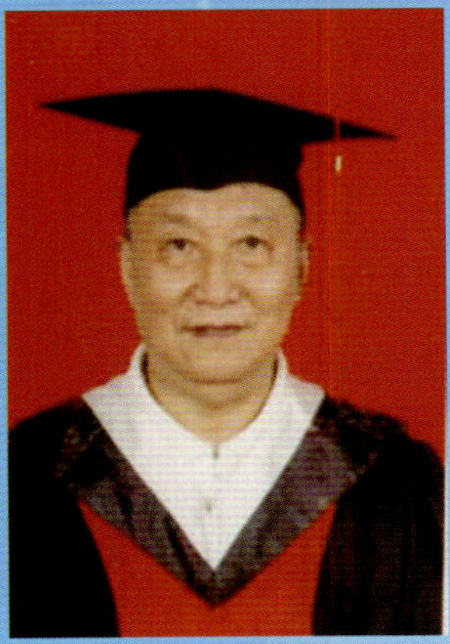

黄肇源

黄肇源，男，中医学教授，中西医结合医学博士，1940年8月出生，1960年进修于成都中医药大学，中医内科专业。经过长期的实践与研究，发明了“一种治疗脑血管疾病的中成药”，是以中草药为有效成份制备而成的中成药。该药效为补肾益气，养精填髓，治血祛痰，醒脑。该药物对于脑血栓形成脑栓塞、脑缺血、蛛网膜下腔缺血脑萎缩具有良好的治疗效果。

专利号：97103837.6，技术简介：随着人民生活水平提高，寿命的延长，我国人口已逐渐形成老年化。伴之而来的脑萎缩，脑栓塞这类疾病的复发率也呈上升趋势，而且可以说对于脑血管疾病治疗目前还没有特别理想的治疗药物，因此开发一种有效治疗此病的药物是医学界的重要课题之一。本产品对于投产条件无特殊要求，国内中型制药厂都可生产出合格产品，约需50万元，大规模生产约需100万元资金。成品低廉：丸剂13元/丸，口服液2.5元/瓶（10ml）胶囊1.00元/粒。

地址：（611630）四川省成都市蒲江县福祥街47号 蒲江县肇源诊所
电话：028-8532030

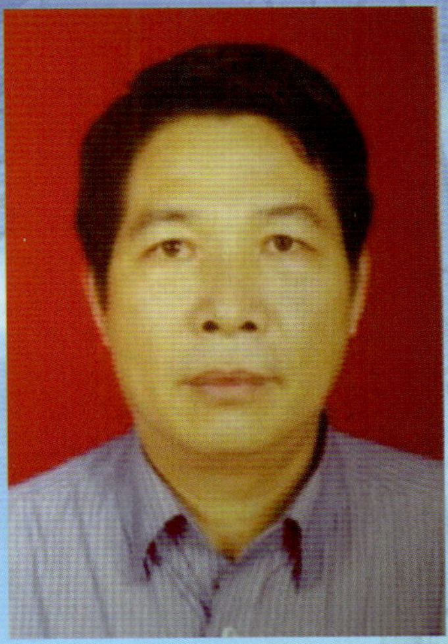

赖健夫

赖健夫，男，1961年4月生，汉族，中医师，高中毕业后随父赖少云（1925年生，现年86岁，为当地的名老中医）学习中医，于1986年考取乡村医生证书，在广东省紫金县蓝塘镇自然卫生站工作，1991年在广东惠阳市淡水镇大埔刘屋卫生站工作，2000年至今在惠阳一通大药房中医坐堂。1985年至1988年在健康报振兴中医刊授学院学习，修完名科课程，领取了毕业证书。

2009年以来多次参加了中华临床研究医学会举办的学术论坛，20多年来本着对中医事业的酷爱，与同道共同为振兴祖国医学的愿望，认真学习，刻苦钻研，不断临床实践，对肠胃肝胆、高血压引起的脑中风后遗症和腰椎疾病有自己的一套诊疗方法，并取得满意的治疗效果，解除了众多患者的痛苦，从而赢得了广大病者的高度赞誉。